# FISIOLOGIA MÉDICA DE GANONG

**Equipe de tradução**

Ademar Valadares Fonseca
Geraldo Serra
Luís Fernando Marques Dorvillé

**Revisão técnica desta edição**

Luciano Stürmer de Fraga
Professor adjunto do Departamento de Fisiologia da Universidade Federal do Rio Grande do Sul (UFRGS).
Mestre e Doutor em Fisiologia pela UFRGS.

Renata Padilha Guedes
Professora adjunta da Universidade Federal de Ciências da Saúde de Porto Alegre (UFCSPA)
e do Centro Metodista IPA. Mestre em Neurociências e Doutora em Fisiologia pela UFRGS.
Pós-Doutora pela Harward Medical School.

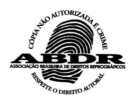

F537    Fisiologia médica de Ganong / Kim E. Barrett ... [et al.] ;
        [tradução: Ademar Valadares Fonseca, Geraldo Serra, Luís Fernando
        Marques Dorvillé ; revisão técnica: Luciano Stürmer de Fraga, Renata
        Padilha Guedes]. – 24. ed. – Porto Alegre : AMGH, 2014.
        xiv, 752 p. : il. color. ; 28 cm.

        ISBN 978-85-8055-292-8

        1. Fisiologia médica. I. Barrett, Kim E.

                                                              CDU 612

Catalogação na publicação: Ana Paula M. Magnus – CRB 10/2052

Um livro médico LANGE

**Kim E. Barrett, Ph.D.**
*Professor, Department of Medicine*
*Dean of Graduate Studies*
*University of California, San Diego*
*La Jolla, California*

**Susan M. Barman, Ph.D.**
*Professor, Department of Pharmacology/Toxicology*
*Michigan State University*
*East Lansing, Michigan*

**Scott Boitano, Ph.D.**
*Associate Professor, Physiology*
*Arizona Respiratory Center*
*Bio5 Collaborative Research Institute*
*University of Arizona*
*Tucson, Arizona*

**Heddwen L. Brooks, Ph.D.**
*Associate Professor, Physiology*
*College of Medicine*
*Bio5 Collaborative Research Institute*
*University of Arizona*
*Tucson, Arizona*

# FISIOLOGIA MÉDICA DE GANONG

24ª Edição

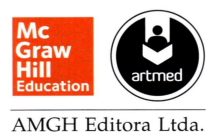

AMGH Editora Ltda.
2014

Obra originalmente publicada sob o título *Ganong's review of medical physiology*, 24th edition
ISBN 0071780033 / 9780071780032

Original edition copyright © 2012 by The McGraw-Hill Global Education Holdings, LLC., Inc., New York, New York 10020.
All rights reserved.

Portuguese language translation copyright © 2014, AMGH Editora Ltda., a Division of Grupo A Educação S.A.
All rights reserved.

Gerente editorial: *Letícia Bispo de Lima*

**Colaboraram nesta edição:**

Editora: *Simone de Fraga*

Assistente editorial: *Mirela Favaretto*

Arte sobre capa original: *Estúdio Castellani*

Preparação de originais: *Carine Garcia Prates*

Editoração: *Estúdio Castellani*

---

**Nota**

A medicina é uma ciência em constante evolução. À medida que novas pesquisas e a experiência clínica ampliam o nosso conhecimento, são necessárias modificações no tratamento e na farmacoterapia. Os autores desta obra consultaram as fontes consideradas confiáveis, em um esforço para oferecer informações completas e, geralmente, de acordo com os padrões aceitos à época da publicação. Entretanto, tendo em vista a possibilidade de falha humana ou de alterações nas ciências médicas, os leitores devem confirmar estas informações com outras fontes. Por exemplo, e em particular, os leitores são aconselhados a conferir a bula de qualquer medicamento que pretendam administrar, para se certificar de que a informação contida neste livro está correta e de que não houve alteração na dose recomendada nem nas contraindicações para o seu uso. Esta recomendação é particularmente importante em relação a medicamentos novos ou raramente usados.

---

Reservados todos os direitos de publicação, em língua portuguesa, à
AMGH EDITORA LTDA., uma parceria entre GRUPO A EDUCAÇÃO S.A. e McGRAW-HILL EDUCATION
Av. Jerônimo de Ornelas, 670 – Santana
90040-340   Porto Alegre  RS
Fone: (51) 3027-7000   Fax: (51) 3027-7070

É proibida a duplicação ou reprodução deste volume, no todo ou em parte, sob quaisquer
formas ou por quaisquer meios (eletrônico, mecânico, gravação, fotocópia, distribuição na Web e outros),
sem permissão expressa da Editora.

Unidade São Paulo
Av. Embaixador Macedo Soares, 10.735 – Pavilhão 5 – Cond. Espace Center
Vila Anastácio  05095-035  São Paulo  SP
Fone: (11) 3665-1100   Fax: (11) 3667-1333

SAC 0800 703-3444 – www.grupoa.com.br

IMPRESSO NO BRASIL
*PRINTED IN BRAZIL*

# Sobre os autores

## KIM E. BARRETT

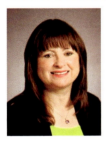

Kim Barrett recebeu o título de Ph.D. em Bioquímica pela University College London em 1982. Após um período de treinamento de Pós-Doutorado no National Institutes of Health, ingressou na Faculdade de Medicina da University of California, San Diego, em 1985, tendo sido elevada ao seu atual cargo de Professor of Medicine em 1996. Desde 2006, Barrett ocupa também o cargo de Dean of Graduate Studies. Suas pesquisas concentram-se em fisiologia e fisiopatologia do epitélio intestinal e no estudo sobre como sua função é alterada por bactérias comensais, probióticas e patogênicas, bem como em estados de doenças específicas, como as doenças inflamatórias intestinais. Publicou mais de 200 artigos, capítulos e revisões e recebeu vários prêmios pelos resultados de suas pesquisas, incluindo *Bowditch* e *Davenport* pela American Physiological Society e o grau de Doctor of Medical Sciences *honoris causa* pela Queens University, em Belfast. Também tem sido muito ativa participando da editoria acadêmica e atualmente é editora-chefe no *Journal of Physiology*. Dra. Barrett também é uma professora dedicada e laureada de estudantes de medicina e farmácia, tendo ensinado vários tópicos sobre fisiologia médica e sistêmica para esses grupos durante mais de 20 anos. Em 2012, seus esforços como professora e mentora foram reconhecidos com o prêmio *Bodil M. Schmidt-Nielson Distinguished Mentor and Scientist Award* conferido pela American Physiological Society. Sua experiência como professora levou-a a ser autora de outra obra (*Gastrointestinal physiology*\*) e a ser convidada a assumir a direção da 23ª edição do *Fisiologia médica* em 2007, sendo também a responsável por esta nova edição.

## SUSAN M. BARMAN

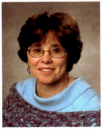

Susan Barman recebeu o título de Ph.D. em Fisiologia pela Loyola University School of Medicine em Maywood, Illinois. Transferiu-se então para a Michigan State University (MSU), onde atualmente leciona no Department of Pharmacology/Toxicology e no Neuroscience Program. Dra. Barman tem interesse particular no controle neural da função cardiorrespiratória com ênfase na caracterização e origem das descargas naturais de nervos simpáticos e frênicos. Foi agraciada com o prestigioso prêmio MERIT (*Method to Extend Research in Time*) do National Institutes of Health. Também recebeu *Outstanding University Woman Faculty Award* da Professional Women's Association, e o *College of Human Medicine Distinguished Faculty Award*, ambos da MSU. Muito ativa na American Physiological Society (APS), foi recentemente eleita para o mandato de 85º presidente da instituição. Também foi conselheira e presidente da Central Nervous System Section da APS, além do Women in Physiology Committee e do Section Advisory Commitee da APS. Nas suas horas de lazer, pratica caminhadas, exercícios aeróbicos e atividades desafiadoras da mente, como quebra-cabeças de diversos tipos.

## SCOTT BOITANO

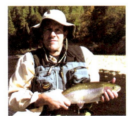

Scott Boitano recebeu o título de Ph.D. em Genética e Biologia Celular da Washington State University em Pullman, Washington, e sua pesquisa está centrada em sinalização celular. Cultivou tal interesse na University of California, Los Angeles, onde concentrou suas pesquisas em segundos mensageiros e fisiologia celular do epitélio pulmonar. Continuou a desenvolver essas pesquisas na University of Wyoming e atualmente atua no Department of Physiology e no Arizona Respiratory Center, ambos na University of Arizona.

## HEDDWEN L. BROOKS

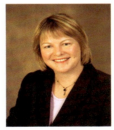

Heddwen Brooks recebeu o título de Ph.D. no Imperial College da University of London e atualmente é Associate Professor no Department of Physiology da University of Arizona (UA). Dra. Brooks é fisiologista renal, sendo conhecida pelo desenvolvimento de tecnologia de microarranjo (*microarray*) para abordar as vias de sinalização *in vivo* envolvidas na regulação hormonal da função renal. Entre os diversos prêmios que recebeu estão o *Lazaro J. Mandel Young Investigator* da American Physiological Society (APS), atribuído aos que se destacam como pesquisadores na área de fisiologia epitelial ou renal. Em 2009, ela recebeu o *APS Renal Young Investigator Award* no encontro anual da Federation of American Societies for Experimental Biology. Dra. Brooks atualmente é Presidente do APS Renal Section Steering Committee. Faz parte do Comitê Editorial do *American Journal of Physiology-Renal Physiology* (desde 2001) e atuou em grupos de estudo no National Institutes of Health e na American Heart Association. Atualmente, é membro do Merit Review Board do Department of Veteran's Affairs.

---

\* A 2ª edição será publicada, em língua portuguesa, em 2014, pela AMGH.

*Dedicado a*

# William Francis Ganong

William Francis ("Fran") Ganong foi um excelente cientista, educador e escritor. Dedicou-se inteiramente à fisiologia e à educação médica em geral. Por muitos anos, foi Diretor do Department of Physiology da University of California, San Francisco (UCSF), recebeu muitos prêmios na área de ensino e amava trabalhar com estudantes de medicina.

Ao longo de 40 anos de trabalho e 22 edições, ele foi o único autor do campeão de vendas *Fisiologia médica*, e coautor em 5 edições do *Fisiopatologia da doença: uma introdução à medicina clínica*\*. Foi um dos "decanos" do grupo de autores da série Lange na produção de livros-texto concisos na área médica, obras que até os dias de hoje continuam populares. Dr. Ganong foi extremamente importante na formação de inúmeros médicos e estudantes de medicina.

Um fisiologista geral por excelência, tendo a neuroendocrinologia como especialidade, Dr. Ganong desenvolveu e manteve um raro conhecimento em todo o campo da fisiologia, o que lhe permitiu escrever cada nova edição (com intervalos de 2 anos!) do *Fisiologia médica* como único autor, um feito notável e admirado sempre que o livro é discutido entre fisiologistas.

Era um excelente escritor e estava muito além do seu tempo no objetivo de apresentar um assunto complexo de maneira concisa. Assim como seu bom amigo, Dr. Jack Lange, criador da série Lange de livros, Ganong orgulhava-se das muitas traduções do seu *Fisiologia médica* e sempre apreciava receber uma cópia de novas edições em diferentes idiomas.

Foi um autor modelo, organizado, dedicado e entusiasmado. O livro era motivo de orgulho e satisfação e, assim como outros autores de grande sucesso, trabalhava na edição seguinte praticamente todos os dias, atualizando referências e reescrevendo quando necessário, sendo sempre pontual na entrega da nova edição. O mesmo ocorria com seu outro livro, *Fisiopatologia da doença*, obra na qual trabalhou meticulosamente nos anos que se seguiram à sua aposentadoria formal e indicação como professor emérito na UCSF.

Fran Ganong terá sempre um lugar de honra entre os maiores na arte da educação e comunicação da ciência médica. Ele faleceu em 23 de dezembro de 2007. Todos nós que o conhecemos e com ele trabalhamos sentiremos sua perda com grande pesar.

---

\* A nova edição será publicada, em língua portuguesa, em 2014, pela AMGH.

# Prefácio

## Dos autores

Estamos muito satisfeitos ao lançar a 24ª edição de *Fisiologia médica de Ganong*. Mantivemos os padrões de excelência, precisão e ensino desenvolvidos por Fran Ganong ao longo dos 46 anos em que participou da formação de inúmeros estudantes em todo o mundo com este livro-texto.

A receptividade alcançada pela 23ª edição, a primeira em que estivemos no comando, foi muito boa. Contudo, sabemos que sempre é possível melhorar, e que o conhecimento médico está em constante evolução; assim, formamos painéis de especialistas e de estudantes para que recebêssemos críticas acerca de estilo, conteúdo e organização. Com base nessas informações, reorganizamos completamente o texto e redobramos nossos esforços para assegurar que o livro apresente o estado da arte do conhecimento. Também aumentamos o conteúdo clínico, particularmente relacionado às doença associadas a alterações na fisiologia dos sistemas discutidos.

Agradecemos aos colegas e estudantes que nos contataram com sugestões sobre esclarecimentos e novos conteúdos. Essas informações nos ajudaram a assegurar que o texto apresentado seja o mais útil possível. Esperamos que aproveitem os frutos de nossos esforços e as novas informações incluídas na 24ª edição.

***Esta edição é uma revisão do trabalho originalmente produzido pelo Dr. Francis Ganong.***

## Novos destaques terapêuticos

- Reconhecendo a ligação essencial entre fisiologia e terapêutica, os quadros de casos clínicos também apresentam resumos sucintos das abordagens farmacológicas modernas para tratamento ou condução da condição discutida.

## Novidades desta edição

- Cada seção agora inicia com uma introdução.
- Informações sobre as doenças associadas a cada sistema de órgãos.
- Maior detalhamento dos princípios dominantes da regulação endócrina em fisiologia.
- Respostas às questões de revisão do livro, com explicações adicionais sobre as respostas incorretas.
- Fluxogramas extras — os estudantes manifestaram a utilidade dos fluxogramas para unir os conceitos e para obter uma visão ampla sobre o problema!
- Resumos dos capítulos ligados aos seus objetivos.
- Legendas mais completas para auxiliar na compreensão das ilustrações.
- Maior número de casos clínicos.

Kim E. Barrett
Susan M. Barman
Scott Boitano
Heddwen L. Brooks

# Sumário

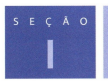

**SEÇÃO I — Bases Celulares e Moleculares da Fisiologia Médica 1**

1 Princípios Gerais e Produção de Energia na Fisiologia Médica 3

2 Visão Geral da Fisiologia Celular na Fisiologia Médica 35

3 Imunidade, Infecção e Inflamação 67

4 Tecido Excitável: Tecido Nervoso 83

5 Tecido Excitável: Tecido Muscular 97

6 Transmissão Sináptica 119

7 Neurotransmissores e Neuromoduladores 135

**SEÇÃO II — Neurofisiologia Central e Periférica 155**

8 Neurotransmissão Somatossensorial: Tato, Dor e Temperatura 157

9 Visão 177

10 Audição e Equilíbrio 199

11 Olfação e Gustação 217

12 Controle da Postura e do Movimento 227

13 Sistema Nervoso Autônomo 255

14 Atividade Elétrica Cerebral, Estados de Sono-Vigília e Ritmos Circadianos 269

15 Aprendizagem, Memória, Linguagem e Fala 283

**SEÇÃO III — Fisiologia Endócrina e Reprodutiva 297**

16 Conceitos Básicos da Regulação Endócrina 299

17 Regulação Hipotalâmica da Função Endócrina 307

18 A Glândula Hipófise 323

19 A Glândula Tireoide 339

20 A Glândula Suprarrenal 353

21 Controle Hormonal do Metabolismo do Cálcio e do Fosfato e a Fisiologia do Osso 377

22 Desenvolvimento Reprodutivo e Função do Sistema Reprodutor Feminino 391

23 Função do Aparelho Reprodutor Masculino 419

24 Funções Endócrinas do Pâncreas e Regulação do Metabolismo de Carboidratos 431

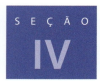

## SEÇÃO IV — Fisiologia Gastrintestinal 453

25 Visão Geral da Função e da Regulação Gastrintestinal 455

26 Digestão, Absorção e Princípios Nutricionais 477

27 Motilidade Gastrintestinal 497

28 Funções de Transporte e Metabólicas do Fígado 509

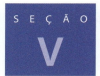

## SEÇÃO V — Fisiologia Cardiovascular 519

29 Origem do Batimento Cardíaco e a Atividade Elétrica do Coração 521

30 O Coração como Bomba 539

31 Sangue Como um Líquido Circulatório e a Dinâmica do Fluxo de Sangue e Linfa 555

32 Mecanismos Reguladores Cardiovasculares 587

33 Circulação em Regiões Especiais 601

## SEÇÃO VI — Fisiologia Respiratória 619

34 Introdução à Estrutura e Mecânica Pulmonar 621

35 Transporte de Gases e pH 641

36 Regulação da Respiração 657

## SEÇÃO VII — Fisiologia Renal 671

37 Função Renal e Micção 673

38 Regulação da Composição e do Volume do Líquido Extracelular 697

39 Acidificação da Urina e Excreção de Bicarbonato 711

*Respostas às Questões de Múltipla Escolha 721*

*Índice 723*

# Aspectos Essenciais da 24ª Edição de
## *Fisiologia Médica de Ganong*

- Aborda todos os tópicos importantes de forma concisa, sem prejuízo à compreensão do assunto.
- Traz a repercussão das pesquisas e evoluções mais recentes nas áreas de dor crônica, fisiologia da reprodução e equilíbrio ácido-base.
- Incorpora exemplos clínicos para ilustrar conceitos fisiológicos importantes.
- **NOVO:** Contém seções introdutórias que ajudam a construir uma base sólida para cada tópico.
- **NOVO:** Oferece maior detalhamento dos princípios dominantes da regulação endócrina em fisiologia.
- **NOVO:** Explica as opções incorretas nas questões de revisão.
- **NOVO:** Reúne mais casos clínicos e fluxogramas de algoritmos.
- **NOVO:** Traz legendas mais completas para auxiliar na compreensão das ilustrações.

**Mais de 600 ilustrações coloridas**

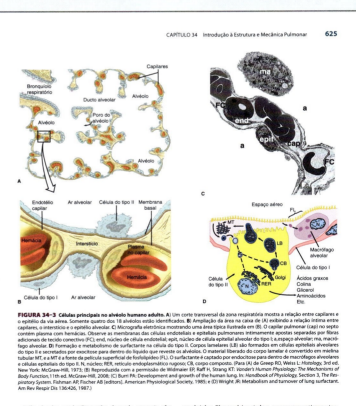

**FIGURA 34-3** Células principais no alvéolo humano adulto. A) Um corte transversal da zona respiratória mostra a relação entre capilares e o epitélio da via aérea. Somente quatro dos 18 alvéolos estão identificados. B) Ampliação da área na caixa de (A) exibindo a relação íntima entre capilares, o interstício e o epitélio alveolar. C) Micrografia eletrônica mostrando uma área típica ilustrada em (B). O capilar pulmonar (cap) no septo contém plasma com hemácias. Observe as membranas das células endoteliais e epiteliais pulmonares intimamente apostas separadas por fibras adicionais de tecido conectivo (FC); end, núcleo de célula endotelial; epit, núcleo de célula epitelial alveolar do tipo I; a, espaço alveolar; ma, macrófago alveolar. D) Formação e metabolismo de surfactante na célula do tipo II. Corpos lamelares (LB) são formados em células epiteliais alveolares do tipo II e secretados por exocitose para dentro do líquido que reveste os alvéolos. O material liberado do corpo lamelar é convertido em mielina tubular MT, e a MT é a fonte da película superficial de fosfolipídeo (FL). O surfactante é captado por endocitose para dentro de macrófagos alveolares e células epiteliais do tipo II. N, núcleo; RER, retículo endoplasmático rugoso; CB, corpo composto. (Para (A) de Greep RO, Weiss L: *Histology*, 3rd ed. New York: McGraw-Hill, 1973; (B) Reproduzida com a permissão de Widmaier EP, Raff H, Strang KT: *Vander's Human Physiology: The Mechanisms of Body Function*, 11th ed. McGraw-Hill, 2008; (C) Burri PA: Development and growth of the human lung. In: *Handbook of Physiology*, Section 3, *The Respiratory System*. Fishman AP, Fischer AB [editors]. American Physiological Society, 1985; e (D) Wright JR: Metabolism and turnover of lung surfactant. Am Rev Respir Dis 136:426, 1987.)

epitélio alveolar e endotélio capilar, de modo que estão afastados por cerca de 0,5 μm (Figura 34-3). Os alvéolos também contêm outras células especializadas, incluindo macrófagos alveolares pulmonares (MAP), linfócitos, plasmócitos, células neuroendócrinas e mastócitos. Os MAP são um componente importante do sistema de defesa pulmonar. Como outros macrófagos, estas células vêm originalmente da medula óssea. Os MAP são ativamente fagocíticos e ingerem partículas pequenas que escapam do transporte mucociliar e alcançam os alvéolos. Eles também ajudam a processar antígenos inalados para ataque imunológico, e secretam substâncias que atraem granulócitos para os pulmões, assim como substâncias que estimulam a formação de granulócitos e monócitos na medula óssea. A função dos MAP também pode ser prejudicial — quando ingerem grandes quantidades das substâncias na fumaça de cigarro ou outros irritantes, podem liberar produtos dos lisossomos para o espaço extracelular e causar inflamação.

Casos clínicos que acrescentam realidade ao texto

Questões de revisão ao final dos capítulos para avaliar sua compreensão

## CAPÍTULO 12 Controle da Postura e do Movimento — 253

- O trato corticospinal ventral e as vias mediais descendentes do tronco encefálico (tratos tetospinal, reticulospinal e vestibulospinal) regulam os músculos proximais e a postura. Os tratos corticospinal lateral e rubrospinal controlam os músculos distais dos membros para o controle motor fino e movimentos voluntários especializados.

- A rigidez de descerebração leva à hiperatividade dos músculos extensores em todos os membros; ela é, na verdade, uma espasticidade devido à facilitação do reflexo miotático. Ela se assemelha ao que é observado na herniação bulbar devido à lesão supratentorial. A rigidez de decorticação é a flexão do cotovelo e hiperatividade da musculatura extensora dos membros inferiores. Ela ocorre no lado hemiplégico após hemorragia ou trombose na cápsula interna.

- Os núcleos da base incluem o núcleo caudado, o putame, o globo pálido, o núcleo subtalâmico e a substância negra. As conexões entre as partes dos núcleos da base incluem a projeção dopaminérgica nigroestriatal da substância negra para o estriado e a projeção GABAérgica do estriado para a substância negra.

- A doença de Parkinson se deve à degeneração dos neurônios dopaminérgicos nigroestriatais e é caracterizada por acinesia, bradicinesia, rigidez com sinal de roda denteada e tremor em repouso. A doença de Huntington é caracterizada por movimentos coreiformes devido à perda de via inibitória GABAérgica para o globo pálido.

- O córtex cerebelar contém cinco tipos de neurônios: células de Purkinje, granulares, em cesto, estreladas e as células de Golgi. Os dois principais estímulos para o córtex cerebelar são as fibras trepadeiras e musgosas. As células de Purkinje são a única resposta do córtex cerebelar, e elas geralmente se projetam para os núcleos profundos. A lesão do cerebelo leva a várias anormalidades características, incluindo hipotonia, ataxia e tremor de intenção.

### QUESTÕES DE MÚLTIPLA ESCOLHA

*Para todas as questões, selecione a melhor opção, a não ser que direcionado diferentemente.*

1. Quando neurônios motores γ e dinâmicos são ativados ao mesmo tempo em que os neurônios motores α para o músculo
   A. ocorre inibição imediata da descarga nos aferentes Ia do fuso.
   B. é provável que ocorra clônus.
   C. o músculo não irá contrair.
   D. o número de impulsos nos aferentes Ia do fuso é menor do que quando apenas a descarga α aumenta.
   E. o número de impulsos nos aferentes Ia do fuso é maior do que quando apenas a descarga α aumenta.

2. O reflexo miotático inverso
   A. ocorre quando as aferentes Ia do fuso são inibidas.
   B. é um reflexo monossináptico iniciado por ativação do órgão tendinoso de Golgi.
   C. é um reflexo dissináptico com um único neurônio inserido entre os neurônios aferente e eferente.
   D. é um reflexo polissináptico com vários interneurônios inseridos entre os neurônios aferente e eferente.
   E. usa as fibras aferentes tipo II do órgão tendinoso de Golgi.

3. Reflexos de retirada *não são*
   A. iniciados por estímulos nociceptivos.
   B. prepotentes.
   C. prolongados se o estímulo é forte.
   D. um exemplo de reflexo flexor.
   E. acompanhados pela mesma resposta em ambos os lados do corpo.

4. Enquanto fazia exercícios, uma mulher de 42 anos de idade desenvolveu subitamente formigamento na sua perna direita e uma incapacidade de controlar o movimento naquele membro. Um exame neurológico mostrou um reflexo patelar hiperativo e um sinal de Babinski positivo. Qual das seguintes opções *não é* característica de um reflexo?
   A. Reflexos podem ser modificados por impulsos de várias partes do SNC.
   B. Reflexos podem envolver a contração simultânea de alguns músculos e o relaxamento de outros.
   C. Reflexos são cronicamente suprimidos após a transecção da medula espinal.
   D. Reflexos envolvem a transmissão ao longo de apenas uma sinapse.
   E. Reflexos frequentemente ocorrem sem a percepção consciente.

5. O aumento da atividade neural diante de um movimento voluntário especializado é visto *primeiro*
   A. nos neurônios motores espinais.
   B. no córtex motor pré-central.
   C. no mesencéfalo.
   D. no cerebelo.
   E. nas áreas de associação cortical.

6. Uma mulher de 58 anos de idade foi trazida à emergência de seu hospital local devido a uma súbita alteração da consciência. Todos os quatro membros estavam estendidos, sugerindo rigidez de descerebração. Uma tomografia encefálica apresentou uma hemorragia pontina rostral. Qual das seguintes opções descreve componentes da via central responsáveis pelo controle da postura?
   A. A via tetospinal termina em neurônios na área dorsolateral do corno ventral espinal que inervam os músculos dos membros.
   B. A via reticulospinal bulbar termina em neurônios na área ventromedial do corno ventral espinal que inerva os músculos axial e proximal.
   C. A via reticulospinal pontina termina em neurônios na área dorsomedial do corno ventral espinal que inerva os músculos dos membros.
   D. A via vestibular medial termina em neurônios na área dorsomedial do corno ventral espinal que inervam os músculos axial e proximal.
   E. A via vestibular lateral termina em neurônios na área dorsolateral do corno ventral espinal que inervam os músculos axial e proximal.

7. Uma mulher de 38 anos de idade foi diagnosticada com um tumor cerebral metastático. Ela foi trazida para a emergência do seu hospital local devido à respiração irregular e à perda progressiva da consciência. Ela também apresentou sinais de postura de descerebração. Qual das seguintes opções *não* é verdadeira sobre a rigidez de descerebração?
   A. Ela envolve uma hiperatividade nos músculos extensores dos quatro membros.
   B. O estímulo excitatório da via reticulospinal ativa os neurônios motores γ que indiretamente ativam os neurônios motores α.
   C. Ela é, na verdade, um tipo de espasticidade devida à inibição do reflexo miotático.

---

## 246 — SEÇÃO II Neurofisiologia Central e Periférica

### QUADRO CLÍNICO 12–7

#### Doenças dos núcleos da base

A lesão inicial detectável na **doença de Huntington** é nos neurônios espinhosos médios do corpo estriado. Essa perda da via GABAérgica para o segmento externo do globo pálido libera a inibição, permitindo que as características hipercinéticas da doença se desenvolvam. Um sinal inicial é uma trajetória irregular da mão quando tenta tocar um ponto, especialmente no final do trajeto. Mais tarde, **movimentos coreiformes** aparecem e gradualmente aumentam até tornarem o paciente incapaz. A fala se torna arrastada e incompreensível, e uma demência progressiva é seguida de morte dentro de 10 a 15 anos após o início dos sintomas. A doença de Huntington afeta cinco de cada 100.000 pessoas em todo o mundo. Ela é um distúrbio hereditário autossômico dominante, e seu início geralmente ocorre entre as idades de 30 a 50 anos. O gene anormal responsável pela doença está localizado próximo à extremidade do braço curto do cromossomo 4. Ele normalmente contém de 11 a 34 repetições de citosina-adenina-guanina (CAG), cada uma codificando glutamina. Em pacientes com doença de Huntington, o número aumenta para 42 a 86, ou mais cópias, e quanto maior o número de repetições, mais precoce é o início e mais rápida é a progressão da doença. O gene codifica a **huntingtina**, uma proteína de função desconhecida. Agregados de proteínas pouco solúveis, que são tóxicas, se formam nos núcleos das células e em outros lugares. Entretanto, a correlação entre os agregados e os sintomas não é perfeita. Parece que a perda de função da huntingtina que ocorre é proporcional ao tamanho da inserção de CAG. Em modelos animais da doença, enxerto intraestriatal de tecido estriatal de feto melhora o desempenho cognitivo. Além disso, a atividade da caspase-1 do tecido aumenta nos cérebros de humanos e animais com a doença, e em camundongos nos quais o gene para essa enzima reguladora de apoptose foi desligado, a progressão da doença é retardada.

Outro distúrbio dos núcleos da base é a **doença de Wilson** (ou **degeneração hepatocelular**), um transtorno raro do metabolismo do cobre que tem início entre os seis e 25 anos de idade, afetando cerca de quatro vezes mais mulheres que homens. A doença de Wilson afeta aproximadamente 30.000 pessoas em todo o mundo. É um distúrbio genético autossômico recessivo devido a uma mutação no braço longo do cromossomo 13q. Ela afeta o gene transportador de cobre ATPase (*ATP7B*) no fígado, levando a um acúmulo de cobre neste órgão e ao progressivo dano hepático resultante. Cerca de 1% da população é portadora de uma única cópia anormal desse gene, mas não desenvolve quaisquer sintomas. Uma criança que herda o gene de ambos os pais pode desenvolver a doença. Em indivíduos afetados, o cobre acumula na periferia da córnea do olho, sendo responsável pelos anéis amarelos característicos de **Kayser–Fleischer**. A patologia neurológica dominante é a degeneração do putame, uma parte do **núcleo lentiforme**.

Distúrbios motores incluem o tremor ou **asterixis** em "bater de asas", **disartria**, marcha instável e rigidez.

Outra doença comumente referida como doença dos núcleos da base é a **discinesia tardia**. Esta doença realmente envolve os núcleos da base, mas é causada por tratamento médico de outro distúrbio com **medicamentos neurolépticos**, como as fenotiazidas ou o haloperidol. Portanto, a discinesia tardia é iatrogênica em sua origem. O uso de longa duração desses medicamentos pode produzir anormalidades bioquímicas no estriado. Os distúrbios motores incluem movimentos involuntários não controlados, temporários ou permanentes da face e da língua a rigidez com sinal de roda denteada. Os medicamentos neurolépticos atuam por meio do bloqueio da transmissão dopaminérgica. O uso prolongado desses fármacos leva à hipersensibilidade dos receptores dopaminérgicos $D_3$ e a um desequilíbrio das influências nigroestriatais no controle motor.

#### DESTAQUES TERAPÊUTICOS

O tratamento da doença de Huntington é direcionado para o tratamento dos sintomas e para a manutenção da qualidade de vida, uma vez que não há cura. Em geral, os fármacos utilizados para tratar os sintomas dessa doença apresentam efeitos colaterais como fadiga, náusea e inquietação. Em agosto de 2008, a U.S. Food and Drug Administration aprovou o uso de **tetrabenazina** para diminuir os movimentos coreiformes que caracterizam essa doença. Esse fármaco se liga reversivelmente aos transportadores de monoamina vesicular (VMAT) e, assim, inibem a captação de monoaminas para as vesículas sinápticas. Ela também atua como um antagonista do receptor de dopamina. A tetrabenazina é o primeiro medicamento a receber a aprovação para a utilização nos portadores de doença de Huntington. Ela também é utilizada para o tratamento de outros distúrbios do movimento hipercinético, como a discinesia tardia. **Agentes quelantes** (p. ex., **penicilamina, trientina**) são usados para reduzir o cobre no corpo de indivíduos com doença de Wilson. A discinesia tardia tem se mostrado difícil de tratar. O tratamento em pacientes com distúrbios psiquiátricos é frequentemente dirigido para a prescrição de um neuroléptico com menor probabilidade de causar o transtorno. A **clozapina** é um exemplo de um fármaco neuroléptico atípico que tem sido um substituto eficaz para fármacos neurolépticos tradicionais, mas com menor risco de desenvolvimento de discinesia tardia.

# Bases Celulares e Moleculares da Fisiologia Médica

O estudo detalhado da estrutura e função do sistema fisiológico está baseado em leis físicas e químicas e nas estruturas molecular e celular de cada tecido e sistema orgânico. Nesta primeira seção, será apresentada uma visão geral sobre as bases da fisiologia humana. É importante observar que as seções iniciais não pretendem propiciar um conhecimento exaustivo sobre biofísica, bioquímica ou fisiologia celular e molecular, mas sim utilizar tais conhecimentos como indicadores de como os princípios básicos dessas disciplinas contribuem para a fisiologia médica discutida nas seções posteriores.

Na primeira parte desta seção, os elementos básicos fundamentais são: eletrólitos; carboidratos, lipídeos e ácidos graxos; aminoácidos e proteínas; e ácidos nucleicos; os quais serão apresentados e discutidos. Para os estudantes, serão revisados alguns dos princípios básicos da biofísica e da bioquímica e como estes se encaixam no ambiente fisiológico. Nos Quadros Clínicos, serão ilustrados exemplos de aplicações clínicas diretas a fim de desfazer o espaço existente entre a estrutura básica do conhecimento e a fisiologia humana. Esses princípios básicos serão seguidos por uma discussão sobre a célula e seus componentes. É importante identificar a célula como a unidade básica do organismo, e que são as interações em sintonia fina entre essas unidades fundamentais que permitem o funcionamento adequado de tecidos, órgãos e sistemas orgânicos.

Na segunda parte desta seção introdutória, a abordagem celular será considerada para permitir a compreensão sobre como grupos celulares interagem com vários dos sistemas discutidos nos capítulos seguintes. O primeiro grupo apresentado será aquele formado por células que contribuem para as reações inflamatórias. Serão discutidos em detalhes o papel de cada célula, seu comportamento coordenado e os efeitos resultantes do "sistema aberto" da inflamação no organismo. O segundo grupo a ser discutido será aquele formado pelas células responsáveis pelas respostas excitatórias na fisiologia humana, incluindo as células neuronais e musculares. A compreensão acerca das ações internas dessas células e de como são controladas pelas células vizinhas ajudará o estudante a entender sua integração final nos sistemas específicos discutidos nas seções posteriores.

Ao final, esta seção serve como material de introdução, revisão e consulta rápida para compreender os sistemas fisiológicos apresentados nas seções posteriores. Para um conhecimento mais detalhado acerca dos tópicos abordados em qualquer dos capítulos contidos nessa seção, serão apresentadas, ao final de cada um, referências de vários livros-texto excelentes e atualizados com revisões mais aprofundadas sobre princípios de bioquímica, biofísica, fisiologia celular, fisiologia muscular e neuronal. Os estudantes interessados na visão geral apresentada nessa primeira seção devem consultar tais livros para obterem um conhecimento mais completo sobre esses princípios básicos.

# Princípios Gerais e Produção de Energia na Fisiologia Médica

C A P Í T U L O

**1**

## OBJETIVOS

*Após o estudo deste capítulo, você deve ser capaz de:*

- Definir as unidades usadas para medir as propriedades fisiológicas.
- Definir pH e tamponamento.
- Compreender o conceito de eletrólitos e definir difusão, osmose e tonicidade.
- Definir e explicar a importância do potencial de membrana em repouso.
- Compreender, em termos gerais, os constituintes básicos da célula: nucleotídeos, aminoácidos, carboidratos e ácidos graxos.
- Inferir as estruturas de ordem superior formadas a partir desses constituintes básicos: DNA, RNA, proteínas e lipídeos.
- Considerar as contribuições básicas desses constituintes fundamentais para estrutura, função e equilíbrio energético celulares.

## INTRODUÇÃO

Nos organismos unicelulares, todos os processos vitais ocorrem em uma única célula. À medida que os organismos multicelulares evoluíram, diversos grupos de células organizaram-se em tecidos e órgãos que assumiram funções específicas. Nos humanos e em outros vertebrados, os grupos de células especializadas incluem um sistema gastrintestinal para digerir e absorver alimentos; um sistema respiratório para absorver $O_2$ e eliminar $CO_2$; um sistema urinário para remoção de excretas; um sistema cardiovascular para distribuição de nutrientes, $O_2$ e produtos do metabolismo; um sistema reprodutivo para perpetuar a espécie; e os sistemas nervoso e endócrino para coordenar e integrar as funções dos outros sistemas. Neste livro, o foco está no modo como esses sistemas funcionam e como cada um contribui com as funções do organismo como um todo. Neste primeiro capítulo, será feita uma revisão sobre os princípios da biofísica e da bioquímica e uma apresentação das unidades estruturais básicas que contribuem para a fisiologia celular.

## PRINCÍPIOS BÁSICOS

### O CORPO COMO "SOLUÇÕES" ORGANIZADAS

As células que formam o organismo de todos os animais multicelulares, tanto aquáticos quanto terrestres, vivem em um "mar interno" de líquido extracelular (LEC) contido pelo integumento do animal. É deste líquido que as células absorvem $O_2$ e nutrientes; é nele que descarregam os resíduos produzidos pelo metabolismo. O LEC é mais diluído do que a água do mar atual, mas sua composição é muito próxima daquela dos oceanos primordiais nos quais, presume-se, a vida se originou.

Nos animais com sistema vascular fechado, o LEC é dividido em **líquido intersticial, plasma sanguíneo** circulante e **linfa, que faz a ligação entre esses dois compartimentos**. O plasma e os elementos celulares do sangue, principalmente as hemácias, preenchem o sistema vascular e, em seu conjunto, constituem o **volume sanguíneo total**. O líquido intersticial é a parte do LEC que se encontra fora dos sistemas vascular e linfático, banhando as células. Cerca de um terço do **líquido corporal total** é extracelular; os outros dois terços são intracelulares (**líquido intracelular**). A compartimentalização inapropriada dos líquidos corporais pode resultar em edema (**Quadro Clínico 1–1**). Em um adulto jovem do sexo masculino, 18% do peso corporal é formado por proteínas e substâncias relacionadas, 7% é formado por minerais e 15% por lipídeos.

## QUADRO CLÍNICO 1-1

### Edema

O edema é formado quando há aumento do líquido corporal dentro dos tecidos (interstício). Esse aumento está relacionado com maior passagem de líquido originado do sangue e/ou menor retirada pelo sistema linfático. O edema é frequentemente observado em pés, tornozelos e membros inferiores em geral, mas pode ocorrer em qualquer região do corpo em resposta a alguma doença, incluindo aquelas do coração, dos pulmões, do fígado, dos rins ou tireoide.

#### DESTAQUES TERAPÊUTICOS

O melhor tratamento para o edema deve incluir a resolução do distúrbio subjacente. Assim, o diagnóstico correto da causa do edema é a primeira etapa do tratamento. Dentre as medidas terapêuticas mais gerais estão restrição do sódio na dieta, para reduzir a retenção hídrica, e emprego de terapia apropriada com diuréticos.

---

Os outros 60% são formados por água. A distribuição da água é apresentada na **Figura 1-1A**.

A porção intracelular da água corporal responde por cerca de 40% do peso corporal e a porção extracelular por cerca de 20%. Aproximadamente 25% do componente extracelular encontra-se dentro do sistema vascular (plasma = 5% do peso corporal) e 75% fora dos vasos sanguíneos (líquido intersticial = 15% do peso corporal). O volume sanguíneo total representa cerca de 8% do peso corporal. O fluxo entre esses compartimentos é estritamente regulado.

## UNIDADES PARA MEDIÇÃO DA CONCENTRAÇÃO DE SOLUTOS

Ao considerar os efeitos das diversas substâncias fisiologicamente importantes e as interações entre elas, o número de moléculas, as cargas elétricas, ou o número de partículas de uma substância por unidade de volume de um determinado compartimento corporal, frequentemente são mais significativos que o simples peso da substância por unidade de volume. Por esse motivo, as concentrações fisiológicas são muitas vezes expressas em moles, equivalentes ou osmóis.

### Mol

Um mol é o peso molecular de uma substância em gramas. Cada mol é formado por $6 \times 10^{23}$ moléculas. O milimol (mmol) é 1/1.000 de um mol, e o micromol (µmol) é 1/1.000.000 de um mol. Assim, 1 mol de NaCl = 23 g + 35,5 g = 58,5 g e 1 mmol = 58,5 mg. O mol é a unidade padrão para expressar a quantidade de substâncias no sistema internacional de unidades.

O peso molecular de uma substância é a relação entre a massa de uma molécula da substância e 1/12 da massa de um átomo de carbono 12. Como o peso molecular é uma relação, não pode ser dimensionado. O Dalton (Da) é uma unidade de massa atômica equivalente a 1/12 da massa de um átomo de carbono 12. O quilodalton (kDa = 1.000 Da) é uma unidade útil para expressar a massa molecular das proteínas. Assim, por exemplo, pode-se falar de uma proteína de 64 kDa ou afirmar que a massa molecular da proteína é de 64.000 Da. Contudo, como o peso molecular é uma relação não dimensionável, é incorreto afirmar que o peso molecular da proteína é 64 kDa.

### Equivalentes

O conceito de equivalência elétrica é importante em fisiologia porque muitos dos solutos do organismo encontram-se na forma de partículas carregadas. Um equivalente (Eq) consiste em 1 mol de uma substância ionizada dividido por sua valência. Um mol de NaCl dissocia-se em 1 Eq de $Na^+$ e 1 Eq de $Cl^-$. Um equivalente de $Na^+$ = 23 g, mas 1 Eq de $Ca^{2+}$ = 40 g/2 = 20 g. O miliequivalente (mEq) representa 1/1.000 de 1 Eq.

A equivalência elétrica não é necessariamente igual à equivalência química. Um equivalente grama é o peso de uma substância quimicamente equivalente a 8.000 g de oxigênio. A normalidade (N) de uma solução é dada pelo número de equivalentes grama em 1 L. Uma solução 1 N de ácido clorídrico contém equivalentes de $H^+$ (1 g) e de $Cl^-$ (35,5 g), = (1 g + 35,5 g)/L = 36,5 g/L.

## ÁGUA, ELETRÓLITOS E EQUILÍBRIO ÁCIDO-BASE

A molécula de água ($H_2O$) é o solvente ideal para as reações fisiológicas. A molécula $H_2O$ possui um **momento dipolo** no qual o oxigênio repele levemente os elétrons dos átomos de hidrogênio e cria uma separação de carga que torna a molécula **polar**. Isto permite que a água dissolva diversos átomos e moléculas carregados. Também permite que a molécula de $H_2O$ interaja com outras moléculas de $H_2O$ por meio das pontes de hidrogênio. A rede resultante de pontes de hidrogênio na água explica várias propriedades relevantes para a fisiologia: (1) a água possui elevada tensão superficial, (2) a água tem alto limiar de vaporização e grande capacidade de absorver calor, e (3) a água possui uma elevada constante dielétrica. Em termos leigos, a água é um excelente líquido biológico que age como soluto; além disso, proporciona ótima transferência de calor e condução de corrente.

Os **eletrólitos** (p. ex., NaCl) são moléculas que se dissolvem em água em seus equivalentes cátion ($Na^+$) e ânion ($Cl^-$). Em razão da carga resultante sobre as moléculas de água, esses eletrólitos tendem a não se religarem na água. Há vários eletrólitos importantes na fisiologia, especialmente $Na^+$, $K^+$, $Ca^{2+}$, $Mg^{2+}$, $Cl^-$ e $HCO_3^-$. É importante observar que os eletrólitos e outros compostos carregados eletricamente (p. ex., proteínas) estão distribuídos de forma desigual nos líquidos corporais (**Figura 1-1B**). Essas diferenças têm papel importante na fisiologia.

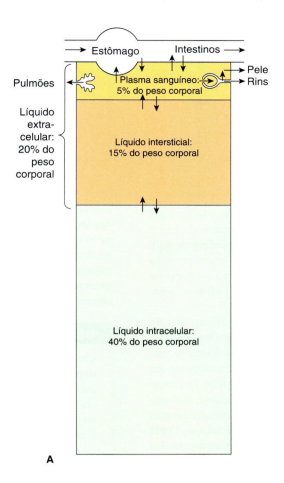
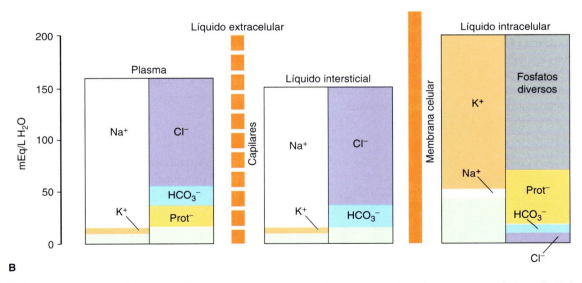

**FIGURA 1-1 Organização dos líquidos e eletrólitos corporais em compartimentos. A)** Os líquidos corporais podem ser divididos nos compartimentos intracelular e extracelular (respectivamente, LIC e LEC). Suas contribuições para o percentual de peso corporal (tendo como referência um adulto jovem saudável do sexo masculino; há variações discretas em função de idade e sexo) enfatizam a dominância dos líquidos na constituição do corpo. Os líquidos transcelulares, que constituem um percentual muito pequeno dos líquidos corporais totais, não estão representados. As setas indicam o movimento de líquidos entre os compartimentos. **B)** Eletrólitos e proteínas apresentam distribuição desigual entre os compartimentos líquidos corporais. Essa distribuição desigual é crucial para a fisiologia. Prot$^-$, proteína, que tende a ter carga negativa em pH fisiológico.

## pH E TAMPÕES

A manutenção da concentração estável do íon hidrogênio ([H$^+$]) nos líquidos corporais é essencial para a vida. O **pH** de uma solução é definido como o logaritmo de base 10 da recíproca da concentração de H$^+$ [H$^+$], ou seja, o logaritmo negativo da [H$^+$]. O pH da água a 25°C, na qual íons H$^+$ e OH$^-$ estão presentes em igual número, é 7,0 (Figura 1-2). Para cada unidade de pH abaixo de 7,0, a concentração de [H$^+$] aumenta 10 vezes; para cada unidade de pH acima de 7,0, a concentração de [H$^+$] é reduzida em 10 vezes. No plasma de indivíduos saudáveis, o pH é ligeiramente alcalino, mantido na estreita faixa entre 7,35 e 7,45 (Quadro Clínico 1-2). Por outro lado, o pH no líquido gástrico pode ser muito ácido (na ordem de 3,0) e as secreções pancreáticas bastante alcalinas (na ordem de 8,0). Com frequência, a atividade enzimática e a estrutura proteica são sensíveis ao pH; em qualquer compartimento corporal ou celular o pH deve ser mantido a fim de permitir eficiência enzimática/proteica máxima.

As moléculas que atuam como doadoras de H$^+$ em solução são consideradas ácidas, enquanto aquelas que tendem a retirar H$^+$ da solução são consideradas básicas. Ácidos fortes (p. ex., HCl) ou bases fortes (p. ex., NaOH) dissociam-se totalmente em água e, assim, modificam bastante a [H$^+$] da solução. Em compostos fisiológicos, os ácidos e as bases, em sua maioria, são considerados "fracos", ou seja, contribuem relativamente com poucos H$^+$ ou retiram relativamente poucos H$^+$ para e da solução. O pH corporal é estabilizado pela **capacidade de tamponamento** dos líquidos corporais. Um **tampão** é uma substância com capacidade de se ligar a ou de liberar H$^+$ em solução, mantendo, assim, o pH da solução relativamente constante a despeito da adição de quantidades consideráveis de ácido ou de base. Evidentemente, há diversos tampões atuando nos líquidos biológicos todo o tempo. Em uma solução homogênea, todos os tampões estão em equilíbrio com a mesma [H$^+$]; trata-se do chamado **princípio iso-hídrico**. Uma consequência deste princípio é que ao mensurar um único sistema tampão, obtém-se muitas informações acerca de todos os tampões biológicos naquele sistema.

### QUADRO CLÍNICO 1-2

#### Distúrbios ácido-base

Há excesso de ácido (acidose) ou de base (alcalose) quando o sangue se encontra com pH fora da variação normal (7,35 a 7,45). Tais alterações prejudicam o fornecimento de $O_2$ e a remoção de $CO_2$ para e dos tecidos. Há diversas situações e doenças que podem interferir no controle do pH corporal e fazê-lo sair dos limites saudáveis. Os distúrbios ácido-base que resultam de alterações na concentração de $CO_2$ causadas pela respiração são denominados acidose e alcalose respiratórias. Os distúrbios não respiratórios que afetam a concentração de $HCO_3^-$ são denominados acidose e alcalose metabólicas. A acidose e a alcalose metabólicas podem ser causadas por distúrbios eletrolíticos, vômitos ou diarreia intensos, ingestão de determinados fármacos e toxinas, doença renal e doenças que afetam o metabolismo normal (p. ex., diabetes melito).

#### DESTAQUES TERAPÊUTICOS

O tratamento apropriado para os distúrbios ácido-base depende da identificação correta dos processos causais subjacentes. Isto é especialmente verdadeiro quando se está diante de distúrbios mistos. O tratamento da acidose respiratória deve ser inicialmente voltado à restauração da ventilação, enquanto o tratamento da alcalose respiratória é concentrado na reversão da causa subjacente. O bicarbonato normalmente é usado no tratamento da acidose metabólica aguda. Nos casos com alcalose metabólica responsiva a cloretos é possível restaurar o equilíbrio ácido-base com a administração de quantidades adequadas de um sal a base de cloreto ao longo de dias, enquanto os casos com alcalose metabólica resistente ao uso de cloretos devem ter a doença subjacente tratada.

Quando se colocam ácidos em solução, ocorre dissociação de parte do componente ácido (HA) liberando próton (H$^+$) e ácido livre (A$^-$). A seguinte equação é frequentemente usada para descrever a reação:

$$HA \rightleftarrows H^+ + A^-.$$

De acordo com a lei de ação das massas, é possível definir uma função matemática para a dissociação:

$$K_a = [H^+][A^-]/[HA]$$

em que $K_a$ é uma constante, e os colchetes representam as concentrações de cada elemento. Em termos leigos, o produto da multiplicação da concentração de prótons ([H$^+$]) pela concentração do ácido livre ([A$^-$]) dividido pela concentração de ácido ligado ([HA]) é uma constante definida (K). Essa expressão pode ser representada da seguinte forma:

$$[H^+] = K_a [HA]/[A^-]$$

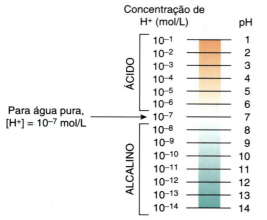

**FIGURA 1-2 Concentração de prótons e pH.** São apresentadas as concentrações relativas de prótons (H$^+$) para soluções na escala de pH.

Aplicando-se o logaritmo a cada lado, então:

$$\log[H^+] = \log K_a + \log[HA]/[A^-]$$

Ambos os lados podem ser multiplicados por −1 para obter:

$$-\log[H^+] = -\log K_a + \log[A^-]/[HA]$$

A função pode ser escrita da forma mais convencional conhecida como **equação de Henderson-Hasselbach:**

$$pH = pK_a + \log[A^-]/[HA]$$

Esta equação relativamente simples é bastante poderosa. Algo que se pode identificar rapidamente é que a capacidade de tamponamento de um determinado ácido fraco é maior quando o $pK_a$ deste ácido é igual ao pH da solução, ou quando:

$$[A^-] = [HA], pH = pK_a$$

Equações similares podem ser montadas para bases fracas. Um tampão importante no organismo é o ácido carbônico. O ácido carbônico é um ácido fraco e, assim, é apenas parcialmente dissociado em $H^+$ e bicarbonato:

$$H_2CO_3 \leftrightarrow H^+ + HCO_3^-$$

Se $H^+$ for acrescentado a uma solução de ácido carbônico, o equilíbrio se desloca para a esquerda e a maior parte do $H^+$ adicionado é removido da solução. Contudo, a redução é contrabalançada por maior dissociação de $H_2CO_3$, o que minimiza a redução na concentração de $H^+$. Uma característica singular do bicarbonato é a ligação entre sua capacidade de tamponamento e a capacidade dos pulmões de eliminar dióxido de carbono do organismo. Outros tampões biológicos importantes são os fosfatos e as proteínas.

## DIFUSÃO

Difusão é o processo por meio do qual um gás, ou uma substância em solução, se expande, em razão do movimento de suas partículas, para preencher todo o volume disponível. As partículas (moléculas ou átomos) de uma substância dissolvida em um solvente estão em constante movimento aleatório. Uma dada partícula tem chance igual de mover-se para dentro ou para fora de uma área na qual esteja em grande concentração. Contudo, como há mais partículas nas áreas com grande concentração, é maior o número total de partículas que se move para regiões com menor concentração. Ou seja, há um **fluxo líquido** de partículas de soluto de áreas de maior concentração para áreas de menor concentração. O tempo necessário para que haja equilíbrio por difusão é proporcional ao quadrado da distância de difusão. O grau de tendência à difusão de uma região a outra é diretamente proporcional à área de superfície na qual a difusão esteja ocorrendo e ao **gradiente de concentração**, ou **gradiente químico**, que é a diferença na concentração da substância que está se difundindo dividida pela espessura da estrutura a ser transposta (**lei da difusão de Fick**). Assim,

$$J = -DA\frac{\Delta c}{\Delta x}$$

onde J é a taxa de difusão, D é o coeficiente de difusão, A é a área e $\Delta c/\Delta x$ é o gradiente de concentração. O sinal negativo indica a direção da difusão. Quando se considera o movimento das moléculas de uma área de maior concentração para outra de menor concentração, $\Delta c/\Delta x$ é negativo, de forma que ao multiplicá-lo por −DA obtém-se o sinal positivo. A permeabilidade das estruturas através das quais a difusão ocorre no organismo varia, mas a difusão ainda é a principal força a afetar a distribuição de água e solutos.

## OSMOSE

Quando uma substância é dissolvida em água, a concentração de moléculas de água na solução passa a ser menor do que a encontrada na água pura, uma vez que a adição de um soluto resulta em uma solução que ocupa volume maior do que o ocupado pela água isoladamente. Se a solução for posicionada em um lado da membrana que seja permeável à água, mas não ao soluto, e um volume igual de água for colocado do outro lado, moléculas de água irão se difundir segundo o seu gradiente de concentração (químico) para a solução **(Figura 1–3)**. Este processo — difusão de moléculas do **solvente** para uma região em que há maior concentração de **soluto**, ao qual a membrana é impermeável — é chamado **osmose**. Trata-se de um fator importante nos processos fisiológicos. A tendência ao movimento de moléculas do solvente para uma região de maior concentração de soluto pode ser evitada aplicando-se pressão à solução mais concentrada. A pressão necessária para evitar a migração do solvente é a **pressão osmótica** da solução.

A pressão osmótica — assim como a redução da pressão de vapor, a depressão do ponto de congelamento e a elevação do ponto de ebulição — depende mais do número do que do tipo de partículas em solução; ou seja, trata-se de uma propriedade coligativa das soluções. Em uma **solução ideal**, a pressão osmótica (P) varia em função da temperatura e do volume assim como a pressão de um gás:

$$P = \frac{nRT}{V}$$

onde n é o número de partículas, R é a constante dos gases, T é a temperatura absoluta e V é o volume. Se T for mantida

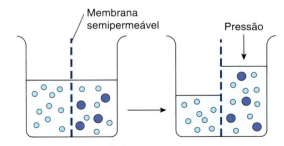

**FIGURA 1–3 Diagrama representando a osmose.** As moléculas de água estão representadas por pequenas esferas, e as de soluto por grandes esferas mais escuras. No diagrama à esquerda, a água é colocada em um lado de uma membrana permeável à água, mas não ao soluto, e do outro lado, há igual volume de água e soluto. As moléculas de água movem-se de acordo com seu gradiente de concentração (químico) para a solução e, conforme mostra o diagrama à direita, o volume da solução aumenta. Como indica a seta à direita, a pressão osmótica é a pressão que deveria ser aplicada para evitar o movimento das moléculas de água.

# 8  SEÇÃO I  Bases Celulares e Moleculares da Fisiologia Médica

constante, é evidente que a pressão osmótica será proporcional ao número de partículas em solução por unidade de volume da mesma solução. Por este motivo, a concentração de partículas osmoticamente ativas geralmente é expressa em **osmóis**. Um osmol (Osm) é igual ao peso molecular de uma substância dividido pelo número de partículas com movimento livre liberadas por cada molécula em solução. Para soluções biológicas, utiliza-se com mais frequência a unidade miliosmol (mOsm; 1/1.000 de 1 Osm).

Se o soluto é um composto não ionizante como a glicose, a pressão osmótica varia em função do número de moléculas de glicose presentes. Se o soluto sofre ionização e forma uma solução ideal, cada íon é uma partícula osmoticamente ativa. Por exemplo, o NaCl dissocia-se nos íons $Na^+$ e $Cl^-$, de forma que cada mol em solução produz 2 Osm. Um mol de $Na_2SO_4$ se dissociaria em $Na^+$, $Na^+$ e $SO_4^{2-}$ produzindo 3 Osm. Entretanto, os líquidos corporais não são soluções ideais e, embora a dissociação de eletrólitos fortes seja total, o número de partículas livres a exercer efeito osmótico é menor em razão de interações entre os íons. Assim, na realidade, é a concentração efetiva (**atividade**) nos líquidos corporais, mais do que o número de equivalentes de um eletrólito em solução, que determina sua capacidade osmótica. Este é o motivo, por exemplo, pelo qual 1 mmol de NaCl por litro nos líquidos corporais contribui com menos de 2 mOsm de partículas osmoticamente ativas por litro. Quanto mais concentrada for a solução, maior será a diferença para uma solução ideal.

A concentração osmolar de uma substância em um líquido é medida pelo grau de depressão que a substância provoca no ponto de congelamento, sendo que 1 mol de uma solução ideal deprime o ponto de congelamento em 1,86ºC. O número de miliosmóis por litro em uma solução é igual ao ponto de congelamento dividido por 0,00186. A **osmolaridade** é o número de osmóis por litro de solução (p. ex., plasma), enquanto a **osmolalidade** é o número de osmóis por quilograma do solvente. Portanto, a osmolaridade é influenciada pelo volume dos diversos solutos em solução e pela temperatura, enquanto a osmolalidade não. As substâncias osmoticamente ativas no organismo estão dissolvidas em água, e a densidade da água é 1. Assim, a concentração osmolal pode ser expressa em osmóis por litro (Osm/L) de água. Neste livro, considera-se a concentração osmolal (e não osmolar), e a osmolalidade é expressa em miliosmóis por litro (de água).

Observe que embora uma solução homogênea contenha partículas osmoticamente ativas e possa-se afirmar que tenha pressão osmótica, ela só pode exercer essa pressão osmótica quando em contato com outra solução através de uma membrana permeável ao solvente, mas não ao soluto.

## CONCENTRAÇÃO OSMOLAL DO PLASMA: TONICIDADE

O ponto de congelamento do plasma humano normal é em média –0,54ºC, o que corresponde a uma concentração osmolal do plasma de 290 mOsm/L. Isto equivale a uma pressão osmótica contra a água pura de 7,3 atm. O esperado era que a osmolalidade fosse maior, porque a soma de todos os equivalentes cátions e ânions do plasma supera o valor de 300. Não é tão

alta porque o plasma não é uma solução ideal e as interações iônicas reduzem o número de partículas livres para exercer o efeito osmótico. Exceto em situações em que não tenha havido tempo insuficiente para um novo equilíbrio após uma mudança súbita na composição, todos os compartimentos do organismo encontram-se em (ou próximo do) equilíbrio osmótico. O termo **tonicidade** é utilizado para descrever a osmolalidade de uma solução em relação ao plasma. As soluções com osmolalidade igual a do plasma são ditas **isotônicas**; aquelas com maior osmolalidade são **hipertônicas**; e aquelas com menor osmolalidade são ditas **hipotônicas**. Todas as soluções que são inicialmente isosmóticas em relação ao plasma (ou seja, com a mesma pressão osmótica real ou a mesma depressão do ponto de congelamento em comparação ao plasma) permaneceriam isotônicas, se não fosse o fato de alguns solutos sofrerem difusão para dentro das células e outros serem metabolizados. Assim, o soro fisiológico a 0,9% permanece isotônico porque não há movimento resultante das partículas osmoticamente ativas na solução para dentro das células e porque as partículas não são metabolizadas. Por outro lado, a solução de glicose a 5% é inicialmente isotônica quando infundida por via intravenosa, mas como a glicose é metabolizada, o efeito resultante obtido com a infusão é o de uma solução hipotônica.

É importante identificar as contribuições relativas dos diversos componentes plasmáticos para a concentração osmolal total do plasma. Apenas cerca de 20 mOsm existentes em cada litro de plasma normal não são derivados do $Na^+$ e dos ânions que o acompanham, principalmente $Cl^-$ e $HCO_3^-$. Outros cátions e ânions têm contribuição relativamente pequena. Embora a concentração de proteínas no plasma seja expressiva quando descrita em gramas por litro, em geral, sua contribuição é inferior a 2 mOsm/L em razão de seu peso molecular muito grande. Os principais não eletrólitos do plasma são a glicose e a ureia que, no seu estado estável, mantêm-se em equilíbrio com as células. Normalmente, sua contribuição para a osmolalidade total é de cerca de 5 mOsm/L para cada, mas pode se tornar bem maior nos estados de hiperglicemia ou uremia. A osmolalidade total do plasma é importante ao avaliarem-se casos de desidratação, hiper-hidratação e outras alterações hidreletrolíticas (**Quadro Clínico 1–3**).

## DIFUSÃO NÃO IÔNICA

Alguns ácidos e bases fracos são muito solúveis nas membranas celulares quando na forma não dissociada, mas não são capazes de atravessá-la quando na forma eletricamente carregada (ou seja, quando dissociados). Consequentemente, se moléculas de uma substância não dissociada sofrem difusão de um lado ao outro da membrana para, então, dissociarem-se, ocorre movimento considerável desta substância não dissociada através da membrana. Este fenômeno é denominado **difusão não iônica**.

## EFEITO DONNAN

Quando um íon em um lado da membrana não é capaz de atravessá-la, a distribuição de outros íons aos quais a membrana é permeável é afetada de forma previsível. Por exemplo, a carga negativa de ânions não difusíveis impede a difusão dos cátions

CAPÍTULO 1 Princípios Gerais e Produção de Energia na Fisiologia Médica · **9**

## QUADRO CLÍNICO 1–3

### Osmolalidade plasmática e doença

Diferentemente das células vegetais, cujas paredes são rígidas, as membranas celulares animais são flexíveis. Por isso, as células animais aumentam de volume quando expostas à hipotonicidade extracelular e murcham quando expostas à hipertonicidade extracelular. As células contêm canais iônicos e bombas que podem ser ativados para produzir alterações moderadas na osmolalidade; contudo, esse mecanismo pode ser sobrepujado em determinadas patologias. A hiperosmolalidade pode causar coma (coma hiperosmolar). Considerando-se o papel predominante dos principais solutos e da distância do plasma do que seria uma solução ideal, normalmente é possível calcular a osmolalidade do plasma com diferença de alguns poucos mOsm/litro utilizando a seguinte fórmula, na qual as constantes convertem as unidades clínicas a miliosmóis de soluto/litro:

$$\text{Osmolalidade (mOsm/L)} = 2\,[Na^+]\,(mEq/L) + 0,055\,[\text{Glicose}]\,(mg/dL) + 0,36\,[\text{BUN}]\,(mg/dL)$$

BUN é o nitrogênio ureico sanguíneo* (do inglês, *blood urea nitrogen*). A fórmula também é útil para chamar atenção para concentrações excessivamente altas de outros solutos. A observação de osmolalidade plasmática (medida por depressão do ponto de congelamento) que exceda muito o valor predito por esta fórmula provavelmente indica a presença de uma substância estranha como etanol, manitol (algumas vezes injetada para contrair células osmoticamente aumentadas), ou tóxicos como etilenoglicol (componente de anticongelantes) ou metanol (combustível alternativo para veículos automotores).

---

difusíveis e favorece a difusão dos ânions difusíveis. Considere a seguinte situação,

$$
\begin{array}{c|c}
\underline{X} & \underline{Y} \\
 m & \\
K^+ & K^+ \\
Cl^- & Cl^+ \\
Prot^- & \\
\end{array}
$$

na qual a membrana (m) entre os compartimentos X e Y é impermeável a proteínas carregadas (Prot$^-$), mas livremente permeável a K$^+$ e Cl$^-$. Considere que as concentrações dos ânions e dos cátions são inicialmente iguais em ambos os lados. O Cl$^-$ difunde-se a favor de seu gradiente de concentração de Y para X, e parte do K$^+$ move-se junto com o Cl$^-$ carregado negativamente em razão de suas cargas serem opostas. Assim,

$$[K^+_X] > [K^+_Y]$$

E mais,

$$[K^+_X] + [Cl^-_X] + [Prot^-_X] > [K^+_Y] + [Cl^-_Y]$$

---

* N. de R.T. A ureia sérica é a forma comumente usada entre nós, com valores normais de 15 a 45 mg/dL. A literatura mundial geralmente descreve resultados sob a forma de nitrogênio ureico sérico (BUN — *Blood urea nitrogen*), cujos valores normais correspondem a cerca da metade da ureia sérica (8 a 25 mg/dL). Neste caso, por se tratar de uma fórmula, manteve-se o uso de BUN.

ou seja, há mais partículas osmoticamente ativas no lado X do que no lado Y.

Donnan e Gibbs demonstraram que na presença de um íon não difusível, os íons difusíveis distribuem-se de tal forma que, no estado de equilíbrio, as razões entre suas concentrações são iguais:

$$\frac{[K^+_X]}{[K^+_Y]} = \frac{[Cl^-_Y]}{[Cl^-_X]}$$

de outra forma:

$$[K^+_X] + [Cl^-_X] = [K^+_Y] + [Cl^-_Y]$$

Esta é a **equação de Gibbs-Donnan**. Ela se aplica a qualquer par de cátions e ânions de mesma valência.

O efeito Donnan sobre a distribuição de íons produz três outros efeitos no organismo, apresentados aqui e discutidos adiante. Primeiro, em razão das proteínas carregadas (Prot$^-$) nas células, há mais partículas osmoticamente ativas nas células do que no líquido intersticial, e como as células animais possuem paredes flexíveis, a osmose as faria inchar e finalmente romper se não houvesse a **Na$^+$–K$^+$–ATPase** a bombear íons para fora das células. Assim, o volume normal das células depende da Na$^+$–K$^+$–ATPase. Segundo, como no estado de equilíbrio a distribuição dos íons que atravessam a membrana (m no exemplo aqui usado) é assimétrica, existe uma diferença elétrica através da membrana, cujo grau pode ser determinado pela **equação de Nernst**. No exemplo utilizado aqui, o lado X é negativo em relação ao Y. As cargas se distribuem ao longo da membrana, com o gradiente de concentração para o Cl$^-$ equilibrado exatamente pelo gradiente elétrico oposto, e o mesmo se aplica ao K$^+$. Terceiro, como há mais proteínas no plasma do que no líquido intersticial, observa-se o efeito Donnan sobre o movimento iônico através da parede capilar.

## FORÇAS ATUANDO SOBRE OS ÍONS

As forças que atuam através da membrana celular sobre cada íon podem ser analisadas matematicamente. Os íons cloreto (Cl$^-$) estão presentes em maior concentração no LEC do que no interior da célula e tendem a se difundir de acordo com o **gradiente de concentração** para dentro da célula. O interior da célula é carregado negativamente em relação ao exterior e os íons cloreto são empurrados para fora da célula seguindo esse **gradiente elétrico**. Chega-se a um equilíbrio entre o influxo e o efluxo de Cl$^-$. O potencial de membrana no qual ocorre este equilíbrio é o **potencial de equilíbrio**. Seu valor pode ser calculado a partir da equação de Nernst, como se segue:

$$E_{Cl} = \frac{RT}{FZ_{Cl}}\,\ln\frac{[Cl^-_e]}{[Cl^-_i]}$$

onde

$E_{Cl}$ = potencial de equilíbrio para o Cl$^-$
R = constante dos gases
T = temperatura absoluta
F = constante de Faraday (número de coulombs por mol de carga)
$Z_{Cl}$ = valência do Cl$^-$ (–1)
$[Cl^-_e]$ = concentração externa de Cl$^-$
$[Cl^-_i]$ = concentração interna de Cl$^-$

# SEÇÃO I Bases Celulares e Moleculares da Fisiologia Médica

Convertendo-se o log natural ao log de base 10 e substituindo algumas das constantes por valores numéricos mantendo-se a temperatura em 37°C, a equação fica assim:

$$E_{Cl} = 61{,}5 \log \frac{[Cl_i^-]}{[Cl_e^-]} \qquad \text{(a 37°C)}$$

Observe que ao simplificar a expressão, a razão entre as concentrações é revertida, uma vez que a valência −1 do $Cl^-$ foi retirada da equação.

O potencial de equilíbrio para o $Cl^-$ ($E_{Cl}$) nos neurônios da medula espinal dos mamíferos, calculado a partir dos valores-padrão listados na Tabela 1–1, é −70mV. Assim, nenhuma outra força além daquelas representadas pelos gradientes químico e elétrico necessita ser evocada para explicar a distribuição do $Cl^-$ através da membrana.

É possível calcular o potencial de equilíbrio para o $K^+$ ($E_k$; novamente a 37°C):

$$E_K = \frac{RT}{FZ_k} \ln \frac{[K_e^+]}{[K_i^+]} = 61{,}5 \log \frac{[K_e^+]}{[K_i^+]} \qquad \text{(a 37°C)}$$

em que

$E_K$ = potencial de equilíbrio para o $K^+$
$Z_K$ = valência do $K^+$ (+1)
$[K_e^+]$ = concentração externa de $K^+$
$[K_i^+]$ = concentração interna de $K^+$
R = constante dos gases
T = temperatura absoluta
F = constante de Faraday (número de coulombs por mol de carga)

Neste caso, o gradiente de concentração aponta para fora e o gradiente elétrico, para dentro. Nos motoneurônios da medula espinal dos mamíferos o $E_K$ é −90mV (Tabela 1–1). Como o potencial de repouso da membrana é −70 mV, há mais $K^+$ nos neurônios do que pode ser explicado pelos gradientes elétrico e químico.

A situação para o $Na^+$ nos neurônios da medula espinal de mamíferos é bastante diferente em comparação com o $K^+$ e o $Cl^-$. O gradiente químico para o $Na^+$ aponta para o interior da célula, para a região com menor concentração, e o gradiente elétrico aponta na mesma direção. O $E_{Na}$ é +60 mV (Tabela 1–1). Como nem $E_K$ nem $E_{Na}$ são iguais ao potencial de membrana, seria esperado que a célula gradualmente ganhasse $Na^+$ e perdesse $K^+$, caso atuassem apenas os vetores elétrico e químico através da

membrana. Contudo, a concentração de $Na^+$ e de $K^+$ mantém-se constante em razão da permeabilidade seletiva e da ação da $Na^+$–$K^+$–ATPase, que transporta ativamente $Na^+$ para fora da célula e $K^+$ para dentro da célula (em sentido contrário aos seus respectivos gradientes eletroquímicos).

## GERAÇÃO DO POTENCIAL DE MEMBRANA

A distribuição de íons através da membrana celular e a natureza desta membrana explicam o potencial de membrana. O gradiente de concentração do $K^+$ facilita seu movimento para fora da célula via canais de $K^+$, mas seu gradiente elétrico segue no sentido oposto (para dentro da célula). Consequentemente, chega-se a um equilíbrio no qual a tendência do $K^+$ de mover-se para fora da célula é contrabalançada pela tendência a mover-se para dentro da célula e, neste estado de equilíbrio, há um ligeiro excesso de cátions do lado de fora e de ânions do lado de dentro. Esta situação é mantida pela $Na^+$–$K^+$–ATPase, que utiliza energia do ATP para bombear $K^+$ de volta para dentro das células e mantém baixa a concentração intracelular de $Na^+$. Como a $Na^+$–$K^+$–ATPase movimenta três $Na^+$ para fora para cada dois $K^+$ introduzidos na célula, ela também contribui para o potencial de membrana e, por isso, é denominada bomba **eletrogênica**. Deve-se enfatizar que o número de íons responsáveis pelo potencial de membrana representa uma pequena fração do número total presente e que a concentração total de íons positivos e negativos é igual em todos os lugares, exceto ao longo das superfícies externa e interna da membrana.

## PRODUÇÃO DE ENERGIA

## TRANSFERÊNCIA DE ENERGIA

A energia utilizada nos processos celulares é armazenada principalmente em ligações entre resíduos de ácido fosfórico e alguns compostos orgânicos. Como a energia para a formação de ligações em alguns desses fosfatos é particularmente elevada, são liberadas quantidades relativamente altas de energia (10 a 12 kcal/mol) quando essas ligações são hidrolisadas. Os compostos contendo essas ligações são chamados **compostos fosfato de alta energia**. Nem todos os fosfatos orgânicos são desse tipo altamente energético. Muitos, como a glicose-6-fosfato, são de baixa energia e, ao serem hidrolisados, liberam 2 a 3 kcal/mol. Alguns dos intermediários formados no catabolismo de carboidratos são fosfatos de alta energia, mas o composto de alta energia mais importante é o **trifosfato de adenosina (ATP)**. Esta molécula onipresente (Figura 1–4) é depositária da energia corporal. Ao ser hidrolisada a difosfato de adenosina (ADP), libera energia diretamente para processos como contração muscular, transporte ativo e síntese de muitos compostos químicos. Com a perda de outro fosfato para formar monofosfato de adenosina (AMP), libera-se mais energia.

Outro grupo de compostos de alta energia é o formado pelos tioésteres, os derivados acil dos mercaptanos. A **coenzima A (CoA)**, amplamente distribuída, é um mercaptano que contém adenina, ribose, ácido pantotênico e tioetanolamina (Figura 1–5).

**TABELA 1–1** Concentração de alguns íons dentro e fora do neurônio motor medular dos mamíferos

| Íon | Concentração (mmol/L de H$_2$O) | | Potencial de equilíbrio (mV) |
|---|---|---|---|
| | Interior da célula | Exterior da célula | |
| Na+ | 15,0 | 150,0 | +60 |
| K+ | 150,0 | 5,5 | −90 |
| Cl− | 9,0 | 125,0 | −70 |

Potencial de membrana em repouso = −70 mV

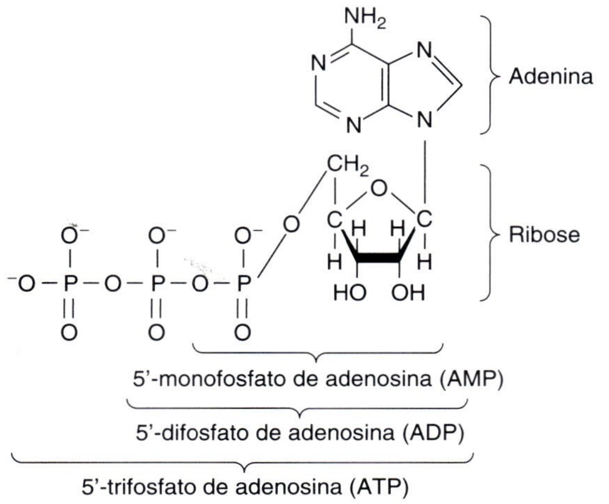

**FIGURA 1-4** **Derivados da adenosina de alta energia.** O trifosfato de adenosina é quebrado liberando sua base púrica e açúcar associado (à direita), assim como seus fosfatos de alta energia derivados (na base). (Reproduzida, com permissão, de Murray RK et al.: *Harper's Biochemistry*, 26th ed. McGraw-Hill, 2003.)

A CoA reduzida (geralmente abreviada HS-CoA) reage com os grupos acil (R–CO–) para formar os derivados R–CO–S–CoA. Um exemplo importante é a reação da HS-CoA com ácido acético para formar a acetilcoenzima A (acetil-CoA), um composto de grande importância no metabolismo intermediário. Como a acetil-CoA tem conteúdo energético muito maior do que o ácido acético, ela combina-se rapidamente com substâncias em reações que, de outra forma, necessitariam de energia externa. Portanto, a acetil-CoA é, com frequência, denominada "acetato ativo". Do ponto de vista energético, a formação de 1 mol de qualquer composto com acil-CoA equivale à formação de 1 mol de ATP.

# OXIDAÇÃO BIOLÓGICA

**Oxidação** é a combinação de uma substância com $O_2$, ou perda de hidrogênio ou de elétrons. Os processos reversos correspondentes são denominados **redução**. As oxidações biológicas são catalisadas por enzimas específicas. Cofatores (íons simples) ou coenzimas (substâncias orgânicas não proteicas) são substâncias acessórias que geralmente atuam como carreadores de produtos da reação. Diferentemente das enzimas, as coenzimas podem catalisar diversas reações.

Algumas coenzimas servem como aceptores de hidrogênio. Uma forma comum de oxidação biológica é a remoção do hidrogênio de um grupo R–OH, formando R=O. Nessas reações de desidrogenização, a nicotinamida adenina dinucleotídeo ($NAD^+$) e a nicotinamida adenina dinucleotídeo fosfato ($NADP^+$) capturam um hidrogênio formando a di-hidronicotinamida adenina dinucleotídeo (NADH) e a di-hidronicotinamida adenina dinucleotídeo fosfato (NADHP) (Figura 1–6). O hidrogênio é então transferido para o sistema citocromo-flavoproteína, onde há reoxidação de $NAD^+$ e de $NADP^+$. A flavina adenina dinucleotídeo (FAD) é formada a partir da fosforilação da riboflavina, constituindo a flavina mononucleotídeo (FMN). A FMN combina-se, então, com o AMP, produzindo o dinucleotídeo. A FAD é capaz de aceitar hidrogênios de maneira semelhante, formando os derivados hidro (FADH) e di-hidro ($FADH_2$).

O sistema flavoproteína-citocromo é uma cadeia de enzimas que transfere hidrogênio ao oxigênio, formando água. Esse processo ocorre nas mitocôndrias. Cada enzima na cadeia é reduzida e, então, reoxidada à medida que o hidrogênio é transferido pela cadeia. Cada uma das enzimas é uma proteína com um grupo prostético não proteico. A enzima final na cadeia é a citocromo c oxidase, que transfere hidrogênios ao $O_2$, formando $H_2O$. Contém dois átomos de Fe e três de Cu e possui 13 subunidades.

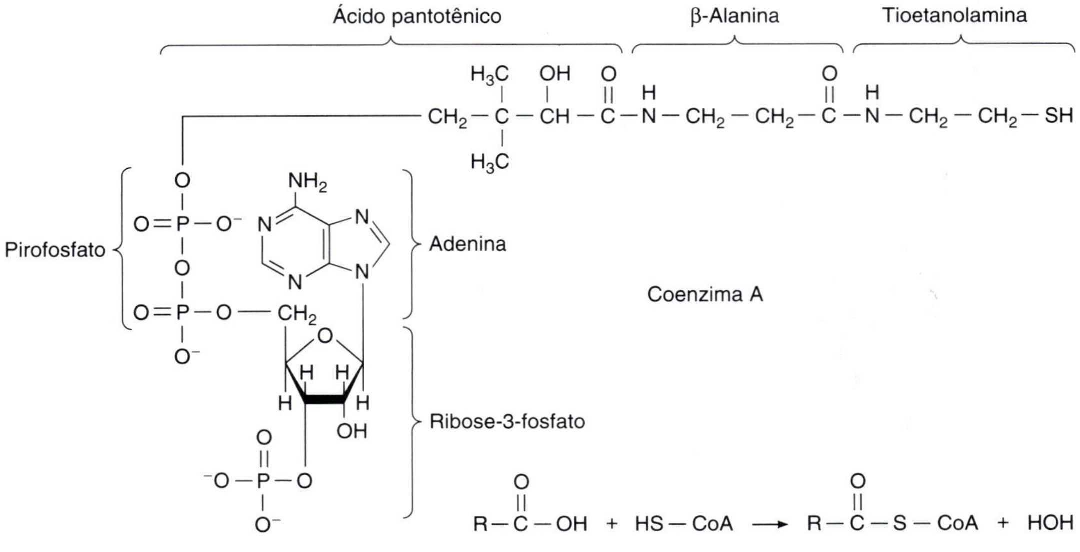

**FIGURA 1-5** **Coenzima A (CoA) e seus derivados.** **À esquerda**: fórmula da coenzima A reduzida (HS-CoA) com seus componentes destacados. **À direita**: fórmula da reação da CoA com compostos biológicos importantes para formar tioésteres. R, restante da molécula.

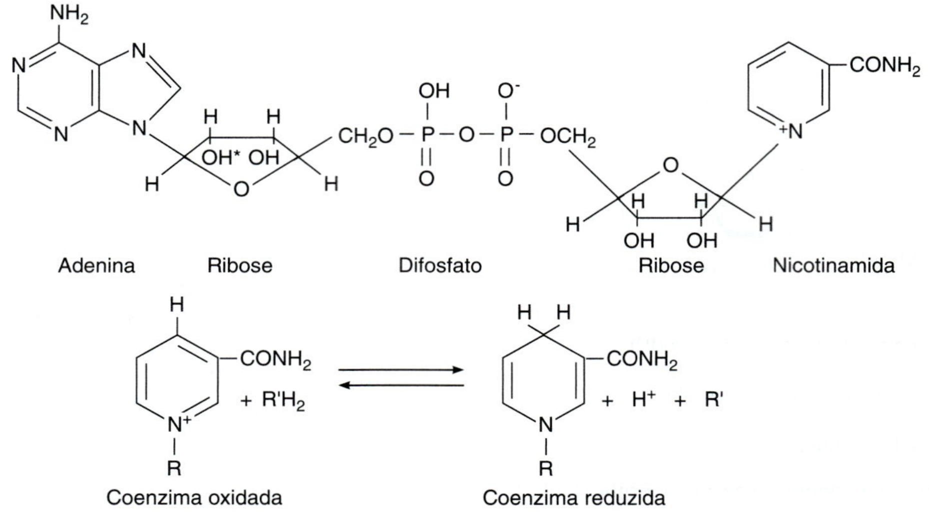

**FIGURA 1–6 Estruturas de moléculas importantes nas reações de oxidação redução para produção de energia. Acima:** fórmula da forma oxidada da nicotinamida adenina dinucleotídeo ($NAD^+$). A nicotinamida adenina dinucleotídeo fosfato ($NADP^+$) possui um grupo fosfato adicional na localização assinalada pelo asterisco. **Abaixo:** reação por meio da qual $NAD^+$ e $NADP^+$ são reduzidas para formar NADH e NADPH. R, restante da molécula; R', doador de hidrogênio.

O principal processo por meio do qual o ATP é formado no organismo é a **fosforilação oxidativa**. Neste processo, aproveita-se a energia do gradiente protônico através da membrana mitocondrial interna para produzir as ligações de alta energia do ATP, e a reação é apresentada de forma abreviada na Figura 1–7. Noventa por cento do consumo de $O_2$ no estado basal é mitocondrial, e 80% desse consumo encontra-se associado à síntese de ATP. O ATP é utilizado por toda a célula em diversos processos: aproximadamente 27% é usado para síntese de proteínas, 24% é utilizado pela $Na^+$–$K^+$–ATPase para auxiliar no potencial de membrana, 9% para gliconeogênese, 6% pela $Ca^{2+}$ ATPase, 5% pela miosina ATPase e 3% para a ureogênese.

# UNIDADES BÁSICAS PARA A FORMAÇÃO DE MOLÉCULAS

## NUCLEOSÍDEOS, NUCLEOTÍDEOS E ÁCIDOS NUCLEICOS

Os **nucleosídeos** são formados por um açúcar ligado a uma base contendo nitrogênio. As bases nitrogenadas fisiologicamente importantes, **purinas** e **pirimidinas**, apresentam estrutura em anel (Figura 1–8). Tais estruturas ligam-se à ribose ou à 2-desoxirribose para completar o nucleosídeo.

Quando se adiciona fosfato inorgânico ao nucleosídeo, forma-se o **nucleotídeo**. Nucleosídeos e nucleotídeos formam a estrutura básica do RNA e do DNA, assim como a de diversas coenzimas e moléculas reguladoras importantes para a fisiologia (p. ex., $NAD^+$, $NADP^+$ e ATP; Tabela 1–2). Os ácidos nucleicos da dieta são digeridos e seus constituintes purinas e pirimidinas, absorvidos, mas a maior parte das purinas e pirimidinas é sintetizada a partir de aminoácidos, principalmente no fígado. Ocorre, então, a síntese de nucleotídeos, RNA e DNA. O RNA mantém-se em equilíbrio dinâmico com o *pool* de aminoácidos, mas o DNA, uma vez formado, é metabolicamente estável ao longo da vida. As purinas e pirimidinas liberadas com a quebra de nucleotídeos podem ser reutilizadas ou catabolizadas. Quantidades menores são excretadas inalteradas na urina.

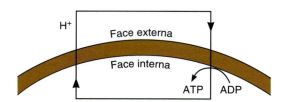

**FIGURA 1–7 Diagrama simplificado ilustrando o transporte de prótons através da membrana mitocondrial interna.** O sistema de transporte de elétrons (sistema flavoproteína-citocromo) ajuda a produzir o movimento de $H^+$ da face interna para a face externa. O movimento de retorno dos prótons a favor do gradiente protônico produz ATP.

| | |
|---|---|
| Adenina: | 6-Aminopurina |
| Guanina: | 1-Amino-6-oxipurina |
| Hipoxantina: | 6-Oxipurina |
| Xantina: | 2,6-Dioxipurina |

| | |
|---|---|
| Citosina: | 4-Amino-2-oxipirimidina |
| Uracila: | 2,4-Dioxipirimidina |
| Timina: | 5-Metil-2,4-dioxipirimidina |

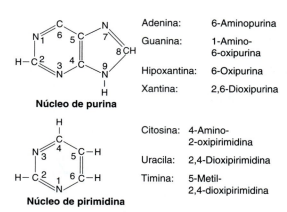

**FIGURA 1–8 Importância fisiológica de purinas e pirimidinas.** A estrutura de purinas e pirimidinas é apresentada próxima às moléculas representativas de cada grupo. As oxipurinas e as oxipirimidinas podem formar derivados enóis (hidroxipurinas e hidroxipirimidinas) por migração de hidrogênio para os oxigênios substituintes.

# CAPÍTULO 1   Princípios Gerais e Produção de Energia na Fisiologia Médica

**TABELA 1-2** **Compostos que contêm purina e pirimidina**

| Tipo de composto | Componentes |
|---|---|
| Nucleosídeo | Purina ou pirimidina mais ribose ou 2-desoxirribose |
| Nucleotídeo (mononucleotídeo) | Nucleosídeo mais resíduo de ácido fosfórico |
| Ácido nucleico | Muitos nucleotídeos formando estruturas em dupla-hélice de duas cadeias de polinucleotídeos |
| Nucleoproteínas | Ácido nucleico mais uma ou mais proteínas básicas simples |
| Contendo ribose | Ácidos ribonucleicos (RNA) |
| Contendo 2-desoxirribose | Ácidos desoxirribonucleicos (DNA) |

As pirimidinas são catabolizadas aos **β-aminoácidos** β-alanina e β-aminoisobutirato. Esses aminoácidos apresentam seu grupo amino no carbono β, e não no carbono α, como ocorre nos aminoácidos fisiologicamente ativos. Como o β-aminoisobutirato é um produto da degradação da timina, ele serve como medida do *turnover* do DNA. Os β-aminoácidos são degradados a $CO_2$ e $NH_3$.

O ácido úrico é formado pela quebra das purinas pela síntese direta a partir de 5-fosforribosil pirofosfato (5-PRPP) e glutamina (Figura 1–9). Em humanos, o ácido úrico é excretado na urina, mas em outros mamíferos ele ainda é oxidado a alantoína antes de ser excretado. O nível sanguíneo normal de ácido úrico em humanos é aproximadamente 4 mg/dL (0,24 mmol/L). O ácido úrico é filtrado, reabsorvido e secretado nos rins. Normalmente, 98% do ácido úrico filtrado é reabsorvido e os demais 2% representam aproximadamente 20% da quantidade excretada. Os restantes 80% tem origem na secreção tubular. A excreção de ácido úrico em uma dieta livre de purinas é cerca de 0,5 g/24 h, e com dieta normal, cerca de 1 g/24 h. O excesso de ácido úrico no sangue ou na urina é uma característica da gota (Quadro Clínico 1–4).

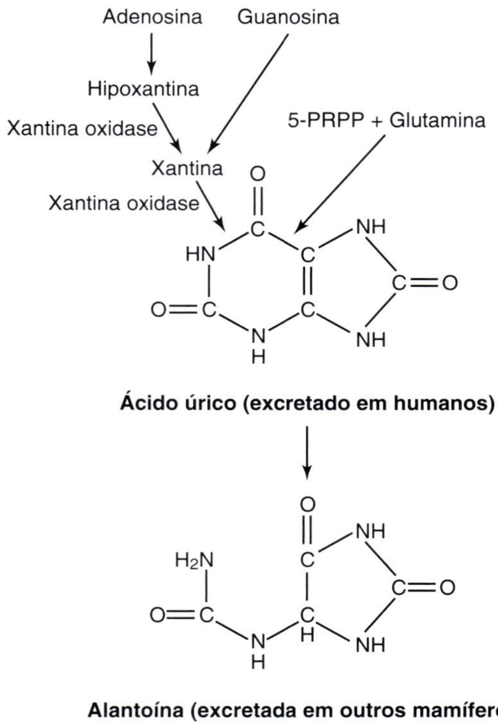

**Ácido úrico (excretado em humanos)**

**Alantoína (excretada em outros mamíferos)**

**FIGURA 1–9** **Síntese e degradação do ácido úrico.** A adenosina é convertida a hipoxantina que é, então, convertida a xantina que, por sua vez, dá origem ao ácido úrico. As duas últimas reações são catalisadas pela xantina oxidase. A guanosina é convertida diretamente a xantina, enquanto 5-PRPP e glutamina podem ser convertidas a ácido úrico. Em alguns mamíferos, ocorre oxidação adicional do ácido úrico a alantoína.

---

## QUADRO CLÍNICO 1–4

### Gota

A gota é uma doença caracterizada por crises recorrentes de artrite; depósitos de uratos em articulações, rins e outros tecidos; e níveis elevados de ácido úrico no sangue e na urina. A articulação mais comumente afetada inicialmente é a metatarsofalângica do hálux. Há duas formas de gota "primária". Na primeira, há aumento da produção de ácido úrico em razão de várias anormalidades enzimáticas. Na outra, observa-se déficit seletivo no transporte tubular renal do ácido úrico. Na gota "secundária", os níveis de ácido úrico nos líquidos corporais aumentam como resultado de redução da excreção ou aumento da produção, secundários a outros processos de doença. Por exemplo, a excreção é reduzida em pacientes tratados com diuréticos tiazídicos e naqueles com doença renal. A produção aumenta em pacientes com leucemia ou pneumonia em razão do aumento na degradação de leucócitos ricos em ácido úrico.

### DESTAQUES TERAPÊUTICOS

O tratamento da gota visa ao alívio da artrite aguda com fármacos como colchicina ou anti-inflamatórios não esteroides e à redução dos níveis sanguíneos do ácido úrico. A colchicina não afeta o metabolismo do ácido úrico e aparentemente melhora as crises de gota inibindo a fagocitose dos cristais de ácido úrico pelos leucócitos, um processo que, de alguma forma, produz os sintomas articulares. A fenilbutazona e a probenecida inibem a reabsorção do ácido úrico pelos túbulos renais. O alopurinol, que inibe diretamente a xantina oxidase na via de degradação da purina, é um dos fármacos usados para reduzir a produção de ácido úrico.

# DNA

O ácido desoxirribonucleico (DNA) é encontrado em bactérias, no núcleo das células eucarióticas e nas mitocôndrias. É formado por duas cadeias extremamente longas de nucleotídeos contendo as bases adenina (A), guanina (G), timina (T) e citosina (C) (Figura 1–10). As cadeias são ligadas por pontes de hidrogênio entre as bases, sendo que a adenina se liga à timina e a guanina com a citosina. Esta associação estável forma uma estrutura em dupla-hélice (Figura 1–11). A estrutura em dupla-hélice do DNA é compactada na célula pela associação às **histonas** e ainda mais compactada nos **cromossomos**. A célula humana diploide contém 46 cromossomos.

A unidade fundamental do DNA, o **gene**, pode ser definida como a sequência de nucleotídeos do DNA que contém a informação para a produção de uma sequência ordenada de aminoácidos para uma cadeia polipeptídica simples. É interessante observar que a proteína codificada por um gene pode ser subsequentemente dividida em diversas proteínas ativas fisiologicamente distintas. O conhecimento acerca da estrutura dos genes e sua regulação tem evoluído em grande velocidade. A Figura 1–12 apresenta de forma esquemática a estrutura típica de um gene eucarioto. O gene é formado por uma fita de DNA que inclui regiões codificadoras e não codificadoras. Nos eucariotos, diferentemente dos procariotos, as porções dos genes que determinam a formação de proteínas geralmente são divididas em vários segmentos (**éxons**) separados por segmentos que não são transcritos (**íntrons**). Próximo do ponto de início da transcrição no gene há um **promotor**, que vem a ser o sítio em que se ligam a RNA-polimerase e seus cofatores. Frequentemente, inclui uma sequência timidina-adenina-timidina-adenina (TATA), que assegura que a transcrição se inicie no ponto exato. Mais afastados, na região 5′, encontram-se os **elementos reguladores**, incluindo sequências intensificadoras e silenciadoras. Estimou-se que cada gene possua, em média, cinco sítios reguladores. Algumas vezes também são encontradas sequências reguladoras na região flanqueada 3′. Em uma célula diploide, cada gene possui dois **alelos**, ou versões. Cada alelo ocupa a mesma posição em relação ao cromossomo homólogo. Cada alelo isoladamente é capaz de conferir propriedades ligeiramente diferentes para aquele gene quando inteiramente transcrito. É interessante observar que alterações em nucleotídeos isolados dentro ou fora das regiões de codificação de um gene (**polimorfismos de nucleotídeos isolados**) podem ter grandes consequências para a função do gene. O estudo dos poliformismos de nucleotídeos isolados nas doenças humanas é uma área estimulante e crescente na pesquisa em genética.

Ocorrem **mutações em genes** quando se altera a sequência original de bases do DNA. Essas alterações podem ocorrer por meio de inserções, deleções ou duplicações, e é possível que afetem a estrutura proteica transmitida às células-filhas após a divisão celular. As **mutações pontuais** são aquelas resultantes da substituição de uma única base. Há diversos tipos de modificações químicas (p. ex., agentes alquilantes ou intercalantes, ou radiação ionizante) que podem levar a alterações nas sequências do DNA e mutações. O conjunto dos genes representando toda a expressão do DNA de um organismo é denominado **genoma**. Uma indicação da complexidade do DNA no genoma haploide humano (a informação genética total) é seu tamanho; ele é formado por $3 \times 10^9$ pares de bases capazes de codificar aproximadamente 30.000 genes. Essa informação genética representa o modelo para as características da célula transmissíveis aos seus descendentes. As proteínas formadas a partir do modelo representado pelo DNA incluem todas as enzimas que, por sua vez, controlam o metabolismo celular.

Todas as células somáticas nucleadas do organismo contêm a informação genética completa, ainda que haja grande diferenciação e especialização de funções para os diversos tipos de células adultas. Apenas parte da informação genética é transcrita. Assim, a informação genética normalmente é mantida reprimida. Contudo, os genes são controlados tanto espacial quanto temporalmente. A dupla-hélice requer interação altamente regulada por proteínas para solucionar **replicações**, **transcrições**, ou ambas.

# REPLICAÇÃO: MITOSE E MEIOSE

No momento da divisão de cada célula somática (**mitose**), as duas cadeias de DNA se separam e cada uma serve como molde para a síntese de uma nova cadeia complementar. A DNA-polimerase catalisa essa reação. Cada uma das duplas-hélices assim formadas vai para uma das duas células-filhas e, sendo assim, a quantidade de DNA em cada célula-filha termina sendo a mesma encontrada na célula-mãe. O ciclo de vida da célula que se inicia após a mitose é altamente regulado e é denominado **ciclo celular** (Figura 1–13). A fase $G_1$ (ou *Gap*1)* representa o período de crescimento celular e é o intervalo entre o final da mitose e a fase de síntese do DNA (ou fase S). Após a síntese do DNA, a célula entra em outro período de crescimento, a fase $G_2$. O final desse estágio é marcado pela condensação dos cromossomos e início da mitose (estágio M).

Nas células germinativas, a divisão reducional (**meiose**) ocorre durante a maturação. O resultado final é que cada par de cromossomos vai para uma das células germinativas maduras; consequentemente, cada célula germinativa madura contém metade do material cromossômico encontrado nas células somáticas. Portanto, quando um espermatozoide se une a um oócito, o zigoto resultante apresenta todo o DNA necessário, composto por metade do DNA da mãe e metade do DNA do pai. O sufixo "ploide" algumas vezes é usado ao se referir ao número de cromossomos nas células. As células diploides normais em repouso são ditas **euploides** e se tornam **tetraploides** imediatamente antes da divisão. Denomina-se **aneuploidia** a situação na qual uma célula contém um número de cromossomos diferente do número haploide ou de um múltiplo exato deste número, e tal situação é comum nas células cancerígenas.

# RNA

As fitas da dupla-hélice de DNA não apenas se replicam sozinhas, mas também servem de molde para o alinhamento das bases complementares para a formação do **ácido ribonucleico**

---

* N. de T. *Gap* significa intervalo.

CAPÍTULO 1  Princípios Gerais e Produção de Energia na Fisiologia Médica  **15**

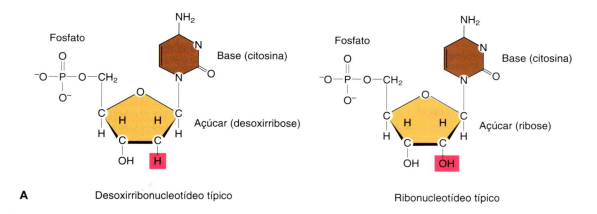

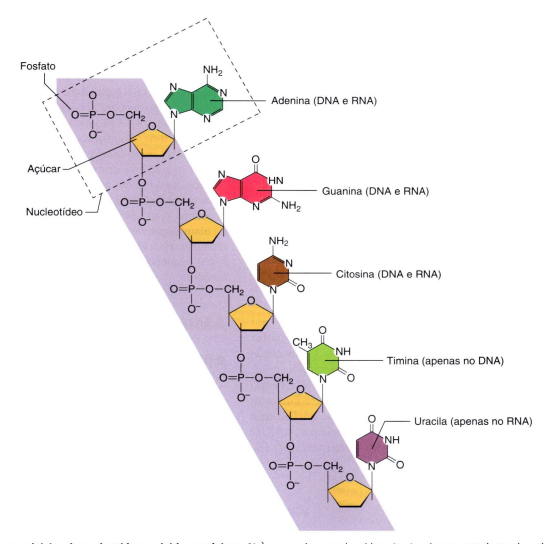

**FIGURA 1-10 Estrutura básica de nucleotídeos e ácidos nucleicos. A)** À esquerda, o nucleosídeo citosina é apresentado tendo a desoxirribose como o principal açúcar e à direita, com a ribose. **B)** As purinas adenina e guanina ligam-se uma à outra ou às pirimidinas citosina, timina ou uracila via uma estrutura tipo fosfodiéster entre as porções 2'-desoxirribosila ligadas às bases nucleares por meio de ligação N-glicosídica. Observe que a estrutura possui polaridade (ou seja, uma direção 5' e 3'). A timina só é encontrada no DNA, enquanto a uracila, apenas no RNA.

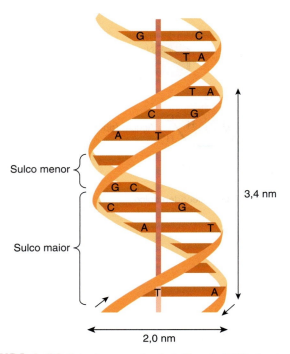

**FIGURA 1-11 Estrutura em dupla-hélice do DNA.** A estrutura compacta possui espessura aproximada de 2,0 nm e 3,4 nm entre giros completos da hélice que contenham ambos os sulcos maior e menor. A estrutura em dupla-hélice é mantida por fontes de hidrogênio ligando purinas e pirimidinas entre as fitas de DNA. A adenina (A) liga-se à timina (T), e a citosina (C) à guanina (G). (Reproduzida, com permissão, de Murray RK et al.: *Harper's Biochemistry*, 28th ed. McGraw-Hill, 2009.)

(**RNA**) do núcleo. O RNA difere do DNA na medida em que possui estrutura em fita simples, apresenta **uracila** em vez de timina e sua parte açúcar é a ribose e não a 2'-desoxirribose (Figura 1-10). A produção de RNA a partir do DNA é denominada **transcrição**. A transcrição pode formar diversos tipos de RNA: **RNA mensageiro (mRNA)**, **RNA transportador (tRNA)**, **RNA ribossomal (rRNA)**, entre outros. A transcrição é catalisada por diversas formas de **RNA-polimerase**.

A Figura 1-14 ilustra a transcrição de um mRNA. Quando adequadamente ativada, a transcrição do gene para formação do RNA mensageiro precursor (pré-mRNA) inicia-se no **sítio cap** e termina cerca de 20 bases além da sequência AATAAA. O RNA transcrito é "encapado" (*capped*) no núcleo pela adição de trifosfato de 7-metilguanosina à terminação 5'; essa capa é necessária para a ligação ao ribossomo. Uma **cauda poli(A)** com cerca de 100 bases é adicionada ao segmento não transcrito na terminação 3' para ajudar a manter a estabilidade do mRNA. O pré-mRNA formado pela adição de capa e de cauda poli(A) é, então, processado com a eliminação de íntrons e, uma vez que essa modificação pós-transcricional esteja completa, o mRNA maduro é transportado ao citoplasma. A modificação pós-transcricional do pré-mRNA é um processo regulado no qual há possibilidade de *splicing* diferencial para formar mais de um mRNA a partir de um único pré-mRNA. Os íntrons de alguns genes são eliminados por **spliceossomos**, unidades complexas formadas por pequenos RNAs e proteínas. Outros íntrons são eliminados por *auto-splicing* (*self-splicing*) pelo RNA que contêm. Em razão de íntrons e *splicing*, é possível formar mais de um mRNA a partir de um único gene.

A maioria das formas de RNA na célula está envolvida na **tradução**, ou síntese proteica. A Figura 1-15 apresenta uma breve ilustração da transição entre transcrição e tradução. No citoplasma, os ribossomos fornecem um molde para o tRNA trazer aminoácidos específicos a uma cadeia polipeptídica em formação com base em sequências específicas do mRNA. As moléculas de mRNA são menores que as de DNA, e cada uma representa uma transcrição de um pequeno segmento da cadeia de DNA. Para comparação, as moléculas de tRNA contêm apenas 70 a 80 bases nitrogenadas, comparadas com centenas no mRNA e 3 bilhões no DNA. Recentemente, foi descrita uma nova classe de RNA, o **microRNA**. Os microRNAs são RNAs pequenos com aproximadamente 21 a 25 nucleotídeos, que regulam negativamente a expressão gênica na fase pós-transcricional. Há expectativa de descobrir novos papéis para esses RNAs pequenos à medida que avancem as pesquisas sobre suas funções.

# AMINOÁCIDOS E PROTEÍNAS

## AMINOÁCIDOS

Os aminoácidos que formam a estrutura básica das proteínas estão identificados na Tabela 1-3. Esses aminoácidos frequentemente são classificados por suas três letras iniciais, ou por abreviações de 3 letras. Há diversos outros aminoácidos importantes, como ornitina, 5-hidroxitriptofano, L-dopa,

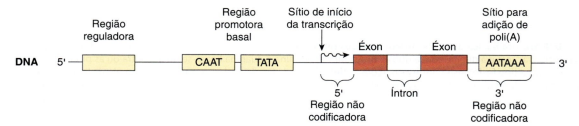

**FIGURA 1-12 Diagrama ilustrando os componentes de um gene eucariótico típico.** A região que produz íntrons e éxons é flanqueada por regiões não codificadoras. A região 5' flanqueada contém trechos de DNA que interagem com proteínas para facilitar ou inibir a transcrição. A região 3' flanqueada contém o sítio de adição de poli(A). (Modificada a partir de Murray RK et al.: *Harper's Biochemistry*, 26th ed. McGraw-Hill, 2003.)

CAPÍTULO 1   Princípios Gerais e Produção de Energia na Fisiologia Médica   **17**

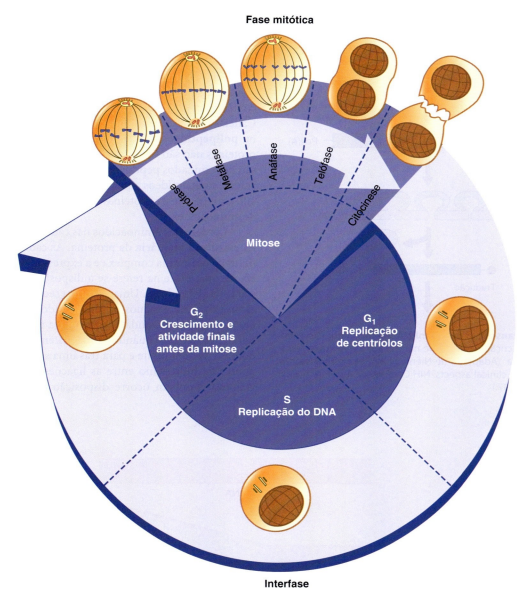

**FIGURA 1-13 Sequência de eventos durante o ciclo celular.** Imediatamente após a mitose (M) a célula entra em uma fase *gap* (G1), que precede a fase de síntese de DNA (S), uma segunda fase *gap* (G2), e novamente a mitose. Em seu conjunto, as fases G1, S e G2 são denominadas interfase (I).

taurina e tiroxina ($T_4$), no organismo, mas que não formam proteínas. Nos animais superiores, os isômeros L dos aminoácidos são as únicas formas a ocorrer naturalmente em proteínas. Os isômeros L de hormônios, como a tiroxina, são muito mais ativos que os isômeros D. Os aminoácidos são ácidos, neutros ou básicos, dependendo das proporções relativas dos grupos ácidos (–COOH) ou básicos (–$NH_2$) livres na molécula. Alguns dos **aminoácidos** são ditos **essenciais**, ou seja, devem ser ingeridos na dieta porque não são produzidos pelo organismo. Arginina e histidina devem ser administrados com a dieta durante períodos de crescimento rápido ou de recuperação de doenças e são denominados **condicionalmente essenciais**. Todos os demais são **aminoácidos não essenciais** no sentido de serem sintetizados *in vivo* em quantidades suficientes para as necessidades metabólicas.

## POOL DE AMINOÁCIDOS

Embora pequenas quantidades de proteínas sejam absorvidas no trato gastrintestinal e alguns peptídeos possam ser absorvidos, a maior parte das proteínas ingeridas é digerida a seus constituintes básicos (aminoácidos) antes da absorção. As proteínas corporais estão continuamente sendo hidrolisadas a aminoácidos para serem novamente sintetizadas. A taxa de renovação de proteínas endógenas é em média 80 a 100 g/dia, sendo máxima na mucosa intestinal e praticamente inexistente para a proteína estrutural extracelular conhecida como colágeno. Os aminoácidos formados pela decomposição endógena de proteínas são idênticos àqueles derivados de proteínas ingeridas. Juntos, eles formam o chamado ***pool* de aminoácidos**, que supre as necessidades do organismo **(Figura 1-16)**.

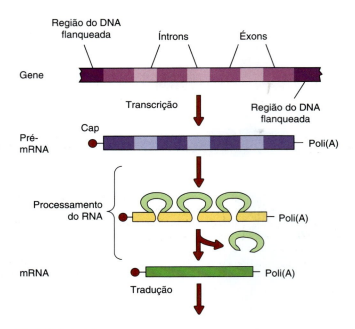

**FIGURA 1-14 Transcrição de um mRNA típico.** A figura apresenta as etapas na transcrição de um gene normal até o mRNA processado. *Cap*, sítio da capa. (Adaptada de Nienhuis AW, et al.: Thalassemia major: molecular and clinical aspects. NIH Conference Ann Intern Med 1979 Dec;91(6):883–897.)

## PROTEÍNAS

As proteínas são constituídas por um grande número de aminoácidos que formam cadeias por meio de **ligações peptídicas** entre o grupo amina de um aminoácido e o grupo carboxila do seguinte (Figura 1-17). Além disso, algumas proteínas contêm carboidratos (glicoproteínas) e lipídeos (lipoproteínas). Cadeias menores de aminoácidos são denominadas **peptídeos** ou **polipeptídeos**. Os limites entre peptídeos, polipeptídeos e proteínas não são bem definidos. No que se refere a este livro, são denominados peptídeos as cadeias contendo 2 a 10 aminoácidos, polipeptídeos aquelas contendo mais de 10 e menos de 100 aminoácidos, e proteínas aquelas com mais de 100 resíduos de aminoácidos.

A ordem dos aminoácidos nas cadeias peptídicas é chamada **estrutura primária** da proteína. As cadeias são enroladas e dobradas de forma complexa e a expressão **estrutura secundária** de uma proteína refere-se à disposição espacial produzida por essas dobraduras. Uma estrutura secundária comum é uma espiral com 3,7 resíduos de aminoácidos por volta (hélice α). Outra estrutura secundária comum é a folha β. Forma-se uma folha β antiparalela quando cadeias estendidas de polipeptídeos dobram-se para frente e para trás uma sobre a outra e ocorrem pontes de hidrogênio entre as ligações peptídicas de cadeias vizinhas. Também ocorre disposição em folhas β paralelas.

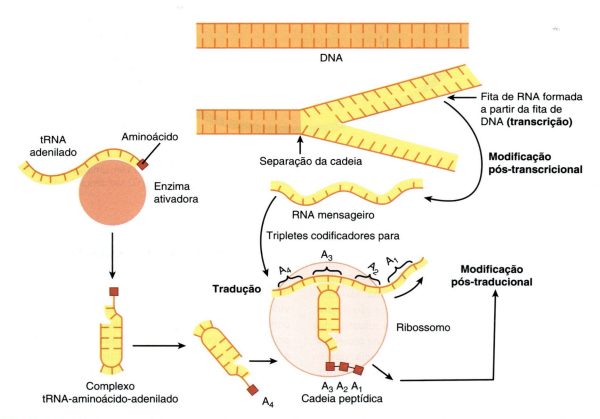

**FIGURA 1-15 Diagrama representando a passagem da transcrição à tradução.** A partir de uma molécula de DNA, um mRNA é produzido e apresentado ao ribossomo. É no ribossomo que o tRNA carregado encontra-se com os códons complementares do mRNA para determinar o posicionamento dos aminoácidos na formação da cadeia polipeptídica. DNA e RNA estão representados como linhas com diversas pequenas projeções representando as bases isoladas. Os pequenos trechos rotulados com A representam os aminoácidos isolados.

## TABELA 1-3 Aminoácidos encontrados nas proteínas

| Aminoácidos com cadeias laterais alifáticas | Aminoácidos com cadeias laterais ácidas, ou suas amidas |
|---|---|
| **Alanina** (Ala, A) | Ácido aspártico (Asp, D) |
| **Valina** (Val, V) | Asparagina (Asn, N) |
| **Leucina** (Leu, L) | Glutamina (Gln, Q) |
| **Isoleucina** (Ile, I) | Ácido glutâmico (Glu, E) |
| Aminoácidos com substituição de hidroxila | Ácido γ-carboxiglutâmico[b] (Gla) |
| Serina (Ser, S) | Aminoácidos com cadeias laterais contendo grupos básicos |
| **Treonina** (Thr, T) | **Arginina**[c] (Arg, R) |
| Aminoácidos contendo enxofre | **Lisina** (Lys, K) |
| Cisteína (Cys, C) | Hidroxilisina[b] (Hyl) |
| **Metionina** (Met, M) | **Histidina**[c] (His, H) |
| Selenocisteína[a] | Iminoácidos (contendo grupo imino e não amino) |
| Aminoácidos com cadeias laterais em anel aromático | Prolina (Pro, P) |
| **Fenilalanina** (Phe, F) | 4-Hidroxiprolina[b] (Hyp) |
| Tirosina (Tyr, Y) | 3-Hidroxiprolina[b] (Hyp) |
| Triptofano (Trp, W) | |

Os aminoácidos em negrito são os considerados essenciais. Entre parênteses estão as abreviações em 3 letras e uma letra aceitas para os aminoácidos.

[a] A selenocisteína é um aminoácido raro no qual o enxofre da cisteína é substituído por selênio. O códon UGA geralmente é de interrupção, mas em algumas situações ele codifica a selenocisteína.

[b] Não há tRNA para esses quatro aminoácidos; eles são formados por modificação pós-traducional do aminoácido não modificado na ligação peptídica. Há tRNA para a selenocisteína e para os demais 20 aminoácidos, e eles são incorporados a peptídeos e proteínas sob controle genético direto.

[c] A arginina e a histidina algumas vezes são chamadas "condicionalmente essenciais" — elas não são necessárias à manutenção do balanço do nitrogênio, mas são necessárias para o crescimento normal.

A **estrutura terciária** de uma proteína é a disposição das cadeias enroladas em camadas, cristais ou fibras. Muitas moléculas de proteínas são formadas por diversas proteínas, ou subunidades (p. ex., hemoglobina), e utiliza-se a denominação **estrutura quaternária** para indicar a organização das subunidades em uma estrutura funcional.

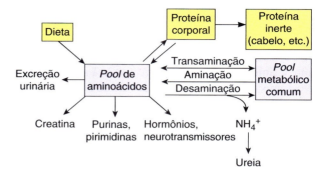

**FIGURA 1-16 Aminoácidos no organismo.** Há uma extensa rede de intercâmbio de aminoácidos no organismo. Os boxes representam grandes *pools* de aminoácidos e alguns dos intercâmbios são representadas por setas. Observe que a maioria dos aminoácidos tem origem na dieta e termina na composição de proteínas; contudo, uma grande quantidade de aminoácidos passa por processo de interconversão e pode entrar e sair de um *pool* metabólico comum por meio de reações de aminação.

## SÍNTESE PROTEICA

A **tradução**, o processo de síntese proteica, é a conversão da informação codificada no mRNA em proteína (Figura 1-15). Como descrito anteriormente, quando um mRNA definitivo alcança um ribossomo no citoplasma, ele determina a formação de uma cadeia polipeptídica. Aminoácidos no citoplasma são ativados por combinação com uma enzima e com monofosfato de adenosina (adenilados), e cada **aminoácido ativado** combina-se, então, com uma molécula específica de tRNA. Há pelo menos um tRNA para cada um dos 20 aminoácidos não modificados encontrados em grandes quantidades nas proteínas corporais de animais, mas alguns aminoácidos possuem mais de um tRNA. O complexo tRNA–aminoácido–adenilado a seguir é ligado ao molde de mRNA, um processo que ocorre no ribossomo. O tRNA "reconhece" o ponto apropriado de ligação no mRNA molde porque possui na sua terminação ativa um conjunto de três bases que são complementares a outro conjunto de três bases em um ponto específico da cadeia de mRNA. O código genético é formado por esses trios (**códons**), que são sequências de três bases purina, pirimidina ou purina e pirimidina; cada códon representa um aminoácido particular.

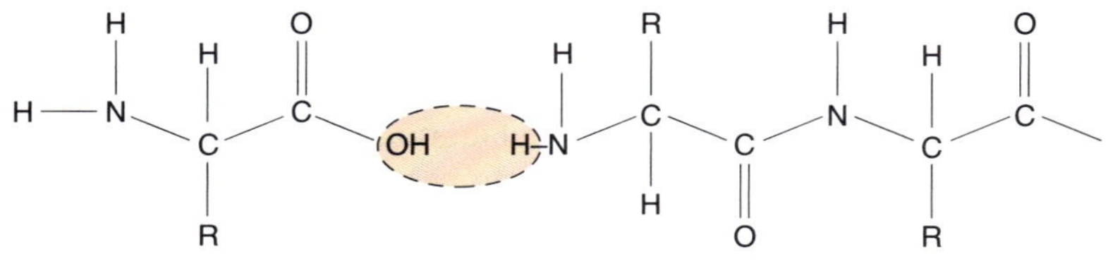

**FIGURA 1-17 Estrutura dos aminoácidos e formação de ligações peptídicas.** A linha tracejada mostra onde são formadas as ligações peptídicas entre dois aminoácidos. A área destacada é liberada como $H_2O$. R, cadeia lateral do aminoácido. Por exemplo, na glicina, R = H; no glutamato, R = $-(CH_2)_2-COO^-$.

Normalmente, a tradução inicia-se nos ribossomos com a sequência AUG (transcrita a partir de ATG no gene), que codifica a metionina. A seguir, adiciona-se o aminoácido aminoterminal, e a cadeia é estendida com um aminoácido de cada vez. Durante a síntese proteica, o mRNA liga-se à subunidade 40S do ribossomo, a cadeia de polipeptídeo sendo formada liga-se à subunidade 60S, e o tRNA a ambas. Como os aminoácidos são adicionados na ordem determinada pelo códon, os ribossomos se movem ao longo da molécula de mRNA como um conta em um cordão. A tradução é interrompida em um dos três códons de parada, ou "sem sentido"(*nonsense*) (UGA, UAA ou UAG), e a cadeia polipeptídica é liberada. As moléculas de tRNA são utilizadas novamente. É comum as moléculas de mRNA serem reutilizadas 10 vezes antes de serem substituídas, e geralmente há mais de um ribossomo em uma dada cadeia de mRNA. A cadeia de mRNA mais sua coleção de ribossomos é visível ao microscópio eletrônico como um agregado de ribossomos denominado **polirribossomo**.

## MODIFICAÇÃO PÓS-TRADUCIONAL

Após sua formação, a cadeia polipeptídica é "enovelada" em sua forma biológica e pode ser modificada até a proteína final por uma ou mais reações combinadas, incluindo hidroxilação, carboxilação, glicosilação ou fosforilação de resíduos de aminoácidos; clivagem de ligações peptídicas que convertem polipeptídeos maiores a forma reduzidas; e enrolamento e empacotamento adicionais da proteína até sua configuração final e frequentemente complexa. O enovelamento ou dobramento (*folding*) de proteínas é um processo complexo determinado principalmente pela sequência de aminoácidos na cadeia polipeptídica. Em algumas situações, contudo, as proteínas nascentes associam-se a outras proteínas, denominadas **chaperonas**, o que impede que haja contato inapropriado com outras proteínas e assegura que se obtenha a conformação final "apropriada" da proteína formada.

As proteínas também contêm informação que ajuda a direcioná-las a compartimentos celulares específicos. Muitas proteínas destinadas a serem secretadas ou armazenadas em organelas, assim como a maioria das proteínas transmembrana, apresentam em seu aminoterminal um **peptídeo sinal (sequência direcionadora)** que as guia para o retículo endoplasmático. A sequência é formada por 15 a 30 resíduos de aminoácidos predominantemente hidrofóbicos. O peptídeo sinal, uma vez sintetizado, liga-se a uma **partícula de reconhecimento de sinal (SRP**, do inglês *signal recognition particle*), uma molécula complexa formada por seis polipeptídeos e por RNA 7S um dos RNAs pequenos. A SRP interrompe a tradução até que haja ligação a um **translocon**, um poro no retículo endoplasmático com estrutura heterotrimérica formado de proteínas Sec 61. O ribossomo também se liga, e o peptídeo sinal guia a cadeia peptídica em crescimento até a cavidade do retículo endoplasmático (**Figura 1–18**). A seguir, o peptídeo sinal é clivado do restante do peptídeo por uma peptidase, enquanto a cadeia peptídica ainda está sendo sintetizada. As SRPs não são os únicos sinalizadores que ajudam a direcionar as proteínas a

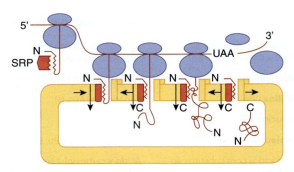

**FIGURA 1–18 Tradução da proteína no retículo endoplasmático de acordo com a hipótese do sinal.** Os ribossomos sintetizando proteínas se movem ao longo do mRNA da terminação 5' para a 3'. Quando o peptídeo sinal de uma proteína destinada à secreção, membrana celular ou lisossomo emerge da subunidade ribossômica grande, ele se liga à partícula de reconhecimento de sinal (SRP), o que interrompe a tradução até que haja ligação ao transcódon sobre o retículo endoplasmático. N, terminação amino da proteína; C, terminação carboxila da proteína. (Reproduzida, com permissão, de Perara E, Lingappa VR: Transport of proteins into and across the endoplasmic reticulum membrane. In: *Protein Transfer and Organelle Biogenesis*. Das RC, Robbins PW (editors). Academic Press, 1988.)

suas localizações apropriadas dentro ou fora da célula; outras sequências sinalizadoras, modificações pós-traducionais, ou ambos (p. ex., glicosilação), podem cumprir essa função.

## UBIQUITINAÇÃO E DEGRADAÇÃO DE PROTEÍNAS

Assim como a síntese proteica, a degradação das proteínas é um processo complexo altamente regulado. Estima-se que até 30% das proteínas recém produzidas são anormais, o que pode ocorrer durante um enovelamento inapropriado. As proteínas normais envelhecidas também precisam ser removidas à medida que vão sendo substituídas. A conjugação de proteínas a um polipeptídeo de 74 aminoácidos denominado **ubiquitina** as marca para degradação. Esse polipeptídeo é altamente protegido e está presente em espécies desde bactérias até humanos. O processo é denominado **ubiquitinação** e, em algumas situações, ocorre ligação de diversas moléculas de ubiquitina (**poliubiquitinação**). A ubiquitinação de proteínas citoplasmáticas, incluindo proteínas do retículo endoplasmático, pode marcar proteínas para degradação em multissubunidades de partículas proteolíticas, ou **proteossomos**. A ubiquitinação de proteínas de membrana, como receptores do hormônio do crescimento, também as marca para degradação; contudo, elas podem ser degradadas tanto nos lisossomos quanto via proteossomos. Entretanto, a alteração das proteínas pela ubiquitina ou pelo pequeno modificador relacionado com a ubiquitina (**SUMO**, do inglês *small ubiquitin-related modifier*) não necessariamente leva a sua degradação. Demonstrou-se recentemente que tais modificações pós-traducionais exercem papel importante nas interações entre proteínas e em diversas vias de sinalização celular.

Há um equilíbrio evidente entre as taxas de produção e destruição de uma proteína e, assim, a conjugação à ubiquitina é extremamente importante para a fisiologia celular. As taxas de metabolização de cada proteína variam e o organismo possui mecanismos capazes de reconhecer as proteínas anormais e degradá-las mais rapidamente do que as constituintes normais do organismo. Por exemplo, as hemoglobinas anormais são metabolizadas rapidamente nos indivíduos com hemoglobinopatias congênitas (ver Capítulo 31).

## CATABOLISMO DE AMINOÁCIDOS

Os fragmentos da cadeia curta produzidos pelo catabolismo de aminoácidos, carboidratos e lipídeos são muito semelhantes (ver adiante). A partir desse *pool* metabólico comum de intermediários, é possível sintetizar carboidratos, proteínas e lipídeos. Esses fragmentos podem entrar no ciclo do ácido cítrico, uma via final comum do catabolismo, onde são quebrados em átomos de hidrogênio e $CO_2$. A interconversão de aminoácidos envolve transferência, remoção ou formação de grupos amino. Em muitos tecidos, ocorre a **transaminação**, ou seja, a conversão de aminoácido ao cetoácido correspondente com conversão simultânea de outro cetoácido a aminoácido.

$$\text{Alanina} + \alpha-\text{Cetoglutarato} \rightleftarrows \text{Piruvato} + \text{Glutamato}$$

A **desaminação oxidativa** de aminoácidos ocorre no fígado. Um iminoácido é formado por desidrogenação, e é hidrolisado ao cetoácido correspondente, com produção de $NH_4^+$:

$$\text{Aminoácido} + NAD^+ \rightarrow \text{Iminoácido} + NADH + H^+$$

$$\text{Iminoácido} + H_2O \rightarrow \text{Cetoácido} + NH_4^+$$

As interconversões entre o *pool* de aminoácidos e o *pool* metabólico comum estão resumidas na **Figura 1–19**. Diz-se que leucina, isoleucina, fenilalanina e tirosina são **cetogênicos** porque são convertidos ao corpo cetônico acetoacetato (ver adiante). A alanina e muitos outros aminoácidos são **glicogênicos** ou **gliconeogênicos**; ou seja, dão origem a compostos que podem ser rapidamente convertidos à glicose.

## FORMAÇÃO DE UREIA

A maior parte do $NH_4^+$ formado por desaminação de aminoácidos no fígado é convertida em ureia, a qual é excretada na urina. O $NH_4^+$ forma carbamoil-fosfato e, nas mitocôndrias, este é transferido a ornitina, formando citrulina. A enzima envolvida é a ornitina carbamoiltransferase. A citrulina é convertida a arginina após a ureia ser dividida e a ornitina, regenerada (ciclo da ureia; **Figura 1–20**). Toda a reação no ciclo da ureia consome

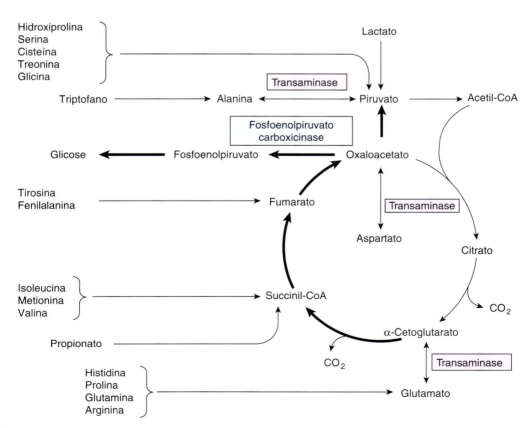

**FIGURA 1–19 Envolvimento do ciclo do ácido cítrico na transaminação e na gliconeogênese.** As setas em negrito indicam a via principal da gliconeogênese. Observe as diversas posições de entrada para os grupos de aminoácidos no ciclo do ácido cítrico. (Reproduzida, com permissão, de Murray RK, et al.: *Harper's Biochemistry*, 26th ed. McGraw-Hill, 2003.)

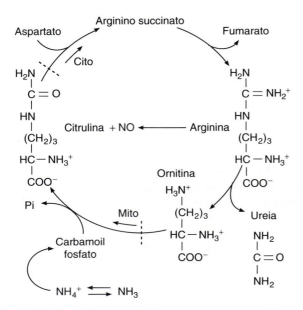

**FIGURA 1-20 Ciclo da ureia.** O processamento de NH₃ em ureia para excreção é composto por diversas etapas coordenadas no citoplasma (Cito) e nas mitocôndrias (Mito). A produção de carbamoil fosfato e sua conversão a citrulina ocorre nas mitocôndrias, enquanto outros processos ocorrem no citoplasma.

3 ATP (não mostrados) e, portanto, requer quantidade significativa de energia. A maior parte da ureia é formada no fígado, e nos pacientes com doença hepática grave, o nível de nitrogênio ureico sanguíneo (BUN, do inglês *blood urea nitrogen*) cai e o NH₃ sanguíneo aumenta (ver Capítulo 28). A deficiência congênita de ornitina carbamoiltransferase também pode levar a intoxicação por NH₃.

## FUNÇÕES METABÓLICAS DOS AMINOÁCIDOS

Além de ser a matéria-prima para a síntese de proteínas, os aminoácidos também possuem funções metabólicas. Hormônios tireoidianos, catecolaminas, histamina, serotonina, melatonina e intermediários do ciclo da ureia são formados a partir de aminoácidos específicos. A metionina e a cisteína fornecem o enxofre contido em proteínas, CoA, taurina e em outros compostos biológicos importantes. A metionina é convertida a S-adenosilmetionina, que é o agente metilante ativo na síntese de compostos como a adrenalina.

## CARBOIDRATOS

Os carboidratos são moléculas orgânicas que contêm quantidades iguais de carbono e H₂O. Os açúcares simples, ou **monossacarídeos**, incluindo **pentoses** (cinco carbonos; p. ex., ribose) e **hexoses** (seis carbonos; p. ex., glicose) têm papel estrutural (p. ex., como parte de nucleotídeos, conforme discutido anteriormente) e funcional (p. ex., o inositol 1,4,5 trifosfato atua como molécula sinalizadora celular) no organismo. Os monossacarídeos podem se unir e formar dissacarídeos (p. ex.,

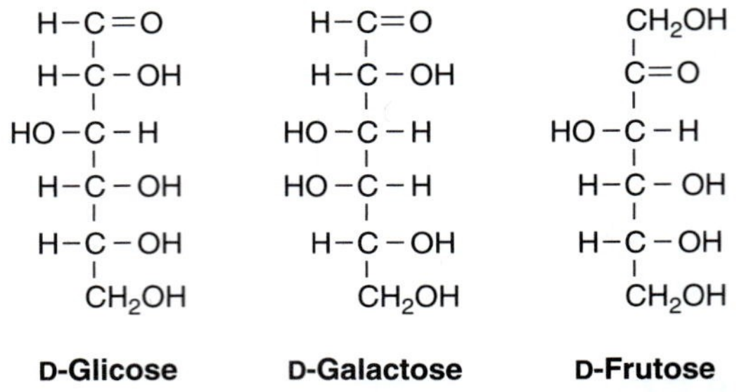

**FIGURA 1-21 Estruturas das principais hexoses da dieta.** Ilustração da glicose, galactose e frutose na forma de D-isômero, de ocorrência natural.

sacarose), ou polissacarídeos (p. ex., glicogênio). A junção de porções de açúcares a proteínas (glicoproteínas) auxilia no direcionamento celular e, no caso de alguns receptores, no reconhecimento de moléculas sinalizadoras. Nesta seção, será discutido o papel mais importante dos carboidratos na fisiologia, ou seja, na produção e no armazenamento de energia.

Os carboidratos da dieta, em sua maioria, são polímeros de hexoses, das quais as mais importantes são glicose, galactose e frutose (Figura 1-21). A maior parte dos monossacarídeos presentes no organismo são D-isômeros. O principal produto da digestão de carboidratos e o principal açúcar circulante é a glicose. Os níveis normais de glicose durante o jejum no plasma colhido de sangue periférico estão na faixa entre 70 e 110 mg/dL (3,9 a 6,1 mmol/L). No sangue arterial, o nível de glicose no plasma é 15 a 30 mg/dL, ou seja, maior que no sangue venoso.

Após penetrar na célula, a glicose normalmente é fosforilada para formar a glicose-6-fosfato. A enzima que catalisa essa reação é a **hexocinase**. No fígado, há uma enzima adicional, a **glicocinase**, com maior especificidade para a glicose e que, diferentemente da hexocinase, tem seu nível aumentado com a insulina e diminuído devido ao jejum prolongado e ao diabetes melito. A glicose-6-fosfato é polimerizada a glicogênio ou catabolizada. O processo de formação de glicogênio é chamado **glicogênese**, e a quebra do glicogênio, **glicogenólise**. O glicogênio, a forma de armazenamento de glicose, está presente na maioria dos tecidos corporais, mas as principais reservas encontram-se no fígado e nos músculos esqueléticos. A quebra da glicose a piruvato ou lactato (ou ambos) é denominada **glicólise**. O catabolismo da glicose prossegue via clivagem de frutose a trioses ou via oxidação e descarboxilação a pentoses. A via até piruvato por meio das trioses é denominada **via de Embden-Meyerhof**, e aquela que passa pelo gliconato 6-fosfato até pentoses é a **via oxidativa direta (desvio da hexose monofosfato)**. O piruvato é convertido a acetil-CoA. Dentre as interconversões relacionadas a carboidratos, lipídeos e proteínas, estão a conversão do glicerol dos lipídeos em fosfato de di-hidroxiacetona, e a conversão de diversos aminoácidos com estruturas de carbono semelhantes a intermediários da via de Embden-Meyerhof e do ciclo do ácido cítrico nesses intermediários, por desaminação. Deste modo, e pela conversão de lactato a glicose, outras moléculas podem ser convertidas a glicose (**gliconeogênese**). A glicose pode ser convertida a lipídeos por meio da acetil-CoA, mas, considerando que a conversão de piruvato a acetil-CoA é, ao contrário da maioria das reações na glicólise, irreversível, os lipídeos não são convertidos a glicose por essa via. A conversão resultante de lipídeos a carboidratos é, portanto, muito pequena e, exceto pela produção quantitativamente irrelevante a partir do glicerol, não há via para conversão.

## CICLO DO ÁCIDO CÍTRICO

O **ciclo do ácido cítrico** (ciclo de Krebs, ciclo do ácido tricarboxílico) é uma sequência de reações na qual a acetil-CoA é metabolizada a $CO_2$ e átomos de H. A acetil-CoA é primeiramente condensada com o ânion de um ácido de quatro carbonos, o oxaloacetato, para formar citrato e HS-CoA. Em uma sequência de sete reações subsequentes, duas moléculas de $CO_2$ são removidas, regenerando o oxaloacetato **(Figura 1–22)**. Quatro pares de átomos de H são transferidos à cadeia flavoproteína-citocromo, produzindo 12 ATP e 4 $H_2O$, dos quais 2 $H_2O$ são usados no ciclo. O ciclo do ácido cítrico é a via comum para oxidação de carboidratos, lipídeos e alguns aminoácidos a $CO_2$ e $H_2O$. A principal entrada no ciclo é a partir da acetil-CoA, mas diversos aminoácidos podem ser convertidos a intermediários do ciclo do ácido cítrico por desaminação. O ciclo do ácido cítrico requer $O_2$ e não ocorre em ambientes anaeróbios.

## PRODUÇÃO DE ENERGIA

A produção resultante de compostos fosfato ricos em energia durante o metabolismo da glicose e do glicogênio a piruvato depende se o metabolismo está ocorrendo pela via de Embden-Meyerhof ou pelo desvio da hexose monofosfato. Por meio da oxidação ao nível de substrato, a conversão de 1 mol de fosfogliceraldeído a fosfoglicerato gera 1 mol de ATP, e a conversão de 1 mol de fosfoenolpiruvato a piruvato gera outro mol. Já que 1 mol de glicose-6-fosfato produz, pela via de Embden-Meyerhof, 2 moles de fosfogliceraldeído, consequentemente, geram-se 4 moles de ATP por mol de glicose metabolizada a piruvato. Todas essas reações ocorrem na ausência de $O_2$ e, assim, representam a produção anaeróbia de energia. Contudo, utiliza-se 1 mol de ATP para a formação de frutose-1,6-difosfato a partir da frutose-6-fosfato, e 1 mol na fosforilação da glicose quando esta entra na célula. Consequentemente, quando o piruvato é produzido de forma anaeróbia a partir do glicogênio, ocorre uma produção *líquida* de 3 moles de ATP por mol de glicose-6-fosfato; contudo, quando o piruvato é formado a partir de 1 mol de glicose sanguínea, o ganho líquido é de apenas 2 moles de ATP.

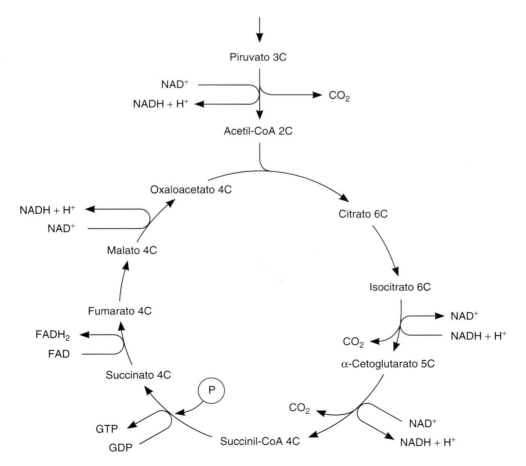

**FIGURA 1–22** Ciclo do ácido cítrico. Os números (6C, 5C, etc.) indicam o número de átomos de carbono presentes em cada um dos intermediários. A conversão de piruvato a acetil-CoA e cada volta do ciclo fornecem quatro NADH e um $FADH_2$ para oxidação via cadeia flavoproteína-citocromo, além da formação de um GTP que é rapidamente convertido a ATP.

Faz-se necessário suprimento de NAD⁺ para a conversão de fosfogliceraldeído a fosfoglicerato. Sob condições anaeróbias (glicólise anaeróbia), pode-se esperar que haja bloqueio na etapa de conversão do fosfogliceraldeído assim que o NAD⁺ existente tenha sido convertido a NADH. Entretanto, o piruvato pode aceitar o hidrogênio do NADH, formando NAD⁺ e lactato:

Piruvato + NADH ↔ Lactato + NAD⁺

Assim, o metabolismo da glicose e a produção de energia podem ser mantidos durante algum tempo na ausência de $O_2$. O lactato que se acumula é convertido a piruvato quando se restaura o suprimento de $O_2$, com o NADH transferindo seu hidrogênio à cadeia flavoproteína-citocromo.

Durante a glicólise aeróbia, a produção líquida de ATP é 19 vezes maior que os dois ATPs formados em situação anaeróbia. Seis ATPs são formados por oxidação, via cadeia flavoproteína-citocromo, a partir dos dois NADHs produzidos quando 2 moles de fosfogliceraldeído são convertidos a fosfoglicerato (Figura 1-22); seis ATPs são formados a partir dos dois NADHs produzidos quando 2 moles de piruvato são convertidos a acetil-CoA; e 24 ATPs são formados durante duas voltas subsequentes do ciclo do ácido cítrico. Destes, 18 são formados por oxidação de seis NADHs, 4 por oxidação de dois $FADH_2$s e dois por oxidação ao nível de substrato, quando a succinil-CoA é convertida a succinato (esta reação na realidade produz GTP, mas o GTP é convertido a ATP). Assim, a produção resultante de ATP por mol de glicose sanguínea metabolizada em situação aeróbia pela via de Embden-Meyerhof e pelo ciclo do ácido cítrico é 2 + [2 × 3] + [2 × 3] + [2 × 12] = 38.

A oxidação de glicose pela via do desvio da hexose monofosfato produz grandes quantidades de NADPH. O fornecimento dessa coenzima é essencial para vários processos metabólicos. As pentoses formadas nesse processo servem como matéria-prima para os nucleotídeos (ver adiante). A quantidade de ATP formada depende da quantidade de NADPH convertida a NADH, sendo, então, oxidada.

## "VÁLVULAS DIRECIONADORAS DE FLUXO" NO METABOLISMO

O metabolismo é regulado por diversos hormônios e outros fatores. Para produzir qualquer modificação evidente em um determinado processo metabólico, os fatores reguladores obviamente devem determinar uma reação química em alguma direção. A maioria das reações intermediárias no metabolismo são livremente reversíveis, mas há algumas "válvulas direcionadoras de fluxo", ou seja, reações que cursam em um sentido sob a influência de uma enzima ou mecanismo de transporte, e no sentido oposto sob a influência de outra. A Figura 1-23 apresenta cinco exemplos no metabolismo intermediário dos carboidratos. As diferentes vias para síntese e catabolismo de ácidos graxos (ver adiante) são outro exemplo. Os fatores reguladores exercem sua influência atuando direta ou indiretamente nessas válvulas direcionadoras de fluxo.

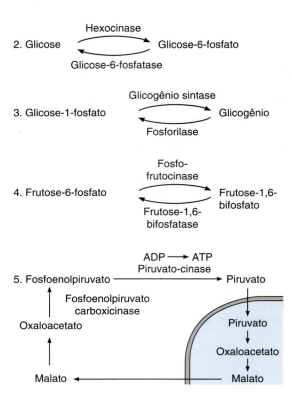

**FIGURA 1-23 Válvulas direcionadoras de fluxo nas reações de produção de energia.** No metabolismo dos carboidratos há várias reações que cursam em um sentido por influência de um mecanismo e em outro sentido por mecanismo distinto, fenômeno conhecido como "válvulas direcionadoras de fluxo". Na figura estão representados cinco exemplos dessas reações (numerados à esquerda). A linha dupla no exemplo 5 representa a membrana mitocondrial. O piruvato é convertido a malato nas mitocôndrias e o malato sofre difusão para fora dessas organelas para o citosol, onde é convertido a fosfoenolpiruvato.

## SÍNTESE E DEGRADAÇÃO DE GLICOGÊNIO

O glicogênio é um polímero da glicose ramificado com dois tipos de ligações glicosídicas: α-1,4 e α-1,6 (Figura 1-24). Sua síntese ocorre sobre a **glicogenina**, uma proteína usada como *primer*, a partir da glicose-1-fosfato via uridina difosfoglicose (UDPG). A enzima **glicogênio sintase** catalisa a etapa final da síntese. A disponibilidade de glicogenina é um dos fatores determinantes da quantidade de glicogênio sintetizada. A degradação do glicogênio na ligação α-1,4 é catalisada pela fosforilase, enquanto outra enzima catalisa a quebra do glicogênio na ligação e α-1,6.

## FATORES DETERMINANTES DO NÍVEL PLASMÁTICO DA GLICOSE

Em qualquer dado momento, o nível plasmático de glicose é determinado pelo balanço entre a quantidade de glicose que

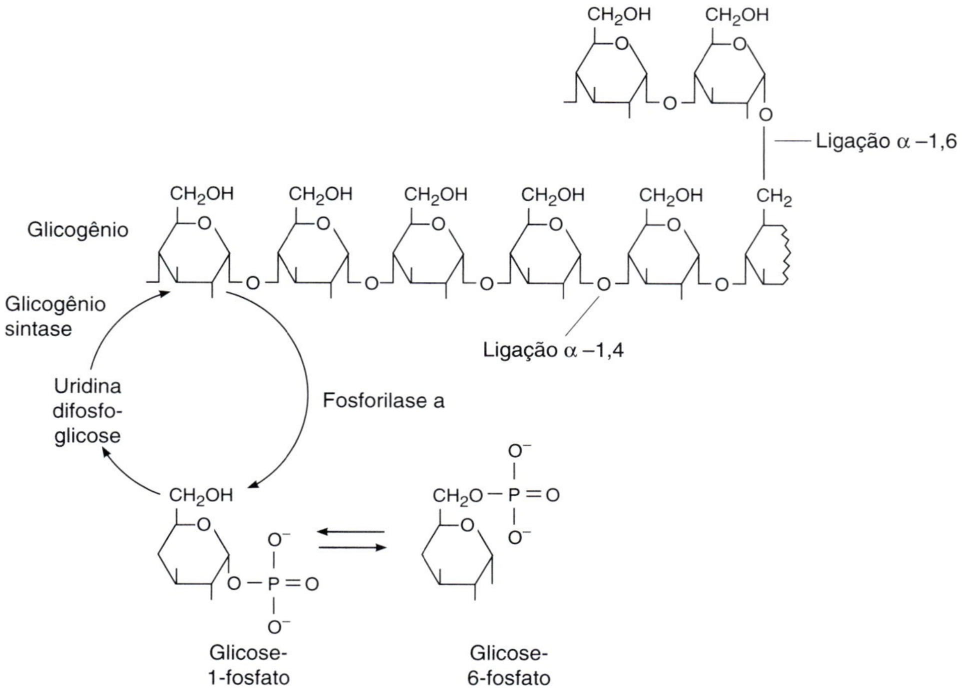

FIGURA 1–24 Formação e degradação do glicogênio. O glicogênio é a principal forma de armazenamento da glicose na célula. Há um ciclo: o glicogênio é formado a partir da glicose-6-fosfato quando a energia é armazenada, e decomposto em glicose-6-fostato quando há necessidade de energia. Observe o intermediário glicose-1-fosfato e o controle enzimático exercido por fosforilase a e glicogênio sintase.

entra e sai na e da corrente sanguínea. Portanto, os principais determinantes são ingestão dietética, velocidade de entrada nas células musculares, adiposas e outros órgãos, e atividade glicostática do fígado (Figura 1–25). Cinco por cento da glicose ingerida são imediatamente convertidos em glicogênio no fígado, e 30 a 40% são convertidos em lipídeos. O restante é metabolizado no músculo e em outros tecidos. Durante o jejum, o glicogênio hepático é quebrado e o fígado libera glicose na corrente sanguínea. Com jejum prolongado, o glicogênio sofre depleção e há aumento da gliconeogênese hepática a partir de aminoácidos e glicerol. Em indivíduos normais, a glicose plasmática declina moderadamente para cerca de 60 mg/dL durante jejuns prolongados, mas não ocorrem sintomas de hipoglicemia porque a gliconeogênese evita queda adicional.

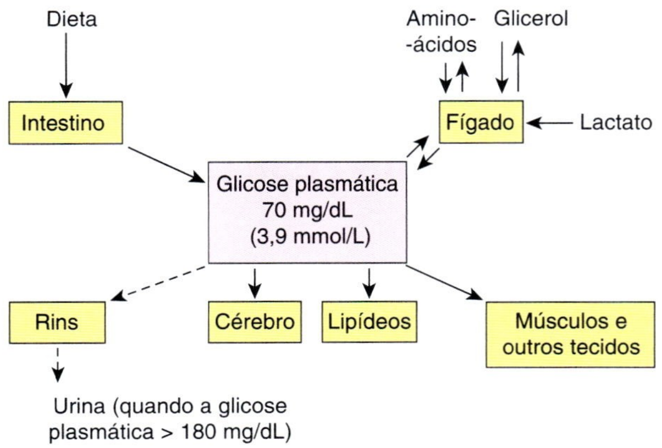

## METABOLISMO DE HEXOSES ALÉM DA GLICOSE

Dentre as demais hexoses absorvidas no intestino estão a galactose, liberada pela digestão de lactose e convertida a glicose no organismo; e a frutose, parte ingerida e parte produzida por hidrólise da sacarose. Após a fosforilação, a galactose reage com a UDPG para formar a uridina difosfogalactose. A uridina difosfogalactose é novamente convertida a UDPG, a qual atua na síntese de glicogênio. Essa reação é reversível e a conversão da UDPG a uridina difosfogalactose fornece a galactose necessária à formação de glicolipídeos e mucoproteínas quando a ingestão de galactose na dieta é insuficiente. A utilização de galactose, assim como de glicose, depende da insulina. A incapacidade de produzir UDPG implica consequências graves para a saúde (Quadro Clínico 1–5).

A frutose é, em parte, convertida a frutose-6-fosfato que é, então, metabolizada via frutose-1,6-difosfato. A enzima que catalisa a formação de frutose-6-fosfato é a hexocinase, a mesma que catalisa a conversão de glicose a glicose-6-fosfato. Entretanto, uma quantidade muito maior de frutose é

FIGURA 1–25 Homeostasia da glicose plasmática. Observe a função glicostática do fígado, assim como a perda de glicose na urina quando o limiar renal é ultrapassado (setas tracejadas).

# SEÇÃO I Bases Celulares e Moleculares da Fisiologia Médica

## QUADRO CLÍNICO 1–5

### Galactosemia

No erro inato do metabolismo conhecido como **galactosemia**, há deficiência congênita da galactose-1-fosfato uridil transferase, a enzima responsável pela reação entre galactose-1-fosfato e UDPG. Consequentemente, a galactose ingerida acumula-se na circulação, resultando em distúrbios graves no crescimento e no desenvolvimento.

#### DESTAQUES TERAPÊUTICOS

O tratamento com dieta livre de galactose melhora o quadro de galactosemia sem provocar deficiência de galactose. Isto ocorre porque a enzima necessária à formação de uridina difosfogalactose a partir de UDPG está presente.

---

convertida a frutose-1-fosfato em uma reação catalisada pela frutocinase. A maior parte da frutose-1-fosfato é então dividida em di-hidroxiacetona fosfato e gliceraldeído. O gliceraldeído é fosforilado e, junto com a di-hidroxiacetona fosfato, penetra nas vias de metabolismo da glicose. Como as reações que se processam por meio de fosforilação da frutose na posição 1 podem ocorrer com taxa normal na ausência de insulina, recomenda-se que os diabéticos recebam frutose para repor suas reservas de carboidratos. Contudo, a maior parte da frutose é metabolizada no intestino e no fígado e, portanto, seu valor para repor os carboidratos em outros locais do organismo é limitado.

A frutose-6-fosfato também pode ser fosforilada na posição 2, formando frutose-2,6-difosfato. Este composto é um regulador importante da gliconeogênese hepática. Quando o nível de frutose-2,6-difosfato está alto, a conversão de frutose-6-fosfato a frutose-1,6-difosfato é facilitada e, assim, aumenta a quebra de glicose em piruvato. Níveis reduzidos de frutose-2,6-difosfato facilitam a reação reversa e consequentemente facilitam a gliconeogênese.

## ÁCIDOS GRAXOS E LIPÍDEOS

Os lipídeos biologicamente importantes são os ácidos graxos e seus derivados, gorduras neutras (triglicerídeos), fosfolipídeos e compostos relacionados, e esteróis. Os triglicerídeos são formados por três ácidos graxos ligados ao glicerol (**Tabela 1–4**). Os ácidos graxos que ocorrem naturalmente contêm igual número de átomos de carbono. Podem ser saturados (sem ligações duplas) ou insaturados (desidrogenados, com várias ligações duplas). Os fosfolipídeos são constituintes da membrana celular, assim como fonte importante das moléculas sinalizadoras intra e intercelulares. Os ácidos graxos também são uma fonte importante de energia para o organismo.

## TABELA 1–4 Lipídeos

**Ácidos graxos típicos:**

Ácido palmítico: $CH_3(CH_2)_{14}—C(=O)—OH$

Ácido esteárico: $CH_3(CH_2)_{16}—C(=O)—OH$

Ácido oleico: $CH_3(CH_2)_7CH=CH(CH_2)_7—C(=O)—OH$
(Insaturado)

**Triglicerídeos (triacilgliceróis):** Ésteres de glicerol e três ácidos graxos.

$$CH_2—O—C(=O)—R$$
$$CH—O—C(=O)—R + 3H_2O \rightleftharpoons CHOH + 3HO—C(=O)—R$$
$$CH_2—O—C(=O)—R$$

Triglicerídeo    Glicerol ($CH_2OH$, $CHOH$, $CH_2OH$)

R = cadeia alifática de diversos comprimentos e graus de saturação.

**Fosfolipídeos:**

A. Ésteres de glicerol, dois ácidos graxos, e

  1. Fosfato = ácido fosfatídico

  2. Fosfato mais inositol = fosfatidilinositol

  3. Fosfato mais colina = fosfatidilcolina (lecitina)

  4. Fosfato mais etanolamina = fosfatidiletanolamina (cefalina)

  5. Fosfato mais serina = fosfatidilserina

B. Outros derivados de glicerol contendo fosfato

C. Esfingomielinas: ésteres de ácido graxo, fosfato, colina e o aminoálcool esfingosina.

**Cerebrosídeos:** compostos contendo galactose, ácido graxo e esfingosina.

**Esteróis:** colesterol e seus derivados, incluindo hormônios esteroides, ácidos biliares e diversas vitaminas.

## OXIDAÇÃO E SÍNTESE DE ÁCIDOS GRAXOS

No organismo, os ácidos graxos são degradados a acetil-CoA, que entra no ciclo do ácido cítrico. A principal quebra ocorre nas mitocôndrias por β-oxidação. A oxidação de ácidos graxos inicia-se com sua ativação (formação dos derivados da CoA), uma reação que ocorre tanto dentro quanto fora das mitocôndrias. Ácidos graxos de cadeias médias e curtas entram na mitocôndria sem dificuldades, mas aqueles de cadeia longa devem estar ligados à **carnitina** por meio de ligação éster antes que possam atravessar a membrana mitocondrial interna.

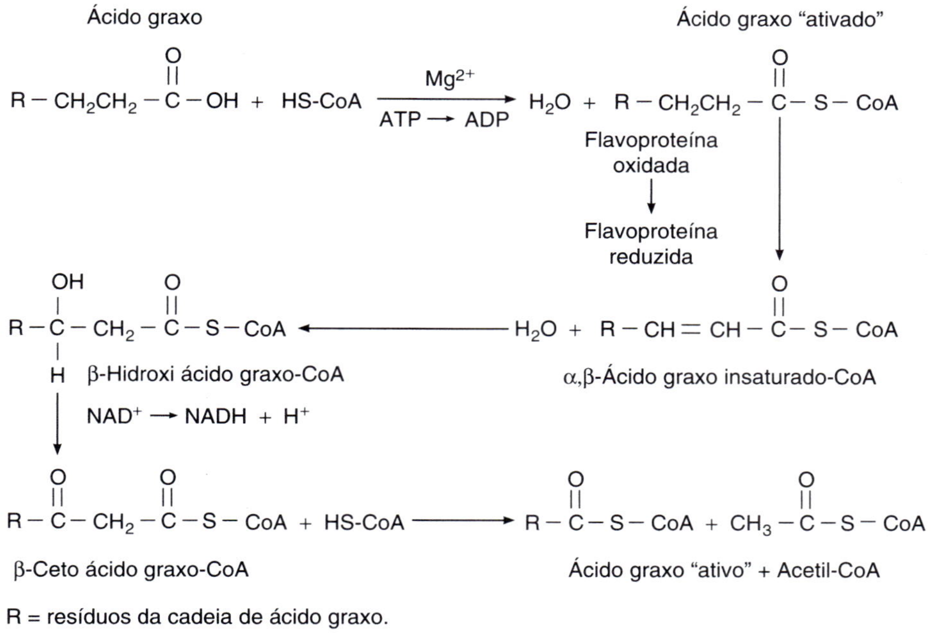

# CAPÍTULO 1 Princípios Gerais e Produção de Energia na Fisiologia Médica

**FIGURA 1–26  Oxidação de ácidos graxos.** Este processo, a remoção de dois fragmentos de carbono de uma só vez, é repetida até o final da cadeia.

A carnitina é o β-hidroxi-γ-trimetilamônio-butirato, e é sintetizada no organismo a partir da lisina e da metionina. Uma translocase transporta o éster de acil-carnitina para dentro do espaço da matriz. O éster é hidrolisado e a carnitina reciclada. A β-oxidação prossegue com retiradas seriadas de dois fragmentos de carbono do ácido graxo (Figura 1–26). Obtém-se muita energia neste processo. Por exemplo, o catabolismo de 1 mol de ácido graxo de seis carbonos pelo ciclo do ácido cítrico até $CO_2$ e $H_2O$ gera 44 moles de ATP, comparados aos 38 moles gerados pelo catabolismo de 1 mol da glicose, um carboidrato de seis carbonos.

## CORPOS CETÔNICOS

Em muitos tecidos, as unidades de acetil-CoA se condensam para formar acetoacetil-CoA (Figura 1–27). No fígado, onde (diferentemente de outros tecidos) há uma deacilase, forma-se acetoacetato livre. Este β-cetoácido é convertido a β-hidroxibutirato e acetona, e, como esses compostos são metabolizados com dificuldade no fígado, eles sofrem difusão na circulação. O acetoacetato também é formado no fígado via formação de 3-hidroxi-3-metilglutaril-CoA, e esta via é quantitativamente mais importante do que a deacilação. Acetoacetato, β-hidroxibutirato e acetona também são chamados de **corpos cetônicos**. Outros tecidos corporais não hepáticos transferem a CoA da succinil-CoA para o acetoacetato e metabolizam o acetoacetato "ativado" a $CO_2$ e $H_2O$ via ciclo do ácido cítrico. Os corpos cetônicos também são metabolizados por outras vias. A acetona é eliminada na urina e expirada com o ar. Desequilíbrios nos corpos cetônicos provocam problemas graves de saúde (Quadro Clínico 1–6).

## LIPÍDEOS CELULARES

Dentro das células há dois tipos de lipídeos: **lipídeos estruturais**, que são parte integrante das membranas e servem como progenitores para moléculas sinalizadoras celulares; e **gordura neutra**, armazenada nas células adiposas dos depósitos de gordura. A gordura neutra é mobilizada em situações de jejum prolongado, mas os lipídeos estruturais são preservados. Os depósitos de gordura obviamente variam de tamanho, mas nos indivíduos não obesos representam cerca de 15% do peso corporal nos homens e 21% nas mulheres. Não são as estruturas inertes que já se supôs que fossem, mas sim tecidos dinâmicos submetidos continuamente à mobilização e ressíntese. Nos depósitos, a glicose é metabolizada a ácido graxo e as gorduras neutras são sintetizadas. A gordura neutra também sofre mobilização, liberando ácidos graxos livres (AGLs) na circulação.

Há um terceiro tipo específico de lipídeo, o **tecido adiposo marrom**, que representa um pequeno percentual da gordura corporal total. O tecido adiposo marrom, mais abundante em crianças, mas também presente em adultos, está localizado entre as escápulas, na base do pescoço, ao longo dos grandes vasos no tórax e abdome e em outros locais dispersos no organismo. Nos depósitos de tecido adiposo marrom, as células de gordura, assim como os vasos sanguíneos, possuem inervação simpática extensiva. Este fato contrasta com os depósitos de gordura branca nos quais as células de gordura podem estar inervadas, mas a inervação simpática principal ocorre somente nos vasos sanguíneos. Além disso, os adipócitos comuns possuem apenas uma única gotícula de tecido adiposo branco, enquanto as células de tecido adiposo marrom contêm diversas gotículas de gordura. A célula de gordura marrom também contém muitas mitocôndrias. Nessas mitocôndrias também ocorre o influxo de prótons

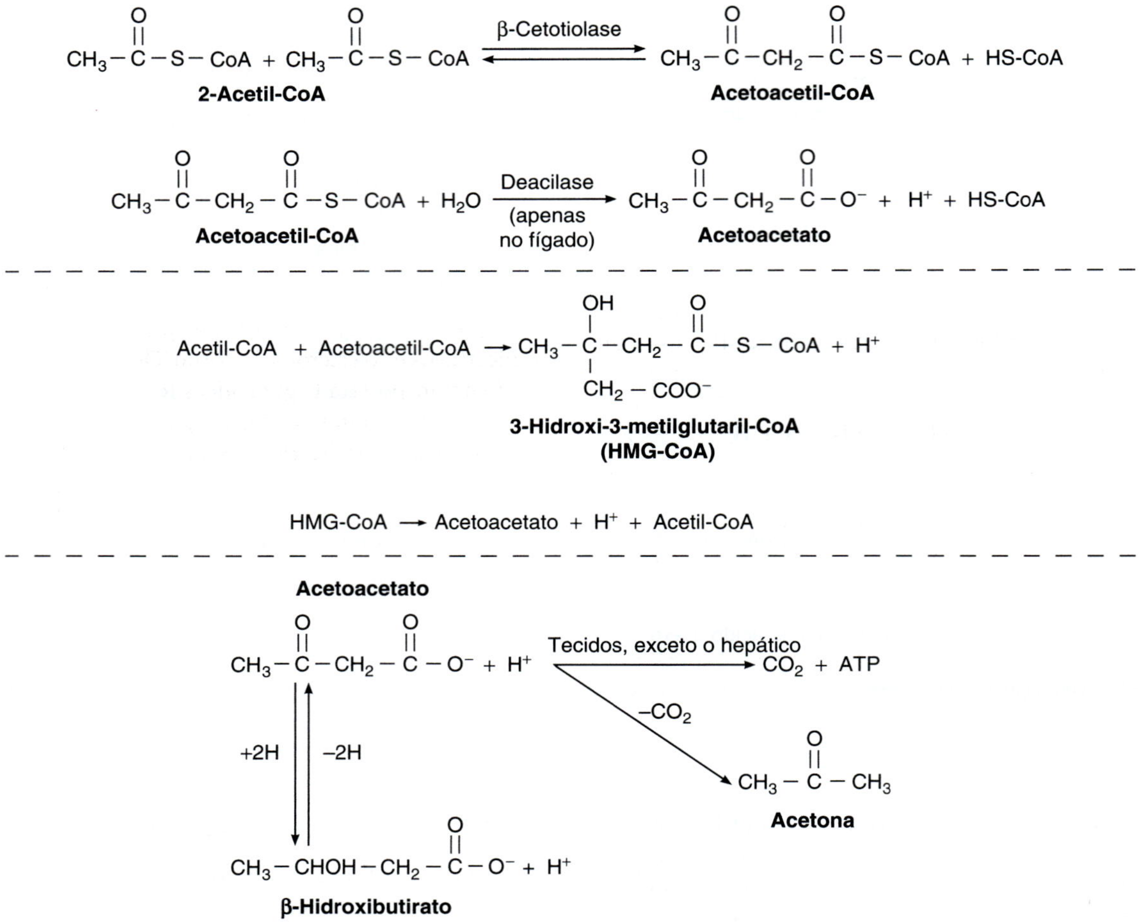

# 28 SEÇÃO I Bases Celulares e Moleculares da Fisiologia Médica

**FIGURA 1–27 Formação e metabolismo de corpos cetônicos.** Observe as duas vias de formação de acetoacetato.

---

## QUADRO CLÍNICO 1–6

### Doenças associadas com desequilíbrios da β-oxidação dos ácidos graxos

#### Cetoacidose

O nível sanguíneo normal de cetonas em humanos é baixo (cerca de 1 mg/dL) e menos de 1 mg é excretado em 24 horas, uma vez que elas são rapidamente metabolizadas assim que formadas. Contudo, se a entrada de acetil-CoA no ciclo do ácido cítrico for reduzida em razão de menor suprimento dos produtos do metabolismo da glicose, ou se a entrada não aumentar quando o suprimento de acetil-CoA aumenta, observa-se o acúmulo de acetil-CoA, o aumento da taxa de condensação de acetoacetil-CoA e a formação de mais acetoacetato no fígado. A capacidade dos tecidos de oxidar as cetonas logo é ultrapassada, causando o seu acúmulo na corrente sanguínea (cetose). Dois dos três corpos cetônicos, acetoacetato e β-hidroxibutirato, são ânions de ácidos moderadamente fortes, o ácido acetoacético e o ácido β-hidroxibutírico. Muitos dos seus prótons são tamponados, reduzindo a queda do pH, que de outra forma ocorreria. Entretanto, a capacidade de tamponamento pode ser excedida, possibilitando a ocorrência de acidose metabólica que, em condições como a cetoacidose diabética, pode ser grave e até mesmo fatal. Há três situações que levam ao suprimento deficiente da glicose intracelular: jejum prolongado, diabetes melito e dieta rica em lipídeos e pobre em carboidratos. O hálito cetônico observado em crianças que tenham vomitado é causado pela cetose por inanição. A administração parenteral de quantidades relativamente pequenas de glicose resolve a cetose e é por este motivo que os carboidratos são ditos anticetogênicos.

#### Deficiência de carnitina

É possível haver deficiência de β-oxidação de ácidos graxos em razão de deficiência de carnitina ou de defeitos genéticos na translocase ou em outras enzimas envolvidas na transferência dos ácidos graxos de cadeia longa para dentro das mitocôndrias. Tal deficiência causa miocardiopatia. Além disso, causa **hipoglicemia hipocetonêmica** com coma, um quadro grave e frequentemente fatal desencadeado por jejum, no qual as reservas de glicose são usadas em razão da ausência de oxidação de ácidos graxos para prover energia. Os corpos cetônicos não são formados em quantidades normais em razão da ausência de CoA suficiente no fígado.

que gera ATP, mas, além disso, há um segundo tipo de influxo de prótons que não gera ATP. Este "curto circuito" na condutância aos prótons depende de uma proteína desacopladora de 32 kDa (UCP1). Ela causa desacoplamento do metabolismo e geração de ATP, a fim de que haja maior produção de calor.

# LIPÍDEOS PLASMÁTICOS E TRANSPORTE DE LIPÍDEOS

Os principais lipídeos são relativamente insolúveis em água e não circulam na forma livre. Os **AGLs** circulam ligados a albumina, enquanto colesterol, triglicerídeos e fosfolipídeos são transportados na forma de complexos **lipoproteicos**. Os complexos aumentam muito a solubilidade dos lipídeos. As seis famílias de lipoproteínas (Tabela 1–5) são classificadas por tamanho e conteúdo lipídico. A densidade dessas lipoproteínas é inversamente proporcional ao seu conteúdo lipídico. Em geral, as lipoproteínas são formadas por um núcleo hidrofóbico de triglicerídeos e ésteres de colesterol circundado por fosfolipídeos e proteína. Essas lipoproteínas podem ser transportadas do intestino para o fígado por uma **via exógena**, e entre outros tecidos por uma **via endógena**.

Os lipídeos da dieta são processados por diversas lipases pancreáticas no intestino para formar micelas mistas compostas predominantemente por AGL, **2-monoacilgliceróis** e derivados de colesterol (ver Capítulo 26). Adicionalmente, essas micelas podem conter moléculas importantes insolúveis em água como as **vitaminas A, D, E e K**. Essas micelas mistas são absorvidas por células da mucosa intestinal, onde formam-se grandes complexos lipoproteicos, os **quilomícrons**. Os quilomícrons e seus resíduos formam um sistema de transporte para os lipídeos exógenos ingeridos (via exógena), e podem entrar na circulação via ductos linfáticos, sendo eliminados da circulação pela ação da **lipase lipoproteica**, localizada na superfície do endotélio capilar. Esta enzima catalisa a quebra de triglicerídeos em quilomícrons para formar AGL e glicerol que, então, entram nas células adiposas e são reesterificados. Alternativamente, o AGL pode permanecer na circulação ligado a albumina. A lipase lipoproteica, que requer a heparina como cofator, também retira triglicerídeos das **lipoproteínas de densidade muito baixa** (**VLDL**, do inglês *very low density lipoproteins*). Os quilomícrons depletados de seus triglicerídeos permanecem na circulação como lipoproteínas ricas em colesterol denominadas **resíduos de quilomícrons,** com diâmetro entre 30 e 80 nm. Esses resíduos são transportados ao fígado, onde são absorvidos e degradados.

O sistema endógeno, formado por VLDL, **lipoproteínas de densidade intermediária** (**IDL**, do inglês *intermediate-density lipoproteins*), **lipoproteínas de baixa densidade** (**LDL**, do inglês *low-density lipoproteins*) e **lipoproteínas de alta densidade** (**HDL**, do inglês *high-density lipoproteins*), também transporta triglicerídeos e colesterol pelo corpo. Os VLDL são formados no fígado e transportam triglicerídeos formados a partir de ácidos graxos e carboidratos no fígado para tecidos extra-hepáticos. Depois que seus triglicerídeos são, em grande parte, removidos pela ação da lipase lipoproteica, eles se tornam IDL. Os IDL liberam fosfolipídeos e, por meio da ação da enzima plasmática **lecitina-colesterol aciltransferase** (**LCAT**), acumulam ésteres de colesterol formados a partir do colesterol nos HDL. Parte das IDL é recolhida pelo fígado. As IDL restantes liberam mais triglicerídeos e proteínas, provavelmente nos sinusoides hepáticos, para se tornar LDL. As LDL fornecem colesterol aos tecidos, o qual é um constituinte essencial para as membranas celulares e é usado por células glandulares para sintetizar hormônios esteroides.

# METABOLISMO DOS ÁCIDOS GRAXOS LIVRES

Além das vias exógena e endógena descritas anteriormente, os AGLs também são sintetizados nos depósitos de gordura nos quais ficam armazenados. Podem circular como lipoproteínas ligadas à albumina e representam uma fonte importante de energia para muitos órgãos. São utilizados extensivamente no coração, mas provavelmente todos os tecidos são capazes de oxidar AGL até $CO_2$ e $H_2O$.

O suprimento de AGLs aos tecidos é regulado por duas lipases. Conforme observado anteriormente, a lipase lipoproteica sobre a superfície do endotélio capilar hidrolisa os triglicerídeos em quilomícrons e VLDL, produzindo AGLs e glicerol, que

## TABELA 1–5  As principais lipoproteínas[a]

| Lipoproteína | Tamanho (nm) | Proteína | Colesteril livre | Ésteres de colesterol | Triglicerídeo | Fosfolipídeo | Origem |
|---|---|---|---|---|---|---|---|
| | | | Composição (%) | | | | |
| Quilomícrons | 75-1.000 | 2 | 2 | 3 | 90 | 3 | Intestino |
| Resíduos de quilomícrons | 30-80 | ... | ... | ... | ... | ... | Capilares |
| Lipoproteínas de densidade muito baixa (VLDL) | 30-80 | 8 | 4 | 16 | 55 | 17 | Fígado e intestino |
| Lipoproteínas de densidade intermediária (IDL) | 25-40 | 10 | 5 | 25 | 40 | 20 | VLDL |
| Lipoproteínas de baixa densidade (LDL) | 20 | 20 | 7 | 46 | 6 | 21 | IDL |
| Lipoproteínas de alta densidade (HDL) | 7,5-10 | 50 | 4 | 16 | 5 | 25 | Fígado e intestino |

[a] Os lipídeos plasmáticos incluem esses componentes e mais os ácidos graxos livres com origem no tecido adiposo e que circulam ligados a proteínas.

# SEÇÃO I   Bases Celulares e Moleculares da Fisiologia Médica

são remontados em novos triglicerídeos nas células gordurosas. A **lipase sensível a hormônio**, presente dentro das células do tecido adiposo, catalisa a quebra dos triglicerídeos armazenados a glicerol e ácidos graxos, sendo que esses últimos entram na circulação. A lipase sensível a hormônio aumenta com o jejum e com o estresse e é reduzida com alimentação e insulina. Por outro lado, a alimentação aumenta e o jejum e o estresse reduzem a atividade da lipase lipoproteica.

## METABOLISMO DO COLESTEROL

O **colesterol** é o precursor de hormônios esteroides e ácidos biliares e é um constituinte essencial das membranas celulares. É encontrado apenas em animais. Esteróis relacionados ocorrem em plantas, mas são mal absorvidos no trato gastrintestinal. A maior parte do colesterol da dieta ocorre na gema de ovo e na gordura animal.

O colesterol é absorvido no intestino e incorporado aos quilomícrons formados na mucosa intestinal. Os quilomícrons, após descarregarem triglicerídeo no tecido adiposo, transportam o colesterol para o fígado. O fígado e outros tecidos também sintetizam colesterol. Parte do colesterol hepático é excretado na bile, tanto na forma livre quanto na forma de ácidos biliares. Parte do colesterol biliar é reabsorvida no intestino. A maior parte do colesterol hepático é incorporada às VLDL e circula em complexos lipoproteicos.

A biossíntese de colesterol a partir do acetato é resumida na **Figura 1–28**. O colesterol tem controle por retroalimentação, inibindo a própria síntese, bloqueando a **HMG-CoA redutase**, a enzima que converte 3-hidroxi-3metilglutaril-coenzima A (HMG-CoA) em ácido mevalônico. Assim, quando a ingestão de colesterol com a dieta é alta, reduz-se a síntese de colesterol no fígado e vice-versa. Entretanto, a compensação por retroalimentação é incompleta, uma vez que uma dieta com restrição de colesterol e de gorduras saturadas leva a uma redução modesta no colesterol plasmático. Os fármacos mais efetivos e usados para redução do colesterol são a lovastatina e outras **estatinas**, que reduzem a síntese do colesterol, inibindo a HMG-CoA. A relação entre colesterol e doença vascular é discutida no **Quadro Clínico 1–7**.

## ÁCIDOS GRAXOS ESSENCIAIS

Os animais alimentados com dieta livre de lipídeos deixam de crescer, desenvolvem lesões de pele e renais e se tornam inférteis. A adição dos ácidos linolênico, linoleico e aracdônico à dieta cura todos os sintomas da deficiência. Esses três ácidos são ácidos graxos poli-insaturados e, em razão de sua ação, são denominados **ácidos graxos essenciais**. Em humanos, não foram demonstrados de forma inequívoca sintomas similares de deficiência, mas há razões para acreditar que alguns lipídeos insaturados sejam constituintes essenciais da dieta, especialmente para as crianças. Sabe-se que ocorre desidrogenação de lipídeos no organismo, mas não parece haver síntese de cadeias de carbono com a estrutura em ligações covalentes encontrada nos ácidos graxos essenciais.

## EICOSANOIDES

Uma das razões pelas quais os ácidos graxos são necessários à saúde é o fato de serem precursores de prostaglandinas, prostaciclina, tromboxanos, lipoxinas, leucotrienos, e compostos relacionados. Essas substâncias são denominadas **eicosanoides**, refletindo sua origem no ácido graxo poli-insaturado de 20 carbonos (eicosa-), **ácido aracdônico** (**aracdonato**) e derivados de 20 carbonos dos ácidos linoleico e linolênico.

As **prostaglandinas** são uma série de ácidos graxos insaturados de 20 carbonos contendo um anel de ciclopentano. Foram isoladas inicialmente no sêmen, mas são sintetizadas na maioria, possivelmente em todos, dos órgãos. A prostaglandina $H_2$ ($PGH_2$) é precursora de várias outras prostaglandinas, de tromboxanos e prostaciclina. O ácido aracdônico é formado a partir de fosfolipídeos teciduais por ação da **fosfolipase $A_2$**, e é convertido à prostaglandina $H_2$ ($PGH_2$) por ação das **prostaglandina G/H sintases** 1 e 2. Estas enzimas são bifuncionais com atividade de cicloxigenase e de peroxidase, mas são mais conhecidas pelas denominações cicloxigenase 1 (**COX1**) e cicloxigenase 2 (**COX2**). Suas estruturas são muito similares, mas a COX1 é constitucional, ao passo que a COX2 é induzida por fatores de crescimento, citocinas e promotores tumorais. A $PGH_2$ é convertida em prostaciclina, tromboxanos

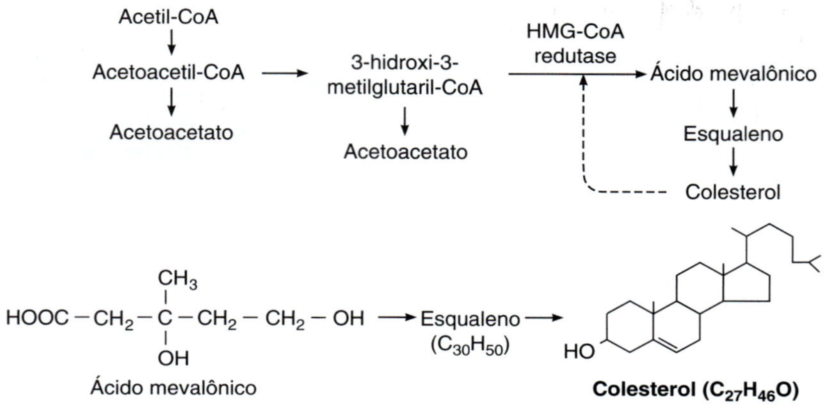

**FIGURA 1–28 Biossíntese de colesterol.** Seis moléculas de ácido mevalônico são condensadas para formar o esqualeno, que é, então, hidrolisado a colesterol. As setas tracejadas indicam a inibição por retroalimentação pelo colesterol da HMG-CoA redutase, a enzima que catalisa a formação do ácido mevalônico.

CAPÍTULO 1 Princípios Gerais e Produção de Energia na Fisiologia Médica **31**

## QUADRO CLÍNICO 1–7

### Colesterol e aterosclerose

O interesse nos fármacos redutores de colesterol tem origem no papel do colesterol na etiologia e no curso da **aterosclerose**. Essa doença extremamente disseminada predispõe a infarto do miocárdio, trombose cerebral, gangrena isquêmica de extremidades e outras enfermidades graves. Caracteriza-se por infiltração de colesterol e colesterol oxidado nos macrófagos, convertendo-os em células espumosas nas lesões da parede arterial. Isto é seguido por uma sequência complexa de alterações envolvendo plaquetas, macrófagos, células musculares lisas, fatores do crescimento e mediadores inflamatórios que produzem lesões proliferativas que finalmente ulceram e podem sofrer calcificação. As lesões distorcem os vasos e os tornam rígidos. Nos indivíduos com níveis plasmáticos de colesterol elevados é maior a incidência de aterosclerose e suas complicações. Diz-se que variação normal para o colesterol plasmático é 120 a 200 mg/dL, mas entre os homens há correlação clara, estrita e positiva entre taxa de mortalidade por cardiopatia isquêmica e níveis plasmáticos de colesterol acima de 180 mg/dL. Além disso, atualmente está comprovado que a redução do colesterol plasmático com dieta e fármacos retarda e pode reverter a progressão de lesões ateroscleróticas e suas complicações.

Ao avaliar os níveis de colesterol plasmático tendo em vista a aterosclerose, é importante analisar os níveis de LDL e HDL. A LDL fornece colesterol aos tecidos periféricos, incluindo as lesões ateromatosas, e a concentração plasmática de LDL correlaciona-se diretamente com infarto do miocárdio e eventos isquêmicos. Por outro lado, a HDL transporta colesterol dos tecidos periféricos ao fígado, reduzindo o colesterol plasmático. É interessante observar que as mulheres, cuja incidência de infarto do miocárdio é menor que a dos homens, apresentam níveis mais altos de HDL. Além disso, os níveis de HDL são maiores nos indivíduos que se exercitam e naqueles que tomam uma ou duas doses de bebida alcoólica por dia, enquanto são menores nos tabagistas, obesos ou com vida sedentária. O consumo moderado de bebidas alcoólicas reduz a incidência de infarto do miocárdio, e obesidade e tabagismo são fatores de risco para aumento da incidência. O colesterol plasmático e a incidência de doenças cardiovasculares aumentam na **hipercolesterolemia familiar**, em razão de diversas mutações disfuncionais em genes para receptores de LDL.

### DESTAQUES TERAPÊUTICOS

Embora a aterosclerose seja uma doença progressiva, em muitos casos ela pode ser prevenida limitando-se os fatores de risco, o que inclui a redução do "mau" colesterol por meio de dieta saudável e exercícios. Os tratamentos farmacológicos para colesterol alto, incluindo as estatinas, proporcionam melhora adicional que complementa a dieta e os exercícios. Se a aterosclerose estiver em estágio avançado, há técnicas invasivas, como angioplastia e implante de *stent*, que podem ser usadas para revascularização.

---

e prostaglandinas por ação de diversas isomerases teciduais. Os efeitos das prostaglandinas são numerosos e variados. São particularmente importantes para o ciclo reprodutor feminino, parto, sistema cardiovascular, respostas inflamatórias e indução de dor. Os fármacos que têm como alvo a produção de prostaglandinas estão entre os medicamentos de venda livre mais comumente usados (Quadro Clínico 1–8).

O ácido aracdônico também serve como substrato para a produção de diversos **leucotrienos** e **lipoxinas** fisiologicamente importantes. Leucotrienos, lipoxinas e prostaglandinas foram denominados hormônios locais. Suas meia-vidas são curtas, e eles são inativados em diversos tecidos. Indubitavelmente atuam principalmente nos tecidos nos locais em que são produzidos. Os leucotrienos são mediadores das reações

## QUADRO CLÍNICO 1–8

### Farmacologia das prostaglandinas

Como as prostaglandinas têm papel destacado na gênese da dor, da inflamação e da febre, os farmacologistas há muito tempo buscam medicamentos que inibam sua síntese. Os glicocorticoides inibem a fosfolipase $A_2$ e, consequentemente, a formação de todos os eicosanoides. Diversos fármacos anti-inflamatórios não esteroides (AINEs) inibem ambas as cicloxigenases e a produção da $PGH_2$ e seus derivados. O ácido acetilsalicílico é o mais conhecido destes, mas ibuprofeno, indometacina e outros também são usados. Contudo, há evidências de que as protaglandinas sintetizadas pela COX2 estão mais envolvidas na produção de dor e de inflamação, e as prostaglandinas sintetizadas pela COX1 estão mais envolvidas na proteção da mucosa gastrintestinal contra ulceração. Foram desenvolvidos fármacos, como celecoxibe e rofecoxibe, que inibem seletivamente a COX2 e, na prática clínica, aliviam a dor e a inflamação, possivelmente com incidência significativamente menor de ulceração e suas complicações em comparação com os AINEs inespecíficos. Contudo, o rofecoxibe foi retirado do mercado nos EUA em razão de relatos de aumento na incidência de acidentes vasculares encefálicos e ataques cardíacos nos indivíduos tratados. Estão em curso pesquisas para tentar compreender todos os efeitos das enzimas COX, seus produtos e inibidores.

**32** SEÇÃO I Bases Celulares e Moleculares da Fisiologia Médica

alérgicas e da inflamação. Sua liberação é provocada quando alérgenos específicos combinam-se com anticorpos IgE sobre a superfície de mastócitos (ver Capítulo 3). Induzem broncoconstrição, constrição de arteríolas, aumento da permeabilidade vascular e atraem neutrófilos e eosinófilos aos locais de inflamação. As doenças com as quais estão envolvidos são asma, psoríase, síndrome do desconforto respiratório em adultos, rinite alérgica, artrite reumatoide, doença de Crohn e colite ulcerativa.

## RESUMO

■ As células contêm aproximadamente dois terços do líquido corporal, enquanto o líquido extracelular remanescente é encontrado entre as células (líquido intersticial) ou na linfa e plasma circulantes.

■ O número de moléculas, as cargas elétricas e as partículas das substâncias em solução são importantes para a fisiologia.

■ Os tampões biológicos, que incluem bicarbonato, proteínas e fosfatos, podem se ligar ou liberar prótons em solução a fim de manter o pH. A capacidade de tamponamento biológico de um ácido ou base fracos é maior quando o $pK_a = pH$.

■ Embora a osmolalidade de soluções possa ser semelhante nos dois lados da membrana plasmática, a distribuição de cada molécula e das cargas elétricas através da membrana plasmática pode ser muito diferente. A separação das concentrações de cargas nos dois lados da membrana estabelece um gradiente elétrico (negativo do lado de dentro). O gradiente eletroquímico é em grande parte mantido por meio da $Na^+–K^+$–ATPase. Este gradiente é afetado pelo equilíbrio de Gibbs-Donnan e pode ser calculado usando a equação do potencial de Nernst.

■ A energia celular pode ser armazenada em compostos fosfatados de alta energia, incluindo o trifosfato de adenosina (ATP). Reações coordenadas de oxidação-redução produzem um gradiente protônico na membrana mitocondrial interna que, em última análise, permite a produção de ATP na célula.

■ Os nucleotídeos, originados das bases nitrogenadas purina ou pirimidina, ligadas a ribose ou a 2-desoxirribose com fosfatos inorgânicos, são a matéria-prima dos ácidos nucleicos, DNA e RNA. A unidade fundamental do DNA é o gene, o qual codifica a informação necessária à produção das proteínas na célula. Os genes são transcritos em RNA mensageiros e, com a ajuda do RNA ribossomal e dos RNAs transportadores, é traduzido em proteínas.

■ Os aminoácidos são a matéria-prima para a síntese de proteínas nas células e também podem servir como fonte para diversas moléculas biologicamente ativas. A tradução é o processo de síntese proteica. Após a síntese, as proteínas podem sofrer diversas modificações pós-traducionais antes de estarem plenamente funcionais na célula.

■ Os carboidratos são moléculas orgânicas que contêm quantidades iguais de C e $H_2O$. Eles podem ser ligados a proteínas (glicoproteínas) ou a ácidos graxos (glicolipídeos) e são essenciais para a produção e o armazenamento de energia em células e no organismo. A quebra de glicose para gerar energia, a glicólise, pode ocorrer com ou sem $O_2$ (aeróbia ou anaeróbia). A produção líquida de ATP durante a glicólise aeróbia é 19 vezes maior do que com a glicólise anaeróbia.

■ Os ácidos graxos são ácidos carboxílicos com cadeias estendidas de hidrocarboneto. Representam fontes importantes de energia para células e seus derivados — incluindo triglicerídeos, fosfolipídeos e esteróis — têm outras aplicações celulares importantes.

## QUESTÕES DE MÚLTIPLA ESCOLHA

*Para todas as questões, escolha a melhor opção, a não ser que direcionado diferentemente.*

1. O potencial de membrana de uma dada célula é igual ao potencial de equilíbrio do $K^+$. A concentração intracelular de $K^+$ é 150 mmol/L e a concentração extracelular de $K^+$ é 5,5 mmol/L. Qual é o potencial de repouso?
   A. –70 mV
   B. –90 mV
   C. +70 mV
   D. +90 mV

2. A diferença de concentração de $H^+$ em uma solução de pH 2,0 comparada a de outra com pH 7,0 é
   A. 5 vezes maior
   B. equivalente a 1/5
   C. $10^5$ vezes maior
   D. equivalente a $10^{-5}$

3. A transcrição refere-se
   A. ao processo no qual o mRNA é usado como molde para a produção de proteínas.
   B. ao processo no qual uma sequência de DNA é copiada para um RNA a fim de permitir a expressão de um gene.
   C. ao processo no qual o DNA é envolvido por histonas para formar o nucleossomo.
   D. ao processo de replicação do DNA antes da divisão celular.

4. Dá-se o nome de estrutura primária de uma proteína
   A. aos dobramentos, enovelamentos ou dobramentos e enovelamentos da sequência de aminoácidos para formar estruturas estáveis dentro da proteína (ou seja, hélices α e folhas β).
   B. à organização das subunidades para formar uma estrutura funcional.
   C. à sequência de aminoácidos de uma proteína.
   D. à organização de cadeias dobradas e enoveladas para fornecer à proteína uma estrutura estável.

5. Preencha os espaços em branco: o glicogênio é uma forma de armazenamento de glicose. O termo _____ refere-se ao processo de formação do glicogênio e o termo _____ refere-se ao processo de quebra do glicogênio.
   A. Glicogenólise, glicogênese
   B. Glicólise, glicogenólise
   C. Glicogênese, glicogenólise
   D. Glicogenólise, glicólise

6. Assinale a principal fonte lipoproteica do colesterol usado nas células.
   A. Quilomícrons
   B. Lipoproteínas de densidade intermediária (IDLs)
   C. Ácidos graxos livres ligados à albumina
   D. LDL
   E. HDL

7. Qual das seguintes alternativas produz os compostos fosfatados de mais alta energia?
   A. Metabolismo aeróbio de 1 mol de glicose
   B. Metabolismo anaeróbio de 1 mol de glicose
   C. Metabolismo de 1 mol de galactose
   D. Metabolismo de 1 mol de aminoácidos
   E. Metabolismo de 1 mol de ácido graxo de cadeia longa

8. Quando o LDL entra nas células por endocitose mediada por receptor, qual das seguintes alternativas não ocorre?
   A. Redução na formação de colesterol a partir do ácido mevalônico.
   B. Aumento na concentração intracelular de ésteres de colesterol.
   C. Aumento na transferência de colesterol da célula para a HDL.
   D. Redução na taxa de síntese de receptores de LDL.
   E. Redução no colesterol nos endossomos.

# REFERÊNCIAS

Alberts B, Johnson A, Lewis J, et al: *Molecular Biology of the Cell*, 5th ed. Garland Science, 2008.

Hille B: *Ionic Channels of Excitable Membranes*, 3rd ed. Sinauer Associates, 2001.

Kandel ER, Schwartz JH, Jessell TM: *Principles of Neural Science*, 4th ed. McGraw-Hill, 2000.

Macdonald RG, Chaney WG: *USMLE Road Map, Biochemistry*. McGraw-Hill, 2007.

Murray RK, Bender DA, Botham KM, et al: *Harper's Biochemistry*, 28th ed. McGraw-Hill, 2009.

Pollard TD, Earnshaw WC: *Cell Biology*, 2nd ed. Saunders, Elsevier, 2008.

Sack GH, Jr: *USMLE Road Map, Genetics*. McGraw Hill, 2008.

Scriver CR, Beaudet AL, Sly WS, et al (editors): *The Metabolic and Molecular Bases of Inherited Disease*, 8th ed. McGraw-Hill, 2001.

C A P Í T U L O

# Visão Geral da Fisiologia Celular na Fisiologia Médica

**2**

### OBJETIVOS

*Após o estudo deste capítulo, você deve ser capaz de:*

- Nomear as principais organelas celulares e suas funções nas células.
- Denominar as unidades básicas do citoesqueleto e determinar suas contribuições para a estrutura e a função celular.
- Denominar as conexões célula-célula e célula-matriz extracelular.
- Definir os processos de exocitose e endocitose e descrever a contribuição de cada um para a função celular normal.
- Definir as proteínas que contribuem para a permeabilidade e para o transporte através da membrana celular.
- Identificar as diversas formas de comunicação intercelular e descrever os meios pelos quais os mensageiros químicos (incluindo segundos mensageiros) afetam a fisiologia celular.

## INTRODUÇÃO

A célula é a unidade fundamental de todos os organismos. Nos seres humanos, as células podem ser altamente especializadas tanto em estrutura quanto em função; alternativamente, células de diferentes órgãos podem compartilhar características e funções. No capítulo anterior, foram estudados alguns dos princípios básicos da biofísica e do catabolismo e metabolismo das unidades celulares básicas. Em algumas dessas discussões, foram examinados como esses elementos podem contribuir para os processos fisiológicos básicos (p. ex., replicação, transcrição e tradução do DNA). Neste capítulo, serão revisados brevemente alguns aspectos fundamentais da fisiologia celular e molecular. Outras questões relacionadas com a especialização da fisiologia celular e molecular serão consideradas nos próximos capítulos que tratam da função imunológica e de células excitáveis, e dentro das seções que destacam cada sistema fisiológico.

## MORFOLOGIA FUNCIONAL DA CÉLULA

Para compreender os sistemas orgânicos e a forma como funcionam no organismo é essencial que se tenha um conhecimento básico sobre a biologia celular. O microscópio é uma ferramenta essencial para estudar os constituintes celulares. O microscópio óptico é capaz de visualizar estruturas de até 0,2 μm, enquanto com o microscópio eletrônico é possível analisar estruturas de até 0,002 μm. Embora as dimensões das células variem muito, essa resolução permite observar o funcionamento interno das células. Com a possibilidade de acesso mais fácil a técnicas de microscopia como contraste de fase, fluorescência, confocal, entre outras, e com o advento de sondas especializadas para a identificação de estruturas celulares estáticas e dinâmicas, foi possível um notável avanço no estudo da estrutura e função celulares. Avanços igualmente revolucionários nas técnicas de biofísica, bioquímica e biologia molecular contribuíram para o conhecimento sobre a célula.

A especialização celular nos diversos órgãos é considerável e nenhuma célula pode ser considerada "prototípica" de todas as células do organismo. Entretanto, diversas estruturas (**organelas**) são comuns a todas as células. Essas organelas são apresentadas na **Figura 2–1**. Muitas podem ser isoladas por meio de ultracentrifugação combinada com outras técnicas.

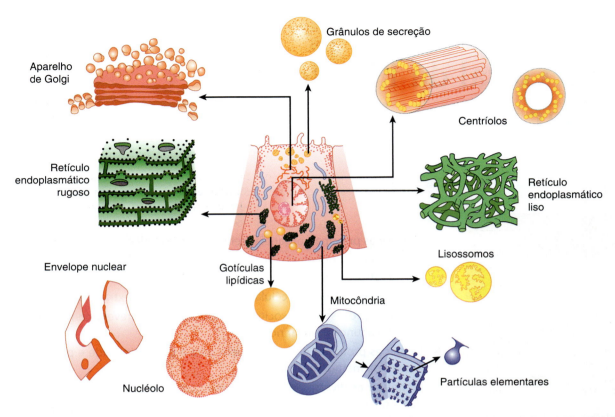

**FIGURA 2–1** Diagrama mostrando uma célula hipotética no centro conforme seria visualizada com microscópio óptico. As organelas estão destacadas para exame detalhado. (Adaptada de Bloom and Fawcett. Reproduzida, com permissão, de Junqueira LC, Carneiro J, Kelley RO: *Basic Histology*, 9th ed. McGraw-Hill, 1998.)

Quando as células são homogeneizadas e a suspensão resultante é centrifugada, primeiramente, os núcleos são sedimentados e, a seguir, as mitocôndrias. A centrifugação em alta velocidade (ultracentrifugação), geradora de uma força igual ou superior a 100.000 vezes a força da gravidade, separa uma fração formada por grânulos denominados **microssomos**. Esta fração inclui organelas como os **ribossomos** e os **peroxissomos**.

## MEMBRANAS CELULARES

A membrana que circunda a célula é uma estrutura extraordinária. É formada por lipídeos e proteínas e é semipermeável, permitindo a passagem de algumas substâncias e impedindo a de outras. Entretanto, sua permeabilidade também é variável, pois contém diversos canais iônicos reguláveis e outras proteínas transportadoras com capacidade de variar a quantidade de substâncias que a atravessam. Geralmente, é denominada **membrana plasmática**. O núcleo e outras organelas celulares são limitados por membranas semelhantes.

Embora a estrutura química das membranas e suas propriedades variem consideravelmente entre os diversos locais, há algumas características que são comuns. Em geral, as membranas têm cerca de 7,5 nm (75 Å) de espessura. Os principais lipídeos são fosfolipídeos como fosfatidilcolina, fosfatidilserina e fosfatidiletanolamina. O formato da molécula de fosfolipídeo reflete suas propriedades de solubilidade: a "cabeça" da molécula contém a porção fosfato e é relativamente solúvel em água (polar, **hidrofílica**), e as "caudas" são relativamente insolúveis (apolares, **hidrofóbicas**). A existência de propriedades hidrofílicas e hidrofóbicas torna o lipídeo uma molécula **anfipática**. Na membrana, as extremidades hidrofílicas das moléculas estão voltadas para o meio aquoso extracelular e para o citoplasma também aquoso. As extremidades hidrofóbicas ficam voltadas para a parte interna da própria membrana, já que essa porção é livre de água (Figura 2–2). Nos **procariotos** (ou seja, bactérias nas quais não há núcleo), as membranas são relativamente simples, mas nos **eucariotos** (células que contêm núcleo), as membranas celulares incluem diversos glicoesfingolipídeos, esfingomielina e colesterol, além de fosfolipídeos e fosfatidilcolina.

Há diversas proteínas incorporadas na membrana. Elas ocorrem como unidades globulares distintas e muitas atravessam ou estão integradas em um dos folhetos da membrana (**proteínas integrais**), enquanto outras (**proteínas periféricas**) estão associadas com as partes interna ou externa da membrana (Figura 2–2). A quantidade de proteínas varia significativamente com a função da membrana, mas, em média, as proteínas representam cerca de 50% da massa da membrana; ou seja, há cerca de uma molécula de proteína para cada 50 moléculas muito menores de fosfolipídeo. As proteínas das membranas realizam muitas funções. Algumas são **moléculas de adesão celular** (**CAMs**, do inglês *cell adhesion molecules*) que fixam a célula à célula vizinha ou à lâmina basal. Algumas proteínas funcionam como **bombas**, transportando íons

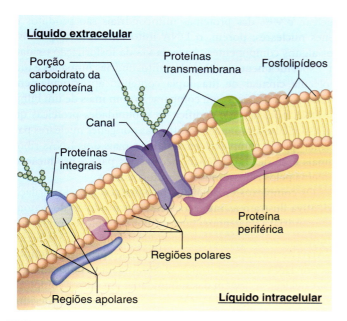

**FIGURA 2-2 Organização da bicamada de fosfolipídeos e proteínas associadas em uma membrana biológica.** Cada molécula de fosfolipídeo possui duas cadeias de ácidos graxos (linhas onduladas) ligadas a uma cabeça de fosfato (círculo aberto). As proteínas são apresentadas como estruturas coloridas irregulares. Muitas são proteínas integrais, que se estendem até o interior da membrana, mas as proteínas periféricas estão fixadas à superfície interna ou externa (não moderadas) da membrana. Para maior clareza, foram omitidas ligações proteicas específicas e colesterol comumente encontrados na bicamada. (Reproduzida com permissão de Widmaier EP, Raff H, Strong K: *Vander's Human Physiology: The Mechanisms of Body Function*, 11th ed. McGraw-Hill, 2008.)

ativamente através da membrana. Outras funcionam como **carreadoras**, transportando substâncias a favor dos gradientes eletroquímicos por difusão facilitada. Outras são **canais iônicos** que, quando ativados, permitem a passagem de íons para dentro ou para fora da célula. O papel de bombas, carreadores e canais iônicos no transporte através da membrana celular será discutido adiante. As proteínas de outro grupo funcional são **receptores** que ligam **ligantes** ou moléculas mensageiras, dando início a alterações fisiológicas intracelulares. As proteínas também atuam como **enzimas**, catalisando reações nas superfícies da membrana. Adiante neste capítulo serão discutidos exemplos de cada um desses grupos.

As porções não carregadas, hidrofóbicas, das proteínas geralmente estão localizadas no interior da membrana, enquanto as porções carregadas, hidrofílicas, estão nas superfícies. As proteínas periféricas estão ligadas à superfície da membrana de diversas formas. Uma forma comum é a ligação às formas glicosiladas de fosfatidilinositol. As proteínas mantidas por essas **âncoras de glicosilfosfatidilinositol** (**GPI**) (Figura 2-3) incluem enzimas como a fosfatase alcalina, diversos antígenos, algumas CAMs e três proteínas que combatem a lise celular pelo complemento. Foram descritas mais de 45 proteínas de superfície ligadas por GPI em seres humanos. Outras proteínas são **lipidadas**, ou seja, têm lipídeos específicos ligados a elas (Figura 2-3). As proteínas podem ser **miristoladas, palmitoiladas** ou **preniladas** (i.e., ligadas a grupos geranilgeranil ou farnesil).

A estrutura proteica — e particularmente o conteúdo enzimático — das membranas biológicas varia não apenas entre uma célula e outra, mas também dentro de uma mesma célula.

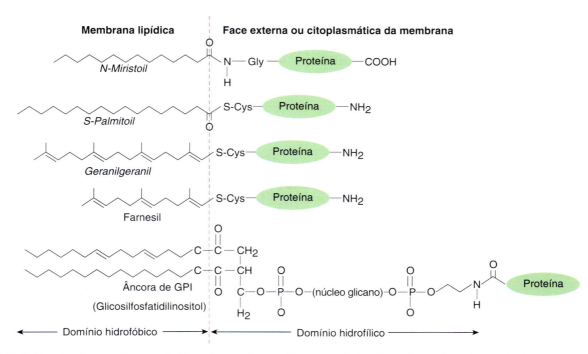

**FIGURA 2-3 Ligação de proteínas aos lipídeos da membrana.** Algumas estão ligadas pela porção aminoterminal, outras pela porção carboxiterminal. Muitas estão ligadas por formas glicosiladas de fosfatidilinositol (âncoras GPI). (Adaptada, com permissão, de Fuller GM, Shields D: *Molecular Basis of Medical Cell Biology.* McGraw-Hill, 1998.)

Por exemplo, algumas das enzimas incorporadas na membrana celular são diferentes daquelas nas membranas mitocondriais. Nas células epiteliais, as enzimas na membrana celular em contato com a superfície mucosa são diferentes daquelas na membrana basal e lateral das células; ou seja, as células são **polarizadas**. Esta polarização torna possível o transporte direcionado através do epitélio. As membranas são estruturas dinâmicas, e seus componentes estão sendo constantemente renovados em proporções distintas. Algumas proteínas estão fixadas ao citoesqueleto, mas outras se movem lateralmente pela membrana.

Sob a maioria das células há uma camada delgada e "felpuda" com algumas fibrilas que, conjuntamente, formam a **membrana basal** ou, com maior propriedade, a **lâmina basal**. A lâmina basal e, de forma mais geral, a matriz extracelular, são formadas por diversas proteínas que mantêm as células unidas, regulam seu desenvolvimento e determinam seu crescimento. Dentre elas estão colágenos, lamininas, fibronectina, tenascina e diversos proteoglicanos.

# MITOCÔNDRIAS

Há cerca de um bilhão de anos, bactérias aeróbias foram englobadas por células eucarióticas e evoluíram para formar as **mitocôndrias**, fornecendo às células eucarióticas a habilidade de produzir um composto rico em energia, o ATP, por meio da **fosforilação oxidativa**. As mitocôndrias realizam outras funções, incluindo seu papel na regulação da **apoptose** (morte celular programada), mas a fosforilação oxidativa é a mais importante. Cada célula eucariótica possui de centenas a milhares de mitocôndrias. Nos mamíferos, geralmente são representadas como organelas em forma de salsicha (Figura 2–1), mas sua forma é bastante dinâmica. Todas possuem membrana externa, espaço intermembranas, membrana interna, que se dobra para formar saliências (**cristas**), e um espaço de matriz central. Os complexos enzimáticos responsáveis pela fosforilação oxidativa estão dispostos sobre as cristas **(Figura 2–4)**.

Em conformidade com sua origem a partir de bactérias aeróbias, as mitocôndrias possuem seu próprio genoma. Há bem menos DNA no genoma mitocondrial do que no genoma nuclear, e 99% das proteínas mitocondriais são produtos de genes nucleares; porém, o DNA mitocondrial é responsável por alguns componentes-chave da via da fosforilação oxidativa. Especificamente, o DNA das mitocôndrias humanas é uma molécula circular de fita dupla contendo aproximadamente 16.500 pares de bases (em comparação com mais de um bilhão no DNA nuclear). Ele codifica 13 subunidades proteicas que são associadas a proteínas codificadas por genes nucleares para formar quatro complexos enzimáticos, mais dois RNAs ribossomais e 22 de transferência necessários para a produção de proteína pelos ribossomos intramitocondriais.

Os complexos enzimáticos responsáveis pela fosforilação oxidativa ilustram as interações entre os produtos do genoma mitocondrial e do genoma nuclear. Por exemplo, o complexo I, a nicotinamida adenina dinucleotídeo desidrogenase reduzida, (NADH) é formada por sete subunidades proteicas codificadas por DNA mitocondrial e 39 subunidades codificadas por DNA nuclear. A origem das subunidades em outros complexos é ilustrada na Figura 2–4. O complexo II, succinato desidrogenase ubiquinona oxidorredutase; o complexo III, ubiquinona – citocromo c oxidorredutase; e o complexo IV, citocromo c oxidase, atuam em conjunto com o complexo I, a coenzima Q e o citocromo c para converter metabólitos a $CO_2$ e água. Os complexos I, III e IV bombeiam prótons ($H^+$) no espaço intermembranas durante essa transferência de elétrons. Os prótons então fluem a favor do gradiente eletroquímico através do complexo V, a ATP sintase, a qual aproveita essa energia para produzir ATP.

Como as mitocôndrias do zigoto originam-se do oócito, sua herança é materna. Esta herança materna tem sido usada como ferramenta para traçar a descendência evolutiva. As mitocôndrias possuem um sistema de reparo de DNA ineficaz, e a taxa de mutações para o DNA mitocondrial é mais de 10 vezes superior à taxa observada para o DNA nuclear. Um grande número de doenças relativamente raras foi relacionado com mutações no DNA mitocondrial. Dentre essas estão distúrbios de tecidos com altas taxas metabólicas, nos quais a produção de energia é deficiente como resultado de anomalias na produção de ATP, assim como outros distúrbios **(Quadro Clínico 2–1)**.

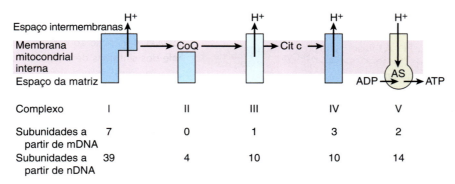

**FIGURA 2–4 Componentes envolvidos na fosforilação oxidativa nas mitocôndrias e suas origens.** À medida que os complexos enzimáticos I a IV convertem dois fragmentos de carbono a $CO_2$ e água, prótons ($H^+$) são bombeados para o espaço intermembranas. As proteínas permitem a difusão desses prótons de volta à matriz via complexo V, a ATP sintase (AS), na qual o ADP é convertido a ATP. Os complexos enzimáticos são formados por subunidades codificadas por DNA mitocondrial (mDNA) e DNA nuclear (nDNA), e a figura mostra a contribuição de cada DNA na formação dos complexos.

CAPÍTULO 2 Visão Geral da Fisiologia Celular na Fisiologia Médica **39**

## QUADRO CLÍNICO 2-1

### Doenças mitocondriais

Entre as doenças mitocondriais, estão inclusos no mínimo 40 distúrbios diversos agrupados em razão de sua ligação com insuficiência mitocondrial. Essas doenças podem ocorrer após mutações espontâneas ou herdadas no DNA mitocondrial ou nuclear, levando a alterações nas funções das proteínas (ou RNA) mitocondriais. Dependendo da célula e/ou tecidos-alvo afetados, os sintomas causados pelas doenças mitocondriais podem incluir alteração do controle motor, alteração da produtividade muscular, disfunção gastrintestinal, alteração do crescimento, diabetes melito, convulsões, problemas visuais/auditivos, acidose láctica, retardo no desenvolvimento, suscetibilidade à infecção ou doenças cardíaca, hepática e respiratória. Embora haja evidências de isoformas de proteínas mitocondriais tecido-específicas de, mutações nestas proteínas não justificam inteiramente a grande variedade de padrões observados ou de sistemas orgânicos-alvo atingidos com as doenças mitocondriais.

#### DESTAQUES TERAPÊUTICOS

Considerando-se a diversidade de tipos de doença e a importância das mitocôndrias para a produção de energia, não é surpreendente que não haja uma forma simples de cura para as doenças mitocondriais, e o objetivo do tratamento permanece sendo o controle dos sintomas, quando possível. Por exemplo, em algumas miopatias mitocondriais (ou seja, doenças mitocondriais associadas à disfunção neuromuscular), a fisioterapia pode ajudar a estender o limite de movimento dos músculos e aumentar a destreza.

## LISOSSOMOS

No citoplasma da célula observam-se estruturas grandes e um tanto irregulares circundadas por membrana. O interior de tais estruturas, denominadas **lisossomos**, é mais ácido que o restante do citoplasma, e materiais externos, como bactérias submetidas à endocitose e componentes celulares desgastados, são neles digeridos. O interior é mantido ácido pela ação de uma **bomba de prótons**, ou **H⁺-ATPase**. A proteína integral de membrana utiliza a energia do ATP para mover prótons do citosol contra o gradiente eletroquímico e manter o lisossomo relativamente ácido, com pH próximo a 5,0. Os lisossomos podem conter mais de 40 tipos de enzimas hidrolíticas, algumas das quais estão listadas na Tabela 2-1. Não é surpreendente que tais enzimas sejam hidrolases ácidas que funcionam melhor no pH ácido do compartimento lisossomal. Esta característica representa um fator de segurança para a célula; se houver rompimento do lisossomo com liberação do seu conteúdo, as enzimas não serão eficientes com pH citosólico próximo do neutro (7,2) e, consequentemente, serão incapazes de digerir as enzimas citosólicas que encontrarem. As doenças associadas à disfunção lisossomal serão discutidas no Quadro Clínico 2-2.

**TABELA 2-1** Algumas das enzimas encontradas nos lisossomos e os componentes celulares que são seus substratos

| Enzima | Substrato |
|---|---|
| Ribonuclease | RNA |
| Desoxirribonuclease | DNA |
| Fosfatase | Ésteres de fosfato |
| Glicosidases | Carboidratos complexos; glicosídeos e polissacarídeos |
| Arilsulfatases | Ésteres de sulfato |
| Colagenase | Colágenos |
| Catepsinas | Proteínas |

## QUADRO CLÍNICO 2-2

### Doenças lisossomais

Quando há ausência congênita de uma enzima lisossomal, os lisossomos tornam-se ingurgitados com o material que a enzima normalmente degradaria. A falta da enzima finalmente leva a uma das **doenças lisossomais** (também chamadas doenças do armazenamento lisossomal). Há mais de 50 dessas doenças descritas. Por exemplo, a doença de Fabry é causada por deficiência da α-galactosidade; a doença de Gaucher, pela deficiência de β-galactocerebrosidase, e a doença de Tay-Sachs, que produz deficiência mental e cegueira, é causada pela ausência de hexosaminidase A, uma enzima lisossomal que catalisa a biodegradação de gangliosídeos (derivados de ácidos graxos). Essas doenças lisossomais são raras, mas graves e potencialmente fatais.

#### DESTAQUES TERAPÊUTICOS

Como há muitas doenças lisossomais, o tratamento varia consideravelmente e, para a maioria, a "cura" não é possível. A atenção ao paciente é voltada para o controle dos sintomas de cada distúrbio específico. A terapia de reposição enzimática mostrou-se efetiva para algumas doenças lisossomais, incluindo as doenças de Gaucher e de Fabry. Contudo, a efetividade em longo prazo e os efeitos específicos sobre tecidos de muitos dos tratamentos de reposição enzimática não foram estabelecidos. Dentre as abordagens alternativas estão transplante de medula óssea ou de células-tronco. Novamente, tais abordagens são de uso limitado e há necessidade de avanços para que seja possível combater efetivamente essas doenças.

## PEROXISSOMOS

Os peroxissomos possuem diâmetro de 0,5 μm, são circundados por membrana e contêm enzimas que podem produzir $H_2O_2$ (**oxidases**) ou degradá-lo (**catalases**). As proteínas são encaminhadas ao peroxissomo por uma sequência sinal-específica com a ajuda de proteínas chaperonas, as **peroxinas**. A membrana do peroxissomo contém algumas proteínas específicas relacionadas com o transporte de substâncias para dentro e para fora da matriz do peroxissomo. A matriz contém mais de 40 enzimas que atuam harmonicamente com enzimas que se encontram fora do peroxissomo para catalisar diversas reações anabólicas e catabólicas (p. ex., degradação de lipídeos). Os peroxissomos podem se formar por brotamento a partir do retículo endoplasmático, ou por divisão. Observou-se que diversos compostos sintéticos causam proliferação de peroxissomos quando atuam sobre receptores nos núcleos das células. Esses **receptores ativados por proliferador de peroxissomo** (**PPARs**, do inglês *peroxisome proliferator-activated receptors*) são componentes da superfamília de receptores nucleares. Quando ativados, ligam-se ao DNA determinando alterações na produção de mRNA. Os efeitos conhecidos dos PPARs são extensivos, podendo afetar a maioria dos órgãos e tecidos.

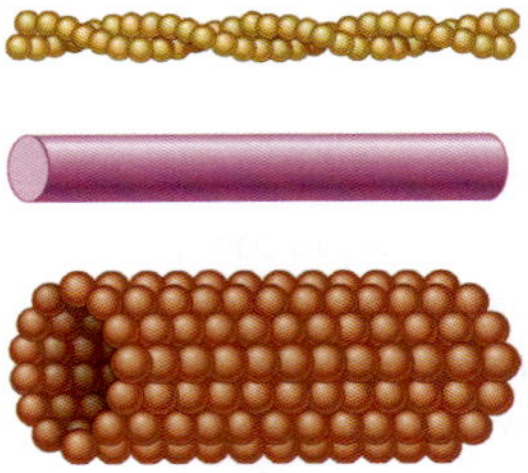

## CITOESQUELETO

Todas as células possuem um **citoesqueleto**, um sistema de fibras que não apenas mantém a estrutura da célula, mas também permite alteração de sua forma e movimento. O citoesqueleto é formado principalmente por **microtúbulos, filamentos intermediários** e **microfilamentos** (Figura 2-5), junto com proteínas que os fixam e os mantêm unidos. Além disso, proteínas e organelas movem-se de uma parte a outra da célula ao longo dos microtúbulos e microfilamentos, propulsionadas por motores moleculares.

Os **microtúbulos** (Figura 2-5 e Figura 2-6) são estruturas longas e ocas com paredes de 5 nm delimitando uma cavidade com 15 nm de diâmetro. São formados por duas subunidades proteicas globulares: a α- e β-tubulina. Uma terceira subunidade, a γ-tubulina, está associada à produção de microtúbulos pelos centrossomos. As subunidades α e β compõem heterodímeros que se agregam para formar tubos longos constituídos por anéis empilhados, sendo que cada anel geralmente contém 13 subunidades. Os túbulos interagem com o GTP para facilitar sua formação. Embora seja possível adicionar subunidades de microtúbulos a cada extremidade, os microtúbulos são polares e a adição ocorre predominantemente na extremidade "+" e a desmontagem predominantemente na terminação "–". Ambos os processos ocorrem simultaneamente *in vitro*. O crescimento dos microtúbulos é sensível à temperatura (a desmontagem é favorecida por baixas temperaturas), assim como é controlado por diversos fatores celulares que podem interagir diretamente com os microtúbulos na célula.

Considerando a contínua montagem e desmontagem, os microtúbulos são porções dinâmicas do citoesqueleto. Eles proporcionam as vias por meio das quais distintos motores celulares transportam vesículas, organelas como os grânulos de secreção, e mitocôndrias de uma região a outra da célula. Também formam o fuso que move os cromossomos na mitose. É possível haver transporte em ambas as direções sobre os microtúbulos.

Há diversos fármacos disponíveis capazes de prejudicar a função celular interagindo com os microtúbulos. A colchicina e a vimblastina impedem a montagem dos microtúbulos. O fármaco anticâncer **paclitaxel** (**Taxol**) liga-se aos microtúbulos e os torna

| Filamentos do citoesqueleto | Diâmetro (nm) | Subunidade proteica |
|---|---|---|
| Microfilamento | 7 | Actina |
| Filamento intermediário | 10 | Diversas proteínas |
| Microtúbulo | 25 | Tubulina |

**FIGURA 2-5 Elementos do citoesqueleto da célula.** Do lado esquerdo da figura há representações artísticas que retratam os principais elementos do citoesqueleto, enquanto à direita são apresentadas as propriedades básicas desses elementos. (Reproduzida, com permissão, de Widmaier EP, Raff H, Strang KT: *Vander's Human Physiology; The Mechanisms of Body Function,* 11th ed. McGraw-Hill, 2008.)

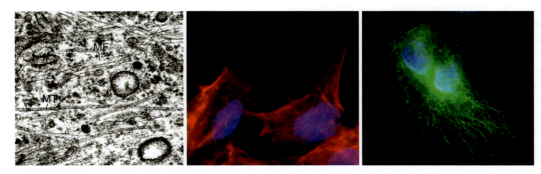

**FIGURA 2-6 Microfilamentos e microtúbulos.** Eletromicrografia (**à esquerda**) do citoplasma de um fibroblasto, revelando microfilamentos de actina (MF) e microtúbulos (MT). Micrografias ou fluorescência de células epiteliais das vias aéreas mostrando microfilamentos de actina corados com faloidina (**centro**) e microtúbulos visualizados com um anticorpo para β-tubulina (**à direita**). Ambas as micrografias fluorescentes estão coradas com azul de Hoechst para visualizar os núcleos. Observe as diferenças na estrutura do citoesqueleto. (À esquerda, cortesia de E. Katchburian.)

tão estáveis que as organelas ficam impedidas de se mover. Não há formação de fusos durante a mitose e a célula morre.

Os **filamentos intermediários** (Figura 2-5) possuem diâmetro de 8 a 14 nm e são formados por várias subunidades. Alguns desses filamentos conectam a membrana nuclear à membrana celular. Eles formam um arcabouço flexível para a célula que a ajuda a resistir à pressão externa. Quando ausentes, a célula se rompe mais facilmente e, quando são anormais em humanos, é comum haver a formação de bolhas na pele. As proteínas que formam os filamentos intermediários são específicas para cada tipo de célula e frequentemente são utilizadas como marcadores celulares. Por exemplo, a vimentina é um dos principais filamentos intermediários em fibroblastos, ao passo que a citoqueratina é expressa nas células epiteliais.

Os **microfilamentos** (Figuras 2-5 e 2-6) são fibras longas e sólidas com diâmetro de 4 a 6 nm formados por **actina**. Embora a actina, na maioria das vezes, esteja associada à contração muscular, ela está presente em todos os tipos de células. É a proteína mais abundante nas células de mamíferos, algumas vezes respondendo por até 15% do total de proteínas presentes. Sua estrutura é altamente preservada; por exemplo, 88% das sequências de aminoácidos são idênticas na actina de leveduras e coelhos. Os filamentos de actina sofrem polimerização e despolimerização *in vivo*, e não é raro encontrar polimerização ocorrendo no final do filamento enquanto acontece despolarização na outra extremidade. A **actina filamentosa** (F) refere-se aos microfilamentos intactos, e a **actina globular** (G) refere-se às subunidades proteicas de actina não polimerizadas. As fibras de actina-F se ligam a diversas partes do citoesqueleto e podem interferir direta ou indiretamente com as proteínas ligadas à membrana. Elas alcançam as extremidades das microvilosidades sobre as células epiteliais da mucosa intestinal. Também são abundantes nos lamelipódeos que as células produzem quando rastejam sobre superfícies. Os filamentos de actina interagem com receptores de integrina e formam **complexos de adesão focais**, que servem como ponto de tração com a superfície sobre a qual as células tracionam-se. Além disso, alguns motores moleculares usam os microfilamentos como trilhos.

## MOTORES MOLECULARES

Os motores moleculares que movem proteínas, organelas e outros componentes celulares (coletivamente referidos como "carga") a todas as partes da célula são ATPases de 100 a 500 kDa. Elas se fixam à sua carga em uma extremidade da molécula e aos microtúbulos ou aos polímeros de actina na outra extremidade, algumas vezes denominada "cabeça". Elas convertem a energia do ATP em movimento ao longo do citoesqueleto, levando sua carga consigo. Existem três superfamílias de motores moleculares: **cinesina**, **dineína** e **miosina**. Na Figura 2-7 são apresentados exemplos de proteínas específicas de cada superfamília. É importante observar que há grandes variações entre os membros das superfamílias, o que permite que haja especialização de função (p. ex., escolha de carga, tipo de filamento do citoesqueleto e/ou direção do movimento).

Na sua forma convencional, a **cinesina** é uma molécula de dupla cabeça que tende a mover sua carga na direção da extremidade "+" dos microtúbulos. Uma das cabeças se liga ao microtúbulo e então inclina seu pescoço, enquanto a outra extremidade se vira para a frente para se fixar, produzindo um movimento quase contínuo. Algumas cinesinas estão associadas com mitose e meiose. Outras realizam funções diferentes, incluindo, em algumas situações, mover sua carga para a extremidade "–" dos microtúbulos. As **dineínas** apresentam duas cabeças, e seus segmentos de pescoço são encaixados em um complexo de proteínas. As **dineínas citoplasmáticas** têm função semelhante a das cinesinas convencionais, exceto pela tendência de mover partículas e membranas para a extremidade "–" dos microtúbulos. As diversas formas de miosina no organismo estão divididas em 18 categorias. As cabeças de moléculas de miosina ligam-se à actina e produzem movimento inclinando seus pescoços (miosina II) ou deslocando-se ao

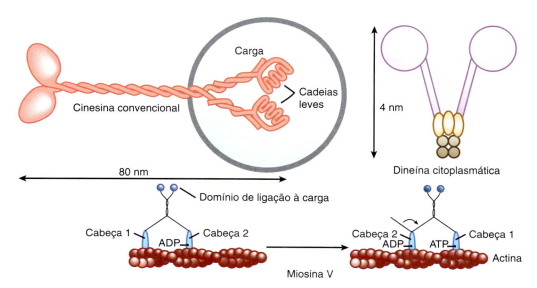

**FIGURA 2-7** Três exemplos de motores moleculares. A cinesina convencional é representada ligada a sua carga, neste caso, uma organela limitada por membrana. O modo como a miosina V "caminha" ao longo do microtúbulo também está representado. Observe que as cabeças dos motores hidrolisam ATP e usam a energia para produzir o movimento.

# CENTROSSOMOS

No citoplasma de células eucarióticas animais, próximo do núcleo, é encontrado o **centrossomo**. Este é formado por dois **centríolos** circundados por **material pericentriolar** amorfo. Os centríolos são cilindros curtos dispostos de modo a formar ângulos retos uns com os outros. Nas paredes de cada centríolo há microtúbulos em grupos de três correndo longitudinalmente (Figura 2–1). Nove desses tercetos estão espaçados em intervalos regulares ao redor da circunferência.

Os centrossomos são **centros organizadores de microtúbulos** (**MTOCs**, do inglês, *micrombule-organizing centers*) que contêm γ-tubulina. Os microtúbulos crescem a partir da γ-tubulina na direção do material pericentriolar. Quando a célula sofre divisão, os centrossomos se duplicam, e os pares se afastam para os polos do fuso mitótico, onde monitoram as etapas da divisão celular. Nas células multinucleadas, há um centrossomo próximo de cada núcleo.

# CÍLIOS

Os **cílios** são projeções celulares especializadas usadas por organismos unicelulares para autopropulsão em meio líquido e, por organismos multicelulares, para impulsionar muco e outras substâncias sobre a superfície dos diversos epitélios. Além disso, praticamente todas as células do organismo humano contêm um cílio primário que emana de sua superfície. O cílio primário serve como organela sensitiva que recebe sinais mecânicos ou químicos de outras células ou do ambiente. Os cílios são funcionalmente indistintos dos flagelos eucarióticos dos espermatozoides. Dentro do cílio há um **axonema** formado por uma estrutura peculiar de nove pares de microtúbulos externos e dois microtúbulos internos (estrutura "9 + 2"). Ao longo deste citoesqueleto há a **dineína axonemal**. A interação coordenada de dineína e microtúbulos dentro do axonema forma a base dos movimentos ciliares e do espermatozoide. Na base do axonema, na região imediatamente interna, encontra-se o **corpúsculo basal**. Este possui nove trincas circunferenciais de microtúbulos, em formato semelhante ao do centríolo, e há evidências de que os corpos basais e os centríolos seriam intercambiáveis. Uma ampla variedade de doenças e distúrbios surge a partir de disfunção ciliar (**Quadro Clínico 2–3**).

# MOLÉCULAS DE ADESÃO CELULAR

As células fixam-se à lâmina basal e umas às outras por meio das **CAMs**, as quais são de grande importância nas conexões intercelulares descritas anteriormente. Essas proteínas de adesão atraíram muita atenção nos últimos anos em razão de suas funções estruturais e sinalizadoras singulares que se mostraram importantes no desenvolvimento embrionário e na formação do sistema nervoso e de outros tecidos, na manutenção da coesão tecidual em adultos, no processo inflamatório e na cicatrização e na metástase tumoral. Muitas CAMs atravessam a membrana celular e fixam-se ao citoesqueleto no interior da

---

## QUADRO CLÍNICO 2–3

### Doenças ciliares

A expressão **discinesia ciliar primária** refere-se a um conjunto de distúrbios herdados que prejudicam a estrutura e/ou a função ciliar. Os distúrbios associados à disfunção ciliar há muito tempo foram identificados nas vias aéreas. Devido à disfunção ciliar nas vias aéreas é possível haver retardo na eliminação de muco pelos cílios, resultando em obstrução e aumento da incidência de infecções. Também está bem caracterizada a disfunção ciliar nos espermatozoides, resultando em perda de motilidade e em infertilidade. Demonstrou-se que problemas na função ou na estrutura dos cílios primários produzem efeitos sobre diversos tecidos e órgãos. Como esperado, tais doenças são muito variadas em sua apresentação, e tal variação em grande parte está relacionada com o tecido afetado. Essas incluem deficiência mental, amaurose retiniana, obesidade, doença renal policística, fibrose hepática, ataxia e algumas formas de câncer.

#### DESTAQUES TERAPÊUTICOS

A gravidade dos distúrbios ciliares varia amplamente, assim como os tratamentos voltados aos órgãos específicos. O tratamento da discinesia ciliar nas vias aéreas concentra-se em manter as vias desobstruídas e livres de infecção. As estratégias incluem lavagem e aspiração rotineiras das cavidades sinusais e do canal auricular e uso liberal de antibióticos. Outros tratamentos para manter as vias aéreas desobstruídas (p. ex., broncodilatadores, mucolíticos e corticoides) também são muito usados.

---

célula. Algumas se ligam a moléculas semelhantes de outras células (ligação homofílica), enquanto outras se ligam a moléculas diferentes (ligação heterofílica). Muitas se ligam a **lamininas**, uma família de moléculas grandes em forma de cruz com múltiplos domínios receptores na matriz extracelular.

A nomenclatura das CAMs é um tanto caótica, porque o campo está em rápido crescimento, e também em razão do uso extensivo de acrônimos, assim como em outras áreas da biologia moderna. Contudo, as CAMs podem ser divididas em quatro grandes famílias: (1) **integrinas**, heterodímeros que se ligam a diversos receptores; (2) moléculas de adesão da **superfamília IgG** das imunoglobulinas; (3) **caderinas**, moléculas dependentes de $Ca^{2+}$ que fazem a mediação da adesão entre células por interações homofílicas; e (4) **selectinas**, que possuem domínios semelhantes à lectina que se ligam a carboidratos. As funções específicas de algumas dessas moléculas serão abordadas em outros capítulos.

As CAMs não apenas ligam as células às suas vizinhas, como também transmitem sinais para dentro e para fora da célula. Por exemplo, as células que perdem o contato com a matriz extracelular, realizado via integrinas, apresentam maior taxa de apoptose do que as células fixadas, e as interações entre integrinas e citoesqueleto estão envolvidas no movimento da célula.

# JUNÇÕES CELULARES

As junções celulares entre as células nos tecidos podem ser divididas em dois grandes grupos: aquelas que fixam as células umas às outras e aos tecidos circundantes, e aquelas que permitem a transferência de íons e outras moléculas entre as células. Os tipos de junções que mantêm as células unidas e conferem força e estabilidade aos tecidos incluem as **junções oclusivas**, também denominadas *zonula occludens* (Figura 2-8). O **desmossomo** e a **junção aderente** (*zonula adherens*) também ajudam a manter as células unidas, e o **hemidesmossomo** e as **adesões focais** fixam as células às suas lâminas basais. A **junção comunicante** forma um "túnel" citoplasmático para a difusão de pequenas moléculas (< 1.000 Da) entre duas células vizinhas.

As junções oclusivas caracteristicamente circundam os limites apicais das células em epitélios como os da mucosa intestinal, paredes dos túbulos renais e plexo coroide. Também são importantes para a função de barreira endotelial. São formadas por cristas — metade com origem em uma célula e metade na outra — que aderem tão fortemente que quase bloqueiam o espaço entre as células. Há três famílias principais de proteínas transmembrana que contribuem para as junções oclusivas: **ocludina, moléculas de adesão juncional** e **claudinas**; e diversas outras proteínas que interagem a partir do lado citosólico. As junções oclusivas permitem a passagem de alguns íons e solutos entre células adjacentes (**via paracelular**), e o grau de "permeabilidade" varia, dependendo em parte da formação proteica daquela junção. O fluxo extracelular de íons e de solutos através dos epitélios nessas junções representa uma parte significativa do fluxo total de íons e de solutos. Além disso, as junções oclusivas evitam o movimento de proteínas no plano da membrana, ajudando a manter a diferença na distribuição de transportadores e de canais nas membranas apical e basolateral, diferença que torna possível o transporte através dos epitélios.

Nas células epiteliais, cada *zonula adherens* é uma estrutura geralmente contínua, em posição basal à *zonula occludens*. A zonula adherens é o principal local para a ligação de microfilamentos intracelulares e contém caderinas.

Os desmossomos são placas caracterizadas por áreas de espessamento contrapostas das membranas de duas células adjacentes. Fixados à região espessada de cada célula encontram-se filamentos intermediários, alguns correndo em paralelo à membrana e outros irradiando-se para longe dela. Entre os dois espessamentos da membrana, o espaço intercelular contém material filamentoso que inclui caderinas e segmentos extracelulares de diversas outras proteínas transmembrana.

Os hemidesmossomos têm aparência de desmossomos cortados pela metade que fixam as células à lâmina basal subjacente e estão conectados dentro da célula a filamentos intermediários. Entretanto, eles contêm integrinas e não caderinas. Os contatos focais também fixam as células às suas lâminas basais. Conforme assinalado anteriormente, são estruturas lábeis associadas a filamentos de actina dentro da célula, que possuem papel importante no movimento celular.

# JUNÇÕES COMUNICANTES

Nas junções comunicantes, o espaço intercelular se estreita passando de 25 para 3 nm, e unidades denominadas **conéxons**, na membrana de cada célula, alinham-se umas com as outras para formar a junção comunicante dodecâmera (Figura 2-9). Cada conéxon é formado por seis subunidades proteicas denominas **conexinas**. Estas delimitam um canal que, quando alinhado com o do conéxon correspondente na célula adjacente, permite que substâncias passem entre as células sem entrar no LEC. O diâmetro do canal geralmente tem cerca de 2 nm, o que permite a passagem de íons, açúcares, aminoácidos e outros solutos com peso molecular de até 1.000. Desta forma, as junções comunicantes permitem a propagação rápida de atividade elétrica entre as células, assim como a troca de diversos mensageiros químicos. Contudo, os canais das junções comunicantes não são simples condutores passivos inespecíficos. Em humanos, há pelo menos 20 genes diferentes codificando as conexinas, e mutações nesses genes podem levar a doenças que são altamente seletivas em termos de tecidos envolvidos e do tipo de comunicação produzida entre as células (Quadro Clínico 2-4). Experimentos nos quais conexinas específicas foram deletadas por manipulação genética ou substituídas por conexinas diferentes confirmaram que a especificidade das subunidades de conexina que formam os conéxons determina suas permeabilidade e seletividade. Deve-se observar que os conéxons também podem representar um condutor para passagem regulada de pequenas moléculas entre o citoplasma e o LEC. Esse movimento permite vias adicionais de sinalização entre células em um tecido.

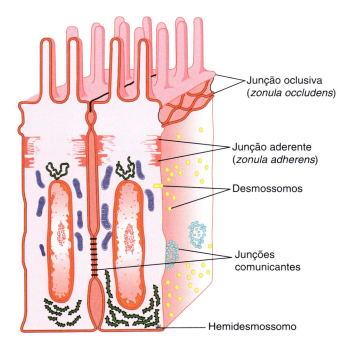

**FIGURA 2-8 Junções intercelulares na mucosa do intestino delgado.** Junções oclusivas (*zonula occludens*), junções aderentes (*zonula adherens*), desmossomos, junções comunicantes e hemidesmossomo são todos representados em suas posições relativas em uma célula epitelial polarizada.

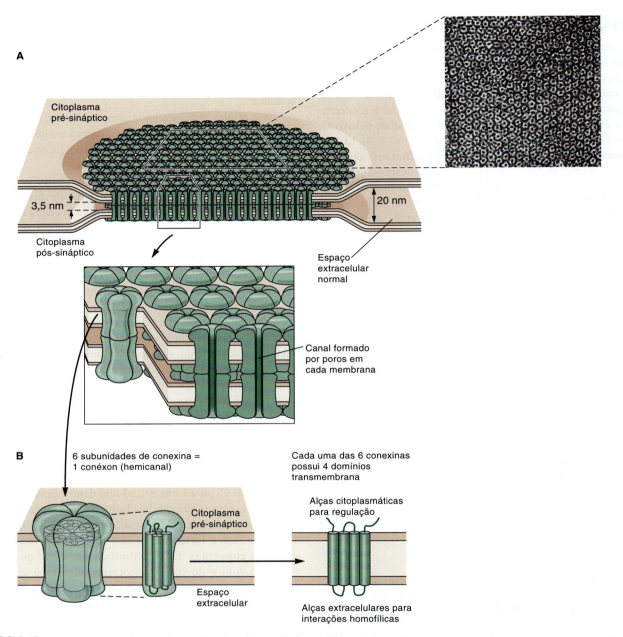

**FIGURA 2-9 Junção comunicante conectando o citoplasma de duas células. A)** Uma placa, ou conjunto, de junções comunicantes é mostrada formando múltiplos poros entre células, o que permite a transferência de pequenas moléculas. O detalhe é uma eletromicrografia do fígado de rato (N. Gilula). **B)** Descrição topográfica de um conéxon individual e das seis proteínas conexinas correspondentes que atravessam a membrana. Observe que cada conexina cruza a membrana quatro vezes. (Reproduzida, com permissão, de Kandel ER, Schwartz JH, Jessell TM (editors): *Principles of Neural Science*, 4th ed. McGraw-Hill, 2000.)

# NÚCLEO

Todas as células eucariotas que sofrem divisão apresentam um núcleo. O núcleo é em grande parte formado pelos **cromossomos**, as estruturas nucleares que trazem consigo o projeto completo de todas as características da espécie e individuais do animal. Exceto nas células germinativas, os cromossomos ocorrem em pares, sendo um de cada progenitor. Cada cromossomo é constituído por uma molécula gigante de **DNA**. A fita de DNA tem cerca de 2 m de comprimento, mas fica contida no núcleo porque, em intervalos, é enovelada ao redor de histonas para formar um **nucleossomo**. Há cerca de 25 milhões de nucleossomos em cada núcleo. Assim, a estrutura dos cromossomos tem sido comparada com a de um colar de contas. As contas seriam os nucleossomos e o DNA ligante entre eles seria o cordão. O complexo formado por DNA e proteínas é chamado de **cromatina**. Durante a divisão celular, a espiral ao redor das histonas se desprende, provavelmente em razão da acetilação das histonas, e os pares de cromossomos se tornam visíveis. Todavia, entre as divisões celulares é possível distinguir apenas aglomerados de cromatina no núcleo. As unidades finais da hereditariedade são os **genes** nos cromossomos.

## QUADRO CLÍNICO 2–4

### Conexinas nas doenças

Nos últimos anos, houve uma explosão de informações relacionadas com as funções *in vivo* das conexinas, a partir de trabalhos realizados em camundongos *knockout* para as conexinas e da análise de mutações de conexinas em humanos. Os trabalhos com camundongos *knockout* demonstraram que deleções de conexina levam a problemas eletrofisiológicos no coração e à predisposição à morte súbita de origem cardíaca, esterilidade feminina, desenvolvimento ósseo anormal, crescimento hepático anormal, catarata, perda auditiva, além de diversas outras anomalias. A informação obtida nesses e em outros estudos permitiu a identificação de diversas mutações de conexinas, que atualmente sabe-se serem responsáveis por quase 20 doenças humanas. Dentre estas doenças estão diversos distúrbios cutâneos, como síndrome de Clouston (defeito na conexina 30 — Cx30) e eritroceratodermia *variabilis* (Cx30.3 e Cx31); surdez hereditária (Cx26, Cx30 e Cx31); predisposição para epilepsia mioclônica (Cx36), predisposição para arteriosclerose (Cx37); catarata (Cx46 e Cx50); fibrilação atrial idiopática (Cx40); e doença de Charcot-Marie-Tooth ligada ao X (Cx32). É interessante observar que cada um desses tecidos-alvo contém outras conexinas que não compensam integralmente a perda das conexinas essenciais para o desenvolvimento da doença. A busca pelo conhecimento sobre como cada conexina individualmente altera a fisiologia celular e contribui para essas e outras doenças humanas é uma área de intensa investigação científica.

## RETÍCULO ENDOPLASMÁTICO

O retículo endoplasmático é uma série complexa de túbulos encontrada no citoplasma das células (Figura 2–1; Figura 2–10; e Figura 2–11). O segmento interno de sua membrana é contínuo a um segmento da membrana nuclear e, assim, de fato, esta parte da membrana nuclear é uma cisterna do retículo endoplasmático. As paredes do túbulo são formadas pela membrana. No **retículo endoplasmático rugoso**, ou **granular**, os ribossomos estão fixados do lado citoplasmático da membrana, enquanto no **retículo endoplasmático liso**, ou **agranular**, não há ribossomos. Também são encontrados ribossomos livres no citoplasma. O retículo endoplasmático granular está envolvido com a síntese proteica e com o dobramento inicial das cadeias polipeptídicas,

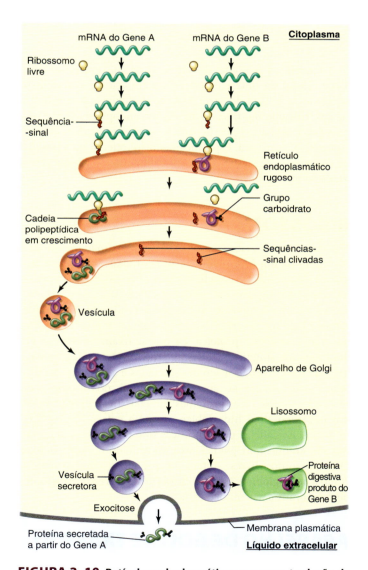

**FIGURA 2–10** Retículo endoplasmático rugoso e a tradução de proteínas. O RNA mensageiro e os ribossomos se encontram no citosol para a tradução. As proteínas que contêm os peptídeos-sinal apropriados começam a tradução para, em seguida, associarem-se ao retículo endoplasmático (RE) para completar a tradução. A associação aos ribossomos fornece ao RE seu aspecto "rugoso". (Reproduzida, com permissão, de Widmaier EP, Raff H, Strang KT: *Vander's Human Physiology*: The Mechanisms of Body Function, 11th ed. McGraw-Hill, 2008.)

Conforme discutido no Capítulo 1, cada gene é um segmento da molécula de DNA.

O núcleo da maioria das células contém um **nucléolo** (Figura 2–1), um conjunto de grânulos ricos em **RNA**. Em algumas células, o núcleo contém diversas dessas estruturas. Os nucléolos são mais numerosos e evidentes nas células em crescimento. Eles representam o local da síntese dos ribossomos — as estruturas citoplasmáticas responsáveis pela síntese proteica.

O interior do núcleo possui uma estrutura de pequenos filamentos que ficam fixados à **membrana nuclear**, ou **envelope** (Figura 2–1), que envolve o núcleo. Esta membrana é dupla e os espaços entre seus dois folhetos são denominados **cisternas perinucleares**. A membrana nuclear é permeável apenas a pequenas moléculas. Entretanto, contém **complexos de poros nucleares**. Cada complexo possui uma simetria em oito partes e é formada por cerca de 100 proteínas organizadas para formar um túnel através do qual é possível ocorrer transporte de proteínas e de mRNA. Há diversas vias de transporte; foram isoladas e caracterizadas muitas proteínas que participam dessas vias, incluindo **importinas** e **exportinas**. Boa parte das pesquisas atuais concentra-se no transporte para dentro e para fora do núcleo, e espera-se para o futuro próximo um conhecimento mais detalhado sobre esses processos.

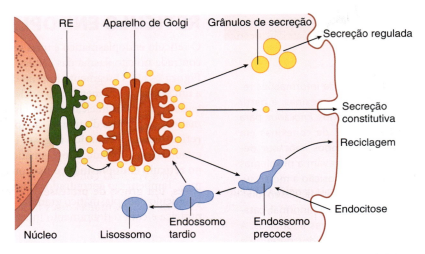

**FIGURA 2-11** Estruturas celulares envolvidas no processamento de proteínas. Para detalhes, consultar o texto.

com a formação de pontes dissulfeto. O retículo endoplasmático liso é o local da síntese de esteroides em células secretoras de esteroides, e o local dos processos de destoxificação em outras células. Um tipo modificado de retículo endoplasmático, o retículo sarcoplasmático, possui papel importante nas musculaturas esquelética e cardíaca. Especificamente, o retículo sarcoplasmático é capaz de sequestrar íons $Ca^{2+}$ e liberá-los como moléculas sinalizadoras no citosol.

## RIBOSSOMOS

Nos eucariotos, os ribossomos medem aproximadamente $22 \times 32$ nm. Cada um é formado por uma unidade pequena e uma grande denominadas, com base nas suas taxas de sedimentação na ultracentrifugação, subunidades 60S e 40S. Os ribossomos são estruturas complexas que contêm muitas proteínas diferentes e pelo menos três RNAs ribossomais. É nos ribossomos que ocorre a síntese proteica. Os que se fixam ao retículo endoplasmático sintetizam todas as proteínas transmembrana, a maioria das proteínas a serem secretadas e a maioria das proteínas armazenadas no aparelho de Golgi, nos lisossomos e nos endossomos. Essas proteínas caracteristicamente possuem um **peptídeo-sinal** hidrofóbico em uma extremidade (Figura 2-10). As cadeias polipeptídicas que formam essas proteínas são empurradas para dentro do retículo endoplasmático. Os ribossomos livres sintetizam proteínas citoplasmáticas, como a hemoglobina, assim como as proteínas encontradas nos peroxissomos e nas mitocôndrias.

## APARELHO DE GOLGI E TRÁFEGO VESICULAR

O aparelho de Golgi é um conjunto de cisternas limitadas por membrana que ficam empilhadas como pratos (Figura 2-1). Em todas as células eucarióticas há um ou mais aparelhos de Golgi, geralmente próximos do núcleo. Parte da organização do aparelho de Golgi é dirigida à glicosilação apropriada de proteínas e lipídeos. Há mais de 200 enzimas que atuam para adicionar, remover ou modificar os açúcares de proteínas e lipídeos no aparelho de Golgi.

O aparelho de Golgi é uma estrutura polarizada, com uma face *cis* e outra *trans* (Figuras 2-1; 2-10; 2-11). Vesículas membranosas contendo proteínas recém-sintetizadas brotam do retículo endoplasmático granular e se fundem com a cisterna da face *cis* do aparelho. As proteínas são, então, conduzidas via outras vesículas às cisternas médias e, finalmente, à cisterna do lado *trans*, onde as vesículas são liberadas no citoplasma. A partir da face *trans* do Golgi, as vesículas são transportadas aos lisossomos e para o exterior da célula pelas vias constitutiva e não constitutiva, ambas envolvidas com a **exocitose**. De modo inverso, vesículas são formadas a partir da membrana celular por **endocitose** e passam ao endossomo. A partir daí, são recicladas.

O tráfego vesicular no aparelho de Golgi, e entre outros compartimentos membranosos da célula, é regulado por uma combinação de mecanismos comuns além de outros especiais que determinam para onde serão transportados no interior da célula. Um fator que se destaca é o envolvimento de uma série de proteínas reguladoras controladas pela ligação de GTP ou GDP (**pequenas proteínas G**) associadas à montagem e à liberação de vesículas. Um segundo fator que se destaca é a presença de proteínas denominadas SNAREs (sigla em inglês para receptor do fator solúvel sensível a N-etilmaleimida). A v-SNARE (v, de vesícula) das membranas das vesículas interage segundo o modelo chave-fechadura com t-SNAREs (t, de alvo; *target*, em inglês). Vesículas individualmente também contêm proteínas ou lipídeos estruturais em sua membrana que ajudam a direcioná-las para compartimentos específicos de membrana (p. ex., cisternas de Golgi, membrana celular).

## CONTROLE DE QUALIDADE

Os processos envolvidos na síntese, no dobramento e na migração de proteínas para as diversas partes da célula são tão complexos que é extraordinário que não ocorram mais erros e anomalias. O fato de esses processos funcionarem tão bem é explicado por mecanismos existentes em cada nível que são responsáveis pelo

CAPÍTULO 2    Visão Geral da Fisiologia Celular na Fisiologia Médica    **47**

"controle de qualidade". O DNA danificado é detectado e reparado ou contornado. Os diversos RNAs também são verificados durante o processo de tradução. Finalmente, quando as cadeias de proteína estão no retículo endoplasmático e no aparelho de Golgi, estruturas defeituosas são detectadas e as proteínas anormais são destruídas nos lisossomos e proteossomos. O resultado final é uma precisão admirável na produção das proteínas necessárias ao funcionamento normal do organismo.

## APOPTOSE

Além de se dividirem e crescerem sob controle genético, as células podem morrer e serem absorvidas sob controle genético. Este processo é denominado **morte celular programada**, ou **apoptose** (do grego *apo* "separação" + *ptosis* "queda"). Também pode ser chamado de "suicídio celular", no sentido que os próprios genes da célula têm papel ativo na sua morte. Deve ser distinguida da necrose ("assassinato da célula"), na qual células saudáveis são destruídas por processos externos como a inflamação.

A apoptose é um processo muito comum durante a fase de desenvolvimento e na vida adulta. No sistema nervoso central (SNC), um grande número de neurônios é produzido e morre durante o remodelamento que ocorre na fase de desenvolvimento e formação de sinapses. No sistema imune, a apoptose serve para que o organismo elimine clones inapropriados de imunócitos e é responsável pelos efeitos líticos dos glicocorticoides sobre os linfócitos. A apoptose também é um fator importante em processos como remoção das membranas interfalângicas na vida fetal e regressão dos sistemas ductais no curso do desenvolvimento sexual do feto. Em adultos, participa do colapso cíclico do endométrio que leva à menstruação. Nos epitélios, as células que perdem contato com a lâmina basal e com as células vizinhas sofrem apoptose. Assim ocorre a morte de enterócitos que se desprendem das extremidades das vilosidades intestinais. É provável que ocorra apoptose anormal em doenças autoimunes, doenças neurodegenerativas e câncer. É interessante observar que a apoptose ocorre em invertebrados, inclusive em nematódeos e insetos. Contudo, seu mecanismo molecular é muito mais complexo do que nos vertebrados.

Uma via final comum na apoptose é a ativação das **caspases**, um grupo de proteases contendo resíduos de cisteína. Até o momento, muitas delas foram caracterizadas em mamíferos; em humanos foram encontradas 11. Ocorrem em células como pró-enzimas inativas até que sejam ativadas pelos mecanismos celulares. O resultado final é a fragmentação do DNA, condensação do citoplasma e da cromatina e, finalmente, formação de bolhas na membrana, com rompimento da célula e retirada dos debris por fagócitos (ver Quadro Clínico 2–5).

## TRANSPORTE ATRAVÉS DA MEMBRANA CELULAR

Há vários mecanismos responsáveis pelo transporte através das membranas celulares. Dentre as principais vias estão exocitose, endocitose, movimento através de canais iônicos e transporte ativo primário e secundário. Todos esses serão discutidos adiante.

---

### QUADRO CLÍNICO 2–5

#### Medicina molecular

A pesquisa básica sobre os aspectos moleculares da genética, regulação da expressão gênica e síntese proteica tem fornecido frutos importantes à medicina clínica, e com grande velocidade. Um dividendo precoce foi a compreensão dos mecanismos por meio dos quais os antibióticos produzem seus efeitos. Quase todos atuam inibindo a síntese proteica em uma das etapas descritas anteriormente. Fármacos antivirais atuam de modo semelhante; por exemplo, o aciclovir e o ganciclovir atuam inibindo a DNA-polimerase. Alguns desses fármacos produzem tal efeito principalmente em bactérias, mas outros inibem a síntese proteica nas células de outros animais, incluindo mamíferos. Este fato faz dos antibióticos medicamentos de grande valor para pesquisas, assim como para tratamento de infecções.

Já foram identificadas anomalias genéticas específicas que causam mais de 600 doenças humanas. Muitas dessas doenças são raras, mas outras são mais comuns e algumas causam quadros graves e eventualmente fatais. São exemplos a regulação defeituosa do canal de $Cl^-$ na fibrose cística e as **repetições instáveis de trinucleotídeos** em várias partes do genoma que causam a doença de Huntington, síndrome do X frágil e diversas outras doenças neurológicas. Anormalidades no DNA mitocondrial também podem causar doenças em humanos, como, neuropatia óptica hereditária de Leber e algumas formas de miocardiopatia. Não é surpreendente que os aspectos genéticos dos cânceres estejam recebendo a maior atenção atualmente. Alguns cânceres são causados por **oncogenes**, genes existentes no genoma de células cancerígenas e que são responsáveis por suas características de malignidade. Esses genes são derivados de mutações somáticas a partir de **proto-oncogenes** estreitamente relacionados, os quais são genes normais que controlam o crescimento. Foram descritos mais de 100 oncogenes. Outro grupo de genes produz proteínas que suprimem tumores, e mais de 10 desses **genes supressores tumorais** foram descritos. O mais estudado é o gene p53 no cromossomo 17 de humanos. A proteína p53 produzida por esse gene desencadeia a apoptose. É também um fator de transcrição nuclear que parece aumentar a produção de uma proteína de 21 kDa capaz de bloquear duas enzimas celulares, retardando o ciclo e permitindo o reparo de mutações e outras falhas no DNA. O gene p53 sofre mutação em até 50% dos cânceres humanos, com produção de proteínas p53 que não retardam o ciclo celular, permitindo a manutenção de outras mutações no DNA. As mutações acumuladas finalmente causam o câncer.

## EXOCITOSE

Vesículas contendo material para ser exportado são direcionadas para a membrana celular (Figura 2-11), onde se ligam de maneira semelhante àquela discutida quando foi citado o tráfego vesicular entre as cisternas de Golgi, por via da estrutura de v-SNARE/t-SNARE. A área de fusão então colapsa, deixando o conteúdo da vesícula do lado de fora e mantendo a membrana celular intacta. Este é o processo de **exocitose** dependente de $Ca^{2+}$ **(Figura 2-12)**.

Observe que a secreção a partir da célula ocorre por duas vias (Figura 2-11). Na **via secretória não constitutiva**, proteínas do aparelho de Golgi entram inicialmente nos grânulos de secreção, onde ocorre o processamento de pró-hormônios a hormônios maduros antes de haver exocitose. A outra via, **secretória constitutiva**, envolve o transporte imediato de proteínas para a membrana celular em vesículas, com pouco ou nenhum processamento ou armazenamento. A via não constitutiva é algumas vezes denominada **via regulada**, mas este termo é impreciso, pois a liberação de proteínas na via constitutiva também é regulada.

## ENDOCITOSE

A endocitose é o reverso da exocitose. Há diversos tipos de endocitose nomeadas em função do tamanho das partículas sendo ingeridas, assim como das necessidades regulatórias para o processo particular. São elas **fagocitose**, **pinocitose**, **endocitose mediada por clatrina**, **captação dependente de cavéolas**, e **endocitose independente de clatrina e de cavéolas**.

A **fagocitose** ("célula comendo") é o processo por meio do qual bactérias, tecidos mortos e outros materiais microscópicos são engolfados por células, como os leucócitos polimorfonucleares do sangue. A invaginação desprende-se da membrana plasmática, deixando o material engolfado em um vácuo delimitado pela porção da membrana que se desprendeu. A membrana plásmatica permanece intacta. A pinocitose ("célula bebendo") é um processo semelhante ao da fagocitose, porém com vesículas de tamanho muito menor e no qual a substância ingerida encontra-se em solução. O pequeno tamanho da membrana ingerida a cada evento não deve ser mal interpretado; as células em pinocitose ativa (p. ex., os macrófagos) podem ingerir o equivalente a toda a sua membrana em apenas 1 h.

A **endocitose mediada por clatrina** ocorre em invaginações da membrana onde se acumula a proteína **clatrina**. Moléculas de clatrina possuem a forma de um *triskelion*, com três "pernas" irradiando-se a partir de um eixo central **(Figura 2-13)**. À medida que a endocitose avança, as moléculas de clatrina passam a formar uma estrutura geométrica que circunda a vesícula endocítica. No colo da vesícula, uma proteína ligadora de GTP, a **dinamina**, está envolvida, direta ou indiretamente, no isolamento da vesícula. Uma vez que se tenha completado a formação da vesícula, a clatrina se desprende e as proteínas de três pernas são recicladas para formar outra vesícula. A vesícula sofre fusão com um **endossomo inicial** e no qual elimina seu conteúdo (Figura 2-11). A partir do endossomo inicial, uma nova vesícula pode brotar e retornar à membrana celular. Alternativamente, o endossomo inicial pode se tornar um **endossomo tardio** e sofrer fusão com um lisossomo (Figura 2-11), onde os conteúdos são digeridos pelas proteases lisossomais. A endocitose mediada por

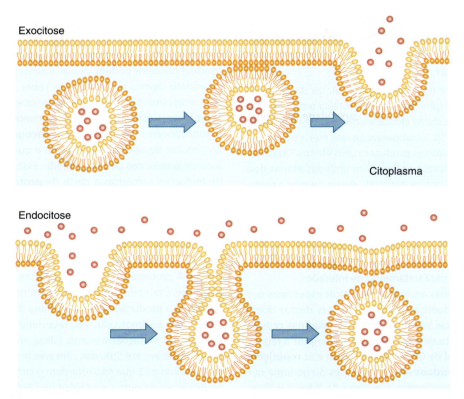

**FIGURA 2-12 Exocitose e endocitose.** Observe que na exocitose a face citoplasmática de duas membranas sofre fusão, enquanto na endocitose a fusão ocorre entre duas faces não citoplasmáticas.

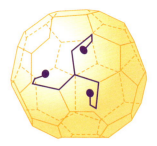

**FIGURA 2-13** Molécula de clatrina sobre a superfície de uma vesícula endocítica. Observe a forma característica de *triskelion* e o fato de, em conjunto com outras moléculas de clatrina, formar uma rede de sustentação.

clatrina é responsável pela internalização de muitos receptores e dos ligantes ligados a eles — incluindo, por exemplo, o fator de crescimento neural (NGF, do inglês *nerve growth factor*) e as lipoproteínas de baixa densidade. Também possui papel importante na função sináptica.

É evidente que a exocitose adiciona membrana à célula, e se não houvesse remoção desse excesso em quantidade equivalente, a célula aumentaria de tamanho. Contudo, ocorre remoção de membrana celular com a endocitose e essa relação exocitose–endocitose mantém a área de superfície da célula em seu tamanho normal.

## BALSAS E CAVÉOLAS

Algumas áreas da membrana celular são particularmente ricas em colesterol e esfingolipídeos, e são denominadas **balsas**. Essas balsas provavelmente são precursoras das depressões nas membranas denominadas **cavéolas** (pequenas cavernas) que se formam quando a parede é infiltrada por uma proteína semelhante à clatrina denominada **caveolina**. Há muito debate acerca das funções das balsas e das cavéolas, com evidências favoráveis a seu envolvimento com a regulação do colesterol e com a transcitose. Está claro, contudo, que o colesterol é capaz de interagir diretamente com a caveolina, limitando efetivamente a capacidade desta proteína de mover-se pela membrana. A internalização via cavéolas envolve a ligação da carga à caveolina com regulação pela dinamina. As cavéolas são proeminentes nas células endoteliais, onde ajudam na captação de nutrientes do sangue.

## REVESTIMENTO E TRANSPORTE DE VESÍCULAS

Parece que todas as vesículas envolvidas no transporte apresentam um revestimento proteico. Em humanos, foram identificados mais de 50 complexos de subunidades de revestimento. As vesículas que transportam proteínas da face *trans* do Golgi para os lisossomos são revestidas com clatrina associada ao **complexo AP-1** (complexo de proteínas adaptadoras de clatrina). As vesículas endocíticas que transportam para os endossomos são revestidas por clatrina associada ao complexo AP-2. As vesículas que fazem o transporte entre o retículo endoplasmático e o aparelho de Golgi são revestidas pelas proteínas I e II (COPI e COPII, do inglês *coat proteins I and II*). Determinadas sequências de aminoácidos ou grupamentos ligados às proteínas as direcionam para localizações específicas. Por exemplo, as sequências de aminoácidos Asn–Pro–qualquer aminoácido–Tyr determinam transporte da superfície celular para os endossomos, e os grupamentos manose-6-fosfato determinam transferência do aparelho de Golgi para os receptores de manose-6-fosfato (MPR) dos lisossomos.

Diversas pequenas proteínas G da família Rab são especialmente importantes para o tráfego vesicular. Elas parecem direcionar e facilitar ligações ordenadas dessas vesículas. Para ilustrar a complexidade do direcionamento do tráfego vesicular, os humanos possuem 60 proteínas Rab e 35 proteínas SNARE.

## PERMEABILIDADE DA MEMBRANA E PROTEÍNAS DE TRANSPORTE ATRAVÉS DA MEMBRANA

Uma técnica importante que permitiu grandes avanços em nosso conhecimento acerca das proteínas transportadoras é a fixação de membrana (***patch clamping***). Posiciona-se uma micropipeta sobre a membrana de uma célula de modo a produzir uma vedação firme com a membrana. O retalho (*patch*) de membrana sob a pipeta geralmente contém apenas algumas proteínas transportadoras, o que permite um estudo biofísico detalhado (Figura 2-14). A célula pode ser deixada intacta (***patch clamp* com célula aderida** — *cell-attached patch clamp*). Outra alternativa é puxar a membrana aderida à pipeta, separando um retalho de membrana do restante da célula. Esse arranjo é conhecido como registro ou **patch clamp com a face interna para fora** (*inside-out patch*). A terceira alternativa é

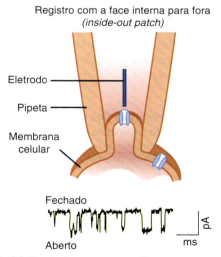

**FIGURA 2-14** ***Patch clamp*** **para estudar o transporte.** Em um experimento com a técnica de *patch clamp*, uma micropipeta é cuidadosamente manipulada para selar um segmento da membrana celular. A pipeta apresenta um eletrodo banhado em solução apropriada que permite o registro de alterações elétricas por qualquer poro da membrana (registro mostrado abaixo). A configuração ilustrada é denominada face interna para fora *(inside-out patch)* em razão da orientação da membrana com referência ao eletrodo. Outras configurações seriam registro com célula aderida *(cell attached patch)*, registro com a célula inteira *(whole cell patch)* e registro com a face externa para fora *(outside-out patch)*. (Modificada a partir de Ackerman MJ, Clapham DE: Íon channels: Basic science and clinical disease. *N Engl J Med* 1997;336:1575.)

sugar o retalho da membrana, mas ainda mantendo a micropipeta fixada ao restante da membrana plasmática. Esse arranjo fornece um acesso direto ao interior da célula, sendo chamado de **registro com a célula inteira** (*whole cell recording*).

Pequenas moléculas apolares (incluindo $O_2$ e $N_2$) e pequenas moléculas polares não carregadas, como o $CO_2$, difundem-se através das membranas lipídicas das células. Entretanto, as membranas possuem permeabilidade muito limitada a outras substâncias. Tais substâncias atravessam as membranas por meio de mecanismos como endocitose e exocitose ou com a ajuda de **proteínas transportadoras** altamente específicas, proteínas transmembrana que formam canais para íons ou transportam substâncias como glicose, ureia e aminoácidos. A permeabilidade limitada aplica-se até mesmo à água, sendo a difusão simples suplementada em todo o organismo por diversos canais de água (**aquaporinas**). Como referência, os tamanhos dos íons e de outras substâncias biologicamente importantes estão resumidos na Tabela 2-2.

Algumas proteínas transportadoras são simples canais aquosos, chamados canais iônicos, embora muitos deles tenham características específicas que os tornam seletivos para uma dada substância, como o $Ca^{2+}$ ou, no caso das aquaporinas, a água. Essas proteínas (ou conjunto de proteínas) transmembrana apresentam poros altamente regulados que podem **ter seus portões ou comportas** abertos ou fechados em resposta a alterações locais (**Figura 2-15**). Alguns são controlados por alterações no potencial de membrana (**canais dependentes de voltagem**), enquanto outros são abertos ou fechados em resposta a ligantes (**canais dependentes de ligante**). O ligante com frequência é externo (p. ex., um neurotransmissor ou um hormônio). Entretanto, também pode ser interno; $Ca^{2+}$ intracelular, AMPc, lipídeos, ou uma das proteínas G produzidas nas células pode se ligar diretamente ao canal para ativá-lo. Alguns canais também podem ser abertos por estiramento mecânico (canais mecanossensíveis) e têm papel importante no movimento da célula.

Algumas proteínas transportadoras são chamadas de **carreadoras**. Elas ligam íons e outras moléculas e, então, mudam

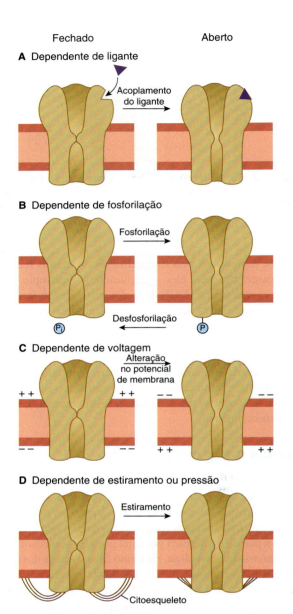

**FIGURA 2-15 Regulação de abertura e fechamento dos canais iônicos.** Estão representados diversos tipos de controle para os canais iônicos. **A**) Os canais dependentes de ligante abrem-se em resposta ao acoplamento do ligante. **B**) A fosforilação ou a desfosforilação proteica regula a abertura de alguns canais iônicos. **C**) Alterações no potencial de membrana regulam a abertura do canal. **D**) O estiramento mecânico resulta em abertura do canal. (Reproduzida, com permissão, de Kandel ER, Schwartz JH, Jessell TM (editors): *Principles of Neural Science*, 4th ed. McGraw-Hill, 2000.)

**TABELA 2-2 Dimensões dos íons hidratados e de outras substâncias de interesse biológico**

| Substância | Peso atômico ou molecular | Raio (nm) |
|---|---|---|
| $Cl^-$ | 35 | 0,12 |
| $K^+$ | 39 | 0,12 |
| $H_2O$ | 18 | 0,12 |
| $Ca^{2+}$ | 40 | 0,15 |
| $Na^+$ | 23 | 0,18 |
| Ureia | 60 | 0,23 |
| $Li^+$ | 7 | 0,24 |
| Glicose | 180 | 0,38 |
| Sacarose | 342 | 0,48 |
| Inulina | 5.000 | 0,75 |
| Albumina | 69.000 | 7,50 |

Dados de Moore EW: *Physiology of Intestinal Water and Electrolyte Absorption.* American Gastroenterological Association, 1976.

sua conformação, movendo sua conformação, movendo o íon ou molécula ligada de um lado a outro da membrana plasmática, movendo a molécula ligada de um lado a outro da membrana celular. As moléculas se movem de áreas de alta concentração para áreas de baixa concentração (a favor do **gradiente químico**). Os cátions movem-se para regiões carregadas negativamente, enquanto os ânions para áreas carregadas positivamente (a favor do **gradiente elétrico**). Quando as proteínas carreadoras movem substâncias a favor de seus gradientes químico ou elétrico, não há necessidade de gasto de energia e o processo é denominado **difusão facilitada**. Um exemplo típico é o transporte de glicose por seu transportador, que move a substância a favor do gradiente de concentração do LEC para o citoplasma. Outros carreadores transportam substâncias contra seus gradientes elétrico ou químico. Esse tipo de transporte requer energia e é chamado **transporte ativo**. Em células de animais, a energia é fornecida quase exclusivamente por hidrólise do ATP. Portanto, não é surpreendente que muitas proteínas carreadoras sejam ATPases, enzimas que catalisam a hidrólise do ATP. Uma dessas ATPases é a **sódio-potássio adenosina trifosfatase ($Na^+$-$K^+$-ATPase ou bomba $Na^+$-$K^+$)**. Também há uma $H^+$-$K^+$-ATPase na mucosa gástrica e nos túbulos renais. A $Ca^2$-ATPase bombeia $Ca^{2+}$ para fora das células. A $H^+$-ATPase acidifica muitas organelas intracelulares, incluindo partes do aparelho de Golgi e lisossomos.

Alguns tipos de transporte através da membrana são chamados de **uniporte**, pois há o transporte de uma única substância. Outros são denominados **simporte**, pois é necessária a ligação de mais de uma substância à proteína transportadora. Nesse caso, as substâncias são transportadas através da membrana na mesma direção. Um exemplo é o simporte de $Na^+$ e glicose do lúmen para as células da mucosa intestinal. Outro tipo de transporte é o **antiporte**, no qual ocorre a troca de uma substância por outra.

## CANAIS IÔNICOS

Há canais iônicos específicos para $K^+$, $Na^+$, $Ca^{2+}$ e $Cl^-$, assim como canais não seletivos para cátions ou ânions. Cada tipo de canal existe em múltiplas formas e com diversas propriedades. A maioria é composta por subunidades idênticas ou muito semelhantes. A Figura 2-16 mostra a estrutura multiunitária de diversos canais em corte transversal.

Geralmente, os canais de $K^+$ são tetrâmeros, com cada uma das quatro subunidades fazendo parte do poro através do qual os íons $K^+$ passam. A análise estrutural de um canal de $K^+$ de bactéria dependente de voltagem indica que cada uma das quatro subunidades apresenta uma alça semelhante a uma espátula contendo quatro cargas. Quando o canal está fechado, essas alças encontram-se próximas do interior da célula carregado negativamente. Quando o potencial de membrana é reduzido, as espátulas contendo as cargas inclinam-se para a membrana na direção de sua superfície exterior, provocando a abertura do canal. O canal de $K^+$ bacteriano é muito semelhante aos canais de $K^+$ dependentes de voltagem de uma grande variedade de espécies, incluindo mamíferos. No canal do receptor de acetilcolina e em outros canais de cátions ou ânions dependentes de ligante, o poro é formado por cinco subunidades. Os membros da família ClC dos canais de $Cl^-$ são dímeros, mas possuem dois poros, um em cada subunidade. Finalmente, as aquaporinas são tetrâmeros com um poro de água em cada subunidade. Recentemente, foram clonados diversos canais iônicos com atividade enzimática intrínseca. Foram descritos mais de 30 canais dependentes de voltagem ou de $Na^+$ e $Ca^{2+}$ dependentes de nucleotídeos cíclicos. A Figura 2-17 apresenta canais de $Na^+$, $Ca^{2+}$ e $K^+$ representados em forma diagramática estendida.

Outra família de canais de $Na^+$ com uma estrutura diferente foi encontrada nas membranas apicais de células epiteliais dos rins, colo, pulmões e cérebro. Os **canais epiteliais de sódio (ENaCs**, do inglês *epithelial sodium channels*) são formados por três subunidades codificadas por três genes distintos. Cada uma das subunidades provavelmente atravessa a membrana duas vezes, e as extremidades aminoterminal e carboxiterminal estão localizados no interior da célula. A subunidade α transporta $Na^+$, enquanto as subunidades β e γ, não. Contudo, a adição das subunidades β e γ aumenta o transporte de $Na^+$ através da subunidade α. Os ENaCs são inibidos pelo diurético amilorida, que se liga à subunidade α. Eles costumavam ser chamados **canais de sódio sensíveis à amilorida**. Os ENaCs dos rins têm papel importante na regulação do volume do LEC pela aldosterona. Camundongos *knockout* para ENaC nascem vivos, mas morrem rapidamente porque não são capazes de mover $Na^+$ e, consequentemente água, para fora dos seus pulmões.

Os humanos apresentam vários tipos de canais de $Cl^-$. Os canais diméricos ClC são encontrados em plantas, bactérias e animais, e há nove genes ClC diferentes em humanos. Outros canais de $Cl^-$ apresentam a mesma forma pentamérica do receptor de acetilcolina; são exemplos os receptores do ácido γ-aminobutírico A ($GABA_A$) e de glicina no SNC. O regulador de condutância transmembrana da fibrose cística (CFTR, do inglês *cystic fibrosis transmembrane conductance regulator*), que se encontra modificado por mutação nos pacientes com fibrose cística, também é um canal de $Cl^-$. Mutações em canais iônicos causam diversas **canalopatias** — doenças que afetam principalmente os tecidos muscular e nervoso e produzem episódios de paralisia ou de convulsão, mas são observadas também em tecidos não excitáveis (Quadro Clínico 2-6).

## $NA^+$-$K^+$-ATPase

Conforme mostrado anteriormente, a $Na^+$-$K^+$-ATPase catalisa a hidrólise do ATP em difosfato de adenosina (ADP) e utiliza a energia liberada para colocar três $Na^+$ para fora da célula, e dois $K^+$ para dentro a cada molécula de ATP hidrolisada. Trata-se de uma **bomba eletrogênica**, move três cargas positivas para fora da célula a cada duas colocadas para dentro e, portanto, diz-se que tem **razão de acoplamento** de 3:2. É encontrada em todas as partes do corpo e sua atividade é inibida pela ouabaína e glicosídeos digitálicos relacionados usados no tratamento da insuficiência cardíaca. Trata-se de um heterodímero formado por

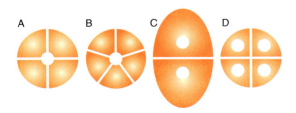

**FIGURA 2-16 Maneiras distintas por meio das quais os canais iônicos formam poros. A)** Muitos canais de $K^+$ são tetrâmeros com cada subunidade proteica tomando parte na formação do canal. **B)** Nos canais iônicos dependentes de ligante, como o receptor de acetilcolina, cinco subunidades idênticas ou muito semelhantes formam o canal. **C)** Os canais de $Cl^-$ da família ClC são dímeros, com um poro intracelular em cada subunidade. **D)** Os canais de água (aquaporinas) são tetrâmeros, com um poro em cada subunidade. (Reproduzida, com permissão, de Jentsch TJ: Chloride channels are different. Nature 2002;415:276.)

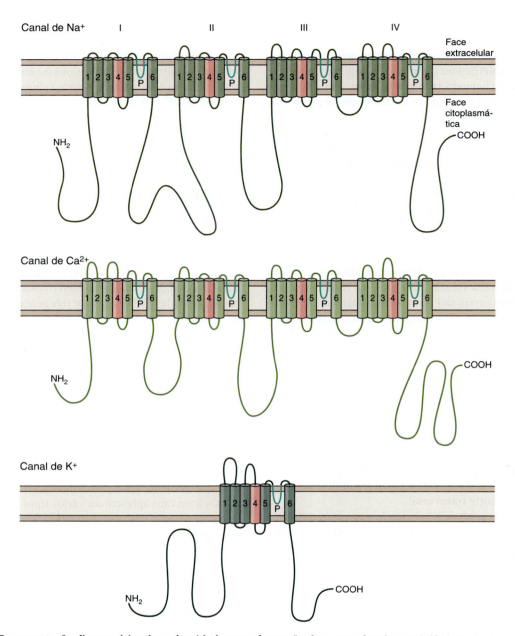

**FIGURA 2-17 Representação diagramática das subunidades para formação dos poros de três canais iônicos.** A subunidade α dos canais de Na⁺ e Ca²⁺ atravessa a membrana 24 vezes, considerando as quatro repetições de seis unidades transmembrana. Cada passagem apresenta uma alça "P" entre os pontos de transposição 5 e 6 que não atravessa a membrana. Acredita-se que essas alças P formem os poros. Observe que o ponto de transposição 4 está colorido em vermelho, representando sua carga resultante "+". O canal de K⁺ tem apenas uma única sequência das seis regiões de transposição e uma alça P. Para um canal de K⁺ funcional há necessidade de quatro subunidades. (Reproduzida, com permissão, de Kandel ER, Schwartz JH, Jessell TM (editors): *Principles of Neural Science*, 4th ed. McGraw-Hill, 2000.)

uma subunidade α, com peso molecular de aproximadamente 100.000, e uma subunidade β, com peso molecular de aproximadamente 55.000. Ambas estendem-se através da membrana celular **(Figura 2-18)**. A separação das subunidades elimina a atividade. A subunidade β é uma glicoproteína, enquanto o transporte de Na⁺ e K⁺ ocorre pela subunidade α. A subunidade β tem um único domínio transmembrana e três sítios de glicosilação extracelulares, sendo que todos parecem ligados a resíduos de carboidratos. Esses resíduos são responsáveis por 33% do seu peso molecular. A subunidade α provavelmente atravessa a membrana celular 10 vezes, sendo que os terminais amino e carboxila localizam-se dentro da célula. Essa subunidade apresenta sítios intracelulares de ligação para Na⁺ e ATP, além de um sítio de fosforilação; também apresenta sítios extracelulares de ligação para K⁺ e ouabaína. O ligante endógeno para o sítio de ligação de ouabaína não foi determinado. Quando o Na⁺ se liga à subunidade α, o ATP também se liga e é convertido a ADP, sendo o fosfato transferido ao resíduo Asp 376, o sítio de fosforilação. Isto causa uma modificação na conformação da proteína, com bombeamento de Na⁺ para o LEC. O K⁺ então se liga à porção extracelular, desfosforilando a subunidade α, a qual retorna à sua conformação prévia, liberando K⁺ para dentro do citoplasma.

## QUADRO CLÍNICO 2-6

### Canalopatias

O termo canalopatias engloba uma ampla gama de doenças que podem afetar células excitáveis (p. ex., neurônios e músculo) e não excitáveis. Utilizando ferramentas genéticas moleculares, muitos dos defeitos patológicos das canalopatias foram traçados até encontrar mutações em canais iônicos específicos. São exemplos de canalopatias em células excitáveis: paralisia periódica (p. ex., Kir2.1, uma subunidade do canal de $K^+$, ou $Na_v2.1$, uma subunidade do canal de $Na^+$), miastenia (p. ex., receptor nicotínico de acetilcolina, um canal catiônico não seletivo dependente de ligante), miotonia (p. ex., Kir1.1, uma subunidade do canal de $K^+$), hipotermia maligna (receptor de rianodina, um canal de $Ca^{2+}$), síndrome do QT longo (exemplos de subunidade dos canais de $Na^+$ e de $K^+$) e diversas outras doenças. Os exemplos de canalopatias em células não excitáveis incluem a causa subjacente da fibrose cística (CFTR, um canal de $Cl^-$) e uma forma de síndrome de Bartter (Kir1.1, uma subunidade do canal de $K^+$). É importante ressaltar que é possível que haja avanços no tratamento dessas doenças a partir do conhecimento sobre as falhas básicas e no desenvolvimento de fármacos que atuem para alterar as propriedades modificadas por mutação do canal afetado.

As subunidades α e β são heterogêneas, sendo descritas até o momento as subunidades $α_1$, $α_2$ e $α_3$ e $β_1$, $β_2$ e $β_3$. A isoforma $α_1$ é encontrada na membrana da maioria das células, enquanto a $α_2$ está presente nos tecidos muscular, cardíaco, adiposo e cerebral, e a $α_3$ está presente no coração e no cérebro. A subunidade $β_1$ é amplamente distribuída, mas está ausente em alguns astrócitos, células vestibulares da orelha interna e fibras musculares glicolíticas rápidas. As fibras musculares de contração rápida contêm apenas subunidades $β_2$. As distintas estruturas das subunidades α e β da $Na^+$–$K^+$–ATPase nos diversos tecidos provavelmente estão associadas a especialização para as funções específicas daquele tecido.

## REGULAÇÃO DA BOMBA NA⁺–K⁺–ATPase

A quantidade de $Na^+$ encontrada normalmente nas células não é suficiente para saturar a bomba. Consequentemente, se o $Na^+$ aumenta, mais $Na^+$ é bombeado para fora. A atividade da bomba é afetada por segundos mensageiros (p. ex., AMPc e diacilglicerol [DAG]). O grau e a direção dos efeitos das alterações da bomba variam com as condições do experimento. Os hormônios tireoidianos aumentam a atividade da bomba por ação genômica, aumentando a formação de moléculas de $Na^+$–$K^+$–ATPase. A aldosterona também eleva o número de bombas, embora esse efeito provavelmente seja secundário. A dopamina inibe a bomba nos rins por fosforilação e causa natriurese. A insulina aumenta a atividade da bomba, provavelmente por diversos mecanismos distintos.

## TRANSPORTE ATIVO SECUNDÁRIO

Em muitas situações, o transporte ativo de $Na^+$ está acoplado ao transporte de outras substâncias (**transporte ativo secundário**). Por exemplo, as membranas luminais das células da mucosa do intestino delgado contêm um carreador que transporta glicose para dentro da célula apenas se houver ligação de $Na^+$ à proteína e o íon for transportado para dentro da célula ao mesmo tempo. A partir das células, a glicose entra no sangue. O gradiente eletroquímico para o $Na^+$ é mantido pelo transporte ativo da célula da mucosa para o LEC. Outros exemplos são apresentados na Figura 2-19. No coração, a $Na^+$–$K^+$–ATPase afeta indiretamente o transporte de $Ca^{2+}$. Um antiporte nas membranas das células musculares cardíacas normalmente faz a troca de $Ca^{2+}$ intracelular por $Na^+$ extracelular.

O transporte ativo de $Na^+$ e $K^+$ é um dos processos que mais gasta energia no organismo. Em média, responde por cerca de 24% da energia utilizada pelas células e, nos neurônios, representa 70%. Assim, é responsável por grande parte do metabolismo basal. A principal recompensa pela energia gasta é o estabelecimento do gradiente eletroquímico nas células.

## TRANSPORTE ATRAVÉS DOS EPITÉLIOS

No trato gastrintestinal, nas vias aéreas, nos túbulos renais e em outras estruturas revestidas por células epiteliais polarizadas, as substâncias entram por um lado da célula e saem pelo outro, produzindo movimento da substância entre os dois lados do epitélio. Para que haja transporte transepitelial, as células precisam estar ligadas por junções oclusivas e, obviamente, apresentar diferentes canais iônicos e proteínas transportadoras em diferentes regiões de sua membrana. A maioria dos casos de transporte ativo secundário citado no parágrafo anterior envolve o movimento transepitelial de íons e outras moléculas.

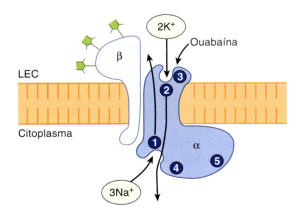

**FIGURA 2-18 Na⁺–K⁺–ATPase.** A porção intracelular da subunidade α apresenta um sítio de ligação (**1**), um sítio de fosforilação (**4**) e um sítio de ligação de ATP (**5**). A porção extracelular apresenta um sítio de ligação de K⁺ (**2**) e um sítio de ligação de ouabaína (**3**). (De Horisberger J-D et al.: Structure–function relationship of Na, K ATPase. Annu Rev Physiol 1991;53:565. Reproduzida, com permissão, de *Annual Review of Physiology*, vol. 53. Copyright 1991 by Annual Reviews.)

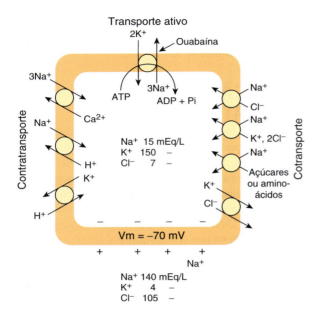

**FIGURA 2–19** Diagrama ilustrando os principais efeitos secundários do transporte ativo de Na⁺ e K⁺. A Na⁺–K⁺–ATPase converte a energia química da hidrólise do ATP na manutenção de um gradiente de influxo de Na⁺ e de efluxo de K⁺. A energia dos gradientes é usada para o contratransporte, o cotransporte e a manutenção do potencial de membrana. São apresentados alguns exemplos de cotransporte e contratransporte que se utilizam desses gradientes. (Reproduzida, com permissão, de Skou JC: The Na–K pump. News Physiol Sci 1992;7:95.)

## TRANSPORTE ESPECIALIZADO ATRAVÉS DA PAREDE CAPILAR

A parede capilar que separa o plasma do líquido intersticial é diferente das membranas celulares que separam o líquido intersticial do intracelular, pois o gradiente pressórico através da parede torna a **filtração** um fator significante para a produção de movimento de água e solutos. Por definição, filtração é o processo pelo qual um líquido é forçado através de uma membrana ou outra barreira em razão da diferença de pressão entre os dois lados.

A estrutura da parede capilar varia entre os diferentes leitos vasculares. Contudo, na proximidade dos músculos esqueléticos e de muitos outros órgãos, a água e solutos relativamente diminutos são as únicas substâncias que atravessam a parede com facilidade. As aberturas nas junções entre as células endoteliais são muito pequenas para permitir que proteínas plasmáticas e outros coloides atravessem em quantidade significativa. Os coloides têm alto peso molecular, mas estão presente em grandes quantidades. Pequenas quantidades atravessam a parede capilar através de transporte vesicular, mas seu efeito é discreto. Portanto, a parede capilar se comporta como uma membrana impermeável aos coloides, os quais passam a exercer pressão osmótica na faixa de 25 mmHg. A pressão colodoismótica produzida por coloides plasmáticos é denominada **pressão oncótica**. A filtração através da membrana capilar como resultado da pressão hidrostática no sistema vascular opõe-se à pressão oncótica. A forma como o equilíbrio entre as pressões hidrostática e oncótica controla as trocas através da parede capilar será discutida em detalhes no Capítulo 31.

## TRANSCITOSE

As vesículas presentes no citoplasma de células endoteliais e as moléculas de proteínas marcadas injetadas na corrente sanguínea foram encontradas nas vesículas e no interstício. Isso indica que pequenas quantidades de proteína são transportadas para fora dos capilares através das células endoteliais por endocitose na face capilar seguida de exocitose na face intersticial das células. O mecanismo de transporte faz uso de vesículas revestidas com o que parece ser a caveolina, e é denominado **transcitose** ou **transporte vesicular**.

## COMUNICAÇÃO INTERCELULAR

As células comunicam-se entre si por meio de mensageiros químicos. Em um dado tecido, alguns mensageiros movem-se de uma célula para a outra via junções comunicantes sem passar pelo LEC. Além disso, as células são afetadas por mensageiros químicos secretados no LEC, ou por contato direto entre células. Os mensageiros químicos normalmente ligam-se a receptores proteicos localizados na superfície da célula, ou, em alguns casos, no citoplasma ou no núcleo, disparando sequências de alterações intracelulares que produzem efeitos fisiológicos. Há três tipos genéricos de comunicação intercelular mediada por mensageiros no LEC: (1) **comunicação neural**, na qual neurotransmissores são liberados nas junções sinápticas a partir de células nervosas e atuam na célula pós-sináptica através de uma fenda sináptica estreita; (2) **comunicação endócrina**, na qual hormônios e fatores de crescimento atingem as células via sangue circulante ou linfa; e (3) **comunicação parácrina**, na qual os produtos das células difundem-se no LEC e afetam as células vizinhas (Figura 2–20). Além disso, as células secretam mensageiros químicos que, em algumas situações, ligam-se a receptores localizados na mesma célula, ou seja, a célula que secretou o mensageiro (**comunicação autócrina**). Os mensageiros químicos incluem aminas, aminoácidos, esteroides, polipeptídeos e, em alguns casos, lipídeos, purinas e pirimidinas. É importante observar que em várias regiões do organismo o mesmo mensageiro químico pode atuar como neurotransmissor, mediador parácrino, hormônio secretado no sangue por neurônios (neuro-hormônio) e hormônio secretado no sangue por células glandulares.

Outra forma de comunicação intercelular é a chamada **comunicação justácrina**. Algumas células expressam múltiplas repetições de fatores do crescimento, tais como **fator de crescimento transformante alfa** (**TGFα**, do inglês *transforming growth factor alpha*), do lado externo das proteínas transmembrana, que proporcionam um ponto de fixação para a célula. Outras células apresentam receptores de TGFα. Consequentemente, o TGFα fixo a uma célula pode se ligar ao receptor de TGFα em outra célula, unindo as duas. Este fenômeno talvez seja importante na produção focos locais de crescimento tecidual.

| | JUNÇÕES COMUNICANTES 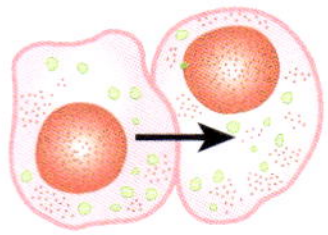 | SINÁPTICA 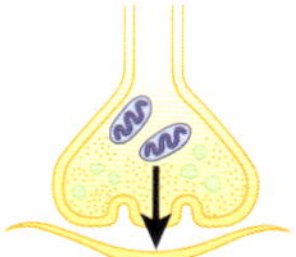 | PARÁCRINA E AUTÓCRINA 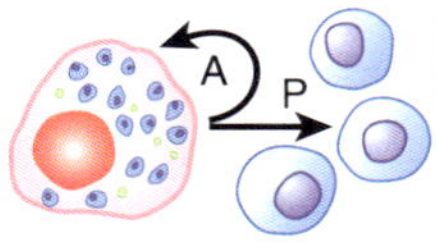 | ENDÓCRINA 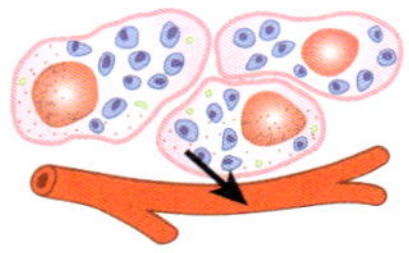 |
|---|---|---|---|---|
| Transmissão da mensagem | Diretamente de célula para célula | Através da fenda sináptica | Por difusão no líquido intersticial | Pelos líquidos circulantes no organismo |
| Local ou geral | Local | Local | Difusão local | Geral |
| Especificidade dependente de | Localização anatômica | Localização anatômica e receptores | Receptores | Receptores |

**FIGURA 2–20** **Comunicação intercelular por mediadores químicos.** A, autócrina; P, parácrina.

# RECEPTORES PARA MENSAGEIROS QUÍMICOS

O reconhecimento de mensageiros químicos pelas células normalmente se inicia pela interação com os receptores celulares. Foram caracterizadas mais de 20 famílias de receptores para mensageiros químicos. Essas proteínas não são componentes estáticos da célula, mas seu número aumenta e diminui em resposta a diversos estímulos, e suas propriedades se alteram em função de mudanças ocorridas nas condições fisiológicas. Quando um hormônio ou um neurotransmissor está presente em excesso, o número de receptores ativos geralmente diminui (**regulação para baixo,** *downregulation*), enquanto na presença de deficiência de mensageiros químicos, observa-se aumento no número de receptores ativos (**regulação para cima,** *upregulation*). Nas suas ações sobre o córtex suprarrenal, a angiotensina II é uma exceção; ela aumenta em vez de diminuir o número de seus receptores na suprarrenal. No caso de receptores de membrana, em algumas circunstâncias, a endocitose mediada por receptor é responsável pela *downregulation*; ligantes acoplam-se a seus receptores, e os complexos ligante–receptor movem-se lateralmente na membrana para depressões revestidas, onde são absorvidos pela célula por endocitose (**internalização**). Assim, reduz-se o número de receptores na membrana. Alguns receptores são reciclados após sua internalização, enquanto outros são substituídos por nova síntese na célula. Outro tipo de *downregulation* é a **dessensibilização**, na qual receptores são quimicamente modificados de forma a reduzirem a responsividade.

# MECANISMOS DE AÇÃO DOS MENSAGEIROS QUÍMICOS

A interação receptor-ligante geralmente é apenas o início da resposta celular. Esse evento é convertido em respostas secundárias dentro da célula, as quais podem ser divididas em quatro grandes categorias: (1) ativação de canal iônico, (2) ativação de **proteína G**, (3) ativação de enzimas dentro da célula, ou (4) ativação direta da transcrição. Dentro de cada um desses grupos as respostas podem ser bastante variadas. Alguns dos mecanismos por meio dos quais os mensageiros químicos produzem seus efeitos intracelulares estão resumidos na Tabela 2–3. Ligantes, como a acetilcolina, acoplam-se diretamente a canais iônicos na membrana celular, alterando sua condutância. Hormônios tireoidianos e esteroides, o 1,25-di-hidroxicolicalciferol e os retinoides entram nas células e atuam em um dos membros de uma família de receptores citoplasmáticos ou nucleares estruturalmente relacionados. O receptor ativado liga-se ao DNA, levando ao aumento da transcrição de determinados mRNA. Muitos outros ligantes no LEC acoplam-se a receptores de superfície celular e disparam a liberação de mediadores intracelulares, como AMPc, $IP_3$ e DAG, dando início a alterações na função celular. Consequentemente, os ligantes extracelulares são chamados **primeiros mensageiros** e os mediadores intracelulares são denominados **segundos mensageiros**. Os segundos mensageiros produzem muitas alterações de curto prazo na função celular alterando a função enzimática, desencadeando exocitose e assim por diante, mas também podem produzir alteração na transcrição de diversos genes. Muitas alterações enzimáticas, interações entre proteínas ou alterações em segundos mensageiros podem ser ativadas dentro da célula, de forma ordenada, após o reconhecimento, pelo receptor, do primeiro mensageiro. A **via de sinalização celular** resultante proporciona a amplificação do sinal primário e sua distribuição aos alvos apropriados dentro da célula. As vias de sinalização celular também garantem a oportunidade para retroalimentação e regulação capazes de fazer a sintonia fina para uma resposta fisiológica correta pela célula.

A modificação pós-tradicional predominante em proteínas, a fosforilação, é um tema comum nas vias de sinalização celular. Nas células, a fosforilação está sob o controle de dois grupos de proteínas: as **cinases**, enzimas que catalisam a fosforilação de tirosina ou de serina e dos resíduos de treonina nas proteínas (ou, em alguns casos, nos lipídeos); e as **fosfatases**, proteínas que retiram fosfatos de proteínas (ou de lipídeos). Algumas das maiores famílias de receptores são, elas próprias, cinases. Os receptores da tirosina-cinase dão início à fosforilação de resíduos de tirosina de receptores complementares após o acoplamento do ligante. Os receptores serina/treonina cinase iniciam a fosforilação de resíduos de serina e treonina

# 56 SEÇÃO I Bases Celulares e Moleculares da Fisiologia Médica

**TABELA 2–3** Mecanismos por meio dos quais os mensageiros químicos no LEC produzem alterações na função celular

| Mecanismo | Exemplos |
|---|---|
| Abertura ou fechamento de canais iônicos na membrana celular | Acetilcolina atuando sobre receptor nicotínico colinérgico; noradrenalina sobre canal de $K^+$ no coração |
| Ação via receptores citoplasmáticos ou nucleares para aumentar a transcrição de determinados mRNAs | Hormônios tireoidianos, ácido retinoico e hormônios esteroides |
| Ativação da fosfolipase C com produção intracelular de DAG, $IP_3$ e outros tipos de inositol-fosfato | Angiotensina II, noradrenalina via receptor $\alpha$1-adrenérgico, vasopressina via receptor $V_1$ |
| Ativação ou inibição da adenilato-ciclase, com aumento ou redução na produção intracelular de AMPc | Noradrenalina via receptor $\beta_1$-adrenérgico (aumento do AMPc); noradrenalina via receptor $\alpha_2$-adrenérgico (redução do AMPc) |
| Aumento do GMPc na célula | Peptídeo natriurético atrial; óxido nítrico |
| Aumento da atividade da tirosina cinase em porções citoplasmáticas de receptores transmembrana | Insulina, fator de crescimento epidermal (EGF), fator de crescimento derivado de plaquetas (PGDF), fator estimulador de colônias de monócitos (M-CSF) |
| Aumento da atividade serina ou treonina cinase | TGFβ, activina, inibina |

**TABELA 2–4** Exemplos de proteínas cinase

| Fosforilam resíduos de serina e/ou treonina |
|---|
| Dependente de calmodulina |
|     Cinase de cadeia leve de miosina |
|     Fosforilase cinase |
|     $Ca^{2+}$/Calmodulina cinase I |
|     $Ca^{2+}$/Calmodulina cinase II |
|     $Ca^{2+}$/Calmodulina cinase III |
| Dependente de cálcio-fosfolipídeo |
|     Proteína cinase C (sete subespécies) |
| Dependente de nucleotídeo cíclico |
|     Cinase dependente de AMPc (proteína cinase A; duas subespécies) |
|     Cinase dependente de GMPc |
| Fosforilam resíduos de tirosina |
|     Receptor de insulina, receptor de EGF, receptor de PDGF e receptor de M-CSF |

em receptores complementares após o acoplamento do ligante. Os receptores de citocina estão diretamente associados a um grupo de proteínas cinases que são ativadas após a ligação de citocina. Alternativamente, as alterações produzidas por segundos mensageiros podem levar a fosforilação complementar a jusante (*downstream*) na via de sinalização. Estão descritas mais de 500 proteínas. Algumas das mais importantes na sinalização das células de mamíferos estão resumidas na Tabela 2–4. Em geral, a adição de grupos fosfato modifica a conformação das proteínas, alterando suas funções e, consequentemente, as funções da célula. A relação estreita entre fosforilação e desfosforilação de proteínas celulares permite controle temporal da ativação das vias de sinalização celular, processo algumas vezes denominado **temporizador fosfato**. A desregulação deste temporizador e, subsequentemente, da via de sinalização celular, pode levar a doença (**Quadro Clínico 2–7**).

## ESTIMULAÇÃO DA TRANSCRIÇÃO

A ativação da transcrição e da subsequente tradução é um resultado frequente da sinalização celular. Há três vias distintas por meio das quais os primeiros mensageiros alteram a transcrição nas células. Na primeira, como ocorre com hormônios esteroides e tireoidianos, o mensageiro atravessa a membrana celular e se liga a um receptor nuclear, que interage diretamente com o DNA para alterar a expressão gênica. A segunda via para a transcrição de genes é a ativação de proteínas cinases citoplasmáticas que se movem até o núcleo para fosforilar um fator de transcrição latente para sua ativação. Esta via é um ponto final

comum na sinalização que passa pela cascata das **proteínas cinase ativadas por mitógenos** (**MAP**). As MAP-cinases podem ser ativadas seguindo diversas interações receptor–ligante por meio de segundos mensageiros. Elas formam um conjunto de três cinases que coordenam uma fosforilação em etapas para ativar cada proteína em série no citosol. A fosforilação da última MAP-cinase na série permite sua migração ao núcleo, onde fosforila um fator de transcrição latente. A terceira via comum é a ativação de um fator de transcrição latente no citosol que, então, migra ao núcleo e altera a transcrição. Esta via é compartilhada por um conjunto diverso de fatores de transcrição que incluem o **fator nuclear *kappa* B** (**NFκB**; ativado após a ligação a receptores da família de fatores de necrose tumoral, entre outros), e **transdutores de sinal e ativadores de transcrição** (**STATs**, do inglês *signal transducers of activated transcription*; ativados após ligação ao receptor de citocinas). Em todos os casos, a ligação ao DNA do fator de transcrição ativado aumenta (em alguns casos, diminui) a transcrição do mRNA codificado pelo gene ao qual se liga. Os mRNA são traduzidos nos ribossomos, com produção de maiores quantidades de proteínas que alteram a função celular.

## $Ca^{2+}$ INTRACELULAR COMO SEGUNDO MENSAGEIRO

O $Ca^{2+}$ regula um grande número de processos fisiológicos tão variados quanto proliferação, sinalização neural, aprendizagem, contração, secreção e fertilização. Portanto, a regulação do $Ca^{2+}$ intracelular é muito importante. A concentração de $Ca^{2+}$ livre no citoplasma no estado de repouso é cerca de 100 nmol/L. A concentração de $Ca^{2+}$ no líquido intersticial é cerca de 12.000 vezes a plasmática (ou seja, 1.200.000 nmol/L) e, assim, há um sentido evidentemente voltado para dentro no gradiente de concentração, assim como há um gradiente elétrico voltado para dentro. Grande parte do $Ca^{2+}$ está armazenada em concentrações

## QUADRO CLÍNICO 2-7

### Cinases no câncer: leucemia mieloide crônica

As cinases frequentemente têm papel importante na regulação da fisiologia celular, incluindo crescimento e morte celular. A desregulação da proliferação ou da morte celular é marca registrada do câncer. Embora o câncer possa ter muitas causas, o papel na desregulação das cinases é exemplificado pela leucemia mieloide crônica (LMC). A LMC é um distúrbio de células-tronco hematopoiéticas pluripotenciais caracterizado por translocação no cromossomo Filadélfia (Ph). O cromossomo Ph é formado seguindo-se à translocação dos cromossomos 9 e 22. O cromossomo 22 resultante é encurtado (cromossomo Ph). No ponto de fusão, um novo gene (*BCR-ABL*) codificando o domínio ativo da tirosina cinase a partir de um gene no cromossomo 9 (Abelson tirosina cinase; *c-Abl*) é fundido a uma nova região reguladora de um outro gene no cromossomo 22 (*breakpoint cluster region*; *bcr*). A fusão dos genes *BCR-ABL* codifica uma proteína citoplasmática com a tirosina cinase constitucionalmente ativa. A desregulamentação da atividade da cinase na proteína BCR-ABL limita efetivamente a morte de leucócitos sanguíneos, sinalizando vias ao mesmo tempo em que promove proliferação celular e instabilidade genética. Modelos experimentais demonstraram que a translocação para produzir a proteína de fusão BCR-ABL é suficiente para produzir LMC em animais.

### DESTAQUES TERAPÊUTICOS

A identificação da BCR-ABL como evento inicial transformador na LMC apontou um alvo ideal para a pesquisa de fármacos. O medicamento imatinibe foi desenvolvido especificamente para bloquear a atividade da tirosina cinase da proteína BCR-ABL. O imatinibe mostrou-se um agente efetivo para o tratamento da fase crônica da LMC.

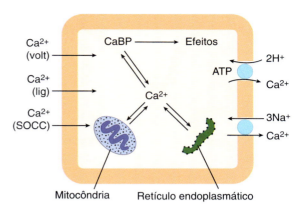

**FIGURA 2-21** Manejo do $Ca^{2+}$ nas células de mamíferos. O $Ca^{2+}$ é armazenado no retículo endoplasmático e, em menor extensão, nas mitocôndrias, e pode ser liberado desses locais para repor o $Ca^{2+}$ citoplasmático. Proteínas ligantes de cálcio (CaBP) acoplam-se ao $Ca^{2+}$ citoplasmático e, quando ativadas desta forma, produzem uma variedade de efeitos fisiológicos. O $Ca^{2+}$ entra nas células via canais de $Ca^{2+}$ controlados por voltagem (volt) e por ligante (lig) e canais de cálcio modulados por estoque (SOCC). É transportado para fora da célula por $Ca^{2+}$–$Mg^{2+}$–ATPases (não representadas), $Ca^{2+}$–$Mg^{2+}$–ATPases e antiporte $Ca^{2+}$–$Na^{2+}$. Também é transportado para o RE por $Ca^{2+}$–ATPases.

relativamente altas no retículo endoplasmático e em outras organelas (Figura 2-21), e tais organelas proporcionam um estoque a partir do qual o $Ca^{2+}$ pode ser mobilizado via canais controlados por ligantes para aumentar a concentração do $Ca^{2+}$ livre no citoplasma. O $Ca^{2+}$ citoplasmático aumentado liga-se a e ativa proteínas ligantes de cálcio. Tais proteínas têm efeitos diretos distintos na fisiologia celular, ou podem ativar outras proteínas, comumente cinases, para sinalização celular adicional.

O $Ca^{2+}$ pode entrar na célula a partir do líquido extracelular, acompanhando o gradiente eletroquímico, através de diversos canais de $Ca^{2+}$ diferentes. Alguns desses são dependentes de ligantes e outros de voltagem. Também existem canais ativados por estiramento em algumas células.

Muitos segundos mensageiros atuam aumentando a concentração citoplasmática de $Ca^{2+}$. O aumento é produzido pela liberação de $Ca^{2+}$ dos estoques intracelulares — principalmente do retículo endoplasmático — ou pelo aumento da entrada de $Ca^{2+}$ nas células, ou, ainda, por ambos os mecanismos. O $IP_3$ é o principal segundo mensageiro que produz liberação de $Ca^{2+}$ a partir do retículo endoplasmático por meio da ativação direta de um canal dependente de ligante, o receptor $IP_3$. De fato, a geração de um segundo mensageiro ($IP_3$) pode levar à liberação de um outro segundo mensageiro ($Ca^{2+}$). Em muitos tecidos, a liberação transitória de $Ca^{2+}$ a partir das reservas internas para o citoplasma dispara a abertura de uma população de canais de $Ca^{2+}$ na membrana celular (**canais de cálcio operados pelos estoques**; **SOCC**, do inglês *store operated $Ca^{2+}$ channels*). O influxo de $Ca^{2+}$ resultante reabastece o suprimento total de $Ca^{2+}$ intracelular, e também o retículo endoplasmático. Em pesquisas recentes identificaram-se as relações físicas entre SOCC e interações regulatórias de proteínas do retículo endoplasmático que controlam esses canais.

Assim como ocorre com outras moléculas segundas mensageiras, o aumento no $Ca^{2+}$ dentro do citosol é rápido e seguido por redução rápida. Considerando que o movimento do $Ca^{2+}$ para fora do citosol (ou seja, através da membrana plasmática ou da membrana do estoque interno) requer seu movimento contra o gradiente eletroquímico, há necessidade de energia. O movimento do $Ca^{2+}$ para fora da célula é facilitada pela $Ca^{2+}$–ATPase na membrana plasmática. Alternativamente, pode ser transportado por um antiporte que troca três $Na^+$ para cada $Ca^{2+}$ acionado pela energia armazenada no gradiente eletroquímico do $Na^+$. O movimento de $Ca^{2+}$ para dentro dos estoques internos é feito a partir da ação da **$Ca^{2+}$–ATPase do retículo sarcoplasmático ou endoplasmático**, também conhecida como **bomba SERCA** (do inglês, *salco endoplasmic reticulum $Ca^{2+}$–ATPase*).

## PROTEÍNAS LIGANTES DE CÁLCIO

Foram descritas muitas proteínas ligantes de $Ca^{2+}$, incluindo **troponina**, **calmodulina** e **calbindina**. A troponina é a proteína ligante de $Ca^{2+}$ envolvida na contração do músculo esquelético (Capítulo 5). A calmodulina contém 148 resíduos de

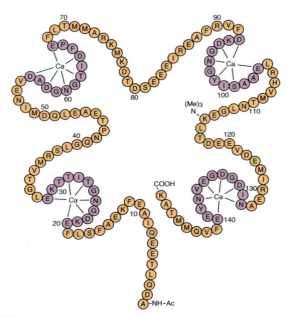

**FIGURA 2-22** Estrutura secundária da calmodulina do cérebro bovino. Foram utilizadas abreviações com letras únicas para indicar os resíduos de aminoácidos. Observe os quatro domínios de cálcio (resíduos em roxo) flanqueados em ambos os lados por extensões de aminoácidos que formam estrutura terciária em hélice α. (Reproduzida, com permissão, de Cheung WY: Calmodulin: na overview. Fed Proc 1982;41:2253.)

aminoácidos (Figura 2-22) e possui quatro domínios para ligação de $Ca^{2+}$. É especial na medida em que o resíduo de aminoácido 115 é trimetilado, e muito conservado, sendo encontrada em plantas e animais. Quando a calmodulina se liga ao $Ca^{2+}$ é capaz de ativar cinco diferentes cinases dependentes (CaMKs; Tabela 2-4), entre outras proteínas. Uma das cinases é a **cinase de cadeia leve da miosina**, que fosforila a miosina, o que leva à contração da musculatura lisa. CaMKI e CaMKII estão relacionadas com a função sináptica, e a $Ca^{2+}$MKIII com a síntese de proteínas. Outra proteína ativada por calmodulina é a **calcineurina**, uma fosfatase que inativa canais de $Ca^{2+}$ por desfosforilação. Também tem papel importante na ativação de células T e é inibida por alguns imunossupressores.

## MECANISMOS DE DIVERSIDADE DAS AÇÕES DO CÁLCIO

Parece difícil entender como é possível que o $Ca^{2+}$ tenha efeitos tão variados como segundo mensageiro. Parte da explicação é que o $Ca^{2+}$ apresenta efeitos diferentes em concentrações baixas e altas. O íon pode estar em alta concentração no sítio de sua liberação de uma organela ou de um canal (**centelha de $Ca^{2+}$**), e subsequentemente em baixa concentração após se difundir pela célula. Algumas das alterações produzidas podem sobreviver ao aumento na concentração intracelular de $Ca^{2+}$ em razão da forma como se liga a algumas proteínas ligantes. Além disso, uma vez liberado, as concentrações intracelulares de $Ca^{2+}$ geralmente sofrem oscilação a intervalos regulares, e há evidências de que essa frequência e, em menor extensão, a amplitude de tais oscilações, codificam

informações aos mecanismos efetores. Finalmente, o aumento na concentração intracelular de $Ca^{2+}$ pode se espalhar de célula a célula em ondas, produzindo eventos coordenados como movimentos rítmicos de cílios nas células epiteliais das vias aéreas.

## PROTEÍNAS G

Uma forma comum de transduzir um sinal para um efeito biológico dentro das células é por meio de proteínas reguladas por nucleotídeos que são ativadas após o acoplamento de GTP (**proteínas G**). Quando um sinal ativador atinge uma proteína G, ela troca GDP por GTP. O complexo GTP-proteína tem efeito de ativação sobre a proteína G. A atividade inerente de GTPase da proteína converte GTP a GDP, levando a proteína G novamente ao estado de inatividade em repouso. As proteínas G podem ser divididas em dois grupos principais envolvidos na sinalização celular: **proteínas G pequenas** e **proteínas G heterotriméricas**. Outros grupos com regulação semelhante e que também são importantes para a fisiologia celular incluem fatores de alongamento, dinamina e GTPases de translocação.

Há seis diferentes famílias de proteínas G pequenas (ou **pequenas GTPases**), todas altamente reguladas. As **proteínas ativadoras de GTPase** (GAPs) tendem a inativar as pequenas proteínas G estimulando a hidrólise de GTP a GDP no sítio central de ligação. Os **fatores trocadores de guanina** (GEFs) tendem a ativar as pequenas proteínas G estimulando a troca de GDP por GTP no sítio ativo. Algumas das pequenas proteínas G contêm modificações de lipídeos que ajudam a fixá-las às membranas, enquanto outras ficam livres para se difundir pelo citosol. As proteínas G pequenas estão envolvidas em várias funções celulares. Membros da família Rab regulam a taxa de tráfego de vesículas entre retículo endoplasmático, aparelho de Golgi, lisossomos, endossomos e membrana celular. Outra família de proteínas pequenas ligantes de GTP, a família Rho/Rac, faz a mediação de interações entre o citoesqueleto e a membrana celular; e uma terceira família, a família Ras, regula o crescimento, transmitindo sinais da membrana celular para o núcleo.

Os membros de outra família de proteínas G, formada por **proteínas G** maiores, **heterotriméricas**, acoplam-se a receptores na superfície celular de unidades que catalisam a formação intracelular de segundos mensageiros ou que acoplam os receptores diretamente aos canais iônicos. Apesar do conhecimento acerca das pequenas proteínas G descrito anteriormente, as proteínas G heterotriméricas com frequência são referidas na forma simplificada de "proteína G" por terem sido as primeiras a serem identificadas. As proteínas G heterotriméricas são formadas por três subunidades designadas α, β, and γ (Figura 2-23). As subunidades α e γ apresentam modificações lipídicas que as fixam à membrana plasmática. A subunidade α é ligada a GDP. Quando um ligante se acopla a um receptor acoplado à proteína G ligada a (GPCR, discutido adiante), esse GDP é trocado por GTP, e a subunidade α se separa das subunidades β e γ combinadas. A subunidade α separada produz diversos efeitos biológicos. As subunidades β e γ permanecem firmemente fixas na célula e juntas formam uma molécula

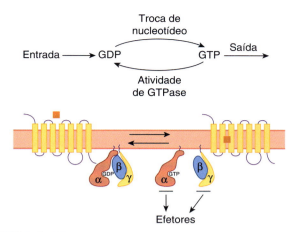

**FIGURA 2-23 Proteínas G heterotriméricas. Acima**: síntese da reação global que ocorre na subunidade Gα. **Abaixo**: quando o ligante (quadrado) se liga ao receptor acoplado à proteína G na membrana celular, o GTP substitui o GDP sobre a subunidade α. O GTP-α separa-se da subunidade βγ, e o GTP-α e ambos βγ ativam diversos efetores, produzindo efeitos fisiológicos. A atividade intrínseca de GTPase da GTP-α converte então GTP a GDP, e as subunidades α, β e γ voltam a se ligar.

**TABELA 2-5 Exemplos de ligantes para receptores acoplados à proteína G**

| Classe | Ligante |
|---|---|
| Neurotransmissores | Adrenalina |
| | Noradrenalina |
| | Dopamina |
| | 5-Hidroxitriptamina |
| | Histamina |
| | Acetilcolina |
| | Adenosina |
| | Opioides |
| Taquicininas | Substância P |
| | Neurocinina A |
| | Neuropeptídeo K |
| Outros peptídeos | Angiotensina II |
| | Arginina vasopressina |
| | Ocitocina |
| | VIP, GRP, TRH, PTH |
| Hormônios glicoproteicos | TSH, FSH, LH, hCG |
| Derivados do ácido aracdônico | Tromboxano $A_2$ |
| Outros | Odorantes |
| | Ligantes gustatórios |
| | Endotelinas |
| | Fator de ativação plaquetária |
| | Canabinoides |
| | Luz |

sinalizadora que também pode ativar diversos efetores. A atividade intrínseca da GTPase da subunidade α converte GTP a GDP, levando a nova associação da subunidade α às subunidades β e γ, dando fim à ativação do efetor. A atividade de GTPase da subunidade α pode ser acelerada por uma família de **reguladores da sinalização da proteína G** (**RGS**).

As proteínas G heterotriméricas transmitem sinais a partir de mais de 1.000 GPCRs, e seus efetores nas células incluem canais iônicos e enzimas. Há 20 genes α, seis β e 12 γ, que permitem mais de 1.400 combinações α, β e γ. Nem todas as combinações ocorrem nas células, mas foram documentadas mais de 20 proteínas G heterotriméricas distintas no processo de sinalização celular. Elas podem ser divididas em cinco famílias, cada uma com um conjunto de efetores característicos.

## RECEPTORES ACOPLADOS À PROTEÍNA G

Todos os **GPCRs** caracterizados até o momento são proteínas que atravessam a membrana celular sete vezes. Em razão dessa estrutura, elas alternativamente têm sido referidas como **receptores de sete hélices** ou **receptores em serpentina**. Um grande número delas foi clonado e suas funções são múltiplas e diversas. Este fato é enfatizado pela grande variedade de ligantes que têm as GPCRs como alvo (Tabela 2-5). A estrutura de quatro GPCRs é apresentada na Figura 2-24. Esses receptores formam uma estrutura semelhante a um barril. Com o acoplamento do ligante, ocorre uma alteração conformacional que ativa uma proteína G heterotrimérica em repouso associada ao folheto citoplasmático da membrana celular. A ativação de um único receptor pode resultar em uma, dez ou mais proteínas G heterotriméricas ativas, proporcionando amplificação, assim como transdução do primeiro mensageiro. Os receptores acoplados podem ser inativados para reduzir o volume de sinalização celular. Com frequência, isso ocorre por meio de fosforilação da face citoplasmática do receptor. Em razão de sua diversidade e importância nas vias de sinalização celular, os GPCRs são alvos primários para o desenvolvimento de fármacos (Quadro Clínico 2-8).

## INOSITOL TRIFOSFATO E DIACILGLICEROL COMO SEGUNDOS MENSAGEIROS

Muitas vezes, a relação entre a ligação de um ligante à membrana que atua via $Ca^{2+}$ e o aumento imediato da concentração citoplasmática de $Ca^{2+}$ são mediados pelo **inositol trifosfato** (**1,4,5-trifosfato de inositol; $IP_3$**). Quando um desses ligantes se liga ao seu receptor, a ativação deste produz ativação da fosfolipase C (PLC) sobre a superfície interna da membrana. Os ligantes acoplados à GPCR podem fazer o mesmo por meio de proteínas G heterotriméricas $G_q$, enquanto os ligantes acoplados aos receptores de tirosina cinase o fazem por outras vias de sinalização. A PLC tem no mínimo oito isoformas; a PLCβ é ativada por proteínas G heterotriméricas, enquanto a PLCγ é ativada por meio de receptores da tirosina cinase. As isoformas da PLC podem catalisar a hidrólise do lipídeo de membrana 4,5-difosfato de fosfatidilinositol ($PIP_2$) para formar $IP_3$ e **DAG** (Figura 2-25). O $IP_3$ sofre difusão até o retículo

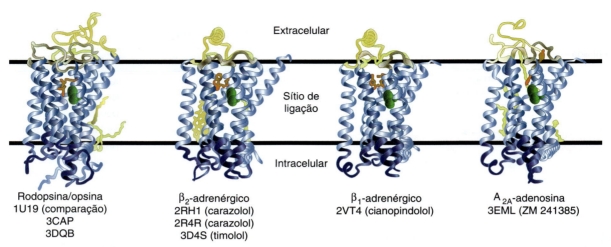

**FIGURA 2-24** Representação de quatro receptores acoplados à proteína em estruturas cristalizadas resolvidas. Cada grupo de receptores é representado por uma estrutura, todas com a mesma disposição e esquema de cores: as hélices transmembrana estão representadas em azul-claro, as regiões intracelulares em azul mais escuro e as regiões extracelulares em marrom. Cada ligante está representado em cor de laranja e na forma de bastões, os lipídeos acoplados estão apresentados em amarelo e os resíduos conservados de triptofano em esferas verdes. Esta figura ressalta as diferenças observadas nos domínios extracelular e intracelular, assim como as pequenas diferenças encontradas na orientação do acoplamento dos ligantes comparando-se as quatro GPCR. (Reproduzida, com permissão, de Hanson MA, Stevens RC: Discovery of new GPCR biology: one receptor structure at a time. Structure 1988 Jan 14;17(1):8-14.)

endoplasmático, onde dispara a liberação de $Ca^{2+}$ no citoplasma, ligando-se ao receptor de $IP_3$, um canal de $Ca^{2+}$ controlado por ligante (**Figura 2-26**). O DAG é também um segundo mensageiro; permanece na membrana celular, onde ativa uma das diversas isoformas da **proteína cinase C**.

## AMP CÍCLICO

Outro segundo mensageiro importante é o 3'5'-monofosfato de adenosina cíclico (**AMP cíclico** ou **AMPc**; **Figura 2-27**). O AMP cíclico é formado a partir do ATP pela ação da **enzima**

---

### QUADRO CLÍNICO 2-8

#### Desenvolvimento de fármacos: os receptores acoplados à proteína G (GPCR) como alvo

Os GPCRs estão entre as substâncias mais investigadas como alvos de fármacos pela indústria farmacêutica, representando aproximadamente 40% dos medicamentos no mercado atualmente. Essas proteínas são ativas em praticamente todos os sistemas orgânicos, e representam uma ampla variedade como alvos terapêuticos para muitas doenças incluindo câncer, disfunção cardíaca, diabetes melito, distúrbios do sistema nervoso central, obesidade, inflamação e dor. As características dos GPCRs que os permitem serem alvos para medicamentos são sua especificidade no reconhecimento de ligantes extracelulares para iniciar a resposta celular, sua localização superficial na célula que as torna acessível a novos ligantes ou fármacos, e sua prevalência na determinação de patologias e doenças em humanos.

Observam-se exemplos específicos do uso de GPCR como alvo de fármacos em dois tipos de **receptores de histamina**:

**Antagonistas do receptor de histamina 1** (receptor H1): terapia antialérgica. Os alérgenos desencadeiam liberação de histamina por mastócitos e basófilos nas vias aéreas. O alvo primário para a histamina é o receptor H1 em diversos tipos de células das vias aéreas, o que pode levar a prurido, espirros, rinorreia e congestão nasal transitórios. Há diversos fármacos com maior seletividade para os receptores H1 periféricos atualmente em uso com o objetivo de bloquear a ativação da histamina pelo receptor H1 e, assim, reduzir os efeitos alergênicos nas vias aéreas superiores. Dentre os antagonistas do receptor H1 recentemente em uso estão loratadina, fexofenadina, cetirizina e desloratadina. Esses fármacos bloqueadores do receptor H1 de "segunda" e "terceira" gerações aumentaram a especificidade da ação e reduziram os efeitos adversos (p. ex., sonolência e disfunção do sistema nervoso central) associados aos medicamentos da "primeira" geração introduzidos no final dos anos 1930 e amplamente aperfeiçoados ao longo dos 40 anos seguintes.

**Antagonistas do receptor de histamina 2** (receptor H2): para tratamento de acidez gástrica excessiva. O excesso de ácido no estômago pode resultar na doença do refluxo gastresofágico ou, até mesmo, em úlcera péptica. As células parietais do estômago podem ser estimuladas a produzir ácido por meio da ação da histamina sobre os receptores H2. A acidez em excesso no estômago resulta em pirose. Os antagonistas dos receptores H2 reduzem a produção de ácido, evitando a sinalização dos receptores H2 que leva à produção do ácido estomacal. Há vários medicamentos (p. ex., ranitidina, famotidina, cimetidina e nizatidina) que bloqueiam especificamente o receptor H2 e reduzem a produção excessiva de ácido.

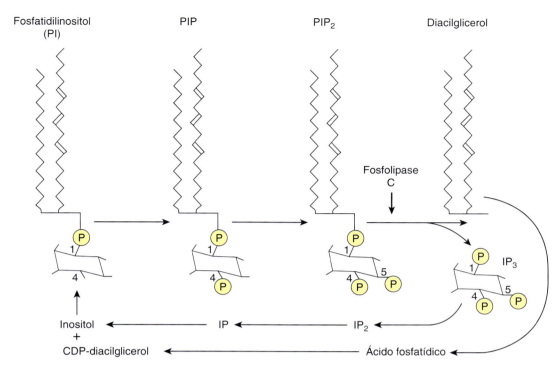

**FIGURA 2-25 Metabolismo do fosfatidilinositol na membrana celular.** O fosfatidilinositol é sucessivamente fosforilado para formar fosfatidilinositol 4-fosfato (PIP) e, a seguir, fosfatidilinositol 4,5-bifosfato (PIP$_2$). A fosfolipase C$_\beta$ e a fosfolipase C$\gamma$ catalisam a quebra de PIP$_2$ a inositol 1,4,5-trifosfato (IP$_3$) e a diacilglicerol. Podem ser formados outros fosfatos de inositol e derivados de fosfatidilinositol. O IP$_3$ é desfosforilado a inositol e o diacilglicerol é metabolizado a citosina difosfato (CDP)-diacilglicerol. O CDP-diacilglicerol e o inositol combinam-se para formar o fosfatidilinositol, completando o ciclo. (Modificada de Berridge MJ: Inositol triphosphate and diacylglycerol as second messengers. Biochem J 1984;220:345.)

**adenilato-ciclase** e é convertido ao fisiologicamente inativo 5'AMP pela ação da enzima **fosfodiesterase**. Algumas das isoformas da fosfodiesterase que quebram o AMPc são inibidas por metilxantinas como a cafeína e a teofilina. Consequentemente, esses compostos são capazes de aumentar os efeitos hormonais e de transmissão mediados pelo AMPc. O AMPc ativa uma das proteínas cinases nucleotídeo-dependentes (**proteína cinase A**, **PKA**) que, assim como a proteína cinase C, catalisa a fosforilação de proteínas, modificando sua conformação e alterando sua atividade. Além disso, a subunidade catalítica ativa de PKA move-se ao núcleo e fosforila a **proteína de ligação ao elemento de resposta ao AMPc** (**CREB**). Este fator de transcrição liga-se então ao DNA e altera a transcrição de diversos genes.

## PRODUÇÃO DE AMP CÍCLICO PELA ADENILATO-CICLASE

A adenilato-ciclase é uma proteína ligada à membrana com 12 domínios transmembrana. Foram descritas dez isoformas dessa enzima, e cada uma delas com propriedades reguladoras distintas permitindo que a via do AMPc seja adequada às necessidades específicas de cada tecido. As proteínas G heterotriméricas estimulatórias (G$_s$) ativam, enquanto as proteínas G heterotriméricas inibitórias (G$_i$) inativam a adenilato-ciclase (Figura 2-28). Quando o ligante apropriado se acopla a um receptor estimulatório, uma subunidade G$_s\alpha$ ativa uma das adenilato-ciclase. Por outro lado, quando o ligante apropriado se acopla a um receptor inibitório, uma subunidade G$_i\alpha$ inibe a adenilato-ciclase. Os receptores são específicos e respondem com baixo limiar a apenas um ou a um pequeno grupo de ligantes. Entretanto, proteínas G heterotriméricas mediam os efeitos estimuladores e inibidores produzidos por muitos ligantes diferentes. Além disso, ocorre interação cruzada entre o sistema da fosfolipase C e o sistema da adenilato-ciclase, na medida em que várias das isoformas de

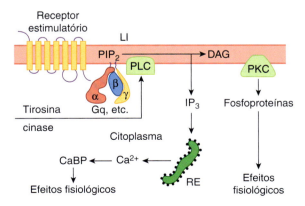

**FIGURA 2-26 Diagrama representando a liberação de inositol trifosfato (IP$_3$) e diacilglicerol (DAG) como segundos mensageiros.** A ligação de um ligante ao receptor acoplado à proteína G ativa a fosfolipase C (PLC)$_\beta$. Alternativamente, a ativação de receptores com domínios intracelulares de tirosina cinase ativa a PLC$\gamma$. A hidrólise do fosfatidilinositol 4,5-difosfato (PIP$_2$) resultante produz IP$_3$, com liberação de Ca$^2$ do retículo endoplasmático (RE) e de DAG, que ativa a proteína cinase C (PKC). CaBP, proteínas ligantes de Ca$^{+2}$; LI, líquido intersticial.

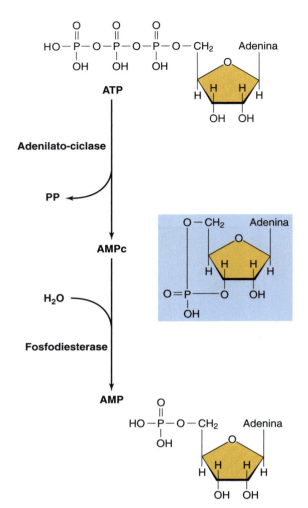

**FIGURA 2-27 Formação e metabolismo do AMPc.** O segundo mensageiro AMPc é formado a partir do ATP por ação da adenilato-ciclase e decomposto a AMP pela fosfodiesterase.

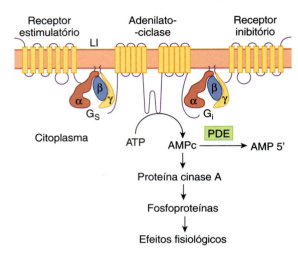

**FIGURA 2-28 O sistema do AMPc.** A ativação da adenilato-ciclase catalisa a conversão de ATP a AMPc. O AMP cíclico ativa a proteína cinase A, que fosforila proteínas, produzindo efeitos fisiológicos. Ligantes estimuladores acoplam-se a receptores estimulatórios e ativam a adenilato-ciclase via $G_s$. Ligantes inibidores inibem a adenilato-ciclase via receptores inibitórios e $G_i$. LI, líquido intersticial, PDE, fosfodiesterose.

adenilato-ciclase são estimuladas pela calmodulina. Finalmente, os efeitos da proteína cinase A e da proteína cinase C são muito disseminados e também podem afetar direta ou indiretamente a atividade da adenilato-ciclase. A relação estreita entre ativação de proteínas G e adenilato-ciclase também permite que haja regulação espacial da produção de AMPc. Todos esses eventos, entre outros, permitem o ajuste fino do AMPc para um determinado efeito fisiológico na célula.

Duas toxinas bacterianas têm efeitos importantes sobre a adenilato-ciclase controlada por proteínas G. A subunidade A da **toxina da cólera** catalisa a transferência da ADP ribose para um resíduo de arginina no meio da subunidade α da $G_s$. Com isto, há inibição da atividade da GTPase, produzindo estimulação prolongada da adenilato-ciclase. A **toxina da coqueluche** catalisa a ligação de ADP-ribose a um resíduo de cisteína próximo do terminal carboxila da subunidade α da $G_i$. Com isto, há inibição da função da $G_i$. Além das implicações dessas alterações nos processos de doença, ambas as toxinas são usadas para pesquisas básicas sobre a função da proteína G. O fármaco forscolina também estimula a atividade da adenilato-ciclase por ação direta sobre a enzima.

## GUANILATO-CICLASE

Outro nucleotídeo cíclico com importância para a fisiologia é o **monofosfato de guanosina cíclico** (GMP cíclico ou GMPc). O GMP cíclico é importante para a visão, com ação tanto em cones quanto em bastonetes. Além disso, o GMPc regula canais iônicos e ativa sua cinase dependente, produzindo diversos efeitos fisiológicos.

As guanilato-ciclases formam a família das enzimas que catalisam a formação do GMPc. Ocorrem em duas formas (Figura 2-29). Uma forma apresenta um domínio aminoterminal extracelular que atua como receptor, um domínio único transmembrana e uma porção citoplasmática com atividade catalítica de guanilato-ciclase. Várias dessas guanilato-ciclases estão caracterizadas. Duas atuam como receptores para o peptídeo natriurético atrial (PNA; também conhecido como fator natriurético atrial), e uma terceira liga-se à enterotoxina da *Escherichia coli* e ao polipeptídeo gastrintestinal guanilina. A outra forma de guanilato-ciclase é solúvel, contém heme e não se encontra ligada à membrana. Parece haver diversas isoformas da enzima intracelular. Elas são ativadas pelo óxido nítrico (NO) e por compostos contendo NO.

## FATORES DE CRESCIMENTO

Os fatores de crescimento têm sido progressivamente valorizados em muitos aspectos da fisiologia. Eles são polipeptídeos e proteínas que, por conveniência, foram divididos em três grupos. O primeiro grupo é formado por agentes que estimulam a multiplicação ou o desenvolvimento de diversos tipos celulares; são exemplos, NGF, fator de crescimento semelhante à insulina I (IGF-I), ativinas e inibinas, e o fator de crescimento epidermal (EGF). Já foram descritos mais de 20 desses fatores. As citocinas formam o segundo grupo. Elas são produzidas por macrófagos e linfócitos, assim como por outras células, e são importantes

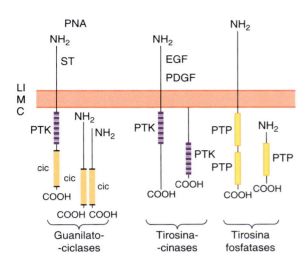

**FIGURA 2-29** Diagrama representando guanilato-ciclases, tirosina cinases e tirosina fosfatases. PNA, peptídeo natriurético atrial; C, citoplasma; cic, domínio guanilato-ciclase; EGF, fator de crescimento epidermal; LI, líquido intersticial; M, membrana celular; PDGF, fator de crescimento derivado das plaqueta; PTK, domínio tirosina cinase; PTP, domínio tirosina fosfatase; ST, enterotoxina de *E. coli*. (Modificada a partir de Koesling D, Böhme E, Schultz G: Guanylyl cyclases, a growing family of signal transducing enzymes. FASEB J 1991;5:2785.)

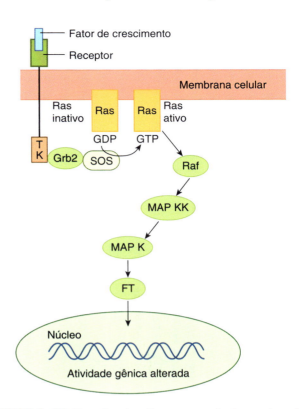

**FIGURA 2-30** Uma das vias diretas por meio das quais os fatores de crescimento alteram a atividade gênica. TK, domínio tirosina cinase; Grb2, controlador do ativador Ras; Sos, ativador Ras; Ras, produto do gene Ras; MAP K proteína cinase ativada por mitógeno; MAP KK, MAP cinase; FT, fatores de transcrição. Há comunicação cruzada entre esta via e a via do AMPc, assim como com a via IP$_3$–DAG.

na regulação do sistema imune (ver Capítulo 3). Novamente, foram descritos mais de 20 desses fatores. O terceiro grupo é formado por fatores estimuladores de colônia, os quais regulam a proliferação e a maturação de hemácias (também chamadas de glóbulos vermelhos ou de eritrócitos) e de leucócitos (também chamados de glóbulos brancos) no sangue.

Os receptores do fator de crescimento derivado das plaquetas (PDGF), e muitos outros fatores que estimulam a multiplicação e o crescimento celular, apresentam um único domínio transmembrana com um domínio intracelular de tirosina cinase (Figura 2-29). Quando ligantes acoplam-se a um receptor de tirosina cinase, primeiramente causa a dimerização de dois receptores semelhantes. A dimerização resulta em ativação parcial dos domínios intracelulares da tirosina cinase e fosforilação cruzada para ativação plena mútua. Uma das vias ativadas por fosforilação leva, por via da pequena proteína G Ras, até as MAP cinases e, finalmente, à produção de fatores de transcrição no núcleo capazes de alterar a expressão gênica (Figura 2-30).

Os receptores de citocinas e de fatores estimuladores de colônias diferem dos demais fatores de crescimento na medida em que, em sua maioria, não apresentam domínios tirosina cinase nas suas porções citoplasmáticas, e alguns têm pouco ou nenhuma cauda citoplasmática. Entretanto, desencadeiam a atividade da tirosina cinase no citoplasma. Particularmente, eles ativam as chamadas Janus tirosina cinases (**JAKs**) no citoplasma (Figura 2-31). Estas, por sua vez, fosforilam as proteínas **STAT**. As STATs fosforiladas formam homo e heterodímeros e movem-se para o núcleo, onde atuam como fatores de transcrição. Há quatro JAKs e sete STATs conhecidas em mamíferos. É interessante observar que a via JAK–STAT também pode ser ativada pelo hormônio do crescimento e é outra via direta importante entre a superfície e o núcleo da célula. Contudo, deve-se enfatizar que ambas as vias Ras e JAK–STAT são complexas e há comunicação cruzada entre elas e outras vias de sinalização discutidas anteriormente.

Finalmente, observe que todo o objeto dos segundos mensageiros e da sinalização intracelular tornou-se imensamente complexo, com múltiplas vias e interações. Em uma obra como esta só é possível listar os pontos mais destacados e apresentar temas gerais que ajudarão o leitor a compreender o restante da fisiologia (**Quadro Clínico 2-9**).

## HOMEOSTASIA

O verdadeiro ambiente das células do organismo é o componente intersticial do LEC. Como a função celular normal depende da constância desse líquido, não é surpreendente que nos animais multicelulares tenha surgido um número imenso de mecanismos reguladores para mantê-lo. Para descrever "os diversos arranjos fisiológicos que atuam para restaurar o estado normal, uma vez que este tenha sido perturbado", W.B. Cannon cunhou o termo **homeostasia**. A capacidade de tamponamento dos líquidos corporais e os ajustes renais e respiratórios que ocorrem diante da presença de excesso de ácido ou de base são exemplos de mecanismos homeostáticos. Há inúmeros exemplos e boa parte da fisiologia está relacionada com mecanismos reguladores que atuam para manter a constância do meio

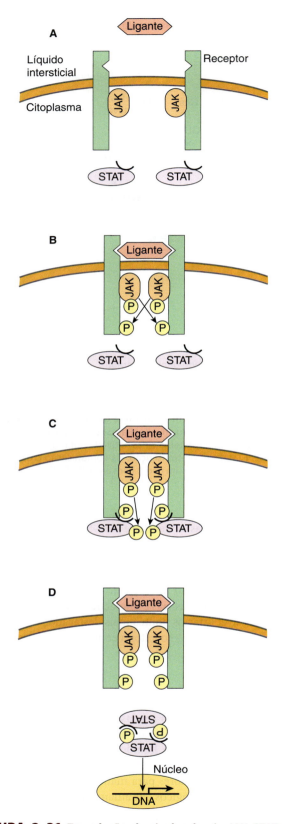

**FIGURA 2-31** Transdução de sinal pela via JAK–STAT. **A)** o acoplamento do ligante leva à dimerização do receptor. **B)** Ativação e fosforilação de JAKs. **C)** JAKs fosforilam STATs. **D)** STATs sofrem dimerização e movem-se ao núcleo, onde se ligam a elementos de resposta do DNA. (Modificada a partir de Takeda K, Kishimoto T, Akira S: STAT6: Its role in interleukin 4-mediated biological functions. J Mol Med 1997;75:317.)

### QUADRO CLÍNICO 2-9

#### Doenças ligadas ao receptor e à proteína G

Muitas doenças vêm sendo relacionadas com mutações nos genes de receptores. Por exemplo, foram relatadas mutações com perda da função do receptor capazes de causar doença para o receptor de 1,25-di-hidrocolecalciferol e para o receptor de insulina. Algumas outras doenças são causadas por produção de anticorpos contra receptores. Assim, anticorpos contra os receptores do hormônio estimulante da tireoide (TSH) causam doença de Graves, e anticorpos contra os receptores nicotínicos de acetilcolina causam miastenia grave.

Um exemplo de perda de função de um receptor é o diabetes insípido nefrogênico causado pela perda da capacidade de regular a concentração da urina em razão de mutação dos receptores V2 de vasopressina. Receptores mutantes podem ganhar ou perder funções. Uma mutação com ganho de função do receptor de $Ca^{2+}$ causa inibição excessiva da secreção de paratormônio e hipocalcemia hipercalciúrica familiar. As proteínas G também podem sofrer mutações com perda ou ganho de função que causam doença **(Tabela 2-6)**. Em uma forma de pseudo-hipoparatireoidismo, o receptor $G_s$ sofre mutação e deixa de responder ao paratormônio, produzindo os sintomas de hipoparatireoidismo sem qualquer redução no nível circulante do hormônio da paratireoide. A testoxicose é uma doença interessante que combina ganho e perda de função. Os pacientes apresentam uma mutação ativante de $G_s\alpha$, a qual causa secreção de testosterona em excesso e maturação sexual pré-puberal. Entretanto, essa mutação é sensível à temperatura e é ativa apenas nas temperaturas relativamente baixas (33°C) dos testículos. A 37°C, a temperatura normal do resto do corpo, ocorre perda da função, com produção de hipoparatireoidismo e menor responsividade ao TSH. Uma mutação ativante diferente em $G_s\alpha$ está associada às áreas com limites irregulares de pele hiperpigmentada e com o hipercortisolismo da síndrome de McCune–Albright. Essa mutação ocorre durante o desenvolvimento fetal, criando um mosaico de células normais e anormais. Uma terceira mutação em $G_s\alpha$ reduz a atividade intrínseca da GTPase. Como resultado, observa-se aumento expressivo da atividade com excesso de produção de AMPc, o que causa hiperplasia e, eventualmente, neoplasia em células somatotrópicas da adeno-hipófise. Quarenta por cento dos tumores somatotrópicos da adeno-hipófise apresentam células contendo uma mutação somática desse tipo.

interno. Muitos desses mecanismos reguladores atuam a partir do princípio da retroalimetação negativa; desvios a partir de um dado ponto de normalidade são detectados por um sensor que envia sinais capazes de disparar alterações compensatórias que persistem até que o ponto de normalidade seja novamente alcançado.

## TABELA 2-6 Exemplos de anormalidades causadas por mutações com ganho ou perda de função em receptores acoplados à proteína G heterotrimérica e nas proteínas G

| Sítio | Tipo de Mutação | Doença |
|---|---|---|
| **Receptor** | | |
| Opsina nos cones | Perda | Cegueira das cores |
| Rodopsina | Perda | Cegueira noturna congênita; duas formas de retinite pigmentosa |
| $V_2$ da vasopressina | Perda | Diabetes insípido nefrogênico ligado ao X |
| ACTH | Perda | Deficiência familiar de glicocorticoide |
| LH | Ganho | Puberdade precoce masculina familiar |
| TSH | Ganho | Hipertireoidismo familiar não autoimune |
| TSH | Perda | Hipotireoidismo familiar |
| $Ca^{2+}$ | Ganho | Hipocalcemia hipercalciúrica familiar |
| Tromboxano $A_2$ | Perda | Hemorragia congênita |
| Endotelina B | Perda | Doença de Hirschprung |
| **Proteína G** | | |
| $G_s\alpha$ | Perda | Pseudo-hipotireoidismo tipo 1a |
| $G_s\alpha$ | Ganho/perda | Testoxicose |
| $G_s\alpha$ | Ganho (mosaico) | Síndrome de McCune–Albright |
| $G_s\alpha$ | Ganho | Adenomas somatotrópicos com acromegalia |
| $G_i\alpha$ | Ganho | Tumores ovarianos e do córtex da suprarrenal |

# RESUMO

- A célula e as organelas intracelulares estão circundadas por membranas semipermeáveis. As membranas biológicas apresentam uma bicamada lipídica associada a proteínas estruturais e funcionais. Essas proteínas contribuem consideravelmente para as propriedades semipermeáveis da membrana biológica.

- As células contêm diversas organelas que realizam funções específicas. O núcleo é uma organela que contém o DNA celular e é o sítio de transcrição. O retículo endoplasmático e o aparelho de Golgi são importantes para o processamento das proteínas e no seu direcionamento para os compartimentos corretos dentro da célula. Lisossomos e peroxissomos são organelas limitadas por membrana que contribuem para o processamento de proteínas e lipídeos. As mitocôndrias são organelas que permitem a fosforilação oxidativa em células eucarióticas e que também são importantes para a sinalização celular.

- O citoesqueleto é uma rede composta por três tipos de filamentos que confere integridade estrutural à célula, assim como vias para o tráfego de organelas e outras estruturas em toda a célula. Os filamentos de actina também proporcionam a base para a contração muscular. Os filamentos intermediários são primariamente estruturais. Os microtúbulos proporcionam uma estrutura dinâmica nas células, permitindo o movimento de componentes por toda a célula.

- Há três superfamílias de proteínas motoras moleculares na célula que utilizam a energia do ATP para gerar trabalho, movimento ou ambos. A miosina é o gerador de força para a contração da célula muscular. As miosinas celulares também podem interagir com o citoesqueleto (principalmente os filamentos finos) para participar na contração, assim como na movimentação do conteúdo celular. As cinesinas e as dineínas celulares são proteínas motoras que interagem principalmente com os microtúbulos para mover carga por toda a célula.

- As moléculas de adesão celular ajudam a manter as células unidas umas às outras ou à matriz extracelular, assim como auxiliam no início da sinalização celular. Há quatro famílias principais: integrinas, imunoglobulinas, caderinas e selectinas.

- As células contêm complexos proteicos específicos que servem como conexões com outras células ou com a matriz extracelular. As junções oclusivas proporcionam conexões intercelulares que ligam as células a uma barreira tecidual regulada, além de fornecerem uma barreira ao movimento das proteínas na membrana celular. As junções comunicantes permitem contato entre células com passagem direta de pequenas moléculas entre duas células. Os desmossomos e as junções aderentes são estruturas especializadas que mantêm as células coesas. Os hemidesmossomos e os contatos focais fixam as células à sua lâmina basal.

- Exocitose e endocitose são episódios de fusão vesicular que permitem o movimento de proteínas e lipídeos entre o interior da célula, a membrana plasmática e o exterior da célula. A exocitose pode ser constitutiva ou não constitutiva; ambas são processos regulados que requerem proteínas especializadas para fusão vesicular. A endocitose é a formação de vesículas na membrana plasmática para incorporar material do espaço extracelular para o interior da célula.

- As células podem se comunicar via mensageiros químicos. Mensageiros específicos (ou ligantes) caracteristicamente ligam-se a receptores na membrana plasmática para dar início a alterações intracelulares que levam a modificações fisiológicas. As famílias de receptores da membrana plasmática incluem canais iônicos, receptores acoplados à proteína G e diversos receptores ligados a enzimas (p. ex., receptores de tirosina cinase). Há ainda receptores no citosol (p. ex. receptores de esteroides) capazes de se ligar a compostos permeáveis na membrana. A ativação de receptores produz alterações celulares incluindo potencial de membrana, ativação de proteínas G heterotriméricas, aumento de moléculas segundos mensageiros ou iniciação de transcrição.

- Segundos mensageiros são moléculas que sofrem alterações rápidas na concentração celular após o reconhecimento do primeiro mensageiro. Dentre os segundos mensageiros mais comuns estão $Ca^{2+}$, monofosfato de adenosina cíclico (AMPc), monofosfato de guanina cíclico (GMPc), inositol trifosfato ($IP_3$) e óxido nítrico (NO).

# QUESTÕES DE MÚLTIPLA ESCOLHA

*Para todas as questões, escolha a melhor opção, a não ser que direcionado diferentemente.*

1. A $Na^+$–$K^+$–ATPase eletrogênica tem papel crítico na fisiologia celular

   A. utilizando a energia do ATP para retirar três $Na^+$ da célula na troca por dois $K^+$ para dentro da célula.

   B. utilizando a energia do ATP para retirar três $K^+$ da célula na troca por dois $Na^+$ para dentro da célula.

   C. utilizando a energia para mover $Na^+$ para dentro da célula ou $K^+$ para fora da célula para formar ATP.

   D. utilizando energia para mover $Na^+$ para fora da célula ou $K^+$ para dentro da célula para formar ATP.

2. Membranas celulares

   A. contêm relativamente poucas moléculas de proteína.

   B. contêm muitas moléculas de carboidratos.

   C. são livremente permeáveis a eletrólitos, mas não às proteínas.

   D. apresentam conteúdo variável de proteínas e lipídeos dependendo de sua localização na célula.

   E. apresentam composição estável ao longo da vida da célula.

3. Segundos mensageiros

   A. são substâncias que interagem com os primeiros mensageiros fora da célula.

   B. são substâncias que se ligam aos primeiros mensageiros na membrana celular.

   C. são hormônios secretados por células em resposta à estimulação por outro hormônio.

   D. medeiam as respostas intracelulares a diversos hormônios e neurotransmissores.

   E. não são formados no cérebro.

4. O aparelho de Golgi

   A. é uma organela que participa na quebra de proteínas e lipídeos.

   B. é uma organela que participa no processamento pós-tradução de proteínas.

   C. é uma organela que participa da produção de energia.

   D. é uma organela que participa da transcrição e da tradução.

   E. é um compartimento subcelular que armazena proteínas para tráfego ao núcleo.

5. Endocitose

   A. inclui fagocitose e pinocitose, mas não a captação de conteúdo extracelular mediada por clatrina ou dependente de cavéolas.

   B. refere-se à fusão de vesícula intracelular com a membrana plasmática para a passagem de conteúdo intracelular ao meio extracelular.

   C. refere-se à invaginação da membrana plasmática para captação de conteúdo extracelular para dentro da célula.

   D. refere-se ao tráfego vesicular para dentro da célula.

6. Receptores acoplados à proteína G

   A. são proteínas de membrana intracelular que auxiliam a regular o movimento dentro da célula.

   B. são proteínas da membrana plasmática que se acoplam à ligação extracelular de moléculas de sinalização primária para exocitose.

   C. são proteínas plasmáticas que se acoplam à ligação extracelular de moléculas de sinalização primária para ativação de proteínas G heterotriméricas.

   D. são proteínas intracelulares que se acoplam à ligação extracelular de moléculas de sinalização primária com transcrição.

7. Junções comunicantes são conexões intercelulares que

   A. servem primariamente para manter as células separadas e permitir o transporte através da barreira tecidual.

   B. servem como ponte citoplasmática regulada para troca de pequenas moléculas entre as células.

   C. servem como barreira para evitar o movimento de proteínas dentro da membrana celular.

   D. são componentes celulares para a exocitose constitutiva que ocorre entre células adjacentes.

8. A F-actina é um componente do citoesqueleto celular que

   A. contribui para a estrutura necessária ao movimento da célula.

   B. é definida como a forma "funcional" de actina na célula.

   C. refere-se às subunidades de actina que formam a matéria-prima molecular para as moléculas estendidas de actina encontradas na célula.

   D. proporcionam a arquitetura molecular para a comunicação entre as células.

# REFERÊNCIAS

Alberts B, Johnson A, Lewis J, et al.: *Molecular Biology of the Cell*, 5th ed. Garland Science, 2008.

Cannon WB: *The Wisdom of the Body*. Norton, 1932.

Junqueira LC, Carneiro J, Kelley RO: *Basic Histology*, 9th ed. McGraw-Hill, 1998.

Kandel ER, Schwartz JH, Jessell TM (editors): *Principles of Neural Science*, 4th ed. McGraw-Hill, 2000.

Pollard TD, Earnshaw WC: *Cell Biology*, 2nd ed. Saunders, Elsevier, 2008.

Sperelakis N (editor): *Cell Physiology Sourcebook*, 3rd ed. Academic Press, 2001.

C A P Í T U L O

# 3

# Imunidade, Infecção e Inflamação

## OBJETIVOS

*Após o estudo deste capítulo, você deve ser capaz de:*

- Compreender o significado da imunidade, particularmente em relação à defesa do corpo contra invasores microbianos.
- Definir os tipos celulares circulantes e teciduais que contribuem para as respostas imune e inflamatória.
- Descrever como os fagócitos são capazes de matar bactérias internalizadas.
- Identificar as funções dos fatores de crescimento hematopoiético, citocinas e quimiocinas.
- Delinear os papéis e mecanismos das imunidades inata, adquirida, humoral e celular.
- Compreender a base das respostas inflamatórias e da cicatrização.

## INTRODUÇÃO

Como um sistema aberto, o organismo é continuamente convocado a defender-se de invasores potencialmente nocivos como bactérias, vírus e outros micróbios. Esta tarefa é realizada pelo sistema imune, que se subdivide em inato e adaptativo (ou adquirido). O sistema imune é composto por células efetoras especializadas que detectam e respondem a antígenos estranhos e a outros padrões moleculares não encontrados em tecidos humanos. Do mesmo modo, o sistema imune remove as próprias células do corpo que tenham se tornado senescentes ou que sejam anormais, como as células cancerígenas. Finalmente, os tecidos normais do hospedeiro ocasionalmente se

tornam objeto de ataque indevido por parte do sistema imune, como nas doenças autoimunes ou em cenários nos quais células normais terminam sendo prejudicadas quando o sistema imune produz uma resposta inflamatória contra um invasor. Está além do objetivo deste livro abordar todos os aspectos da imunologia moderna. Entretanto, o estudante de fisiologia deve ter um conhecimento prático sobre as funções imunes e sua regulação, tendo em vista o reconhecimento crescente de como esse sistema contribui para a regulação fisiológica normal em diversos tecidos, assim como os efetores imunes contribuem para a fisiopatologia.

## CÉLULAS EFETORAS IMUNES

Muitas células imunes efetoras circulam no sangue, como os glóbulos brancos. Além disso, o sangue é o condutor das células precursoras que finalmente irão se desenvolver nas células imunes dos tecidos. As células imunológicas circulantes incluem os **granulócitos** (**leucócitos polimorfonucleares, PMNs**), que incluem os **neutrófilos**, **eosinófilos** e **basófilos**; **linfócitos** e **monócitos**. As respostas imunes teciduais são amplificadas adicionalmente por essas células após sua migração extravascular, bem como por **macrófagos** teciduais (derivados de monócitos) e **mastócitos**

(relacionados aos basófilos). Atuando em conjunto, essas células fornecem ao corpo defesas poderosas contra tumores e infecções virais, bacterianas e parasíticas.

## GRANULÓCITOS

Todos os granulócitos apresentam grânulos citoplasmáticos que contêm substâncias biologicamente ativas envolvidas em reações inflamatórias e alérgicas.

A meia-vida média de um neutrófilo na circulação é de 6 h. Portanto, para manter o nível sanguíneo circulante normal é necessário produzir mais de 100 bilhões de neutrófilos por dia. Muitos deles entram nos tecidos, especialmente se estimulados, por uma infecção ou por citocinas inflamatórias. São atraídos para a superfície endotelial por moléculas de adesão celular conhecidas como selectinas, dispondo-se ao longo dela. Ligam-se então firmemente às moléculas de adesão dos neutrófilos, pertencentes à família das integrinas. Em seguida, se introduzem através das paredes dos capilares, entre as células endoteliais, no processo denominado **diapedese**. Muitos dos que abandonam a circulação entram no trato gastrintestinal e são finalmente eliminados.

A invasão do corpo por bactérias dispara a **resposta inflamatória**. A medula óssea é estimulada a produzir e liberar grande número de neutrófilos. Produtos bacterianos interagem com fatores plasmáticos e células para produzir agentes que atraem neutrófilos para a área infectada (**quimiotaxia**). Os agentes quimiotáticos, que são parte de uma grande e crescente família de **quimiocinas** (ver o texto a seguir), incluem um componente do sistema complemento (C5a); leucotrienos e polipeptídeos de linfócitos, mastócitos e basófilos. Outros fatores do plasma atuam nas bactérias tornando-as "apetitosas" para os fagócitos (**opsonização**). As principais opsoninas que revestem as bactérias são imunoglobulinas de uma classe específica (IgG) e proteínas complemento (ver o texto a seguir). As bactérias revestidas se ligam então a receptores acoplados à proteína G na membrana celular do neutrófilo, o que causa uma crescente atividade motora celular, exocitose e a assim chamada explosão respiratória. A crescente atividade motora leva à rápida ingestão das bactérias por endocitose (**fagocitose**). Por meio da **exocitose**, os grânulos dos neutrófilos descarregam seus conteúdos nos vacúolos fagocíticos que contêm as bactérias e também no espaço intersticial (**degranulação**). Os grânulos contêm várias proteases, além de proteínas antimicrobianas denominadas **defensinas**. Além disso, a enzima **NADPH oxidase**, ligada à membrana celular, é ativada, produzindo metabólitos tóxicos de oxigênio. A combinação destes com as enzimas proteolíticas dos grânulos faz do neutrófilo uma máquina mortífera muito eficiente.

A ativação da NADPH oxidase é associada ao aumento rápido no consumo de oxigênio e no metabolismo do neutrófilo (a **explosão respiratória**) e à produção de $O_2^-$ pela seguinte reação:

$$NADPH + H^+ + 2O_2 + \rightarrow NADP^+ + 2H^+ + 2O_2^-$$

O $O_2^-$ é um **radical livre** formado pela adição de um elétron ao $O_2$. Dois $O_2^-$ reagem com dois $H^+$ para formar $H_2O_2$ em uma reação catalisada pela forma citoplasmática da superóxido dismutase (SOD-1):

$$O_2^- + O_2^- + H^+ \xrightarrow{SOD-1} \rightarrow H_2O_2 + O_2$$

Tanto $O_2^-$ quanto $H_2O_2$ são oxidantes e agentes bactericidas efetivos, mas o $H_2O_2$ é convertido em $H_2O$ e $O_2$ pela enzima **catalase**. A forma citoplasmática do SOD contém tanto Zn quanto Cu, e é encontrada em muitas partes do organismo, sendo defeituosa como resultado de uma mutação genética em uma forma familiar de **esclerose lateral amiotrófica** (ELA; ver Capítulo 15). Portanto, pode ser que o $O_2^-$ se acumule nos neurônios motores e os destrua pelo menos uma forma dessa

doença progressiva fatal. Duas outras formas de SOD, codificadas por pelo menos um gene diferente, também são encontradas em humanos.

Os neutrófilos também liberam a enzima **mieloperoxidase**, que catalisa a conversão de $Cl^-$, $Br^-$, $I^-$ e $SCN^-$ nos ácidos correspondentes (HOCl, HOBr, etc.). Tais ácidos também são oxidantes potentes. Como o $Cl^-$ é mais abundante nos líquidos corporais, o produto principal é o HOCl.

Além da mieloperoxidase e das defensinas, os grânulos dos neutrófilos contêm elastase, metaloproteases que atacam colágeno, e uma grande variedade de outras proteases que ajudam a destruir organismos invasores. Essas enzimas atuam em cooperação com $O_2^-$, $H_2O_2$ e o HOCl para produzir uma zona de morte em torno do neutrófilo ativado. Esta zona é eficiente para matar organismos invasores, mas, em certas doenças (p. ex., artrite reumatoide), os neutrófilos também podem causar destruição local do tecido do hospedeiro.

Assim como os neutrófilos, os **eosinófilos** possuem uma pequena meia-vida na circulação, são atraídos para a superfície das células endoteliais por selectinas, ligam-se às integrinas que os prendem à parede do vaso e entram nos tecidos por diapedese. Como os neutrófilos, eles liberam proteínas, citocinas e quimiocinas que produzem inflamação, mas são capazes de matar organismos invasores. Entretanto, os eosinófilos apresentam alguma seletividade no modo como respondem e nas moléculas mortais que secretam. Sua maturação e ativação nos tecidos são particularmente estimuladas por IL-3, IL-5 e GM-CSF (ver adiante). São especialmente abundantes na mucosa do trato gastrintestinal, onde protegem o corpo de parasitas, bem como na mucosa dos tratos respiratório e urinário. O número de eosinófilos circulantes aumenta nas doenças alérgicas, como a asma, e em várias outras doenças respiratórias e gastrintestinais.

Os **basófilos** também entram nos tecidos e liberam proteínas e citocinas. Eles parecem mas não são idênticos aos mastócitos e, como eles, contêm histamina (ver adiante). Eles liberam histamina e outros mediadores inflamatórios quando ativados por meio da ligação de antígenos específicos a moléculas de IgE fixas na célula e participam das reações (alérgicas) de hipersensibilidade de tipo imediato. Estas variam de leves urticárias e rinite a choque anafilático grave. Os antígenos que disparam a formação de IgE e a ativação do basófilo (e do mastócito) são inócuos para a maior parte dos indivíduos e chamados de alérgenos.

## MASTÓCITOS

Os **mastócitos** são células intensamente granuladas do tecido conectivo e abundantes nos tecidos que entram em contato com o ambiente externo, como aqueles abaixo das superfícies epiteliais. Seus grânulos contêm proteoglicanos, histamina e muitas proteases. Como os basófilos, são capazes de degranulação quando os alérgenos acoplam-se a moléculas de IgE direcionadas contra eles e ligadas à célula. Estão envolvidos em respostas inflamatórias iniciadas pelas imunoglobulinas IgE e IgG (ver adiante). A inflamação combate os parasitas invasores. Além desse envolvimento na imunidade adquirida, eles liberam TNF-α em resposta a produtos bacterianos por meio de um mecanismo independente dos anticorpos, participando assim da

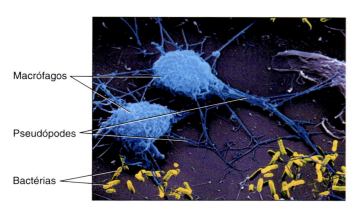

**FIGURA 3-1** Macrófagos em contato com bactérias e preparando-se para engolfá-las. A figura é uma versão colorida de eletromicrografia de varredura.

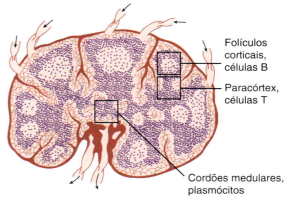

**FIGURA 3-2** Anatomia de um linfonodo normal. (Segundo Chandrasoma. Reproduzida, com permissão, de McPhee SJ, Lingappa VR, Ganong WF [editors]: *Pathophysiology of Disease*, 4th ed. McGraw-Hill, 2003.)

**imunidade inata** não específica que combate infecções antes do desenvolvimento de uma resposta imune adaptativa (ver o texto a seguir). A degranulação acentuada de mastócitos produz manifestações clínicas de alergia, podendo chegar até a anafilaxia.

## MONÓCITOS

Os monócitos entram no sangue a partir da medula óssea e circulam por cerca de 72 h. Penetram, então, em tecidos e se transformam em **macrófagos teciduais (Figura 3–1)**. Seu tempo de vida nos tecidos é desconhecido, mas dados obtidos a partir de transplantes de medula óssea em humanos sugerem que persistam por cerca de três meses. Parece que não entram novamente na circulação. Alguns podem terminar como células gigantes multinucleadas observadas em doenças inflamatórias crônicas como a tuberculose. Os macrófagos teciduais incluem células de Kupffer hepáticas, macrófagos alveolares pulmonares (ver Capítulo 34) e a micróglia no cérebro, todos provenientes da circulação. No passado, eram referidos como **sistema reticuloendotelial**, mas o termo genérico **sistema de macrófagos teciduais** parece mais apropriado.

Os macrófagos são ativados por citocinas liberadas por linfócitos T, entre outros. Os macrófagos ativados migram em resposta aos estímulos quimiotáxicos para engolfar e matar bactérias por meio de processos em geral similares aos observados em neutrófilos. Seu papel é muito importante na imunidade inata (ver adiante). Também secretam até 100 substâncias diferentes, incluindo fatores que afetam linfócitos e outras células, prostaglandinas da série E e fatores promotores da coagulação.

## LINFÓCITOS

Os linfócitos são elementos fundamentais para a imunidade adquirida (ver adiante). Após o nascimento, alguns linfócitos são formados na medula óssea. Contudo, a maioria é produzida em linfonodos **(Figura 3–2)**, no timo e baço a partir de células precursoras com origem na medula óssea e processadas no timo (células T) ou em órgão equivalente à bursa de Fabricius (células B, ver adiante). Grande parte dos linfócitos entra na corrente sanguínea via linfáticos. Em qualquer dado momento, apenas 2% dos linfócitos corporais encontram-se no sangue periférico. Os demais, em sua maioria, estão nos órgãos linfoides. Calculou-se que nos humanos entram na circulação $3,5 \times 10^{10}$ linfócitos por dia apenas via ducto torácico; entretanto, estes números incluem células que repenetram nos linfáticos e, assim, passam pelo ducto torácico mais de uma vez. Os efeitos dos hormônios do córtex suprarrenal sobre órgãos linfoides, linfócitos circulantes e granulócitos serão discutidos no Capítulo 20.

Durante o desenvolvimento fetal e, em extensão muito menor, durante a vida adulta, os precursores de linfócitos originam-se da medula óssea. Aqueles que ocupam o timo **(Figura 3–3)** são transformados pelo ambiente deste órgão em linfócitos T. Nas aves, as células precursoras que ocupam a bursa de Fabricius, uma estrutura linfoide próxima da cloaca, são transformadas em linfócitos B. Não há bursa em mamíferos e a transformação em linfócitos B ocorre em órgãos **equivalentes à bursa**, ou seja, o fígado fetal e, após o nascimento, a medula óssea. Após a permanência no timo ou no fígado, muitos dos linfócitos B e T migram para os linfonodos.

Os linfócitos B e T são morfologicamente indistinguíveis, mas podem ser identificados por marcadores existentes em suas membranas. As células B se diferenciam em **plasmócitos** e **células B de memória**. Há três tipos principais de células T: **células T citotóxicas, células T auxiliares** (*helper*) e **células T de memória**. Há dois subtipos de células T auxiliares: as T auxiliares 1 (TH1), que secretam IL-2 e γ-interferon e ocupam-se principalmente com a imunidade celular; as T auxiliares 2 (TH2), que secretam IL-4 e IL-5 e interagem principalmente com as células B na composição para a imunidade humoral. As células T citotóxicas destroem células transplantadas e outras estranhas ao organismo, sendo que seu desenvolvimento é auxiliado e dirigido pelas células T auxiliares. Marcadores sobre a superfície dos linfócitos são designados com números para o CD (sigla em inglês para grupo de diferenciação, *cluster of differentiation*) com base em suas reações a um painel de anticorpos monoclonais. A maioria das células T citotóxicas apresenta a glicoproteína CD8, e as células T auxiliares apresentam a glicoproteína CD4. Essas proteínas estão estreitamente associadas aos receptores de célula T e talvez funcionem como correceptores. Com base nas diferenças em seus receptores e

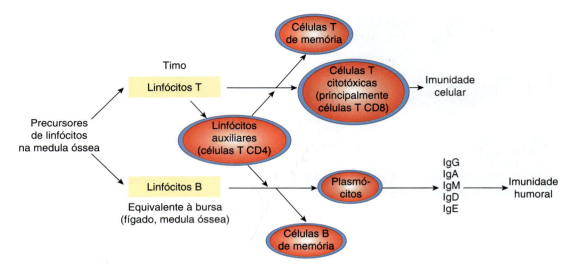

**FIGURA 3-3** Desenvolvimento do sistema para mediação da imunidade adquirida.

funções, as células T citotóxicas são divididas nos tipos αβ e γδ (ver adiante). As células *natural killer* (NK) (ver anteriormente) também são linfócitos citotóxicos, embora não sejam células T. Portanto, há três tipos principais de linfócitos citotóxicos no organismo: células T αβ, células T γδ e células NK.

## CÉLULAS B DE MEMÓRIA E CÉLULAS T

Após a exposição a um dado antígeno, um pequeno número de células B e T ativadas persiste na forma de células B e T de memória. Essas células são prontamente convertidas a células efetoras se houver nova exposição ao mesmo antígeno. Essa capacidade de produzir uma resposta rápida a uma segunda exposição a um antígeno é uma característica essencial da imunidade adquirida. Tal capacidade persiste por longo período e, em alguns casos (p. ex., imunidade ao sarampo), pode perdurar por toda a vida.

Após a ativação nos linfonodos, os linfócitos sofrem ampla dispersão pelo corpo e são encontrados em maior concentração nas regiões em que os organismos invasores penetram no organismo, por exemplo, na mucosa dos tratos respiratório e gastrintestinal. Com isso, as células de memória ficam próximas dos possíveis locais de reinfecção, o que pode explicar em parte a rapidez e a intensidade de sua resposta. As quimiocinas estão envolvidas no direcionamento dos linfócitos ativados a esses locais.

## GRANULÓCITOS E FATORES ESTIMULADORES DE COLÔNIAS DE MACRÓFAGOS

A produção de leucócitos (glóbulos brancos sanguíneos) é regulada com grande precisão nos indivíduos saudáveis, e a produção de granulócitos é rápida e intensamente aumentada nas infecções. A proliferação e a autorrenovação das células-tronco hematopoiéticas (HSCs) dependem do **fator de célula-tronco** (**SCF**). Outros fatores determinam linhagens específicas. A proliferação e a maturação das células que entram no sangue a partir da medula óssea são reguladas por fatores de crescimento que determinam quais células de uma ou outra linhagem proliferam e sofrem maturação (Tabela 3-1). A regulação da produção de hemácias pela eritropoietina será discutida no Capítulo 38. Há três fatores adicionais denominados **fatores estimuladores de colônia** (**CSFs**), pois determinam quais células-tronco adequadas devem proliferar em *soft* ágar, formando colônia. Os fatores que estimulam a produção de células-tronco comprometidas incluem **CSF de granulócitos–macrófagos** (**GM-CSF**), **CSF de granulócitos** (**G-CSF**) e **CSF de macrófagos** (**M-CSF**).

As interleucinas **IL-1** e **IL-6**, seguidas pela **IL-3** (Tabela 3-1) atuam em sequência para converter células-tronco pluripotenciais não comprometidas em células progenitoras comprometidas. A IL-3 também é conhecida como **multi-CSF**. Todos os CSFs exercem uma ação predominante, mas, assim como as interleucinas, apresentam outras ações sobrepostas. Eles ativam e mantêm células sanguíneas maduras. A este respeito, é interessante observar que genes para diversos desses fatores estão localizados juntos sobre o braço longo do cromossomo 5, e talvez tenham sido originados por duplicação de um gene ancestral. Também é interessante que a hematopoiese basal seja normal em camundongos *knocked out* para o gene do GM-CSF, indicando que a perda de um fator pode ser compensada pela presença de outros. Por outro lado, a ausência de GM-CSF causa acúmulo de surfactante nos pulmões (Capítulo 34).

Conforme será observado no Capítulo 38, a eritropoietina é um hormônio circulante em parte produzido por células renais. Os outros fatores são produzidos por macrófagos, células T ativadas, fibroblastos e células endoteliais. Em sua maioria, os fatores atuam localmente na medula óssea (Quadro Clínico 3-1).

## IMUNIDADE

## VISÃO GERAL

Insetos e outros invertebrados apresentam apenas **imunidade inata**. Este sistema é acionado por receptores que ligam sequências de açúcares, lipídeos, aminoácidos ou ácidos nucleicos

## TABELA 3-1 Fatores de crescimento hematopoiético

| Citocina | Linhagens celulares estimuladas | Fonte da citocina |
|---|---|---|
| IL-1 | Hemácias<br>Granulócitos<br>Megacariócitos<br>Monócitos | Diversos tipos celulares |
| IL-3 | Hemácias<br>Granulócitos<br>Megacariócitos<br>Monócitos | Linfócitos T |
| IL-4 | Basófilos | Linfócitos T |
| IL-5 | Eosinófilos | Linfócitos T |
| IL-6 | Hemácias<br>Granulócitos<br>Megacariócitos<br>Monócitos | Células endoteliais<br>Fibroblastos<br>Macrófagos |
| IL-11 | Hemácias<br>Granulócitos<br>Megacariócitos | Fibroblastos<br>Osteoblastos |
| Eritropoietina | Hemácias | Rins<br>Células de Kupffer no fígado |
| SCF | Hemácias<br>Granulócitos<br>Megacariócitos<br>Monócitos | Diversos tipos celulares |
| G-CSF | Granulócitos | Células endoteliais<br>Fibroblastos<br>Monócitos |
| GM-CSF | Hemácias<br>Granulócitos<br>Megacariócitos | Células endoteliais<br>Fibroblastos<br>Monócitos<br>Linfócitos T |
| M-CSF | Monócitos | Células endoteliais<br>Fibroblastos<br>Monócitos |
| Trombopoietina | Megacariócitos | Fígado, rins |

Legenda: CSF, fator estimulador de colônia; G, granulócitos; IL, interleucina; M, macrófago; SCF, fator de célula-tronco.

Reproduzida, com permissão, de McPhee SJ, Lingappa VR, Ganong WF (editors): *Pathophysiology of Disease*, 6th ed. McGraw-Hill, 2010.

comuns em bactérias e outros microrganismos, mas que não são encontrados nas células eucarióticas. Tais receptores, por sua vez, ativam diversos mecanismos de defesa. Os receptores são codificados na linhagem germinativa e sua estrutura fundamental não é modificada pela exposição ao antígeno. As defesas ativadas incluem, nas diversas espécies, liberação de interferons, fagocitose, produção de peptídeos antibacterianos, ativação do sistema complemento e diversas cascatas proteolíticas. Até mesmo as plantas liberam peptídeos antibacterianos em resposta à infecção. Esse sistema imune primitivo também é importante nos vertebrados, particularmente na resposta inicial à infecção. Entretanto, nos vertebrados, a imunidade inata é complementada pela **imunidade adaptativa** ou **adquirida**, um sistema no qual linfócitos T e B são ativados por antígenos específicos. As células T contêm receptores relacionados com moléculas de anticorpo, mas que são mantidos no limite da célula. Quando

## QUADRO CLÍNICO 3-1

### Distúrbios da função fagocitária

Foram descritas mais de 15 falhas primárias na função dos neutrófilos, além de pelo menos 30 outras condições nas quais ocorre depressão secundária da função dos neutrófilos. Os pacientes portadores dessas doenças tendem a evoluir com infecções relativamente brandas quando apenas o sistema de neutrófilos está comprometido, mas que podem ser graves quando o sistema de macrófagos e monócitos teciduais também está comprometido. Em uma dessas síndromes (hipomotilidade de neutrófilos), a actina nos neutrófilos não sofre polimerização normal, e os neutrófilos movem-se lentamente. Em outra, ocorre deficiência congênita das integrinas leucocitárias. Em uma doença mais grave (doença granulomatosa crônica), não há geração de $O_2^-$ em neutrófilos e monócitos com incapacidade de eliminar muitas bactérias fagocitadas. Nos pacientes com deficiência grave de glicose-6-fosfato desidrogenase, ocorrem diversas infecções em razão da incapacidade de gerar o NADPH necessário para a produção de $O_2^-$. Na deficiência congênita de mieloperoxidase, o poder de eliminação de micróbios está reduzido porque não há formação do ácido hipoclórico.

#### DESTAQUES TERAPÊUTICOS

A base do tratamento nos distúrbios da função fagocitária inclui esforços meticulosos para evitar a exposição a agentes infecciosos, além de profilaxia com antibióticos e antifúngicos. Em caso de infecção, a terapia antimicrobiana deve ser agressiva. Em alguns casos, há necessidade de tratamento cirúrgico para excisar e/ou drenar abscessos e desoprimir obstruções. O transplante de medula óssea oferece esperança de cura definitiva dos casos graves, como aqueles com doença granulomatosa crônica. Os portadores desta doença têm expectativa de vida significativamente menor em razão de infecções recorrentes e suas complicações e, assim, os riscos relacionados com o transplante de medula óssea são aceitáveis. Por outro lado, a terapia genética continua sendo uma meta distante.

esses receptores encontram seu antígeno correlato, a célula T é estimulada a proliferar e a produzir citocinas que coordenam a resposta imune, inclusive aquela produzida por células B. Os linfócitos B ativados formam clones que produzem anticorpos a serem secretados para atacar proteínas estranhas. Após a invasão ser rejeitada, persiste um pequeno número de linfócitos na forma de células de memória para que, em caso de uma segunda exposição ao mesmo antígeno, haja uma reação imune rápida e amplificada. O evento genético que levou ao surgimento da imunidade adquirida ocorreu há 450 milhões de anos em ancestrais de vertebrados mandibulados e provavelmente foi a inserção de um elemento de transposição no genoma que permitiu a geração

**72** SEÇÃO I Bases Celulares e Moleculares da Fisiologia Médica

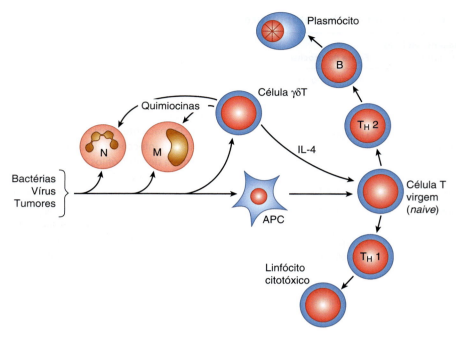

**FIGURA 3-4** **Modo pelo qual bactérias, vírus e tumores desencadeiam a imunidade inata e dão início a resposta imune adquirida.** As setas indicam mediadores/citocinas que atuam sobre a célula-alvo apresentada e/ou as vias de diferenciação. APC, célula apresentadora de antígeno; M, monócito; N, neutrófilo; TH1 e TH2, células T auxiliares tipos 1 e 2.

do imenso repertório de receptores de célula T e de anticorpos que podem ser produzidos pelo organismo.

Nos vertebrados, incluindo os humanos, a imunidade inata representa a primeira linha de defesa contra infecções, mas também desencadeia a resposta imune adquirida mais específica e mais lenta (Figura 3-4). Nos vertebrados, mecanismos naturais e adquiridos também atacam tumores e tecidos transplantados de outros indivíduos.

Uma vez ativadas, as células imunes comunicam-se por meio de citocinas e quimiocinas. Elas eliminam vírus, bactérias e outras células estranhas secretando outras citocinas e ativando o sistema complemento.

## CITOCINAS

As citocinas são moléculas semelhantes a hormônios que atuam — geralmente de forma parácrina — na regulação da resposta imune. São secretadas não apenas por linfócitos e macrófagos, mas também por células endoteliais, neurônios, células da glia e outros tipos celulares. A maioria das citocinas foi inicialmente nomeada em função de suas ações, por exemplo, fator diferenciador de célula B ou fator estimulador de célula B. Entretanto, a nomenclatura desde então foi racionalizada por acordo internacional para a das **interleucinas**. Por exemplo, a denominação fator diferenciador de célula B foi trocada para interleucina-4. Algumas citocinas escolhidas por suas relevâncias biológica e clínica estão listadas na Tabela 3-2, mas estaria além do escopo deste capítulo listar todas as citocinas que, atualmente, somam mais de 100.

Muitos dos receptores de citocinas e de fatores de crescimento hematopoiético (ver anteriormente), assim como os receptores de prolactina (ver Capítulo 22) e o hormônio do crescimento (ver Capítulo 18) são membros da superfamília dos receptores de citocina, com três subfamílias (Figura 3-5). Os membros da subfamília 1, que inclui os receptores de IL-4 e IL-7, são homodímeros. Os membros da subfamília 2, que inclui os receptores de IL-3, IL-5 e IL-6, são heterodímeros. O receptor de IL-2 (e diversas outras citocinas) é formado por um heterodímero mais uma proteína não relacionada, o assim chamado antígeno Tac. Os outros membros da subfamília 3 apresentam a mesma cadeia γ da IL-2R. O domínio extracelular das unidades de homodímero e heterodímero contém quatro resíduos conservados de cisteína mais um domínio conservado Trp-Ser-X-Trp-Ser e, embora as porções intracelulares não contenham domínios catalíticos de tirosina cinase, elas ativam tirosina cinase citoplasmáticas quando ligantes se acoplam aos receptores.

Os efeitos das principais citocinas estão listados na Tabela 3-2. Algumas apresentam efeitos sistêmicos parácrino, assim como sistêmicos locais. Por exemplo, IL-1, IL-6 e fator de necrose tumoral α causam febre e a IL-1 aumenta o sono de ondas lentas e reduz o apetite.

Outra superfamília de citocinas é a família das **quimiocinas**. Quimiocinas são substâncias que atraem neutrófilos (ver texto anterior) e outros leucócitos para as regiões de inflamação ou de reação imune. Mais de 40 foram identificadas e está claro que também têm papel relevante na regulação do crescimento celular e da angiogênese. Os receptores das quimiocinas são receptores acoplados à proteína G que causam, entre outros efeitos, extensão de pseudópodes com migração da célula na direção da origem da quimioquina.

## SISTEMA COMPLEMENTO

Os efeitos eliminadores de células da imunidade inata ou da adquirida são em parte mediados por um sistema composto

## CAPÍTULO 3 Imunidade, Infecção e Inflamação

**TABELA 3-2** Exemplos de citocinas e sua importância clínica

| Citocina | Fontes celulares | Principais atividades | Importância clínica |
|---|---|---|---|
| Interleucina-1 | Macrófagos | Ativação de células T e macrófagos; promoção da inflamação | Implicada na patogênese de choque séptico, artrite reumatoide e aterosclerose |
| Interleucina-2 | Células T auxiliares tipo 1 (TH1) | Ativação de linfócitos, células *natural killer* e macrófagos | Usada para induzir células *natural killer* ativadas por linfocina; usada no tratamento de carcinoma renal metastático e de diversos outros tumores |
| Interleucina-4 | Células T auxiliares tipo 2 (TH2), mastócitos, basófilos e eosinófilos | Ativação de linfócitos, monócitos e troca de classe para IgE | Como resultado de sua capacidade de estimular a produção de IgE, participa da sensibilização de mastócitos e, consequentemente, do processo alérgico e na defesa contra infestação por nematódeo |
| Interleucina-5 | Células T auxiliares tipo 2 (TH2), mastócitos e eosinófilos | Diferenciação de eosinófilos | Anticorpo monoclonal contra interleucina-5 é usado para inibir a fase tardia de eosinofilia induzida por antígeno em modelos animais para estudo de alergia |
| Interleucina-6 | Células T auxiliares tipo 2 (TH2) e macrófagos | Ativação de linfócitos; diferenciação de células B; estimulação da produção de proteínas de fase aguda | Produção excessiva na doença de Castleman; atua como fator de crescimento autócrino no mieloma e na glomerulonefrite proliferativa mesangial |
| Interleucina-8 | Células T e macrófagos | Quimiotaxia de neutrófilos, basófilos e células T | Níveis aumentados em doenças acompanhadas por neutrofilia, tornando-a potencialmente útil como marcador para atividade da doença |
| Interleucina-11 | Células do estroma da medula óssea | Estimulação da produção de proteínas de fase aguda | Usada para reduzir a trombocitopenia induzida por quimioterapia em pacientes com câncer |
| Interleucina-12 | Macrófagos e células B | Estimulação da produção de interferon γ por células T auxiliares tipo 1 (TH1) e por células *natural killer*; indução de células T auxiliares tipo 1 (TH1) | Pode ser útil como adjuvante para vacinas |
| Fator de necrose tumoral α | Macrófagos, células *natural killer*, células T, células B e mastócitos | Promoção da inflamação | O tratamento com anticorpos contra fator de necrose tumoral α é benéfico na artrite reumatoide e na doença de Crohn |
| Linfotoxina (fator de necrose tumoral β) | Células T auxiliares tipo 1 (TH1) e células B | Promoção da inflamação | Implicada na patogênese da esclerose múltipla e do diabetes melito insulino-dependente |
| Fator transformador do crescimento β | Células T, macrófagos, células B e mastócitos | Imunossupressão | Pode ser útil como agente terapêutico na esclerose múltipla e na miastenia *gravis* |
| Fator estimulador de colônia de granulócitos-macrófagos | Células T, macrófagos, células *natural killer* e células B | Promoção do crescimento de granulócitos e monócitos | Usado para reduzir neutropenia após quimioterapia para tumores e nos pacientes com Aids tratados com ganciclovir; usado para estimular a produção de células após transplante de medula óssea |
| Interferon-α | Células infectadas por vírus | Indução de resistência de células à infecção viral | Usada para tratar sarcoma de Kaposi melanoma, hepatite B crônica e hepatite C crônica associados a Aids |
| Interferon-β | Células infectadas por vírus | Indução de resistência de células à infecção viral | Usada para reduzir a frequência e a gravidade das recidivas de esclerose múltipla |
| Interferon-γ | Células T auxiliares tipo 1 (TH1) e células *natural killer* | Ativação de macrófagos; inibição de células T auxiliares tipo 2 (TH2) | Usada para aumentar a eliminação de bactérias fagocitadas nas doenças granulomatosas crônicas |

Reproduzida, com permissão, de Delves PJ, Roitt IM: The immune system. First of two parts. *N Engl J Med* 2000;343:37.

por mais de 30 proteínas plasmáticas, originalmente denominado **sistema complemento**, uma vez que "complementava" os efeitos dos anticorpos. Três vias, ou cascatas enzimáticas, distintas ativam o sistema: a **via clássica**, ativada por complexos imunes; a **via da lectina ligadora de manose**, acionada quando esta lectina se liga a grupos manose em bactérias; e a **via alternativa** ou **da properdina**, desencadeada por contato com diversos vírus, bactérias, fungos e células tumorais.

As proteínas produzidas têm três funções: ajudam a eliminar organismos invasores por opsonização, quimiotaxia e, finalmente, lise de células; servem como ponte entre a imunidade inata e adquirida ativando células B e auxiliando na memória imune; e ajudam a eliminar dejetos resultantes de apoptose. A lise celular, o meio principal pelo qual o sistema complemento mata células, é despertado inserindo proteínas denominadas **perforinas** em sua membrana celular. Essas proteínas criam

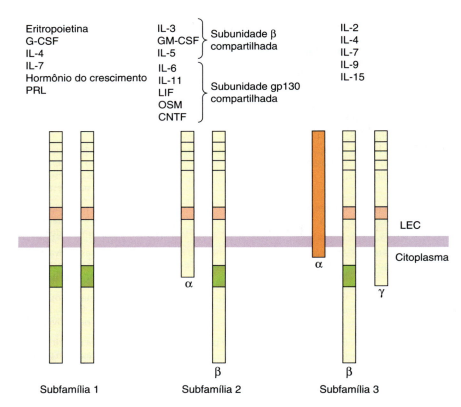

**FIGURA 3-5 Membros de uma das superfamílias de citocinas, mostrando elementos estruturais compartilhados.** Observe que todas as subunidades, exceto a subunidade α na subfamília 3, têm quatro resíduos de cisteína conservados (caixas abertas no alto) e um motivo Trp-Ser-X-Trp-Ser (cor-de-rosa). Muitas subunidades também contêm um domínio regulador crítico nas suas porções citoplasmáticas (verde). CNTF, fator neurotrófico ciliar; LIF, fator inibidor de leucemia; OSM, oncostatina M; PRL, prolactina. (Modificada a partir de D'Andrea AD: Cytokine receptors in congenital hematopoietic disease. *N Engl J Med* 1994;330:839.)

orifícios que permitem fluxo livre de íons e consequente ruptura da polaridade da membrana.

## IMUNIDADE INATA

As células que fazem a mediação da imunidade inata são os neutrófilos, macrófagos e as **células *natural killer***, grandes linfócitos citotóxicos que se distinguem das células T e B. Todas essas células respondem a padrões moleculares produzidas por bactérias e a outras substâncias características de vírus, tumores e células transplantadas. Muitas células que não são imunócitos também contribuem para a resposta imune inata, como as células endoteliais e epiteliais. As células ativadas produzem seus efeitos por meio da liberação de citocinas, assim como, em alguns casos, ativação do complemento e outros sistemas.

Na *Drosophila*, a imunidade inata gira ao redor de um receptor proteico denominado **toll**, que se liga a antígenos fúngicos e desencadeia a ativação de genes que codificam proteínas antifúngicas. Atualmente, foram identificados outros receptores *toll-like* (TLRs) em humanos e outros vertebrados. Um destes, o TLR4, liga-se a lipopolissacarídeos bacterianos e a uma proteína denominada CD14, dando início a eventos intracelulares que ativam a transcrição de genes para diversas proteínas envolvidas na resposta imune inata. Este fato é importante porque os lipopolissacarídeos produzidos por bactérias gram-negativas causam o choque séptico. O TRL2 faz a mediação da resposta a lipoproteínas microbianas, o TRL6 coopera com o TRL2 no reconhecimento de determinados peptidoglicanos, o TRL5 reconhece uma molécula conhecida como flagelina em bactérias com flagelo, e o TRL9 reconhece o DNA bacteriano. Os TLRs são referidos como **receptores de reconhecimento de padrões (PRRs)**, porque reconhecem e respondem a padrões moleculares expressos por patógenos. Outros PRRs são intracelulares, assim como as chamadas proteínas NOD. Uma proteína NOD, a NOD2, tem sido alvo de atenção como possível gene causador da doença inflamatória intestinal de Crohn **(Quadro Clínico 3-2)**.

## IMUNIDADE ADQUIRIDA

Conforme observado anteriormente, a chave para a imunidade adquirida é a capacidade dos linfócitos de produzir anticorpos (no caso de células B) ou receptores de superfície (no caso de linfócitos T) específicos para um dos milhões de agentes externos que podem invadir o organismo. Os antígenos que estimulam a produção de receptores de células T ou de anticorpos geralmente são proteínas ou polipeptídeos, mas anticorpos também podem ser formados contra ácidos nucleicos e lipídeos se estes forem apresentados como nucleoproteínas ou lipoproteínas. Os anticorpos contra moléculas pequenas também podem ser produzidos experimentalmente se as moléculas estiverem ligadas a proteínas. A imunidade adquirida possui dois componentes:

imunidade humoral e imunidade celular. A **imunidade humoral** é mediada por imunoglobulinas circulantes que ocorrem na fração γ-globulina das proteínas plasmáticas. As imunoglobulinas são produzidas por formas diferenciadas de linfócitos B conhecidas como **plasmócitos**, ativam o sistema complemento e atacam e neutralizam os antígenos. A imunidade humoral é a principal defesa contra infecções bacterianas. A **imunidade celular** é mediada por linfócitos T. É responsável pelas reações de hipersensibilidade retardada e pela rejeição de transplantes de tecidos estranhos. As células T citotóxicas atacam e destroem as células que carregam os antígenos que as tenham ativado. Elas matam as células inserindo perforinas (ver anteriormente) e dando início a apoptose. A imunidade celular constitui a principal defesa contra infecções por vírus, fungos e poucas bactérias como o bacilo da tuberculose. Também ajuda na defesa contra tumores.

---

### QUADRO CLÍNICO 3–2

#### Doença de Crohn

A doença de Crohn é uma enfermidade crônica, recidivante com períodos de remissão que envolve inflamação transmural do intestino e que pode ocorrer em qualquer ponto do trato gastrintestinal, mas na maioria das vezes fica restrito ao segmento distal do intestino delgado e ao colo. Os pacientes portadores sofrem com alterações no ritmo intestinal, diarreia sanguinolenta, dor abdominal intensa, perda de peso e desnutrição. Há evidências acumuladas de que a doença refletiria a impossibilidade de infrarregular as respostas inflamatórias contra a microbiota intestinal comensal normal. Em indivíduos geneticamente suscetíveis, mutações nos genes que controlam as respostas imunes inatas (p. ex., NOD2) ou reguladores da imunidade adquirida parecem predispor à doença quando os indivíduos se expõem aos fatores ambientais apropriados, o que pode incluir uma alteração na microbiota ou estresse.

#### DESTAQUES TERAPÊUTICOS

Nas crises de doença de Crohn, a base do tratamento continua a ser corticosteroides em altas doses para suprimir a inflamação de forma inespecífica. Com frequência, há necessidade de tratamento cirúrgico para complicações como constrições, fístulas e abscessos. Alguns pacientes com doença grave também são beneficiados por tratamento com fármacos imunossupressores, ou por anticorpos contra fator de necrose tumoral α. A terapêutica com probióticos, microrganismos desenvolvidos para restaurar a microbiota "saudável", talvez tenham algum papel na profilaxia. A patogênese da doença de Crohn, assim como da colite ulcerativa, uma doença inflamatória intestinal relacionada, permanece sob investigação intensa, e estão sendo desenvolvidas terapias que visam facetas específicas da cascata inflamatória, sendo possivelmente implicadas em pacientes específicos com antecedentes genéticos distintos.

## RECONHECIMENTO DE ANTÍGENOS

O número de antígenos reconhecidos por linfócitos no organismo é extremamente elevado. O repertório inicialmente se desenvolve sem exposição ao antígeno. Células-tronco diferenciam-se em vários milhões de linfócitos T e B diferentes, cada um com capacidade para responder a um antígeno específico. Quando o antígeno entra pela primeira vez no organismo, pode se ligar diretamente aos receptores apropriados sobre as células B. Entretanto, para uma resposta completa com anticorpos, há necessidade de contato entre células B e células T auxiliares. No caso de células T, o antígeno é recolhido por uma célula apresentadora de antígeno (APC) e é parcialmente digerido. Um de seus fragmentos de peptídicos é apresentado aos receptores apropriados sobre as células T. De qualquer forma, as células são estimuladas a se dividirem formando **clones** de células que respondem ao antígeno (**seleção clonal**). Células efetoras também estão sujeitas a **seleção negativa**, durante a qual precursores de linfócitos que são reativos a autoantígenos normalmente são eliminados. Disto resulta a **tolerância** imunológica. É este último processo que presumivelmente se encontra distorcido nas doenças autoimunes, nas quais o organismo reage e destrói células que expressam proteínas normais, o que é acompanhado por reação inflamatória potencialmente lesiva aos tecidos.

## APRESENTAÇÃO DE ANTÍGENOS

Entre as **APCs** estão algumas especializadas, denominadas **células dendríticas**, presentes em linfonodos e no baço, e as células dendríticas de Langerhans na pele. Macrófagos e células B, assim como provavelmente muitos outros tipos celulares, também funcionam como APCs. Por exemplo, no intestino, as células epiteliais que revestem o trato provavelmente são importantes na apresentação de antígenos com origem em bactérias comensais. Nas APCs, produtos polipeptídicos oriundos da digestão de antígenos acoplam-se a produtos proteicos dos genes do **complexo principal de histocompatibilidade** (**MHC**) e são apresentados sobre a superfície da célula. Os produtos dos genes MHC são denominados antígenos leucocitários humanos (HLA).

Os genes do MHC, localizados no braço curto do cromossomo 6 em humanos, codificam glicoproteínas e são divididos em duas classes com base nas suas estrutura e função. Os antígenos da classe I são compostos por uma cadeia pesada de 45 kDa associada por ligações não covalentes à microglobulina $\beta_2$ codificada por um gene fora do MHC (**Figura 3–6**). São encontrados em todas as células nucleadas. Os antígenos da classe II são heterodímeros formados por uma cadeia α de 29 a 34 kDa ligada de forma não covalente a uma cadeia β de 25 a 28 kDa. Estão presentes em APCs "profissionais", incluindo as células B, e em células T ativadas.

As proteínas da classe I do MHC (proteínas MHC-I) acoplam-se principalmente a fragmentos de peptídeo gerados por proteínas sintetizadas dentro das células. Os peptídeos aos quais o hospedeiro não é tolerante (p. ex., aqueles originados em proteínas mutantes ou virais) são reconhecidos por células T. A digestão dessas proteínas ocorre em complexos de enzimas proteolíticas conhecidos como **proteossomos**, e os fragmentos

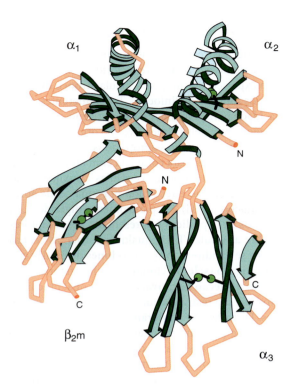

**FIGURA 3-6 Estrutura do antígeno de histocompatibilidade humano HLA-A2.** O bolso de ligação do antígeno encontra-se no alto e é formado pelas regiões $\alpha_1$ e $\alpha_2$ da molécula. A região $\alpha_3$ e a microglobulina $\beta_2$ associada ($\beta_2$m) estão próximas da membrana. A extensão do C terminal a partir de $\alpha_3$, que fornece o domínio transmembrana, e a pequena porção citoplasmática da molécula foram omitidas. (Reproduzida, com permissão, de Bjorkman PJ, et al.: Structure of the human histocompatibility antigen HLA-A2. Nature 1987;329:506.)

dos peptídeos ligam-se a proteínas do MHC no retículo endoplasmático. As proteínas da classe II do MHC (proteínas MHC-II) ocupam-se essencialmente dos produtos de peptídeos de antígenos extracelulares, como os de bactérias, que entram na célula por endocitose e são digeridos nos endossomos tardios.

## RECEPTORES DE CÉLULAS T

Os complexos proteína–peptídeo do MHC sobre a superfície das APCs ligam-se às células T apropriadas. Assim, os receptores sobre as células T devem reconhecer uma variedade muito ampla de complexos. A maioria dos receptores sobre as células T circulantes é formada por duas unidades de polipeptídeo designadas $\alpha$ e $\beta$. Elas formam heterodímeros que reconhecem as proteínas do MHC e os fragmentos de antígenos com os quais estão combinadas (Figura 3–7). Essas células são denominadas células T $\alpha\beta$. Por outro lado, cerca de 10% das células T circulantes apresentam dois polipeptídeos diferentes, designados $\gamma$ e $\delta$, e são chamadas células T $\gamma\delta$. Estas células T manifestam-se na mucosa do trato gastrintestinal, e há evidências de que representem, por meio das citocinas que secretam, uma ligação entre os sistemas imunes inato e adquirido (Figura 3–3).

A CD8 ocorre sobre a superfície das células T citotóxicas que se ligam a proteínas do MHC-I, e a CD4 ocorre sobre a superfície das células T auxiliares que se ligam a proteínas

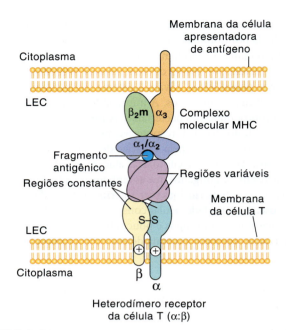

**FIGURA 3-7 Interação entre célula apresentadora de antígeno (acima) e linfócito T $\alpha\beta$ (abaixo).** As proteínas do MHC (neste caso, MHC-I) e seu fragmento peptídico antigênico ligam-se às unidades $\alpha$ e $\beta$, que se combinam para formar o receptor da célula T.

do MHC-II (Figura 3–8). As porções proteicas da CD8 e da CD4 facilitam a ligação de proteínas do MHC aos receptores das células T, além de estimularem o desenvolvimento de linfócitos. As células T citotóxicas CD8, quando ativadas, eliminam diretamente seus alvos, enquanto as células T auxiliares CD4 ativadas secretam citocinas que ativam outros linfócitos.

Os receptores das células T são circundados por moléculas de adesão e por proteínas que se ligam a outras proteínas que lhes sejam complementares na APC quando duas células se juntam transitoriamente para formar uma "sinapse imunológica", o que permite a ativação da célula T (Figura 3–7). Atualmente é bem aceito que são necessários dois sinais para que haja ativação. Um é produzido pela ligação do antígeno digerido ao receptor da célula T. O outro é produzido pela união das proteínas circundantes

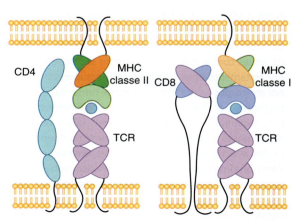

**FIGURA 3-8 Diagrama resumindo a estrutura de CD4 e CD8 e sua relação com as proteínas do MHC-I e MHC-II.** Observe que CD4 é uma proteína única enquanto o CD8 é um heterodímero.

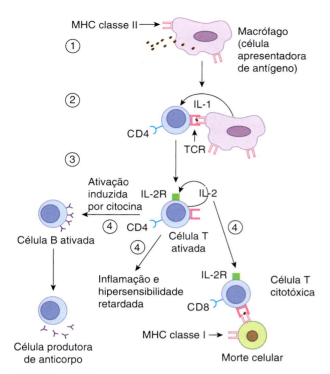

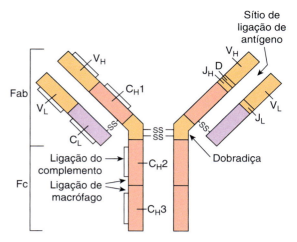

**FIGURA 3-9 Resumo da imunidade adquirida.** (**1**) Uma célula apresentadora de antígenos ingere e digere parcialmente um antígeno para então apresentar suas partes ao longo de peptídeos do MHC (neste caso, peptídeos do MHC II sobre a superfície celular). (**2**) Forma-se uma "sinapse imune" com uma célula T CD4 ingênua, que é ativada para produzir IL-2. (**3**) A IL-2 atua de forma autócrina, causando a multiplicação da célula e a formação de um clone. (**4**) A célula CD4 ativada pode promover a ativação de célula B e a produção de plasmócitos, ou pode ativar uma célula CD8 citotóxica. A célula CD8 também pode ser ativada pela formação de uma sinapse com uma célula apresentadora de antígeno do MHC I. (Reproduzida, com permissão, de McPhee SJ, Lingappa VR, Ganong WF [editors]: *Pathophysiology of Disease*, 6th ed. McGraw-Hill, 2010.)

**FIGURA 3-10 Molécula típica de imunoglobulina G.** Fab, porção da molécula que é responsável pela ligação do antígeno; Fc, porção efetora da molécula. As regiões constantes estão representadas nas cores rosa e púrpura e as regiões variáveis em laranja. O segmento constante da cadeia pesada é subdividido em CH1, CH2 e CH3. As linhas SS indicam as cadeias dissulfídicas intersegmentares. Do lado direito, as indicações dos C foram omitidas para que fossem mostradas as regiões $J_H$, D e $J_L$.

na "sinapse". Se o primeiro sinal ocorrer e o segundo não, a célula T é inativada e deixa de ser responsiva.

## CÉLULAS B

Conforme considerado anteriormente, as células B podem se ligar a antígenos diretamente, mas devem fazer contato com células T auxiliares para que haja ativação plena e produção de anticorpos. O subtipo TH2 é o mais envolvido. As células T auxiliares desenvolvem-se pela linhagem TH2 em resposta à IL-4 (ver adiante). Por outro lado, a IL-12 promove o fenótipo TH1. A IL-2 atua de forma autócrina, estimulando a proliferação de células T ativadas. O papel das diversas citocinas na ativação de células B e T está resumido na Figura 3-9.

As células B ativadas proliferam e se transformam em **células B de memória** (ver anteriormente) e **plasmócitos**. Os plasmócitos secretam grandes quantidades de anticorpos na circulação geral. Os anticorpos circulam na fração globulina do plasma e, assim como os anticorpos de outros locais, são chamados de **imunoglobulinas**. As imunoglobulinas são de fato a forma secretada de receptores ligantes de antígenos sobre a membrana da célula B.

## IMUNOGLOBULINAS

Os anticorpos circulantes protegem seu hospedeiro ligando-se a e neutralizando algumas toxinas proteicas, bloqueando o acoplamento de alguns vírus e bactérias a células, promovendo a opsonização de bactérias (ver anteriormente) e ativando o sistema complemento. Há cinco tipos gerais de anticorpos imunoglobulinas produzidos por plasmócitos. O componente básico de cada tipo é uma unidade simétrica contendo quatro cadeias de polipeptídeos (Figura 3-10). As duas cadeias longas são denominadas **cadeias pesadas**, ao passo que as duas curtas são chamadas de **cadeias leves**. Há dois tipos de cadeia leve, κ e λ, e oito tipos de cadeia pesada. As cadeias são unidas por pontes dissulfeto que conferem mobilidade, além de pontes dissulfeto intracadeias. Ademais, as cadeias pesadas são flexíveis em uma região denominada dobradiça. Cada cadeia pesada tem um segmento variável (V) no qual a sequência de aminoácidos é altamente variável, um segmento de diversidade (D) no qual a sequência de aminoácidos também é altamente variável, um segmento de união (J) no qual a sequência é moderadamente variável, e um segmento constante (C) no qual a sequência é constante. Cada cadeia leve possui os segmentos V, J e C. Os segmentos V tomam parte dos sítios de ligação de antígenos (porção Fab da molécula [Figura 3-10]). A porção Fc da molécula é a efetora, que faz a mediação das reações iniciadas pelos anticorpos.

Duas das classes de imunoglobulinas contêm componentes polipeptídicos adicionais (Tabela 3-3). Na IgM, cinco das unidades básicas da imunoglobulina unem-se ao redor de um polipeptídeo denominado cadeia J para formar um pentâmero. Na IgA, a **imunoglobulina secretória**, as unidades de imunoglobulina formam dímeros e trímeros ao redor de uma cadeia J e de um polipeptídeo que tem origem nas células epiteliais, o componente secretor (SC).

## TABELA 3-3 Imunoglobulinas humanas[a]

| Imunoglobulina | Função | Cadeia pesada | Cadeia adicional | Estrutura | Concentração plasmática (mg/dL) |
|---|---|---|---|---|---|
| IgG | Ativação do complemento | $\gamma_1, \gamma_2, \gamma_3, \gamma_4$ | | Monômero | 1.000 |
| IgA | Proteção localizada em secreções externas (lágrimas, secreções intestinais, etc.) | $\alpha_1, \alpha_2$ | J, SC | Monômero; dímero com cadeia J ou SC; trímero com cadeia J | 200 |
| IgM | Ativação do complemento | $\mu$ | J | Pentâmero com cadeia J | 120 |
| IgD | Reconhecimento de antígeno por células B | $\Delta$ | Monômero | 3 | |
| IgE | Atividade como reagina; liberação de histamina de basófilos e mastócitos | $\epsilon$ | Monômero | 0,05 | |

[a] Em todos os casos as cadeias leves são κ ou γ.

No intestino, os antígenos virais e bacterianos são absorvidos por células M (ver Capítulo 26) e entregues a agregados de tecido linfoide (**placas de Peyer**) subjacentes onde ativam células T ingênuas. Esses linfócitos formam células B que infiltram a mucosa dos tratos gastrintestinal, respiratório, geniturinário e reprodutor feminino além das mamas. Nestes locais, eles secretam grandes quantidades de IgA quando novamente expostos ao antígeno que inicialmente os estimulou. As células epiteliais produzem o SC, que atua como receptor e ligante de IgA. A imunoglobulina secretora resultante passa pela célula epitelial e é secretada por exocitose. Este sistema de **imunidade secretora** é um mecanismo de defesa importante e efetivo existente em todas as superfícies mucosas. Como a IgA é secretada no leite materno, o sistema também é responsável pela proteção imunológica conferida aos lactentes sendo amamentados, cujo sistema imune é imaturo.

## BASE GENÉTICA DA DIVERSIDADE NO SISTEMA IMUNE

O mecanismo genético para a produção do número imensamente grande de diferentes configurações das imunoglobulinas produzidas pelas células B humanas, assim como de receptores de células T, é um problema biológico fascinante. A diversidade, em parte, é produzida pelo fato de nas moléculas de imunoglobulina existirem dois tipos de cadeias leves e oito tipos de cadeias pesadas. Conforme observado anteriormente, há regiões com grande variabilidade (**regiões hipervariáveis**) em cada cadeia. A porção variável das cadeias pesadas é formada pelos segmentos V, D e J. Na família de genes responsável por essa região, há várias centenas de regiões de codificação distintas para o segmento V, cerca de 20 para o segmento D e quatro para o segmento J. Durante o desenvolvimento das células B, uma região codificando V, uma região codificando D e uma codificando J são selecionadas aleatoriamente e recombinadas para formar o gene que produz aquela porção variável em particular. Uma recombinação variável similar ocorre nas regiões de codificação responsáveis pelos dois segmentos variáveis (V e J) na cadeia leve. Além disso, os segmentos J são variáveis porque os segmentos do gene unem-se de forma imprecisa e

variável (diversidade do sítio juncional) e nucleotídeos algumas vezes são adicionados (diversidade por inserção juncional). Calculou-se que esses mecanismos permitem a produção de cerca de $10^{15}$ moléculas diferentes de imunoglobulina. As mutações somáticas agregam variabilidade adicional.

Rearranjos genéticos e mecanismos de união similares atuam para produzir a diversidade dos receptores de células T. Em humanos, a subunidade $\alpha$ possui uma região V codificada por 1 dentre 50 genes distintos e uma região J codificada por 1 dentre outros 50 genes diferentes. As subunidades $\beta$ possuem uma região V codificada por 1 de cerca de 50 genes, uma região D codificada por 1 de 2 genes, e uma região J codificada por 1 de 13 genes. Estima-se que essas regiões variáveis permitem a geração de $10^{15}$ diferentes receptores de células T (**Quadro Clínico 3-3** e **Quadro Clínico 3-4**).

Uma variedade de estados de imunodeficiência pode surgir a partir de falhas nos diversos estágios da maturação de linfócitos B e T. Estes estados estão resumidos na **Figura 3-11**.

## PLAQUETAS

As plaquetas são células circulantes importantes como mediadoras da hemostasia. Embora não sejam células imunes, frequentemente participam na resposta dos tecidos à agressão, em cooperação com as células inflamatórias (ver adiante). Possuem um anel de microtúbulos ao redor de sua periferia e uma membrana extensamente invaginada com um sistema canalicular intricado em contato com o LEC. Suas membranas contêm receptores para colágeno, ADP, fator de von Willebrand da parede do vaso (ver adiante) e fibrinogênio. Seu citoplasma contém actina, miosina, glicogênio, lisossomos e dois tipos de grânulos: (1) grânulos densos, que contêm as substâncias não proteicas secretadas em resposta à ativação plaquetária, incluindo serotonina, ADP e outros adenina nucleotídeos; e (2) $\alpha$-grânulos, que contêm proteínas secretadas. Dentre estas proteínas estão fatores de coagulação e o **fator de crescimento derivado de plaquetas** (**PDGF**). O PDGF também é produzido por macrófagos e por células endoteliais. Trata-se de um dímero formado pelas subunidades polipeptídicas A e B. São produzidos os homodímeros (AA e BB), assim como o heterodímero (AB).

## QUADRO CLÍNICO 3–3

### Autoimunidade

Algumas vezes os processos que eliminam anticorpos contra autoantígenos falham e diversas **doenças autoimunes** são provocadas. Essas doenças podem ser mediadas por células T ou B e podem ser órgão-específicas ou sistêmicas. Dentre elas estão diabetes melito tipo 1 (anticorpos contra as células B das ilhotas pancreáticas), miastenia grave (anticorpos contra receptores colinérgicos nicotínicos) e esclerose múltipla (anticorpos contra a base proteica, além de diversos outros componentes da mielina). Em alguns casos, os anticorpos atuam contra receptores e são capazes de ativá-los; por exemplo, os anticorpos contra receptores de TSH aumentam a atividade tireoidiana e causam doença de Graves (ver Capítulo 19). Outras condições são causadas pela produção de anticorpos contra organismos invasores com reação cruzada contra constituintes normais do organismo (**mimetismo molecular**). Um exemplo é a febre reumática que se segue à infecção por estreptococos; uma região da miosina cardíaca se parece com uma região da proteína M estreptocócica, e os anticorpos produzidos contra esta última atacam a miosina cardíaca, lesando o coração. Algumas condições podem ser causadas pelo **efeito no espectador** (*bystander effect*), no qual a inflamação sensibiliza células T na vizinhança, ativando-as em situações na quais, de outra forma, não iriam responder.

### DESTAQUES TERAPÊUTICOS

O tratamento dos distúrbios autoimunes apoia-se nos esforços para repor ou restaurar a função prejudicada (p. ex., aplicação de insulina endógena nos casos com diabetes tipo 1) assim como nas tentativas inespecíficas de reduzir a inflamação (usando corticosteroides) ou de suprimir a imunidade. Recentemente, demonstrou-se que os agentes capazes de depletar ou de atenuar a função das células B têm alguma eficácia em diversos distúrbios autoimunes, incluindo artrite reumatoide, provavelmente interrompendo a produção de autoanticorpos que contribuem para a patogênese da doença.

O PGDF estimula a cicatrização de feridas e é um mitógeno potente para o músculo liso vascular. As paredes dos vasos sanguíneos, assim como as plaquetas, contêm o fator de von Willebrand que, além de seu papel na adesão, regula os níveis circulantes do fator VIII (ver adiante).

Quando a parede de um vaso sofre lesão, plaquetas aderem ao colágeno exposto e ao **fator de von Willebrand** na parede via receptores sobre a membrana plaquetária. O fator de von Willebrand é uma molécula amplamente circulante produzida pelas células endoteliais. Sua ligação produz ativação das plaquetas com liberação do conteúdo dos seus grânulos. O ADP liberado atua sobre seus receptores nas membranas plaquetárias para produzir acúmulo de mais plaquetas (**agregação plaquetária**).

## QUADRO CLÍNICO 3–4

### Transplante de tecidos

O sistema de linfócitos T é responsável pela rejeição de tecidos transplantados. Quando tecidos como pele e rins são transplantados de um doador para um receptor da mesma espécie, os transplantes "pegam" e funcionam durante um tempo, mas a seguir sofrem necrose e são rejeitados, porque o receptor produz uma resposta imunológica contra o tecido transplantado. Isso em geral ocorre mesmo quando doador e receptor são parentes próximos, e os únicos transplantes que jamais são rejeitados são aqueles entre gêmeos idênticos. De qualquer forma, o transplante de órgãos continua a ser a única opção viável em diversas doenças em estágio terminal.

### DESTAQUES TERAPÊUTICOS

Foram desenvolvidos diversos tratamentos para sobrepujar a rejeição de órgãos transplantados em humanos. O objetivo do tratamento é impedir a rejeição sem deixar o paciente vulnerável a infecções generalizadas. Uma das abordagens utilizadas é eliminar os linfócitos T, matando todas as células com divisão rápida com apela utilização de medicamentos como a azatioprina, um antimetabólito análogo da purina, mas essa abordagem deixa o paciente vulnerável a infecções e a cânceres. Outra possibilidade é administrar glicocorticoides, capazes de inibir a proliferação de células T citotóxicas inibindo a produção da IL-2, mas essa abordagem causa osteoporose, alterações mentais e outras facetas da síndrome de Cushing (ver Capítulo 20). Recentemente, medicamentos imunossupressores como a **ciclosporina** ou o **tacrolimo** (**FK-506**) apresentaram resultados favoráveis. A ativação do receptor de células T normalmente aumenta o $Ca^{2+}$ intracelular, que atua pela via da calmodulina para ativar a calcineurina. A calcineurina induz a desfosforilação do fator de transcrição NF-AT, que é transportado ao núcleo, aumentando a atividade dos genes que codificam a IL-2 e as citocinas estimuladoras relacionadas. A ciclosporina e o tacrolimo evitam a desfosforilação de NF-AT. Contudo, esses medicamentos inibem todas as respostas imunes mediadas por células T, e a ciclosporina causa lesão renal e câncer. Uma nova e promissora abordagem à rejeição dos transplantes é a o bloqueio da resposta das células T utilizando medicamentos capazes de bloquear a coestimulação necessária para sua ativação normal (ver no texto). Medicamentos clinicamente efetivos que atuassem dessa maneira seriam de grande valor para o sucesso dos transplantes.

Os seres humanos apresentam pelo menos três tipos diferentes de receptores de ADP nas plaquetas: $P2Y_1$, $P2Y_2$ e $P2X_1$. Estes receptores são alvos evidentemente atrativos para o desenvolvimento de fármacos, e vários novos inibidores mostraram-se

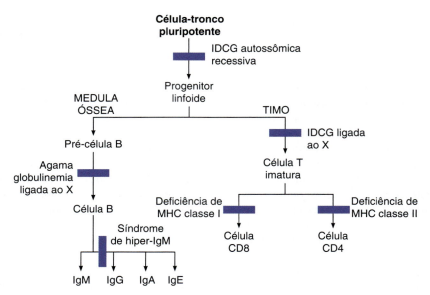

**FIGURA 3-11** Sítios de bloqueio congênito da maturação de linfócitos B e T nos diversos estados de imunodeficiência. IDCG, imunodeficiência combinada grave. (Modificada a partir de Rosen FS, Cooper MD, Wedgwood RJP: The primary immunodeficiencies. *N Engl J Med* 1995;333:431.)

promissores na prevenção de ataques cardíacos e AVE. A agregação plaquetária também é estimulada pelo **fator de ativação plaquetária (PAF)**, uma citocina secretada por neutrófilos e monócitos assim como pelas próprias plaquetas. Este composto também possui atividade inflamatória. Trata-se do éter fosfolipídeo, 1-alcil-2-acetilgliceril-3-fosforilcolina, produzido a partir de lipídeos da membrana. Ele atua via receptor acoplado à proteína G, aumentando a produção de derivados do ácido aracdônico, incluindo o tromboxano $A_2$. O papel desse composto no equilíbrio entre coagulação e anticoagulação no local de lesão vascular será discutido no Capítulo 31.

A produção de plaquetas é regulada pelos CSFs, os quais controlam a produção dos precursores das plaquetas na medula óssea, conhecidos como megacariócitos, além da **trombopoietina**, um fator proteico circulante. Este fator, que facilita a maturação do megacariócito, é produzido constitutivamente pelo fígado e pelos rins, e há receptores de trombopoietina nas plaquetas. Consequentemente, quando o número de plaquetas está baixo, há menos trombopoietina ligada e mais disponível para estimular a produção de plaquetas. Por outro lado, quando o número de plaquetas é alto, há mais trombopoietina ligada e menos disponível, perfazendo uma forma de controle por retroalimentação da produção de plaquetas. A porção aminoterminal da molécula de trombopoietina apresenta a atividade estimuladora de plaqueta, enquanto a porção carboxiterminal contém muitos resíduos de carboidratos e está comprometida com a biodisponibilidade da molécula.

Quando a contagem de plaquetas está baixa, a retração do coágulo fica deficiente e a constrição do vaso rompido torna-se fraca. A síndrome clínica resultante (**púrpura trombocitopênica**) caracteriza-se pela facilidade para formar hematomas e pela presença de múltiplas hemorragias subcutâneas. A púrpura também pode ocorrer com contagem normal de plaquetas e, em alguns casos, as plaquetas circulantes são anormais (**púrpura trombastênica**). Os indivíduos com trombocitose estão predispostos a episódios trombóticos.

# INFLAMAÇÃO E CICATRIZAÇÃO DE FERIDAS

## LESÃO LOCAL

Define-se inflamação como uma resposta localizada complexa a substâncias estranhas, como bactérias ou, em alguns casos, a substâncias produzidas internamente. Trata-se de uma sequência de reações inicialmente envolvendo citocinas, neutrófilos, moléculas de adesão, complemento e IgG. O PAF, um agente com efeitos inflamatórios potentes, também tem papel importante. Mais tarde, monócitos e linfócitos são envolvidos. As arteríolas na região inflamada sofrem dilatação e observa-se aumento da permeabilidade capilar (ver Capítulos 32 e 33). Quando ocorre inflamação na ou imediatamente abaixo da pele (Figura 3-12), os sinais característicos são rubor, edema, sensibilidade ao toque e dor. Em outras regiões, a inflamação é componente-chave de asma, colite ulcerativa, doença de Crohn, artrite reumatoide e muitas outras doenças (Quadro Clínico 3-2).

Há o desenvolvimento de evidências de que um fator de transcrição, o **fator nuclear κ-B (NF-κB)**, é fundamental na reação inflamatória. O NF-κB é um heterodímero que existe normalmente no citoplasma de células ligado a IκBα, que o deixa inativo. Estímulos como os produzidos por citocinas, vírus e sinais induzidos por oxidantes permitem que o NF-κB se dissocie do IκBα, o qual é, então, degradado. O NF-κB move-se ao núcleo onde se liga ao DNA de genes que codificam diversos mediadores inflamatórios, resultando em aumento de sua produção e secreção. Os glicocorticoides inibem a ativação do NF-κB, aumentando a produção de IκBα, sendo esta provavelmente a base principal de sua ação anti-inflamatória (ver Capítulo 20).

## RESPOSTA SISTÊMICA À LESÃO

As citocinas liberadas em resposta à inflamação e a outras lesões, assim como à infecção, produzem reações sistêmicas. Dentre

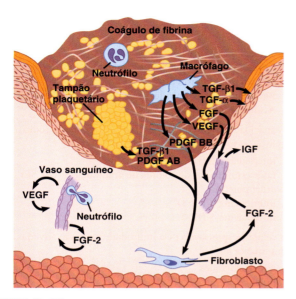

**FIGURA 3-12** Ferida cutânea três dias após a lesão, revelando as múltiplas citocinas e os fatores de crescimento que afetam o processo de cura. VEGF, fator de crescimento do endotélio vascular. Para outras abreviações, ver Apêndice. Observe o crescimento da epiderme acompanhando o coágulo de fibrina, restaurando a continuidade da pele. (Modificada a partir de Singer AJ, Clark RAF: Cutaneous wound healing. *N Engl J Med* 1999;341:738.)

estas estão alterações nas **proteínas de fase aguda** do plasma, definidas como aquelas cuja concentração aumenta ou diminui pelo menos 25% após uma lesão. Muitas dessas proteínas têm origem hepática. Algumas são apresentadas na Figura 3-13. As causas das mudanças na concentração não estão totalmente esclarecidas, mas pode-se dizer que muitas delas fazem sentido para a homeostasia. Assim, por exemplo, o aumento na proteína C-reativa ativa monócitos e causa maior produção de citocinas. Outras mudanças que ocorrem em resposta à agressão são sonolência, balanço negativo de nitrogênio e febre.

## CICATRIZAÇÃO DA FERIDA

Quando há lesão de tecido, as plaquetas aderem à matriz exposta via integrinas, as quais se ligam ao colágeno e à laminina (Figura 3-12). A coagulação sanguínea produz trombina, que promove a agregação plaquetária e a liberação de grânulos. Os grânulos plaquetários geram resposta inflamatória. Leucócitos são atraídos por selectinas e se ligam às integrinas sobre as células endoteliais, levando a seu extravasamento através das paredes dos vasos sanguíneos. As citocinas liberadas pelos leucócitos e pelas plaquetas ajustam para cima as integrinas nos macrófagos, que migram à região central da lesão, e nos fibroblastos e células epiteliais, que fazem a mediação da recuperação da ferida e da formação de cicatriz. A plasmina ajuda na cura removendo o excesso de fibrina. Com isso, é facilitada a migração de queratinócitos para a ferida a fim de restaurar o epitélio sob a crosta. A síntese de colágeno é ajustada para cima, produzindo a cicatriz. Após três semanas, a região da ferida apresenta 20% da força original e mais tarde acumulará mais, porém jamais recuperará além de cerca de 70% da força normal da pele.

## RESUMO

- As reações imune e inflamatória são mediadas por diversos tipos celulares — granulócitos, linfócitos, monócitos, mastócitos, macrófagos teciduais e células apresentadoras de antígenos — que têm origem principalmente na medula óssea e podem circular ou permanecer no tecido conectivo.
- Os granulócitos produzem as respostas fagocitárias que engolfam e destroem bactérias. Esse processo é acompanhado pela liberação de espécies reativas de oxigênio e outros mediadores nos tecidos adjacentes, o que pode causar lesão.
- Mastócitos e basófilos estão por trás de reações alérgicas a substâncias que seriam tratadas como inócuas nos indivíduos não alérgicos.
- Diversos mediadores solúveis participam do desenvolvimento de células efetoras imunológicas e de suas subsequentes respostas imune e inflamatória.
- A imunidade inata nada mais é que uma resposta primitiva conservada com a evolução a componentes estereotipados de micróbios.
- A imunidade adquirida é mais lenta para se desenvolver em comparação com a inata, mas é mais duradoura e efetiva.
- Rearranjos genéticos favorecem os linfócitos B e T com uma grande coleção de receptores capazes de reconhecer bilhões de antígenos estranhos.
- Linfócitos autorreativos normalmente são eliminados; uma falha neste processo causa a doença autoimune. A doença também pode resultar de funcionamento ou desenvolvimento anormais de granulócitos e linfócitos. Nesses últimos casos, geralmente há respostas imunes deficientes contra as ameaças microbianas.

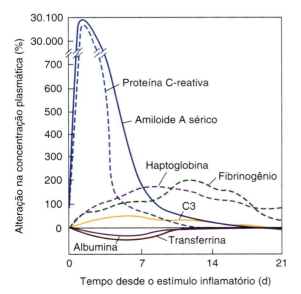

**FIGURA 3-13** Sequência de mudanças em algumas das principais proteínas de fase aguda. C3, componente C3 do complemento. (Modificada e reproduzida, com permissão, de McAdam KP, Elin RJ, Sipe JD, Wolff SM: Changes in human serum amyloid A and C-reactive protein after etiocholanolone-induced inflammation. *J Clin Invest*, 1978 Feb;61(2):390–394.)

**82** SEÇÃO I Bases Celulares e Moleculares da Fisiologia Médica

■ A inflamação ocorre como reação à infecção ou lesão e serve para resolver a ameaça, embora possa causar dano a outros tecidos saudáveis. Diversas doenças crônicas refletem a ocorrência de reação inflamatória excessiva que persiste mesmo após a ameaça ser controlada, ou que é desencadeada por estímulos que não produziriam a mesma resposta em indivíduos saudáveis.

# QUESTÕES DE MÚLTIPLA ESCOLHA

*Para todas as questões, selecione a melhor opção, a não ser que direcionado diferentemente.*

1. Em um experimento, um cientista trata um grupo de camundongos com um antissoro que reduz significativamente o número de neutrófilos circulantes. Comparando-se com animais não tratados usados como controle, os camundongos com número de neutrófilos reduzido mostraram-se substancialmente mais suscetíveis à morte induzida por inoculação de bactérias. O aumento da mortalidade pode ser atribuído a um déficit relativo em qual das seguintes alternativas?
   A. Imunidade adquirida
   B. Oxidantes
   C. Plaquetas
   D. Fator estimulador de colônia de granulócitos/macrófagos (GM-CSF)
   E. Integrinas

2. Uma estudante de 20 anos chega ao centro de saúde, em abril, queixando-se de corrimento e congestão nasais, prurido ocular e sibilos. Ela relata que sintomas semelhantes haviam ocorrido na mesma época do ano anterior e que ela obteve algum alívio usando anti-histamínicos vendidos sem receita médica, embora eles a tenham deixado muito sonolenta para estudar. Seus sintomas provavelmente podem ser atribuídos à síntese inapropriada de qual dos seguintes anticorpos específicos contra pólen?
   A. IgA
   B. IgD
   C. IgE
   D. IgG
   E. IgM

3. Se fosse feita uma biópsia nasal na paciente descrita na Questão 2 enquanto sintomática, o exame histológico do tecido provavelmente iria revelar qual dos seguintes tipos celulares?
   A. Células dendríticas
   B. Linfócitos
   C. Neutrófilos
   D. Monócitos
   E. Mastócitos

4. Uma companhia de biotecnologia está trabalhando para desenvolver uma nova estratégia terapêutica contra câncer envolvendo o desencadeamento de uma resposta imune aprimorada contra proteínas de células doentes que tenham sofrido mutação. Qual das seguintes células ou processos provavelmente **não** serão necessários para o sucesso do tratamento?
   A. Células T citotóxicas
   B. Apresentação de antígeno no contexto do MHC-II
   C. Degradação do proteossomo
   D. Rearranjo genético produzindo receptores de células T
   E. A sinapse imune

5. A capacidade do sangue de fagocitar patógenos e produzir uma explosão respiratória é aumentada por
   A. interleucina-2 (IL-2)
   B. fator estimulador de colônia de granulócitos (G-CSF)
   C. eritropoietina
   D. interleucina-4 (IL-4)
   E. interleucina-5 (IL-5)

6. As células responsáveis pela imunidade inata são ativadas mais comumente por
   A. glicocorticoides
   B. pólen
   C. sequências de carboidratos nas paredes celulares de bactérias
   D. eosinófilos
   E. trombopoietina

7. Uma paciente sofrendo com uma crise aguda de artrite reumatoide é submetida a um procedimento no qual se remove líquido de sua articulação do joelho edemaciada e inflamada. A análise bioquímica das células inflamatórias identificadas no líquido removido provavelmente revelaria redução de qual das seguintes proteínas?
   A. Interleucina-1
   B. Fator de necrose tumoral $\alpha$
   C. Fator nuclear -$\kappa$B
   D. I$\kappa$B$\alpha$
   E. Fator de von Willebrand

# REFERÊNCIAS

Delibro G: The Robin Hood of antigen presentation. Science 2004;302:485.

Delves PJ, Roitt IM: The immune system. (Two parts.) N Engl J Med 2000;343:37,108.

Dhainaut J-K, Thijs LG, Park G (editors): *Septic Shock.* WB Saunders, 2000.

Ganz T: Defensins and host defense. Science 1999;286:420.

Karin M, Ben-Neriah Y: Phosphorylation meets ubiquitination: the control of NF-$\kappa$B activity. Annu Rev Immunol 2000; 18:621.

Samstein B, Emond JC: Liver transplant from living related donors. Annu Rev Med 2001;52:147.

Singer AJ, Clark RAF: Cutaneous wound healing. N Engl J Med 1999;341:738

Tedder TF, Steeber DA, Chen A, et al.: The selectins: Vascular adhesion molecules. FASEB J 1995;9:866.

Tilney NL: *Transplant: From Myth to Reality.* Yale University Press, 2003.

Walport MJ: Complement. (Two parts.) N Engl J Med 2001;344:1058, 1140.

C A P Í T U L O

# 4

# Tecido Excitável: Tecido Nervoso

## OBJETIVOS

*Após o estudo deste capítulo, você deve ser capaz de:*

- Nomear os diversos tipos de glia e suas funções.
- Denominar as partes do neurônio e suas funções.
- Descrever a natureza química da mielina e as diferenças nas formas como os neurônios mielinizados e não mielinizados conduzem os impulsos.
- Caracterizar os transportes axonais anterógrado e retrógrado.
- Descrever as alterações nos canais iônicos que formam a base do potencial de ação.
- Listar os diversos tipos de fibras nervosas encontrados no sistema nervoso de mamíferos.
- Delinear a função das neurotrofinas.

## INTRODUÇÃO

O sistema nervoso central (SNC) dos humanos contém cerca de $10^{11}$ (100 bilhões) de **neurônios**. Abrange ainda um número 10 a 50 vezes maior de **células gliais**. O SNC é um órgão complexo; calculou-se que 40% dos genes humanos têm algum grau de participação na sua formação. Os neurônios são os blocos básicos de construção do sistema nervoso e evoluíram a partir de células neuroefetoras primitivas que respondiam a diversos estímulos contraindo-se. Nos animais mais complexos, a contração passou a ser a função especializada das células musculares, enquanto a integração e a transmissão dos impulsos nervosos tornaram-se funções especializadas dos neurônios. Os neurônios e as células gliais, junto com os capilares cerebrais, formam a unidade funcional necessária ao funcionamento normal do cérebro, incluindo atividade sináptica, homeostasia do líquido extracelular, metabolismo energético e proteção neural. Distúrbios na interação desses elementos formam a base fisiopatológica para muitos distúrbios neurológicos (p. ex., isquemia cerebral, convulsões, doenças neurodegenerativas e edema cerebral). Este capítulo descreve os componentes celulares do SNC e a excitabilidade dos neurônios, que envolve a gênese dos sinais elétricos que permitem aos neurônios integrar e transmitir impulsos (p. ex., potenciais de ação, potenciais receptores e potenciais sinápticos).

## ELEMENTOS CELULARES NO SNC

### CÉLULAS GLIAIS

Por muitos anos após sua descoberta, as células gliais (ou glia) foram vistas como o tecido conectivo do SNC. De fato, a palavra *glia* significa *cola* em grego. Entretanto, atualmente sabe-se que essas células, em parceria com os neurônios, são importantes na comunicação dentro do SNC. Diferentemente dos neurônios, as células gliais continuam a sofrer divisão celular na vida adulta e sua capacidade de proliferação é particularmente notável após lesão cerebral (p. ex., AVE).

No sistema nervoso dos vertebrados, há dois tipos principais de células gliais: **micróglia** e **macróglia**. A micróglia é formada por células de limpeza, semelhantes aos macrófagos, que removem detritos produzidos por lesões, infecções e doenças (p. ex., esclerose múltipla, demência relacionada com Aids, doença de Parkinson e doença de Alzheimer). A micróglia se origina a partir de macrófagos externos ao sistema nervoso e que não são fisiológica e embriologicamente relacionados com outros tipos celulares do sistema nervoso.

Há três tipos de macróglia: oligodendrócitos, células de Schwann e astrócitos (**Figura 4–1**). Os **oligodendrócitos** e as **células de Schwann** estão envolvidos na formação de mielina ao

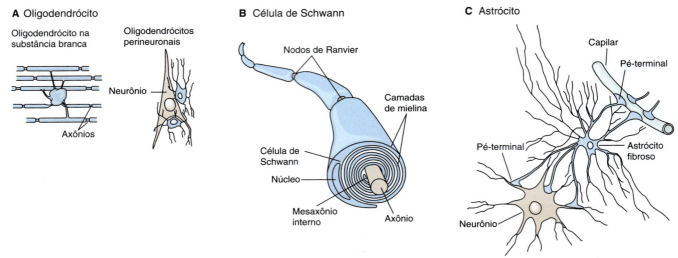

**FIGURA 4-1** **Principais tipos da macróglia no sistema nervoso. A)** Os oligodendrócitos são pequenos com relativamente poucos prolongamentos. Aqueles na substância branca formam a mielina e os da substância cinzenta dão suporte aos neurônios. **B)** As células de Schwann formam a mielina no sistema nervoso periférico. Cada célula forma um segmento da bainha de mielina com cerca de 1 mm de comprimento; a bainha assume sua forma na medida que ocorre o enrolamento do mesaxônio interno da célula de Schwann, várias vezes, ao redor do axônio, envolvendo-o em camadas concêntricas. Os intervalos entre os segmentos de mielina formam os nodos de Ranvier. **C)** Os astrócitos são o tipo mais comum de glia do SNC e são caracterizados pela forma estrelada. Eles fazem contato com capilares e neurônios e acredita-se que tenham função nutritiva. Também estão envolvidos na formação da barreira hematoencefálica. (De Kandel ER, Schwartz JH, Jessell TM (editors): *Principles of Neural Science*, 4th ed. McGraw-Hill, 2000.)

redor dos axônios, respectivamente, do SNC e do sistema nervoso periférico. Os **astrócitos**, encontrados em todo o SNC, são divididos em dois subtipos. Os **astrócitos fibrosos**, que contêm muitos filamentos intermediários, são encontrados principalmente na substância branca. Os **astrócitos protoplasmáticos** são encontrados na substância cinzenta e apresentam citoplasma granular. Ambos enviam terminações aos vasos sanguíneos, onde induzem os capilares a formar junções oclusivas construindo a **barreira hematoencefálica**. Também enviam terminações que envolvem as sinapses e a superfície das células nervosas. Os astrócitos protoplasmáticos apresentam um potencial de membrana que varia em função da concentração externa de K$^+$, mas não geram potenciais propagados. Produzem substâncias neurotróficas e ajudam a manter uma concentração apropriada de íons e neurotransmissores, recolhendo K$^+$ e os neurotransmissores glutamato e ácido γ-aminobutírico (GABA).

## NEURÔNIOS

Os neurônios do SNC de mamíferos possuem diferentes tamanhos e formas. A maioria apresenta as mesmas partes, como ocorre com o neurônio motor típico ilustrado na **Figura 4-2**. O corpo celular (**soma**) contém o núcleo e é o centro metabólico do neurônio. Os neurônios apresentam várias terminações denominadas **dendritos**, que se estendem para fora a partir do corpo celular e ramificam-se extensamente. Particularmente no córtex

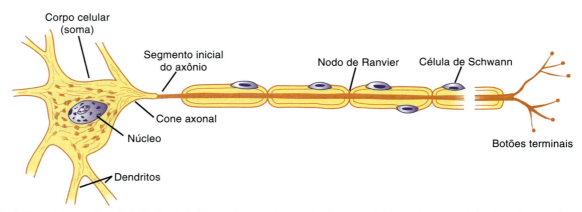

**FIGURA 4-2** **Neurônio motor com axônio mielinizado.** Um neurônio motor é composto por corpo celular (soma) com um núcleo, várias terminações denominadas dendritos e um axônio longo e fibroso que tem origem no cone axonal. A primeira porção do axônio é denominada segmento inicial. A partir das células de Schwann, forma-se uma bainha de mielina que circunda o axônio, exceto em suas terminações e nos nodos de Ranvier. Os botões terminais estão localizados nas terminações axonais.

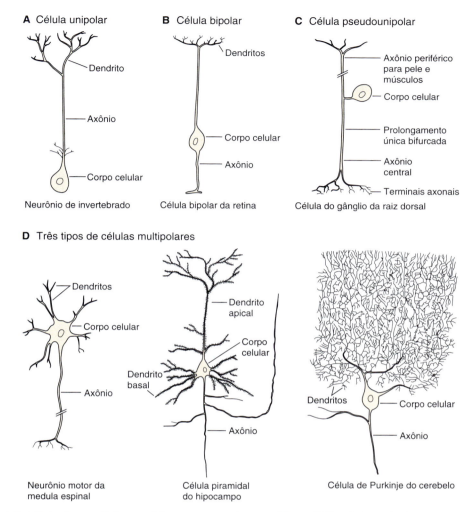

**FIGURA 4–3** Alguns dos tipos de neurônios no sistema nervoso dos mamíferos. **A**) Neurônios unipolares apresentam um único prolongamento, com diferentes segmentos servindo como superfícies receptoras e terminais liberadores. **B**) Neurônios bipolares com duas terminações especializadas: um dendrito que transporta a informação para a célula e um axônio que transmite a informação a partir da célula. **C**) Alguns neurônios sensoriais estão em uma subclasse de células bipolares denominadas células pseudounipolares. À medida que a célula se desenvolve, uma única terminação divide-se em duas, sendo que ambas atuam como axônio — um na direção da pele e outro para a medula espinal. **D**) Células multipolares apresentam um axônio e vários dendritos. São exemplos os neurônios motores, células piramidais do hipocampo com dendritos no ápice e na base, e células de Purkinje no cerebelo com árvore dendrítica extensa em um único plano. (De Kandel ER, Schwartz JH, Jessell TM (editors): *Principles of Neural Science*, 4th ed. McGraw-Hill, 2000.)

cerebral e cerebelar, os dendritos apresentam pequenas projeções em forma de botão denominadas **espinhos dendríticos**. Um neurônio típico também apresenta um **axônio** fibroso longo que se origina em uma região um tanto espessa no corpo celular, o **cone axonal**. A primeira porção do axônio é denominada **segmento inicial**. O axônio se divide nos **terminais pré-sinápticos**, e cada um destes termina em diversos **botões sinápticos**, também denominados **botões terminais**. Eles contêm grânulos ou vesículas onde ficam armazenados os transmissores sinápticos secretados pelos axônios. Com base no número de processos que emanam do seu corpo celular, os neurônios são classificados como **unipolares**, **bipolares** e **multipolares** (Figura 4–3).

A terminologia convencional usada para denominar as partes dos neurônios funciona bem para os neurônios motores espinais e interneurônios, mas há problemas em termos de "dendritos" e "axônios" quando a terminologia é aplicada a outros tipos de neurônios encontrados no sistema nervoso. Do ponto de vista funcional, os neurônios, em geral, apresentam quatro zonas importantes: (1) um receptor, ou zona dendrítica, onde são integradas múltiplas mudanças no potencial local geradas pelas conexões sinápticas; (2) um sítio no qual os potenciais de ação propagados são gerados (o segmento inicial nos neurônios motores espinais, o nodo de Ranvier inicial nos neurônios sensitivos cutâneos); (3) um processo axonal que transmite os impulsos propagados às terminações nervosas; e (4) as terminações nervosas onde os potenciais de ação produzem a liberação dos transmissores sinápticos.

Os axônios de muitos neurônios são mielinizados, ou seja, possuem uma bainha de **mielina**, um complexo proteicolipídico que envolve o axônio (Figura 4–1B). No sistema nervoso periférico, a mielina se forma quando a célula de Schwann envolve o axônio até 100 vezes com sua membrana. A mielina é compactada quando as porções extracelulares de uma proteína de membrana denominada proteína zero ($P_0$) fixa-se às porções

## SEÇÃO I Bases Celulares e Moleculares da Fisiologia Médica

## QUADRO CLÍNICO 4–1

### Doenças desmielinizantes

A condução normal dos potenciais de ação depende das propriedades isolantes da **mielina**. Assim, falhas na mielinização podem acarretar problemas neurológicos graves. Um exemplo é a **esclerose múltipla (EM)**, uma doença autoimune que afeta mais de três milhões de indivíduos em todo o mundo, geralmente surgindo entre 20 e 50 anos de idade, com incidência duas vezes maior nas mulheres. Dentre as causas de EM incluem-se fatores genéticos e ambientais. É mais comum entre caucasianos habitantes de países de climas temperados, como na Europa, sul do Canadá, norte dos EUA e sudeste da Austrália. Entre os desencadeantes ambientais estão exposição precoce a vírus, como o vírus de Epstein-Barr e aqueles causadores de sarampo, herpes, varicela ou *influenza*. Na EM, anticorpos e leucócitos atacam a mielina produzindo inflamação, lesão à bainha e, finalmente, aos axônios circundados por ela. A perda da mielina leva ao vazamento de potássio através dos canais dependentes de voltagem, hiperpolarização e impossibilidade de conduzir os potenciais de ação. A apresentação inicial comumente inclui relatos de **paraparesia** (perda de força nos membros inferiores), que pode ser acompanhada de leve espasticidade e hiper-reflexia; **parestesia**; dormência; incontinência urinária e intolerância ao calor. A investigação clínica frequentemente constata as presenças de **neurite óptica**, caracterizada por borramento da visão, alteração na percepção das cores, alterações no campo visual (**escotoma central**) e dor ao movimentar os olhos; **disartria** e **disfagia**. Os sintomas geralmente se agravam quando há aumento da temperatura corporal ou ambiental. A evolução da doença é muito variável. Na forma mais comum, denominada **EM recorrente-remitente**, episódios transitórios ocorrem subitamente, duram poucas semanas ou meses e sofrem remissão gradual. Novos episódios podem surgir anos mais tarde e eventualmente não há recuperação total. Muitos desses indivíduos posteriormente desenvolvem um curso de agravamento constante e pequenos períodos de remissão (**EM progressiva secundária**). Outros apresentam uma forma progressiva da doença, na qual não há

períodos de remissão (**EM progressiva primária**). O diagnóstico de EM é muito difícil e geralmente só ocorre após diversos episódios, que produzem déficits neurológicos, separados no tempo e no espaço. Os **testes de condução nervosa** podem detectar retardo na condução pelas vias sensorial e motora. O exame do líquido cerebrospinal pode revelar a presença de bandas **oligoclonais** indicativas de reação imune anormal contra a mielina. O exame mais definitivo é a **ressonância magnética (RM)** para visualizar múltiplas regiões com fibrose (escleróticas) ou placas no cérebro. Essas placas muitas vezes aparecem nas regiões periventriculares dos hemisférios cerebrais.

### DESTAQUES TERAPÊUTICOS

Embora não haja cura para a EM, o tratamento com **corticosteroides** (p. ex., **prednisona**) é o mais usado para reduzir o processo inflamatório que é acentuado em cada recidiva. Alguns tratamentos farmacológicos foram projetados para modificar o curso da doença. Por exemplo, injeções diárias de **interferon-β** suprimem a resposta imune, reduzem a intensidade e retardam a progressão da doença. O **acetato de glatirâmer** é capaz de bloquear o ataque do sistema imunológico à mielina. O **natalizumabe** interfere na capacidade das células imunes potencialmente causadoras de dano de migrarem da corrente sanguínea para o SNC. Em um ensaio clínico recente, no qual testou-se o uso de terapia depletora de células B com **rituximabe**, um anticorpo monoclonal anti-CD20, demonstrou-se que a progressão da doença foi retardada em pacientes com menos de 51 anos diagnosticados com a forma primária progressiva. Em outro ensaio clínico recente, demonstrou-se que a administração oral de **fingolimode** retardou a progressão da forma recorrente-remitente de EM. Este medicamento imunossupressivo atua sequestrando linfócitos nos linfonodos e, assim, limitando seu acesso ao SNC.

---

extracelulares da $P_0$ da membrana justaposta. Diversas mutações no gene de $P_0$ causam neuropatias periféricas; foram descritas 29 mutações distintas causadoras de sintomas variando de leves a graves. A bainha de mielina envolve o axônio, exceto na sua extremidade e nos **nodos de Ranvier**, interrupções periódicas de 1 μm separadas por cerca de 1 mm (Figura 4–2). A função de isolamento da mielina será discutida adiante neste capítulo. Nem todos os neurônios são mielinizados; alguns **são amielínicos**, ou seja, eles são apenas circundados pelas células de Schwann sem que sejam envolvidos por sua membrana para a produção de mielina ao redor do axônio.

No SNC dos mamíferos, os neurônios, em sua maioria, são mielinizados, mas as células que produzem a mielina são os oligodendrócitos e não as células de Schwann (Figura 4–1). Diferentemente da célula de Schwann, que forma a mielina entre dois nodos de Ranvier de um único neurônio, os oligodendrócitos

emitem diversos prolongamentos que formam mielina em vários axônios vizinhos. Na esclerose múltipla, uma doença autoimune incapacitante, há destruição da mielina no SNC (ver Quadro Clínico 4–1). A perda da mielina está associada a retardo ou bloqueio na condução nos axônios desmielinizados.

## TRANSPORTE AXONAL

Os neurônios são células secretoras, mas eles diferem de outras células secretoras na medida em que a zona secretora geralmente se encontra no final do axônio, bem distante do corpo celular. Grande parte do aparelho para síntese proteica está localizada no corpo celular, sendo que o transporte das proteínas e dos polipeptídeos ao terminal axonal é feito por **fluxo axoplasmático**. Assim, o corpo celular mantém a integridade funcional e

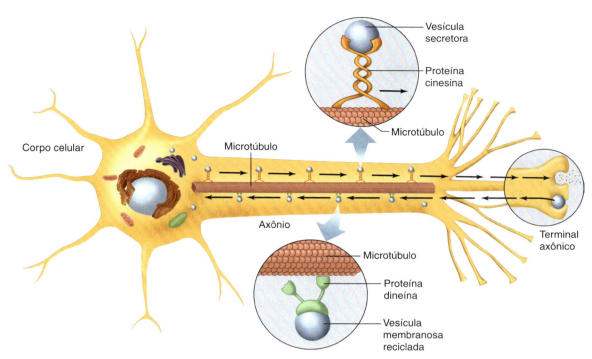

**FIGURA 4–4 Transporte axonal ao longo de microtúbulos por dineína e cinesina.** O transporte axonal anterógrado rápido (400 mm/dia) e lento (0,5 a 10 mm/dia) ocorre ao longo de microtúbulos que correm por toda a extensão do axônio a partir do corpo celular até o terminal axonal. O transporte retrógrado (200 mm/dia) ocorre da extremidade terminal para o corpo celular. (De Widmaier EP, Raff H, Strang KT: *Vander's Human Physiology*. McGraw-Hill, 2008.)

anatômica do axônio; se o axônio for cortado, a parte distal ao corte degenera (**degeneração walleriana**).

O **transporte anterógrado** ocorre ao longo de microtúbulos que correm por toda a extensão do axônio, e requer dois motores moleculares, as proteínas dineína e cinesina (Figura 4–4). O transporte anterógrado ocorre do corpo celular para os terminais axônicos. Possui os componentes rápido e lento; o **transporte axonal rápido** ocorre com velocidade próxima de 400 mm/dia; e o **transporte axonal lento**, de 0,5 a 10 mm/dia. O **transporte retrógrado**, que acontece em sentido oposto (da terminação axonal para o corpo celular) ocorre ao longo de microtúbulos na velocidade aproximada de 200 mm/dia. As vesículas sinápticas reciclam na membrana, mas algumas vesículas usadas são carreadas de volta ao corpo celular e depositadas nos lisossomos. Alguns materiais absorvidos nos terminais por endocitose, incluindo o **fator de crescimento neural** (**NGF**) e alguns vírus, também são transportados de volta ao corpo celular. Uma exceção desses princípios potencialmente importante parece acontecer em alguns dendritos. Neles, fitas simples de mRNA, transportadas a partir do corpo celular, fazem contato com os ribossomos apropriados e a síntese proteica parece criar domínios proteicos locais.

## EXCITAÇÃO E CONDUÇÃO

Uma marca registrada da célula nervosa é a excitabilidade da membrana. As células nervosas reagem a estímulos elétricos, químicos ou mecânicos. São produzidos dois tipos de distúrbios físico-químicos: os potenciais locais, não propagados, denominados, dependendo de sua localização, **potenciais propagados**, **geradores** ou **eletrotônicos**; e os potenciais conduzidos, os **potenciais de ação** (ou **impulsos nervosos**). Os potenciais de ação representam as respostas elétricas primárias dos neurônios e de outros tecidos excitáveis, e são a principal forma de comunicação dentro do sistema nervoso. Eles são gerados em função de alterações na condução dos íons através da membrana celular. Os eventos elétricos nos neurônios são rápidos e mensurados em **milissegundos** (**ms**); e as alterações de potencial são pequenas, sendo medidas em **milivolts** (**mV**).

O impulso normalmente é transmitido (**conduzido**) ao longo do axônio até sua terminação. Os axônios não são "fios de telefone" que transmitem impulsos passivamente; a condução dos impulsos nervosos, embora rápida, é muito mais lenta do que a da eletricidade. O tecido nervoso é, na realidade, um condutor passivo relativamente deficiente, e seria necessário um potencial de muitos volts para produzir um sinal com uma fração de volt na outra extremidade de um axônio de um metro se não houvessem processos ativos no axônio. Na verdade, a condução nervosa é um processo ativo e autopropagado, e o impulso se move ao longo do axônio com amplitude e velocidade constantes. O processo é muitas vezes comparado ao que ocorre quando se risca um fósforo no início de uma trilha de pólvora; ao acender as partículas de pólvora, a chama se move constantemente para a frente, acompanhando a trilha até o seu final, para então se extinguir.

## POTENCIAL DE REPOUSO DA MEMBRANA

Quando dois eletrodos são conectados a um amplificador adequado e posicionados sobre a superfície de um único axônio,

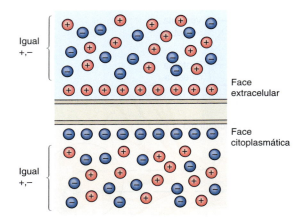

**FIGURA 4-5** **O potencial de membrana resulta da separação das cargas positivas e negativas entre os dois lados da membrana celular.** O excesso de cargas positivas (esferas vermelhas) do lado de fora da célula e de cargas negativas (esferas azuis) dentro da célula em repouso representa uma pequena fração do total de íons presentes. (De Kandel ER, Schwartz JH, Jessell TM (editors): *Principles of Neural Science*, 4th ed. McGraw-Hill, 2000.)

não se observa qualquer diferença de potencial. Contudo, se um eletrodo for inserido na célula, será observada uma **diferença de potencial** constante, sendo o interior negativo em relação ao exterior da célula em repouso. O potencial de membrana resulta da separação das cargas positivas e negativas entre os dois lados da membrana celular (**Figura 4-5**).

Para que haja uma diferença de potencial através da bicamada lipídica, duas condições devem ser satisfeitas. Primeiro, a distribuição de uma ou mais espécies de íons deve ser desigual nos dois lados da membrana (ou seja, deve haver gradiente de concentração). Segundo, a membrana deve ser permeável a um ou mais desses íons. A permeabilidade é garantida pela existência de canais ou poros na bicamada; esses canais geralmente são permeáveis a uma determinada espécie de íon. O potencial de repouso da membrana representa uma situação de equilíbrio na qual a força motriz gerada pelo gradiente de concentração dos íons, aos quais a membrana é permeável, é igual e oposta à força motriz desses íons em função de seus gradientes elétricos.

Nos neurônios, a concentração de $K^+$ é muito maior dentro da célula, enquanto o contrário é verdadeiro para o $Na^+$. Essa diferença de concentração é estabelecida pela $Na^+$–$K^+$–ATPase. O gradiente de concentração do $K^+$ permite a saída passiva deste íon da célula quando os canais seletivos do $K^+$ estão abertos. De forma semelhante, o gradiente de concentração de $Na^+$ resulta em movimento passivo de entrada deste íon na célula quando os canais seletivos de $Na^+$ estão abertos.

Nos neurônios, o **potencial de repouso da membrana** geralmente é ao redor de –70 mV, o que é próximo do potencial de equilíbrio para o $K^+$ (etapa 1 na **Figura 4-6**). Considerando que no repouso há mais canais de $K^+$ abertos do que de $Na^+$ a permeabilidade da membrana ao $K^+$ é maior. Consequentemente, as concentrações intra e extracelular de $K^+$ são os principais determinantes do potencial de repouso da membrana que, portanto, é próximo do potencial de equilíbrio para o $K^+$. Não seria possível haver vazamento constante do íon indefinidamente sem haver a dissipação do gradiente iônico. A dissipação é evitada pela $Na^+$–$K^+$–ATPase, que ativamente movimenta $Na^+$ e $K^+$ contra seus gradientes eletroquímicos.

## FLUXOS IÔNICOS DURANTE O POTENCIAL DE AÇÃO

A membrana celular dos axônios, assim como a de outras células, contém diversos tipos de canais iônicos. Alguns são dependentes de voltagem e outros são dependentes de ligantes. É o comportamento desses canais e, particularmente, dos canais de $Na^+$ e $K^+$, que explica os eventos elétricos nos neurônios.

As alterações na condutância ao $Na^+$ e $K^+$ pela membrana, que ocorrem durante os potenciais de ação, são mostradas nas etapas de 1 a 7 na Figura 4-6. A condutância de um íon é a recíproca de sua resistência elétrica na membrana e é uma medida da permeabilidade da membrana àquele íon. Em resposta ao estímulo despolarizante, parte dos canais de $Na^+$ dependentes de voltagem se abre e o $Na^+$ entra na célula, levando a membrana a atingir seu **limiar** (etapa 2), e os canais de $Na^+$ dependentes de voltagem prevalecem sobre os canais de $K^+$ e outros canais. A entrada de $Na^+$ causa a abertura de mais canais de $Na^+$ dependentes de voltagem e mais despolarização, estabelecendo uma **alça de retroalimentação positiva**. Ocorre a fase ascendente rápida do potencial (etapa 3). O potencial de membrana move-se na direção do potencial de equilíbrio do $Na^+$ (+60 mV), mas não o alcança durante o potencial de ação (etapa 4), principalmente porque o aumento na condutância de $Na^+$ tem curta duração. Os canais de $Na^+$ rapidamente assumem um estado fechado denominado **estado inativado**, e assim permanecem por alguns milissegundos antes de retornarem ao estado de repouso, quando novamente podem ser ativados. Além disso, o sentido do gradiente elétrico para o $Na^+$ é revertido durante o pico de ultrapassagem (*overshoot*), já que o potencial de membrana é invertido, e isto limita o influxo de $Na^+$; ademais, os canais de $K^+$ dependentes de voltagem se abrem. Esses fatores contribuem para a **repolarização**. A abertura dos canais de $K^+$ dependentes de voltagem é mais lenta e mais demorada do que a dos canais de $Na^+$ e, consequentemente, boa parte do aumento na condutância ao $K^+$ ocorre após o aumento na condutância do $Na^+$ (etapa 5). Neste momento, o movimento resultante de carga positiva para fora da célula, causado pelo efluxo de $K^+$, ajuda a completar o processo de repolarização. O fechamento lento dos canais de $K^+$ também explica a **hiperpolarização** (etapa 6), que é seguida pelo retorno da membrana ao repouso (etapa 7). Dessa forma, os canais de $K^+$ dependentes de voltagem levam ao encerramento do potencial de ação, causando o fechamento de seus portões por meio de um processo de **retroalimentação negativa**. A **Figura 4-7** mostra o controle sequencial por retroalimentação dos canais de $K^+$ e de $Na^+$ dependentes de voltagem durante o potencial de ação.

Uma redução na concentração externa de $Na^+$ reduz a amplitude do potencial de ação, mas produz pouco efeito sobre o potencial de repouso da membrana. Este efeito reduzido sobre o potencial de repouso da membrana seria previsível, considerando que a permeabilidade da membrana ao $Na^+$ durante o repouso é relativamente baixa. Por outro lado, considerando que o potencial de repouso da membrana está próximo do

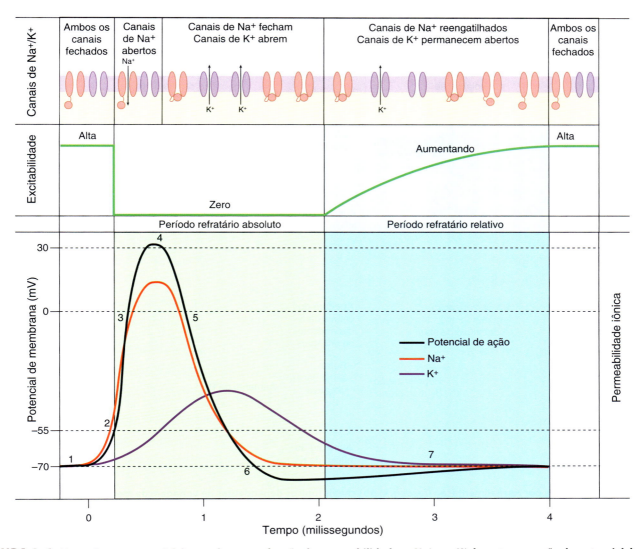

**FIGURA 4-6** Alterações no potencial de membrana em função da permeabilidade ao Na⁺ e ao K⁺ durante a geração do potencial de ação. As etapas 1 a 7 estão detalhadas no texto. Essas alterações no limiar para ativação (excitabilidade) estão correlacionadas com as fases do potencial de ação. (Modificada a partir de Silverthorn DU: *Human Physiology: An Integrated Approach*, 5th ed. Pearson, 2010.)

potencial de equilíbrio do K⁺, alterações na concentração externa deste íon produzem efeitos importantes sobre o potencial de repouso da membrana. Se a concentração extracelular de K⁺ aumenta (**hipercalemia**), o potencial de repouso se aproxima do limiar de disparo do potencial de ação e, consequentemente, o neurônio se torna mais excitável. Se a concentração extracelular de K⁺ diminui (**hipercalemia**), o potencial de membrana é reduzido e o neurônio torna-se hiperpolarizando.

Embora o Na⁺ entre na célula nervosa e o K⁺ saia durante o potencial de ação, poucos íons de fato movem-se através da membrana. Estima-se que apenas 1 em 100.000 íons K⁺ atravessem a membrana para modificar o potencial de membrana de +30 mV (pico do potencial de ação) para –70 mV (potencial de repouso). Diferenças significativas nas concentrações iônicas podem ser mensuradas apenas após estimulação prolongada e repetida.

Outros íons, especialmente o Ca²⁺, podem afetar o potencial de membrana tanto através do fluxo por canais quanto por interações com a membrana. A redução na concentração extracelular de Ca²⁺ aumenta a excitabilidade das células musculares e nervosas, reduzindo o grau de despolarização necessário para dar início às mudanças na condutância ao Na⁺ e K⁺ que produzem o potencial de ação. Por outro lado, o aumento na concentração extracelular de Ca²⁺ estabiliza a membrana, reduzindo a excitabilidade.

## O TUDO OU NADA DOS POTENCIAIS DE AÇÃO

É possível determinar qual a intensidade mínima de corrente estimuladora (**limiar**) que, atuando por determinado tempo, produzirá um potencial de ação. O limiar varia com a duração; com estímulos fracos a duração deve ser maior, e com estímulos intensos a duração pode ser menor. A relação entre a intensidade e a duração de um estímulo limiar é denominada **curva intensidade-duração**. Correntes com ascensão lenta causam o disparo do axônio porque este se adapta ao estímulo aplicado, processo denominado **adaptação**.

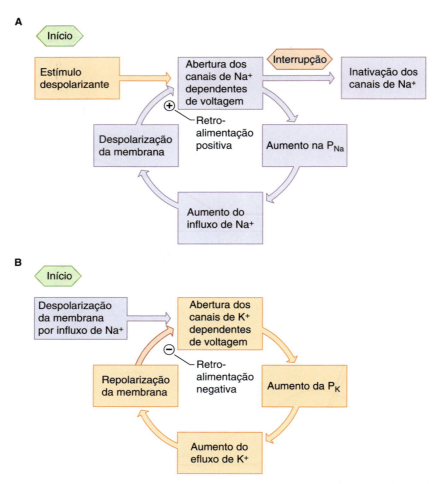

**FIGURA 4-7** Controle por retroalimentação (*feedback*) dos canais iônicos dependentes de voltagem da membrana. **A**) Os canais de $Na^+$ produzem retroalimentação positiva. **B**) Os canais de $K^+$ produzem retroalimentação negativa. $P_{Na}$, $P_K$ representam, respectivamente, permeabilidade ao $Na^+$ e ao $K^+$. (De Widmaier EP, Raff H, Strang KT: *Vander's Human Physiology*. McGraw-Hill, 2008.)

Uma vez que o limiar tenha sido alcançado, produz-se um potencial de ação com amplitude máxima. Aumentos suplementares na intensidade do estímulo não produzem alterações no potencial de ação desde que as demais condições experimentais sejam mantidas constantes. O potencial de ação deixa de ocorrer se o estímulo estiver abaixo do limiar. O potencial de ação, portanto, obedece a lei do **tudo ou nada**.

## POTENCIAIS ELETROTÔNICOS, RESPOSTA LOCAL E NÍVEL DE DISPARO

Embora estímulos subliminares não gerem potencial de ação, eles produzem algum efeito sobre o potencial de membrana. Este fato pode ser demonstrado posicionando-se eletrodos de registro a alguns milímetros de um eletrodo de estimulação e aplicando-se um estímulo inferior ao limiar com duração fixa. A aplicação de tal corrente leva a uma mudança despolarizante localizada no potencial de membrana, com ascensão aguda e decaimento exponencial ao longo do tempo. O grau dessa resposta cai rapidamente à medida que a distância entre os eletrodos de estimulação e de registro aumenta. Por outro lado, uma corrente anódica produz uma alteração hiperpolarizante no potencial, de duração semelhante. Essas alterações nos potenciais são chamadas **potenciais eletrotônicos**. À medida que a intensidade da corrente aumenta, a resposta aumenta em razão do aumento aditivo de uma **resposta local** da membrana (Figura 4–8). Finalmente, com 7 a 15 mV de despolarização (potencial de –55 mV), atinge-se o **nível de disparo** (limiar) e ocorre um potencial de ação.

## ALTERAÇÕES NA EXCITABILIDADE DURANTE OS POTENCIAIS ELETROTÔNICOS E O POTENCIAL DE AÇÃO

Durante o potencial de ação, assim como durante os potenciais eletrotônicos e a resposta local, o limiar para estimulação do neurônio é alterado (Figura 4-6). As respostas hiperpolarizantes elevam o limiar, e as respostas despolarizantes o reduzem na medida em que aproximam o potencial de membrana ao nível de disparo. Durante a resposta local, o limiar é reduzido, mas durante a fase ascendente e em grande parte da fase

CAPÍTULO 4  Tecido Excitável: Tecido Nervoso  **91**

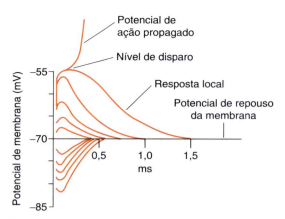

**FIGURA 4-8  Potenciais eletrotônicos e resposta local.** As alterações no potencial de membrana de um neurônio após a aplicação de estímulos de 0,2, 0,4, 0,6, 0,8 e 1,0 vez a intensidade limiar estão representados sobrepostas na mesma escala de tempo. As respostas abaixo da linha horizontal são aquelas registradas próximo do ânodo, e as respostas acima da linha são as registradas próximo do cátodo. O estímulo de intensidade limiar foi repetido duas vezes. Em um momento gerou um potencial de ação propagado (linha superior) e em outro, não.

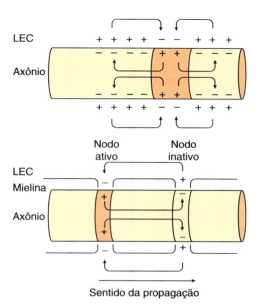

**FIGURA 4-9  Fluxo de corrente local (movimento das cargas positivas) ao redor de um impulso em um axônio. No alto:** axônio não mielinizado. **Embaixo:** axônio mielinizado. As cargas positivas a partir da membrana à frente e atrás do potencial de ação fluem para a região de negatividade representada pelo potencial de ação ("dissipação de corrente"). Nos axônios mielinizados, a despolarização parece "saltar" de um nodo de Ranvier para o seguinte (condução saltatória).

descendente do potencial de ação, o neurônio fica refratário a estímulos. Este **período refratário** é dividido em **período refratário absoluto**, correspondente ao período entre o momento do disparo e o momento em que se tenha completado um terço da repolarização, e **período refratário relativo**, que perdura deste ponto até o retorno da membrana ao repouso. Durante o período refratário absoluto, nenhum estímulo, independentemente de sua intensidade, será capaz de excitar o neurônio, mas durante o período refratário relativo, um estímulo supralimiar pode causar excitação. Essas alterações no limiar estão correlacionadas com as fases do potencial de ação na Figura 4-6.

## CONDUÇÃO DO POTENCIAL DE AÇÃO

A membrana celular dos neurônios encontra-se polarizada em repouso, com as cargas positivas alinhadas do lado de fora da membrana e as cargas negativas do lado de dentro. Durante o potencial de ação, essa polaridade desaparece e, por um breve período, fica, de fato, revertida (Figura 4-9). As cargas positivas a partir da membrana à frente e atrás do potencial de ação fluem para a região de negatividade representada pelo potencial de ação ("dissipação de corrente"). Ao extrair as cargas positivas, esse fluxo reduz a polaridade da membrana à frente do potencial de ação. Essa despolarização eletrotônica dá início a uma resposta local e, quando se atinge o nível de disparo, ocorre uma resposta propagada que, por sua vez, promove despolarização eletrotônica da membrana à sua frente.

A distribuição espacial dos canais iônicos ao longo do axônio tem papel fundamental na iniciação e na regulação do potencial de ação. Os canais de $Na^+$ dependentes de voltagem estão altamente concentrados nos nodos de Ranvier e no segmento inicial nos neurônios mielinizados. O número de canais de $Na^+$ por micrômetro quadrado de membrana nos neurônios mielinizados de mamíferos foi estimado em 50 a 75 no corpo celular, 350 a 500 no segmento inicial, menos de 25 nas porções mielinizadas, 2.000 a 12.000 nos nodos de Ranvier, e 20 a 75 nos terminais axônicos. Na maioria dos neurônios mielinizados, os canais de $Na^+$ são flanqueados por canais de $K^+$ envolvidos na repolarização.

A condução em axônios mielinizados depende de um padrão de fluxo circular de corrente semelhante ao descrito anteriormente. Entretanto, a mielina é um isolante efetivo, e o fluxo de corrente que a atravessa é desprezível. A despolarização nos axônios mielinizados cursa de um nodo de Ranvier ao seguinte, com a dissipação de corrente no nodo ativo servindo para a despolarização eletrotônica do nodo à frente do potencial de ação até o limiar de disparo (Figura 4-9). Este "salto" na despolarização de um nodo a outro é denominado **condução saltatória**. Trata-se de processo rápido que permite que axônios mielinizados conduzam com velocidade até 50 vezes maior do que as mais rápidas fibras não amielínicas.

## CONDUÇÕES ORTODRÔMICA E ANTIDRÔMICA

O axônio pode conduzir o potencial de ação em ambos os sentidos. Quando um potencial de ação é iniciado no meio do axônio, são gerados dois impulsos que cursam em sentidos opostos por despolarização eletrotônica para ambos os lados. Na situação natural, os impulsos cursam apenas em um sentido, ou seja, desde as junções sinápticas, ou receptores, passando pelos axônios, até suas terminações. Este tipo de condução é denominado **ortodrômica**. A condução no sentido inverso é denominada **antidrômica**. Considerando que as sinapses, diferentemente

## SEÇÃO I Bases Celulares e Moleculares da Fisiologia Médica

**TABELA 4-1** **Tipos de fibras nervosas nos mamíferos**

| Tipo de fibra | Função | Diâmetro da fibra (μm) | Velocidade de condução | Duração dos pulsos (ms) | Período refratário absoluto (ms) |
|---|---|---|---|---|---|
| Aα | Propriocepção; motora somática | 12-20 | 70-120 | | |
| Aβ | Tato, pressão | 5-12 | 30-70 | 0,4-0,5 | 0,4-1 |
| Aγ | Motora aos fusos musculares | 3-6 | 15-30 | | |
| Aδ | Sensibilidade dolorosa e térmica | 2-5 | 12-30 | | |
| B | Autonômica pré-ganglionar | < 3 | 3-15 | 1,2 | 1,2 |
| C, raiz dorsal | Sensibilidade dolorosa e térmica | 0,4-1,2 | 0,5-2 | 2 | 2 |
| C, simpático | Pós-ganglionar simpática | 0,3-1,3 | 0,7-2,3 | 2 | 2 |

dos axônios, permitem a condução apenas em um sentido, um impulso antidrômico não passará pela primeira sinapse e será eliminado nesse ponto.

## PROPRIEDADES DOS NERVOS MISTOS

Os nervos periféricos dos mamíferos são formados por muitos axônios envolvidos por um envelope fibroso denominado **epineuro**. Portanto, as alterações extracelulares do potencial de membrana registradas nesses nervos representam a soma algébrica dos potenciais de ação do tipo tudo ou nada de muitos axônios. Os limiares de cada axônio do nervo e sua distância até os eletrodos estimuladores variam. Com estímulos abaixo do limiar, nenhum dos axônios é estimulado e não há resposta. Quando os estímulos têm intensidade limiar, os axônios com limiar baixo disparam e observa-se uma pequena alteração no potencial. À medida que a intensidade da corrente estimuladora aumenta, os axônios com maiores limiares também disparam. A resposta elétrica se eleva proporcionalmente até que o estímulo seja suficientemente intenso para excitar todos os axônios no nervo. O estímulo que produz excitação de todos os axônios é o **estímulo máximo**, e a aplicação de estímulos superiores não produz aumento na amplitude do potencial observado.

Após a aplicação de um estímulo a um nervo, há um **período latente** antes do início do potencial de ação. Este intervalo corresponde ao tempo que o impulso leva para cursar pelo axônio desde o ponto de estimulação até o eletrodo de registro. Sua duração é proporcional à distância entre os eletrodos de estimulação e de registro e inversamente proporcional à velocidade de condução. Se a duração do período de latência e a distância entre os eletrodos forem conhecidas, será possível calcular a **velocidade de condução do axônio**.

## TIPOS DE FIBRAS NERVOSAS E SUAS FUNÇÕES

Erlanger e Gasser classificaram as fibras nervosas dos mamíferos nos grupos A, B e C, subdividindo o grupo A nas fibras α, β, γ e δ. Na **Tabela 4-1,** os diversos tipos de fibras foram listados com seus diâmetros, suas características elétricas e funções. Comparando-se os déficits neurológicos produzidos quando se procede à secção meticulosa da raiz dorsal, entre outros cortes experimentais de nervos, com as alterações histológicas que ocorrem nos nervos, foi possível estabelecer as funções e características histológicas de cada uma das famílias de axônios responsáveis pelos diversos picos do potencial de ação composto. Em geral, quanto maior é o diâmetro de uma dada fibra nervosa, maior será sua velocidade de condução. Os grandes axônios estão envolvidos principalmente com sensibilidade proprioceptiva, função motora somática, tato consciente e pressão, enquanto os axônios menores compreendem sensações dolorosas e térmicas e função autonômica.

Pesquisas complementares demonstraram que nem todos os componentes classicamente descritos com letras são homogêneos, e alguns fisiologistas passaram a utilizar um sistema numérico (Ia, Ib, II, III e IV) para classificar as fibras sensitivas. Infelizmente, essa prática levou à confusão. A **Tabela 4-2** apresenta uma comparação entre os sistemas que utilizam números e letras.

Além das variações na velocidade de condução e no diâmetro da fibra, as diversas classes de fibras nos nervos periféricos diferem na sua sensibilidade à hipoxia e aos anestésicos (**Tabela 4-3**). Este fato tem importância clínica e fisiológica. Os anestésicos locais deprimem a transmissão das fibras do grupo C antes de afetarem as do grupo A (**ver Quadro Clínico 4-2**).

**TABELA 4-2** **Classificação numérica das fibras nervosas sensitivas**

| Número | Origem | Tipo de fibra |
|---|---|---|
| Ia | Fuso muscular, terminação anuloespiral | Aα |
| Ib | Órgão tendinoso de Golgi | Aα |
| II | Fuso muscular, terminações em buquê; tato, pressão | Aβ |
| III | Receptores de dor e frio; alguns receptores de tato | Aδ |
| IV | Dor, temperatura e outros receptores | Raiz dorsal, C |

## TABELA 4-3 Suscetibilidade relativa das fibras nervosas A, B e C de mamíferos ao bloqueio na condução produzido por diversos agentes

| Suscetibilidade a: | Mais suscetível | Intermediária | Menos suscetível |
|---|---|---|---|
| Hipoxia | B | A | C |
| Pressão | A | B | C |
| Anestésicos locais | C | B | A |

## TABELA 4-4 Neurotrofinas

| Neurotrofina | Receptor |
|---|---|
| Fator de crescimento neural (NGF) | Trk A |
| Fator neurotrófico derivado do cérebro (BDNF) | Trk B |
| Neurotrofina 3 (NT-3) | Trk C, menor em Trk A e Trk B |
| Neurotrofina 4/5 (NT-4/5) | Trk B |

Por outro lado, a pressão sobre o nervo pode causar perda de condução nas fibras de maior diâmetro motoras, táteis e pressóricas ao mesmo tempo em que a sensibilidade dolorosa se mantém relativamente intacta. Padrões como esse podem ser identificados nos indivíduos que dormem muito tempo com os braços sob a cabeça, comprimindo os nervos dos braços. Em razão da associação entre sono profundo e intoxicação alcoólica, a síndrome ocorre com maior frequência nos finais de semana e recebeu o nome interessante de paralisia das noites de sábado ou das manhãs de domingo.

## NEUROTROFINAS

Já foram isoladas e estudadas diversas proteínas necessárias à sobrevivência e ao crescimento dos neurônios. Algumas destas **neurotrofinas** são produzidas em músculos ou em outras estruturas inervadas por neurônios, mas no SNC muitas são produzidas pelos astrócitos. Tais proteínas se ligam a receptores nas terminações dos neurônios. Elas são internalizadas e transportadas por via retrógrada ao corpo celular dos neurônios, onde estimulam a produção de proteínas associadas ao desenvolvimento, crescimento e sobrevivência neuronal. Outras neurotrofinas são produzidas em neurônios e transportadas por via anterógrada às terminações nervosas, onde mantêm a integridade do neurônio pós-sináptico.

## RECEPTORES

Na Tabela 4–4 encontram-se as quatro neurotrofinas reconhecidas e seus três **receptores** de alta afinidade **associados à tirosina cinase** (**Trk**). Cada um desses receptores Trk sofre dimerização, o que desencadeia autofosforilação dos domínios tirosina cinase citoplasmáticos desses receptores. Um receptor NGF de baixa afinidade, uma proteína de 75 kDa, é denominado **p75$^{NTR}$**. Este receptor liga-se com igual afinidade a todas as quatro neurotrofinas listadas. Há algumas evidências de que possa formar um heterodímero com o monômero Trk A, e que o dímero aumentaria a afinidade e a especificidade para o NGF. Contudo, parece que os receptores p75$^{NTR}$ podem formar homodímeros que, na ausência de receptores Trk, causam apoptose, um efeito oposto aos normalmente produzidos pelas neurotrofinas, ou seja, promoção de crescimento e manutenção. As pesquisas em curso visam caracterizar os diferentes papéis dos

## QUADRO CLÍNICO 4-2

### Anestesia local

A anestesia local ou regional é usada para bloquear a condução dos potenciais de ação de fibras nervosas sensoriais ou motoras. Isto geralmente ocorre como resultado do bloqueio dos canais de Na$^+$ dependentes de voltagem da membrana neuronal. Isso causa aumento gradual do limiar de excitabilidade elétrica do nervo, redução na velocidade de ascensão do potencial de ação e redução da velocidade de condução axonal. Há duas categorias principais de anestésicos locais: **tipo éster** (p. ex., **cocaína, procaína, tetracaína**) e **tipo amida** (p. ex., **lidocaína, bupivacaína**). Além do grupamento éster ou amida, todos os anestésicos locais contêm um grupo aromático e um grupo amina. A estrutura do grupo aromático determina as características hidrofóbicas do fármaco, e o grupo amina determina a latência até o início da ação e sua potência. A aplicação desses fármacos na proximidade de um nervo central (p. ex., **anestesias epidural**) ou de um nervo periférico leva à interrupção rápida, temporária e quase total da transmissão neural, permitindo a realização de procedimentos cirúrgicos, ou outros potencialmente agressivos, sem provocar dor. A cocaína (originária do arbusto *Erythroxylan coca*) foi a primeira substância química a ser identificada como tendo propriedades anestésicas locais. Em 1860, Albert Niemann isolou a substância, provou-a e relatou um efeito de entorpecimento em sua língua. O primeiro uso de cocaína como anestésico local ocorreu em 1886, quando Carl Koller a utilizou como anestésico tópico oftálmico. Suas propriedades tóxicas e aditivas, entretanto, obrigaram o desenvolvimento de outros anestésicos locais. Em 1905, a procaína foi sintetizada sendo o primeiro substituto aceitável para a cocaína. As fibras nociceptivas (fibras C não mielinizadas) são as mais sensíveis ao efeito bloqueador dos anestésicos locais. Em sequência, estão as perdas de sensibilidade à temperatura, ao tato e à pressão profunda. As fibras motoras são as mais resistentes à ação dos anestésicos locais.

## QUADRO CLÍNICO 4–3

### Regeneração axonal

A lesão de nervo periférico com frequência é reversível. Embora o segmento distal à lesão do axônio sofra degeneração, os elementos de ligação do chamado **coto distal** geralmente sobrevivem. Ocorre **brotamento axonal** a partir do coto proximal, com crescimento na direção da terminação nervosa. Isto resulta do estímulo produzido por **fatores promotores de crescimento** secretados pelas **células de Schwann**, que atraem axônios em direção ao coto distal. Moléculas de adesão da superfamília das imunoglobulinas (p. ex., NgCAM/L1) promovem o crescimento do axônio ao longo das membranas celulares e matriz extracelular. Moléculas inibidoras no perineuro asseguram que os axônios em regeneração cresçam na trajetória correta. Os cotos distais desnervados são capazes de estimular (*upregulate*) a produção de **neurotrofinas** promotoras do crescimento. Uma vez que o axônio em regeneração atinja seu alvo, uma nova conexão funcional (p. ex., junção neuromuscular) é formada. A regeneração permite recuperação considerável, ainda que não total. Por exemplo, o controle motor fino pode ser definitivamente perdido, porque alguns neurônios motores são dirigidos a uma fibra motora inapropriada. De qualquer forma, a recuperação dos nervos periféricos, em caso de lesão, em muito supera a das vias dos nervos centrais. O coto proximal de um axônio lesado no SNC forma brotos curtos, mas a recuperação de cotos distantes é rara, e é improvável que axônios danificados formem novas sinapses. Em parte, isso pode ser explicado pela ausência nos neurônios do SNC das substâncias químicas promotoras de crescimento necessárias à regeneração. De fato, a mielina no SNC é um inibidor potente do crescimento axonal. Além disso, após uma lesão no SNC, vários eventos — **proliferação de astrócitos, ativação da micróglia, formação de cicatriz, inflamação** e **invasão de células do sistema imune** — formam um ambiente inapropriado à regeneração. Assim, o tratamento das lesões cerebrais e medulares geralmente se concentra em medidas para reabilitação e não em tentativas de reverter o dano neural. Novas pesquisas visam identificar meios de iniciar e manter o crescimento axonal, a fim de direcionar os axônios em regeneração para que se reconectem a seus neurônios-alvo, e de reconstituir o circuito neuronal original.

### DESTAQUES TERAPÊUTICOS

Há evidências demonstrando que, com o uso de **antiinflamatórios não esteroides** (**AINEs**), como o ibuprofeno, é possível superar os fatores que inibem o crescimento axonal após uma lesão. Acredita-se que esse efeito seja mediado pela capacidade dos AINEs de inibir a RhoA, uma pequena GTPase que normalmente evita o reparo das vias neurais e dos axônios. É possível evitar o colapso do cone do crescimento em resposta a inibidores associados à mielina após lesão de nervo com fármacos como **toxina *pertussis***, que interfere na transdução do sinal via proteína G trimérica. Fármacos experimentais que inibem a **via da fosfoinositídeo 3-cinase** (**PI3**) ou o **receptor de inositol trifosfato** (**IP$_3$**) também se mostraram capazes de promover regeneração após lesão de nervo.

---

receptores p75$^{NTR}$ e Trk e os fatores que influenciam suas expressões nos neurônios.

## FUNÇÃO DAS NEUROTROFINAS

A primeira neurotrofina caracterizada foi o NGF, um fator de crescimento proteico necessário para o crescimento e para a manutenção de neurônios simpáticos e de alguns neurônios sensoriais. É encontrada em um amplo espectro de espécies animais, incluindo a espécie humana, e em diferentes tecidos. Nos camundongos machos, há uma concentração particularmente alta nas glândulas salivares submandibulares e, após castração, o nível é reduzido e se iguala ao encontrado nas fêmeas. O fator é formado por duas subunidades $\alpha$, duas $\beta$ e duas $\gamma$. As subunidades $\beta$, cada uma com massa molecular de 13.200 Da, são responsáveis por toda a atividade promotora de crescimento, as subunidades $\alpha$ apresentam atividade semelhante a da tripsina, e as subunidades $\gamma$ são serina proteases. A função das proteases não foi esclarecida. A estrutura da subunidade $\beta$ do NGF lembra a da insulina.

O NGF é captado por neurônios e é transportado por via retrógrada dos terminais para os corpos celulares. Também ocorre no cérebro e parece ser responsável pelo crescimento e pela manutenção dos neurônios colinérgicos no prosencéfalo basal e no estriado. A injeção de anticorpos contra NGF em animais recém nascidos leva à destruição quase total dos gânglios simpáticos; produz, então, **imunossimpatectomia**. Há evidências de que a manutenção de neurônios pelo NGF é feita via redução da apoptose.

Fator neurotrófico derivado do cérebro (BDNF), neurotrofinas 3 (NT-3), NT-4/5 e NGF são responsáveis pela manutenção de diferentes padrões dos neurônios, embora haja algum grau de sobreposição. A interrupção na produção de NT-3 por *knock-out* gênico causa uma grande perda de mecanorreceptores cutâneos, mesmo nos heterozigotos. O BDNF atua rapidamente e pode, de fato, despolarizar neurônios. Os camundongos com deficiência de BDNF perdem neurônios sensitivos periféricos e apresentam alterações degenerativas graves nos gânglios vestibulares e atenuação da potencialização de longa-duração.

## OUTROS FATORES QUE AFETAM O CRESCIMENTO NEURONAL

A regulação do crescimento neuronal é um processo complexo. As células de Schwann e os astrócitos produzem o **fator neurotrófico ciliar** (**CNTF**). Este fator promove a sobrevida de neurônios medulares danificados e embrionários e talvez possa ser usado no tratamento das doenças humanas em que haja degeneração de neurônios motores. O **fator neurotrófico derivado da linhagem de células gliais** (**GDNF**) sustenta neurônios dopaminérgicos do mesencéfalo *in vitro*. Entretanto, *knock-outs* de GDNF apresentam neurônios dopaminérgicos aparentemente normais, mas não apresentam rins e nem desenvolvem sistema nervoso entérico. Outro fator que estimula o crescimento do sistema nervoso entérico é o **fator inibidor de leucemia** (**LIF**). Além disso, os neurônios, assim como outras células, respondem ao **fator de crescimento semelhante à insulina I** (**IGF-I**) e às várias formas do **fator transformador de crescimento** (**TGF**), **fator de crescimento de fibroblastos** (**FGF**) e **fator de crescimento derivado das plaquetas** (**PDGF**).

Na seção Quadro Clínico 4–3, compara-se a capacidade de regenerar neurônios após lesões neurais central e periférica.

# RESUMO

- Há dois tipos principais de glia: micróglia e macróglia. A micróglia é formada por células de limpeza. Na macróglia estão incluídos oligodendrócitos, células de Schwann e astrócitos. Destes, os primeiros estão envolvidos na formação de mielina; já os astrócitos produzem substâncias tróficas para neurônios e ajudam a manter a concentração iônica apropriada e os neurotransmissores.

- Os neurônios são compostos por um corpo celular (soma) que é o centro metabólico, dendritos que se estendem para fora a partir do corpo celular e ramificam-se extensivamente, e um longo axônio fibroso que se origina em uma região espessa da célula, denominada cone axonal.

- Os axônios de muitos neurônios adquirem uma bainha de mielina, um complexo proteico lipídico que envolve o axônio. A mielina é um isolante efetivo, e a onda de despolarização nos axônios mielinizados cursa de um nodo de Ranvier ao seguinte, sendo que a corrente gerada no nodo ativo serve para determinar a despolarização eletrotônica até o limiar de disparo do nodo seguinte na linha de frente do potencial de ação.

- O transporte anterógrado ocorre ao longo de microtúbulos que correm em toda a extensão do axônio e requer dois motores moleculares: dineína e cinesina. O transporte ocorre do corpo celular na direção das terminações axonais e há componentes rápidos (400 mm/dia) e lentos (0,5 a 10 mm/dia). O transporte retrógrado, que ocorre no sentido oposto (das terminações nervosas para o corpo celular) ocorre ao longo de microtúbulos na velocidade de 200 mm/dia.

- Em resposta ao estímulo despolarizante, os canais de $Na^+$ dependentes de voltagem tornam-se ativos e, quando o limiar é alcançado, gera-se o potencial de ação. O potencial de membrana move-se no sentido do potencial de equilíbrio do $Na^+$. Os canais de $Na^+$ rapidamente se fecham (estado inativo) antes de retornarem ao estado de repouso. O sentido do gradiente elétrico para o $Na^+$ reverte-se durante o pico de ultrapassagem (*overshoot*), porque o potencial de membrana é revertido, o que limita o influxo de $Na^+$. Os canais de $K^+$ dependentes de voltagem abrem-se e o movimento resultante de cargas positivas para fora da célula ajuda a completar o processo de repolarização. O retorno lento dos canais de $K^+$ ao estado fechado explica a hiperpolarização, seguida por retorno ao potencial de repouso da membrana.

- As fibras nervosas são classificadas em diferentes categorias (A, B e C) com base em diâmetro axonal, velocidade de condução e função. Também tem sido usada uma classificação numérica (Ia, Ib, II, III e IV) para as fibras sensitivas aferentes.

- Neurotrofinas como o NGF são carreadas por transporte retrógrado até o corpo celular neuronal, onde estimulam a produção de proteínas associadas ao desenvolvimento, crescimento e à manutenção dos neurônios.

# QUESTÕES DE MÚLTIPLA ESCOLHA

*Para todas as questões, selecione a melhor opção, a não ser que direcionado diferentemente.*

1  Qual das seguintes afirmativas acerca da glia é verdadeira?
   A. A micróglia surge a partir de macrófagos externos ao sistema nervoso e é fisiológica e embriologicamente semelhante a outros tipos de células neurais.
   B. A glia não prolifera.
   C. Os astrócitos protoplasmáticos produzem substâncias que são tróficas aos neurônios e ajudam a manter concentrações adequadas de íons e neurotransmissores captando $K^+$ e os neurotransmissores glutamato e GABA.
   D. Os oligodendrócitos e as células de Schwann estão envolvidos na formação da mielina ao redor dos axônios, respectivamente, dos sistemas nervosos periférico e central.
   E. A macróglia é formada por células de limpeza que se parecem com macrófagos teciduais e removem detritos resultantes de lesão, infecção ou outras doenças.

2. Uma menina de 13 anos vinha sendo acompanhada por seu médico com queixa de episódios frequentes de calor, dor e rubor de membros. O diagnóstico foi eritromelalgia primária, que pode ser causada por canalopatias de sódio em nervo periférico. Qual região do neurônio apresenta a maior concentração de $Na^+$ por micrômetro quadrado de membrana celular?
   A. Dendritos
   B. Corpo celular próximo aos dendritos
   C. Segmento inicial
   D. Membrana axonal sob a mielina
   E. Nodo de Ranvier

3. Uma senhora de 45 anos, funcionária de escritório, vinha apresentando formigamento nos seus dedos indicador e médio da mão direita. Recentemente, observou redução da força em punho e mão. Seu médico solicitou teste de condução nervosa para investigar a possibilidade de síndrome do túnel do carpo. Qual das seguintes fibras nervosas apresenta a menor velocidade de condução?
   A. Fibras Aα
   B. Fibras Aβ
   C. Fibras Aγ
   D. Fibras B
   E. Fibras C

4. Qual das seguintes opções *não* está corretamente pareada?
   A. Transmissão sináptica: condução antidrômica
   B. Motores moleculares: dineína e cinesina
   C. Transporte axonal rápido: ~ 400 mm/dia
   D. Transporte axonal lento: ~ 0,5 a 10 mm/dia
   E. Fator de crescimento neural: transporte retrógrado

5. Uma paciente de 32 anos recebeu uma injeção de anestésico local para extração de um dente. Em duas horas ela observou

palpitação, transpiração excessiva e tontura. Qual das seguintes alterações iônicas está corretamente relacionada com um componente do potencial de ação?

A. Abertura de canais de $K^+$ dependentes de voltagem: hiperpolarização

B. Redução no $Ca^{2+}$ extracelular: repolarização

C. Abertura nos canais de $Na^+$ dependentes de voltagem: despolarização

D. Fechamento rápido dos canais de $Na^+$ dependentes de voltagem: potencial de repouso da membrana

E. Fechamento rápido nos canais de $K^+$ dependentes de voltagem: período refratário relativo

6. Um paciente caiu em sono profundo com um dos braços sob a cabeça. Quando ele desperta, seu braço está paralisado, com formigamento, mas com sensibilidade dolorosa mantida. A razão para haver perda da função motora sem perda da sensibilidade dolorosa é porque, nos nervos do seu braço,

A. as fibras A são mais suscetíveis à hipoxia do que as fibras B.

B. as fibras A são mais sensíveis à pressão do que as fibras B.

C. as fibras C são mais sensíveis à pressão do que as fibras A.

D. os nervos motores são mais afetados pelo sono que os nervos sensitivos.

E. os nervos sensitivos estão mais próximos do osso que os nervos motores e, assim, são menos afetados pela pressão.

7. Qual das seguintes afirmativas acerca do fator de crescimento de neural *não* é verdadeira?

A. É formado por três subunidades polipeptídicas.

B. É responsável pelo crescimento e pela manutenção dos neurônios adrenérgicos no prosencéfalo basal e no estriado.

C. É necessário para o crescimento e o desenvolvimento do sistema nervoso simpático.

D. É captado pelos nervos dos órgãos que inerva.

E. Pode expressar receptores p75[NTR] e Trk A.

8. Uma estudante de 20 anos despertou em uma manhã com dor intensa e com a visão do olho esquerdo borrada; os sintomas desaparecem ao longo de vários dias. Cerca de seis meses depois, em uma manhã após jogar voleibol com amigos, ela observou redução de força sem dor no membro inferior direito; os sintomas se intensificaram após tomar um banho quente. Qual das seguintes opções tem maior probabilidade de ser verdadeira?

A. Os dois episódios relatados provavelmente não estão relacionados.

B. A paciente talvez seja portadora de esclerose múltipla progressiva primária.

C. A paciente talvez seja portadora de esclerose múltipla recorrente-remitente.

D. A paciente talvez tenha tido contusão de disco lombar.

E. A paciente talvez seja portadora da síndrome de Guillain-Barré.

# REFERÊNCIAS

Aidley DJ: *The Physiology of Excitable Cells*, 4th ed. Cambridge University Press, 1998.

Benarroch EE: Neuron-astrocyte interactions: Partnership for normal function and disease. Mayo Clin Proc 2005;80:1326.

Boron WF, Boulpaep EL: *Medical Physiology,* 2nd ed. Elsevier, 2009.

Bradbury EJ, McMahon SB: Spinal cord repair strategies: Why do they work? Nat Rev Neurosci 2006;7:644.

Brunton L, Chabner B, Knollman B (editors): *Goodman and Gilman's The Pharmacological Basis of Therapeutics*, 12th ed. McGraw-Hill, 2010.

Catterall WA: Structure and function of voltage-sensitive ion channels. Science 1988; 242:649.

Golan DE, Tashjian AH, Armstrong EJ, Armstrong AW (editors): *Principles of Pharmacology: The Pathophysiological Basis of Drug Therapy*, 2nd ed. Lippincott Williams & Wilkins, 2008.

Hille B: *Ionic Channels of Excitable Membranes*, 3rd ed. Sinauer Associates, 2001.

Kandel ER, Schwartz JH, Jessell TM (editors): *Principles of Neural Science*, 4th ed. McGraw-Hill, 2000.

Nicholls JG, Martin AR, Wallace BG: *From Neuron to Brain: A Cellular and Molecular Approach to the Function of the Nervous System*, 4th ed. Sinauer Associates, 2001.

Thuret S, Moon LDF, Gage FH: Therapeutic interventions after spinal cord injury. Nat Rev Neurosci 2006;7:628.

Volterra A, Meldolesi J: Astrocytes, from brain glue to communication elements: The revolution continues. Nat Rev Neurosci 2005;6:626.

Widmaier EP, Raff H, Strang KT: *Vander's Human Physiology*. McGraw-Hill, 2008.

C A P Í T U L O

# 5

# Tecido Excitável: Tecido Muscular

## OBJETIVOS

*Após o estudo deste capítulo, você deve ser capaz de:*

- Diferenciar os principais tipos de músculos do corpo.
- Descrever a organização molecular e elétrica do acoplamento excitação-contração da célula muscular.
- Definir os elementos do sarcômero que dão suporte à contração do músculo estriado.
- Distinguir o(s) papel(éis) do $Ca^{2+}$ na contração dos músculos liso, cardíaco e esquelético.
- Avaliar a diversidade da célula muscular e sua função.

## INTRODUÇÃO

As células musculares, como os neurônios, podem ser excitadas química, eletrica e mecanicamente para produzir um potencial de ação que é transmitido ao longo de suas membranas celulares. Entretanto, ao contrário dos neurônios, as células musculares respondem aos estímulos ativando um mecanismo contrátil. A proteína contrátil miosina e a proteína do citoesqueleto actina são abundantes no músculo, e são os componentes estruturais primários que levam à contração.

O músculo é geralmente dividido em três tipos: **esquelético**, **cardíaco** e **liso**, embora o músculo liso não seja uma categoria única homogênea. O músculo esquelético constitui a grande massa de musculatura somática. Ele apresenta estriações transversais bem desenvolvidas, não contrai normalmente na ausência de estímulo nervoso, não possui conexões anatômicas e funcionais entre as fibras musculares individuais e, geralmente, está sob controle voluntário. O músculo cardíaco também tem estriações transversais, mas é funcionalmente sincicial e, embora possa ser modulado pelo sistema nervoso autônomo, pode contrair ritmicamente na ausência de inervação externa devido à presença das células marca-passo no miocárdio, que polarizam espontaneamente (ver Capítulo 29). O músculo liso não apresenta estriações transversais e pode ser subdividido adicionalmente em dois tipos: músculo liso unitário (ou visceral) e músculo liso multiunitário. O tipo encontrado na maior parte das vísceras ocas é funcionalmente sincicial e contém marca-passos que despolarizam irregularmente. O tipo multiunitário, encontrado no olho e em alguns outros locais, não é ativo espontaneamente e lembra o músculo esquelético na sua capacidade de contração graduada.

## MORFOLOGIA DO MÚSCULO ESQUELÉTICO

### ORGANIZAÇÃO

O músculo esquelético é constituído de fibras musculares individuais que são os "blocos de construção" do sistema muscular, do mesmo modo que os neurônios são os blocos de construção do sistema nervoso. A maioria dos músculos esqueléticos inicia

e termina nos tendões, e as fibras musculares estão dispostas em paralelo entre as terminações tendinosas, de modo que a força de contração das unidades é aditiva. Cada fibra muscular é uma célula única multinucleada, longa, cilíndrica e envolvida por uma membrana celular, o **sarcolema** (**Figura 5–1**). Não existem ligações sinciciais entre as células. As fibras musculares são compostas de miofibrilas, que são divididas em filamentos individuais. Esses miofilamentos contêm várias proteínas que juntas compõem a maquinaria contrátil do músculo esquelético.

**98** SEÇÃO I Bases Celulares e Moleculares da Fisiologia Médica

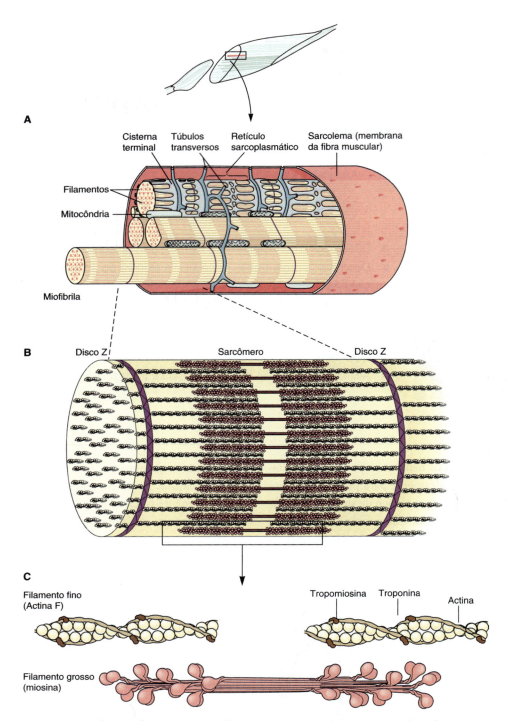

**FIGURA 5-1 Músculo esquelético de mamíferos.** Uma única fibra muscular envolvida pelo seu sarcolema foi isolada para mostrar as miofibrilas individuais. A superfície cortada das miofibrilas indica as disposições dos filamentos grossos e finos. O retículo sarcoplasmático com seus túbulos transversos (T) e cisternas terminais envolve cada miofibrila. Os túbulos T invaginam-se a partir do sarcolema e entram em contato com as miofibrilas duas vezes em cada sarcômero. As mitocôndrias são encontradas entre as miofibrilas e a lâmina basal que envolve o sarcolema.

O mecanismo contrátil no músculo esquelético depende, em grande parte, das proteínas **miosina-II**, **actina**, **tropomiosina** e **troponina**. A troponina é formada por três subunidades: **troponina I**, **troponina T** e **troponina C**. Outras proteínas importantes no músculo estão envolvidas na organização das proteínas que participam da contração, mantendo a relação estrutural adequada de uma em relação à outra e em relação à matriz extracelular.

## ESTRIAÇÕES

Diferenças nos índices de refração de várias partes da fibra muscular são responsáveis pelas estriações transversais vistas no músculo esquelético, quando observadas ao microscópio. As partes das estriações transversais são frequentemente identificadas por letras (**Figura 5-2**). A banda I ou banda clara é

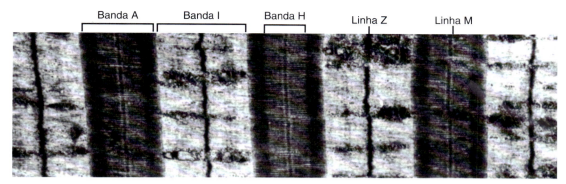

**FIGURA 5-2** Eletromiografia do músculo humano gastrocnêmio. As várias bandas e linhas são identificadas no topo (× 13.500) (Cortesia de Walker SM, Schrodt GR.)

dividida pela linha Z escura, e a banda A ou banda escura tem a banda H mais clara na sua parte central. Uma linha transversal M é vista no meio da banda H, e essa linha e as áreas claras e estreitas, de cada um dos seus lados, são, por vezes, designadas de zona pseudo-H. A área entre duas linhas Z adjacentes é chamada de **sarcômero**. O arranjo ordenado de actina, miosina e proteínas relacionadas que produz esse padrão é mostrado na Figura 5-3. Os filamentos grossos, que são cerca de duas vezes o diâmetro dos filamentos finos, são compostos de miosina; os filamentos finos são compostos de actina, tropomiosina e troponina. Os filamentos grossos são alinhados para formar as bandas A, enquanto o arranjo de filamentos finos se estende além da banda A para dentro das bandas I de coloração menos densa. As bandas H mais claras no centro das bandas A são as regiões onde, quando o músculo está relaxado, os filamentos finos não sobrepõem-se aos filamentos grossos. As linhas Z permitem a ancoragem dos filamentos finos. Se uma secção transversal através da banda A é examinada ao microscópio eletrônico, cada filamento grosso é visto envolvido por seis filamentos finos em um padrão hexagonal regular.

A forma de miosina encontrada no músculo é a miosina II, com duas cabeças globulares e uma cauda longa. As cabeças das moléculas de miosina formam pontes cruzadas com a actina. A miosina contém cadeias pesadas e cadeias leves, e suas cabeças são compostas de cadeias leves e das porções aminoterminais das cadeias pesadas. Essas cabeças contêm um sítio de ligação para a actina e um sítio catalítico que hidrolisa o ATP. As moléculas de miosina estão dispostas simetricamente, em ambos os lado do centro do sarcômero, e é esse arranjo que cria as áreas claras na zona pseudo-H. A linha M é o local de reversão da polaridade

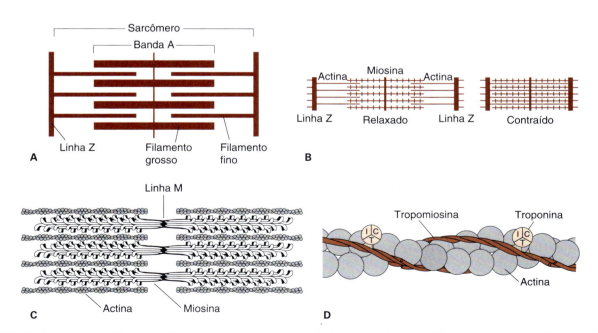

**FIGURA 5-3** **A)** Arranjo dos filamentos finos (actina) e grossos (miosina) no músculo esquelético (compare com a Figura 5-2). **B)** Deslizamento da actina sobre a miosina durante a contração, de modo que as linhas Z se aproximem. **C)** Detalhe da relação entre a miosina e a actina em um sarcômero individual, a unidade funcional do músculo. **D)** Representação diagramática do arranjo de actina, tropomiosina e troponina dos filamentos finos em relação ao filamento grosso de miosina. As cabeças globulares da miosina interagem com os filamentos finos para gerar a contração. Observe que os filamentos grossos de miosina revertem a polaridade na linha M no meio do sarcômero, permitindo a contração. (C e D foram modificadas com a permissão de Kandel ER, Schwartz JH, Jessell TM [editores]: *Principles of Neural Science,* 4th ed. McGraw-Hill, 2000.)

das moléculas de miosina em cada um dos filamentos grossos. Nesses pontos, existem conexões transversais mais finas que mantêm os filamentos grossos na ordem correta. Cada filamento grosso contém várias centenas de moléculas de miosina.

Os filamentos finos são polímeros compostos de duas cadeias de actina que formam uma dupla-hélice longa. As moléculas de tropomiosina são filamentos longos localizados na fenda entre as duas cadeias de actina (Figura 5–3). Cada filamento fino contém de 300 a 400 moléculas de actina e 40 a 60 moléculas de tropomiosina. As moléculas de troponina são pequenas unidades globulares localizadas em intervalos ao longo das moléculas de tropomiosina. Cada uma das três subunidades da troponina tem uma função única: a troponina T liga os componetes da troponina à tropomiosina; a troponina I inibe a interação da miosina com a actina; e a troponina C contém os sítios de ligação para o $Ca^{2+}$, que ajuda a iniciar a contração.

Algumas proteínas estruturais adicionais, que são importantes na função do músculo esquelético incluem a **actinina**, a **titina** e a **desmina**. A actinina ancora a actina às linhas Z.

A titina, a maior proteína conhecida (com massa molecular próxima de 3.000.000 Da) conecta as linhas Z às linhas M e fornece o arcabouço para o sarcômero. Ela contém dois tipos de domínios com dobras que fornecem ao músculo sua elasticidade. Primeiro, quando o músculo é esticado, há relativamente pouca resistência à medida que os domínios se desdobram, mas com o estiramento adicional, ocorre um aumento rápido na resistência que protege a estrutura do sarcômero. A desmina mantém a estrutura das linhas Z, em parte por ligar as linhas Z à membrana plasmática. Alguns distúrbios musculares associados a esses componentes estruturais são descritos no **Quadro Clínico 5–1**. Deve-se notar que, embora essas proteínas sejam importantes na estrutura/função do músculo, de maneira alguma elas representam uma lista completa.

# SISTEMA SARCOTUBULAR

As fibrilas musculares são envolvidas por estruturas compostas de membranas que aparecem em eletromicrografias como

---

## QUADRO CLÍNICO 5–1

### Distúrbios estruturais e metabólicos na doença muscular

O termo **distrofia muscular** é aplicado a doenças que causam fraqueza progressiva da musculatura esquelética. Cerca de 50 dessas doenças já foram descritas, algumas das quais incluem a musculatura cardíaca, bem como a esquelética. Elas variam de leves a graves e algumas são eventualmente fatais. Apresentam múltiplas causas, mas mutações nos genes para os vários componentes do complexo distrofina-glicoproteínas são uma causa conhecida. O gene da distrofina é um dos maiores do corpo e mutações podem ocorrer nele em muitos locais diferentes. A **distrofia muscular de Duchenne** é uma forma grave de distrofia na qual a proteína distrofina está ausente no músculo. A doença é ligada ao X e geralmente fatal por volta de 30 anos. Em uma forma mais branda da doença, a **distrofia muscular de Becker**, a distrofina está presente, mas alterada ou em quantidade reduzida. Distrofias musculares cinturamembros de vários tipos são associadas a mutações dos genes que codificam sarcoglicanas ou outros componentes do complexo distrofina-glicoproteínas.

Devido ao seu enorme tamanho e papel estrutural no sarcômero, a **titina** é um alvo notável de mutações que dão origem a doenças musculares. As mutações que codificam uma estrutura menor da titina têm sido associadas à miocardiopatia dilatada, enquanto outras mutações têm sido associadas à miocardiopatia hipertrófica. A distrofia muscular tibial associada ao músculo esquelético é uma doença muscular genética da titina que desestabiliza o estado dobrado da proteína. Curiosamente, muitas das mutações da titina identificadas até agora se encontram em regiões da molécula que se expressam em todos os músculos estriados, embora nem todos os músculos sejam afetados da mesma forma. Tais fenótipos específicos por tipo de músculo ressaltam a necessidade de se estudar as múltiplas funções

da titina em diferentes músculos, tanto sob condições normais quanto patológicas.

Miopatias relacionadas à **desmina** são um grupo de distúrbios musculares heterogêneos muito raros que normalmente resultam em agregados celulares de desmina. Sintomas comuns dessas doenças são a falência e a perda de massa muscular nos músculos distais dos membros inferiores que podem mais tarde ser identificadas em outras áreas do corpo. Estudos em camundongos *knockout* para o gene da desmina revelaram defeitos nos músculos cardíaco, liso e esquelético, notadamente no diafragma e coração.

### Miopatias metabólicas

Mutações nos genes que codificam as enzimas envolvidas no metabolismo de carboidratos, lipídeos e proteínas até $CO_2$ e $H_2O$ no músculo e a produçao de ATP podem provocar **miopatias metabólicas** (p. ex., síndrome de McArdle). Todas as miopatias metabólicas têm em comum a intolerância ao exercício e a possibilidade de falência muscular devido ao acúmulo de metabólitos tóxicos.

#### DESTAQUES TERAPÊUTICOS

Embora dor muscular aguda e ulceração possam ser tratadas com medicamentos anti-inflamatórios e repouso, as disfunções genéticas descritas acima não são facilmente tratadas. Os objetivos gerais são diminuir a perda da função/estrutura muscular e, quando possível, aliviar os sintomas associados à doença. Monitoração extensiva, terapia física e fármacos apropriados, incluindo corticosteroides, podem ajudar a diminuir a progressão da doença. Dispositivos auxiliares e a cirurgia não são incomuns à medida que a doença progride.

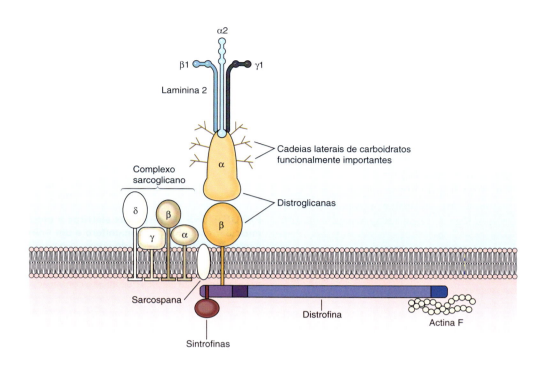

**FIGURA 5-4** **O complexo distrofina-glicoproteínas.** A distrofina conecta a actina F aos dois membros do complexo distroglicano (DG), α e β-distroglicana, e esses por sua vez se conectam à subunidade merosina da laminina 211 na matriz extracelular. O complexo sarcoglicano de quatro glicoproteínas, α–, β–, γ– e δ-sarcoglicanas, sarcospanas e sintropinas são todas associadas ao complexo distroglicano. Há distúrbios musculares associados à perda, anormalidades ou ambas nas sarcoglicanas e merosina. (Esse diagrama foi adaptado de diagramas de Justin Fallon e Kevin Campbell.)

vesículas e túbulos. Essas estruturas formam o **sistema sarcotubular**, que é composto pelo **sistema T** e pelo **retículo sarcoplasmático**. O sistema T de túbulos transversos, que é contínuo com o sarcolema da fibra muscular, forma uma rede perfurada por miofibrilas individuais (Figura 5–1). O espaço entre as duas camadas do sistema T é uma extensão do espaço extracelular. O retículo sarcoplasmático, que forma uma cortina irregular em torno de cada uma das fibrilas, possui grandes **cisternas terminais** em contato íntimo com o sistema T nas junções entre as bandas A e I. Nesses pontos de contato, a disposição do sistema T, central, com uma cisterna do retículo sarcoplasmático de cada lado, tem levado ao uso do termo **tríades** para descrever o sistema. O sistema T, que é contínuo com o sarcolema, fornece a via para a transmissão rápida do potencial de ação da membrana celular para todas as fibrilas no músculo. O retículo sarcoplasmático é um importante local de armazenamento de $Ca^{2+}$ e também participa do metabolismo muscular.

## O COMPLEXO DISTROFINA GLICOPROTEÍNAS

A grande proteína **distrofina** (massa molecular de 427.000 Da) forma uma haste que conecta os filamentos finos de actina à proteína transmembrana do sarcolema **β-distroglicana** por meio de proteínas menores no citoplasma, as **sintrofinas**. A β-distroglicana é conectada à **merosina** (a merosina se refere às lamininas que contêm a subunidade $\alpha_2$ em sua estrutura trimétrica) na matriz extracelular pela **α-distroglicana** (Figura 5–4). As distroglicanas são, por sua vez, associadas a um complexo de quatro glicoproteínas transmembrana: α–, β–, γ–, and δ-**sarcoglicanas**. Esse **complexo distrofina glicoproteínas** adiciona força ao músculo, fornecendo um arcabouço para as fibrilas e conectando-as ao meio extracelular. O rompimento dessas importantes características estruturais pode resultar em várias distrofias musculares diferentes (ver Quadro Clínico 5–1).

## FENÔMENOS ELÉTRICOS E FLUXOS IÔNICOS

### CARACTERÍSTICAS ELÉTRICAS DO MÚSCULO ESQUELÉTICO

Os eventos elétricos do músculo esquelético e os fluxos iônicos subjacentes a eles compartilham nítidas semelhanças àqueles dos nervos, com diferenças quantitativas em tempo e magnitude. O potencial de repouso do músculo esquelético é de cerca

**TABELA 5-1** Distribuição em estado estacionário dos íons nos compartimentos intracelular e extracelular do músculo esquelético de mamíferos e os potenciais de equilíbrio para esses íons

| Íon[a] | Concentração (mmol/L) Líquido intracelular | Líquido extracelular | Potencial de equilíbrio (mV) |
|---|---|---|---|
| $Na^+$ | 12 | 145 | +65 |
| $K^+$ | 155 | 4 | −95 |
| $H^+$ | $13 \times 10^{-5}$ | $3,8 \times 10^{-5}$ | −32 |
| $Cl^-$ | 3,8 | 120 | −90 |
| $HCO_3^-$ | 8 | 27 | −32 |
| $A^-$ | 155 | 0 | ... |
| Potencial de membrana = −90 mV | | | |

[a] $A^-$ Representa ânions orgânicos. O valor para o $|Cl^-|$ intracelular é calculado a partir do potencial de membrana, usando a equação de Nernst.

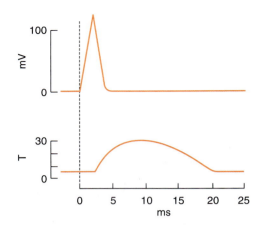

**FIGURA 5-5** As respostas elétricas e mecânicas de uma fibra muscular esquelética de mamífero a um único estímulo máximo. A resposta elétrica (variação do potencial em mV) e a resposta mecânica (T, tensão em unidades arbitrárias) são mapeadas na mesma abscissa (tempo). A resposta mecânica é relativamente de longa duração comparada à resposta elétrica que inicia a contração.

de −90 mV. O potencial de ação dura 2 a 4 ms e é conduzido ao longo da fibra muscular em cerca de 5 m/s. O período refratário absoluto é de 1 a 3 ms, e a hiperpolarização, com suas mudanças no limiar do estímulo elétrico, são relativamente prolongadas. O início dos impulsos na junção mioneural será discutido no próximo capítulo.

## DISTRIBUIÇÃO E FLUXOS IÔNICOS

A distribuição de íons através da membrana da fibra muscular é semelhante àquela através da membrana da célula nervosa. Valores aproximados para os vários íons e seus potenciais de equilíbrio são mostrados na Tabela 5-1. Como nos neurônios, a despolarização é, em grande parte, uma manifestação do influxo de $Na^+$, e a repolarização é, em grande parte, uma manifestação do efluxo de $K^+$.

## RESPOSTAS CONTRÁTEIS

É importante diferenciar os eventos elétricos dos mecânicos no músculo esquelético. Embora uma resposta não ocorra normalmente sem a outra, suas bases fisiológicas e características são diferentes. A despolarização da membrana da fibra muscular normalmente tem início na placa motora terminal, a estrutura especializada localizada na terminação do nervo motor. O potencial de ação é transmitido ao longo da fibra muscular e inicia a resposta contrátil.

## A CONTRAÇÃO MUSCULAR

Um único potencial de ação provoca uma breve contração seguida de relaxamento. Esta resposta é chamada de **abalo muscular**. Na Figura 5-5, o potencial de ação e o abalo são colocados na mesma escala de tempo. A contração começa cerca de 2 ms após o início da despolarização da membrana, antes que a repolarização se complete. A duração da contração varia com o tipo de músculo testado. As fibras musculares "rápidas", primariamente envolvidas com movimentos finos, rápidos e precisos, têm durações de contração tão rápidas quanto 7,5 ms. As fibras musculares "lentas", envolvidas com movimentos de força, grosseiros e sustentados, têm durações de contração de até 100 ms.

## BASES MOLECULARES DA CONTRAÇÃO

O processo pelo qual a contração muscular acontece é o deslizamento dos filamentos finos sobre os filamentos grossos. Observa-se que esse encurtamento não se deve a mudanças nos comprimentos reais dos filamentos grossos e finos, e sim, ao aumento da sua sobreposição dentro da célula muscular. A largura das bandas A é constante, enquanto as linhas Z se aproximam quando o músculo contrai e se afastam quando o mesmo relaxa (Figura 5-3).

O deslizamento durante a contração muscular ocorre quando as cabeças da miosina se ligam firmemente à actina, dobram na junção da cabeça com o pescoço e, então, se separam. Esse movimento de potência (*power stroke*) depende da hidrólise simultânea de ATP. As moléculas de miosina II são dímeros com duas cabeças, mas apenas uma se liga à actina a qualquer momento. A sequência provável desses eventos é apresentada na Figura 5-6. No músculo em repouso, a troponina I se liga à actina e à tropomiosina e cobre os sítios de ligação das cabeças da miosina com a actina. Também no estado de repouso, a cabeça de miosina contém ADP fortemente ligado. Seguindo um potencial de ação, o $Ca^{2+}$ do citosol aumenta e o $Ca^{2+}$ livre se liga à troponina C. Essa ligação resulta em um enfraquecimento da interação da troponina I com a actina e expõe o sítio de ligação da actina para a miosina, permitindo a formação das pontes cruzadas miosina/actina.

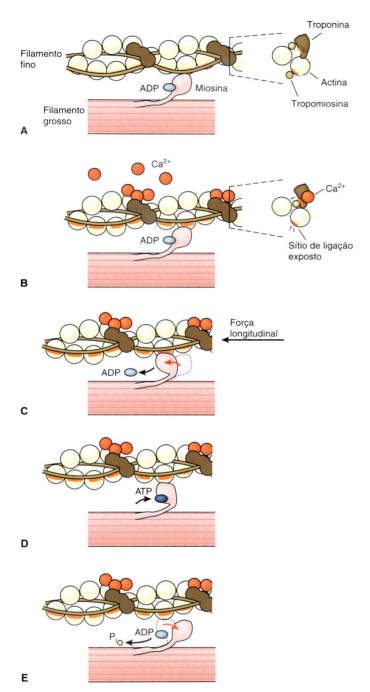

**FIGURA 5-6 Movimento de potência da miosina no músculo esquelético. A)** Em repouso, as cadeias de miosina estão ligadas ao difosfato de adenosina e se diz que estão em uma posição engatilhada em relação ao filamento fino, que não apresenta $Ca^{2+}$ ligado ao complexo troponina-tropomiosina. **B)** O $Ca^{2+}$ ligado ao complexo troponina-tropomiosina induz uma mudança na conformação do filamento que permite às cabeças de miosina realizarem ligações cruzadas com o fino filamento de actina. **C)** As cabeças de miosina sofrem uma rotação, movem a actina ligada e encurtam a fibra muscular, gerando o movimento de potência. **D)** Ao final do ciclo, o ATP se liga a um sítio agora exposto e provoca um desligamento do filamento de actina. **E)** O ATP é hidrolizado em ADP e fosfato inorgânico ($P_i$) e essa energia química é usada para "reengatilhar" a cabeça de miosina. (Com base em Huxley AF, Simmons RM: Proposed mechanism of force generation in striated muscle. Nature Oct 22;233(5321):533-538, 1971 e Squire JM: Molecular mechanisms in muscular contraction. Trends Neurosci 6:409-413, 1093.)

Como consequência da formação da ponte cruzada, o ADP é liberado, provocando uma mudança conformacional na cabeça da miosina que movimenta o filamento fino em relação ao filamento grosso. Esse é o movimento de potência da ponte cruzada. O ATP rapidamente se liga ao sítio livre na miosina, o que leva à separação da cabeça de miosina do filamento fino. O ATP é hidrolisado e o fosfato inorgânico ($P_i$) liberado, provocando um reengatilhamento da cabeça de miosina e o fim do ciclo. Enquanto o $Ca^{2+}$ permanecer elevado e houver ATP suficiente disponível, o ciclo se repete. Muitas cabeças de miosina entram no ciclo ao mesmo tempo, ou quase, e passam pelo ciclo repetidamente, produzindo contração muscular massiva. Cada movimento de potência encurta o sarcômero em cerca de 10 nm. Cada filamento grosso tem cerca de 500 cabeças de miosina, e cada cabeça passa pelo ciclo cerca de cinco vezes por segundo durante uma contração rápida.

O processo pelo qual a despolarização da fibra muscular inicia a contração é chamado de **acoplamento excitação-contração**. O potencial de ação é transmitido para todas as miofibrilas da fibra muscular pelo sistema T (Figura 5-7). Ele desencadeia a liberação de $Ca^{2+}$ das cisternas terminais, que são os sacos laterais do retículo sarcoplasmático próximo ao sistema T. A despolarização da membrana do túbulo T ativa o retículo sarcoplasmático por meio de **receptores de di-hidropiridina** (**DHPR**), assim chamados a partir do fármaco di-hidropiridina, que os bloqueia (Figura 5-8). Os DHPR são canais de $Ca^{2+}$ dependentes de voltagem da membrana do túbulo T. No músculo cardíaco, o influxo de $Ca^{2+}$ por esses canais dispara a liberação de $Ca^{2+}$ armazenado no retículo sarcoplasmático (liberação de cálcio induzida por cálcio) pela ativação do **receptor de rianodina** (**RyR**). O RyR recebeu esse nome a partir do alcaloide vegetal rianodina que foi usado na sua descoberta. O RyR é um canal de $Ca^{2+}$ dependente de ligante, sendo o $Ca^{2+}$ o seu ligante natural. No músculo esquelético, a entrada de $Ca^{2+}$ a partir do líquido extracelular (LEC) por essa via não é necessária para a liberação de $Ca^{2+}$. Em vez disso, o DHPR que serve como um sensor de voltagem desbloqueia a liberação de $Ca^{2+}$ do retículo sarcoplasmático próximo por meio da interação física com o RyR. O $Ca^{2+}$ liberado é rapidamente amplificado pela liberação de cálcio induzida por cálcio. O $Ca^{2+}$ é reduzido na célula muscular pela $Ca^{2+}$-ATPase do retículo sarcoplasmático ou endoplasmático (SERCA).

A bomba SERCA utiliza energia da hidrólise do ATP para remover o $Ca^{2+}$ do citosol de volta para dentro das cisternas terminais, onde é armazenado até ser liberado pelo próximo potencial de ação. Uma vez que a concentração de $Ca^{2+}$ fora do retículo tenha diminuído suficientemente, a interação química entre a miosina e a actina cessa e o músculo relaxa. Nota-se que o ATP fornece a energia tanto para a contração (na cabeça de miosina) quanto para o relaxamento (via SERCA). Se o transporte de $Ca^{2+}$ para dentro do retículo é inibido, o relaxamento não ocorre, mesmo que não existam mais potenciais de ação; a contração sustentada resultante é chamada de **contratura**. Alterações na excitabilidade do músculo estão envolvidas em muitas patologias diferentes (Quadro Clínico 5-2).

## TIPOS DE CONTRAÇÃO

A contração muscular envolve o encurtamento dos elementos contráteis, mas como os músculos possuem elementos elásticos

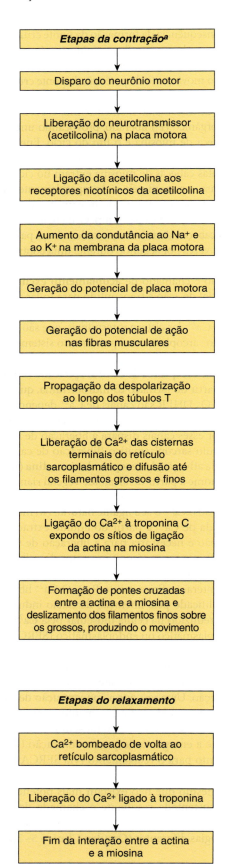

**FIGURA 5-7** Fluxo de informação que leva à contração muscular.

[a]As primeiras seis etapas da contração são discutidas no Capítulo 4.

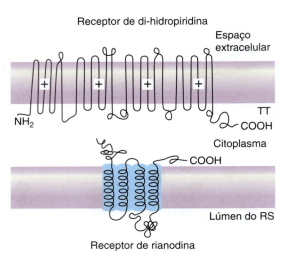

**FIGURA 5-8 Relação do túbulo T (TT) com o retículo sarcoplasmático no transporte de $Ca^{2+}$.** No músculo esquelético, o receptor de di-hidropiridina uma proteína dependente de voltagem dos túbulos T, dispara a liberação de $Ca^{2+}$ pelo retículo sarcoplasmático (RS) por meio do receptor de rianodina (RyR). Ao detectar uma mudança de voltagem, há uma interação física entre o DHPR ligado ao sarcolema e o RyR ligado ao RS. Essa interação abre o portão do RyR e permite a liberação de $Ca^{2+}$ pelo RS.

e viscosos em série com os elementos contráteis, é possível que a contração ocorra sem uma diminuição apreciável no comprimento do músculo como um todo (**Figura 5-9**). Essa contração é chamada de **isométrica** ("mesma medida" ou comprimento). A contração contra uma carga constante com uma diminuição no comprimento do músculo é chamada de **isotônica** ("mesma tensão"). Observe que, como o trabalho é o produto da distância vezes a força, as contrações isotônicas realizam trabalho, enquanto as contrações isométricas não. Em outras situações, o músculo pode fazer trabalho negativo enquanto se alonga contra um peso constante.

## SOMAÇÃO DE CONTRAÇÕES

A resposta elétrica de uma fibra muscular a estímulos repetidos é como a do nervo. A fibra é eletricamente refratária apenas durante a fase ascendente e parte da fase descendente do potencial de ação. Nesse momento, a contração iniciada pelo primeiro estímulo está apenas começando. Entretanto, como o mecanismo contrátil não tem um período refratário, a ocorrência de estímulos repetidos, antes do relaxamento, produz uma ativação adicional dos elementos contráteis, e uma resposta que é adicionada à contração já presente. Esse fenômeno é conhecido como **somação**. A tensão desenvolvida durante a somação é consideravelmente maior do que a de uma única contração muscular. Com estímulos rapidamente repetidos, a ativação do mecanismo contrátil ocorre repetidamente antes que qualquer relaxamento ocorra, e a resposta individual se funde em uma contração contínua. Essa resposta é chamada de **tetania** (**contração tetânica**). Ela é uma **tetania completa** quando nenhum relaxamento ocorre entre os estímulos, e **tetania incompleta** quando períodos de relaxamento incompleto ocorrem entre os estímulos somados. Durante a tetania completa, a tensão

# QUADRO CLÍNICO 5-2

## Canalopatias musculares

As canalopatias são doenças que têm como sua característica fundamental mutações ou desregulação dos canais iônicos. Tais doenças são frequentemente associadas às células excitáveis, inclusive musculares. Nas várias formas de **miotonia** clínica, o relaxamento muscular é prolongado após contração voluntária. As bases moleculares das miotonias se devem à disfunção dos canais que dão forma ao potencial de ação. A distrofia miotônica é causada por uma mutação autossômica dominante que leva à superexpressão de um canal de K$^+$ (embora a mutação *não* seja no canal de K$^+$). Várias miotonias são associadas a mutações nos canais de Na$^+$ (p. ex., paralisia periódica hipercalêmica, paramiotonia congênita ou miotonia associada ao canal de Na$^+$ congênita) ou canais de Cl$^-$ (p. ex., miotonia congênita dominante ou recessiva). A **miastenia**, definida como fraqueza ou doença muscular anormal, também pode ser relacionada à perda de função de canal iônico no músculo. Na **miastenia congênita**, o paciente apresenta um distúrbio hereditário de um membro de um grupo de canais iônicos necessário para a transmissão da sinalização neuronal à resposta muscular. As mutações nos canais de Ca$^{2+}$ que permitem a liberação do transmissor neuronal ou nos canais catiônicos não específicos do receptor de acetilcolina, importantes no reconhecimento dos transmissores neuronais, foram ambas apontadas como causadoras da miastenia congênita. Alterações das funções do canal podem também ocorrer via doença autoimune, como aquela observada na **miastenia grave**. Nessa doença, anticorpos contra o receptor nicotínico de acetilcolina podem reduzir sua presença funcional na membrana muscular em até 80%, e assim limitar a resposta muscular à descarga do transmissor neuronal.

As canalopatias também podem ocorrer nos canais de liberação de Ca$^{2+}$ no músculo (receptores de rianodina) que amplificam a resposta de Ca$^{2+}$ dentro da célula. Essas mutações podem causar **hipertermia maligna**. Pacientes com essas condições exibem função muscular normal sob condições normais. Entretanto, certos agentes anestésicos, ou em casos raros, exposição ao calor ambiental elevado ou exercício vigoroso, podem disparar liberação anormal de Ca$^{2+}$ pelo retículo sarcoplasmático na célula muscular, resultando em manutenção da contração muscular e produção de calor. Em casos graves podem ocorrer mortes.

### DESTAQUES TERAPÊUTICOS

Embora os sintomas associados a cada patologia de canal individual possam ser similares, tratamentos para as doenças individuais incluem uma ampla variedade de medicamentos que tem como alvo o defeito do canal iônico (ou proteínas associadas com o canal iônico) particular. A terapia medicamentosa apropriada ajuda a melhorar os sintomas e mantém a função muscular adequada. Intervenções adicionais relacionadas a doenças individuais devem evitar movimentos musculares que exacerbam a doença.

---

desenvolvida é cerca de quatro vezes maior que a desenvolvida por contrações individuais. O desenvolvimento de uma tetania incompleta e completa em resposta a estímulos de frequência crescente é mostrado na **Figura 5-10**.

A frequência de estímulos na qual a somação de contrações ocorre é determinada pela duração da contração do músculo particular que está sendo estudado. Por exemplo, se a duração da contração é de 10 ms, frequências menores que 1/10 ms (100/s) provocam respostas discretas interrompidas pelo relaxamento completo, e frequências maiores que 100/s provocam somação.

## RELAÇÃO ENTRE COMPRIMENTO DO MÚSCULO, TENSÃO E VELOCIDADE DE CONTRAÇÃO

Tanto a tensão que o músculo desenvolve quando estimulado a contrair isometricamente (a **tensão total**) quanto a **tensão passiva** exercida pelo músculo não estimulado variam com o comprimento da fibra muscular. Essa relação pode ser estudada em uma preparação de músculo esquelético inteiro, como a apresentada na Figura 5-9. O comprimento do músculo pode ser alterado pela mudança na distância entre seus dois pontos de ligação. Em cada comprimento, a tensão passiva é medida, o músculo é então estimulado eletricamente e a tensão total é registrada. A diferença entre os dois valores em qualquer comprimento é a quantidade de tensão efetivamente gerada pelo processo contrátil, a **tensão ativa**. Os registros obtidos pelo mapeamento da tensão passiva e da tensão total contra o comprimento muscular são mostrados na **Figura 5-11**. Curvas semelhantes são obtidas quando fibras musculares individuais são estudadas. O comprimento do músculo no qual a tensão ativa é máxima é, em geral, chamado de **comprimento de repouso**. O termo se deve, originalmente, a experimentos que demonstram que o comprimento de muitos dos músculos do corpo em repouso é o comprimento a partir do qual eles desenvolvem a tensão máxima.

A relação comprimento-tensão observada no músculo esquelético pode ser explicada pela teoria dos filamentos deslizantes da contração muscular. Quando a fibra muscular se contrai isometricamente, a tensão desenvolvida é proporcional ao número de pontes cruzadas entre as moléculas de actina e miosina. Quando o músculo é esticado, a sobreposição entre a actina e a miosina se reduz e o número de pontes cruzadas, portanto, diminui. Por outro lado, quando o músculo encontra-se em um comprimento mais curto que o comprimento de repouso, a distância que os filamentos finos podem se mover diminui.

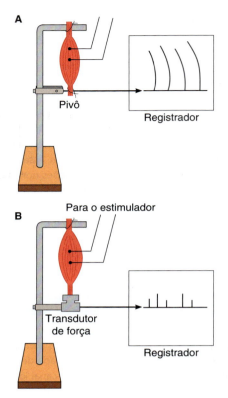

**FIGURA 5-9** **A)** Preparação muscular para o registro de contrações isotônicas. **B)** Preparação para o registro de contrações isométricas. Em **A**, o músculo é fixado a uma alavanca de escrever que oscila sobre um pivô. Em **B**, ele é preso em um transdutor eletrônico que mede a força gerada sem permitir que o músculo encurte.

A velocidade da contração muscular varia inversamente com a carga do músculo. Para uma determinada carga, a velocidade é máxima a partir do comprimento de repouso e diminui se o músculo estiver mais encurtado ou mais alongado que o seu comprimento de repouso.

## TIPOS DE FIBRAS

Embora as fibras do músculo esquelético se assemelhem entre si de um modo geral, o músculo esquelético é um tecido heterogêneo composto de fibras que variam em relação à atividade da ATPase da miosina, velocidade de contração e outras propriedades. Os músculos são frequentemente classificados em dois tipos, "lentos" e "rápidos". Esses músculos podem conter uma mistura de três tipos de fibras: tipo I (ou SO — oxidativas lentas — *slow oxidative*); tipo IIA (FOG — oxidativas-glicolíticas rápidas — *fast-oxidative-glycolytic*); ou tipo IIB (FG — glicolítico rápido — *fast glycolytic*). Algumas das propriedades associadas às fibras tipo I, tipo IIA e tipo IIB estão resumidas na Tabela 5–2. Embora esses esquemas de classificação sejam válidos para músculos de várias espécies de mamíferos, existem variações significativas de fibras dentro dos e entre os músculos. Por exemplo, as fibras tipo I em um determinado músculo podem ser maiores que as fibras tipo IIA de um músculo diferente no mesmo animal. Muitas das diferenças nas fibras que compõem os músculos decorrem de diferenças em suas proteínas. A maioria dessas proteínas é codificada por famílias multigênicas. Dez isoformas diferentes de cadeias pesadas da miosina (MHCs) foram caracterizadas. Cada um dos dois tipos de cadeias leves também tem isoformas. Parece que existe apenas uma forma de actina, mas múltiplas isoformas de tropomiosina e três componentes da troponina são conhecidos.

## FONTES DE ENERGIA E METABOLISMO

A contração muscular necessita de energia, e o músculo foi chamado de "a máquina para conversão de energia química em trabalho mecânico". A fonte imediata dessa energia é o ATP, e este é formado pelo metabolismo de carboidratos e lipídeos.

### FOSFOCREATINA

O ATP é ressintetizado a partir do ADP pela adição de um grupo fosfato. Uma parte da energia para essa reação endotérmica é fornecida pela quebra da glicose em $CO_2$ e $H_2O$, mas também existe no músculo um outro composto fosfato rico em energia, que pode fornecer energia por curtos períodos. Esse composto é a **fosfocreatina**, que é hidrolisada à creatina e a grupos fosfato com a liberação de considerável energia (Figura 5–12). Em repouso, parte do ATP na mitocôndria transfere o seu fosfato para a creatina, de modo que uma reserva de fosfocreatina é construída. Durante o exercício, a fosfocreatina é hidrolisada na junção entre as cabeças de miosina e actina, formando ATP a partir do ADP e, então, permitindo que a contração continue.

### DEGRADAÇÃO DE CARBOIDRATOS E LIPÍDEOS

No repouso e durante o exercício leve, os músculos utilizam lipídeos na forma de ácidos graxos livres como sua fonte de energia. Com o aumento da intensidade do exercício, os lipídeos sozinhos

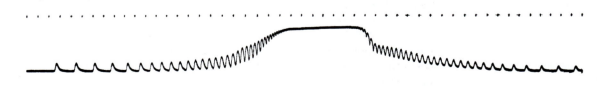

**FIGURA 5-10 Tetania.** Tensão isométrica de uma única fibra muscular durante frequências de estímulos crescentes ou decrescentes. Os pontos no topo estão separados por intervalos de 0,2 s. Observe o desenvolvimento de tetania incompleta e depois o de tetonia completa à medida que a estimulação é aumentada, e o retorno à tetania incompleta, após a resposta máxima, à medida que a frequência de estimulação diminui.

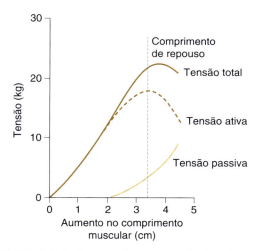

**FIGURA 5-11 Relação comprimento-tensão do músculo tríceps humano.** A curva de tensão passiva mede a tensão exercida por esse músculo esquelético em cada comprimento quando ele não é estimulado. A curva de tensão total representa a tensão desenvolvida quando o músculo contrai isometricamente em resposta a um estímulo máximo. A tensão ativa é a diferença entre os dois.

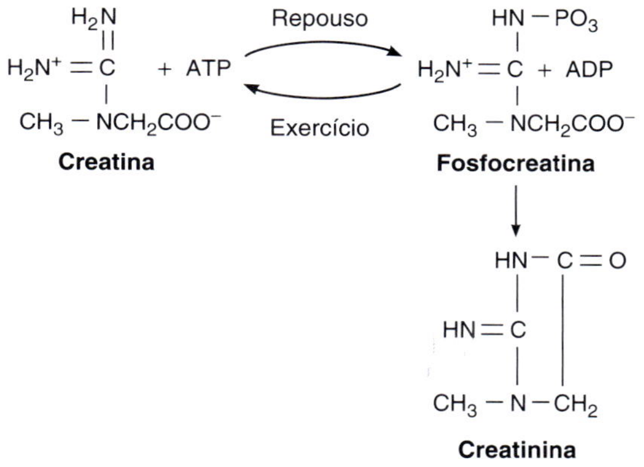

não conseguem fornecer a energia de modo rápido o suficiente e, portanto, a utilização de carboidratos se torna o componente predominante na mistura de combustível muscular. Assim, durante o exercício, grande parte da energia para a fosfocreatina e a ressíntese de ATP vem da quebra da glicose em $CO_2$ e $H_2O$. A glicose na corrente sanguínea entra nas células, onde é degradada por uma série de reações químicas a piruvato. Outra fonte de glicose, intracelular, e consequentemente de piruvato, é o glicogênio, o polímero de carboidrato que é especialmente abundante

**TABELA 5-2** Classificação dos tipos de fibras nos músculos esqueléticos

|  | Tipo I | Tipo IIA | Tipo IIB |
|---|---|---|---|
| Outros nomes | Oxidativa lenta (SO) | Oxidativa glicolítica rápida, (FOG) | Glicolítica, rápida (FG) |
| Cor | Vermelha | Vermelha | Branca |
| Atividade miosina ATPase | Lenta | Rápida | Rápida |
| Capacidade de bombeamento de $Ca^{2+}$ do retículo sarcoplasmático | Moderada | Alta | Alta |
| Diâmetro | Pequeno | Grande | Grande |
| Capacidade glicolítica | Moderada | Alta | Alta |
| Capacidade oxidativa | Alta | Moderada | Baixa |
| Tipo de unidade motora associada | Lenta (S) | Rápida Resistente à Fadiga (FR) | Rápida Fatigável (FF) |
| Potencial de membrana = –90 mV |  |  |  |
| Capacidade oxidativa | Alta | Moderada | Baixa |

$$H_2N^+ = C \begin{array}{c} H_2N \\ \| \\ \end{array} + ATP \xrightleftharpoons[Exercício]{Repouso} H_2N^+ = C \begin{array}{c} HN-PO_3 \\ \| \\ \end{array} + ADP$$
$$CH_3 - NCH_2COO^- \quad\quad\quad CH_3 - NCH_2COO^-$$
**Creatina** \quad\quad\quad **Fosfocreatina**

**Creatinina**

**FIGURA 5-12 Ciclagem de creatina, fosfocreatina e creatinina no músculo.** Durante períodos de atividade elevada, a ciclagem da fosforilcreatina permite uma liberação rápida de ATP para manter a atividade do músculo.

no fígado e no músculo esquelético. Quando uma quantidade adequada de $O_2$ está presente, o piruvato entra no ciclo do ácido cítrico e é metabolizado — por meio desse ciclo e da cadeia respiratória — a $CO_2$ e $H_2O$. Esse processo é chamado de **glicólise aeróbia**. O metabolismo de glicose ou glicogênio a $CO_2$ e $H_2O$ forma grandes quantidades de ATP a partir do ADP. Se as fontes de $O_2$ são insuficientes, o piruvato formado a partir da glicose não entra no ciclo do ácido tricarboxílico, mas é reduzido a lactato. Esse processo de **glicólise anaeróbia** está associado à produção resultante de quantidades muito menores de ligações fosfato de alta energia, mas não necessita da presença de $O_2$. Uma breve visão geral das várias reações envolvidas no fornecimento de energia para o músculo esquelético é mostrada na **Figura 5-13**.

## O MECANISMO DO DÉBITO DE OXIGÊNIO

Durante o exercício, os vasos sanguíneos dos músculos se dilatam e o fluxo sanguíneo aumenta, de modo que o suprimento de $O_2$ disponível é aumentado. Até um determinado ponto, o

$$ATP + H_2O \rightarrow ADP + H_3PO_4 + 7{,}3 \text{ kcal}$$

$$\text{Fosfocreatina} + ADP \rightleftharpoons \text{Creatina} + ATP$$

$$\text{Glicose} + 2\ ATP\ (\text{ou glicogênio} + 1\ ATP)$$
$$\xrightarrow{\text{Anaeróbia}} 2\ \text{Ácido láctico} + 4\ ATP$$

$$\text{Glicose} + 2\ ATP\ (\text{ou glicogênio} + 1\ ATP)$$
$$\xrightarrow{\text{Oxigênio}} 6\ CO_2 + 6\ H_2O + 40\ ATP$$

$$AGL \xrightarrow{\text{Oxigênio}} CO_2 + H_2O + ATP$$

**FIGURA 5-13 Reposição de ATP nas células musculares.** Energia liberada pela hidrólise de 1 mol de ATP e reações responsáveis pela ressíntese de ATP. A quantidade de ATP formado por mol de ácido graxo livre (AGL) oxidado é grande, mas varia com o tamanho do AGL. Por exemplo, a oxidação completa de 1 mol de ácido palmítico gera 140 moles de ATP.

aumento no consumo de $O_2$ é proporcional à energia despendida, e todas as necessidades energéticas são contempladas por processos aeróbios. No entanto, quando o esforço muscular é muito grande, a ressíntese aeróbia das reservas de energia não consegue manter a atividade muscular. Nessas condições, a fosfocreatina é ainda utilizada para ressintetizar ATP. Além disso, parte da síntese do ATP está comprometida pela utilização da energia liberada pela quebra anaeróbia da glicose a lactato. A utilização da via anaeróbia é autolimitante, porque apesar da rápida difusão do lactato para a corrente sanguínea, uma quantidade suficiente se acumula nos músculos e eventualmente excede a capacidade dos tampões teciduais e produz uma diminuição no pH inibindo as ações enzimáticas. Entretanto, por curtos períodos, a presença de uma via anaeróbia para a quebra da glicose permite um esforço muscular de uma magnitude muito maior do que o que seria possível sem ele. Por exemplo, em uma corrida de 100 m que dure 10 s, 85% da energia consumida é anaeróbia; em uma corrida de 3,2 km que dure 10 min, 20% da energia é anaeróbia; e em uma corrida de longa distância que dure 60 min, apenas 5% da energia provém de metabolismo anaeróbio.

Após o término de um período de esforço, quantidades extras de $O_2$ são consumidas para remover o excesso de lactato, reabastecer os estoques de ATP e fosfocreatina, e repor as pequenas quantidades de $O_2$ que foram liberadas pela mioglobina. Sem o reabastecimento de ATP, os músculos entram em um estágio de rigor (Quadro Clínico 5-3). A quantidade extra de $O_2$ consumido é proporcional à extensão na qual as demandas de energia durante o esforço excederam a capacidade para a síntese aeróbia de reservas de energia, isto é, o grau em que um **débito de oxigênio** ocorreu. O débito de oxigênio é medido experimentalmente pela determinação do consumo de $O_2$ após o exercício, até que um consumo basal constante seja atingido, subtraindo o consumo basal do total. O tamanho desse débito pode ser seis vezes o consumo basal de $O_2$, o que indica que o indivíduo é capaz de um esforço seis vezes maior do que seria possível sem ele.

# PRODUÇÃO DE CALOR NO MÚSCULO

Em termos termodinâmicos, a energia fornecida a um músculo deve ser igual à energia produzida. A produção de energia aparece no trabalho realizado pelo músculo, em ligações fosfato de alta energia formadas para uso posterior, e em calor. A eficiência mecânica total do músculo esquelético (trabalho realizado/gasto total de energia) varia em até 50% enquanto levanta-se um peso durante contração isotônica e é essencialmente de 0% durante contração isométrica. O armazenamento de energia em ligações fosfato é um fator pequeno. Consequentemente, a produção de calor é considerável. O calor produzido no músculo pode ser medido com precisão com termopares adequados.

O **calor de repouso**, ou o calor liberado em repouso, é a manifestação externa do processo metabólico basal. O calor produzido em quantidade maior que o calor de repouso durante a contração é chamado de **calor inicial**. Ele é composto de **calor de ativação**, o calor que o músculo produz sempre que se contrai, e de **calor de encurtamento**, que é proporcional em quantidade à distância de encurtamento do músculo. O calor de encurtamento se deve, aparentemente, a alguma mudança na estrutura do músculo durante o encurtamento.

Após a contração, a produção de calor em quantidade maior que o calor de repouso continua por até 30 min. Esse **calor de recuperação** é o calor liberado pelos processos metabólicos que restauram o músculo ao seu estado pré-contração. O calor de recuperação do músculo é aproximadamente igual ao calor inicial; isto é, o calor produzido durante a recuperação é igual ao calor produzido durante a contração.

Se um músculo que contraiu isotonicamente é restaurado ao seu comprimento anterior, calor adicional além do calor de recuperação é produzido (**calor de relaxamento**). Trabalho externo deve ser feito no músculo para retorná-lo ao seu comprimento prévio, e o calor de relaxamento é principalmente uma manifestação desse trabalho.

# PROPRIEDADES DOS MÚSCULOS ESQUELÉTICOS NO ORGANISMO INTACTO

## A UNIDADE MOTORA

A inervação das fibras musculares é crítica para a função muscular (Quadro Clínico 5-4). Como os axônios dos neurônios motores

---

### QUADRO CLÍNICO 5-3

#### Rigor muscular

Quando as fibras musculares estão completamente esgotadas de ATP e fosfocreatina, elas desenvolvem um estado de rigidez denominado rigor. Quando isso ocorre após a morte, a condição é chamada *rigor mortis*. No rigor, quase todas as cabeças de miosina se prendem à actina, mas de um modo anormal, fixo e resistente. Os músculos efetivamente são travados e se tornam muito rígidos ao toque.

---

### QUADRO CLÍNICO 5-4

#### Desnervação do músculo

No animal intacto, o músculo esquelético saudável não se contrai, exceto em resposta ao estímulo do seu suprimento de nervos motores. A destruição desses nervos provoca atrofia muscular. Ela também leva à excitabilidade anormal do músculo e aumenta sua sensibilidade à acetilcolina circulante (**hipersensibilidade por desnervação**; ver Capítulo 6). Aparece contração fina e irregular de fibras individuais (**fibrilações**). Este é o quadro clássico de uma **lesão do neurônio motor inferior**. Se o nervo motor se regenera, as fibrilações desaparecem. Em geral, as contrações não são visíveis grosseiramente e não devem ser confundidas com **fasciculações**, que são contrações bruscas visíveis de grupos de fibras musculares que ocorrem como um resultado da descarga patológica dos neurônios motores espinais.

espinais fornecem ao músculo esquelético cada ramificação para inervar várias fibras musculares, a menor quantidade possível de músculos que pode contrair em resposta à excitação de um único neurônio motor não é uma única fibra muscular, mas todas as fibras musculares inervadas por aquele neurônio. Cada neurônio motor individual e as fibras musculares que ele inerva constituem uma **unidade motora**. O número de fibras musculares em uma unidade motora varia. Em músculos como os das mãos e naqueles envolvidos na movimentação do olho (i.e., músculos relacionados a movimento preciso, graduado e fino), cada unidade motora inerva muito poucas (na ordem de três a seis) fibras musculares. Por outro lado, valores de 600 fibras musculares por unidade motora podem ocorrer nos músculos da perna humana. O grupo de fibras musculares que contribui para uma unidade motora pode estar espalhando no interior de um músculo. Isto é, embora elas contraiam como uma unidade, elas não são necessariamente fibras "vizinhas" no interior do músculo.

Cada neurônio motor espinal inerva somente um tipo de fibra muscular, de modo que todas as fibras musculares em uma unidade motora são do mesmo tipo. Com base no tipo de fibra muscular que eles inervam, e assim, com base na duração da sua contração, as unidades motoras são divididas em unidades S (lenta), FR (rápida, resistente à fadiga) e FF (rápida, fatigável). Curiosamente, existe também uma gradação de inervação dessas fibras, com as fibras S tendendo a ter uma razão de inervação baixa (i.e., pequenas unidades) e as fibras FF tendendo a ter uma razão de inervação elevada (i.e., grandes unidades). O recrutamento de unidades motoras durante a contração muscular não é aleatório; em vez disso, ele segue um esquema geral, **o princípio do tamanho**. Geralmente, a ação de um músculo específico se desenvolve primeiro por recrutamento das unidades musculares S, que se contraem de forma relativamente lenta para produzir a contração controlada. Em seguida, unidades musculares FR são recrutadas, resultando em uma resposta mais forte, em curto período de tempo. Por último, as unidades musculares FF são recrutadas para as tarefas mais exigentes. Por exemplo, nos músculos da perna, as unidades pequenas e lentas são as primeiras recrutadas para a posição em pé. Com o início do caminhar, o recrutamento de unidades FR aumenta. À medida que esse movimento muda para correr ou saltar, as unidades FF são recrutadas. É claro que existe uma sobreposição no recrutamento, mas, em geral, esse princípio é verdadeiro.

As diferenças entre os tipos de unidades musculares não são inerentes, mas são determinadas por, dentre outras coisas, sua atividade. Quando o nervo para um músculo lento é seccionado e o nervo para um músculo rápido é unido ao final da parte cortada, o nervo rápido cresce e inerva o músculo previamente lento. Entretanto, o músculo se torna rápido e mudanças correspondentes acontecem nas suas isoformas de proteínas musculares e na atividade da miosina ATPase. Essa alteração se deve a mudanças no padrão de atividade do músculo; em experimentos de estimulação, mudanças na expressão dos genes MHC e, consequentemente de isoformas de MHC, podem ser produzidas por alterações no padrão de atividade elétrica usado para estimular o músculo. Mais comumente, as fibras musculares podem ser alteradas por mudanças na atividade iniciada pelo exercício (ou pela falta dele). O aumento da atividade pode levar à hipertrofia das células musculares, o que permite um aumento da força contrátil. As fibras tipo IIA e IIB são mais suscetíveis a essas mudanças. Por outro lado, a inatividade pode levar à atrofia das células musculares e perda da força contrátil. As fibras tipo I, as mais frequentemente utilizadas, são as mais suscetíveis a essas mudanças.

## ELETROMIOGRAFIA

A ativação das unidades motoras pode ser estudada por eletromiografia, o processo de registro da atividade elétrica do músculo. Isso pode ser feito em pessoas não anestesiadas, utilizando-se pequenos discos de metal na pele que envolve os músculos, como eletrodos captadores, ou pelo uso de agulhas ou pequenos fios de eletrodos inseridos no músculo. O registro obtido com tais eletrodos é o **eletromiograma** (**EMG**). Com agulhas ou eletrodos de fios finos, geralmente é possível captar a atividade de uma única fibra muscular. O EMG medido representa a diferença potencial entre os dois eletrodos, que é alterada pela ativação dos músculos entre eles. Um EMG típico é mostrado na **Figura 5–14**.

Foi demonstrado por eletromiografia que pouca ou nenhuma atividade espontânea ocorre nos músculos esqueléticos de indivíduos normais em repouso. Com atividade voluntária mínima, algumas unidades motoras descarregam, e com aumento do esforço voluntário, mais e mais unidades são ativadas para monitorar o **recrutamento de unidades motoras**. A gradação da resposta muscular é, portanto, em parte, uma função do número de unidades motoras ativadas. Além disso, a frequência de descarga em fibras nervosas individuais desempenha um papel importante sendo a tensão desenvolvida durante uma contração tetânica maior do que aquela que ocorre durante contrações individuais. O comprimento do músculo é também um fator. Finalmente, as unidades motoras disparam assincronicamente, isto é, fora de fase uma com a outra. Esse disparo sem sincronia faz as respostas da fibra muscular se fundirem em uma contração suave de todo o músculo. Em resumo, os EMGs podem ser utilizados para rapidamente (e aproximadamente) monitorar a atividade elétrica anormal associada a respostas musculares.

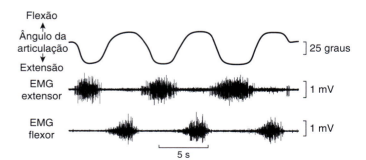

**FIGURA 5–14 Ângulo da articulação relativo e registros eletromiográficos dos músculos extensor e flexor longo do polegar durante flexão e extensão alternados da articulação distal do polegar humano.** O extensor e o flexor longo do polegar estendem e flexionam a articulação distal do polegar, respectivamente. O ângulo da articulação distal (acima) é sobreposto sobre os EMGs do extensor (meio) e do flexor (abaixo). Observe os padrões alternados de ativação e repouso à medida que um músculo é usado para extensão e o outro para flexão (Cortesia de Andrew J. Fuglevand).

## A FORÇA DOS MÚSCULOS ESQUELÉTICOS

O músculo esquelético humano pode exercer 3 a 4 kg de tensão por centímetro quadrado de área de secção transversal. Esse quadro é mais ou menos o mesmo obtido em vários animais experimentais e parece ser constante para espécies de mamíferos. Como muitos dos músculos em humanos têm uma área de secção transversal relativamente ampla, a tensão que eles podem desenvolver é muito grande. O gastrocnêmio, por exemplo, não somente suporta o peso de todo o corpo durante a subida, mas resiste a uma força muitas vezes maior do que essa quando o pé toca o chão durante uma corrida ou salto. Um exemplo ainda mais surpreendente é o glúteo máximo, que pode exercer uma tensão de 1.200 kg. A tensão total que poderia ser desenvolvida se todos os músculos do corpo de um homem adulto se contraíssem ao mesmo tempo é de aproximadamente 22.000 kg (aproximadamente 25 toneladas).

## MECÂNICA DO CORPO

Os movimentos do corpo são geralmente organizados de tal forma que possam tirar o máximo de vantagem dos princípios fisiológicos delineados anteriormente. Por exemplo, as ligações dos músculos no corpo são tais que muitos deles estão normalmente em seu comprimento de repouso, ou próximo dele, quando iniciam a contração. Em músculos que se estendem por mais de uma articulação, o movimento de uma articulação pode compensar o movimento de outra, de modo que um encurtamento relativamente pequeno do músculo ocorra durante a contração. Contrações aproximadamente isométricas desse tipo permitem o desenvolvimento da tensão máxima por contração. Os músculos isquiotibiais se estendem desde a pelve, sobre a articulação do quadril e do joelho até a tíbia e a fíbula. A contração dos músculos isquiotibiais produz a flexão da perna sobre a coxa. Se a coxa é flexionada na pelve ao mesmo tempo, o alongamento dos isquiotibiais pela articulação do quadril tende a compensar o encurtamento da articulação do joelho. No curso de várias atividades, o corpo se move de modo a tirar vantagem disso. Fatores como dinâmica e equilíbrio são integrados no movimento corporal de modo a tornar possível o máximo de movimento com o mínimo de esforço muscular. Um efeito resultante é que o estresse colocado em tendões e ossos raramente excede 50% de sua resistência, protegendo-os de lesões.

Na caminhada, cada membro passa ritmicamente por uma fase de suporte ou apoio, quando o pé está no chão, e uma fase de balanço, quando o pé está fora do chão. As fases de apoio das duas pernas se sobrepõem, de modo que dois períodos de apoio duplo ocorrem durante cada ciclo. Ocorre uma breve explosão de atividade nos flexores da perna no início de cada etapa e assim a perna é balançada para frente com pouca contração muscular ativa adicional. Portanto, os músculos estão ativos em apenas uma fração de cada etapa, e andar por longos períodos provoca, relativamente, pequena fadiga.

Um adulto jovem caminhando em um ritmo confortável se move a uma velocidade de cerca de 80 m/min e gera uma produção de energia de 150 a 175 W por passo. Um grupo de jovens adultos convidados a caminhar no seu ritmo mais confortável, selecionou uma velocidade próxima de 80 m/min, e verificou-se que tinham selecionado a velocidade em que sua produção de energia era mínima. Andar mais rapidamente ou mais lentamente consumiu mais energia.

## MORFOLOGIA DO MÚSCULO CARDÍACO

As estriações do músculo cardíaco são semelhantes às dos músculos esqueléticos, e linhas Z estão presentes. Um grande número de mitocôndrias alongadas está em contato íntimo com as fibrilas musculares. As fibras musculares se ramificam e interdigitam, mas cada uma é uma unidade completa envolvida por uma membrana celular. Onde o final de uma fibra muscular encosta em outra, as membranas de ambas correm paralelas por uma extensa série de voltas. Essas áreas, que sempre ocorrem nas linhas Z, são chamadas de **discos intercalares** (Figura 5–15). Elas proporcionam uma união forte entre as fibras, mantendo a coesão entre elas, de modo que a tração de uma célula contrátil pode ser transmitida ao longo de seu eixo para outra. Ao longo dos lados das fibras musculares, próximas aos discos, as membranas celulares de fibras adjacentes se fusionam por distâncias consideráveis, formando as junções comunicantes (*gap junctions*). Essas junções estabelecem pontes de baixa resistência para a difusão da excitação de uma fibra para outra. Elas permitem que o músculo cardíaco funcione como se fosse um sincício, embora não existam pontes protoplasmáticas entre as células. O sistema T no músculo cardíaco está localizado nas linhas Z, em vez de na junção A–I, como no músculo esquelético dos mamíferos.

## PROPRIEDADES ELÉTRICAS

### MEMBRANA EM REPOUSO E POTENCIAIS DE AÇÃO

O potencial da membrana em repouso de células musculares cardíacas individuais de mamíferos é de cerca de –80 mV. A estimulação produz um potencial de ação propagado que é responsável por iniciar a contração. Embora os potenciais de ação variem entre os cardiomiócitos em diferentes regiões do coração (discutido no Capítulo 29), o potencial de ação de um cardiomiócito ventricular típico pode ser utilizado como exemplo (Figura 5–16). A despolarização prossegue rapidamente com uma ultrapassagem do potencial zero, como no músculo esquelético e no neurônio, mas esse é seguido por um platô antes que o potencial de membrana retorne à sua linha basal. Em corações de mamíferos, a despolarização dura cerca de 2 ms, mas a fase de platô e a repolarização duram 200 ms ou mais. A repolarização não é, portanto, completa, até que a contração esteja pela metade.

Como em outros tecidos excitáveis, as mudanças na concentração externa de $K^+$ afetam o potencial da membrana em repouso do músculo cardíaco, enquanto mudanças na concentração externa de $Na^+$ afetam a magnitude do potencial de ação. A despolarização inicial rápida e a ultrapassagem (fase 0) se devem à abertura de canais de $Ca^{2+}$ dependentes de voltagem semelhantes àquela que ocorre no músculo esquelético e nos

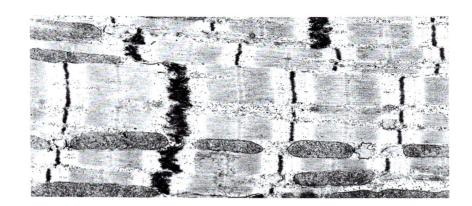

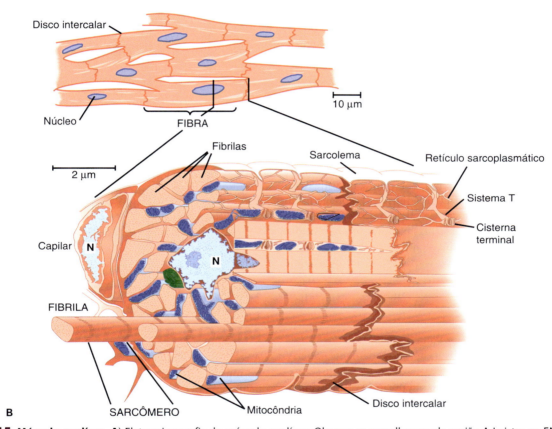

**FIGURA 5-15 Músculo cardíaco. A**) Eletromicrografia do músculo cardíaco. Observe as semelhanças da região A-I vistas na EM do músculo esquelético da Figura 3-2. As linhas grossas difusas são discos intercalares e funcionam do mesmo modo que as linhas Z, mas ocorrem nas membranas celulares (× 12.000). (Reproduzida com a permissão de Bloom W, Fawcett DW: *A Textbook of Histology*, 10th ed. Saunders, 1975.) **B**) Interpretação artística do músculo cardíaco como visto no microscópio óptico (acima) e no microscópio eletrônico (abaixo). Novamente observe a semelhança com a estrutura do músculo esquelético. N, núcleo. (Reproduzida com permissão, de Braunwald E, Ross J, Sonnenblick EH: Mechanisms of contraction of the normal and failing heart. *N Engl J Med* 1967;277:794.)

neurônios (Figura 5-17). A repolarização inicial rápida (fase 1) se deve ao fechamento dos canais de Na$^+$ e à abertura de um tipo de canal de K$^+$. O subsequente platô prolongado (fase 2) se deve a uma abertura lenta, mas prolongada, dos canais de Ca$^{2+}$ dependentes de voltagem. A repolarização final (fase 3) até o potencial de membrana de repouso (fase 4) se deve ao fechamento dos canais de Ca$^{2+}$ e a um aumento lento e retardado do efluxo de K$^+$ através de vários tipos de canais de K$^+$. Os miócitos cardíacos contêm, pelo menos, dois tipos de canais de Ca$^{2+}$ (os tipos L e T), mas a corrente de Ca$^{2+}$ é principalmente devida à abertura dos canais mais lentos de Ca$^{2+}$ tipo L. Mutações ou disfunções em quaisquer desses canais podem provocar patologias graves no coração (p. ex., Quadro Clínico 5-5).

## PROPRIEDADES MECÂNICAS

### RESPOSTA CONTRÁTIL

A resposta contrátil do músculo cardíaco começa logo após o início da despolarização e dura em torno de 1,5 vezes o

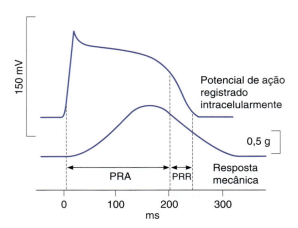

**FIGURA 5-16 Comparação dos potenciais de ação e da resposta contrátil de uma fibra muscular cardíaca de mamífero em uma típica célula ventricular.** Na linha superior, o registro intracelular do potencial de ação mostra a rápida despolarização e a recuperação estendida. No traço inferior, a resposta mecânica é correspondente às atividades elétricas intracelular e extracelular. Observe que no período refratário absoluto (PRA), o miócito cardíaco não pode ser excitado, enquanto no período refratário relativo (PRR), a excitação mínima pode ocorrer.

potencial de ação (Figura 5-16). O papel do $Ca^{2+}$ no acoplamento excitação-contração é semelhante ao seu papel no músculo esquelético (ver anteriormente). Entretanto, é o influxo do $Ca^{2+}$ extracelular por meio do DHPR sensível à voltagem, no sistema T, que dispara a liberação de cálcio induzida por cálcio por meio do RyR no retículo sarcoplasmático. Como existe um influxo resultante de $Ca^{2+}$ durante a ativação, também há um papel mais eminente para as ATPases de $Ca^{2+}$ na membrana plasmática e no trocador $Na^+$-$Ca^{2+}$ na recuperação das concentrações intracelulares de $Ca^{2+}$. Efeitos específicos de fármacos que indiretamente alteram as concentrações de $Ca^{2+}$ são discutidos no Quadro Clínico 5-6.

Durante as fases 0 a 2 e por volta da metade da fase 3 (até que o potencial de membrana atinja aproximadamente –50 mV durante a repolarização), o músculo cardíaco não pode ser excitado novamente; isto é, ele está no seu **período refratário absoluto**. Ele permanece relativamente refratário até a fase 4. Portanto, a tetania, como vista no músculo esquelético, não pode ocorrer. É claro que a "tetanização" do músculo cardíaco, por qualquer período de tempo, teria consequências fatais e, nesse sentido, o fato do músculo cardíaco não poder ser "tetanizado" constitui um dispositivo de segurança.

## ISOFORMAS

O músculo cardíaco é geralmente lento e tem relativamente baixa atividade de ATPase. Suas fibras são dependentes de metabolismo oxidativo e, portanto, de um suprimento contínuo de $O_2$. O coração humano contém ambas as isoformas α e β da cadeia pesada da miosina (α MHC e β MHC). A β MHC tem menor atividade de ATPase da miosina que a α MHC. As duas estão presentes nos átrios, porém com predomínio da isoforma α, enquanto a isoforma β predomina nos ventrículos. As diferenças espaciais na expressão contribuem para a contração bem coordenada do coração.

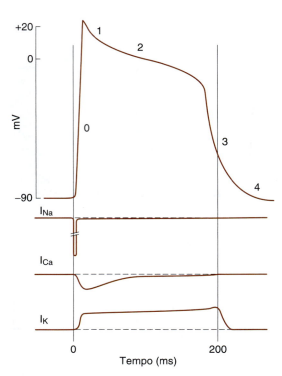

**FIGURA 5-17 Dissecção do potencial de ação cardíaco.** Acima: O potencial de ação de uma fibra muscular cardíaca pode ser decomposto em várias fases: 0, despolarização; 1, repolarização rápida inicial; 2, fase de platô; 3, repolarização rápida final; 4, linha basal. Abaixo: Resumo diagramático das correntes cumulativas de $Na^+$, $Ca^{2+}$ e $K^+$ durante o potencial de ação. Como é convenção, correntes de influxo são representadas para baixo e correntes de efluxo representadas para cima.

## CORRELAÇÃO ENTRE O COMPRIMENTO DA FIBRA MUSCULAR E A TENSÃO

A relação entre o comprimento inicial da fibra e a tensão total no músculo cardíaco é semelhante à do músculo esquelético; há um comprimento de repouso em que a tensão desenvolvida em resposta ao estímulo é máxima. No corpo, o comprimento inicial das fibras é determinado pelo grau de enchimento diastólico do coração, e a pressão desenvolvida no ventrículo é proporcional ao volume do ventrículo no final da fase de enchimento (**lei de Starling do coração**). A tensão desenvolvida (Figura 5-18) aumenta à medida que o volume diastólico se eleva até que atinge um máximo e, então, tende a diminuir. Entretanto, ao contrário do músculo esquelético, a diminuição na tensão desenvolvida em graus elevados de alongamento não é devida à diminuição do número de pontes cruzadas entre a actina e a miosina, porque, mesmo corações gravemente dilatados, não são estirados até esse grau. A diminuição é, ao contrário, devida ao início da ruptura das fibras miocárdicas.

A força de contração do músculo cardíaco também pode ser aumentada por catecolaminas, e esse aumento ocorre sem uma mudança no comprimento do músculo. Esse efeito inotrópico positivo das catecolaminas é mediado por receptores $β_1$-adrenérgicos, AMP cíclico e seus efeitos na homeostasia do $Ca^{2+}$. O coração contém também receptores $β_2$-adrenérgicos,

## QUADRO CLÍNICO 5-5

### Síndrome do QT longo

A síndrome do QT longo (LQTS) é definida como um prolongamento do intervalo QT observado em um eletrocardiograma. A LQTS pode levar a batimentos cardíacos irregulares e a subsequente desmaio, convulsões, parada cardíaca ou até à morte. Embora certas medicações possam levar à LQTS, ela é mais frequentemente associada a mutações genéticas em vários canais iônicos que se expressam no músculo cardíaco. Mutações nos genes dos canais de $K^+$ dependentes de voltagem que se expressam no músculo cardíaco (KCNQ1 ou KCNH2) são responsáveis pela maioria dos casos de LQTS baseados em mutação (~ 90%). Mutações nos genes dos canais de $Na^+$ dependentes de voltagem que se expressam no músculo cardíaco (p. ex., SCN5A) ou em canais de $Ca^{2+}$ que se expressam no músculo cardíaco (p. ex., CACNA1C) também têm sido associadas à doença. O fato de mutações em diversos canais poderem todas resultar no prolongamento do intervalo QT e em subsequente patologia revelam a intrincada interação desses canais na constituição da resposta elétrica cardíaca.

#### DESTAQUES TERAPÊUTICOS

Pacientes com a síndrome do QT longo (LQTS) devem evitar medicamentos que prolongam o intervalo QT ou que reduzem os níveis de $K^+$ ou $Mg^{2+}$. Tanto a deficiência de $K^+$ quanto a de $Mg^{2+}$ devem ser corrigidas. O tratamento com medicamentos em pacientes assintomáticos permanece algo controverso, embora pacientes com defeitos congênitos que levem à LQTS sejam considerados candidatos à intervenção independente de sintomas. Em geral, β-bloqueadores têm sido usados na LQTS para reduzir o risco de arritmias cardíacas. Tratamentos mais específicos e efetivos podem ser introduzidos uma vez que a causa subjacente de LQTS tenha sido identificada.

## QUADRO CLÍNICO 5-6

### Digitálicos e contrações cardíacas

A ouabaína e outros glicosídeos digitálicos são comumente usados para tratar insuficiência cardíaca. Esses fármacos têm o efeito de aumentar a força das contrações cardíacas. Embora haja discussão a respeito dos mecanismos completos da sua atuação, uma hipótese de trabalho é baseada na habilidade desses fármacos em inibir a $Na^+$–$K^+$-ATPase nas membranas celulares dos cardiomiócitos. O bloqueio dessa enzima nos cardiomiócitos resultaria em um aumento da concentração de $Na^+$ intracelular. Tal aumento resultaria em uma diminuição do influxo de $Na^+$ e, portanto, do efluxo de $Ca^{2+}$ pelo trocador $Na^+$-$Ca^{2+}$ durante o período de recuperação de $Ca^{2+}$. O aumento resultante na concentração de $Ca^{2+}$ intracelular eleva a força da contração do músculo cardíaco. Com esse mecanismo em mente, esses fármacos podem também ser muito tóxicos. A superinibição da $Na^+$–$K^+$–ATPase resultaria em uma célula despolarizada que poderia reduzir a condução ou mesmo ativá-la espontaneamente. Alternativamente, uma concentração de $Ca^{2+}$ excessivamente aumentada poderia também ter efeitos deletérios na fisiologia dos cardiomiócitos.

que também atuam via AMPc, mas seu efeito inotrópico é menor e é máximo no átrio. O AMP cíclico ativa a proteína cinase A, e isso leva à fosforilação dos canais de $Ca^{2+}$ dependentes de voltagem, levando-os a ficar mais tempo abertos. O AMP cíclico também aumenta o transporte ativo de $Ca^{2+}$ para o retículo sarcoplasmático, acelerando assim, o relaxamento e, consequentemente, encurtando a sístole. Isso é importante quando a frequência cardíaca aumenta, porque permite um enchimento diastólico adequado (ver Capítulo 30).

## METABOLISMO

Os corações de mamíferos têm um suprimento sanguíneo abundante, numerosas mitocôndrias, e um alto conteúdo de mioglobina, um pigmento muscular que pode auxiliar no armazenamento de $O_2$. Normalmente, menos de 1% do total de energia liberada é fornecido pelo metabolismo anaeróbio. Durante a hipóxia, este valor pode aumentar em aproximadamente 10%; porém, em condições totalmente anaeróbias, a energia liberada é inadequada para manter as contrações ventriculares. Em condições basais, 35% das necessidades calóricas do coração humano são fornecidas por carboidratos, 5% por cetonas e aminoácidos e 60% por lipídeos. Entretanto, as proporções de substratos utilizados

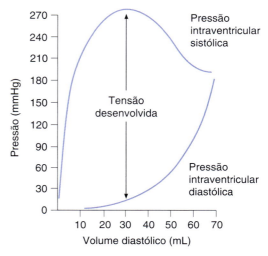

**FIGURA 5–18 Relação comprimento-tensão no músculo cardíaco.** A comparação entre a pressão intraventricular sistólica (linha superior) e a pressão intraventricular diastólica (linha inferior) revela a tensão desenvolvida no cardiomiócito. Os valores apresentados são para o coração canino.

variam muito com o estado nutricional. Após a ingestão de grandes quantidades de glicose, mais lactato e piruvato são utilizados; durante o jejum prolongado, mais lipídeo é utilizado. Os ácidos graxos livres circulantes normalmente representam quase 50% dos lipídeos utilizados. Em diabéticos não tratados, a utilização de carboidratos pelo músculo cardíaco é reduzida, e a de gorduras aumentada.

## MORFOLOGIA DO MÚSCULO LISO

O músculo liso se distingue anatomicamente do músculo esquelético e do cardíaco pela ausência de estriações transversais visíveis. A actina e a miosina II estão presentes, e elas deslizam umas sobre as outras para produzir a contração. Entretanto, elas não estão arranjadas em agrupamentos regulares, como nos músculos esquelético e cardíaco e, portanto, suas estriações estão ausentes. Em vez de linhas Z, existem **corpos densos** no citoplasma e ligados à membrana celular, e estes são ligados por α-actinina aos filamentos de actina. O músculo liso também contém tropomiosina, mas a troponina parece estar ausente. As isoformas de actina e miosina diferem daquelas do músculo esquelético. Um retículo sarcoplasmático está presente, mas ele é menos extenso que o observado no músculo esquelético ou cardíaco. Em geral, os músculos lisos contêm poucas mitocôndrias e dependem, em grande parte, da glicólise para as suas necessidades metabólicas.

## TIPOS

Existe considerável variação na estrutura e no funcionamento do músculo liso nas diferentes partes do corpo. Em geral, o músculo liso pode ser dividido em **músculo liso unitário** (ou visceral) e **músculo liso multiunitário**. O músculo liso unitário ocorre em grandes camadas, tem muitas junções comunicantes de baixa resistência entre as células musculares individuais e funciona de modo sincicial. O músculo liso unitário é encontrado principalmente nas paredes das vísceras ocas. As musculaturas do intestino, do útero e dos ureteres são exemplos. O músculo liso multiunitário é composto de unidades individuais com poucas (ou nenhuma) pontes de junções comunicantes. Ele é encontrado em estruturas como a íris do olho, onde ocorrem contrações finas e graduadas. Ele não está sob controle voluntário, mas tem muitas semelhanças funcionais com o músculo esquelético. Cada célula muscular lisa multiunitária tem, terminações de fibras nervosas, *en passant*, mas no músculo liso unitário existem, junções *en passant*, em menos células, com a excitação se espalhando para outras células por junções comunicantes. Além disso, essas células respondem a hormônios e outras substâncias circulantes. Os vasos sanguíneos possuem os dois tipos de músculo liso, unitário e multiunitário, em suas paredes.

## ATIVIDADE MECÂNICA E ELÉTRICA

O músculo liso unitário é caracterizado pela instabilidade de seu potencial de membrana e pelo fato de apresentar contrações irregulares contínuas que são independentes de seu

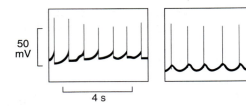

**FIGURA 5-19** Atividade elétrica de células musculares lisas individuais da tênia cólica de cobaias. **Esquerda:** atividade semelhante a marca-passo com disparo de potenciais a cada pico. **Direita:** variação sinusoidal do potencial de membrana com disparos na fase ascendente de cada onda. Em outras fibras, elevações podem ocorrer na fase descendente das flutuações sinusoidais e pode haver misturas de potenciais sinusoidais e de marca-passo na mesma fibra.

suprimento nervoso. Ele é mantido em um estado de contração parcial chamado de **tônus**. O potencial de membrana não tem um verdadeiro valor de "repouso", sendo relativamente baixo quando o tecido está ativo, e alto quando é inibido, porém nos períodos de quiescência relativa, os valores do potencial de repouso são da ordem de –20 a –65 mV. As células musculares lisas podem exibir atividade elétrica divergente (Figura 5–19). Ocorrem flutuações semelhantes a uma onda senoidal lenta, com alguns milivolts de magnitude, e picos que, algumas vezes, ultrapassam a linha de potencial zero, e outras vezes não. Em muitos tecidos, os picos têm uma duração de cerca de 50 ms, enquanto, em alguns outros, os potenciais de ação apresentam um platô prolongado durante a repolarização, como os potenciais de ação do músculo cardíaco. Assim como em outros tipos de músculo, ocorrem contribuições significativas de canais de $K^+$, $Na^+$ e $Ca^{2+}$ e da $Na^+$–$K^+$–ATPase para essa atividade elétrica. Entretanto, a discussão das contribuições para cada tipo de músculo liso individual está além do escopo deste texto.

Devido à atividade contínua, é difícil estudar a relação entre os eventos elétricos e mecânicos no músculo liso unitário, porém, em algumas preparações relativamente inativas, um pico único pode ser gerado. Em tais preparações, o acoplamento excitação-contração no músculo liso unitário pode ocorrer com até 500 ms de atraso. Portanto, é um processo muito lento se comparado aos dos músculos esquelético e cardíaco, em que o tempo a partir do início da despolarização ao início da contração é menor que 10 ms. Ao contrário do músculo liso unitário, o músculo liso multiunitário não é sincicial e as contrações não se espalham amplamente por ele. Devido a isso, as contrações do músculo liso multiunitário são mais discretas, finas e localizadas do que as do músculo liso unitário.

## BASES MOLECULARES DA CONTRAÇÃO

Tal como nos músculos esquelético e cardíaco, o $Ca^{2+}$ desempenha um papel proeminente no início da contração do músculo liso. Entretanto, a fonte do aumento de $Ca^{2+}$ pode ser muito diferente no músculo liso unitário. Dependendo do estímulo de ativação, o aumento de $Ca^{2+}$ pode ser devido ao influxo através dos canais de membrana plasmática dependentes de voltagem ou de ligante, ao efluxo do armazenamento intracelular através de RyR, ao efluxo de reservas intracelulares através do **receptor** de inositol trifosfato (IP₃R) do canal de Ca²⁺ ou por uma combinação desses canais. Além disso, a ausência da troponina no músculo liso impede a ativação do Ca²⁺ pela ligação com a troponina. Em vez disso, a miosina no músculo liso deve ser fosforilada para a ativação da miosina ATPase. A fosforilação e a desfosforilação da miosina também ocorrem no músculo esquelético, mas a fosforilação não é necessária para a ativação da ATPase. No músculo liso, o Ca²⁺ se liga à calmodulina, e o complexo resultante ativa a **cinase da cadeia leve de miosina dependente de calmodulina**. Esta enzima catalisa a fosforilação da cadeia leve de miosina no resíduo de serina da posição 19, aumentando a sua atividade ATPase.

A miosina é desfosforilada pela **fosfatase da cadeia leve de miosina** na célula. Entretanto, a desfosforilação da cinase da cadeia leve de miosina não necessariamente leva ao relaxamento do músculo liso. Vários mecanismos estão envolvidos. Um parece ser um mecanismo de trava de ponte no qual as pontes cruzadas de miosina permanecem ligadas à actina por algum tempo após a queda da concentração citoplasmática de Ca²⁺. Isso produz a contração mantida com pequeno dispêndio de energia, que é especialmente importante no músculo liso vascular. O relaxamento do músculo ocorre, presumivelmente, quando o complexo Ca²⁺-calmodulina finalmente se dissocia, ou quando algum outro mecanismo entra em jogo. Os eventos que levam à contração e ao relaxamento do músculo liso

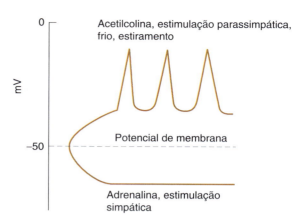

**FIGURA 5-21 Efeitos de vários agentes no potencial de membrana do músculo liso intestinal.** Medicamentos e hormônios podem alterar o disparo dos potenciais de ação do músculo liso, aumentando (linha superior) ou abaixando (linha inferior) o potencial de membrana em repouso.

unitário estão resumidos na **Figura 5-20**. Os eventos no músculo liso multiunidade são geralmente semelhantes.

O músculo liso unitário é singular, pois, ao contrário dos outros tipos de músculo, ele se contrai quando estirado na ausência de qualquer inervação extrínseca. O estiramento é seguido por um declínio no potencial de membrana, um aumento na frequência de disparos e um aumento geral no tônus.

Se adrenalina ou noradrenalina for adicionada a uma preparação de músculo liso intestinal disposta para o registro dos potenciais intracelulares *in vitro*, o potencial de membrana geralmente se torna maior, a frequência de disparos e o músculo relaxa (**Figura 5-21**). A noradrenalina é o mediador químico liberado pelas terminações nervosas noradrenérgicas e a estimulação dos nervos noradrenérgicos na preparação produz potenciais inibidores. A acetilcolina tem um efeito oposto ao da noradrenalina no potencial de membrana e na atividade contrátil do músculo liso intestinal. Se a acetilcolina é adicionada ao líquido que banha uma preparação de músculo liso *in vitro*, o potencial de membrana diminui e os disparos se tornam mais frequentes. O músculo se torna mais ativo, com um aumento na tensão tônica e no número de contrações rítmicas. O efeito é mediado pela fosfolipase C, que produz IP₃ e permite a liberação de Ca²⁺ pelos receptores IP₃. No animal intacto, o estímulo de nervos colinérgicos provoca a liberação de acetilcolina, potenciais excitatórios e aumento das contrações intestinais.

Como o músculo liso unitário, o músculo liso multiunitário é muito sensível às substâncias químicas circulantes e é normalmente ativado por mediadores químicos (acetilcolina e noradrenalina) liberados nas terminações de seus nervos motores. A noradrenalina, em particular, tende a persistir no músculo e provocar repetidos disparos do músculo após um único estímulo, em vez de um potencial de ação único. Portanto, a resposta contrátil produzida é geralmente uma tetania irregular, em vez de uma contração única. Quando a resposta de uma única contração é obtida, ela se assemelha à contração do músculo esquelético, exceto por sua duração, que é 10 vezes mais longa.

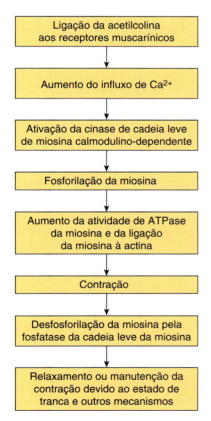

**FIGURA 5-20 Sequência de eventos na contração e no relaxamento da musculatura lisa.** O fluxograma ilustra muitas das mudanças moleculares que ocorrem do início da contração até seu relaxamento. Observe as diferenças claras em relação à excitação da musculatura cardíaca e esquelética.

## QUADRO CLÍNICO 5-7

### Fármacos comuns que atuam no músculo liso

A superexcitação do músculo liso nas vias aéreas, como aquela observada durante um ataque de asma, pode levar à broncoconstrição. Inaladores que ministram fármacos às vias aéreas condutoras são comumente usados para compensar essa broncoconstrição da musculatura lisa, bem como outros sintomas nas vias aéreas asmáticas. Os efeitos rápidos dos medicamentos em inaladores estão relacionados ao relaxamento do músculo liso. Fármacos de resposta rápida inaladas (p. ex., ventolina, albuterol, sambuterol) frequentemente têm como alvo os receptores β-adrenérgicos nos músculos lisos das vias aéreas para promover seu relaxamento. Embora esses agonistas dos receptores β-adrenérgicos não tratem todos os sintomas associados à asma (p. ex., inflamação e aumento do muco), eles atuam rapidamente, e muitas vezes permitem uma abertura suficiente das vias aéreas para restaurar o fluxo de ar e assim tornar possível o emprego de outros tratamentos que reduzam a obstrução dessas vias.

O músculo liso também é um alvo para medicamentos desenvolvidos para aumentar o fluxo sanguíneo. Como discutido no texto, o NO (óxido nítrico) é uma molécula sinalizadora natural que relaxa o músculo liso ao aumentar o GMPc. Essa via de sinalização é naturalmente regulada para baixo pela ação da **fosfodiesterase** (**PDE**), que transfroma GMPc em uma forma não sinalizadora, GMP. Os fármacos sildenafil, tadalafil e vardenafil são todos inibidores específicos de PDE-V, uma isoforma encontrada principalmente no músculo liso no corpo cavernoso do pênis (ver Capítulos 25 e 32). Portanto, a administração oral desses fármacos pode bloquear a ação do PDE-V, aumentando o fluxo de sangue em uma região bem limitada do corpo e compensando a disfunção erétil.

## RELAXAMENTO

Além dos mecanismos celulares que aumentam a contração do músculo liso, existem mecanismos celulares que levam ao seu relaxamento (Quadro Clínico 5–7). Isso é especialmente importante no músculo liso que envolve os vasos sanguíneos para aumentar o fluxo de sangue. É sabido que as células endoteliais que revestem o interior dos vasos sanguíneos podem liberar uma substância que relaxa o músculo liso (**fator de relaxamento derivado do endotélio**, **EDRF**). O EDRF foi identificado posteriormente como a molécula gasosa que atua como segundo mensageiro, o **óxido nítrico** (**NO**). O NO produzido nas células endoteliais é livre para se difundir para o músculo liso para atuar. Uma vez no músculo, o NO ativa diretamente uma guanilato ciclase solúvel para produzir outra molécula de segundo mensageiro, o **monofosfato de guanosina cíclico** (**GMPc**). Essa molécula pode ativar a proteína cinase GMPc específica que, por sua vez, pode afetar os canais de íons, a homeostasia do $Ca^{2+}$, ou fosfatases ou todos os fatores mencionados, conduzindo ao relaxamento do músculo liso (ver Capítulos 7 e 32).

## FUNÇÃO DO SUPRIMENTO NERVOSO PARA O MÚSCULO LISO

Os efeitos da acetilcolina e noradrenalina no músculo liso unitário servem para enfatizar duas de suas importantes propriedades: (1) a sua atividade espontânea na ausência de estímulo nervoso e (2) sua sensibilidade a agentes químicos liberados pelos nervos localmente, ou provenientes da circulação. Nos mamíferos, o músculo unitário geralmente tem uma inervação dupla fornecida pelas duas divisões do sistema nervoso autônomo. A função do suporte nervoso não é a de iniciar a atividade muscular, mas sim, de modificá-la. O estímulo de uma das divisões do sistema nervoso autônomo geralmente aumenta a atividade do músculo liso, enquanto o estímulo da outra diminui. Em alguns órgãos, o estímulo noradrenérgico aumenta, e o estímulo colinérgico diminui a atividade do músculo liso; em outros, o inverso é verdadeiro.

## GERAÇÃO DE FORÇA E PLASTICIDADE DO MÚSCULO LISO

O músculo liso exibe uma economia singular quando comparada ao músculo esquelético. Apesar de aproximadamente 20% do conteúdo de miosina e uma diferença de 100 vezes na utilização do ATP, quando comparado com o músculo esquelético, eles podem gerar uma força semelhante por área de secção transversal. Uma das desvantagens de obter força nessas condições são as contrações visivelmente mais lentas quando comparadas às do músculo esquelético. Existem várias razões conhecidas para essas mudanças visíveis, incluindo isoformas singulares de miosina e proteínas relacionadas à contração expressas no músculo liso e sua regulação distinta (discutida anteriormente). A arquitetura singular da célula muscular lisa e suas unidades coordenadas provavelmente também contribuem para essas mudanças.

Outra característica especial do músculo liso é a variabilidade da tensão que ele exerce em qualquer comprimento. Se um músculo liso unitário é estirado, ele primeiro desenvolve um aumento de tensão. Entretanto, se o músculo é mantido no comprimento maior após o estiramento, a tensão gradualmente diminui. Algumas vezes, a tensão cai para o nível exercido antes do músculo ter sido esticado ou para baixo dele. Por conseguinte, é impossível correlacionar o comprimento e a tensão desenvolvida com precisão, e nenhum comprimento de repouso pode ser atribuído. De algumas maneiras, portanto, o músculo liso se comporta mais como uma massa viscosa do que como um tecido rigidamente estruturado, e é essa propriedade que é referida como a **plasticidade** do músculo liso.

As consequências da plasticidade podem ser demonstradas em humanos. Por exemplo, a tensão exercida pelas paredes do músculo liso da bexiga pode ser medida, em diferentes graus de distensão, à medida que um líquido é infundido dentro da bexiga por um cateter. Inicialmente, a tensão aumenta relativamente pouco com o aumento do volume, devido à plasticidade da parede da bexiga. Entretanto, um ponto é eventualmente atingido em que a bexiga se contrai fortemente (ver Capítulo 37).

# RESUMO

- Há três tipos principais de células musculares: esqueléticas, cardíacas e lisas.

- O músculo esquelético é um verdadeiro sincício sob controle voluntário. Os músculos esqueléticos recebem estímulos elétricos dos neurônios para desencadear a contração: "acoplamento excitação-contração". Potenciais de ação nas células musculares se desenvolvem em grande parte por meio da coordenação de canais de $Na^+$, $K^+$ e $Ca^{2+}$. A contração nas células musculares esqueléticas é coordenada pela regulação de $Ca^{2+}$ do sistema actina-miosina, que dá ao músculo seu padrão estriado clássico ao microscópio.

- Há vários tipos diferentes de fibras musculares esqueléticas (I, IIA, IIB) que têm distintas propriedades em termos de composição proteica e geração de força. Fibras musculares esqueléticas são arranjadas em unidades motoras de fibras semelhantes dentro de um músculo. Unidades motoras esqueléticas são recrutadas em um padrão específico à medida que a necessidade de mais força aumenta.

- O músculo cardíaco é uma coleção de células individuais (cardiomiócitos) que são ligadas como um sincício por junções comunicantes. As células musculares cardíacas também passam por acoplamento excitação-contração. Células marca-passo no coração podem iniciar potenciais de ação propagados. Células do músculo cardíaco também têm um sistema actina-miosina estriado que sofre contração.

- Os músculos lisos existem como células individuais e estão frequentemente sob controle do sistema nervoso autônomo.

- Há duas grandes categorias de células musculares lisas: unitárias e multiunitárias. A contração do músculo liso unitário é sincronizada por comunicação por intermédio de junções comunicantes, coordenando a contração entre muitas células. A contração do músculo liso multiunitário é coordenada por unidades motoras, funcionalmente similares ao músculo esquelético.

- Células musculares lisas contraem por meio de um sistema actina-miosina, mas não apresentam estriações bem organizadas. Ao contrário do músculo esquelético e do músculo cardíaco, a regulação de $Ca^{2+}$ da contração se dá primariamente por meio de reações de fosforilação-desfosforilação.

# QUESTÕES DE MÚLTIPLA ESCOLHA

*Para todas as questões, selecione a melhor opção, a não ser que direcionado diferentemente.*

1. O potencial de ação do músculo esquelético

    A. tem uma fase de platô prolongada.
    B. espalha-se internamente para todas as partes do músculo por meio dos túbulos T.
    C. provoca o consumo imediato de $Ca^{2+}$ para os sacos laterais do retículo sarcoplasmático.
    D. é mais longo que o potencial de ação do músculo cardíaco.
    E. não é essencial para a contração

2. As funções da tropomiosina no músculo esquelético incluem

    A. deslizar na actina para produzir o encurtamento.
    B. liberar $Ca^{2+}$ após o início da contração.
    C. ligar-se à miosina durante a contração.
    D. atuar como "uma proteína de relaxamento" em repouso ao cobrir os locais onde a miosina se liga à actina.
    E. gerar ATP, o qual ela passa para o mecanismo contrátil.

3. As pontes cruzadas do sarcômero no músculo esquelético são feitas de

    A. actina
    B. miosina
    C. troponina
    D. tropomiosina
    E. mielina

4. A resposta contrátil no músculo esquelético

    A. começa após o potencial de ação ter terminado.
    B. não dura tanto quanto o potencial de ação.
    C. produz mais tensão quando o músculo contrai isometricamente do que quando ele contrai isotonicamente.
    D. produz mais trabalho quando o músculo contrai isometricamente do que quando ele contrai isotonicamente.
    E. diminui em magnitude com a repetição do estímulo.

5. Junções comunicantes

    A. estão ausentes no músculo cardíaco.
    B. estão presentes, mas são de pouca importância funcional no músculo cardíaco.
    C. estão presentes e fornecem o caminho para a rápida propagação da excitação de uma fibra do músculo cardíaco para outra.
    D. estão ausentes no músculo liso.
    E. conectam o sistema sarcotubular às células musculares esqueléticas individuais.

# REFERÊNCIAS

Alberts B, Johnson A, Lewis J, et al: *Molecular Biology of the Cell,* 5th ed. Garland Science, 2007.

Fung YC: *Biomechanics*, 2nd ed. Springer, 1993.

Hille B: *Ionic Channels of Excitable Membranes*, 3rd ed. Sinaver Associates, 2001.

Horowitz A: Mechanisms of smooth muscle contraction. Physiol Rev 1996;76:967.

Kandel ER, Schwartz JH, Jessell TM (editors): *Principles of Neural Science*, 4th ed. McGraw-Hill, 2000.

Katz AM: *Phyysiology of the Heart*, 4th ed. Raven Press, 2006.

Sperelakis N (editor): *Cell Physiology Sourcebook,* 3rd ed. Academic Press, 2001.

C A P Í T U L O

# 6

# Transmissão Sináptica

## O B J E T I V O S

*Após o estudo deste capítulo, você deve ser capaz de:*

- Descrever as principais características morfológicas das sinapses.
- Distinguir entre a transmissão elétrica e química nas sinapses.
- Caracterizar os potenciais pós-sinápticos excitatórios e inibitórios, rápidos e lentos, destacar os fluxos iônicos subjacentes a eles e explicar como esses potenciais interagem para gerar potenciais de ação.
- Definir e dar exemplos de inibição direta, inibição indireta, inibição pré-sináptica e inibição pós-sináptica.
- Descrever a organização da junção neuromuscular e explicar como os potenciais de ação do neurônio motor na junção levam à contração do músculo esquelético.
- Explicar a hipersensibilidade por desnervação.

## INTRODUÇÃO

O tipo de condução "tudo ou nada" visto nos axônios e no músculo esquelético foi discutido nos Capítulos 4 e 5. Os impulsos são transmitidos de uma célula nervosa para outra célula nas **sinapses**. Essas são as junções onde o axônio ou outra porção de uma célula (a **célula pré-sináptica**) termina sobre os dendritos, soma ou axônio de outro neurônio (Figura 6–1) ou, em alguns casos, em um músculo ou em uma célula glandular (a **célula pós-sináptica**). A comunicação entre as células ocorre tanto por meio de uma **sinapse elétrica** ou **química**. Nas sinapses químicas, uma **fenda sináptica** separa o terminal da célula pré-sináptica da célula pós-sináptica. Um impulso no axônio pré-sináptico provoca a secreção de uma substância química que se difunde pela fenda sináptica e se liga aos receptores na superfície da célula pós-sináptica. Isto dispara para eventos que abrem ou fecham canais na membrana da célula pós-sináptica. Em sinapses elétricas, as membranas dos neurônios pré-sinápticos e pós-sinápticos entram em contato, e junções comunicantes se formam entre as células (ver Capítulo 2). Como as junções intercelulares em outros tecidos, essas junções formam pontes de baixa resistência pelas quais íons podem passar com relativa facilidade. Há também algumas sinapses conjuntas nas quais a transmissão é tanto elétrica quanto química.

Independente do tipo de sinapse, a transmissão não é uma simples transmissão de um potencial de ação de uma célula pré-sináptica à outra pós-sináptica. Os efeitos da descarga nas terminações sinápticas individuais podem ser excitatórios ou inibitórios, e quando a célula pós-sináptica é um neurônio, a soma de todos os efeitos excitatórios e inibitórios determina se um potencial de ação é gerado. Portanto, a transmissão sináptica é um processo complexo que permite a gradação e o ajuste da atividade neural necessária para a função normal. Como a maior parte da transmissão sináptica é química, a abordagem neste capítulo se limita à transmissão química, a não ser que seja de outro modo especificado.

A transmissão do neurônio para o músculo lembra a transmissão sináptica química de um neurônio para outro. A **junção neuromuscular**, a área especializada onde o nervo motor termina sobre uma fibra muscular esquelética, é o local de um processo de transmissão padrão. Os contatos entre neurônios autonômicos e a musculatura cardíaca e lisa são menos especializados e a transmissão nesses locais é um processo mais difuso. Essas formas de transmissão são também consideradas neste capítulo.

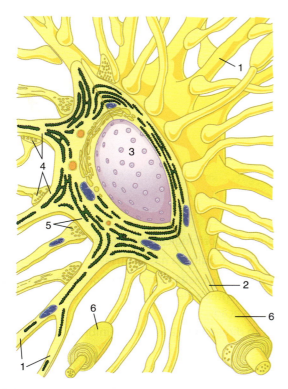

**FIGURA 6-1** Sinapses sobre um neurônio motor típico. O neurônio possui dendritos (**1**), um axônio (**2**) e um núcleo proeminente (**3**). Observe que o retículo endoplasmático rugoso se estende para os dendritos, mas não para o axônio. Muitos axônios diferentes convergem sobre o neurônio e seus botões terminais formam sinapses axodendríticas (**4**) e axossomáticas (**5**). (**6**) Bainha de mielina. (Reproduzida, com permissão, de Krstic RV: *Ultrastructure of the Mammalian Cell.* Springer, 1979.)

## TRANSMISSÃO SINÁPTICA: ANATOMIA FUNCIONAL

A estrutura anatômica das sinapses varia consideravelmente nas diferentes partes do sistema nervoso dos mamíferos. As terminações das fibras pré-sinápticas são geralmente alargadas formando **botões terminais ou botões sinápticos** (Figura 6–2). No córtex cerebral e no cerebelo, as terminações são comumente localizadas sobre os dendritos e frequentemente sobre os **espinhos dendríticos**, que são botões pequenos que se projetam dos dendritos (Figura 6–3). Em alguns casos, as ramificações terminais do axônio do neurônio pré-sináptico formam uma cesta ou rede em volta do soma da célula pós-sináptica (p. ex., células em cesto do cerebelo). Em outros locais, elas se entrelaçam com os dendritos da célula pós-sináptica (p. ex., fibras trepadeiras do cerebelo) ou terminam nos dendritos diretamente (p. ex., dendritos apicais das células piramidais corticais). Algumas terminam nos axônios dos neurônios pós-sinápticos (terminações axoaxonais). Em média, cada neurônio se divide para formar mais de 2.000 terminações sinápticas, e como o sistema nervoso central humano (SNC) possui $10^{11}$ neurônios, deduz-se que existem cerca de $2 \times 10^{14}$ sinapses. Obviamente, portanto, a comunicação entre neurônios é extremamente complexa. As sinapses são estruturas dinâmicas, aumentando e diminuindo em complexidade e número com o uso e a experiência.

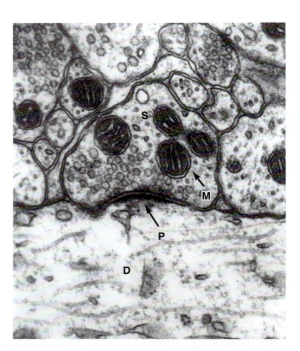

**FIGURA 6-2** Eletromicrografia de um botão sináptico terminal (S) sobre a haste de um dendrito (D) no sistema nervoso central. P, densidade pós-sináptica; M, mitocôndria (×56.000). (Cortesia de DM McDonald.)

Foi calculado que no córtex cerebral 98% das sinapses ocorrem sobre os dendritos e apenas 2% nos corpos celulares. Na medula, a proporção de terminações nos dendritos é menor; há cerca de 8.000 terminações nos dendritos de um típico neurônio medular e cerca de 2.000 nos corpos celulares, fazendo o soma parecer incrustado de terminações.

## FUNÇÕES DOS ELEMENTOS SINÁPTICOS

Cada terminal pré-sináptico de uma sinapse química é separado da estrutura pós-sináptica por uma fenda sináptica que tem 20 a 40 nm. Ao longo da fenda sináptica há muitos receptores de neurotransmissores na membrana pós-sináptica e, em geral, um espessamento pós-sináptico chamado de **densidade pós-sináptica** (Figuras 6–2 e 6–3). A densidade pós-sináptica é um complexo ordenado de receptores específicos, proteínas de ligação e enzimas induzidas por efeitos pós-sinápticos.

Dentro do terminal pré-sináptico se encontram muitas mitocôndrias, bem como várias vesículas envolvidas por membrana que contêm neurotransmissores. Há três tipos de **vesículas sinápticas**: pequenas vesículas sinápticas claras que contêm acetilcolina, glicina, GABA ou glutamato; pequenas vesículas com um núcleo denso que contêm catecolaminas; e grandes vesículas com um núcleo denso que contêm neuropeptídeos. As vesículas e as proteínas contidas em suas paredes são sintetizadas no corpo celular do neurônio e transportadas ao longo do axônio para as terminações pelo transporte axoplásmico rápido. Os neuropeptídeos nas vesículas de núcleos densos também devem ser produzidos pela maquinaria de síntese proteica do corpo celular. Entretanto, as vesículas claras pequenas e as

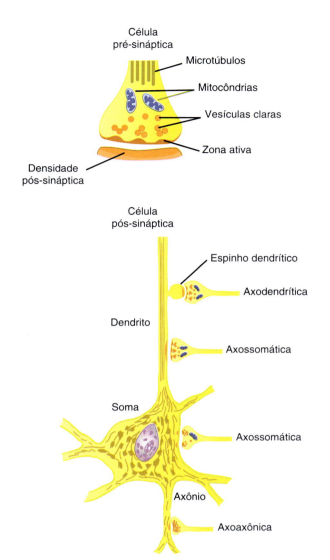

**FIGURA 6-3 Sinapses axodendríticas, axoaxonais e axossomáticas.** Muitos neurônios pré-sinápticos terminam em espinhos dendríticos, como mostrado na parte de cima, mas alguns também terminam diretamente nas hastes dos dendritos. Observe a presença de vesículas sinápticas claras e granuladas nas terminações e no agrupamento de vesículas claras nas zonas ativas.

vesículas pequenas com núcleos densos são recicladas na terminação nervosa. Essas vesículas se fundem com a membrana celular e liberam neurotransmissores por exocitose, sendo então recuperadas por endocitose para serem recarregadas localmente. Em alguns casos, elas se fusionam com os endossomos e são liberadas por brotamento e recarregadas, começando o ciclo novamente. As etapas envolvidas são mostradas na **Figura 6-4**. Mais comumente, entretanto, a vesícula sináptica descarrega seu conteúdo por um pequeno orifício na membrana celular, em seguida a abertura volta a se fechar rapidamente e a vesícula principal permanece dentro da célula (**descarga *kiss and run***). Desse modo, todo o processo endocítico é um circuito curto.

As vesículas grandes de núcleo denso estão localizadas por todos os terminais pré-sinápticos que as contêm e liberam seu conteúdo de neuropeptídeos por exocitose de todas as partes do terminal. Por outro lado, as vesículas pequenas estão localizadas próximas da fenda sináptica e se fundem à membrana, descarregando seus conteúdos muito rapidamente na fenda em áreas de espessamento da membrana chamadas **zonas ativas** (Figura 6-3). As zonas ativas contêm muitas proteínas e fileiras de canais de $Ca^{2+}$.

O $Ca^{2+}$ que desencadeia a exocitose dos neurotransmissores entra nos neurônios pré-sinápticos, e a liberação dos transmissores começa dentro de 200 μs. Portanto, não é surpreendente que os canais de $Ca^{2+}$ dependentes de voltagem estejam muito próximos aos sítios de liberação nas zonas ativas. Além disso, os transmissores devem ser liberados próximos dos receptores pós-sinápticos para serem efetivos no neurônio pós-sináptico. Essa organização ordenada da sinapse depende em parte das **neurexinas**, proteínas ligadas à membrana do neurônio pré-sináptico, que se liga aos receptores de neurexina na membrana do neurônio pós-sináptico. Em vários vertebrados, as neurexinas são produzidas por um único gene que codifica a isoforma α. Entretanto, em camundongos e humanos, elas são codificadas por três genes, e tanto a isoforma α quanto a isoforma β são produzidas. Cada um dos genes tem duas regiões regulatórias e extenso *splicing* alternativo dos seus mRNA. Desse modo, mais de 1.000 neurexinas diferentes são produzidas. Isso aumenta a possibilidade das neurexinas não apenas manterem as sinapses juntas, mas também fornecerem um mecanismo para a produção da especificidade sináptica.

Como observado no Capítulo 2, o brotamento das vesículas, a fusão e a descarga do seu conteúdo com subsequente recuperação da membrana da vesícula são processos fundamentais, ocorrendo na maioria, se não em todas as células. Portanto, a secreção de neurotransmissores nas sinapses, acompanhada da recuperação da membrana, são formas especializadas de processos gerais de exocitose e endocitose. Os detalhes dos processos pelos quais as vesículas sinápticas se fundem à membrana celular ainda estão sendo desvendados. Eles envolvem a formação de um bloqueio pela ligação da proteína **v-snare sinaptobrevina** na membrana da vesícula à proteína **t-snare sintaxina** na membrana celular. Um complexo multiproteína regulado por pequenas GTPases, como a Rab3, também está envolvido no processo (**Figura 6-5**). A via de mão única nas sinapses é necessária para a função neural ordenada.

Várias toxinas letais que bloqueiam a liberação de neurotransmissores são endopeptidades de zinco que clivam e assim inativam proteínas no complexo fusão-exocitose. O **Quadro Clínico 6-1** descreve como neurotoxinas das bactérias chamadas *Clostridium tetani* e *Clostridium botulinum* podem interromper a liberação de neurotransmissores tanto no SNC quanto na junção neuromuscular.

# EVENTOS ELÉTRICOS NOS NEURÔNIOS PÓS-SINÁPTICOS

## POTENCIAIS EXCITATÓRIOS E INIBITÓRIOS PÓS-SINÁPTICOS

A inserção de um eletrodo em um neurônio motor α é um bom exemplo de uma técnica usada para estudar a atividade elétrica pós-sináptica. Ela é feita inserindo um microeletrodo através da porção ventral da medula espinal. A punção de uma

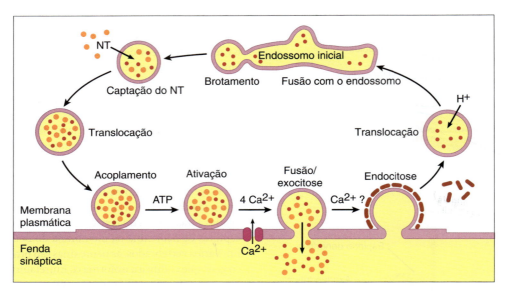

**FIGURA 6-4** Ciclo de pequenas vesículas sinápticas nos terminais pré-sinápticos. As vesículas brotam do endossomo inicial e então se recarregam com o neurotransmissor (NT; em cima à esquerda). Elas então se movem para a membrana plasmática, se acoplam e são ativadas. Com a chegada de um potencial de ação na terminação, o influxo de Ca²⁺ dispara a fusão e exocitose do conteúdo dos grânulos para a fenda sináptica. A parede da vesícula é então revestida com clatrina e recapturada por endocitose. No citoplasma, ela se funde com o endossomo inicial e o ciclo está pronto para se repetir. (Reproduzida com a permissão de Südhof TC: The synaptic vesicle cycle: A cascade of protein-protein interactions. Nature 1995;375:645.)

membrana celular é sinalizada pelo aparecimento de uma diferença de potencial constante de 70 mV entre o microeletrodo e um eletrodo colocada fora da célula. A célula pode ser identificada como um neurônio motor espinal pelo estímulo apropriado da raiz ventral e a observação da atividade elétrica da célula. Tal estímulo inicia um impulso antidrômico (ver Capítulo 4) que é conduzido ao soma e para nesse ponto. Portanto, a presença de um potencial de ação na célula após estimulação antidrômica indica que a célula registrada é um neurônio motor α. O estímulo de uma raiz dorsal aferente (neurônio sensorial) pode ser usado para estudar tanto eventos excitatórios quanto inibitórios nos neurônios motores α (**Figura 6-6**).

Uma vez que um impulso tenha atingido os terminais pré-sinápticos, uma resposta pode ser obtida no neurônio pós-sináptico após um **retardo sináptico**. O retardo se deve ao tempo que o mediador sináptico leva para ser liberado e atuar nos receptores na membrana da célula pós-sináptica. Devido a isso, a condução ao longo de uma cadeia de neurônios é mais lenta se houver muitas sinapses comparada à outra em que haja poucas sinapses. Como o tempo mínimo de transmissão através de uma sinapse é de 0,5 ms, também é possível determinar se uma dada via reflexa é **monossináptica** ou **polissináptica** (contém mais de uma sinapse) medindo-se o retardo sináptico.

Um único estímulo aplicado aos nervos sensoriais caracteristicamente não leva à formação de um potencial de ação propagado no neurônio pós-sináptico. Em vez disso, o estímulo produz ou uma despolarização parcial transitória ou uma hiperpolarização transitória. A resposta despolarizadora inicial produzida por um único estímulo apropriado se inicia cerca de 0,5 ms depois que o impulso aferente entra na medula espinal. Ele atinge seu pico 1 1,5 ms mais tarde e então diminui exponencialmente. Durante esse potencial, a excitabilidade do neurônio a outros estímulos aumenta, e consequentemente o potencial é chamado de um **potencial excitatório pós-sináptico** (**PEPS**) (Figura 6-6).

O PEPS é produzido pela despolarização da membrana celular pós-sináptica imediatamente abaixo da terminação pré-sináptica. O transmissor excitatório abre os canais de Na⁺ ou Ca²⁺ na membrana pós-sináptica, produzindo uma corrente de influxo. A área de fluxo de corrente assim criada é tão pequena

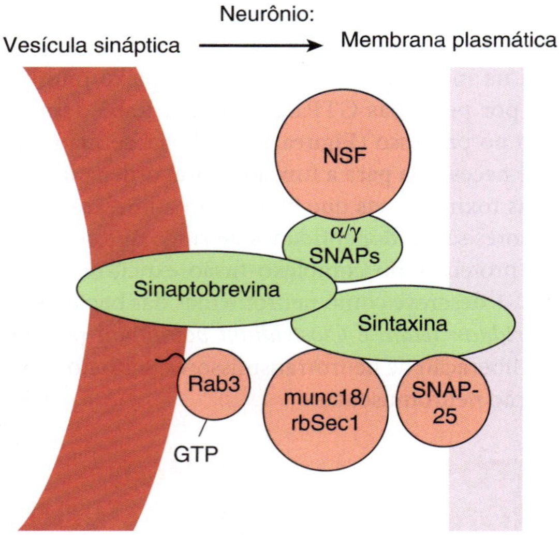

**FIGURA 6-5** Principais proteínas que interagem para produzir acoplamento e fusão de vesículas sinápticas nas terminações nervosas. Os processos pelos quais as vesículas sinápticas se fusionam com a célula envolvem a interação entre a proteína v-snare sinaptobrevina na membrana da vesícula e a proteína t-snare sintaxina na membrana celular; um complexo multiproteico regulado por pequenas GTPases, como Rab3, também está envolvido no processo. (Reproduzida, com permissão, de Ferro-Novick S, John R: Vesicle fusion from yeast to man. Nature 1994; 370:191.)

# QUADRO CLÍNICO 6–1

### Toxinas botulínica e tetânica

Os **clostrídeos** são bactérias gram-positivas. Duas variedades, *Clostridium tetani* e *Clostridium botulinum*, produzem algumas das mais potentes toxinas biológicas que afetam humanos (**toxina tetânica** e **toxina botulínica**). Essas neurotoxinas atuam impedindo a liberação de neurotransmissores no CNS e na junção neuromuscular. A toxina tetânica se liga irreversivelmente à membrana pré-sináptica da junção neuromuscular e usa o transporte axonal retrógrado para se propagar para o corpo celular do neurônio motor na medula espinal. De lá ela é capturada pelos terminais dos interneurônios inibitórios pré-sinápticos. A toxina se liga a **gangliosídeos** nesses terminais e bloqueia a liberação de glicina e GABA. Como resultado, a atividade dos neurônios motores é acentuadamente aumentada. Clinicamente, a toxina tetânica provoca paralisia espástica; o sintoma característico de "trismo mandibular" envolve espasmos do músculo masseter. O botulismo pode resultar da ingestão de alimento contaminado, colonização do trato gastrintestinal em uma criança ou infecção de feridas. As toxinas botulínicas são na verdade uma família de sete neurotoxinas, mas são principalmente as toxinas botulínicas A, B e E as tóxicas para os humanos. As toxinas botulínicas A e E clivam a proteína associada ao sinaptosoma (**SNAP-25**). Esta é uma proteína de membrana pré-sináptica necessária à fusão de vesículas sinápticas contendo acetilcolina à membrana terminal, um passo importante na liberação do neurotransmissor. A toxina botulínica B cliva a **sinaptobrevina**, uma proteína de membrana associada a vesículas (**VAMP**). Ao bloquear a liberação de acetilcolina na junção neuromuscular, essas toxinas provocam paralisia flácida. Os sintomas podem incluir ptose, diplopia, disartria, disfonia e disfagia.

### DESTAQUES TERAPÊUTICOS

O tétano pode ser evitado pelo tratamento com a **vacina toxoide tetânico**. O amplo uso dessa vacina nos Estados Unidos na metade da década de 1940 levou a um acentuado declínio na incidência de toxicidade tetânica. A incidência de toxicidade botulínica também é baixa (cerca de 100 casos por ano nos Estados Unidos), mas naqueles indivíduos que são afetados, a taxa de mortalidade é de 5 a 10%. Uma antitoxina está disponível para o tratamento e aqueles que estão em risco de falência respiratória são colocados em um ventilador. Pelo lado positivo, a injeção local de pequenas doses de toxina botulínica (**botox**) se mostrou eficiente no tratamento de uma grande variedade de condições caracterizadas pela hiperatividade muscular. Exemplos incluem a injeção no esfíncter esofagiano inferior para aliviar a acalasia e a injeção nos músculos faciais para remover rugas.

---

que não drena carga positiva suficiente para despolarizar toda a membrana. Em vez disso, um PEPS é registrado. O PEPS resultante da atividade em um botão sináptico é pequeno, mas as despolarizações produzidas por cada um dos botões ativos se somam.

Os PEPS são produzidos por alguns estímulos, mas outros estímulos produzem respostas hiperpolarizantes. Como os PEPSs, eles têm um pico de 11,5 ms após o estímulo e decaem exponencialmente. Durante esse potencial, a excitabilidade do neurônio a outros estímulos diminui; consequentemente, são chamados de **potenciais inibitórios pós-sinápticos** (**PIPS**) (Figura 6–6).

Um PIPS pode ser produzido por um aumento localizado no transporte de Cl⁻. Quando um botão sináptico inibitório se torna ativo, o transmissor liberado desencadeia a abertura dos canais de Cl⁻ na área da membrana celular pós-sináptica abaixo do botão. O Cl⁻ move-se a favor da seu gradiente de concentração. O efeito resultante é a transferência de carga negativa para a célula, de modo que o potencial de membrana aumenta (fica mais negativo).

A diminuição de excitabilidade da célula nervosa durante o PIPS se deve ao movimento do potencial de membrana para longe do nível de disparo. Consequentemente, mais atividade excitatória (despolarizadora) é necessária para atingir o nível de disparo. O fato de um PIPS ser mediado por Cl⁻ pode ser demonstrado pela repetição do estímulo enquanto se varia o potencial de membrana em repouso da célula pós-sináptica.

Quando o potencial de membrana está no potencial de equilíbrio para o cloreto ($E_{Cl}$), o potencial pós-sináptico desaparece (**Figura 6–7**), e em potenciais de membrana mais negativos ele se torna positivo (**potencial reverso**).

Como os PIPS são hiperpolarizações, eles podem ser produzidos por alterações em outros canais iônicos no neurônio. Por exemplo, podem ser produzidos pela abertura dos canais de $K^+$, com movimento de $K^+$ para fora da célula pós-sináptica ou pelo fechamento dos canais de $Na^+$ ou $Ca^{2+}$.

## POTENCIAIS PÓS-SINÁPTICOS LENTOS

Além dos PEPS e PIPS descritos previamente, PEPS e PIPS lentos foram descritos em gânglios autonômicos, músculo cardíaco e liso e em neurônios corticais. Esses potenciais pós-sinápticos têm uma latência de 100 a 500 ms e duram vários segundos. Os PEPS lentos são geralmente causados por diminuição da condutância ao $K^+$, e os PIPS lentos se devem a aumentos na condutância ao $K^+$.

## TRANSMISSÃO ELÉTRICA

Nas junções sinápticas em que a transmissão é elétrica, o impulso que atinge o terminal pré-sináptico gera um PEPS na célula pós-sináptica que, devido à existência de pontes de baixa resistência entre

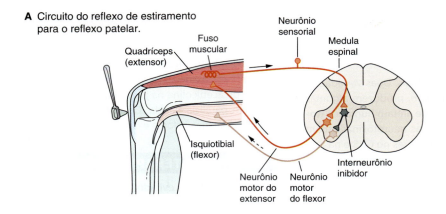

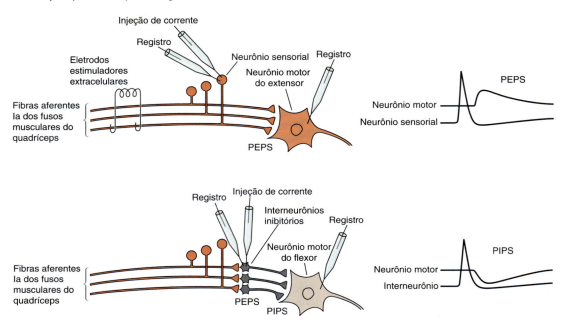

**FIGURA 6-6** As conexões sinápticas excitatórias e inibitórias envolvidas no reflexo de estiramento fornecem um exemplo dos circuitos típicos no interior do SNC. **A**) O neurônio sensorial receptor de estiramento do músculo quadríceps faz uma conexão excitatória com o neurônio motor extensor do mesmo músculo e um interneurônio inibitório que se projeta para flexionar os neurônios motores que inervam o músculo isquiotibial antagonista. **B**) Arranjo experimental para estudar a excitação e inibição do neurônio motor extensor. A figura superior apresenta duas abordagens para promover um potencial excitatório (despolarizante) pós-sináptico, ou PEPS, no neurônio motor extensor: estímulo elétrico de todo nervo aferente Ia usando eletrodos extracelulares e uma corrente intracelular injetada por um eletrodo inserido no corpo celular do neurônio sensorial. A figura de baixo mostra que a corrente injetada no interneurônio inibidor promove um potencial inibidor (hiperpolarizante) pós-sináptico ou IPSP no neurônio motor flexor (De Kandel ER, Schwartz JH, Jessell TM [editors]: *Principles of Neural Science,* 4th ed. McGraw-Hill, 2000.)

as células, tem uma latência mais curta do que a do PEPS em uma sinapse em que a transmissão é química. Em sinapses conjuntas, tanto uma resposta de baixa latência quanto uma de latência pós-sináptica mais longa, mediada quimicamente, podem ocorrer.

## GERAÇÃO DE UM POTENCIAL DE AÇÃO NO NEURÔNIO PÓS-SINÁPTICO

O efeito recíproco constante das atividades excitatória e inibitória no neurônio pós-sináptico produz um potencial de membrana flutuante que é o somatório das atividades de hiperpolarização e despolarização. O soma do neurônio atua, portanto, como um integrador. Quando o nível de despolarização atinge a voltagem limiar, ocorrerá a propagação de um potencial de ação. Entretanto, a descarga do neurônio é ligeiramente mais complicada. Em neurônios motores, a porção da célula com o limite mais baixo para a produção de um potencial de ação é o **segmento inicial**, a porção do axônio localizada no cone axonal ou pouco além dele. Esse segmento não mielinizado é despolarizado ou hiperpolarizado eletrotonicamente pela dissipação de corrente e por botões sinápticos excitatórios e inibitórios. Trata-se da primeira parte do neurônio a disparar,

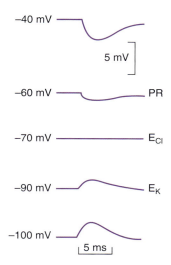

**FIGURA 6-7** **Um PIPS se deve ao aumento de influxo de Cl⁻ durante o estímulo.** Isto pode ser demonstrado repetindo o estímulo enquanto se varia o potencial de membrana em repouso (PR) da célula pós-sináptica. Quando o potencial de membrana é o $E_{Cl}$, o potencial desaparece, e em potenciais de membrana mais negativos (p. ex., $E_K$ e mais baixos) ele se torna mais positivo (potencial reverso).

e sua descarga é propagada em duas direções: axônio abaixo e de volta para o soma. O disparo retrógrado ao soma, desta maneira, provavelmente tem utilidade ao "zerar a contagem" para a subsequente renovação da ação recíproca entre as atividades excitatória e inibitória na célula.

## SOMAÇÃO TEMPORAL E ESPACIAL DOS POTENCIAIS PÓS-SINÁPTICOS

Duas propriedades passivas da membrana de um neurônio afetam a capacidade dos potenciais pós-sinápticos de se somarem para promover um potencial de ação (Figura 6–8). A **constante de tempo** de um neurônio determina o curso de tempo do potencial sináptico, e a **constante de comprimento** de um neurônio determina o grau em que uma corrente de despolarização é reduzida, à medida que se espalha passivamente. A Figura 6–8 também mostra como a constante de tempo do neurônio pós-sináptico pode afetar a amplitude da despolarização provocada por PEPS consecutivos, produzidos por um único neurônio pré-sináptico. Quanto mais longa a constante de tempo, maior é a possibilidade de dois potenciais pós-sinápticos se somarem para induzir um potencial de ação. Se um segundo PEPS é gerado antes que o primeiro PEPS decaia, os dois potenciais se somam e, como nesse exemplo, seus efeitos aditivos são suficientes para induzir um potencial de ação no neurônio pós-sináptico (**somação temporal**). A Figura 6–8 também mostra como a constante de comprimento de um neurônio pós-sináptico pode afetar a amplitude de dois PEPS produzidos por diferentes neurônios pré-sinápticos em um processo denominado de **somação espacial**. Se um neurônio tem uma constante de comprimento longa, a despolarização da membrana induzida por estímulos que chegam em dois pontos no neurônio pode se espalhar para a zona de gatilho do neurônio com decréscimo mínimo. Os dois potenciais podem se somar e induzir um potencial de ação.

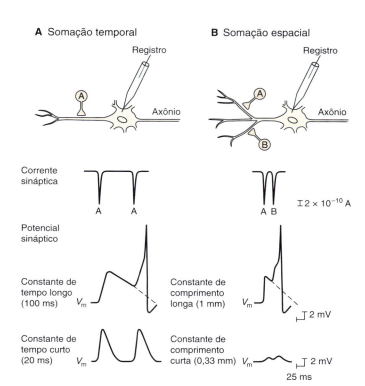

**FIGURA 6-8** **Neurônios centrais integram uma variedade de estímulos sinápticos por meio da somação temporal e espacial. A)** A constante de tempo do neurônio pós-sináptico afeta a amplitude da despolarização causada por PEPS consecutivos produzidos por um único neurônio pré-sináptico. Em casos de uma constante de tempo longa, se um segundo PEPS é gerado antes que o primeiro PEPS decaia, os dois potenciais se somam para induzir um potencial de ação. **B)** A constante de comprimento de uma célula pós-sináptica afeta a amplitude de dois PEPS produzidos por dois neurônios pré-sinápticos, A e B. Se a constante de comprimento é longa, a despolarização induzida em dois pontos do neurônio pode se espalhar para a zona de gatilho do neurônio com decréscimo mínimo de modo que os dois potenciais se somam e um potencial de ação é promovido. (De Kandel ER, Schwartz JH, Jessell TM [editors]: *Principles of Neural Science,* 4th ed. McGraw-Hill, 2000).

## FUNÇÃO DOS DENDRITOS

Por muitos anos, o ponto de vista padrão era de que os dendritos eram simplesmente os locais de entrada ou dissipação de corrente, que mudavam eletrotonicamente o potencial de membrana no segmento inicial; isto é, eles eram considerados meramente como extensões do soma que expandem a área disponível para integração. Quando a árvore dendrítica de um neurônio é extensa e tem múltiplos botões pré-sinápticos que terminam nela, há um espaço para uma grande interação mútua entre as atividades inibitória e excitatória.

Está agora bem estabelecido que os dendritos contribuem para a função neural de formas mais complexas. Potenciais de ação podem ser registrados nos dendritos, e, em muitos casos, esses começam no segmento inicial e são conduzidos de forma retrógrada, porém, potenciais de ação propagados são iniciados em alguns dendritos. Pesquisas adicionais demonstraram a maleabilidade dos espinhos dendríticos. Os espinhos dendríticos aparecem, mudam de posição e até mesmo desaparecem em uma escala de tempo de minutos e horas, e não de dias e meses.

Além disso, embora a síntese de proteínas ocorra principalmente no soma, com seu núcleo, filamentos de mRNA migram para os dendritos. Lá, cada um pode se associar a um único ribossomo em um espinho dendrítico e produzir proteínas que alteram os efeitos de sinapses individuais sobre o espinho. Essas mudanças nos espinhos dendríticos têm sido associadas à motivação, ao aprendizado e à memória de longa duração.

## INIBIÇÃO E FACILITAÇÃO NAS SINAPSES

A inibição no SNC pode ser pós-sináptica ou pré-sináptica. Os neurônios responsáveis pela inibição pós e pré-sináptica são comparados na Figura 6-9. A **inibição pós-sináptica**, durante o curso de um PIPS, é chamada de **inibição direta** porque ela não é uma consequência de descargas prévias do neurônio pós-sináptico. Há várias formas de **inibição indireta**, isto é, a inibição devido aos efeitos da descarga prévia de um neurônio sináptico. Por exemplo, a célula pós-sináptica pode ser refratária à excitação porque acabou de disparar e está em seu período refratário. Durante a hiperpolarização ela também é menos excitável. Em neurônio espinais, especialmente após repetidos disparos, essa hiperpolarização pode ser grande e prolongada.

## INIBIÇÃO PÓS-SINÁPTICA

A inibição pós-sináptica ocorre quando um neurotransmissor inibitório (p. ex., glicina, GABA) é liberado por um terminal nervoso pré-sináptico sobre um neurônio pós-sináptico. Várias vias no sistema nervoso são conhecidas como mediadoras da inibição pós-sináptica, e um exemplo ilustrativo é apresentado aqui. As fibras aferentes dos fusos musculares (receptores de estiramento) no músculo esquelético se projetam diretamente para os neurônios motores espinais das unidades motoras que suprem o mesmo músculo (Figura 6-6). Impulsos nessa fibra aferente provocam PEPS e, com a somação, respostas propagadas nos neurônios motores pós-sinápticos. Ao mesmo tempo, os PIPS são produzidos nos neurônios motores que suprem os músculos antagonistas que têm um interneurônio inibitório interposto entre a fibra aferente e o neurônio motor. Portanto, a atividade nas fibras aferentes dos fusos musculares excita os neurônios motores que inervam o músculo de onde vêm os impulsos, e inibe os neurônios motores que inervam a musculatura antagonista (**inervação recíproca**). Esses reflexos são considerados em mais detalhe no Capítulo 12.

## INIBIÇÃO PRÉ-SINÁPTICA E FACILITAÇÃO

Outro tipo de inibição que ocorre no SNC é a **inibição pré-sináptica**, um processo mediado pelos neurônios cujos terminais estão em terminações excitatórias, formando as **sinapses axoaxonais** (Figura 6-3). Três mecanismos de inibição pré-sináptica foram descritos. Primeiro, a ativação dos receptores pré-sinápticos aumenta a condutância de $Cl^-$, e tem sido demonstrado que isso diminui o tamanho dos potenciais de ação que atingem a terminação excitatória (Figura 6-10). Isso, por sua vez, reduz a entrada de $Ca^{2+}$ e, consequentemente, a quantidade de neurotransmissores excitatórios liberados. Os canais de $K^+$ dependentes de voltagem também são abertos, e o efluxo de $K^+$ resultante também provoca a diminuição do influxo de $Ca^{2+}$. Finalmente, há evidências de inibição direta da liberação de neurotransmissores independentemente do influxo de $Ca^{2+}$ para dentro da terminação excitatória.

O primeiro transmissor que demonstrou produzir a inibição pré-sináptica foi o GABA. Atuando por intermédio dos receptores $GABA_A$, o GABA aumenta a condutância ao $Cl^-$. Os receptores $GABA_B$ também estão presentes na medula espinal e parecem mediar a inibição pré-sináptica por meio ao uma proteína G, que produz um aumento na condutância ao $K^+$. O baclofen, um agonista $GABA_B$, é eficaz no tratamento da espasticidade provocada por lesão da medula espinal e pela esclerose múltipla, particularmente quando administrado por via intratecal, pela implantação de uma bomba. Outros neurotransmissores também mediam a inibição pré-sináptica via efeitos mediados por proteínas G nos canais de $Ca^{2+}$ e $K^+$.

Por outro lado, a **facilitação pré-sináptica** é produzida quando o potencial de ação é prolongado (Figura 6-10) e os canais de $Ca^{2+}$ são abertos por um período maior. Os eventos moleculares responsáveis pela produção da facilitação pré-sináptica mediada pela serotonina na lesma do mar *Aplysia* foram desvendados detalhadamente. A serotonina liberada nas terminações axoaxonais aumenta os níveis de AMPc intraneuronais, e a fosforilação resultante de um grupo de canais de $K^+$ fecha esses canais, retardando a repolarização e prolongando o potencial de ação.

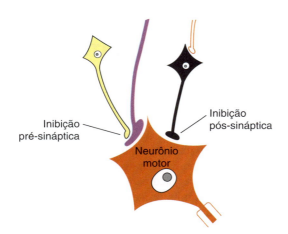

**FIGURA 6-9 Comparação de neurônios produzindo inibição pré-sináptica e pós-sináptica.** A inibição pré-sináptica é um processo mediado por neurônios cujos terminais se encontram sobre terminações nervosas excitatórias, formando sinapses axoaxonais e reduzindo a liberação de neurotransmissores pelo neurônio excitatório. A inibição pós-sináptica ocorre quando um neuro transmissor inibitório (p. ex., glicina, GABA) é liberado por um terminal nervoso pré-sináptico sobre um neurônio pós-sináptico.

## ORGANIZAÇÃO DOS SISTEMAS INIBITÓRIOS

As inibições pré e pós-sinápticas são geralmente produzidas por estímulos de certos sistemas convergentes sobre um

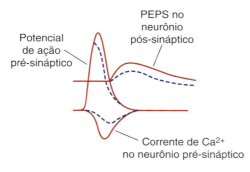

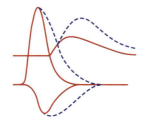

**FIGURA 6-10** Efeitos da inibição e facilitação pré-sinápticas sobre o potencial de ação e a corrente de $Ca^{2+}$ no neurônio pré-sináptico e o PEPS no neurônio pós-sináptico. Em cada caso, as linhas contínuas são os controles e as tracejadas são os registros obtidos durante a inibição ou facilitação. A inibição pré-sináptica ocorre quando a ativação dos receptores pré-sinápticos aumenta a condutância ao $Cl^-$, que diminui o tamanho do potencial de ação. Isso diminui a entrada de $Ca^{2+}$ e, portanto, a quantidade de neurotransmissor excitatório liberado. A facilitação pré-sináptica é produzida quando potencial de ação é prolongado e os canais de $Ca^{2+}$ são abertos por um tempo mais longo. (Modificada de Kandel ER, Schwartz JH, Jessell TM [editors]: *Principles of Neural Science*, 4th ed. McGraw-Hill, 2000).

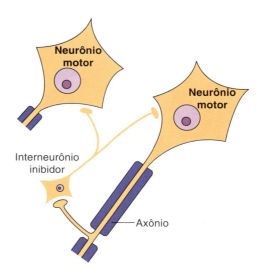

**FIGURA 6-11** Inibição por retroalimentação negativa de um neurônio motor espinal por meio de um interneurônio inibitório. O axônio de um neurônio motor espinal tem um ramo colateral recorrente que faz sinapse com um interneurônio inibitório, o qual termina sobre o corpo celular do mesmo neurônio e de outros neurônios motores. O interneurônio inibitório é chamado de célula de Renshaw e seu neurotransmissor é a glicina.

determinado neurônio pós-sináptico. Os neurônios também podem inibir a si mesmos, em um tipo de retroalimentação negativa (inibição por retroalimentação negativa). Por exemplo, um neurônio motor espinal emite um ramo colateral recorrente que faz sinapse com um interneurônio inibitório, que então termina sobre o corpo celular do próprio neurônio espinal e em outros neurônios motores espinais (**Figura 6-11**). Esse neurônio inibitório específico é algumas vezes chamado de **célula de Renshaw**, a partir do seu descobridor. Impulsos gerados no neurônio motor estimulam o interneurônio inibitório a secretar o neurotransmissor inibitório, a **glicina**, e isso reduz ou cessa a descarga do neurônio motor. Inibição semelhante, por meio de colaterais recorrentes, é observada no córtex cerebral e no sistema límbico. A inibição pré-sináptica devido às vias descendentes que terminam sobre vias aferentes no corno dorsal pode estar envolvida na modulação da transmissão da dor.

Outro tipo de inibição é observado no cerebelo. Nesta parte do encéfalo, a estimulação das células em cesto (*basket cells*) produz PIPS nas células de Purkinje. Entretanto, as células em cesto e as células de Purkinje são excitadas pelo mesmo estímulo de fibras paralelas excitatórias (ver Capítulo 12). Esse arranjo, que tem sido chamado de inibição por anteroalimentação (*feed-forward*), presumivelmente inibe a duração da excitação produzida por qualquer descarga aferente.

## TRANSMISSÃO NEUROMUSCULAR

### JUNÇÃO NEUROMUSCULAR

À medida que o axônio que supre uma fibra muscular esquelética se aproxima da sua terminação, ele perde sua bainha de mielina e se divide em vários botões terminais (**Figura 6-12**). O terminal contém muitas vesículas pequenas e claras, as quais contêm acetilcolina, o neurotransmissor nessas junções. As terminações se encaixam nas **preças juncionais**, que são depressões na **placa motora terminal**, a porção espessada da membrana muscular na junção. O espaço entre o nervo e a membrana muscular espessada é comparável à fenda sináptica nas sinapses neurônio-neurônio. A estrutura toda é conhecida como **junção neuromuscular**. Apenas uma fibra nervosa termina sobre cada placa terminal, sem a convergência de estímulos múltiplos.

### SEQUÊNCIA DE EVENTOS DURANTE A TRANSMISSÃO

Os eventos que ocorrem durante a transmissão de impulsos do neurônio motor para o músculo são de alguma forma semelhantes aos que ocorrem nas sinapses neurônio-neurônio (**Figura 6-13**). O impulso que chega ao terminal do neurônio motor aumenta a permeabilidade de suas terminações ao $Ca^{2+}$. O $Ca^{2+}$ entra nas terminações e desencadeia um aumento acentuado na exocitose das vesículas sinápticas contendo acetilcolina. A acetilcolina se difunde até os receptores colinérgicos nicotínicos que estão concentrados nos topos das pregas juncionais da membrana da placa motora terminal. A ligação da acetilcolina a esses receptores aumenta a condutância ao $Na^+$ e $K^+$, e o influxo resultante de $Na^+$ produz o potencial de despolarização, o **potencial de placa motora**. O fluxo de corrente criado por esse potencial local despolariza a membrana muscular adjacente até o seu nível

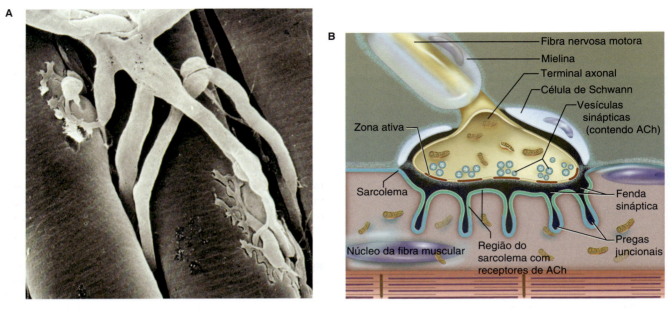

**FIGURA 6-12** **A junção neuromuscular. A)** Eletromicrografia de varredura mostrando as ramificações dos axônios motores com os terminais incrustados nas fendas da superfície da fibra muscular. **B)** Estrutura de uma junção neuromuscular ach = acetilcolina (De Widmaier EP, Raff H, Strang KT: *Vanders Human Physiology*. McGraw-Hill, 2008.)

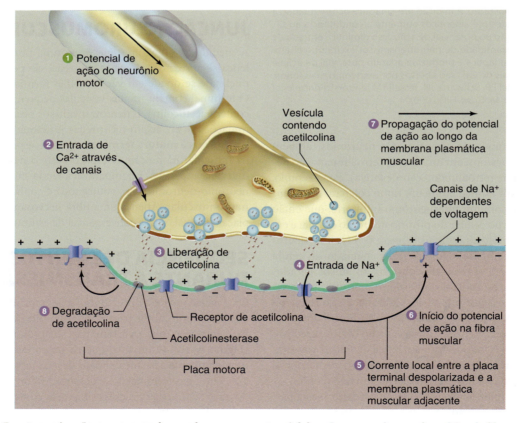

**FIGURA 6-13** **Eventos na junção neuromuscular que levam a um potencial de ação na membrana plasmática da fibra muscular.** A chegada do impulso ao terminal do neurônio motor aumenta a permeabilidade das suas terminações ao $Ca^{2+}$ que entra nas terminações e desencadeia a exocitose das vesículas sinápticas que contêm acetilcolina (ACh). A ACh se difunde e se liga aos receptores colinérgicos nicotínicos da placa motora, o que aumenta a condutância ao $Na^+$ e $K^+$. O influxo de $Na^+$ resultante produz o potencial da placa motora. O fluxo de corrente criado por esse potencial local despolariza a membrana muscular adjacente até o seu nível de disparo. Potenciais de ação são gerados de ambos os lados da placa motora e são conduzidos em ambas as direções, ao longo da fibra muscular, causando a contração do músculo. A ACh é então removida da fenda sináptica pela acetilcolinesterase. (De Widmaier EP, Raff H, Strang KT: *Vanders Human Physiology*. McGraw-Hill, 2008.)

de disparo. Potenciais de ação são gerados de ambos os lados da placa terminal e são conduzidos para longe da placa terminal em ambas as direções, ao longo da fibra muscular. O potencial de ação muscular, por sua vez, inicia a contração muscular, como descrito no Capítulo 5. A acetilcolina é, então, removida da fenda sináptica pela acetilcolinesterase, que está presente em altas concentrações na junção neuromuscular.

Uma placa terminal de um humano normal contém cerca de 15 a 40 milhões de receptores de aceticolina. Cada impulso nervoso libera acetilcolina de cerca de 60 vesículas sinápticas, e cada vesícula contém em torno de 10.000 moléculas do neurotransmissor. Essa quantidade é suficiente para ativar cerca de 10 vezes o número de receptores colinérgicos nicotínicos necessários para produzir um potencial de placa motora completo. Portanto, um potencial de ação propagado no músculo é regularmente produzido, e essa grande resposta obscurece o potencial da placa motora. Entretanto, o potencial da placa motora pode ser visto se o fator de segurança de 10 vezes é superado e o potencial reduzido a um tamanho que é insuficiente para ativar a membrana muscular adjacente. Isso pode ser conseguido com a administração de pequenas doses de *curare*, um composto (veneno) que compete com a acetilcolina pela ligação aos receptores nicotínicos. Essa resposta é então registrada apenas na região da placa motora e diminui exponencialmente longe dela. Nessas condições, pode-se demonstrar que os potenciais de placa motora sofrem por somação temporal.

## LIBERAÇÃO *QUANTAL* DO NEUROTRANSMISSOR

Pequenos *quanta* (pacotes) de acetilcolina são liberados aleatoriamente pela membrana do neurônio em repouso. Cada quanta produz um minúsculo pico despolarizante chamado de **potencial de placa motora em miniatura**, que é de cerca de 0,5 mV em amplitude. O tamanho do *quanta* de acetilcolina liberado dessa forma varia diretamente com a concentração de $Ca^{2+}$, e inversamente com a concentração de $Mg^{2+}$ na placa motora. Quando um impulso nervoso atinge o terminal, o número de *quanta* liberado aumenta em várias ordens de magnitude, e o resultado é o grande potencial de placa motora, que excede o nível de disparo da fibra muscular. A liberação *quantal* de acetilcolina, semelhante à observada na junção mioneural, foi percebida em outras sinapses colinérgicas, e a liberação *quantal* de outros neurotransmissores ocorre nas junções sinápticas noradrenérgicas, glutamatérgicas e outras. Duas doenças da junção neuromuscular, a miastenia grave e a síndrome de Lambert-Eaton, são descritas no Quadro Clínico 6–2 e no Quadro Clínico 6–3, respectivamente.

---

### QUADRO CLÍNICO 6–2

#### Miastenia grave

A miastenia grave é uma doença grave, às vezes fatal, em que os músculos esqueléticos ficam fracos e cansam facilmente. Ela ocorre em 25 a 125 de cada milhão de pessoas em todo o mundo e pode ocorrer em qualquer idade, mas parece ter uma distribuição bimodal, com picos de ocorrência em indivíduos em seus 20 (principalmente mulheres) e 60 anos (principalmente homens). Ela é causada pela formação de anticorpos circulantes contra os **receptores colinérgicos nicotínicos** musculares. Esses anticorpos destroem alguns dos receptores e ligam outros a receptores vizinhos, desencadeando a sua remoção por endocitose. Normalmente, o número de *quanta* liberado pelo terminal do nervo motor diminui com estímulos repetitivos sucessivos. Na miastenia grave a transmissão neuromuscular falha nesses níveis baixos de liberação *quantal*. Isso leva à principal característica clínica da doença, a fadiga muscular com atividade repetida ou mantida. Há duas formas principais da doença. Em uma forma os músculos extraoculares são principalmente afetados. Na segunda forma, há uma fraqueza generalizada dos músculos esqueléticos. Em casos severos, todos os músculos, incluindo o diafragma, podem se tornar fracos, e falência respiratória e morte podem se seguir. A principal anormalidade estrutural na miastenia grave é o aparecimento de fendas sinápticas esparsas, rasas e anormalmente largas ou ausentes na placa motora. Estudos demonstram que a membrana pós-sináptica tem uma resposta reduzida à acetilcolina e uma diminuição de 70 a 90% no número de receptores por placa motora nos músculos afetados. Pacientes com miastenia grave têm uma tendência maior que o normal a apresentar artrite reumatoide, lúpus eritematoso sistêmico e poliomiosite. Cerca de 30% dos pacientes com miastenia grave têm um parente materno com um distúrbio autoimune. Essas associações sugerem que indivíduos com miastenia grave compartilham uma predisposição genética a doenças autoimunes. O timo pode desempenhar um papel na patogenia da doença ao fornecer células *T helper* sensibilizadas contra proteínas tímicas que fazem reação cruzada com receptores de acetilcolina. Na maioria dos pacientes, o timo é hiperplástico, e 10 a 15% deles têm um timoma.

---

#### DESTAQUES TERAPÊUTICOS

A fraqueza muscular provocada pela miastenia grave melhora após um período de repouso ou após a administração de um **inibidor da acetilcolinesterase,** como **neostigmina** ou **piridostigmina**. Inibidores de colinesterase impedem a metabolização da acetilcolina e podem, portanto, compensar a diminuição normal na liberação do neurotransmissor durante estimulações sucessivas. **Medicamentos imunossupressores** (p. ex. **prednisona**, **azatioprina** ou **ciclosporina**) podem suprimir a produção de anticorpos e foi demonstrado que melhoram a força muscular em alguns pacientes com miastenia grave. A **timectomia** é indicada especialmente se um timoma é suspeito no desenvolvimento da doença. Mesmo naqueles sem timoma, a timectomia induz a remissão em 35% dos casos e melhora os sintomas em 45% dos demais pacientes.

## QUADRO CLÍNICO 6–3

### Síndrome de Lambert-Eaton

Na condição relativamente rara chamada de **Síndrome de Lambert-Eaton LEMS**, fraqueza muscular é causada por um ataque autoimune contra um dos canais de $Ca^{2+}$ dependentes de voltagem, nas terminações nervosas da junção neuromuscular. Isso diminui o influxo normal de cálcio que provoca a liberação de acetilcolina. A incidência de LEMS nos Estados Unidos é de cerca de 1 caso a cada 100.000 pessoas; é em geral uma doença que se inicia na fase adulta, e parece ter uma ocorrência semelhante em homens e mulheres. Os músculos proximais das extremidades inferiores são primariamente afetados, produzindo um andar bamboleante e dificuldade em levantar os braços. Estímulos repetidos dos nervos motores facilitam o acúmulo de $Ca^{2+}$ no terminal nervoso e aumentam a liberação de acetilcolina, levando a um aumento na força muscular. Isso está em contraste com a miastenia grave, na qual os sintomas são exacerbados por estimulação repetitiva. Cerca de 40% dos pacientes com LEMS também têm câncer, especialmente câncer de pulmão de células pequenas. Uma hipótese é a de que anticorpos que foram produzidos para atacar as células cancerígenas podem também atacar os canais de $Ca^{2+}$, levando à LEMS. Essa doença também tem sido associada à linfossarcoma, timoma maligno e câncer de mama, estômago, colo, próstata, bexiga, rim ou vesícula biliar. Sinais clínicos em geral precedem o diagnóstico de câncer. Uma síndrome semelhante ao LEMS pode ocorrer após o uso de **antibióticos aminoglicosídeos**, os quais também prejudicam o funcionamento do canal de $Ca^{2+}$.

#### DESTAQUES TERAPÊUTICOS

Como há uma alta comorbidade com o câncer pulmonar de células pequenas, a primeira estratégia de tratamento é determinar se o indivíduo também tem câncer e, se assim for o caso, tratá-lo apropriadamente. Em pacientes sem câncer, a **imunoterapia** é iniciada. A administração de **prednisona**, **plasmaferese** e **imunoglobulina intravenosa** são alguns exemplos de terapias eficientes para a LEMS. O uso de **aminopiridinas** também facilita a liberação de acetilcolina na junção neuromuscular e pode melhorar a força muscular em pacientes com LEMS. Essa classe de fármacos provoca o bloqueio dos canais de $K^+$ pré-sinápticos e promove a ativação dos canais de $Ca^{2+}$ dependentes de voltagem. Inibidores da acetilcolinesterase podem ser usados, mas frequentemente não atenuam os sintomas da LEMS.

## TERMINAÇÕES NERVOSAS NOS MÚSCULOS LISO E CARDÍACO

Os neurônios pós-ganglionares, nos vários músculos lisos que foram estudados em detalhe, ramificam-se extensivamente e entram em íntimo contato com as células musculares (**Figura 6–14**). Algumas dessas fibras nervosas contêm vesículas claras e são colinérgicas, enquanto outras contêm as características vesículas de núcleo denso, que contêm noradrenalina. Não existem placas motoras reconhecíveis ou outras especializações pós-sinápticas. As fibras nervosas correm ao longo das membranas das células musculares e, por vezes, sulcam suas superfícies. Os múltiplos ramos de neurônios noradrenérgicos e, presumivelmente, colinérgicos, são frisados com alargamentos (**varicosidades**) e contêm vesículas sinápticas (Figura 6–14). Nos neurônios noradrenérgicos, as varicosidades estão separadas por cerca de 5 µm de distância, com até 20.000 varicosidades por neurônio. O transmissor é aparentemente liberado em cada varicosidade, isto é, em muitos locais ao longo de cada axônio. Esse arranjo permite que um neurônio inerve muitas células efetoras. O tipo de contato no qual um neurônio forma uma sinapse na superfície de outro neurônio ou de uma célula muscular lisa, e então segue adiante para realizar contatos semelhantes, é chamado de **sinapse *en passant***.

No coração, as fibras nervosas colinérgicas e noradrenérgicas terminam sobre o nódulo sinoatrial, o nódulo átrio-ventricular e o feixe de His (ver Capítulo 29). As fibras noradrenérgicas também inervam o músculo ventricular. A natureza exata das terminações no tecido nodal não é conhecida. No ventrículo, os contatos entre as fibras noradrenérgicas e as fibras do músculo cardíaco se assemelham àqueles encontrados no músculo liso.

## POTENCIAIS JUNCIONAIS

Nos músculos lisos, nos quais a descarga noradrenérgica é excitatória, a estimulação dos nervos noradrenérgicos produz despolarizações parciais discretas que se assemelham a pequenos potenciais de placa motora, e são chamados de **potenciais juncionais excitatórios** (**PJEs**). Estes potenciais se somam com estímulos repetidos. PJEs semelhantes são vistos em tecidos excitados por descargas colinérgicas. Em tecidos inibidos por estímulos noradrenérgicos, **potenciais juncionais inibitórios** (**PJIs**) hiperpolarizadores são produzidos por estimulação dos nervos noradrenérgicos. Potenciais juncionais se propagam eletrotonicamente.

## HIPERSENSIBILIDADE DE DESNERVAÇÃO

Quando o nervo motor do músculo esquelético é seccionado e se permite a sua regeneração, o músculo gradualmente se torna extremamente sensível à acetilcolina. Isto é chamado de **hipersensibilidade de desnervação**. Normalmente, os receptores nicotínicos estão localizados apenas nas proximidades da placa motora, onde o axônio do nervo motor. Quando o

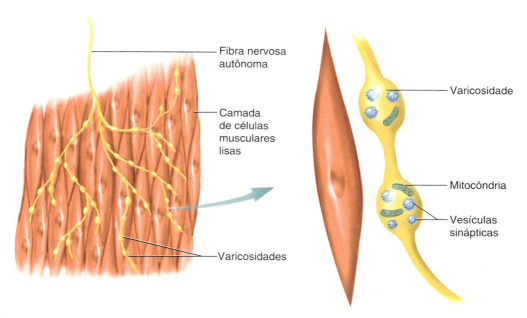

**FIGURA 6-14** **Terminações dos neurônios autonômicos pós-ganglionares no músculo liso.** As fibras nervosas correm ao longo das membranas das células musculares lisas e algumas vezes sulcam suas superfícies. As múltiplas ramificações dos neurônios pós-ganglionares são frisadas com alargamentos (varicosidades) e contêm vesículas sinápticas. Neurotransmissores são liberados a partir das varicosidades e se difundem até os receptores nas membranas plasmáticas das células musculares lisas. (De Widmaier EP, Raff H, Strang KT: *Vanders Human Physiology*. McGraw-Hill, 2008.)

nervo motor é seccionado, ocorre uma proliferação acentuada de receptores nicotínicos ao longo de uma vasta região da junção neuromuscular. A hipersensibilidade de desnervação também ocorre nas junções autonômicas. O músculo liso, ao contrário do músculo esquelético, não atrofia quando desnervado, mas se torna hiper-responsivo aos mediadores químicos que normalmente o ativam. Essa hiper-responsividade pode ser demonstrada por ferramentas farmacológicas, em vez de se realmente seccionar o nervo. O uso prolongado de um fármaco como a reserpina pode ser utilizado para esgotar as reservas de transmissores e impedir que o órgão-alvo fique exposto à noradrenalina por um longo período. Uma vez que o uso do fármaco seja interrompido, o músculo liso e o músculo cardíaco ficarão hpersensíveis às liberações subsequentes do neurotransmissor.

As reações desencadeadas pela secção de um axônio estão resumidas na Figura 6-15. A hipersensibilidade da estrutura pós-sináptica aos transmissores previamente secretados pelas terminações do axônio é um fenômeno geral, em grande parte devido à síntese ou ativação de mais receptores. Tanto a degeneração ortógrada (**degeneração walleriana**) quanto a degeneração retrógrada do coto do axônio ao colateral mais próximo (**colateral de sustentação**), irão ocorrer. Há uma série de mudanças no corpo celular que levam à diminuição na substância de Nissl (**cromatólise**). O nervo, em seguida, começa a crescer de novo, com pequenos ramos múltplos se projetando ao longo da via seguida pelo axônio anteriormente (**brotamento regenerativo**). Os axônios algumas vezes crescem de volta para os seus alvos originais, especialmente em locais como a junção neuromuscular. Entretanto, a regeneração do nervo é geralmente limitada, pois os axônios muitas vezes formam um emaranhado na área do tecido lesado, no local onde foram

interrompidos. Essa dificuldade foi reduzida com a administração de **neurotrofinas** (ver Capítulo 4).

A hipersensibilidade de desnervação tem múltiplas causas. Como observado no Capítulo 2, a deficiência de um determinado mensageiro químico geralmente produz uma suprarregulação dos seus receptores. Outro fator é a falta de reutilização de neurotransmissores secretados.

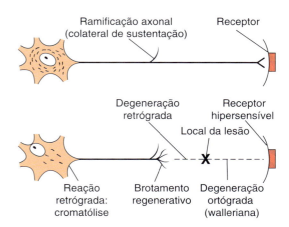

**FIGURA 6-15** **Resumo das alterações que ocorrem em um neurônio e na estrutura que ele inerva quando seu axônio é comprimido ou seccionado no ponto marcado pelo X.** A hipersensibilidade da estrutura pós-sináptica aos transmissores previamente secretados pelos axônios ocorre em grande parte devido à síntese ou ativação de mais receptores. Há degeneração ortógrada (walleriana) do ponto de dano até o terminal, bem como degeneração retrógrada do coto do axônio ao colateral mais próximo (colateral de sustentação). Mudanças também ocorrem no corpo celular, incluindo a cromatólise. O nervo começa a crescer de novo, com múltiplos ramos menores projetando-se ao longo do caminho que o axônio previamente seguiu (brotamento regenerativo).

## RESUMO

- Os terminais das fibras pré-sinápticas têm alargamentos denominados botões terminais ou botões sinápticos. O terminal pré-sináptico é separado da estrutura pós-sináptica por uma fenda sináptica. A membrana pós-sináptica contém os receptores do neurotransmissor e em geral um espessamento pós-sináptico chamado de densidade pós-sináptica.

- Nas sinapses químicas, um impulso do axônio pré-sináptico provoca a secreção de um neurotransmissor que se difunde pela fenda sináptica e se liga a receptores pós-sinápticos, desencadeando os eventos que abrem ou fecham canais na membrana da célula pós-sináptica. Nas sinapses elétricas, as membranas dos neurônios pré-sinápticos e pós-sinápticos entram em contato, e junções comunicantes formam pontes de baixa resistência pelas quais íons passam com relativa facilidade de um neurônio para outro.

- Um PEPS é produzido pela despolarização da célula pós-sináptica após uma latência de 0,5 ms; o transmissor excitatório abre canais iônicos de $Na^+$ ou $Ca^{2+}$ na membrana pós-sináptica, produzindo uma corrente para o interior. Um PIPS é produzido por uma hiperpolarização da célula pós-sináptica; ele pode ser produzido por um aumento localizado no transporte de $Cl^-$. PEPS e PIPS lentos ocorrem após uma latência de 100 a 500 ms em gânglios autônomos, músculos cardíaco e liso e neurônios corticais. Os PEPS lentos se devem a diminuições da condutância de $K^+$, e os PIPS lentos se devem a aumentos na condutância ao $K^+$.

- A inibição pós-sináptica durante o curso de um PIPS é chamada de inibição direta. Inibição indireta se deve aos efeitos da descarga neuronal pós-sináptica anterior; por exemplo, a célula pós-sináptica não pode ser ativada durante o seu período refratário. A inibição pré-sináptica é um processo mediado por neurônios cujos terminais estão nas terminações excitatórias, formando sinapses axoaxonais; em resposta à ativação do terminal pré-sináptico. A ativação dos receptores pré-sinápticos pode aumentar a condutância de $Cl^-$, diminuindo o tamanho dos potenciais de ação que atingem a terminação excitatória e reduzindo a entrada de $Ca^{2+}$ e a quantidade de transmissor excitatório liberado.

- Os terminais axônicos dos neurônios motores fazem uma sinapse na placa motora da membrana do músculo esquelético para formar a junção neuromuscular. A chegada do impulso no terminal do nervo motor leva à entrada de $Ca^{2+}$, que desencadeia a exocitose de vesículas sinápticas contendo acetilcolina. A acetilcolina se difunde e se liga aos receptores colinérgicos nicotínicos na placa motora, provocando um aumento na condutância ao $Na^+$ e $K^+$; o influxo de $Na^+$ induz o potencial de placa motora e à subsequente despolarização da membrana muscular adjacente. Potenciais de ação são gerados e conduzidos ao longo da fibra muscular, levando, por sua vez, à contração muscular.

- Quando um nervo é danificado e então degenera, a estrutura pós-sináptica gradualmente se torna extremamente sensível ao transmissor liberado pelo nervo. Isso é chamado de hipersensibilidade de desnervação.

## QUESTÕES DE MÚLTIPLA ESCOLHA

*Para todas as questões, selecione a melhor opção, a não ser que direcionado diferentemente.*

1. Quais dos seguintes eventos eletrofisiológicos estão corretamente associados à mudança nas correntes iônicas que provocam o evento?
   A. Potenciais inibidores pós-sinápticos (PIPS) rápidos e fechamento dos canais de $Cl^-$.
   B. Potenciais excitatórios pós-sinápticos (PEPS) rápidos e um aumento na condutância de $Ca^{2+}$.
   C. Potencial de placa motora e um aumento na condutância ao $Na^+$.
   D. Inibição pré-sináptica e fechamento dos canais de $K^+$ dependentes de voltagem.
   E. PEPS lentos e um aumento na condutância de $K^+$.

2. Qual dos seguintes processos fisiológicos não está corretamente associado à estrutura?
   A. Transmissão elétrica: junção comunicante
   B. Inibição por retroalimentação negativa: célula de Renshaw
   C. Acoplamento de vesículas sinápticas e fusão: terminação nervosa pré-sináptica
   D. Potencial de placa motora: receptor colinérgico muscarínico
   E. Geração de potencial de ação: segmento inicial

3. O início de um potencial de ação no músculo esquelético
   A. requer facilitação espacial.
   B. requer facilitação temporal.
   C. é inibido por uma alta concentração de $Ca^{2+}$ na junção neuromuscular.
   D. requer a liberação de noradrenalina.
   E. requer a liberação de acetilcolina.

4. Uma mulher de 35 anos vai ao seu médico para relatar fraqueza muscular nos músculos extraoculares e nos músculos das extremidades. Ela afirma que se sente bem quando acorda de manhã, mas que a fraqueza começa logo após ela se tornar ativa. A fraqueza melhora com o repouso. A sensibilidade parece normal. O médico a trata com um anticolinesterásico e ela percebe um retorno imediato da força muscular. O médico a diagnostica com:
   A. Síndrome de Lambert-Eaton
   B. Miastenia grave
   C. Esclerose múltipla
   D. Doença de Parkinson
   E. Distrofia muscular

5. Uma mulher de 55 anos de idade tem uma neuropatia autonômica que interrompeu o suprimento nervoso simpático ao músculo dilatador da pupila do seu olho direito. Ao examinar seus olhos, o oftalmologista administrou fenilefrina em seus olhos. O olho direito ficou bem mais dilatado do que o esquerdo. Isso sugere que
   A. o nervo simpático para o olho direito se regenerou.
   B. o suprimento do nervo parassimpático para o olho direito permaneceu intacto e compensou a perda do nervo simpático.
   C. a fenilefrina bloqueou o músculo constritor da pupila do olho direito.
   D. a hipersensibilidade de desnervação se desenvolveu.
   E. o olho esquerdo também teve o nervo danificado e assim não estava respondendo como esperado.

6. Uma mulher de 47 anos chegou ao hospital depois de relatar que vinha sofrendo de náuseas e vômitos por cerca de dois dias e então desenvolveu fraqueza muscular grave e sintomas neurológicos, incluindo ptose e disfagia. Ela indicou que havia comido em um restaurante na noite anterior ao início dos sintomas. Testes de laboratório foram positivos para *Clostridium botulinum*. Essas neurotoxinas

A. bloqueiam a recaptação de neurotransmissores nos terminais pré-sinápticos.
B. como a toxina tetânica, se ligam irreversivelmente à membrana pré-sináptica da junção neuromuscular.
C. chegam ao corpo celular do neurônio motor por difusão pela medula espinal.
D. exercem todos os seus efeitos adversos atuando centralmente em vez de perifericamente.
E. como a toxina botulínica, impedem a liberação de acetilcolina pelos neurônios motores devido à clivagem tanto das proteínas associadas ao sinaptossoma quanto das proteínas de membrana associadas a vesículas.

## REFERÊNCIAS

Di Maoi V: Regulation of information passing by synaptic transmission: A short review. Brain Res 2008;1225:26.

Hille B: *Ionic Channels of Excitable Membranes,* 3rd ed. Sinauer Associates, 2001.

Magee JC: Dendritic integration of excitatory synaptic input. Nature Rev Neurosci 2000;1:181.

Sabatini B, Regehr WG: Timing of synaptic transmission. Annu Rev Physiol 1999;61:521.

Van der Kloot W, Molg J: Quantal acetylcholine release at the vertebrate neuromuscular junction. Physiol Rev 1994;74:899.

WuH, Xiong WC, Mei L: To build a synapse: signaling pathways in neuromuscular junction assembly. Development 2010;137:1017.

C A P Í T U L O

# 7

# Neurotransmissores e Neuromoduladores

## OBJETIVOS

*Após o estudo deste capítulo, você deve ser capaz de:*

- Listar os principais tipos de neurotransmissores.
- Resumir as etapas envolvidas na biossíntese, liberação, ação e remoção da fenda sináptica dos principais neurotransmissores.
- Descrever os vários tipos de receptores para aminoácidos, acetilcolina, monoaminas, ATP, opioides, óxido nítrico e canabinoides.
- Identificar os peptídeos opioides endógenos, seus receptores e suas funções.

## INTRODUÇÃO

As terminações nervosas têm sido chamadas de transdutores biológicos que convertem energia elétrica em energia química. Uma observação feita por Otto Loewi, um farmacologista alemão, em 1920, serve como a base para o conceito de neurotransmissão química e para o seu recebimento do Prêmio Nobel de Fisiologia e Medicina. Ele forneceu a primeira evidência decisiva de que um mensageiro químico era liberado pelo nervo vago que supre o coração, reduzindo a frequência cardíaca. O projeto experimental lhe ocorreu durante um sonho no domingo de Páscoa daquele ano. Ele acordou, escreveu algumas notas, mas na manhã seguinte elas estavam indecifráveis. Na noite seguinte, o sonho voltou e ele foi para o seu laboratório às 03 h da manhã para realizar um experimento simples em um coração de rã. Ele isolou os corações de duas rãs, um com e o outro sem sua inervação. Ambos os corações foram ligados a cânulas cheias de solução salina. O nervo vago do primeiro coração foi estimulado e então a solução salina daquele coração foi transferida para o coração não inervado. A frequência de suas contrações diminuiu como se o seu nervo vago tivesse sido estimulado. Loewi chamou a substância química liberada pelo nervo vago de *vagusstoff*. Não muito tempo depois, ela foi identificada quimicamente como acetilcolina. Loewi também demonstrou que, quando o nervo simpático do primeiro coração era estimulado e o seu efluente passado para o segundo coração, a taxa de contração do coração "doador" era aumentada, como se suas fibras simpáticas tivessem sido estimuladas. Esses resultados provaram que as terminações nervosas liberam substâncias químicas que provocam modificações da função cardíaca, que ocorrem em resposta ao estímulo do seu suprimento nervoso.

## TRANSMISSÃO QUÍMICA DA ATIVIDADE SINÁPTICA

Independente do tipo de mediador químico envolvido, várias etapas comuns compreendem o processo de transmissão em uma sinapse química. As primeiras etapas são a síntese de um **neurotransmissor**, geralmente no interior da terminação nervosa, e seu armazenamento dentro de **vesículas sinápticas**. Seguido pela liberação do mediador químico dentro da **fenda sináptica** em resposta aos impulsos nervosos. O neurotransmissor secretado pode então atuar nos **receptores** na membrana do neurônio pós-sináptico, no órgão efetor (p. ex., músculo ou glândula), ou mesmo na terminação nervosa présináptica. As etapas finais do processo levam ao fim das ações do neurotransmissor e incluem a difusão para fora da fenda sináptica, recaptação para a terminação nervosa e a degradação enzimática. Todos esses processos, além dos eventos no neurônio pós-sináptico, são regulados por vários fatores fisiológicos e podem ser alterados por medicamentos. Portanto, os farmacologistas (em teoria) devem ser capazes de desenvolver fármacos que regulem não apenas a atividade motora somática e visceral, mas também as emoções, o comportamento e todas as outras funções complexas do encéfalo. Algumas substâncias químicas

# ESTRUTURA QUÍMICA DOS TRANSMISSORES

Muitos neurotransmissores e as enzimas envolvidas na sua síntese e seu catabolismo foram localizados nas terminações nervosas por **imunoistoquímica**, uma técnica em que anticorpos de uma determinada substância são marcados e aplicados no encéfalo e em outros tecidos. Os anticorpos se ligam à substância, e a sua localização é então determinada pela localização da marcação, com microscópio óptico ou eletrônico. A **hibridização** *in situ*, que permite a localização de mRNA para a síntese de enzimas ou receptores, também tem sido uma ferramenta valiosa.

Existem duas classes principais de substâncias químicas que servem como neurotransmissores e neuromoduladores: os transmissores de moléculas pequenas e os transmissores de moléculas grandes. Os transmissores de moléculas pequenas incluem os aminoácidos (p. ex., **glutamato**, **GABA** e **glicina**), a **acetilcolina**, as monoaminas (p. ex., **noradrenalina**, **adrenalina**, **dopamina** e **serotonina**) e o **trifosfato de adenosina** (ATP). Os transmissores de moléculas grandes incluem os neuropeptídeos, como a **substância P**, a **encefalina** e a **vasopressina**, e uma série de outros. Em geral, os neuropepitídeos estão localizados com um dos transmissores de moléculas pequenas (Tabela 7–1).

A **Figura 7–1** mostra a biossíntese de alguns dos transmissores de pequenas moléculas mais comuns liberados pelos neurônios no sistema nervoso central (SNC) ou no sistema nervoso periférico. A **Figura 7–2** mostra a localização dos grupos principais de neurônios que contêm noradrenalina, adrenalina, dopamina e acetilcolina. Esses são alguns dos principais sistemas neuromoduladores centrais.

# RECEPTORES

A ação do mediador químico na sua estrutura-alvo é mais dependente do tipo de receptor em que ele atua do que de suas propriedades específicas. A clonagem e outras técnicas de biologia molecular têm permitido avanços espetaculares no conhecimento sobre a estrutura e função dos receptores para neurotransmissores e outros mensageiros químicos. Os receptores individuais, junto com seus ligantes (moléculas que se ligam a eles) serão discutidos mais adiante neste capítulo. Entretanto, cinco temas emergiram que devem ser mencionados nessa discussão introdutória.

Em primeiro lugar, em todos os casos estudados em detalhes até o momento, cada mediador químico tem o potencial de atuar em muitos subtipos de receptores. Assim, por exemplo, a noradrenalina atua nos receptores adrenérgicos $\alpha_1$, $\alpha_2$, $\beta_1$, $\beta_2$ e $\beta_3$. Obviamente, isto multiplica os efeitos possíveis de um determinado ligante e torna seus efeitos em uma célula específica mais seletivos.

Em segundo lugar, existem receptores tanto nos elementos pré quanto pós-sinápticos para muitos transmissores secretados. Um tipo de receptor pré-sináptico, chamado de **autorreceptor**, frequentemente inibe a secreção adicional do transmissor, exercendo um controle de por retroalimentação. Por exemplo, a noradrenalina atua nos receptores pré-sinápticos $\alpha_2$, inibindo a secreção adicional de noradrenalina. Um segundo tipo de receptor pré-sináptico é chamado de **heterorreceptor**, cujo ligante é uma substância química diferente do transmissor liberado pela terminação nervosa em que o receptor está localizado. Por exemplo, a noradrenalina atua no heterorreceptor de um terminal nervoso colinérgico, inibindo a liberação de acetilcolina. Em alguns casos, os receptores pré-sinápticos facilitam a liberação de neurotransmissores.

Em terceiro lugar, embora existam muitos neurotransmissores e muitos subtipos de receptores para cada ligante, os receptores tendem a se agrupar em duas grandes famílias, baseadas em sua estrutura e função: os **canais dependentes de ligante** (também conhecidos como **receptores ionotrópicos**) e os **receptores metabotrópicos**. No caso dos receptores ionotrópicos, um canal de membrana é aberto quando um ligante se liga ao receptor; e uma ativação do canal geralmente provoca um breve aumento na condutância iônica (de poucos a dezenas de milissegundos). Assim, estes receptores são importantes para a transmissão sináptica rápida. Os receptores metabotrópicos são **receptores acoplados à proteína G**, que tem 7 domínios transmembrana (GPCR), e a ligação de um neurotransmissor a esses receptores inicia a produção de um segundo mensageiro que modula os canais dependentes de voltagem nas membranas neuronais. Os receptores para alguns neurotransmissores e neuromoduladores estão listados na Tabela 7–2, junto com seus principais segundos mensageiros e, quando conhecidos, os seus efeitos resultantes nos canais iônicos. Deve-se observar que esta tabela é uma grande simplificação. Por exemplo, a ativação dos receptores $\alpha_2$-adrenérgicos diminui as concentrações do AMPc intracelular,

## TABELA 7–1 Exemplos de colocalização de transmissores de moléculas pequenas com neuropeptídeos

| Transmissor de molécula pequena | Neuropeptídeo |
|---|---|
| Glutamato | Substância P |
| GABA | Colecistocinina, encefalina, somatostatina, substância P, hormônio liberador de tireotrofina |
| Glicina | Neurotensina |
| Acetilcolina | Peptídeo relacionado ao gene da calcitonina, encefalina, galanina, hormônio liberador de gonadotrofinas, neurotensina, somatostatina, substância P, polipeptídeo intestinal vasoativo |
| Dopamina | Colecistocinina, encefalina, neurotensina |
| Noradrenalina | Encefalina, neuropeptídeo Y, neurotensina, somatostatina, vasopressina |
| Adrenalina | Encefalina, neuropeptídeo Y, neurotensina, substância P |
| Serotonina | Colecistocinina, encefalina, neuropeptídeo Y, substância P, polipeptídeo intestinal vasoativo |

liberadas pelos neurônios têm pouco ou nenhum efeito direto sobre eles mesmos, mas podem modificar os efeitos dos neurotransmissores. Essas substâncias químicas são chamadas de **neuromoduladores**.

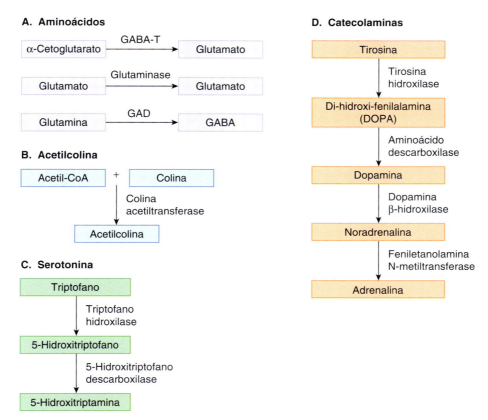

**FIGURA 7-1** Biossíntese de alguns neurotransmissores de pequenas moléculas comuns. **A)** O glutamato é sintetizado no ciclo de Krebs pela conversão de α-cetoglutarato a aminoácido por meio da enzima ácido γ-aminobutírico transferase (GABA-T) ou em terminações nervosas pela hidrólise da glutamina pela enzima glutaminase. O GABA é sintetizado pela conversão do glutamato pela enzima ácido glutâmico descarboxilase (GAD). **B)** A acetilcolina é sintetizada no citoplasma de uma terminação nervosa a partir de acetil-Coa e de colina pela enzima colina acetiltransferase. **C)** A serotonina é sintetizada a partir do aminoácido triptofano em um processo de duas etapas: a hidroxilação enzimática do triptofano a 5-hidroxitriptofano e a descarboxilação desse intermediário para formar a 5-hidroxitriptamina (também chamada de serotonina). **D)** As catecolaminas são sintetizadas a partir do aminoácido tirosina em um processo de várias etapas. A tirosina é oxidada à di-hidroxi-fenilamina (DOPA) pela enzima tirosina hidroxilase no citoplasma do neurônio; a DOPA é então descarboxilada à dopamina. Em neurônios dopaminérgicos, o processo cessa neste ponto. Em neurônios noradrenérgicos, a dopamina é transportada para vesículas sinápticas onde é convertida à noradrenalina pela dopamina β-hidroxilase. Em neurônios que também contêm a enzima feniletanolamina N-metiltransferase, a noradrenalina é convertida em adrenalina.

mas há evidência de que a proteína G ativada pelos receptores pré-sinápticos α₂-adrenérgicos também atua diretamente nos canais de Ca²⁺ para inibir a liberação de noradrenalina.

Em quarto lugar, os receptores são concentrados em grupos na membrana pós-sináptica, próximo às terminações dos neurônios que secretam os neurotransmissores específicos para eles. Isto geralmente se deve à presença de proteínas de ligação específicas para eles.

Em quinto lugar, em resposta à exposição prolongada aos seus ligantes, a maioria dos receptores se torna não responsiva; isto é, eles sofrem **dessensibilização**. Esta pode ser de dois tipos: **dessensibilização homóloga**, em que há perda de responsividade apenas a um ligante em particular e se mantém a responsividade da célula a outros ligantes; e a **dessensibilização heteróloga**, na qual a célula se torna não responsiva também a outros ligantes.

## RECAPTAÇÃO

Os neurotransmissores são rapidamente transportados da fenda sináptica de volta para o citoplasma dos neurônios que os secretaram, por meio de um processo chamado de **recaptação**, o qual envolve uma alta afinidade do transportador de membrana dependente de Na⁺. A **Figura 7–3** ilustra o princípio da recaptação da noradrenalina liberada de um nervo simpático pós-ganglionar. Após a liberação de noradrenalina na fenda sináptica, ela é rapidamente enviada de volta para dentro do terminal nervoso simpático pelo **transportador de noradrenalina** (**NET**). Uma quantidade de noradrenalina que entra novamente no neurônio é sequestrada para as vesículas sinápticas por intermédio do **transportador vesicular de monoaminas** (**VMAT**). Existem membranas e transportadores vesiculares análogos para outros neurotransmissores de moléculas pequenas liberados em outras sinapses no SNC e no sistema nervoso periférico.

A recaptação é um fator importante no término da ação dos transmissores, e quando ela é inibida, os efeitos da liberação do transmissor aumentam e se prolongam. Isso tem consequências clínicas. Por exemplo, vários fármacos com efeito antidepressivo são inibidores da recaptação de transmissores de amina, e a cocaína pode inibir a recaptação de dopamina. A recaptação de glutamato para os neurônios e células da glia é importante, pois o glutamato é uma exotoxina que pode matar as células ao

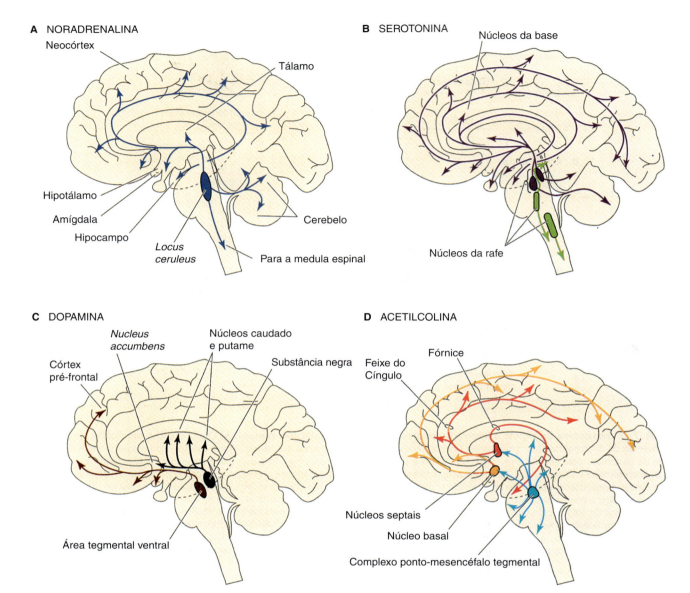

**FIGURA 7-2** Quatro sistemas difusamente conectados de neuromoduladores centrais. **A)** Neurônios noradrenérgicos no *locus ceruleus* inervam a medula espinal, o cerebelo, vários núcleos do hipotálamo, o tálamo, o telencéfalo basal e o neocórtex. **B)** Os neurônios serotonérgicos nos núcleos da rafe se projetam para o hipotálamo, sistema límbico, neocórtex, cerebelo e a medula espinal. **C)** Os neurônios dopaminérgicos na substância negra se projetam para o estriado e aqueles da área tegmental ventral do mesencéfalo se projetam para o córtex pré-frontal, o sistema límbico. **D)** Os neurônios colinérgicos no complexo basal do prosencéfalo se projetam para o hipocampo e para o neocórtex, e aqueles no complexo colinérgico ponto-mesencéfalo tegmental se projetam para o tálamo dorsal e para o prosencéfalo (Reproduzida, com permissão, de Boron WF, Boulpaep EL: *Medical Physiology*. Elsevier, 2005.)

provocar superestímulos (ver Quadro Clínico 7-1). Há evidência de que durante a isquemia e a anóxia, a perda de neurônios aumenta porque a recaptação do glutamato é inibida.

## TRANSMISSORES DE MOLÉCULAS PEQUENAS

A fisiologia sináptica é um campo complexo, em expansão rápida, que não pode ser explorado em detalhe neste livro. Entretanto, pode-se resumir a informação a respeito dos neurotransmissores principais e seus receptores.

## AMINOÁCIDOS EXCITATÓRIOS E INIBITÓRIOS

### Glutamato

O glutamato é o principal transmissor excitatório no encéfalo e na medula espinal, sendo responsável por cerca de 75% da transmissão excitatória no SNC. Há duas vias distintas envolvidas na síntese do glutamato (Figura 7-1). Em uma via, o **α-cetoglutarato** produzido pelo ciclo de Krebs é convertido a glutamato pela enzima **GABA transaminase** (**GABA-T**). Em uma segunda via, o glutamato é liberado do terminal nervoso

## TABELA 7–2 Farmacologia de uma seleção de receptores para alguns neurotransmissores de moléculas pequenas

| Neurotransmissor | Receptor | Segundo mensageiro | Efeitos resultantes no canal | Agonistas | Antagonistas |
|---|---|---|---|---|---|
| Glutamato | AMPA | | $\uparrow Na^+, K^+$ | AMPA | CNQX, DNQX |
| | Cainato | | $\uparrow Na^+, K^+$ | Cainato | CNQX, DNQX |
| | NDMA | | $\uparrow Na^+, K^+, Ca^{2+}$ | NDMA | AP5, AP7 |
| | $mGluR_1$ | $\uparrow AMPc, \uparrow IP_3, DAG$ | $\downarrow K^+, \uparrow Ca^{2+}$ | DHPG | |
| | $mGluR_5$ | $\uparrow IP_3, DAG$ | $\downarrow K^+, \uparrow Ca^{2+}$ | Quisqualato | |
| | $mGluR_2, mGluR_3$ | $\downarrow AMPc$ | $\uparrow K^+, \downarrow Ca^{2+}$ | DCG-IV | |
| | $mGluR_4, mGluR_6$ a $_7$ | $\downarrow AMPc$ | $\downarrow Ca^{2+}$ | L-AP4 | |
| GABA | $GABA_A$ | | $\uparrow Cl^-$ | Muscimol | Bicuculina, Gabazina, Picrotoxina |
| | $GABA_B$ | $\uparrow IP_3, DAG$ | $\uparrow K^+, \downarrow Ca^{2+}$ | Baclofen | Saclofeno |
| Glicina | Glicina | | $\uparrow Cl^-$ | Taurina, β-alanina | Estricnina |
| Acetilcolina | $N_M$ | | $\uparrow Na^+, K^+$ | Nicotina | Tubocurarina, Galamina trietiodida |
| | $N_N$ | | $\uparrow Na^+, K^+$ | Nicotina, lobelina | Trimetafano |
| | $M_1, M_3, M_5$ | $\uparrow IP_3, DAG$ | $\uparrow Ca^{2+}$ | Muscarina, Betanecol, Oxotremorina ($M_1$) | Atropina, Pirenzipina ($M_1$) |
| | $M_2, M_4$ | $\downarrow AMPc$ | $\uparrow K^+$ | Muscarina, Betanecol ($M_2$) | Atropina, Tropicamida ($M_4$) |
| Noradrenalina | $\alpha_1$ | $\uparrow IP_3, DAG$ | $\downarrow K^+$ | Fenilefrina | Prazosina, Tamsulosina |
| | $\alpha_2$ | $\downarrow AMPc$ | $\uparrow K^+, \downarrow Ca^{2+}$ | Clonidina | Ioimbina |
| | $\beta_1$ | $\uparrow AMPc$ | $\downarrow K^+$ | Isoproterenol, Dobutamina | Atenolol, Esmolol |
| | $\beta_2$ | $\uparrow AMPc$ | | Albuterol | Butoxamina |
| Serotonina | $5HT_{1A}$ | $\downarrow AMPc$ | $\uparrow K^+$ | 8-OH DPAT | Metergolina, Espiperona |
| | $5HT_{1B}$ | $\downarrow AMPc$ | | Sumatriptano | |
| | $5HT_{1D}$ | $\downarrow AMPc$ | $\downarrow K^+$ | Sumatriptano | |
| | $5HT_{2A}$ | $\uparrow IP_3, DAG$ | $\downarrow K^+$ | Dobutamina | Quetanserina |
| | $5HT_{2C}$ | $\uparrow IP_3, DAG$ | | α-Metil-5-HT | |
| | $5HT_3$ | | $\uparrow Na^+$ | α-Metil-5-HT | Ondansetrona |
| | $5HT_4$ | $\uparrow AMPc$ | $\downarrow K^+$ | 5-Metoxitriptamina | |

8-OH-DPAT, 8-hidroxi-N, N-dipropil-2-aminotetralina; AMPA, α-amino-3-hidroxil-5-metil-4-isoxazol-propionato; DAG, diacilglicerol; DCG-IV, 2-(2, 3-dicarboxiciclopropil) glicina; DHPG, 3,5-Di-hidroxifenilglicina; $IP_3$, inositol trifosfato; L-AP4, 2-amino-4-fosfonobutirato; NMDA, N-metil D-aspartato.

para a fenda sináptica por exocitose dependente de $Ca^{2+}$ e transportado por um **transportador de recaptação de glutamato** para a glia, onde é convertido em **glutamina** pela enzima **glutamina sintetase** (Figura 7–4). A glutamina se difunde, então, de volta para o terminal nervoso, onde é hidrolisada novamente a glutamato pela enzima **glutaminase**. Além da recaptação do glutamato liberado para a glia, os transportadores de membrana também retornam o glutamato diretamente para o terminal

nervoso. Dentro dos neurônios glutamatérgicos, o glutamato é altamente concentrado nas vesículas sinápticas pelo **transportador vesicular de glutamato**.

## Receptores de glutamato

O glutamato atua tanto nos receptores ionotrópicos quanto nos metabotrópicos no SNC (Figura 7–4). Existem três subtipos

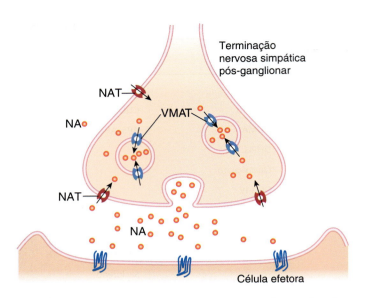

**FIGURA 7-3** Destino das monoaminas secretadas nas junções sinápticas. Em cada neurônio secretor de monoamina, esta é sintetizada no citoplasma e nos grânulos secretores e sua concentração em grânulos secretores é mantida pelos dois transportadores vesiculares de monoaminas (VMAT). A monoamina é secretada por exocitose dos grânulos e atua nos receptores acoplados da proteína G. Neste exemplo, a monoamina é a noradrenalina atuando em adrenoreceptores. Vários desses receptores são pós-sinápticos, mas alguns são pré-sinápticos e outros estão localizados nas células da glia. Além disso, há extensa recaptação de monoamina para o citoplasma do terminal pré-sináptico por intermédio de um transportador de monoamina, nesse caso, o transportador de noradrenalina (NAT). (Modificada, com permissão, de Katzung BG, Masters SB, Trevor AJ: *Basic and Clinical Pharmacology*, 11th ed. McGraw-Hill, 2009).

de receptores de glutamato ionotrópicos, sendo denominados em função de seu agonista relativamente específico. Eles são os **receptores AMPA** (α-amino-3-hidroxi-5-metilisoxazol-4-propionato), o **cainato** (o cainato é um ácido isolado a partir de uma alga marinha), e o **NMDA** (N-metil-D-aspartato). A Tabela 7-2 resume algumas das principais propriedades desses receptores. Os receptores ionotrópicos de glutamato são tetrâmeros compostos de diferentes subunidades, cujos domínios helicoidais cruzam três vezes as membranas, com uma sequência curta que forma o poro do canal. Quatro subunidades de AMPA (GluR1 a GluR4), cinco de cainato (GluR5 a GluR7, KA1, KA2), e seis de NMDA (NR1, NR2A a NR2D), foram identificadas e cada uma é codificada por um gene diferente.

A liberação do glutamato e sua ligação aos receptores AMPA ou cainato permitem, primeiramente, o influxo de $Na^+$ e o efluxo de $K^+$, responsáveis pelas respostas excitatórias rápidas pós-sinápticas (PEPS). A maioria dos receptores AMPA tem baixa permeabilidade ao $Ca^{2+}$, mas a ausência de certas subunidades no complexo receptor em alguns locais permite o influxo de $Ca^{2+}$, que pode contribuir para o efeito excitotóxico do glutamato (ver Quadro Clínico 7-1).

A ativação do receptor NMDA permite o influxo de relativamente grandes quantidades de $Ca^{2+}$ junto com o $Na^+$. Quando o glutamato está em excesso na fenda sináptica, o influxo de $Ca^{2+}$ induzido pelo receptor NMDA para os neurônios é a base principal para as ações exocitotóxicas do glutamato. O receptor NMDA é especial de várias formas (Figura 7-5). Primeiro, a glicina facilita sua função se ligando ao receptor. De fato, a ligação da glicina é essencial para que o receptor responda ao glutamato. Em segundo lugar, quando o glutamato se liga ao

## QUADRO CLÍNICO 7-1

### Excitotoxinas

O **glutamato** é, em geral, eliminado do líquido extracelular do SNC por sistemas de captação dependentes de $Na^+$ nos neurônios e nas células da glia, mantendo apenas níveis micromolares desse composto químico no líquido extracelular, apesar dos níveis milimolares dentro dos neurônios. Entretanto, níveis excessivos de glutamato ocorrem em resposta à isquemia, anóxia, hipoglicemia ou trauma. O glutamato e alguns dos seus agonistas sintéticos são únicos pelo fato de, quando atuam nos corpos celulares neuronais, eles podem produzir um influxo tão demasiado de $Ca^{2+}$ que os neurônios morrem. Esta é a razão pela qual a microinjeção dessas **excitotoxinas** é usada na pesquisa para produzir lesões discretas que destroem corpos celulares neuronais sem afetar axônios vizinhos. Há uma evidência crescente de que as excitotoxinas desempenham um papel importante no dano cerebral devido ao **acidente vascular encefálico** (**AVE**). Quando uma artéria cerebral é ocluída, as células na área gravemente isquêmica morrem. As células em volta, parcialmente isquêmicas, podem sobreviver, mas perdem sua capacidade de manter o gradiente transmembrana de $Na^+$. Os níveis elevados de $Na^+$ intracelular impedem a capacidade dos **astrócitos** de remover o glutamato do líquido extracelular do SNC. Desse modo, o glutamato se acumula a ponto de ocorrer dano excitotóxico e morte celular na região de **penumbra**, a região em torno da área completamente infartada. Além disso, a ativação excessiva do receptor de glutamato pode contribuir para a fisiopatologia de algumas doenças neurodegenerativas como a **esclerose lateral amiotrófica** (**ELA**), **doença de Parkinson** e **doença de Alzheimer**.

### DESTAQUES TERAPÊUTICOS

O **riluzol** é um bloqueador de canais dependentes de voltagem que pode antagonizar os receptores NMDA. Foi demonstrado que ele retarda a progressão da doença e melhora modestamente a expectativa de vida de pacientes com ELA. Outro antagonista de receptores NMDA, a **memantina**, tem sido usada para retardar o declínio progressivo em pacientes com doença de Alzheimer. Um terceiro antagonista de receptores NMDA, a **amantadina**, em conjunto com a **levodopa**, melhora a função em pacientes com doença de Parkinson.

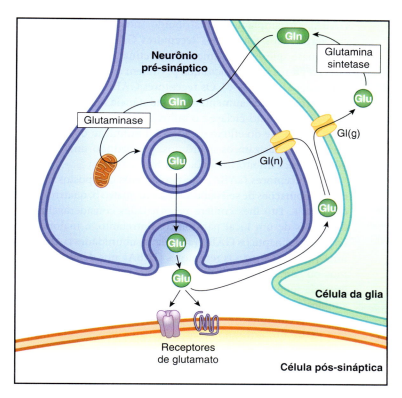

**FIGURA 7-4 Eventos bioquímicos de uma sinapse glutamatérgica.** O glutamato (Glu) é liberado na fenda sináptica por exocitose dependente de $Ca^{2+}$. O Glu liberado pode atuar nos receptores ionotrópicos e acoplados a proteínas no neurônio pós-sináptico. A transmissão sináptica é terminada pelo transporte ativo de Glu por intermédio de transportadores de glutamato dependentes de $Na^+$ localizados nas membranas do terminal pré-sináptico [Gt(n)] e da glia [Gt(g)]. Na glia, o Glu é convertido à glutamina (Gln) pela enzima glutamina sintetase; a Gln então se difunde para um terminal nervoso onde é hidrolisada de volta a Glu pela enzima glutaminase. No terminal nervoso, o Glu é altamente concentrado nas vesículas sinápticas por um transportador vesicular de glutamato.

receptor NMDA, ele se abre, mas em potenciais de membrana normais o canal é bloqueado pelo $Mg^{2+}$ extracelular. Este bloqueio é removido apenas quando o neurônio que contém o receptor está parcialmente despolarizado pela ativação dos receptores AMPA e cainato adjacentes. Em terceiro lugar, o potencial excitatório pós-sináptico induzido pela ativação dos receptores NMDA é mais lento do que aquele induzido pelos receptores AMPA e cainato.

Essencialmente, todos os neurônios do SNC têm ambos os receptores AMPA e NMDA. Os receptores cainato estão localizados pré-sinapticamente nas terminações nervosas secretoras de GABA e pós-sinapticamente em vários locais, principalmente no hipocampo, no cerebelo e na medula espinal. Os receptores cainato e AMPA são encontrados tanto na glia quanto nos neurônios, mas os receptores NMDA ocorrem apenas nos neurônios. A concentração dos receptores NMDA no hipocampo é alta e o bloqueio destes receptores evita a **potenciação de longa duração**, uma facilitação de longa duração da transmissão nas vias neurais que ocorre após um breve período de estímulo de alta frequência. Assim, esses receptores também podem estar envolvidos na memória e no aprendizado (ver Capítulo 15).

A ativação dos receptores metabotrópicos de glutamato (mGluR) leva ou a um aumento dos níveis de 1,4,5 inositol trifosfato ($IP_3$) intracelular e de diacilglicerol (DAG) ou a uma diminuição dos níveis de monofosfato de adenosina cíclico (AMPc) intracelular (Tabela 7-2). Há oito subtipos conhecidos de mGluR. Estes receptores estão localizados tanto em sítios pré-sinápticos ($mGluR_{2 a 4, 6 a 8}$) quanto em sítios pós-sinápticos ($mGluR_{1,5}$) e se encontram amplamente distribuídos no encéfalo. Eles parecem estar envolvidos na produção da **plasticidade sináptica**, particularmente no hipocampo e no cerebelo. A ativação dos autorreceptores pré-sinápticos mGluR nos neurônios do hipocampo limita a liberação de glutamato desses neurônios. O desligamento do gene mGluR1 provoca incoordenação motora grave e déficits no aprendizado espacial.

Uma característica de uma sinapse excitatória é a presença de uma área espessada chamada de **densidade pós-sináptica (PSD)** na membrana do neurônio pós-sináptico. Esta é uma estrutura complexa que contém receptores ionotrópicos de glutamato e proteínas de sinalização e do citoesqueleto. Os mGluR estão localizados adjacentes à PSD.

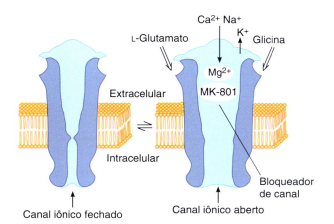

**FIGURA 7-5 Representação diagramática do receptor NMDA.** Quando a glicina e o glutamato se ligam ao receptor, o canal iônico fechado (esquerda) se abre, mas no potencial de membrana em repouso o canal é bloqueado por $Mg^{2+}$ (direita). Este bloqueio é removido se a despolarização parcial é produzida por outros estímulos para o neurônio que contém o receptor, e $Ca^{2+}$ e $Na^+$ entram no neurônio. Bloqueio também pode ser produzido pelo fármaco maleato de dizocilpina (MK-801).

## Farmacologia das sinapses glutamatérgicas

A Tabela 7-2 mostra algumas das propriedades farmacológicas de vários tipos de receptores de glutamato, exemplos dos agonistas que se ligam a esses receptores e alguns dos antagonistas que evitam a ativação dos receptores. As aplicações clínicas de medicamentos que modulam a transmissão glutamatérgica ainda estão em seus primórdios. Isso porque o papel do glutamato como um neurotransmissor foi descoberto muito mais tarde do que a maioria dos outros transmissores de moléculas pequenas. Ele não foi identificado como um neurotransmissor até 1970, mais de 50 anos depois da descoberta da neurotransmissão química. Uma área de desenvolvimento de medicamentos é a administração intraespinal ou extradural de antagonistas do receptor NMDA para o tratamento da dor crônica.

## GABA

O GABA é o principal mediador inibitório no encéfalo e medeia a inibição pré e pós-sináptica. O GABA, que está presente nos líquidos corporais como β-aminobutirato, é formado pela descarboxilação do glutamato (Figura 7-1) pela enzima **glutamato descarboxilase** (**GAD**), que está presente nas terminações nervosas em várias partes do encéfalo. O GABA é metabolizado primeiramente por transaminação à semialdeído succínico e, então, a succinato no ciclo do ácido cítrico. A GABA-T é a enzima que catalisa a transaminação. Além disso, ocorre uma recaptação ativa de GABA via transportadores de GABA. Um **transportador vesicular de GABA** (**VGAT**) transporta o GABA e a glicina para dentro das vesículas secretoras.

## Receptores GABAérgicos

Três subtipos de receptores GABA foram identificados: GABA$_A$, GABA$_B$ e GABA$_C$ (Tabela 7-2). Os receptores GABA$_A$ e GABA$_B$ são amplamente distribuídos no SNC, ao passo que em vertebrados adultos, os receptores GABA$_C$ são encontrados, quase que exclusivamente, na retina. GABA$_A$ e GABA$_C$ são receptores ionotrópicos que permitem a entrada de Cl$^-$ nos neurônios (Figura 7-6). Os receptores GABA$_B$ são GPCR metabotrotrópicos que aumentam a condutância nos canais de K$^+$, inibem a adenilato-ciclase e o influxo de Ca$^{2+}$. Os aumentos do influxo de Cl$^-$ e do efluxo de K$^+$, e a diminuição do influxo de Ca$^{2+}$ hiperpolarizam os neurônios, produzindo uma resposta pós-sináptica inibitória rápida (PIPS).

Os receptores GABA$_A$ são pentâmeros compostos por várias combinações de seis subunidades α, quatro β, quatro γ, uma δ e uma ε. Isto lhes confere propriedades consideravelmente diferentes de um local para outro. Entretanto, a maioria dos receptores sinápticos GABA$_A$ tem duas subunidades α, duas β e uma γ (Figura 7-6). Os receptores GABA$_A$ nos dendritos, axônios ou somas frequentemente contêm subunidades δ e ε no lugar da subunidade γ. Os receptores GABA$_C$ são relativamente simples pelo fato de serem pentâmeros de três subunidades ρ em várias combinações.

Existe um estímulo crônico de baixa intensidade dos receptores GABA$_A$ no SNC que é auxiliado pelo GABA no líquido intersticial. Este estímulo de fundo reduz o "ruído" provocado pela descarga incidental de bilhões de unidades neurais e melhora muito a razão sinal/ruído no encéfalo.

## Farmacologia das sinapses GABAérgicas

A Tabela 7-2 mostra algumas das propriedades farmacológicas dos receptores GABA, incluindo exemplos de agonistas que se ligam aos receptores e alguns dos antagonistas que evitam a ativação desses receptores. O aumento na condutância de Cl$^-$ produzida pelos receptores GABA$_A$ é potencializada pelos **benzodiazepínicos** (p. ex., **diazepam**). Assim, estes são exemplos de neuromoduladores. Estes fármacos têm acentuada atividade

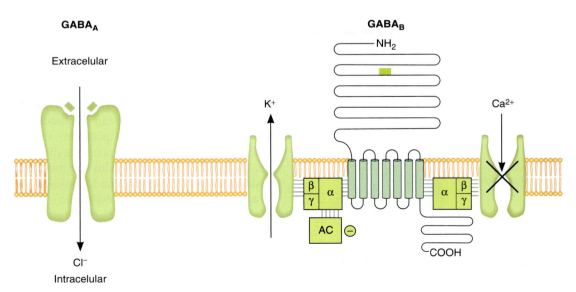

**FIGURA 7-6 Diagrama dos receptores GABA$_A$ e GABA$_B$, mostrando suas principais ações.** Duas moléculas de GABA (*quadrados*) se ligam ao receptor GABA$_A$ para permitir o influxo de Cl$^-$. Uma molécula de GABA se liga ao receptor GABA$_B$, que se acopla à subunidade α da proteína G. A G$_i$ inibe a adenilato-ciclase (AC) para abrir um canal de K$^+$; a G$_o$ retarda a abertura de um canal de Ca$^{2+}$ (Reproduzida, com permissão, de Bowery NG, Brown DA: The cloning of GABAB receptors. Nature 1997;386:223.)

ansiolítica e também são efetivos relaxantes musculares, anticonvulsivantes e sedativos. Os benzodiazepínicos se ligam aos receptores da subunidade α de GABA$_A$. Os **barbitúricos**, tais como o **fenobarbital**, são anticonvulsivantes efetivos porque aumentam a inibição mediada pelo receptor GABA$_A$, bem como suprimem a excitação mediada pelo receptor AMPA. As ações anestésicas dos barbitúricos (**tiopental**, **pentobarbital** e **metoxital**) resultam de suas ações como agonistas de receptores GABA$_A$, bem como da atuação como neuromoduladores da transmissão GABAérgica. Variações regionais nas ações anestésicas no encéfalo parecem comparáveis à variação nos subtipos de receptores GABA$_A$. Outros anestésicos inalados não atuam aumentando a atividade do receptor GABA; em vez disso, atuam inibindo os receptores NMDA e AMPA.

## Glicina

A glicina exerce ambos os efeitos excitatório e inibitório no SNC. Quando ela se liga aos receptores NMDA, os torna mais sensíveis às ações do glutamato. A glicina pode transbordar das junções sinápticas no líquido intersticial e na medula espinal; por exemplo, ela pode facilitar a transmissão de dor por meio de receptores NMDA no corno dorsal. Entretanto, a glicina também é responsável, em parte, pela inibição direta, principalmente no tronco encefálico e na medula espinal. Como o GABA, ela atua aumentando a condutância de Cl$^-$. Sua ação é antagonizada pela estricnina. O quadro clínico de convulsões e hiperatividade muscular produzido pela estricnina enfatiza a importância da inibição pós-sináptica na função neural normal. O receptor de glicina responsável pela inibição é um canal de Cl$^-$. Ele é um pentâmero composto de duas subunidades: a subunidade α ligadora de ligante e a subunidade estrutural β. Existem três tipos de neurônio responsáveis pela inibição direta na medula espinal: os que secretam glicina, os que secretam GABA e os que secretam ambos. Os neurônios que secretam apenas glicina têm um transportador de glicina GLYT2, os que secretam apenas GABA têm o GAD, e aqueles que secretam glicina e GABA têm ambos. Este terceiro tipo de neurônio é especialmente interessante, porque parece ter glicina e GABA nas mesmas vesículas.

## Acetilcolina

A acetilcolina é o transmissor na junção neuromuscular, nos gânglios autônomos, nas junções de órgãos que têm como alvo nervos parassimpáticos pós-ganglionares, e em algumas junções que têm como alvo nervos simpáticos pós-ganglionares (ver Capítulo 13). De fato, a acetilcolina é um transmissor liberado por todos os neurônios que saem do SNC (nervos cranianos, nervos motores e neurônios pré-ganglionares). A acetilcolina também é encontrada no complexo prosencefálico basal (núcleo septal e núcleos da base), que se projeta para o hipocampo e neocórtex e no complexo colinérgico pontomesencefálico, que se projeta para o tálamo dorsal e o prosencéfalo (Figura 7-2). Esses sistemas podem estar envolvidos na regulação dos estados de sono-vigília, aprendizado e memória (ver Capítulos 14 e 15). A acetilcolina está, em grande parte, armazenada em vesículas sinápticas pequenas e claras, em altas concentrações nos terminais de **neurônios colinérgicos**. Ela é sintetizada no terminal nervoso a partir de colina e de acetil-CoA por intermédio da enzima **colina acetiltransferase** (**ChAT**) (Figura 7-1 e Figura 7-7). A colina utilizada na síntese da acetilcolina é transportada do espaço extracelular para o terminal nervoso por meio do **transportador de colina** dependente de Na$^+$ (**CHT**). Após a sua síntese, a acetilcolina é transportada do citoplasma para as vesículas por um **transportador associado a vesículas** (**VAT**). A acetilcolina é liberada quando

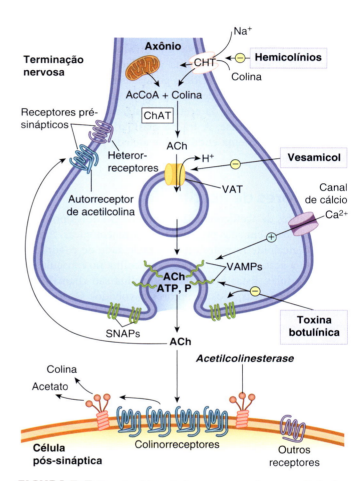

**FIGURA 7-7 Eventos bioquímicos em uma sinapse colinérgica.** A colina é transportada para o terminal nervoso pré-sináptico por um transportador de colina dependente de Na$^+$ (CHT), que pode ser bloqueado pelo fármaco hemicolínio. A acetilcolina (ACh) é sintetizada a partir de colina e acetil Coa (AcCoA) pela enzima colina acetiltransferase (ChAT) no citoplasma. A ACh é então transportada para vesículas pelo transportador associado a vesículas (VAT) junto com peptídeos (P) e trifosfato de adenosina (ATP). Essa etapa pode ser bloqueada pelo fármaco vesamicol. A ACh é liberada pela terminação nervosa quando os canais de Ca$^{2+}$ sensíveis à voltagem se abrem, permitindo um influxo de Ca$^{2+}$, que leva à fusão de vesículas com a superfície da membrana e a expulsão de ACh e cotransmissores para a fenda sináptica. Este processo envolve proteínas associadas ao sinaptossoma (SNAPs) e proteínas de membrana associadas a vesículas (VAMPs) e pode ser evitado pela toxina botulínica. A ACh liberada pode atuar nos receptores muscarínicos acoplados à proteína G no alvo pós-sináptico (p. ex., músculo liso) ou nos receptores ionotrópicos nicotínicos nos gânglios autônomos ou na placa terminal do músculo esquelético (não apresentado). Na junção sináptica, a ACh é prontamente metabolizada pela enzima acetilcolinesterase. Autorreceptores e heterorreceptores na terminação do nervo pré-sináptico modulam a liberação do neurotransmissor.

um impulso nervoso desencadeia o influxo de $Ca^{2+}$ para o terminal nervoso.

A acetilcolina deve ser rapidamente removida da sinapse para a repolarização ocorrer. A remoção acontece por meio da hidrólise da acetilcolina à colina e acetato, uma reação catalisada pela enzima **acetilcolinesterase** na fenda sináptica. Essa enzima também é chamada de **aceticolinesterase verdadeira** ou **específica**. Sua maior afinidade é com a acetilcolina, mas ela também hidrolisa outros ésteres de colina. As moléculas de acetilcolinesterase estão agrupadas na membrana pós-sináptica de sinapses colinérgicas. A hidrólise da acetilcolina por essa enzima é suficientemente rápida para explicar as mudanças observadas na condutância de $Na^+$ e a atividade elétrica durante a transmissão sináptica. Há uma variedade de colinesterases no corpo que não são específicas para a acetilcolina. A encontrada no plasma é capaz de hidrolisar a acetilcolina, mas com propriedades diferentes da acetilcolinesterase. Ela é chamada de **pseudocolinesterase**. A fração plasmática é parcialmente controlada pelo sistema endócrino e afetada por variações da função hepática.

## Receptores de acetilcolina

Os receptores de acetilcolina são divididos em dois tipos principais com base em suas propriedades farmacológicas. A muscarina, o alcaloide responsável pela toxicidade de cogumelos, mimetiza a ação estimuladora da acetilcolina no músculo liso e nas glândulas. Estas ações da acetilcolina são chamadas de **ações muscarínicas**, e os receptores envolvidos são **receptores colinérgicos muscarínicos**. Em gânglios simpáticos e nos músculos esqueléticos, a nicotina mimetiza as ações estimuladoras da acetilcolina. Estas ações da acetilcolina são chamadas de **ações nicotínicas** e os receptores envolvidos são os **receptores colinérgicos nicotínicos**. Os receptores nicotínicos são subdivididos entre aqueles encontrados no músculo, na junção neuromuscular ($N_M$) e aqueles encontrados no SNC e gânglios autônomos ($N_N$). Ambos os receptores de acetilcolina muscarínico e nicotínico são também encontrados no encéfalo. Os receptores de acetilcolina nicotínicos são membros de uma superfamíla de canais de íons dependentes de ligante (receptores ionotrópicos) que também incluem o $GABA_A$, os receptores de glicina e alguns receptores de glutamato. Cada receptor colinérgico nicotínico é composto de cinco subunidades que formam um canal central que, quando o receptor é ativado, permite a passagem de $Na^+$ e outros cátions. As cinco subunidades são provenientes de vários tipos designados como α, β, γ, δ e ε, sendo cada um codificado por genes diferentes. O receptor $N_M$ é composto de duas subunidades α, uma β e uma δ, e outra subunidade que pode ser tanto γ quanto ε **(Figura 7-8)**. Os receptores $N_N$ são compostos apenas por subunidades α e β. Cada subunidade α tem um sítio de ligação para a acetilcolina, e a ligação de uma molécula de acetilcolina a cada uma delas induz uma alteração conformacional na proteína, de modo que o canal se abre. Isto aumenta a condutância de $Na^+$, e o influxo resultante de $Na^+$ produz um potencial de despolarização. Uma característica importante dos receptores colinérgicos nicotínicos neuronais é sua alta permeabilidade ao $Ca^{2+}$. Muitos dos receptores colinérgicos nicotínicos no encéfalo estão localizados pré-sinapticamente nos terminais axônicos secretores de glutamato, e eles facilitam a liberação desse transmissor.

Existem cinco tipos de receptores colinérgicos muscarínicos ($M_1$ a $M_5$), os quais são codificados por cinco genes diferentes. Eles são receptores metabotrópicos que estão acoplados, via proteínas G, à adenilato-ciclase, aos canais de $K^+$

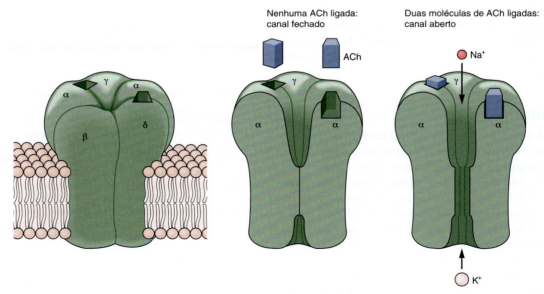

**FIGURA 7-8 Modelo tridimensional do canal iônico nicotínico dependente de acetilcolina.** O complexo recepetor-canal consiste em cinco subunidades, e todas contribuem para a formação do poro. Quando duas moléculas de acetilcolina se ligam a porções das subunidades α expostas na superficial da membrana, o receptor-canal altera sua conformação. Isto abre o poro na porção do canal mergulhada na bicamada lipídica, e tanto o $K^+$ quanto o $Na^+$ passam pelo canal aberto seguindo seu gradiente eletroquímico (De Kandel ER, Schwartz JH, Jessell TM [editors]: *Principles of Neural Science,* 4th ed. McGraw-Hill, 2000).

e/ou à fosfolipase C (Tabela 7-2). Os receptores M$_1$, M$_4$ e M$_5$ estão localizados no SNC; os receptores M$_2$ estão no coração e os M$_3$ nas glândulas e no músculo liso. Os receptores M$_1$ também estão localizados nos gânglios autonômicos, onde podem modular a neurotransmissão.

## Farmacologia das sinapses colinérgicas

A Tabela 7-2 mostra alguns dos principais agonistas que se ligam aos receptores colinérgicos, bem como alguns dos seus antagonistas. A Figura 7-7 também mostra o sítio de ação de vários fármacos que alteram a transmissão colinérgica. Por exemplo, o **hemicolínio** bloqueia o transportador de colina que move a colina para a terminação nervosa, e o **vesamicol** bloqueia o VAT, que move a acetilcolina para dentro da vesícula sináptica. Além disso, a toxina botulínica impede a liberação de acetilcolina pela terminação nervosa.

# MONOAMINAS

## Noradrenalina e adrenalina

O transmissor químico presente na maior parte dos terminais pós-ganglionares simpáticos é a noradrenalina. Ela é armazenada nos botões sinápticos dos neurônios que a secretam em pequenas vesículas que têm um núcleo denso (vesículas granuladas). A noradrenalina e seu derivado metil, a adrenalina, também são secretados pela medula suprarrenal (ver Capítulo 20), porém a adrenalina não é um mediador nas terminações simpáticas pós-ganglionares. Como discutido no Capítulo 6, cada neurônio pós-ganglionar simpático possui múltiplas varicosidades ao longo do seu comprimento, e cada uma delas parece ser um sítio onde a noradrenalina é secretada.

Existem também neurônios secretores de adrenalina e noradrenalina no cérebro. Os neurônios secretores de noradrenalina são adequadamente chamados de **neurônios noradrenérgicos**, embora o termo **neurônios adrenérgicos** também seja aplicado. Entretanto, este último termo deve ser reservado para os neurônios secretores de adrenalina. Os corpos celulares dos neurônios que contêm noradrenalina estão localizados no *locus ceruleus* e em outros núcleos pontinos e medulares (Figura 7-2). A partir do *locus ceruleus*, os axônios dos neurônios noradrenérgicos descem para a medula espinal, entram no cerebelo, e ascendem para inervar os núcleos paraventriculares, supraóticos e periventriculares do hipotálamo, o tálamo, o telencéfalo basal e todo o neocórtex. A ação da noradrenalina nessas regiões é essencialmente a de um neuromodulador.

## Biossíntese e liberação de catecolaminas

As principais **catecolaminas** encontradas no corpo (noradrenalina, adrenalina e dopamina) são formadas pela hidroxilação e descarboxilação do aminoácido tirosina (Figura 7-1 e **Figura 7-9**). Parte da tirosina é formada a partir da fenilalanina, mas a maioria se origina da dieta. A **fenilalanina hidroxilase** é encontrada principalmente no fígado (ver Quadro Clínico 7-2). A tirosina é transportada para neurônios secretores de

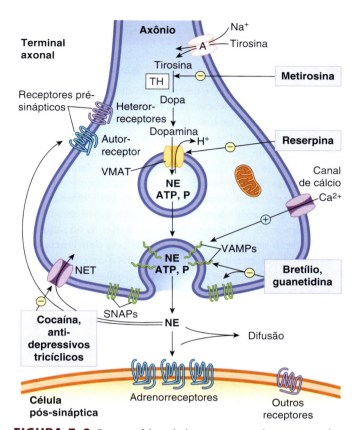

**FIGURA 7-9** Eventos bioquímicos em uma sinapse noradrenérgica. A tirosina (Tyr) é transportada para a terminação nervosa noradrenérgica por um transportador dependente de Na⁺ (A). As etapas envolvidas na conversão de Tyr em dopamina e de dopamina em noradrenalina (NA) são descritas na Figura 7-1. A dopamina é transportada do citoplasma para a vesícula pelo transportador vesicular de monoamina (VMAT), o qual pode ser bloqueado pelo fármaco reserpina. A NA e outras aminas podem também ser transportadas por VMAT. A dopamina é convertida em NA na vesícula. Um potencial de ação abre canais de Ca²⁺ sensíveis à voltagem para permitir um influxo de Ca²⁺, e as vesículas então se fusionam com a superfície da membrana para desencadear a exocitose de NA junto com peptídeos (P) e trifosfato de adenosina (ATP). Este processo envolve proteínas associadas ao sinaptossoma (SNAPs) e proteínas de membrana associadas a vesículas (VAMPs); ele pode ser bloqueado por fármacos como a guanetidina e bretílio. A NA liberada na terminação nervosa pode atuar em receptores acoplados à proteína G no neurônio pós-sináptico ou órgão neuroefetor (p. ex., vasos sanguíneos). A NA pode também se difundir para fora da fenda ou ser transportada de volta para a terminação nervosa pelo transportador de noradrenalina (NAT). O NAT pode ser bloqueado por cocaína e antidepressivos tricíclicos. Autorreceptores e heterorreceptores na terminação nervosa pré-sináptica modulam a liberação do neurotransmissor.

catecolamina por intermédio de um transportador dependente de Na⁺. Ela é convertida a di-hidroxifenilalanina (DOPA) e, então, à dopamina no citoplasma das células pelas **tirosina hidroxilase** e **DOPA descarboxilase**, respectivamente. A descarboxilase é também chamada de **aminoácido descarboxilase**. A etapa limitante de velocidade na síntese de catecolaminas é a conversão da tirosina em DOPA. A tirosina hidroxilase está sujeita à inibição por retroalimentação pela dopamina e pela noradrenalina, proporcionando assim, controle interno do processo sintético.

**146** SEÇÃO I Bases Celulares e Moleculares da Fisiologia Médica

---

## QUADRO CLÍNICO 7–2

### Fenilcetonúria

A **fenilcetonúria** (PKU) é um exemplo de um erro inato do metabolismo. Ela é caracterizada por deficiência mental grave e pelo acúmulo de grandes quantidades de **fenilalanina** e seus derivados cetoácidos no sangue, nos tecidos e na urina. Geralmente, ela é o resultado de uma perda de função resultante de uma mutação do gene para a **fenilalanina hidroxilase**. Este gene está localizado no braço longo do cromossomo 12. As catecolaminas ainda são formadas por tirosina, e a perda cognitiva é em grande parte resultante do acúmulo de fenilalanina e de seus derivados no sangue. A condição também pode ser causada pela **deficiência de tetra-hidrobiopterina** (**BH4**). Como o BH4 é um cofator para a tirosina hidroxilase e a triptofano hidroxilase, bem como para a fenilalanina hidroxilase, os casos de PKU causados por deficiência de tetra-hidrobiopterina apresentam, além de hiperfenilalaninemia, deficiências de catecolamina e serotonina. Estas provocam hipotonia, inatividade e problemas no desenvolvimento. O BH4 também é essencial para a síntese de óxido nítrico (NO) pela óxido nítrico sintase. Deficiência grave de BH4 pode levar à diminuição de formação de NO, e o SNC pode estar sujeito a estresse oxidativo crescente. Os níveis de fenilalanina no sangue são em geral determinados em recém-nascidos na América do Norte, Austrália e Europa; se o PKU é diagnosticado, intervenções na dieta devem começar antes de completarem três semanas de vida, a fim de impedir o desenvolvimento de deficiência mental.

### DESTAQUES TERAPÊUTICOS

O PKU pode, em geral, ser tratado com sucesso pela redução acentuada da quantidade de fenilalanina na dieta. Isto significa restringir o consumo de alimentos ricos em proteína como leite, ovos, queijo, carnes e nozes. Em indivíduos com deficiência de BH4, o tratamento pode incluir tetra-hidrobiopterina, **levodopa** e **5-hidroxitriptofano**, além de uma dieta pobre em fenilalanina. O *US Food and Drug Administration* (FDA) (órgão governamental dos EUA) aprovou o uso do fármaco **sapropterina**, um BH4 sintético para o tratamento de algumas pessoas com PKU.

---

Uma vez sintetizada, a dopamina é transportada para a vesícula pelo **VMAT**. Neste local, a dopamina é convertida em noradrenalina pela **dopamina β-hidroxilase** (**DBH**). A noradrenalina é o único transmissor de molécula pequena que é sintetizado nas vesículas sinápticas, em vez de ser transportado para as vesículas após sua síntese.

Alguns neurônios nas células do SNC e nas células da medula suprarrenal também contêm a enzima citoplasmática **feniletanolamina-N-metiltransferase** (**PNMT**), que catalisa a conversão de noradrenalina em adrenalina. Nessas células, a noradrenalina deixa as vesículas, é convertida em adrenalina no citoplasma e, então, entra em outras vesículas para ser armazenada até ser liberada por exocitose.

## Catabolismo de catecolaminas

A noradrenalina, como outras aminas e outros transmissores de aminoácidos, é removida da fenda sináptica pela ligação a receptores pós-sinápticos, ligação a receptores pré-sinápticos, recaptação para os neurônios pré-sinápticos ou catabolismo. A recaptação por meio do **NAT** é um mecanismo importante para finalizar as ações da noradrenalina (Figura 7–3) e a hipersensibilidade de estruturas denervadas do simpático é explicada, em parte, nessas bases. Após a secção de neurônios noradrenérgicos, seus terminais desgeneram com perda de NAT para remover a noradrenalina da fenda sináptica. Consequentemente, mais noradrenalina de outras fontes se torna disponível para estimular os receptores nos efetores autônomos.

A adrenalina e a noradrenalina são metabolizadas em produtos biologicamente inativos por oxidação e metilação. A primeira reação é catalisada pela **monoaminoxidase** (**MAO**) e a segunda pela **catecol-O-metiltransferase** (**COMT**). A MAO está localizada na superfície externa das mitocôndrias e é amplamente distribuída, sendo particularmente abundante nas terminações nervosas em que as catecolaminas são secretadas. A COMT também está amplamente distribuída, particularmente no fígado, nos rins e no músculo liso. No cérebro, ela está presente nas células da glia e pequenas quantidades são encontradas nos neurônios pós-sinápticos, porém nenhuma é encontrada nos neurônios pré-sinápticos noradrenérgicos. Consequentemente, o metabolismo das catecolaminas tem dois padrões diferentes.

A adrenalina e a noradrenalina extracelulares são, em sua maior parte, O-metiladas, e a medição das concentrações dos derivados O-metilados normetanefrina e metanefrina na urina é um bom indicador da taxa de secreção de noradrenalina e adrenalina. Os derivados O-metilados que não são excretados, são em grande parte oxidados, e o ácido vanilmandélico (VMA) é o metabólito de catecolamina mais abundante na urina.

Nas terminações nervosas noradrenérgicas, parte da noradrenalina está constantemente sendo convertida pela MAO intracelular em derivados desaminados fisiologicamente inativos, o ácido 3,4-di-hidroximandélico (DOMA) e seu glicol correspondente (DHPG). Estes são subsequentemente convertidos em seus correspondentes derivados de O-metil, o VMA e o 3-metoxi-4-hidroxifenilglicol (MHPG).

## Adrenoceptores $\alpha$ e $\beta$

Tanto a adrenalina quanto a noradrenalina atuam nos receptores $\alpha$ e $\beta$-adrenérgicos (**adrenoceptores**), sendo que a noradrenalina possui uma maior afinidade pelos $\alpha$-adrenoceptores e a adrenalina pelos $\beta$-adrenoceptores. Estes receptores são metabotrópicos GPCR, e cada um tem vários subtipos ($\alpha_{1A}$, $\alpha_{1B}$, $\alpha_{1D}$, $\alpha_{2A}$, $\alpha_{2B}$, $\alpha_{2C}$ e $\beta_1$ a $\beta_3$). A maioria dos $\alpha_1$-adrenoceptores está acoplada, por meio das proteínas $G_q$, à fosfolipase C, levando à formação do $IP_3$ e DAG, que mobilizam os estoques de $Ca^{2+}$ intracelular e ativam a proteína cinase C, respectivamente. Assim, em muitas sinapses, a ativação dos $\alpha_1$-adrenoceptores

CAPÍTULO 7 Neurotransmissores e Neuromoduladores **147**

é excitatória para o alvo pós-sináptico. Em contrapartida, os $\alpha_2$-adrenoceptores ativam as proteínas inibitórias $G_i$ para inibir a adenilato-ciclase e diminuir o AMPc. Outras ações dos $\alpha_2$-adrenoceptores são ativar a proteína G acoplada aos canais de $K^+$ retificadores de influxo para provocar a hiperpolarização da membrana e inibir os canais de $Ca^{2+}$ neuronais. Assim, em muitas sinapses, a ativação dos $\alpha_2$-adrenoceptores inibe o alvo pós-sináptico. Os $\alpha_2$-adrenoceptores pré-sinápticos são autorreceptores que, quando ativados, inibem a liberação adicional de noradrenalina das terminações nervosas pós-ganglionares simpáticas. Os $\beta$-adrenoceptores ativam uma proteína $G_s$ estimulatória para ativar a adenilato-ciclase, aumentando o AMPc.

Os $\alpha_1$-adrenoceptores estão localizados no músculo liso e no coração, e os $\alpha_2$-adrenoceptores estão localizados no SNC, nas células das ilhotas pancreáticas e nos terminais nervosos. Os $\beta_1$-adrenoceptores estão localizados no coração e nas células renais justaglomerulares. Os $\beta_2$-adrenoceptores estão localizados no músculo liso dos brônquios e no músculo esquelético. Os $\beta_3$-adrenoceptores estão localizados no tecido adiposo.

## Farmacologia das sinapses noradrenérgicas

A Tabela 7–2 mostra alguns dos agonistas comuns que se ligam aos adrenoceptores, bem como alguns dos antagonistas comuns dos adrenoceptores. A Figura 7–9 também mostra o sítio de ação de vários fármacos que alteram a transmissão noradrenérgica. Por exemplo, a **metirosina** bloqueia a ação da tirosina hidroxilase, que é a etapa limitante de velocidade da via sintética para a produção de catecolaminas na terminação

nervosa. A **reserpina** bloqueia a VMAT que move a dopamina para a vesícula sináptica. Além disso, o **bretílio** e a **guanetidina** impedem a liberação de noradrenalina do terminal nervoso. A **cocaína** e os **antidepressivos tricíclicos** bloqueiam o NAT. Além dos agonistas listados na Tabela 7–2, alguns fármacos mimetizam as ações da noradrenalina, liberando transmissores armazenados das terminações noradrenérgicas. Eles são chamados de **simpatomiméticos** e incluem as **anfetaminas** e a **efedrina**.

## Dopamina

Em algumas partes do encéfalo, a síntese de catecolaminas para na dopamina (Figura 7–1), que pode então ser secretada para a fenda sináptica. A recaptação ativa de dopamina ocorre por meio do **transportador de dopamina** dependente de $Na^+$ e $Cl^-$. A dopamina é metabolizada a compostos inativos pela MAO e pela COMT de um modo análogo à inativação da noradrenalina. O ácido 3-4-di-hidroxifenilacético (DOPAC) e o ácido homovanílico (HVA) são conjugados principalmente a sulfatos.

Os neurônios dopaminérgicos estão localizados em várias regiões do encéfalo (Figura 7–2). Uma dessas regiões é o **sistema nigroestriatal**, que se projeta da substância negra do mesencéfalo ao esfriado nos núcleos da base e está envolvida no controle motor. Outro sistema dopaminérgico é o **sistema mesocortical**, que surge primeiramente na área tegmental ventral que se projeta para o *nucleus accumbens* e áreas subcorticais límbicas; ele está envolvido no comportamento de recompensa e dependência e nos distúrbios psiquiátricos, com

---

## QUADRO CLÍNICO 7–3

### Esquizofrenia

A **esquizofrenia** é uma doença que envolve déficits de vários sistemas cerebrais que alteram os pensamentos profundos de um indivíduo, assim como suas interações com os demais. Indivíduos com esquizofrenia sofrem de alucinações, delírios e pensamentos acelerados (sintomas positivos); e experimentam apatia, dificuldade de lidar com novas situações e pouca espontaneidade ou motivação (sintomas negativos). Em todo o mundo, de 1 a 2% da população vive com esquizofrenia. Uma combinação de fatores genéticos, biológicos, culturais e psicológicos contribui para a doença. Várias evidências indicam que um defeito no **sistema mesocortical** é responsável pelo desenvolvimento de pelo menos alguns dos sintomas da esquizofrenia. A atenção foi inicialmente dirigida para a superestimulação dos **receptores de dopamina $D_2$** do sistema límbico. A **anfetamina**, que provoca a liberação de dopamina, bem como de noradrenalina no cérebro, provoca psicose semelhante à esquizofrenia. Os níveis cerebrais dos receptores $D_2$ são elevados em esquizofrênicos, e há uma correlação positiva clara entre a atividade antiesquizofrênica de vários fármacos e sua capacidade de bloquear receptores $D_2$. No entanto, muitos

medicamentos recentemente desenvolvidos são agentes antipsicóticos efetivos, mas se ligam a receptores $D_2$ em um grau limitado. Em vez disso, elas se ligam a receptores $D_4$, e há pesquisa ativa em curso sobre a possibilidade de esses receptores serem anormais em indivíduos com esquizofrenia.

#### DESTAQUES TERAPÊUTICOS

Desde a metade da década de 1950, vários fármacos antipsicóticos (p. ex., **clorpromazina, haloperidol, perfenazina** e **flufenazina**) têm sido usados para tratar a esquizofrenia. Na década de 1990, novos antipsicóticos "atípicos" foram desenvolvidos. Estes incluem a **clozapina**, que reduz os sintomas psicóticos, alucinações e perda de contato com a realidade. Entretanto, um efeito colateral adverso em potencial é a agranulocitose (uma perda de leucócitos), o que dificulta a capacidade de lutar contra infecções. Outros antipsicóticos atípicos não provocam agranulocitose, incluindo **risperidona**, **olanzapina**, **quetiapina**, **ziprasidona**, **aripiprazol** e **paliperidona**.

a esquizofrenia (Quadro Clínico 7-3). Estudos de **tomografia por emissão de pósitrons** (**PET**) em indivíduos normais mostram que uma perda constante de receptores de dopamina ocorre nos núcleos da base, devido à idade. A perda é maior em homens do que nas mulheres.

## Receptores de dopamina

Cinco receptores de dopamina foram clonados, mas eles se dividem em duas categorias principais: semelhante a $D_1$ ($D_1$-*like*) ($D_1$ a $D_5$) e semelhante a $D_2$ ($D_2$-*like*) ($D_2$, $D_3$ e $D_4$). Todos os receptores de dopamina são metabotrópicos GPCR. A ativação dos receptores do tipo $D_1$ leva a um aumento no AMPc, ao passo que a ativação dos receptores do tipo $D_2$ reduz os níveis de AMPc. A superestimulação de receptores $D_2$ pode contribuir para a fisiopatologia da esquizofrenia (Quadro Clínico 7-3). Os receptores $D_3$ são altamente localizados, especialmente no *nucleus accumbens* (Figura 7-2). Os receptores $D_4$ têm uma afinidade maior que outros receptores de dopamina para o fármaco antipsicótico "atípico" **clozapina**, que é efetivo na esquizofrenia, mas produz menos efeitos colaterais extrapiramidais do que os outros tranquilizantes principais.

## Serotonina

A serotonina (5-hidroxitriptamina; 5-HT) está presente na mais alta concentração nas plaquetas do sangue e no trato gastrintestinal, onde é encontrada nas células enterocromafins e no plexo mioentérico. Ela também é encontrada no tronco encefálico, nos núcleos da rafe, que se projetam para amplas áreas do SNC, incluindo o hipotálamo, o sistema límbico, o neocórtex, o cerebelo e a medula espinal (Figura 7-2).

A serotonina é sintetizada a partir do aminoácido essencial **triptofano** (Figura 7-1 e Figura 7-10). A etapa limitante de velocidade é a conversão do aminoácido **5-hidroxitriptofano** pela **triptofano hidroxilase**. Este é então convertido à serotonina pela **descarboxilase do ácido L-amino aromático**. A serotonina é transportada para o interior das vesículas pelo VMAT. Após a liberação dos neurônios serotonérgicos, a maior parte da serotonina liberada é recaptada pelo **transportador de serotonina** (**SERT**) relativamente seletivo. Uma vez que a serotonina retornou à terminação nervosa, ela ou volta para as vesículas, ou é inativada pela MAO para formar o ácido 5-hidroxi-indolacético (5-HIAA). Esta substância é o principal metabólito urinário da serotonina, e a excreção urinária de 5-HIAA é utilizada como um indicador da taxa de metabolismo da serotonina no corpo.

A triptofano hidroxilase no SNC é um pouco diferente da triptofano hidroxilase nos tecidos periféricos, sendo codificada por um gene diferente. Isto ocorre, presumivelmente, porque o desligamento do gene *TPH1*, que codifica a triptofano hidroxilase nos tecidos periféricos, tem muito menos efeito na produção de serotonina cerebral do que na produção de serotonina periférica.

## Receptores serotoninérgicos

Há sete classes de receptores 5-HT (de receptores $5-HT_1$ até $5-HT_7$) e todos, exceto um, ($5-HT_3$), são GPCR e afetam a

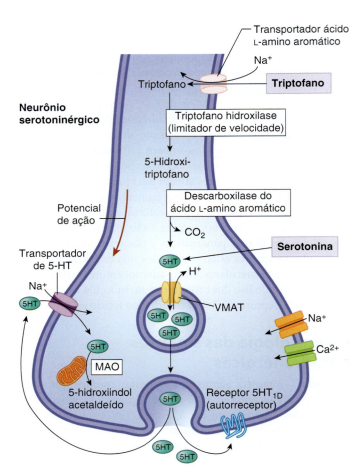

**FIGURA 7-10 Eventos bioquímicos em uma sinapse serotoninérgica.** O triptofano é transportado para a terminação nervosa serotonérgica por um transportador ácido L-aminoaromático dependente de $Na^+$. As etapas envolvidas na conversão do triptofano em serotonina (5-hidroxitriptamina, 5-HT) são descritas na Figura 7-1. A 5-HT é transportado do citoplasma para vesículas pelo transportador monoamina vesicular (VMAT). A liberação de 5-HT ocorre quando um potencial de ação abre os canais de $Ca^{2+}$ sensíveis à voltagem para permitir um influxo de $Ca^{2+}$ e fusão das vesículas com a superfície da membrana. A 5-HT liberado na terminação nervosa pode atuar nos receptores acoplados à proteína G no neurônio pós-sináptico (não mostrado). A 5-HT pode também se difundir para fora da fenda ou ser transportado de volta para a terminação nervosa pelo transportador de 5-HT. Ele pode atuar nos autorreceptores pré-sinápticos para inibir liberações adicionais de neurotransmissores. A 5-HT citoplasmático é sequestrado em vesículas, como já descrito, ou metabolizado a 5-hidroxiindol acetaldeído pela monoaminoxidase mitocondrial (MAO).

adenilato-ciclase ou a fosfolipase C (Tabela 7-2). Dentro do grupo $5-HT_1$ estão os subtipos $5-HT_{1A}$, $5-HT_{1B}$, $5-HT_{1D}$, $5-HT_{1E}$ e $5-HT_{1F}$. Dentro do grupo $5-HT_2$ estão os subtipos $5-HT_{2A}$, $5-HT_{2B}$ e $5-HT_{2C}$. Existem dois subtipos de $5-HT_5$: $5-HT_{5A}$ e $5-HT_{5B}$. Alguns dos receptores de serotonina são pré-sinápticos e outros são pós-sinápticos.

Os receptores $5-HT_{2A}$ mediam a agregação plaquetária e a contração do músculo liso. Camundongos *knockout* para os receptores $5-HT_{2C}$ são obesos como resultado do aumento da ingestão de alimentos, apesar de respostas normais à leptina (ver Capítulo 26), e eles são propensos a convulsões fatais. Os

CAPÍTULO 7 Neurotransmissores e Neuromoduladores **149**

## QUADRO CLÍNICO 7–4

### Depressão maior

Segundo o National Institute of Mental Health, aproximadamente 21 milhões de americanos acima de 18 anos de idade têm um transtorno de humor que inclui **distúrbio depressivo maior, distimia** e **doença bipolar**. O grupo maior é o daqueles diagnosticados com depressão maior. Este distúrbio tem uma idade mediana de início em torno de 32 anos e é mais prevalente em mulheres do que em homens. Os sintomas da depressão maior incluem humor deprimido, anedonia, perda de apetite, insônia ou hipersônia, inquietação, fadiga, sentimentos de inutilidade, capacidade reduzida de pensar ou se concentrar e pensamentos recorrentes de suicídio. A **depressão típica** é caracterizada por tristeza, despertar extremamente cedo, perda de apetite, inquietação e anedonia. Os sintomas de uma **depressão atípica** incluem comportamento de busca do prazer e hipersônia.

A causa precisa da depressão não é conhecida, mas fatores genéticos provavelmente contribuem. Há forte evidência para um papel central das monoaminas, incluindo a noradrenalina, serotonina e dopamina. O agente alucinógeno **ácido lisérgico dietilamida** (**LSD**) é um agonista central do receptor de 5-HT$_2$. As alucinações transitórias produzidas por essa droga foram descobertas quando o químico que a sintetizou a inalou por acidente. Sua descoberta chamou a atenção para a correlação entre comportamento e variações no conteúdo de serotonina no cérebro. A **psilocina**, uma substância encontrada em certos cogumelos, e a **N,N-dimetiltriptamina** (**DMT**) também são alucinógenos e, como a serotonina, derivados da triptamina. A **2,5-dimetoxi-4-metil-anfetamina** (**DOM**), a **mescalina** e outros verdadeiros alucinógenos são feniletilaminas. Entretanto, cada um desses pode exercer seus efeitos se ligando aos receptores de 5-HT$_2$. A **3,4-metilenedioximetanfetamina** (MDMA ou *ecstasy*) é uma droga de abuso popular que produz euforia seguida de dificuldade de concentração e depressão. A droga provoca a liberação de serotonina seguida pelo seu esgotamento; a euforia pode ser devida à liberação, e os sintomas posteriores, à sua falta.

### DESTAQUES TERAPÊUTICOS

Em casos de depressão típica, medicamentos como a **fluoxetina** (**Prozac**), que são seletivos **inibidores da recaptação de serotonina** (**ISRs**), são eficazes como antidepressivos. Os ISRs também são usados para tratar **transtornos de ansiedade**. Em depressão atípica, os ISRs são frequentemente ineficazes. Em vez disso, **inibidores da monoaminoxidase**, como a **fenelzina** e a **selegilina** se mostraram como antidepressivos eficazes. Entretanto, elas têm consequências adversas, incluindo crise hipertensiva, se o paciente ingere grande quantidade de produtos com alto teor de **tiramina**, o que inclui queijos velhos, carnes processadas, abacates, frutas secas e vinho tinto (especialmente Chianti). Com base na evidência de que a depressão atípica pode resultar de uma diminuição tanto de serotonina quanto de dopamina, fármacos que atuam de modo mais geral em monoaminas foram desenvolvidas. Estes, chamadas de **antidepressivos atípicos**, incluem a **bupropiona**, que lembra a anfetamina e aumenta tanto os níveis de serotonina quanto de dopamina no cérebro. A bupropiona também é usada na **terapia para parar de fumar**.

---

receptores 5-HT$_3$ estão presentes no trato gastrintestinal e na área postrema, sendo relacionados ao vômito. Os receptores 5-HT$_4$ também estão presentes no trato gastrintestinal, onde facilitam a secreção e o peristaltismo, e no encéfalo. Os receptores 5-HT$_6$ e 5-HT$_7$ no cérebro estão distribuídos por todo o sistema límbico, e os receptores 5-HT$_6$ têm uma alta afinidade por fármacos antidepressivos.

## Farmacologia das sinapses serotonérgicas

A Tabela 7–2 mostra alguns dos agonistas comuns que se ligam aos receptores 5-HT, bem como alguns dos antagonistas comuns aos receptores de 5-HT. Além disso, os antidepressivos tricíclicos inibem a recaptação de serotonina por bloqueio do SERT, semelhante ao que foi descrito para suas ações nas sinapses noradrenérgicas. Os **inibidores da recaptação seletiva de serotonina** (**ISRs**), como a **fluoxetina**, são amplamente utilizados no tratamento da depressão (ver Quadro Clínico 7–4).

## Histamina

Os neurônios histaminérgicos têm seus corpos celulares no núcleo tuberomamilar do hipotálamo posterior e seus axônios se projetam para todas as partes do encéfalo, incluindo o córtex cerebral e a medula espinal. A histamina também é encontrada nas células da mucosa gástrica e nas células que contêm heparina, chamadas de **mastócitos**, que são abundantes nos lobos anterior e posterior da glândula hipófise, bem como nas superfícies corporais. A histamina é formada pela descarboxilação do aminoácido histidina. Os três tipos bem caracterizados de receptores de histamina (H$_1$, H$_2$ e H$_3$) são todos encontrados tanto nos tecidos periféricos quanto no cérebro. A maioria, se não todos, dos receptores H$_3$ é pré-sináptica, e eles medeiam a inibição da liberação de histamina e outros transmissores por meio de uma proteína G. Os receptores H$_1$ ativam a fosfolipase C, e os receptores H$_2$ aumentam o AMPc intracelular. A função desse sistema histaminérgico difuso é desconhecida, mas evidências ligam a histamina cerebral à excitação, ao comportamento sexual, à pressão arterial, ao alcoolismo, ao limiar de

# 150 SEÇÃO I Bases Celulares e Moleculares da Fisiologia Médica

dor e à regulação da secreção de vários hormônios da adeno-hipófise. Além disso, um receptor de hitamina $H_4$, recentemente descrito, parece desempenhar um papel na regulação das células do sistema imune.

## ATP

O ATP é um exemplo de molécula pequena que é frequentemente colocalizada e coliberada por vesículas sinápticas, como aquelas dos neurônios simpáticos pós-ganglionares noradrenérgicos (Figura 7–7), e recentemente foi identificado como um neurotransmissor. O ATP foi identificado como mediador de respostas sinápticas rápidas no sistema nervoso autônomo e de uma resposta rápida na habênula. O ATP se liga aos receptores $P_{2X}$, que são receptores de canal iônico dependente de ligante. Os receptores $P_{2X}$ têm uma ampla distribuição no corpo, incluindo o corno dorsal, o que implica um papel para o ATP na transmissão sensorial. Antagonistas dos receptores $P_{2X}$ estão sendo desenvolvidos para o tratamento da dor crônica. O ATP também se liga aos receptores $P_{2Y}$ e $P_{2U}$, os quais são GPCR.

## TRANSMISSORES DE MOLÉCULAS GRANDES: NEUROPEPTÍDEOS

### Substância P

A **substância P** é um polipeptídeo que contém 11 resíduos de aminoácidos, sendo encontrada no intestino, em vários nervos periféricos e em muitas partes do SNC. Ela é de uma família de polipeptídeos chamados de taquicininas, que diferem na extremidade do terminal amina, mas têm em comum a sequência do terminal carboxílico Phe-X-Gly-LeuMet-NH$_2$, em que X é Val, His, Lys ou Phe. Outros membros da família incluem a **neurocinina A** e a **neurocinina B**.

Há três **receptores de neurocininas** (**NK$_1$** a **NK$_3$**), que são metabotrópicos GPCR. A substância P é o ligante principal para os receptores NK$_1$ no SNC, e a ativação desse receptor leva ao aumento da formação de IP$_3$ e DAG.

A substância P é encontrada em altas concentrações nas extremidades de neurônios aferentes primários na medula espinal, e ela é, provavelmente, o mediador na primeira sinapse da via para a transmissão da dor no corno dorsal. Ela também é encontrada em altas concentrações no sistema nigroestriatal, onde sua concentração é proporcional à da dopamina, e no hipotálamo, onde ela pode desempenhar um papel na regulação neuroendócrina. Após uma injeção na pele, ela provoca vermelhidão e edema e é, provavelmente, o mediador liberado pelas fibras nervosas responsável pelo reflexo axônico. No intestino, ela está envolvida no peristaltismo. Vários antagonistas dos receptores NK$_1$ ativos centralmente, recentemente desenvolvidos, apresentam atividade antidepressiva. Eles também têm sido utilizados como antieméticos em pacientes em tratamento quimioterápico.

### Peptídeos opioides

O encéfalo e o trato gastrintestinal contêm receptores que se ligam à morfina. A pesquisa por ligantes endógenos para esses receptores levou à descoberta de dois pentapeptídeos intimamente relacionados (**encefalinas**), que se ligam a esses receptores opioides: **metencefalina e leu-encefalina**. Estes e outros peptídeos que se ligam aos receptores opioides são chamados de **peptídeos opioides**. As encefalinas são encontradas nas terminações nervosas do trato gastrintestinal e em várias partes diferentes do cérebro, e parecem funcionar como transmissores sinápticos. Elas são encontradas na sustância gelatinosa e possuem uma atividade analgésica quando injetadas no tronco encefálico. Também diminuem a motilidade intestinal. As encefalinas são metabolizadas primeiramente por duas peptidases: encefalinase A, que separa a ligação Gly-Phe, e a encefalinase B, que separa a ligação Gly-Gly. A aminopeptidade que separa a ligação Tyr-Gly também contribui para o seu metabolismo.

Como outros peptídeos pequenos, os peptídeos opioides endógenos são sintetizados como parte de moléculas precursoras maiores. Mais de 20 peptídeos opioides ativos foram identificados. Ao contrário de outros peptídeos, no entanto, os peptídeos opioides têm vários precursores diferentes. Cada um tem uma forma pré-pró e uma forma pro, a partir da qual o peptídeo sinalizador foi clivado. A **pró-encefalina** foi inicialmente identificada na medula suprarrenal, mas ela é também o precursor para a met-encefalina e a leu-encefalina no cérebro. Cada molécula de proencefalina contém quatro met-encefalinas, uma leu-encefalina, um octapeptídeo e um heptapeptídeo. A **pró-opiomelanocortina**, uma molécula precursora grande, encontrada nos lobos anterior e intermediário da glândula hipófise e no encéfalo, contém β-**endorfina**, um polipeptídeo com 31 resíduos de aminoácidos que tem a met-encefalina no seu terminal amino. Existem no cérebro sistemas de neurônios separados, os secretores de encefalina e os secretores de β-endorfina. A β-endorfina também é secretada na corrente sanguínea pela glândula hipófise. Uma terceira molécula precursora é a **pró-dinorfina**, uma proteína que contém três resíduos de leu-encefalina associados à dinorfina e à neoendorfina. Diferentes tipos de dinorfinas são encontrados no duodeno, na neuro-hipófise e no hipotálamo; as β-neoendorfinas também são encontradas no hipotálamo.

Há três classes de **receptores opioides**: μ, κ e δ, cada um com vários subtipos, porém os genes que codificam apenas um para cada subtipo foram identificados e caracterizados. Como mostra a Tabela 7–3, eles diferem em seus efeitos fisiológicos e na afinidade por diversos peptídeos opioides. Todos os três são GPCR e inibidos pela adenilato-ciclase. A ativação de receptores μ aumenta a condutância de K$^+$, hiperpolarizando o neurônio central e os aferentes primários. A ativação dos receptores κ e δ fecha os canais de Ca$^{2+}$.

## Outros polipeptídeos

Numerosos outros polipeptídeos são encontrados no encéfalo. Por exemplo, a **somatostatina** é encontrada em várias partes do cérebro, onde ela pode funcionar como um neurotransmissor com efeitos sobre os estímulos sensoriais, atividade locomotora e função cognitiva. No hipotálamo, esse hormônio inibidor do hormônio de crescimento é secretado para os vasos porta hipofisários; no pâncreas endócrino, ele inibe a secreção de insulina e de outros hormônios pancreáticos; e no trato gastrintestinal,

## CAPÍTULO 7 Neurotransmissores e Neuromoduladores

**TABELA 7-3 Efeito fisiológico produzido pelo estímulo de receptores opiáceos**

| Receptor | Afinidade peptídica opioide endógena | Efeito |
|---|---|---|
| μ | Endorfinas > Encefalinas > Dinorfinas | Analgesia supraspinal e espinal |
| | | Depressão respiratória |
| | | Constipação |
| | | Euforia |
| | | Sedação |
| | | Aumento da secreção do hormônio do crescimento e prolactina |
| | | Miosis |
| κ | Encefalinas > Endorfinas e Dinorfinas | Analgesia supraspinal e espinal |
| | | Diurese |
| | | Sedação |
| | | Miosis |
| | | Disforia |
| δ | Dinorfinas > > Endorfinas e Encefalinas | Analgesia supraspinal e espinal |

é um importante regulador inibitório gastrintestinal. Uma família de cinco diferentes receptores de somatostatina foi identificada ($SSTR_1$ até $SSTR_5$). Todos são GPCR que inibem a adenilato-ciclase e exercem vários outros efeitos nos sistemas mensageiros intracelulares. Parece que o $SSTR_2$ medeia efeitos cognitivos e inibe a secreção do hormônio do crescimento, enquanto o $SSTR_5$ medeia a inibição da secreção de insulina.

A **vasopressina** e a **ocitocina** não são apenas secretadas como hormônios, mas também estão presentes em neurônios que se projetam para o tronco encefálico e para a medula espinal. O cérebro contém **bradicinina**, **angiotensina II** e **endotelina**. Os hormônios gastrintestinais, incluindo o **polipeptídeo intestinal vasoativo** (**VIP**) e a **colecistocinina** (**CCK-4** e **CCK-8**) também são encontrados no cérebro. Existem dois tipos de receptores de CCK no cérebro, CCK-A e CCK-B. O CCK-8 atua em ambos os sítios de ligação, enquanto o CCK-4 atua nos sítios de CCK-B. A **gastrina**, **a neurotensina**, **a galanina** e **o peptídeo liberador de gastrina** também são encontrados no trato gastrintestinal e no cérebro. A neurotensina, o VIP e os receptores CCK foram clonados e revelaram-se GPCR. O hipotálamo contém tanto a gastrina 17 quanto a gastrina 34. O VIP produz vasodilatação e é encontrado nas fibras nervosas vasomotoras. As funções desses peptídeos no sistema nervoso são desconhecidas, embora alguns dos peptídeos também expressos no sistema gastrintestinal tenham sido implicados na saciedade (ver Capítulo 26).

O **peptídeo relacionado ao gene da calcitonina** (**CGRP**) está presente no SNC e no sistema nervoso periférico, no trato gastrintestinal, no sistema cardiovascular e no sistema urogenital. O CGRP está colocalizado ou com a substância P ou com a acetilcolina. A imunorreatividade semelhante ao CGRP está presente na circulação, e uma injeção de CGRP provoca vasodilatação. O CGRP e o hormônio diminuidor de cálcio,

a calcitonina, são ambos produtos do gene da calcitonina. Na glândula tireoide, o *splicing* produz o mRNA que codifica a calcitonina, enquanto no encéfalo, *splicing* alternativo produz o mRNA que codifica o CGRP. O CGRP tem pouco efeito no metabolismo do $Ca^{2+}$, e a calcitonina é apenas um vasodilatador fraco. A liberação de CGRP das fibras aferentes trigeminais pode contribuir para a fisiopatologia da enxaqueca. As ações desses peptídeos são mediadas por dois tipos de receptores de CGRP metabotrópicos.

O **neuropeptídeo Y** é um polipeptídeo muito abundante no cérebro e no sistema nervoso autônomo. Ele atua em oito receptores identificados: $Y_1$ a $Y_8$; exceto para $Y_3$, pois eles são GPCR. A ativação desses receptores mobiliza o $Ca^{2+}$ e inibe a adenilato-ciclase. Ele atua no SNC aumentando a ingesta de alimentos, e os antagonistas dos receptores $Y_1$ e $Y_5$ podem ser utilizados no tratamento da obesidade. Ele também atua na periferia provocando vasoconstricção, e age nos heterorreceptores nas terminações nervosas pós-ganglionares simpáticas, reduzindo a liberação de noradrenalina.

# OUTROS TRANSMISSORES QUÍMICOS

O **óxido nítrico** (**NO**), um composto liberado pelo endotélio dos vasos sanguíneos como o fator relaxante derivado do endotélio (EDRF), também é produzido no encéfalo. Ele é sintetizado a partir da arginina em uma reação catalisada no cérebro por uma das três formas de NO sintase. Ele ativa a guanilato-ciclase e, ao contrário de outros transmissores, é um gás que atravessa a membrana celular com facilidade, e se liga diretamente à guanilato-ciclase. O NO não é armazenado nas vesículas como os outros transmissores clássicos; ele é sintetizado sob demanda nos sítios pós-sinápticos e se difunde para os sítios adjacentes no neurônio. A síntese pode ser desencadeada pela ativação dos receptores NMDA, o que leva ao influxo de $Ca^{2+}$ e à ativação da **óxido nítrico sintase neuronal** (**NOSn**). Este pode ser o sinal pelo qual os neurônios pós-sinápticos se comunicam com as terminações pré-sinápticas para aumentar a liberação de glutamato, e também pode desempenhar um papel na plasticidade sináptica e, portanto, na memória e no aprendizado.

Dois tipos de canabinoides endógenos foram identificados como neurotransmissores: o **2-aracdonil glicerol** (**2-AG**) e a **anandamina**. Eles também não são armazenados em vesículas; são rapidamente sintetizados em resposta ao influxo de $Ca^{2+}$ depois que um neurônio é despolarizado. Ambos atuam em um receptor canabinoide ($CB_1$) com uma alta afinidade pelo $\Delta^9$-tetra-hidrocanabinol (THC), o ingrediente psicoativo da maconha. Estes receptores estão essencialmente localizados nas terminações nervosas pré-sinápticas. O receptor $CB_1$ provoca uma diminuição, mediada por uma proteína G, nos níveis de AMPc intracelular, sendo comum nas vias centrais de dor, assim como em partes do cerebelo, no hipocampo e no córtex cerebral. Além de induzir a euforia, os agonistas do receptor $CB_1$ têm um efeito antinociceptivo, e seus antagonistas aumentam a nocicepção. Os canabinoides endógenos também atuam como mensageiros sinápticos

## SEÇÃO I Bases Celulares e Moleculares da Fisiologia Médica

retrógrados; eles viajam de volta, através de uma sinapse, após a liberação, e se ligam aos receptores $CB_1$ pré-sinápticos para inibir ainda mais a liberação do transmissor. Um receptor $CB_2$, que também se acopla às proteínas G, também foi clonado; ele está localizado essencialmente na periferia. Os agonistas dessa classe de receptor não induzem aos efeitos eufóricos da ativação dos receptores $CB_1$, e eles podem ter um potencial de utilização no tratamento da dor crônica.

## RESUMO

- Os neurotransmissores e neuromoduladores são divididos em duas categorias principais: transmissores de pequenas moléculas e transmissores de grandes moléculas (neuropeptídeos). Em geral, os neuropeptídeos são colocalizados com um dos neurotransmissores de moléculas pequenas.

- A remoção rápida do transmissor químico da fenda sináptica ocorre por difusão, metabolismo e, em muitos casos, recaptação para o neurônio pré-sináptico.

- Os principais neurotransmissores incluem glutamato, GABA e glicina, acetilcolina, noradrenalina, serotonina e opioides. ATP, NO e canabinoides também podem atuar como neurotransmissores ou neuromoduladores.

- O aminoácido glutamato é o principal transmissor excitatório no SNC. Há dois tipos principais de receptores de glutamato: metabotrópicos (GPCR) e ionotrópicos (receptores canais iônicos dependentes de ligante, incluindo cainato, AMPA e NMDA).

- O GABA é o principal mediador inibitório no encéfalo. Três subtipos de receptores de GABA foram identificados: $GABA_A$ e $GABA_C$ (canal iônico dependente de ligante) e $GABA_B$ (acoplado à proteína G). Os receptores de $GABA_A$ e $GABA_B$ são amplamente distribuídos no SNC.

- A acetilcolina é encontrada na junção neuromuscular, nos gânglios autônomos, nas junções de órgãos que têm como alvo nervos parassimpáticos pós-ganglionares, e em algumas junções que têm como alvo nervos simpáticos pós-ganglionares. Ela também é encontrada no complexo prosencefálico basal e no complexo colinérgico pontomesencefálico. Há dois tipos principais de receptores colinérgicos: muscarínicos (GPCR) e nicotínicos (receptores canal iônico dependente de ligante).

- Neurônios contendo noradrenalina se encontram no *locus ceruleus* e em outros núcleos medulares e pontinos. Alguns neurônios também contêm PNMT, que catalisa a conversão de noradrenalina em adrenalina. A adrenalina e a noradrenalina atuam em $\alpha$ e $\beta$-adrenoceptores, com a noradrenalina tendo uma afinidade maior por $\alpha$-adrenoceptores e a adrenalina por $\beta$-adrenoceptores. Eles são GPCR e cada um possui formas múltiplas.

- A serotonina (5-HT) é encontrada no interior do tronco encefálico, nos dos núcleos da rafe que se projetam para porções do hipotálamo, do sistema límbico, do neocórtex, do cerebelo e da medula espinal. Há pelo menos sete tipos de receptores 5-HT e vários deles contêm subtipos. A maior parte deles é GPCR.

- Os três tipos de receptores opioides ($\mu$, $\kappa$ e $\delta$) são GPCR que diferem em seus efeitos fisiológicos, distribuição no encéfalo e em outros locais e afinidade por vários peptídeos opioides.

## QUESTÕES DE MÚLTIPLA ESCOLHA

*Para todas as questões, selecione a melhor opção, a não ser que direcionado diferentemente.*

1. Qual das seguintes afirmações sobre neurotransmissores é verdadeira?
   - A. Todos os neurotransmissores são derivados de aminoácidos precursores.
   - B. Neurotrasnmissores de moléculas pequenas incluem a dopamina, histamina, ATP, glicina, encefalina e noradrenalina.
   - C. Transmissores de grandes moléculas incluem o ATP, canabinoides, substância P e vasopressina.
   - D. A noradrenalina pode atuar como um neurotransmissor na periferia e como um neuromodulador no SNC.
   - E. O óxido nítrico é um neurotransmissor no SNC.

2. Qual das seguintes afirmações *não* é verdadeira?
   - A. O glutamato neuronal é sintetizado na glia pela conversão enzimática e então se difunde para a terminação neuronal, onde é sequestrado para vesículas até ser liberado por um influxo de $Ca^{2+}$ no citoplasma após um potencial de ação atingir o nervo terminal.
   - B. Após a liberação de serotonina na fenda sináptica, suas ações são encerradas pela recaptação para a terminação nervosa pré-sináptica, uma ação que pode ser bloqueada por antidepressivos tricíclicos.
   - C. A noradrenalina é o único transmissor de molécula pequena que é sintetizado nas vesículas sinápticas em vez de ser transportado para a vesícula antes da sua síntese.
   - D. Cada receptor colinérgico nicotínico é feito de cinco subunidades que formam um canal central que, quando o receptor é ativado, permite a passagem de $Na^+$ e de outros cátions.
   - E. A GABA transaminase converte o glutamato a GABA; o transportador vesicular de GABA transporta ambos, o GABA e a glicina, para as vesículas sinápticas.

3. Qual dos seguintes receptores é corretamente identificado como um receptor ionotrópico ou acoplado à proteína G (GPCR)?
   - A. Receptor de neurocinina: ionotrópico
   - B. Receptor nicotínico: GPCR
   - C. Receptor $GABA_A$: ionotrópico
   - D. Receptor NMDA: GPCR
   - E. Glicina: GPCR

4. Um homem de 27 anos de idade foi trazido para a sala de emergência e apresentava sintomas de intoxicação por opioides. Ele recebeu uma dose intravenosa de naloxona. Opioides endógenos
   - A. se ligam tanto a receptores ionotrópicos quanto a GPCR.
   - B. incluem a morfina, endorfinas e dinorfinas.
   - C. apresentam a seguinte ordem de afinidade para os receptores $\delta$: dinorfinas > > endorfinas.
   - D. apresentam a seguinte ordem de afinidade para os receptores $\mu$: dinorfinas > endorfinas.
   - E. apresentam a seguinte ordem de afinidade para os receptores $\kappa$: endorfinas > > encefalinas.

5. Uma mulher de 38 anos foi encaminhada a um psiquiatra após ter relatado ao seu médico que ela tinha dificuldade em dormir (acordando frequentemente às 4 h nos últimos meses) e uma falta de apetite levando à perda de peso de 9,1 kg. Ela também

afirmou que não sentia mais prazer em sair com seus amigos ou fazer trabalho voluntário para as crianças necessitadas. Que tipo de medicamento o seu médico provavelmente deve sugerir como uma etapa inicial da sua terapia?

A. Um antagonista de receptor serotonérgico
B. Um inibidor da captação neuronal de serotonina
C. Um inibidor da monoaminoxidase
D. Um fármaco semelhante à anfetamina
E. Um fármaco que provoque um aumento tanto na serotonina quanto na dopamina

6. Uma mulher de 55 anos submeteu-se a um tratamento de longa duração com fenelzina para a sua depressão. Certa noite ela estava em uma festa onde consumiu vinho Chianti, queijo cheddar envelhecido, carnes enlatadas e frutas secas. Ela então desenvolveu um quadro de dor de cabeça grave, dor no peito, batimentos cardíacos acelerados, pupilas dilatadas, sensibilidade aumentada à luz e náusea. Qual é a causa mais provável desses sintomas?

A. Os alimentos estavam contaminados com toxina botulínica.
B. Ela teve um infarto do miocárdio.
C. Ela sofreu uma dor de cabeça do tipo enxaqueca.
D. Ela teve uma reação adversa à mistura de álcool com seu antidepressivo.
E. Ela teve uma crise hipertensiva por ingerir alimentos com alto teor de tiramina enquanto tomava um inibidor da monoaminoxidase para sua depressão.

# REFERÊNCIAS

Cooper JR, Bloom FE, Roth RH: *The Biochemical Basis of Neuropharmacology*, 8th ed. Oxford University Press, 2002.

Fink KB, Göthert M: 5-HT receptor regulation of neurotransmitter release. Pharmacol Rev 2007;59:360.

Jacob TJ, Moss SJ, Jurd R: $GABA_A$ receptor trafficking and its role in the dynamic modulation of neuronal inhibition. Nat Rev Neurosci 2008;9:331.

Katzung BG, Masters SB, Trevor AJ: *Basic and Clinical Pharmacology*, 11th ed. McGraw-Hill, 2009.

Madden DR: The structure and function of glutamate receptor ion channels. Nat Rev Neurosci 2002;3:91.

Monaghan DT, Bridges RJ, Cotman CW: The excitatory amino acid receptors: Their classes, pharmacology, and distinct properties in the function of the central nervous system. Annu Rev Pharmacol Toxicol 1989;29:365.

Olsen RW: The molecular mechanism of action of general anesthetics: Structural aspects of interactions with $GABA_A$ receptors. Toxicol Lett 1998;100:193.

Owens DF, Kriegstein AR: Is there more to GABA than synaptic inhibition? Nat Rev Neurosci 2002;3:715.

Roth BL: *The Serotonin Receptors: From Molecular Pharmacology to Human Therapeutics,* Humana Press, 2006.

Small KM, McGraw DW, Liggett SB: Pharmacology and physiology of human adrenergic receptor polymorphisms. Annu Rev Pharmacol Toxicol 2003;43:381.

Snyder SH, Pasternak GW: Historical review: Opioid receptors. Trends Pharamcol Sci 2003;24:198.

# SEÇÃO II

# Neurofisiologia Central e Periférica

## INTRODUÇÃO À NEUROFISIOLOGIA

O sistema nervoso central (SNC) pode ser comparado a um processador de computador, isto é, à central de comando para a maioria, se não todas, as funções do corpo. O sistema nervoso periférico é como um conjunto de cabos que transfere dados críticos do SNC para o corpo e então retroalimenta o SNC com informações do corpo. Este "sistema computacional" é muito sofisticado e é designado para continuamente fazer ajustes apropriados em seus estímulos e respostas a fim de permitir que uma pessoa reaja e se adapte a mudanças no ambiente externo e interno (sistemas sensoriais), mantenha sua postura, permita a sua locomoção e use o controle motor fino em suas mãos para criar obras de arte (sistema motor somático), mantenha a homeostasia (sistema nervoso autônomo), regule as transições entre o sono e o estado de vigília (consciência), relembre de eventos passados e se comunique com o mundo externo (funções corticais superiores). Esta seção sobre neurofisiologia irá descrever as propriedades fundamentais e capacidades integradoras dos sistemas neurais que permitem o controle elaborado dessa ampla variedade de funções fisiológicas. As áreas médicas da neurologia, neurocirurgia e psicologia clínica se baseiam nos fundamentos da neurofisiologia.

Uma das razões mais comuns que levam indivíduos a buscar a opinião de um médico é a dor. Dores intensas crônicas envolvem o reajuste de circuitos neurais que podem resultar em uma sensação desagradável, mesmo de um simples toque na pele. A dor crônica é um problema de saúde devastador que se estima afetar cerca de um em dez norte-americanos (mais de 25 milhões de pessoas). Na última década, houve avanços consideráveis na compreensão a respeito de como a atividade é alterada nesses indivíduos e na identificação de tipos de receptores que são únicos às vias nociceptivas. Essas descobertas levaram a um esforço de ampliação da pesquisa para desenvolver novas terapias que têm como alvo especificamente a transmissão sináptica nas vias nociceptivas centrais e na transdução sensorial periférica. Isso é bem vindo da parte dos muitos indivíduos que não conseguem aliviar suas dores a partir do uso de agentes anti-inflamatórios não esteroides, ou mesmo de morfina. Esses tipos de avanços nas pesquisas não seriam possíveis sem um detalhado entendimento de como o encéfalo e o corpo se comunicam um com o outro.

Além da dor crônica, há mais de 600 distúrbios neurológicos. Cerca de 50 milhões de pessoas apenas nos Estados Unidos e, estima-se, um bilhão de pessoas em todo o mundo, sofrem os efeitos de danos ao sistema nervoso central ou periférico. Aproximadamente sete milhões de pessoas morrem anualmente como resultado de algum distúrbio neurológico. Estes incluem distúrbios genéticos (p. ex., doença de Huntington), doenças desmielinizantes (p. ex., esclerose múltipla), distúrbios do desenvolvimento (p. ex., paralisia cerebral), doenças degenerativas que têm como alvo tipos específicos de neurônios (p. ex., doença de Parkinson e doença de Alzheimer), um desequilíbrio de neurotransmissores (p. ex., depressão, ansiedade e distúrbios alimentares), trauma (p. ex., danos à cabeça e à medula espinal) e distúrbios convulsivos (p. ex., epilepsia). Além disso, há complicações neurológicas associadas a problemas cerebrovasculares (p. ex., derrame) e exposição a substâncias químicas neurotóxicas (p. ex. gases neurotóxicos, envenenamento por cogumelos e pesticidas).

Avanços na biologia das células-tronco e em técnicas de imagem cerebral, uma melhor compreensão do mecanismo básico para a plasticidade sináptica do sistema nervoso, uma riqueza de novos conhecimentos sobre a regulação dos receptores e a liberação de neurotransmissores, e a detecção de defeitos genéticos e moleculares que levam a problemas neurológicos, todos eles contribuíram para avanços na identificação da base patofisiológica dos distúrbios neurológicos. Eles também criam as condições para a identificação de melhores terapias para prevenir, reverter ou estabilizar os déficits fisiológicos que os mais de 600 distúrbios neurológicos provocam.

# Neurotransmissão Somatossensorial: Tato, Dor e Temperatura

C A P Í T U L O

**8**

### OBJETIVOS

*Após o estudo deste capítulo, você deve ser capaz de:*

- Nomear os tipos de receptores de tato e pressão encontrados na pele.
- Descrever os receptores que medeiam as sensações de dor e temperatura.
- Definir potencial gerador.
- Explicar os elementos básicos da codificação sensorial.
- Elucidar as diferenças entre dor e nocicepção, dor primária e secundária, dor aguda e crônica, hiperalgesia e alodinia.
- Detalhar e explicar a dor visceral e a dor referida.
- Comparar a via que medeia o estímulo sensorial das sensações do tato, propriocepção e vibração àquelas que medeiam a informação dos nociceptores e termorreceptores.
- Referir os processos envolvidos na modulação da transmissão nas vias da dor.
- Listar alguns fármacos que têm sido usados para aliviar a dor e fornecer a base lógica para seu uso e eficácia clínica.

## INTRODUÇÃO

Aprende-se no ensino fundamental que existem "cinco sentidos" (tato, visão, audição, olfato e paladar); mas essa afirmação leva em conta apenas aqueles sentidos que chegam à nossa consciência. Há muitos **receptores sensoriais** que transmitem informações sobre os ambientes interno e externo para o sistema nervoso central (SNC), mas que não atingem a consciência. Por exemplo, os fusos musculares fornecem informação sobre o comprimento dos músculos e outros receptores a respeito de pressão arterial, níveis de oxigênio e de dióxido de carbono no sangue e o pH do líquido cerebrospinal. A lista de modalidades sensoriais apresentada na Tabela 8–1 é muito simplificada. Os bastonetes e cones, por exemplo, respondem maximamente à luz de diferentes comprimentos de onda, e três tipos diferentes de cones estão presentes, um para cada uma das três cores primárias. Há cinco modalidades diferentes de paladar: doce, salgado, azedo, amargo e o umami (o gosto do glutamato). Sons de diferentes tons são ouvidos principalmente porque diferentes grupos de células ciliadas na cóclea são ativados maximamente por ondas sonoras de diferentes frequências.

Os receptores sensoriais podem ser concebidos como transdutores que convertem várias formas de energia do ambiente em potenciais de ação nos neurônios sensoriais. Os receptores cutâneos para tato e pressão são **mecanorreceptores**. **Proprioceptores** estão localizados nos músculos, nos tendões e nas articulações e transmitem informações sobre o comprimento tensão muscular. Os **termorreceptores** detectam as sensações de calor e frio. Estímulos potencialmente nocivos, tais como dor, calor e frio extremos, são mediados por **nociceptores**. O termo **quimiorreceptor** se refere a receptores estimulados por uma alteração na composição química do ambiente nos quais estão localizados. Esses incluem receptores para o paladar e o olfato, bem como receptores viscerais como aqueles sensíveis a mudanças no nível plasmático de $O_2$, pH e osmolalidade. Os **fotorreceptores** são os bastonetes e cones da retina que respondem à luz.

Este capítulo descreve principalmente as características dos receptores cutâneos que medeiam as sensações de tato, pressão, dor e temperatura, o modo como eles geram impulsos nos neurônios aferentes e as vias centrais que medeiam ou

SEÇÃO II Neurofisiologia Central e Periférica

modulam a informação a partir desses receptores. Uma vez que a dor é uma das principais razões que leva um indivíduo a procurar o aconselhamento de um médico, esse tema recebe atenção considerável neste capítulo. Os receptores envolvidos na modalidade somatossensorial de propriocepção são descritos no Capítulo 12, uma vez que desempenham papéis fundamentais no controle do equilíbrio, da postura e do movimento dos membros.

# RECEPTORES SENSORIAIS E ÓRGÃOS DOS SENTIDOS

## MECANORRECEPTORES CUTÂNEOS

Os receptores sensoriais podem ser terminações dendríticas especializadas de fibras nervosas aferentes, e estão frequentemente associados às células não neurais que os envolvem formando um **órgão sensorial**. O tato e a pressão são detectados por quatro tipos de mecanorreceptores **(Figura 8–1)**. Os **corpúsculos de Meissner** são dendritos encapsulados pelo tecido conectivo e respondem a mudanças na textura e a vibrações lentas. As **células de Merkel** são terminações dendríticas expandidas, e respondem à pressão sustentada e ao toque. Os **corpúsculos de Ruffini** são grandes terminações dendríticas com cápsulas alongadas que respondem à pressão sustentada. Os **corpúsculos de Pacini** consistem em terminações dendríticas amielínica de uma fibra nervosa sensorial, com 2 µm de diâmetro, encapsulada por lamelas concêntricas de tecido conectivo que conferem ao órgão a aparência de uma cebola. Esses receptores respondem à pressão profunda e à vibração rápida. Os nervos sensoriais desses mecanorreceptores são grandes fibras mielinizadas Aα e Aβ, cujas velocidades de condução variam entre ~ 70 a 120 a ~ 40 a 75 m/s, respectivamente.

## NOCICEPTORES

Alguns receptores sensoriais cutâneos não são órgãos especializados, mas sim, terminações nervosas livres. As sensações de dor e temperatura originam-se de dendritos não mielinizados de neurônios sensoriais localizados por toda a pele glabra e com pelos, bem como em tecidos profundos. Os nociceptores podem ser separados em vários tipos. Os **nociceptores mecânicos** respondem à pressão forte (p. ex., de um objeto pontiagudo). Os **nociceptores térmicos** são ativados por temperaturas da pele acima de 42°C ou por frio intenso. Os **nociceptores**

**TABELA 8–1 Principais modalidades sensoriais**

| Sistema sensorial | Modalidade | Energia estimuladora | Classe de receptor | Tipos celulares de receptor |
|---|---|---|---|---|
| Somatossensorial | Tato | Batida leve, vibração 5 a 40 Hz | Mecanorreceptor cutâneo | Corpúsculos de Meissner |
| Somatossensorial | Tato | Movimento | Mecanorreceptor cutâneo | Receptores de folículos capilares |
| Somatossensorial | Tato | Pressão profunda, vibração 60 a 300 Hz | Mecanorreceptor cutâneo | Corpúsculos de Pacini |
| Somatossensorial | Tato | Toque, Pressão | Mecanorreceptor cutâneo | Células de Merkel |
| Somatossensorial | Tato | Pressão sustentada | Mecanorreceptor cutâneo | Corpúsculos de Ruffini |
| Somatossensorial | Propriocepção | Estiramento | Mecanorreceptor | Fusos musculares |
| Somatossensorial | Propriocepção | Tensão | Mecanorreceptor | Órgão tendinoso de Golgi |
| Somatossensorial | Temperatura | Térmica | Termorreceptor | Receptores de frio e calor |
| Somatossensorial | Dor | Química, térmica e mecânica | Quimiorreceptor, termorreceptor e mecanorreceptor | Receptores polimodais ou químicos, térmicos e nociceptores mecânicos |
| Somatossensorial | Prurido | Química | Quimiorreceptor | Nociceptores químicos |
| Visual | Visão | Luz | Fotorreceptor | Bastonetes, cones |
| Auditivo | Audição | Som | Mecanorreceptor | Células ciliadas (cóclea) |
| Vestibular | Equilíbrio | Aceleração angular | Mecanorreceptor | Células ciliadas (canais semicirculares) |
| Vestibular | Equilíbrio | Aceleração linear, gravidade | Mecanorreceptor | Células com pelos (órgãos otolíticos) |
| Olfatório | Olfato | Química | Quimiorreceptor | Neurônio sensorial olfatório |
| Gustatório | Paladar | Química | Quimiorreceptor | Papilas gustatórias |

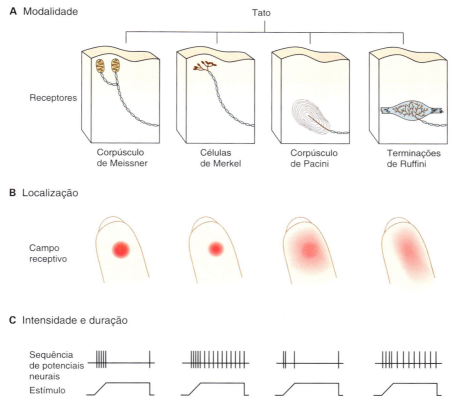

**FIGURA 8-1** Os sistemas sensoriais codificam quatro atributos elementares de estímulos: modalidade, localização (campo receptivo), intensidade e duração (tempo). A) A mão humana tem quatro tipos de mecanorreceptores; sua ativação combinada produz a sensação de contato com um objeto. A ativação seletiva das células de Merkel e das terminações de Ruffini provoca a sensação de pressão constante; a ativação seletiva dos corpúsculos de Meissner e Pacini provoca o formigamento e a sensação vibratória. B) A localização de um estímulo é codificada pela distribuição espacial da população de receptores ativados. Um receptor dispara apenas quando a pele próxima de terminais sensoriais é tocada. Esses campos receptivos dos mecanorreceptores (mostrados como áreas vermelhas na ponta dos dedos da mão) diferem em tamanho e resposta ao tato. As células de Merkel e os corpúsculos de Meissner fornecem a localização mais precisa, uma vez que possuem os menores campos receptivos e são mais sensíveis à pressão aplicada por uma pequena sonda. C) A intensidade do estímulo é sinalizada pela frequência de disparo dos receptores individuais; a duração do estímulo é sinalizada pelo tempo do curso de disparos. Os picos de pulsos elétricos indicam potenciais de ação gerados por pressão de uma pequena sonda no centro de cada campo receptivo. Os corpúsculos de Meissner e Pacini se adaptam rapidamente, os outros, lentamente. (De Kandel ER, Schwartz JH, Jessell TM [editores]: *Principles of Neural Science,* 4th ed. McGraw-Hill, 2000.)

quimicamente sensíveis respondem a várias substâncias químicas tais como a bradicinina, a histamina, acidez elevada e a irritantes ambientais. Os **nociceptores polimodais** respondem a combinações desses estímulos.

Os impulsos dos nociceptores são transmitidos por dois tipos de fibras, as fibras Aδ pouco mielinizadas (2 a 5 μm de diâmetro) que conduzem a uma taxa de 12 a 35 m/s, e as fibras C amielínicas (0,4 a 1,2 μm de diâmetro) que conduzem em taxas lentas de 0,5 a 2 m/s. A ativação das fibras Aδ, que liberam **glutamato**, é responsável pela **dor primária** (também chamada de **dor rápida** ou **dor epicrítica**), que é uma resposta rápida e que medeia aspectos discriminativos da dor ou a capacidade de determinar o local e a intensidade do estímulo nocivo. A ativação de fibras C que liberam uma combinação de glutamato e **substância P** é responsável pela dor secundária retardada (também chamada de **dor lenta** ou **dor protopática**) que é uma sensação incômoda, intensa, difusa e desagradável associada a um estímulo nocivo. A coceira e as cócegas também estão associadas à sensação de dor **(ver Quadro Clínico 8-1)**.

Há uma variedade de receptores localizados nas extremidades dos nervos sensoriais nociceptivos que respondem a estímulos nocivos térmicos, mecânicos ou químicos **(Figura 8-2)**. Muitos desses receptores fazem parte de uma família de canais de cátion não seletivos chamados de canais de **receptores de potencial transitório** (**TRP**). Eles incluem os receptores **TRPV1** (o V se refere a um grupo de substâncias químicas chamadas de **vaniloides**) que são ativadas por calor intenso, ácidos e substâncias químicas como a **capsaicina** (o princípio ativo da pimenta e um exemplo de vaniloide). Os receptores TRPV1 também podem ser ativados indiretamente por ativação inicial de receptores TRVP3 nos queratinócitos da pele. Estímulos nocivos mecânicos, frios e químicos podem ativar os receptores **TRPA1** (A de **anquirina**) nos terminais nervosos sensoriais. As terminações nervosas sensoriais também têm **receptores de canais iônicos sensíveis a ácidos** (**ASIC**) que são ativados por mudanças no pH dentro de uma faixa fisiológica, e podem ser os receptores dominantes na mediação da dor induzida por ácidos. Além da ativação direta de receptores nas terminações nervosas, alguns estímulos nociceptivos liberam moléculas intermediárias que, então, ativam os receptores na terminação nervosa. Por exemplo, os estímulos nociceptivos mecânicos provocam a liberação de ATP que atua nos **receptores purinérgicos** (p. ex., o receptor

## QUADRO CLÍNICO 8-1

### Coceira e cócegas

A coceira (**prurido**) não é um grande problema para indivíduos saudáveis, mas coceira severa, que é difícil de ser tratada, ocorre em doenças tais como a insuficiência renal crônica, algumas formas de doenças hepáticas, dermatite atópica e infecção por HIV. Especialmente em áreas em que muitas terminações livres de fibras nervosas não mielinizadas estão presentes, pontos de coceira podem ser identificados na pele por meio de cuidadoso mapeamento. Além disso, fibras específicas ligadas à coceira foram identificadas no trato espinotalâmico ventrolateral. Essa e outras evidências implicam a existência de uma via específica para a coceira. Estímulo relativamente suave, especialmente produzido por algo que se move ao longo da pele, produz coceira e cócegas. É interessante que uma sensação de cócegas é em geral encarada como prazerosa, enquanto a coceira é irritante e a dor desagradável. A coceira pode ser produzida não apenas pela repetida estimulação mecânica local da pele, mas também por vários agentes químicos incluindo a **histamina** e cininas como a **bradicinina**, que são liberados na pele em resposta ao dano tecidual. As cininas exercem seus efeitos pela ativação de dois tipos de receptores acoplados à proteína G, $B_1$ e $B_2$. A ativação dos receptores de bradicinina $B_2$ é um evento que ocorre a jusante (*Downstream*) na ativação do **receptor-2 ativado por protease (PAR-2)**, que induz tanto uma resposta nociceptiva quanto pruridogênica.

### DESTAQUES TERAPÊUTICOS

O ato simples de coçar alivia a coceira porque ativa aferentes grandes, que são rápidos condutores e que bloqueiam a transmissão no corno dorsal, de um modo análogo à inibição da dor pela estimulação de aferentes similares. Os **anti-histamínicos** são principalmente eficientes na redução do prurido associado à reação alérgica. Em um camundongo modelo exibindo comportamento de coceira em resposta à ativação do PAR-2, o tratamento com um antagonista do receptor $B_2$ reduziu esse comportamento. Os antagonistas do receptor $B_2$ podem ser uma terapia útil para o tratamento das condições pruriginosas.

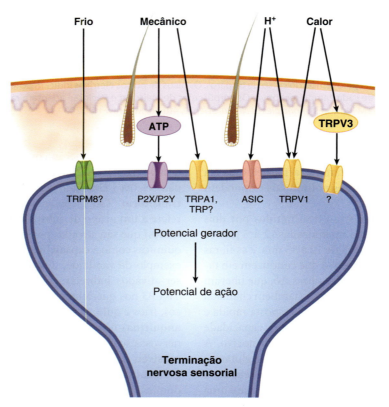

**FIGURA 8-2 Receptores em terminais nervosos nociceptivos não mielinizados na pele.** Os estímulos nociceptivos (p. ex., calor) podem ativar alguns receptores diretamente devido à transdução da energia do estímulo pelos receptores (p. ex., receptores de potencial transitório [TRP], canal TRPV1) ou indiretamente pela ativação de canais de TRP nos queratinócitos (p. ex., TRPV3). Os nociceptores (p. ex., mecanorreceptores) podem também ser ativados pela liberação de moléculas que atuam como intermediários (p. ex., ATP). ASIC, canal iônico sensível a ácido; P2X, receptor purinérgico ionotrópico; P2Y, receptor purinérgico acoplado à proteína G.

P2X, um receptor ionotrópico, e o receptor P2Y, um receptor acoplado à proteína G) O **receptor tirosina cinase A** (**TrkA**) é ativado pelo **fator de crescimento neural** (**NGF**), que é liberado após uma lesão tecidual.

As terminações nervosas também têm uma variedade de receptores que respondem a mediadores imunes que são liberados em resposta à injúria tecidual. Estes incluem os receptores $B_1$ e $B_2$ (bradicinina), os receptores prostanoides (prostaglandinas) e os receptores de citocinas (interleucinas). Esses receptores atuam como mediadores da **dor inflamatória**.

## TERMORRECEPTORES

Os **receptores de frio** inócuo estão localizados nas terminações dendríticas de fibras Aδ e de fibras C, enquanto os **receptores de calor** inócuo estão nas fibras C. Experiências de mapeamento mostram que a pele possui pontos discretos sensíveis ao frio e ao calor. Existem 4 a 10 vezes mais pontos sensíveis ao frio do que pontos sensíveis ao calor.

O limiar para a ativação dos receptores de calor é de 30°C, e eles aumentam sua taxa de disparo quando a temperatura da pele atinge 46°C. Os receptores de frio são inativos em temperaturas de 40°C, mas aumentam progressivamente sua taxa de disparo quando a temperatura da pele cai para cerca de 24°C. À medida que a temperatura da pele decresce, a taxa de disparo dos receptores de frio diminui até que a temperatura atinja 10°C. Abaixo dessa temperatura eles são inativos e o frio se torna um eficiente anestésico local.

O receptor que é ativado por frio moderado é o **TRPM8**. O M se refere ao **mentol**, um ingrediente da hortelã que lhe confere uma sensação "refrescante". Os receptores **TRPV4** são ativados por temperaturas quentes de até 34°C; os receptores **TRPV3** respondem a temperaturas um pouco mais elevadas, de 35 a 39°C.

## GERAÇÃO DE IMPULSOS EM RECEPTORES CUTÂNEOS

O modo como os receptores sensoriais geram potenciais de ação nos nervos que os inervam varia de acordo com a complexidade do órgão do sentido. Na pele, os corpúsculos de Pacini foram estudados detalhadamente. A bainha de mielina do nervo sensorial começa dentro do corpúsculo (**Figura 8–3**). O primeiro nódulo de Ranvier também está localizado dentro do corpúsculo; o segundo está geralmente próximo ao ponto em que a fibra nervosa deixa o corpúsculo.

## POTENCIAL GERADOR

Quando uma pequena quantidade de pressão é aplicada no corpúsculo de Pacini, um potencial despolarizante não propagado, semelhante a um potencial excitatório pós-sináptico (PEPS), é registrado. Ele é chamado de **potencial gerador** ou **potencial receptor** (Figura 8–3). Com a elevação da pressão, a magnitude do potencial receptor aumenta. O receptor, portanto, converte a energia mecânica em uma resposta elétrica, cuja magnitude é proporcional à intensidade do estímulo. Assim, as respostas são descritas como **potenciais graduados**, em vez de "tudo ou nada",

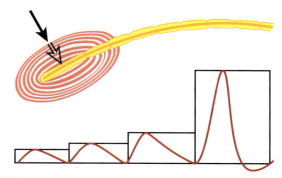

**FIGURA 8–3 Demonstração de que o potencial gerador em um corpúsculo de Pacini se origina na terminação nervosa não mielinizada.** As respostas elétricas às pressões (setas pretas) de 1, 2×, 3× e 4× são mostradas. O estímulo mais forte produziu um potencial de ação no nervo sensorial que se origina no centro do corpúsculo. (De Waxman SG: *Clinical Neuroanatomy*, 26th ed. McGraw-Hill, 2010.)

como é o caso de um **potencial de ação**. Quando a magnitude do potencial gerador atinge cerca de 10 mV, um potencial de ação é produzido no primeiro nódulo de Ranvier. O nervo então repolariza. Se o potencial gerador é grande o suficiente, o neurônio dispara novamente, logo após sua repolarização, e continua a disparar enquanto o potencial gerador for o suficiente para levar o potencial de membrana do nódulo ao nível de disparo. Portanto, o nódulo converte a resposta graduada de um receptor em potenciais de ação, cuja frequência é proporcional à magnitude do estímulo aplicado.

## CODIFICAÇÃO SENSORIAL

A conversão de um estímulo no receptor em uma sensação reconhecível é denominada **codificação sensorial**. Todos os sistemas sensoriais codificam quatro atributos elementares de um estímulo: modalidade, localização, intensidade e duração. A **modalidade** é o tipo de energia transmitida pelo estímulo. A **localização** é o local no corpo ou no espaço onde o estímulo se origina. A **intensidade** é sinalizada pela amplitude da resposta ou frequência de geração de potenciais de ação. A **duração** se refere ao tempo do começo ao final de uma resposta no receptor. Esses atributos de codificação sensorial são mostrados para a modalidade do tato na Figura 8–1.

Quando o nervo de um receptor sensorial específico é estimulado, a sensação provocada é aquela para a qual o receptor é especializado, independentemente de como ou onde, ao longo do nervo, a atividade se iniciou. Esse princípio, enunciado pela primeira vez por Johannes Müller em 1835, foi chamado de **lei das energias específicas do nervo**. Por exemplo, se o nervo sensorial de um corpúsculo de Pacini na mão é estimulado por pressão no cotovelo, ou por irritação a partir de um tumor no plexo braquial, a sensação provocada é o tato. O princípio geral de energias específicas do nervo continua a ser um dos pilares da fisiologia sensorial.

## MODALIDADE

Os seres humanos têm quatro classes básicas de receptores, baseadas na sua sensibilidade a uma forma predominante de

# SEÇÃO II Neurofisiologia Central e Periférica

energia: mecânica, térmica, eletromagnética ou química. A forma particular de energia a que um receptor é mais sensível é chamada de **estímulo adequado**. O estímulo adequado para os bastonetes e cones do olho, por exemplo, é a luz (um exemplo de energia eletromagnética). Os receptores respondem a outras formas de energia além de seus estímulos adequados, mas o limiar para essa resposta específica é muito mais alto. A pressão sobre o globo ocular irá estimular os bastonetes e cones, por exemplo, mas o limiar desses receptores para a pressão é muito maior do que o limiar dos receptores de pressão na pele.

## LOCALIZAÇÃO

O termo **unidade sensorial** se refere a um axônio sensorial único e todos os seus ramos periféricos. Estes ramos variam em quantidade, mas podem ser numerosos, especialmente nos sentidos cutâneos. O **campo receptivo** de uma unidade sensorial é a distribuição espacial a partir da qual um estímulo produz uma resposta nessa unidade (Figura 8–1). A representação dos sentidos na pele é pontual. Se a pele é cuidadosamente mapeada, milímetro a milímetro, com um fino fio de cabelo, a sensação de toque é suscitada a partir dos pontos que cobrem esses receptores de tato. Nenhuma é provocada a partir das áreas de intervenção. Do

mesmo modo, as sensações de temperatura e dor, à semelhança do tato, são produzidas por estímulos da pele apenas sobre os pontos onde os receptores para essas modalidades estão localizados. Na córnea e na esclera adjacente do olho, a área de superfície suprida por uma única unidade sensorial é de 50 a 200 mm². A área suprida por uma única unidade sensorial normalmente se sobrepõe e se interdigita com as áreas supridas por outras.

Um dos mecanismos mais importantes que permite a localização de um sítio de estimulação é a **inibição lateral**. A informação de neurônios sensoriais cujos receptores estão na periferia do estímulo é inibida, se comparada à informação de neurônios sensoriais no centro do estímulo. Portanto, a inibição lateral aumenta o contraste entre o centro e a periferia de uma área estimulada e eleva a capacidade do cérebro de localizar a entrada de um estímulo sensorial. A inibição lateral é a base da **discriminação de dois pontos** (ver Quadro Clínico 8–2).

## INTENSIDADE

A intensidade da sensação é determinada pela amplitude do estímulo aplicado ao receptor. Isto está ilustrado na **Figura 8–4**. À medida que uma pressão maior é aplicada à pele, o potencial receptor no mecanorreceptor aumenta (não apresentado), e a

---

## QUADRO CLÍNICO 8–2

### Exame neurológico

O tamanho dos campos receptivos para o toque leve pode ser medido pelo **teste de limiar de dois pontos**. Neste procedimento, os dois pontos em um compasso são simultaneamente posicionados na pele e determina-se a distância mínima entre os dois pontos que pode ser percebida como pontos separados de estimulação. Esse é o chamado **limiar de discriminação de dois pontos**. Se a distância é muito pequena, cada ponto do compasso toca o campo receptivo de apenas um neurônio sensorial. Se a distância entre os pontos de estimulação é menor do que esse limiar, apenas um ponto de estimulação pode ser sentido. Portanto, o limiar de discriminação de dois pontos é uma medida de **acuidade tátil**. A magnitude dos limiares de discriminação de dois pontos varia de um local para outro no corpo e é menor onde os receptores de tato são mais abundantes. Pontos de estímulo nas costas, por exemplo, devem estar separados por pelo menos 65 mm antes que possam ser distinguidos como separados, enquanto nas pontas dos dedos dois estímulos são reconhecidos se estiverem separados pelo mínimo de 2 mm. Indivíduos cegos se beneficiam da acuidade tátil das pontas dos dedos para facilitar a capacidade de ler em Braille; os pontos que formam os símbolos em Braille estão separados por 2,5 mm. A discriminação de dois pontos é usada para testar a integridade do **sistema da coluna dorsal** (**lemnisco medial**), a via central para o tato e a propriocepção.

A **sensibilidade vibratória** é testada aplicando-se um diapasão em vibração (128 Hz) à pele na ponta dos dedos da mão, ponta do dedão do pé ou proeminências ósseas dos dedos dos pés. A resposta normal é uma sensação de "zumbido". A sensa-

ção é mais marcante sobre os ossos. O termo **palestesia** também é usado para descrever essa capacidade de sentir vibrações mecânicas. Os receptores envolvidos são os receptores do tato, especialmente os **corpúsculos de Pacini**, mas um fator temporal também é necessário. Um padrão de estímulos de pressão rítmica é interpretado como vibração. Os impulsos responsáveis pela sensação de vibração são transportados nas colunas dorsais. A degeneração dessa parte da medula espinal ocorre em diabetes não controlado, anemia perniciosa, deficiências de vitamina $B_{12}$ ou *tabes dorsalis* inicial. A elevação do limiar para estímulos vibratórios é um sintoma inicial dessa degeneração. A sensação vibratória e a propriocepção são intimamente relacionadas; quando uma diminui, a outra também.

A **estereognosia** é a percepção da forma e natureza de um objeto sem a utilização da visão. Pessoas normais podem prontamente identificar objetos como chaves e moedas de várias denominações. Essa capacidade depende da sensação relativamente intacta de tato e pressão e é comprometida quando as colunas dorsais são danificadas. A inabilidade em se identificar um objeto pelo tato é chamada de **agnosia tátil**. Ela também tem um grande componente cortical. A estereognose comprometida é um sinal inicial de dano ao córtex cerebral e, algumas vezes, ocorre na ausência de qualquer defeito detectável na sensação de tato e pressão, quando há uma lesão no córtex sensorial primário. A estereognosia pode também ser expressa pela dificuldade em identificar um objeto pela visão (**agnosia visual**), a inabilidade em identificar sons ou palavras (**agnosia auditiva**) ou cores (**agnosia de cor**), ou a inabilidade de identificar a localização ou posição de uma extremidade (**agnosia de posição**).

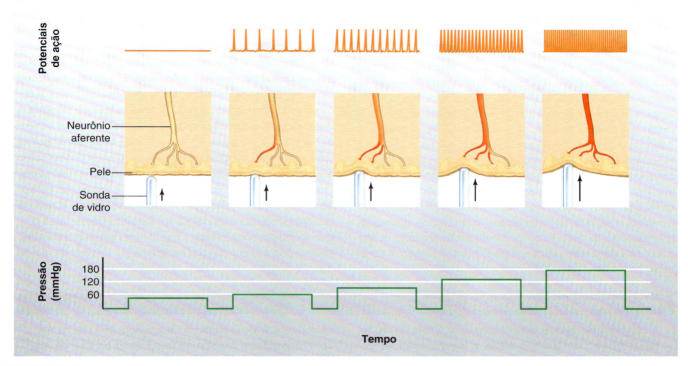

**FIGURA 8-4 Relação entre estímulo e frequência do impulso em uma fibra aferente.** Os potenciais de ação em uma fibra aferente de um mecanorreceptor de uma única unidade sensorial aumentam em frequência à medida que os ramos do neurônio aferente são estimulados por pressão de magnitude crescente. (De Widmaier EP, Raff H, Strang KT: *Vander's Human Physiology*. McGraw-Hill, 2008.)

frequência dos potenciais de ação em um único axônio, que transmite a informação para o SNC, também aumenta. Além de elevar a taxa de disparo de um único axônio, a maior intensidade do estímulo também irá recrutar mais receptores para o campo receptivo.

À medida que a intensidade de um estímulo aumenta, ele tende a se espalhar por uma grande área e, em geral, não apenas ativa os órgãos dos sentidos imediatamente em contato com ele, mas também "recruta" aqueles que estão na área circundante. Além disso, estímulos fracos ativam os receptores com os limiares mais baixos, e estímulos mais fortes também ativam aqueles com limiares mais elevados. Alguns dos receptores ativados fazem parte da mesma unidade sensorial e, portanto, a frequência de impulso na unidade aumenta. No entanto, devido à sobreposição e interdigitação de uma unidade com outra, os receptores de outras unidades são também estimulados, e consequentemente, mais unidades disparam. Assim, mais vias aferentes são ativadas, o que é interpretado no cérebro como um aumento na intensidade da sensação.

## DURAÇÃO

Se um estímulo de intensidade constante é mantido em um receptor sensorial, a frequência dos potenciais de ação no seu nervo sensorial diminui ao longo do tempo. Este fenômeno é conhecido como **adaptação do receptor** ou **dessensibilização**. O grau em que a adaptação ocorre varia de um sentido para outro. Os receptores podem ser classificados em receptores de adaptação rápida (fásica) e receptores de adaptação lenta (tônica). Isto é ilustrado para diferentes tipos de receptores de tato na Figura 8-1. Os corpúsculos de Meissner e de Pacini são exemplos de receptores de adaptação rápida, e as células de Merkel e as terminações de Ruffini são exemplos de receptores de adaptação lenta. Outros exemplos de receptores de adaptação lenta são os fusos musculares e os nociceptores. Diferentes tipos de adaptação sensorial provavelmente têm algum valor para o indivíduo. Um toque leve pode ser perturbardor se persistente; e, por outro lado, adaptação lenta de entrada de estímulo no fuso é necessária para manter a postura. Do mesmo modo, a entrada de estímulos dos nociceptores fornece um aviso que perderia o seu valor se se adaptasse e desaparecesse.

## EXAME NEUROLÓGICO

O componente sensorial de um exame neurológico inclui uma avaliação de várias modalidades sensoriais, incluindo o tato, a propriocepção, o sentido vibratório e a dor. A função sensorial cortical pode ser testada colocando-se objetos familiares nas mãos de um paciente e solicitando que os identifique de olhos fechados. O Quadro Clínico 8-2 descreve algumas das avaliações comuns feitas em um exame neurológico.

## DOR

Uma das razões mais comuns pelas quais um indivíduo procura o aconselhamento de um médico é porque está com dor. A dor foi chamada por Sherrington de "o complemento físico de um reflexo de proteção imperativo". Os estímulos dolorosos

**164** SEÇÃO II Neurofisiologia Central e Periférica

## QUADRO CLÍNICO 8–3

### Dor crônica

Um relato de 2009 na revista *Scientific American* apontou que 10 a 20% da população dos Estados Unidos e da Europa apresentam **dor crônica**; 59% são mulheres. Com base em um levantamento de médicos de atenção primária, apenas 15% indicaram que se sentiam confortáveis tratando de pacientes com dor crônica e 41% disseram que esperavam até que os pacientes especificamente pedissem analgésicos narcóticos antes de prescrevê-los. Cerca de 20% dos adultos com dor crônica indicaram que procuraram um terapeuta de medicina alternativa. Fatores de risco para dor no pescoço e nas costas incluem a idade, sexo feminino, ansiedade, trabalho repetitivo, obesidade, depressão, levantamento de peso e uso de nicotina. Um exemplo de dor crônica é a **dor neuropática** que pode ocorrer quando as fibras nervosas são danificadas. Dano aos nervos pode causar uma res-

posta inflamatória devido à ativação da micróglia na medula espinal. Comumente, ela é excruciante e difícil de tratar. Por exemplo, na **causalgia**, uma dor de queimação espontânea ocorre muito tempo depois de ferimentos aparentemente triviais. A dor é frequentemente acompanhada por **hiperalgesia** e **alodinia**. A **distrofia simpática reflexa** muitas vezes também está presente. Nessa condição, a pele na área afetada é fina e brilhante e há um aumento no crescimento de pelos. Isso pode ocorrer como resultado de multiplicação por brotamento e eventual superprodução de fibras nervosas simpáticas noradrenérgicas para os gânglios da raiz dorsal dos nervos sensoriais da área afetada. A descarga simpática então leva à dor. Portanto, parece que a periferia sofreu um curto circuito e que as fibras relevantes alteradas estão sendo estimuladas por noradrenalina no nível da raiz do gânglio dorsal.

#### DESTAQUES TERAPÊUTICOS

A dor crônica é frequentemente refratária à maioria das terapias convencionais como **AINEs** e mesmo **opioides**. Em novos esforços para tratar a dor crônica, algumas terapias focam na transmissão sináptica em vias nociceptivas e na transdução sensorial periférica. O **TRPV1**, um receptor de capsaicina, é ativado por estímulos nocivos, como calor, prótons e produtos da inflamação. **Emplastros transdérmicos de capsaicina** ou cremes reduzem a dor, exaurindo o suprimento de substância P nos nervos. O Nav1.8 (um canal de sódio dependente de voltagem resistente à tetrodoxina) está associado singularmente a neurônios nociceptivos nos gânglios da raiz dorsal. A **lidocaína** e a **mexiletina** são úteis em alguns casos de dor crônica e podem atuar bloqueando esse canal. A **ralfinamida**, um bloqueador de canal de $Na^+$, está sendo desenvolvida para o tratamento potencial de dor

neuropática. A **ziconotida**, um bloqueador de canal de $Ca^{2+}$ tipo N dependente de voltagem foi aprovada para a analgesia intratecal em pacientes com dor crônica refratária. A **gabapentina** é um medicamento anticonvulsivante análogo do GABA. Sua eficiência foi demonstrada no tratamento de **dor neuropática e inflamatória** ao atuar em canais de $Ca^{2+}$ dependentes de voltagem. O **topiramato**, um bloqueador de canais de $Na^+$, é outro exemplo de medicamento anticonvulsivante que pode ser usado para tratar **enxaquecas**. **Antagonistas de receptores de NMDA** podem ser coadministrados com um opioide para reduzir a tolerância a um opioide. **Canabinoides** endógenos têm ações analgésicas além dos seus efeitos eufóricos. Fármacos que atuam nos receptores de $CB_2$, desprovidos de efeitos eufóricos, estão sendo desenvolvidas para o tratamento da dor neuropática.

---

geralmente iniciam uma potente resposta de retirada e esquiva. A dor difere de outras sensações, visto que ela soa como um aviso de que algo está errado, antecipa outros sinais e está associada a uma sensação desagradável. São as vias nociceptivas sensibilizadas e reorganizadas que levam à **dor crônica** ou persistente (**ver Quadro Clínico 8–3**).

## CLASSIFICAÇÃO DA DOR

Para fins clínicos e científicos, a **dor** é definida pela (*International Association for the Study of Pain*, IASP) como "uma experiência emocional e sensorial desagradável associada a dano tecidual potencial ou real, ou descrita em termos de tal dano". Isso deve ser diferenciado do termo **nocicepção** que o IASP define como a atividade inconsciente induzida por estímulo nocivo aplicado aos receptores sensoriais.

A dor é muitas vezes classificada como **fisiológica** ou **dor aguda** e **patológica** ou **dor crônica**, que inclui a **dor inflamatória**

e a **dor neuropática**. A dor aguda tem, geralmente, um início súbito e suas diminuição durante o processo de cura; ela pode ser considerada como uma "dor boa" uma vez que serve como um importante mecanismo protetor. O reflexo de fuga (retirada) é um exemplo desse papel protetor da dor.

A dor crônica pode ser considerada como a "dor ruim", porque ela persiste por muito tempo após a recuperação de uma lesão e é frequentemente refratária aos agentes analgésicos comuns, incluindo os **fármacos anti-inflamatórios não esteroides** (**AINEs**) e os **opioides**. A dor crônica pode resultar de lesões no nervo (dor neuropática), incluindo a neuropatia diabética, o dano nervoso induzido por toxina e a isquemia. A **causalgia** é um tipo de dor neuropática (ver Quadro Clínico 8–3).

## HIPERALGESIA E ALODINIA

A dor é frequentemente acompanhada de **hiperalgesia** e **alodinia**. A hiperalgesia é uma resposta exagerada a um estímulo

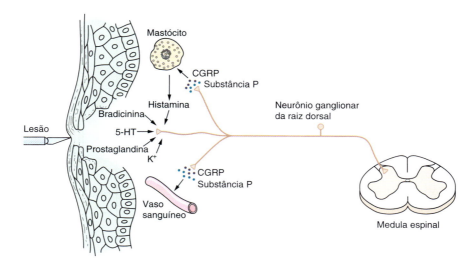

**FIGURA 8-5** Mediadores químicos são liberados em resposta à lesão tecidual e podem sensibilizar ou ativar diretamente os nociceptores. Estes fatores contribuem para a hiperalgesia e alodinia. A lesão tecidual libera bradicinina e prostaglandinas que sensibilizam ou ativam nociceptores, que, por sua vez, liberam substância P e o peptídeo relacionado ao gene da calcitonina (CGRP). A substância P atua nos mastócitos, provocando a degranulação e liberação de histamina, a qual ativa os nociceptores. A substância P provoca o extravasamento do plasma e o CGRP dilata os vasos sanguíneos; o edema resultante provoca liberação adicional de bradicinina. A serotonina (5-HT) é liberada pelas plaquetas e ativa os nociceptores. (De Lembeck F:CIBA Foundation Symposium, London: Pitman Medical; Summit, NJ, 1981.)

nocivo e a alodinia é uma sensação de dor em resposta a um estímulo normalmente inócuo. Um exemplo desta última é a dor por queimadura solar.

A hiperalgesia e a alodinia significam um aumento de sensibilidade das fibras aferentes nociceptivas. A **Figura 8-5** mostra como as substâncias químicas liberadas no local da lesão podem ativar mais diretamente receptores nas terminações nervosas sensoriais, levando à dor inflamatória. Células lesadas também liberam substâncias químicas, como o $K^+$ que despolariza diretamente os terminais nervosos, tornando os nociceptores mais responsivos (**sensibilização**). As células lesadas também liberam bradicinina e substância P, que podem sensibilizar ainda mais os terminais nociceptivos. A histamina é liberada pelos mastócitos, a serotonina (5-HT) pelas plaquetas, e as prostaglandinas pelas membranas celulares, todas contribuindo para o processo inflamatório, ativando ou sensibilizando os nociceptores. Algumas substâncias liberadas atuam liberando outra substância (p. ex., a bradicinina ativa tanto as terminações nervosas Aδ quanto C e aumenta a síntese e liberação de prostaglandinas). A prostaglandina $E_2$ (um metabólito da *cicloxigenase* do ácido aracdônico) é liberada das células lesadas e produz hiperalgesia. É por este motivo que o ácido acetilsalicílico e outros AINEs (inibidores da cicloxigenase) aliviam a dor.

Além da sensibilização das terminações nervosas por mediadores químicos, muitas outras mudanças ocorrem no sistema nervoso central e periférico que podem contribuir para a dor crônica. O NGF liberado pelo tecido lesado é captado pelas terminações nervosas e transportado de modo retrógrado para os corpos celulares nos gânglios da raiz dorsal, onde ele pode alterar a expressão gênica. O transporte pode ser facilitado pela ativação dos receptores TrkA nas terminações nervosas. Nos gânglios da raiz dorsal, o NGF aumenta a produção de substância P e converte os neurônios não nociceptivos em neurônios nociceptivos (uma mudança fenotípica). O NGF também influencia a expressão de um canal de sódio resistente à tetrodotoxina (**Nav1.8**) no gânglio da raiz dorsal, ampliando ainda mais a atividade.

As fibras nervosas danificadas sofrem brotamento, de modo que as fibras dos receptores táteis fazem sinapse com os neurônios do corno dorsal da medula espinal, os quais normalmente recebem apenas estímulos nociceptivos (ver adiante). Isto pode explicar por que estímulos inócuos podem induzir dor após uma lesão. A liberação conjunta de substância P e glutamato dos aferentes nociceptivos na medula espinal provoca uma ativação excessiva de **receptores NMDA (n-metil-D-aspartato)** nos neurônios espinais, um fenômeno chamado de "*wind-up*" que leva ao aumento da atividade nas vias de transmissão da dor. Outra mudança na medula espinal se deve à ativação da **micróglia** próxima aos terminais nervosos aferentes na medula espinal pela liberação de transmissores dos aferentes sensoriais. Isso, por sua vez, leva à liberação de citocinas pró-inflamatórias e quimiocinas que modulam o processamento da dor ao afetar a liberação pré-sináptica de neurotransmissores e a excitabilidade pós-sináptica. Existem receptores P2X na micróglia; antagonistas desses receptores podem ser uma terapia útil no tratamento da dor crônica.

## DOR PROFUNDA E VISCERAL

A principal diferença entre dor superficial e profunda ou visceral é a natureza da dor provocada pelos estímulos nocivos. Isso se deve, provavelmente, à deficiência relativa das fibras nervosas Aδ em estruturas profundas, assim, há uma pequena dor rápida e aguda. Além disso, a dor profunda e a dor visceral são mal localizadas, nauseantes e, muitas vezes, acompanhadas de sudorese e alterações na pressão arterial. A dor pode ser provocada experimentalmente no periósteo e nos ligamentos dos ossos com uma injeção local de solução salina hipertônica. A dor produzida deste modo inicia a contração reflexa dos músculos esqueléticos próximos. Esta contração reflexa é semelhante ao espasmo muscular associado a lesões nos ossos, tendões e articulações. Os músculos firmemente contraídos se tornam isquêmicos, e a isquemia estimula os receptores de dor nos músculos. A dor, por sua vez, provoca mais espasmos, instalando um ciclo vicioso.

Além de ser mal localizada, desagradável e associada a náuseas e sintomas autônomos, a dor visceral frequentemente se irradia ou é referida a outras áreas. O sistema nervoso autônomo, assim como o somático, possui componentes aferentes, centrais de integração e vias efetoras. Os receptores para dor e outras modalidades sensoriais presentes nas vísceras são semelhantes aos da pele, mas há diferenças acentuadas em sua distribuição. Não existem proprioceptores nas víceras e há poucos receptores de tato e temperatura. Os nociceptores estão presentes, embora sejam mais esparsamente distribuídos do que em estruturas somáticas.

As fibras aferentes das estruturas viscerais atingem o SNC por meio de nervos parassimpáticos e simpáticos. Seus corpos celulares estão localizados nos gânglios da raiz dorsal e nos gânglios dos nervos cranianos homólogos. Especificamente, existem aferentes viscerais nos nervos vago, glossofaríngeo e facial; nas raízes dorsais lombar superior e torácica; e nas raízes dorsais sacrais.

Como quase todos sabem por experiência própria, a dor visceral pode ser muito intensa. Os receptores nas paredes das vísceras ocas são especialmente sensíveis à distensão desses órgãos. Tal distensão pode ser produzida experimentalmente no trato gastrintestinal por meio da deglutição de um balão inflado ligado a um tubo. Isto produz uma dor que aumenta e diminui (**cólica intestinal**), uma vez que o intestino contrai e relaxa no balão. Uma cólica semelhante é produzida na obstrução intestinal por contrações do intestino dilatado acima da obstrução. Quando o órgão visceral está inflamado ou hiperemiado, estímulos relativamente menores provocam dor intensa, uma forma de hiperalgesia.

## DOR REFERIDA

A irritação de um órgão visceral frequentemente produz dor que não é sentida no local, mas em uma estrutura somática, que pode estar a alguma distância. Essa dor é dita ser referente a uma estrutura somática (**dor referida**). O conhecimento dos locais comuns de dor referida de cada órgão visceral é importante para o médico. Um dos exemplos mais conhecidos é a referência da dor cardíaca para a face interna do braço esquerdo. Outros exemplos incluem a dor na extremidade do ombro causada por irritação da porção central do diafragma e a dor no testículo provocada pela distensão do ureter. Outros casos são numerosos na prática médica, na cirurgia e na odontologia. Entretanto, os locais de referência da dor não são padronizados, e locais de referência incomuns ocorrem com considerável frequência. A dor cardíaca, por exemplo, pode ser referida para o braço direito, região abdominal, ou mesmo para as costas, pescoço ou mandíbula.

Quando a dor é referida, é geralmente para uma estrutura que se desenvolveu a partir do mesmo segmento embrionário ou dermátomo da estrutura em que a dor se originou. Por exemplo, o coração e o braço têm a mesma origem segmental, e o testículo

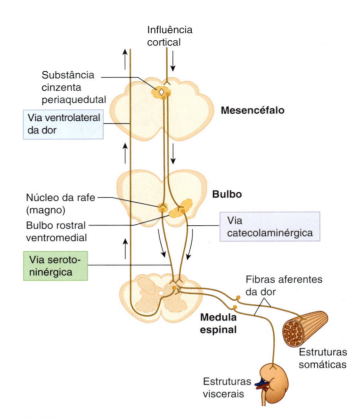

**FIGURA 8–6** Ilustração esquemática da teoria de convergência-projeção para a dor referida e as vias descendentes envolvidas no controle da dor. O fundamento para a dor referida pode ser a convergência das fibras da dor visceral e somática sobre os mesmos neurônios de segunda ordem no corno dorsal da medula espinal que se projeta para as regiões superiores do sistema nervoso. A substância periaquedutal cinzenta (PAG) é uma parte da via descendente que inclui neurônios serotoninérgicos no núcleo magno da rafe e neurônios catecolaminérgicos no bulbo rostral ventromedial para modular a transmissão da dor pela inibição da transmissão aferente primária no corno dorsal. (Cortesia de Al Basbaum.)

migra com a sua inervação a partir da crista urogenital primitiva, da qual o rim e o ureter também se desenvolvem.

O fundamento para a dor referida pode ser a convergência de fibras de dor somáticas e viscerais nos mesmos neurônios de segunda ordem no corno dorsal que se projetam para o tálamo e, em seguida, para o córtex somatossensorial (**Figura 8–6**). Isto é chamado da **teoria de convergência-projeção**. Os neurônios somáticos e viscerais convergem para o corno dorsal ipsilateral. As fibras somáticas nociceptivas normalmente não ativam os neurônios de segunda ordem, mas quando o estímulo visceral é prolongado, a facilitação das terminações das fibras somáticas ocorre. Elas, então, estimulam os neurônios de segunda ordem e, obviamente, o cérebro não pode determinar se o estímulo é proveniente de uma víscera ou de uma área de referência.

## VIAS SOMATOSSENSORIAIS

A sensação provocada por impulsos gerados em um receptor sensorial depende, em parte, da porção específica do cérebro que eles, em última instância, ativam. As vias ascendentes dos

CAPÍTULO 8   Neurotransmissão Somatossensorial: Tato, Dor e Temperatura   **167**

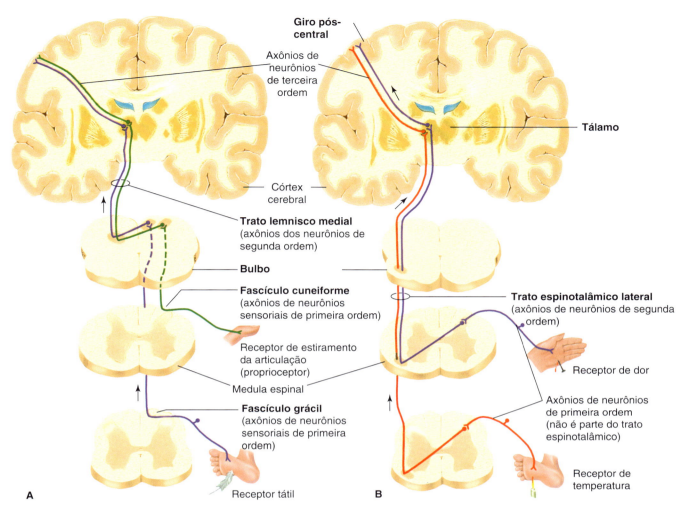

**FIGURA 8-7** Tratos ascendentes levando informação sensorial dos receptores periféricos para o córtex cerebral. **A**) A via da coluna dorsal medeia o tato, a sensação vibratória e a propriocepção. Fibras sensoriais ascendem ipsilateralmente através das colunas dorsais espinais para os núcleos grácil e cuneiforme do bulbo; de lá, as fibras cruzam a linha média e ascendem pelo lemnisco medial para o núcleo talâmico ventral posterolateral (VPL) contralateral e então para o córtex somatossensorial primário. **B**) O trato espinotalâmico ventrolateral medeia a dor e a temperatura. Essas fibras sensoriais terminam no corno dorsal, e projeções a partir daí cruzam a linha média e ascendem pelo quadrante ventrolateral da medula espinal para o VPL e então para o córtex somatossensorial primário. (De Fox SI, *Human Physiology*. McGraw-Hill, 2008.)

receptores sensoriais para o córtex são diferentes para as diversas sensações. Abaixo, está uma comparação das vias sensoriais ascendentes que fazem a mediação para o tato, a sensação vibratória e a propriocepção (**via coluna dorsal-lemnisco medial**) e as que medeiam dor e temperatura (**via espinotalâmica ventrolateral**).

## VIA DA COLUNA DORSAL

As principais vias para o córtex cerebral relacionadas ao tato, à sensação vibratória e à propriocepção são mostradas na **Figura 8-7**. As fibras que medeiam essas sensações ascendem ipsilateralmente pelas colunas dorsais da medula espinal até o bulbo, onde fazem sinapses nos núcleos grácil e cuneiforme. Os neurônios de segunda ordem desses núcleos cruzam a linha média e ascendem pelo lemnisco medial para terminar no núcleo ventral posterolateral (VPL) contralateral e nos relacionados núcleos de relé sensorial específicos do tálamo. Este sistema ascendente é chamado de sistema da coluna dorsal ou lemniscal medial. As fibras dentro da via da coluna dorsal estão unidas ao tronco encefálico por fibras mediadoras das sensações provenientes da cabeça. O tato e a propriocepção da cabeça são retransmitidos principalmente pelos núcleos sensoriais principal e mesencefálico do nervo trigêmio.

## Organização somatotópica

Dentro das colunas dorsais, as fibras provenientes de diferentes níveis da medula são organizadas somatotopicamente (Figura 8-7). De modo específico, as fibras do cordão nervoso sacral são posicionadas mais medialmente e aquelas do cordão cervical estão posicionadas mais lateralmente. Esse arranjo continua no bulbo com a representação da parte inferior do corpo (p. ex., nos pés) no núcleo grácil e a representação da parte superior do corpo (p. ex., dedos das mãos) no núcleo cuneiforme. O lemnisco medial é organizado com representação de dorsal para ventral, do pescoço ao pé.

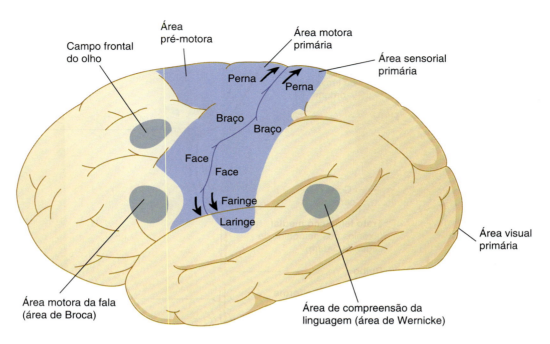

**FIGURA 8-8** Uma visão lateral do hemisfério esquerdo mostrando algumas das principais áreas corticais e seus correlatos funcionais no cérebro humano. A área somatossensorial primária está no giro pós-central do lobo parietal e o córtex motor primário está no giro pré-central. (De Waxman SG: *Clinical Neuroanatomy*, 26th ed. McGraw-Hill, 2010.)

A organização somatotópica continua pelo tálamo e córtex. Os neurônios talâmicos do VPL, que carregam informação sensorial, se projetam por uma via altamente específica para o **córtex somatossensorial primário** no **giro pós-central** do **lobo parietal** (Figura 8-8). O arranjo de projeções para essa região é tal que as partes do corpo são representadas em ordem ao longo do giro pós-central, com as pernas no topo e a cabeça na base do giro. Não há apenas uma localização detalhada das fibras de várias partes do corpo no giro pós-central, mas também o tamanho da área cortical de recepção de impulsos de uma parte específica do corpo é proporcional ao uso dessa parte. Os tamanhos relativos das áreas de recepção cortical são mostrados de modo evidente, na Figura 8-9, na qual as proporções do **homúnculo** foram distorcidas para corresponder ao tamanho das áreas corticais de recepção para cada parte. Observa-se que as áreas corticais para a sensação do tronco e das costas são pequenas, ao passo que áreas muito grandes se ocupam com os impulsos das mãos e de partes da boca relacionadas à fala.

Estudos da área de recepção sensorial enfatizam a natureza muito discreta da localização ponto a ponto de áreas periféricas no córtex e fornecem evidências adicionais para a validade geral da lei das energias específicas. A estimulação de várias partes do giro pós-central dá origem a sensações projetadas para partes apropriadas do corpo. As sensações produzidas são geralmente dormência, formigamento ou sensação de movimento, mas com eletrodos finos o suficiente, tem sido possível produzir sensações relativamente puras de tato, calor e frio. As células no giro pós-central estão organizadas em colunas verticais. As células em uma determinada coluna são todas ativadas por aferentes de uma determinada área do corpo e todas respondem à mesma modalidade sensorial.

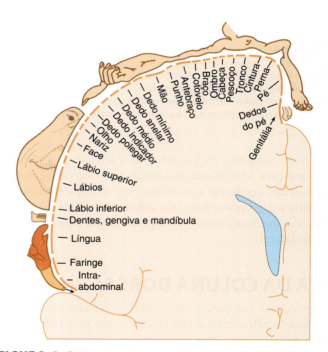

**FIGURA 8-9 Homúnculo sensorial, desenhado cobrindo uma secção coronal pelo giro pós-central.** As partes do corpo são representadas em ordem, ao longo do giro pós-central, com as pernas no topo e a cabeça na base do giro. O tamanho da área de recepção cortical para os impulsos de uma parte particular do corpo é proporcional ao uso dessa parte. (Reproduzida, com permissão, de Penfield W, Rasmussen G: *The Cerebral Cortex of Man*. Macmillan, 1950.)

Além do córtex somatossensorial primário, existem duas outras regiões corticais que contribuem para a integração da informação sensorial. A **área de associação sensorial** está localizada no córtex parietal, e o **córtex somatossensorial secundário** está localizado na parede da **fissura lateral** (também chamada de **fissura silviana**) que separa o lobo temporal dos lobos frontal e parietal. Essas regiões recebem estímulos do córtex somatossensorial primário.

A consciência das várias partes do corpo no espaço depende, em parte, de impulsos dos receptores sensoriais nas articulações e ao seu redor. Os impulsos desses receptores, dos receptores de tato na pele e em outros tecidos, e dos fusos musculares, são sintetizados no córtex em uma imagem consciente da posição do corpo no espaço.

# TRATO ESPINOTALÂMICO VENTROLATERAL

Fibras dos termorreceptores e nociceptores fazem sinapse nos neurônios do corno dorsal da medula espinal. Os axônios desses neurônios do corno dorsal cruzam a linha média e ascendem no quadrante ventrolateral da medula espinal, onde formam a via espinotalâmina ventrolateral (Figura 8-7). As fibras dentro desse trato fazem sinapses no VPL. Alguns neurônios do corno dorsal que recebem estímulos nociceptivos fazem sinapses na formação reticular do tronco encefálico (**via espinorreticular**) e, então, se projetam para o núcleo centrolateral do tálamo.

Estudos das imagens de tomografia por emissão de pósitrons (PET) e de ressonância magnética funcional (fMRI), em seres humanos normais, indicam que a dor ativa os córtices somatossensorial primário e secundário e o giro cingulado no lado oposto ao estímulo. Além disso, a amígdala, o lobo frontal e o córtex insular são ativados. Essas tecnologias foram importantes para diferenciar dois componentes da via da dor. Pesquisadores descobriram que estímulos nocivos que não induziram uma mudança na emoção levaram a um aumento do metabolismo no córtex somatossensorial primário, ao passo que estímulos que provocaram respostas afetivo-motivacionais ativaram uma porção maior do córtex. Isto demonstrou que a via para o córtex somatossensorial primário é responsável pelo aspecto discriminativo da dor. Por outro lado, a via que inclui sinapses na formação reticular do tronco encefálico e do núcleo talâmico centrolateral se projeta para o lobo frontal, sistema límbico e córtex insular. Essa via medeia o componente afetivo-motivacional da dor.

A sensação visceral viaja ao longo das mesmas vias centrais como sensação somática nos tratos espinotalâmicos e nas radiações talâmicas, e as áreas corticais de recepção para a sensação visceral são entremeadas com áreas somáticas de recepção.

# PLASTICIDADE CORTICAL

Está claro, agora, que as amplas conexões neuronais descritas anteriormente não são inatas e imutáveis, mas podem ser modificadas com relativa rapidez pela experiência, refletindo

a utilização da área representada. O **Quadro Clínico 8-4** descreve as mudanças acentuadas na organização cortical e talâmica que ocorrem em resposta à amputação de um membro, levando ao fenômeno da **dor do membro fantasma**.

Vários estudos com animais apontam para a reorganização dramática das estruturas corticais. Se um dedo de um macaco é amputado, a representação cortical dos dedos

---

## QUADRO CLÍNICO 8-4

### Dor do membro fantasma

Em 1551, um cirurgião militar, Ambroise Pare, escreveu "...os pacientes, bem depois que a amputação é feita, afirmam ainda sentir dor na parte amputada. A esse respeito eles reclamam veementemente, um fato digno de espanto e quase incrível para pessoas que não o vivenciaram". Esta é talvez a mais antiga descrição da **dor do membro fantasma**. Entre 50 e 80% dos amputados experimentam sensações fantasmas, em geral, dor na região do membro amputado. Sensações fantasmas podem também ocorrer após a remoção de outras partes corporais além dos membros, por exemplo, após amputação da mama, extração de um dente (**dor do dente fantasma**), ou remoção de um olho (**síndrome do olho fantasma**). Várias teorias foram elaboradas para explicar esse fenômeno. A teoria atual se baseia na evidência de que o cérebro pode reorganizar-se se o estímulo sensorial é cortado. O **núcleo talâmico ventral posterior** é um exemplo onde essa mudança pode ocorrer. Em pacientes que tiveram sua perna amputada, os registros de um único neurônio mostram que a região talâmica que anteriormente recebia estímulos da perna e pé agora recebe estímulos do toco (coxa). Outros demonstraram que ocorre um remapeamento do córtex somatossensorial. Por exemplo, em alguns indivíduos que tiveram um braço amputado, o toque em diferentes partes da face pode levar à sensação de ser tocado na área do membro ausente.

#### DESTAQUES TERAPÊUTICOS

Há alguma evidência de que o uso de **anestesia epidural** durante a cirurgia de amputação pode impedir a dor aguda associada à cirurgia, reduzindo assim a necessidade de terapia opioide no período pós-operatório imediato. Eles também registraram uma incidência reduzida de dor fantasma após esse procedimento anestésico. A **estimulação da medula espinal** se revelou uma terapia eficaz para a dor fantasma. Uma corrente elétrica passa por um eletrodo que é colocado próximo à medula espinal para estimular as vias espinais. Isso interfere com os impulsos ascendentes para o cérebro e diminui a dor sentida no membro fantasma. Em vez disso, os amputados sentem uma sensação de formigamento no membro amputado.

vizinhos se espalha para a área cortical previamente ocupada pela representação do dedo amputado. Por outro lado, se a área cortical que representa um dedo é removida, o mapa somatossensorial do dedo se move para o córtex circundante. A desaferentação extensa e de longo prazo de um membro leva a mudanças ainda mais drásticas na representação somatossensorial no córtex com, por exemplo, a área cortical da mão respondendo ao toque na face. A explicação para essas mudanças parece ser que as conexões corticais das unidades sensoriais para o córtex apresentam convergência e divergência amplas, com conexões que podem se tornar fracas com o desuso e fortes com o uso.

**Plasticidade** desse tipo ocorre não apenas com estímulos dos receptores cutâneos, mas também com estímulos de outros sistemas sensoriais. Por exemplo, em gatos com pequenas lesões na retina, a área cortical para o ponto cego começa a responder à luz que incide em outras áreas da retina. O desenvolvimento do padrão adulto de projeções da retina para o córtex visual é outro exemplo dessa plasticidade. Em um nível mais extremo, o encaminhamento experimental de estímulos visuais para o córtex auditivo durante o desenvolvimento cria campos visuais receptivos no sistema auditivo.

O exame de PET *scan* em seres humanos também documenta mudanças plásticas, às vezes de uma modalidade sensorial para outra. Assim, por exemplo, estímulos táteis e auditivos aumentam a atividade metabólica no córtex visual em indivíduos cegos. Inversamente, indivíduos surdos respondem mais rápido e com maior precisão que indivíduos normais a estímulos de movimento na periferia do campo visual. A plasticidade também ocorre no córtex motor. Estes achados ilustram a maleabilidade do cérebro e sua capacidade de adaptação.

## EFEITOS DE LESÕES NO SNC

O Quadro Clínico 8–2 descreve alguns dos déficits observados após uma lesão nas vias somatossensoriais. O **Quadro Clínico 8–5** descreve as mudanças características nas funções sensorial e motora que ocorrem em resposta à hemissecção espinal. A lesão nas colunas dorsais leva à perda ipsilateral da capacidade de detectar o toque leve, a vibração e a propriocepção das estruturas corporais representadas abaixo do nível da lesão.

A lesão da via espinotalâmica ventrolateral leva à perda contralateral da sensação de dor e temperatura abaixo do nível da lesão. Tal dano medular poderia ocorrer por ferida penetrante ou tumor.

Lesões do córtex somatossensorial primário não eliminam a sensação somática. A irritação dessa região provoca **parestesia** ou uma sensação anormal de dormência e formigamento no lado contralateral do corpo. Lesões destrutivas prejudicam a capacidade de localizar estímulos nocivos no tempo, no espaço e na intensidade. Danos no córtex cingulado impedem o reconhecimento da natureza aversiva de um estímulo nocivo.

Um infarto no tálamo pode levar à perda de sensação. A **síndrome da dor talâmica** é algumas vezes vista durante a recuperação de um infarto talâmico. A síndrome é caracterizada por dor crônica no lado do corpo contralateral ao derrame.

---

### QUADRO CLÍNICO 8–5

#### Síndrome de Brown-Séquard

Uma hemissecção funcional da medula espinal provoca um cenário clínico característico, facilmente reconhecido, que reflete o dano às vias sensoriais ascendentes (via da coluna dorsal, trato espinotalâmico ventrolateral) e vias motoras descendentes (trato corticospinal), que é chamado de **síndrome de Brown-Séquard**. As lesões do fascículo grácil ou fascículo cuneiforme levam à perda ipsilateral de discriminação do tato, da vibração e da propriocepção abaixo do nível da lesão. A perda do trato espinotalâmico leva à perda contralateral da sensação de dor e temperatura, começando um ou dois segmentos abaixo da lesão. O dano ao trato corticospinal produz fraqueza e espasticidade em certos grupos de músculos no mesmo lado do corpo. Embora seja rara uma hemissecção espinal precisa, a síndrome é muito comum, pois pode ser causada por tumor na medula, trauma medular, doença degenerativa do disco e isquemia.

#### DESTAQUES TERAPÊUTICOS

Tratamentos da síndrome de Brown-Séquard por meio de medicamentos se baseiam na etiologia e no tempo desde a sua instalação. Altas doses de corticosteroides se mostraram úteis particularmente se administradas logo após tal lesão na medula espinal. Os esteroides diminuem a inflamação suprimindo os leucócitos polimorfonucleares e revertendo o aumento da permeabilidade capilar.

---

## MODULAÇÃO DA TRANSMISSÃO DA DOR

## PROCESSAMENTO DE INFORMAÇÃO NO CORNO DORSAL

A transmissão nas vias nociceptivas pode ser interrompida por ações no corno dorsal da medula espinal no sítio da terminação sensorial aferente. Muitas pessoas aprenderam, por meio de experiência prática, que esfregar ou balançar a área lesionada diminui a dor. O alívio pode ser devido à ativação simultânea de mecanorreceptores cutâneos inócuos, cujos aferentes emitem colaterais que terminam no corno dorsal. A atividade desses aferentes cutâneos mecanossensíveis pode reduzir a resposta dos neurônios do corno dorsal a estímulos dos terminais aferentes nociceptivos. Isto é chamado de mecanismo de controle do portão de modulação da dor e serve como a lógica por trás do uso de estimulação nervosa elétrica transcutânea (TENS) para o alívio da dor. Este método utiliza eletrodos para ativar as fibras A$\alpha$ e A$\beta$ nas proximidades da lesão.

Os **opioides** são analgésicos frequentemente utilizados que podem exercer os seus efeitos em vários locais no SNC,

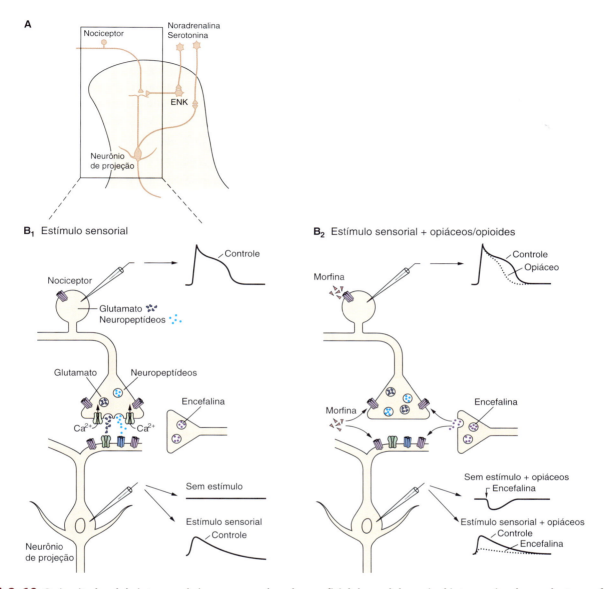

**FIGURA 8-10** **O circuito local de interneurônios no corno dorsal superficial da medula espinal integra vias descendentes e aferentes.**
**A)** Interações das fibras aferentes nociceptivas, interneurônios e fibras descendentes no corno dorsal. As fibras nociceptivas terminam nos neurônios de projeção espinotalâmicos. Interneurônios contendo encefalina (ENK) exercem tanto ações inibitórias pré-sinápticas quanto pós-sinápticas. Neurônios serotonérgicos e noradrenérgicos no tronco encefálico ativam interneurônios ENK e suprimem a atividade dos neurônios de projeção espinotalâmicos. **B₁)** A ativação de nociceptores libera glutamato e neuropeptídeos das terminações sensoriais, despolarizando e ativando neurônios de projeção. **B₂)** Os opioides diminuem o influxo de Ca²⁺, levando a uma diminuição na duração dos potenciais de ação dos nociceptores e a uma diminuição da liberação do transmissor. Os opioides também hiperpolarizam a membrana dos neurônios do corno dorsal ao ativar a condutância de K⁺ e diminuem a amplitude do PEPS produzido por estimulação dos nociceptores. (De Kandel ER, Schwartz JH, Jessell TM [editores]: *Principles of Neural Science,* 4th ed. McGraw-Hill, 2000.)

incluindo a medula espinal e os gânglios da raiz dorsal. A **Figura 8-10** mostra alguns dos vários modos de ação dos opioides para diminuir a transmissão nociceptiva. Existem interneurônios nas regiões superficiais do corno dorsal que contêm peptídeos opioides endógenos (**encefalina** e **dinorfina**). Esses interneurônios terminam na região do corno dorsal onde os aferentes nociceptivos terminam. Os receptores opioides (OR) estão localizados nos terminais das fibras nociceptivas e nos dendritos dos neurônios do corno dorsal, permitindo tanto sítios para ações pré-sinápticas quanto para ações pós-sinápticas dos opioides. A ativação dos OR pós-sinápticos hiperpolariza o interneurônio do corno dorsal, provocando um aumento da condutância ao K⁺. A ativação dos OR pré-sinápticos leva a uma diminuição no influxo de Ca²⁺, resultando em uma redução na liberação de glutamato e substância P. Juntas, essas ações reduzem a duração do PEPS nos neurônios do corno dorsal. A ativação dos OR nos corpos celulares dos gânglios da raiz dorsal contribui para uma menor transmissão dos aferentes nociceptivos.

O uso crônico de morfina para aliviar a dor pode levar os pacientes a desenvolver uma resistência ao fármaco, precisando de doses progressivamente mais altas para o alívio da dor.

# PAPEL DA SUBSTÂNCIA CINZENTA PERIAQUEDUTAL E DO TRONCO ENCEFÁLICO

Esta **tolerância adquirida** é diferente do **vício**, que se refere a um desejo psicológico. A dependência psicológica raramente ocorre quando a morfina é utilizada para o tratamento da dor crônica, desde que o paciente não possua uma história de abuso de medicamentos. O **Quadro Clínico 8–6** descreve os mecanismos envolvidos na motivação e dependência.

Outro sítio de ação para a morfina e os peptídeos opioides endógenos é a **substância cinzenta periaquedutal** (**PAG**) mesencefálica. Uma injeção de opioide na PAG induz analgesia. A PAG é uma parte de uma via descendente que modula a transmissão da dor, inibindo a transmissão aferente primária no corno dorsal (Figura 8–6). Esses neurônios da PAG se projetam diretamente para e ativam dois grupos de neurônios no tronco encefálico: os neurônios serotonérgicos no **núcleo magno da rafe** e os neurônios catecolaminérgicos no **bulbo rostral ventromedial**. Os neurônios dessas duas regiões se projetam para o corno dorsal da medula espinal, onde a serotonina e a noradrenalina liberadas inibem a atividade dos neurônios do corno dorsal que recebem estímulos de fibras aferentes nociceptivas (Figura 8–10). Essa inibição ocorre, pelo menos em parte, devido à ativação dos interneurônios do corno dorsal que contêm encefalina. Há também um grupo de neurônios catecolaminérgicos do tronco encefálico no *locus ceruleus* que são elementos dessa via descendente de modulação da dor. Esses neurônios pontinos também exercem o seu efeito analgésico por meio da liberação de noradrenalina no corno cerebral.

O efeito analgésico da **eletroacupuntura** pode envolver a liberação de opioides endógenos e a ativação dessa via descendente modulatória da dor. A eletroacupuntura ativa as vias

---

## QUADRO CLÍNICO 8–6

### Motivação e dependência

Os neurônios na **área tegmental ventral** do prosencéfalo e no *nucleus accumbens* estão envolvidos em comportamentos motivados tais como recompensa, riso, prazer, dependência e medo. Essas áreas foram chamadas de **centro de recompensa** ou **centro de prazer** do cérebro. Os **neurônios dopaminérgicos mesocorticais** que se projetam do mesencéfalo para o *nucleus accumbens* e córtex frontal também estão envolvidos. A **dependência**, definida como o uso compulsivo repetido de uma substância apesar de suas consequências negativas para a saúde, pode ser produzida por uma grande variedade de drogas diferentes. De acordo com a Organização Mundial de Saúde, mais de 76 milhões de pessoas no mundo sofrem de alcoolismo e mais de 15 milhões sofrem de abuso de outras drogas. De modo não surpreendente, a dependência de álcool e drogas está associada ao sistema de recompensas. As drogas melhor estudadas que provocam dependência são os opioides (p. ex., morfina e heroína); outras incluem a cocaína, a anfetamina, o álcool, os canabinoides e a nicotina. Estas drogas afetam o cérebro de várias maneiras, mas todas têm em comum o fato de aumentarem a quantidade de dopamina disponível para atuar nos **receptores $D_3$** no *nucleus accumbens*. Portanto, elas estimulam agudamente o sistema de recompensa do cérebro. A dependência de longa duração envolve o desenvolvimento da **tolerância**, que é a necessidade de quantidades crescentes da droga para produzir um estado alterado. A **abstinência** da droga também produz sintomas psicológicos e físicos. Uma das características da dependência é a tendência dos viciados à recidiva após o tratamento. Para viciados em opioides, a taxa de recidiva no primeiro ano é de 80%. Ela ocorre frequentemente após a exposição a imagens, sons e situações que eram previamente associados ao uso da droga. Mesmo uma única dose de uma droga que causa dependência facilita a liberação de neurotransmissores excitatórios em áreas do cérebro envolvidas com a memória. O córtex frontal medial, o hipocampo e a amígdala estão envolvidos com a memória e todos se projetam por vias excitatórias glutamatérgicas para o *nucleus accumbens*. Apesar de estudo intenso, relativamente pouco se sabe a respeito dos mecanismos cerebrais que provocam tolerância e dependência. Entretanto, os dois podem ser separados. A ausência de **β-arrestina-2** bloqueia a tolerância, mas não tem efeito sobre a dependência. A β-arrestina-2 é membro de uma família de proteínas que inibe as proteínas G heterotriméricas ao fosforizá-las.

### DESTAQUES TERAPÊUTICOS

Os desejos e sintomas de abstinência associados à dependência de opioides podem ser revertidos por tratamento com vários fármacos que atuam nos mesmos receptores do SNC em que operam a morfina e a heroína. Essas incluem a **metadona** e a **buprenorfina**. U.S. Federal Drug Administration aprovou o uso de três fármacos para o tratamento do abuso de álcool: **naltrexona**, **acamprosato** e **disulfiram**. A naltrexona é um antagonista de receptores opioides que bloqueia o sistema de recompensa e o desejo por álcool. O acamprosato pode reduzir os efeitos da abstinência associados ao abuso de álcool. Isso leva a uma reação desagradável à ingestão de álcool (p. ex., rubor, náusea e palpitações). O **topiramato**, um bloqueador de canais de $Na^+$, está se mostrando promissor em ensaios clínicos de dependência ao álcool. Esse é o mesmo fármaco que se mostrou eficiente no tratamento de enxaquecas.

CAPÍTULO 8 Neurotransmissão Somatossensorial: Tato, Dor e Temperatura **173**

sensoriais ascendentes que emitem colaterais na PAG e nas regiões catecolaminérgicas e serotonérgicas do tronco encefálico. O efeito analgésico da eletroacupuntura é bloqueado pela administração de naloxona, um antagonista do OR.

## ANALGESIA INDUZIDA PELO ESTRESSE

É bem conhecido que soldados feridos no calor da batalha muitas vezes não sentem dor até que a batalha acabe. Este é um exemplo de **analgesia induzida pelo estresse** que pode também ser exemplificada pela sensibilidade à dor reduzida quando se é atacado por um predador ou outros eventos estressantes. A liberação de noradrenalina, provavelmente por neurônios catecolaminérgicos do tronco encefálico, na amígdala pode contribuir para esse fenômeno. Como descrito anteriormente, a amígdala é uma parte do sistema límbico que está envolvida na mediação de respostas afetivo-motivacionais à dor.

A liberação de **canabinoides** endógenos, tais como o 2-araquidonoilglicerol (2AG) e a anandamida, também pode contribuir para a analgesia induzida pelo estresse. Essas substâncias químicas podem atuar em pelo menos dois tipos de receptores acoplados à proteína G ($CB_1$ e $CB_2$). Os receptores $CB_1$ estão localizados em muitas regiões do cérebro, e a ativação desses receptores é responsável pelas ações de euforia dos canabinoides. Os receptores canabinoides $CB_2$ são expressos na micróglia ativada por várias patologias que estão associadas à dor neuropática crônica (ver Quadro Clínico 8–3). A ligação de um agonista aos receptores $CB_2$ na micróglia reduz a resposta inflamatória e tem um efeito analgésico. Trabalhos estão em andamento para o desenvolvimento de agonistas seletivos $CB_2$ para o tratamento da dor neuropática.

## RESUMO

- O toque e a pressão são detectados por quatro tipos de mecanorreceptores que são inervados pelos aferentes sensoriais de condução rápida $A\alpha$ e $A\beta$. Eles são corpúsculos de Meissner que se adaptam rapidamente (respondem a mudanças na textura e a baixas vibrações), corpúsculos de Merkel que se adaptam lentamente (respondem a pressão sustentada e toque), corpúsculos de Ruffini que se adaptam lentamente (respondem à pressão sustentada) e corpúsculos de Pacini (respondem à pressão profunda e vibrações rápidas).

- Nociceptores e termorreceptores são terminações nervosas livres de fibras C não mielinizadas ou de fibras pouco mielinizadas $A\delta$ em tecidos profundos e em pele glabra ou com pelos. Essas terminações nervosas têm vários tipos de receptores que são ativados por estímulos de substâncias químicas nocivas (p. ex., TRPV1, ASIC), mecânicos (p. ex., P2X, P2Y, TRPA1) e térmicos (p. ex., TRPV1). Além disso, mediadores químicos (p. ex., bradicinina, prostaglandina, serotonina, histamina) liberados em resposta à lesão tecidual diretamente ativam ou sintetizam nociceptores.

- O potencial gerador ou receptor é o potencial despolarizante não propagado registrado em um órgão sensorial após a aplicação de um estímulo adequado. À medida que o estímulo aumenta, a magnitude do potencial receptor também aumenta.

Quando ele atinge um limiar crítico, um potencial de ação é gerado no nervo sensorial.

- A conversão de um estímulo de um receptor em uma sensação reconhecível é chamada de codificação sensorial. Todos os sistemas sensoriais codificam os quatro atributos elementares de um estímulo: modalidade, localização, intensidade e duração.

- A dor é uma experiência sensorial e emocional desagradável associada a dano tecidual real ou potencial, ou descrita em termos de tal dano, enquanto a nocicepção é a atividade inconsciente induzida por um estímulo nocivo aplicado aos receptores sensoriais. A dor primária é mediada pelas fibras $A\delta$ e provoca uma sensação localizada, aguda. A dor secundária é mediada pelas fibras C e provoca uma sensação incômoda, intensa, difusa e desagradável. A dor aguda tem um início súbito e diminui durante o processo de cura, servindo como um importante mecanismo protetor. A dor crônica é persistente e causada por lesões no nervo; ela é frequentemente associada à hiperalgesia (uma resposta exagerada a um estímulo nocivo) e alodinia (uma sensação de dor em resposta a um estímulo inócuo). A dor crônica é geralmente refratária aos AINEs e opioides.

- A dor visceral é mal localizada, desagradável e associada à náusea e a sintomas autônomos. Ela muitas vezes irradia (ou é referida) para outras estruturas somáticas, talvez em virtude da convergência de fibras aferentes nociceptivas somáticas e viscerais nos mesmos neurônios de segunda ordem, no corno dorsal espinal que se projeta para o tálamo e então para o córtex somatossensorial primário.

- Tato discriminativo, propriocepção e sensações vibratórias são transmitidas pela via da coluna dorsal (lemnisco medial) para o VPL no tálamo e então para o córtex somatossensorial primário. As sensações de dor e temperatura são transmitidas pelo trato espinotalâmico ventrolateral, que se projeta para o VPL e então para o córtex. O aspecto discriminativo da dor resulta da ativação do córtex somatossensorial primário; o componente afetivo-motivacional da dor vem da ativação do lobo frontal, sistema límbico e córtex insular.

- A transmissão na via da dor é modulada por opioides endógenos que podem atuar na PAG, no tronco encefálico, na medula espinal e nos gânglios da raiz dorsal. As vias descendentes moduladoras da dor incluem neurônios no PAG, núcleo magno da rafe, bulbo rostral ventromedial e o *locus ceruleus*.

- Novas terapias para a dor focam na transmissão sináptica da nocicepção e na transdução sensorial periférica. Emplastros transdérmicos de capsaicina ou cremes reduzem a dor, esgotando o suprimento de substância P nos nervos e atuando nos receptores de TRPV1 na pele. A lidocaína e a mexiletina são úteis em alguns casos de dor crônica e atuam bloqueando o Nav1.8, o qual é singularmente associado a neurônios nociceptivos nos gânglios da raiz dorsal. A ziconotida, um bloqueador de canais de $Ca^{2+}$ tipo N dependentes de voltagem, é usada para a analgesia intratecal em pacientes com dor crônica refratária. A gabapentina, um fármaco anticonvulsivante, é eficaz no tratamento da dor inflamatória e neuropática, atuando nos canais de $Ca^{2+}$ dependentes de voltagem. O topiramato, um bloqueador de canais de $Na^+$, é outro fármaco anticonvulsivante que pode ser usado para tratar enxaquecas. Os antagonistas dos receptores NMDA podem ser coadministrados com um opioide para reduzir a tolerância a um opioide.

## QUESTÕES DE MÚLTIPLA ESCOLHA

*Para todas as questões, selecione a melhor opção, a não ser que direcionado diferentemente.*

1. Um homem de 28 anos de idade foi a um neurologista, pois tinha passado por episódios prolongados de formigamento e dormência no seu braço direito. Ele se submeteu a um exame neurológico para avaliar seu sistema nervoso sensorial. Qual dos seguintes receptores está corretamente associado ao tipo de estímulo ao qual ele está mais apto a responder?

   A. Corpúsculo de Pacini e movimento
   B. Corpúsculo de Meissner e pressão profunda
   C. Células de Merkel e calor
   D. Corpúsculos de Ruffini e pressão sustentada
   E. Fuso muscular e tensão

2. Os nociceptores

   A. são ativados por forte pressão, frio severo, calor severo e substâncias químicas.
   B. são ausentes dos órgãos viscerais.
   C. estão envolvidos especializadas localizadas na pele e nas articulações.
   D. são inervados pelos aferentes do grupo II.
   E. são inervados na dor aguda, mas não na dor crônica.

3. Um potencial gerador

   A. sempre leva a um potencial de ação.
   B. aumenta em amplitude à medida que um estímulo mais intenso é aplicado.
   C. é um fenômeno "tudo ou nada".
   D. não se altera quando um dado estímulo é aplicado repetitivamente ao longo do tempo.
   E. todas as opções acima.

4. Sistemas sensoriais codificam os seguintes atributos de um estímulo:

   A. modalidade, localização, intensidade e duração
   B. limiar, campo receptivo, adaptação e discriminação
   C. tato, paladar, audição e olfato
   D. limiar, lateralidade, sensação e duração
   E. sensibilização, discriminação, energia e projeção

5. Quais das seguintes opções estão corretamente associadas?

   A. Dor neuropática e o reflexo de retirada
   B. Dor primária e sensação incômoda, intensa, difusa e desagradável
   C. Dor fisiológica e alodinia
   D. Dor secundária e fibras C
   E. Dor nociceptiva e lesão nervosa

6. Uma mulher de 32 anos experimentou o aparecimento súbito de uma cólica intensa na região abdominal. Ela também ficou nauseada. A dor visceral

   A. mostra uma adaptação relativamente rápida.
   B. é mediada por fibras B nas raízes dorsais dos nervos espinais.
   C. é mal localizada.
   D. se assemelha à "dor rápida" produzida pela estimulação nociva da pele.
   E. provoca relaxamento dos músculos esqueléticos próximos.

7. Uma cordotomia ventrolateral é realizada produzindo alívio da dor na perna direita. Ela é eficaz porque ela interrompe

   A. a coluna dorsal esquerda.
   B. o trato espinotalâmico ventrolateral esquerdo.
   C. o trato espinotalâmico ventrolateral direito.
   D. a via lemnisco medial direita.
   E. uma projeção direta do córtex somatossensorial primário.

8. Qual das seguintes regiões do SNC *não* está corretamente associada a um neurotransmissor ou a uma substância química envolvida na modulação da dor?

   A. Substância cinzenta periaquedutal e morfina
   B. Núcleo magno da rafe e noradrenalina
   C. Corno dorsal espinal e encefalina
   D. Gânglio da raiz dorsal e opioides
   E. Corno dorsal espinal e serotonina

9. Uma mulher de 47 anos teve enxaquecas que não foram aliviadas pelos medicamentos contra dor que usa continuamente. Seu médico prescreveu um dos analgésicos mais recentes que exerce seu efeito atuando na transmissão sináptica na nocicepção e na transdução sensorial periférica. Qual dos seguintes medicamentos está corretamente associado ao tipo de receptor em que ele atua para exercer seus efeitos antinociceptivos?

   A. Topiramato e canal de $Na^+$
   B. Ziconotida e receptores de NMDA
   C. Naloxona e receptores opioides
   D. Lidocaína e canais de TRPVI
   E. Gabapentina e Nav1.8

10. Um homem de 40 anos perde seu braço direito em um acidente na fazenda. Quatro anos mais tarde, ele passa por episódios de dor severa na mão perdida (dor do membro fantasma). Espera-se que um estudo de PET *scan* detalhado do seu córtex cerebral apresente

    A. expansão da área da mão direita no seu córtex somatossensorial primário direito.
    B. expansão da área da mão direita no seu córtex somatossensorial primário esquerdo.
    C. um ponto metabolicamente inativo onde a área da sua mão em seu córtex somatossensorial primário esquerdo normalmente se localizaria.
    D. projeção de fibras das áreas sensoriais próximas para a área da mão direita do seu córtex somatossensorial primário direito.
    E. projeção de fibras das áreas sensoriais próximas para a área da mão direita do seu córtex somatossensorial primário esquerdo.

11. Uma mulher de 50 anos passa por um exame neurológico que indica a perda de sensibilidade para dor e temperatura, sensação vibratória e propriocepção na perna esquerda. Estes sintomas poderiam ser explicados por

    A. um tumor na via lemnisco medial direita na medula espinal sacral.
    B. uma neuropatia periférica.
    C. um tumor na via lemnisco medial esquerda na medula espinal sacral.
    D. um tumor afetando o giro paracentral posterior direito.
    E. um grande tumor na medula espinal ventrolateral lombar direita.

# REFERÊNCIAS

Baron R, Maier C: Phantom limb pain: Are cutaneous nociceptors and spinothalamic neurons involved in the signaling and maintenance of spontaneous and touch-evoked pain? A case report. Pain 1995;60:223.

Bell J, Bolanowski S, Holmes MH: The structure and function of Pacinian corpuscles: A review. Prog Neurobiol 1994;42:79.

Blumenfeld H: *Neuroanatomy Through Clinical Cases.* Sinauer Associates, 2002.

Brownjohn PW, Ashton JC. Novel targets in pain research: The case for $CB_2$ receptors as a biorational pain target. Current Anesth Critical Care 2009;20:198.

Craig AD: How do you feel? Interoception: The sense of the physiological condition of the body. Nat Rev Neurosci 2002;3:655.

Fields RD: New culprits in chronic pain. Scientific American 2009;301:50.

Garry EM, Jones E, Fleetwood-Walker SM: Nociception in vertebrates: Key receptors participating in spinal mechanisms of chronic pain in animals. Brain Res Rev 2004;46: 216.

Herman J: Phantom limb: From medical knowledge to folk wisdom and back. Ann Int Med 1998;128:76.

Hopkins K: Show me where it hurts: Tracing the pathways of pain. J NIH Res 1997;9:37.

Marchand F, Perretti M, McMahon SB: Role of the immune system in chronic pain. Nat Rev Neurosci 2005;6:521.

Mendell JR, Sahenk Z: Painful sensory neuropathy. N Engl J Med 2003;348:1243.

Mountcastle VB: *Perceptual Neuroscience.* Harvard University Press, 1999.

Willis WD: The somatosensory system, with emphasis on structures important for pain. Brain Res Rev 2007;55:297.

Wu MC, David SV, Gallant JL: Complete functional characterization of sensory neurons by system identification. Annu Rev Neurosci 2006;29:477.

CAPÍTULO

# 9

# Visão

## OBJETIVOS

*Após o estudo deste capítulo, você deve ser capaz de:*

- Descrever as várias partes do olho e listar as funções de cada uma delas.
- Caracterizar a organização da retina.
- Explicar como os raios de luz do ambiente são colocados em foco na retina e o papel da acomodação neste processo.
- Definir hipemetropia, miopia, astigmatismo, presbiopia e estrabismo.
- Relatar as respostas elétricas produzidas pelos bastonetes e cones e explicar como essas respostas são produzidas.
- Referir as respostas elétricas e função das células bipolares, horizontais, amácrinas e ganglionares.
- Detalhar as vias neurais que transmitem a informação visual dos bastonetes e cones para o córtex visual.
- Especificar as respostas das células no córtex visual e a organização funcional das vias dorsal e ventral para o córtex parietal.
- Delinear e explicar a adaptação ao escuro e a acuidade visual.
- Descrever as vias neurais envolvidas na visão de cores.
- Identificar os músculos envolvidos nos movimentos do olho.
- Nomear quatro tipos de movimentos oculares e a função de cada um deles.

## INTRODUÇÃO

Os olhos são órgãos sensoriais complexos que evoluíram de primitivos pontos sensíveis à luz na superfície dos invertebrados. Eles reúnem informação sobre o ambiente e o cérebro interpreta esta informação para formar uma imagem do que aparece no interior do campo visual. O olho é frequentemente comparado a uma câmera, com a córnea atuando como uma lente, o diâmetro da pupila funcionando como o diafragma da câmera e a retina servindo como o filme. Entretanto, o olho, especialmente a retina, é bem mais sofisticado do que a câmera

mais moderna. Dentro de um revestimento protetor, cada olho tem uma camada de fotorreceptores que respondem à luz, um sistema de lentes que foca a luz nesses receptores e um sistema de nervos que conduz impulsos dos receptores para o cérebro. Uma grande quantidade de trabalho foi realizada sobre a neurofisiologia da visão; de fato, diz-se que esse é o sistema sensorial mais estudado e talvez o melhor compreendido. O modo como os componentes do sistema visual operam para construir imagens visuais conscientes é o assunto deste capítulo.

## ANATOMIA DO OLHO

As principais estruturas do olho são mostradas na **Figura 9–1**. A camada protetora externa do globo ocular é a **esclera** ou o "branco do olho", pela qual nenhuma luz pode passar. Ela

é modificada na sua porção anterior para formar a **córnea** transparente, através da qual os raios luminosos penetram no olho. A margem lateral da córnea é contígua com a **conjuntiva**, uma membrana mucosa clara que recobre a esclera. Um pouco mais internamente na esclera está a **coroide**, uma

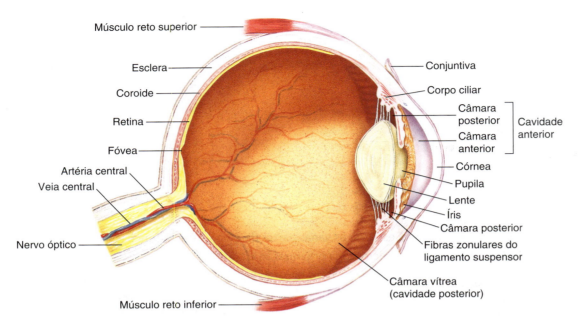

**FIGURA 9-1** Um esquema da anatomia do olho. (De Fox SI, *Human Physiology*. McGraw-Hill, 2008.)

camada vascular que fornece oxigênio e nutrientes para as estruturas do olho. Revestindo os dois terços posteriores da coroide está a retina, o tecido neural que contém os fotorreceptores.

A **lente** (**cristalino**) é uma estrutura transparente mantida no lugar pelo **ligamento suspensor da lente** (**zônula**) o qual é circular. A zônula está ligada ao **corpo ciliar**, que contém fibras musculares circulares e longitudinais que se prendem próximo à junção corneoescleral. Na frente da lente está o pigmento opaco **íris**, a porção colorida do olho. A íris, o corpo ciliar e a coroide são chamados, em conjunto, de **úvea**. A íris contém fibras musculares circulares que contraem e fibras radiais que dilatam a **pupila**. Variações no diâmetro da pupila podem produzir alterações de até cinco vezes na quantidade de luz que atinge a retina.

O **humor aquoso** é um líquido claro livre de proteínas que nutre a córnea e a íris; é produzido no corpo ciliar por difusão e transporte ativo do plasma. Ele flui pela pupila e preenche a **câmara anterior** do olho. É normalmente reabsorvido por uma rede de trabéculas para o **canal de Schlemm**, um canal venoso na junção entre a íris e a córnea (**ângulo da câmara anterior**). A obstrução desta saída leva a um aumento na **pressão intraocular**, um fator de risco crítico para o glaucoma (**ver Quadro Clínico 9-1**).

A **câmara posterior** é um espaço aquoso estreito entre a íris, a zônula e a lente. A **câmara vítrea** é um espaço entre a lente e a retina que é preenchido principalmente com um material gelatinoso claro chamado de **vítreo** (**humor vítreo**).

O olho está bem protegido contra danos pelas paredes ósseas da órbita. A córnea é umedecida e limpa por lágrimas que correm da glândula lacrimal na porção superior de cada órbita, por toda a superfície do olho, até o **ducto lacrimal**, escoando para o nariz. O ato de piscar ajuda a manter a córnea umedecida.

## RETINA

A retina se estende anteriormente quase até o corpo ciliar. Ela está organizada em camadas contendo diferentes tipos de células e processos neurais (**Figura 9-2**). A camada nuclear externa contém os **fotorreceptores**, chamados de **bastonetes** e **cones**. A camada nuclear interna contém os corpos celulares de vários tipos de interneurônios excitatórios e inibitórios, incluindo as **células bipolares**, as **células horizontais** e as **células amácrinas**. A camada de células ganglionares contém vários tipos de **células ganglionares** que podem ser diferenciadas com base em sua morfologia, projeções e funções. As células ganglionares são o único neurônio de saída da retina; seus axônios formam o **nervo óptico**. A camada plexiforme externa é interposta entre as camadas nucleares externa e interna; a camada plexiforme interna é interposta entre as camadas nuclear interna e as células ganglionares. Os elementos neurais da retina estão unidos por um tipo de células da glia chamada de **célula de Müller**, que forma a **membrana limitante interna**, o limite entre a retina e a câmara vítrea. Processos alongados dessas células se estendem por toda a espessura da retina. A **membrana limitante externa** separa a porção do segmento interno dos cones e bastonetes de seus corpos celulares.

Os bastonetes e os cones, que estão próximos da coroide, fazem sinapses com as células bipolares, e estas fazem sinapses com as células ganglionares. Há vários tipos de células bipolares que diferem em termos de morfologia e função. As células horizontais conectam as células fotorreceptoras entre si na camada plexiforme externa. As células amácrinas conectam as células ganglionares umas às outras, na camada plexiforme interna, por processos de comprimento e padrões variáveis. As células amácrinas também fazem conexões nos terminais das células bipolares. Pelo menos 29 tipos de células amácrinas foram descritos com base em suas ligações. As junções comunicantes também conectam os neurônios da retina uns aos outros.

## QUADRO CLÍNICO 9-1

### Glaucoma

O aumento da pressão intraocular (IOP) não é a única causa do **glaucoma**, uma doença degenerativa na qual há uma perda de células ganglionares da retina. Entretanto, ele é um fator de risco crítico. Em uma minoria substancial dos pacientes com essa doença, a IOP é normal (10 a 20 mmHg); entretanto, o aumento da IOP torna o glaucoma pior e o tratamento visa a redução da pressão. De fato, aumentos na IOP causados por danos ou cirurgia podem causar glaucoma. O glaucoma é provocado pela irrigação insuficiente do humor aquoso pelo ângulo formado entre a íris e a córnea. O **glaucoma de ângulo aberto**, uma doença crônica, é causado pela diminuição da permeabilidade através das trabéculas para o canal de Schlemm, o que leva a um aumento na IOP. Em alguns casos, esse tipo de glaucoma se deve a um defeito genético. O **glaucoma de ângulo fechado** resulta de uma estufamento da íris para frente, de modo que ela atinge a parte de trás da córnea, obliterando o ângulo de filtração, reduzindo assim o fluxo de humor aquoso. Se não tratado, o glaucoma pode levar à cegueira.

### DESTAQUES TERAPÊUTICOS

O glaucoma pode ser tratado com agentes que diminuem a secreção ou produção de humor aquoso ou com fármacos que aumentam o fluxo do humor aquoso. Bloqueadores β-adrenérgicos como o **timolol** diminuem a secreção do humor aquoso. Inibidores da anidrase carbônica (p. ex., **dorzolamida**, **acetozolamida**) também exercem seus efeitos benéficos, diminuindo a secreção de humor aquoso. O glaucoma também pode ser tratado com agonistas colinérgicos (p. ex., **pilocarpina, carbacol, fisostigmina**) que aumentam o fluxo aquoso ao provocar contração da musculatura ciliar. O fluxo aquoso também é aumentado por **prostaglandinas**. O uso prolongado de **corticosteroides** pode levar a glaucoma e ao aumento do risco de ocorrência de infecções oculares causadas por fungos ou vírus.

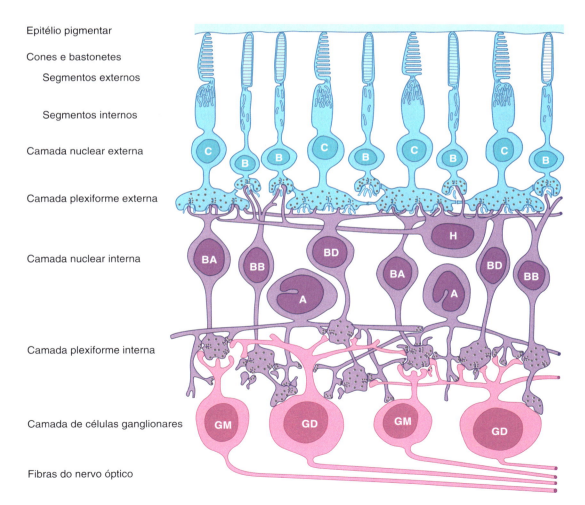

**FIGURA 9-2** Componentes neurais da porção extrafoveal da retina. C, cone; B, bastonete; BA, células bipolares anãs do cone; BB, bipolares do bastonete; BD, bipolares difusas do cone; GD e GM, células ganglionares difusas e em miniatura; H, células horizontais; A, células amácrinas. (Modificada de Dowling JE, Boycott BB: Organization of the primate retina: Electron microscopy. Proc R Soc Lond Ser B [Biol] 1966;166:80.)

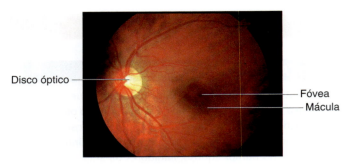

**FIGURA 9-3** O fundo do olho em um humano normal visto por intermédio de um oftalmoscópio. O fundo do olho se refere à superfície interior do olho, oposta à lente, e inclui a retina, o disco óptico, a mácula, a fóvea e o polo posterior. As artérias, arteríolas e veias nas camadas superficiais da retina próximas da sua superfície vítrea podem ser vistas por meio do oftalmoscópio. (Cortesia de Dr. A.J. Weber, Michigan State University.)

Como a camada receptora da retina repousa no **epitélio pigmentar** próximo à coroide, os raios luminosos devem passar pelas camadas de células ganglionares e bipolares para atingir os bastonetes e os cones. O epitélio pigmentar absorve os raios de luz, impedindo a reflexão dos raios de volta para a retina. Esta reflexão, caso contrário, poderia produzir um borramento das imagens visuais.

O nervo óptico deixa o olho em um ponto de 3 milímetros medial e ligeiramente acima do polo posterior do globo. Esta região é visível por intermédio do oftalmoscópio como o **disco óptico (Figura 9-3)**. Uma vez que não existem receptores visuais sobre o disco, essa área da retina não responde à luz e é conhecida como **ponto cego**. Próximo ao polo posterior do olho há uma mancha pigmentada amarela chamada de **mácula**. A **fóvea** está no centro da mácula; ela é uma porção mais estreita, sem bastonetes, da retina de humanos e outros primatas. Nela, os cones estão densamente acondicionados, e cada um realiza uma sinapse com uma única célula bipolar, que, por sua vez, efetua sinapse com uma única célula ganglionar, proporcionando uma via direta para o cérebro. Há muito poucas células recobrindo-a e nenhum vaso sanguíneo. Consequentemente, a fóvea é o ponto onde a **acuidade visual** é máxima. Quando a atenção é atraída ou fixada em um objeto, os olhos normalmente são movidos de modo que os raios de luz provenientes do objeto recaiam sobre a fóvea. A **degeneração macular relacionada à idade** é uma doença em que a visão central e fina é gradualmente destruída **(Quadro Clínico 9-2)**.

Um oftalmoscópio é utilizado para visualizar o **fundo** do olho, que é a superfície interior do olho, oposta à lente; ele inclui a retina, o disco óptico, a mácula e a fóvea, e o polo posterior (Figura 9-3). As artérias, arteríolas e veias nas camadas superficiais da retina próxima da sua superfície vítrea podem ser examinadas. Como esse é o único local do corpo onde as arteríolas são facilmente visíveis, o exame oftalmoscópico é de grande valor no diagnóstico e na avaliação do diabetes melito, da hipertensão e de outras doenças que afetam os vasos sanguíneos. Os vasos da retina suprem as células bipolares e ganglionares, mas os receptores são alimentados, na sua maior parte, pelo plexo capilar na coroide. É por este motivo que o descolamento da retina é tão prejudicial para as células receptoras.

O glaucoma (Quadro Clínico 9-1) provoca mudanças na aparência do fundo do olho, como visto por intermédio de um oftalmoscópio **(Figura 9-4)**. A fotografia à esquerda é de um primata com o olho normal e mostra um disco óptico com a cor "rosada" uniforme. Os vasos sanguíneos parecem relativamente achatados à medida que cruzam a margem do disco. Isto se deve ao fato de haver um número normal de fibras de células ganglionares e dos vasos sanguíneos possuírem um tecido de suporte intacto em volta deles. A fotografia à direita é de um primata com glaucoma que foi experimentalmente induzido por elevação crônica da pressão intraocular. Como é característico da neuropatia ótica glaucomatosa, o disco é pálido, especialmente no centro. Os vasos sanguíneos da retina são distorcidos, especialmente na margem do disco, devido a uma falta de suporte tecidual; e há um aumento da "escavação" do disco.

## FOTORRECEPTORES

Cada fotoreceptor, bastonete ou cone, é dividido em um segmento externo, um segmento interno que inclui uma região nuclear e uma zona sináptica terminal **(Figura 9-5)**. Os segmentos externos são constituídos por **cílios** compostos de pilhas regulares de **sáculos** achatados ou **discos** membranosos. Os segmentos internos são ricos em mitocôndrias; esta é a região que sintetiza os compostos fotossensíveis. Os segmentos externo e interno estão conectados por uma haste ciliada pela qual os compostos fotossensíveis atravessam do segmento interno para o segmento externo dos bastonetes e cones.

Os bastonetes são assim chamados pela aparência de hastes finas de seus segmentos externos. Cada bastonete contém uma pilha de membranas de discos que são organelas intracelulares achatadas ligadas à membrana, que se separaram da membrana externa e estão, portanto, flutuando livremente. Os cones geralmente têm segmentos internos espessos e segmentos externos cônicos, embora sua morfologia varie de lugar para lugar na retina. Os sáculos dos cones são formados dobrando para dentro a membrana do segmento externo. Os sáculos e os discos contêm os compostos fotossensíveis que reagem à luz, iniciando os potenciais de ação nas vias visuais.

Os segmentos externos dos bastonetes são constantemente renovados pela formação de novos discos na borda interna do segmento e pela fagocitose dos discos velhos da ponta externa realizada pelas células do epitélio pigmentado. A renovação do cone é um processo mais difuso e parece ocorrer em múltiplos locais nos segmentos externos.

Nas porções extrafoveais da retina, os bastonetes predominam **(Figura 9-6)**, e há um bom grau de convergência. As células bipolares *difusas* (Figura 9-2) fazem contato sináptico com vários cones, e as células bipolares dos *bastonetes* fazem conexões sinápticas com diversos bastonetes. Como há aproximadamente seis milhões de cones e 120 milhões de bastonetes em cada olho humano, mas apenas 1,2 milhão de fibras nervosas em cada nervo óptico, a convergência geral de receptores por meio das células bipolares nas células ganglionares é de cerca de 105:1. Entretanto, há uma divergência a partir desse ponto. Por exemplo, no córtex visual, o número de neurônios envolvidos com a visão é 1.000 vezes o número de fibras nos nervos ópticos.

## QUADRO CLÍNICO 9-2

### Acuidade visual e degeneração macular relacionada à idade

A **acuidade visual** é o grau em que detalhes e contornos dos objetos são percebidos e geralmente é definida em termos da distância mais curta pela qual duas linhas podem ser separadas e ainda percebidas como duas linhas. Clinicamente, a acuidade visual é muitas vezes determinada pelo uso dos familiares **cartões de Snellen com letras**, vistas a uma distância de 6 m. O indivíduo sendo testado lê em voz alta a menor linha distinguível. Os resultados são expressos como uma fração. O numerador da fração é 20, a distância na qual a pessoa lê a tabela. O denominador é a distância da tabela na qual um indivíduo normal pode ler a menor linha. A acuidade visual normal é de 20/20. Um indivíduo com uma acuidade visual 20/15 tem uma visão melhor do que a normal (não hipermetropia), e um com acuidade visual de 20/100 tem uma visão subnormal. A acuidade visual é um fenômeno complexo, sendo influenciado por muitos fatores, incluindo fatores ópticos (p. ex., o estado dos mecanismos formadores de imagem no olho), fatores da retina (p. ex., estado dos cones) e fatores de estímulo (p. ex., iluminação, brilho do estímulo, contraste entre o estímulo e o fundo, tempo que o indivíduo é exposto ao estímulo). Vários medicamentos tambpem podem ter efeitos colaterais adversos na acuidade visual. Muitos pacientes tratados com o fármaco antiarrítmico **amiodarona** relatam alterações na córnea (**ceratopatia**), incluindo reclamações de visão borrada, brilho intenso e halos em torno de luzes ou sensibilidade luminosa. O ácido acetilsalicílico e outros anticoagulantes podem provocar hemorragia conjuntival ou retinal, o que pode dificultar a visão. A **maculopatia** é um fator de risco para aqueles tratados com **tamoxifeno** para o câncer de mama. Terapias antipsicóticas como as que fazem uso de **tioridazina** podem causar alterações pigmentares que podem afetar a acuidade visual, a visão de cores e a adaptação ao escuro.

Há mais de 20 milhões de indivíduos nos Estados Unidos e na Europa com a **degeneração macular relacionada à idade** (**AMD**, do inglês *age-related macular degeneration*), que é uma deterioração da acuidade visual central. Cerca de 30% daqueles que têm 75 anos ou mais apresentam esse distúrbio, que é a causa mais comum de perda visual naqueles com 50 anos ou mais. As mulheres apresentam um risco maior do que os homens de desenvolver a AMD; também caucasianos têm um risco maior do que negros. Há dois tipos de AMD: úmida e seca. A AMD úmida ocorre quando vasos sanguíneos frágeis começam a se formar debaixo da mácula. Sangue e líquido extravasam desses vasos e rapidamente danificam a mácula. Fatores de crescimento endotelial vascular (VEGF) podem contribuir para o crescimento desses vasos sanguíneos. A AMD seca ocorre quando os cones da mácula lentamente são destruídos, provocando uma perda gradual da visão central.

### DESTAQUES TERAPÊUTICOS

A U.S. Food and Drug Administration aprovou o uso do **ranibizumabe** (Lucentis) para tratar a AMD úmida. Ele atua inibindo os VEGF. Outro fármaco aprovado para o tratamento de AMD úmida é o **pegaptanibe sódico** (Macugen), que ataca os VEGF. A **terapia fotodinâmica** usa um medicamento chamado **visudyna**, o qual é injetado em uma veia do braço, sendo ativado por uma luz de laser que produz uma reação química que destrói os vasos sanguíneos anormais. A **cirurgia a *laser*** pode ser feita para reparar vasos sanguíneos danificados se eles estão distantes da fóvea. Entretanto, novos vasos podem se formar após a cirurgia e a perda de visão pode progredir.

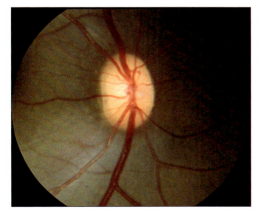 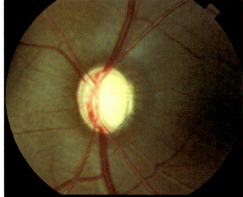

**FIGURA 9-4** O fundo do olho em um primata normal (esquerda) e em um primata com glaucoma induzido experimentalmente (direita) vistos pelo oftalmoscópico. Normal: cor uniforme "rosada", vasos aparecem relativamente achatados cruzando a margem do disco devido a um número normal de fibras de células ganglionares e ao tecido de suporte intacto em volta delas. Glaucomatoso: o disco é pálido, especialmente no centro, os vasos são distorcidos, especialmente na margem do disco devido à falta de tecido de suporte e aumento da "escavação" do disco. (Cortesia de Dr. A.J. Weber, Michigan State University.)

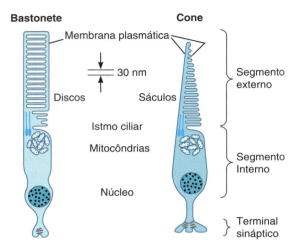

**FIGURA 9-5 Diagrama esquemático de um bastonete e um cone.** Cada bastonete e cone são divididos em um segmento externo, um segmento interno com uma região nuclear e uma zona sináptica. Os sáculos e discos no segmento externo contêm compostos fotossensíveis que reagem à luz, dando início a potenciais de ação nas vias visuais. (Reproduzida, com permissão, de Lamb TD: Electrical responses of photoreceptors. In: *Recent Advances in Physiology*. Nº10. Baker PF [editor]. Churchill Livingstone, 1984.)

Uma das características mais importantes do sistema visual é sua capacidade de funcionar em uma grande faixa de intensidade luminosa. Quando se passa da escuridão para a luz solar intensa, a intensidade de luz aumenta em 10 unidades logarítimicas, ou seja, é multiplicada por 10 bilhões. Um fator que reduz a flutuação na intensidade luminosa é o ajuste no diâmetro da pupila; quando o diâmetro diminui de 8 para 2 mm, sua área diminui cerca de 16 vezes e a intensidade de luz na retina é reduzida em mais de 1 unidade logarítimica.

Outro fator na reação às flutuações de intensidade de luz é a presença de dois tipos de fotorreceptores. Os bastonetes são extremamente sensíveis à luz e são os receptores para a visão noturna (**visão escotópica**). O aparato da visão escotópica é incapaz de discriminar os detalhes e os contornos dos objetos ou de determinar a sua cor. Os cones têm um limiar muito mais alto, mas o sistema dos cones tem uma acuidade muito maior e é ele o responsável pela visão com luz clara (**visão fotópica**) e pela visão das cores. Existem, portanto, dois tipos de estímulos no sistema nervoso central (SNC) a partir do olho: um estímulo dos bastonetes e um estímulo dos cones. A existência destes dois tipos de estímulos, cada um trabalhando ao máximo em diferentes condições de iluminação, é chamada de **teoria da duplicidade**.

## O MECANISMO FOTORRECEPTOR

As mudanças de potencial que iniciam os potenciais de ação na retina são geradas pela ação da luz nos compostos fotossensíveis nos cones e bastonetes. Quando a luz é absorvida por essas substâncias, suas estruturas se modificam, e isso dispara a sequência de eventos que inicia a atividade neural.

O olho é um órgão único na medida em que os potenciais receptores dos fotorreceptores e as respostas elétricas da maioria dos outros elementos neurais na retina são potenciais locais e graduados, e é somente nas células ganglionares que são gerados os potenciais de ação "tudo ou nada", transmitidos por distâncias apreciáveis. As respostas dos bastonetes, dos cones e das células horizontais são hiperpolarizantes, e as respostas das células bipolares são hiperpolarizantes ou despolarizantes, enquanto as células amácrinas produzem potenciais despolarizantes e picos que podem atuar como potenciais geradores para a propagação dos disparos produzidos nas células ganglionares.

O potencial receptor do cone tem início e final precisos, enquanto o potencial receptor do bastonete tem um início preciso e um final lento. As curvas que relacionam a amplitude dos potenciais receptores à intensidade do estímulo apresentam formas semelhantes nos cones e bastonetes, porém os bastonetes são

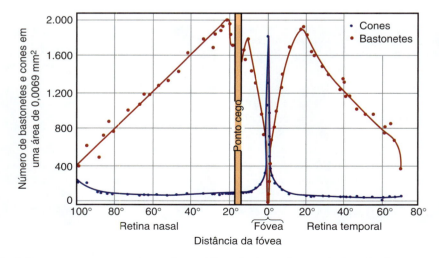

**FIGURA 9-6 Densidade de bastonetes e cones ao longo do meridiano horizontal por meio da retina humana.** Um mapeamento da acuidade visual relativa nas várias partes do olho adaptado à luz acompanharia a curva de densidade dos cones; um mapeamento semelhante da acuidade relativa do olho adaptado ao escuro acompanharia a curva de densidade dos bastonetes.

muito mais sensíveis. Portanto, as respostas dos bastonetes são proporcionais à intensidade do estímulo em níveis de iluminação que estão abaixo do limiar para os cones. Por outro lado, as respostas dos cones são proporcionais à intensidade do estímulo em níveis elevados de iluminação, quando as respostas dos bastonetes são máximas e não podem mudar. É por isso que os cones geram boas respostas às mudanças na intensidade da luz além da luz de fundo, mas não representam bem a iluminação absoluta, enquanto os bastonetes detectam a iluminação absoluta.

## BASES IÔNICAS DOS POTENCIAIS DOS FOTORRECEPTORES

Os canais de Na$^+$ nos segmentos externos dos cones e bastonetes são abertos no escuro e então a corrente passa do segmento interno para o externo (Figura 9-7). A corrente também flui para a terminação sináptica do fotorreceptor. A Na$^+$-K$^+$-ATPase no segmento interno mantém o equilíbrio iônico. A liberação do transmissor sináptico (glutamato) é estável no escuro. Quando a luz atinge o segmento externo, as reações que se iniciam fecham alguns dos canais de Na$^+$, e o resultado é um potencial receptor hiperpolarizante. A hiperpolarização reduz a liberação de glutamato, e isso gera um sinal nas células bipolares que leva, em última análise, a potenciais de ação nas células ganglionares. Os potenciais de ação são transmitidos para o encéfalo.

## RODOPSINA

O pigmento fotossensível nos bastonetes é chamado de **rodopsina** (**púrpura visual**). A rodopsina é composta de **retinal**, um aldeído da vitamina A, e uma proteína chamada de **opsina**. Devido à importância da vitamina A na síntese do retinal, não é surpreendente que uma deficiência dessa vitamina produza anormalidades visuais (Quadro Clínico 9-3).

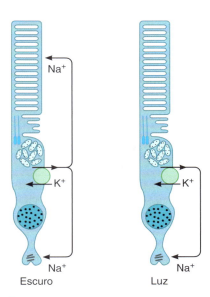

**FIGURA 9-7 Efeito da luz no fluxo da corrente em receptores visuais.** No escuro, os canais de Na$^+$ no segmento externo são mantidos abertos pelo GMPc. A luz leva ao aumento da conversão de GMPc a 5'-GMP, e alguns dos canais se fecham. Isso produz hiperpolarização do terminal sináptico do fotorreceptor.

A opsina tem um peso molecular de 41 kDa. Ela é encontrada nas membranas dos discos dos bastonetes e constitui 90% da proteína total dessas membranas. A opsina é parte da grande família de receptores acoplados à proteína G (GPCR). O retinal está paralelo à superfície da membrana (Figura 9-8) e está ligado a um resíduo de lisina na posição 296, no sétimo domínio transmembrana.

A sequência de eventos nos fotorreceptores, nos quais a luz incidente leva à produção de um sinal na próxima unidade neural que se sucede na retina, está resumida na Figura 9-9.

## QUADRO CLÍNICO 9-3

### Deficiência de vitamina A

A vitamina A foi a primeira vitamina solúvel em lipídeos identificada e compreende uma família de compostos chamados de retinoides. A deficiência é rara nos Estados Unidos, mas ainda é um problema de saúde pública importante no mundo em desenvolvimento. Anualmente, cerca de 80.000 indivíduos em todo o mundo (principalmente crianças em países subdesenvolvidos) perdem sua visão devido à grave deficiência de vitamina A. A deficiência de vitamina A é provocada pelo consumo inadequado de alimentos ricos nessa vitamina (fígado, rim, ovos inteiros, leite, creme e queijo) ou **β-caroteno**, um precursor da vitamina A, encontrado em verduras verde-escuro e frutas e vegetais amarelos ou de cor de laranja. Um dos primeiros defeitos visuais a aparecer com a deficiência de vitamina A é a cegueira noturna (**nictalopia**). A deficiência de vitamina A também contribui para a cegueira, deixando o olho muito seco, o que danifica a córnea (**xeroftalmia**) e a retina. A vitamina A primeiro altera a função dos cones, mas ocorre degeneração concomitante dessas estruturas à medida que a deficiência de vitamina A se desenvolve. A deficiência prolongada está associada a mudanças anatômicas nos bastonetes e cones seguida de degeneração das camadas neurais da retina.

### DESTAQUES TERAPÊUTICOS

Tratamento com vitamina A pode restaurar a função da retina se administrado antes de os receptores serem destruídos. Alimentos ricos em vitamina A incluem fígado, galinha, carne bovina, ovos, leite integral, inhame, cenouras, espinafre, couve e outros vegetais verdes. Outras vitaminas, especialmente aquelas do complexo B, também são necessárias para o funcionamento normal da retina e de outros tecidos neurais.

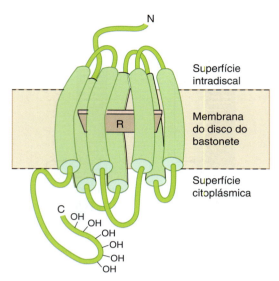

**FIGURA 9-8 Representação diagramática da estrutura da rodopsina, mostrando a posição do retinal na membrana do disco do bastonete.** O retinal (R) está localizado paralelo à superfície da membrana e está preso à superfície de uma lisina na posição 296, no sétimo domínio transmembrana.

No escuro, o retinal na rodopsina está na configuração 11-*cis*. A única ação da luz é alterar a forma do retinal, convertendo-o no isômero todo-*trans*. Este, por sua vez, altera a configuração da opsina, e a mudança que ocorre na opsina ativa sua proteína G heterotrimérica associada, que, nesse caso, é chamada de **transducina**, que possui muitas subunidades T$\alpha$, G$\beta_1$ e G$\gamma_1$. Após o retinal 11-*cis* ser convertido à configuração todo-*trans*, ele se separa da opsina em um processo chamado de branqueamento, o que ocasiona a mudança de cor de vermelho rosado da rodopsina para o amarelo pálido da opsina.

Parte do retinal todo-*trans* é convertido de volta a retinal 11-*cis* pela retinal isomerase que, então, novamente se associa com a escotopsina, reabastecendo o suprimento de rodopsina. Parte do retinal 11-*cis* também é sintetizada a partir da vitamina A. Todas essas reações, exceto a formação do isômero todo-*trans* do retinal, são independentes da intensidade da luz, ocorrendo da mesma forma na luz ou na escuridão. A quantidade de rodopsina nos receptores varia, portanto, inversamente com o nível de luz incidente.

A proteína G transducina troca GDP por GTP e a subunidade $\alpha$ se separa. Esta subunidade permanece ativa até que sua atividade GTPase intrínseca hidrolise o GTP. O fim da atividade da transducina é acelerado também por sua ligação à $\beta$-arrestina. A subunidade $\alpha$ ativa a fosfodiesterase GMPc, que converte a GMPc a 5'-GMP. A GMPc normalmente atua diretamente nos canais de Na$^+$ para mantê-los na posição aberta, de modo que a diminuição na concentração citoplasmática de GMPc provoca o fechamento de alguns canais de Na$^+$. Isto produz o potencial hiperpolarizante. Essa cascata de reações ocorre muito rapidamente e amplifica o sinal de luz. A amplificação ajuda a explicar a extraordinária capacidade dos receptores de bastonets e como eles são capazes de produzir uma resposta detectável a tão pouca luz quanto a um fóton de luz.

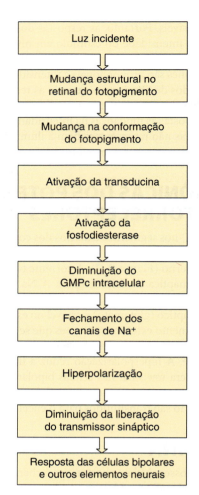

**FIGURA 9-9 Sequência de eventos envolvidos na fototransdução em bastonetes e cones.**

A luz reduz a concentração de Ca$^{2+}$, bem como a de Na$^+$ nos fotorreceptores. A diminuição resultante na concentração de Ca$^{2+}$ ativa a guanilato-ciclase, que gera mais GMPc. Ela também inibe a fosfodiesterase ativada pela luz. Ambas as ações aceleram a recuperação, restaurando os canais de Na$^+$ à posição aberta.

## PIGMENTOS DO CONE

Os primatas têm três tipos diferentes de cones. Esses receptores são úteis à visão de cores e respondem maximamente à luz em comprimentos de onda de 440, 535 e 565 nm. Cada cone contém retinal e uma opsina. A opsina se assemelha à rodopsina e atravessa a membrana do cone sete vezes, mas possui uma estrutura característica em cada tipo de cone. Os detalhes das respostas dos cones à luz são provavelmente semelhantes àqueles dos bastonetes. A luz ativa o retinal, e isto ativa uma transducina do cone, uma proteína G um pouco diferente da transducina do bastonete. A transducina do cone, por sua vez, ativa a fosfodiesterase, catalisando a conversão de GMPc à 5'-GMP. Isto provoca o fechamento dos canais de Na$^+$ entre o líquido extracelular e o citoplasma do cone, uma diminuição na concentração do Na$^+$ intracelular e a hiperpolarização dos terminais sinápticos do cone.

## MELANOPSINA

Algumas células ganglionares da retina contêm **melanopsina** em vez de rodopsina ou pigmentos do cone. Os axônios desses neurônios se projetam para os núcleos supraquiasmáticos do hipotálamo, onde formam conexões que sincronizam uma variedade de ritmos endócrinos e circadianos com o ciclo claro-escuro (Capítulo 14). Quando o gene para melanopsina é desligado, o fotoarrastamento circadiano é abolido. O reflexo pupilar à luz (descrito adiante) é também reduzido, sendo eliminado quando os bastonetes e os cones também são inativados. Assim, uma parte das respostas pupilares e todas as respostas de arrastamento circadiano às mudanças de claro-escuro são controladas por um sistema distinto daquele dos bastonetes e cones.

## PROCESSAMENTO DA INFORMAÇÃO VISUAL NA RETINA

Em certo sentido, o processamento da informação visual na retina envolve a formação de três imagens. A primeira imagem, formada pela ação da luz nos fotorreceptores, é modificada para uma segunda imagem nas células bipolares e esta, por sua vez, é convertida em uma terceira imagem nas células ganglionares. Na formação da segunda imagem, o sinal é alterado pelas células horizontais, e na formação da terceira, é alterado pelas células amácrinas. Há pouca mudança no padrão de impulso nos corpos geniculados laterais, de modo que a terceira imagem atinge o córtex occipital.

Uma característica das células bipolares e ganglionares (assim como das células geniculadas laterais e das células da camada 4 do córtex visual) é que elas respondem melhor a um estímulo circular e pequeno e que, dentro do seu campo receptivo, um anel de luz em volta do centro (iluminação periférica) antagoniza a resposta ao ponto central **(Figura 9–10)**. O centro pode ser excitatório com um entorno inibitório (uma **célula "centro-on"**) ou inibitório com uma periferia excitatória (uma **célula "centro-off"**). A inibição da resposta do centro pela periferia se deve, provavelmente, ao *feedback* inibitório de um fotorreceptor para outro, mediado pelas células horizontais. Assim, a ativação dos fotorreceptores próximos pela adição do anel desencadeia a hiperpolarização das células horizontais que, assim, inibem a resposta dos fotorreceptores ativados centralmente. A inibição da resposta à iluminação central por um aumento na iluminação periférica é um exemplo de **inibição lateral** — aquela forma de inibição em que a ativação de uma unidade neural particular está associada à inibição da atividade de unidades próximas. Trata-se de um fenômeno geral no sistema sensorial de mamíferos e ajuda a definir os contornos de um estímulo e melhorar a capacidade de discriminação.

Um notável grau de processamento de estímulo visual ocorre na retina, em grande parte por meio das células amácrinas. Por exemplo, o movimento de um objeto dentro do campo visual é separado do movimento do fundo, provocado por mudanças na postura e movimento dos olhos. Isso foi demonstrado por registro de neurônios ópticos. Quando um objeto se movia em uma velocidade diferente ou em uma direção diferente que o fundo, um impulso era gerado. Entretanto, quando o objeto se movia como o fundo, ocorria a inibição e nenhum sinal era gerado no nervo óptico.

## MECANISMO DE FORMAÇÃO DA IMAGEM

Os olhos convertem a energia do espectro visível em potenciais de ação no nervo óptico. O comprimento de onda da luz visível varia de aproximadamente 397 a 723 nm. As imagens dos objetos no ambiente são focadas na retina. Os raios de luz que atingem a retina geram potenciais nos bastonetes e cones. Os impulsos iniciados na retina são conduzidos para o córtex cerebral, onde eles produzem a sensação de visão.

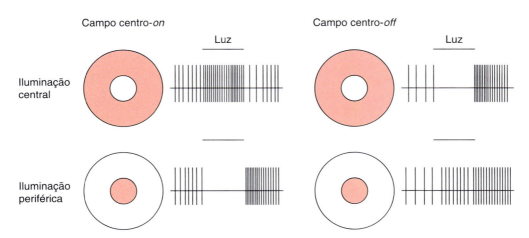

**FIGURA 9–10** Respostas das células ganglionares retinais à luz focada em porções dos seus campos receptivos indicados em branco. À direita de cada diagrama de campo receptivo está a representação dos potenciais de ação registrados de uma célula ganglionar em resposta à luz sendo ligada ou desligada. Observe que em três das quatro situações há aumento da descarga quando a luz é desligada. (Adaptada de Kuffler SW: Discharge patterns and functional organization of mammalian retina. J Neurophysiol 1953 Jan;16(1):37–68.)

## PRINCÍPIOS DE ÓPTICA

Os raios de luz são desviados quando passam de um meio para outro com densidade diferente, exceto quando atingem perpendicularmente a interface (Figura 9–11). A curvatura do raio de luz é chamada de refração e é o mecanismo que permite que se foque uma imagem com precisão na retina. Os raios de luz paralelos que atingem uma lente biconvexa são refratados para um ponto (foco principal) atrás da lente. O foco principal fica sobre uma linha que passa pelos centros de curvatura da lente, o eixo principal. A distância entre a lente e o foco principal é a distância focal principal. Para efeitos práticos, os raios de luz de um objeto que atingem a lente a mais de 6 m de distância são considerados paralelos. Os raios de um objeto a menos de 6 m são divergentes e são, portanto, levados no eixo principal para um foco mais atrás do que o foco principal. As lentes bicôncavas fazem os raios de luz divergirem.

O poder de refração é maior quanto maior for a curvatura de uma lente. O poder de refração de uma lente é convenientemente medido em **dioptrias**, sendo o número de dioptrias recípocro da distância focal principal em metros. Por exemplo, uma lente com uma distância focal principal de 0,25 m tem um poder de refração de 1/0,25 ou 4 dioptrias. O olho humano tem um poder de refração de aproximadamente 60 dioptrias em repouso.

No olho, a luz é na verdade refratada na superfície anterior da córnea e nas superfícies anterior e posterior da lente. O processo de refração pode ser representado esquematicamente, entretanto, sem introduzir nenhum erro considerável, desenhando-se os raios de luz como se toda a refração ocorresse na superfície anterior da córnea (Figura 9–11). Deve ser observado que a imagem na retina é invertida. As conexões dos receptores na retina são tais que, desde o nascimento, qualquer imagem invertida na retina é vista na posição normal e projetada para o campo visual no lado oposto da área estimulada da retina. Essa percepção está presente nos lactentes e é inata. Se as imagens na retina são viradas de cabeça para cima, por meio de lentes especiais, os objetos vistos parecem estar de cabeça para baixo.

## DEFEITOS COMUNS DO MECANISMO DE FORMAÇÃO DA IMAGEM

Em alguns indivíduos, o globo ocular é menor que o normal e os raios paralelos de luz são levados para o foco atrás da retina. Esta anormalidade é chamada de **hiperopia** ou **hipermetropia** (Figura 9–12). A acomodação mantida, mesmo quando

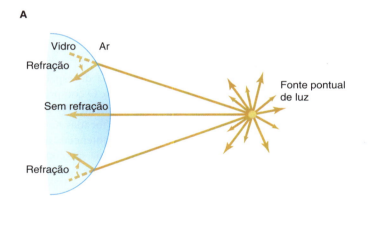

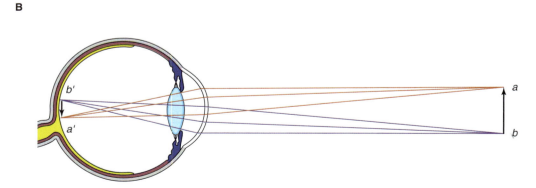

**FIGURA 9–11 Focando fontes pontuais de luz. A)** Quando raios de luz divergentes entram em um meio denso em um ângulo com sua superfície convexa, a refração curva-os para dentro. **B)** Refração da luz pelo sistema de lentes. Para simplificar, a refração é mostrada apenas na superfície corneal (local da maior refração), embora ela também ocorra na lente e em outros locais. A luz que chega de *a* (em cima) e *b* (embaixo) é curvada em direções opostas, resultando em *b'* estando acima de *a'* na retina. (De Widmaier EP, Raff H, Strang KT: *Vander's Human Physiology*, 11th ed. McGraw-Hill, 2008.)

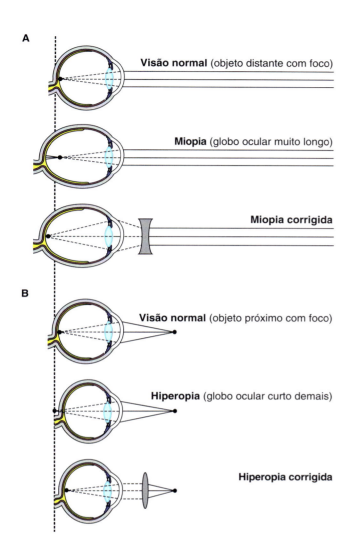

**FIGURA 9–12** Defeitos comuns do sistema óptico do olho. **A)** Na miopia (dificuldade para ver de longe), o globo ocular é longo demais e os raios de luz focam em frente à retina. A colocação de uma lente bicôncava em frente do olho faz os raios de luz divergirem ligeiramente antes de atingirem o olho, de modo que eles são levados a focar na retina. **B)** Na hiperopia (hipermetropia), o globo ocular é curto demais e os raios de luz focam atrás da retina. Uma lente bicôncava corrige isso adicionando ao poder de refração o poder da lente do olho. (De Widmaier EP, Raff H, Strang KT: Vander's Human Physiology, 11th ed. McGraw-Hill, 2008.)

observando objetos à distância, pode parcialmente compensar esse defeito, mas o esforço muscular prolongado é cansativo e pode provocar dores de cabeça e borramento da visão. A convergência prolongada dos eixos visuais associada à acomodação pode levar, eventualmente, ao **estrabismo (Quadro Clínico 9–4)**. O defeito pode ser corrigido pelo uso de óculos com lentes convexas, que auxiliam o poder de refração do olho, diminuindo a distância focal.

Na **miopia** (dificuldade para ver de longe), o diâmetro anteroposterior do globo ocular é longo demais (Figura 9–12). A miopia é apontada como tendo uma origem genética. Entretanto, há uma correlação positiva entre dormir em um ambiente iluminado antes da idade de dois anos e o subsequente desenvolvimento da miopia. Por isso, a forma do olho parece

## QUADRO CLÍNICO 9–4

### Estrabismo e ambliopia

O estrabismo é um desalinhamento dos olhos e um dos problemas oculares mais comuns em crianças, afetando 4% das crianças com menos de seis anos de idade. Ele é caracterizado por um ou ambos os olhos se voltando para dentro (**esotropia**), para fora (**exotropia**), para cima ou para baixo. Em alguns casos, mais de uma dessas condições está presente. O estrabismo é também comumente chamado de "olho que se desvia" ou "olhos cruzados". Ele resulta em imagens visuais que não caem nos pontos da retina correspondentes. Quando as imagens visuais cronicamente caem em pontos não correspondentes nas duas retinas em crianças jovens, um deles é eventualmente suprimido (**escotoma de supressão**). Esta supressão é um fenômeno cortical e ela em geral não se desenvolve nos adultos. É importante que o tratamento seja iniciado antes dos seis anos em crianças afetadas, pois se a supressão persistir, a perda de acuidade visual no olho gerando a imagem suprimida é permanente. Uma supressão semelhante com subsequente perda permanente de acuidade visual pode ocorrer em crianças cuja visão em um olho é desfocada ou distorcida devido a erro de refração. A perda de visão nesses casos é chamada de **ambliopia ex-anópsia**, um termo que se refere à perda de acuidade visual não corrigível que não é diretamente devida à doença orgânica do olho. Geralmente, uma criança afetada tem um olho fraco com visão ruim e um olho forte com visão normal. Ela afeta 3% da população geral. A ambliopia também é chamada de "olho preguiçoso" e frequentemente coexiste com o estrabismo.

### DESTAQUES TERAPÊUTICOS

A **atropina** (um antagonista do receptor muscarínico colinérgico) e **miópticos** como o **iodeto de ecotiofato** podem ser administrados no olho para corrigir o estrabismo e a ambliopia. A atropina irá desfocar a visão no olho normal para forçar o indivíduo a usar o olho mais fraco. O treino muscular por meio de **terapia de visão optométrica** também tem se mostrado muito útil, mesmo em pacientes com mais de 17 anos de idade. Alguns tipos de estrabismo podem ser corrigidos por cirurgia de encurtamento de alguns dos músculos oculares, por exercícios da musculatura ocular e pelo uso de óculos com prismas que distorcem os raios de luz suficientemente para compensar a posição anormal do globo ocular. Entretanto, defeitos sutis na **percepção de profundidade** persistem. Foi sugerido que anormalidades congênitas dos mecanismos de acompanhamento visual podem causar tanto o estrabismo quanto o defeito de percepção de profundidade. Em macacos lactentes, a cobertura de um olho com uma bandagem por três meses provoca a perda das colunas de dominância ocular; o estímulo do olho remanescente se espalha para tomar todas as células corticais e o olho tampado se torna funcionalmente cego. Mudanças comparáveis podem ocorrer em crianças com estrabismo.

ser determinada, em parte, pela refração apresentada a ele. Em adultos humanos jovens, o trabalho excessivo envolvendo atividades tais como estudar, acelera o desenvolvimento da miopia. Esse defeito pode ser corrigido com o uso de óculos com lentes bicôncavas, que fazem os raios luminosos paralelos divergirem ligeiramente antes de atingirem o olho.

O **astigmatismo** é uma condição comum na qual a curvatura da córnea não é uniforme. Quando a curvatura em um meridiano é diferente daquela em outros, os raios de luz neste meridiano são refratados para um foco diferente, de modo que parte da imagem na retina fica desfocada. Um defeito semelhante pode ser produzido se a lente é empurrada para fora do alinhamento ou se a curvatura da lente não é uniforme, mas essas condições são raras. O astigmatismo pode ser geralmente corrigido com lentes cilíndricas colocadas de tal forma que equalizem a refração em todos os meridianos.

## ACOMODAÇÃO

Quando o músculo ciliar está relaxado, os raios luminosos paralelos que atingem o olho opticamente normal (**emétrope**) são levados para um foco na retina. Enquanto esse relaxamento for mantido, os raios de objetos mais próximos do que 6 m do observador focam atrás da retina e, consequentemente, os objetos parecem borrados. O problema de trazer raios divergentes de um objeto próximo para um foco na retina pode ser resolvido aumentando a distância entre a lente e a retina, ou aumentando a curvatura ou o poder de refração da lente. Em peixes ósseos, o problema foi resolvido com o comprimento do globo ocular, uma solução análoga à maneira pela qual as imagens dos objetos mais próximos que 6 m são focados no filme de uma câmera movendo a lente para fora do filme. Nos mamíferos, o problema foi resolvido aumentando a curvatura da lente.

O processo em que a curvatura da lente aumenta é chamado de **acomodação**. Em repouso, a lente é mantida sob tensão pelos ligamentos da lente. Como a substância da lente é maleável e a cápsula da lente tem considerável elasticidade, a lente é puxada para uma forma achatada. Se o olhar fixo é direcionado para um objeto próximo, o músculo ciliar contrai. Isto diminui a distância entre as bordas do corpo ciliar e relaxa os ligamentos da lente, de modo que a lente salta para uma forma mais convexa (**Figura 9-13**). A mudança é maior na superfície anterior da lente. Em indivíduos jovens, a mudança na forma pode adicionar até 12 dioptrias ao poder de refração do olho. O relaxamento dos ligamentos da lente, produzido pela contração do músculo ciliar, se deve, em parte, à ação semelhante à de um esfíncter das fibras musculares circulares no corpo ciliar e, parcialmente, à contração das fibras musculares longitudinais que se ligam anteriormente, próximo à junção corneoescleral. À medida que essas fibras contraem, elas puxam todo o corpo ciliar para frente e para dentro. Este movimento faz as bordas do corpo ciliar se aproximarem. As mudanças na acomodação que ocorrem com a idade são descritas no **Quadro Clínico 9-5**.

Além da acomodação, os eixos visuais convergem e a pupila se contrai quando um indivíduo olha para um objeto próximo. Esta resposta em três partes — acomodação, convergência dos eixos visuais e contração da pupila — é chamada de resposta para perto.

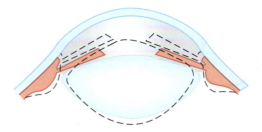

**FIGURA 9-13 Acomodação.** A linha contínua representa a forma da lente, da íris e do corpo ciliar em repouso e as linhas tracejadas representam a forma durante a acomodação. Quando o olhar fixo é dirigido a um objeto próximo, os músculos ciliares se contraem. Isto diminui a distância entre as bordas do corpo ciliar e relaxa os ligamentos da lente, tornando-a mais convexa. (De Waxman SG: *Clinical Neuroanatomy*, 26th ed. McGraw-Hill, 2010.)

## REFLEXOS PUPILARES À LUZ

Quando a luz é direcionada para um olho, a pupila se contrai (**resposta direta à luz**). A pupila do outro olho também se contrai (**resposta consensual à luz**). As fibras do nervo óptico que levam os impulsos iniciando esse reflexo pupilar deixam o trato óptico próximo aos corpos geniculados laterais. De cada lado, elas entram no mesencéfalo pelo braço do colículo superior e terminam no núcleo pré-tectal. A partir deste núcleo, as fibras nervosas se projetam para os **núcleos de Edinger-Westphal** ispsilateral e contralateral, que contêm os neurônios pré-ganglionares parassimpáticos dentro do **nervo oculomotor**. Esses neurônios terminam no gânglio ciliar, do qual se projetam nervos pós-ganglionares para o músculo ciliar. Essa via é dorsal

### QUADRO CLÍNICO 9-5

**Acomodação e envelhecimento**

A acomodação é um processo ativo, exigindo esforço muscular e pode, portanto, ser cansativo. De fato, o músculo ciliar é um dos músculos mais usados do corpo. O grau em que a curvatura da lente pode ser aumentada é limitado e os raios de luz de um objeto muito próximo do indivíduo não podem ser focados na retina, mesmo com o máximo de esforço. O ponto mais próximo do olho em que um objeto pode ser levado a um foco nítido por acomodação é chamado de **ponto próximo da visão**. O ponto próximo recua durante a vida, lentamente no início e rapidamente com o avanço da idade, de aproximadamente 9 cm aos 10 anos para aproximadamente 83 cm aos 60 anos. Esse recuo se deve principalmente à crescente rigidez da lente, com uma perda resultante de acomodação devido à diminuição estável do grau em que a curvatura da lente pode ser aumentada. Quando um indivíduo normal atinge 40 a 45 anos de idade, a perda de acomodação é em geral suficiente para tornar a leitura e o trabalho difíceis. Essa condição, que é conhecida como **presbiopia**, pode ser corrigida pelo uso de óculos com lentes convexas.

àquela da via para a resposta para perto. Consequentemente, a resposta à luz é às vezes perdida, enquanto a resposta à acomodação permanece intacta (**pupila de Argyll Robertson**). Uma causa para essa anormalidade é a sífilis neurológica, mas a pupila de Argyll Robertson também é vista em outras doenças que produzem lesões seletivas no mesencéfalo.

## RESPOSTAS NAS VIAS VISUAIS E CÓRTEX

### VIAS NEURAIS

Os axônios das células ganglionares passam caudalmente no nervo óptico e no **trato óptico** para terminar no **corpo geniculado lateral** no tálamo (Figura 9–14). As fibras de cada hemirretina nasal se entrecruzam no **quiasma óptico**. No corpo geniculado, as fibras da metade nasal de uma retina e a metade temporal da outra fazem sinapse nas células cujos axônios formam o **trato geniculocalcarino**. Este trato passa para o lobo occipital do córtex cerebral. Os efeitos das lesões nessas vias na função visual são discutidos adiante.

Alguns axônios das células ganglionares evitam o núcleo geniculado lateral (NGL) para se projetarem diretamente para a área pré-tectal; essa via controla o reflexo pupilar à luz e os movimentos do olho. O córtex frontal também está envolvido com o movimento do olho, especialmente o seu refinamento. Os **campos frontais dos olhos** bilaterais nessa parte do córtex estão envolvidos com o controle de sacadas e uma área imediatamente anterior a esses campos está envolvida com a vergência e a resposta para perto.

As áreas do cérebro ativadas por estímulos visuais foram investigadas em macacos e humanos pela tomografia por emissão de pósitrons (PET) e outras técnicas de imagem. A ativação ocorre não apenas no lobo occipital, mas também em partes do córtex temporal inferior, do córtex parietal posteroinferior, porções do lobo frontal e na amígdala. As estruturas subcorticais ativadas além do corpo geniculado lateral incluem o colículo superior, o pulvinar, o núcleo caudado, o putame e o claustro.

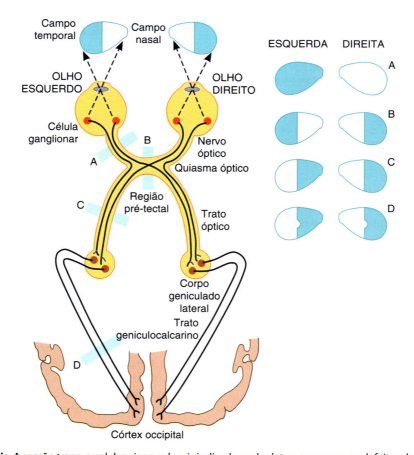

**FIGURA 9–14 Vias visuais.** A secção transversal das vias nos locais indicados pelas letras provocam os defeitos do campo visual mostrados nos diagramas da direita. As fibras da metade nasal de cada retina se entrecruzam no quiasma óptico, de modo que as fibras nos tratos ópticos são aquelas da metade temporal de uma retina e da metade nasal de outra. Uma lesão que interrompa um nervo óptico causa a cegueira daquele olho (A). Uma lesão em um trato óptico causa cegueira na metade do campo visual (C) e é chamada hemianopia (hemicegueira) homônima (mesmo lado de ambos os campos visuais). Lesões que afetam o quiasma óptico destroem as fibras de ambas de hemirretinas nasais e produzem uma hemianopia heterônima (campos visuais de lados opostos) (B). Lesões occipitais podem poupar as fibras da mácula (como em D) devido à separação no cérebro dessas fibras de outras que servem à visão.

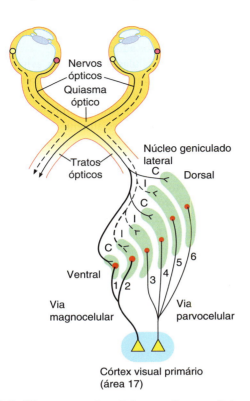

**FIGURA 9-15** Projeções das células ganglionares da hemirretina direita de cada olho para o corpo geniculado lateral direito e desse núcleo para o córtex visual primário direito. Observe as seis camadas do núcleo geniculado lateral. As células ganglionares P se projetam para as camadas 3 a 6 e as células ganglionares M se projetam para as camadas 1 e 2. Os olhos ipsilaterais (I) e contralaterais (C) se projetam para camadas alternadas. Não são mostradas as células da área interlaminar que se projetam por meio de um componente separado da via P para as bolhas ("*blobs*") no córtex visual. (Modificada de Kandel ER, Schwartz JH, Jessell TM [editores]: *Principles of Neural Science*, 4th ed. McGraw-Hill, 2000.)

Os axônios das células ganglionares da retina projetam uma detalhada representação espacial da retina no corpo geniculado lateral. Cada corpo geniculado contém seis camadas bem definidas (Figura 9-15). As camadas de 3 a 6 têm células pequenas e são chamadas de parvocelulares, enquanto as camadas 1 e 2 têm células grandes e são chamadas de magnocelulares. De cada lado, as camadas 1, 4 e 6 recebem estímulos do olho contralateral, enquanto as camadas 2, 3 e 5 recebem estímulos do olho ipsilateral. Em cada camada, há uma representação precisa ponto por ponto da retina e todas as seis camadas estão em registro, de modo que, ao longo de uma linha perpendicular às camadas, os campos receptivos das células em cada camada são quase idênticos. É importante notar que apenas 10 a 20% do estímulo para o NGL vem da retina. Estímulos importantes também ocorrem a partir do córtex visual e outras regiões do cérebro. A via de *feedback* do córtex visual mostrou-se envolvida no processamento visual relacionado à percepção de orientação e movimento.

Há vários tipos de células ganglionares na retina. Estas incluem as células ganglionares grandes (magno, ou células M), que adicionam respostas de diferentes tipos de cones e estão envolvidas com o movimento e a estereopsia. Outro tipo são as células ganglionares pequenas (parvo, ou células P), que removem os estímulos de um tipo de cone dos estímulos de outro cone e estão envolvidas com a cor, textura e forma. As células ganglionares M se projetam para a porção magnocelular do geniculado lateral, enquanto as células ganglionares P se projetam para a porção parvocelular. A partir do NGL, uma via magnocelular e uma via parvocelular se projetam para o córtex visual. A via magnocelular, das camadas 1 e 2, leva os sinais para a detecção do movimento, da profundidade e do tremor. A via parvocelular, das camadas 3 a 6, leva os sinais para a visão da cor, da textura, da forma e do detalhe fino. As células ganglionares biestratificadas de campo pequeno podem estar envolvidas na visão da cor e transportam a informação do comprimento de onda curto (azul) para as zonas intralaminares do NGL.

As células da região interlaminar do NGL também recebem estímulo das células ganglionares P, provavelmente por meio de dendritos das células interlaminares que penetram nas camadas parvocelulares. Elas se projetam por meio de um componente separado da via P para as bolhas (grupos de células no córtex visual que são ativadas pela informação da cor) no córtex visual.

## EFEITOS DAS LESÕES NAS VIAS ÓPTICAS

Lesões ao longo das vias visuais podem ser localizadas com alto grau de precisão pelos efeitos que produzem nos campos visuais. As fibras da metade nasal de cada retina se intercruzam no quiasma óptico, de modo que as fibras nos tratos ópticos são aquelas da metade temporal de uma retina e da metade nasal de outra. Em outras palavras, cada trato óptico utiliza metade do campo de visão. Portanto, uma lesão que interrompa um nervo óptico provoca cegueira nesse olho, mas uma lesão em um trato óptico provoca cegueira em metade do campo visual (Figura 9-14). Este defeito é classificado como **hemianopia** (hemicegueira) **homônima** (mesmo lado de ambos os campos visuais).

Lesões que afetam o quiasma óptico, como tumores da hipófise que expandem para além da cela túrcica, provocam destruição das fibras de ambas as hemirretinas nasais e produzem uma **hemianopia heterônima** (lados opostos dos campos visuais). Como as fibras da mácula estão localizadas posteriormente no quiasma óptico, escotomas hemianópicos se desenvolvem antes da visão nas duas hemirretinas ser completamente perdida. Defeitos no campo visual seletivo são ainda classificados como bitemporais, binasais e direito ou esquerdo.

As fibras do nervo óptico dos quadrantes superiores da retina, servindo à visão na metade inferior do campo visual, terminam na metade medial do corpo geniculado lateral, onde as fibras dos quadrantes inferiores da retina terminam na metade lateral. As fibras geniculocalcarinas da metade medial do geniculado lateral terminam na borda superior da fissura calcarina, e aquelas da metade lateral terminam na borda inferior. Além disso, as fibras do corpo geniculado lateral que servem à visão macular se separam daquelas que servem à visão periférica e terminam mais posteriormente nas bordas da fissura calcarina (Figura 9-16). Devido a esse arranjo anatômico, as lesões no lobo occipital podem produzir defeitos discretos nos

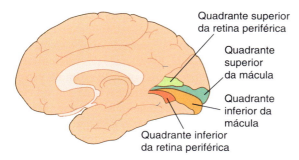

**FIGURA 9-16** Visão medial do hemisfério cerebral direito humano mostrando a projeção da retina sobre o córtex visual primário no córtex occipital em torno da fissura calcarina. As fibras geniculocalcarinas da metade medial do geniculado lateral terminam na borda superior da fissura calcarina, e aquelas da metade lateral terminam na borda inferior. Além disso, as fibras do corpo geniculado lateral que retransmitem a visão macular se separam daquelas que retransmitem a visão periférica e terminam mais posteriormente nas bordas da fissura calcarina.

quadrantes do campo visual (quadrantes superior e inferior de cada metade do campo visual).

Lesões que **poupam a mácula**, isto é, a perda da visão periférica com a visão macular intacta, também são comuns em lesões occipitais (Figura 9-14) porque a representação macular está separada daquela dos campos periféricos e é muito grande em relação àquela dos campos periféricos. Portanto, as lesões occipitais devem se estender por distâncias consideráveis para destruir tanto a visão macular quanto a periférica. A destruição bilateral do córtex occipital em humanos provoca cegueira subjetiva. Entretanto, há uma notável ocorrência de **visão cega** (*blind-sight*), isto é, respostas residuais a estímulos visuais, mesmo que eles não atinjam a consciência. Por exemplo, quando se pede a esses indivíduos para adivinhar onde um estímulo está localizado em um perímetro, eles respondem com muito mais precisão do que poderia ser explicado pelo acaso. Eles também são capazes de considerável discriminação de movimento, tremor, orientação e mesmo cor. Semelhantes tendências nas respostas podem ser produzidas por estímulos nas áreas cegas em pacientes com hemianopia devido a lesões no córtex visual.

As fibras para a região pré-tectal que servem ao reflexo pupilar produzido por um foco de luz no olho deixam os tratos ópticos perto dos corpos geniculados. Portanto, a cegueira com a preservação do reflexo pupilar à luz se deve geralmente a lesões bilaterais caudais ao trato óptico.

## CÓRTEX VISUAL PRIMÁRIO

A área de recepção visual primária (**córtex visual primário**; também conhecida como V1) está localizada principalmente nos lados da fissura calcarina (Figura 9-16). Assim como os axônios das células ganglionares projetam uma representação espacial detalhada da retina no corpo geniculado lateral, o corpo geniculado lateral projeta uma representação semelhante, ponto por ponto, no córtex visual primário. No córtex visual, muitas células nervosas estão associadas a cada fibra que chega. Como o restante do neocórtex, o córtex visual tem seis camadas. Os axônios do NGL que formam a via magnocelular terminam na camada 4, especificamente na sua parte mais profunda, a camada 4C. Muitos dos axônios que formam a via parvocelular também terminam na camada 4C. Entretanto, os axônios da região interlaminar terminam nas camadas 2 e 3.

As camadas 2 e 3 do córtex contêm aglomerados de células com cerca de 0,2 mm de diâmetro que, ao contrário das células vizinhas, contêm uma concentração elevada da enzima mitocondrial citocromo oxidase. Os aglomerados têm sido chamados de **bolhas**. Eles estão dispostos em um mosaico no córtex visual e estão envolvidos com a visão da cor. Entretanto, a via parvocelular também carrega os dados de cor oponente para a parte profunda da camada 4.

Como as células ganglionares, os neurônios geniculados laterais e os neurônios da camada 4 do córtex visual respondem a estímulos em seus campos receptivos no centro e entornos inibitórios ou fora do centro e entornos excitatórios. Uma barra de luz cobrindo o centro é um estímulo eficaz para eles, pois estimula o centro todo e relativamente pouco da periferia. Entretanto, a barra não tem uma orientação preferencial e, como um estímulo, é igualmente eficaz em qualquer ângulo.

As respostas dos neurônios em outras camadas do córtex visual são notavelmente diferentes. As assim chamadas **células simples** respondem a barras de luz, linhas ou bordas, mas apenas quando elas têm uma orientação particular. Quando, por exemplo, uma barra de luz é rodada tão pouco quanto 10° em relação à orientação preferida, a taxa de disparo de uma célula simples geralmente diminui, e se o estímulo é rodado muito mais, a resposta desaparece. Há também as **células complexas**, que se assemelham às células simples por demandar uma orientação preferida de um estímulo linear, mas são menos dependentes sobre a localização de um estímulo no campo visual do que as células simples e as células da camada 4. Elas muitas vezes respondem maximamente quando um estímulo linear se move lateralmente sem uma mudança na sua orientação. recebem É provável que elas recebam estímulos das células simples.

O córtex visual, como o córtex somatossensorial, está disposto em colunas verticais que estão envolvidas com a orientação (**colunas de orientação**). Cada uma tem cerca de 1 mm de diâmetro. Entretanto, as preferências de orientação das colunas vizinhas diferem de uma forma sistemática; à medida que se move de coluna para coluna pelo córtex, mudanças sequenciais ocorrem na preferência de orientação de 5 a 10°. Portanto, parece provável que, para cada campo receptivo de célula ganglionar no campo visual, haja uma coleção de colunas em uma pequena área do córtex visual representando as possíveis orientações de preferência em intervalos pequenos ao longo de todos os 360°. As células simples e complexas foram chamadas de **detectores de características** porque elas respondem e analisam certas características do estímulo. Os detectores de característica também são encontrados nas áreas corticais de outras modalidades sensoriais.

As colunas de orientação podem ser mapeadas com o auxílio da 2-desoxiglicose radioativa. A captação deste derivado da glicose é proporcional à atividade dos neurônios. Quando esta técnica é empregada em animais expostos a estímulos visuais uniformemente orientados, como linhas verticais, o encéfalo mostra um notável ordenamento de colunas intricadamente curvadas, mas uniformemente espaçadas, por uma grande área do córtex visual.

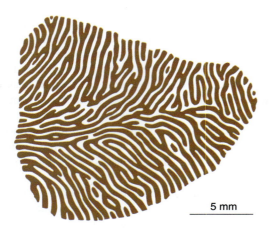

**FIGURA 9-17** Reconstrução das colunas de dominância ocular em uma subdivisão da camada 4 de uma porção do córtex visual direito de uma macaco *rhesus*. As listras escuras representam um olho, as listras claras, o outro. (Reproduzida, com permissão, de LeVay S, Hubel DH, Wiesel TN: The pattern of ocular dominance columns in macaque visual cortex revealed by a reduced silver stain. J Comp Neurol 1975;159:559.)

Outra característica do córtex visual é a presença de **colunas de dominância ocular**. As células geniculadas e as células da camada 4 recebem estímulo de um olho apenas, e as células da camada 4 alternam com as células que recebem estímulo do outro olho. Se uma grande quantidade de aminoácidos radioativos é injetada em um olho, os aminoácidos são incorporados a proteínas e transportados pelo fluxo axoplasmático para os terminais das células ganglionares, por meio de sinapses no geniculado e ao longo das fibras geniculocalcarinas para o córtex visual. Na camada 4, terminações marcadas do olho que foi injetado se alternam com as terminações não marcadas do olho que não foi injetado. O resultado, como visto anteriormente, é um padrão vívido de listras que cobre a maior parte do córtex visual (Figura 9-17) e é separado e independente da grade de colunas de orientação.

Cerca de metade das células simples e complexas recebem um estímulo de ambos os olhos. Os estímulos são idênticos, ou quase idênticos, em função da porção do campo visual envolvido e da orientação preferida. Entretanto, eles diferem na força, de modo que entre as células nas quais o estímulo vem totalmente do olho ipsilateral ou contralateral há um espectro de células influenciadas em graus diferentes por ambos os olhos.

Assim, o córtex visual primário segrega informação sobre a cor daquela que está envolvida com forma e movimento, combina o estímulo dos dois olhos, e converte o mundo visual para segmentos de linhas curtas de várias orientações.

## OUTRAS ÁREAS CORTICAIS ENVOLVIDAS COM A VISÃO

Como mencionado anteriormente, o córtex visual primário (V1) se projeta para muitas outras partes dos lobos occipitais e outras partes do cérebro. Estas partes são frequentemente identificadas por números (V2, V3, etc) ou por letras (LO, MT, etc). A distribuição de algumas dessas áreas no cérebro humano é mostrada na Figura 9-18, e suas funções putativas estão listadas na Tabela 9-1. Estudos dessas áreas foram realizados em macacos treinados para executar várias tarefas e depois equipados com microeletrodos implantados. Além disso, a disponibilidade de imagens escaneadas de PET e de ressonância magnética funcional (fMRI) tornaram possíveis a condução de sofisticados experimentos sobre cognição visual e outras funções visuais corticais em humanos normais e conscientes. As projeções visuais de V1 podem ser divididas, grosseiramente, em uma via dorsal ou parietal, envolvida principalmente com o movimento, e uma via ventral ou temporal, envolvida com a forma e o reconhecimento de fisionomias. Além disso, as conexões para as áreas sensoriais são importantes. Por exemplo, no córtex occipital, as respostas visuais para um objeto são melhores se o objeto é sentido ao mesmo tempo. Há várias outras conexões relevantes para outros sistemas. É aparente a partir dos

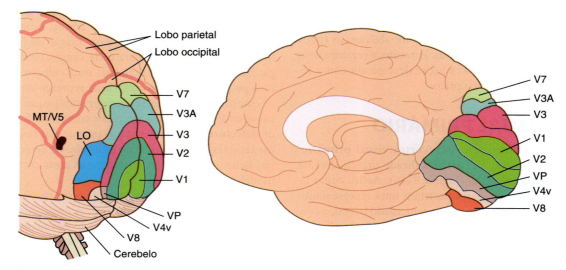

**FIGURA 9-18 Algumas das áreas principais para as quais o córtex visual primário (V1) se projeta no cérebro humano.** Vistas lateral e medial. LO, lateral occipital; MT, medial temporal; VP, ventral parietal. Ver também Tabela 9-1. (Modificada de Logothetis N: Vision: A window on consciousness. Sci Am [Nov] 1999;281:69-75.)

**TABELA 9-1 Funções das áreas de projeção visual no cérebro humano**

| | |
|---|---|
| V1 | Córtex visual primário; recebe estímulos do núcleo geniculado lateral, começa a processar em termos de orientação, bordas etc |
| V2, V3, VP | Processamento continuado, campos visuais maiores |
| V3A | Movimento |
| V4v | Desconhecido |
| MT/V5 | Movimento; controle do movimento |
| LO | Reconhecimento de objetos grandes |
| V7 | Desconhecido |
| V8 | Visão de cores |

LO, lateral occipital; MT, medial temporal; VP, ventral parietal

Modificada de Logothetis N: Vision: a window on consciousness. Sci Am (Nov) 1999; 281:69–75.

parágrafos anteriores, que ocorre processamento paralelo da informação visual ao longo de múltiplas vias. De alguma maneira ainda desconhecida, toda a informação é eventualmente reunida naquilo que experimentamos como uma imagem visual consciente.

# VISÃO DE CORES

As cores têm três atributos: **matiz**, **intensidade** e **saturação** (grau de pureza da cor ou mistura com o branco). Para qualquer cor há uma **cor complementar** que, quando misturada adequadamente a ela, produz uma sensação de branco. A cor preta é a sensação produzida pela ausência de luz, mas é provavelmente uma sensação positiva, porque um olho cego não "enxerga preto" e sim, "não vê nada".

Outra informação de importância básica é a demonstração que a sensação de branco, qualquer cor espectral, e mesmo a cor extraespectral, o púrpura, pode ser produzida misturando várias proporções de luz vermelha (comprimento de onda de 723 a 647 nm), luz verde (575 a 492 nm) e luz azul (492 a 450 nm). Vermelho, verde e azul são, portanto, chamadas de **cores primárias**. Um terceiro ponto importante é que a cor percebida depende em parte da cor de outros objetos no campo visual. Assim, por exemplo, um objeto vermelho é visto como vermelho se o campo está iluminado com luz verde ou azul, mas como rosa pálido ou branco se o campo está iluminado com luz vermelha. O Quadro Clínico 9–6 descreve a cegueira para cor.

# MECANISMOS DA RETINA

A teoria de **Young-Helmholtz** de visão de cores em humanos postula a existência de três tipos de cones, cada um contendo um fotopigmento diferente e que são maximamente sensíveis a uma das três cores primárias, com a sensação de qualquer cor dada sendo determinada pela frequência relativa de impulsos de cada um desses sistemas de cones. A correção dessa teoria foi demonstrada pela identificação e caracterização química de

## QUADRO CLÍNICO 9–6

### Daltonismo

O teste mais comum para o **daltonismo** usa os **cartões de Ishihara**, que são placas contendo figuras feitas de pontos coloridos em um pano de fundo de pontos coloridos de forma similar. Estas figuras são intencionalmente feitas de cores passíveis de serem confundidas com o fundo por um indivíduo daltônico. Alguns indivíduos daltônicos são incapazes de distinguir certas cores, enquanto outros têm apenas dificuldades com uma cor. Os prefixos "proto", "deutero" e "trito" se referem a defeitos dos sistemas de cones vermelhos, verdes e azuis, respectivamente. Indivíduos com visões de cores normais são chamados de **tricromatas**. Os **dicromatas** são indivíduos que têm apenas dois sistemas de cones, podendo ter protanopia, deuteranopia ou tritanopia. Os **monocromatas** têm apenas um sistema de cones. Os dicromatos podem obter seu espectro de cores misturando apenas duas cores primárias e os monocromatos obtêm o deles variando a intensidade de apenas uma. A visão anormal de cores está presente como uma anormalidade herdada, em populações caucasianas, em cerca de 8% dos homens e 0,4% das mulheres. A tritanopia é rara e não apresenta seletividade sexual. Entretanto, cerca de 2% dos homens daltônicos são dicromatos que têm protanopia ou deuteranopia, e cerca de 6% são tricromatos anômalos, nos quais os pigmentos vermelho-sensíveis ou verde-sensíveis são alterados em sua sensibilidade espectral. Essas anormalidades são herdadas como características recessivas ligadas ao cromossomo X. O daltonismo está presente em homens se o cromossomo X tem o gene anormal. Mulheres apresentam esse defeito apenas quando ambos os cromossomos X contêm o gene anormal. Entretanto, as filhas de um homem com daltonismo ligado ao X são portadoras do daltonismo e passam o defeito para a metade de seus filhos homens. Portanto, o daltonismo ligado ao cromossomo X pula gerações e aparece em homens a cada segunda geração. O daltonismo também pode ocorrer em indivíduos com lesões da área V8 do córtex visual, uma vez que essa região parece estar unicamente envolvida com a visão de cores em humanos. Este déficit é chamado de **acromatopsia**. Dificuldade transitória em diferenciar azul e verde ocorre como um efeito colateral em indivíduos tomando sildenafil (Viagra) para o tratamento de disfunção erétil, pois o medicamento inibe tanto a fosfodiesterase da retina quanto a fosfodiesterase peniana.

cada um dos três pigmentos (Figura 9–19). Um pigmento (o azul-sensível ou pigmento de onda curta) absorve o máximo de luz na porção azul-violeta do espectro. Outro (o pigmento verde-sensível ou de onda média) absorve o máximo de luz na porção verde. O terceiro (o pigmento vermelho-sensível ou de onda longa) absorve o máximo de luz na porção amarela. Azul, verde e vermelho são as cores primárias, mas os cones com sua sensibilidade máxima na porção amarela do espectro são bastante sensíveis na porção vermelha para responder à luz

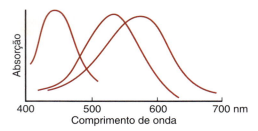

**FIGURA 9-19** Espectros de absorção de três pigmentos dos cones na retina humana. O pigmento S, que tem seu pico em 440 nm, percebe o azul, e o pigmento M, que tem seu pico em 535 nm, percebe o verde. O pigmento restante, L, tem seu pico na porção amarela do espectro, em 565 nm, mas seu espectro se estende longe o suficiente aos comprimentos de onda longos para perceber o vermelho. (Reproduzida, com permissão, de Michael CR: Color vision. N Engl J Med 1973;288:724.)

vermelha em um limiar inferior ao verde. Isto é tudo que a teoria de Young–Helmholtz exige.

O gene para a rodopsina humana está no cromossomo 3, e o gene para o pigmento do cone azul-sensível S está no cromossomo 7. Os outros dois pigmentos do cone são codificados por genes dispostos em *tandem* no braço q do cromossomo X. Os pigmentos verde-sensível M e vermelho-sensível L são muito semelhantes na estrutura; suas opsinas mostram 96% de homologia nas sequências de aminoácidos, enquanto cada um desses pigmentos tem apenas cerca de 43% de homologia com a opsina do pigmento azul-sensível, e todos os três têm cerca de 41% de homologia com a rodopsina. Muitos mamíferos são **dicromatas**; isto é, eles têm apenas dois pigmentos no cone, um pigmento de onda curta e um de onda longa. Macacos do velho mundo, gorilas e humanos são **tricromatas**, com pigmentos separados de onda média e longa — com toda a probabilidade, pois houve uma duplicação do gene ancestral para onda longa, seguido de divergência.

Há variações no pigmento vermelho, de onda longa, em humanos. É conhecido há algum tempo que as respostas à **combinação de Rayleigh** às quantidades de luz vermelha e verde que se pode misturar para corresponder a um laranja monocromático são bimodais. Isso se correlaciona com a nova evidência de que 62% de indivíduos com visão normal para cores tem serina na posição 180 de suas opsinas de onda longa dos cones, enquanto 38% tem alanina. A curva de absorção dos indivíduos com serina na posição 180 tem um pico em 556,7 nm, e eles são mais sensíveis à luz vermelha, enquanto a curva de absorção de indivíduos com alanina na posição 180 tem pico em 552,4 nm.

## MECANISMOS NEURAIS

A cor é mediada pelas células ganglionares que retiram ou adicionam estímulo de um tipo de cone para o estímulo de outro tipo. Processos nas células ganglionares e no NGL produzem impulsos que passam ao longo de três tipos de vias neurais que se projetam para V1: uma via vermelha-verde, que sinaliza diferenças entre as respostas dos cones L e M, uma via azul-amarela, que sinaliza diferenças entre as respostas dos cones S e a soma de L e M, e uma via de luminância que sinaliza a soma das respostas dos cones L e M. Essas vias se projetam para as bolhas e para a porção profunda da camada 4C de V1. A partir das bolhas e da camada 4, a informação da cor é projetada para V8. Entretanto, não se sabe como o V8 converte o estímulo de cor em sensação de cor.

# OUTROS ASPECTOS DA FUNÇÃO VISUAL

## ADAPTAÇÃO AO ESCURO

Se uma pessoa passa um considerável período de tempo em ambientes brilhantemente iluminados e depois vai para um ambiente mal iluminado, as retinas se tornam lentamente mais sensíveis à luz, à medida que o indivíduo se torna "acostumado à escuridão". Esta diminuição no limiar visual é conhecida como **adaptação ao escuro**. Ela é quase máxima em torno de 20 min, embora alguma diminuição adicional ainda possa ocorrer por longos períodos. Por outro lado, quando se passa subitamente de um ambiente pouco iluminado para outro muito iluminado, a luz parece intensa e desconfortavelmente brilhante até que os olhos se adaptem ao aumento da iluminação e o limiar visual aumente. Essa adaptação ocorre em um período de cerca de 5 min. e é chamada de **adaptação à luz**, embora, estritamente falando, seja meramente o desaparecimento da adaptação ao escuro.

A resposta à adaptação ao escuro na verdade tem dois componentes. O primeiro, a queda no limiar visual, rápida, mas pequena em magnitude, é conhecida por ser devida a uma adaptação ao escuro dos cones, porque quando apenas a fóvea, a porção livre de bastonetes da retina, é testada, a diminuição não prossegue mais. Nas porções periféricas da retina, uma queda adicional ocorre como resultado da adaptação dos bastonetes. A mudança total no limiar entre o olho adaptado à luz e o olho adaptado ao escuro total é muito grande.

Os radiologistas, os pilotos de avião e outros indivíduos que necessitam de sensibilidade visual máxima com pouca luz podem evitar ter que esperar 20 min no escuro para se tornarem adaptados ao escuro se colocarem óculos de proteção vermelhos quando na luz brilhante. Os comprimentos de onda da luz na extremidade vermelha do espectro estimulam fracamente os bastonetes, enquanto permitem que os cones funcionem razoavelmente bem. Portanto, uma pessoa com óculos vermelhos pode ver na luz brilhante durante o tempo necessário para os bastonetes se adaptarem ao escuro.

O tempo necessário para a adaptação ao escuro é determinado em parte pelo tempo necessário para construir os depósitos de rodopsina. Na luz brilhante, a maior parte do pigmento é continuamente quebrada, e algum tempo é necessário na penumbra para o acúmulo das quantidades necessárias para a função ideal dos bastonetes. Entretanto, a adaptação ao escuro também ocorre nos cones, e fatores adicionais estão indubitavelmente envolvidos.

## FREQUÊNCIA DE FUSÃO CRÍTICA

A capacidade de resolução de tempo do olho é determinada pela medida da **frequência de fusão crítica**, a taxa em que os estímulos podem ser apresentados e ainda serem percebidos como estímulos separados. Os estímulos apresentados em uma

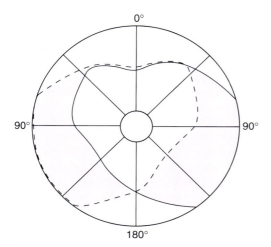

**FIGURA 9-20 Campos visuais monocular e binocular.** A linha tracejada envolve o campo visual do olho esquerdo; a linha contínua, aquele do olho direito. A área comum (zona clara em forma de coração no centro) é vista com a visão binocular. As áreas coloridas são vistas com a visão monocular.

taxa mais elevada que a frequência de fusão crítica são percebidos como estímulos contínuos. As imagens dos filmes se movem porque os quadros são apresentados em uma taxa acima da frequência de fusão crítica, e os filmes começam a piscar quando o projetor fica mais lento.

## CAMPOS VISUAIS E VISÃO BINOCULAR

O campo visual de cada olho é a porção do mundo externo visível a partir daquele olho. Teoricamente, deveria ser circular, mas na verdade, ele é cortado medialmente pelo nariz e superiormente pelo teto da órbita (Figura 9-20). O mapeamento dos campos visuais é importante no diagnóstico neurológico.

As porções periféricas dos campos visuais são mapeadas com um instrumento chamado de **perímetro**, e o processo é referido como **perimetria**. Um olho é coberto, enquanto o outro é fixo em um ponto central. Um pequeno alvo é movido em direção a esse ponto central ao longo de meridianos selecionados, e, ao longo de cada um, a localização onde o alvo se torna primeiramente visível é representada em graus de um arco que se afastam do ponto central (Figura 9-20). Os campos visuais centrais são mapeados com uma **tela tangencial**, uma tela de feltro preto por meio da qual um alvo branco se move. Observando-se os locais onde o alvo desaparece e reaparece, o ponto cego e qualquer **escotoma objetivo** (pontos cegos devidos a doenças) podem ser delineados.

As partes centrais dos campos visuais dos dois olhos coincidem; portanto, nada nesta parte do campo é visto com **visão binocular**. Os impulsos gerados nas duas retinas pelos raios de luz de um objeto são fundidos no nível cortical em uma imagem única (**fusão**). O termo **pontos correspondentes** é usado para descrever os pontos na retina em que a imagem de um objeto deve cair se ela é vista binocularmente como um objeto único. Se um olho é gentilmente empurrado para fora do alinhamento enquanto olhava fixamente para um objeto no centro do campo visual, o resultado é visão dupla (**diplopia**); a imagem na retina do olho que é deslocado não mais recai em pontos correspondentes na retina, e o estrabismo ocorre (ver Quadro Clínico 9-4).

A visão binocular tem um papel importante na percepção de profundidade. Entretanto, a percepção de profundidade também tem numerosos componentes monoculares, como os tamanhos relativos dos objetos, o grau em que se olha para eles, suas sombras e, para objetos em movimento, seus movimentos uns em relação aos outros (**movimento de paralaxe**).

## MOVIMENTOS DOS OLHOS

Os olhos são movidos dentro da órbita por seis músculos que são inervados pelos nervos oculomotor, troclear e abducente.

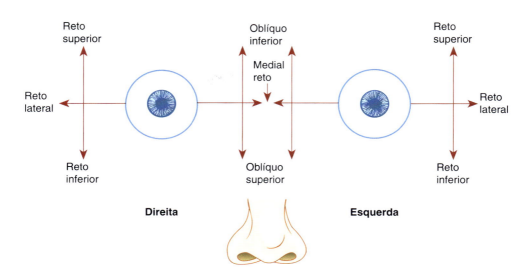

**FIGURA 9-21 Diagrama das ações musculares do olho.** O olho é aduzido pelo reto medial e abduzido pelo reto lateral. O olho aduzido é elevado pelo oblíquo inferior e deprimido pelo oblíquo superior; o olho abduzido é elevado pelo reto superior e deprimido pelo reto inferior. (De Waxman SG: *Clinical Neuroanatomy*, 26th ed. McGraw-Hill, 2010.)

A Figura 9–21 mostra os movimentos produzidos por suas ações, que variam com a posição do olho. Quando o olho está virado na direção do nariz, o oblíquo inferior o eleva e o oblíquo superior o deprime. Quando ele é virado lateralmente, o reto superior o eleva e o reto inferior o deprime.

Como grande parte do campo visual é binocular, está claro que uma ordem muito elevada de coordenação dos movimentos dos dois olhos é necessária para que em todos os momentos as imagens visuais caiam nos pontos correspondentes nas duas retinas, evitando-se a diplopia.

Há quatro tipos de movimentos dos olhos, cada um controlado por um sistema neural diferente, mas compartilhando a mesma via final comum, os neurônios motores que suprem os músculos oculares externos. **Sacadas**, movimentos bruscos repentinos, ocorrem quando o olhar fixo muda de um objeto para outro. Eles trazem novos objetos de interesse para a fóvea e reduzem a adaptação na via visual que ocorreria se o olhar fosse fixado em um único objeto por longos períodos. **Movimentos de perseguição suaves** são movimentos de rastreamento dos olhos à medida que seguem objetos em movimento. **Movimentos vestibulares** são ajustes que ocorrem em resposta aos estímulos iniciados nos canais semicirculares que mantêm a fixação visual à medida que a cabeça se move. **Movimentos de convergência** trazem os eixos visuais um na direção do outro à medida que a atenção é focada em um objeto próximo do observador. A semelhança com um sistema de rastreamento feito pelo homem em uma plataforma instável como um navio é aparente: movimentos sacádicos procuram alvos visuais, movimentos de perseguição os seguem enquanto se movem, e movimentos vestibulares estabilizam o dispositivo de rastreamento à medida que a plataforma na qual o dispositivo está montado (i.e., a cabeça) se move. Em primatas, esses movimentos dos olhos dependem de um córtex visual intacto. Os movimentos sacádicos são programados no córtex frontal e nos colículos superiores, e os movimentos de perseguição, no cerebelo.

## COLÍCULOS SUPERIORES

Os colículos superiores que regulam as sacadas são inervados por fibras M da retina. Eles também recebem extensa inervação do córtex cerebral. Cada colículo superior tem um mapa do espaço visual além de um da superfície corporal e outro para som no espaço. Um mapa motor se projeta para as regiões do tronco encefálico que controlam os movimentos dos olhos. Existem também projeções por meio do trato tectopontino para o cerebelo e por meio do trato tetospinal para áreas envolvidas com movimentos reflexos da cabeça e pescoço. Os colículos superiores estão constantemente ativando o posicionamento dos olhos e têm uma das mais altas taxas de fluxo sanguíneo e metabolismo de qualquer região do cérebro.

## RESUMO

- As principais partes do olho são a esclera (cobertura protetora), córnea (transferência dos raios de luz), coroide (nutrição), retina (células receptoras), lente e íris.
- A retina é organizada em várias camadas: a camada nuclear externa contém os fotorreceptores (bastonetes e cones), a camada nuclear interna contém células bipolares, células horizontais e células amácrinas, e a camada de células ganglionares contém um neurônio de saída da retina.

- A curvatura dos raios de luz (refração) permite que uma pessoa foque uma imagem precisa sobre a retina. A luz sofre refração na superfície anterior da córnea e nas superfícies anterior e posterior da lente. Para levar os raios divergentes de objetos próximos a um foco na retina, a curvatura da lente é aumentada, um processo chamado acomodação.

- Na hiperopia (hipermetropia), o globo ocular é muito pequeno e os raios de luz atingem o foco atrás da retina. Na miopia (vista curta), o diâmetro anteroposterior do globo ocular é longo demais. O astigmatismo é uma condição comum na qual a curvatura da córnea não é uniforme. A presbiopia é a perda de acomodação para a visão de perto. O estrabismo é um desalinhamento dos olhos; ele também é conhecido como "olhos cruzados". Os olhos podem estar desviados para fora (exotropia) ou para dentro (esotropia).

- Os canais de $Na^+$ nos segmentos externos de bastonetes e cones são abertos no escuro e assim a corrente flui do segmento interno para o externo. Quando a luz atinge o segmento externo, alguns dos canais de $Na^+$ são fechados e as células são hiperpolarizadas.

- Em resposta à luz, as células horizontais são hiperpolarizadas, as células bipolares são ou hiperpolarizadas ou despolarizadas e as células amácrinas são despolarizadas e desenvolvem picos que podem atuar como potenciais geradores para os picos propagados produzidos nas células ganglionares.

- A via visual se estende dos bastonetes e cones para as células bipolares, daí para as células ganglionares e então, via trato óptico, para o corpo geniculado lateral talâmico e em seguida para o lobo occipital do córtex cerebral. As fibras de cada hemirretina nasal se entrecruzam no quiasma óptico; as fibras da metade nasal de uma retina e a metade temporal da outra fazem sinapse nas células cujos axônios formam o trato geniculocalcarino.

- Os neurônios da camada 4 do córtex visual respondem a estímulos em seus campos receptivos no centro e entornos inibitórios e fora do centro e entornos excitatórios. Neurônios em outras camadas são chamados de células simples se respondem a barras de luz, linhas ou contornos, mas apenas quando eles possuem uma orientação particular. Células complexas também requerem uma orientação preferencial de um estímulo linear, mas são menos dependentes da localização de um estímulo no campo visual. As projeções da área V1 podem ser divididas em uma via dorsal ou parietal (envolvida principalmente com o movimento) e uma via ventral ou temporal (envolvida com a forma e o reconhecimento de fisionomias).

- A diminuição do limiar visual depois de passar longos períodos de tempo em um quarto fracamente iluminado é chamada de adaptação ao escuro. A fóvea no centro da retina é o ponto em que a acuidade visual é a mais alta.

- A teoria de Young-Helmholtz da visão de cores postula a existência de três tipos de cones, cada um contendo um fotopigmento diferente que é maximamente sensível a uma das três cores primárias, sendo a sensação de uma dada cor determinada pela frequência relativa de impulsos de cada um desses sistemas de cones.

- O movimento do olho é controlado por seis músculos oculares inervados pelos nervos oculomotor, troclear e abducente. O músculo oblíquo inferior vira o olho para cima e para fora;

o oblíquo superior o vira para baixo e para fora. O músculo reto superior vira o olho para cima e para dentro; o reto inferior o vira para baixo e para dentro. O músculo reto medial vira o olho para dentro; o reto lateral o vira para fora.

■ Sacadas (movimentos abruptos repentinos) ocorrem quando o olhar fixo muda de um objeto para outro e eles reduzem a adaptação na via visual que ocorreria se o olhar fosse fixado em um único objeto por longos períodos. Movimentos de perseguição suaves são movimentos de rastreamento dos olhos à medida que seguem objetos em movimento. Movimentos vestibulares ocorrem em resposta aos estímulos iniciados nos canais semicirculares para manter a fixação visual à medida que a cabeça se move. Movimentos de convergência trazem os eixos visuais um na direção do outro à medida que a atenção é focada em um objeto próximo do observador.

# QUESTÕES DE MÚLTIPLA ESCOLHA

*Para todas as questões, selecione a única opção, a não ser que direcionado diferentemente.*

1. Um exame visual em um homem de 80 anos demonstra que ele tem uma capacidade reduzida de ver objetos nos quadrantes superior e inferior dos campos visuais esquerdos de ambos os olhos, mas que alguma visão permanece nas regiões centrais do campo visual. O diagnóstico é de
   A. escotoma central
   B. hemianopia heterônima com lesão que poupa a mácula
   C. lesão do quiasma óptico
   D. hemianopia homônima com lesão que poupa a mácula
   E. retinopatia

2. Uma mulher de 45 anos que nunca precisou usar óculos teve dificuldade em ler o cardápio em um restaurante pouco iluminado. Ela então se lembrou que no fim da tarde ela precisou colocar o jornal mais perto dos seus olhos para poder lê-lo. Um amigo recomendou que ela comprasse óculos de leitura. A acomodação visual envolve
   A. um aumento da tensão dos ligamentos da lente.
   B. diminuição da curvatura da lente.
   C. relaxamento do músculo em esfincter da íris.
   D. contração do músculo ciliar.
   E. aumento da pressão intraocular.

3. Um homem de 28 anos de idade com miopia severa marcou uma consulta com seu oftalmologista quando começou a notar luzes piscando e objetos flutuando em seu campo visual. Ele foi diagnosticado com descolamento da retina. A retina
   A. é o tecido epitelial que contém fotorrecpetores.
   B. reveste o terço anterior da coroide.
   C. tem uma camada nuclear interna que contém células bipolares, células horizontais e células amácrinas.
   D. contém células ganglionares cujos axônios formam o nervo oculomotor.
   E. contém um disco óptico onde a acuidade visual é máxima.

4. Uma mulher caucasiana de 62 anos de idade apresentou subitamente um quadro de visão embaçada associado à perda de visão central. Um exame abrangente do olho mostrou que ela tem degeneração macular úmida relacionada à idade. A fóvea do olho
   A. tem o mais baixo limiar de luz.
   B. é a região de mais alta acuidade visual.
   C. contém apenas cones vermelhos e verdes.
   D. contém apenas bastonetes.
   E. está situada sobre a cabeça do nervo óptico.

5. Qual das seguintes partes do olho tem a mais alta concentração de bastonetes?
   A. Corpo ciliar
   B. Íris
   C. Disco óptico
   D. Fóvea
   E. Região parafoveal

6. Qual das seguintes opções *não* está corretamente associada?
   A. Rodopsina: retinal e opsina.
   B. Obstrução do canal de Schlemm: pressão intraocular elevada.
   C. Miopia: lentes convexas.
   D. Astigmatismo: curvatura não uniforme da córnea.
   E. Segmentos internos dos bastonetes e cones: síntese dos compostos fotossensíveis.

7. A sequência correta de eventos envolvidos na fototransdução em bastonetes e cones em resposta à luz é:
   A. ativação da transducina, diminuição da liberação do glutamato, mudanças estruturais da rodopsina, fechamento dos canais de $Na^+$ e uma diminuição no GMPc intracelular.
   B. diminuição da liberação de glutamato, ativação da transducina, fechamento dos canais de $Na^+$, diminuição do GMPc intracelular e mudanças estruturais na rodopsina.
   C. mudanças estruturais na rodopsina, diminuição do GMPc intracelular, diminuição da liberação de glutamato, fechamento dos canais de $Na^+$ e ativação da transducina.
   D. mudanças estruturais na rodopsina, ativação da transducina, diminuição do GMPc intracelular, fechamento dos canais de $Na^+$ e diminuição da liberação de glutamato.
   E. ativação da transducina, mudanças estruturais na rodopsina, fechamento dos canais de $Na^+$, diminuição do GMPc intracelular e diminuição da liberação de glutamato.

8. Um estudante de medicina de 25 anos de idade passou um verão em um trabalho voluntário na região subsaariana da África. Lá, ele notou uma grande incidência de pessoas relatando dificuldade em enxergar de noite devido à ausência de vitamina A em sua dieta. A vitamina A é um precursor da síntese de
   A. bastonetes e cones.
   B. retinal.
   C. transducina dos bastonetes.
   D. opsina.
   E. transducina dos cones.

9. Um menino de 11 anos idade estava tendo dificuldade em ler os gráficos que seu professor mostrava na frente da sala de aula. Seu professor recomendou que ele consultasse um oftalmologista. Não apenas lhe foi pedido que olhasse para as letras de um teste de Snellen como também foi solicitado que identificasse os números em um teste de Ishihara. Ele respondeu que viu apenas um conjunto de pontos. A visão anormal para cor é 20 vezes mais comum em homens do que em mulheres porque a maior parte dos casos é causada por gene anormal
   A. dominante no cromossomo Y.
   B. recessivo no cromossomo Y.
   C. dominante no cromossomo X.
   D. recessivo no cromossomo X.
   E. recessivo no cromossomo 22.

10. Qual das seguintes opções *não* está envolvida em uma visão para cores?

    A. Ativação da via que sinaliza diferenças entre as respostas do cone S e a soma das respostas dos cones L e M.
    B. Camadas geniculadas 3 a 6
    C. Via P
    D. Área V3A do córtex visual
    E. Área V8 do córtex visual

11. Uma mulher de 56 anos de idade foi diagnosticada com um tumor próximo da base do crânio, interferindo no seu trato óptico. Qual das seguintes afirmações sobre a via visual central é correta?

    A. As fibras de cada hemirretina temporal cruzam no quiasma óptico, de modo que as fibras nos tratos ópticos são aquelas da metade temporal de uma retina e da metade nasal da outra.
    B. No corpo geniculado, as fibras da metade nasal de uma retina e a metade temporal da outra fazem sinapse nas células cujos axônios formam o trato geniculocalcarino.
    C. As camadas 2 e 3 do córtex visual contêm agrupamentos de células chamadas bolhas que contêm uma alta concentração de citocromo oxidase.
    D. As células complexas têm uma orientação preferencial de um estímulo linear e, comparadas às células simples, são mais dependentes da localização do estímulo no interior do campo visual.
    E. O córtex visual é arranjado em colunas horizontais que estão envolvidas na orientação.

# REFERÊNCIAS

Baccus SA: Timing and computation in inner retinal circuitry. Annu Rev Physiol 2007; 69:271.

Chiu C, Weliky M: Synaptic modification by vision. Science 2003;300:1890.

Gegenfurtner KR, Kiper DC: Color vision. Annu Rev Neurosci 2003;26:181.

Logothetis N: Vision: A window on consciousness. Sci Am 1999;281:99.

Masland RH: The fundamental plan of the retina. Nat Neurosci 2001;4:877.

Oyster CW: *The Human Eye: Structure and Function*. Sinauer, 1999.

Pugh EN, Nikonov S, Lamb TD: Molecular mechanisms of vertebrate photoreceptor light adaptation. Curr Opin Neurobiol 1999;9:410.

Tobimatsu S, Celesia GG, Haug BA, Onofri M, Sartucci F, Porciatti V: Recent advances in clinical neurophysiology of vision. Suppl Clin Neurophysiol 2000;53:312.

Wässle H, Boycott BB: Functional architecture of the mammalian retina. Physiol Rev 1991;71:447.

Wu S: Synaptic Organization of the Vertebrate Retina: General Principles and Species-Specific Variations (The Friedenwald Lecture). Invest Ophthalmol Vis Sci 2010;51:1264.

C A P Í T U L O

# 10

# Audição e Equilíbrio

---

**OBJETIVOS**

*Após o estudo deste capítulo, você deve ser capaz de:*

- Descrever os componentes e as funções da orelha externa, média e interna.
- Caracterizar o modo como o movimento de moléculas no ar é convertido em impulsos gerados nas células ciliadas da cóclea.
- Explicar os papéis da membrana timpânica, ossículos auditivos (martelo, bigorna e estribo) e escala vestibular na transmissão do som.
- Relatar como os impulsos auditivos viajam das células ciliadas cocleares para o córtex auditivo.
- Explicar como a frequência, a intensidade e o timbre são codificados nas vias auditivas.
- Referir as várias formas de surdez e os testes usados para distingui-las.
- Elucidar como os receptores nos canais semicirculares detectam a aceleração rotacional e como os receptores no sáculo e no utrículo detectam a aceleração linear.
- Listar os principais estímulos sensoriais que fornecem a informação que é sintetizada no encéfalo para o sentido de posição no espaço.

---

## INTRODUÇÃO

Nossas orelhas não apenas nos permitem detectar sons, mas também nos ajudam a manter o equilíbrio. Receptores para duas modalidades sensoriais (audição e equilíbrio) estão alojados na orelha. A orelha externa, a orelha média e a cóclea da orelha interna estão envolvidas na audição. Os canais semicirculares, o utrículo e o sáculo da orelha interna estão envolvidos com o equilíbrio. Tanto a audição quanto o equilíbrio dependem de um tipo muito especializado de receptor, chamado de célula ciliada. Há seis grupos de células ciliadas em cada orelha interna: uma em cada um dos três canais semicirculares, uma no utrículo, uma no sáculo e a outra na cóclea. Os receptores nos canais semicirculares detectam a aceleração rotacional, os receptores no utrículo detectam a aceleração linear na direção horizontal e os receptores no sáculo detectam aceleração linear na direção vertical.

---

## ESTRUTURA E FUNÇÃO DA ORELHA

### ORELHA EXTERNA & MÉDIA

A orelha externa canaliza as ondas sonoras para o **meato acústico externo** (Figura 10–1). Em alguns animais, as orelhas podem se mover como antenas de radar para procurar o som. Do meato auditivo externo, as ondas sonoras passam para a **membrana timpânica** (tímpano).

A orelha média é uma cavidade cheia de ar do osso temporal que se abre por intermédio da **tuba de eustáquio** (**auditiva**) para a nasofaringe, e da nasofaringe, para o exterior. A tuba está geralmente fechada, mas durante a deglutição, a mastigação e o bocejo, ela se abre, mantendo a pressão do ar equalizada nos dois lados do tímpano. Os três ossículos auditivos, o **martelo, a bigorna** e o **estribo**, estão localizados na orelha média (Figura 10–2). O **manúbrio** (cabo do martelo) está ligado à porção posterior da membrana timpânica. Sua cabeça está ligada à parede da orelha média, e seu processo curto está ligado à bigorna, que, por sua vez, se articula com a cabeça do estribo. O estribo

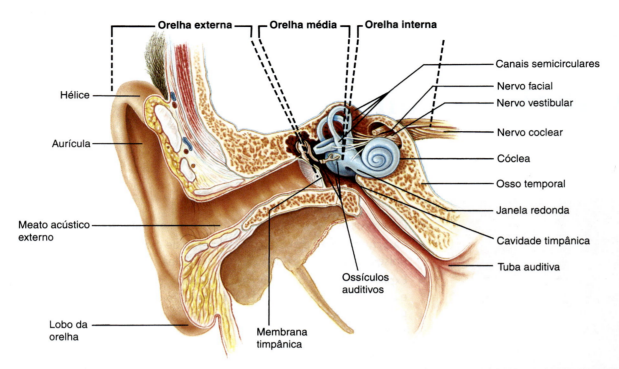

**FIGURA 10-1** **As estruturas da orelha humana externa, média e de porções internas.** As ondas sonoras se deslocam da orelha externa para a membrana timpânica pelo meato acústico externo. A orelha média está em uma cavidade cheia de ar no osso temporal; ela contém os ossículos auditivos. A orelha interna é composta pelos labirintos ósseo e membranoso. A fim de tornar essas relações mais claras, a cóclea foi girada levemente e os músculos da orelha média foram omitidos. (De Fox SI, *Human Physiology*. McGraw-Hill, 2008.)

tem esse nome por sua semelhança a um estribo de montaria. A sua **placa basal** está ligada por um ligamento anular às paredes da **janela oval**. Dois pequenos músculos esqueléticos, o **tensor do tímpano** e o **estapédio**, também estão localizados na orelha média. A contração do primeiro retrai o manúbrio do martelo medialmente e diminui as vibrações da membrana timpânica; a contração do último retrai a placa basal do estribo para fora da janela oval. As funções dos ossículos e dos músculos são abordadas em mais detalhe adiante.

## ORELHA INTERNA

A orelha interna (**labirinto**) é composta por duas partes, uma dentro da outra. O **labirinto ósseo** é uma série de canais na porção petrosa do **osso temporal** e é preenchido com um líquido chamado de **perilinfa**, que tem uma concentração relativamente baixa de $K^+$, semelhante ao plasma e ao líquido cerebrospinal. Dentro desses canais ósseos, circundado pela perilinfa, está o **labirinto membranoso**. O labirinto membranoso replica a forma dos canais ósseos e é preenchido com um líquido rico em $K^+$ chamado de **endolinfa**. O labirinto tem três componentes: a **cóclea** (contendo receptores para a audição), os **canais semicirculares** (contendo receptores que respondem à rotação da cabeça) e os **órgãos otolíticos** (que contêm receptores que respondem à gravidade e à inclinação da cabeça).

A cóclea é um tubo em espiral que, em humanos, tem 35 mm de comprimento e faz duas e três quartos de volta (Figura 10-3). A membrana basilar e a membrana de Reissner a dividem em três câmaras ou **escalas** (Figura 10-4). A **escala vestibular** superior e a **escala timpânica** inferior contêm perilinfa e se comunicam entre si no ápice da cóclea por uma pequena abertura chamada de **helicotrema**. Na base da cóclea, a escala vestibular termina na janela oval, que é fechada pela placa basal do estribo. A escala timpânica termina na **janela redonda**, um forame na parede medial da orelha média que é fechado pela membrana timpânica secundária flexível. A **escala média**, a câmara coclear do meio, é contínua com o labirinto membranoso e não se comunica com as outras duas escalas.

O **órgão de Corti**, na membrana basilar, se estende do ápice à base da cóclea e, portanto, tem uma forma em espiral. Esta estrutura contém os receptores auditivos altamente especializados (células ciliadas) cujos processos perfuram a dura **lâmina reticular** semelhante a uma membrana que é sustentada pelas **células pilares** ou **bastonetes de Corti** (Figura 10-4). As células ciliadas estão dispostas em quatro fileiras: três fileiras de **células ciliadas externas** laterais ao túnel formado pelos bastonetes de Corti, e uma fileira de **células ciliadas internas** mediais ao túnel. Há 20.000 células ciliadas externas e 3.500 internas em cada cóclea humana. Cobrindo as fileiras de células ciliadas há uma **membrana tectorial** fina, viscosa, mas elástica, em que a ponta dos cílios das células ciliadas externas, mas não das internas, estão embutidas. Os corpos celulares dos neurônios sensoriais que se ramificam em volta das bases das células ciliadas estão localizados no **gânglio**

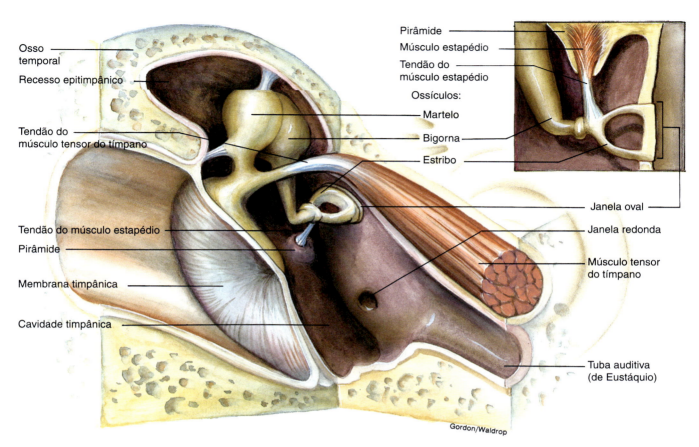

**FIGURA 10-2** Vista medial da orelha média contendo três ossículos auditivos (martelo, bigorna e estribo) e dois músculos esqueléticos menores (músculo tensor do tímpano e estapédio). O manúbrio (cabo do martelo) é preso à parte de trás da membrana timpânica. Sua cabeça é presa à parede da orelha média, e seu processo curto é preso à bigorna, que, por sua vez, se articula com a cabeça do estribo. A placa basal do estribo é presa por um ligamento anular às paredes da janela oval. A contração do músculo tensor do tímpano puxa o manúbrio medialmente e diminui as vibrações da membrana timpânica; a contração do músculo estapédio puxa a placa basal do estribo para fora da janela oval. (De Fox SI, *Human Physiology*. McGraw-Hill, 2008.)

**espiral** dentro do **medíolo**, o núcleo ósseo em torno do qual a cóclea está enrolada. De noventa a 95% desses neurônios sensoriais inervam as células ciliadas internas; apenas 5 a 10% inervam as células ciliadas externas mais numerosas, e cada neurônio sensorial inerva várias células ciliadas externas. Em contrapartida, a maioria das fibras eferentes no nervo auditivo termina nas células ciliadas externas, e não nas internas. Os axônios dos neurônios aferentes que inervam as células ciliadas formam a **divisão auditiva** (**coclear**) do oitavo nervo craniano.

Na cóclea, as junções oclusivas entre as células ciliadas e as células falangeais adjacentes impedem a endolinfa de alcançar as bases das células. Entretanto, a membrana basilar é relativamente permeável à perilinfa na escala timpânica e, consequentemente, o túnel do órgão de Corti e as bases das células ciliadas são banhados por perilinfa. Devido a junções oclusivas similares, a disposição é semelhante para as células ciliadas em outras partes da orelha interna; isto é, os processos das células ciliadas são banhados em endolinfa, enquanto suas bases são banhadas em perilinfa.

De cada lado da orelha, os canais semicirculares são perpendiculares entre si, de modo que eles estão orientados nos três planos do espaço. A estrutura receptora, a **crista ampolar**, está localizada na terminação expandida (**ampola**) de cada canal membranoso. Cada crista consiste em células ciliadas e células de suporte (sustentáculos) circundadas por uma porção gelatinosa (**cúpula**) que fecha a ampola (Figura 10-3). Os processos das células ciliadas estão embutidos na cúpula, e as bases das células ciliadas estão em contato íntimo com as fibras aferentes da **divisão vestibular** do oitavo nervo craniano.

Um par de órgãos otolíticos, o **sáculo** e o **utrículo**, está localizado próximo do centro do labirinto membranoso. O epitélio sensorial desses órgãos é chamado de **mácula**. As máculas são orientadas verticalmente no sáculo e horizontalmente no utrículo, quando a cabeça está na posição vertical. As máculas contêm células de sustentação e células ciliadas, circundadas por uma membrana otolítica, onde estão embutidos os cristais de carbonato de cálcio, os **otólitos** (Figura 10-3). Os otólitos, que também são chamados de **otocônias** ou **poeira da orelha**, variam de 3 a 19 μm em comprimento, em humanos. Os processos das células ciliadas estão embutidos na membrana. As fibras nervosas das células ciliadas se juntam àquelas da crista na divisão vestibular do oitavo nervo craniano.

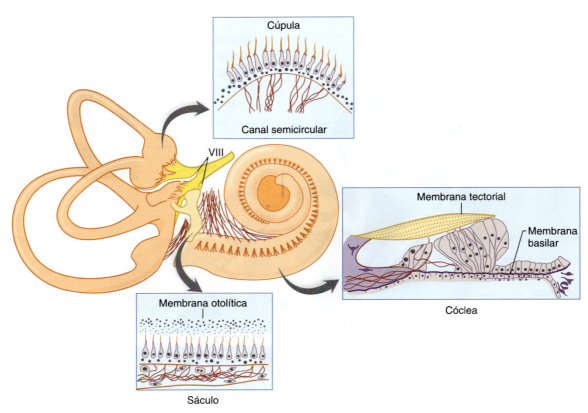

**FIGURA 10-3** Esquema da orelha interna humana mostrando o labirinto membranoso com ampliações das estruturas nas quais as células ciliadas estão embutidas. O labirinto membranoso está suspenso na perilinfa e preenchido com endolinfa rica em $K^+$, que banha os receptores. As células ciliadas (escurecidas para dar ênfase) ocorrem em diferentes arranjos característicos dos órgãos receptores. Os três canais semicirculares são sensíveis às acelerações angulares que desviam a cúpula gelatinosa e as células ciliadas associadas. Na cóclea, as células ciliadas espiralam ao longo da membrana basilar no órgão de Corti. As ondas sonoras colocam o tímpano em movimento, que é transmitido à cóclea pelos ossículos da orelha média. Isto flexiona a membrana para cima e para baixo. As células ciliadas no órgão de Corti são estimuladas por um movimento de corte. Os órgãos otolíticos (sáculo e utrículo) são sensíveis à aceleração linear nos planos vertical e horizontal. As células ciliadas estão presas à membrana otolítica. VIII, oitavo nervo craniano, com as divisões auditiva e vestibular. (Adaptada com a permissão de Hudspeth AJ: How the ear's works work. Nature 1989;341(6241):397-404.)

## RECEPTORES SENSORIAIS NA ORELHA: CÉLULAS CILIADAS

Os receptores sensoriais especializados na orelha consistem em seis conjuntos de células ciliadas no labirinto membranoso. Estes são exemplos de mecanorreceptores. As células ciliadas no órgão de Corti sinalizam a audição; as células ciliadas no utrículo sinalizam a aceleração horizontal; as células ciliadas no sáculo sinalizam a aceleração vertical; e a parte de cada um dos três canais semicirculares sinaliza a aceleração rotacional. Essas células ciliadas têm uma estrutura comum **(Figura 10-5)**. Cada uma está embutida em um epitélio feito de células de sustentação, com a terminação basal em contato íntimo com os neurônios aferentes. Projetando-se das terminações apicais estão 30 a 150 processos em forma de bastonetes ou cílios. Exceto na cóclea, um desses, o cinocílio, é um cílio verdadeiro, mas imóvel, com nove pares de microtúbulos em volta de sua circunferência e um par de microtúbulos central. É um dos maiores processos e tem uma extremidade em forma de clava. O cinocílio é perdido das células ciliadas da cóclea em mamíferos adultos. Entretanto, os outros processos, que são chamados de estereocílios, estão presentes em todas as células ciliadas. Eles têm núcleos compostos de filamentos paralelos de actina.

A actina é revestida por várias isoformas de miosina. Dentro do aglomerado de processos em cada célula há uma estrutura ordenada. Ao longo de um eixo na direção do cinocílio, os estereocílios aumentam progressivamente em altura; ao longo do eixo perpendicular, todos os estereocílios têm a mesma altura.

## RESPOSTAS ELÉTRICAS

Vários processos finos chamados de **ligamentos apicais (Figura 10-6)** ligam a ponta de cada estereocílio com o lado de seu vizinho mais elevado, e na junção se encontram canais de cátions sensíveis mecanicamente no processo mais alto. Quando os estereocílios menores são puxados em direção aos maiores, o tempo de abertura desses canais aumenta. O $K^+$ — o cátion mais abundante na endolinfa — e o $Ca^{2+}$, entram através do canal e produzem a despolarização. Um motor molecular baseado em miosina no vizinho mais alto move então o canal em direção à base, liberando a tensão na ligação de ponta (Figura 10-6). Isto faz o canal se fechar e permite a restauração do estado de repouso. A despolarização das células ciliadas provoca, então, a liberação de um neurotransmissor, provavelmente o glutamato, que inicia a despolarização dos neurônios aferentes próximos.

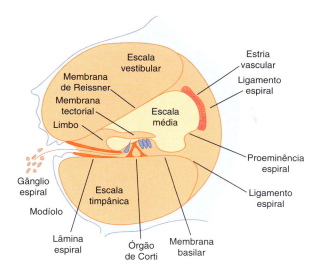

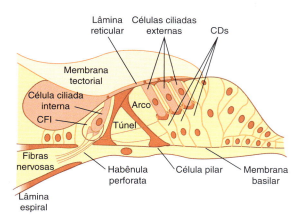

**FIGURA 10–4** Esquema da cóclea e do órgão de Corti no labirinto membranoso da orelha interna. **Em cima**: secção transversal da cóclea mostra o órgão de Corti e as três escalas da cóclea. **Embaixo**: mostra a estrutura do órgão de Corti como ele aparece na espira basal da cóclea. CDs, células falangeais externas (células de Deiter) dando suporte às células ciliadas externas; CFI, célula falangeal interna dando suporte a uma célula ciliada interna. (Reproduzida, com permissão, de Pickels JO: An *Introduction to the Physiology of Hearing*, 2nd ed. Academic Press, 1988.)

O $K^+$ que entra nas células ciliadas pelos canais de cátions sensíveis mecanicamente é reciclado (Figura 10-7). Ele entra nas células de sustentação e depois passa para outras células de sustentação por meio das junções oclusivas. Na cóclea, ele eventualmente atinge a estria vascular e é secretado de volta para a endolinfa, completando o ciclo.

Como descrito anteriormente, os processos das células ciliadas se projetam para a endolinfa, enquanto as bases estão banhadas por perilinfa. Este arranjo é necessário para a produção normal de potenciais receptores. A perilinfa é formada principalmente a partir do plasma. Por outro lado, a endolinfa é formada na escala média pela estria vascular e tem uma alta concentração de $K^+$ e uma baixa concentração de $Na^+$ (Figura 10-7). As células na estria vascular têm uma alta concentração de $Na^+$-$K^+$-ATPase. Além disso, parece que uma bomba eletrogênica singular de $K^+$ na estria vascular é responsável pelo fato da escala média ser eletricamente positiva em 85 mV em relação à escala vestibular e à escala timpânica.

O potencial de membrana de repouso das células ciliadas é de cerca de –60 mV. Quando os estereocílios são empurrados em direção ao cinocílio, o potencial de membrana diminui cerca de –50 mV. Quando o feixe de processos é empurrado na direção oposta, a célula é hiperpolarizada. O deslocamento dos processos em uma direção perpendicular a esse eixo não provoca mudança no potencial de membrana, e o deslocamento dos processos em direções que são intermediárias a essas duas direções produz despolarização ou hiperpolarização proporcional ao grau da distância para perto ou para longe do cinocílio. Portanto, os processos ciliados fornecem um mecanismo para gerar mudanças no potencial de membrana proporcionais à direção e à distância que os cílios se movem.

## AUDIÇÃO

### ONDAS SONORAS

O som é uma sensação produzida quando vibrações longitudinais das moléculas no meio externo, isto é, fases alternadas de condensação e rarefação de moléculas, atingem a membrana timpânica. Um mapeamento desses movimentos, como mudanças na pressão na membrana timpânica por unidade de tempo, é uma série de ondas (Figura 10-8); tais movimentos no meio são geralmente chamados de **ondas sonoras**. As ondas viajam pelo ar a uma velocidade de aproximadamente 344 m/s (770 mph) a 20°C, no nível do mar. A velocidade do som aumenta com a temperatura e com a altitude. Outros meios também podem conduzir ondas sonoras, mas a uma velocidade diferente. Por exemplo, a velocidade do som é de 1.450 m/s a 20°C na água doce e é ainda maior na água salgada. Diz-se que o som emitido por uma baleia azul é tão alto quanto 188 dB e é audível por 804,6 km.

Em geral, a **intensidade** de um som está diretamente correlacionada à **amplitude** da onda sonora. O **tom** de um som está diretamente correlacionada à **frequência** (número de ondas por unidade de tempo) da onda sonora. As ondas sonoras que têm padrões repetidos, mesmo que as ondas individuais sejam complexas, são percebidas como sons musicais; vibrações aperiódicas e não repetidas provocam a sensação de barulho. A maioria dos sons musicais é feita de uma onda com uma frequência primária que determina o tom do som mais um número de vibrações harmônicas (**sons harmônicos**) que fornece ao som o seu **timbre** característico (qualidade). Variações no timbre nos permitem identificar os sons de vários instrumentos musicais, mesmo que estejam tocando notas de mesmo tom.

Embora a altura de um som dependa principalmente da frequência da onda sonora, o tom do som também desempenha um papel; tons baixos (inferiores a 500 Hz) parecem menos audíveis, e tons altos (acima de 4000 Hz) parecem mais altos à medida que seu volume aumenta. A duração também afeta a altura em um grau menor. A altura de um tom não pode ser percebida a menos que se prolongue por mais de 0,01 s, e com durações entre 0,01 e 0,1 s, a altura aumenta com o aumento da duração. Finalmente, o tom de um som complexo, que inclui

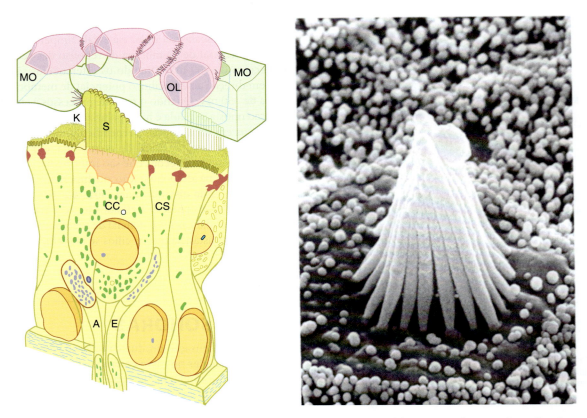

**FIGURA 10-5 Estrutura da célula ciliada no sáculo. Esquerda**: as células ciliadas no labirinto membranoso da orelha têm uma estrutura comum e cada uma se encontra em um epitélio de células de suporte (CS) envolvido por uma membrana otolítica (MO) embebida com cristais de carbonato de cálcio, os otólitos (OL). Projetando-se da terminação apical, estão os processos com forma de bastonete, ou células ciliadas (CC), em contato com fibras nervosas aferentes (A) e eferentes (E). Exceto na cóclea, uma dessas, o **cinocílio** (K) é um verdadeiro cílio não motor com nove pares de microtúbulos em torno de sua circunferência e um par central de microtúbulos. Os outros processos, **estereocílios** (S), são encontrados em todas as células ciliadas; eles têm um núcleo de filamentos de actina revestidos com isoformas de miosina. Dentro do aglomerado de processos em cada célula há uma estrutura ordenada. Ao longo de um eixo na direção de um cinocílio, os estereocílios aumentam progressivamente em altura; ao longo do eixo perpendicular, todos os estereocílios são da mesma altura. (Reproduzida com a permissão de Hillman DE: Morphology of peripheral and central vestibular systems. In: Llinas R, Precht W [editors]: *Frog Neurobiology*. Springer, 1976.) **Direita:** microscopia eletrônica de varredura de processos de uma célula ciliada no sáculo. A membrana otolítica foi removida. As pequenas projeções em torno da célula ciliada são microvilosidades das células de sustentação. (Cortesia de AJ Hudspeth.)

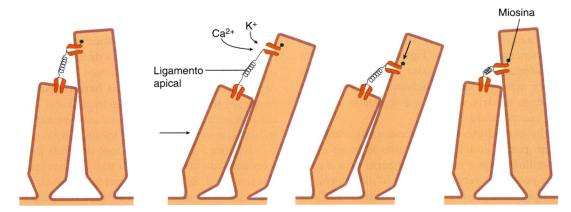

**FIGURA 10-6 Representação esquemática do papel dos ligamentos apicais nas respostas das células ciliadas.** Quando um estereocílio é empurrado na direção de um estereocílio maior, os ligamentos apicais são esticados e abrem um canal iônico no seu vizinho mais alto. O canal próximo é presumivelmente movido para baixo do estereocílio maior por um motor molecular, de modo que a tensão na ligação de ponta é liberada. Quando as cerdas retornam para a posição de repouso, o motor move o estereocílio de volta para cima. (Reproduzida com a permissão de Hudspeth AJ, Gillespie PG: Pulling springs to tune transduction: adaptation by hair cells. Neuron 1944 Jan;12(1):1–9.)

CAPÍTULO 10 Audição e Equilíbrio **205**

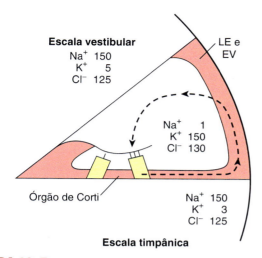

**FIGURA 10-7** **Composição iônica da perilinfa na escala vestibular, da endolinfa na escala média e da perilinfa na escala timpânica.** LE, ligamento espiral. EV, estria vascular. A seta tracejada indica a via pela qual o $K^+$ é reciclado a partir das células ciliadas para as células de suporte, daí para o ligamento espiral e então secretado de volta para a endolinfa pelas células da estria vascular.

harmônicos de uma determinada frequência, é ainda percebida mesmo quando a frequência primária (ausência fundamental) esteja ausente.

A amplitude de uma onda sonora pode ser expressa em termos da variação de pressão máxima no tímpano, porém uma escala relativa é mais conveniente. A **escala decibel** é tal escala. A intensidade de um som em **bels** é o logaritmo da razão da intensidade daquele som e um som padrão. Um decibel (dB) é 0,1 bel. O nível de referência do som padrão adotado pela Acoustical Society of America corresponde a 0 dB em um nível de pressão de 0,000204 × dinas/cm², um valor que se encontra justamente no limiar auditivo para o ser humano médio. Um valor de 0 dB não significa a ausência de som, mas um nível de som de uma intensidade igual àquela do padrão. A faixa de 0 a 140 dB do limiar de pressão a uma pressão que é potencialmente prejudicial para o órgão de Corti, representa, na verdade, $10^7$ (10 milhões) vezes a variação da pressão de som. Dito de outra forma, a pressão atmosférica ao nível do mar é de 15 lb/pol² ou 1 bar, e a variação do limiar de audição para danos potenciais à cóclea é de 0,0002 a 2.000 μbar.

Uma variação de 120 a 160 dB (p. ex., armas de fogo, britadeira ou a decolagem de um avião a jato), é classificada como dolorosa; de 90 a 110 dB (p. ex., metrô, bumbo, motosserra, cortador de grama) é classificada como extremamente alta; de 60 a 80 dB (p. ex., despertador, trânsito pesado, máquina de lavar louça, conversa) é classificada como muito alta; 40 a 50 dB (p. ex., chuva moderada, ruído ambiente normal) é moderada; e 30 dB (p. ex., sussurro, biblioteca) é fraca. Exposição frequente ou prolongada a sons maiores que 85 dB pode provocar perda da audição.

As frequências do som audível para humanos variam de cerca de 20 a um máximo de 20.000 ciclos por segundo (cps, Hz). Em morcegos e cães, frequências muito mais altas são audíveis. O limiar da orelha humana varia com a altura do som (Figura 10-9), sendo a sensibilidade maior em uma faixa de 1.000 a 4.000 Hz. A altura da voz masculina média em uma conversa é de cerca de 120 Hz, e a altura da voz feminina média é de cerca de 250 Hz. O número de alturas que podem ser distinguidas por um indivíduo comum é de cerca de 2.000, mas músicos treinados podem melhorar esse quadro consideravelmente. A discriminação da altura é melhor na faixa entre 1.000 e 3.000 Hz e é pior nas alturas altas e baixas.

A presença de um som diminui a capacidade de uma pessoa ouvir outros sons, um fenômeno conhecido como **mascaramento**. Acredita-se que isto se deve a uma refratariedade relativa ou absoluta dos receptores auditivos e das fibras nervosas previamente estimulados por outros estímulos. O grau em que

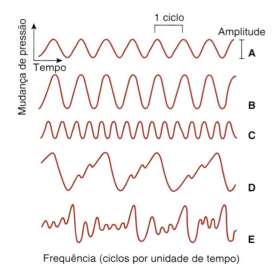

**FIGURA 10-8** **Características das ondas sonoras.** **A** é o registro de um tom puro. **B** tem uma amplitude maior e é mais intenso que **A**. **C** tem a mesma amplitude de **A**, mas uma frequência maior e um tom maior. **D** é uma forma de onda complexa que é regularmente repetida. Tais padrões são percebidos como sons musicais, ao passo que ondas como as mostradas em **E**, que não têm padrão regular, são percebidas como ruídos.

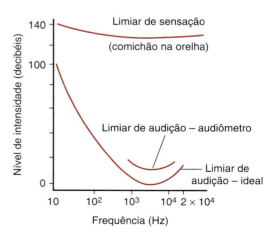

**FIGURA 10-9** **Curva de audibilidade humana.** A curva do meio é aquela obtida por audiometria sob as condições usuais. A curva inferior é aquela obtida sob condições ideais. Por volta de 140 db (curva superior), os sons são sentidos, além de escutados.

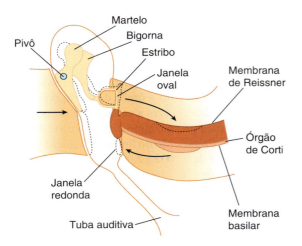

**FIGURA 10-10 Representação esquemática dos ossículos auditivos e do modo que seu movimento traduz os movimentos da membrana timpânica em uma onda no líquido da orelha interna.** A onda é dissipada na janela redonda. Os movimentos dos ossículos, o labirinto membranoso e a janela redonda são indicados por linhas tracejadas. As ondas são transformadas pelo tímpano e pelos ossículos auditivos em movimentos da placa basal do estribo. Esses movimentos criam ondas no líquido da orelha interna. Em resposta às mudanças de pressão produzidas pelas ondas sonoras na sua superfície externa, a membrana timpânica move-se para dentro e para fora para funcionar como um ressoador que reproduz as vibrações da fonte do som. Os movimentos da membrana timpânica são transmitidos para o manúbrio do martelo, que rola ao longo de um eixo por meio da junção de seus processos longo e curto, de modo que o processo curto transmite as vibrações do manúbrio para a bigorna. A bigorna se move de modo que as vibrações são transmitidas para a cabeça do estribo. Os movimentos da cabeça do estribo oscilam sua placa basal.

um determinado tom mascara outros em todos, exceto nos ambientes à prova de som mais bem cuidados, aumenta o limiar auditivo de um modo definitivo e mensurável.

## TRANSMISSÃO DO SOM

A orelha converte as ondas sonoras do ambiente externo em potenciais de ação nos nervos auditivos. As ondas são transformadas pelo tímpano e ossículos auditivos em movimentos da placa basal do estribo. Estes movimentos criam ondas no líquido da orelha interna (Figura10-10). A ação das ondas no órgão de Corti gera potenciais de ação nas fibras nervosas.

Em resposta a mudanças de pressão produzidas pelas ondas sonoras em sua superfície externa, a membrana timpânica se move para dentro e para fora. A membrana, portanto, funciona como um **ressoador** que reproduz as vibrações da fonte sonora. Ela para de vibrar quase imediatamente quando a onda sonora para. Os movimentos da membrana timpânica são transmitidos para o manúbrio do martelo. O martelo rola sobre um eixo por meio da junção de seus processos longos e curtos, de modo que o processo curto transmite as vibrações do manúbrio para a bigorna. A bigorna se move de tal maneira que as vibrações são transmitidas para a cabeça do estribo. Os movimentos da cabeça do estribo balançam a sua placa basal de um lado para outro, como uma porta articulada, na borda posterior da janela oval. Os ossículos auditivos, portanto, funcionam como um sistema de alavancas que converte as vibrações de ressonância da membrana timpânica em movimentos do estribo contra a escala vestibular rica em perilinfa da cóclea (Figura 10-10). Este sistema aumenta a pressão do som que chega à janela oval, pois a ação de alavanca do martelo e da bigorna multiplica a força 1,3 vezes, e a área da membrana timpânica é muito maior que a área da placa basal do estribo. Alguma energia sonora é perdida como resultado da resistência, mas calcula-se que em frequências abaixo de 3.000 Hz, 60% da energia sonora que incide na membrana timpânica seja transmitida para o líquido da cóclea.

As contrações do músculo tensor timpânico e estapédico da orelha média levam o manúbrio e o martelo a serem puxados para dentro e a placa basal do estribo a ser puxada para fora (Figura 10-2), o que causa a diminuição da transmissão do som. Os sons altos que iniciam a contração reflexa desses músculos são chamados de **reflexos timpânicos**. Sua função é protetora, prevenindo que ondas sonoras fortes provoquem a estimulação excessiva dos receptores auditivos. Entretanto, o tempo de reação para o reflexo é de 40 a 160 ms, assim, ele não protege contra um estímulo intenso e breve, como o produzido por tiros.

## CONDUÇÃO OSSÉA E CONDUÇÃO ÁEREA

A condução das ondas sonoras para o líquido da orelha interna pela membrana timpânica e pelos ossículos auditivos, a via principal para a audição normal, é chamada de condução ossicular. As ondas sonoras também iniciam vibrações da membrana timpânica secundária que fecha a janela redonda. Este processo, sem importância na audição normal, é a condução aérea. Um terceiro tipo de condução, a condução óssea, é a transmissão de vibrações dos ossos do crânio para o líquido da orelha média. Ocorre considerável condução óssea quando diapasões ou outros instrumentos vibratórios são aplicados diretamente ao crânio. Essa rota também desempenha um papel na transmissão de sons extremamente altos.

## PROPAGAÇÃO DAS ONDAS

Os movimentos da placa basal do estribo geram uma série de ondas em movimento na perilinfa da escala vestibular. Um diagrama de uma dessas ondas é mostrado na Figura 10-11. À medida que a onda se move para cima da cóclea, a sua altura aumenta até um máximo e depois cai rapidamente. A distância do estribo até esse ponto de altura máxima varia com a frequência das vibrações que iniciam a onda. Sons de alta frequência geram ondas que atingem a elevação máxima próximo da base da cóclea; sons de baixa frequência geram ondas que têm um pico próximo do ápice. As paredes ósseas da escala vestibular são rígidas, mas a membrana de Reissner é flexível. A membrana basilar não está sob tensão, e é também facilmente pressionada para a escala timpânica pelos picos de ondas na escala vestibular. Os deslocamentos do líquido na escala timpânica são dissipados para o ar na janela redonda. Portanto, o som produz distorção da membrana basilar, e o local em que esta distorção

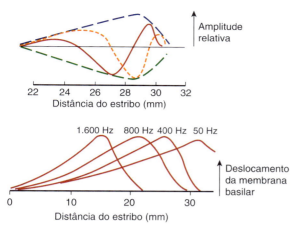

**FIGURA 10–11** Propagação das ondas. **Em cima:** As linhas contínuas e as linhas curtas tracejadas representam a onda em dois instantes de tempo. As longas linhas tracejadas mostram o "envelope" da onda formado pela conexão dos picos de ondas em instantes sucessivos. **Embaixo:** deslocamento da membrana basilar pelas ondas geradas pela vibração do estribo das frequências mostradas no topo de cada curva.

é máxima é determinado pela frequência da onda de som. Os cumes das células ciliadas no órgão de Corti são mantidos rígidos pela lâmina reticular, e os cílios das células ciliadas externas são embutidos na membrana tectorial (Figura 10–4). Quando o estribo se move, ambas as membranas se movem na mesma direção, mas elas são articuladas em eixos diferentes, portanto, um movimento de corte curva os cílios. Os cílios das células ciliadas internas não estão ligados à membrana tectorial, mas são aparentemente curvados por um líquido que se move entre a membrana tectorial e as células ciliadas subjacentes.

## FUNÇÕES DAS CÉLULAS CILIADAS EXTERNAS

As células ciliadas internas são os receptores sensoriais primários que geram potenciais de ação nos nervos auditivos e são estimuladas pelos movimentos do líquido observado anteriormente. As células ciliadas externas, por outro lado, respondem ao som como as células ciliadas internas, mas a despolarização as encurta e a hiperpolarização as alonga. Elas fazem isso sobre uma parte muito flexível da membrana basal, e essa ação, de algum modo, aumenta a amplitude e a clareza dos sons. Portanto, as células ciliadas externas amplificam as vibrações sonoras que entram na orelha interna a partir da orelha média. Essas mudanças nas células ciliadas externas ocorrem em paralelo com as mudanças na **prestina**, uma proteína de membrana, e esta proteína pode muito bem ser a proteína motora das células ciliadas externas.

O **feixe olivococlear** é um feixe proeminente de fibras eferentes em cada nervo auditivo que surge de ambos os complexos olivares superiores ipsilateral e contralateral e termina principalmente em volta das bases das células ciliadas externas do órgão de Corti. A atividade nesse feixe nervoso modula a sensibilidade dessas células ciliadas por meio da liberação da acetilcolina. O efeito é inibitório e pode funcionar para bloquear o ruído de fundo enquanto permite que outros sons sejam ouvidos.

## POTENCIAIS DE AÇÃO EM FIBRAS NERVOSAS AUDITIVAS

A frequência dos potenciais de ação em uma única fibra nervosa auditiva é proporcional à altura do estímulo sonoro. Em intensidades de som baixas, cada axônio descarrega somente para os sons de apenas uma frequência, e essa frequência varia de axônio para axônio, dependendo de que parte da cóclea a fibra se origina. Em intensidades de som mais altas, os axônios individuais descarregam para um espectro mais amplo de frequências de som, particularmente para frequências mais baixas do que aquela em que o limiar de simulação ocorre.

O determinante principal da altura percebida quando uma onda sonora atinge a orelha é o local no órgão de Corti que é estimulado ao máximo. A onda em movimento configurada por um tom produz um pico de depressão na membrana basilar e, consequentemente, estimulação máxima do receptor nesse ponto. Como observado anteriormente, a distância entre esse ponto e o estribo é inversamente relacionada à altura do som, com tons baixos produzindo estimulação máxima no ápice da cóclea e tons elevados produzindo estimulação máxima na base. Essas vias de várias partes da cóclea para o cérebro são diferentes. Um fator adicional envolvido na percepção de altura em frequências sonoras de menos de 2.000 Hz pode ser o padrão dos potenciais de ação no nervo auditivo. Quando a frequência é baixa o suficiente, as fibras nervosas começam a responder com um impulso para cada ciclo de uma onda sonora. A importância desse **efeito de salva**, no entanto, é limitada; a frequência dos potenciais de ação em uma dada fibra nervosa auditiva determina principalmente a intensidade, em vez da altura, de um som.

## VIA CENTRAL

As fibras aferentes na divisão auditiva do oitavo nervo craniano terminam nos **núcleos cocleares ventral** e **dorsal** (Figura 10–12). A partir daí, os impulsos auditivos passam por várias rotas para o **colículo inferior**, os centros para os reflexos auditivos e, por meio do **corpo geniculado medial,** no tálamo, para o **córtex auditivo,** localizado no giro temporal superior do lobo temporal. Informações de ambas as orelhas convergem para cada oliva superior e, além disso, a maioria dos neurônios responde a estímulos de ambos os lados. Em humanos, os tons baixos são representados anterolateralmente e os tons altos posteromedialmente no córtex auditivo.

As respostas dos neurônios de segunda ordem individuais dos núcleos cocleares a estímulos sonoros são semelhantes às das fibras nervosas auditivas individuais. A frequência com que os sons de mais baixa intensidade provocam uma resposta varia de unidade para unidade; com intensidades sonoras crescentes, a faixa de frequências em que ocorre uma resposta se torna mais ampla. A principal diferença entre as respostas dos neurônios de primeira e segunda ordem é a presença de um ponto de corte preciso no lado de baixa frequência nos neurônios bulbares. Essa especificidade maior dos neurônios de segunda ordem se deve provavelmente a um processo inibitório no tronco encefálico. No córtex auditivo primário, a maioria dos neurônios responde a estímulos de ambas as orelhas, mas faixas de células

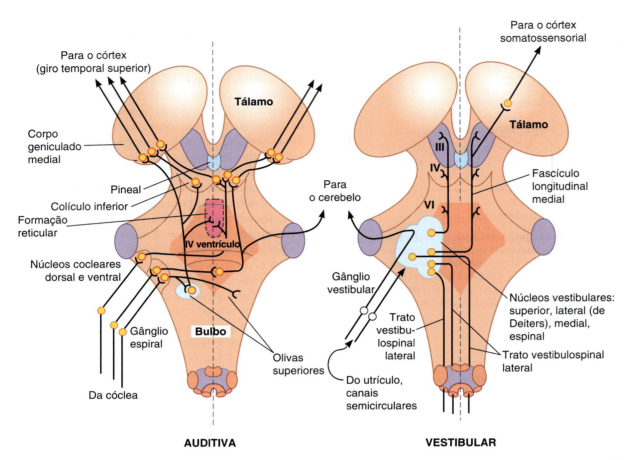

**FIGURA 10-12** Diagrama simplificado das vias auditivas principal (esquerda) e vestibular (direita) sobrepostas em uma visão dorsal do tronco encefálico. O cerebelo e o córtex cerebral foram removidos. Para a via auditiva, fibras aferentes do oitavo nervo craniano formam a terminação da cóclea nos núcleos cocleares dorsal e ventral. Deste ponto, a maioria das fibras cruza a linha média e termina no colículo inferior contralateral. A partir daí, as fibras se projetam para o corpo geniculado medial no tálamo e então para o córtex auditivo localizado no giro temporal superior do lobo temporal. Para a via vestibular, o nervo vestibular termina no núcleo vestibular ipsilateral. A maioria das fibras dos canais semicirculares termina nas divisões superior e medial do núcleo vestibular e se projeta para os núcleos controlando os movimentos do olho. A maioria das fibras do utrículo e do sáculo termina em uma divisão lateral, que então se projeta para a medula espinal. Elas também terminam nos neurônios que se projetam para o cerebelo e para a formação reticular. Os núcleos vestibulares também se projetam para o tálamo e então para o córtex somatossensorial primário. As conexões ascendentes para os núcleos dos nervos cranianos estão envolvidas com os movimentos do olho.

são estimuladas por estímulos da orelha contralateral e inibidas por estímulos da orelha ipsilateral.

A crescente disponibilidade da tomografia por emissão de pósitrons (PET) e de imagens de ressonância magnética funcional (fMRI) tem melhorado muito o nível de conhecimento sobre as áreas de associação auditivas em humanos. As vias auditivas no córtex se assemelham às vias visuais no processamento cada vez mais complexo da informação auditiva que ocorre ao longo deles. Uma observação interessante é que, embora as áreas auditivas sejam muito parecidas nos dois lados do cérebro, há uma especialização hemisférica acentuada.

Por exemplo, a **área de Wernicke** (ver Figura 8-7) está envolvida no processamento de sinais auditivos relacionados à fala. Durante o processamento da linguagem, essa área é muito mais ativa no lado esquerdo do que no lado direito. A área de Wernicke no lado direito está mais envolvida com a melodia, frequência e intensidade do som. As vias auditivas são também muito plásticas e, como as vias somatossensoriais e visuais, são modificadas pela experiência. Exemplos de plasticidade auditiva em humanos incluem a observação de que em indivíduos que se tornam surdos antes que as habilidades de linguagem estejam totalmente desenvolvidas, a linguagem de sinais ativa áreas de associação auditivas. Por outro lado, indivíduos que ficaram cegos no início da vida são comprovadamente melhores em localizar um som que indivíduos com visão normal.

Os músicos fornecem exemplos adicionais de plasticidade cortical. Nestes indivíduos, o tamanho das áreas auditivas ativadas pelos tons musicais é maior. Além disso, os violinistas têm a representação somatossensorial alterada das áreas para as quais os dedos que eles usam para tocar os seus instrumentos se projetam. Músicos também têm um cerebelo maior, presumivelmente devido ao aprendizado do movimento preciso dos dedos.

Uma porção do giro posterior superior temporal conhecida como **plano temporal**, que está localizada entre o **giro de Heschl** (giro temporal transverso) e a **fissura silviana** (Figura 10-13) é regularmente maior no hemisfério cerebral esquerdo

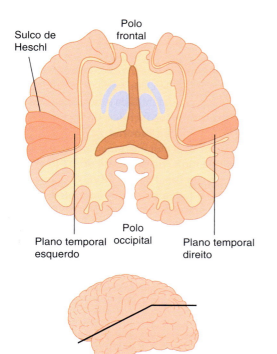

**FIGURA 10-13** Plano temporal esquerdo e direito em um cérebro seccionado horizontalmente ao longo do plano da fissura silviana. O plano de secção é mostrado na inserção na parte de baixo. (Reproduzida, com permissão, de Kandel ER, Schwartz JH, Jessel TM [editores]: *Principles of Neural Science*, 3rd ed. McGraw-Hill, 1991.)

do que no direito, particularmente nos indivíduos destros. Essa área parece estar envolvida no processamento auditivo relacionado à linguagem. Uma observação curiosa é a de que o plano temporal é ainda maior do que o normal no lado esquerdo em músicos e em outros indivíduos que têm afinação perfeita.

## LOCALIZAÇÃO DO SOM

A determinação da direção de onde o som emana no plano horizontal depende da detecção da diferença no tempo entre a chegada do estímulo nas duas orelhas e a consequente diferença na fase das ondas sonoras dos dois lados; ela também depende do fato de que o som é mais alto no lado mais próximo da fonte. A diferença de tempo detectável, que pode ser tão pequena quanto 20 μs, é considerada como o mais importante fator em frequências abaixo de 3.000 Hz, e a diferença de altura é mais importante em frequências acima de 3.000 Hz. Os neurônios no córtex auditivo que recebem estímulos de ambas as orelhas, respondem máxima ou minimamente quando o tempo de chegada de um estímulo em uma orelha é retardado por um período fixo, em relação ao tempo de chegada na outra orelha. Esse período fixo varia de neurônio para neurônio.

Os sons vindos diretamente da frente do indivíduo diferem em qualidade daqueles provenientes de trás, porque cada pina (a porção visível da orelha externa — pavilhão auricular) está ligeiramente sintonizada para frente. Além disso, as reflexões das ondas sonoras da superfície pinal mudam à medida que o som se move para cima ou para baixo, e a mudança nas ondas sonoras é o fator principal na localização de sons no plano vertical. A localização do som é interrompida acentuadamente por lesões no córtex auditivo.

## SURDEZ

A surdez pode ser dividida em duas categorias principais: a surdez de condução e a surdez sensorineural. A **surdez de condução** se refere ao impedimento da transmissão do som na orelha externa ou média e compromete todas as frequências sonoras. Entre as causas da surdez de condução estão a obstrução do canal auditivo externo com cera (cerume) ou corpos estranhos, a otite externa (inflamação da orelha externa, "orelha do nadador") e a otite média (inflamação da orelha média), provocando acúmulo de líquido, perfuração do tímpano e osteosclerose, na qual o osso é reabsorvido e substituído por osso esclerótico que cresce sobre a janela oval.

A **surdez sensorineural** é mais comumente o resultado da perda de células ciliadas da cóclea, mas também pode ser devida a problemas no oitavo nervo craniano ou no interior das vias auditivas centrais. Ela frequentemente compromete a capacidade de ouvir determinadas alturas de sons, enquanto outras não são afetadas. Os antibióticos aminoglicosídeos, como a estreptomicina e a gentamicina, obstruem os canais mecanossensitivos nos estereocílios das células ciliadas (especialmente das células ciliadas externas) e podem levar à degeneração celular, produzindo a perda de audição sensorineural e de função vestibular anormal. Dano às células ciliadas por exposição prolongada a ruídos também está associado à perda de audição (ver Quadro Clínico 10-1). Outras causas incluem tumores do oitavo nervo craniano e do ângulo pontinocerebelar e lesão vascular no bulbo.

A acuidade auditiva é comumente medida com um **audiômetro**. Este equipamento apresenta ao indivíduo tons puros de várias frequências por intermédio de fones de ouvido. Em cada frequência, a intensidade do limiar é determinada e mapeada em um gráfico como uma porcentagem da audição normal. Ele fornece uma medida objetiva do grau de surdez e um quadro da variação tonal mais afetada.

A surdez de condução e a surdez sensorineural podem ser diferenciadas por testes simples com um diapasão. Três destes testes, nomeados a partir dos indivíduos que os desenvolveram, são descritos na Tabela 10-1. Os testes de Weber e Schwabach demonstram o importante efeito de mascaramento do ruído ambiental no limiar auditivo.

## SISTEMA VESTIBULAR

O sistema vestibular pode ser dividido em **aparelho vestibular** e em **núcleos vestibulares** centrais. O aparelho vestibular dentro da orelha interna detecta o movimento e a posição da cabeça e faz a transdução dessa informação para um sinal neural (Figura 10-3). Os núcleos vestibulares estão principalmente envolvidos com a manutenção da posição da cabeça no espaço. Os tratos que descem desses núcleos mediam os ajustes da cabeça no pescoço e da cabeça no corpo.

# QUADRO CLÍNICO 10-1

## Perda de audição

A perda de audição é o defeito sensorial mais comum em humanos. De acordo com a Organização Mundial de Saúde, mais de 270 milhões de pessoas em todo o mundo apresentam perda de audição moderada a profunda, com um quarto desses casos se iniciando na infância. Segundo o National Institute of Health, cerca de 15% dos norte-americanos entre 20 e 69 anos de idade tem uma alta frequência de perda auditiva provocada pela exposição a sons altos ou barulhos em seu trabalho ou atividades de lazer (**perda de audição induzida por barulho**). Tanto as células ciliadas internas quanto externas são danificadas por barulho excessivo, mas as células ciliadas externas parecem ser mais vulneráveis. O uso de várias substâncias químicas também provoca a perda de audição; essas substâncias são chamadas de **ototoxinas**. Elas incluem alguns antibióticos (estreptomicina), diuréticos de alça (furosemida) e agentes quimioterápicos à base de platina (cisplatina). Esses agentes ototóxicos danificam as células ciliadas externas ou a estria vascular. A **presbiacusia**, a perda auditiva gradual associada ao envelhecimento, afeta mais de um terço daqueles com mais de 75 anos e é provavelmente devida à perda gradual e cumulativa de células ciliadas e neurônios. Na maioria dos casos, a perda de audição é um distúrbio multifatorial causado tanto por fatores genéticos quanto ambientais. Foi demonstrado que mutações em um único gene provocam a perda de audição. Este tipo de perda de audição é um distúrbio monogênico com um gene dominante autossômico, um gene autossômico recessivo, um gene ligado ao X ou uma herança ligada a mitocôndrias. Formas monogênicas de surdez podem ser definidas como **sindrômicas** (perda de audição associada a outras anormalidades) ou **não sindrômicas** (apenas perda de audição). Cerca de 0,1% dos recém-nascidos apresentam mutações genéticas que levam à surdez. A surdez não sindrômica devida a mutações genéticas pode aparecer primeiro em adultos em vez de em crianças e pode ser responsável por grande parte dos 16% de todos os adultos que tem redução auditiva significativa. Estima-se atualmente que os produtos de 100 ou mais genes são essenciais para uma boa audição, e *loci* gênicos ligados à surdez foram descritos em 19 dos 24 cromossomos humanos. A mutação mais comum que leva à perda auditiva congênita é aquela da proteína conexina 26. Este defeito impede a reciclagem normal de $K^+$ por meio das células sustentaculares. Mutações nas três miosinas não musculares também provocam surdez. Estas são a miosina-VIIa, associada à actina nos processos das células ciliadas; miosina-Ib, que é provavelmente parte do "motor adaptativo" que ajusta a tensão nas ligações de pontas; e a miosina-VI, que é essencial, de algum modo, para a formação de cílios normais. A surdez também está associada a formas mutantes da α-tectina, uma das principais proteínas da membrana tectorial. Um exemplo da surdez sindrômica é a **síndrome de Pendred**, na qual um permutador de ânions multifuncional mutante provoca surdez e bócio. Outro exemplo é uma forma da **síndrome do QT longo,** na qual uma das proteínas do canal de $K^+$, a **KVLQT1**, sofre mutação. Na estria vascular, a forma normal dessa proteína é essencial para a manutenção da alta concentração de $K^+$ na endolinfa, e no coração ela ajuda a manter um intervalo QT normal. Indivíduos que são homozigotos para o mutante KVLQT1 são surdos e predispostos a arritmias ventriculares e morte súbita, o que caracteriza a síndrome do QT longo. Mutações da proteína de membrana **bartina** podem causar surdez, bem como manifestações renais da síndrome de Bartter.

### DESTAQUES TERAPÊUTICOS

**Implantes cocleares** foram usados para tratar tanto crianças quanto adultos com perda auditiva grave. A U.S. Food and Drug Administration registrou que em abril de 2009, aproximadamente 188.000 pessoas em todo o mundo receberam implantes cocleares. Eles podem ser usados em crianças tão jovens quanto 12 meses de idade. Esses dispositivos consistem em um microfone (que capta sons do ambiente), um processador de fala (que seleciona e arranja esses sons), um transmissor e receptor/estimulador (que converte esses sons em impulsos elétricos) e um conjunto de eletrodos (que manda os impulsos para o nervo auditivo). Embora o implante não possa restaurar a audição normal, ele fornece uma representação útil dos sons ambientais para uma pessoa surda. Aqueles com surdez que se iniciou na fase adulta e que recebem implantes cocleares podem aprender a associar os sinais fornecidos aos sons de que se lembram. Crianças que recebem implantes cocleares associados à terapia intensiva foram capazes de adquirir habilidades de fala e linguagem. Pesquisas se encontram em andamento para desenvolver células que possam substituir as células ciliadas na orelha interna. Por exemplo, pesquisadores na Universidade de Stanford foram capazes de gerar células que lembram as células ciliadas mecanossensíveis a partir de **células embrionárias** e de **células-tronco pluripotentes**.

# VIA CENTRAL

Os corpos celulares dos 19.000 neurônios que suprem a crista e a mácula de cada lado estão localizados no gânglio vestibular. Cada nervo vestibular termina no núcleo vestibular ipsilateral de quatro partes (Figura 10–12) e no lobo floculonodular do cerebelo (não mostrado na figura). As fibras dos canais semicirculares terminam principalmente nas divisões superior e medial do núcleo vestibular; os neurônios nesta região se projetam principalmente para os núcleos que controlam o

## TABELA 10-1 Testes comuns com diapasão para distinguir entre surdez sensorineural e surdez de condução

|  | Weber | Rinne | Schwabach |
|---|---|---|---|
| Método | Base de um diapasão em vibração colocada no vértice do crânio | Base de um diapasão em vibração colocada no processo mastoide até que o indivíduo não o ouça mais, sendo então segurado no ar próximo da orelha | Condução óssea do paciente comparada com aquela de um indivíduo normal |
| Normal | Escuta igualmente nos dois lados | Escuta vibração no ar depois que a condução óssea terminou | |
| Surdez de condução (uma orelha) | Som mais intenso na orelha doente devido à ausência do efeito de mascaramento do ruído ambiental no lado doente | Vibrações no ar não são ouvidas após o fim da condução óssea | Condução óssea melhor que a normal (defeito de condução exclui o ruído de mascaramento) |
| Surdez sensorineural (uma orelha) | Som mais intenso na orelha normal | Vibração escutada no ar depois que a condução óssea se encerrou, desde que a surdez do nervo seja parcial | Condução óssea pior que a normal |

movimento do olho. As fibras do utrículo e do sáculo se projetam predominantemente para a divisão lateral (núcleo de Deiters) do núcleo vestibular, que então se projeta para a medula espinal (trato vestibulospinal lateral). As fibras do utrículo e do sáculo também terminam nos neurônios que se projetam para o cerebelo e para a formação reticular. Os núcleos vestibulares também se projetam para o tálamo e então para as duas partes do córtex somatossensorial primário. As conexões ascendentes para os núcleos dos nervos cranianos estão amplamente envolvidas com os movimentos do olho.

## RESPOSTAS À ACELERAÇÃO ROTACIONAL

A aceleração rotacional no plano de um determinado canal semicircular estimula a sua crista. A endolinfa, devido à sua inércia, é deslocada em uma direção oposta à direção da rotação. O líquido empurra a cúpula, deformando-a. Isto curva os processos das células ciliadas (Figura 10-3). Quando uma velocidade constante de rotação é alcançada, o líquido gira na mesma proporção que o corpo e a cúpula oscila, voltando para a posição vertical. Quando a rotação para, a desaceleração produz o deslocamento da endolinfa na direção da rotação, e a cúpula se deforma na direção oposta àquela durante a aceleração. Ela retorna para a posição do meio em 25 a 30 s. O movimento da cúpula em uma direção geralmente causa um aumento na taxa de disparo de fibras nervosas individuais da crista, enquanto o movimento na direção oposta geralmente inibe a atividade neural (**Figura 10-14**).

A rotação provoca estimulação máxima dos canais semicirculares mais próximos do plano de rotação. Como os canais de um lado da cabeça são a imagem em espelho daqueles do outro lado, a endolinfa é deslocada em direção à ampola de um lado e para longe dela do outro. O padrão de estimulação que alcança o cérebro varia, portanto, com a direção, bem como com o plano de rotação. A aceleração linear provavelmente não consegue deslocar a cúpula e, portanto, não estimula a crista. Entretanto, há considerável evidência de que quando uma parte do labirinto é destruída, outras partes assumem as suas funções. O **Quadro Clínico 10-2** descreve os característicos movimentos dos olhos que ocorrem durante um período de rotação.

## RESPOSTAS À ACELERAÇÃO LINEAR

A mácula do utrículo responde à aceleração horizontal e a mácula do sáculo responde à aceleração vertical. Os otólitos na membrana circundante são mais densos do que a endolinfa e a aceleração em qualquer direção provoca o deslocamento deles na direção oposta, distorcendo os processos das células ciliadas e gerando atividade nas fibras nervosas. A mácula também descarrega tonicamente na ausência de movimento da cabeça, devido à força da gravidade sobre os otólitos.

Os impulsos gerados por esses receptores são parcialmente responsáveis pelos **reflexos de endireitamento do labirinto**. Esses reflexos são uma série de respostas integradas para a maior parte dos núcleos do mesencéfalo. O estímulo para o reflexo é a inclinação da cabeça, que estimula os órgãos otolíticos; a

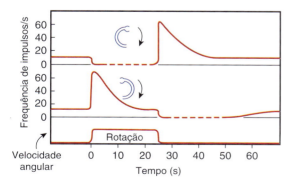

**FIGURA 10-14 Respostas ampulares à rotação.** Curso de tempo médio da descarga de impulso da ampola de dois canais semicirculares durante aceleração rotacional, rotação constante e desaceleração. O movimento da cúpula em uma direção aumenta a taxa de disparo das fibras nervosas individuais da crista e o movimento na direção oposta inibe a atividade neural. (Reproduzida, com permissão, de Adrian ED: Discharge from vestibular receptors in the cat. J Physiol [Lond] 1943; 101:389.)

**212** SEÇÃO II Neurofisiologia Central e Periférica

## QUADRO CLÍNICO 10–2

### Nistagmo

O movimento brusco característico do olho observado no início e no final de um período de rotação é chamado de **nistagmo**. Ele é na verdade um reflexo que mantém a fixação visual em pontos estacionários enquanto o corpo sofre rotação, embora ele não seja iniciado por impulsos visuais e esteja presente em indivíduos cegos. Quando a rotação começa, os olhos se movem lentamente na direção oposta à direção de rotação, mantendo a fixação visual (**reflexo vestíbulo-ocular, RVO**). Quando o limite desse movimento é atingido, os olhos rapidamente pulam de volta para um novo ponto de fixação e então de novo lentamente se movem na outra direção. O componente lento é iniciado por impulsos dos labirintos vestibulares; o componente rápido é disparado por um centro no tronco encefálico. O nistagmo é frequentemente horizontal (i.e., os olhos se movem no plano horizontal), mas também pode ser vertical (quando a cabeça é inclinada para os lados durante rotação) ou rotatório (quando a cabeça é inclinada para frente). Por convenção, a direção do movimento dos olhos no nistagmo é identificada pela direção do componente rápido. A direção do componente rápido durante a rotação é a mesma da rotação, mas o nistagmo pós-rotatório, que ocorre devido ao deslocamento da cúpula quando a rotação é interrompida, se dá na direção oposta. Quando o nistagmo é encontrado durante o repouso trata-se de sinal de uma patologia. Dois exemplos são o **nistagmo congênito**, que é percebido no nascimento, e o **nistagmo adquirido**, que ocorre posteriormente, na vida adulta. Nesses casos clínicos, o nistagmo pode persistir por horas no repouso. Nistagmo adquirido pode ser visto em pacientes com **fratura óssea temporal** aguda, afetando os **canais semicirculares**, ou após dano do **lobo floculonodular** ou estruturas da linha média, como o **núcleo fastigial**. Ele também pode ocorrer como resultado de derrame, esclerose múltipla, lesões na cabeça e tumores cerebrais. Alguns fármacos (especialmente anticonvulsivantes), álcool e sedativos podem causar nistagmo.

O nistagmo pode ser usado como um indicador diagnóstico da integridade do sistema vestibular. A estimulação calórica pode ser usada para testar a função do **labirinto vestibular**. Os canais semicirculares são estimulados instilando-se água quente (40ºC) ou fria (30ºC) no meato auditivo externo. A diferença de temperatura dá origem a correntes de convecção na **endolinfa**, com o consequente movimento da cúpula. Em indivíduos saudáveis, a água quente provoca nistagmo na direção do estímulo, enquanto a água fria induz nistagmo na direção da orelha oposta. Este teste recebeu o termo mnemônico **COWS** (o nistagmo de água fria, C de *cold*, é do lado Oposto; e o nistagmo de água quente, W de *warm*, é do mesmo lado, S de *same*). No caso de lesão unilateral na via vestibular, o nistagmo é reduzido ou ausente no lado da lesão. Para evitar nistagmo, vertigem e náusea quando se irriga os canais da orelha no tratamento de infecções, é importante ter certeza de que o fluido usado está na temperatura corporal.

#### DESTAQUES TERAPÊUTICOS

Não há cura para o nistagmo adquirido, e o tratamento depende da sua causa. A correção da causa subjacente (fim do uso de fármacos, remoção cirúrgica de um tumor) é frequentemente o tratamento escolhido. A cirurgia do músculo reto também tem sido empregada de modo bem-sucedido para tratar alguns casos de nistagmo adquirido. A correção de curto prazo do nistagmo pode ser o resultado de injeções de **toxina botulínica** (Botox) para paralisar os músculos oculares.

---

resposta é a contração compensatória dos músculos do pescoço para manter o nível da cabeça. Em gatos, cães e primatas, sinais visuais podem iniciar os **reflexos de endireitamento óptico,** que endireitam o animal na ausência de estimulação do corpo ou do labirinto. Em humanos, a operação desses reflexos mantém a cabeça em uma posição estável e os olhos fixos em alvos visuais, apesar dos movimentos do corpo e dos empurrões e solavancos da vida diária. As respostas são iniciadas por estimulação vestibular, alongamento dos músculos do pescoço e pelo movimento de imagens visuais na retina; as respostas consistem no **reflexo vestíbulo-ocular** e em outras contrações reflexas notavelmente precisas do pescoço e dos múculos extraoculares.

Embora a maioria das respostas à estimulação da mácula seja de natureza reflexa, impulsos vestibulares também atingem o córtex cerebral. Estes impulsos são presumivelmente responsáveis pela percepção consciente de movimento e suprem parte da informação necessária para a orientação no espaço. A **vertigem** é a sensação de rotação na ausência de rotação verdadeira e é um sintoma eminente quando um labirinto está inflamado.

## ORIENTAÇÃO ESPACIAL

A orientação no espaço depende em parte de estímulos dos receptores vestibulares, mas sinais visuais também são importantes. Informações pertinentes são também supridas por impulsos dos proprioceptores nas cápsulas articulares, que fornecem dados sobre a posição relativa das várias partes do corpo, e por impulsos dos exterorreceptores cutâneos, especialmente os receptores de tato e pressão. Esses quatro estímulos são sintetizados em um nível cortical para um cenário contínuo da orientação de um indivíduo no espaço. O Quadro Clínico 10–3 descreve alguns distúrbios vestibulares comuns.

## RESUMO

- A orelha externa canaliza as ondas sonoras para o meato acústico externo e para a membrana timpânica. Deste ponto, as ondas sonoras passam por meio de três ossículos auditivos (martelo, bigorna e estribo) na orelha média. A orelha interna contém a cóclea e o órgão de Corti.

CAPÍTULO 10 Audição e Equilíbrio **213**

## QUADRO CLÍNICO 10–3

### Distúrbios vestibulares

Os distúrbios de equilíbrio vestibular são a nona razão mais comum de consultas ao médico de atenção primária. É uma das razões mais comuns pelas quais pessoas idosas procuram aconselhamento médico. Os pacientes frequentemente descrevem os problemas de equilíbrio em termos de vertigem, tontura, desfalecimento e enjoo de movimento. Nem o desfalecimento nem a tontura são necessariamente sintomas de problemas vestibulares, mas a **vertigem** é um sintoma eminente de um distúrbio da orelha interior ou do sistema vestibular, especialmente quando o labirinto de uma pessoa está inflamado. A **vertigem posicional paroxística benigna** (**VPPB**) é o distúrbio vestibular mais comum, caracterizado por episódios de vertigem que ocorrem com mudanças particulares na posição do corpo (p. ex., virar-se na cama, curvar-se). Uma causa possível é que as **otocônias** do utrículo se separam da membrana do otólito e se alojam no canal ou cúpula do canal semicircular, o que provoca desvios anormais quando a cabeça muda de posição em relação à gravidade.

A **doença de Ménière** é uma anormalidade da orelha interna que provoca vertigem ou tontura grave, *tinnitus*, perda auditiva flutuante e a sensação de pressão ou dor que dura várias horas na orelha afetada. Os sintomas podem ocorrer subitamente e voltarem a se repetir diariamente ou muito raramente. A perda auditiva é inicialmente transitória, mas pode se tornar permanente. A fisiopatologia provavelmente envolve uma reação imune. Uma resposta inflamatória pode aumentar o volume de líquido dentro do labirinto membranoso, levando-o a se romper, permitindo que a endolinfa e a perilinfa se misturem. A ocorrência mundial da doença de Ménière é de aproximadamente 12 indivíduos em 1.000. Ela é diagnosticada mais frequentemente entre as idades de 30 e 60 anos e afeta ambos os gêneros igualmente.

Náusea, alterações de pressão arterial, sudorese, palidez e vômito são alguns dos sintomas mais bem conhecidos do **enjoo de movimento** que são produzidos pelo estímulo vestibular excessivo e que ocorrem quando informações conflitantes são enviadas para o vestíbulo e outros sistemas sensoriais. Os sintomas se devem provavelmente aos reflexos mediados por conexões vestibulares no tronco encefálico e no lobo floculonodular do cerebelo. O **enjoo espacial** (i.e., náusea, vômito e vertigem sentidos pelos astronautas) se desenvolve quando eles são primeiro expostos à microgravidade e frequentemente desaparecem após alguns dias de voo espacial. Ele pode voltar na reentrada na atmosfera, uma vez que a força da gravidade aumenta de novo. Acredita-se que ele se deva a incompatibilidades no estímulo neural criado por alterações no estímulo em algumas partes do aparato vestibular e outros sensores de gravidade, sem mudanças correspondentes nos outros estímulos de orientação espacial.

#### DESTAQUES TERAPÊUTICOS

Os sintomas de VPPB frequentemente cedem após semanas ou meses, mas se o tratamento é necessário, uma opção é um procedimento chamado de **reposicionamento canalicular**. Ele consiste em manobras simples e lentas para posicionar a cabeça a fim de mover as otocônias dos canais semicirculares de volta para o vestíbulo que abriga o utrículo. Não há cura para a doença de Ménière, mas os sintomas podem ser controlados reduzindo-se a retenção de líquido por meio de alterações na dieta (dieta fraca em sal ou sem sal, cafeína ou álcool) ou medicamentos como diuréticos (p. ex., **hidroclorotiazida**). Indivíduos com a doença de Ménière geralmente respondem a medicamentos usados para aliviar os sintomas de vertigem. Fármacos **supressores da ação vestibular** como a **meclizina** (um **anti-histamínico**) diminuem a excitabilidade do labirinto da orelha média e bloqueiam a condução da via vestibulocerebelar na orelha média. O enjoo de movimento comumente pode ser evitado com o uso de anti-histamínicos ou **escopolamina**, um **antagonista do receptor muscarínico colinérgico**.

- As células ciliadas do órgão de Corti sinalizam a audição. Os estereocílios fornecem um mecanismo para gerar mudanças no potencial de membrana proporcionais à direção e à distância que os cílios se movem. O som é a sensação produzida quando as vibrações longitudinais das moléculas do ar atingem a membrana timpânica.

- As mudanças de pressão produzidas pelas ondas sonoras fazem a membrana timpânica se mover para dentro e para fora; assim, ela funciona como um ressoador para reproduzir as vibrações da fonte sonora. Os ossículos auditivos servem como um sistema de alavancas para converter as vibrações da membrana timpânica em movimentos do estribo contra a escala vestibular da cóclea preenchida por perilinfa.

- A atividade no interior da via auditiva passa das fibras aferentes do oitavo nervo craniano para os núcleos cocleares dorsal e ventral para os colículos inferiores, seguindo para o corpo geniculado medial talâmico e então para o córtex auditivo.

- A intensidade é correlacionada à amplitude de uma onda sonora, o tom com a frequência, o timbre com as vibrações harmônicas.

- A surdez de condução se deve à transmissão sonora defeituosa na orelha externa ou média e impacta todas as frequências sonoras. A surdez sensorial em geral se deve à perda de células ciliadas da cóclea, mas pode ser o resultado de dano ao oitavo nervo craniano ou via auditiva central. A surdez de condução e a surdez sensorineural podem ser diferenciadas por testes simples com um diapasão.

- A aceleração rotacional estimula a crita nos canais semicirculares, deslocando a endolinfa em uma direção oposta à direção de rotação, deformando a cúpula e curvando a célula ciliada. O utrículo responde à aceleração horizontal, e o sáculo, à aceleração vertical. A aceleração em qualquer direção desloca os otólitos, distorcendo os processos das células ciliadas e gerando atividade neural.

# SEÇÃO II Neurofisiologia Central e Periférica

- A orientação espacial é dependente do estímulo dos receptores vestibulares, de sinais visuais, de proprioceptores nas cápsulas de articulação e de receptores cutâneos de tato e pressão.

# QUESTÕES DE MÚLTIPLA ESCOLHA

*Para todas as questões, selecione a única opção, a não ser que direcionado diferentemente.*

1. Uma mulher de 45 anos de idade procura seu médico depois de sentir subitamente vertigem, zumbidos e perda de audição na sua orelha esquerda, náusea e vômito. Este foi o segundo episódio nos últimos meses. Ela foi encaminhada para um otorrinolaringologista para que fosse descartada a hipótese de doença de Ménière. Qual das seguintes afirmações descreve corretamente as funções das orelhas externa, média e interna?

   A. As ondas sonoras são afuniladas pela orelha externa para o meato acústico externo e então passam para dentro para a membrana timpânica.

   B. A cóclea da orelha interna contém receptores para a audição, e os canais semicirculares contêm receptores que respondem à inclinação da cabeça.

   C. As contrações do tensor do tímpano e dos músculos do estapédio da orelha média fazem com que o manúbrio do martelo seja puxado para fora e a placa basal do estribo seja empurrada para dentro.

   D. As ondas sonoras são transformadas pelo tímpano e ossículos auditivos em movimentos da placa basal do martelo.

   E. Os canais semicirculares, o utrículo e o sáculo da orelha média estão envolvidos com o equilíbrio.

2. Um homem de 45 anos de idade com câncer testicular passou por um tratamento de quimioterapia com cisplatina. Ele relatou vários efeitos colaterais adversos incluindo mudanças no gosto, dormência e formigamento na ponta dos dedos e diminuição da clareza sonora. Quando o dano às células ciliadas externas é maior do que o dano às células ciliadas internas,

   A. a percepção da aceleração vertical é comprometida.

   B. a concentração de $K^+$ na endolinfa diminui.

   C. a concentração de $K^+$ na perilinfa diminui.

   D. há grave perda de audição.

   E. as células ciliadas afetadas não conseguem se encurtar quando expostas ao som.

3. Qual das seguintes afirmações está correta?

   A. A proteína motora para as células ciliadas internas é a prestina.

   B. Os ossículos auditórios funcionam como um sistema de alavancas para converter vibrações ressoantes da membrana timpânica em movimentos do estribo contra a escala timpânica preenchida com endolinfa.

   C. O volume de um som é diretamente correlacionado à amplitude da onda sonora e a altura é inversamente correlacionada à frequência da onda sonora.

   D. A condução das ondas sonoras para o líquido da orelha interna via membrana timpânica e ossículos auditivos é chamada de condução óssea.

   E. Sons de alta frequência geram ondas que atingem uma altura máxima perto da base da cóclea; sons de baixa frequência geram ondas que têm seus picos perto do ápice.

4. Um homem de 40 anos de idade, empregado como um trabalhador na construção de estradas por aproximadamente 20 anos, foi a um médico para relatar que começou a notar dificuldades auditivas durante conversas normais. Um teste de Weber mostrou que o som de um diapasão foi localizado para a orelha direita. Um teste de Schwabach mostrou que a condução óssea estava abaixo do normal. Um teste de Rinne mostrou que tanto a condução aérea quanto óssea eram anormais, porém a condução aérea durava mais do que a óssea. O diagnóstico foi de:

   A. surdez sensorial em ambas as orelhas.

   B. surdez de condução na orelha direita.

   C. surdez sensorial na orelha direita.

   D. surdez de condução na orelha esquerda.

   E. surdez sensorineural na orelha esquerda.

5. Qual seria o diagnóstico se um paciente apresentasse os seguintes resultados? O teste de Weber mostrou que o som de um diapasão vibrando era mais intenso que o normal; o teste de Schwabach mostrou que a condução óssea era melhor que o normal, e o teste de Rinne mostrou que a condução aérea não durou mais que a condução óssea.

   A. Surdez sensorial em ambas as orelhas

   B. Surdez de condução em ambas as orelhas

   C. Audição normal

   D. Tanto surdez sensorial quanto de condução

   E. Um possível tumor no oitavo nervo craniano

6. A via auditiva

   A. e a via vestibular contêm uma sinapse no cerebelo.

   B. e a via vestibular se projetam para as mesmas regiões do córtex cerebral.

   C. é composta das fibras aferentes do oitavo nervo cranial, dos núcleos cocleares dorsal e ventral, dos colículos superiores, do corpo geniculado lateral e do córtex auditivo.

   D. é composta pelas fibras aferentes do oitavo nervo cranial, pelos núcleos cocleares dorsal e ventral, pelos colículos inferiores, pelo corpo geniculado medial e pelo córtex auditivo.

   E. não está sujeita à plasticidade como as vias visuais.

7. Um estudante de medicina saudável se voluntariou para passar por uma avaliação do seu sistema vestibular para uma demonstração na classe. Espera-se que a direção do seu nistagmo deva ser vertical quando ele é girado

   A. depois que água quente é colocada em uma de suas orelhas.

   B. com sua cabeça inclinada para trás.

   C. depois que água fria é colocada em ambas as suas orelhas.

   D. com sua cabeça inclinada para o lado.

   E. com sua cabeça inclinada para frente.

8. No utrículo, as ligações de ponta nas células ciliadas estão envolvidas na

   A. formação da perilinfa.

   B. despolarização da estria vascular.

   C. movimentos da membrana basal.

   D. percepção do som.

   E. regulação dos canais de íons ativadas por distorção.

9. O nistagmo pós-rotatório é causado pelo movimento contínuo do/da

   A. humor aquoso sobre os corpos ciliares do olho.

   B. líquido cerebrospinal sobre partes do tronco encefálico que contêm os núcleos vestibulares.

   C. endolinfa nos canais semicirculares, com consequente curvatura da cúpula e estimulação das células ciliadas.

   D. endolinfa na direção do helicotrema.

   E. perilinfa sobre as células ciliadas que têm seus processos embutidos na membrana tectorial.

10. Um paciente entra no hospital para avaliação de surdez. Também é visto que ele apresenta a renina plasmática elevada, embora sua pressão arterial seja de 118/75 mmHg. Qual mutação de que gene único pode explicar esses achados?

A. O gene para a bartina

B. O gene para o canal de $Na^+$

C. O gene para a renina

D. O gene para o regulador da condutância transmembrana da fibrose cística

E. O gene para a tirosina hidroxilase

# REFERÊNCIAS

Angelaki DE, Cullen KE: Vestibular system: The many facets of a multimodal sense. Annu Rev Neurosci 2008;31:125.

Ashmore J: Cochlear outer hair cell motility. Physiol Rev 2008;88:173.

Baloh RW, Halmagyi M: *Disorders of the Vestibular System.* Oxford University Press, 1996.

Eatock RA, Songer JE: Mammalian vestibular hair cells and primary afferents: Channeling motion signals. Annu Rev Neurosci 2011;34:

Highstein SM, Fay RR, Popper AN (editors): *The Vestibular System.* Springer, 2004.

Hudspeth AJ: How the ear's works work. Nature 1989;341:397.

Oertel D, Fay RR, Popper AN (editors): *Integrative Functions in the Mammalian Auditory Pathway.* Springer, 2002.

Oshima K, Shin K, Diensthuber M, Peng AW, Ricci AJ, Heller S. Mechanosensitive hair cell-like cells from embryonic and induced pluripotent stem cells. Cell 2010;141:704.

Pickles JO: *An Introduction to the Physiology of Hearing,* 2nd ed. Academic Press, 1988.

Richardson GP, Boutet-de Monvel J, Petit C: How the genetics of deafness illuminates auditory physiology. Annu Rev Physiol 2011;73:311.

Robles L, Ruggero MA: Mechanics of the mammalian cochlea. Physiol Rev 2001;81:1305.

Vollrath MA, Kwan KY, Corey DP: The micromachinery of mechanotransduction in hair cells. Annu Rev Neurosci 2007;30:339.

Willems PJ: Genetic causes of hearing loss. NE J Med 2000; 342:1101.

C A P Í T U L O

# 11

# Olfação e Gustação

## OBJETIVOS

*Após o estudo deste capítulo, você deve ser capaz de:*

- Descrever as características básicas dos elementos neurais no epitélio e no bulbo olfatório.
- Caracterizar a transdução do sinal nos receptores odoríferos.
- Delinear a via pela qual os impulsos gerados no epitélio olfatório atingem o córtex olfatório.
- Expor a localização e a composição celular das papilas gustatórias.
- Nomear os cinco principais receptores gustatórios e os mecanismos de transdução de sinal nesses receptores.
- Traçar as vias pelas quais os impulsos gerados nos receptores gustatórios alcançam o córtex insular.

## INTRODUÇÃO

A **olfação** e a **gustação** são geralmente classificadas como sentidos viscerais devido à sua associação estreita com a função gastrintestinal. Fisiologicamente, elas estão relacionadas entre si. Os sabores de vários alimentos são em grande parte uma combinação de seus gostos e cheiros. Consequentemente, o alimento pode ter um gosto "diferente" se o indivíduo está resfriado, uma condição que deprime o sentido do olfato. Ambos os receptores para olfato e gustação são **quimiorreceptores** estimulados por moléculas em solução no muco do nariz e na saliva da boca. Como os estímulos chegam de uma fonte externa, eles também são classificados como **exteroceptores**. As sensações de olfato e paladar permitem ao indivíduo distinguir até 30 milhões de compostos que estão presentes nos alimentos, em predadores e em parceiros, e também a converter a informação recebida em comportamentos adequados.

## OLFAÇÃO

### EPITÉLIO OLFATÓRIO E BULBOS OLFATÓRIO

Os **neurônios sensoriais olfatórios** estão localizados em uma porção especializada da mucosa nasal, o **epitélio olfatório**, com pigmentos de cor amarelada. Em cães e outros animais nos quais o sentido do olfato é altamente desenvolvido (animais macrosmáticos), a área coberta por essa membrana é grande; em animais microsmáticos, como os humanos, ela é pequena. Em humanos, ela cobre uma área de 10 cm² no teto da cavidade nasal próxima ao septo **(Figura 11–1)**. O epitélio olfatório é considerado como o local do corpo em que o sistema nervoso está mais próximo do mundo externo.

O epitélio olfatório humano contém cerca de 50 milhões de neurônios sensoriais olfatórios bipolares intercalados com **células de sustentação** (**sustentaculares**) semelhantes à glia e **células-tronco basais**. Novos neurônios sensoriais olfatórios são gerados pelas células-tronco basais quando necessários para substituir aqueles danificados pela exposição ao ambiente. O epitélio olfatório é coberto por uma fina camada de muco secretada pelas células de sustentação e pelas **glândulas de Bowman**, que se encontram abaixo do epitélio.

Cada neurônio sensorial olfatório possui um dendrito espesso e curto que se projeta para a cavidade nasal, onde ele termina em um botão que contém de seis a 12 **cílios** (Figura 11–1). Em humanos, os cílios são processos desmielinizados, com cerca de 5 a 10 μm de comprimento e 0,1 a 2 μm de diâmetro, que se protraem no muco que cobre o epitélio. Moléculas

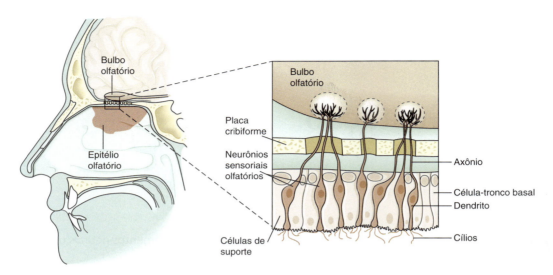

**FIGURA 11-1** **Estrutura do epitélio olfatório.** Há três tipos celulares: neurônios sensoriais olfatórios, células de suporte (sustentaculares) e células-tronco basais na base do epitélio. Cada neurônio sensorial olfatório tem um dendrito que se projeta para a superfície epitelial. Vários cílios protraem para a camada de muco que reveste o lúmen nasal. Odorantes se ligam a receptores de odorantes específicos nos cílios e iniciam uma cascata de eventos levando à geração dos potenciais de ação no axônio sensorial. Cada neurônio sensorial olfatório tem um único axônio que se projeta para o bulbo olfatório, uma pequena estrutura ovoide que repousa na placa cribiforme do osso etmoide. (De Kandel ER, Schwartz JH, Jessell TM [editores]: *Principles of Neural Science*, 4th ed. McGraw-Hill, 2000.)

**odorantes** (substâncias químicas) se dissolvem no muco e se ligam a **receptores odoríferos** nos cílios do ambiente iônico sensorial olfatório para a detecção do odor.

Os axônios dos neurônios sensoriais olfatórios (primeiro nervo craniano) passam pela **placa cribiforme** do osso etmoide e penetram nos **bulbos olfatórios** (Figura 11-1). Nestes, os axônios dos neurônios sensoriais olfatórios contactam os dendritos primários das **células mitrais** e das **células em tufo (Figura 11-2)** para formar unidades sinápticas anatomicamente discretas chamadas de **glomérulos olfatórios**. Os bulbos olfatórios também contêm **células periglomerulares**, que são neurônios inibitórios que conectam um glomérulo ao outro, e **células granulares**, que não possuem axônios e realizam sinapses recíprocas com os dendritos laterais das células mitrais e tufosas (Figura 11-2). Nessas sinapses, as células mitrais ou as em tufo excitam as células granulares por meio da liberação de **glutamato**, e as células granulares, por sua vez, inibem as células mitrais ou as em tufo pela liberação de **GABA**.

As terminações livres de muitas fibras de dor do trigêmeo são encontradas no epitélio olfatório. Elas são estimuladas por substâncias irritantes, o que origina o "odor" característico de tais substâncias, como menta, mentol e cloro. A ativação dessas terminações por irritantes nasais também provoca espirros, lacrimejamento, inibição respiratória e outros reflexos.

## CÓRTEX OLFATÓRIO

As células em tufo são menores que as células mitrais e têm axônios mais finos, mas são semelhantes do ponto de vista funcional. Os axônios das células mitrais e tufosas passam posteriormente pela **estria olfatória lateral** para terminar nos dendritos apicais das células piramidais em cinco regiões do **córtex olfatório**: **núcleo olfatório anterior**, **tubérculo olfatório**,

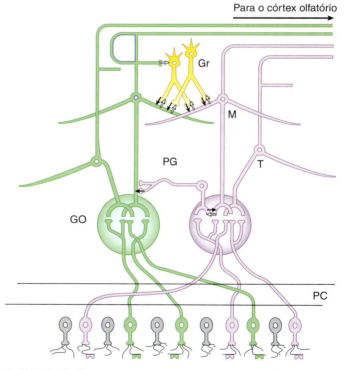

**FIGURA 11-2** **Circuitos neurais básicos no bulbo olfatório.** Observe que as células receptoras olfatórias com um tipo de receptor odorífero se projetam para um glomérulo olfatório (GO) e as células receptoras olfatórias com outro tipo de receptor se projetam para um glomérulo olfatório diferente. Setas pretas contínuas significam inibição por meio da liberação de GABA e setas brancas significam conexões excitatórias pela liberação de glutamato. PC, placa cribiforme; Gr, célula granular; M, célula mitral; PG, célula periglomerular; T, célula em tufo. (Adaptada, com permissão, de Mori K, et al: The olfactory bulb: coding and processing of odor molecular information. *Science* 1999;286(5440):711–715.)

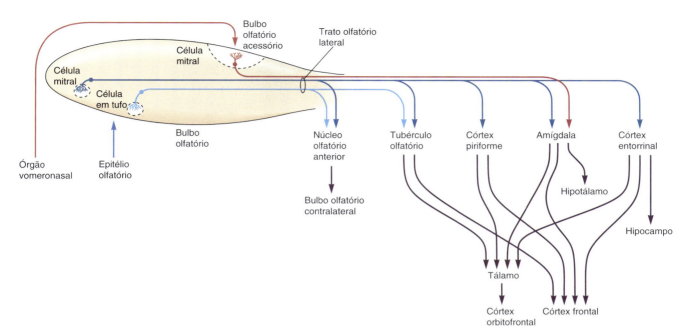

**FIGURA 11-3 Diagrama da via olfatória.** A informação é transmitida do bulbo olfatório pelos axônios dos neurônios mitrais e das células em tufo no trato olfatório lateral. As células mitrais se projetam para cinco regiões do córtex olfatório: núcleo olfatório anterior, tubérculo olfatório, córtex piriforme e partes da amígdala e do córtex entorrinal. Células em tufo se projetam para o núcleo olfatório e tubérculo olfatório; as células mitrais no bulbo olfatório acessório se projetam apenas para a amígdala. A discriminação consciente do odor depende do neocórtex (córtex orbitofrontal e frontal). Aspectos emocionais do olfato derivam das projeções límbicas (amígdala e hipotálamo). (De Kandel ER, Schwartz JH, Jessell TM [editores]: *Principles of Neural Science,* 4th ed. McGraw-Hill, 2000.)

**córtex piriforme**, **amígdala** e **córtex entorrinal** (Figura 11-3). A partir destas regiões, a informação se move diretamente para o córtex frontal, ou pelo tálamo para o córtex orbitofrontal. A discriminação consciente de odores é dependente da via para o córtex orbitofrontal. A ativação orbitofrontal é geralmente maior no lado direito do que no esquerdo; assim, a representação cortical do olfato é assimétrica. A via para a amígdala está provavelmente envolvida com as respostas emocionais para estímulos olfatórios, e a via para o córtex entorrinal está envolvida com as memórias olfatórias.

Em roedores e vários outros mamíferos, a cavidade nasal contém outra porção de epitélio olfatório localizado ao longo do septo nasal em um **órgão vomeronasal** bem desenvolvido. Esta estrutura está envolvida na percepção de odores que atuam como **feromônios**. Neurônios sensoriais vômeronasais se projetam para o **bulbo olfatório acessório** (Figura 11-3) e deste para a amígdala e o hipotálamo, que estão envolvidos com o comportamento de reprodução e ingestão. O estímulo vomeronasal tem efeitos importantes nessas funções. Um exemplo é o bloqueio da gravidez em camundongos; os feromônios de um macho de uma cepa diferente impedem a gravidez como resultado de um cruzamento com esse macho, mas o cruzamento com um camundongo da mesma cepa não produz o bloqueio. O órgão vomeronasal tem cerca de 100 receptores odoríferos acoplados a proteínas G que diferem em estrutura dos outros receptores do epitélio olfatório restante.

O órgão não é bem desenvolvido em humanos, mas uma área anatômica e bioquimicamente singular separada do epitélio olfatório ocorre em uma reentrância no terço anterior do septo nasal, que parece ser uma estrutura homóloga. Há evidência para a existência de feromônios em humanos, e há uma estreita relação entre cheiro e função sexual, o que pode ser evidenciado pelas propagandas de perfume. O sentido do olfato é mais aguçado em mulheres do que em homens, e em mulheres é mais aguçado no período de ovulação. O olfato e, em menor escala, o paladar, têm uma capacidade única de desencadear memórias antigas, um fato observado por escritores e documentado por psicólogos experimentais.

## RECEPTORES ODORÍFEROS E TRANSDUÇÃO DO SINAL

Recentemente, o sistema olfatório tem recebido considerável atenção devido à intrigante questão biológica de como um órgão sensorial simples como o epitélio olfatório e sua representação cerebral, que aparentemente não tem um grau elevado de complexidade, podem controlar a discriminação de mais de 10.000 odores distintos. Uma parte da resposta a essa questão é que existem muitos receptores odoríferos diferentes.

Há aproximadamente 500 genes olfatórios funcionais em humanos, representando cerca de 2% do genoma humano. As sequências de aminoácidos dos receptores odoríferos são muito diversas, mas todos os receptores odoríferos são **receptores acoplados à proteína G** (GPCR). Quando uma molécula odorífera se liga ao seu receptor, as subunidades de proteína G ($\alpha$, $\beta$, $\gamma$) se dissociam (Figura 11-4). A subunidade $\alpha$ ativa a adenilciclase para catalisar a produção de AMPc, que atua como um segundo mensageiro para abrir os canais de cátions, aumentando a permeabilidade para $Na^+$, $K^+$ e $Ca^{2+}$. O efeito resultante

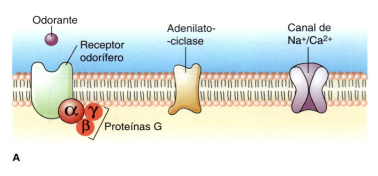
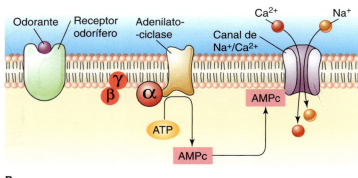

**FIGURA 11-4** **Transdução do sinal em um receptor odorífero. A)** Receptores olfatórios são exemplos de receptores acoplados à proteína G; i.e., eles são associados a três subunidades de proteína G (α, β, γ). **B)** Quando um odorante se liga a seus receptores, as subunidades se dissociam. A subunidade α de proteínas G ativa a adenilato-ciclase para catalisar a produção de AMPc. O AMPc atua como um segundo mensageiro para abrir os canais de cátions. A difusão para dentro de Na⁺ e Ca²⁺ produz despolarização. (De Fox SI: *Human Physiology*. McGraw-Hill, 2008.)

é uma corrente de $Ca^{2+}$ dirigida para dentro, que produz um **potencial receptor graduado**. Este então abre os canais de $Cl^-$ ativados por $Ca^{2+}$, despolarizando ainda mais a célula, devido aos níveis elevados de $Cl^-$ intracelular nos neurônios sensoriais olfatórios. Se o estímulo é suficiente para o potencial receptor exceder seu limiar, um potencial de ação no **nervo olfatório** (primeiro nervo craniano) é desencadeado.

Uma segunda parte da resposta à questão de como 10.000 odores diferentes podem ser detectados, se encontra na organização neural da via olfatória. Embora existam milhões de neurônios sensoriais olfatórios, cada um expressa apenas um dos 500 genes olfatórios. Cada neurônio se projeta para um ou dois glomérulos (Figura 11-2). Isto fornece um mapa bidimensional distinto no bulbo olfatório que é único para o odor. As células mitrais, com seus glomérulos, se projetam para partes diferentes do córtex olfatório.

Os glomérulos olfatórios demonstram inibição lateral mediada por células periglomerulares e células granulares, o que aguça e concentra os sinais olfatórios. Além disso, o potencial de campo extracelular em cada glomérulo oscila, e as células granulares parecem regular a frequência da oscilação. A função exata da oscilação é desconhecida, mas ela provavelmente auxilia a concentrar os sinais olfatórios que atingem o córtex.

## LIMIAR DE DETECÇÃO DE ODOR

As moléculas produtoras de odor (**odorantes**) são geralmente pequenas, contendo de três a 20 átomos de carbono; e moléculas com o mesmo número de átomos de carbono, mas com configurações estruturais distintas, têm odores diferentes. As relativamente altas solubilidades em água e em lipídeos são características de substâncias com odores fortes. Algumas anormalidades comuns na detecção de odor são descritas no **Quadro Clínico 11-1**.

Os **limiares de detecção do odor** são a mais baixa concentração de uma substância química que pode ser detectada. A ampla faixa de limiares mostra a sensibilidade acentuada dos receptores odoríferos. Alguns exemplos de substâncias detectadas em concentrações muito baixas incluem o sulfito de hidrogênio (0,0005 partes por milhão, ppm), o ácido acético (0,016 ppm), o querosene (0,1 ppm) e a gasolina (0,3 ppm). Na outra extremidade do espectro, algumas substâncias tóxicas são essencialmente inodoras; elas possuem limiares de detecção de odor acima das concentrações letais. Um exemplo é o dióxido de carbono, que é detectável em 74.000 ppm, mas é letal em 50.000 ppm. Nem todos os indivíduos têm o mesmo limiar de detecção do odor para um determinado odorante. Enquanto uma pessoa pode detectar e reconhecer um odorante em uma concentração específica, outra pessoa pode mal notá-lo.

A discriminação olfatória é notável. Por outro lado, a discriminação de diferenças na intensidade de qualquer odor dado é fraca. A concentração de uma substância produtora de odor pode ser alterada em cerca de 30% antes que a diferença possa ser detectada. O comparável limiar de discriminação visual é de 1% de mudança na intensidade da luz. A direção de onde vem um odor pode ser indicada por diferenças sutis no tempo de chegada das moléculas odorantes nas duas narinas.

## QUADRO CLÍNICO 11–1

### Anormalidades na detecção de odor

A **anosmia** (incapacidade de sentir cheiros) e a **hiposmia** ou **hipestesia** (sensibilidade olfatória diminuída) podem resultar de uma simples congestão nasal ou de pólipos nasais. Pode também ser o sinal de um problema mais sério como o dano dos nervos olfatórios por fratura da placa cribiforme ou trauma da cabeça, tumores como os neuroblastomas ou meningiomas e infecções do trato respiratório (como abscessos). A **anosmia congênita** é um distúrbio raro no qual o indivíduo nasce sem a capacidade de sentir cheiros. O uso prolongado de descongestionantes nasais pode também levar à anosmia, e dano dos nervos olfatórios é frequentemente encontrado em pacientes com doença de Alzheimer. De acordo com National Institute of Health, 1 a 2% da população norte-americana com menos de 65 anos passa por uma perda significativa de olfato. Entretanto, o envelhecimento é associado a anormalidades na sensação de olfato; 50% dos indivíduos entre 65 e 80 anos e mais de 75% daqueles com mais de 80 anos têm comprometida sua capacidade de detectar cheiros. Devido à estreita relação entre paladar e olfato, a anosmia é associada à redução da sensibilidade gustatória (**hipogeusia**). A anosmia é geralmente permanente em casos em que o nervo olfatório ou outros elementos neurais da via neural olfatória são danificados. Além de não serem capazes de sentir o prazer de aromas agradáveis e um amplo espectro de gostos, indivíduos com anosmia estão em risco, pois não são capazes de detectar os cheiros de sinais de perigo como vazamentos de gás, fogo e comida estragada. A **hiperosmia** (sensibilidade olfatória aumentada) é menos comum do que a perda do olfato, mas mulheres grávidas comumente se tornam supersensíveis aos cheiros. A **disosmia** (sentido distorcido do olfato) pode ser causada por vários distúrbios incluindo infecções dos seios nasais, dano parcial aos nervos olfatórios e higiene dental insuficiente.

#### DESTAQUES TERAPÊUTICOS

Muito frequentemente, a anosmia é uma condição temporária provocada pela infecção dos seios nasais ou por um resfriado comum, mas ela pode ser permanente se causada por pólipos nasais ou trauma. Antibióticos podem ser prescritos para reduzir a inflamação causada por pólipos e melhorar a capacidade de sentir cheiros. Em alguns casos, a cirurgia é feita para remover os pólipos nasais. Corticosteroides tópicos também se demonstraram efetivos na reversão da perda do olfato provocado por doenças nasais ou nos seios nasais.

## PROTEÍNAS DE LIGAÇÃO DE ODORANTES

O epitélio olfatório contém uma ou mais **proteínas de ligação de odorantes** (**OBP**) que são produzidas pelas células de sustentação e liberadas no espaço extracelular. Foi isolada uma OBP de 18 kDa que é única para a cavidade nasal, e outras proteínas relacionadas provavelmente existem. A proteína possui considerável homologia a outras proteínas no corpo, que são conhecidas por serem carreadoras de moléculas lipofílicas pequenas. Uma proteína de ligação semelhante parece estar associada ao paladar. Essas OBPs podem funcionar de vários modos. Primeiro, podem concentrar os odorantes e os transferir para os receptores. Segundo, podem fracionar os ligantes hidrofóbicos do ar para uma fase aquosa. Terceiro, podem sequestrar odorantes de fora do sítio de reconhecimento do odor para permitir a remoção de odores.

## ADAPTAÇÃO

É de conhecimento comum que quando se é exposto continuamente até mesmo ao odor mais desagradável, a percepção deste diminui e eventualmente desaparece. Esse fenômeno às vezes benéfico deve-se à **adaptação** relativamente rápida ou **dessensibilização**, que ocorre no sistema olfatório. A adaptação no sistema olfatório ocorre em várias etapas. A primeira pode ser mediada por uma proteína de ligação de cálcio (cálcio-calmodulina) que se liga à proteína do canal receptor para diminuir a sua afinidade pelos nucleotídeos cíclicos. A segunda é chamada de adaptação de curto prazo, que ocorre em resposta ao AMPc e implica uma via de retroalimentação envolvendo a proteína cinase II dependente de cálcio-calmodulina atuando na adenilato-ciclase. A terceira é chamada de adaptação de longo prazo, e inclui a ativação da guanilato-ciclase e produção de GMPc. Um trocador $Na^+$-$Ca^{2+}$ que restaura o equilíbrio iônico também contribui para a adaptação a longo prazo.

## GUSTAÇÃO

## BOTÕES GUSTATÓRIOS

O especializado órgão da gustação consiste em aproximadamente 10.000 **botões gustatórios**, que são corpos ovoides medindo de 50 a 70 μm. Há quatro tipos morfologicamente distintos de células no interior de cada botão gustatório: **células basais**, **células escuras**, **células claras** e **células intermediárias** (**Figura 11–5**). Os três últimos tipos de células também são referidos como células gustatórias **tipos I**, **II** e **III**. Elas são os neurônios sensoriais que respondem ao estímulo gustatório.

Cada botão gustatório tem de 50 a 100 células gustatórias. Os três tipos de células podem representar várias etapas de diferenciação de desenvolvimento das células gustatórias, sendo as células claras as mais antigas. Alternativamente, cada tipo de célula pode representar diferentes linhagens celulares.

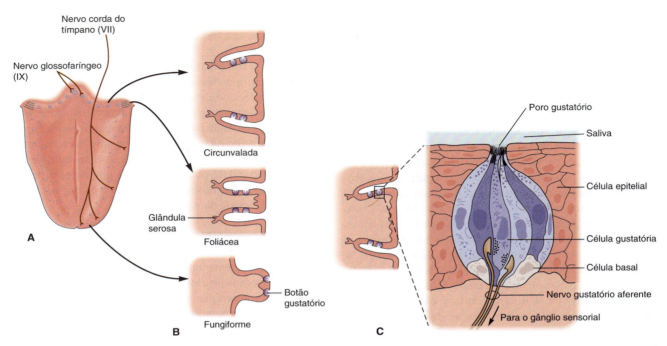

**FIGURA 11-5** **Botões gustatórios localizados nas papilas da língua humana. A)** Os botões gustatórios nos dois terços anteriores da língua são inervados pelo ramo corda do tímpano do nervo facial; aqueles no terço posterior da língua são inervados pelo ramo lingual do nervo glossofaríngeo. **B)** Os três tipos principais de papilas (circunvaladas, foliáceas e fungiformes) estão localizados em partes específicas da língua. **C)** Botões gustatórios são compostos por células-tronco basais e por três tipos de células gustatórias (escuras, claras e intermediárias). As células gustatórias se estendem da base do botão gustatório para o poro gustatório, onde microvilosidades entram em contato com as substâncias estimuladoras da gustação dissolvidas na saliva e no muco. (Modificada de Kandel ER, Schwartz JH, Jessell TM [editores]: *Principles of Neural Science*, 4th ed. McGraw-Hill, 2000.)

As extremidades apicais das células gustatórias contêm **microvilosidades** que se projetam para o poro gustatório, uma pequena abertura na superfície dorsal da língua em que as células gustatórias estão expostas ao conteúdo oral. Cada botão gustatório é inervado por cerca de 50 fibras nervosas e, inversamente, cada fibra nervosa recebe estímulos de uma média de cinco botões gustatórios. As células basais surgem das células epiteliais que circundam o botão gustatório. Elas se diferenciam em novas células gustatórias, e as células velhas são continuamente substituídas, com uma meia-vida de cerca de 10 dias. Se o nervo sensorial é seccionado, os botões gustatórios que ele inerva se degeneram e, eventualmente, desaparecem.

Em humanos, os botões gustatórios estão localizados na mucosa da epiglote, do palato e da faringe e nas paredes das **papilas** da língua (Figura 11-5). As **papilas fungiformes** são estruturas arredondadas, mais numerosas próximas à ponta da língua; as **papilas circunvaladas** são estruturas proeminentes dispostas em V na porção posterior da língua; as **papilas foliáceas** estão na borda posterior da língua. Cada papila fungiforme tem até cinco botões gustatórios localizados principalmente na parte superior da papila, enquanto cada papila valada e foliácea contém até 100 botões gustatórios, localizados principalmente ao longo dos lados da papila. As **glândulas de von Ebner** (também chamadas de **glândulas gustatórias** ou **glândulas serosas**) secretam saliva na fenda em volta das papilas circunvaladas e foliáceas. As secreções dessas glândulas podem funcionar para limpar a boca, preparando os receptores gustatórios para um novo estímulo. Trabalhos recentes também sugerem que a papila circunvalada e a glândula de von Ebner formam um complexo funcional importante na detecção do sabor verdadeiro, devido às enzimas secretadas pela glândula.

## VIAS GUSTATÓRIAS

As fibras nervosas sensoriais dos botões gustatórios nos dois terços anteriores da língua se propagam no **ramo corda do tímpano do nervo facial**, e aquelas do terço posterior da língua atingem o tronco encefálico por meio do **nervo glossofaríngeo** **(Figura 11-6)**. As fibras de outras áreas além da língua (p. ex., faringe) atingem o tronco encefálico por meio do **nervo vago**. Em cada lado, nesses três nervos, as fibras mielinizadas, porém de condução relativamente lenta do gosto, se unem na porção gustatória do **núcleo do trato solitário** (**NTS**) no bulbo (Figura 11-6). A partir desta, os axônios dos neurônios de segunda ordem ascendem no lemnisco medial ipsilateral e se projetam diretamente para o **núcleo posteromedial do tálamo** ventral. A partir do tálamo, os axônios dos neurônios de terceira ordem passam para os neurônios na **ínsula anterior** e para o opérculo frontal no córtex cerebral ipsilateral. Essa região é rostral para a área da face do giro pós-central, que é provavelmente a área que medeia a percepção consciente do gosto e a discriminação dos sabores.

## MODALIDADES GUSTATÓRIAS, RECEPTORES E TRANSDUÇÃO

Os humanos identificam cinco sabores básicos estabelecidos: **doce**, **azedo**, **amargo**, **salgado** e **umami**. O sabor umami foi

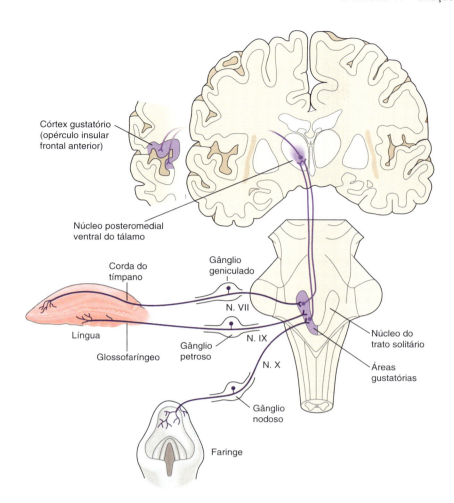

**FIGURA 11-6 Diagrama das vias gustatórias.** Sinais dos botões gustatórios se propagam por nervos diferentes para as áreas gustatórias do núcleo do trato solitário, o qual retransmite informação para o tálamo; o tálamo se projeta para o córtex gustatório. (Modificada de Kandel ER, Schwartz JH, Jessell TM [editores]: *Principles of Neural Science*, 4th ed. McGraw-Hill, 2000.)

adicionado aos quatro sabores clássicos há relativamente pouco tempo, mas ele já era conhecido por quase 100 anos. Ele se tornou uma modalidade de sabor estabelecida quando o seu receptor foi identificado. Ele é disparado particularmente pelo glutamato monossódico (MSG) usado tão extensivamente na culinária asiática. O sabor é agradável e doce, mas diferente do sabor doce padrão. Embora por muitos anos tenha-se pensado que a superfície da língua tivesse áreas especiais para cada uma das quatro primeiras dessas sensações, sabe-se agora que todos os sabores são sentidos em todas as partes da língua e estruturas adjacentes. Os nervos aferentes do NTS contêm fibras de todos os tipos de receptores gustatórios, sem qualquer localização clara de tipos.

Os receptores putativos para as cinco modalidades de sabor são mostrados esquematicamente na **Figura 11-7**. Eles incluem os dois tipos principais de receptores: os **canais dependentes de ligantes** (receptores ionotrópicos) e os GPCR (receptores metabotrópicos). Os sabores salgado e azedo são desencadeados pela ativação dos receptores ionotrópicos; os sabores azedo, amargo e umami são desencadeados pela ativação de receptores metabotrópicos. Muitos GPCR no genoma humano são receptores gustatórios (famílias de T1R e T2R).

Em alguns casos, esses receptores se acoplam à proteína G heterotrimérica, a **gustaducina**. A gustaducina diminui o AMPc e aumenta a formação de fosfatos de inositol (IP$_3$), que podem levar à despolarização.

O sabor salgado é desencadeado pelo NaCl. O gosto sensível ao sal é mediado por um canal seletivo de Na$^+$ conhecido como **ENaC**, o canal de sódio epitelial sensível à amilorida. A entrada de Na$^+$ nos receptores de sal despolariza a membrana, gerando um potencial receptor. Em seres humanos, a sensibilidade à amilorida do sabor salgado é menos pronunciada que em algumas espécies, sugerindo que existam mecanismos adicionais para ativar os receptores sensíveis ao sal.

O sabor azedo é desencadeado por prótons (íons H$^+$). Os ENaCs permitem a entrada de prótons e podem contribuir para a sensação do gosto azedo. Os íons H$^+$ também podem se ligar e bloquear um canal sensível ao K$^+$. A queda da permeabilidade ao K$^+$ pode despolarizar a membrana. O canal de cátion dependente de nucleotídeo cíclico ativado por hiperpolarização, **HCN**, e outros mecanismos também podem contribuir para a transdução do sabor azedo.

Substâncias de sabor doce atuam pela proteína G gustaducina. A família T1R3 de GPCR é expressa em cerca de 20%

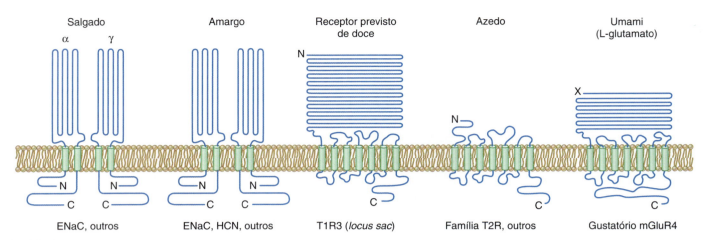

**FIGURA 11-7** Transdução de sinal em receptores gustatórios. O gosto sensível ao sal é mediado por um canal seletivo de Na$^+$ (ENaC); o gosto amargo é mediado por íons H$^+$ permeáveis via ENaCs; o gosto doce pode ser dependente dos receptores da família T1R3 acoplados à proteína G, os quais se acoplam à proteína G gustaducina; o gosto azedo é mediado pelos receptores da família T2R acoplados à proteína G; o gosto umami é mediado pelo glutamato, que atua como um receptor metabotrópico, o mGluR4. (Adaptada, com permissão, de Lindemann B: Receptors and transduction in taste. Nature 2001:413(6852):219–225.)

das células gustatórias, algumas das quais também expressam a gustaducina. Os açúcares têm gosto doce, assim como compostos como a sacarina, que têm uma estrutura totalmente diferente. Açúcares naturais como a sacarose e adoçantes sintéticos podem atuar na gustaducina por meio de receptores diferentes. Receptores que respondem ao doce atuam por intermédio de nucleotídeos cíclicos e metabolismo do fosfato de inositol.

O sabor amargo é produzido por uma variedade de compostos não relacionados. Muitos destes são venenos, e o gosto amargo serve como um aviso para evitá-los. Alguns compostos amargos se ligam e bloqueiam os canais seletivos de K$^+$. Muitos GPCR (família T2R) que interagem com a gustaducina são estimulados por substâncias amargas como a estricnina. Alguns compostos amargos são permeáveis à membrana e sua detecção pode não envolver proteínas G; o quinino é um exemplo.

O sabor umami é devido à ativação de um receptor de glutamato metabotrópico truncado, **mGluR4**, nos botões gustatórios. O modo como a ativação do receptor produz despolarização é desconhecido. O glutamato nos alimentos também pode ativar receptores de glutamato ionotrópicos para despolarizar os receptores umami.

## LIMIAR GUSTATÓRIO E DISCRIMINAÇÃO DE INTENSIDADE

A capacidade dos humanos em discriminar diferenças na intensidade de gostos, como a discriminação da intensidade no olfato, é relativamente pequena. Uma mudança de 30% na concentração de uma substância cujo gosto é sentido é necessária antes que uma intensidade diferente possa ser detectada. O limiar gustatório se refere à concentração mínima pela qual uma substância pode ser percebida. Os limiares de concentração de substâncias às quais os botões gustatórios respondem variam com a substância em particular (Tabela 11–1). Substâncias amargas tendem a ter o limiar mais baixo. Algumas substâncias tóxicas, como a estricnina, têm um sabor amargo em concentrações muito baixas, prevenindo sua ingestão acidental, que provoca convulsões fatais.

Uma proteína que se liga a moléculas produtoras de sabor foi clonada. Ela é produzida pela glândula de von Ebner que secreta muco na fenda em volta da papila circunvalada (Figura 11–5) e, provavelmente, exerce uma função de concentração e transporte semelhante à OBP descrita para o olfato. Algumas anormalidades comuns na detecção do gosto são descritas no **Quadro Clínico 11-2**.

O gosto exibe reações posteriores e fenômenos de contraste que são semelhantes, de certo modo, à visão após imagens e contraste. Alguns desses são "truques" químicos, mas outros podem ser fenômenos centrais verdadeiros. Uma proteína modificadora de sabor, a **miraculina**, foi descoberta em uma planta. Quando aplicada na língua, essa proteína faz os ácidos terem gosto doce.

Animais, incluindo os humanos, criam aversões particularmente fortes a novos alimentos se a ingestão do alimento é seguida de doença. O valor de sobrevivência de tal aversão é aparente em termos de se evitar venenos.

### TABELA 11-1 Alguns limiares gustatórios

| Substância | Gosto | Limiar de concentração (μmol/L) |
|---|---|---|
| Ácido hidroclórico | Amargo | 100 |
| Cloreto de sódio | Salgado | 2.000 |
| Hidrocloreto de estricnina | Azedo | 1,6 |
| Glicose | Doce | 80.000 |
| Sacarose | Doce | 10.000 |
| Sacarina | Doce | 23 |

## QUADRO CLÍNICO 11–2

### Anormalidades da detecção gustatória

A ageusia (ausência do sentido do paladar) e a hipogeusia (sensibilidade gustatória diminuída) podem ser causadas por dano ao nervo lingual ou glossofaríngeo. Distúrbios neurológicos como schwannoma vestibular, paralisia de Bell, disautonomia familiar, esclerose múltipla, certas infecções (p. ex., meningoencefalopatia ameboide primária) e higiene oral precária podem também causar problemas na sensibilidade gustatória. A ageusia pode ser um efeito colateral adverso de vários fármacos, incluindo a cisplatina e o captopril, ou devido a deficiências de vitamina $B_3$ ou de zinco. O envelhecimento e o abuso do tabaco também contribuem para a redução gustatória. A disgeusia ou parageusia (percepção desagradável de gostos) provoca um gosto metálico, salgado, putrefato ou rançoso. Em muitos casos, a disgeusia é um problema temporário. Fatores que contribuem para a ageusia ou hipogeusia também podem levar à sensibilidade anormal. Distúrbios gustatórios também podem ocorrer sob condições em que os níveis de serotonina (5-HT) e noradrenalina (NA) estejam alterados (p. ex., durante ansiedade ou depressão). Isto implica que esses neuromoduladores contribuem para a determinação dos limiares gustatórios. A administração de um inibidor da recaptação de 5-HT reduz a sensibilidade à sacarose (gosto doce) e ao quinino (gosto amargo). Em contrapartida, a administração de um inibidor de recaptação de NE reduz os limiares dos gostos amargo e azedo. Cerca de 25% da população tem uma sensibilidade aumentada para a gustação, em particular para o amargo. Esses indivíduos são chamados de "superprovadores"; isto pode ocorrer devido à presença de um número crescente de papilas fungiformes na sua língua.

### DESTAQUES TERAPÊUTICOS

A melhoria da higiene oral e a adição de suplementos de zinco à dieta do indivíduo podem corrigir a incapacidade de sentir gostos.

## RESUMO

- Neurônios sensoriais olfatórios, células de suporte (sustentaculares) e células-tronco basais estão localizados no epitélio olfatório na porção superior da cavidade nasal.
- Os cílios localizados no botão dendrítico do neurônio sensorial olfatório contêm receptores odoríferos que estão acoplados a proteínas G. Os axônios dos neurônios sensoriais olfatórios contactam os dendritos das células mitrais e em tufo nos bulbos olfatórios para formar os glomérulos olfatórios.
- A informação do bulbo olfatório se move pela estria olfatória lateral diretamente para o córtex olfatório, incluindo o núcleo olfatório anterior, o tubérculo olfatório, o córtex piriforme, a amígdala e o córtex entorrinal.

- Os botões gustatórios são órgãos sensoriais especializados para a gustação e são compostos por células-tronco basais e três tipos de células gustatórias (células escuras, claras e intermediárias). Os três tipos de células gustatórias podem representar diferentes estágios de diferenciação de células gustatórias em desenvolvimento, sendo as células claras as mais antigas. Os botões gustatórios estão localizados na mucosa da epiglote, do palato e da faringe e nas paredes das papilas da língua.
- Existem receptores gustatórios para os sabores doce, azedo, amargo, salgado e umami. Os mecanismos de transdução de sinal incluem a passagem por canais iônicos, a ligação e o bloqueio dos canais iônicos e sistemas de segundos mensageiros que requerem GPCR.
- Os aferentes dos botões gustatórios na língua viajam por meio do sétimo, nono e décimo nervos cranianos para fazer sinapse no núcleo do trato solitário. A partir daí, os axônios ascendem por meio do lemnisco medial ipsilateral para o núcleo ventral posteromedial do tálamo e, em seguida, para a ínsula anterior e o opérculo frontal no córtex cerebral ipsilateral.

## QUESTÕES DE MÚLTIPLA ESCOLHA

*Para todas as questões, selecione a melhor opção, a não ser que direcionado diferentemente.*

1. Um menino foi diagnosticado com anosmia congênita, um distúrbio raro no qual um indivíduo nasce sem a capacidade olfatória. Os receptores odorantes estão
   A. localizados no bulbo olfatório.
   B. localizados nos dentritos das células mitrais e em tufo.
   C. localizados nos neurônios que se projetam diretamente para o córtex olfatório.
   D. localizados nos neurônios do epitélio olfatório que se projetam para as células mitrais e de lá diretamente para o córtex olfatório.
   E. localizados nas células sustentaculares que se projetam para o bulbo olfatório.

2. Uma mulher de 37 anos de idade foi diagnosticada com esclerose múltipla. Uma das consequências potenciais desse distúrbio é a redução da sensibilidade gustatória. Receptores de gosto
   A. para doce, amargo, azedo, salgado e umami estão espacialmente separados na superfície da língua.
   B. são sinônimos dos botões gustatórios.
   C. são um tipo de quimiorreceptor.
   D. são inervados por aferentes nos nervos facial, trigêmeo e glossofaríngeo.
   E. todas as opções acima.

3. Qual das seguintes opções *não* aumenta a capacidade de discriminar diferentes odores?
   A. Muitos receptores diferentes
   B. Padrão de receptores olfatórios ativados por um dado odorante
   C. Projeção de diferentes axônios das células mitrais para diferentes partes do cérebro
   D. Alto conteúdo de β-arrestina nos neurônios olfatórios
   E. Fungar

4. Como resultado de um acidente de carro, um menino de 10 anos de idade sofreu dano cerebral envolvendo os córtex periamigdaloide, piriforme e entorrinal. Qual dos seguintes déficits sensoriais ele provavelmente irá experimentar?

A. Perturbação visual
B. Hiperosmia
C. Problemas auditivos
D. Anormalidades do paladar e do olfato
E. Nenhum déficit sensorial principal

5. Qual das seguintes opções está *incorretamente* associada?

A. ENaC: gosto amargo
B. Gustaducina: gosto azedo
C. Família T1R3 do GPCR: gosto doce
D. Sulco de Heschel: olfato
E. Glândulas de Ebner: acuidade gustatória

6. Um menino de nove anos de idade tinha frequentes episódios de sangramentos nasais incontroláveis. Por aconselhamento do seu médico, ele se submeteu a cirurgia para reverter o problema no seu septo nasal. Poucos dias depois da cirurgia ele disse à mãe que não conseguia sentir o cheiro dos pãezinhos de canela que ela assava no forno. Qual das seguintes opções é verdadeira a respeito da transmissão olfatória?

A. Um neurônio sensorial olfatório expressa uma ampla variação de receptores de odorantes.
B. A inibição lateral no interior dos glomérulos olfatórios reduz a capacidade de distinguir entre diferentes tipos de receptores de odorantes.
C. A discriminação consciente de odores é dependente da via para o córtex orbitofrontal.
D. A olfatação é intimamente relacionada à gustação porque os receptores odorantes e gustatórios usam as mesmas vias centrais.
E. Todos as opções acima.

7. Uma mulher de 31 anos de idade é uma fumante que durante a maior parte da sua vida teve baixa higiene oral. Nos últimos anos ela notou uma sensibilidade menor aos sabores em diversos alimentos que costumava gostar de comer. Qual das seguintes opções *não* é verdadeira a respeito da sensação gustatória?

A. As fibras nervosas sensoriais dos botões gustatórios nos dois terços anteriores da língua se propagam no ramo da corda do tímpano no nervo facial.
B. As fibras nervosas sensoriais dos botões gustatórios no terço posterior da língua se propagam no ramo petroso do nervo glossofaríngeo.
C. A via dos botões gustatórios do lado esquerdo da língua é transmitida ipsilateralmente para o córtex cerebral.
D. Células sustentaculares nos botões gustatórios servem como células-tronco para permitir o crescimento de novos botões gustatórios.

E. A via dos receptores gustatórios inclui sinapses no núcleo do trato solitário no tronco encefálico e no núcleo posteromedial ventral do tálamo.

8. Uma mulher de 20 anos foi diagnosticada com paralisia de Bell (dano ao nervo facial). Qual dos sintomas a seguir ela provavelmente deve apresentar?

A. Perda gustatória
B. Contração facial
C. Pálpebra caída
D. Paralisia facial ipsilateral
E. Todas as opções acima.

# REFERÊNCIAS

Adler E, Melichar JK, Nutt DJ, et al: A novel family of mammalian taste receptors. Cell 2000;100:693.

Anholt RRH: Odor recognition and olfactory transduction: The new frontier. Chem Senses 1991;16:421.

Bachmanov AA, Beauchamp GK: Taste receptor genes. Annu Rev Nutrition 2007;27:389.

Gilbertson TA, Damak S, Margolskee RF: The molecular physiology of taste transduction. Curr Opin Neurobiol 2000;10:519.

Gold GH: Controversial issues in vertebrate olfactory transduction. Annu Rev Physiol 1999;61:857.

Heath TP, Melichar JK, Nutt DJ, Donaldson LF. Human taste thresholds are modulated by serotonin and noradrenaline. J Neurosci 2006;26:12664.

Herness HM, Gilbertson TA: Cellular mechanisms of taste transduction. Annu Rev Physiol 1999;61:873.

Kato A, Touhara K. Mammalian olfactory receptors: pharmacology, G protein coupling and desensitization. Cell Mol Life Sci 2009;66:3743.

Lindemann B: Receptors and transduction in taste. Nature 2001;413:219.

Mombaerts P: Genes and ligands for odorant, vomeronasal and taste receptors. Nature Rev Neurosci 2004;5:263.

Reisert J, Restrepo D: Molecular tuning of odorant receptors and its implication for odor signal processing. Chem Senses 2009;34:535.

Ronnett GV, Moon C: G proteins and olfactory signal transduction. Annu Rev Physiol 2002;64:189.

Shepherd GM, Singer MS, Greer CA: Olfactory receptors: A large gene family with broad affinities and multiple functions (Review). Neuroscientist 1996;2:262.

Stern P, Marks J (editors): Making sense of scents. Science 1999;286:703.

# Controle da Postura e do Movimento

C A P Í T U L O

**12**

## OBJETIVOS

*Após o estudo deste capítulo, você deve ser capaz de:*

- Descrever os elementos do reflexo miotático e como a atividade dos neurônios motores γ altera a resposta ao estiramento muscular.
- Relatar o papel dos órgãos tendinosos de Golgi no controle do músculo esquelético.
- Caracterizar os elementos do reflexo de retirada.
- Definir choque espinal e descrever as alterações iniciais e de longo prazo nos reflexos medulares que após a transecção da medula espinal.
- Detalhar como movimentos de habilidade são planejados e realizados.
- Comparar a organização das vias centrais envolvidas no controle da musculatura axial (postura) e distal (movimento de habilidade, movimentos motores finos).
- Definir a rigidez de descerebração e de decorticação e comentar sobre a causa e o significado fisiológico de cada uma.
- Identificar os componentes dos núcleos da base e as vias que os interconectam, junto aos neurotransmissores de cada via.
- Explicar a fisiopatologia e os sintomas da doença de Parkinson e da doença de Huntington.
- Discutir as funções do cerebelo e as anormalidades neurológicas produzidas por doenças desta parte do encéfalo.

## INTRODUÇÃO

A atividade motora somática depende, em última análise, do padrão e da taxa de disparo dos neurônios motores espinais e de neurônios homólogos nos núcleos motores dos nervos cranianos. Estes neurônios, a via final comum para o músculo esquelético, são bombardeados por impulsos de um conjunto imenso de vias descendentes, outros neurônios espinais e aferentes periféricos. Alguns desses estímulos terminam diretamente nos neurônios motores α, porém muitos exercem os seus efeitos por meio de interneurônios ou de neurônios motores γ para os fusos musculares e de volta por intermédio das fibras aferentes Ia para a medula espinal. É a atividade integrada desses estímulos múltiplos dos níveis medular, bulbar, do mesencefálico e cortical que regulam a postura do corpo e tornam o movimento coordenado possível.

Os impulsos que convergem nos neurônios motores exercem três funções: eles acarretam a atividade voluntária, ajustam a postura corporal para proporcionar uma base estável para o movimento e coordenam a ação de diversos músculos para realizar movimentos harmoniosos e precisos. Os padrões de atividade voluntária são planejados no córtex, e os comandos são enviados para os músculos principalmente pelos sistemas corticospinal e corticobulbar. A postura é continuamente ajustada, não apenas antes, mas também durante o movimento por informações levadas por vias descendentes do tronco encefálico e por aferentes periféricos. O movimento é coordenado e refinado pelas porções medial e intermédia do cerebelo (espinocerebelo) e suas conexões. Os núcleos da base e as porções laterais do cerebelo (cerebrocerebelo) fazem parte de um circuito de retroalimentação para o córtex motor e pré-motor que está envolvido com o planejamento e a organização do movimento voluntário.

Este capítulo considera dois tipos de resposta motora: involuntária (reflexos) e voluntária. Uma subdivisão das respostas reflexas inclui alguns movimentos rítmicos tais como deglutição, mastigação, marcha e o ato de coçar, que são em grande parte involuntários, mas sujeitos a controle e ajuste voluntário.

# PROPRIEDADES GERAIS DOS REFLEXOS

A unidade básica de atividade reflexa integrada é o **arco reflexo**. Este arco consiste em um órgão sensorial, um neurônio aferente, uma ou mais sinapses no interior de uma estação central de integração, um neurônio eferente e um efetor. Os neurônios aferentes entram no SNC pelas raízes dorsais ou pelos nervos cranianos e têm os seus corpos celulares nos gânglios da raiz dorsal ou nos gânglios homólogos dos nervos cranianos. As fibras eferentes saem por meio das raízes ventrais ou dos nervos cranianos motores correspondentes.

A atividade do arco reflexo começa em um receptor sensorial com a produção de um **potencial receptor** cuja magnitude é proporcional à força do estímulo **(Figura 12-1)**. Isto gera potenciais de ação "tudo ou nada" no nervo aferente, sendo o número de potenciais de ação proporcional à amplitude do potencial receptor. No sistema nervoso central (SNC), as respostas são novamente do tipo graduado, sendo classificadas como potenciais pós-sinápticos excitatórios (PEPS) e potenciais pós-sinápticos inibitórios (PIPS) nas junções sinápticas. As respostas "tudo ou nada" (potenciais de ação) são geradas no nervo eferente. Quando essas respostas alcançam o efetor, elas desencadeiam novamente uma resposta graduada. Quando o efetor é o músculo liso, as respostas se somam para produzir potenciais de ação no músculo liso, porém quando o efetor é um músculo esquelético, a resposta graduada é adequada para produzir potenciais de ação que provocam a contração do músculo. A conexão entre os neurônios aferentes e eferentes no SNC e a atividade no arco reflexo é modificada pelos múltiplos estímulos que convergem sobre os neurônios eferentes ou em qualquer estação sináptica dentro do arco reflexo.

O estímulo que dispara um reflexo é geralmente muito preciso. Este estímulo é chamado de **estímulo adequado** para o reflexo particular. Um exemplo excelente é o reflexo da coceira no cão. Este reflexo medular é adequadamente estimulado por múltiplos estímulos táteis lineares, como aqueles produzidos por um inseto rastejando sobre a pele. A resposta é uma coceira vigorosa na área estimulada. Se os múltiplos estímulos táteis são amplamente separados ou não em uma sequência, um estímulo adequado não é produzido e não ocorre a coceira. As pulgas rastejam, mas também podem saltar de um lugar para outro. O salto separa os estímulos táteis, de modo que nenhum estímulo tátil para a coceira é produzido.

A atividade reflexa é padronizada e específica no caso de um determinado estímulo provocar uma resposta característica. O fato das respostas reflexas serem padronizadas não exclui a possibilidade de serem modificadas pela experiência. Os reflexos são adaptáveis e podem ser modificados para executar tarefas motoras e manter o equilíbrio. Estímulos descendentes de regiões encefálicas superiores desempenham um importante papel na modulação e adaptação dos reflexos medulares.

Os **neurônios motores** α que suprem as fibras extrafusais nos músculos esqueléticos são o lado eferente de muitos arcos reflexos. Todas as influências neurais que afetam a contração muscular, em última análise, convergem para os músculos por meio desses neurônios. Por isso, os neurônios motores α são chamados de **via final comum** do movimento. Numerosos estímulos convergem sobre os neurônios motores α. De fato, a superfície do neurônio motor e seus dendritos acomoda cerca de 10.000 botões sinápticos. Pelo menos cinco estímulos saem do mesmo segmento espinal para um neurônio motor espinal típico. Além desses, há estímulos excitatórios e inibitórios, geralmente retransmitidos pelos interneurônios, de outros níveis da medula espinal e de múltiplos tratos descendentes do encéfalo. Todas essas vias convergem e determinam a atividade na via final comum.

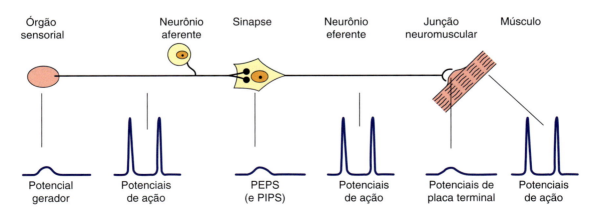

**FIGURA 12-1 O arco reflexo.** Observe que no receptor e no SNC uma resposta graduada não propagada ocorre, a qual é proporcional à magnitude do estímulo. A resposta na junção neuromuscular também é graduada, embora sob condições normais ela seja sempre grande o suficiente para produzir uma resposta no músculo esquelético. Por outro lado, nas porções do arco especializadas para a transmissão (fibras nervosas aferentes e eferentes, membrana muscular), todas as respostas são potenciais de ação "tudo ou nada".

## REFLEXO MONOSSINÁPTICO: O REFLEXO MIOTÁTICO

O arco reflexo mais simples é aquele com uma única sinapse entre os neurônios aferente e eferente, e os reflexos que ocorrem neste arco são chamados de **reflexos monossinápticos**. Os arcos reflexos em que interneurônios estão interpostos entre os neurônios aferentes e eferentes são chamados de **reflexos polissinápticos**. Pode haver, em qualquer parte, entre duas e centenas de sinapses em um arco reflexo polissináptico.

Quando um músculo esquelético com sua inervação intacta é estirado, ele se contrai. Esta resposta é chamada de **reflexo de estiramento** ou **reflexo miotático**. O estímulo que inicia esse reflexo é o estiramento do músculo, e a resposta é a contração do mesmo músculo. O órgão sensorial (receptor) é uma pequena estrutura fusiforme encapsulada chamada de **fuso muscular**, localizado na dentro do músculo. Os impulsos que se originam no fuso são transmitidos para o SNC por fibras sensoriais rápidas que passam diretamente para os neurônios motores que suprem o mesmo músculo. O neurotransmissor na sinapse central é o glutamato. O reflexo de estiramento é o reflexo monossináptico mais conhecido e estudado e é caracterizado pelo **reflexo de extensão do joelho** (ver Quadro Clínico 12–1).

---

### QUADRO CLÍNICO 12–1

#### Reflexo de extensão do joelho

A percussão do tendão patelar promove o **reflexo patelar**, um reflexo de estiramento do músculo quadríceps femoral, pois a percussão do tendão estira o músculo. Uma contração semelhante é observada se o quadríceps é estirado manualmente. Os reflexos de estiramento podem ser também provocados na maioria dos grandes músculos do corpo. Percutir levemente o tendão do tríceps braquial, por exemplo, provoca uma resposta de extensão do cotovelo um resultado da contração reflexa do tríceps; percutir o tendão de Aquiles provoca flexão plantar devido à contração reflexa do gastrocnêmio; percutir a porção lateral da face provoca um reflexo de estiramento do masseter. O reflexo patelar é um exemplo de **reflexo tendinoso profundo** (**DTR**) em um exame neurológico e é graduado segundo a seguinte escala: 0 (ausente), 1+ (hipoativo), 2+ (ativo, normal), 3+ (hiperativo sem clônus), 4+ (hiperativo com clônus moderado) e 5+ (hiperativo com clônus contínuo). A ausência do reflexo patelar pode significar uma anormalidade em qualquer ponto do arco reflexo, incluindo o fuso muscular, as fibras nervosas aferentes Ia ou os neurônios motores para o músculo quadríceps. A causa mais comum é uma neuropatia periférica provocada por condições como diabetes, alcoolismo e toxinas. Um reflexo hiperativo pode significar uma interrupção da via corticospinal e de outras vias descendentes que influenciam o arco reflexo.

---

## ESTRUTURA DOS FUSOS MUSCULARES

Cada fuso muscular possui três elementos básicos: (1) um grupo de **fibras musculares intrafusais** especializadas com terminações polares contráteis e um centro não contrátil, (2) fibras nervosas aferentes mielinizadas de grande diâmetro (tipos Ia e II) que se originam na porção central das fibras intrafusais, e (3) fibras nervosas eferentes mielinizadas de diâmetro pequeno que suprem as regiões polares contráteis das fibras intrafusais (Figura 12–2A). É importante entender a relação desses elementos entre si e com o próprio músculo para reconhecer o papel desse órgão sensorial na sinalização de mudanças no comprimento do músculo em que está localizado. Mudanças no comprimento do músculo estão associadas com mudanças no ângulo da articulação; assim, os fusos musculares fornecem informação sobre a posição (ou seja, a **propriocepção**).

As **fibras intrafusais** estão posicionadas em paralelo às **fibras extrafusais** (as unidades contráteis regulares do músculo) com as extremidades da cápsula do fuso presas aos tendões em cada extremidade do músculo. As fibras intrafusais não contribuem para a força total do músculo, em vez disso, exercem uma função puramente sensorial. Há dois tipos de fibras intrafusais nos fusos musculares de mamíferos. O primeiro tipo contém muitos núcleos na área central dilatada e é chamado de **fibra em saco nuclear** (Figura 12–2B). Há dois subtipos de fibras em saco nuclear, **dinâmicas** e **estáticas**. O segundo tipo de fibra intrafusal, a **fibra em cadeia nuclear**, é mais fina e mais curta e não possui um "saco" definido. Geralmente, cada fuso muscular contém duas ou três fibras em saco nuclear e cerca de cinco fibras em cadeia nuclear.

Há dois tipos de terminações sensoriais em cada fuso, uma **terminação primária** única (**grupo Ia**) e até oito **terminações secundárias** (**grupo II**) (Figura 12–2B). A fibra aferente Ia se envolve em torno do centro das fibras em saco nuclear estáticas e dinâmicas e das fibras em cadeia nuclear. As fibras sensoriais do grupo II estão localizadas adjacentes aos centros das fibras em saco nuclear estáticas e das fibras em cadeia nuclear; estas fibras não inervam as fibras em saco nuclear dinâmicas. As fibras aferentes Ia são muito sensíveis à velocidade da mudança no comprimento do músculo durante o estiramento (**resposta dinâmica**); assim, elas fornecem informação sobre a velocidade dos movimentos e permitem correção rápida dos movimentos. A atividade basal (tônica) dos aferentes dos grupos Ia e II fornece informações sobre o comprimento de equilíbrio ou de repouso do músculo (**resposta estática**). O traço superior na Figura 12–2C mostra os componentes estáticos e dinâmicos da atividade em um aferente Ia durante o estiramento muscular. Observe que eles disparam mais rapidamente enquanto o músculo está sendo alongado (área sombreada dos gráficos) e menos rapidamente durante o estiramento sustentado.

Os fusos têm um suprimento nervoso motor próprio. Estes neurônios têm fibras de 3 a 6 μm de diâmetro que constituem cerca de 30% das fibras nas raízes ventrais, e são chamados de **neurônios motores** γ. Há dois tipos de neurônios motores γ: **dinâmicos**, que suprem as fibras em saco nuclear dinâmicas, e **estáticos**, que suprem as fibras em saco nuclear estáticas e as fibras em cadeia nuclear. A ativação dos neurônios motores γ

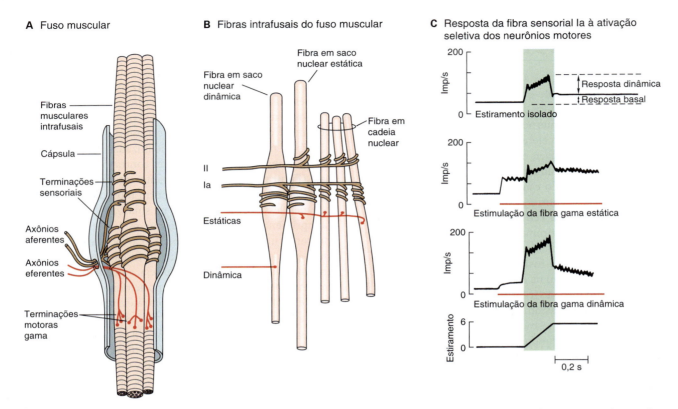

**FIGURA 12-2** Fuso muscular dos mamíferos. A) Representação diagramática dos principais componentes do fuso muscular de mamíferos incluindo as fibras musculares intrafusais, terminações das fibras sensoriais aferentes e fibras motoras aferentes (neurônios motores γ). B) Três tipos de fibras musculares intrafusais: em saco nuclear dinâmicas, em saco nuclear estáticas e fibras em cadeia nuclear. Uma fibra aferente única Ia inerva todos os três tipos de fibras para formar uma terminação sensorial primária. Uma fibra sensorial do grupo II inerva as fibras em cadeia nuclear e as fibras em saco nuclear estáticas para formar uma terminação sensorial secundária. Neurônios motores γ dinâmicos inervam as fibras em bolsa dinâmicas; neurônios motores γ estáticos inervam combinações de fibras em cadeia e de fibras em bolsa estáticas. C) Comparação do padrão de descarga da atividade aferente Ia durante o estiramento isolado e durante a estimulação dos neurônios motores γ dinâmicos e estáticos. Sem estimulação γ, as fibras Ia apresentam uma resposta dinâmica pequena ao estiramento do músculo e um aumento modesto no disparo do estado estacionário. Quando os neurônios motores γ são ativados, a resposta basal aumenta, e a resposta dinâmica diminui. Quando os neurônios motores γ dinâmicos são ativados, a resposta dinâmica é acentuadamente aumentada, mas a resposta basal gradualmente retorna ao seu nível original. (Adaptada, com permissão, de Brown MC, Matthews PBC: On the sub-division of the efferent fibres to muscle spindles into static and dynamic fusimotor fibres. In Andrew BL (editor): *Control and Innervation of Skeletal Muscle*, pp 18–31. Dundee, Scotland: University of St. Andrews, 1966.)

dinâmicos aumenta a sensibilidade dinâmica das terminações do grupo Ia. A ativação dos neurônios motores γ estáticos aumenta o nível tônico da atividade em ambas as terminações dos grupos Ia e II, diminui a sensibilidade dinâmica dos aferentes do grupo Ia, e podem impedir o silenciamento das aferentes Ia durante o estiramento muscular (Figura 12-2C).

## CONEXÕES CENTRAIS DAS FIBRAS AFERENTES

As fibras aferentes Ia terminam diretamente nos neurônios motores que suprem as fibras extrafusais do mesmo músculo (Figura 12-3). O tempo entre a aplicação do estímulo e a resposta é chamado de **tempo de reação**. Em humanos, o tempo de reação para um reflexo do estiramento como o reflexo de extensão do joelho, é de 19 a 24 ms. A estimulação fraca do nervo sensorial do músculo, conhecida por estimular apenas as fibras Ia, provoca uma resposta contrátil com uma latência semelhante. Como as velocidades de condução das fibras dos tipos aferente e eferente são conhecidas e a distância do músculo para a medula espinal pode ser medida, é possível calcular quanto do tempo de reação foi empregado pela condução do músculo para a medula espinal, assim como no sentido inverso. Quando esse valor é subtraído do tempo de reação, o restante, chamado de **retardo central**, é o tempo necessário para que a atividade reflexa atravesse a medula espinal. O retardo central para o reflexo de extensão do joelho é de 0,6 a 0,9 ms. Como o retardo sináptico mínimo é de 0,5 ms, houve apenas uma sinapse.

## FUNÇÃO DOS FUSOS MUSCULARES

Quando o fuso muscular é estirado, suas terminações sensoriais são distorcidas e potenciais receptores são gerados. Isso, por sua vez, gera os potenciais de ação nas fibras sensoriais em uma frequência proporcional ao grau do estiramento. Como o fuso está em paralelo com as fibras extrafusais, quando o músculo é estirado passivamente, os fusos também são estirados, no processo referido como "**carregamento do fuso**", que dá início

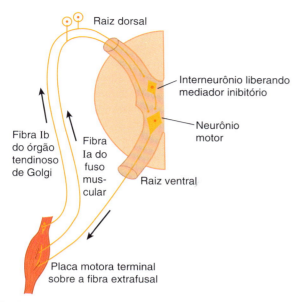

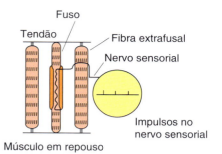
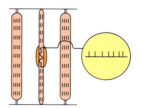
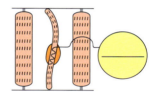
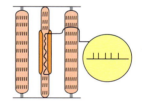
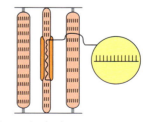

**FIGURA 12-3** Diagrama ilustrando as vias responsáveis pelo reflexo miotático e pelo reflexo miotático inverso. O estiramento estimula o fuso muscular, que ativa as fibras Ia que excitam o neurônio motor. O estiramento também estimula o órgão tendinoso de Golgi, que ativa as fibras Ib, as quais excitam um interneurônio que libera o mediador inibitório glicina. Com estiramento forte, a hiperpolarização resultante do neurônio motor é tão grande que ele para de disparar.

à contração reflexa das fibras extrafusais no músculo. Por outro lado, os aferentes do fuso caracteristicamente param de disparar quando o músculo é levado a se contrair por estimulação elétrica dos neurônios motores α para as fibras extrafusais, pois o músculo encurta e o fuso é descarregado (**Figura 12-4**).

O fuso muscular e suas conexões reflexas constituem um dispositivo de retroalimentação que opera para manter o comprimento do músculo. Se o músculo é estirado, a descarga do fuso aumenta e um encurtamento reflexo é produzido. Se o músculo é encurtado sem uma mudança na descarga do neurônio motor γ, a atividade do aferente do fuso diminui e o músculo relaxa.

As respostas dinâmicas e estáticas dos aferentes do fuso muscular influenciam o **tremor fisiológico**. A resposta das terminações das fibras sensoriais Ia para os eventos dinâmicos no músculo (fásicos), assim como para os estáticos, é importante porque a resposta fásica acentuada imediata ajuda a amortecer as oscilações provocadas pelos retardos de condução no circuito de retroalimentação que regula o comprimento do músculo. Normalmente, ocorre uma pequena oscilação nesse circuito de retroalimentação. Esse tremor fisiológico tem baixa amplitude (pouco visível a olho nu) e uma frequência de aproximadamente 10 Hz. O tremor fisiológico é um fenômeno normal que afeta a todos enquanto mantêm a postura ou durante os movimentos. Entretanto, o tremor seria mais eminente se não fosse pela sensibilidade do fuso à velocidade de estiramento. Ele pode se tornar exagerado em algumas situações como quando estamos ansiosos ou cansados ou por toxicidade de uma droga. Numerosos fatores contribuem para a gênese do tremor fisiológico. É provável que ele não seja dependente apenas de fontes centrais (**oliva inferior**), mas também de fatores periféricos incluindo as taxas de disparo de unidades motoras, reflexos e ressonância mecânica.

**FIGURA 12-4** Efeito de várias condições na descarga do fuso muscular. Quando todo o músculo é estirado, o fuso muscular também é estirado e suas terminações nervosas são ativadas em uma frequência proporcional ao grau de estiramento ("carregando o fuso"). Os aferentes do fuso param de disparar quando o músculo contrai ("descarregando o fuso"). A estimulação dos neurônios motores γ faz as terminações contráteis das fibras intrafusais encurtarem. Isto estira a região em bolsa nuclear, iniciando impulsos nas fibras sensoriais. Se o músculo inteiro é estirado durante a estimulação dos neurônios motores γ, a taxa de descarga nas fibras sensoriais é aumentada ainda mais.

## EFEITOS DA DESCARGA DO NEURÔNIO MOTOR γ

A estimulação dos neurônios motores γ produz um quadro muito diferente do produzido pela estimulação dos neurônios motores α. A estimulação dos neurônios motores γ não leva diretamente a contrações detectáveis dos músculos, pois as fibras intrafusais não são fortes ou abundantes o suficiente para provocar o encurtamento. Entretanto, a estimulação provoca o encurtamento das terminações contráteis das fibras intrafusais e, assim, estiram a porção em saco nuclear dos fusos, deformando as terminações e iniciando impulsos nas fibras Ia (Figura 12-4). Isto, por sua vez, pode levar à contração reflexa do músculo. Portanto, os músculos podem ser levados a contrair por meio da estimulação dos neurônios motores γ que iniciam a contração indiretamente pelo reflexo de estiramento.

Se todo o músculo é estirado durante a estimulação dos neurônios motores γ, a taxa de disparo das fibras Ia aumenta ainda mais (Figura 12-4). A elevação da atividade do neurônio motor γ, portanto, aumenta a **sensibilidade do fuso** durante o estiramento.

Em resposta ao estímulo excitatório descendente para os circuitos motores espinais, ambos os neurônios motores α e γ são ativados. Devido a essa "**coativação α-γ**", as fibras intra e extrafusais encurtam juntas, e a atividade aferente do fuso pode ocorrer durante o período de contração muscular. Neste sentido, o fuso permanece capaz de responder ao estiramento e de reflexivamente ajustar a descarga do neurônio motor α.

## CONTROLE DA DESCARGA DO NEURÔNIO MOTOR γ

Os neurônios motores γ são regulados, em grande parte, pelos tratos descendentes de várias áreas encefálicas que também controlam os neurônios motores α (descritos adiante). Por essas vias, a sensibilidade dos fusos musculares e, portanto, os limiares dos reflexos de estiramento em várias partes do corpo, podem ser ajustados e deslocados para satisfazer as necessidades do controle postural.

Outros fatores também influenciam a descarga do neurônio motor γ. A ansiedade provoca um aumento na descarga, um fato que provavelmente explica os reflexos tendinosos hiperativos vistos algumas vezes em pacientes ansiosos. Além disso, movimento inesperado está associado a uma descarga eferente maior. A estimulação da pele, especialmente por agentes nocivos, aumenta a descarga no neurônio motor γ para os fusos musculares dos músculos flexores ipsilaterais, enquanto a diminui para os extensores e produz um padrão contrário no membro oposto. É bem conhecido que tentar separar as mãos enquanto os dedos flexionados estão enganchados juntos facilita o reflexo de extensão no joelho (**manobra de Jendrassik**), e isso pode ser devido ao aumento da descarga do neurônio motor γ iniciada pelos impulsos aferentes das mãos.

## INERVAÇÃO RECÍPROCA

Quando ocorre um reflexo de estiramento, os músculos que antagonizam a ação do músculo envolvido (antagonistas) relaxam. Este fenômeno é considerado como resultado da **inervação recíproca**. Os impulsos nas fibras Ia dos fusos musculares do músculo agonista provocam a inibição pós-sináptica dos neurônios motores para os antagonistas. A via que medeia esse efeito é dissináptica. Um colateral de cada fibra Ia passa na medula espinal para um interneurônio inibitório, e este faz sinapse em um neurônio motor que supre os músculos antagonistas. Esse exemplo de inibição pós-sináptica é discutido no Capítulo 6, e a via é ilustrada na Figura 6-6.

## REFLEXO MIOTÁTICO INVERSO

Até certo ponto, quanto mais o músculo é estirado, maior é a contração reflexa. Entretanto, quando a tensão se torna forte o suficiente, a contração cessa repentinamente e o músculo relaxa. Este relaxamento em resposta à contração vigorosa é chamado de **reflexo miotático inverso**. O receptor para o reflexo miotático inverso é o **órgão tendinoso de Golgi** (Figura 12-5). Este órgão consiste em uma coleção de terminações nervosas nodosas semelhantes a uma rede entre os fascículos de um tendão. Existem de três a 25 fibras musculares por órgão tendinoso. As fibras sensoriais dos órgãos tendinosos de Golgi compõem o grupo Ib de fibras nervosas sensoriais mielinizadas e de condução rápida. A estimulação dessas fibras Ib leva à produção de PIPS nos neurônios motores que suprem

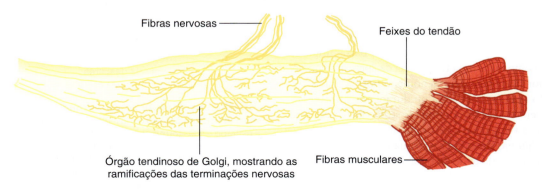

**FIGURA 12-5 Órgão tendinoso de Golgi.** Este órgão é o receptor do reflexo miotático inverso e consiste em uma coleção de terminações nervosas nodosas semelhantes a uma rede entre os fascículos de um tendão. A inervação é de fibras nervosas sensoriais Ib, um grupo de fibras mielinizadas de condução rápida. (Reproduzida, com permissão, de Gray H [editor]: *Gray's Anatomy of the Human Body,* 29th ed. Lea & Febiger, 1973.)

## QUADRO CLÍNICO 12–2

### Clônus

Um conjunto característico de estados em que ocorre um aumento da descarga dos neurônios motores-γ é o **clônus**. Esse sintoma neurológico é a ocorrência de contrações regulares rítmicas e repetitivas de um músculo submetido a um estiramento súbito e contínuo. Apenas o clônus sustentado, com cinco ou mais movimentos, é considerado anormal. O clônus do tornozelo é um exemplo típico e pode ser iniciado por flexão dorsal ativa e mantida do pé, produzindo como resposta a flexão plantar rítmica do tornozelo. A **sequência reflexo miotático–reflexo miotático inverso** pode contribuir para essa resposta. Entretanto, a resposta pode ocorrer com base na descarga sincronizada do neurônio motor sem descarga do órgão tendinoso de Golgi. Os fusos do músculo testado são hiperativos, e os trens de impulsos que partem dos mesmos ativa, de uma vez só, todos os neurônios motores que inervam aquele músculo. A contração muscular resultante interrompe a descarga do fuso. Entretanto, o estiramento foi mantido, e, assim que o músculo relaxa, ele é novamente estirado e os fusos musculares estimulados. O clônus também pode ocorrer após a lesão ou bloqueio das entradas corticais descendentes para um interneurônio inibitório glicinérgico da medula chamado de **célula de Renshaw**. Essa célula recebe entradas excitatórias de colaterais axonais dos neurônios motores α (e, por sua vez, a célula de Renshaw inibe o neurônio motor). Além disso, fibras corticais que ativam os flexores dorsais do tornozelo fazem contato com as células de Renshaw (bem como com interneurônios inibitórios ativados pelas fibras aferentes Ia) que inibem os antagonistas, os flexores plantares do tornozelo. Esse circuito impede a estimulação reflexa dos flexores plantares quando os flexores dorsais estão ativos. Portanto, quando as fibras corticais descendentes são lesionadas (**lesão do neurônio motor superior**), não há inibição dos antagonistas. O resultado é a contração sequencial e repetitiva dos flexores dorsais e dos flexores plantares do tornozelo (clônus). O clônus pode ser visto em pacientes com esclerose lateral amiotrófica, acidente vascular encefálico, esclerose múltipla, lesão da medula espinal, epilepsia, insuficiência renal ou hepática e encefalopatia hepática.

### DESTAQUES TERAPÊUTICOS

Como há várias causas para o clônus, o tratamento se baseia na causa subjacente. Para alguns indivíduos, exercícios de alongamento podem reduzir os episódios de clônus. **Imunossupressores** (p. ex., **azatioprina** e **corticosteroides**), **anticonvulsivantes** (p. ex., **primidona** e **levetiracetam**), e **tranquilizantes** (p. ex., **clonazepam**) têm se mostrado benéficos no tratamento do clônus. A **toxina botulínica** também tem sido empregada para impedir a liberação de acetilcolina sobre o músculo, e assim, evitar o disparo das contrações musculares rítmicas.

---

o músculo do qual as fibras surgem. As fibras Ib terminam na medula espinal nos interneurônios inibitórios que, por sua vez, terminam diretamente nos neurônios motores (Figura 12–3). Eles também fazem conexões excitatórias com os neurônios motores que suprem os músculos antagonistas.

Já que os órgãos tendinosos de Golgi, ao contrário dos fusos, estão dispostos em série com as fibras musculares, eles são estimulados tanto por estiramento passivo quanto por contração ativa do músculo. O limiar dos órgãos tendinosos de Golgi é baixo. O grau de estimulação pelo estiramento passivo não é elevado porque as fibras musculares mais elásticas assumem a maior parte do estiramento, e essa é a razão pela qual é necessário um grande estiramento para produzir relaxamento. Entretanto, a descarga é regularmente produzida por contração do músculo, e o órgão tendinoso de Golgi funciona então como um transdutor em um circuito de retroalimentação que regula a força muscular de modo análogo ao circuito de retroalimentação do fuso que regula o comprimento muscular.

A importância das terminações primárias dos fusos e dos órgãos tendinosos de Golgi na regulação da velocidade da contração muscular, no comprimento do músculo e na força muscular é ilustrada pelo fato de que a secção dos nervos aferentes para um braço faz o membro ficar pendurado em um estado semi-paralisado. A interação da descarga do fuso, descarga do órgão tendinoso e inervação recíproca determinam a taxa de descarga de neurônios motores α **(ver Quadro Clínico 12–2).**

## TÔNUS MUSCULAR

A resistência do músculo ao estiramento é frequentemente referida como seu **tono**, ou **tônus**. Se o nervo motor para um músculo é cortado, o músculo oferece muito pouca resistência e é considerado **flácido**. Um músculo **hipertônico** (**espástico**) é aquele em que a resistência ao estiramento é alta devido aos reflexos de estiramento hiperativos. Em algum lugar entre os estados de flacidez e espasticidade está a área mal definida do tônus normal. Os músculos são geralmente **hipotônicos** quando a taxa de descarga do neurônio motor γ é baixa, e hipertônicos quando a taxa é elevada.

Quando os músculos são hipertônicos, a sequência de estiramento moderado → contração muscular → estiramento forte → relaxamento muscular, é claramente observada. A flexão passiva do cotovelo, por exemplo, encontra resistência imediata como um resultado do reflexo miotático no músculo tríceps. Mais estiramento ativa o reflexo miotático inverso. A resistência à flexão cai de repente e o braço flexiona. A flexão passiva continuada estira o músculo novamente e a sequência pode ser repetida. Esta sequência de resistência seguida de elasticidade quando um membro é movido passivamente é conhecida como **efeito canivete**, devido à sua semelhança ao fechamento de um canivete de bolso. Ela também é conhecida como **reação de alongamento**, porque é a resposta do músculo espástico ao alongamento.

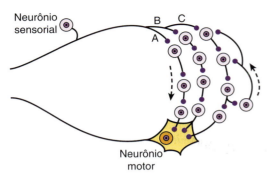

**FIGURA 12-6** Diagrama das conexões polissinápticas entre os neurônios aferentes e eferentes na medula espinal. A fibra da raiz dorsal ativa a via A com três interneurônios, a via B com quatro interneurônios e a via C com quatro interneurônios. Observe que um dos interneurônios na via C se conecta a um neurônio que se duplica para trás para outros interneurônios, formando circuitos de reverberação.

## REFLEXOS POLISSINÁPTICOS: O REFLEXO DE RETIRADA

As vias reflexas polissinápticas se ramificam de um modo complexo (Figura 12-6). O número de sinapses em cada um dos seus ramos varia. Devido ao retardo sináptico em cada sinapse, a atividade nos ramos com menos sinapses atinge os neurônios motores primeiro, seguida pela atividade nas vias mais longas. Isto provoca um bombardeio prolongado dos neurônios motores a partir de um estímulo único e, consequentemente, respostas prolongadas. Além disso, algumas das vias do ramo voltam-se sobre si mesmas, permitindo que a atividade reverbere até que se torne incapaz de provocar uma resposta transináptica propagada e se extingua. Tais **circuitos reverberantes** são comuns no encéfalo e na medula espinal.

O **reflexo de retirada** é um reflexo polissináptico típico que ocorre em resposta a um estímulo nocivo à pele, aos tecidos subcutâneos ou ao músculo. A resposta é uma contração do músculo flexor e a inibição dos músculos extensores, de modo que a parte do corpo estimulada é flexionada e afastada do estímulo. Quando um estímulo forte é aplicado a um membro, a resposta inclui não apenas a flexão e retirada daquele membro, mas também a extensão do membro do lado oposto. Essa **resposta de extensão cruzada** é adequadamente parte do reflexo de retirada. Estímulos fortes podem gerar atividade no conjunto de interneurônios que se propagam para todas as quatro extremidades. Essa dispersão de impulsos excitatórios para cima e para baixo da medula espinal para grande quantidade de neurônios motores é chamada de **irradiação do estímulo**, e o aumento no número de unidades motoras ativas é chamado de **recrutamento de unidades motoras**.

## IMPORTÂNCIA DO REFLEXO DE RETIRADA

As respostas flexoras podem ser produzidas por estimulação inócua da pele ou por estiramento do músculo, porém respostas flexoras vigorosas com retirada são iniciadas apenas por estímulos nocivos ou, pelo menos, potencialmente prejudiciais (ou seja, **estímulos nociceptivos**). O reflexo de retirada atua como uma função protetora, uma vez que a flexão do membro estimulado o retira da fonte de irritação, e a extensão do outro membro sustenta o corpo. O padrão assumido por todas as quatro extremidades coloca o indivíduo na posição de escapar do estímulo ofensivo. Os reflexos de retirada são **prepotentes**: isto é, eles esvaziam as vias espinais de qualquer outra atividade reflexa que esteja ocorrendo no momento.

Muitas das características dos reflexos polissinápticos podem ser demonstradas pelo estudo do reflexo de retirada. Um estímulo nocivo fraco em um pé provoca uma resposta de flexão mínima; estímulos mais fortes produzem flexões progressivamente maiores à medida que o estímulo se irradia para um número maior de conjuntos de neurônios motores que suprem os músculos do membro. Estímulos mais fortes também provocam uma resposta mais prolongada. Um estímulo fraco provoca um movimento de flexão rápido; um estímulo forte provoca flexão prolongada e algumas vezes uma série de movimentos de flexão. Essa resposta prolongada se deve aos repetidos disparos prolongados dos neurônios motores. Os disparos repetidos são chamados de **pós-descarga** e se devem ao contínuo bombardeio dos neurônios motores por impulsos que chegam por vias polissinápticas complicadas e tortuosas.

À medida que a força de um estímulo nocivo aumenta, o tempo de reação é encurtado. A facilitação temporal e espacial ocorre nas sinapses das vias polissinápticas. Estímulos mais fortes produzem mais potenciais de ação por segundo nos ramos ativos e levam mais ramos a se tornarem ativos; a somação dos PEPS para o nível do limiar para a geração do potencial de ação ocorre mais rapidamente.

## FRACIONAMENTO E OCLUSÃO

Outra característica da resposta de retirada é o fato de que a estimulação supramáxima de qualquer dos nervos sensoriais de um membro nunca produz uma contração dos músculos flexores tão forte quanto aquela promovida pela estimulação elétrica direta dos próprios músculos. Isto indica que os estímulos aferentes **fracionam** o conjunto de neurônios motores; isto é, cada estímulo vai apenas para parte do conjunto de neurônios motores para os flexores daquele membro em particular. Por outro lado, se todas as aferências sensoriais forem dissecadas e estimuladas uma após a outra, a soma da tensão desenvolvida pelo estímulo de cada uma é maior do que aquela produzida pelo estímulo elétrico direto do músculo ou do que a estimulação gerada por todos os estímulos de uma só vez. O que indica que os vários estímulos aferentes compartilham alguns dos neurônios motores e que a **oclusão** ocorre quando todas as aferências são estimuladas de uma só vez.

## INTEGRAÇÃO MEDULAR DOS REFLEXOS

As respostas de animais e humanos à **lesão da medula espinal** (LME) ilustram a integração de reflexos no nível espinal. Os déficits vistos após a LME variam, é claro, de acordo com o nível da lesão. O Quadro Clínico 12-3 fornece informação a

CAPÍTULO 12   Controle da Postura e do Movimento   **235**

## QUADRO CLÍNICO 12–3

### Lesão da medula espinal

Estimou-se que a incidência mundial anual de portadores de **lesão da medula espinal** (**LME**) é de 10 a 83 pessoas por milhão na população. As principais causas são acidentes com veículos, violência e lesões esportivas. A idade média dos pacientes portadores de uma LME é de 33 anos de idade, e a ocorrência em homens é muito mais frequente do que mulheres em uma razão de 4:1. Aproximadamente 52% dos casos de LME resulta em quadriplegia e 42% leva à paraplegia. Em humanos quadriplégicos, o limiar do reflexo de retirada é muito baixo; mesmo estímulos nocivos menores podem causar não apenas a retirada prolongada de uma extremidade, mas também acentuados padrões de flexão-extensão nos outros três membros. Os reflexos de estiramento também são hiperativos. Os estímulos aferentes irradiam de um centro re-

flexo para outro após o LME. Mesmo quando um estímulo nocivo relativamente menor é aplicado à pele, ele pode ativar neurônios autônomos e produzir evacuação da bexiga e do reto, sudorese, palidez e oscilações de pressão além da resposta de retirada. No entanto, o doloroso **reflexo de massa** pode às vezes ser usado para fornecer a pacientes paraplégicos um grau de controle da bexiga e do intestino. Eles podem ser treinados para começar a urinar e defecar afagando ou beliscando suas coxas, produzindo assim um reflexo de massa intencional. Se a secção medular for incompleta, os espasmos flexores iniciados pelos estímulos nocivos podem ser associados a explosões de dor que são particularmente incômodas. Estas podem ser tratadas com sucesso considerável com baclofeno, um agonista do receptor de $GABA_B$ que cruza a barreira hematoencefálica e facilita a inibição.

### DESTAQUES TERAPÊUTICOS

O tratamento de pacientes com LME apresenta problemas complexos. Foi demonstrado que a administração de grandes doses de **glicocorticoides** estimula a recuperação e minimiza a perda de função após o LME. Eles precisam ser ministrados logo após a ocorrência da lesão e então descontinuados em virtude dos efeitos deletérios bem conhecidos do tratamento a longo prazo com esteroides. Seu valor imediato provavelmente se deve à redução da resposta inflamatória no tecido danificado. Devido à imobilização, os pacientes com LME desenvolvem um balanço de nitrogênio negativo e catabolizam grandes quantidades de proteína corporal. Seu peso corporal comprime a circulação para a pele sobre as proeminências ósseas, provocando a formação de **úlceras de decúbito**. As úlceras cicatrizam mal e são suscetíveis à infecção devido à depleção de proteínas corporais.

Os tecidos que são destruídos incluem a matriz proteica do osso e isto, junto à imobilização, faz o $Ca^{2+}$ ser liberado em grande quantidade, levando à **hipercalcemia**, **hipercalciuria** e à formação de **cálculos** no trato urinário. A combinação de pedras e paralisia da bexiga provoca a estase urinária, que predispõe à **infecção do trato urinário**, a complicação mais comum do LME. A procura continua por maneiras de fazer os axônios de neurônios na medula espinal se regenerarem. A administração de **neurotrofinas** se revela promissora em animais experimentais, assim como a implantação de **células-tronco embrionárias** no local da lesão. Outra possibilidade sendo explorada é a de contornar o local do LME com **dispositivos de interface cérebro-computador**. Entretanto, essas novas abordagens estão distantes do uso clínico rotineiro.

respeito dos problemas de longo prazo relacionados à LME e os avanços recentes nas opções de tratamento.

Em todos os vertebrados, a transecção da medula espinal é seguida por um período de **choque espinal** durante o qual todas as respostas reflexas espinais estão profundamente deprimidas. Subsequentemente, as respostas reflexas retornam e se tornam hiper-reativas. A duração do choque espinal é proporcional ao grau de encefalização da função motora nas várias espécies. Em sapos e ratos ele dura minutos, em cães e gatos ele dura de 1 a 2 horas; em macacos ele dura dias; e em humanos ele geralmente permanece por, no mínimo, duas semanas.

A cessação do bombardeio tônico dos neurônios espinais por impulsos excitatórios das vias descendentes (ver a seguir), sem dúvida alguma, desempenha um papel no desenvolvimento do choque espinal. Além disso, os interneurônios inibitórios espinais que normalmente inibem a si próprios podem ser liberados a partir dessa inibição descendente para serem desinibidos. Isto, por sua vez, inibiria os neurônios motores. A recuperação da excitabilidade reflexa pode ser devida ao desenvolvimento da hipersensibilidade de desnervação para os mediadores liberados pelas terminações espinais excitatórias

remanescentes. Outro fator que contribui é o brotamento de ramificações colaterais de neurônios já existentes, com a formação de terminações excitatórias adicionais sobre os interneurônios e os neurônios motores.

A primeira resposta reflexa que aparece quando o choque medular cessa em humanos é, frequentemente, uma contração leve dos flexores e adutores da perna em resposta a um estímulo nocivo (i.e., reflexo de retirada). Em alguns pacientes, o reflexo patelar é o primeiro a ser recuperado. O intervalo entre a transecção medular e o retorno da atividade reflexa é de cerca de duas semanas na ausência de qualquer complicação, porém se complicações estiverem presentes, pode demorar muito mais. Assim que os reflexos medulares começam a reaparecer após o choque espinal, seus limiares caem constantemente.

Circuitos intrínsecos para a medula espinal podem provocar movimentos de caminhada quando estimulados de modo sutil, mesmo após a transecção da medula espinal, em gatos e cães. Há dois **geradores de padrão locomotor** na medula espinal: um na região cervical e outro na região lombar. Entretanto, isso não significa que humanos ou animais com medula espinal possam caminhar sem estimulação; o gerador de padrão tem

# QUADRO CLÍNICO 12–4

### Paralisia cerebral

**Paralisia cerebral** (**PC**) é um termo usado para descrever qualquer uma de uma série de distúrbios neurológicos não progressivos que ocorrem antes ou durante o nascimento ou durante o início da infância. Fatores pré-natais, incluindo a exposição do cérebro em desenvolvimento à hipóxia, a infecções ou toxinas, podem ser responsáveis por 70 a 80% dos casos de PC. Sintomas típicos do distúrbio incluem espasticidade, ataxia, déficits de controle motor refinado e andar anormal (arrastar-se ou "marcha em tesoura"). Déficits sensoriais incluem a perda da visão e da audição, bem como dificuldades de aprendizado, e convulsões frequentemente ocorrem em crianças com CP. Em países desenvolvidos, a prevalência de PC é de 2 a 2,5 casos por 1.000 nascimentos vivos. Entretanto, a incidência de PC em crianças que nasceram prematuramente é muito maior comparada com crianças que nasceram a termo. Com base em diferenças no tônus de repouso dos músculos e nos membros envolvidos, a PC é classificada em diferentes grupos. O tipo mais prevalente é a **PC espástica**, a qual é caracterizada por **espasticidade**, **hiperreflexia**, clônus e um **sinal de Babinski positivo**. Todos esses são sinais de dano ao trato corticospinal (ver Quadro Clínico 12–5). A **PC discinética** é caracterizada por movimentos anormais involuntários (**coreia** e **atetose**) e acredita-se que reflete dano às áreas motores extrapiramidais. Não é incomum que os sinais de ambos os tipos de PC coexistam. O tipo mais raro é a **PC hipotônica**, que se apresenta com hipotonia do tronco e das extremidades, hiper-reflexia e reflexos primitivos persistentes.

---

### DESTAQUES TERAPÊUTICOS

Não há cura para a PC. O tratamento frequentemente inclui terapias ocupacional e física. Injeções de toxina botulínica nos músculos afetados têm sido usadas para reduzir a espasticidade do músculo, especialmente no músculo gastrocnêmio. Outros fármacos usados para tratar a espasticidade muscular de pacientes com PC incluem **diazepam** (um benzodiazepínico que se liga ao receptor de $GABA_A$), **baclofeno** (um agonista dos receptores pré-sinápticos de $GABA_B$ na medula espinal) e o **dantroleno** (um relaxante muscular direto). Várias cirurgias têm sido realizadas para tratar a PC, incluindo a **rizotomia dorsal seletiva** (secção das raízes dorsais) e a **tenotomia** (corte dos tendões dos músculos gastrocnêmios).

---

que ser ativado por descarga tônica de uma área discreta do mesencéfalo, a **região locomotora do mesencéfalo**, e, é claro, isso só é possível em pacientes com transecção incompleta da medula espinal. Curiosamente, os geradores também podem ser ativados em animais experimentais pela administração do precursor de noradrenalina L-dopa (levodopa) após a secção completa da medula espinal. Progressos estão sendo feitos ao ensinar seres humanos com LME a caminhar, colocando-os, com apoio, em uma esteira ergométrica.

# PRINCÍPIOS GERAIS DA ORGANIZAÇÃO CENTRAL DAS VIAS MOTORAS

A fim de mover voluntariamente um membro, o encéfalo precisa planejar um movimento, providenciar o movimento apropriado em muitas articulações diferentes ao mesmo tempo, e ajustar o movimento pela comparação do planejamento com a execução. O sistema motor "aprende fazendo" e o desempenho melhora com a repetição. Isto envolve plasticidade sináptica. A lesão do córtex cerebral antes ou durante o nascimento, ou durante os dois a três anos de desenvolvimento pode levar à paralisia cerebral, um distúrbio que afeta o tônus muscular, o movimento e a coordenação (**Quadro Clínico 12–4**).

Há considerável evidência para o esquema de controle motor geral mostrado na **Figura 12–7**. Os comandos para os movimentos voluntários se originam em áreas de associação cortical. Os movimentos são planejados no córtex, bem como nos núcleos da base e nas porções laterais dos hemisférios cerebelares, como indicado pelo aumento da atividade elétrica antes do movimento. Os núcleos da base e o cerebelo canalizam a informação para os córtices pré-motor e motor por meio do tálamo. Os comandos motores do córtex motor são retransmitidos, em grande parte, pelos tratos corticospinais para a medula espinal e pelos tratos corticobulbares correspondentes para os neurônios motores no tronco encefálico. Entretanto, colaterais dessas vias e umas poucas conexões diretas do córtex motor terminam nos núcleos do tronco encefálico, que também se projetam para os neurônios motores no tronco encefálico e para a medula espinal. Essas vias também podem mediar o movimento voluntário. O movimento promove alterações no estímulo sensorial dos sentidos especiais e dos músculos, dos tendões, das articulações e da pele. Essa informação de retroalimentação, que ajusta e refina o movimento, é retransmitida diretamente para o córtex motor e para o espinocerebelo. O espinocerebelo se projeta, por sua vez, para o tronco encefálico. As vias principais do tronco encefálico que estão envolvidas com a postura e a coordenação são a rubrospinal, a reticulospinal, a tetospinal e os tratos vestibulospinais.

# CÓRTEX MOTOR E MOVIMENTO VOLUNTÁRIO

## CÓRTEX MOTOR PRIMÁRIO

O leitor pode consultar a Figura 8–8 para visualizar as localizações das principais regiões corticais envolvidas no controle motor. O **córtex motor primário** (**M1**) se localiza no giro

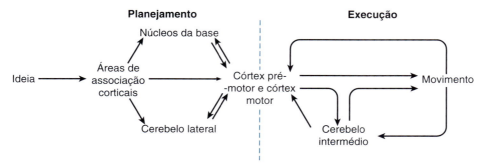

**FIGURA 12-7 Controle do movimento voluntário.** Os comandos para o movimento voluntário se originam nas áreas de associação cortical. O córtex, os núcleos da base e o cerebelo trabalham cooperativamente para planejar os movimentos. Os movimentos executados pelo córtex são retransmitidos por meio dos tratos corticospinais e dos tratos corticobulbares para os neurônios motores. O cerebelo fornece retroalimentação para ajustar o movimento.

pré-central do lobo frontal, se estendendo para o sulco central. Por meio de experimentos de estimulação em pacientes submetidos à craniotomia com anestesia local, a região foi mapeada para mostrar onde as várias partes do corpo são representadas no giro pré-central. A Figura 12-8 mostra o **homúnculo motor** com os pés na parte superior do giro e a face na parte inferior. A área facial está representada bilateralmente, mas o resto da representação é geralmente unilateral, com a área motora cortical controlando a musculatura do lado oposto do corpo. A representação cortical de cada parte do corpo é proporcional em tamanho à habilidade com que cada parte é usada no movimento voluntário fino. As áreas envolvidas com a fala e os movimentos das mãos são especialmente grandes no córtex; o uso da faringe, dos lábios e da língua para formar as palavras e dos dedos e polegares opositores para manipular o ambiente, são atividades para as quais os humanos são especialmente capacitados.

Técnicas modernas de imagem do encéfalo como a **tomografia por emissão de pósitrons** (**PET**) e a **ressonância magnética funcional** (**fMRI**) têm sido utilizadas para mapear o córtex a fim de identificar áreas motoras. A Figura 12-9 mostra a ativação da área da mão do córtex motor enquanto se aperta repetidamente uma bola com a mão direita ou esquerda.

As células nas áreas motoras corticais estão dispostas em uma **organização colunar**. A capacidade de promover movimentos discretos de um único músculo por estimulação elétrica de uma coluna no interior de M1 levou à visão de que esta área fosse responsável pelo controle de músculos individuais. Trabalhos mais recentes têm mostrado que neurônios em várias colunas corticais se projetam para o mesmo músculo; de fato, a maioria dos estímulos ativa mais de um músculo. Além disso, as células em cada coluna recebem estímulo sensorial bastante extenso da área periférica na qual elas produzem movimento, fornecendo as bases para o controle do movimento do

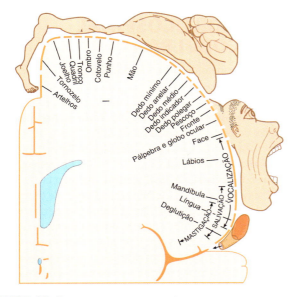

**FIGURA 12-8 Homúnculo motor.** A figura representa, em uma secção coronal do giro pré-central, a localização da representação cortical das várias partes do corpo. Os tamanhos das várias partes são proporcionais às áreas corticais dedicadas a elas. Compare com a Figura 8-9, que mostra o homúnculo sensorial. (Reproduzida, com permissão, de Penfield W, Rasmussen G: *The Cerebral Cortex of Man*. Macmillan, 1950.)

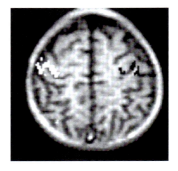

**FIGURA 12-9 A área da mão no córtex motor demonstrada por imagens de ressonância magnética funcional (fMRI) em um menino de 7 anos de idade.** Mudanças na intensidade do sinal, medido usando um método chamado de imagem de ressonância magnética ecoplanar, resultam de mudanças no fluxo, no volume e na oxigenação do sangue. A criança foi instruída a apertar repetitivamente uma bola de espuma de borracha a uma taxa de dois a quatro apertos por segundo com a mão direita ou esquerda. Mudanças na atividade cortical com a bola na mão direita são mostradas em preto. Mudanças na atividade cortical com a bola na mão esquerda são mostradas em branco. (Dados de Novotny EJ, et al.: Functional magnetic resonance imaging (fMRI) in pediatric epilepsy. Epilepsia 1994;35(Supp 8):36.)

por retroalimentação. Uma parte desse estímulo pode ser direta e a outra é retransmitida de outras partes do córtex. A visão atual é a de que os neurônios M1 representam movimentos de grupos de músculos para tarefas diferentes.

## ÁREA MOTORA SUPLEMENTAR

A área motora suplementar está sobre e acima da margem superior do sulco cingulato no lado medial do hemisfério. Ela se projeta para o córtex motor primário e também contém um mapa do corpo; mas é menos precisa do que em M1. A área motora suplementar pode estar envolvida principalmente na organização ou no planejamento das sequências motoras, enquanto M1 executa os movimentos. Lesões dessa área em macacos produzem inabilidade no desempenho de atividades complexas e dificuldade na coordenação bimanual.

Quando os seres humanos contam números para si mesmos sem falar, o córtex motor permanece em repouso, mas quando falam os números em voz alta à medida que contam, o fluxo sanguíneo aumenta em M1 e na área motora suplementar. Assim, ambas as regiões estão envolvidas no movimento voluntário quando os movimentos que estão sendo realizados são complexos e envolvem planejamento.

## CÓRTEX PRÉ-MOTOR

O cortex pré-motor está localizado anteriormente ao giro pré-central, nas superfícies corticais lateral e medial; ele também contém um mapa somatotópico. Essa região recebe aferências de regiões sensoriais do córtex parietal e se projeta para M1, para a medula espinal e para a formação reticular do tronco encefálico. Essa região pode estar envolvida com a configuração da postura no início de um movimento planejado e com a preparação de um indivíduo para se mover. Ela está principalmente envolvida no controle dos músculos proximais dos membros necessários à orientação do corpo para o movimento.

## CÓRTEX PARIETAL POSTERIOR

A área somatossensorial e as porções relacionadas do lobo parietal posterior se projetam para o córtex pré-motor. Lesões da área somatossensorial provocam defeitos no desempenho motor que são caracterizados pela incapacidade de executar sequências aprendidas de movimentos como comer com garfo e faca. Alguns dos neurônios estão envolvidos no direcionamento das mãos para um objeto e sua manipulação, enquanto outros neurônios estão envolvidos na coordenação olho-mão. Como descrito mais adiante, os neurônios do córtex parietal posterior contribuem para as vias descendentes envolvidas no controle motor.

## PLASTICIDADE

Uma descoberta surpreendente tornada possível pelo PET e pela fMRI é a de que o córtex motor mostra o mesmo tipo de plasticidade já descrito para o córtex sensorial no Capítulo 8. Por exemplo, as áreas dos dedos no córtex motor contralateral alargam à medida que um padrão de movimento rápido dos dedos é aprendido com os dedos de uma mão; essa mudança é detectável no período entre uma e quatro semanas. As áreas corticais de resposta a outros músculos também aumentam em tamanho quando o aprendizado motor envolve esses músculos. Quando uma pequena lesão isquêmica focal é produzida na área da mão do córtex motor de macacos, a área da mão pode reaparecer, com o retorno da função motora, em uma parte do córtex não lesionado adjacente. Assim, os mapas do córtex motor não são imutáveis e se alteram com a experiência.

## CONTROLE DA MUSCULATURA AXIAL E DISTAL

Dentro do tronco encefálico e da medula espinal, as vias e os neurônios que estão envolvidos com o controle dos músculos esqueléticos do tronco (axial) e das porções proximais dos membros estão localizados medial ou ventralmente, enquanto as vias e os neurônios que estão envolvidos com o controle dos músculos esqueléticos nas porções distais dos membros estão localizados lateralmente. Os músculos axiais estão envolvidos com os ajustes posturais e movimentos grosseiros, enquanto os músculos distais dos membros medeiam os movimentos refinados especializados. Assim, por exemplo, os neurônios na porção medial do corno ventral inervam os músculos proximais dos membros, particularmente os flexores, enquanto os neurônios laterais do corno ventral inervam os músculos distais dos membros. Da mesma forma, o trato corticospinal ventral e as vias mediais descendentes do tronco encefálico (tratos tetospinal, reticulospinal e vestibulospinal) estão envolvidos com ajustes dos músculos proximais e com a postura, enquanto os tratos corticospinal lateral e rubrospinal estão envolvidos com os músculos distais dos membros e, particularmente, no caso do trato corticospinal lateral, com movimentos voluntários especializados. Filogeneticamente, as vias laterais são as mais recentes.

## TRATOS CORTICOSPINAL E CORTICOBULBAR

A organização somatotópica recém-descrita para o córtex motor continua ao longo das vias do córtex para os neurônios motores. Os axônios dos neurônios do córtex motor que se projetam para os neurônios motores espinais formam os **trato corticospinal**, um grande feixe de cerca de um milhão de fibras. Cerca de 80% dessas fibras cruza a linha média nas pirâmides bulbares para formar o **trato corticospinal lateral** (Figura 12–10). Os restantes 20% constituem o **trato corticospinal ventral**, que não cruza a linha média até atingir o nível da medula espinal onde ele termina. Os neurônios do trato corticospinal lateral realizam conexões monossinápticas com os neurônios motores, especialmente aqueles envolvidos com os movimentos especializados. Muitos neurônios do trato corticospinal também fazem sinapses com os interneurônios espinais que antecedem aos neurônios motores; essa via indireta é importante na coordenação de grupos de músculos.

A trajetória do córtex para a medula espinal passa pela **coroa radiada** para a porção posterior da **cápsula interna**. Dentro do mesencéfalo, as fibras atravessam o **pedúnculo cerebral** e a ponte basilar até atingirem as **pirâmides bulbares** no seu caminho para a medula espinal.

## CAPÍTULO 12 Controle da Postura e do Movimento

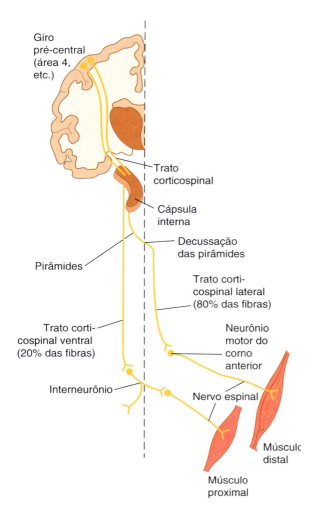

**FIGURA 12-10 Tratos corticospinais.** Este trato se origina no giro pré-central e passa pela cápsula interna. A maioria das fibras decussa nas pirâmides e desce pela substância branca lateral da medula espinal para formar a divisão lateral do trato que pode fazer conexões monossinápticas com os neurônios motores espinais. A divisão ventral do trato permanece não cruzada até atingir a medula espinal, onde axônios terminam em interneurônios espinais antecedentes aos neurônios motores.

O **trato corticobulbar** é composto por fibras que passam do córtex motor para os neurônios motores dos núcleos do trigêmio, facial e hipoglosso. Os neurônios corticobulbares terminam tanto diretamente nos núcleos dos nervos cranianos quanto nos seus interneurônios antecedentes no interior do tronco encefálico. Seus axônios atravessam o joelho da cápsula interna, o pedúnculo cerebral (medial aos neurônios do trato corticospinal) para descender, com as fibras do trato corticospinal, na ponte e no bulbo.

O sistema motor pode ser dividido em neurônios motores inferiores e superiores. Os **neurônios motores inferiores** se referem aos neurônios motores espinais e cranianos que inervam diretamente os músculos esqueléticos. Os **neurônios motores superiores** são os do córtex e do tronco encefálico que ativam os neurônios motores inferiores. As respostas fisiopatológicas ao dano nos neurônios motores superiores e inferiores são muito diferentes **(ver Quadro Clínico 12–5)**.

## ORIGENS DOS TRATOS CORTICOSPINAL E CORTICOBULBAR

Os neurônios dos tratos corticospinal e corticobulbar têm formato piramidal e estão localizados na camada V do córtex cerebral (ver Capítulo 14). As áreas corticais de onde esses tratos se originam foram identificadas com base na estimulação elétrica que produziu movimento discreto imediato. Cerca de 31% dos neurônios do trato corticospinal são provenientes do córtex motor primário. O córtex pré-motor e o córtex motor suplementar contabilizam 29% dos neurônios do trato corticospinal. Os outros 40% dos neurônios do trato corticospinal se originam no lobo parietal e na área somatossensorial primária no giro pós-central.

## PAPEL NO MOVIMENTO

O sistema corticobulbar e corticospinal é a via principal para o início do movimento voluntário especializado. Isto não significa que o movimento — mesmo o movimento especializado — seja impossível sem esse sistema. Essencialmente, outros vertebrados não mamíferos não possuem o sistema corticospinal e corticobulbar, mas se movem com grande agilidade. Gatos e cães ficam de pé, andam e correm após a destruição completa desse sistema. Apenas em primatas é que déficits relativamente acentuados são produzidos.

A secção cuidadosa das pirâmides produzindo uma destruição altamente seletiva do trato corticospinal lateral em primatas de laboratório produz uma perda rápida e definitiva da capacidade de pegar pequenos objetos entre dois dedos e de fazer movimentos isolados dos punhos. Entretanto, o animal ainda pode usar a mão de modo grosseiro e pode ficar de pé e andar. Esses déficits são consistentes com a perda de controle da musculatura distal dos membros, que está envolvida com os movimentos refinados especializados. Por outro lado, lesões do trato corticospinal ventral produzem déficits musculares axiais que provocam dificuldades no equilíbrio, na marcha e na escalada.

## VIAS DO TRONCO ENCEFÁLICO ENVOLVIDAS NA POSTURA E O NO MOVIMENTO VOLUNTÁRIO

Como mencionado anteriormente, os neurônios motores medulares estão organizados de modo que aqueles que inervam os músculos mais proximais estão localizados mais medialmente e aqueles que inervam os músculos mais distais estão localizados mais lateralmente. Esta organização é também refletida nas vias descendentes do tronco encefálico **(Figura 12–11)**.

## VIAS MEDIAIS DO TRONCO ENCEFÁLICO

As vias mediais do tronco encefálico, que trabalham em conjunto com o trato corticospinal ventral, são os **tratos reticulospinal pontino e bulbar**, **vestibulospinal** e **tetospinal**. Estas vias descendem nas colunas ventrais ipsilaterais da medula

**240** SEÇÃO II Neurofisiologia Central e Periférica

## QUADRO CLÍNICO 12–5

### Lesão do neurônio motor superior *versus* inferior

Os **neurônios motores inferiores** são aqueles cujos axônios terminam em músculos esqueléticos. Lesões nesses neurônios estão associadas à **paralisia flácida**, à **atrofia muscular**, às **fasciculações** (contrações musculares visíveis que aparecem como tremores sob a pele), à **hipotonia** (diminuição do tônus muscular), e à **hiporreflexia** ou **arreflexia**. Um exemplo de uma doença que leva à lesão dos neurônios motores inferiores é a **esclerose lateral amiotrófica** (**ELA**). "Amiotrófica" significa "sem nutrição muscular" e descreve a atrofia pela qual os músculos passam devido à falta de uso. "Esclerose" se refere à rigidez que um patologista sente quando examina a medula espinal na necropsia; a dureza se deve à proliferação de astrócitos e às cicatrizes das colunas laterais da medula espinal. A ELA é uma degeneração seletiva e progressiva dos neurônios motores α. Essa doença fatal também é conhecida como **doença de Lou Gehrig**, em memória de um famoso jogador de *baseball* que morreu de ELA. A incidência mundial anual de ELA foi estimada em 0,5 a 3,0 casos por 100.000 pessoas. A doença não tem nenhuma divisão baseada em raça, nível socioeconômico ou etnia. A expectativa de vida de pacientes com ELA é de geralmente três a cinco anos após o diagnóstico. A ELA é mais comumente diagnosticada na idade mediana e afeta mais frequentemente homens do que mulheres. A maioria dos casos de ELA é esporádica em sua origem, mas 5 a 10% dos casos tem uma ligação familiar. Causas possíveis incluem viroses, neurotoxinas, metais pesados, defeitos de DNA (especialmente em ELA familiar), anormalidades do sistema imunológico e anormalidades enzimáticas. Cerca de 40% dos casos familiares tem uma mutação no gene para a Cu/Zn superóxido desmutase (*SOD-1*) no cromossomo 21. O SOD é um sequestrador de radicais livres que reduz o estresse oxidativo. Um gene *SOD-1* defeituoso permite que os radicais livres se acumulem, matando os neurônios. Evidências sugerem que o aumento da excitabilidade dos núcleos cerebelares profundos, provocado pela inibição dos **canais de potássio de pequena condutância ativados por cálcio** (**SK**), contribui para o desenvolvimento da ataxia cerebelar.

Os **neurônios motores superiores** geralmente se referem aos neurônios do trato corticospinal que inervam os neurônios motores espinais, mas eles também podem incluir neurônios do tronco encefálico que controlam os neurônios motores espinais. Lesões nestes neurônios inicialmente levam os músculos a ficarem fracos e flácidos, mas eventualmente levam à espasticidade, **hipertonia** (aumento da resistência ao movimento passivo), reflexos de estiramento hiperativos e reflexo extensor plantar anormal (sinal positivo de Babinski). O sinal de Babinski é a dorsoflexão do grande dedo do pé (hálux) e o afastamento dos demais dedos uns dos outros quando o aspecto lateral da sola do pé é riscado. Em adultos, a resposta normal a esse estímulo é a flexão plantar de todos os dedos do pé. Acredita-se que o sinal de Babinski seja um reflexo de retirada do flexor que é normalmente controlado pelo sistema corticospinal lateral. Ele é importante na localização dos processos de doenças, mas seu significado fisiológico é desconhecido. Entretanto, em lactentes cujos tratos corticospinais não são muito bem desenvolvidos, a dorsoflexão do hálux e o afastamento dos demais dedos do pé é a resposta natural a estímulos aplicados na sola do pé.

### DESTAQUES TERAPÊUTICOS

Um dos poucos fármacos que demonstraram reduzir modestamente a progressão da ELA é o **riluzol**, que abre os canais SK. A espasticidade associada à doença dos neurônios motores pode ser reduzida pelo relaxante muscular **baclofeno** (um derivado do GABA). Em alguns casos, uma infusão subaracnoide de baclofeno é ministrada através de uma bomba lombar implantada. A espasticidade também pode ser tratada com **tizanidina**, um agonista do adrenorreceptor $\alpha_2$ de atuação central. Acredita-se que sua efetividade se deva à crescente inibição pré-sináptica dos neurônios motores espinais. A **toxina botulínica** também é aprovada para o tratamento da espasticidade. Esta toxina atua se ligando a receptores nos terminais nervosos colinérgicos para diminuir a liberação de acetilcolina, provocando o bloqueio neuromuscular.

espinal e terminam predominantemente nos interneurônios e nos neurônios propriospinais longos na parte ventromedial do corno ventral, para controlar os músculos axiais e proximais. Poucos neurônios da via medial realizam sinapses diretamente nos neurônios motores que controlam os músculos axiais.

Os tratos vestibulospinais medial e lateral estão envolvidos na função vestibular e são descritos brevemente no Capítulo 10. O trato medial se origina nos núcleos vestibulares medial e inferior e se projeta bilateralmente para os neurônios motores medulares cervicais que controlam a musculatura do pescoço. O trato lateral se origina nos núcleos vestibulares laterais e se projeta ipsilateralmente para neurônios em todos os níveis da medula. Ele ativa os neurônios motores para os músculos antigravidade (p. ex., os extensores proximais dos membros) para controlar a postura e o equilíbrio.

Os tratos reticulospinais pontino e bulbar se projetam para todos os níveis da medula. Eles estão envolvidos na manutenção da postura e na modulação do tônus muscular, especialmente por meio de estímulos para os neurônios motores γ. Os neurônios reticulospinais pontinos são principalmente excitatórios e os neurônios reticulospinais medulares são principalmente inibitórios.

O trato tetospinal se origina no colículo superior do mesencéfalo e se projeta para a medula espinal cervical contralateral para controlar a cabeça e os movimentos dos olhos.

## VIA LATERAL DO TRONCO ENCEFÁLICO

O controle principal dos músculos distais surge do trato corticospinhal lateral, mas os neurônios no interior do núcleo rubro

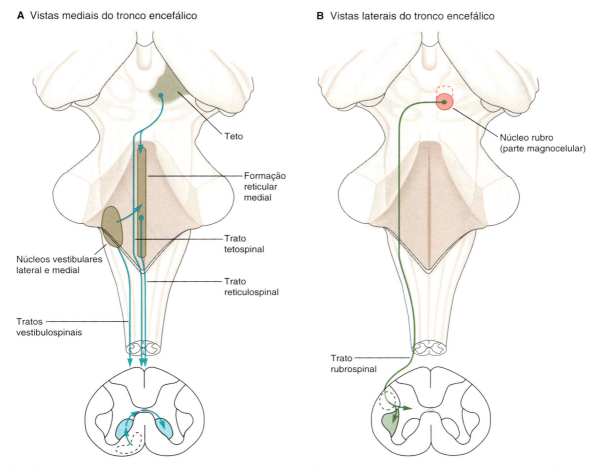

**FIGURA 12-11** Vias descendentes mediais e lateral do tronco encefálico envolvidas no controle motor. **A**) As vias mediais (reticulospinal, vestibulospinal e tetospinal) terminam na área ventromedial da substância cinzenta espinal e controlam a musculatura axial e proximal. **B**) A via lateral (rubrospinal) termina na área dorsolateral da substância cinzenta espinal e controla os músculos distais. (De Kandel ER, Schwartz JH, Jessell TM [editores]: *Principles of Neural Science,* 4th ed. McGraw-Hill, 2000.)

do mesencéfalo cruzam a linha média e se projetam para os interneurônios na parte dorsolateral do corno ventral espinal para também influenciar os neurônios motores que controlam os músculos distais dos membros. Este **trato rubrospinal** excita os neurônios motores dos músculos flexores e inibe os neurônios motores dos extensores. Essa via não é muito conhecida em humanos, mas pode desempenhar um papel na postura típica da rigidez de decorticação (ver adiante).

## SISTEMAS DE REGULAÇÃO DA POSTURA

No animal íntegro, as respostas motoras individuais estão submersas no padrão total de atividade motora. Quando o eixo neural é seccionado, as atividades integradas abaixo da secção são cortadas ou liberadas do controle dos centros encefálicos superiores e, frequentemente, parecem estar acentuadas. A liberação desse tipo, um princípio cardeal antigo na neurologia, pode se dever, em algumas situações, à remoção de um controle inibitório por centros neurais superiores. Uma causa mais importante de hiperatividade aparente é a perda de diferenciação da reação, de modo que ela já não se encaixa no padrão mais amplo da atividade motora. Pesquisas que utilizam modelos animais têm levado a informações sobre o papel dos mecanismos corticais e do tronco encefálico envolvidos no controle do movimento voluntário e da postura. Os déficits no controle motor observados após várias lesões imitam os encontrados em humanos com lesões nas mesmas estruturas.

## DESCEREBRAÇÃO

A transecção completa do tronco encefálico entre os colículos superiores e inferiores permite que as vias do tronco encefálico funcionem independentes de suas aferências de estruturas encefálicas superiores. Esta é chamada de **descerebração mesencefálica inferior** e está esquematizada na Figura 12-12 pela linha tracejada A. Esta lesão interrompe todos os estímulos do córtex (tratos corticobulbar e corticospinal), e do núcleo rubro (trato rubrospinal), principalmente para os músculos distais dos membros. As vias reticulospinais excitatória e inibitória (principalmente para os músculos extensores posturais) permanecem intactas. A dominância do movimento das vias sensoriais ascendentes para a via reticulospinal excitatória leva à hiperatividade dos músculos extensores dos quatro membros, a qual é chamada de **rigidez da descerebração**. Isso é semelhante ao

**242** SEÇÃO II Neurofisiologia Central e Periférica

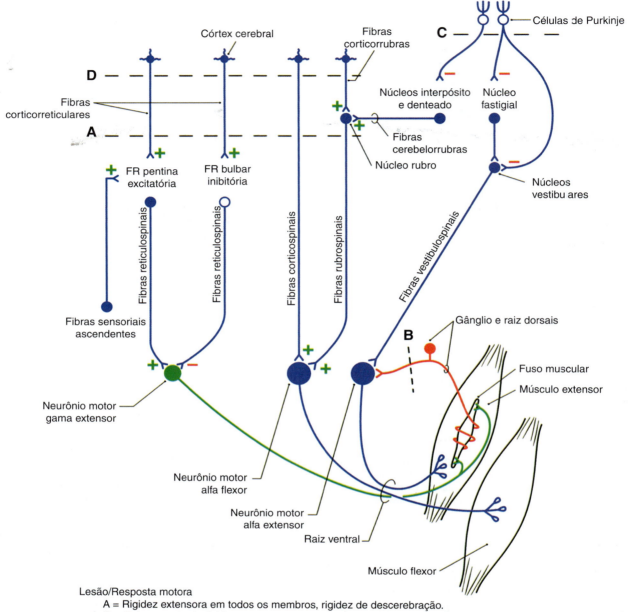

Lesão/Resposta motora
  A = Rigidez extensora em todos os membros, rigidez de descerebração.
  A+B = Relaxamento da rigidez extensora no membro com a raiz seccionada.
  A+C = Leve aumento da rigidez de descerebração comparado com A.
  A+C+B = Nenhum relaxamento da rigidez de descerebração.
      D = Flexão dos membros superiores, extensão dos membros inferiores, rigidez de decorticação.

**FIGURA 12-12** **Desenho de circuito representando as lesões produzidas em animais experimentais para reproduzir os déficits por descerebração e decorticação encontrados em humanos.** As transecções bilaterais são indicadas pelas linhas tracejadas A, B, C e D. A descerebração está em um nível entre os colículos superiores e inferiores (A), a decorticação é rostral ao colículo superior, as raízes dorsais foram seccionadas para uma extremidade (B) e remoção do lobo anterior do cerebelo (C). O objetivo era o de identificar substratos anatômicos responsáveis pela postura de rigidez de descerebração ou decorticação encontrada em humanos com lesões que ou isolam o prosencéfalo do tronco encefálico ou separam a parte rostral do tronco encefálico da parte caudal e da medula espinal. (Reproduzida, com permissão, de Haines DE [editor]: *Fundamental Neuroscience for Basic and Clinical Applications*, 3rd ed. Elsevier, 2006.)

que acontece após a **herniação transtentorial do úncus** devido à lesão supratentorial. A herniação pode ocorrer em pacientes com tumores grandes ou hemorragia no hemisfério cerebral. A Figura 12-13A mostra a postura típica desse tipo de paciente. O Quadro Clínico 12-6 descreve as complicações relacionadas à herniação transtentorial do úncus.

Em gatos com descerebração mesencefálica inferior, a secção das raízes dorsais para um membro (linha tracejada B na Figura 12-12) elimina imediatamente a hiperatividade dos músculos extensores. Isto sugere que a rigidez de descerebração é a espasticidade provocada pela facilitação do reflexo miotático. Isto é, o estímulo excitatório da via reticulospinal ativa os

**A** Lesão pontina superior

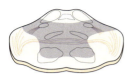
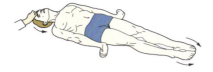

**B** Lesão no mesencéfalo superior

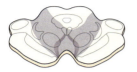
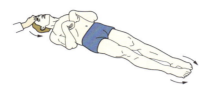

**FIGURA 12–13** Posturas de descerebração e decorticação. **A)** A lesão do mesencéfalo inferior e da ponte superior provoca a postura descerebrada na qual os membros inferiores são estendidos, com os dedos dos pés apontando para dentro e as extremidades superiores estendidas com os dedos flexionados e os antebraços pronados. O pescoço e a cabeça são estendidos. **B)** A lesão do mesencéfalo superior pode provocar a postura de decorticação na qual os membros superiores são flexionados, os membros inferiores são estendidos com os dedos apontando ligeiramente para dentro e a cabeça é estendida. (Modificada de Kandel ER, Schwartz JH, Jessell TM [editores]: *Principles of Neural Science*, 4th ed. McGraw-Hill, 2000.)

neurônios motores γ que, indiretamente, ativam os neurônios motores α (por meio de atividade aferente Ia) do fuso. Esse circuito é chamado de **alça reflexa gama**.

O lado exato da origem no interior do córtex cerebral das fibras que inibem os reflexos de estiramento é desconhecido. Em certas condições, o estímulo da borda anterior do giro pré-central pode causar inibição dos reflexos de estiramento e dos movimentos provocados corticalmente. Essa região, que também se projeta para os núcleos da base, foi denominada **faixa supressora**.

Há ainda evidência que a rigidez de descerebração leva à ativação direta dos neurônios motores α. Se o lobo anterior do cerebelo é removido em um animal descerebrado (linha tracejada C na Figura 12–12), a hiperatividade da musculatura extensora é exagerada (**rigidez descerebelar**). Esse corte elimina a inibição cortical do núcleo fastigial do cerebelo e secundariamente aumenta a excitação dos núcleos vestibulares. A secção subsequente da raiz dorsal não reverte a rigidez, que se devia, portanto, à ativação dos neurônios motores α independente do circuito gama.

## DECORTICAÇÃO

A remoção do córtex cerebral (**decorticação**; linha tracejada D na Figura 12–12) produz a **rigidez de decorticação**, que é caracterizada pela flexão de cotovelo e hiperatividade extensora dos membros inferiores (**Figura 12–13B**). Essa flexão pode ser explicada pela excitação rubrospinal dos músculos flexores dos membros superiores; a hiperextensão dos membros inferiores se deve às mesmas mudanças que ocorrem após a descerebração mesencefálica inferior.

A rigidez de decorticação é observada no lado hemiplégico após hemorragias ou tromboses na cápsula interna. Provavelmente devido à sua anatomia, as pequenas artérias da cápsula interna são especialmente propensas à ruptura ou obstrução trombótica, de modo que esse tipo de rigidez de decorticação é bastante comum. Sessenta por cento das hemorragias intracerebrais ocorrem na cápsula interna, em oposição aos 10% que ocorre no córtex cerebral, 10% na protuberância, 10% no tálamo e 10% no cerebelo.

## NÚCLEOS DA BASE

## ORGANIZAÇÃO DOS NÚCLEOS DA BASE

O termo **núcleos da base** é aplicado a cinco estruturas interativas de cada lado do cérebro (**Figura 12–14**). Estas são o **núcleo caudado**, o **putame** e o **globo pálido** (três grandes massas nucleares subjacentes ao manto cortical), o **núcleo subtalâmico**

---

### QUADRO CLÍNICO 12-6

#### Herniação transtentorial do úncus

Lesões expansivas de grandes tumores, hemorragias, derrames ou abscessos no hemisfério cerebral podem empurrar o bulbo do lobo temporal sobre a borda do tentório do cerebelo, comprimindo o III nervo craniano ipsilateral (**herniação transtentorial do úncus**). Antes da herniação, esses pacientes apresentam uma diminuição no nível de consciência, letargia, diminuição da reatividade pupilar, desvio da posição do olho "para baixo e para fora", reflexos hiper-reativos e sinal de Babinski bilateral (devido à compressão do trato corticospinal ipsilateral). Após a herniação, os pacientes estão descerebrados e comatosos, com pupilas dilatadas e fixas e movimentos dos olhos ausentes. Com a extensão da lesão para o mesencéfalo, um **padrão de respiração de Cheyne–Stokes** se desenvolve, caracterizado por um padrão de profundidade de respiração crescente seguido de um padrão decrescente, interrompido por períodos de apneia. Eventualmente, a função medular é perdida, a respiração cessa e a recuperação é improvável. Massas hemisféricas próximas à linha média comprimem a formação reticular talâmica e podem provocar o coma antes do desenvolvimento das alterações oculares (**herniação central**). À medida que a massa aumenta, a função mesencefálica é afetada, as pupilas dilatam, e se segue uma postura de descerebração. Com a progressão da herniação, as funções pontino vestibulares e respiratórias bulbares são perdidas.

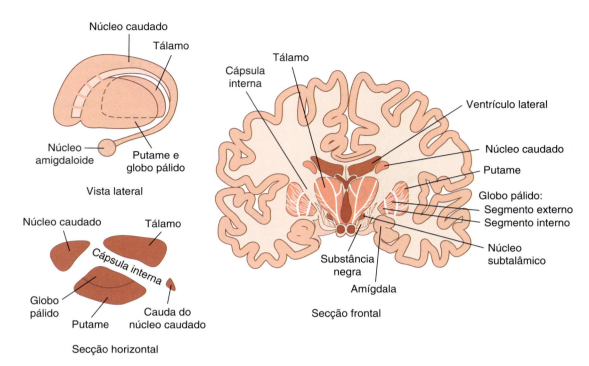

**FIGURA 12-14  Os núcleos da base.** Os núcleos da base são compostos pelos núcleos caudado, putame, globo pálido e pelos funcionalmente relacionados núcleo subtalâmico e substância negra. A secção frontal (coronal) mostra a localização dos núcleos da base em relação às estruturas circundantes.

e a **substância negra**. O núcleo caudado e o putame formam o **estriado**; o putame e o globo pálido formam o **núcleo lentiforme**.

O globo pálido é dividido em segmento externo e interno (GPe e GPi); ambas as regiões contêm neurônios GABAérgicos inibitórios. A substância negra é dividida em uma **parte compacta**, que utiliza dopamina como neurotransmissor, e em uma **parte reticular**, que utiliza o GABA como neurotransmissor. Há pelo menos quatro tipos neuronais no interior do estriado. Cerca de 95% dos neurônios do estriado é de neurônios espinhosos médios que usam GABA como neurotransmissor. Os neurônios estriados restantes são todos interneurônios espinhosos que diferem em termos de tamanho e neurotransmissores: grandes (acetilcolina), médios (somatostatina) e pequenos (GABA).

A Figura 12-15 mostra as principais conexões aferentes, eferentes e internas dos núcleos da base, juntamente aos neurotransmissores dessas vias. Há dois tipos principais de aferências para os núcleos da base; elas são ambas excitatórias (glutamato), e terminam no estriado. Elas são provenientes de uma ampla região do córtex cerebral (**via corticostriada**) e dos núcleos intralaminares do tálamo (**via talamoestriatal**). As duas principais eferências dos núcleos da base são provenientes do GPi e da parte reticular da substância negra. Ambas são inibitórias (GABAérgicas) e se projetam para o tálamo. A partir do tálamo, há uma projeção excitatória (presumivelmente glutamato) para o córtex pré-frontal e pré-motor. Isto fecha uma alça completa composta por córtex-núcleo da base-tálamo-córtex.

As conexões internas dos núcleos da base incluem uma **projeção nigroestriatal** dopaminérgica a partir da parte compacta da substância negra para o estriado, e uma projeção GABAérgica a partir do estriado para a parte reticular da substância negra. Há uma projeção inibitória a partir do estriado para ambos GPe e GPi. O núcleo subtalâmico recebe um aferência inibitória do GP e, por sua vez, o núcleo subtalâmico tem uma projeção excitatória (glutamato) para ambos GPe e GPi.

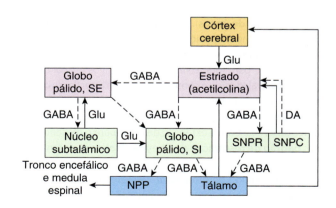

**FIGURA 12-15  Representação diagramática das principais conexões dos núcleos da base.** Linhas contínuas indicam vias excitatórias; linhas tracejadas, vias inibitórias. Os transmissores são indicados nas vias, onde são conhecidos. DA, dopamina; Glu, glutamato. A acetilcolina é o neurotransmissor produzido por interneurônios no estriado. SE, segmento externo; SI, segmento interno; NPP, núcleo pedunculopontino; SNPC, substância negra, parte compacta; SNPR, substância negra, parte reticular. O núcleo subtalâmico também se projeta para a parte compacta da substância negra; essa via foi omitida para fins de clareza.

# FUNÇÃO

Os neurônios dos núcleos da base, como os das porções laterais dos hemisférios cerebelares, disparam antes dos movimentos se iniciarem. Essa observação, associada a uma análise cuidadosa dos efeitos de doenças dos núcleos da base em humanos, e dos efeitos de fármacos que destroem os neurônios dopaminérgicos em animais, levaram à ideia de que os núcleos da base estariam envolvidos no planejamento e na programação do movimento ou, mais amplamente, nos processos pelos quais um pensamento abstrato é convertido em ação voluntária (Figura 12–7). Eles influenciam o córtex motor por meio do tálamo, e as vias corticospinais fornecem a via final comum para os neurônios motores. Além disso, o GPi se projeta para os núcleos do tronco encefálico, e, deste ponto, para os neurônios motores no tronco encefálico e medula espinal. Os núcleos da base, particularmente o núcleo caudado, também desempenham um papel em alguns processos cognitivos. Possivelmente devido às interconexões desse núcleo com as porções frontais do neocórtex, lesões do núcleo caudado interrompem o desempenho em testes envolvendo a inversão de objetos e alternação retardada. Além disso, as lesões na cabeça do núcleo caudado esquerdo, mas não do direito e da substância branca próxima em humanos, estão associadas a uma forma disártrica de afasia que se assemelha à afasia de Wernicke (ver Capítulo 15).

## DOENÇAS DOS NÚCLEOS DA BASE EM HUMANOS

Três vias bioquímicas distintas nos núcleos da base normalmente operam de um modo equilibrado: (1) o sistema dopaminérgico nigroestriatal, (2) o sistema colinérgico intraestriatal, e (3) o sistema GABAérgico, que se projeta do estriado para o globo pálido e para a substância negra. Quando uma ou mais dessas vias se torna disfuncional, anormalidades motoras características ocorrem. As doenças dos núcleos da base levam a dois tipos gerais de distúrbios: **hipercinéticos** e **hipocinéticos**. As condições hipercinéticas são aquelas em que o movimento é excessivo e anormal, incluindo coreia, atetose e balismo. As anormalidades hipocinéticas incluem acinesia e bradicinesia.

A **coreia** é caracterizada por movimentos rápidos, involuntários, como em uma "dança". A **atetose** é caracterizada por movimentos contorcidos lentos e contínuos. Movimentos coreiformes e atetóticos têm sido associados ao início dos movimentos voluntários que ocorrem de um modo desorganizado e involuntário. No **balismo**, sucedem movimentos de agitação involuntários, de grande amplitude e violentos. A **acinesia** é a dificuldade de iniciar e diminuir espontaneamente o movimento. A **bradicinesia** é a lentidão dos movimentos.

Além da doença de Parkinson, que será descrita adiante, há vários outros distúrbios conhecidos por envolver um mau funcionamento no interior dos núcleos da base. Alguns estão descritos no Quadro Clínico 12–7. A **doença de Huntington** é uma de um número crescente de doenças genéticas humanas que afetam o sistema nervoso e que são caracterizadas pela expansão da **repetição de trinucleotídeos**. A maioria delas envolve repetições de citosina–adenina–guanina (CAG) (Tabela 12–1), mas uma envolve repetições de CGG e outra envolve

**TABELA 12–1** Exemplos de doenças de trinucleotídeos repetidos

| Doença | Repetição de trinucleotídeos expandida | Proteína afetada |
|---|---|---|
| Doença de Huntington | CAG | Huntingtina |
| Ataxia espinocerebelar tipos 1, 2, 3 e 7 | CAG | Ataxina 1, 2, 3, 7 |
| Ataxia espinocerebelar tipo 6 | CAG | Subunidade $\alpha_{1A}$ do canal de $Ca^{2+}$ |
| Atrofia dentatorrubro-palidolusiana | CAG | Atrofina |
| Atrofia muscular espinobulbar | CAG | Receptor de androgênio |
| Síndrome do X frágil | CGG | FMR-1 |
| Distrofia miotônica | CTG | Proteína cinase DM |
| Ataxia de Friedreich | GAA | Frataxina |

repetições CTG (T refere-se à timina). Todas elas estão nos éxons; entretanto, uma repetição GAA, em um íntron, está associada à ataxia de Friedreich. Há também evidências preliminares de que um número crescente de repetições de 12 nucleotídeos está associado a uma forma rara de epilepsia.

## DOENÇA DE PARKINSON

A **doença de Parkinson** tem tanto características hiper quanto hipocinéticas. Ela foi originalmente descrita em 1817, por James Parkinson e assim nomeada. A doença de Parkinson é a primeira doença identificada com causa devida à deficiência de um neurotransmissor específico (Quadro Clínico 12–8). Na década de 1960, foi demonstrado que a doença de Parkinson é o resultado de uma degeneração de neurônios dopaminérgicos na parte compacta da substância negra. As fibras do putame (parte do estriado) são as mais gravemente afetadas.

As características hipocinéticas da doença de Parkinson são a acinesia e a bradicinesia, e as características hipercinéticas são a **rigidez com sinal de roda denteada** e o **tremor em repouso.** A ausência de atividade motora e a dificuldade em iniciar os movimentos voluntários são impressionantes. Há uma diminuição dos movimentos normais inconscientes, como o balanço dos braços durante a caminhada, do panorama das expressões faciais relacionadas com o conteúdo emocional do pensamento e da fala, e das múltiplas ações e gestos "inquietos" que ocorrem em todos os indivíduos. A rigidez é diferente da espasticidade, pois a descarga de neurônio motor aumenta para ambos os músculos agonistas e antagonistas. O movimento passivo de uma extremidade encontra uma resistência plástica semelhante à sensação do membro após a morte, que tem sido comparada a dobrar um tubo de chumbo e é, portanto, chamada de **rigidez de cano de**

## QUADRO CLÍNICO 12–7

### Doenças dos núcleos da base

A lesão inicial detectável na **doença de Huntington** é nos neurônios espinhosos médios do corpo estriado. Essa perda da via GABAérgica para o segmento externo do globo pálido libera a inibição, permitindo que as características hipercinéticas da doença se desenvolvam. Um sinal inicial é uma trajetória irregular da mão quando tenta tocar um ponto, especialmente no final do trajeto. Mais tarde, **movimentos coreiformes** aparecem e gradualmente aumentam até tornarem o paciente incapaz. A fala se torna arrastada e incompreensível, e uma demência progressiva é seguida de morte dentro de 10 a 15 anos após o início dos sintomas. A doença de Huntington afeta cinco de cada 100.000 pessoas em todo o mundo. Ela é um distúrbio hereditário autossômico dominante, e seu início geralmente ocorre entre as idades de 30 e 50 anos. O gene anormal responsável pela doença está localizado próximo à extremidade do braço curto do cromossomo 4. Ele normalmente contém de 11 a 34 repetições de citosina-adenina-guanina (CAG), cada uma codificando glutamina. Em pacientes com doença de Huntington, o número aumenta para 42 a 86, ou mais cópias, e quanto maior o número de repetições, mais precoce é o início e mais rápida é a progressão da doença. O gene codifica a **huntingtina**, uma proteína de função desconhecida. Agregados de proteínas pouco solúveis, que são tóxicas, se formam nos núcleos das células e em outros lugares. Entretanto, a correlação entre os agregados e os sintomas não é perfeita. Parece que a perda de função da huntingtina que ocorre é proporcional ao tamanho da inserção de CAG. Em modelos animais da doença, enxerto intraestriatal de tecido estriatal de feto melhora o desempenho cognitivo. Além disso, a atividade da caspase-1 do tecido aumenta nos cérebros de humanos e animais com a doença, e em camundongos nos quais o gene para essa enzima reguladora de apoptose foi desligado, a progressão da doença é retardada.

Outro distúrbio dos núcleos da base é a **doença de Wilson** (ou **degeneração hepatocelular**), um transtorno raro do metabolismo do cobre que tem início entre os seis e 25 anos de idade, afetando cerca de quatro vezes mais mulheres que homens. A doença de Wilson afeta aproximadamente 30.000 pessoas em todo o mundo. É um distúrbio genético autossômico recessivo devido a uma mutação no braço longo do cromossomo 13q. Ele afeta o gene transportador de cobre ATPase (*ATP7B*) no fígado, levando a um acúmulo de cobre neste órgão e ao progressivo dano hepático resultante. Cerca de 1% da população é portadora de uma única cópia anormal desse gene, mas não desenvolve quaisquer sintomas. Uma criança que herda o gene de ambos os pais pode desenvolver a doença. Em indivíduos afetados, o cobre acumula na periferia da córnea do olho, sendo responsável pelos anéis amarelos característicos de **Kayser–Fleischer**. A patologia neurológica dominante é a degeneração do putame, uma parte do **núcleo lentiforme**.

Distúrbios motores incluem o tremor ou **asterixis** em "bater de asas", **disartria**, marcha instável e rigidez.

Outra doença comumente referida como doença dos núcleos da base é a **discinesia tardia**. Esta doença realmente envolve os núcleos da base, mas é causada por tratamento médico de outro distúrbio com **medicamentos neurolépticos**, como as fenotiazidas ou o haloperidol. Portanto, a discinesia tardia é iatrogênica em sua origem. O uso de longa duração desses medicamentos pode produzir anormalidades bioquímicas no estriado. Os distúrbios motores incluem movimentos involuntários não controlados, temporários ou permanentes da face e da língua e a rigidez com sinal de roda denteada. Os medicamentos neurolépticos atuam por meio do bloqueio da transmissão dopaminérgica. O uso prolongado desses fármacos leva à hipersensibilidade dos receptores dopaminérgicos $D_3$ e a um desequilíbrio das influências nigroestriatais no controle motor.

### DESTAQUES TERAPÊUTICOS

O tratamento da doença de Huntington é direcionado para o tratamento dos sintomas e para a manutenção da qualidade de vida, uma vez que não há cura. Em geral, os fármacos utilizados para tratar os sintomas dessa doença apresentam efeitos colaterais como fadiga, náusea e inquietação. Em agosto de 2008, a U.S. Food and Drug Administration aprovou o uso de **tetrabenazina** para diminuir os movimentos coreiformes que caracterizam essa doença. Esse fármaco se liga reversivelmente aos transportadores de monoamina vesicular (VMAT) e, assim, inibem a captação de monoaminas para as vesículas sinápticas. Ela também atua como um antagonista do receptor de dopamina. A tetrabenazina é o primeiro medicamento a receber a aprovação para a utilização nos portadores de doença de Huntington. Ela também é utilizada para o tratamento de outros distúrbios do movimento hipercinético, como a discinesia tardia. **Agentes quelantes** (p. ex., **penicilamina**, **trientina**) são usados para reduzir o cobre no corpo de indivíduos com doença de Wilson. A discinesia tardia tem se mostrado difícil de tratar. O tratamento em pacientes com distúrbios psiquiátricos é frequentemente dirigido para a prescrição de um neuroléptico com menor probabilidade de causar o transtorno. A **clozapina** é um exemplo de um fármaco neuroléptico atípico que tem sido um substituto eficaz para fármacos neurolépticos tradicionais, mas com menor risco de desenvolvimento de discinesia tardia.

## QUADRO CLÍNICO 12–8

### Doença de Parkinson

Há de sete a 10 milhões de pessoas no mundo com o diagnóstico de doença de Parkinson. Os homens são 1,5 vezes mais propensos que as mulheres a desenvolver a doença. Nos Estados Unidos, cerca de 60.000 novos indivíduos são diagnosticados a cada ano. O parkinsonismo ocorre de forma idiopática esporádica em muitos indivíduos de meia-idade e idosos e é uma das doenças neurodegenerativas mais comuns. Estima-se que ocorra em 1 a 2% dos indivíduos com mais de 65 anos. Os neurônios dopaminérgicos e os receptores de dopamina são continuamente perdidos com a idade nos núcleos da base em indivíduos normais, e uma aceleração dessas perdas aparentemente precipita o parkinsonismo. Os sintomas aparecem quando 60 a 80% dos neurônios dopaminérgicos nigroestriatais degeneram. O parkinsonismo também é visto como uma complicação do tratamento com os medicamentos tranquilizantes do grupo fenozitina e com outros que bloqueiam os receptores dopaminérgicos $D_2$. Ele pode ser produzido de forma rápida e drástica pela injeção de 1-metil-4-fenil-1,2,5,6-tetrahidropiridina (MPTP). Esse efeito foi descoberto por acaso quando um traficante de drogas no norte da Califórnia forneceu a alguns de seus clientes uma preparação caseira de heroína sintética que continha MPTP. O MPTP é um pró-fármaco metabolizado nos astrócitos pela enzima monoaminoxidase (MAO-B) para produzir um potente oxidante, o 1-metil-4-fenilpirídio (MPP+). Em roedores, o MPP+ é rapidamente removido do cérebro, mas em primatas ele é removido mais lentamente e é absorvido pelo transportador de dopamina para os neurônios dopaminérgicos na substância negra, que o destrói sem afetar outros neurônios dopaminérgicos em qualquer grau considerável. Consequentemente, o MPTP pode ser usado para produzir parkinsonismo em macacos, e sua disponibilidade tem acelerado a pesquisa sobre a função dos núcleos da base.

### DESTAQUES TERAPÊUTICOS

Não há cura para a doença de Parkinson, e as terapias com fármacos são desenvolvidas para o tratamento dos sintomas. O **sinemet**, que é uma combinação de **levodopa** (L-dopa) e **carbidopa**, é o medicamento mais comumente usado para o tratamento da doença de Parkinson. A adição da carbidopa à L-dopa aumenta a sua eficácia e impede a conversão da L-dopa em dopamina na periferia e, assim, reduz alguns dos efeitos colaterais adversos da L-dopa (náusea, vômito e distúrbios do ritmo cardíaco). Os agonistas da dopamina também se mostraram eficazes em alguns pacientes com doença de Parkinson; eles incluem a **apomorfina, a bromocriptina**, o **pramipexol** e o **ropinirol**. Administrados em combinação com a levodopa, os inibidores de catecol-O-metiltransferase (COMT) (p. ex., **entacapona**) são outro grupo de medicamentos usado para tratar essa doença. Eles atuam no bloqueio da quebra da L-dopa, permitindo que uma quantidade maior do fármaco atinja o cérebro para aumentar o nível de dopamina. Os inibidores da MAO-B (p. ex., **selegilina**) também impedem a degradação da dopamina. Eles podem ser administrados logo após o diagnóstico e retardar a necessidade de levodopa.

Em dezembro de 2010, investigadores da Universidade Metodista do Sul e da Universidade do Texas, em Dalas, relataram a identificação de uma família de moléculas pequenas que pode ser promissora na proteção de danos às células cerebrais em doenças com o Parkinson, Alzheimer e Huntington. Isto seria um passo importante na direção do primeiro medicamento que atuaria com um agente neuroprotetor para interromper a morte das células, em oposição a apenas tratar o sintoma da doença neurológica.

A U.S. Food and Drug Administration aprovou o uso de estimulação cerebral profunda (DBS) como um método para o tratamento da doença de Parkinson. A DBS reduz a quantidade de L-dopa que os pacientes precisam e, assim, reduz seus efeitos colaterais adversos (p. ex., movimentos involuntários chamados de **discinesias**). A DBS tem sido associada à redução de tremores, lentidão dos movimentos e problemas de marcha em alguns pacientes. Tratamentos cirúrgicos são em geral reservados para aqueles que esgotaram as terapias com medicamentos, ou os que não responderam favoravelmente a elas. Lesões no GPi (**palidotomia**) ou no núcleo subtalâmico (**talamotomia**) foram realizadas para ajudar a restaurar o equilíbrio da resposta dos núcleos da base para o padrão normal (ver Figura 12–17). Outra abordagem cirúrgica é o implante de tecido secretor de dopamina nos ou próximo dos núcleos da base. Transplantes de tecido medular suprarrenal do próprio paciente ou do corpo carotídeo são eficazes por um período, aparentemente funcionando com uma espécie de minibomba de dopamina, mas a longo prazo os resultados têm sido decepcionantes. Resultados com a transplantação de tecido estriatal fetal foram melhores, e há evidências que as células transplantadas não apenas sobrevivem, mas fazem conexões adequadas nos núcleos da base do hospedeiro. Entretanto, alguns pacientes com transplantes desenvolvem discinesias devido a níveis excessivos de dopamina.

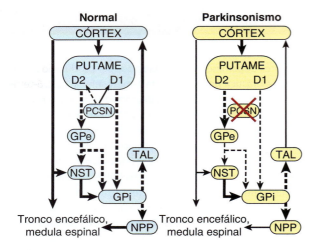

**FIGURA 12-16 Circuito provável entre núcleos da base-tálamo-córtex na doença de Parkinson.** Setas contínuas indicam respostas excitatórias e setas tracejadas, respostas inibitórias. A intensidade de cada resposta está indicada pela largura da seta. GPe, segmento externo do globo pálido; GPi, segmento interno do globo pálido; NPP, núcleo pedunculopontino; PCSN, parte compacta da substância negra; NST, núcleo subtalâmico; TAL, tálamo. Veja o texto para detalhes. (Modificada de Grafton SC, DeLong M: Tracing the brain circuitry with functional imaging. Nat Med 1997;3:602.)

chumbo. Algumas vezes, uma série de "fragmentações" ocorre durante o movimento passivo (rigidez com sinal de roda denteada), mas a súbita perda de resistência vista em uma extremidade espástica está ausente. O tremor, que está presente em repouso e desaparece com a atividade, se deve a contrações regulares alternadas de 8 Hz dos músculos antagonistas.

Uma visão atual da patogênese dos distúrbios do movimento na doença de Parkinson é mostrada na **Figura 12-16**. Em indivíduos normais, a eferência dos núcleos da base é inibitório via fibras nervosas GABAérgicas. Os neurônios dopaminérgicos que se projetam da substância negra para o putame normalmente têm dois efeitos: eles estimulam os receptores dopaminérgicos $D_1$, que inibem o GPi por meio de receptores GABAérgicos diretos; e eles inibem os receptores $D_2$, que também inibem o GPi. Além disso, a inibição reduz a descarga excitatória do núcleo subtalâmico para o GPi. Esse equilíbrio entre a excitação e a inibição de algum modo mantém a função motora normal. Na doença de Parkinson, o estímulo dopaminérgico para o putame é perdido. Isto resulta na diminuição da inibição e no aumento da excitação do núcleo subtalâmico para o GPi. O aumento total na resposta inibitória para o tálamo e tronco encefálico desorganiza o movimento.

Casos familiares de doença de Parkinson ocorrem, mas são incomuns. Os genes de pelo menos cinco proteínas podem ser mutantes. Essas proteínas parecem estar envolvidas na ubiquitinação. Duas delas, a **α-sinucleína** e a **barcina**, interagem e são encontradas nos **corpos de Lewy**. Estes são corpos de inclusão nos neurônios que ocorrem em todas as formas de doença de Parkinson. Entretanto, o significado dessas descobertas é ainda desconhecido.

Uma consideração importante na doença de Parkinson é o equilíbrio entre a descarga excitatória dos interneurônios colinérgicos e o estímulo dopaminérgico inibitório no estriado. Alguma melhoria é produzida pela diminuição da influência colinérgica com fármacos anticolinérgicos. Melhorias mais drásticas são produzidas pela administração de L-dopa (**levodopa**). Ao contrário da dopamina, esse precursor da dopamina atravessa a barreira hematoencefálica e ajuda a reparar a deficiência de dopamina. Entretanto, a degeneração desses neurônios continua, e em cinco a sete anos os efeitos benéficos da L-dopa desaparecem.

## CEREBELO

O cerebelo repousa sobre os principais sistemas sensorial e motor do tronco encefálico (**Figura 12-17**). O **vérmis** medial e os **hemisférios cerebelares** laterais são mais extensamente dobrados e sulcados do que o córtex cerebral. O cerebelo pesa apenas 10% do córtex cerebral, mas sua área de superfície é de cerca de 75% daquela do córtex cerebral. Anatomicamente, o cerebelo é dividido em três partes por dois sulcos transversais. O sulco posterolateral separa o nódulo medial e o flóculo lateral, em ambos os lados, do resto do cerebelo, e o sulco primário divide o restante em um lobo anterior e um posterior. Os sulcos de Lesser dividem o vérmis em secções menores para que ele contenha 10 lóbulos primários, numerados de I a X, do superior para o inferior.

O cerebelo está conectado ao tronco encefálico por três pares de pedúnculos que estão localizados acima e em volta do quarto ventrículo. O **pedúnculo cerebelar superior** inclui fibras dos núcleos cerebelares profundos que se projetam para o tronco encefálico, para o núcleo rubro e para o tálamo. O **pedúnculo cerebelar médio** contém apenas fibras aferentes dos núcleos pontinos contralaterais, e o **pedúnculo cerebelar inferior** contém uma mistura de fibras aferentes do tronco encefálico e da medula espinal e fibras eferentes dos núcleos vestibulares.

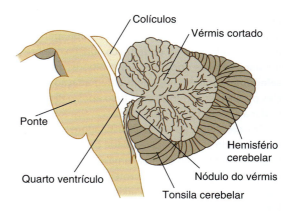

**FIGURA 12-17 Secção sagital-mediana do cerebelo.** O vérmis medial e os hemisférios cerebelares laterais têm muitas dobras estreitas semelhantes a cristas chamadas de folias cerebelares. Embora não tenha sido mostrado, o cerebelo está conectado ao tronco encefálico por três pares de pedúnculos (superior, médio e inferior). (Reproduzida, com permissão, de Waxman SG: *Clinical Neuroanatomy*, 26th ed. McGraw-Hill, 2010.)

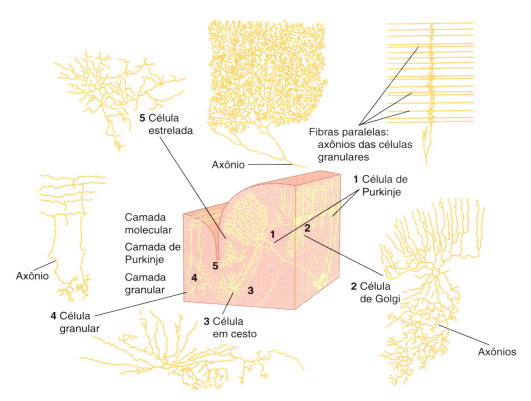

**FIGURA 12-18** **Localização e estrutura de cinco tipos neuronais no córtex cerebelar.** Os desenhos são baseados em preparações coradas pela técnica de Golgi. As células de Purkinje (1) têm processos que se alinham em um plano; seus axônios são a única projeção eferente do córtex cerebelar. Os axônios das células granulares (4) cruzam e fazem conexões com os processos das células de Purkinje na camada molecular. As células de Golgi (2), em cesto (3) e estreladas (5) têm posições, formas, padrões de ramificação e conexões sinápticas característicos. (Para 1 e 2, segundo Ramon y Cajal S: *Histologie du Systeme Nerveux II.*, C.S.I.C. Madrid; para 3–5, segundo Palay SL, Chan-Palay V: *Cerebellar Cortex*. Berlin: Springer-Verlag, 1974.)

O cerebelo tem um **córtex cerebelar** externo separado pela substância branca dos **núcleos cerebelares profundos**. Os pedúnculos cerebelares médio e inferior levam as fibras aferentes para o cerebelo, onde elas são chamadas de fibras **musgosas** e **trepadeiras**. Estas fibras emitem colaterais para os núcleos profundos e passam para o córtex. Existem quatro núcleos profundos: núcleo **denteado**, **globoso**, **emboliforme** e **fastigial**. Os núcleos globoso e emboliforme são por vezes agrupados como **núcleo interpósito**.

## ORGANIZAÇÃO DO CEREBELO

O córtex cerebelar possui três camadas: uma camada molecular externa, uma camada de células de Purkinje, que tem apenas uma célula de espessura, e uma camada granular interna. Há cinco tipos de neurônios no córtex: célula de Purkinje, granular, em cesto, estrelada e célula de Golgi (**Figura 12–18**). As **células de Purkinje** estão entre os maiores neurônios do SNC. Elas possuem ramificações dendríticas muito extensas que se estendem por toda a camada molecular. Seus axônios, que são a única projeção eferente do córtex cerebelar, se projetam para os núcleos cerebelares profundos, especialmente o núcleo denteado, onde formam sinapses inibitórias. Elas também fazem conexões inibitórias com neurônios nos núcleos vestibulares.

As **células granulares do cerebelo**, cujos corpos celulares estão na camada granular, recebem estímulo excitatório das fibras musgosas e inervam as células de Purkinje (**Figura 12–19**). Cada uma envia um axônio para a camada molecular, onde o axônio se bifurca para formar um T. Os ramos do T são retos e percorrem longas distâncias; assim, eles são chamados de **fibras paralelas**. As árvores dendríticas das células de Purkinje são acentuadamente achatadas e orientadas em ângulos retos com as fibras paralelas. As fibras paralelas formam sinapses excitatórias nos dendritos de várias células de Purkinje, e as fibras paralelas e as árvores dendríticas de Purkinje formam uma grade de proporções notavelmente regulares.

Os três outros tipos de neurônios no córtex cerebelar são interneurônios inibitórios. As **células em cesto** (Figura 12–18) estão localizadas na camada molecular. Elas recebem estímulos excitatórios das fibras paralelas e cada uma se projeta para várias células de Purkinje (Figura 12–19). Seus axônios formam um cesto em volta do corpo celular e do cone axônico de cada célula de Purkinje que elas inervam. As **células estreladas** são semelhantes às células em cesto, mas estão localizadas na camada molecular mais superficial. As **células de Golgi** estão localizadas na camada granular. Seus dendritos, que se projetam para a camada molecular, recebem estímulos excitatórios das fibras paralelas (Figura 12–19). Seus corpos celulares recebem estímulos excitatórios através de colaterais das fibras musgosas que se aproximam. Seus axônios se projetam para os dendritos das células granulares, onde formam uma sinapse inibitória.

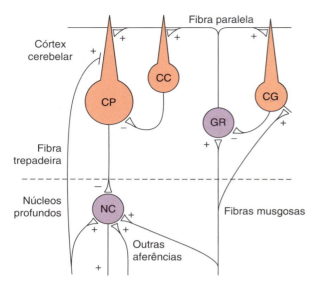

**FIGURA 12-19** Diagrama de conexões neurais no cerebelo. Sinais de mais (+) e menos (-) indicam se as terminações são excitatórias ou inibitórias. CC, célula em cesto; CG, célula de Golgi; GR, célula granular; NC, célula no núcleo profundo; CP, célula de Purkinje. Observe que CPs e CCs são inibitórias. As conexões das células estreladas, que não são mostradas, são semelhantes àquelas das células em cesto, exceto que as estreladas terminam, na maioria dos casos, nos dendritos das células de Purkinje.

**TABELA 12-2** Função dos principais sistemas aferentes para o cerebelo[a]

| Tratos aferentes | Transmite |
| --- | --- |
| Vestibulocerebelar | Impulsos vestibulares dos labirintos, diretos e via núcleos vestibulares |
| Espinocerebelar dorsal | Impulsos proprioceptivos e exteroceptivos do corpo |
| Espinocerebelar ventral | Impulsos proprioceptivos e exteroceptivos do corpo |
| Cuneocerebelar | Impulsos proprioceptivos, especialmente da cabeça e do pescoço |
| Tetocerebelar | Impulsos auditivos e visuais via colículos superior e inferior |
| Pontocerebelar | Impulsos da área motora e de outras partes do córtex cerebral via núcleos pontinos |
| Olivocerebelar | Estímulo proprioceptivo de todo o corpo via retransmissão na oliva inferior |

[a]A via olivocerebelar se projeta para o córtex cerebelar por meio das fibras trepadeiras; o resto das vias listadas se projetam pelas fibras musgosas. Várias outras vias transmitem impulsos dos núcleos do tronco encefálico para o córtex cerebelar e para os núcleos profundos, incluindo um estímulo serotonérgico dos núcleos da rafe para as camadas granular e molecular e um estímulo noradrenérgico do *locus ceruleus* para todas as três camadas.

Como já mencionado, as duas principais eferências para o córtex cerebelar são as fibras trepadeiras e musgosas. Ambas são excitatórias (Figura 12-19). As fibras trepadeiras são provenientes de uma única fonte, os núcleos olivares inferiores. Cada uma se projeta para os dendritos primários da célula de Purkinje, em volta da qual ela se entrelaça como uma planta trepadeira. O estímulo proprioceptivo para os núcleos olivares inferiores vêm de todo o corpo. Por outro lado, as fibras musgosas fornecem estímulo proprioceptivo direto de todas as partes do corpo, além do estímulo do córtex cerebral por meio dos núcleos pontinos para o córtex cerebelar. Elas terminam nos dendritos das células granulares em agrupamentos sinápticos complexos chamados de **glomérulos**. Os glomérulos também contêm terminações inibitórias das células de Golgi mencionadas anteriormente.

Os circuitos fundamentais do córtex cerebelar são, portanto, relativamente simples (Figura 12-19). Os estímulos das fibras trepadeiras exercem um forte efeito excitatório nas células de Purkinje individuais, enquanto os estímulos das fibras musgosas exercem um fraco efeito excitatório em várias células de Purkinje por meio das células granulares. As células em cesto e as células estreladas também são excitadas por células granulares por suas fibras paralelas e, assim, inibem as células de Purkinje (**inibição antecipatória**). As células de Golgi são excitadas pelos colaterais das fibras musgosas e pelas fibras paralelas, inibindo a transmissão das fibras musgosas para as células granulares. O neurotransmissor liberado pelas células estreladas, células em cesto, células de Golgi e de Purkinje é o GABA, enquanto as células granulares liberam glutamato. O GABA atua por meio de receptores GABA$_A$, mas as combinações das subunidades desses receptores variam de um tipo de célula para outro. A célula granular é especial na medida em que parece ser o único tipo de neurônio no SNC que tem um receptor GABA$_A$ contendo a subunidade α6.

A eferência das células de Purkinje, por sua vez, é inibitória para os núcleos cerebelares profundos. Como observado anteriormente, esses núcleos também recebem aferências excitatórios por meio de colaterais das fibras musgosas e trepadeiras. É interessante, em razão das aferências inibitórias das células de Purkinje, que a eferência dos núcleos cerebelares profundos para o tronco encefálico e tálamo seja sempre excitatória. Assim, quase todo o circuito cerebelar parece estar envolvido apenas com a modulação ou com o ajuste do tempo da resposta excitatória dos núcleos cerebelares profundos ao tronco encefálico e ao tálamo. Os sistemas aferentes primários que convergem para formar os estímulos das fibras musgosas ou trepadeiras para o cerebelo estão resumidos na Tabela 12-2.

# DIVISÕES FUNCIONAIS

Do ponto de vista funcional, o cerebelo está dividido em três partes (Figura 12-20): o nódulo no vérmis e o flóculo que o acompanha no hemisfério de cada lado do **vestibulocerebelo** (ou **lóbulo floculonodular**). Este lobo, que é filogeneticamente a parte mais antiga do cerebelo, tem conexões vestibulares e está envolvido com o equilíbrio e os movimentos do olho. O restante do vérmis e as porções mediais adjacentes dos hemisférios formam o **espinocerebelo**, a região que recebe o estímulo proprioceptivo do corpo, bem como uma cópia do "plano motor" do córtex motor. Comparando o plano com o movimento executado, ele refina e coordena os movimentos em curso. O vérmis se projeta para a área do tronco encefálico envolvida com o controle dos músculos dos membros axiais e proximais (vias mediais do tronco encefálico), enquanto os

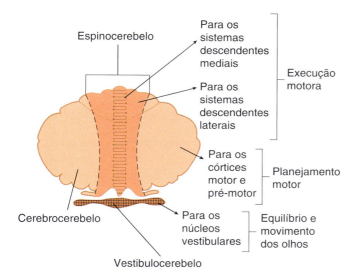

**FIGURA 12-20 Três divisões funcionais do cerebelo.** Nódulo no vérmis e o flóculo que o acompanha no hemisfério de cada lado do vestibulocerebelo que tem conexões vestibulares e está envolvido com o equilíbrio e os movimentos do olho. O resto do vérmis e das porções mediais adjacentes dos hemisférios formam o espinocerebelo, a região que recebe estímulo proprioceptivo do corpo bem como uma cópia do "plano motor" do córtex motor. As porções laterais dos hemisférios cerebelares são chamadas de cerebrocerebelo, as quais interagem com o córtex motor no planejamento e programação dos movimentos. (Modificada de Kandel ER, Schwartz JH, Jessell TM [editores]: *Principles of Neural Science,* 4th ed. McGraw-Hill, 2000.)

hemisférios do espinocerebelo se projetam para as áreas do tronco encefálico envolvidas com o controle dos músculos dos membros distais (vias laterais do tronco encefálico). As porções laterais dos hemisférios cerebelares são chamadas de **cerebrocerebelo**. Do ponto de vista filogenético, estas são as mais novas, alcançando seu maior desenvolvimento em humanos. Elas interagem com o córtex motor no planejamento e na programação dos movimentos.

A maior parte da resposta vestibulocerebelar passa diretamente para o tronco encefálico, mas o restante do córtex cerebelar se projeta para os núcleos profundos, que, por sua vez, se projetam para o tronco encefálico. Os núcleos profundos fornecem a única resposta para o espinocerebelo e o cerebrocerebelo. A porção medial do espinocerebelo se projeta para os núcleos fastigiais e, a partir deles, para o tronco encefálico. As porções hemisféricas adjacentes do espinocerebelo se projetam para os núcleos emboliforme e globoso e deles para o tronco encefálico. O cerebrocerebelo se projeta para o núcleo dentado e, a partir daí, direta ou indiretamente, para o núcleo ventrolateral do tálamo.

## DOENÇA CEREBELAR

Danos ao cerebelo levam a várias anormalidades características, incluindo **hipotonia**, **ataxia** e **tremor de intenção**. As anormalidades motoras associadas ao dano cerebelar variam de acordo com a região envolvida. A Figura 12-21 ilustra algumas dessas anormalidades. Informações adicionais são fornecidas no Quadro Clínico 12-9.

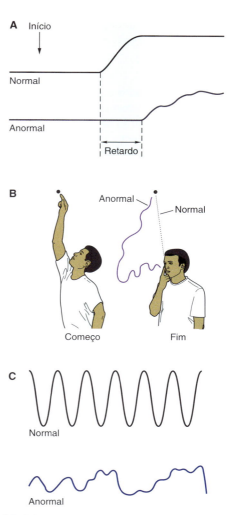

**FIGURA 12-21 Defeitos típicos associados à doença cerebelar.** **A**) Lesão do hemisfério cerebelar direito retarda o início do movimento. É pedido ao paciente que aperte as duas mãos simultaneamente; a mão direita aperta depois da esquerda (mostrado nos registros de um transdutor de um bulbo de pressão apertado pelo paciente). **B**) Dismetria e decomposição do movimento mostrado por paciente que move seu braço de uma posição levantada para seu nariz. O tremor aumenta à medida que ele se aproxima do nariz. **C**) Disdiadococinesia ocorre no sinal da posição anormal da mão e do antebraço quando um indivíduo cerebelar tenta alternadamente fazer a pronação e supinação do antebraço enquanto flexiona e estende o cotovelo tão rápido quanto possível. (De Kandel ER, Schwartz JH, Jessell TM [editores]: *Principles of Neural Science,* 4th ed. McGraw-Hill, 2000.)

## O CEREBELO E O APRENDIZADO

O cerebelo está envolvido com ajustes aprendidos que tornam a coordenação mais fácil quando uma determinada tarefa é realizada diversas vezes. Quando uma tarefa motora é aprendida, a atividade no cérebro se desloca das áreas pré-frontais para os córtices parietal e motor e para o cerebelo. A base do aprendizado no cerebelo é provavelmente o estímulo pelos núcleos olivares. A via de fibra musgosa–célula granular–célula de Purkinje é altamente divergente, permitindo que uma única célula de Purkinje receba estímulos de várias fibras musgosas que surgem de diferentes regiões. Em contrapartida, as células de Purkinje recebem estímulos de uma única fibra trepadeira, que

# QUADRO CLÍNICO 12–9

## Doença cerebelar

A maioria das anormalidades associadas a danos no cerebelo é aparente durante o movimento. A **ataxia** acentuada é caracterizada como incoordenação devido a erros na taxa, variação, força e direção do movimento. A ataxia se manifesta, não apenas na marcha de base larga, instável, "de bêbado" dos pacientes, mas também em defeitos dos movimentos especializados envolvidos na produção da fala, de modo que resulta numa **fala arrastada e escandida** (disartira, "fala de escaneamento"). Muitos tipos de ataxia são hereditários, incluindo a **ataxia de Friedreich** e a **doença de Machado-Joseph**. Não há cura para as ataxias hereditárias. Os movimentos voluntários também são muito anormais quando o cerebelo é danificado. Por exemplo, a tentativa de tocar um objeto com um dedo resulta em passar além do ponto. Esta **dismetria**, ou **passar do ponto**, inicia imediatamente uma ação corretiva grosseira, mas a correção ultrapassa o ponto para o outro lado, e o dedo oscila para trás e para frente. Esta oscilação é chamada de **tremor de intenção**. Outra característica da doença cerebelar é a incapacidade de "pisar no freio" para parar o movimento prontamente. Normalmente, por exemplo, a flexão do antebraço contra a resistência é rapidamente verificada quando a força de resistência é subitamente interrompida. O paciente com doença cerebelar não pode parar o movimento do membro e o antebraço voa para trás em um amplo arco. Esta resposta anormal é conhecida como o **fenômeno de rebote**. Essa é uma das razões importantes pela qual esses pacientes mostram **disdiadococinesia**, a incapacidade de realizar rapidamente movimentos alternando os lados opostos, como a pronação e a supinação repetidas das mãos. Finalmente, os pacientes com doença cerebelar têm dificuldade de executar ações que envolvam movimentos simultâneos em mais de uma articulação. Eles examinam tais movimentos e os executam em uma articulação de cada vez, um fenômeno conhecido como **decomposição do movimento**. Outros sinais de déficit cerebelar em humanos apontam para a importância do cerebelo no controle do movimento.

As anormalidades motoras associadas ao dano cerebelar variam de acordo com a região envolvida. A principal disfunção observada após o dano para o vestibulocerebelo é a ataxia, o **desequilíbrio** e o **nistagmo**. A lesão no vérmis e no núcleo fastigial (parte do espinocerebelo) levam a distúrbios no controle dos músculos axiais e do tronco durante a tentativa de posturas antigravitacionais e também à disartria. A degeneração dessa porção do cerebelo pode resultar da deficiência de tiamina em alcoólicos e indivíduos desnutridos. A principal disfunção observada após lesão do cerebrocerebelo é o retardo para iniciar e decompor os movimentos.

### DESTAQUES TERAPÊUTICOS

O manejo da ataxia é principalmente de suporte; ele frequentemente inclui terapia física, ocupacional e da fala. Tentativas para identificar terapias medicamentosas eficazes tiveram pouco sucesso. A **estimulação cerebral profunda** do núcleo intermediário ventral do tálamo pode reduzir o tremor cerebelar, mas ele é menos eficaz na redução da ataxia. Há alguma evidência de que a deficiência da **coenzima Q10** (CoQ10) contribui para as anormalidades observadas em algumas formas de ataxia familiar. Se níveis baixos de CoQ10 são detectados, o tratamento para repor a CoQ10 ausente tem se mostrado benéfico.

---

faz de 2.000 a 3.000 sinapses nelas. A ativação da fibra trepadeira produz um pico grande e complexo na célula de Purkinje, e esse pico produz modificações de longo prazo no padrão de estímulo da fibra musgosa para essa célula de Purkinje particular. A atividade da fibra trepadeira aumenta quando um novo movimento está sendo aprendido, e lesões seletivas no complexo olivar suprimem a capacidade de produzir ajustes de longo prazo em certas respostas motoras.

# RESUMO

- Um fuso muscular é um grupo de fibras musculares intrafusais especializadas com terminações polares contráteis e um centro não contrátil, que está localizado em paralelo com as fibras musculares extrafusais, e é inervado pelas fibras aferentes de tipo Ia e II, e pelos neurônios motores γ eferentes. O estiramento muscular ativa o fuso muscular para iniciar a contração reflexa das fibras musculares extrafusais no mesmo músculo (reflexo miotático).

- Um órgão tendinoso de Golgi é uma coleção de terminações de botões nervosos semelhante a uma rede entre os fascículos de um tendão que está localizado em série com as fibras musculares extrafusais e inervado pelas fibras aferentes tipo Ib. Eles são estimulados tanto pelo estiramento passivo quanto pela contração ativa do músculo para produzir relaxamento (reflexo miotático inverso), e funcionam como um transdutor para regular a força muscular.

- O reflexo flexor de retirada é um reflexo polissináptico iniciado por estímulos nociceptivos; ele pode servir como um mecanismo protetor para evitar novas lesões.

- A transecção da medula espinal é seguida por um período de choque espinal durante o qual todas as respostas reflexas medulares estão profundamente deprimidas. Em humanos, a recuperação começa em cerca de duas semanas após a lesão.

- A área motora suplementar, os núcleos da base e o cerebelo participam do planejamento dos movimentos especializados. Comandos do córtex motor primário e de outras regiões corticais são retransmitidos por meio dos tratos corticospinal e corticobulbar para os neurônios motores espinais e do tronco encefálico. As áreas corticais e as vias motoras descendentes do córtex são organizadas somatotopicamente.

CAPÍTULO 12 Controle da Postura e do Movimento **253**

- O trato corticospinal ventral e as vias mediais descendentes do tronco encefálico (tratos tetospinal, reticulospinal e vestibulospinal) regulam os músculos proximais e a postura. Os tratos corticospinal lateral e rubrospinal controlam os músculos distais dos membros para o controle motor fino e movimentos voluntários especializados.

- A rigidez de descerebração leva à hiperatividade dos músculos extensores em todos os membros; ela é, na verdade, uma espasticidade devido à facilitação do reflexo miotático. Ela se assemelha ao que é observado na herniação bulbar devido à lesão supratentorial. A rigidez de decorticação é a flexão do cotovelo e hiperatividade da musculatura extensora dos membros inferiores. Ela ocorre no lado hemiplégico após hemorragia ou trombose na cápsula interna.

- Os núcleos da base incluem o núcleo caudado, o putame, o globo pálido, o núcleo subtalâmico e a substância negra. As conexões entre as partes dos núcleos da base incluem a projeção dopaminérgica nigroestriatal da substância negra para o estriado e a projeção GABAérgica do estriado para a substância negra.

- A doença de Parkinson se deve à degeneração dos neurônios dopaminérgicos nigroestriatais e é caracterizada por acinesia, bradicinesia, rigidez com sinal de roda denteada e tremor em repouso. A doença de Huntington é caracterizada por movimentos coreiformes devido à perda de via inibitória GABAérgica para o globo pálido.

- O córtex cerebelar contém cinco tipos de neurônios: células de Purkinje, granulares, em cesto, estreladas e as células de Golgi. Os dois principais estímulos para o córtex cerebelar são as fibras trepadeiras e musgosas. As células de Purkinje são a única resposta do córtex cerebelar, e elas geralmente se projetam para os núcleos profundos. A lesão do cerebelo leva a várias anormalidades características, incluindo hipotonia, ataxia e tremor de intenção.

# QUESTÕES DE MÚLTIPLA ESCOLHA

*Para todas as questões, selecione a melhor opção, a não ser que direcionado diferentemente.*

1. Quando neurônios motores γ dinâmicos são ativados ao mesmo tempo em que os neurônios motores α para o músculo
   A. ocorre inibição imediata da descarga nos aferentes Ia do fuso.
   B. é provável que ocorra clônus.
   C. o músculo não irá contrair.
   D. o número de impulsos nos aferentes Ia do fuso é menor do que quando apenas a descarga α aumenta.
   E. o número de impulsos nos aferentes Ia do fuso é maior do que quando apenas a descarga α aumenta.

2. O reflexo miotático inverso
   A. ocorre quando as aferentes Ia do fuso são inibidas.
   B. é um reflexo monossináptico iniciado por ativação do órgão tendinoso de Golgi.
   C. é um reflexo dissináptico com um único neurônio inserido entre os neurônios aferente e eferente.
   D. é um reflexo polissináptico com vários interneurônios inseridos entre os neurônios aferente e eferente.
   E. usa as fibras aferentes tipo II do órgão tendinoso de Golgi.

3. Reflexos de retirada *não* são
   A. iniciados por estímulos nociceptivos.
   B. prepotentes.
   C. prolongados se o estímulo é forte.
   D. um exemplo de reflexo flexor.
   E. acompanhados pela mesma resposta em ambos os lados do corpo.

4. Enquanto fazia exercícios, uma mulher de 42 anos de idade desenvolveu subitamente formigamento na sua perna direita e uma incapacidade de controlar o movimento naquele membro. Um exame neurológico mostrou um reflexo patelar hiperativo e um sinal de Babinski positivo. Qual das seguintes opções *não* é característica de um reflexo?
   A. Reflexos podem ser modificados por impulsos de várias partes do SNC.
   B. Reflexos podem envolver a contração simultânea de alguns músculos e o relaxamento de outros.
   C. Reflexos são cronicamente suprimidos após a transecção da medula espinal.
   D. Reflexos envolvem a transmissão ao longo de apenas uma sinapse.
   E. Reflexos frequentemente ocorrem sem a percepção consciente.

5. O aumento da atividade neural diante de um movimento voluntário especializado é visto *primeiro*
   A. nos neurônios motores espinais.
   B. no córtex motor pré-central.
   C. no mesencéfalo.
   D. no cerebelo.
   E. nas áreas de associação cortical.

6. Uma mulher de 58 anos de idade foi trazida à emergência de seu hospital local devido a uma súbita alteração de consciência. Todos os quatro membros estavam estendidos, sugerindo rigidez de descerebração. Uma tomografia encefálica apresentou uma hemorragia pontina rostral. Qual das seguintes opções descreve componentes da via central responsáveis pelo controle da postura?
   A. A via tetospinal termina em neurônios na área dorsolateral do corno ventral espinal que inervam os músculos dos membros.
   B. A via reticulospinal bulbar termina em neurônios na área ventromedial do corno ventral espinal que inerva os músculos axial e proximal.
   C. A via reticulospinal pontina termina em neurônios na área dorsomedial do corno ventral espinal que inerva os músculos dos membros.
   D. A via vestibular medial termina em neurônios na área dorsomedial do corno ventral espinal que inervam os músculos axial e proximal.
   E. A via vestibular lateral termina em neurônios na área dorsolateral do corno ventral espinal que inervam os músculos axial e proximal.

7. Uma mulher de 38 anos de idade foi diagnosticada com um tumor cerebral metastásico. Ela foi trazida para a emergência do seu hospital local devido à respiração irregular e à perda progressiva da consciência. Ela também apresentou sinais de postura de descerebração. Qual das seguintes opções *não* é verdadeira sobre a rigidez de descerebração?
   A. Ela envolve uma hiperatividade nos músculos extensores dos quatro membros.
   B. O estímulo excitatório da via reticulospinal ativa os neurônios motores γ que indiretamente ativam os neurônios motores α.
   C. Ela é, na verdade, um tipo de espasticidade devida à inibição do reflexo miotático.

D. Ela lembra o que se sucede após uma herniação transtentorial do úncus.

E. Extremidades inferiores são estendidas com os dedos do pé apontando para dentro.

8. Qual das seguintes opções descreve uma conexão entre componentes dos núcleos da base?

A. O núcleo subtalâmico libera glutamato para excitar o segmento interno do globo pálido.

B. A parte reticular da substância negra libera dopamina para excitar o segmento externo do globo pálido.

C. A parte compacta da substância negra libera dopamina para excitar o segmento externo do globo pálido.

D. O estriado libera acetilcolina para excitar a parte reticular da substância negra.

E. O segmento externo do globo pálido libera glutamato para excitar o estriado.

9. Um homem de 60 anos de idade foi diagnosticado, há 15 anos, com doença de Parkinson. Ele tem tomado Sinemet e, até recentemente, tinha sido capaz de continuar a trabalhar e ajudar nos trabalhos rotineiros da casa. Agora seu tremor e rigidez interferem com essas atividades. Seu médico sugeriu que ele passe pela terapia de estimulação profunda do cérebro. O efeito terapêutico de L-dopa em pacientes com doença de Parkinson eventualmente passa porque

A. anticorpos para os receptores de dopamina se formam.

B. vias inibitórias para os núcleos da base surgem a partir do lobo frontal.

C. há um aumento na $\alpha$-sinucleína circulante.

D. a ação normal do fator de crescimento neural (NGF) é comprometida.

E. os neurônios dopaminérgicos na substância negra continuam a se degenerar.

10. Uma menina de oito anos de idade foi levada ao seu pediatra porque seus pais notaram frequentes episódios de marcha instável e dificuldades na fala. Sua mãe estava preocupada devido ao histórico familiar de ataxia de Friedreich. Qual das seguintes opções é uma descrição correta das conexões envolvendo os neurônios cerebelares?

A. Células em cesto liberam glutamato para ativar as células de Purkinje.

B. Estímulos das fibras trepadeiras exercem um forte efeito excitatório nas células de Purkinje e os estímulos das fibras musgosas exercem um forte efeito inibidor nas células de Purkinje.

C. Células granulares liberam glutamato para excitar as células em cesto e células estreladas.

D. Os axônios das células de Purkinje são a única resposta do córtex cerebelar e eles liberam glutamato para excitar os núcleos cerebelares profundos.

E. As células de Golgi são inibidas pelas fibras colaterais musgosas.

11. Após ter caído de um lance de escada, uma jovem mulher teve perda parcial do movimento voluntário do lado direito do seu corpo e perda das sensações de dor e temperatura no lado esquerdo abaixo da região mediotorácica. É provável que ela tenha uma lesão

A. de transecção da metade esquerda da medula espinal na região lombar.

B. de transecção da metade esquerda da medula espinal na região torácica superior.

C. de transecção das vias sensorial e motora no lado direito da ponte.

D. de transecção da metade direita da medula espinal na região torácica superior.

E. de transecção da metade dorsal da medula espinal na região torácica superior.

12. Depois dos 30 anos, um trabalhador dos correios relatou fraqueza na sua perna direita. Em um ano, a fraqueza se espalhou para todo o lado direito do seu corpo. Um exame neurológico revelou paralisia flácida, atrofia muscular, fasciculações, hipotonia e hiporreflexia dos músculos no braço e na perna direitos. Testes de função sensorial e cognitiva foram normais. Qual dos seguintes diagnósticos é provável?

A. Um grande tumor no córtex motor primário esquerdo

B. Um infarto cerebral na região da coroa radiada

C. Um tumor vestibulocerebelar

D. Lesão dos núcleos da base

E. Esclerose lateral amiotrófica

# REFERÊNCIAS

Alexi T, Liu X-Z, Qu Y, et al.: Neuroprotective strategies for basal ganglia degeneration: Parkinson's and Huntington's diseases. Prog Neurbiol 2000;60:409.

De Zeeuw CI, Strata P, Voogd J: *The Cerebellum: From Structure to Control.* Elsevier, 1997.

Ditunno JF Jr, Formal CF: Chronic spinal cord injury. N Engl J Med 1994; 330:550.

Graybiel AM, Delong MR, Kitai ST: *The Basal Ganglia VI.* Springer, 2003.

Hunt CC: Mammalian muscle spindle: Peripheral mechanisms. Physiol Rev 1990;70: 643.

Jankowska E: Interneuronal relay in spinal pathways from proprioceptors. Prog Neurobiol 1992;38:335.

Jueptner M, Weiller C: A review of differences between basal ganglia and cerebellar control of movements as revealed by functional imaging studies. Brain 1998;121:1437.

Latash ML: *Neurophysiological Basis of Movement,* 2nd ed. Human Kinetics, 2008.

Lemon RN: Descending pathways in motor control. Annu Rev Neurosci 2008;31:195.

Lundberg A: Multisensory control of spinal reflex pathways. Prog Brain Res 1979;50:11.

Manto MU, Pandolfo M: *The Cerebellum and its Disorders.* Cambridge University Press, 2001.

Matyas F, Sreenivasan V, Marbach F, Wacongne C, Barsy B, Mateo C, Aronoff R, Petersen CCH: Motor control of sensory cortex. Science 2010;26:1240.

McDonald JW, Liu X-Z, Qu Y, et al.: Transplanted embryonic stem cells survive, differentiate and promote recovery in injured rat spinal cord. Nature Med 1999;5:1410.

Nudo RJ: Postinfarct cortical plasticity and behavioral recovery. Stroke 2007;38:840.

Ramer LM, Ramer MS, Steeves JD: Setting the stage for functional repair of spinal cord injuries: a cast of thousands. Spinal Cord 2005;43:134.

Stein RB, Thompson AK: Muscle reflexes and motion: How, what, and why? Exerc Sport Sci Rev 2006;34:145.

C A P Í T U L O

# 13

# Sistema Nervoso Autônomo

## OBJETIVOS

*Após o estudo deste capítulo, você deve ser capaz de:*

- Descrever a localização dos corpos celulares e as trajetórias dos axônios dos neurônios pré-ganglionares e pós-ganglionares simpáticos e parassimpáticos.
- Nomear os neurotransmissores que são liberados pelos neurônios pré-ganglionares autônomos, neurônios pós-ganglionares simpáticos, neurônios pós-ganglionares parassimpáticos e células da medula suprarrenal.
- Indicar os tipos de receptores nos gânglios autônomos e nos diversos órgãos-alvo e listar os modos pelos quais os fármacos podem atuar para alterar a função dos processos envolvidos na transmissão no interior do sistema nervoso autônomo.
- Caracterizar as funções do sistema nervoso simpático e parassimpático.
- Especificar a localização de alguns neurônios do prosencéfalo e do tronco encefálico que são componentes das vias centrais autônomas.
- Delinear a composição e as funções do sistema nervoso entérico.

## INTRODUÇÃO

O sistema nervoso autônomo (SNA) é a parte do sistema nervoso responsável pela homeostasia. Exceto para o músculo esquelético, que recebe sua inervação do sistema nervoso motor somático, a inervação para todos os outros órgãos é fornecida pelo SNA. As terminações nervosas estão localizadas no músculo liso (p. ex., vasos sanguíneos, parede do trato gastrintestinal, bexiga urinária), músculo cardíaco e glândulas (p. ex., glândulas sudoríparas, glândulas salivares). Embora seja possível sobreviver sem um SNA, a capacidade de se adaptar aos estressores do ambiente e a outros desafios é gravemente comprometida (ver Quadro Clínico 13–1). A importância da compreensão das funções do SNA é enfatizada pelo fato de que muitos medicamentos utilizados para tratar uma vasta gama de doenças exercem suas ações em elementos do SNA.

O SNA tem duas divisões principais anatomicamente diferentes: os sistemas nervosos **simpático** e **parassimpático**.

Como será descrito, alguns órgãos-alvo são inervados por ambas as divisões e outros são controlados por apenas uma. Além disso, o SNA inclui o **sistema nervoso entérico** no interior do trato gastrintestinal. A definição clássica do SNA é a dos neurônios pré-ganglionares e pós-ganglionares no interior das divisões simpática e parassimpática. Isto seria equivalente a definir o sistema nervoso motor somático como formado pelos neurônios motores cranianos e medulares. Uma moderna definição de SNA leva em conta as vias descendentes de diversas regiões do prosencéfalo e do tronco encefálico, bem como as vias aferentes viscerais que determinam o nível de atividade nos nervos simpáticos e parassimpáticos. Isso é análogo à inclusão de muitas vias ascendentes e descendentes que influenciam a atividade dos neurônios motores somáticos como elementos do sistema nervoso motor somático.

## QUADRO CLÍNICO 13–1

### Atrofia de sistemas múltiplos e a síndrome de Shy-Drager

A **atrofia de sistemas múltiplos** (**MSA**, do inglês *multiple system atrophy*) é um distúrbio neurodegenerativo com falência autônoma devido à perda de neurônios pré-ganglionares autônomos na medula espinal e no tronco encefálico. Na ausência de um sistema nervoso autônomo, é difícil regular a temperatura corporal, o equilíbrio de líquidos e eletrólitos e a pressão arterial. Além dessas anormalidades autônomas, a MSA apresenta déficits cerebelar, dos núcleos da base, do *locus ceruleus*, do núcleo olivar inferior e do trato piramidal. A MSA é definida como "um distúrbio esporádico, progressivo, que se inicia na fase adulta, caracterizado por disfunção autônoma, parkinsonismo e ataxia cerebelar em qualquer combinação". A **síndrome de Shy-Drager** é um subtipo de MSA no qual a falência autônoma predomina. O diagnóstico diferencial patológico são as inclusões citoplasmáticas e nucleares nos oligodendrócitos e neurônios nas áreas centrais motoras e autônomas. Há também depleção de marcadores monoaminérgicos, colinérgicos e peptidérgicos em várias regiões do encéfalo e no líquido cerebrospinal. A causa da MSA permanece incerta, mas há algumas evidências de que um mecanismo neuroinflamatório causa a ativação da micróglia, e a produção de citocinas tóxicas pode ocorrer em cérebros de pacientes com MSA. Níveis basais de atividade simpática e de noradrenalina plasmática são comuns em pacientes com MSA, mas eles não aumentam em resposta ao ato de permanecer em pé ou a outros estímulos e levam à grave **hipotensão ortostática**. Além da queda da pressão arterial, a hipotensão ortostática leva à tontura, ao escurecimento da visão e mesmo a desmaios. A MSA também é acompanhada de disfunção parassimpática, incluindo disfunção urinária e sexual. A MSA é mais frequentemente diagnosticada em indivíduos entre 50 e 70 anos de idade e afeta mais homens do que mulheres. A disfunção erétil é, muitas vezes, o primeiro sintoma da doença. Há também anormalidades no reflexo barorreceptor e nos mecanismos de controle respiratório. Embora anormalidades autônomas geralmente sejam os primeiros sintomas, 75% dos pacientes com MSA também sofrem de distúrbios motores.

### DESTAQUES TERAPÊUTICOS

Não há cura para a MSA, mas várias terapias são usadas para tratar sinais e sintomas específicos da doença. **Corticosteroides** são frequentemente prescritos para reter sal e água a fim de aumentar a pressão arterial. Em alguns indivíduos, sinais semelhantes aos da doença de Parkinson podem ser aliviados pela administração de **levodopa** e **carbidopa**. Vários ensaios clínicos estão em curso para testar a eficiência de empregar **imunoglobulinas** intravenosas para se contrapor ao processo inflamatório que ocorre na MSA; **fluoxetina** (um **inibidor da captação de serotonina**) para impedir a hipotensão ortostática, melhorar a disposição e aliviar o sono, a dor e a fadiga em pacientes com MSA; e **rasagilina** (um **inibidor da monoaminoxidase**) em pacientes com parkinsonismo.

# ORGANIZAÇÃO ANATÔMICA DO FLUXO AUTONÔMICO

## CARACTERÍSTICAS GERAIS

A Figura 13–1 compara algumas características fundamentais da inervação dos músculos esqueléticos com a inervação do músculo liso, do músculo cardíaco e das glândulas. Como discutido em capítulos anteriores, a via final comum que liga o sistema nervoso central (SNC) aos músculos esqueléticos é o neurônio motor α. Da mesma forma, os neurônios simpáticos e parassimpáticos servem de via final comum do SNC para os órgãos-alvo viscerais. Entretanto, em contraste marcante com o sistema nervoso motor somático, as porções motoras periféricas do SNA são compostas por dois tipos de neurônios: os neurônios **pré-ganglionares** e **pós-ganglionares**. Os corpos celulares dos neurônios pré-ganglionares estão localizados na coluna intermediolateral (IML) da medula espinal e nos núcleos motores de alguns nervos cranianos. Em contraste com os neurônios motores α que conduzem o impulso elétrico rapidamente e possuem um grande diâmetro, os axônios pré-ganglionares têm um diâmetro pequeno, são mielinizados e são fibras B que conduzem de maneira relativamente lenta. Um axônio pré-ganglionar se divide para, em média, oito a nove neurônios pós-ganglionares. Deste modo, a resposta autônoma é difusa. Os axônios dos neurônios pós-ganglionares são principalmente fibras C amielínicas e terminam nos efetores viscerais.

Uma característica similar aos neurônios pré-ganglionares autônomos e neurônios motores α é que a acetilcolina é liberada em seus terminais nervosos (Figura 13–1). Ela é o neurotransmissor liberado por todos os neurônios cujos axônios saem do SNC, incluindo os neurônios motores cranianos, os neurônios motores α, os neurônios motores γ, os neurônios pré-ganglionares simpáticos e os neurônios pré-ganglionares parassimpáticos. Os neurônios pós-ganglionares parassimpáticos também liberam acetilcolina, enquanto os neurônios pós-ganglionares simpáticos liberam ou noradrenalina ou acetilcolina.

## DIVISÃO SIMPÁTICA

Ao contrário dos neurônios motores α, que estão localizados em todos os segmentos medulares, os neurônios pré-ganglionares simpáticos estão localizados na IML apenas do primeiro

CAPÍTULO 13 Sistema Nervoso Autônomo 257

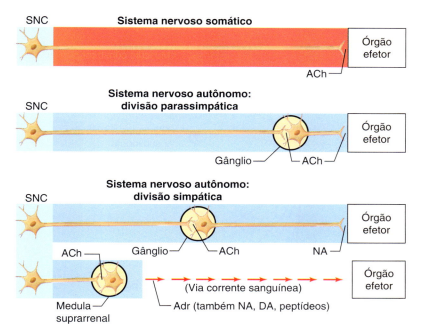

**FIGURA 13-1** Comparação da organização periférica e dos transmissores liberados pelos sistemas nervosos autônomo e motor somático. No caso do sistema nervoso motor somático, o neurônio que deixa a medula espinal se projeta diretamente para o órgão efetor. No caso do sistema nervoso autônomo, há uma sinapse entre o neurônio que deixa a medula espinal e o órgão efetor (exceto para neurônios que inervam a medula suprarrenal). Observe que todos os neurônios que deixam o sistema nervoso central liberam acetilcolina (ACh). DA, dopamina; Adr, adrenalina; NA, noradrenalina. (De Widmaier EP, Raff H, Strang KT: *Vander's Human Physiology*. McGraw-Hill, 2008.)

segmento torácico ao terceiro ou quarto segmentos lombares. É por isso que o sistema nervoso simpático é algumas vezes chamado de divisão toracolombar do SNA. Os axônios dos neurônios pré-ganglionares simpáticos deixam a medula espinal no nível em que seus corpos celulares estão localizados e saem pela raiz ventral com os axônios dos neurônios motores α e γ (Figura 13-2). Eles então se separam da raiz dorsal pelos **ramos comunicantes brancos** e se projetam para o **gânglio paravertebral simpático** adjacente, onde alguns deles terminam nos corpos celulares dos neurônios pós-ganglionares. Os gânglios paravertebrais estão localizados adjacentes a cada segmento medular torácico e lombar alto; além disso, há uns poucos gânglios adjacentes aos segmentos medulares sacral e cervical. Os gânglios são conectados uns aos outros por meio dos axônios dos neurônios pré-ganglionares que se propagam rostral ou caudalmente para terminarem nos neurônios pós-ganglionares localizados a uma certa distância. Juntos, esses gânglios e axônios formam, bilateralmente, a **cadeia simpática**. Esta organização é observada na Figura 13-2 e na Figura 13-3.

Alguns neurônios pré-ganglionares passam pela cadeia ganglionar paravertebral e terminam nos neurônios pós-ganglionares localizados nos **gânglios pré-vertebrais** (ou **colaterais**) próximos dos órgãos, incluindo os gânglios celíaco, mesentérico superior e o mesentérico inferior (Figura 13-3). Há também neurônios pré-ganglionares cujos axônios terminam diretamente no órgão efetor, a glândula suprarrenal.

Os axônios de alguns neurônios pós-ganglionares deixam a cadeia ganglionar e se reinserem nos nervos espinais pelos **ramos comunicantes cinzentos** e são distribuídos para os efetores autônomos nas áreas abastecidas por esses nervos espinais (Figura 13-2). Esses nervos pós-ganglionares simpáticos terminam principalmente no músculo liso (p. ex., vasos sanguíneos, folículos pilosos) e nas glândulas sudoríparas dos membros. Outras fibras pós-ganglionares deixam a cadeia ganglionar para entrar na cavidade torácica e terminar em órgãos viscerais. As fibras pós-ganglionares dos gânglios pré-vertebrais também terminam em alvos viscerais.

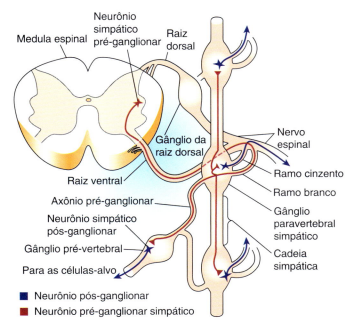

**FIGURA 13-2** Projeções das fibras nervosas simpáticas pré-ganglionares e pós-ganglionares. O desenho mostra a medula espinal torácica e os gânglios paravertebrais e pré-vertebrais. Neurônios pré-ganglionares são mostrados em vermelho e neurônios pós-ganglionares em azul-escuro. (Cortesia of P. Banyas, Michigan State University.)

## DIVISÃO PARASSIMPÁTICA

O sistema nervoso parassimpático é algumas vezes chamado de **divisão craniossacral** do SNA devido à localização de seus neurônios pré-ganglionares; os neurônios pré-ganglionares

**258** SEÇÃO II Neurofisiologia Central e Periférica

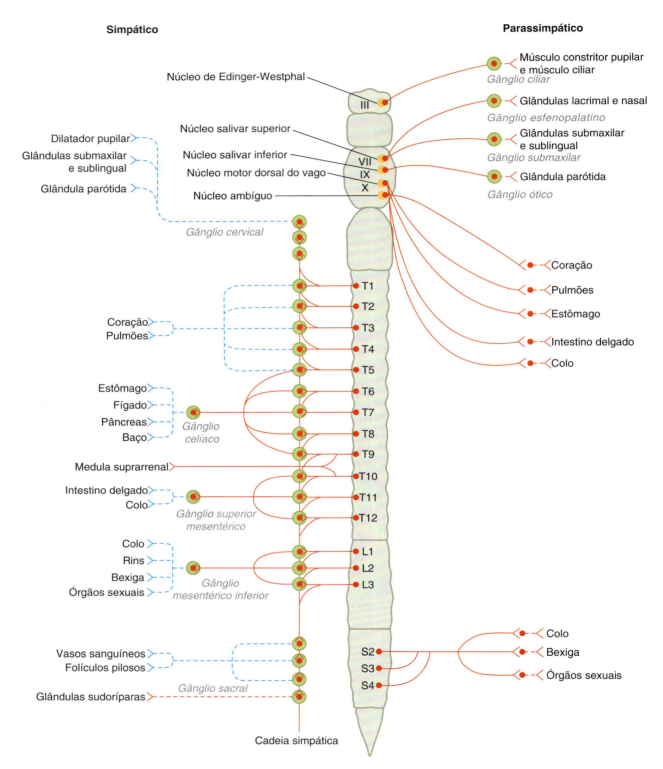

**FIGURA 13-3 Organização dos sistemas nervosos simpático (esquerda) e parassimpático (direita).** Os nervos colinérgicos são mostrados em vermelho e os nervos noradrenérgicos são mostrados em azul. Os nervos pré-ganglionares são linhas contínuas e os nervos pós-ganglionares são linhas tracejadas. (Cortesia de P. Banyas, Michigan State University.)

estão localizados em vários núcleos de nervos cranianos (III, VII, IX e X) e na IML da medula espinal sacral (Figura 13–3). Os corpos celulares no **núcleo de Edinger-Westphal** do nervo oculomotor se projetam para os gânglios ciliares a fim de inervar o músculo esfincter (constritor) da íris e o músculo ciliar. Os neurônios do **núcleo salivar superior** do nervo facial se projetam para os **gânglios esfenopalatinos** para inervar as glândulas lacrimais e as membranas mucosas nasal e palatina, e para o **gânglio submandibular** para inervar as glândulas submandibulares e submaxilares. Os corpos celulares do **núcleo salivar inferior** do nervo glossofaríngeo se projetam para o **gânglio ótico** para inervar a glândula salivar parótida. As fibras pré-ganglionares vagais realizam sinapse em agrupamentos de células ganglionares no interior das paredes dos órgãos viscerais; por isso, essas fibras pós-ganglionares parassimpáticas são muito curtas. Os neurônios do **núcleo ambíguo** inervam os nódulos sinoatrial (AS) e atrioventricular (AV) do coração, e os neurônios do **núcleo vagal motor dorsal** inervam o esôfago, a traqueia, os pulmões e o trato gastrintestinal. O fluxo sacral parassimpático (**nervo pélvico**) abastece os órgãos pélvicos por meio de ramos do segundo ao quarto nervo medular sacral.

## TRANSMISSÃO QUÍMICA NAS JUNÇÕES AUTONÔMICAS

### ACETILCOLINA E NORADRENALINA

A primeira evidência para a neurotransmissão química foi fornecida por um estudo simples, de Otto Loewi, em 1920, no qual ele demonstrou que a redução da frequência cardíaca produzida pela estimulação de nervos parassimpáticos vagais se devia à liberação de acetilcolina (ver Capítulo 7). A transmissão na junção sináptica entre os neurônios pré e pós-ganglionares e entre estes e os efetores autônomos é mediada quimicamente. Os principais agentes transmissores envolvidos são a **acetilcolina** e a **noradrenalina**. Os neurônios autônomos que são **colinérgicos** (i.e., liberam acetilcolina) são (1) todos os neurônios pré-ganglionares, (2) todos os neurônios pós-ganglionares parassimpáticos, (3) os neurônios pós-ganglionares simpáticos que inervam as glândulas sudoríparas e (4) os neurônios pós-ganglionares simpáticos que terminam nos vasos sanguíneos em alguns músculos esqueléticos e produzem vasodilatação quando estimulados (nervos vasodilatadores simpáticos). Os neurônios pós-ganglionares simpáticos restantes são noradrenérgicos (i.e., liberam noradrenalina). A medula suprarrenal é essencialmente um gânglio simpático no qual as células pós-ganglionares perderam seus axônios e secretam noradrenalina e adrenalina diretamente na corrente sanguínea.

A Tabela 13–1 mostra os tipos de receptores colinérgicos e adrenérgicos em várias junções no interior do SNA. As junções nas vias motoras autônomas periféricas são um local lógico para a manipulação farmacológica da função visceral. Os agentes transmissores são sintetizados, armazenados nas terminações nervosas e liberados próximos aos neurônios, às células musculares ou às células glandulares, onde se ligam a vários receptores de canais iônicos ou acoplados à proteína G (GPCR). Eles se ligam aos receptores dessas células iniciando, assim, suas ações características e, em seguida, são removidos da área por recaptação ou metabolismo. Cada uma dessas etapas pode ser estimulada ou inibida, com consequências previsíveis. A Tabela 13–2 lista como vários fármacos podem afetar a neurotransmissão em neurônios autônomos e locais efetores.

## NEUROTRANSMISSÃO COLINÉRGICA

Os processos envolvidos na síntese e degradação da acetilcolina foram descritos no Capítulo 7. A acetilcolina, em geral, não circula no sangue, e os efeitos da liberação colinérgica localizada são muitas vezes discretos e de curta duração devido à alta concentração de acetilcolinesterase nas terminações nervosas colinérgicas. Essa enzima rapidamente degrada a acetilcolina, encerrando suas ações.

A transmissão nos gânglios autônomos é mediada principalmente pelas ações da acetilcolina nos receptores colinérgicos nicotínicos que são bloqueados pelo hexametônio (Figura 13–4). Eles são chamados de receptores $N_N$ para serem diferenciados dos receptores colinérgicos nicotínicos ($N_M$), que estão localizados na junção neuromuscular e são bloqueados pelo D-tubocurare. Os receptores nicotínicos são exemplos de canais iônicos dependentes. A ligação de um agonista a receptores nicotínicos abre os canais de $Na^+$ e $K^+$, provocando a despolarização.

As respostas produzidas nos neurônios pós-ganglionares pela estimulação da sua inervação pré-ganglionar incluem tanto uma despolarização rápida, chamada de um **potencial pós-sináptico excitatório rápido** (**PEPS**), que gera potenciais de ação, quanto um potencial pós-sináptico excitatório prolongado (**PEPS lento**). A resposta lenta pode modular e regular a transmissão por meio dos gânglios simpáticos. A despolarização inicial é produzida pela ação da acetilcolina nos receptores $N_N$. O PEPS lento é produzido pela ação da acetilcolina em um receptor muscarínico na membrana do neurônio pós-ganglionar.

A liberação de acetilcolina pelas fibras pós-ganglionares atua nos receptores colinérgicos muscarínicos, que são bloqueados pela atropina. Os receptores muscarínicos são GPCR divididos em subtipos de $M_1$ a $M_5$, mas os receptores $M_2$ e $M_3$ são os subtipos principais encontrados nos órgãos-alvo autônomos. Os receptores $M_2$ estão localizados no coração; a ligação de um agonista a esses receptores abre canais de $K^+$ e inibe a **adenilato-ciclase**. Os receptores $M_3$ estão localizados no músculo liso e nas glândulas; a ligação a um agonista para esses receptoress leva à formação do **1,4,5-trifosfato de inositol** (**IP₃**) e ao **diacilglicerol** (**DAG**) e a um aumento no $Ca^{2+}$ intracelular.

Compostos com ações muscarínicas incluem compostos afins da acetilcolina e fármacos que inibem a acetilcolinesterase. O Quadro Clínico 13–2 descreve alguns dos sinais e as estratégias terapêuticas para o tratamento da intoxicação aguda por organofosforados inibidores da colinesterase. O Quadro Clínico 13–3 descreve um exemplo de intoxicação colinérgica resultante da ingestão de cogumelos tóxicos.

# TABELA 13-1 Respostas de alguns órgãos efetores à atividade nervosa autônoma

| Órgãos efetores | Sistema nervoso parassimpático | Sistema nervoso simpático | |
|---|---|---|---|
| | | Tipo de receptor | Resposta |
| **Olhos** | | | |
| Músculo radial da íris | | $\alpha_1$ | Contração (midríase) |
| Músculo esfíncter da íris | Contração (miose) | — | |
| Músculo ciliar | Contração para visão para perto | — | |
| **Coração** | | | |
| Nodo SA | Diminuição da frequência cardíaca | $\beta_1$ | Aumento da frequência cardíaca |
| Átrios e ventrículos | Diminuição da contratilidade atrial | $\beta_1, \beta_2$ | Aumento da contratilidade |
| Nodo AV e Purkinje | Diminuição da velocidade de condução | $\beta_1$ | Aumento da velocidade de condução |
| **Arteríolas** | | | |
| Pele, vasos esplâncnicos | — | $\alpha_1$ | Constrição |
| Músculo esquelético | — | $\alpha_1, \beta_2, M$ | Constrição/Dilatação |
| **Veias sistêmicas** | — | $\alpha_1, \alpha_2, \beta_2$ | Constrição/Dilatação |
| **Músculo liso brônquico** | Contração | $\beta_2$ | Relaxamento |
| **Estômago e intestino** | | | |
| Mobilidade e tônus | Aumento | $\alpha_1, \alpha_2, \beta_2$ | Diminuição |
| Esfíncteres | Relaxamento | $\alpha_1$ | Contração |
| Secreção | Estimulação | — | |
| **Vesícula biliar** | Contração | $\beta_2$ | Relaxamento |
| **Bexiga urinária** | | | |
| Detrusor | Contração | $\beta_2$ | Relaxamento |
| Esfíncter | Relaxamento | $\alpha_1$ | Contração |
| **Útero (gravídico)** | — | $\alpha_1, \beta_2$ | Contração/Relaxamento |
| **Órgãos sexuais masculinos** | Ereção | $\alpha_1$ | Ejaculação |
| **Pele** | | | |
| Músculos pilomotores | — | $\alpha_1$ | Contração |
| Glândulas sudoríparas | — | M | Secreção |
| **Fígado** | | $\alpha_1, \beta_2$ | Glicogenólise |
| **Pâncreas** | | | |
| Ácinos | Aumento da secreção | $\alpha$ | Diminuição da secreção |
| Células das ilhotas | — | $\alpha, \beta_2$ | Diminuição/Aumento da secreção |
| **Glândulas salivares** | Profusa, secreção aquosa | $\alpha_1, \beta$ | Secreção viscosa/espessa/ Secreção de amilase |
| **Glândulas lacrimais** | Secreção | | |
| **Tecido adiposo** | — | $\beta_3$ | Lipólise |

Um traço significa que o tecido-alvo não é inervado por essa divisão do sistema nervoso autônomo. Modificada de Brunton LL, Chabner BA, Knollmann BC (editores): *Goodman and Gilman's The Pharmacological Basis of Therapeutics,* 12th ed. McGraw-Hill, 2011.

# NEUROTRANSMISSÃO NORADRENÉRGICA

Os processos envolvidos na síntese, recaptação e degradação da noradrenalina foram descritos no Capítulo 7. A noradrenalina se difunde a uma maior distância e tem um tempo de ação mais prolongado que a acetilcolina. A noradrenalina, a adrenalina e a dopamina são encontradas no plasma. A adrenalina e uma parte da dopamina são provenientes da medula suprarrenal, mas a maior parte da noradrenalina se propaga para a corrente sanguínea a partir das terminações nervosas simpáticas. Os metabólitos da noradrenalina e da dopamina também entram na circulação.

CAPÍTULO 13 Sistema Nervoso Autônomo **261**

## TABELA 13-2 Exemplos de fármacos que afetam os processos envolvidos na neurotransmissão autônoma

| Processo de transmissão | Fármaco | Local de ação do fármaco | Ação do fármaco |
|---|---|---|---|
| Síntese do neurotransmissor | Hemicolínio | Membrana das terminações nervosas colinérgicas | Bloqueia a captação de colina; retarda a síntese |
| | Metirosina | Citoplasma das terminações nervosas noradrenérgicas | Inibe a tirosina hidroxilase; bloqueia a síntese |
| Mecanismo de armazenamento do neurotransmissor | Vesamicol | Vesículas nas terminações nervosas colinérgicas | Impede o armazenamento de acetilcolina |
| | Reserpina | Vesículas nas terminações nervosas noradrenérgicas | Impede o armazenamento de noradrenalina |
| Mecanismo de liberação do neurotransmissor | Noradrenalina, dopamina, acetilcolina, prostaglandinas | Receptores nas terminações nervosas adrenérgicas e colinérgicas | Modula a liberação do transmissor |
| Mecanismo de recaptação do neurotransmissor | Cocaína, antidepressivos tricíclicos | Terminações nervosas adrenérgicas | Inibe a captação; prolonga a ação do transmissor sobre os receptores pós-sinápticos |
| Inativação do neurotransmissor | Edrofônio, Neostigmina, Fisostigmina | Acetilcolinesterase em sinapses colinérgicas | Inibe a enzima; prolonga e intensifica as ações da acetilcolina |
| Ativação de adrenoceptor | $\alpha_1$: Fenilefrina $\alpha_2$: Clonidina | Junções de órgãos neuroefetoras pós-ganglionares simpáticas (p. ex., vasos sanguíneos, folículos capilares, músculo radial) | Se liga aos adrenoceptores $\alpha$ ativando-os; $\uparrow$ cascata ($\alpha_1$) de $IP_3$/DAG ou $\downarrow$ AMPc ($\alpha_2$) |
| | $\beta_1$: Dobutamina $\beta_2$: Albuterol, ritrodina, salmeterol, terbutalina | Junções entre nervo pós-ganglionar simpático e órgãos efetores (p. ex., coração, musculatura lisa dos brônquios, musculatura lisa uterina) | Se liga aos adrenoceptores $\beta$, ativando-os; $\uparrow$AMPc |
| Bloqueio de adrenoceptor | Não seletivo: Fenoxibenzamina $\alpha_1$: Prazosina, terazosina $\alpha_2$: Yohimbina | Junções entre nervo pós-ganglionar simpático e órgãos efetores (p. ex., vasos sanguíneos) | Se liga aos adrenoceptores $\alpha$, bloqueando-os |
| | $\beta_1,\beta_2$: Propanolol $\beta_1>\beta_2$: Atenolol, esmolol | Junções entre nervo pós-ganglionar simpático e órgãos efetores (p. ex., coração, musculatura lisa dos brônquios) | Se liga aos adrenoceptores $\beta$, bloqueando-os |
| Ativação de receptor nicotínico | Nicotina | Receptores nos gânglios autônomos | Se liga aos receptores nicotínicos; abre os canais de $Na^+$ e $K^+$ na membrana pós-sináptica |
| Bloqueio de receptor nicotínico | Hexametônio, trimetafano | Receptores nos gânglios autônomos | Se liga aos receptores nicotínicos, bloqueando-os |
| Ativação de receptor muscarínico | Bertanecol | Receptores colinérgicos no músculo liso, músculo cardíaco e glândulas | Se liga aos receptores muscarínicos, ativando-os; $\uparrow$ cascata de $IP_3$/DAG ou $\downarrow$ AMPc |
| Bloqueio de receptor muscarínico | Atropina, ipratrópio, escopolamina, tropicamida | Receptores colinérgicos no músculo liso, no músculo cardíaco e nas glândulas | Se liga aos receptores muscarínicos, bloquando-os |

Muitos desses fármacos também podem atuar como receptores colinérgicos e adrenérgicos no sistema nervoso central. Por exemplo, as principais ações da clonidina e da yohimbina para alterar a pressão arterial se dão por suas ações no cérebro. AMPc, monofosfato de adenosina cíclico, $IP_3$/DAG, inositol 1,4,5-trifosfato e diacilglicerol.

A noradrenalina liberada das fibras pós-ganglionares simpáticas se liga aos adrenorreceptores. Estes também são GPCR e divididos em vários subtipos: $\alpha_1$, $\alpha_2$, $\beta_1$, $\beta_2$ e $\beta_3$. A Tabela 13–1 mostra algumas das localizações desses subtipos de receptores no músculo liso, no músculo cardíaco e em glândulas nos alvos efetores autônomos. A ligação de um agonista para o adrenorrecetor $\alpha_1$ ativa a proteína acoplada $G_q$, que leva à formação de $IP_3$ e DAG e a um aumento no $Ca^{2+}$ intracelular. A ligação a um agonista para o adrenorrecetor $\alpha_2$ leva à dissociação da proteína G inibitória, $G_i$, para inibir a adenilato-ciclase e diminuir o **monofosfato de adenosina cíclico** (AMPc). A ligação de um agonista para o adrenorreceptor $\beta$ estimula a proteína acoplada $G_s$ a ativar a adenilato-ciclase e a aumentar o AMPc.

Há várias doenças ou síndromes que resultam de disfunção da inervação simpática de regiões específicas do corpo. O **Quadro Clínico 13-4** descreve a síndrome de Horner, que se deve à interrupção de nervos simpáticos para a face. O **Quadro Clínico 13-5** descreve a condição vasoespástica em que o fluxo

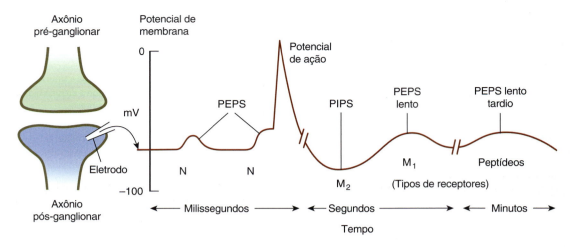

**FIGURA 13-4** Esquema dos potenciais pós-sinápticos excitatório e inibitório (PEPS e PIPS) registrados por um eletrodo em uma célula ganglionar autônoma. Em resposta à liberação de acetilcolina pelo neurônio pré-ganglionar, dois PEPS foram gerados no neurônio pós-ganglionar devido à ativação do receptor nicotínico (N). O primeiro PEPS estava abaixo do limiar para provocar um potencial de ação, mas o segundo PEPS estava acima do limiar e provocou um potencial de ação. Este foi seguido de um PIPS, provavelmente provocado pela ativação de um receptor muscarínico ($M_2$). O PIPS é então seguido por um PEPS mais lento, dependente de $M_1$, e que pode ser seguido por um PEPS ainda mais lento, induzido por peptídeo. (De Katzung BG, Maters SB, Trevor AJ: *Basic & Clinical Pharmacology*, 11th ed. McGraw-Hill, 2009.)

## QUADRO CLÍNICO 13-2

### Organofosforados: pesticidas e gases nervosos

A Organização Mundial de Saúde estima que 1 a 3% dos trabalhadores agrícolas em todo o mundo sofre de **envenenamento agudo por pesticidas**, responsável por morbidade e mortalidade significativos, especialmente nos países em desenvolvimento. Um exemplo são os pesticidas **organofosforados** (p. ex., **paration**, **malation**) e **gases dos nervos** (p. ex., **soman**, **sarin**) usados em guerras químicas e terrorismo, que inibem a acetilcolinesterase em sinapses colinérgicas centrais e periféricas, prolongando as ações da acetilcolina nessas sinapses. Os organofosforados **inibidores de colinesterase** são rapidamente absorvidos pela pele, pelos pulmões, pelo aparelho digestório e pela conjuntiva, se tornando muito perigosos. Eles se ligam à enzima acetilcolinesterase e sofrem hidrólise, resultando em um sítio ativo fosforilado na enzima. A ligação covalente fósforo-enzima é muito estável e hidrolisa a uma taxa muito lenta. O complexo enzimático fosforilado pode passar por um processo chamado de **envelhecimento**, no qual uma das ligações oxigênio-fósforo se degrada. Este processo leva apenas 10 min para ocorrer após a exposição ao soman. Os sinais iniciais da intoxicação por organofosforados são, em geral, indicadores da ativação excessiva dos receptores muscarínicos autônomos; estes incluem miose, salivação, sudorese, constrição brônquica, vômitos e diarreia. Os sinais de intoxicação do SNC incluem distúrbios cognitivos, convulsões e mesmo coma; esses sinais são frequentemente acompanhados por efeitos nicotínicos como o bloqueio da despolarização neuromuscular.

### DESTAQUES TERAPÊUTICOS

O antagonista do receptor colinérgico muscarínico **atropina** é muitas vezes ministrado parenteralmente em grandes doses para controlar os sintomas da ativação excessiva desses receptores. Quando ministrados logo após a exposição ao organofosforado e antes que o envelhecimento tenha ocorrido, nucleófilos como a **pralidoxima** são capazes de quebrar a ligação entre o organofosforado e a acetilcolinesterase. Assim, esse fármaco é chamado de "regenerador de colinesterase". Se a **pirostigmina** for administrada antes da exposição a um inibidor de colinesterase, ela se liga à enzima e impede a ligação pelo agente organofosforado tóxico. Os efeitos protetores da piroestigmina se dissipam em 3 a 6 h, mas isso fornece tempo suficiente para a eliminação do organofosforado do corpo. Como esse fármaco não consegue cruzar a barreira hematoencefálica, a proteção se limita às sinapses colinérgicas periféricas. Uma mistura de pirostigmina, **carbamato** e atropina pode ser administrada profilaticamente a soldados e civis que se encontram sob risco de exposição a gases nervosos. **Benzodiazepínicos** podem ser usados para impedir as convulsões provocadas pela exposição a organofosforados.

# CAPÍTULO 13 Sistema Nervoso Autônomo

## QUADRO CLÍNICO 13–3

### Envenenamento por cogumelos

Entre as mais de 5.000 espécies de cogumelos encontradas nos Estados Unidos, aproximadamente 100 são venenosas, e a ingestão de cerca de 12 delas pode resultar em fatalidade. As estimativas são de uma incidência anual de cinco casos por 100.000 indivíduos ns Estados Unidos; bases de dados mundiais não estão disponíveis. O envenenamento por cogumelos, ou **micetismo**, é dividido nos tipos de início rápido (15 a 30 min após a ingestão) e de início retardado (6 a 12 h após a ingestão). Nos casos de início rápido provocados por cogumelos do gênero *Inocybe*, os sintomas se devem à ativação excessiva das sinapses colinérgicas muscarínicas. Os sintomas principais do **envenenamento muscarínico** incluem náusea, vômitos, diarreia, urgência urinária, vasodilatação, sudorese e salivação. A ingestão de cogumelos como *Amanita muscaria* exibe sinais da **síndrome antimuscarínica** em vez do envenenamento muscarínico, pois eles também contêm alcaloides que bloqueiam os receptores colinérgicos muscarínicos. Os sintomas clássicos dessa síndrome são o de ficar "vermelho como uma beterraba" (pele ruborizada), "quente como uma lebre" (hipertermia), "seco como um osso" (membranas mucosas secas, sem sudorese), "cego como um morcego" (visão turva, cicloplegia) e "louco como um chapeleiro" (confusão, *delirium*). O tipo de envenenamento por cogumelos de início retardado ocorre após a ingestão de *Amanita phalloides*, *Amanita virosa*, *Galerina autumnalis* e *Galerina marginata*. Estes cogumelos provocam cólicas abdominais, náuseas, vômitos e diarreia profusa;

mas os efeitos tóxicos principais se devem a lesões hepáticas (icterícia, equimoses) e efeitos centrais associados (confusão, letargia, coma). Esses cogumelos contêm **amatoxinas** que inibem a RNA-polimerase. Há uma taxa de mortalidade de 60% associada à ingestão desses cogumelos.

### DESTAQUES TERAPÊUTICOS

O envenenamento muscarínico de tipo rápido pode ser tratado efetivamente com atropina. Indivíduos que exibem a síndrome antimuscarínica podem ser tratados com **fisostigmina**, um inibidor de colinesterase com uma duração de ação de 2 a 4 h que atua central e perifericamente. Se estiverem agitados, esses indivíduos podem precisar de sedação com um benzodiazepínico ou um **agente antipsicótico**. A intoxicação de tipo retardada devido à ingestão de cogumelos contendo amatoxinas não responde a fármacos colinérgicos. O tratamento da ingestão de amatoxina inclui a administração intravenosa de líquidos e eletrólitos que mantêm uma hidratação adequada. A administração de uma combinação de altas doses de **penicilina G** e **silibina** (um **flavonolignano** encontrado em certas ervas com propriedades **antioxidantes** e hepatoprotetoras) apresentou um aumento da sobrevivência. Se necessário, o vômito também pode ser induzido usando carvão vegetal ativado para reduzir a absorção da toxina.

## QUADRO CLÍNICO 13–4

### Síndrome de Horner

A síndrome de Horner é um distúrbio raro resultante da interrupção da inervação simpática pré-ganglionar ou pós-ganglionar para a face. O problema pode resultar de lesões nos nervos, lesão da artéria carótida, um derrame ou lesão no tronco encefálico ou um tumor no pulmão. Na maioria dos casos, o problema é unilateral, com sintomas ocorrendo apenas no lado danificado. O diagnóstico diferencial da síndrome de Horner é a tríade formada por **anidrose** (redução da sudorese), **ptose** (queda palpebral) e **miose** (constrição da pupila). Os sintomas também incluem **enoftalmia** (afundamento do globo ocular na órbita) e vasodilatação.

### DESTAQUES TERAPÊUTICOS

Não há tratamento farmacológico específico para a síndrome de Horner, mas medicamentos que afetem a neurotransmissão noradrenérgica podem ser usados para determinar se a fonte do problema é a interrupção da inervação pré-ganglionar ou pós-ganglionar da face. Como a íris do olho responde a **fármacos simpatomiméticos** tópicos (i.e., medicamentos que são agonistas diretos dos adrenoceptores ou que aumentam a liberação ou impedem a recaptação de noradrenalina da terminação nervosa), o médico pode facilmente testar a viabilidade dos nervos noradrenérgicos para o olho. Se as fibras simpáticas pós-ganglionares fossem danificadas, seus terminais degenerariam e haveria uma perda das catecolaminas armazenadas.

Se as fibras pré-ganglionares fossem danificadas, o nervo noradrenérgico pós-ganglionar permaneceria intacto (mas inativo) e ainda teria armazenado catecolaminas na sua terminação. Se for administrada um medicamento que provoca a liberação das reservas de catecolaminas (p. ex., **hidroxianfetamina**) e a pupila contraída não se dilatar, poderia se concluir que o nervo noradrenérgico está lesionado. Se o olho se dilata em resposta a esse fármaco, as reservas de catecolaminas ainda são capazes de serem liberadas e o dano deve ser pré-ganglionar. A administração de **fenilefrina** (agonista do $\alpha$-adrenoceptor) dilataria a pupila independente do local da lesão assim que o fármaco se ligasse ao receptor do músculo radial da íris.

## QUADRO CLÍNICO 13-5

### Fenômeno de Raynaud

Aproximadamente 5% dos homens e 8% das mulheres passam por um episódio de redução de fluxo sanguíneo, sobretudo para os dedos, com frequência durante exposição ao frio ou durante uma situação de estresse. Vasoespasmos nos dedos dos pés, na ponta do nariz, nas orelhas e no pênis também podem ocorrer. O fumo é associado a um aumento na incidência e gravidade dos sintomas do fenômeno de Raynaud. Os sintomas começam a ocorrer entre os 15 e 25 anos, sendo mais comum em climas frios, e incluem, muitas vezes, uma mudança trifásica na cor da pele dos dedos. Inicialmente, a pele se torna pálida ou branca (**palidez**), fria e dormente. Este quadro pode ser seguido por um período **cianótico**, no qual a pele se torna azul ou mesmo roxa, e que a redução de fluxo sanguíneo pode provocar dor intensa. Assim que o fluxo sanguíneo se recupera, os dedos frequentemente ficam muito vermelhos (**rubor**) ou pode haver inchaço e formigamento. O fenômeno primário de Raynaud, ou **doença de Raynaud**, se refere ao aparecimento idiopático de sintomas em indivíduos que não têm outra doença de base responsável pelos sintomas. Nestes casos, os ataques vasoespásticos podem ser meramente uma exacerbação de uma resposta normal à temperatura baixa ou ao estresse. O fenômeno secundário de

Raynaud, ou **síndrome de Raynaud**, se refere à presença desses sintomas devido a outro distúrbio, como **escleroderma**, **lúpus**, **artrite reumatoide**, **síndrome de Sjogren**, **síndrome do túnel do carpo** e **anorexia**. Embora se pensasse inicialmente que ele refletisse um aumento na atividade simpática à vascularização dos dedos, esse não é mais encarado como o mecanismo por trás dos vasoespasmos episódicos.

#### DESTAQUES TERAPÊUTICOS

A primeira estratégia de tratamento para o fenômeno de Raynaud é evitar a exposição ao frio, reduzir o estresse, abandonar o fumo e evitar o uso de medicamentos que sejam vasoconstritores (p. ex., antagonistas dos β-adrenoceptores, medicações para resfriados, cafeína e narcóticos). Se os sintomas forem graves, fármacos podem ser necessários para impedir o dano tecidual. Estes incluem os **bloqueadores de canais de cálcio** (p. ex., **nifedipina**) e os **antagonistas α-adrenoceptores** (p. ex., **prazosina**). Em indivíduos que não respondem a tratamentos farmacológicos, a simpatectomia cirúrgica foi realizada.

---

sanguíneo para os dedos das mãos e dos pés é transitoriamente reduzido, geralmente quando um indivíduo sensível é exposto ao estresse ou ao frio.

## TRANSMISSORES NÃO ADRENÉRGICOS E NÃO COLINÉRGICOS

Além dos "neurotransmissores clássicos", algumas fibras autônomas também liberam neuropeptídeos, embora suas funções exatas no controle autônomo não tenham sido determinadas. As vesículas granuladas pequenas nos neurônios pós-ganglionares noradrenérgicos contêm **trifosfato de adenosina (ATP)** e noradrenalina, e as vesículas granuladas grandes contêm o **neuropeptídeo Y (NPY)**. Há alguma evidência de que a estimulação de baixa frequência promove a liberação de ATP, enquanto a estimulação de alta frequência provoca a liberação de NPY. Alguns órgãos viscerais contêm receptores purinérgicos, e evidências se acumulam de que o ATP é um mediador nos SNA juntamente à noradrenalina.

Muitas fibras simpáticas que, ao inervar os vasos de órgãos, pele e músculos esqueléticos, liberam NPY e **galanina**, além da noradrenalina. O **peptídeo intestinal vasoativo (VIP)**, o **peptídeo relacionado ao gene da calcitonina (CGRP)**, ou a **substância P**, são liberados com a acetilcolina a partir da inervação simpática para as glândulas sudoríparas (**fibras sudomotoras**). O VIP está colocalizado com a acetilcolina em vários neurônios pós-ganglionares parassimpáticos cranianos que suprem as glândulas. Os neurônios pós-ganglionares parassimpáticos

vagais no trato gastrintestinal contêm VIP e o maquinário enzimático para sintetizar o **óxido nítrico (NO)**.

## RESPOSTAS DOS ÓRGÃOS EFETORES AOS IMPULSOS NERVOSOS AUTÔNOMOS

### PRINCÍPIOS GERAIS

O SNA é responsável pela regulação e coordenação de várias funções fisiológicas que incluem o fluxo sanguíneo, a pressão arterial, a frequência cardíaca, o fluxo de ar pela árvore brônquica, a mobilidade gastrintestinal, a contração da bexiga urinária, as secreções glandulares, o diâmetro da pupila, a temperatura do corpo e a fisiologia sexual.

Os efeitos da estimulação das fibras nervosas pós-ganglionares noradrenérgicas e colinérgicas estão indicados na Figura 13-3 e na Tabela 13-1. Estes achados destacam outra diferença entre o SNA e o sistema nervoso somatomotor. A liberação de acetilcolina pelos neurônios motores α leva apenas à contração dos músculos esqueléticos. Em contrapartida, a liberação de acetilcolina sobre o músculo liso de alguns órgãos leva à contração (p. ex., paredes do trato gastrintestinal), enquanto a liberação sobre outros órgãos promove o relaxamento (p. ex., esfíncteres do trato gastrintestinal). O único modo de relaxar um músculo esquelético é inibindo as descargas dos neurônios motores α; mas para alguns alvos inervados pelo SNA, pode-se passar de contração para relaxamento alternando a ativação do sistema nervoso parassimpático para a ativação do sistema nervoso simpático. Este é o caso de muitos órgãos que recebem dupla inervação com efeitos antagônicos, incluindo o trato digestório, as vias aéreas e a bexiga urinária. O coração é outro exemplo de um órgão com duplo controle antagônico. O estímulo dos nervos simpáticos aumenta a frequência cardíaca; o estímulo dos nervos parassimpáticos diminui a frequência cardíaca. Em outros casos, os efeitos da ativação simpática e parassimpática podem ser considerados complementares. Um exemplo é a inervação das glândulas salivares. A ativação parassimpática provoca a liberação de saliva aquosa, enquanto a ativação simpática leva à produção de uma saliva espessa e viscosa.

As duas divisões do SNA também podem agir de um modo sinérgico ou cooperativo no controle de algumas funções. Um exemplo é o controle do diâmetro da pupila do olho. Ambas as inervações simpática e parassimpática são excitatórias, mas a primeira contrai o músculo radial, causando midríase (alargamento da pupila) e a última contrai o músculo esfíncter (ou constritor), causando miose (estreitamento da pupila). Outro exemplo são as ações sinérgicas desses nervos na função sexual. A ativação dos nervos parassimpáticos para o pênis aumenta o fluxo sanguíneo e leva à ereção, enquanto a ativação dos nervos simpáticos para o pênis causa a ejaculação.

Há também vários órgãos que são inervados por apenas uma divisão do SNA. Além da glândula suprarrenal, a maioria dos vasos sanguíneos, os músculos pilomotores da pele (folículos pilosos) e as glândulas sudoríparas são inervados exclusivamente por nervos simpáticos (fibras sudomotoras). O músculo lacrimal (glândula lacrimal), o músculo ciliar (para a acomodação da visão para perto), e a glândula salivar sublingual são inervados exclusivamente pelos nervos parassimpáticos.

## DESCARGA NORADRENÉRGICA SIMPÁTICA E COLINÉRGICA PARASSIMPÁTICA

De modo geral, as funções promovidas por atividade na divisão colinérgica do SNA são aquelas envolvidas com os aspectos vegetativos da vida cotidiana. Por exemplo, a ação parassimpática favorece a digestão e a absorção de alimentos pelo desenvolvimento da atividade da musculatura intestinal, aumentando a secreção gástrica e relaxando o esfíncter pilórico. Por essa razão, a divisão colinérgica é algumas vezes chamada de sistema nervoso anabólico.

A divisão simpática (noradrenérgica) descarrega como uma unidade em situações de emergência e pode ser chamada de sistema nervoso catabólico. O efeito dessa liberação prepara o indivíduo para lidar com uma emergência. A atividade simpática dilata as pupilas (permitindo a entrada de mais luz para os olhos), acelera o batimento cardíaco e aumenta a pressão arterial (fornecendo melhor perfusão para os órgãos vitais e músculos) e contrai os vasos sanguíneos da pele (que limitam o sangramento de feridas). A liberação noradrenérgica também provoca a elevação da glicose plasmática e dos níveis de ácidos graxos livres (fornecendo mais energia). Com base em efeitos como esse, Walter Cannon chamou a liberação induzida por emergência do sistema nervoso simpático de "preparação para luta ou fuga".

A ênfase na descarga em massa em situações de estresse não deve ofuscar o fato que as fibras simpáticas também são utilizadas em outras funções. Por exemplo, a liberação simpática tônica para as arteríolas mantém a pressão arterial, e variações nessa liberação tônica são o mecanismo pelo qual o seio carotídeo faz o controle de por retroalimentação da pressão arterial (ver Capítulo 32). Além disso, a liberação simpática diminui em animais em jejum e aumenta quando estes são novamente alimentados. Essas mudanças podem explicar a diminuição na pressão arterial e na taxa metabólica produzida pelo jejum e as mudanças opostas produzidas pela alimentação.

## ESTÍMULOS DESCENDENTES PARA OS NEURÔNIOS PRÉ-GANGLIONARES AUTÔNOMOS

Como é o caso para os neurônios motores α, a atividade dos nervos autônomos depende de ambos os reflexos (p. ex., reflexo barorreceptor e quimiorreceptor) e de um equilíbrio entre os estímulos descendentes excitatórios e inibitórios de várias regiões do cérebro. Para identificar as regiões cerebrais que fornecem estímulo para os neurônios pré-ganglionares simpáticos, substâncias químicas ratreadoras para o trato neuroanatômico podem ser injetadas na IML torácico. Essas substâncias químicas são capturadas pelas extremidades dos axônios e transportadas retrogradamente para os corpos celulares de origem. A Figura 13-5 mostra a origem de alguns estímulos do prosencéfalo e do tronco encefálico para os neurônios pré-ganglionares simpáticos. Há vias paralelas a partir do núcleo hipotalâmico paraventricular, grupo celular A5 catecolaminérgico pontino, bulbo ventrolateral rostral e núcleos da rafe bulbares. Isso é análogo para as projeções do tronco encefálico e córtex que convergem para os neurônios somatomotores na medula

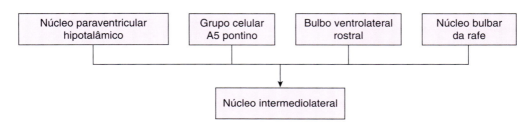

**FIGURA 13-5 Vias que controlam as respostas autônomas.** Projeções diretas (linhas contínuas) para os neurônios pré-ganglionares autônomos incluem o núcleo paraventricular hipotalâmico, o grupo celular A5 pontino, o bulbo ventrolateral rostral e a rafe bulbar.

# SEÇÃO II Neurofisiologia Central e Periférica

espinal. O bulbo ventrolateral rostral é geralmente considerado a maior fonte de estímulo excitatório para os neurônios simpáticos. Além dessas vias diretas para os neurônios pré-ganglionares, há muitas regiões cerebrais que alimentam essas vias, incluindo a amígdala, o periaquedutal cinzento mesencefálico, a medula ventrolateral caudal, o núcleo do trato solitário e o campo tegmentar lateral medular. Isso é análogo ao controle da função somatomotora por áreas como os núcleos da base e o cerebelo. O Capítulo 32 descreve o papel de algumas dessas regiões do cérebro, assim como o papel de vários reflexos na determinação do nível de atividade nos nervos autônomos que suprem os órgãos efetores cardiovasculares.

## DISFUNÇÃO AUTONÔMICA

Substâncias químicas, doenças neurodegenerativas, trauma, processos inflamatórios e neoplasias são alguns exemplos de fatores que podem levar à disfunção do SNA (ver Quadros Clínicos de 13–1 até 13–4). Os tipos de disfunção podem variar de insuficiência autonômica completa até hiperatividade autonômica. Entre os distúrbios associados à insuficiência autonômica estão a hipotensão ortostática, a síncope neurogênica (resposta vasovagal), a impotência, a bexiga neurogênica, a dismobilidade gastrintestinal, a insuficiência sudomotora e a síndrome de Horner. A hiperatividade autonômica pode ser a base para a hipertensão neurogênica, arritmias cardíacas, edema pulmonar neurogênico, lesão miocárdica, hiperhidrose, hipertermia e hipotermia.

## SISTEMA NERVOSO ENTÉRICO

O sistema nervoso entérico, que pode ser considerado como a terceira divisão do SNA, está localizado no interior da parede do trato digestório, desde o esôfago até o ânus. Ele é composto por dois plexos neurais bem organizados. O **plexo mioentérico** está localizado entre as camadas musculares longitudinal e circular; ele está envolvido no controle da mobilidade do trato digestório. O **plexo submucoso** está localizado entre o músculo circular e a mucosa luminal; ele percebe o ambiente do lúmen e regula o fluxo sanguíneo gastrintestinal e o funcionamento das células epiteliais.

O sistema nervoso entérico contém tantos neurônios quanto toda a medula espinal. Ele algumas vezes é referido como um "minicérebro", uma vez que contém todos os elementos de um sistema nervoso, incluindo os neurônios sensoriais, os interneurônios e os neurônios motores. Ele contém neurônios sensoriais que inervam receptores na mucosa que responde a estímulos mecânicos, térmicos, osmóticos e químicos. Os neurônios motores controlam a mobilidade, secreção e absorção, atuando sobre o músculo liso e as células secretoras. Os interneurônios integram a informação dos neurônios sensoriais e fazem retroalimentação para os neurônios motores entéricos.

Os nervos parassimpáticos e simpáticos conectam o SNC ao sistema nervoso entérico ou diretamente ao trato digestório. Embora o sistema nervoso entérico possa funcionar autonomamente, a função digestória normal frequentemente necessita de comunicação entre o SNC e o sistema nervoso entérico (ver Capítulo 25).

## RESUMO

- Os neurônios pré-ganglionares simpáticos estão localizados na IML da medula espinal toracolombar e se projetam para os neurônios pós-ganglionares nos gânglios paravertebral ou pré-vertebral ou para a medula suprarrenal. Os neurônios pré-ganglionares parassimpáticos estão localizados nos núcleos motores dos nervos cranianos III, VII, IX e X e na IML sacral. As terminações nervosas pós-ganglionares estão localizadas no músculo liso (p. ex., vasos sanguíneos, parede intestinal, bexiga urinária), músculo cardíaco e glândulas (p. ex., glândula sudorípara, glândulas salivares).

- A acetilcolina é liberada nas terminações nervosas de todos os neurônios pré-ganglionares, neurônios pós-ganglionares parassimpáticos e em alguns neurônios pós-ganglionares simpáticos (glândulas sudoríparas, fibras vasodilatadoras simpáticas). Os neurônios pós-ganglionares simpáticos restantes liberam noradrenalina.

- A transmissão ganglionar resulta da ativação de receptores nicotínicos. A transmissão pós-ganglionar colinérgica é mediada pela ativação de receptores muscarínicos. A transmissão pós-ganglionar adrenérgica é mediada pela ativação de adrenorreceptores $\alpha_1$, $\beta_1$ ou $\beta_2$, dependendo do órgão-alvo. Muitos fármacos comuns exercem suas ações terapêuticas servindo como agonistas ou antagonistas nas sinapses autônomas.

- A atividade simpática prepara o indivíduo para lidar com uma emergência acelerando o batimento cardíaco, elevando a pressão arterial (perfusão dos órgãos vitais) e contraindo os vasos sanguíneos da pele (limitando o sangramento de feridas). A atividade parassimpática está envolvida com os aspectos vegetativos da vida cotidiana e favorece a digestão e absorção de alimentos, ampliando a atividade da musculatura intestinal, aumentando a secreção gástrica e relaxando o esfíncter pilórico.

- Projeções diretas para os neurônios pré-ganglionares simpáticos na IML se originam no núcleo hipotalâmico paraventricular, grupo celular A5 catecolaminérgico pontino, bulbo ventrolateral rostral e núcleos da rafe bulbares.

- O sistema nervoso entérico está localizado no interior da parede do trato digestório e é composto pelo plexo mioentérico (controle da mobilidade do trato digestório) e pelo plexo submucoso (regula o fluxo sanguíneo gastrintestinal e o funcionamento das células epiteliais).

## QUESTÕES DE MÚLTIPLA ESCOLHA

*Para todas as questões, selecione a melhor opção, a não ser que direcionado diferentemente.*

1. Um homem de 26 anos de idade desenvolveu hipertensão após ter começado a tomar anfetaminas para estimular sua energia e suprimir seu apetite. Qual dos seguintes fármacos se esperaria que mimetizasse os efeitos do aumento da liberação simpática nos vasos sanguíneos?
   A. Fenilefrina
   B. Trimetafano
   C. Atropina
   D. Reserpina
   E. Albuterol

2. Uma mulher de 35 anos de idade foi diagnosticada com atrofia de sistemas múltiplos e tinha sintomas indicativos de falência da atividade nervosa simpática. Qual das seguintes opções sobre o sistema nervoso simpático é correta?

   A. Todos os nervos simpáticos pós-ganglionares liberam noradrenalina das suas terminações.
   B. Os corpos celulares de neurônios simpáticos pré-ganglionares estão localizados na coluna intermediolateral da medula espinal torácica e sacral.
   C. O sistema nervoso simpático é necessário para a sobrevivência.
   D. A acetilcolina é liberada de todas as terminações nervosas pré-ganglionares simpáticas.
   E. O sistema nervoso simpático ajusta o diâmetro pupilar, relaxando o músculo constritor da pupila.

3. Um homem de 45 anos de idade ingeriu uma refeição contendo cogumelos selvagens que ele havia colhido no campo mais cedo no dia. Dentro de poucas horas após a refeição, ele desenvolveu náusea, vômitos, diarreia, urgência urinária, vasodilatação, sudorese e salivação. Qual das seguintes opções sobre o sistema nervoso parassimpático é correta?

   A. Os nervos simpáticos pós-ganglionares liberam acetilcolina para ativar os receptores muscarínicos nas glândulas sudoríparas.
   B. A atividade nervosa parassimpática afeta apenas os músculos lisos e as glândulas.
   C. A atividade nervosa parassimpática provoca a contração dos músculos lisos da parede gastrintestinal e o relaxamento do esfíncter gastrintestinal.
   D. A atividade nervosa parassimpática provoca a contração do músculo radial para permitir a acomodação para a visão de perto.
   E. Um aumento na atividade parassimpática provoca um aumento na frequência cardíaca.

4. Quais das seguintes opções estão corretamente associadas?

   A. Nódulo sinoatrial: Receptores colinérgicos nicotínicos
   B. Gânglios autônomos: Receptores colinérgicos muscarínicos
   C. Músculo liso pilomotor: Receptores $\beta_2$-adrenérgicos
   D. Vasculatura de alguns músculos esqueléticos: Receptores colinérgicos muscarínicos
   E. Glândulas sudoríparas: receptores $\alpha_2$-adrenérgicos

5. Um homem de 57 anos tinha hipertensão severa que descobriu ser resultante de um tumor que comprimia a superfície da medula. Qual das seguintes opções a respeito das vias envolvidas no controle da atividade nervosa simpática está correta?

   A. Os nervos simpáticos pré-ganglionares recebem estímulos inibitórios do bulbo ventrolateral rostral.

   B. A principal fonte de estímulo excitatório para os nervos simpáticos pré-ganglionares é o núcleo paraventricular do hipotálamo.
   C. A atividade dos neurônios simpáticos pré-ganglionares pode ser afetada pela atividade dos neurônios na amígdala.
   D. Ao contrário da atividade dos neurônios motores γ, os neurônios simpáticos pré-ganglionares não se encontram sob qualquer controle reflexo significativo.
   E. Sob condições de repouso, o sistema nervoso simpático não é ativo; ele é ativo apenas durante o estresse, dando origem ao termo resposta de "fuga ou luta".

6. Uma mulher de 53 anos de idade com diabetes foi diagnosticada com neuropatia diabética autônoma alguns anos atrás. Recentemente, ela notou distensão abdominal e um sentimento de estar satisfeita após comer apenas uma pequena porção de comida, sugerindo que a neuropatia se estendeu para o seu sistema nervoso entérico para causar gastroparesia. Qual das seguintes opções sobre o sistema nervoso entérico está correta?

   A. O sistema nervoso entérico é uma subdivisão do sistema nervoso parassimpático para o controle do trato gastrintestinal.
   B. O plexo mioentérico é um grupo de neurônios motores localizado no interior da camada muscular circular em uma porção do trato gastrintestinal.
   C. O plexo submucosal é um grupo de neurônios sensoriais localizado entre o músculo circular e a mucosa luminal do trato gastrintestinal.
   D. Os neurônios que compreendem o sistema nervoso entérico estão localizados apenas no estômago e intestino.
   E. O sistema nervoso entérico pode funcionar independente da inervação autônoma para o trato gastrintestinal.

# REFERÊNCIAS

Benarroch EE: *Central Autonomic Network. Functional Organization and Clinical Correlations.* Futura Publishing, 1997.

Cheshire WP: Autonomic physiology. In: *Clinical Neurophysiology,* 3rd ed. Oxford University Press, 2009.

Elvin LG, Lindh B, Hokfelt T: The chemical neuroanatomy of sympathetic ganglia. Annu Rev Neurosci 1993;16:471.

Jänig W: *The Integrative Action of the Autonomic Nervous System. Neurobiology of Homeostasis.* Cambridge University Press, 2006.

Loewy AD, Spyer KM (editors): *Central Regulation of Autonomic Function.* Oxford University Press, 1990.

Saper CB: The central autonomic nervous system: Conscious visceral perception and autonomic pattern generation. Annu Rev Neurosci 2002;25:433.

# Atividade Elétrica Cerebral, Estados de Sono-Vigília e Ritmos Circadianos

**CAPÍTULO 14**

## OBJETIVOS

*Após o estudo deste capítulo, você deve ser capaz de:*

- Descrever os principais tipos de ritmos que constituem o eletrencefalograma (EEG).
- Listar as principais aplicações clínicas do EEG.
- Resumir as características comportamentais e eletrofisiológicas de cada um dos estágios do sono de movimento rápido dos olhos (REM) e do sono de ondas lentas e os mecanismos responsáveis pela sua produção.
- Caracterizar o padrão de sono noturno normal em adultos e as variações ontogenéticas desse padrão.
- Detalhar a inter-relação entre os neurônios do tronco encefálico que contêm noradrenalina, serotonina e acetilcolina, bem como GABA e histamina, na mediação das transições entre o sono e a vigília.
- Discutir o ritmo circadiano e o papel dos núcleos supraquiasmáticos na sua regulação.
- Relatar a regulação diurna da síntese de melatonina a partir da serotonina na glândula pineal e sua secreção na corrente sanguínea.

## INTRODUÇÃO

A maior parte das diversas vias sensoriais descritas nos Capítulos de 8 a 11 retransmitem os impulsos dos órgãos sensoriais por meio de cadeias de três ou quatro neurônios para locais específicos no córtex cerebral. Os impulsos são responsáveis pela percepção e localização de sensações individuais. Entretanto, eles devem ser processados no cérebro em vigília para serem percebidos. Há um espectro de estados comportamentais que variam do sono profundo ao sono leve, ao sono REM e a dois estados acordados: vigília relaxada e vigília com atenção concentrada. Padrões específicos de atividade elétrica cerebral se correlacionam com cada um desses estados. Oscilações na retroalimentação no interior do córtex cerebral e entre o tálamo e o córtex servem como produtores dessa atividade e como possíveis determinantes do estado comportamental. O estados de alerta pode ser produzido por estimulação sensorial e por impulsos ascendentes da formação reticular mesencefálica. Muitas dessas atividades apresentam flutuações rítmicas que têm aproximadamente 24 h de duração; isto é, elas são **circadianas**.

## TÁLAMO, CÓRTEX CEREBRAL E FORMAÇÃO RETICULAR

### NÚCLEOS TALÂMICOS

O **tálamo** constitui um grande conjunto de grupos de neurônios dentro do diencéfalo; ele participa das funções sensoriais, motoras e límbicas. Praticamente, todas as informações que atingem o córtex são processadas pelo tálamo, o que o levou a ser chamado de "porta de entrada para o córtex cerebral".

O tálamo pode ser dividido em núcleos que se projetam difusamente para amplas regiões do neocórtex e núcleos que se projetam para porções discretas específicas do neocórtex e sistema límbico. Os núcleos que se projetam para amplas regiões do neocórtex são os **núcleos medianos** e **intralaminares**. Os núcleos que se projetam para áreas específicas incluem os núcleos de retransmissão sensorial específica e os núcleos

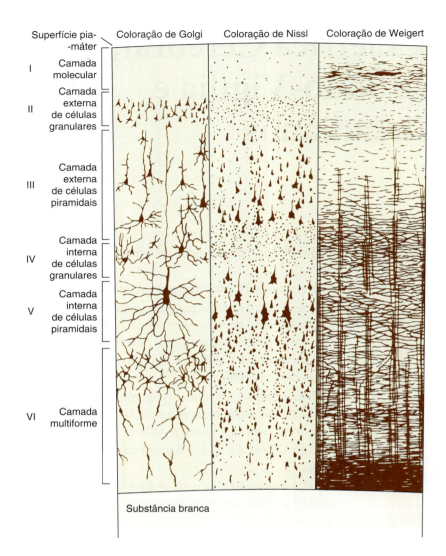

**FIGURA 14-1 Estrutura do córtex cerebral.** As camadas corticais são indicadas por números. A coloração de Golgi mostra os corpos celulares neuronais e os dendritos. A coloração de Nissl mostra os corpos celulares, e a coloração da bainha de mielina de Weigert mostra as fibras nervosas mielinizadas. (Modificada de Ranson SW, Clark SL: *The Anatomy of the Nervous System,* 10th ed. Saunders, 1959.)

envolvidos com os mecanismos de controle eferente. Os **núcleos de retransmissão sensorial específica** incluem os corpos geniculados medial e lateral, que retransmitem impulsos auditivos e visuais para os córtices auditivo e visual; e os núcleos posterolateral ventral e posteromedial ventral, que retransmitem informações somatossensoriais para o giro pós-central. Os núcleos ventral anterior e ventrolateral estão envolvidos com a função motora, recebem estímulos dos núcleos da base e do cerebelo e se projetam para o córtex motor. Os núcleos anteriores recebem aferentes dos corpos mamilares e se projetam para o córtex límbico, que pode estar envolvido com a memória e a emoção. A maioria dos núcleos talâmicos descritos são compostos por neurônios excitatórios que liberam glutamato. O tálamo também contém neurônios inibitórios no **núcleo reticular talâmico**. Esses neurônios liberam **GABA**, e ao contrário dos outros neurônios talâmicos já descritos, seus axônios não se projetam para o córtex; ao contrário, eles são interneurônios talâmicos e modulam as respostas de outros neurônios talâmicos a estímulos provenientes do córtex.

## ORGANIZAÇÃO CORTICAL

O neocórtex está geralmente disposto em seis camadas (Figura 14-1). O tipo celular mais comum é o **neurônio piramidal** com uma extensa árvore dendrítica vertical (Figura 14-1 e Figura 14-2) que pode atingir a superfície cortical. Seus corpos celulares podem ser encontrados em todas as camadas corticais, exceto na camada I. Os axônios dessas células geralmente emitem colaterais recorrentes que giram para trás e realizam sinapse nas porções superficiais das árvores dendríticas. Aferentes de núcleos específicos do tálamo terminam principalmente na camada cortical IV, enquanto os aferentes não específicos são distribuídos para as camadas de I a IV. Neurônios piramidais são os únicos neurônios de projeção do córtex, sendo excitatórios e liberando **glutamato** nas suas terminações. Os outros tipos celulares corticais são neurônios de circuito local (interneurônios) que foram classificados com base na sua forma, no padrão de projeção e no neurotransmissor. Interneurônios inibitórios (**células em cesto** e **células em candelabro**) liberam GABA como

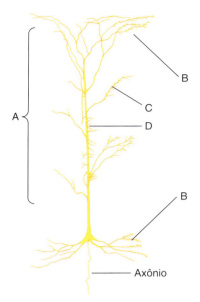

**FIGURA 14-2** Representação da distribuição de neurônios que terminam na célula piramidal neocortical. **A** representa os aferentes não específicos da formação reticular e do tálamo; **B** representa os colaterais recorrentes dos axônios das células piramidais; **C** representa as fibras comissurais de áreas de imagens especulares no hemisfério contralateral; **D** representa aferentes específicos dos núcleos talâmicos de retransmissão sensorial específica. (Baseada em Scheibel ME, Scheibel AB: Structural organization of nonspecific thalamic nuclei and their projection toward cortex. Brain Res 1967 Sep;6(1):60–94.)

seu neurotransmissor. As células em cesto possuem terminações axonais longas que envolvem o soma dos neurônios piramidais; elas são responsáveis pela maioria das sinapses inibitórias no soma piramidal e nos dendritos. As células em candelabro são uma fonte poderosa de inibição de neurônios piramidais porque elas têm terminações axonais que terminam exclusivamente no segmento inicial dos axônios das células piramidais. Seus botões terminais formam fileiras verticais curtas que se assemelham a castiçais, sendo, assim, responsáveis pelo seu nome. As **células estreladas espinhosas** são interneurônios excitatórios que liberam glutamato como neurotransmissor. Estas células estão localizadas principalmente na camada IV e são um receptor importante da informação sensorial proveniente do tálamo; elas são um exemplo de neurônio multipolar (Capítulo 4) com ramificações dendríticas e axonais locais.

Além de ser organizado em camadas, o córtex cerebral é também organizado em colunas. Os neurônios de uma determinada coluna têm propriedades de resposta semelhantes, sugerindo que eles compreendem uma rede local de processamento (p. ex., colunas de orientação e dominância ocular no córtex visual).

## SISTEMA DE ATIVAÇÃO RETICULAR

A **formação reticular**, o núcleo reticular filogeneticamente mais antigo do encéfalo, ocupa a porção central do bulbo e do mesencéfalo, circundando o quarto ventrículo e o aqueduto cerebral. A formação reticular contém os corpos celulares e as fibras de muitos sistemas serotonérgicos, noradrenérgicos e colinérgicos. Essas vias foram mostradas na Figura 7–2.

A formação reticular também contém muitas das áreas envolvidas com a regulação da frequência cardíaca, pressão arterial e respiração. A formação reticular desempenha um importante papel na determinação do estado de vigília, e por isso é chamada de **sistema ativador reticular** (**SAR**) ascendente.

O SAR é uma via polissináptica complexa proveniente da formação reticular do tronco encefálico e do hipotálamo, com projeções para os núcleos intralaminar e reticular do tálamo que, por sua vez, se projetam de forma difusa e inespecífica para amplas regiões do córtex, incluindo os córtices frontal, parietal, temporal e occipital (Figura 14–3). Para o SAR são canalizados colaterais, não apenas a partir dos tratos sensoriais ascendentes longos, mas também a partir dos sistemas trigeminal, auditivo, visual e olfatório. A complexidade da rede neuronal e o seu grau de convergência suprime a especificidade da modalidade, e a maioria dos neurônios reticulares é ativada, com igual facilidade, por diferentes estímulos sensoriais. O sistema é, portanto, **inespecífico**, enquanto as vias sensoriais clássicas são **específicas**, na medida em que suas fibras são ativadas por apenas um tipo de estimulação sensorial.

## POTENCIAIS EVOCADOS CORTICAIS

Os eventos elétricos que ocorrem no córtex após estimulação de um órgão sensorial podem ser monitorados com um eletrodo de registro. Se o eletrodo estiver sobre a principal área de recepção de um sentido específico, uma onda de superfície positiva aparece com uma latência de 5 a 12 ms. Esta é seguida por uma pequena onda negativa e, então, por uma deflexão positiva grande, mais prolongada, que ocorre frequentemente com uma latência de 20 a 80 ms. A primeira sequência de onda positiva-negativa é o **potencial evocado primário**; a segunda é a **resposta secundária difusa**.

O potencial evocado primário é muito específico em sua localização e pode ser observado apenas onde as vias de um órgão sensorial específico terminam. A sequência de ondas positiva-negativa registrada na superfície do córtex ocorre porque as camadas corticais superficiais são positivas em relação à negatividade inicial, e depois negativas em relação à hiperpolarização profunda. A resposta secundária difusa de superfície positiva, ao contrário da resposta primária, não está muito localizada. Ela aparece ao mesmo tempo sobre a maior parte do córtex e é devida à atividade em projeções da linha média e de núcleos talâmicos relacionados.

## BASES FISIOLÓGICAS DO ELETRENCEFALOGRAMA

A atividade experimental elétrica do cérebro em animais não anestesiados foi descrita pela primeira vez no século XIX. Subsequentemente, ela foi analisada de modo sistemático pelo psiquiatra alemão Hans Berger, que introduziu o termo **eletrencefalograma** (**EEG**), para identificar o registro das variações de potencial cerebral. O EEG pode ser registrado com eletrodos no couro cabeludo em um crânio fechado ou com eletrodos sobre o cérebro ou no interior do cérebro. O termo

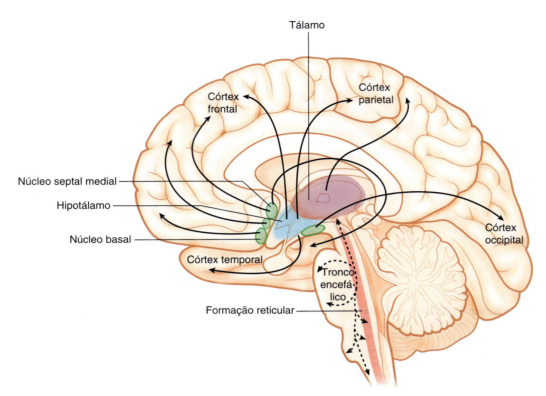

**FIGURA 14-3** Secção transversal através da linha média do encéfalo humano mostrando o sistema ativador reticular ascendente do tronco encefálico com projeções para os núcleos intralaminares do tálamo as eferências dos núcleos intralaminares para várias partes do **córtex cerebral.** A ativação destas áreas pode ser mostrada pelo exame de tomografia por emissão de pósitrons quando os indivíduos mudam de um estado de vigília relaxado para uma atividade que demanda atenção.

**eletrocorticograma** (**ECoG**) é usado para o registro obtido com eletrodos na superfície pial do córtex.

O EEG registrado a partir do couro cabeludo é uma medida da somação dos potenciais pós-sinápticos dendríticos, em vez da somação de potenciais de ação (Figura 14-4). Os dendritos dos neurônios corticais são um aglomerado de unidades dispostas densamente, orientadas de modo semelhante, nas camadas superficiais do córtex cerebral (Figura 14-1). Potenciais propagados podem ser gerados nos dendritos. Além disso, colaterais axônicos recorrentes terminam nos dendritos das camadas superficiais. À medida que as terminações inibitórias e excitatórias dos dendritos de cada célula se tornam ativas, a corrente flui para dentro e para fora desses dissipadores e fontes de corrente a partir do restante dos processos dendríticos e dos corpos celulares. A relação corpo celular-dendrito é, portanto, aquela de um dipolo constantemente em mudança. O fluxo de corrente nesse dipolo produz flutuações potenciais semelhantes a ondas em um condutor de volume (Figura 14-4). Quando a soma da atividade dendrítica é negativa em relação ao corpo celular, o neurônio é despolarizado e hiperexcitável; quando ela é positiva, o neurônio é hiperpolarizado e menos excitável.

## CICLO SONO-VIGÍLIA: RITMOS ALFA, BETA E GAMA

Em adultos humanos que estão acordados, porém em repouso, com a mente divagando e os olhos fechados, o componente

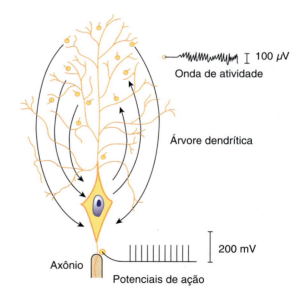

**FIGURA 14-4** Comparação diagramática das respostas elétricas do axônio e de dendritos de um grande neurônio cortical. O fluxo de corrente para e a partir dos botões sinápticos ativos dos dendritos produz ondas de atividade, enquanto potenciais de ação "tudo ou nada" são transmitidos ao longo do axônio. Quando a soma da atividade dendrítica é negativa em relação ao corpo celular, o neurônio é despolarizado; quando ela é positiva, o neurônio é hiperpolarizado. O eletrencefalograma registrado a partir do couro cabeludo é uma medida da somação dos potenciais dendríticos pós-sinápticos em vez de uma medida dos potenciais de ação.

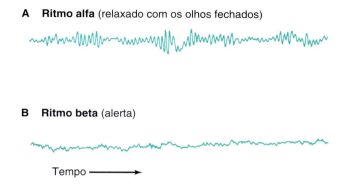

**FIGURA 14–5** **Registros de EEG mostrando os ritmos alfa e beta.** Quando a atenção está focada em algo, o ritmo alfa de 8 a 13 Hz é substituído por uma atividade irregular de baixa voltagem de 13 a 30 Hz, o ritmo beta. Este fenômeno é chamado de bloqueio alfa ou resposta de alerta. (De Widmaier EP, Raff H, Strang KT: *Vander's Human Physiology*, 11th ed. McGraw-Hill, 2008.)

mais notável do EEG é um padrão bastante regular de ondas em uma frequência de 8 a 13 Hz e uma amplitude de 50 a 100 μV, quando registrado através do couro cabeludo. Este padrão é o **ritmo alfa** (Figura 14–5). Ele é mais acentuado nos lobos parietal e occipital e está associado a uma diminuição dos níveis de atenção. Um ritmo semelhante tem sido observado em uma grande variedade de espécies de mamíferos. Há algumas variações menores de espécie para espécie, mas em todos os mamíferos o padrão é notadamente semelhante (ver Quadro Clínico 14–1).

Quando a atenção está focada em algo, o ritmo alfa é substituído por uma atividade irregular de baixa voltagem de 13 a

### QUADRO CLÍNICO 14–1

#### Variações no ritmo alfa

Em humanos, a frequência do ritmo dominante do EEG em repouso varia com a idade. Na primeira infância, há uma atividade rápida, semelhante à beta, mas o ritmo occipital é um padrão lento de 0,5 a 2 Hz. Ao longo da infância, este último ritmo acelera e o padrão alfa adulto gradualmente aparece durante a adolescência. A frequência do ritmo alfa é diminuída por níveis baixos de glicose, temperatura corporal baixa, níveis baixos de hormônios suprarrenais glicocorticoides e alta pressão parcial arterial de $CO_2$ ($PaCO_2$). Ela é aumentada por condições opostas. A hiperventilação forçada é, algumas vezes, clinicamente empregada para baixar a $PaCO_2$ e provocar anormalidades de EEG latentes. A frequência e magnitude do ritmo alfa também diminuem devido a encefalopatias metabólicas e tóxicas, incluindo aquelas devidas à hiponatremia e à deficiência de vitamina $B_{12}$. A frequência do ritmo alfa é reduzida durante intoxicação aguda com **álcool**, **anfetaminas**, **barbitúricos**, **fenitoína** e **antipsicóticos**. **Propofol**, um fármaco hipnótico/sedativo, pode induzir um ritmo no EEG que é análogo ao ritmo alfa clássico.

30 Hz, o **ritmo beta** (Figura 14–5). Este fenômeno é chamado de bloqueio alfa e pode ser produzido por qualquer forma de estimulação sensorial ou concentração mental, como na resolução de problemas aritméticos. Outro termo para esse fenômeno é **resposta de alerta**, porque está correlacionada ao estado desperto, alerta. Ele também foi chamado de **dessincronização**, pois representa a interrupção da atividade neural sincronizada óbvia necessária para produzir ondas regulares. Entretanto, a atividade rápida do EEG observada no estado de alerta é também sincronizada, mas em uma frequência mais elevada. Portanto, o termo *dessincronização* não é bem empregado. As **oscilações gama** de 30 a 80 Hz são muitas vezes observadas quando um indivíduo está acordado e tem a atenção focada em algum acontecimento. Essas são frequentemente substituídas por uma frequência irregular rápida à medida que o indivíduo inicia a atividade motora em resposta a um estímulo.

## CIRCUITO TALAMOCORTICAL

Acredita-se que um circuito ligando o córtex e o tálamo seja importante na geração de padrões de atividade cerebral nos estados de sono-vigília. A Figura 14–6 mostra as propriedades de atividade em tal circuito talamocortical hipoteticamente envolvido na geração da atividade rítmica. O aumento da ativação de **canais de $Ca^{2+}$ tipo-T** de baixo limiar nos neurônios talâmicos provavelmente contribui tanto para a sincronia fisiológica quanto fisiopatológica nos circuitos talamocorticais. Embora não seja mostrado, neurônios reticulares talâmicos inibitórios são elementos dessa rede. O EEG mostra os padrões de atividade característicos dos estados de vigília, sono leve e sono profundo. Da mesma forma, registros de neurônios individuais corticais e talâmicos mostram diferentes padrões de atividade rítmica. No estado de vigília, as redes corticocortical e talamocortical geram atividade rítmica de alta frequência (30 a 80 Hz; ritmo gama). Este ritmo pode ser gerado no interior das células e das redes do córtex cerebral ou no interior dos circuitos talamocorticais. O ritmo gama tem sido apontado como um mecanismo para "interligar" diversas informações sensoriais em uma única percepção e ação, mas essa teoria ainda é controversa. Na verdade, distúrbios na integridade do circuito talamocortical e sua interação com outras estruturas cerebrais podem ser subjacentes a alguns transtornos neurológicos, incluindo as atividades convulsivas.

## ESTÁGIOS DO SONO

Há dois tipos de sono: o **sono de movimentos rápidos dos olhos** (**REM**) e o sono **não REM** (**NREM**), ou **sono de ondas lentas**. O sono REM é assim nomeado devido aos característicos movimentos dos olhos que ocorrem durante esse estágio do sono. O sono NREM é dividido em quatro estágios (Figura 14–7). À medida que uma pessoa começa a adormecer, ela entra no estágio 1, o EEG mostra um padrão de baixa voltagem e frequência mista. O **ritmo teta** (4 a 7 Hz) pode ser observado nesse estágio inicial do sono de ondas lentas. Ao longo do sono NREM, há alguma atividade da musculatura esquelética, mas não ocorrem movimentos dos olhos. O estágio 2 do sono NREM é marcado pelo aparecimento de ondas sinusoidais chamadas

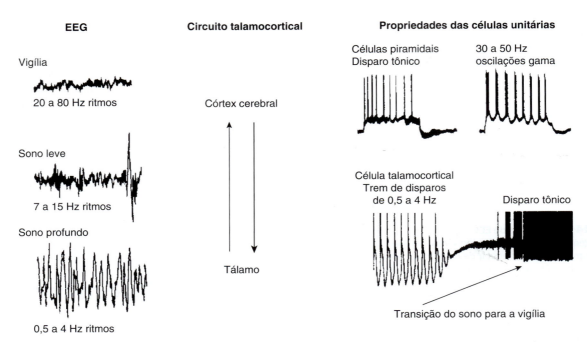

**FIGURA 14-6** Correlações entre estados comportamentais, EEG e respostas de células unitárias no córtex cerebral e no tálamo. O EEG é caracterizado por oscilações de alta frequência no estado de vigília e ritmos de baixa frequência durante o sono. Os neurônios talâmicos e corticais também podem apresentar diferentes padrões de atividade rítmica. Neurônios talamocorticais apresentam oscilações rítmicas lentas durante o sono profundo e disparam sequências tônicas de potenciais de ação no estado de vigília. A maioria dos neurônios piramidais no córtex gera apenas sequências tônicas de potenciais de ação, embora outros possam participar na geração de ritmos de alta frequência por meio da ativação de rítmicos aumentos abruptos de intensidade nos picos. O tálamo e o córtex cerebral estão conectados em um circuito. (Modificada de McCormick DA: Are thalamocortical rhythms the Rosetta stone of a subset of neurological disorders? Nat Med 1999;5:1349.)

de **fusos do sono** (12 a 14 Hz) e ondas bifásicas ocasionais de alta voltagem chamadas de **complexos K**. No estágio 3 do sono NREM, um **ritmo delta** de alta amplitude (0,5 a 4 Hz) domina as ondas no EEG. A lentidão máxima do traçado com ondas de grande amplitude é observada no estágio 4 do sono NREM. Assim, a característica do sono profundo é um padrão de ondas lentas rítmicas, indicado por uma acentuada **sincronização**; ele é algumas vezes referido como sono de ondas lentas. Enquanto a ocorrência de ritmos teta e delta é normal durante o sono, seu aparecimento durante a vigília é sinal de disfunção cerebral.

## SONO REM

As ondas lentas de alta amplitude observadas no EEG durante o sono são periodicamente substituídas por atividade rápida de baixa voltagem no EEG, que se assemelha àquelas observadas na vigília, no estado de atenção e no estágio 1 do sono (Figura 14-7). Por essa razão, o sono REM é chamado também de **sono paradoxal**. Entretanto, o sono não é interrompido; na verdade, o limiar para o despertar por estímulos sensoriais e pela estimulação da formação reticular é elevado. Movimentos rápidos e errantes dos

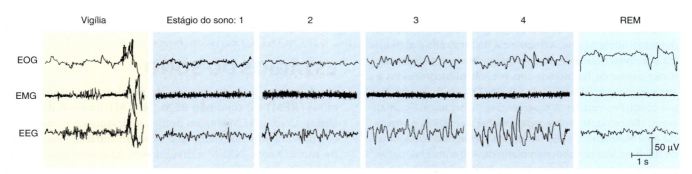

**FIGURA 14-7** EEG e atividade muscular durante vários estágios do ciclo sono-vigília. O sono NREM apresenta quatro estágios. O estágio 1 é caracterizado por um ligeiro retardo do EEG. O estágio 2 apresenta complexos K e de alta amplitude e fusos do sono. Os estágios 3 e 4 têm ondas delta lentas de alta amplitude. O sono REM é caracterizado por movimentos oculares, perda do tônus muscular e um padrão de atividade de baixa amplitude e alta frequência. A atividade de mais alta voltagem nas marcações do EOG durante os estágios 2 e 3 refletem atividade de EEG de grande amplitude nas áreas pré-frontais em vez de movimentos oculares. EOG, eletro-oculograma registrando os movimentos oculares; EMG, eletromiograma registrando a atividade dos músculos esqueléticos. (Reproduzida, com permissão, de Rechtschaff en A, Kales A: *A Manual of Standardized Terminology, Techniques and Scoring System and Sleep Stages of Human Subjects*. Los Angeles: University of California Brain Information Service, 1968.)

olhos ocorrem durante o sono paradoxal e é por esse motivo que ele é também chamado de sono REM. Outra característica do sono REM é a ocorrência de potenciais fásicos grandes que se originam dos neurônios colinérgicos na protuberância e passam rapidamente para o corpo geniculado lateral e a partir deste para o córtex occipital. Eles são chamados de **complexos pontogenículo-occipitais** (**PGO**). O tônus dos músculos esqueléticos no pescoço é acentuadamente reduzido durante o sono REM.

Humanos acordados no momento em que apresentavam as características do EEG do sono REM geralmente relatam que estavam sonhando, enquanto indivíduos acordados de um sono de ondas lentas, não. Essa observação e outras evidências indicam que o sono REM e o sonho estão intimamente associados.

O exame de tomografia por emissão de pósitrons (PET) em humanos durante o sono REM mostra um aumento de atividade na área pontina, na amígdala e no giro do ângulo anterior, mas atividade menor no córtex pré-frontal e parietal. A atividade nas áreas de associação visual aumenta, mas há uma diminuição no córtex visual primário. Isto é consistente com o aumento de emoção e a operação de um sistema neural fechado seccionado das áreas que relacionam a atividade cerebral ao mundo externo.

## DISTRIBUIÇÃO DOS ESTÁGIOS DO SONO

Em uma típica noite de sono, um adulto jovem entra primeiro no sono NREM, passa pelos estágios 1 e 2 e permanece de 70 a 100 min nos estágios 3 e 4. O sono então fica mais leve e se segue um período REM. Este ciclo é repetido em intervalos de cerca de 90 min durante a noite (Figura 14–8). Os ciclos são semelhantes, embora haja menos estágios do sono 3 e 4 e mais sono REM com a proximidade da manhã. Assim, quatro a seis períodos de sono REM ocorrem por noite. O sono REM ocupa 80% do tempo total do sono em recém-nascidos prematuros e 50% em recém-nascidos a termo. Portanto, a proporção de sono REM cai rapidamente e permanece estabilizada em cerca de 25%, até cair para cerca de 20% em idosos. Crianças têm mais tempo total de sono (8 a 10 h) quando comparadas com a maioria dos adultos (cerca de 6 h).

## A IMPORTÂNCIA DO SONO

O sono persistiu ao longo da evolução de mamíferos e aves, e, assim, é provável que seja funcionalmente importante. De fato, se humanos são despertados cada vez que apresentam o sono REM e depois são permitidos a dormir sem interrupção, eles exibem uma quantidade acima do normal de sono REM por algumas noites. A privação relativamente prolongada de sono REM não parece ter efeitos psicológicos adversos. Entretanto, ratos privados de todo o sono por longos períodos perdem peso, apesar do aumento da ingesta calórica, e eventualmente morrem. Vários estudos sugerem que o sono é necessário para manter o equilíbrio calórico-metabólico, o equilíbrio térmico e a competência imunológica.

Em animais experimentais, o sono é necessário para a consolidação do aprendizado e da memória. Sessões de aprendizagem não melhoram o desempenho até que ocorra um período

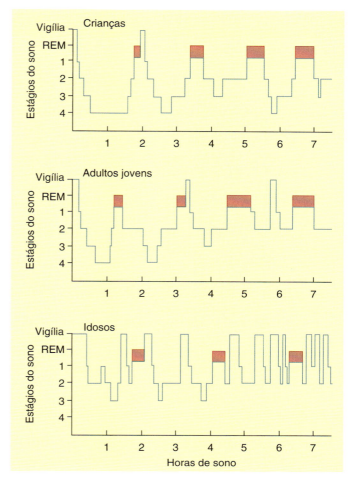

**FIGURA 14–8 Ciclos de sono normal em várias idades.** O sono REM é indicado pelas áreas em destaque. Em uma típica noite de sono, um adulto jovem primeiro entra no sono NREM, passa pelos estágios 1 e 2 e permanece de 70 a 100 min nos estágios 3 e 4. O sono então fica mais leve e um período de REM se segue. Este ciclo é repetido em intervalos de 90 min ao longo da noite. Os ciclos são semelhantes, embora haja menos estágios de sono 3 e 4 e mais sono REM com a proximidade da manhã. O sono REM ocupa 50% do sono total em recém-nascidos; essa proporção declina rapidamente e permanece estabilizada em ~ 25% até cair progressivamente nos idosos. (Reproduzida, com permissão, de Kales AM, Kales JD: Sleep disorders. N Engl J Med 1974;290:487.)

com ondas lentas ou ondas lentas mais sono REM. O Quadro Clínico 14–2 descreve vários distúrbios comuns do sono.

## APLICAÇÕES CLÍNICAS DO EEG

O EEG é algumas vezes importante na localização de processos patológicos. Quando uma coleção de líquido recobre uma porção do córtex, a atividade sobre esta área pode ser amortecida. Este fato pode auxiliar no diagnóstico e na localização de condições como hematomas subdurais. Lesões no córtex cerebral levam à formação local de distúrbios transitórios na atividade cerebral, marcados por ondas de alta voltagem anormais que podem ser registradas com um EEG. Atividades convulsivas podem ocorrer devido ao aumento do disparo de neurônios excitatórios (p. ex., liberam glutamato) ou pela diminuição do disparo de neurônios inibitórios (p. ex., liberam GABA).

## QUADRO CLÍNICO 14-2

### Distúrbios do sono

A **narcolepsia** é um distúrbio neurológico crônico causado pela incapacidade do cérebro em regular normalmente os ciclos de sono-despertar, no qual há uma perda súbita de tônus muscular voluntário (**cataplexia**), um eventual impulso irresistível para dormir durante o dia e, possivelmente, breves períodos de paralisia total no início ou no final do sono. A narcolepsia é caracterizada pelo início súbito de sono REM, ao contrário do sono normal que se inicia com o sono NREM ou sono de ondas lentas. A prevalência da narcolepsia varia de 1 em cada 600 pessoas no Japão a de 1 em cada 500.000 pessoas em Israel, com 1 em cada 1.000 norte-americanos. A narcolepsia tem uma incidência familiar fortemente associada a um antígeno classe II do principal complexo de histocompatibilidade no cromossomo 6 no *locus* HLA-DR2 ou no *locus* HLA-DQW1, implicando uma suscetibilidade genética à narcolepsia. Os complexos HLA são genes inter-relacionados que regulam o sistema imune (ver Capítulo 3). Comparados aos cérebros de indivíduos saudáveis, os cérebros de humanos com narcolepsia geralmente contêm menos neurônios produtores de **hipocretina** (**orexina**) no hipotálamo. Acredita-se que o complexo HLA possa aumentar a suscetibilidade a um ataque imune nesses neurônios, levando à sua degeneração.

A **apneia obstrutiva do sono** (**OSA**) é a causa mais comum de sono durante o dia devido à fragmentação do sono noturno e afeta cerca de 24% dos homens de meia idade e 9% das mulheres nos Estados Unidos. A respiração cessa por mais de 10 s durante frequentes episódios de obstrução das vias aéreas superiores (especialmente a faringe) devido à redução do tônus muscular. A apneia provoca breves despertares do sono para restabelecer o tônus das vias aéreas superiores. Um indivíduo com OSA muitas vezes começa a roncar logo após dormir. O ronco se torna progressivamente mais alto até ser interrompido por um episódio de apneia, o qual é então seguido de um alto resfolegar e arfar, à medida que o indivíduo tenta respirar. A OSA não é associada a uma redução do tempo total de sono, mas indivíduos com OSA passam mais tempo no estágio 1 do sono NREM (de uma média de 10% do sono total para 30 a 50%) e experimentam uma redução acentuada do sono de ondas lentas (estágios 3 e 4 do sono NREM). A fisiopatologia da OSA inclui tanto uma redução no tônus neuromuscular no início do sono quanto uma mudança no comando central da respiração.

O **distúrbio do movimento periódico dos membros** (**PLMD**) é uma extensão estereotipada e rítmica do hálux e uma dorsoflexão do tornozelo e do joelho durante o sono, durando cerca de 0,5 a 10 s, recorrente a cada 20 a 90 s. Os movimentos podem, na verdade, variar de movimentos contínuos leves do tornozelo e dos dedos dos pés a vigorosos movimentos das pernas e dos braços. Registros eletromiográficos (EMG) mostram picos de atividade durante as primeiras horas do sono NREM associados a leves sinais de despertar no EEG. A duração do estágio 1 do sono NREM pode ser aumentada, e aquela dos estágios 3 e 4 pode ser diminuída comparada aos controles por faixa etária. Registra-se a ocorrência de PLMD em 5% dos indivíduos com idades entre 30 e 50 anos e aumenta para 44% naqueles com mais de 65. O PLMD é semelhante à **síndrome da perna inquieta**, na qual um indivíduo tem um impulso irresistível de mover suas pernas quando em repouso ao longo de todo o dia.

Andar dormindo (**sonambulismo**), urinar na cama (**unurese noturna**) e **o pavor noturno** são denominados **parassonias**, que são distúrbios do sono associados ao despertar dos sonos NREM e REM. Episódios de sonambulismo são mais comuns em crianças do que em adultos e ocorrem predominantemente em homens. Eles podem durar vários minutos. Os sonâmbulos andam com seus olhos abertos e evitam obstáculos, mas quando despertados não se lembram dos episódios.

### DESTAQUES TERAPÊUTICOS

Sonolência diurna excessiva em pacientes com narcolepsia pode ser tratada com estimulantes semelhantes à anfetamina, incluindo **modafinil**, **metilfenidato** (**Ritalina**) e **metanfetamina**. O **gama-hidroxibutirato** (**GHB**) é usado para reduzir a frequência dos ataques de cataplexia e as incidências de sonolência diurna. A cataplexia é frequentemente tratada com antidepressivos como a **imipramina** e a **desipramina**, mas estes fármacos não são oficialmente aprovados pela U.S. Federal Drug Administration para esse uso. O tratamento mais comum para OSA é a **pressão positiva contínua nas vias aéreas** (**CPAP**), caracterizada pelo uso de uma máquina que aumenta a pressão das vias aéreas para impedir o seu colapso. Os fármacos tiveram pouco ou nenhum efeito no tratamento de OSA. Os medicamentos usados para tratar a doença de Parkinson, **agonistas da dopamina**, podem ser usados para tratar PLMD.

# TIPOS DE CRISES EPILÉPTICAS

A **epilepsia** é uma condição na qual há crises recorrentes não evocadas que podem resultar em dano ao cérebro. As crises representam atividade neuronal anormal altamente sincrônica. A epilepsia é uma síndrome com múltiplas causas. Em algumas formas, padrões característicos no EEG ocorrem durante as crises, entre ataques. Entretanto, anormalidades são muitas vezes difíceis de serem demonstradas. As crises são divididas em **crises parciais** (**focais**) e **crises generalizadas**.

Crises parciais se originam em um pequeno grupo de neurônios e podem resultar de lesões na cabeça, infecção cerebral, acidente vascular ou tumores, mas frequentemente a causa é desconhecida. Os sintomas dependem do foco da crise. As crises são subdivididas adicionalmente em **crises parciais simples** (sem perda da consciência) e **crises parciais complexas** (com alteração da consciência). Um exemplo de crise parcial simples são os movimentos espasmódicos localizados em uma mão que progridem para movimentos clônicos de todo o braço, com duração de cerca de 60 a 90 s. **Auras** geralmente precedem o início de uma crise parcial e incluem sensações anormais. O tempo após a crise até o retorno da função neurológica normal é chamado de **período pós-ictal**.

Crises generalizadas são associadas à atividade elétrica generalizada e envolvem ambos os hemisférios simultaneamente. Elas são subdivididas adicionalmente em crises **convulsivas** e **não convulsivas**, dependendo da ocorrência de movimentos tônicos ou clônicos. **Crises de ausência** (anteriormente chamadas de pequeno mal) são uma das formas de crises generalizadas não convulsivas caracterizadas por perda momentânea da consciência. Elas são associadas a complexos espícula-onda típicos de 3Hz com duração de cerca de 10 s (Figura 14-9). Elas não são acompanhadas por auras ou por períodos pós-ictais. Esses picos e ondas são provavelmente gerados por canais de $Ca^{2+}$ tipo T de limiar baixo nos neurônios talâmicos.

A crise generalizada mais comum é a **crise tônico-clônica** (anteriormente chamada de grande mal). Ela é associada ao início súbito de contração dos músculos dos membros (**fase tônica**) com duração de cerca de 30 s, seguida por uma fase clônica com espasmos simétricos dos membros, como resultado de contrações e relaxamentos alternados dos membros (**fase clônica**) com duração de 1 a 2 min. Ocorre atividade rápida no EEG durante a fase tônica. Ondas lentas, cada uma precedida por um pico, ocorrem no momento de cada espasmo clônico. Por um tempo após o ataque, ondas lentas estão presentes.

Pesquisas recentes fornecem indícios sobre um possível papel da liberação do glutamato pelos astrócitos na fisiopatologia da epilepsia. Além disso, há evidência para apoiar a visão de que a reorganização dos astrócitos, juntamente ao brotamento dendrítico e à formação de novas sinapses, formam a base estrutural para a excitação recorrente no cérebro epiléptico. O Quadro Clínico 14-3 descreve informações sobre o papel das mutações genéticas em algumas formas de epilepsia.

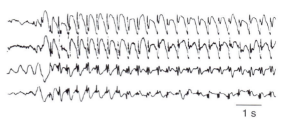

**FIGURA 14-9 Crises de ausência.** Este é um registro de quatro sondas corticais de EEG de um menino de seis anos de idade que, durante o registro, teve um dos seus "brancos", no qual ele ficou transitoriamente inconsciente do seu entorno e piscava suas pálpebras. Crises de ausência são associadas a um padrão típico de complexos espícula-onda de 3 Hz que dura cerca de 10 s. O tempo é indicado pela linha de calibração horizontal. (Reproduzida, com permissão, de Waxman SG: *Neuroanatomy with Clinical Correlations*, 25th ed. McGraw-Hill, 2003.)

## TRATAMENTO DAS CONVULSÕES

Apenas cerca de 2/3 das pessoas que sofrem de crises epilépticas respondem a terapias com fármacos. Algumas respondem

### QUADRO CLÍNICO 14-3

#### Mutações genéticas e epilepsia

A epilepsia não apresenta qualquer tendência geográfica, racial, de gênero ou social. Ela pode ocorrer em qualquer faixa etária, mas é diagnosticada com mais frequência na primeira infância, infância, adolescência e idade avançada. Ela é a segunda causa mais comum de distúrbio neurológico após o derrame. De acordo com a Organização Mundial de Saúde, é estimado que 50 milhões de pessoas em todo o mundo (8,2 por 1.000 indivíduos) sofrem de crises epilépticas. A prevalência em países em desenvolvimento (como Colômbia, Equador, Índia, Libéria, Nigéria, Panamá, Tanzânia e Venezuela) é de mais de 10 por 1.000 indivíduos. Vários indivíduos afetados sofrem de crises sem qualquer razão aparente e sem qualquer outra anormalidade neurológica. Elas são chamadas de **epilepsias idiopáticas** e são consideradas de origem genética. Mutações em canais de potássio, sódio e cloro dependentes de voltagem foram associadas a algumas formas de epilepsia idiopática. Canais de íons que sofreram mutações podem levar à hiperexcitabilidade neuronal por meio de vários mecanismos patogênicos. Os cientistas recentemente identificaram o gene mutante responsável pelo desenvolvimento da **epilepsia de ausência da infância** (**CAE**). Vários pacientes com CAE apresentavam mutações em uma subunidade do gene do receptor GABA chamada de **GABRB3**. As **mutações SCN1A e SCN1B** foram identificadas em uma forma herdada de epilepsia chamada **epilepsia generalizada com crises febris**. O SCN1A e o SCN1B são subunidades de genes de canais de sódio que se expressam amplamente no interior do sistema nervoso. Mutações SCN1A são suspeitas em várias outras formas de epilepsia.

#### DESTAQUES TERAPÊUTICOS

Há três amplos mecanismos de ação dos fármacos anticonvulsivantes antigos e novos: o que melhora a neurotransmissão inibitória (aumento da liberação de GABA), o que reduz a neurotransmissão excitatória (diminuição da liberação de glutamato), ou o que altera a condutância iônica. A **gabapentina** é um análogo GABA que atua diminuindo a entrada de $Ca^{2+}$ nas células e reduzindo a liberação de glutamato. Ela é usada para tratar crises generalizadas. O **topiramato** bloqueia canais de $Na^+$ dependentes de voltagem associados a receptores de glutamato e potencializa o efeito inibitório do GABA; ele também é usado para tratar crises generalizadas. A **etosuximida** reduz o baixo limiar das correntes de $Ca^{2+}$ de tipo T em neurônios talâmicos e, portanto, é particularmente eficiente no tratamento de crises de ausência. O **valproato** e a **fenitoína** bloqueiam os disparos de alta frequência dos neurônios ao atuar nos canais de $Na^+$ dependentes de voltagem para reduzir a liberação de glutamato.

a intervenções cirúrgicas (p. ex., aquelas com crises do lobo temporal), enquanto outras respondem a estimulação do nervo vago (p. ex., aquelas com crises parciais). Até a década de 1990, os medicamentos mais comumente utilizados no tratamento de crises (**anticonvulsivantes**) incluíam a fenitoína, o ácido valproico e os barbitúricos. Fármacos mais recentes vêm se tornando disponíveis, mas, como no caso dos fármacos antigos, eles são mais paliativos que curativos. O Quadro Clínico 14–3 descreve os mecanismos de ação de alguns medicamentos utilizados no tratamento de convulsões.

# RITMOS CIRCADIANOS E O CICLO SONO-VIGÍLIA

## RITMOS CIRCADIANOS

A maioria, se não todas, as células vivas de plantas e animais apresentam flutuações rítmicas nas suas funções em um ciclo circadiano. Normalmente, elas ficam atreladas, isto é, sincronizadas ao ciclo de luz dia-noite do ambiente. Se elas não sincronizam, elas se tornam progressivamente fora de fase com o ciclo claro-escuro porque são mais longas ou mais curtas que 24 h. O processo de sincronização é dependente, em muitos casos, dos **núcleos supraquiasmáticos** (**NSQ**) localizados bilateralmente acima do quiasma óptico (Figura 14–10). Esses núcleos recebem informações sobre o ciclo claro-escuro por meio de uma via neural especial, o **trato retino-hipotalâmico**.

Eferentes do NSQ desencadeiam sinais neurais e humorais que sincronizam uma grande variedade de ritmos circadianos bem conhecidos, incluindo o ciclo sono-vigília e a secreção do hormônio da pineal melatonina.

Evidências sugerem que o NSQ tem dois picos de atividade circadiana. Isto pode estar correlacionado à observação de que a exposição à luz brilhante pode avançar, retardar ou não ter efeito sobre o ciclo sono-vigília em humanos, dependendo do momento do dia em que é experimentado. Durante o período diurno habitual, ele não tem efeito, mas logo após o anoitecer ele retarda o início do período de sono, e pouco antes do amanhecer ele acelera o início do próximo período de sono. Injeções de melatonina têm efeitos semelhantes. Em animais experimentais, a exposição à luz liga os genes precoces de expressão imediata no NSQ, mas apenas nos momentos do ciclo circadiano em que a luz é capaz de influenciar o encadeamento. A estimulação durante o dia é ineficaz. O Quadro Clínico 14–4 descreve os distúrbios do ritmo circadiano que impactam o estado de sono-vigília.

## MECANISMOS NEUROQUÍMICOS DE PROMOÇÃO DO SONO E DA VIGÍLIA

Transições entre o sono e a vigília evidenciam um ritmo circadiano que consiste em uma média de 6 a 8 h de sono e 16 a 18 h de vigília. Núcleos tanto no tronco encefálico quanto no

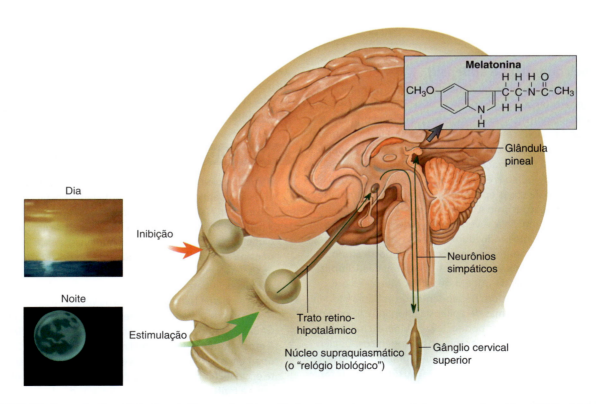

**FIGURA 14–10 Secreção de melatonina.** As fibras retino-hipotalâmicas fazem sinapse nos núcleos supraquiasmáticos (NSQ) e há conexões do NSQ para neurônios pré-ganglionares simpáticos na medula espinal que se projetam para o gânglio cervical superior. Os neurônios pós-ganglionares se projetam a partir desse gânglio para a glândula pineal que secreta melatonina. A atividade cíclica do NSQ estabelece um ritmo circadiano para a liberação de melatonina. Este ritmo está atrelado aos ciclos claro/escuro por neurônios da retina. (De Fox SI: *Human Physiology* McGraw-Hill, 2008.)

## QUADRO CLÍNICO 14-4

### Insônia e ritmo circadiano
### Distúrbios do estado sono-vigília

A **insônia** é definida como a dificuldade de iniciar e/ou manter o sono várias vezes durante a semana. Cerca de 30% dos adultos relatam episódios de insônia e mais de 50% daqueles com mais de 65 anos de idade apresentam problemas de sono. Indivíduos com episódios persistentes de insônia são mais propensos a sofrer acidentes, têm sua capacidade de trabalho diminuída e, em geral, têm uma qualidade de vida pior. A insônia frequentemente apresenta comorbidade como a **depressão**, e ambos os distúrbios apresentam regulação anormal do **hormônio liberador de corticotrofina**.

Há dois tipos principais de distúrbios do sono associados à disrupção do ritmo circadiano. Eles são os **distúrbios transitórios do sono** (*jet lag*, alteração do ciclo de sono devido ao turno de trabalho e à doença) e **distúrbios crônicos do sono** (síndromes do atraso e do avanço da fase do sono). Aqueles com síndrome do atraso da fase do sono apresentam dificuldade de dormir nas noites e de despertar nas manhãs. Entretanto, eles têm um tempo de sono total normal. Aqueles com síndrome do avanço da fase de sono consistentemente dormem no início da noite e acordam no início da manhã. Isto é visto principalmente em idosos e em pessoas deprimidas.

### DESTAQUES TERAPÊUTICOS

A **terapia de luz** demonstrou ser eficaz no tratamento de indivíduos que passam por distúrbios em seu ciclo circadiano. A **melatonina** pode ser usada para tratar o *jet lag* e a insônia em indivíduos idosos. O **ramelteon** é um agonista dos receptores de melatonina $MT_1$ e $MT_2$ mais eficiente do que a melatonina no tratamento da insônia. O **zolpidem** (ambien) é um exemplo de um sedativo hipnótico que diminui a atividade cerebral para promover o sono. Além de tratar a sonolência diurna na narcolepsia, o modafinil também tem sido usado com sucesso no tratamento da sonolência diurna devido ao turno de trabalho e possivelmente para tratar a síndrome do distúrbio do atraso do sono.

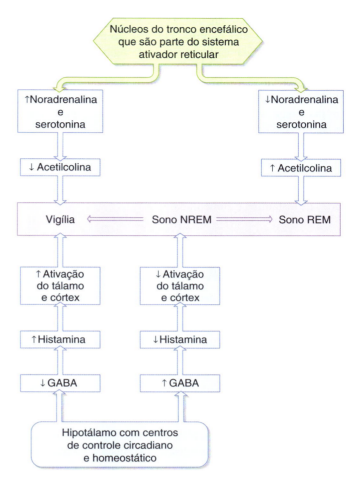

**FIGURA 14-11** Um modelo de como a alternância de atividade do tronco encefálico e dos neurônios hipotalâmicos pode influenciar os diferentes estados de consciência. Neste modelo, o estado de vigília e o sono REM se encontram em extremos opostos. Quando a atividade dos neurônios que contêm noradrenalina e serotonina (*locus ceruleus* e núcleos da rafe) é dominante, há um nível reduzido de atividade nos neurônios contendo acetilcolina na formação reticular pontina, levando ao despertar. O reverso desse padrão leva ao sono REM. Um equilíbrio maior na atividade desses grupos de neurônios está associado ao sono NREM. Aumento do GABA e diminuição na histamina promovem o sono NREM por meio da desativação do tálamo e córtex. O despertar ocorre quando o GABA é reduzido e a histamina é liberada. (De Widmaier EP, Raff H, Strang KT: *Vander's Human Physiology*, 11th ed. McGraw-Hill, 2008.)

hipotálamo são críticos para as transições entre esses estados de consciência. Um estudo clássico de Moruzzi e Magoun mostrou, em 1949, que a estimulação de alta frequência da formação reticular do mesencéfalo (o SAR) produz a resposta de alerta no EEG e desperta um animal dormindo. Lesões dessa área levam a um estado comatoso. A estimulação elétrica do hipotálamo posterior também produz despertar semelhante ao provocado pela estimulação do mesencéfalo, enquanto a estimulação elétrica do hipotálamo anterior e da região do prosencéfalo basal adjacente induz o sono.

Como descrito anteriormente, o SAR do tronco encefálico é composto por vários grupos de neurônios que liberam noradrenalina, serotonina ou acetilcolina. As localizações e projeções amplas dessas populações neuronais são mostradas na Figura 7-2. No caso dos neurônios do prosencéfalo envolvidos no controle de ciclos de sono-vigília, os **neurônios pré-ópticos** no hipotálamo liberam **GABA** e os **neurônios do hipotálamo posterior** liberam **histamina**. Além disso, a **orexina** é produzida nos neurônios hipotalâmicos e parece ser importante na alternância de sono e vigília.

Uma teoria sobre a base das transições do sono para a vigília envolve a alternância de atividade recíproca de diferentes grupos de neurônios do SAR. Nesse modelo **(Figura 14-11)**, a vigília e o sono REM estão em extremos opostos. Quando a atividade dos neurônios que contêm noradrenalina e serotonia (*locus ceruleus* e núcleos da rafe) é dominante, há uma redução no nível de atividade dos neurônios que contêm acetilcolina na formação reticular pontina. Esse padrão de atividade contribui para o aparecimento do estado de vigília. O reverso desse padrão leva ao sono REM. Quando há um maior equilíbrio na atividade dos neurônios aminérgicos e colinérgicos, o sono NREM ocorre. A orexina liberada pelos neurônios hipotalâmicos pode regular as mudanças na atividade nesses neurônios do tronco encefálico.

Além disso, uma liberação aumentada de GABA e uma liberação reduzida de histamina aumentam a probabilidade de sono NREM por meio da desativação do tálamo e córtex. A vigília ocorre quando a liberação de GABA é reduzida e a liberação de histamina é aumentada.

## MELATONINA E O ESTADO SONO-VIGÍLIA

Além dos mecanismos neuroquímicos previamente descritos que promovem mudanças no estado de sono-vigília, a liberação de **melatonina** pela **glândula pineal** ricamente vascularizada desempenha um papel nos mecanismos do sono (**Figura 14–12**). A pineal surge do teto do terceiro ventrículo no diencéfalo e é encapsulada pelas meninges. O estroma pineal contém células da glia e pinealócitos com características que sugerem que eles apresentam uma função secretora. Como outras glândulas endócrinas, a pineal possui capilares fenestrados altamente permeáveis. Em lactentes, a pineal é grande e as células tendem a se dispor em alvéolos. Ela começa a involuir antes da puberdade e pequenas concreções de fosfato e carbonato de cálcio (**areia da pineal**) aparecem no tecido. Como as concreções são radiopacas, a pineal é frequentemente visível nos filmes de raio X do crânio de adultos. O deslocamento de uma pineal calcificada de sua posição normal indica a presença de uma lesão expansiva tal como a de um tumor no cérebro.

A melatonina e as enzimas responsáveis por sua síntese por meio da N-acetilação e O-metilação da serotonina estão presentes nos pinealócitos da pineal, e o hormônio é secretado por elas no sangue e no líquido cerebrospinal (Figura 14–12). Dois receptores de melatonina ($MT_1$ e $MT_2$) foram encontrados em neurônios do NSQ. Ambos são receptores acoplados à proteína G, com os receptores $MT_1$ inibindo a adenilato-ciclase e resultando no sono. Os receptores $MT_2$ estimulam a hidrólise do fosfoinositídeo e podem funcionar na sincronização do ciclo claro-escuro.

A mudança diurna na secreção de melatonina pode funcionar como um sinal de sincronização para coordenar eventos com o ciclo claro-escuro no ambiente. A síntese e secreção de melatonina estão aumentadas durante o período escuro do dia e são mantidas em um nível baixo durante as horas de luz do dia (Figura 14–12).

Essa variação diurna na secreção é provocada pela noradrenalina secretada pelos nervos pós-ganglionares simpáticos que inervam a glândula pineal (Figura 14–10). A noradrenalina atua por meio de receptores β-adrenérgicos para aumentar o AMPc intracelular, e este, por sua vez, produz um aumento acentuado na atividade da N-acetiltransferase, o que resulta em um aumento da secreção e síntese de melatonina. A melatonina circulante é rapidamente metabolizada no fígado pela 6-hidroxilação, seguida de conjugação, e mais de 90% da melatonina que aparece na urina está na forma de conjugados de 6-hidroxi e 6-sulfatoximelatonina. A via pela qual o cérebro metaboliza a melatonina é desconhecida, mas pode envolver a clivagem do núcleo indol.

A liberação de nervos simpáticos para a pineal está ligada ao ciclo claro-escuro do ambiente por meio das fibras nervosas retino-hipotalâmicas para o NSQ. A partir do hipotálamo, as vias descendentes convergem para os neurônios pré-ganglionares simpáticos que, por sua vez, inervam o gânglio cervical superior, o local de origem dos neurônios pós-ganglionares para a glândula pineal.

## RESUMO

- Os ritmos principais no EEG são as oscilações alfa (8 a 13 Hz), beta (13 a 30 Hz), teta (4 a 7 Hz), delta (0,5 a 4 Hz) e gama (30 a 80 Hz).

- O EEG tem alguma importância na localização de processos patológicos, e é útil na caracterização dos diferentes tipos de convulsões.

- Durante o sono NREM, há alguma atividade dos músculos esqueléticos. O ritmo teta pode ser observado no estágio 1 do sono. O estágio 2 é marcado pelo aparecimento de fusos do sono e complexos K ocasionais. No estágio 3, um ritmo delta é dominante. Lentidão máxima com ondas lentas é observada no estágio 4. O sono REM é caracterizado por um EEG de baixa voltagem e alta frequência de atividade e movimento rápido e errante dos olhos.

- Um adulto jovem geralmente passa pelos estágios 1 e 2, e permanece de 70 a 100 min nos estágios 3 e 4. O sono então fica mais leve, e segue-se um período REM. Este ciclo se repete em intervalos de 90 min, por toda a noite. O sono REM ocupa 50% do tempo total do sono em recém-nascidos a termo; essa proporção cai rapidamente e estabiliza em cerca de 25%, até cair progressivamente na velhice.

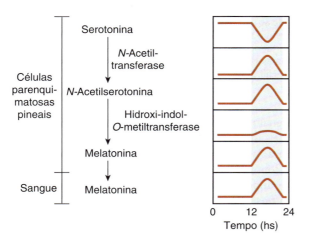

**FIGURA 14–12 Ritmos diurnos dos compostos envolvidos na síntese de melatonina na pineal.** A melatonina e as enzimas responsáveis por sua síntese a partir da serotonina são encontradas nos pinealócitos da glândula pineal. A melatonina é secretada para a corrente sanguínea. A síntese e secreção de melatonina aumentam durante o período escuro (área sombreada) e são mantidas em um nível baixo durante o período luminoso.

CAPÍTULO 14 Atividade Elétrica Cerebral, Estados de Sono-Vigília e Ritmos Circadianos **281**

- Transições do sono para a vigília podem envolver a alternância de atividade recíproca de diferentes grupos de neurônios do SAR. Quando a atividade dos neurônios que contêm noradrenalina e serotonina é dominante, a atividade nos neurônios que contêm acetilcolina é reduzida, levando ao aparecimento do despertar. O reverso desse padrão leva ao sono REM. Além disso, o despertar ocorre quando a liberação de GABA é reduzida e a liberação de histamina é aumentada.

- A sincronização dos processos biológicos ao ciclo claro-escuro é regulado pelo NSQ.

- A alteração diurna na secreção de melatonina a partir de serotonina na glândula pineal pode funcionar como um sinal de sincronização para coordenar os eventos com o ciclo claro-escuro, incluindo o ciclo sono-vigília.

# QUESTÕES DE MÚLTIPLA ESCOLHA

*Para todas as questões, selecione a melhor opção, a não ser que direcionado diferentemente.*

1. Em um adulto saudável e alerta, sentado com seus olhos fechados, o ritmo dominante do EEG observado com eletrodos nos lobos occipitais é
   A. delta (0,5 a 4 Hz).
   B. teta (4 a 7 Hz).
   C. alfa (8 a 13 Hz).
   D. beta (18 a 30 Hz).
   E. atividade rápida e irregular de baixa voltagem.

2. Um homem de 35 anos de idade passou a noite em uma clínica de sono para determinar se apresentava apneia do sono obstrutiva. Os testes mostraram que o sono NREM foi responsável por mais de 40% do seu tempo total de sono. Quais dos seguintes padrões de mudanças nos neurotransmissores ou neuromoduladores centrais são associados à transição de NREM ao despertar?
   A. Diminuição de noradrenalina, aumento de serotonina, aumento de acetilcolina, diminuição de histamina e diminuição do GABA.
   B. Diminuição de noradrenalina, aumento de serotonina, aumento de acetilcolina, diminuição de histamina e aumento de GABA.
   C. Diminuição de noradrenalina, diminuição de serotonina, aumento de acetilcolina, aumento de histamina e aumento de GABA.
   D. Aumento da noradrenalina, aumento de serotonina, diminuição da acetilcolina, aumento da histamina e diminuição do GABA.
   E. Aumento da noradrenalina, diminuição da serotonina, diminuição da acetilcolina, aumento da histamina e diminuição do GABA.

3. Um ritmo gama (30 a 80 Hz)
   A. é característico de atividade de crise.
   B. é encontrado em um indivíduo que está acordado mas não concentrado.
   C. pode ser um mecanismo de interligar a informação sensorial a uma única percepção e ação.
   D. é independente dos circuitos talamocorticais.
   E. é gerado no hipocampo.

4. Nos últimos meses, uma mulher de 67 anos de idade teve dificuldade em iniciar e/ou manter o sono várias vezes durante a semana. Um amigo sugeriu que ela tomasse melatonina para regular seu ciclo de sono-despertar. A secreção de melatonina provavelmente não aumentaria pela
   A. estimulação dos gânglios cervicais superiores.
   B. infusão intravenosa de triptofano.
   C. infusão intravenosa de adrenalina.
   D. estimulação do nervo óptico.
   E. indução do hidroxi-indol-O-metiltransferase pineal.

5. Um menino de 10 anos de idade foi diagnosticado com epilepsia de ausência infantil. Seu EEG apresentou uma descarga de pico e onda de 3 Hz simétrica e sincronizada. Crises de ausência
   A. são uma forma não convulsiva de crise generalizada acompanhada da perda momentânea de consciência.
   B. são uma forma de crise parcial complexa acompanhada por perda momentânea de consciência.
   C. são uma forma de crise não convulsiva generalizada sem perda de consciência.
   D. uma forma de crise simples parcial sem perda de consciência.
   E. uma forma de crise convulsiva generalizada acompanhada por perda momentânea de consciência.

6. Um professor de 57 anos de idade em uma escola médica passou por numerosos episódios de perda súbita de tônus muscular e um impulso irresistível de dormir no meio da tarde. Ele foi diagnosticado com narcolepsia, a qual
   A. é caracterizada pelo início súbito de sono NREM.
   B. tem uma incidência familiar associada ao antígeno de classe II do principal complexo de histocompatibilidade.
   C. pode se dever à presença de um número excessivo de neurônios produtores de orexina no hipotálamo.
   D. é frequentemente tratada de modo eficiente com agonistas dos receptores de dopamina.
   E. é a causa mais comum de sonolência durante o dia.

# REFERÊNCIAS

Blackman S: *Consciousness: An Introduction.* Oxford University Press, 2004.

Feely M: Drug treatment of epilepsy. British Med J 1999;318:106.

McCormick DA, Contreras D: Of the cellular and network bases of epileptic seizures. Annu Rev Physiol 2001;63:815.

Merica H, Fortune RD: State transitions between wake and sleep, and within the ultradian cycle, with focus on the link to neuronal activity. Sleep Med Rev 2004;8:473.

Oberheim NA, Tian GF, Han X, et al.: Loss of astrocytic domain organization in the epileptic brain. J Neurosci 2008;28:3264.

Sakurai T: The neural circuit of orexin (hypocretin): maintaining sleep and wakefulness. Nature Rev Neurosci 2007;8:171.

Saper CB, Fuller PM, Pedersen NP, Lu J, Scrammell TE: Sleep state switching. Neuron 2010;68:1023.

Shaw JC (editor): *The Brain's Alpha Rhythms and the Mind.* Elsevier, 2003.

Siegel JM: Narcolepsy. Sci Am 2000;282:76.

Stafstrom CE: Epilepsy: A review of selected clinical syndromes and advances in basic science. J Cereb Blood Flow Metab 2006;26:983.

Steinlein O: Genetic mechanisms that underlie epilepsy. Nat Rev Neurosci 2004;5:400.

Steriade M, McCarley RW: *Brain Stem Control of Wakefulness and Sleep.* Plenum, 1990.

Steriade M, Paré D: *Gating in Cerebral Networks.* Cambridge University Press, 2007.

Thorpy M (editor): *Handbook of Sleep Disorders.* Marcel Dekker, 1990.

# Aprendizagem, Memória, Linguagem e Fala

C A P Í T U L O

**15**

---

**O B J E T I V O S**

*Após o estudo deste capítulo, você deve ser capaz de:*

- Descrever as diversas formas de memória.
- Identificar as partes do cérebro envolvidas no processamento e armazenamento da memória.
- Definir plasticidade sináptica, potenciação de longa duração, depressão de longa duração, habituação e sensibilização, e seus papéis na aprendizagem e memória.
- Caracterizar as anormalidades da estrutura e função encefálica encontradas na doença de Alzheimer.
- Expor os termos hemisfério categórico e hemisfério representacional e resumir a diferença entre eles.
- Resumir as diferenças entre afasia fluente e não fluente e explicar cada tipo com base em sua fisiopatologia.

---

## INTRODUÇÃO

Uma revolução na compreensão da função encefálica de humanos foi provocada pelo desenvolvimento e pela ampla disponibilidade dos exames de imagem como a tomografia por **emissão de pósitrons** (PET), a **ressonância magnética funcional** (fMRI) e a **tomografia computadorizada** (TC) e outras técnicas diagnósticas. A PET é frequentemente utilizada para medir o metabolismo local da glicose, que é proporcional à atividade neural, e a fMRI é empregada para medir quantidades locais de sangue oxigenado. Essas técnicas fornecem um índice do nível de atividade em várias partes do encéfalo em humanos inteiramente saudáveis e em pacientes com diferentes doenças ou lesões cerebrais (**ver Quadro Clínico 15–1**). Elas têm sido usadas para estudar não apenas as respostas simples, mas também aspectos complexos da memória, aprendizagem e percepção. Porções diferentes do encéfalo são ativadas para ouvir, ver, falar ou gerar palavras. A **Figura 15–1** mostra exemplos do uso de estudos por imagem para comparar as funções do córtex cerebral entre um homem e uma mulher.

Outras técnicas que forneceram informação sobre a função cortical incluem a estimulação do córtex cerebral exposto em humanos conscientes submetidos a procedimentos neurocirúrgicos e, em alguns casos, estudos com eletrodos implantados cronicamente. Informações valiosas também têm sido obtidas a partir de investigações com primatas de laboratório. Entretanto, além das dificuldades de comunicação com eles, o cérebro do macaco rhesus é apenas um quarto do tamanho do cérebro do chimpanzé, o parente primata mais próximo do homem, e o cérebro do chimpanzé, por sua vez, é um quarto do tamanho do cérebro humano.

---

## APRENDIZAGEM E MEMÓRIA

Uma característica dos animais e, particularmente, de humanos, é a capacidade de alterar o comportamento com base na experiência. A **aprendizagem** é a aquisição de informação que torna isso possível, e a **memória** é a retenção e o armazenamento dessa informação. As duas estão, obviamente, estreitamente relacionadas e são consideradas em conjunto neste capítulo.

## TIPOS DE MEMÓRIA

De um ponto de vista fisiológico, a memória é dividida em explícita e implícita (**Figura 15–2**). A **memória explícita** ou

## QUADRO CLÍNICO 15-1

### Traumatismo cranioencefálico

O **traumatismo cranioencefálico** (**TCE**) é definido como uma lesão não degenerativa e não congênita do cérebro devida a uma força mecânica excessiva ou a uma lesão penetrante na cabeça. Ele pode levar a uma deficiência permanente ou temporária das funções cognitivas, físicas, emocionais e comportamentais, e pode estar associado a uma diminuição ou alteração do estado de consciência. O TCE é uma das principais causas de incapacidade ou morte em todo o mundo. De acordo com o Center for Disease Control (CDC), a cada ano, pelo menos 1,5 milhão de indivíduos nos Estados Unidos sofre um TCE. Ele é mais comum em crianças com menos de quatro anos de idade, em adolescentes entre 15 e 19 anos e em adultos acima de 65 anos. Em todos os grupos etários, a incidência da ocorrência de TCE é cerca de duas vezes maior em homens se comparada a mulheres. Em torno de 75% dos casos, o TCE é considerado leve e se manifesta como uma concussão. Adultos com TCE grave, os quais são tratados, apresentam uma taxa de mortalidade de cerca de 30%, mas em torno de 50% recuperam a maior parte, se não todas as suas funções, com o tratamento. As principais causas de TCE incluem quedas, acidentes com veículos motorizados, golpes com um objeto e assaltos. Em alguns casos, áreas distantes do local da lesão em si também começam a não funcionar, em um processo chamado de **diásquise**. O TCE é frequentemente dividido em estágios primário e secundário. A lesão primária é aquela causada por forças mecânicas (p. ex., fratura do crânio, contusões da superfície craniana) ou aceleração-desaceleração devido a movimento irrestrito da cabeça, levando a cortes, tração e compressão. Estas lesões podem provocar **hematoma intracraniano** (epidural, subdural ou subaracnoide) e **lesão axonal difusa**. A lesão secundária é, com frequência, uma resposta retardada e pode se dever ao comprometimento do fluxo sanguíneo cerebral, e pode eventualmente levar à morte celular. A **escala de coma de Glasgow** é o sistema mais comumente utilizado para definir a gravidade do TCE e avaliar as respostas motoras, respostas verbais e abertura dos olhos, a fim de acessar os níveis de consciência e funções neurológicas após uma lesão. Os sintomas de TCE leve incluem cefaleia, confusão, tontura, visão turva, zumbido na orelha, gosto desagradável na boca, fadiga, perturbações do sono, alterações de humor, e problemas com a memória, a concentração e o pensamento. Indivíduos com TCE moderado ou grave apresentam esses sintomas, além de náuseas ou vômitos, convulsões ou crises não convulsivas, incapacidade de ser despertado, pupilas dilatadas e fixas, fala arrastada, fraqueza nos membros, perda de coordenação, e aumento da confusão, inquietação ou agitação. Nos casos mais graves de TCE, o indivíduo afetado pode entrar em um **estado vegetativo permanente**.

### DESTAQUES TERAPÊUTICOS

Os avanços na tecnologia de imagem ampliaram a capacidade dos médicos em diagnosticar e avaliar a extensão do dano cerebral. Uma vez que pouco pode ser feito para reverter esse dano, o tratamento é inicialmente direcionado para estabilizar o paciente e tentar prevenir lesões adicionais (secundárias). A isto segue-se a terapia de reabilitação, que inclui terapias física, ocupacional e da fala/linguagem. A recuperação da função cerebral pode se dever a vários fatores: regiões cerebrais que foram suprimidas, mas que não sofreram dano podem recuperar sua função; brotamento axonal e redundância permitem que outras áreas do cérebro assumam as funções que foram perdidas devido à lesão; e também pela substituição comportamental, por meio do aprendizado de novas estratégias para compensar os déficits.

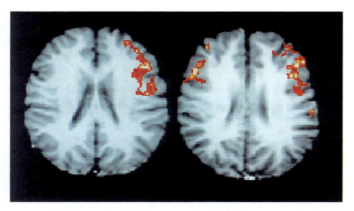

**FIGURA 15-1** Comparação de imagens de áreas ativas do cérebro em um homem (esquerda) e uma mulher (direita) durante uma atividade baseada em linguagem. As mulheres usam ambos os lados do cérebro enquanto os homens usam apenas um dos lados. Esta diferença pode refletir diferentes estratégias usadas para o processamento da linguagem. (De Shaywitz et al., 1995. NMR Research/Yale Medical School.)

**declarativa** está associada à consciência, ou pelo menos à capacidade de percepção, e é dependente do **hipocampo** e de outras partes dos **lobos temporais mediais** do cérebro para a sua retenção. O Quadro Clínico 15-2 descreve como o acompanhamento de um paciente com lesão cerebral levou ao reconhecimento do papel do lobo temporal na memória declarativa. A memória implícita ou não declarativa não envolve a capacidade de percepção, e sua retenção, em geral, não envolve o processamento pelo hipocampo.

A memória explícita é a do conhecimento factual sobre as pessoas, os lugares e os objetos. Ela é dividida em **memória semântica** para fatos (p. ex., palavras, regras e linguagem) e **memória episódica** para eventos. Memórias explícitas que são inicialmente exigidas para atividades como andar de bicicleta podem se tornar implícitas, uma vez que a tarefa seja completamente aprendida.

A memória implícita é importante para o treinamento reflexivo motor ou para habilidades de percepção e é subdividida

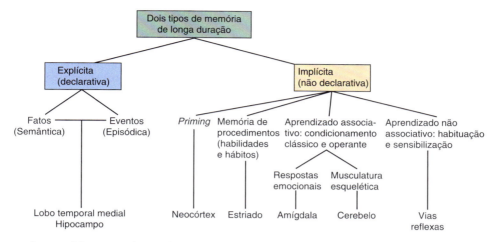

**FIGURA 15-2 Formas de memória.** A memória explícita (declarativa) é associada à consciência e é dependente do hipocampo e de outras partes dos lobos temporais mediais do cérebro para sua retenção. Ela se destina ao conhecimento factual de pessoas, lugares e objetos. A memória implícita (não declarativa) não envolve a percepção e nem o processamento no hipocampo. Ela é importante para treinar habilidades motoras reflexivas ou de percepção. (Modificada de Kandel ER, Schwartz JH, Jessell TM [editores]: *Principles of Neural Science,* 4th ed. McGraw-Hill, 2000.)

## QUADRO CLÍNICO 15-2

### O caso HM: definindo uma ligação entre a função cerebral e a memória

HM era um paciente que sofria de crises bilaterais dos lobos temporais que se iniciaram após um acidente de bicicleta quando ele tinha nove anos de idade. Seu caso foi estudado por muitos cientistas e levou a uma maior compreensão da relação entre o **lobo temporal** e a **memória declarativa**. HM sofreu de crises parciais por muitos anos, as quais foram seguidas de crises tônico-clônicas por volta dos 16 anos. Em 1953, com a idade de 27 anos, HM foi submetido a uma remoção cirúrgica bilateral da amígdala, de grandes porções da formação para-hipocampal e de porções da área de associação do córtex temporal. As crises de HM foram mais bem controladas após a cirurgia, mas a remoção dos lobos temporais levou a déficits de memória devastadores. Ele manteve a **memória de longa duração** para eventos que ocorreram antes da cirurgia, mas passou a sofrer de **amnésia anterógrada**. Sua **memória de curta duração** estava intacta, mas ele não podia comprometer novos eventos com a memória de longa duração. Ele tinha uma memória processual normal e podia aprender novos problemas e tarefas motoras. Seu caso foi o primeiro a chamar a atenção para o papel crítico dos lobos temporais na formação de memórias declarativas de longa duração e implicar essa região na conversão das memórias de curta para longa duração. Trabalhos posteriores demonstraram que o **hipocampo** é a estrutura principal no interior do lobo temporal envolvida nessa conversão. Como HM reteve as memórias anteriores à cirurgia, seu caso também mostrou que o hipocampo não está envolvido no armazenamento da memória declarativa. HM morreu em 2008 e, apenas nesse momento, sua identidade foi revelada. Uma gravação de áudio da *National Public Radio* dos anos 1990, de HM conversando com os cientistas, foi liberada em 2007 e está disponível no site http://www.npr.org/templates/story/story.php?storyId=7584970.

em quatro tipos. O ***priming*** é a facilitação no reconhecimento de palavras ou objetos após exposição prévia a eles e é dependente do **neocórtex**. Um exemplo de *priming* é a melhor recordação de uma palavra quando esta é apresentada com as suas primeiras letras. A **memória processual** inclui habilidades e hábitos, que, uma vez adquiridos, se tornam inconscientes e automáticos. Esse tipo de memória é processado no **estriado**. A **aprendizagem associativa** está relacionada aos **condicionamentos clássico e operante**, nos quais se aprende sobre a relação entre um estímulo e outro. Esse tipo de memória é dependente da **amígdala** para suas respostas emocionais e do **cerebelo** para as respostas motoras. A aprendizagem **não associativa** inclui a **habituação** e a **sensibilização** e é dependente de várias vias reflexas.

A memória explícita e várias formas de memória implícita envolvem (1) **memória de curta duração**, que leva de segundos a horas, na qual o processamento no hipocampo e em outros lugares estabelece mudanças de longo prazo na força sináptica; e (2) **memória de longa duração**, que armazena memórias por anos e, algumas vezes, por toda a vida. Durante a memória de curta duração, os traços de memória estão sujeitos à ruptura por trauma e diversas substâncias químicas, enquanto os traços de memória de longa duração são muito mais resistentes à ruptura. A **memória de trabalho** é uma forma de memória de curta duração que mantém as informações disponíveis, em geral, por períodos curtos de tempo, enquanto os planos individuais atuam sobre ela.

## BASES NEURAIS DA MEMÓRIA

A chave para a memória é a alteração na força de conexões sinápticas específicas. Os sistemas de segundos mensageiros contribuem para mudanças nos circuitos neurais necessários para aprendizagem e memória. Alterações nos canais da membrana celular estão frequentemente correlacionadas ao aprendizado e à memória. Em todos, exceto os casos mais simples, a alteração envolve a síntese de proteínas e a ativação de genes. Isto ocorre durante a mudança da memória de trabalho de curta duração para a memória de longa duração.

Em animais, a aquisição das respostas aprendidas de longa duração é impedida se, dentro de 5 min após cada sessão de treinamento, os animais forem anestesiados, receberem eletrochoques, forem submetidos à hipotermia, ou ingerirem medicamentos, anticorpos ou oligonucleotídeos que bloqueiem a síntese de proteínas. Se essas intervenções forem realizadas 4 h após as sessões de treinamento, não há efeito na aquisição. A correspondência humana para esse fenômeno é a perda de memória para os eventos que precedem imediatamente uma concussão cerebral ou terapia com eletrochoque (**amnésia retrógrada**). Esta amnésia engloba períodos mais longos do que em animais experimentais (algumas vezes, muitos dias), mas as memórias remotas permanecem intactas.

# PLASTICIDADE SINÁPTICA E APRENDIZAGEM

Mudanças de curta e de longa duração na função sináptica podem ocorrer como resultado de uma história de liberação em uma sinapse; isto é, a condução sináptica pode ser fortalecida ou enfraquecida com base na experiência passada. Essas mudanças são de grande interesse porque representam formas de aprendizagem e memória. Elas podem ser pré-sinápticas ou pós-sinápticas em sua localização.

Uma forma de mudança plástica é a **potenciação pós-tetânica**, a produção de potenciais pós-sinápticos maiores em resposta à estimulação. Esse aumento dura até 60 s e ocorre após uma breve sequência de tetanização de estímulos no neurônio pré-sináptico. A estimulação de tetanização provoca o acúmulo de $Ca^{2+}$ no neurônio pré-sináptico a ponto de os locais de ligação intracelular que mantêm o $Ca^{2+}$ citoplasmático baixo ficarem sobrecarregados.

A **habituação** é uma forma simples de aprendizagem em que um estímulo neutro é repetido diversas vezes. A primeira vez em que é aplicado, ele é um estímulo novo e provoca uma reação (o reflexo de orientação ou a resposta "o que é isso?"). Entretanto, ele provoca cada vez menos respostas elétricas, à medida que se repete várias vezes. Eventualmente, o indivíduo se torna habituado com o estímulo e o ignora. Isto está associado à diminuição da liberação de neurotransmissores a partir do terminal pré-sináptico devido à redução do $Ca^{2+}$ intracelular. A diminuição do $Ca^{2+}$ intracelular se deve a uma inativação gradual dos canais de $Ca^{2+}$, e pode ser de curta duração ou prolongada — se a exposição ao estímulo benigno for repetida muitas vezes. A habituação é um exemplo clássico de aprendizagem não associativa.

A **sensibilização** é, de certo modo, oposta à habituação. A sensibilização é a ocorrência prolongada de respostas pós-sinápticas aumentadas após um estímulo ao qual alguém tenha se habituado ter sido associado uma ou várias vezes a um estímulo nocivo. Pelo menos na lesma-do-mar *Aplysia*, estímulos nocivos provocam a descarga de neurônios serotonérgicos que terminam nas extremidades pré-sinápticas de neurônios sensoriais. Assim, a sensibilização se deve à facilitação pré-sináptica. A sensibilização pode ocorrer como uma resposta transitória, ou se ela for reforçada por associações adicionais entre o estímulo nocivo e o estímulo inicial, pode exibir características de memórias de curta ou de longa duração. O prolongamento de curta duração da sensibilização

é uma mudança mediada pelo $Ca^{2+}$ na adenilato-ciclase que leva a um aumento na produção de AMPc. A **potenciação de longa duração (LTP)** também envolve a síntese proteica e o crescimento de neurônios pré e pós-sinápticos e de suas conexões.

A LTP é um aumento persistente rapidamente desenvolvido da resposta potencial pós-sináptica para a estimulação pré-sináptica após um breve período de estimulação rapidamente repetida do neurônio pré-sináptico. Ela se assemelha à potenciação pós-tetânica, mas é muito mais prolongada e pode durar dias. Há múltiplos mecanismos pelos quais a LTP pode ocorrer, alguns são dependentes de mudanças no **receptor N-metil-D-aspartato (NMDA)** e outros são independentes desse receptor. A LTP se inicia com o aumento do $Ca^{2+}$ intracelular em ambos os neurônios pré e pós-sinápticos.

A LTP ocorre em muitas partes do sistema nervoso, mas tem sido estudada mais detalhadamente em uma sinapse no interior do hipocampo, especificamente a conexão entre uma célula piramidal da região CA3 e uma célula piramidal da região CA1 por meio dos **colaterais de Schaffer**. Este é um exemplo de uma forma de LTP dependente do receptor NMDA envolvendo um aumento do $Ca^{2+}$ no neurônio pós-sináptico. Lembre-se que os receptores NMDA são permeáveis ao $Ca^{2+}$, bem como ao $Na^+$ e ao $K^+$. A base hipotética para a LTP colateral de Schaffer está resumida na **Figura 15–3**. No potencial de membrana em repouso, o glutamato liberado de um neurônio pré-sináptico se liga tanto a receptores NMDA quanto a receptores não NMDA no neurônio pós-sináptico. No caso dos colaterais de Schaffer, o receptor não NMDA de interesse é o **receptor do ácido propiônico $\alpha$-amino-3-hidroxi-5-metilisoxazol-4 (AMPA)**. O $Na^+$ e o $K^+$ podem fluir apenas através do receptor AMPA, pois a presença do $Mg^{2+}$ no receptor NMDA os bloqueia. Entretanto, a despolarização da membrana que ocorre em resposta à estimulação tetânica de alta frequência do neurônio pré-sináptico é suficiente para expulsar o $Mg^{2+}$ do receptor NMDA, permitindo o influxo de $Ca^{2+}$ para o neurônio pós-sináptico. Isto leva à ativação da $Ca^{2+}$/calmodulina cinase, proteína cinase C e tirosina cinase, que, juntas, induzem a LTP. A $Ca^{2+}$/calmodulina cinase fosforila os receptores AMPA, aumentando a sua condutância, e desloca mais desses receptores para a membrana celular sináptica de sítios citoplasmáticos de armazenamento. Além disso, uma vez que a LTP é induzida, um sinal químico (possivelmente o óxido nítrico, NO) é liberado por um neurônio pós-sináptico e passa retrogradamente para o neurônio pré-sináptico, produzindo um aumento de longa duração na liberação quantal de glutamato.

A LTP identificada nas fibras musgosas do hipocampo é consequência de um aumento do $Ca^{2+}$ no neurônio pré-sináptico, em vez de no pós-sináptico, em resposta à estimulação tetânica e é independente de receptores NMDA. Acredita-se que o influxo de $Ca^{2+}$ no neurônio pré-sináptico ative a adenilato-ciclase dependente de $Ca^{2+}$/calmodulina para aumentar o AMPc.

A **depressão de longa duração (LTD)** foi primeiro observada no hipocampo, mas sua presença foi subsequentemente demonstrada em todo o cérebro nas mesmas fibras que a LTP. A LTD é o oposto da LTP. Ela se assemelha à LTP de diversos modos, mas é caracterizada por uma diminuição na força sináptica. Ela é produzida pela estimulação mais lenta dos

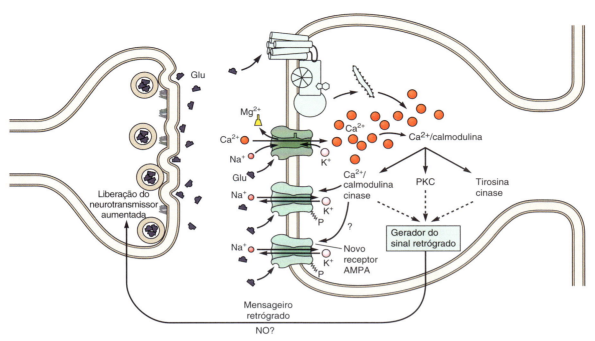

**FIGURA 15-3** **Produção de LTP nos colaterais de Schaffer no hipocampo.** Glutamato (Glu) liberado pelo neurônio pré-sináptico se liga aos receptores AMPA e NMDA na membrana do neurônio pós-sináptico. A despolarização disparada pela ativação dos receptores AMPA atenua o bloqueio de $Mg^{2+}$ no canal do receptor NMDA e o $Ca^{2+}$ entra no neurônio com o $Na^+$. O aumento do $Ca^{2+}$ citoplasmático ativa a $Ca^{2+}$/calmodulina cinase, a proteína cinase C e a tirosina cinase, que, juntas, induzem a LTP. $Ca^{2+}$/calmodulina cinase II fosforila os receptores AMPA, aumentando a sua condutância, e move mais receptores AMPA para a membrana celular sináptica a partir de locais de armazenamento citoplasmático. Além disso, uma vez que a LTP é induzida, um sinal químico (possivelmente óxido nítrico, NO) é liberado pelo neurônio pós-sináptico e passa retrogradamente para o neurônio pré-sináptico, produzindo um aumento de longa duração na liberação quantal de glutamato. (Modificada de Kandel ER, Schwartz JH, Jessell TM [editores]: *Principles of Neural Science*, 4th ed. McGraw-Hill, 2000.)

neurônios pré-sinápticos e está associada a um menor aumento do $Ca^{2+}$ intracelular do que aquele que ocorre na LTP. No cerebelo, sua ocorrência parece exigir a fosforilação da subunidade GluR2 dos receptores AMPA. Ela pode estar envolvida no mecanismo pelo qual a aprendizagem ocorre no cerebelo.

## TRANSFERÊNCIA INTERCORTICAL DE MEMÓRIA

Se um gato ou um macaco é condicionado a responder a um estímulo visual com um olho coberto e é depois testado com o tapa-olho transferido para o outro olho, ele realiza a resposta condicionada. Isto é verdadeiro mesmo que o quiasma óptico tenha sido cortado, direcionando o estímulo visual de cada olho apenas para o córtex ipsilateral. Se, além do quiasma óptico, as comissuras anterior e posterior e o corpo caloso forem seccionados ("animal de cérebro dividido"), nenhuma transferência de memória ocorre. Experimentos em que o corpo caloso foi parcialmente seccionado indicam que a transferência de memória ocorre na sua porção anterior. Resultados semelhantes foram obtidos em humanos nos quais o corpo caloso está ausente congenitamente ou foi seccionado cirurgicamente em um esforço para controlar as crises epiléticas. Isto demonstra que o código neural necessário para "lembrar com um olho o que foi aprendido com o outro" foi transferido para o córtex oposto através de comissuras. Evidências sugerem que transferência semelhante de informação é adquirida por outras vias sensoriais.

## NEUROGÊNESE

Atualmente, está estabelecido que a visão tradicional de que as células cerebrais não são adicionadas após o nascimento está errada; novos neurônios se formam a partir de células-tronco ao longo da vida, em pelo menos duas áreas: o bulbo olfatório e o hipocampo. Este é um processo chamado **neurogênese**. Há evidências indicando que o crescimento dependente de experiência de novas células granulares no giro denteado do hipocampo pode contribuir para a aprendizagem e a memória. Uma redução no número de novos neurônios formados diminui pelo menos uma forma de produção de memória no hipocampo. Entretanto, muito mais trabalho é necessário antes que a relação entre novas células e o processamento da memória possa ser considerada como estabelecida.

## APRENDIZAGEM ASSOCIATIVA: REFLEXOS CONDICIONADOS

Um exemplo clássico de aprendizagem associativa é o **reflexo condicionado**. Um reflexo condicionado é uma resposta reflexa a um estímulo que anteriormente provocou pouca ou nenhuma resposta, adquirida por associação pareada de um estímulo a outro que normalmente produz a resposta. Nos clássicos experimentos de Pavlov, foi estudada a salivação normalmente induzida ao se colocar carne na boca de um cão. Um sino foi tocado pouco antes de a carne ser colocada na boca do cão, e essa ação foi repetida um número de vezes até que o animal começasse a salivar quando o sino tocava, mesmo que nenhuma carne fosse colocada em sua boca. Nesse experimento, a carne colocada na boca foi o **estímulo não condicionado** (US), o estímulo que normalmente produz uma resposta inata particular. O **estímulo condicionado** (CS) foi o toque do sino. Após US e CS terem sido pareados um número de vezes, CS produziu a resposta originalmente provocada apenas por US. O CS teve que preceder US. Um número imenso de alterações somáticas, viscerais e outras alterações neurais pode ser levado a ocorrer na forma de respostas reflexas condicionadas.

O condicionamento de respostas viscerais é frequentemente chamado de *biofeedback*. As mudanças que podem ser produzidas incluem alterações na frequência cardíaca e na pressão arterial. Diminuições condicionadas na pressão arterial foram recomendadas para o tratamento da hipertensão; entretanto, a resposta depressora produzida desse modo é pequena.

## MEMÓRIA DE TRABALHO

Como observado anteriormente, a memória de trabalho mantém a informação que chega disponível por um curto período de tempo enquanto decide o que fazer com ela. É esta forma de memória que nos permite, por exemplo, procurar um número de telefone e depois relembrar aquele número enquanto pegamos o telefone e o digitamos. Ela consiste no que tem sido chamado de **executivo central**, localizado no córtex pré-frontal, e em dois "sistemas de ensaio": um **sistema verbal** para reter memórias verbais e um sistema paralelo **visuoespacial** para reter os aspectos visuais e espaciais dos objetos. O executivo conduz a informação para esses sistemas de ensaio.

## HIPOCAMPO E LOBO TEMPORAL MEDIAL

Áreas da memória de trabalho são conectadas ao hipocampo e às porções adjacentes para-hipocampais do córtex temporal medial (Figura 15-4). A resposta do hipocampo ocorre por meio do subículo e do córtex entorrinal, e, de algum modo, se liga e fortalece os circuitos em muitas áreas neocorticais diferentes, formando ao longo do tempo as memórias remotas estáveis que podem agora ser desencadeadas por muitas pistas diferentes.

Em humanos, a destruição bilateral do hipocampo ventral, ou doença de Alzheimer, e processos de doenças similares que destroem seus neurônios CA1 podem causar deficiências impressionantes na memória de curta duração. Humanos com tal destruição têm a memória de trabalho e a memória remota intactas. Seus processos de memória implícita estão geralmente íntegros. Eles têm um desempenho adequado em termos de memória consciente desde que se concentrem no que estão fazendo. Entretanto, se eles são distraídos mesmo por um período muito curto, toda a memória do que estavam fazendo e do que se propuseram a fazer é perdida. Eles são, portanto, capazes de aprender novas coisas e reter as memórias antigas prévias à lesão, mas não são capazes de formar novas memórias de longa duração.

O hipocampo está intimamente associado ao córtex para-hipocampal que o recobre no lobo medial frontal (Figura 15-4). Os processos de memória foram agora estudados não apenas com fMRI, mas com medidas de potenciais evocados (potenciais relacionados a eventos; ERPs) em pacientes epiléticos com eletrodos implantados. Quando os indivíduos recordam as palavras, as atividades em seus lobos frontais esquerdos e em seus córtices para-hipocampais esquerdos aumentam, mas quando eles recordam imagens ou cenas, a atividade ocorre em seus lobos frontais direitos e nos córtices para-hipocampais de ambos os lados.

As conexões do hipocampo para o diencéfalo também estão envolvidas na memória. Algumas pessoas com lesões cerebrais relacionadas ao alcoolismo desenvolvem perturbações da memória recente, e a perda de memória se correlaciona bem com a presença de alterações patológicas nos corpos mamilares, que possuem conexões eferentes extensas para o hipocampo através do fórnice. Os corpos mamilares se projetam para o tálamo anterior através do trato mamilotalâmico e, em macacos, lesões no tálamo provocam perda da memória recente. Do tálamo, as fibras envolvidas com a memória se projetam para o córtex pré-frontal e, deste, para o prosencéfalo basal. A partir do **núcleo basal de Meynert** no prosencéfalo basal, uma projeção colinérgica difusa segue para o neocórtex, a amígdala e o hipocampo. Na doença de Alzheimer ocorre severa perda dessas fibras.

A amígdala está intimamente associada ao hipocampo e está envolvida emocionalmente com a codificação e recordação de memórias carregadas de emoção. Durante a recuperação de memórias assustadoras, os ritmos teta da amígdala e do hipocampo se tornam sincronizados. Em humanos normais, eventos associados a emoções fortes são recordados com mais facilidade do que eventos sem alteração emocional, mas em pacientes com lesões bilaterais da amígdala, esta diferença está ausente.

A **confabulação** é uma condição interessante, embora pouco compreendida, que algumas vezes ocorre em indivíduos com lesões das porções ventromediais dos lobos frontais. Esses indivíduos apresentam baixo desempenho em testes de memória, mas espontaneamente descrevem eventos que nunca ocorreram. Esta condição tem sido chamada de "mentira honesta".

## MEMÓRIA DE LONGA DURAÇÃO

Enquanto o processo de codificação para a memória explícita de curta duração envolve o hipocampo, memórias de longa duração são armazenadas em várias partes do neocórtex.

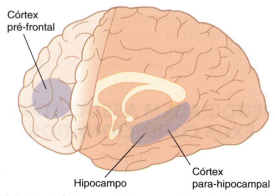

**FIGURA 15-4 Áreas envolvidas na codificação de memórias explícitas.** O córtex pré-frontal e o córtex para-hipocampal do cérebro são ativos durante a codificação das memórias. A resposta do hipocampo sai por meio do subículo e do córtex entorrinal e reforça os circuitos em muitas áreas neocorticais, formando memórias remotas estáveis que podem ser disparadas por várias pistas. (Modificada de Rugg MD: Memories are made of this. Science 1998;281:1151.)

Aparentemente, as várias partes das memórias — visual, olfativa, auditiva, etc. — estão localizadas em regiões corticais envolvidas com essas funções, e as peças estão ligadas em conjunto por alterações de longo prazo na força de transmissão em junções sinápticas relevantes, de modo que todos os componentes são trazidos à consciência quando a memória é evocada.

Uma vez que as memórias de longa duração tenham sido estabelecidas, elas podem ser recordadas ou acessadas por um grande número de associações diferentes. Por exemplo, a memória de uma cena vívida pode ser evocada, não apenas por uma cena semelhante, mas também por um som ou odor associados à cena e por palavras como "cena", "vívida" e "visão". Assim, cada memória armazenada deve ter múltiplas vias ou chaves. Além disso, muitas memórias têm um componente emocional ou "cor", isto é, em termos simples, memórias podem ser agradáveis ou desagradáveis.

## ESTRANHEZA E FAMILIARIDADE

É interessante que o estímulo de algumas partes dos lobos temporais em humanos provoca uma mudança na interpretação do ambiente à sua volta. Por exemplo, quando o estímulo é aplicado, o indivíduo pode se sentir estranho em um local familiar ou pode sentir que o que está acontecendo naquele momento já acontecera antes. A ocorrência de um sentimento de familiaridade ou estranheza em situações apropriadas provavelmente ajuda o indivíduo normal a se ajustar ao ambiente. Em ambientes estranhos, pode-se estar em alerta ou em guarda, enquanto em ambientes familiares, a vigilância está relaxada. Um sentimento inadequado de familiaridade com novos eventos ou em novos ambientes é conhecido clinicamente como **fenômeno de *déjà vu***, a partir das palavras francesas que significam "já visto". O fenômeno ocorre de tempos em tempos em indivíduos normais, mas também pode ocorrer como uma aura (uma sensação que precede imediatamente uma convulsão) em pacientes com epilepsia do lobo temporal.

## DOENÇA DE ALZHEIMER E DEMÊNCIA SENIL

A **doença de Alzheimer** é o distúrbio neurovegetativo relacionado à idade mais comum. O declínio da memória inicialmente se manifesta como uma perda de memória episódica, que impede a lembrança de acontecimentos recentes. A perda da memória de curta duração é seguida por uma perda geral das funções cognitivas e de outras funções encefálicas, além de agitação, depressão, necessidade de cuidado constante e, eventualmente, morte. O Quadro Clínico 15–3 descreve a etiologia e as estratégias terapêuticas para o tratamento da doença de Alzheimer.

---

### QUADRO CLÍNICO 15–3

#### Doença de Alzheimer

A doença de Alzheimer foi caracterizada originalmente em pessoas de meia-idade, e a deterioração semelhante em indivíduos idosos é tecnicamente a **demência senil** do tipo Alzheimer, embora seja frequentemente chamada apenas de doença de Alzheimer. Tanto fatores genéticos quanto ambientais contribuem para a etiologia da doença. A maior parte dos casos é esporádica, porém uma forma familiar de doença (correspondendo a cerca de 5% dos casos) é observada em uma forma precoce da doença. Nestes casos, a doença é causada por mutações em genes para a proteína precursora amiloide, no cromossomo 21, presenilina I no cromossomo 14, ou presenilina II no cromossomo 1. Ela é transmitida de modo autossômico dominante, de modo que a prole em uma mesma geração tem 50 % de chance de desenvolver a doença de Alzheimer familiar se um dos seus pais for afetado. Cada mutação leva a um excesso de produção de proteína β amiloide, encontrada nas placas neuríticas. A demência senil pode ser causada por doença vascular e outros distúrbios, mas a doença de Alzheimer é a causa mais comum, sendo responsável por 50 a 60% dos casos. A doença de Alzheimer está presente em 8 a 17% da população acima de 65 anos, com a incidência aumentando progressivamente com a idade (quase dobrando a cada cinco anos após atingir a idade de 60 anos). Em indivíduos com 95 anos ou mais, a incidência é de 40 a 50%. Estima-se que por volta do ano 2050, até 16 milhões de pessoas, com 65 anos ou mais, somente nos EUA, terão a doença de Alzheimer. Contudo, a prevalência da doença parece ser maior em mulheres, o que pode ocorrer devido à sua expectativa de vida mais longa, embora as taxas de incidência sejam semelhantes para homens e mulheres.

A doença de Alzheimer, além das outras formas de demência senil, é um importante problema médico.

##### DESTAQUES TERAPÊUTICOS

Pesquisas visam identificar estratégias para prevenir a ocorrência, atrasar o início, retardar a progressão ou aliviar os sintomas da doença de Alzheimer. O uso de **inibidores da acetilcolinesterase** (p. ex., **rivastigmina**, **donepezil** ou **galantamina**) nos estágios iniciais da doença aumenta a disponibilidade de acetilcolina na fenda sináptica. Ela tem sido promissora na melhoria da disfunção cognitiva global, mas não na aprendizagem e na deficiência de memória nesses pacientes. Esses fármacos também retardam o agravamento dos sintomas por um período de até 12 meses em cerca de 50% dos casos estudados. Os **antidepressivos** (p. ex., **paroxetina, imipramina**) têm sido úteis no tratamento da depressão em pacientes com Alzheimer. A **memantina** (um antagonista do receptor NMDA) evita a excitotoxicidade induzida pelo glutamato no encéfalo, e é utilizada no tratamento da doença de Alzheimer moderada ou severa. Ela demonstrou retardar o agravamento dos sintomas em alguns pacientes. Medicamentos utilizados para bloquear a produção da proteína β-amiloide estão em desenvolvimento. Um exemplo é o **flurbiprofeno R**. Tentativas também estão em andamento para que seja desenvolvida uma vacina que permita ao sistema imune humano produzir anticorpos contra essas proteínas.

Fatores de risco*
- Idade
- Mutações *na presenilina 1* (cromossomo 14)
- Mutações *na presenilina 2* (cromossomo 1)
- Mutações no gene precursor da proteína amiloide (cromossomo 21)
- Alelos *apoE* (cromossomo 19)
- Trissomia do cromossomo 21
Mecanismos patogênicos
Sinais clínicos
Perda de memória, déficits cognitivos
Neurônios vulneráveis
Sistemas monoaminérgicos, sistema colinérgico do prosencéfalo basal, hipocampo, córtex entorrinal e neocórtex.
Citopatologia
Emaranhados neurofibrilares, neuritos, deposição de peptídeo Aβ, outras anormalidades celulares.
Estágio terminal da doença
Placas senis, morte de neurônios, gliose
*Recentemente, uma mutação no gene da α-2 macroglobulina tem sido apontada no aparecimento tardio da doença.

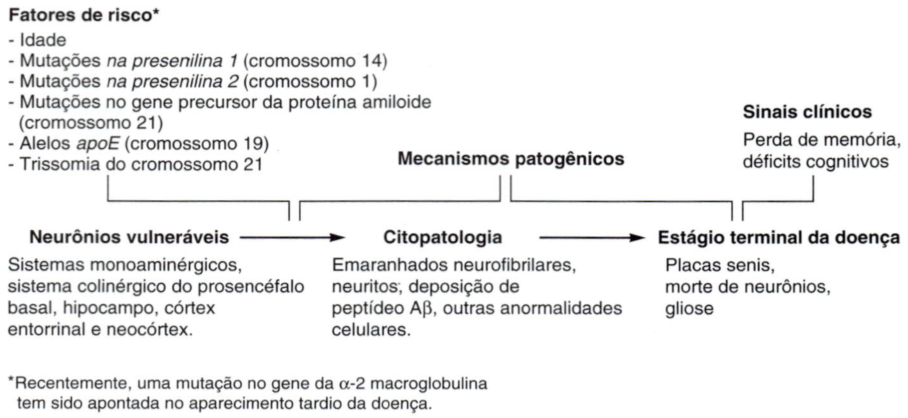

**FIGURA 15–5 Relações entre fatores de risco, processos patogênicos e sinais clínicos e as anormalidades celulares no encéfalo durante a doença de Alzheimer.** (De Kandel ER, Schwartz JH, Jessell TM [editores]: *Principles of Neural Science,* 4th ed. McGraw-Hill, 2000.)

A **Figura 15–5** resume alguns dos fatores de risco, processos patogênicos e sinais clínicos ligados às anormalidades celulares que ocorrem na doença de Alzheimer. As características citopatológicas distintivas da doença de Alzheimer são os **emaranhados neurofibrilares** intracelulares, compostos, em parte, por formas hiperfosforiladas da **proteína tau**, que normalmente se liga aos microtúbulos, e por **placas senis** extracelulares, que possuem um núcleo de **peptídeos β-amiloides** circundado por fibras nervosas alteradas e células gliais reativas. A **Figura 15–6** compara uma célula nervosa normal com uma que apresenta anormalidades associadas à doença de Alzheimer. Os peptídeos β-amiloides são os produtos de uma proteína normal, a **proteína precursora amiloide** (**APP**), uma proteína transmembrana que se projeta para o líquido extracelular (LEC) a partir de todas as células nervosas. Essa proteína é hidrolisada em três sítios diferentes pelas α-, β- e γ-secretase, respectivamente. Quando a APP é hidrolisada pela α-secretase, são produzidos produtos peptídeos não tóxicos. Entretanto, quando ela é hidrolisada pela β- e γ-secretase, polipeptídeos com 40 a 42 aminoácidos são produzidos; o comprimento real muda devido à variação do local em que a γ-secretase corta a cadeia de proteína. Esses polipeptídeos são tóxicos, sendo o mais tóxico o $A\beta\sigma^{1-42}$. Os polipeptídeos formam agregados extracelulares que podem se ligar aos receptores AMPA e aos canais de $Ca^{2+}$, aumentando o influxo de $Ca^{2+}$. Os polipeptídeos também iniciam uma resposta inflamatória, com a produção de emaranhados intracelulares. As células danificadas eventualmente morrem. Um achado interessante, que pode muito bem ter amplas implicações fisiológicas, é a observação — agora confirmada por rigoroso estudo prospectivo — de que atividades frequentes que exigem esforço mental, tais como fazer palavras cruzadas difíceis e jogar jogos de tabuleiro, retardam o início da demência cognitiva devido à doença de Alzheimer e a doença vascular. A explicação para esse fenômeno "use-o ou perca-o" é ainda desconhecida, mas certamente sugere que o hipocampo e suas conexões têm plasticidade como outras partes do cérebro e como os músculos esquelético e cardíaco.

A Normal
Terminações nervosas
B Doença de Alzheimer
Filamentos neuropilares
Emaranhados neurofibrilares
Organelas defeituosas
Aβ (fibrilar)
Filamentos helicoidais pareados
Neuritos
Placa senil

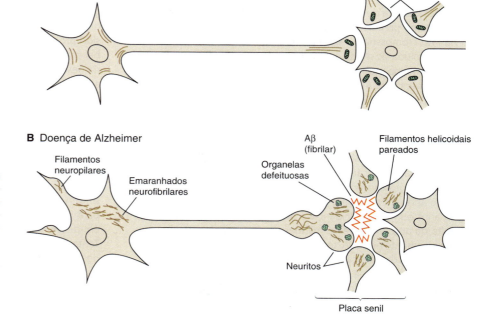

**FIGURA 15–6 Comparação entre um neurônio normal e um com anormalidades associadas à doença de Alzheimer.** As características citopatológicas distintivas são os emaranhados neurofibrilares intracelulares e as placas senis extracelulares que têm um núcleo de peptídeos β-amiloides circundado por fibras nervosas alteradas e células gliais reativas. (De Kandel ER, Schwartz JH, Jessell TM [editores]: *Principles of Neural Science,* 4th ed. McGraw-Hill, 2000.)

# LINGUAGEM E FALA

A memória e a aprendizagem são funções de grandes partes do encéfalo, mas os centros que controlam algumas das outras "funções superiores do sistema nervoso", particularmente os mecanismos relacionados à linguagem, estão mais ou menos localizados no neocórtex. A fala e outras funções intelectuais são especialmente bem desenvolvidas em humanos — a espécie animal em que o manto neocortical é mais altamente desenvolvido.

## ESPECIALIZAÇÃO HEMISFÉRICA E DOMINÂNCIA CEREBRAL

Um grupo de funções localizadas no neocórtex em humanos consiste naquelas relacionadas à linguagem; isto é, à compreensão da palavra falada e impressa e a expressão de ideias no discurso ou na escrita. É um fato bem conhecido que as funções da linguagem humana dependem mais de um hemisfério cerebral do que do outro. Esse hemisfério está envolvido com a categorização e simbolização e, com frequência, tem sido chamado de **hemisfério dominante**. Entretanto, o outro hemisfério não é simplesmente menos desenvolvido, ou "não dominante". Em vez disso, ele é especializado na área de relações espaço-temporais. Esse é o hemisfério que está envolvido, por exemplo, na identificação de objetos por suas formas e no reconhecimento de temas musicais. Ele também desempenha um papel importante no reconhecimento de faces. Consequentemente, o conceito de "dominância cerebral" e um hemisfério dominante e um não dominante tem sido substituído por um conceito de especialização complementar dos hemisférios, um para os processos analíticos sequenciais (o **hemisfério categórico**) e outro para as relações visuoespaciais (o **hemisfério representacional**). O hemisfério categórico está envolvido com as funções de linguagem, mas a especialização hemisférica também está presente em macacos, portanto, ela antecede a evolução da linguagem. O Quadro Clínico 15–4 descreve os déficits que ocorrem em indivíduos com lesões nos hemisférios categórico ou representacional.

A especialização hemisférica está relacionada à tendência de usar mais uma mão do que a outra. Esta tendência parece ser determinada geneticamente. Em 96% dos indivíduos destros, que constituem 91% da população humana, o hemisfério esquerdo é

---

## QUADRO CLÍNICO 15–4

### Lesões dos hemisférios categórico e representacional

Lesões no hemisfério categórico produzem distúrbios na linguagem, enquanto lesões extensas no hemisfério representacional não produzem. Em vez disso, as lesões no hemisfério representacional provocam **astereognose** — a incapacidade de identificar objetos pelo tato — e outras agnosias. A **agnosia** é um termo geral usado para a incapacidade de reconhecer objetos por meio de uma modalidade sensorial particular, mesmo que a modalidade sensorial esteja, ela mesma, intacta. As lesões que produzem esses defeitos estão em geral no lobo parietal. Especialmente quando são no hemisfério representacional, as lesões do lóbulo parietal inferior, uma região na parte posterior do lobo parietal que é próxima do lobo occipital, causam **desatenção unilateral** e **negligência**. Indivíduos com tais lesões não têm qualquer defeito visual, auditivo e somestésico essencialmente aparente, mas eles ignoram estímulos da porção contralateral dos seus corpos ou do espaço ao redor dessas porções. Isto leva a uma falta de cuidado em relação a uma das metades do seu corpo e, em casos extremos, a situações em que indivíduos barbeiam metade de suas faces, vestem metade de seus corpos, ou leem metade de cada página. Essa incapacidade em montar uma imagem do espaço visual de um dos lados se deve a um deslocamento na atenção visual para o lado da lesão cerebral e pode ser melhorado, se não totalmente corrigido, pelo uso de óculos que contêm prismas. A especialização hemisférica também se estende para outras partes do córtex. Pacientes com lesões no hemisfério categórico são incomodados por suas deficiências e são, frequentemente, deprimidos, enquanto pacientes com lesões do hemisfério representacional são, algumas vezes, despreocupados e até eufóricos. Lesões de diferentes partes do hemisfério categórico produzem **afasias fluentes**, **não fluentes** e **anômicas**. Embora as afasias sejam produzidas por lesões do hemisfério categórico, lesões no hemisfério representacional também têm efeitos. Por exemplo, elas podem prejudicar a capacidade de contar uma história ou fazer uma piada. Elas podem também prejudicar a capacidade de um indivíduo em entender a graça de uma piada e, mais amplamente, de compreender o significado das diferenças na inflexão e na "cor" da fala. Esse é mais um exemplo da forma como os hemisférios são especializados, em vez de simplesmente serem dominante e não dominante.

### DESTAQUES TERAPÊUTICOS

Os tratamentos para agnosia e afasia são sintomáticos e de suporte. Indivíduos com agnosia podem ser ensinados com exercícios a identificar objetos que são necessários para sua independência. Os tratamentos para indivíduos com afasia os ajudam a utilizar as habilidades restantes da linguagem, compensando os problemas de linguagem, e a aprender outros métodos de comunicação. Alguns indivíduos com afasia se recuperam, mas, frequentemente, algumas incapacidades permanecem. Fatores que influenciam o grau de melhoria incluem a causa e a extensão do dano cerebral, a área do cérebro que foi lesionada e a idade e saúde do indivíduo. Terapias assistidas por computador têm se mostrado eficazes na recuperação de certas partes da fala, e também têm permitido uma via alternativa de comunicação.

# QUADRO CLÍNICO 15–5

## Dislexia

A **dislexia**, um termo amplo, empregado ao comprometimento da capacidade de leitura, é caracterizada por dificuldades no aprendizado da decodificação de cada palavra, na enunciação e na leitura com precisão e fluência, apesar de possuir um nível de inteligência normal ou até mesmo, acima do normal. Ela frequentemente é devida a uma anormalidade hereditária que afeta 5% da população, com uma incidência semelhante em meninos e meninas. A dislexia é a mais comum e prevalente de todos os distúrbios de aprendizagem conhecidos. Ela geralmente coexiste com o transtorno do déficit de atenção. Muitos indivíduos com sintomas disléxicos também têm problemas com as habilidades da memória de curta duração e problemas no processamento da linguagem falada. Embora a sua causa precisa seja desconhecida, a dislexia tem uma origem neurológica. Dislexias adquiridas muitas vezes ocorrem devido à lesão cerebral em áreas essenciais relacionadas à linguagem, no hemisfério esquerdo. Além disso, em muitos casos, há uma diminuição do fluxo sanguíneo no giro angular do hemisfério categórico. Há várias teorias que explicam a causa da dislexia. A **hipótese fonológica** sugere que os disléxicos apresentam uma dificuldade específica na representação, no armazenamento, e/ou na recuperação dos sons da fala. A **teoria do processamento auditivo rápido** propõe que o principal déficit seja a percepção de sons curtos ou sons com variações muito rápidas. A **teoria visual** indica que um defeito na porção magnocelular do sistema visual torna o processamento mais lento e também leva a um déficit fonêmico. Defeitos da fala mais seletivos também têm sido descritos. Por exemplo, lesões limitadas ao polo temporal esquerdo podem provocar incapacidade de recuperar nomes de lugares e de pessoas, mas preservam a capacidade de recuperar nomes comuns, isto é, os nomes de objetos não específicos. A capacidade de recuperar verbos e adjetivos também permanece intacta.

### DESTAQUES TERAPÊUTICOS

Tratamentos para crianças com dislexia frequentemente se baseiam em estratégias modificadas de ensino que incluem o envolvimento de vários sentidos (audição, visão e tato) para aprimorar as habilidades de leitura. Quanto mais cedo for feito o diagnóstico e as intervenções forem aplicadas, melhor o prognóstico.

---

o dominante ou categórico, e nos restantes 4%, o hemisfério direito é o dominante. Em aproximadamente 15% dos indivíduos canhotos, o hemisfério direito é o categórico e em 15% não há uma lateralização clara. Entretanto, nos 70% dos canhotos restantes, o hemisfério esquerdo é o hemisfério categórico. É interessante que dificuldades de aprendizagem, tais como a **dislexia (ver Quadro Clínico 15–5)**, uma dificuldade na capacidade de aprender a ler, é 12 vezes mais comum em canhotos do que em destros, possivelmente devido a algumas anormalidades fundamentais no hemisfério esquerdo que levaram a uma mudança na lateralidade no início do desenvolvimento. Entretanto, os talentos espaciais dos canhotos podem estar bem acima da média; um número desproporcionalmente grande de artistas, músicos e matemáticos é canhoto. Por razões desconhecidas, os canhotos têm períodos de vida ligeiramente mais curtos — embora de modo significativo — do que os dos destros.

Algumas diferenças anatômicas entre os dois hemisférios podem ser correlacionadas a diferenças funcionais. O *planum temporale*, uma área do giro temporal superior que está envolvida no processamento auditivo relacionado à linguagem, é regularmente maior no lado esquerdo do que no direito (ver Figura 10–13). Ele também é maior no lado esquerdo do cérebro de chimpanzés, embora a linguagem seja uma característica quase que exclusivamente humana. Estudos de imagem mostram que outras porções da superfície superior do lobo temporal esquerdo são maiores em indivíduos destros, o lobo frontal direito é normalmente mais espesso do que o lado esquerdo, e o lobo occipital esquerdo é mais largo e se projeta pela linha média. Substâncias químicas diferentes também existem entre os dois lados do cérebro. Por exemplo, a concentração de dopamina é maior na via nigroestriatal do lado esquerdo em humanos destros, porém maior no lado direito em canhotos. O significado fisiológico dessas diferenças é desconhecido.

Em pacientes com esquizofrenia, estudos de ressonância magnética têm demonstrado volumes reduzidos de substância cinzenta no lado esquerdo do hipocampo anterior, da amígdala, do giro para-hipocampal e do giro temporal posterior superior. O grau de redução no giro temporal superior esquerdo se correlaciona ao grau de pensamento desordenado na doença. Há também anormalidades aparentes dos sistemas dopaminérgicos e do fluxo sanguíneo cerebral nessa doença.

## FISIOLOGIA DA LINGUAGEM

A linguagem é uma das bases fundamentais da inteligência humana e uma peça fundamental da cultura humana. As áreas cerebrais principais envolvidas com a linguagem estão dispostas ao longo e próximas à fissura de Sylvius (sulco cerebral lateral) do hemisfério categórico. Uma região na extremidade posterior do giro temporal superior chamada de **área de Wernicke (Figura 15–7)** está envolvida com a compreensão da informação auditiva e visual. Ela se projeta por meio do **fascículo arqueado** para a **área de Broca** no lobo frontal imediatamente em frente da extremidade inferior do córtex motor. A área de Broca processa a informação recebida da área de Wernicke em um padrão detalhado e coordenado para a vocalização e, depois, projeta o padrão por meio de uma área de articulação da fala na ínsula para o córtex motor, que inicia os movimentos adequados dos lábios, da língua e da laringe para produzir a fala. A provável sequência de eventos que ocorrem quando um

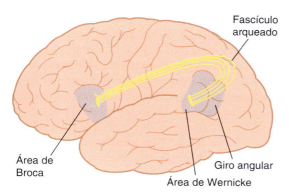

**FIGURA 15-7** Localização de algumas das áreas no hemisfério categórico envolvidas com as funções da linguagem. A área de Wernicke está na terminação posterior do giro temporal superior e está envolvida com a compreensão da informação auditiva e visual. Ela se projeta através do fascículo arqueado para a área de Broca no lobo frontal. A área de Broca processa a informação recebida da área de Wernicke em um padrão detalhado e coordenado para a vocalização e então projeta esse padrão por meio de uma área de articulação da fala na ínsula do córtex motor, que inicia os movimentos apropriados dos lábios, da língua e da laringe para produzir a fala.

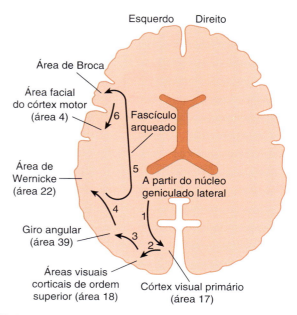

**FIGURA 15-8** Via percorrida pelos impulsos nervosos quando um indivíduo nomeia um objeto visual, projetado em uma secção horizontal do encéfalo humano. A informação se propaga do núcleo geniculado lateral no tálamo para o córtex visual primário, para áreas visuais críticas de ordem superior e para o giro angular. A informação então se propaga da área de Wernicke para a área de Broca por meio do fascículo arqueado. A área de Broca processa a informação em um padrão detalhado e coordenado para vocalização e então projeta o padrão por meio de uma área de articulação da fala na ínsula para o córtex motor, que inicia os movimentos apropriados dos lábios, da língua e da laringe para produzir a fala.

indivíduo nomeia um objeto visual é mostrada na **Figura 15-8**. O giro angular atrás da área de Wernicke parece processar a informação a partir das palavras que são lidas de tal modo que possam ser convertidas nas formas auditivas das palavras na área de Wernicke.

É interessante que em indivíduos que aprendem uma segunda língua na idade adulta, a fMRI revela que a porção da área de Broca envolvida com a aquisição é adjacente, porém separada da área envolvida com a linguagem nativa. Entretanto, em crianças que aprendem duas línguas no início da vida, apenas uma única área está envolvida com ambas. Sabe-se é claro, que crianças adquirem fluência em uma segunda língua mais facilmente que adultos.

## DISTÚRBIOS DA LINGUAGEM

**Afasias** são anormalidades das funções de linguagem que não são consequências de defeitos da visão, audição ou paralisia motora. Elas são causadas por lesões no hemisfério categórico (ver Quadro Clínico 15-4). A causa mais comum é a embolia ou trombose de um vaso sanguíneo cerebral. Muitas classificações diferentes de afasias foram publicadas, mas uma classificação conveniente divide as afasias em **afasias não fluentes**, **fluentes** e **anômicas**. Na afasia não fluente, a lesão está na área de Broca. A fala é lenta e as palavras são difíceis de serem pronunciadas. Pacientes com dano grave nessa área estão limitados a duas ou três palavras para expressar toda a gama de significados e emoção. Algumas vezes, as palavras retidas são aquelas que estavam sendo pronunciadas no momento do acidente vascular ou da lesão que provocou a afasia.

Em uma forma de afasia fluente, a lesão está na área de Wernicke. Nesta condição, a fala em si é normal, e algumas vezes os pacientes falam excessivamente. Entretanto, o que eles dizem consiste em jargões e neologismos que fazem pouco sentido. O paciente também não compreende o significado de palavras escritas ou faladas, e assim, outros aspectos do uso da linguagem estão comprometidos.

Outra forma de afasia fluente é uma condição em que os pacientes podem falar relativamente bem e têm boa compreensão auditiva, mas não conseguem colocar partes de palavras juntas ou evocar palavras. Isto é chamado de **afasia de condução**, pois se acreditava que ela era provavelmente devida a lesões da conexão do fascículo arqueado com as áreas de Wernicke e Broca. Entretanto, atualmente, parece que ela é consequência de lesões próximas ao córtex auditivo no giro perissilviano posterior.

Quando uma lesão ocorre no giro angular no hemisfério categórico sem afetar as áreas de Wernicke ou de Broca, não há dificuldade com a fala ou com a compreensão de informações auditivas; em vez disso, há dificuldade em entender a linguagem escrita ou pictórica, porque a informação visual não é processada e transmitida para a área de Wernicke. O resultado é uma condição chamada de **afasia anômica**.

As lesões isoladas que causam os defeitos seletivos descritos anteriormente ocorrem em alguns pacientes, mas a destruição do cérebro é frequentemente mais generalizada. Consequentemente, mais de uma forma de afasia está presente. Frequentemente, a afasia é geral (**global**), envolvendo ambas as funções receptivas e expressivas. Nesta situação, a fala é escassa e não fluente. A escrita é anormal em todas as afasias nas quais a fala é anormal, mas os circuitos neurais envolvidos são desconhecidos. Além disso, indivíduos surdos que desenvolvem

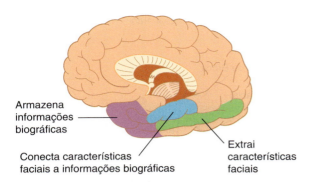

**FIGURA 15-9** Áreas no hemisfério cerebral direito, em indivíduos destros, que estão envolvidas no reconhecimento de faces. Uma parte importante do estímulo visual é direcionada para o lobo temporal inferior, onde representações dos objetos, particularmente das faces, são armazenadas. O armazenamento e reconhecimento de faces são mais fortemente representados no lobo temporal inferior direito em indivíduos destros, embora o lobo esquerdo também seja ativo. (Modificada de Szpir M: Accustomed to your face. Am Sci 1992;80:539.)

uma lesão no hemisfério categórico perdem sua capacidade de se comunicar na linguagem de sinais.

A **gagueira** está associada com a dominância cerebral direita e hiperatividade generalizada do córtex cerebral e cerebelo. Isto inclui o aumento da atividade da área motora suplementar. A estimulação de parte dessa área tem sido relatada como produtora do **riso**, com a duração e a intensidade do riso proporcional à intensidade do estímulo.

## RECONHECIMENTO DE FACES

Uma parte importante do estímulo visual é direcionada para o lobo temporal inferior, onde representações de objetos, particularmente faces, são armazenadas (**Figura 15-9**). Faces são particularmente importantes para distinguir amigos de inimigos e o estado emocional dos observados. Em humanos, o armazenamento e o reconhecimento facial são mais fortemente representados no lobo temporal inferior direito em indivíduos destros, embora o lobo esquerdo também seja ativo. Lesões dessa área podem causar **prosopagnosia**, a incapacidade de reconhecer faces. Pacientes com essa anormalidade podem reconhecer formas e reproduzi-las. Eles podem reconhecer pessoas por suas vozes, e muitos deles apresentam respostas autônomas quando veem faces familiares em oposição a faces desconhecidas. Entretanto, eles não podem identificar as faces familiares que veem. O hemisfério esquerdo também está envolvido, mas o papel do hemisfério direito é o principal. A presença de uma resposta autônoma a uma face familiar na ausência de reconhecimento foi explicada pela postulação da existência de uma via dorsal separada para o processamento de informações sobre faces que levam ao reconhecimento apenas em um nível subconsciente.

## LOCALIZAÇÃO DE OUTRAS FUNÇÕES

O uso dos exames de fMRI e PET *scan* combinados com o estudo de paciente com acidentes vasculares e traumatismos cranioencefálicos forneceu informações adicionais a respeito dos modos pelos quais o processamento serial da informação sensorial produz cognição, raciocínio, compreensão e linguagem. A análise das regiões cerebrais envolvidas nos cálculos aritméticos destacou duas áreas. Na porção inferior do lobo frontal esquerdo se encontra uma área envolvida com números e cálculos exatos. Lesões do lobo frontal podem causar **acalculia**, uma dificuldade seletiva de habilidade matemática. Existem áreas em torno dos sulcos intraparietais de ambos os lobos parietais que estão envolvidas com as representações visioespaciais de números e, presumivelmente, de contagem nos dedos.

Duas estruturas subcorticais do lado direito desempenham um papel na navegação precisa em humanos. Uma é o hipocampo direito, que está envolvido com a aprendizagem sobre a localização de lugares, e o outro é o núcleo caudado direito, que facilita o movimento para os lugares. Os homens têm cérebros maiores que as mulheres e são apontados como portadores de maiores habilidades espaciais e de capacidade de navegação.

Outros defeitos observados em pacientes com lesões corticais localizadas incluem, por exemplo, a incapacidade de nomear animais, embora a capacidade de nomear outros seres vivos e objetos esteja intacta. Um paciente com uma lesão parietal esquerda apresentou dificuldade com a segunda metade das palavras, mas não com a primeira metade delas. Alguns pacientes com lesões parietoccipitais escrevem apenas com consoantes e omitem as vogais. O padrão que emerge de estudos desse tipo é um de processamento sequencial preciso de informação em áreas localizadas do cérebro. Pesquisas adicionais desse tipo devem expandir muito o nosso entendimento das funções do neocórtex.

## RESUMO

- A memória é dividida em explícita (declarativa) e implícita (não declarativa). A memória explícita é subdividida em semântica e episódica. A implícita é subdividida em *priming*, processual, aprendizagem associativa e aprendizagem não associativa.

- A memória declarativa envolve o hipocampo e o lobo temporal medial para retenção. O *priming* é dependente do neocórtex. A memória processual é processada no corpo estriado. A aprendizagem associativa é dependente da amígdala para suas respostas emocionais e do cerebelo para suas respostas motoras. A aprendizagem não associativa é dependente de várias vias reflexas.

- A plasticidade sináptica é a capacidade do tecido neural de mudar como refletida pela LTP (um aumento efetivo da efetividade sináptica) ou LTD (uma redução efetiva da efetividade sináptica) após seu uso continuado. A habituação é uma forma simples de aprendizagem na qual um estímulo neutro é repetido várias vezes. A sensibilização é a ocorrência prolongada de respostas pós-sinápticas aumentadas quando um estímulo ao qual alguém tenha se habituado é combinado, uma ou várias vezes, a um estímulo nocivo.

- A doença de Alzheimer é caracterizada por progressiva perda da memória de curta duração seguida de perda geral da função cognitiva. As características citopatológicas distintivas da doença de Alzheimer são emaranhados neurofibrilares intracelulares e placas senis extracelulares.

- Os hemisférios categórico e representacional são para processos analíticos sequencial e relações visuoespaciais, respectivamente.

Lesões no hemisfério categórico produzem distúrbios de linguagem, enquanto lesões no hemisfério representacional produzem astereognose.

- As afasias são anormalidades de funções de linguagem e são causadas por lesões no hemisfério categórico. Elas são classificadas como afasias fluentes (área de Wernicke), não fluentes (área de Broca), e anômicas (giro angular) com base na localização das lesões cerebrais.

# QUESTÕES DE MÚLTIPLA ESCOLHA

*Para todas as questões, selecione a melhor opção, a não ser que direcionado diferentemente.*

1. Um homem de 17 anos de idade sofreu uma lesão traumática no encéfalo como resultado de um acidente de motocicleta. Ele ficou inconsciente e foi encaminhado imediatamente para a emergência do hospital local. Uma tomografia foi feita e intervenções apropriadas foram adotadas. Cerca de seis meses mais tarde ele ainda apresentava déficits de memória. Qual das seguintes opções associa corretamente a área cerebral e um tipo de memória?
   A. Hipocampo e memória implícita
   B. Neocórtex e aprendizado associativo
   C. Lobo temporal medial e memória declarativa
   D. Giro angular e memória processual
   E. Estriado e *priming*

2. O quiasma óptico e o corpo caloso são seccionados em um cão que, com o olho direito coberto, é treinado para latir quando vê um quadrado vermelho. O olho direito é então descoberto e o olho esquerdo coberto. O animal agora
   A. não irá responder ao quadrado vermelho porque o quadrado não produz impulsos que atinjam o córtex occipital direito.
   B. não irá responder ao quadrado vermelho porque o animal apresenta hemianopia bitemporal.
   C. não irá responder ao quadrado vermelho se a comissura posterior também for seccionada.
   D. irá responder ao quadrado vermelho apenas após treinamento.
   E. irá responder prontamente ao quadrado vermelho apesar da ausência de estímulo para o córtex occipital esquerdo.

3. Um homem de 32 anos de idade tinha epilepsia no lobo temporal medial por mais de 10 anos. Isto provocava a perda bilateral da função do hipocampo. Como resultado, esperava-se que esse indivíduo experimentasse
   A. o desaparecimento das memórias remotas.
   B. a perda da memória de trabalho.
   C. a perda da capacidade de codificar eventos do passado recente para a memória de longa duração.
   D. a perda da capacidade de se lembrar de faces e formas mas não da capacidade de se lembrar de palavras impressas ou faladas.
   E. a produção de respostas emocionais inapropriadas quando se lembra de eventos do passado recente.

4. Uma mulher de 70 anos de idade caiu de um lance de escadas, batendo sua cabeça na calçada de concreto. O trauma provocou uma severa hemorragia intracraniana. Os sintomas que ela pode experimentar são dependentes da área do cérebro mais afetada. Qual das seguintes opções está *incorretamente* associada?
   A. Dano ao lobo parietal do hemisfério representacional: desatenção e negligência unilaterais.
   B. Perda dos neurônios colinérgicos no núcleo basal de Meynert e em áreas relacionadas do prosencéfalo: perda da memória recente.
   C. Dano aos corpos mamilares: perda da memória recente.
   D. Dano ao giro angular no hemisfério categórico: afasia não fluente.
   E. Dano à área de Broca no hemisfério categórico: fala lenta.

5. O hemisfério representacional é melhor do que o hemisfério categórico em
   A. funções da linguagem.
   B. reconhecimento de objetos por suas formas.
   C. compreensão de palavras impressas.
   D. compreensão de palavras faladas.
   E. cálculos matemáticos.

6. Uma mulher de 67 anos de idade sofreu um acidente vascular que danificou a terminação posterior do giro temporal superior. Uma lesão da área de Wernicke no hemisfério categórico ocasionou
   A. a perda da sua memória de curta duração.
   B. afasia não fluente com voz lenta e hesitante.
   C. um *déjà vu*.
   D. uma fala rápida mas sem sentido, o que é característico da afasia fluente.
   E. a perda da sua capacidade de reconhecer faces, chamada de prosopagnosia.

7. Qual das seguintes opções é mais provável que *não* esteja envolvida na produção de LTP?
   A. Óxido nítrico
   B. $Ca^{2+}$
   C. Receptores NMDA
   D. Hiperpolarização de membrana
   E. Despolarização de membrana

8. Uma mulher de 79 anos de idade tem tido dificuldade em encontrar o caminho de volta para casa após suas caminhadas matinais. Seu marido também notou que ela demora mais tempo para fazer tarefas rotineiras em casa e muitas vezes parece estar confusa. Ele espera que isto seja consequência da "velhice", mas teme que possa ser um sinal da doença de Alzheimer. Qual das seguintes opções é o sinal definitivo dessa doença?
   A. Perda da memória de curta duração.
   B. Presença de emaranhados neurofibrilares intracelulares e placas extracelulares com um núcleo de peptídeos β-amiloides.
   C. Uma mutação nos genes para a proteína precursora amiloide (APP) no cromossomo 21.
   D. Rápida reversão dos sintomas com o uso de inibidores de acetilcolinesterase.
   E. Uma perda de neurônios colinérgicos no núcleo basal de Meynert.

# REFERÊNCIAS

Aimone JB, Wiles J, Gage FH: Computational influence of adult neurogenesis on memory encoding. Neuron 2009;61:187.

Andersen P, Morris R, Amaral D, Bliss T, O'Keefe J: *The Hippocampus Book.* Oxford University Press, 2007.

Bird CM, Burgess N: The hippocampus and memory: Insights from spatial processing. Nature Rev Neurosci 2008;9:182.

Eichenbaum H: A cortical-hippocampal system for declarative memory. Nat Neurosci Rev 2000;1:41.

Goodglass H: *Understanding Aphasia.* Academic Press, 1993.

Ingram VM: Alzheimer's disease. Am Scientist 2003;91:312.

Kandel ER: The molecular biology of memory: A dialogue between genes and synapses. Science 2001;294:1028.

LaFerla FM, Green KN, Oddo S: Intracellular amyloid-$\beta$ in Alzheimer's disease. Nature Rev Neurosci 2007;8:499.

Ramus F: Developmental dyslexia: Specific phonological defect or general sensorimotor dysfunction. Curr Opin Neurobiol 2003;13:212.

Russ MD: Memories are made of this. Science 1998;281:1151.

Selkoe DJ: Translating cell biology into therapeutic advances in Alzheimer's disease. Nature 1999;399 (Suppl): A23.

Shaywitz S: Dyslexia. N Engl J Med 1998;338:307.

Squire LR, Stark CE, Clark RE: The medial temporal lobe. Annu Rev Neurosci 2004;27:279.

Squire LR, Zola SM: Structure and function of declarative and nondeclarative memory systems. Proc Natl Acad Sci 1996;93:13515.

# SEÇÃO III

# Fisiologia Endócrina e Reprodutiva

O sistema endócrino tem o papel de manter a homeostasia de todo o corpo, o que é realizado por meio da coordenação das vias de sinalização hormonal que regulam a atividade celular nos órgãos-alvo de todo o corpo. Mecanismos endócrinos também estão envolvidos na capacidade dos seres humanos de se reproduzirem e na maturação sexual necessária para essa função. As **glândulas endócrinas** clássicas estão espalhadas por todo o corpo e secretam **hormônios** no sistema circulatório, em geral por meio de secreção sem um ducto para o líquido intersticial. Os **órgãos-alvo** apresentam receptores que se ligam ao hormônio específico para iniciar a resposta celular. O sistema endócrino pode ser contrastado com a regulação neural da função fisiológica, o que foi o foco da seção anterior. Os efetores endócrinos geralmente fornecem uma regulação "difundida" simultaneamente por múltiplos órgãos e tecidos, sendo a especificidade garantida pela expressão de receptores pertinentes. Uma mudança nas condições ambientais, por exemplo, frequentemente exige uma resposta integrada em em múltiplos sistemas. A regulação neural, por outro lado, é muitas vezes delimitada espacialmente de modo sutil, como na habilidade de contrair apenas um único músculo. Entretanto, ambos os sistemas devem trabalhar colaborativamente para permitir tanto uma estabilidade do meio interno corporal minuto a minuto quanto a longo prazo.

Os hormônios são os mensageiros solúveis do sistema endócrino e são classificados em esteroides, peptídeos e derivados de aminas (ver Capítulos 1 e 2). Os hormônios esteroides podem atravessar a membrana plasmática lipídica das células e em geral se ligam a receptores intracelulares. Hormônios peptídicos e derivados de aminas se conectam a receptores da superfície celular. Os hormônios esteroides são produzidos pelo córtex da suprarrenal (Capítulo 20), pelas gônadas, testículos (Capítulo 23) e ovários (Capítulo 22), além dos hormônios esteroides produzidos pela placenta durante a gravidez (Capítulo 22). Os hormônios derivados de aminas são formados a partir do aminoácido tirosina e são produzidos pela tireoide (Capítulo 19) e medula da suprarrenal (Capítulo 20). Curio-

samente, o hormônio tireoide, derivado da tirosina, se comporta mais como um esteroide do que como um hormônio peptídico, ligando-se a um receptor intracelular. No entanto, a maioria dos hormônios são peptídeos, os quais são sintetizados muitas vezes como pré-pró-hormônios, antes de serem clivados a pró-hormônios no retículo endoplasmático e em seguida a hormônios ativos nas vesículas secretoras.

Há várias doenças do sistema endócrino. Na verdade, distúrbios endócrinos e metabólicos representam algumas das maiores aflições dos países desenvolvidos, especialmente quando a nutrição e o acesso aos serviços do sistema de saúde são abundantes e indivíduos de alto risco são identificados por um rastreamento regular. Pelo menos 11 distúrbios endócrinos e metabólicos são encontrados em 5% ou mais da população adulta dos Estados Unidos, incluindo diabetes melito, osteopenia, dislipidemia, síndrome metabólica e tireoidite. Por exemplo, a diabetes melito tipo 2 é um dos distúrbios metabólicos mais prevalentes do século 21, representando uma inabilidade do corpo em responder à insulina. O alto teor de glicose sanguínea resultante danifica vários tecidos, levando a várias complicações secundárias (ver Capítulo 24). Em grande parte, a alta e crescente ocorrência de diabetes e de outros distúrbios metabólicos se encontra na prevalência substancial de obesidade nos países desenvolvidos, com até um terço da população adulta dos Estados Unidos considerada obesa e dois terços acima do peso. De fato, com base em relatório de 2009, a obesidade também afeta 28% das crianças norte-americanas entre 12 e 17 anos e, embora a atual ocorrência de diabetes tipo 2 em crianças seja muito baixa, espera-se que ela aumente. Além disso, uma série de distúrbios endócrinos é mais frequente em grupos étnicos específicos ou de um determinado gênero. Em geral, o fardo dos distúrbios endócrinos e metabólicos, com suas diversas manifestações e complicações, representa uma grave crise da saúde pública, ressaltando ainda uma aparente carência nacional de endocrinologistas treinados. Como resultado, muitos distúrbios endócrinos acabam sendo tratados por médicos da atenção primária.

C A P Í T U L O

# 16

# Conceitos Básicos da Regulação Endócrina

## OBJETIVOS

*Após o estudo deste capítulo, você deve ser capaz de:*

- Descrever os hormônios e sua contribuição para os mecanismos homeostáticos de todo o corpo.
- Compreender a natureza química das diferentes classes de hormônios e como isso determina seu mecanismo de ação nas células-alvo.
- Definir como os hormônios são sintetizados e secretados pelas células das glândulas endócrinas, inclusive como os hormônios peptídicos são clivados a partir de precursores maiores.
- Explicar a importância das proteínas carreadoras no sangue para os hormônios hidrofóbicos e os mecanismos que determinam os níveis de hormônios circulantes livres.
- Considerar os princípios do controle por retroalimentação (*feedback*) para a liberação de hormônios e sua importância para a homeostasia.
- Inferir os princípios que regulam os estados patológicos que resultam da produção excessiva ou deficiente de hormônios-chave.

## INTRODUÇÃO

Esta seção aborda as várias glândulas endócrinas que controlam o funcionamento dos múltiplos sistemas de órgãos do corpo. Em geral, a fisiologia endócrina está relacionada à manutenção dos diversos aspectos da **homeostasia**. Os mediadores de tais mecanismos de controle são fatores solúveis conhecidos como **hormônios**. A palavra "hormônio" é derivada do grego *horman*, que significa "colocar em movimento". Preparando-se para as discussões específicas dos diversos sistemas endócrinos e seus hormônios, este capítulo abordará alguns aspectos da regulação endócrina que são comuns a todos os sistemas.

Outra característica da fisiologia endócrina que deve ser lembrada é a de que, ao contrário de outros sistemas fisiológicos tratados neste livro, o sistema endócrino não pode ser claramente definido em termos anatômicos. Ao contrário, o sistema endócrino é um conjunto distribuído de glândulas e mensageiros circulantes que é frequentemente estimulado pelo sistema nervoso central e/ou sistema nervoso autônomo.

## EVOLUÇÃO DOS HORMÔNIOS E SUAS AÇÕES NAS CÉLULAS-ALVO

Como ressaltado na introdução desta seção, os hormônios podem ser classificados em esteroides, derivados de aminas e peptídeos. Os hormônios peptídicos são, de longe, os mais numerosos. Muitos hormônios podem ser agrupados em famílias que refletem suas semelhanças estruturais, bem como as similaridades dos receptores que eles ativam. Entretanto, o número de hormônios e sua diversidade aumentam à medida que se passa de formas de vida mais simples para outras mais complexas, refletindo assim os desafios adicionais em manter a homeostasia em organismos mais complexos. Por exemplo, entre os hormônios peptídicos, vários são heterodímeros que compartilham uma cadeia α comum, sendo a especificidade conferida pela cadeia β. No caso específico do hormônio estimulante da tireoide (TSH, do inglês *thyroid-stimulating hormone*), do hormônio folículo-estimulante (FSH, do inglês *follicle-stimulating hormone*) e do hormônio luteinizante (LH, do inglês *luteinizing hormone*), há evidências de que a cadeia β característica surgiu a partir de uma série de duplicações de um gene ancestral comum. Além disso, para esses e outros hormônios, essa

## SEÇÃO III  Fisiologia Endócrina e Reprodutiva

evolução molecular implica a evolução dos receptores hormonais, permitindo a diversificação das ações hormonais e da sua especificidade. Isso foi conseguido por meio da coevolução dos receptores básicos acoplados à proteína G (GPCR, do inglês *G-protein coupled receptors*) e do receptores tirosina cinase que regulam os efeitos dos hormônios peptídicos e derivados de aminas que atuam na superfície celular (ver Capítulo 2). As relações ancestrais subjacentes algumas vezes reemergem, entretanto, na reatividade cruzada que pode ser vista quando os hormônios atingem níveis elevados incomuns (p. ex., tumores endócrinos).

Os hormônios esteroides e da tireoide se distinguem por seus sítios de ação predominantemente intracelulares, uma vez que podem difundir-se livremente através da membrana celular. Eles se ligam a uma família de proteínas predominantemente citoplasmáticas conhecidas como receptores nucleares. Após o acoplamento do ligante, o complexo ligante-receptor se desloca para o núcleo, onde ou se homodimeriza ou se associa a um receptor nuclear distinto, formando assim um heterodímero. Em ambos os casos, o dímero se liga ao DNA tanto para aumentar quanto para diminuir a transcrição gênica no tecido-alvo. Membros individuais da família receptora nuclear apresentam um grau considerável de homologia, talvez resultante de um gene ancestral comum, compartilhando muitos domínios funcionais, tais como os dedos de zinco que permitem a ligação do DNA. No entanto, variações de sequência permitem a especificidade do ligante bem como a ligação a sequências específicas do DNA. Deste modo, a transcrição de genes distintos é regulada pelos mesmos hormônios.

## SECREÇÃO HORMONAL

### SÍNTESE E PROCESSAMENTO

A regulação da síntese hormonal depende, é claro, da sua natureza química. Para hormônios peptídicos, bem como para receptores hormonais, a síntese é controlada predominantemente no nível da transcrição. Para hormônios derivados de aminas e esteroides ela é controlada indiretamente ao se regular a produção de enzimas-chave sintetizadoras, bem como pela disponibilidade de substratos.

Curiosamente, a maioria dos hormônios peptídicos é sintetizada inicialmente como cadeias peptídicas muito maiores e então processada intracelularmente por meio de proteases específicas para produzir a molécula final do hormônio. Em alguns casos, vários hormônios podem ser derivados do mesmo precursor inicial, dependendo das etapas de processamento específicas presentes em um determinado tipo celular. Presumivelmente, isto resulta em um nível de "economia" genética. Também é importante observar que os próprios precursores de hormônios são geralmente inativos. Este pode ser um mecanismo que fornece uma medida adicional de controle regulatório ou, no caso dos hormônios da tireoide, pode decretar o local de maior disponibilidade hormonal.

A síntese de todas as proteínas/peptídeos, discutida anteriormente, encontra-se sujeita aos mecanismos normais de controle de transcrição na célula (ver Capítulo 2). Além disso, há recursos para uma elaborada regulação específica por outros hormônios, uma vez que as regiões reguladoras de muitos genes de hormônios peptídicos contêm sequências de ligação para os receptores nucleares discutidos anteriormente. Por exemplo, o hormônio da tireoide diretamente suprime a expressão do TSH por meio do receptor do hormônio da tireoide. Esses mecanismos específicos para regular a transcrição hormonal são essenciais para o funcionamento das alças de retroalimentação (*feedback loops*), como será discutido detalhadamente a seguir. Em alguns casos, a abundância de hormônios selecionados pode também ser regulada via tradução proteica. Por exemplo, altos níveis de glicose circulante estimulam a tradução do mRNA da insulina. Tais efeitos são mediados pela habilidade da glicose em aumentar a interação do mRNA da insulina com proteínas de ligação específicas do RNA, as quais aumentam sua estabilidade e sua tradução. O efeito claro é uma regulação mais precisa e oportuna dos níveis de insulina e, portanto, do metabolismo energético, o que seria esperado apenas a partir da regulação transcricional.

Os precursores dos hormônios peptídicos são processados por meio da mesma maquinaria celular que lida com as proteínas destinadas à exportação para fora da célula, incluindo o trânsito por vesículas específicas, nas quais a forma de pró-peptídeo pode sofrer clivagem, produzindo os hormônios ativos finais. Hormônios maduros também são sujeitos a várias etapas de processamento pós-traducional, como a glicosilação, as quais podem influenciar sua atividade biológica final e/ou estabilidade na circulação. Por fim, todos os hormônios entram em uma das duas vias secretórias: constitutiva ou regulada (ver Capítulo 2).

## SECREÇÃO

A secreção de vários hormônios ocorre pelo processo de exocitose de grânulos armazenados, como discutido no Capítulo 2. A maquinaria exocítica é ativada quando o tipo celular que sintetiza e armazena o hormônio em questão é ativado por um sinal específico, como um neurotransmissor ou um fator de liberação de peptídeos. Deve-se, no entanto, contrastar a secreção de hormônios armazenados com aquela dos que são continuamente liberados por difusão (p. ex., esteroides). O controle da secreção dessas últimas moléculas ocorre por meio das influências cinéticas sobre as enzimas de síntese ou proteínas carreadoras envolvidas na produção hormonal. Por exemplo, a proteína reguladora aguda da esteroidogênese (StAR, do inglês *steroidogenic acute regulatory protein*) é uma proteína lábil, cuja expressão, ativação e desativação são reguladas por cascatas de sinalização intracelular e seus efetores, incluindo diversas proteínas cinases e fosfatases. A StAR transporta o colesterol da camada externa para a interna da membrana mitocondrial. Como essa é uma primeira etapa limitante da taxa de produção do precursor esteroide, a pregnenolona, esse arranjo permite mudanças na taxa de síntese do esteroide e, portanto, na sua secreção, em resposta a sinais homeostáticos como hormônios tróficos, citocinas e estresse (**Figura 16–1**).

Uma complexidade adicional associada à secreção hormonal se relaciona ao fato de alguns hormônios serem secretados de modo pulsátil. Taxas de secreção podem atingir um pico e um declínio obedecendo aos ritmos circadianos, em resposta ao horário das refeições, ou ser regulada por outros geradores de padrão, cuja periodicidade pode variar de milissegundos a anos. A secreção pulsátil é muitas vezes relacionada à atividade de osciladores no hipotálamo que regulam o potencial de membrana dos neurônios, que em resposta, secretam picos de fatores de

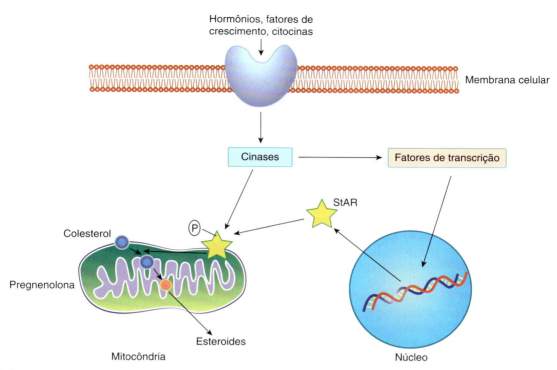

**FIGURA 16-1 Regulação da biossíntese de esteroides pela proteína reguladora aguda da esteroidogênese (StAR).** Sinais extracelulares ativam cinases intracelulares que, por sua vez, fosforilam fatores de transcrição que aumentam a expressão de StAR. A StAR é ativada por fosforilação e facilita a transferência do colesterol da camada externa para a interna da membrana mitocondrial. Este fato permite a entrada do colesterol na via biossintética do esteroide, iniciando-se com a pregnenolona.

liberação hormonal na circulação hipofisária, os quais provocam então a liberação do hormônio hipofisário, e de outros hormônios a jusante (*downstream*), em um padrão pulsátil semelhante (ver Capítulos 17 e 18). Há evidências de que esses pulsos hormonais carregam informações diferentes das que são levadas por uma exposição uniforme a uma concentração única do hormônio para os tecidos-alvo sobre os quais atuam. Terapeuticamente, a secreção pulsátil pode representar desafios se, devido à deficiência, tornar-se necessário repor um hormônio em particular que é normalmente secretado dessa forma.

## TRANSPORTE HORMONAL NO SANGUE

Além da taxa de secreção e da sua natureza (uniforme *versus* pulsátil), vários fatores influenciam os níveis circulatórios dos hormônios. Estes incluem as taxas de degradação e/ou consumo, ligação com receptores e sua disponibilidade e a afinidade de um determinado hormônio por carreadores plasmáticos (Figura 16-2). A estabilidade influencia a meia-vida circulatória de um dado hormônio e tem implicações terapêuticas para a terapia de reposição hormonal, além daqueles colocados pela secreção pulsátil, como discutido anteriormente.

Carreadores plasmáticos para hormônios específicos exercem várias funções fisiológicas importantes. Primeiro, eles servem como um reservatório de hormônio inativo e, portanto, representam uma reserva hormonal. Hormônios ligados a outras substâncias são, em geral, protegidos de degradação ou utilização. Portanto, uma reserva de hormônios ligados a outras

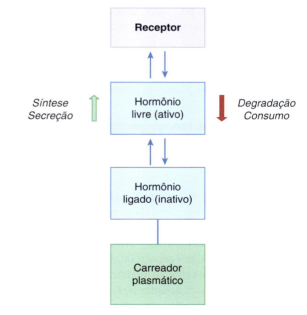

**FIGURA 16-2 Resumo dos fatores que determinam os níveis dos hormônios livres circulando na corrente sanguínea.** São apresentados os fatores que aumentam (seta verde para cima) ou diminuem (seta vermelha para baixo) os níveis hormonais. Hormônios livres também estão em equilíbrio com as formas ligadas tanto a receptores quanto a proteínas plasmáticas carreadoras.

moléculas pode permitir que as oscilações nos níveis hormonais sejam suavizadas ao longo do tempo. Carreadores plasmáticos também restringem o acesso do hormônio a alguns locais.

# SEÇÃO III  Fisiologia Endócrina e Reprodutiva

Em última análise, os carreadores plasmáticos podem ser vitais ao modular os níveis do hormônio livre em questão. Geralmente, é apenas o hormônio livre que é ativo biologicamente nos tecidos-alvo ou que pode mediar a regulação por retroalimentação (ver a seguir), uma vez que trata-se da única forma capaz de acessar o compartimento extravascular.

As catecolaminas e a maior parte dos hormônios peptídicos são solúveis no plasma e são transportados desta forma. Ao contrário, hormônios esteroides são hidrofóbicos e são, em grande parte, ligados a extensas proteínas chamadas **proteínas ligadoras de esteroides** (SBP, do inglês *steroid binding proteins*), que são sintetizadas no fígado. Como resultado, apenas pequenas quantidades de hormônios livres se encontram dissolvidas no plasma. Especificamente, a **globulina ligadora de hormônios sexuais** (SHBG, do inglês *sex hormone-binding globulin*) é uma glicoproteína que se liga aos hormônios sexuais testosterona e 17β-estradiol. Progesterona, cortisol e outros corticosteroides são ligados à transcortina.

O complexo hormônio-SBP e o hormônio livre se encontram em equilíbrio no plasma e apenas o último é capaz de se difundir através das membranas celulares. As SBPs apresentam três funções principais: aumentam a solubilidade no sangue dos hormônios lipossolúveis, reduzem a taxa de perda hormonal na urina, ao impedir que os hormônios sejam filtrados nos rins e, como mencionado anteriormente, proporcionam uma fonte de hormônio na corrente sanguínea capaz de liberar moléculas de hormônio livre à medida que o equilíbrio se altera. Assim, uma maneira adicional de regular a disponibilidade de hormônios que se ligam a proteínas carreadoras, como os esteroides, se dá por meio da regulação da expressão e secreção das próprias proteínas carreadoras. Trata-se de um mecanismo crítico que regula a biodisponibilidade dos hormônios da tireoide, por exemplo (ver Capítulo 19).

Em condições fisiopatológicas, algumas medicações podem alterar os níveis das proteínas ligadoras ou afastar os hormônios ligados a elas. Além disso, algumas proteínas ligadoras são pouco específicas e se ligam a múltiplos hormônios (p. ex. SHBG). Tais observações podem ter implicações clínicas para a homeostasia endócrina, uma vez que os hormônios livres são necessários para a regulação por retroalimentação e para o o controle das taxas de síntese e secreção (ver a seguir).

Por fim, a relação anatômica dos locais de liberação e a ação dos hormônios podem desempenhar um papel fundamental na sua regulação. Por exemplo, vários hormônios são degradados pela passagem pela circulação pulmonar ou pelo fígado. Isto pode reduzir significativamente a janela temporal em que um dado hormônio pode atuar.

## AÇÃO HORMONAL

Como será estudado em capítulos posteriores, os hormônios exercem uma ampla variedade de ações características em um enorme número de células-alvo, promovendo alterações no metabolismo, liberação de outros hormônios e substâncias reguladoras, alterações na atividade de canais iônicos e crescimento celular, dentre outras (Quadro Clínico 16–1). Em última análise, a ação conjunta dos hormônios do corpo garante a manutenção da homeostasia. Na verdade, todos os hormônios afetam a homeostasia em algum grau. Entretanto, um subconjunto de hormônios, como detalhado na Tabela 16–1, constitui os contribuintes essenciais para a homeostasia. Estes incluem o hormônio da tireoide, o cortisol, o hormônio da paratireoide, o hormônio antiurético (ADH, do inglês *antidiuretic hormone*)*, os mineralocorticoides e a insulina. Informação detalhada sobre os efeitos biológicos precisos dessas moléculas pode ser encontrada nos capítulos subsequentes.

---

* N. de R.T. O ADH também é conhecido como vasopressina.

---

## QUADRO CLÍNICO 16–1

### Câncer de mama

O câncer de mama é o mais comum entre as mulheres, com cerca de 1 milhão de novos casos diagnosticados a cada ano no mundo. A proliferação de mais de dois terços dos tumores de mama é acionada pelo hormônio ovariano, o estrogênio, uma vez que as células do tumor expressam altos níveis de receptores de estrogênio (RE) que sofreram modificação pós-traducional. O significado clínico desses achados moleculares é conhecido há mais de 100 anos, desde que o cirurgião escocês, Sir Thomas Beatson, relatou a progressão mais lenta da doença em pacientes com câncer mamário avançado após a remoção de seus ovários. Nos tempos modernos, a determinação de um câncer mamário ser ou não **positivo aos REs** é um teste diagnóstico crítico que orienta as decisões do tratamento, bem como um importante aspecto prognóstico. Tumores positivos a REs são geralmente de um baixo grau de malignidade e pacientes com tais tumores têm uma melhor sobrevida (embora a última se deva, ao menos em parte, à disponibilidade das excelentes opções de tratamento para os tumores RE-positivos, comparadas àquelas dos tumores RE-negativos — ver abaixo).

#### DESTAQUES TERAPÊUTICOS

Tumores mamários que respondem ao estrogênio são dependentes da presença do hormônio do crescimento. Atualmente, as células podem ser privadas dos efeitos do estrogênio farmacologicamente, em vez de recorrer-se à ooforectomia. **Tamoxifeno** e agentes relacionados inibem especificamente o receptor e podem também acelerar sua degradação. Em mulheres pós-menopausa, nas quais o estrogênio é derivado do metabolismo da testosterona em tecidos extragonadais em vez dos ovários, **inibidores da aromatase** inibem a conversão dos androgênios em estrogênio e, desta forma, privam as células tumorais do sinal crítico necessário para sua proliferação.

**TABELA 16-1** Principais contribuintes hormonais para a homeostasia

| Hormônio | Fonte | Ação |
|---|---|---|
| Hormônio da tireoide | Tireoide | Controla o metabolismo basal na maioria dos tecidos |
| Cortisol | Córtex da suprarrenal | Metabolismo energético; ação permissiva para outros hormônios |
| Mineralocorticoides | Córtex da suprarrenal | Regula o volume plasmático atuando sobre os eletrólitos |
| ADH | Neuro-hipófise | Regula a osmolalidade plasmática via efeitos sobre a excreção de água |
| Hormônio da paratireoide | Paratireoides | Regula os níveis de cálcio e fosfato |
| Insulina | Pâncreas | Regula a concentração de glicose no plasma |

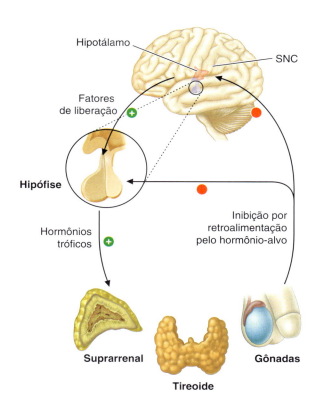

**FIGURA 16-3** Resumo das alças de retroalimentação que regulam o sistema endócrino. SNC, sistema nervoso central. (Reproduzida, com permissão, de Jameson JL (editor): *Harrison's Endocrinology*. 2nd edition. McGraw Hill, 2010.)

Hormônios hidrofílicos, incluindo peptídeos e catecolaminas, exercem seus efeitos agudos ao se ligarem aos receptores de superfície celular. A maior parte deles é da família GPCR. Hormônios hidrofóbicos, por outro lado, exercem predominantemente suas ações por meio de receptores nucleares. Há duas classes de receptores nucleares que são importantes na fisiologia endócrina. A primeira fornece estimulação direta da transcrição via indução da ligação de um coativador transcricional quando o ligante hormonal se encontra acoplado. Na segunda, a ligação do hormônio estimula simultaneamente a expulsão de um correpressor transcricional e o recrutamento de um coativador. A última classe de receptores permite uma faixa dinâmica mais ampla de regulação dos genes que são alvo do hormônio em questão.

Nos últimos anos, se tornou claro que vários receptores para esteroides e outros hormônios hidrofóbicos são extranucleares, alguns dos quais podem estar até presentes na superfície celular. A caracterização de tais receptores em um nível molecular, suas vias de sinalização associadas, e mesmo a prova da sua existência, foi dificultada pela habilidade dos hormônios hidrofóbicos para se difundir de modo relativamente livre por todos os compartimentos celulares. Esses **receptores extranucleares**, alguns dos quais podem ser estruturalmente relacionados ou mesmo idênticos aos receptores nucleares mais clássicos, são propostos como mediadores de respostas rápidas a esteroides e outros hormônios que não exigem alterações na transcrição gênica. Os efeitos fisiológicos nesses receptores podem, portanto, ser distintos daqueles tradicionalmente associados a um dado hormônio. Evidências se acumulam, por exemplo, de que receptores de membrana plasmática para o estrogênio podem mediar vasodilatação arterial aguda, bem como reduzir a hipertrofia cardíaca em condições fisiopatológicas. Funções como essas podem ser responsáveis por diferenças na prevalência de doença cardiovascular em mulheres no período pré ou pós-menopausa. Em qualquer caso, essa área ativa de investigação biomédica provavelmente ampliará nossos horizontes a respeito do espectro total de ação dos hormônios esteroides.

## PRINCÍPIOS DO CONTROLE POR RETROALIMENTAÇÃO

Um princípio geral decisivo que é crítico para a fisiologia endócrina é o da **regulação por retroalimentação** (*feedback*). Ele defende que a resposta das células-alvo à ação hormonal posteriormente age sobre quem a produziu (retroalimenta), controlando o órgão endócrino estimulado. A retroalimentação pode regular a liberação adicional do hormônio tanto em uma retroalimentação negativa quanto (mais raramente) em uma alça de retroalimentação positiva. A retroalimentação positiva se refere ao aumento ou à estimulação contínua do mecanismo/estímulo de liberação original. Tais mecanismos são vistos apenas em situações que precisam ser intensificadas para atingir um resultado eventual, como no parto. A retroalimentação negativa é um mecanismo de controle bem mais comum e envolve a inibição ou diminuição do mecanismo/estímulo de liberação hormonal inicial. Um esquema geral para a inibição por retroalimentação de reações endócrinas é apresentado na **Figura 16-3**.

Em geral, o sistema endócrino emprega uma rede de respostas de retroalimentação para manter um estado uniforme. Este pode ser explicado usando a osmolalidade sanguínea como um exemplo (**Figura 16-4**). A osmolalidade sanguínea em humanos deve ser mantida em uma faixa fisiológica de 275 a 299 mOsm, e para manter a homeostasia essa variável não deve ultrapassar esses valores. A fim de garantir que ela não se altere no contexto de um sistema aberto, existem

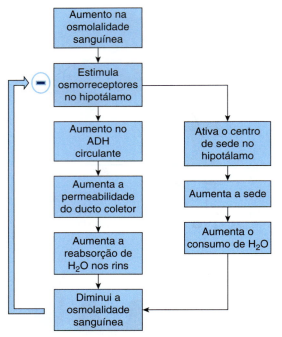

**FIGURA 16-4 Alça de retroalimentação que garante a homeostasia da osmolalidade sanguínea.** Um aumento na osmolalidade sanguínea dispara o mecanismo da sede, bem como a conservação de água nos rins via liberação de ADH pelo hipotálamo. Ambas as respostas diminuem a osmolalidade sanguínea de volta a faixa normal, o que retroalimenta o sistema para encerrar a sinalização do hipotálamo.

processos que irão adicionar ou remover água do sistema para garantir a sua constância. A osmolalidade do sangue irá aumentar com a desidratação e diminuir com a hiper-hidratação.

Se a osmolalidade sanguínea aumenta além da faixa ideal (em 10 mOsm ou mais), osmorreceptores são ativados. Estes sinalizam a liberação do hormônio peptídico ADH na circulação (a partir da neuro-hipófise). A ADH atua nos ductos coletores renais e aumenta a permeabilidade da membrana plasmática à água por meio da inserção de uma proteína chamada aquaporina. A água é então levada do líquido tubular para a circulação via transporte transcelular. A reabsorção de água dos rins para o sangue restabelece a osmolalidade sanguínea na faixa fisiológica. Portanto, a queda na osmolalidade sanguínea exerce retroalimentação negativa nas células do hipotálamo e da hipófise e a liberação de ADH é inibida, resultando em uma reduzida reabsorção de água no rins. Detalhes adicionais sobre a colaboração entre os rins, o hipotálamo e a hipófise são encontrados no Capítulo 38.

Sistemas de controle de retroalimentação negativa como os descritos são os sistemas de retroalimentação/homeostáticos mais comuns no corpo. Outros exemplos incluem a regulação de temperatura (ver Capítulo 17) e a regulação da concentração de glicose sanguínea (ver Capítulo 24). As alças de retroalimentação também fornecem estratégias de diagnóstico na avaliação de pacientes suspeitos de distúrbios endócrinos. Por exemplo, no caso de um paciente com suspeita de hipotireoidismo, níveis normais de TSH (ver Capítulo 19) tendem a descartar um defeito primário na própria glândula tireoide e, em vez disso, sugerir que um defeito na adeno-hipófise deve ser investigado. Inversamente, se o TSH se encontra elevado, isto sugere que a habilidade normal do hormônio da tireoide circulante de suprimir a síntese de TSH foi perdida, provavelmente devido a uma redução na habilidade da glândula tireoide em sintetizar o hormônio (**Quadro Clínico 16-2**).

## QUADRO CLÍNICO 16-2

### Abordagem ao paciente suspeito de doença endócrina

Ao contrário de muitos dos distúrbios dos sistemas individuais, abordados em outras partes desse livro, os sintomas das doenças endócrinas podem ser variáveis devido ao número de sistemas corporais que são impactados pela ação hormonal. Além disso, muitas glândulas endócrinas são relativamente inacessíveis ao exame físico direto. Distúrbios endócrinos devem, portanto, ser identificados com base nos sintomas que produzem, em associação com testes bioquímicos apropriados. A técnica de radioimunoensaio para hormônios específicos permanece como a base do diagnóstico endocrinológico e pode ser usada para estabelecer concentrações estáticas, bem como alterações dinâmicas de um hormônio em questão (a última exigindo amostragem sanguínea repetida ao longo do tempo). Além disso, os princípios da regulação por retroalimentação da síntese hormonal e da sua liberação podem permitir ao médico detectar a provável origem de qualquer defeito, ao comparar os níveis dos hormônios em uma mesma cadeia de reações. Por exemplo, se os níveis de testosterona estão baixos, mas aqueles do hormônio luteinizante (LH) estão altos, isto sugere que os testículos não são capazes de responder ao LH. Por outro lado, se tanto a testosterona quanto o LH estão baixos, o problema, provavelmente, se encontra no nível da hipótese. Hormônios sintéticos também podem ser administrados exogenamente para testar se níveis basais aumentados de um dado hormônio podem ser suprimidos, ou se níveis anormalmente baixos podem ser estimulados por um agente que atue a montante (*upstream*). Um exemplo da aplicação desse tipo de raciocínio para avaliação de suspeita de hipotireoidismo é fornecido na **Figura 16-5**.

### DESTAQUES TERAPÊUTICOS

O tratamento apropriado de distúrbios endócrinos depende da sua natureza. Por exemplo, se um hormônio particular ou seu fator de liberação são deficientes, a terapia de reposição hormonal é frequentemente indicada para amenizar os sintomas, bem como as respostas negativas de longo prazo (Figura 16-5).

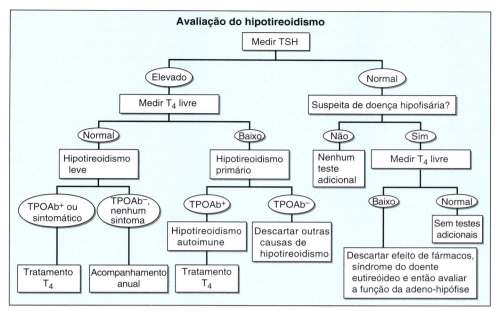

**FIGURA 16-5** Resumo de uma estratégia para avaliação laboratorial de hipotireoidismo. TSH, hormônio estimulante da tireoide; $T_4$, hormônio da tireoide; TPOAb⁺, positivo para autoanticorpos antitireoperoxidase; TPOAb⁻, anticorpos antitireoperoxidase ausentes. (Reproduzida, com permissão, de Jameson JL (editor): *Harrison's Endocrinology* 2nd Ed. McGraw Hill, 2010.)

## TIPOS DE DISTÚRBIOS ENDÓCRINOS

Também é pertinente discutir brevemente os tipos de doenças em que a fisiologia endócrina pode se tornar alterada. Detalhes adicionais desses estados patológicos podem ser encontrados nos capítulos subsequentes.

## DEFICIÊNCIA HORMONAL

Deficiências hormonais particulares são verificadas com mais frequência em um cenário onde há destruição da estrutura glandular responsável pela sua produção, frequentemente como resultado de um ataque autoimune inadequado.

Por exemplo, no diabetes melito tipo 1 as células β pancreáticas são destruídas, levando a uma incapacidade de sintetizar insulina, muitas vezes desde muito jovem. Do mesmo modo, deficiências hormonais surgem quando há mutações herdadas nos fatores responsáveis pela sua liberação ou nos receptores desses fatores de liberação. Defeitos na maquinaria enzimática necessária para a produção hormonal ou a falta de precursores apropriados (p. ex., a deficiência de iodo leva ao hipotireoidismo) também irão reduzir a quantidade do hormônio relevante disponível para as necessidades corporais.

## RESISTÊNCIA HORMONAL

Muitas das consequências da deficiência hormonal podem se repetir nos estados de doença em que níveis adequados de um determinado hormônio são sintetizados e liberados, mas os tecidos-alvo se tornam resistentes aos efeitos do hormônio. Na verdade, geralmente há produção excessiva do hormônio envolvido nessas condições porque as alças de retroalimentação, que normalmente servem para desligar a síntese hormonal e/ou secreção, são, do mesmo modo, dessensibilizadas. Mutações nos receptores hormonais (especialmente receptores nucleares) podem resultar em síndromes hereditárias de resistência hormonal. Essas síndromes, embora relativamente raras, em geral apresentam resultados graves e fornecem conhecimentos a respeito da biologia celular básica da sinalização hormonal. A resistência hormonal funcional que se desenvolve ao longo do tempo também é encontrada. Ela surge a partir de uma falência relativa da sinalização do receptor para se acoplar de maneira eficiente vias efetoras intracelulares a jusante (*downstream*), que normalmente controlam os efeitos do hormônio. O exemplo mais comum dessa situação é visto no diabetes melito tipo 2. Tecidos-alvo da insulina se tornam progressivamente mais resistentes às suas ações, como resultado de ativação reduzida de fosfatidilinositol 3-cinase e outras vias de sinalização intracelulares. Um fator fundamental que induz essa resposta é a obesidade. Além disso, devido à secreção excessiva de insulina, células β pancreáticas se tornam "exaustas" e podem finalmente falhar, precisando de tratamento com insulina exógena. Um objetivo terapêutico importante, portanto, é minimizar a progressão à exaustão das células β antes que a resistência irreversível à insulina se estabeleça, por meio de dieta, exercícios e tratamento com os chamados **sensibilizadores de insulina** (como a metformina e a rosiglitazona).

## EXCESSO HORMONAL

O oposto dos distúrbios de deficiência ou resistência hormonal é encontrado em doenças nas quais ocorre excesso de hormônios e/ou hiperestimulação dos receptores hormonais. Uma grande diversidade de tumores hormonais pode produzir hormônios de modo excessivo ou descontrolado. Observe que a secreção de hormônios por células tumorais pode não estar sujeita aos mesmos tipos de regulação por retroalimentação que são encontrados na mesma fonte normal daquele hormônio. No quadro de um tumor endócrino, efeitos exagerados do hormônio são encontrados. Por exemplo, acromegalia, ou gigantismo, ocorre em pacientes afetados por um adenoma derivado de somatotrofos hipofisários que secretam quantidades excessivas do hormônio do crescimento (ver Capítulo 18). Além disso, outros tumores endócrinos podem secretar outros hormônios além daqueles característicos do tipo celular ou tecido dos quais eles são originalmente derivados. Quando a produção hormonal é aumentada, em todos esses casos, em geral haverá também regulação para baixo (*downregulation*) dos fatores de liberação a montante, como resultado da ativação da retroalimentação negativa.

Distúrbios de excesso hormonal também podem ser reproduzidos por anticorpos que se ligam ao receptor do hormônio e o ativam. Um exemplo clássico dessa condição é a doença de Graves, na qual indivíduos suscetíveis produzem imunoglobulinas estimuladoras da tireoide (TSI, do inglês *thyroid-stimulating immunoglobulins*) que se ligam ao receptor do TSH. Isso provoca uma mudança conformacional que desencadeia a ativação do receptor e, portanto, a secreção do hormônio da tireoide na ausência de um estímulo fisiológico para esse evento. Doenças associadas ao excesso hormonal também podem ocorrer de uma forma hereditária, como resultado de mutações ativadoras dos receptores dos fatores de liberação hormonal. Como visto nos tumores endócrinos, tais estímulos fisiopatológicos de liberação hormonal excessiva não são sujeitos, é claro, à diminuição por retroalimentação negativa.

## RESUMO

- O sistema endócrino consiste em um sistema de glândulas distribuídas e de mensageiros químicos que elas produzem, denominados hormônios. Os hormônios desempenham um papel crítico ao garantir uma estabilidade relativa dos sistemas corporais, a qual constitui a homeostasia.

- Os hormônios podem ser agrupados em categorias: peptídicos/proteicos, derivados de aminas e esteroides. Hormônios solúveis em água (peptídeos e catecolaminas) se ligam a receptores da superfície das células; hormônios hidrofóbicos se difundem para o interior da célula e ativam receptores nucleares que regulam a transcrição gênica. Receptores e hormônios parecem ter evoluído paralelamente.

- A disponibilidade de um hormônio é ditada pela sua taxa de síntese, presença de fatores de liberação e taxas de degradação ou absorção. Hormônios hidrofóbicos livres também estão em equilíbrio com uma forma ligada a proteínas plasmáticas carreadoras, a qual representa um reservatório de hormônio, bem como um mecanismo adicional capaz de regular a disponibilidade hormonal.

- A síntese e liberação de vários hormônios é sujeita à regulação por retroalimentação negativa.

- Doenças podem surgir em um cenário tanto de deficiência hormonal quanto de excesso. Deficiências hormonais podem ser mimetizadas por defeitos hereditários nos seus receptores ou nas vias de sinalização a jusante; excesso hormonal pode ser reproduzido por autoanticorpos que se ligam ao receptor do hormônio e o ativam, ou pela ativação de mutações desses receptores.

## REFERÊNCIAS

Jameson JL (editor): *Harrison's Endocrinology,* 2nd ed. McGraw Hill, 2010.

Lee EK, Gorospe M: Minireview: Posttranslational regulation of the insulin and insulin-like growth factor systems. Endocrinol 2010;151:1403.

Levin ER: Minireview: Extranuclear steroid receptors: Roles in modulation of cell functions. Mol Endocrinol 2011;25:377.

Manna PR, Stocco DM: The role of specific mitogen-activated protein kinase signaling cascades in the regulation of steroidogenesis. J Signal Transduct 2011. Article ID 821615; 13 pp.

Musso C, Cochran E, Moran SA, Skarulis MC, Oral EA, Taylor S, Gorden P: Clinical course of genetic diseases of the insulin receptor (Type A and Rabson-Mendenhall syndromes). A 30-year perspective. Medicine 2004;83:209.

Walker JJ, Terry JR, Tsaneva-Atanasova K, Armstrong SP, McArdle CA, Lightman SL: Encoding and decoding mechanisms of pulsatile hormone secretion. J Neuroendocrinol 2010;22:1226.

# CAPÍTULO 17

# Regulação Hipotalâmica da Função Endócrina

## OBJETIVOS

*Após o estudo deste capítulo, você deve ser capaz de:*

- Descrever as conexões anatômicas entre o hipotálamo e a glândula hipófise, bem como o significado funcional de cada conexão.
- Listar os fatores que controlam a ingestão de água e destacar o modo pelo qual eles exercem os seus efeitos.
- Descrever a síntese, o processamento, o armazenamento e a secreção dos hormônios da neuro-hipófise.
- Discutir os efeitos do ADH, dos receptores nos quais ela atua e como sua secreção é regulada.
- Analisar os efeitos da ocitocina, dos receptores nos quais ela atua e como sua secreção é regulada.
- Nomear os hormônios hipofisiotróficos e destacar os efeitos que cada um tem sobre a função da adeno-hipófise.
- Listar os mecanismos pelos quais o calor é produzido e perdido do corpo e comentar a respeito das diferenças de temperatura no hipotálamo, no reto, na cavidade oral e na pele.
- Relacionar os mecanismos reguladores de temperatura e descrever o modo pelo qual eles são integrados sob o controle hipotalâmico para manter a temperatura normal do corpo.
- Discutir a fisiopatologia da febre.

## INTRODUÇÃO

Muitos dos mecanismos autônomos complexos que mantêm a estabilidade química e a temperatura do meio interno são integrados no hipotálamo. O hipotálamo também atua em associação com o sistema límbico como uma unidade que regula os comportamentos emocional e instintivo.

## HIPOTÁLAMO: CONSIDERAÇÕES ANATÔMICAS

O hipotálamo (**Figura 17–1**) está localizado na região anterior do diencéfalo, abaixo do sulco hipotalâmico e em frente aos núcleos interpedunculares. Ele se divide em vários núcleos.

## CONEXÕES AFERENTE E EFERENTE DO HIPOTÁLAMO

As principais vias aferente e eferente, para e a partir do hipotálamo, são em grande parte não mielinizadas. Muitas conectam o hipotálamo ao sistema límbico. Conexões importantes também existem entre o hipotálamo e núcleos no tegmento do mesencéfalo, ponte e bulbo.

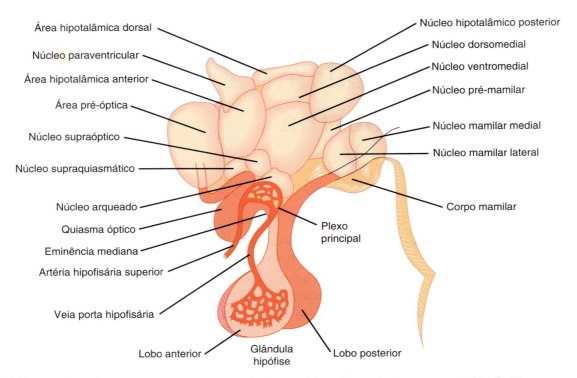

**FIGURA 17-1** Hipotálamo humano com uma representação diagramática sobreposta dos vasos porta hipofisários.

Neurônios secretores de noradrenalina, com seus corpos celulares localizados no tronco encefálico, terminam em várias partes diferentes do hipotálamo (ver Figura 7-2). Neurônios paraventriculares que secretam ocitocina e ADH, por sua vez, se projetam para o tronco encefálico ou para a medula espinal. Neurônios que secretam adrenalina têm seus corpos celulares no tronco encefálico e terminam no hipotálamo ventral.

Um sistema intra-hipotalâmico, composto por neurônios secretores de dopamina, apresentam seus corpos celulares no núcleo arqueado e terminam nos capilares que formam os vasos do sistema porta na eminência mediana, ou próximo deles. Neurônios secretores de serotonina se projetam para o hipotálamo a partir dos núcleos da rafe.

# RELAÇÃO COM A GLÂNDULA HIPÓFISE

Há conexões neurais entre o hipotálamo e o lobo posterior da glândula hipófise e conexões vasculares entre o hipotálamo e o lobo anterior. Embriologicamente, a neuro-hipófise, também chamada de hipófise posterior, surge como uma evaginação do soalho do terceiro ventrículo. Ela é composta, em grande parte, por terminações de axônios que emergem dos corpos celulares nos núcleos supraópticos e paraventriculares e passam para a neuro-hipófise, **(Figura 17-2)** via **trato hipotálamo-hipofisário**. A maior parte das fibras supraópticas terminam no próprio lobo posterior, enquanto algumas das fibras paraventriculares terminam na eminência mediana. Os lobos hipofisários anterior e mediano surgem no embrião na bolsa de Rathke, uma evaginação do teto da faringe (ver Figura 18-1). Fibras nervosas simpáticas alcançam o lobo anterior na sua cápsula e fibras

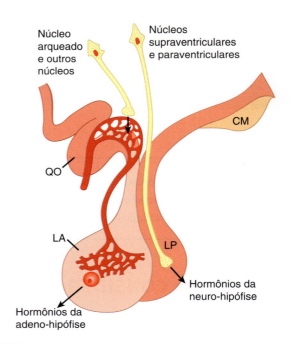

**FIGURA 17-2** Secreção dos hormônios hipotalâmicos. Os hormônios do lobo posterior (LP) são liberados na circulação geral pelas terminações dos neurônios supraópticos e paraventriculares, enquanto os hormônios hipofisiotróficos são secretados na circulação do sistema porta hipofisário a partir das terminações dos neurônios dos núcleos arqueados e de outros neurônios hipotalâmicos. LA, lobo anterior; CM, corpos mamilares; QO, quiasma óptico.

## TABELA 17–1  Resumo dos principais mecanismos regulatórios hipotalâmicos

| Função | Aferentes | Áreas de integração |
|---|---|---|
| **Regulação de temperatura** | Receptores de temperatura na pele, em tecidos profundos, na medula espinal, no hipotálamo e em outras partes do cérebro | Hipotálamo anterior, resposta ao calor; hipotálamo posterior, resposta ao frio |
| **Controle neuroendócrino de:** | | |
| Catecolaminas | Áreas límbicas envolvidas com a emoção | Hipotálamo dorsal e posterior |
| ADH | Osmorreceptores, "receptores de volume", outros | Núcleos supraópticos e paraventriculares |
| Ocitocina | Receptores táteis nas mamas, no útero e na genitália | Núcleos supraópticos e paraventriculares |
| Hormônio estimulante da tireoide (tireotrofina, TSH) via TRH | Receptores de temperatura em crianças, talvez outros | Núcleos paraventriculares e áreas vizinhas |
| Hormônio adrenocorticotrófico (ACTH) e β-lipoproteína (β-LPH) via CRH | Sistema límbico (estímulos emocionais), formação reticular (estímulos "sistêmicos"), células hipotalâmicas e da adeno-hipófise sensíveis ao nível de cortisol circulante no sangue; núcleos supraquiasmáticos (ritmo diurno) | Núcleos paraventriculares |
| Hormônio folículo-estimulante (FSH) e hormônio luteinizante (LH) via GnRH | Células hipotalâmicas sensíveis a estrogênios, olhos, receptores táteis na pele e genitália de espécies que ovulam por reflexo | Área pré-óptica, outras áreas |
| Prolactina via PIH e PRH | Receptores táteis nas mamas, outros receptores desconhecidos | Núcleo arqueado; outras áreas (hipotálamo inibe secreção) |
| Hormônio do crescimento via somatostatina e GRH | Receptores desconhecidos | Núcleo periventricular; núcleo arqueado |
| **Comportamento motivado** | | |
| Sede | Osmorreceptores, provavelmente localizados no órgão vasculoso da lâmina terminal; consumo de angiotensina II no órgão subfornical | Hipotálamo superior lateral |
| Fome | Células glicostáticas sensíveis à taxa de utilização de glicose; receptores de leptina; receptores de outros polipeptídeos | Núcleos ventrolateral, arqueado e paraventricular; hipotálamo lateral |
| Comportamento sexual | Células sensíveis a estrogênios e androgênios circulantes, outros | Hipotálamo ventral anterior e, no macho, complexo piriforme |
| **Reações de defesa (medo, raiva)** | Órgãos dos sentidos e neocórtex, vias desconhecidas | Difuso, no sistema límbico e no hipotálamo |
| **Controle dos ritmos corporais** | Retina via fibras retino-hipotalâmicas | Núcleos supraquiasmáticos |

parassimpáticas o alcançam pelos nervos petrosos, mas poucas fibras nervosas — se é que alguma o faz — atingem o hipotálamo. Entretanto, os **vasos do sistema porta hipofisário** formam uma ligação vascular direta entre o hipotálamo e a adeno-hipófise. Ramificações arteriais das artérias carótidas e polígono de Willis formam uma rede de capilares fenestrados chamada de **plexo primário** na superfície ventral do hipotálamo (Figura 17–1). Alças de capilares também penetram na eminência mediana. Os capilares desembocam nos vasos do sistema porta hipofisário sinusoidal que transportam o sangue ao longo do infundíbulo (haste da hipófise) para os capilares da adeno-hipófise. Esse sistema se inicia e termina em capilares sem passar pelo coração e, portanto, é um verdadeiro sistema porta. Em aves e alguns mamíferos, inclusive humanos, não há outro suprimento arterial da adeno-hipófise além dos vasos capsulares e conexões anastomóticas dos capilares da neuro-hipófise. A eminência mediana é em geral definida como a porção do hipotálamo ventral da qual os vasos do sistema porta surgem. Esta região se encontra fora da barreira hematoencefálica (ver Capítulo 33).

# FUNÇÃO HIPOTALÂMICA

As principais funções do hipotálamo encontram-se resumidas na Tabela 17–1. Algumas são reflexos viscerais claramente definidos e outras envolvem reações emocionais e comportamentais complexas. Entretanto, todas representam uma resposta particular a um estímulo específico. É importante ter isso em mente ao abordar a função hipotalâmica.

# RELAÇÃO COM A FUNÇÃO AUTÔNOMA

Muitos anos atrás, Sherrington chamou o hipotálamo de "principal gânglio do sistema autônomo". A estimulação do hipotálamo produz respostas autônomas, porém o hipotálamo não parece estar envolvido, por si só, na regulação da função visceral. Em vez disso, as respostas autônomas disparadas no hipotálamo são parte de fenômenos mais complexos, como o ato de comer e de emoções como a raiva. Por exemplo, o estímulo de várias partes do hipotálamo, especialmente das áreas laterais, produz liberação simpática difusa e aumento da secreção da medula suprarrenal — a liberação simpática maciça encontrada nos animais expostos a estresse (a reação de fuga ou luta; ver Capítulo 13).

Tem sido alegado que áreas hipotalâmicas separadas controlam a secreção de adrenalina e noradrenalina. Secreção diferencial de uma ou outra dessas catecolaminas da medula suprarrenal realmente ocorre em certas situações (ver Capítulo 20), embora aumentos seletivos sejam baixos.

O peso corporal depende do equilíbrio entre consumo calórico e utilização de calorias. A obesidade ocorre quando o primeiro supera o segundo. O hipotálamo e partes relacionadas do cérebro desempenham um papel importante na regulação do consumo de alimentos. A obesidade é abordada em detalhes no Capítulo 26, e a relação de obesidade com o diabetes melito é discutida no Capítulo 24.

A regulação hipotalâmica do sono e dos ritmos circadianos é discutida no Capítulo 14.

## SEDE

Outro mecanismo motivado sob controle hipotalâmico é a sede. A ingestão de líquidos é regulada pela osmolalidade plasmática e pelo volume de líquido extracelular (LEC) do mesmo modo que a secreção de ADH (ver Capítulo 38). O consumo de água é aumentado pela elevação da pressão osmótica efetiva do plasma (Figura 17–3), pela redução do volume do LEC, por fatores psicológicos e outros. A osmolalidade atua por meio de osmorreceptores, receptores sensíveis à osmolalidade dos líquidos corporais. Esses osmorreceptores se localizam no hipotálamo anterior.

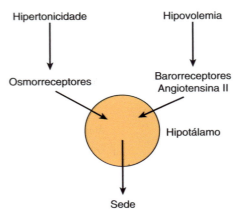

**FIGURA 17–4** Representação diagramática do modo como alterações na osmolalidade do plasma e mudanças no volume de LEC afetam a sede por vias separadas.

Quedas no volume de LEC também estimulam a sede por uma via independente daquela que a regula em resposta à osmolalidade aumentada do plasma (Figura 17–4). Portanto, a hemorragia leva a um maior consumo de água mesmo se não houver diferença na osmolalidade do plasma. O efeito da depleção do volume de LEC sobre a sede é mediado em parte pelo sistema renina-angiotensina (ver Capítulo 38). A secreção de renina é aumentada pela hipovolemia e resulta em um aumento na angiotensina II circulante. Esta atua no **órgão subfornical**, uma área receptora especializada do diencéfalo (ver Figura 33–7), a fim de estimular as áreas neurais envolvidas no controle da sede. Algumas evidências sugerem que ela também atue no **órgão vasculoso da lâmina terminal** (OVLT). Essas áreas são altamente permeáveis e são dois dos órgãos circunventriculares localizados fora da barreira hematoencefálica (ver Capítulo 33). No entanto, medicamentos que bloqueiam a ação da angiotensina II não suprimem completamente a resposta de sede por hipovolemia, e parece que os barorreceptores no coração e nos vasos sanguíneos também estão envolvidos.

A ingestão de líquidos aumenta durante a alimentação (**consumo de líquidos prandial**). O aumento tem sido considerado uma resposta aprendida ou hábito, mas não foi investigado detalhadamente. Um fator importante é um aumento na osmolalidade do plasma que ocorre à medida que o alimento é absorvido. Outro pode ser uma ação de um ou mais hormônios gastrintestinais no hipotálamo.

Quando a sensação de sede é limitada, tanto por dano direto ao diencéfalo quanto por estados de consciência alterada ou deprimida, os pacientes deixam de beber quantidades adequadas de líquidos. A desidratação ocorre se medidas apropriadas não são tomadas a fim de manter o equilíbrio hídrico. Se o consumo de proteína é alto, os produtos do metabolismo proteico provocam uma diurese osmótica (ver Capítulo 38) e a quantidade de água necessária para manter a hidratação é alta. A maioria dos casos de **hipernatremia** se deve, na verdade, à simples desidratação em pacientes com psicoses ou doença hipotalâmica, que não aumentam seu consumo de água quando seu mecanismo de sede é estimulado ou não podem fazê-lo. Lesões da artéria comunicante anterior também podem limitar a sede, pois ramificações dessa artéria abastecem as áreas hipotalâmicas envolvidas nessa percepção.

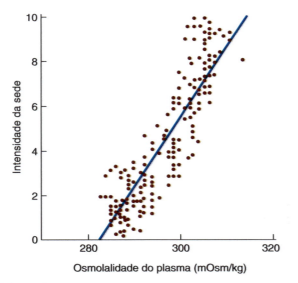

**FIGURA 17–3** Relação da osmolalidade do plasma à sede em adultos humanos saudáveis durante infusão de salina hipertônica. A intensidade de sede é medida em uma escala análoga especial. (Reproduzida, com permissão, de Thompson CJ et al.: The osmotic thresholds for thirst and vasopressin release are similar in healthy humans. Clin Sci Lond 1986;71:651.)

## OUTROS FATORES QUE REGULAM O CONSUMO DE ÁGUA

Vários outros fatores bem estabelecidos contribuem para a regulação do consumo de água. Fatores psicológicos e sociais são importantes. O ressecamento da túnica mucosa faríngea provoca uma sensação de sede. Pacientes nos quais o consumo de líquidos deve ser restrito às vezes obtêm considerável alívio da sede sugando lascas de gelo ou um pano úmido.

Cães, gatos, camelos e alguns outros animais desidratados rapidamente bebem água apenas o suficiente para compensar seu déficit hídrico. Eles param de beber antes da água ser absorvida (quando seu plasma ainda está hipertônico) e, portanto, algum tipo de "detecção" gastrintestinal/faríngea deve estar envolvido nesse processo. Algumas evidências sugerem que seres humanos possuem uma habilidade de detecção semelhante, embora ela não seja bem desenvolvida.

## CONTROLE DA SECREÇÃO DA NEURO-HIPÓFISE

### ADH E OCITOCINA

Na maior parte dos mamíferos, os hormônios secretados pela neuro-hipófise são o **ADH**, ou **arginina vasopressina** (**AVP**) e a **ocitocina**. Nos hipopótamos e na maior parte dos porcos a arginina na molécula de vasopressina é substituída pela lisina para formar **lisina vasopressina**. As neuro-hipófises de algumas espécies de porcos e marsupiais contêm uma mistura de arginina e lisina vasopressina. Os hormônios do lobo posterior são nanopeptídeos com um anel dissulfeto em uma extremidade **(Figura 17-5)**.

### BIOSSÍNTESE, TRANSPORTE INTRANEURONAL E SECREÇÃO

Os hormônios da neuro-hipófise são sintetizados nos corpos celulares dos neurônios magnocelulares nos núcleos supraópticos e paraventriculares e transportados ao longo dos axônios

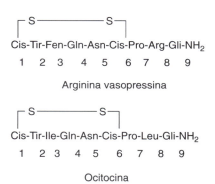

**FIGURA 17-5** Arginina vasopressina (ou ADH) e ocitocina.

desses neurônios para suas extremidades no lobo posterior, onde são secretados em resposta à atividade elétrica nas terminações nervosas. Alguns dos neurônios produzem ocitocina e outros, ADH, e células contendo ocitocina e ADH são encontradas em ambos os núcleos.

Ocitocina e ADH são **hormônios neurais** típicos, isto é, hormônios secretados na circulação por células nervosas. Esse tipo de regulação neural é comparado com outros tipos na **Figura 17-6**. O termo **neurossecreção** foi originalmente cunhado para descrever a secreção de hormônios por neurônios, mas ele é um tanto equivocado, pois dá a impressão de que todos os neurônios secretam mensageiros químicos (ver Capítulo 7).

Como outros hormônios peptídicos, os hormônios da neuro-hipófise são sintetizados como parte de moléculas precursoras maiores. Tanto o ADH quanto a ocitocina têm uma **neurofisina** característica associada a elas nos grânulos dos neurônios que as secretam — neurofisina I no caso da ocitocina e neurofisina II no ADH. Originalmente, pensava-se que as neurofisinas eram polipeptídeos de ligação, porém agora parece claro que elas são simplesmente partes das moléculas precursoras. O precursor para AVP, **pré-pró-pressofisina**, contém uma sequência-líder de 19 resíduos de aminoácidos, seguida de AVP, neurofisina II e um glicopeptídeo **(Figura 17-7)**. **Pré-pró-oxifisina**, o precursor para a ocitocina, é uma molécula semelhante, porém menor, que não possui o glicopeptídeo.

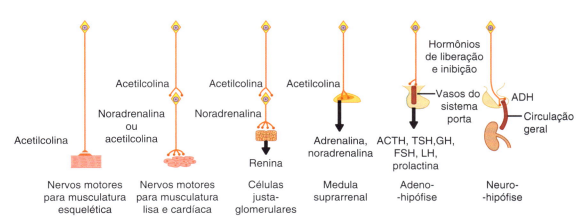

**FIGURA 17-6 Mecanismos de controle neural.** Nas duas situações à esquerda, os neurotransmissores atuam nas terminações nervosas do músculo; nas duas do meio, os neurotransmissores regulam a secreção das glândulas endócrinas, e nas duas à direita, os neurônios secretam hormônios para o sistema porta hipofisário ou para a circulação geral.

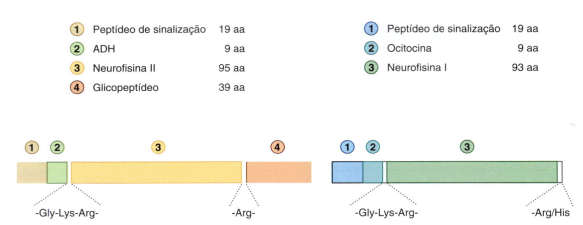

**FIGURA 17-7** Estrutura da pré-pró-pressofisina (esquerda) e pré-pró-oxifisina (direita) bovinas. Gly na posição 10 de ambos os peptídeos é necessária para a amidação do resíduo de Gly na posição 9. aa, resíduos de aminoácidos. (Reproduzida, com permissão, de Richter D: Molecular events in expression of vasopressin and oxytocin and their cognate receptors. Am J Physiol 1988;255:F207.)

As moléculas precursoras são sintetizadas nos ribossomos dos corpos celulares dos neurônios. Eles têm suas sequências líder removidas no retículo endoplasmático, são empacotadas em grânulos secretores no aparelho de Golgi e transportadas ao longo dos axônios por fluxo axoplasmático para as terminações nervosas da neuro-hipófise. Os grânulos secretores, chamados de **corpos de Herring**, são fáceis de corar em preparações de tecidos e têm sido extensamente estudados. A clivagem das moléculas precursoras ocorre à medida que elas são transportadas, e os grânulos de armazenamento nas terminações contêm ADH ou ocitocina e a neurofisina correspondente. No caso do ADH, o glicopeptídeo também se faz presente. Todos esses produtos são secretados, mas as funções dos demais componentes, além dos consagrados hormônios da neuro-hipófise, são desconhecidas. O controle fisiológico da secreção de ADH é descrito em detalhe no Capítulo 38.

## ATIVIDADE ELÉTRICA DE NEURÔNIOS MAGNOCELULARES

Os neurônios secretores de ocitocina e ADH também geram e propagam potenciais de ação e estes, atingindo seus terminais axonais, disparam a liberação de hormônios por exocitose dependente de $Ca^{2+}$. Em ratos anestesiados, esses neurônios são silenciosos em repouso ou liberam hormônios em taxas baixas, irregulares (0,1 a 3 picos/s). Entretanto, sua resposta à estimulação varia (Figura 17-8). A estimulação dos mamilos provoca uma liberação sincronizada de alta frequência dos neurônios de ocitocina, após uma considerável latência. Essa liberação provoca um pulso de ocitocina e a ejeção de leite em mulheres após o parto. Por outro lado, a estimulação dos neurônios secretores de ADH por um estímulo como um aumento na osmolalidade sanguínea, durante a desidratação, ou perda do volume sanguíneo, durante a hemorragia, provoca um aumento inicial estável na taxa de disparo. Este é seguido de um padrão prolongado de liberação fásica no qual períodos de liberações de alta frequência se alternam com períodos de inatividade (**disparo fásico**). Tais disparos fásicos são geralmente não sincronizados em diferentes neurônios secretores de ADH. Eles são bastante adequados para manter um aumento prolongado na produção de ADH, em oposição à liberação sincronizada de alta frequência, relativamente pequena, de neurônios secretores de ocitocina, que ocorre em resposta à estimulação dos mamilos.

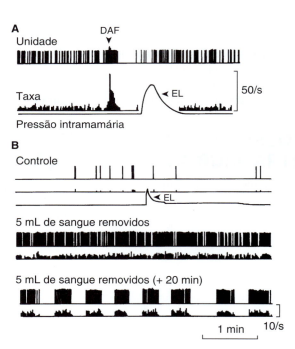

**FIGURA 17-8** Respostas dos neurônios magnocelulares à estimulação. Os traços mostram potenciais de ação registrados extracelularmente, taxas de liberação e pressão do ducto intramamário. **A**) Resposta de um neurônio secretor de ocitocina. DAF, descarga de liberação alta frequência; EL, ejeção de leite. Estimulação dos mamilos iniciada antes do início do registro. **B**) Respostas de um neurônio secretor de ADH, mostrando a ausência de alteração na taxa lenta de disparo em resposta à estimulação dos mamilos e um aumento imediato na taxa de disparo quando 5 mL de sangue foram retirados, seguida de uma típica liberação fásica. (Modificada a partir de Wakerly JB: Hypothalamic neurosecretory function: Insights from electrophysiological studies of the magno-cellular nuclei. IBRO News 1985;4:15.)

## ADH E OCITOCINA EM OUTRAS LOCALIZAÇÕES

Neurônios secretores de ADH são encontrados nos núcleos supraquiasmáticos, e ADH e ocitocina também estão presentes nas terminações de neurônios que se projetam a partir dos núcleos paraventriculares para o tronco encefálico e para a medula espinal. Esses neurônios parecem estar envolvidos no controle cardiovascular. Além disso, ADH e ocitocina são sintetizadas nas gônadas e no córtex da suprarrenal, e a ocitocina é encontrada no timo. As funções dos peptídeos nesses órgãos são incertas.

## Receptores de ADH

Existem pelo menos três tipos de receptores de ADH: $V_{1A}$, $V_{1B}$ e $V_2$. Todos são acoplados à proteína G. Os receptores $V_{1A}$ e $V_{1B}$ atuam por meio da hidrólise de fosfatidilinositol para aumentar as concentrações intracelulares de $Ca^{2+}$. Os receptores $V_2$ atuam por meio de $G_s$ para aumentar os níveis de AMPc.

## Efeitos do ADH

Um dos efeitos fisiológicos principais do hormônio antidiurético (ADH) é a retenção de água no rins. Ele aumenta a permeabilidade dos ductos coletores dos rins, causando a entrada de água no interstício hipertônico das pirâmides renais (ver Capítulo 37). A urina se torna concentrada e seu volume diminui. O efeito geral, portanto, é o de reter a água. Consequentemente, a pressão osmótica efetiva dos líquidos corporais diminui. Na ausência de ADH, a urina é hipotônica em relação ao plasma, o volume de urina aumenta e há uma nítida perda de água. Como resultado, a osmolalidade dos líquidos corporais aumenta.

## Efeitos da ocitocina

Em humanos, a ocitocina atua principalmente nas mamas e no útero, embora também pareça estar envolvida na luteólise (ver Capítulo 22). Um receptor de ocitocina acoplado à proteína G foi identificado no miométrio humano e um receptor semelhante ou idêntico é encontrado no tecido mamários e no ovário. Sua ativação causa aumentos nos níveis intracelulares de $Ca^{2+}$.

## O reflexo de ejeção de leite

A ocitocina ocasiona a contração das **células mioepiteliais** que revestem os ductos das mamas. Isto provoca a ejeção do leite para fora dos alvéolos das mamas lactantes para os ductos maiores (seios) e daí para fora do mamilo (**ejeção de leite**). Vários hormônios que atuam coordenadamente são responsáveis pelo crescimento das mamas e pela secreção do leite nos ductos (ver Capítulo 22), no entanto, a ejeção do leite requer ocitocina na maior parte das espécies.

A ejeção de leite é normalmente iniciada por um reflexo neuroendócrino. Os receptores envolvidos são receptores táteis, os quais são abundantes na mama — especialmente ao redor do mamilo. Impulsos gerados nesses receptores são retransmitidos a partir das vias táteis somáticas para os núcleos supraópticos e paraventriculares. A liberação pelos neurônios que contém ocitocina provoca a secreção desta pela neuro-hipófise (Figura 17–8). A sucção de um bebê na mama estimula os receptores táteis, os núcleos são ativados, a ocitocina é liberada e o leite chega aos seios. Em mulheres lactantes, a estimulação genital e estímulos emocionais também levam à secreção de ocitocina, em alguns casos levando o leite a esguichar das mamas.

## Outras ações da ocitocina

A ocitocina provoca a contração da musculatura lisa do útero. A sensibilidade da musculatura uterina à ocitocina é aumentada pelo estrogênio e inibida pela progesterona. O efeito inibidor da progesterona se deve a uma ação direta do esteroide nos receptores de ocitocina uterinos. Na gravidez adiantada, o útero se torna muito sensível a esse hormônio, coincidindo com um aumento acentuado no número de receptores de ocitocina e do mRNA destes receptores (ver Capítulo 22). A secreção de ocitocina aumenta então durante o parto. Após a dilatação do colo uterino, o feto que desce pelo canal de parto dá início a impulsos nos nervos aferentes, os quais são transmitidos para os núcleos supraópticos e paraventriculares, levando à secreção de ocitocina suficiente para facilitar o parto (Figura 22–24). A concentração de ocitocina no plasma é normal no início do parto. É possível que o aumento acentuado nos receptores de ocitocina nesse momento permita que os níveis normais desse hormônio iniciem as contrações, estabelecendo uma retroalimentação positiva. Entretanto, a quantidade de ocitocina no útero também aumenta e a ocitocina produzida localmente pode desempenhar um papel importante.

A ocitocina pode também atuar em um útero não grávido para facilitar o transporte de espermatozoides. A passagem ascendente dos espermatozoides do trato genital feminino para as tubas uterinas, onde a fertilização normalmente ocorre, depende não apenas da capacidade motora dos espermatozoides, mas também, pelo menos em algumas espécies, de contrações uterinas. A estimulação genital envolvida na relação sexual libera ocitocina, porém ainda não foi comprovado se ela inicia as contrações uterinas especializadas que transportam os espermatozoides. A secreção de ocitocina também é aumentada por estímulos estressantes e, como aquela de ADH, é inibida pelo álcool.

A ocitocina circulante aumenta no momento da ejaculação nos machos e é possível que isso provoque um aumento da contração da musculatura lisa dos ductos deferentes, impulsionando os espermatozoides para a uretra.

## CONTROLE DA SECREÇÃO DA ADENO-HIPÓFISE

## HORMÔNIOS DA ADENO-HIPÓFISE

A adeno-hipófise secreta seis hormônios: **hormônio adrenocorticotrófico** (**corticotrofina**, **ACTH**, do inglês *adrenocorticotropic hormone*), **hormônio estimulante da tireoide** (**tireotrofina**, **TSH**, do inglês *thyroid-stimulating hormone*), **hormônio do crescimento** (**GH**, do inglês *growth hormone*) **hormônio folículo-estimulante** (**FSH**, do inglês *follicle-stimulating hormone*), **hormônio luteinizante** (**LH**) e **prolactina** (**PRL**). Um

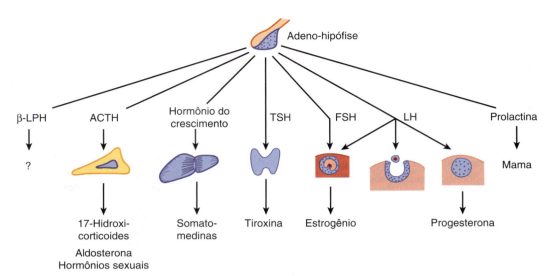

**FIGURA 17-9** **Hormônios da adeno-hipófise.** Em mulheres, o FSH e o LH atuam em sequência no ovário para produzir o crescimento do folículo ovariano, na ovulação e formação e na manutenção do corpo lúteo. A prolactina estimula a lactação. Em homens, o FSH e o LH controlam a função testicular.

polipeptídeo adicional, a β-lipotrofina (β-LPH), é secretado com o ACTH, mas seu papel fisiológico é desconhecido. As ações dos hormônios da adeno-hipófise são resumidas na **Figura 17-9**. Os hormônios são discutidos detalhadamente nos capítulos subsequentes. O hipotálamo desempenha um importante papel estimulador ao regular a secreção de ACTH, β-LPH, TSH, GH, FSH e LH. Ele também regula a secreção de prolactina, mas seu efeito é predominantemente inibidor, em vez de estimulador.

## NATUREZA DO CONTROLE HIPOTALÂMICO

A secreção da adeno-hipófise é controlada pelos agentes químicos carreados pelos vasos do sistema porta hipofisário do hipotálamo para a hipófise. Essas substâncias costumavam ser chamadas de fatores de liberação e inibição, mas agora são comumente designadas **hormônios hipofisiotróficos**. Este termo parece apropriado uma vez que são secretados para a corrente sanguínea e atuam distantes de seu local de origem. Pequenas concentrações escapam para a circulação geral, porém eles se encontram em sua maior concentração no sangue do sistema porta hipofisário.

## HORMÔNIOS HIPOFISIOTRÓFICOS

Há seis hormônios hipotalâmicos conhecidos como hormônios de liberação de inibição (**Figura 17-10**): **hormônio liberador de corticotrofina** (**CRH**, do inglês *corticotropin-releasing hormone*); **hormônio liberador de tireotrofina** (**TRH**, do inglês *thyrotropin-releasing hormone*); **hormônio liberador do hormônio do crescimento** (**GHRH**, do inglês *growth hormone-releasing hormone*); **hormônio inibidor do hormônio do crescimento** (**GHIN**, do inglês *growth hormone-inhibiting hormone*) agora conhecido como **somatostatina**), **hormônio liberador do hormônio luteinizante** (**LHRH**, do inglês *luteinizing hormone-releasing hormone*) agora conhecido como **hormônio liberador de gonadotrofinas** (**GnRH**, do inglês *gonadotropin-releasing hormone*); e o **hormônio inibidor da prolactina** (**PIH**, do inglês *prolactin-inhibiting hormone*). Além disso, extratos hipotalâmicos contêm atividade liberadora de prolactina e foi postulada a existência de um **hormônio liberador de prolactina** (**PRH**, do inglês *prolactin-releasing hormone*). TRH, VIP e vários outros polipeptídeos hipotalâmicos estimulam a secreção de prolactina, porém é incerto que um ou mais desses polipeptídeos seja o PRH fisiológico. Recentemente, um receptor órfão foi isolado da adeno-hipófise e a procura pelo seu ligante levou ao isolamento

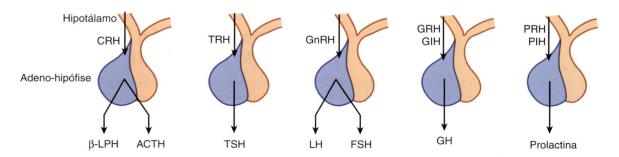

**FIGURA 17-10** Efeitos dos hormônios hipofisiotróficos na secreção dos hormônios da adeno-hipófise.

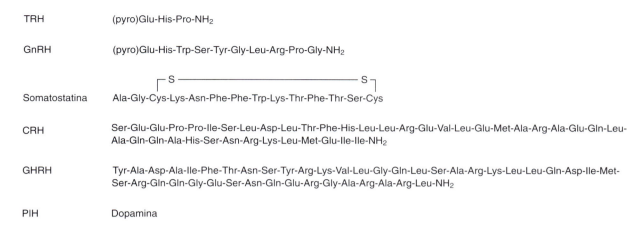

**FIGURA 17-11 Estrutura dos hormônios hipofisiotróficos em humanos.** Pré-pró-somatostatina é processada em um tetradecapeptídeo (somatostatina 14, [SS14], apresentada na figura) e também em um polipeptídeo que contém 28 resíduos de aminoácidos (SS28).

de um polipeptídeo de 31 aminoácidos do hipotálamo humano. Este polipeptídeo estimulou a secreção de prolactina ao atuar no receptor adeno-hipofisário, mas pesquisas adicionais são necessárias para determinar se esse é o PRH fisiológico. O GnRH estimula a secreção de FSH bem como a de LH e parece improvável que um outro hormônio liberador de FSH exista.

As estruturas dos seis hormônios hipofisiotróficos conhecidos é apresentada na Figura 17-11. As estruturas dos genes e pré-pró-hormônios do TSH, GnRH, somatostatina, CRH e GHRH são conhecidas. O pré-pró-TRH contém seis cópias de TRH. Vários outros pré-pró-hormônios podem conter outros peptídeos hormonalmente ativos, além dos hormônios hipofisiotróficos.

Os hormônios liberadores e inibidores hipotalâmicos são secretados na eminência mediana do hipotálamo. Essa região contém poucos corpos celulares neuronais, mas várias terminações nervosas se encontram muito próximas dos capilares dos quais se originam os vasos do sistema porta.

A localização dos corpos celulares dos neurônios que se projetam para a camada externa da eminência mediana e secretam os hormônios hipofisiotróficos é mostrada na Figura 17-12, que também mostra a localização dos neurônios secretores de ocitocina e ADH. Os neurônios secretores de GnRH se encontram principalmente na área pré-óptica medial, os secretores de somatostatina estão nos núcleos periventriculares, os que secretam TRH e CRH nas partes medianas dos núcleos paraventriculares e os de GHRH (e secretores de dopamina) nos núcleos arqueados.

A maior parte, senão todos, os hormônios hipofisiotróficos afetam a secreção de mais de um hormônio adeno-hipofisário (Figura 17-10). A atividade estimuladora de FSH do GnRH foi mencionada anteriormente. O TRH estimula a secreção de prolactina, bem como a de TSH. A somatostatina inibe a secreção de TSH, assim como a do GH. Ela não inibe normalmente a secreção de outros hormônios adeno-hipofisários, no entanto, inibe a secreção anormalmente elevada do ACTH em pacientes com a síndrome de Nelson. O CRH estimula a secreção de ACTH e β-LPH.

Hormônios hipofisiotróficos funcionam como neurotransmissores em outras partes do encéfalo, da retina e do sistema nervoso autônomo (ver Capítulo 7). Além disso, somatostatina é encontrada nas ilhotas do pâncreas (ver Capítulo 24), GRH é secretado por tumores pancreáticos e somatostatina e TRH são encontrados no trato gastrintestinal (ver Capítulo 25).

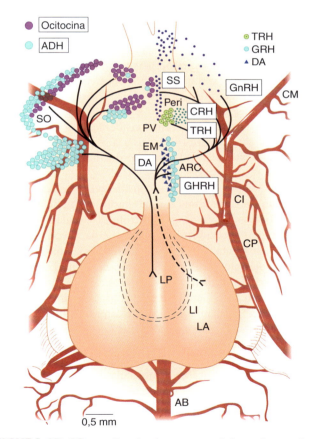

**FIGURA 17-12 Localização dos corpos celulares de neurônios secretores de hormônios hipofisiotróficos projetada em uma vista ventral do hipotálamo e da hipófise do rato.** LA, lobo anterior; ARC, núcleo arqueado; AB, artéria basilar; DA, dopamina; CI, artéria carótida interna; LI, lobo intermediário; CM, artéria cerebral média; EM, eminência mediana; CP, artéria cerebral posterior; Peri, núcleo periventricular; LP, lobo posterior; PV, núcleo paraventricular; SO, núcleo supraóptico; SS, somatostatina. Os nomes dos hormônios estão dentro das caixas. (Cortesia de LW Swanson and ET Cunningham Jr.)

# SEÇÃO III  Fisiologia Endócrina e Reprodutiva

Os receptores para a maioria dos hormônios hipofisiotróficos são acoplados a proteínas G. Há dois receptores para o CRH humano: hCRH-RI e hCRH-RII. O papel fisiológico do hCRH-RII é incerto, embora seja encontrado em várias partes do encéfalo. Além disso, uma **proteína ligadora de CRH** na circulação periférica inativa o CRH. Essa proteína também é encontrada no citoplasma dos corticotrófos na adeno-hipófise, e nessa localização pode desempenhar um papel na internalização do receptor. Entretanto, o papel fisiológico exato dessa proteína é desconhecido. Outros hormônios hipofisiotróficos não apresentam proteínas ligadoras conhecidas.

## SIGNIFICADO E IMPLICAÇÕES CLÍNICAS

Pesquisas que delimitem as múltiplas funções regulatórias neuroendócrinas do hipotálamo são importantes porque ajudam a explicar como a secreção endócrina é acoplada às demandas de um ambiente em mudança. O sistema nervoso recebe informação sobre mudanças nos ambientes interno e externo a partir dos órgãos dos sentidos. Ele realiza ajustes a essas alterações por meio de mecanismos efetores que incluem não apenas movimento somático, mas também alterações na taxa com que os hormônios são secretados.

As manifestações da doença hipotalâmica são defeitos neurológicos, mudanças endócrinas e anormalidades metabólicas como hiperfagia e hipertermia. As frequências relativas de sinais e sintomas de doença hipotalâmica, em muitos casos, são apresentadas na Tabela 17–2. A possibilidade de patologia hipotalâmica deve ser levada em consideração ao avaliar todos os pacientes com disfunção hipofisária, especialmente aqueles com deficiências isoladas de um dos hormônios tróficos da hipófise.

Uma condição de interesse considerável nesse contexto é a **síndrome de Kallmann**, a combinação de hipogonadismo devido a baixos níveis de gonadotrofinas circulantes (**hipogonadismo hipogonadotrófico**) com perda parcial ou total do sentido do olfato (**hiposmia** ou **anosmia**). Embriologicamente, os neurônios GnRH se desenvolvem no nariz e migram ascendentemente pelos nervos olfatórios e então por meio do encéfalo para o hipotálamo. Se essa migração é impedida por anormalidades congênitas nas vias olfatórias, tais neurônios não atingem o hipotálamo e a maturação púbere das gônadas não ocorre. A síndrome é mais comum em homens e a causa, em geral, é uma mutação do gene *KALIG1*, um gene do cromossomo X que codifica uma molécula de adesão necessária para o desenvolvimento normal do nervo olfatório. Entretanto, a condição também ocorre em mulheres, ocasionada em razão de outras anormalidades genéticas.

## REGULAÇÃO DA TEMPERATURA

No corpo, o calor é produzido por exercício muscular, assimilação do alimento e por todos os processos vitais que contribuem para a taxa metabólica basal. Ele é perdido do corpo por radiação, condução e vaporização da água nas vias aéreas e na

**TABELA 17–2**  Sinais e sintomas em 60 pacientes com doença hipotalâmica

| Sinais e sintomas | Porcentagem de casos |
|---|---|
| **Achados endócrinos e metabólicos** | |
| Puberdade precoce | 40 |
| Hipogonadismo | 32 |
| Diabetes insípido | 35 |
| Obesidade | 25 |
| Anormalidades na regulação da temperatura | 22 |
| Emaciação | 18 |
| Bulimia | 8 |
| Anorexia | 7 |
| **Achados neurológicos** | |
| Sinais visuais | 78 |
| Déficits sensorial e piramidal | 75 |
| Dor de cabeça | 65 |
| Sinais extrapiramidais | 62 |
| Vômitos | 40 |
| Distúrbios psíquicos, ataques de raiva etc. | 35 |
| Sonolência | 30 |
| Convulsões | 15 |

Dados de Bauer HG: Endocrine and other clinical manifestations of hypothalamic disease. J Clin Endocrinol 1954;14:13. Veja também Kahana L, et al.: Endocrine manifestations of intracranial extrasellar lesions. J Clin Endocrinol 1962;22:304.

pele. Pequenas quantidades de calor também são perdidas na urina e nas fezes. O equilíbrio entre produção e perda de calor determina a temperatura corporal. Como a velocidade das reações químicas varia com a temperatura e como os sistemas enzimáticos do corpo existe uma faixa térmica estreita em que sua função é ótima, o funcionamento normal do corpo depende de uma temperatura corporal relativamente constante.

Os invertebrados geralmente não podem ajustar suas temperaturas corporais e assim ficam sujeitos às condições ambientais. Foi nos vertebrados que evoluíram os mecanismos para a manutenção da temperatura corporal por meio do ajuste da produção e perda de calor. Em répteis, anfíbios e peixes os mecanismos de ajuste são relativamente rudimentares e essas espécies são chamadas de "sangue frio" (**pecilotérmicas**), pois sua temperatura corporal flutua ao longo de uma faixa considerável. Em aves e mamíferos, os animais "de sangue quente" (**homeotérmicos**), um grupo de respostas reflexas, que são principalmente integradas no hipotálamo, opera para manter a temperatura corporal dentro de uma faixa estreita, apesar das flutuações da temperatura ambiente. Enquanto acordados eles são homeotérmicos, porém durante a hibernação sua temperatura corporal cai.

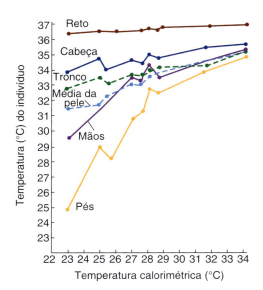

**FIGURA 17-13** Temperaturas registradas em um calorímetro das várias partes do corpo de um indivíduo nu em várias temperaturas ambientais. (Redesenhada e reproduzida, com permissão, de DuBois EF: Basal heat production and elimination of thirteen normal women at temperatures from 22 degrees C. to 35 degrees C. J Nutr 1938 Oct; 48(2):257-293.)

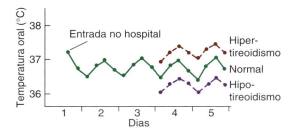

**FIGURA 17-14** Gráfico da temperatura típica de um paciente hospitalizado que não apresenta doença febril. Note o leve aumento de temperatura provocado pela excitação e apreensão no momento de entrada no hospital e o ciclo de temperatura circadiana regular.

## TEMPERATURA CORPORAL NORMAL

Nos animais homeotérmicos, a temperatura real em que o corpo é mantido varia de espécie para espécie e, em um grau menor, de indivíduo para indivíduo. Em seres humanos, o valor normal tradicional para a temperatura oral é de 37ºC, mas em uma grande série de adultos jovens normais, a temperatura oral matinal foi em média de 36,7ºC, com um desvio-padrão de 0,2ºC. Portanto, espera-se que 95% de todos os adultos jovens tenham uma temperatura oral matinal de 36,3 a 37,1ºC. Várias partes do corpo se encontram em diferentes temperaturas e o grau da diferença de temperatura entre as partes varia em função da temperatura ambiental (Figura 17-13). As extremidades em geral são mais frias que o resto do corpo. A temperatura do saco escrotal é cuidadosamente regulada em 32ºC. A temperatura retal é representativa da temperatura do interior do corpo e varia menos com as mudanças do ambiente. A temperatura oral é normalmente 0,5ºC mais baixa que a temperatura retal, mas é afetada por vários fatores, incluindo a ingestão de líquidos quentes ou frios, mascar chicletes, fumar e respirar pela boca.

A temperatura interna humana normal passa por uma oscilação circadiana regular de 0,5 a 0,7ºC. Em indivíduos que dormem durante a noite e ficam acordados de dia (mesmo quando hospitalizados e na cama) ela é mais baixa por volta das 6:00 h e mais alta durante a noite (Figura 17-14). Ela é mais baixa durante o sono, ligeiramente mais alta ao despertar, mas em estado relaxado, e aumenta com a atividade. Em mulheres, um ciclo mensal adicional de variação de temperatura é caracterizado por um aumento na temperatura basal no período de ovulação (Figura 22-5). O controle da temperatura é menos preciso em crianças jovens e elas normalmente têm uma temperatura cerca de 0,5ºC acima da norma estabelecida para os adultos.

Durante o exercício, o calor produzido pela contração muscular acumula no corpo e a temperatura retal normalmente se eleva até 40ºC. Essa elevação se deve em parte à incapacidade dos mecanismos de dissipação de calor em lidar com o grande aumento da quantidade de calor produzido, mas evidências sugerem que, além disso, durante o exercício, há um aumento da temperatura corporal na qual os mecanismos dissipadores de calor são ativados. A temperatura corporal também aumenta ligeiramente durante a excitação emocional, provavelmente devido ao tensionamento involuntário dos músculos. Ela é cronicamente aumentada em até 0,5ºC quando a taxa metabólica é alta, como no hipertireoidismo, e reduzida quando a taxa metabólica é baixa, como no hipotireoidismo (Figura 17-4). Alguns adultos aparentemente normais cronicamente apresentam uma temperatura acima da faixa normal (hipertermia constitucional).

## PRODUÇÃO DE CALOR

Várias reações químicas básicas contribuem para a produção de calor corporal em todos os momentos. A ingestão de alimento aumenta a produção de calor, mas a principal fonte é a contração dos músculos esqueléticos (Tabela 17-3). A produção de calor pode variar em função dos mecanismos endócrinos na ausência de alimentação ou de esforço muscular. Adrenalina e

**TABELA 17-3** Produção corporal de calor e sua perda

| Calor corporal é produzido por: | |
|---|---|
| Processos metabólicos básicos | |
| Consumo de alimentos (ação dinâmica específica) | |
| Atividade muscular | |

| Calor corporal é perdido por: | Percentual de calor perdido a 21ºC |
|---|---|
| Radiação e condução | 70 |
| Vaporização do suor | 27 |
| Respiração | 2 |
| Urinação e defecação | 1 |

**318** SEÇÃO III Fisiologia Endócrina e Reprodutiva

noradrenalina produzem um rápido aumento de curta duração na produção de calor; hormônios da tireoide produzem um aumento lento, porém prolongado. Além disso, a descarga simpática diminui durante o jejum e aumenta devido à alimentação.

Uma fonte considerável de calor, particularmente em crianças, é o **tecido adiposo marrom**. Esta gordura apresenta uma alta taxa de metabolismo e sua função termogênica foi comparada a de um cobertor elétrico.

# PERDA DE CALOR

O processo pelo qual o calor é perdido do corpo quando a temperatura ambiental é mais baixa que a corporal se encontra listado na Tabela 17–3. **Condução** é a troca de calor entre objetos ou substâncias com diferentes temperaturas que estão em contato uns com os outros. Uma característica básica da matéria é que suas moléculas estão em movimento, com a quantidade de movimento proporcional à temperatura. Essas moléculas colidem com as dos objetos mais frios, ocorrendo transferência de energia térmica. A quantidade de calor transferido é proporcional à diferença de temperatura entre os objetos em contato (**gradiente térmico**). A condução é auxiliada pela **convecção**, movimento das moléculas para longe da área de contato. Assim, por exemplo, um objeto em contato com o ar em uma temperatura diferente altera a gravidade específica do ar e, como o ar quente sobe e o ar frio desce, um novo suprimento de ar é colocado em contato com o objeto. É claro que a convecção é muito facilitada se o objeto se move no meio ou se o meio passa pelo objeto, como por exemplo, quando um indivíduo nada pela água ou um ventilador espalha o ar por um quarto. A **radiação** é a transferência de calor por radiação eletromagnética infravermelha de um objeto para outro em uma temperatura diferente, com o qual não está em contato. Quando um indivíduo se encontra em um meio frio, calor é perdido por condução para o ar circundante e por radiação para objetos frios nas proximidades. Ao contrário, é claro, calor é transferido para um indivíduo e a carga de calor é aumentada por esses processos quando a temperatura ambiental é maior que a temperatura corporal. Note que devido, à radiação, um indivíduo pode se sentir com frio em um quarto com paredes frias, embora o quarto seja relativamente quente. Em um dia frio mas ensolarado, o calor do sol refletido por objetos brilhantes apresenta um efeito de aquecimento considerável. É o calor refletido pela neve, por exemplo, que em parte torna possível esquiar com roupas bem leves mesmo que a temperatura do ar esteja abaixo do ponto de congelamento.

Como a condução ocorre da superfície de um objeto para a de outro, a temperatura da pele determina em grande parte o grau com que o calor corporal é perdido ou ganho. A quantidade de calor que chega à pele vinda dos tecidos profundos pode ser alterada variando a quantidade de fluxo sanguíneo para ela. Quando os vasos sanguíneos cutâneos são dilatados, sangue quente chega à pele, enquanto em um estado de máxima vasoconstrição o calor é mantido centralmente no corpo. A taxa com que o calor é transferido dos tecidos profundos para a pele é chamada de **condutividade tecidual**. Além disso, aves têm uma camada de penas junto à pele, e a maior parte dos mamíferos tem uma camada significativa de pelos ou pelagens. O calor é conduzido da pele para o ar capturado nessa camada e dele para o exterior. Quando a espessura dessa camada é aumentada, ao se afofar as penas ou eriçar os pelos (**horripilação**), a transferência de calor através da camada é reduzida, e perdas de calor (ou, em um meio quente, ganhos de calor) são menores. As "bolinhas" na pele (*goose pimples*) são o resultado da horripilação em seres humanos. Ela é a manifestação visível da contração induzida pelo frio dos músculos eretores dos pelos, associada ao número bastante reduzido dessas estruturas. Os humanos em geral completam essa camada de pelos com uma ou mais camadas de roupas. O calor é conduzido da pele para a camada de ar aprisionada pelas roupas, da parte interna para a parte externa delas e daí para o exterior. O grau da transferência de calor pelas roupas, dependente de sua textura e espessura, é o determinante mais importante de quão quentes ou frescas elas são, mas outros fatores, especialmente o tamanho da camada de ar quente capturada, também são importantes. Roupas escuras absorvem calor irradiado e roupas claras o refletem de volta para o exterior.

Outro processo importante de transferência de calor do corpo de humanos e outros animais que suam é a vaporização da água na pele e membranas mucosas da boca e vias aéreas. A vaporização de 1 g de água remove cerca de 0,6 kcal de calor. Uma certa quantidade de água é vaporizada a todo momento. Essa **perda insensível de água** atinge 50 mL/h em humanos. Quando a secreção de suor aumenta, o grau com que o suor evapora depende da umidade do ambiente. É senso comum que nos sentimos mais quentes em dias úmidos. Isto se deve em parte à menor vaporização do suor, porém mesmo sob condições em que a sua vaporização é completa, um indivíduo em um ambiente úmido se sente mais quente, que outro em um local seco. A razão para essa diferença não é conhecida, mas parece se relacionar ao fato de que no ambiente úmido o suor se espalha por uma área maior da pele antes de evaporar. Durante o esforço muscular em um meio quente, a secreção de suor atinge valores tão altos quanto 1.600 mL/h, e em uma atmosfera seca a maior parte desse suor é vaporizado. Portanto, a perda de calor por vaporização da água varia de 30 a mais de 900 kcal/h.

Alguns mamíferos perdem calor por **ofegação**. Essa respiração rápida e curta aumenta a quantidade de vaporização de água na boca e nas vias aéreas e, assim, a quantidade de calor perdida. Como a respiração é curta ela produz relativamente pouca mudança na composição do ar alveolar (ver Capítulo 34).

A contribuição relativa de cada um dos processos que transferem calor para fora do corpo (Tabela 17–3) varia com a temperatura ambiental. A 21ºC, a vaporização é um componente menor em humanos em repouso. À medida que a temperatura ambiental se aproxima daquela do corpo as perdas por radiação diminuem e aquelas por vaporização aumentam.

# MECANISMOS REGULADORES DE TEMPERATURA

As respostas termorregulatórias reflexas e semirreflexas são listadas na Tabela 17–4. Elas incluem mudanças autônomas,

## TABELA 17-4 Mecanismos termorregulatórios

**Mecanismos ativados pelo frio**

Tremores

Fome

Aumento da atividade voluntária

Aumento da secreção de noradrenalina e adrenalina

Redução da perda de calor

Vasoconstrição cutânea

Comportamento de enroscar-se

Horripilação

**Mecanismos ativados pelo calor**

Aumento da perda de calor

Vasodilatação cutânea

Sudorese

Aumento da respiração

Diminuição da produção de calor

Anorexia

Apatia e inércia

somáticas, endócrinas e comportamentais. Um grupo de respostas aumenta a perda de calor e diminui a sua produção; o outro diminui a perda de calor e aumenta a sua produção. Em geral, a exposição ao calor estimula o primeiro grupo de respostas e inibe o segundo, enquanto a exposição ao frio realiza o oposto.

Enroscar-se "como uma bola" é uma reação comum ao frio em animais e que corresponde a uma posição que algumas pessoas assumem ao deitar em uma cama fria. O ato de se enroscar diminui a superfície corporal exposta ao meio. Tremer é uma resposta involuntária dos músculos esqueléticos, mas o frio também provoca um aumento geral semiconsciente da atividade motora. Exemplos incluem bater com os pés no chão e seguidamente abaixar-se e levantar-se em um dia frio. O aumento da secreção de catecolamina é uma resposta endócrina importante ao frio. Ratos que não são capazes de produzir noradrenalina e adrenalina não toleram o frio, pois seu gene da dopamina-β-hidroxilase está desativado. Eles apresentam vasoconstrição deficiente e não são capazes de aumentar a termogênese no tecido adiposo marrom por meio da UCP 1. A secreção de TSH é aumentada pelo frio e diminuída pelo calor em animais de laboratório, mas a mudança na secreção de TSH produzida pelo frio em humanos adultos é pequena e de importância questionável. É senso comum que a atividade é menor em tempo quente — a reação "é quente demais para se mover".

Ajustes termorregulatórios envolvem respostas locais, bem como respostas reflexas mais gerais. Quando vasos sanguíneos cutâneos são resfriados, eles se tornam mais sensíveis a catecolaminas, e as arteríolas e vênulas sofrem constrição. Esse efeito local do frio direciona o sangue para fora da pele. Outro mecanismo conservador de calor importante em animais que vivem em águas frias é a transferência de calor do sangue arterial para o venoso nos membros. As veias profundas (**veias comitantes**) correm ao lado das artérias que irrigam os membros e calor é transferido do sangue quente arterial indo para os membros para o sangue frio venoso, vindo das extremidades (**troca contracorrente**; ver Capítulo 37). Isso limita a habilidade de manter o calor nas pontas das extremidades, mas conserva o calor corporal.

As respostas reflexas ativadas pelo frio são controladas pelo hipotálamo posterior. Aquelas ativadas pelo calor são controladas principalmente pelo hipotálamo anterior, embora alguma termorregulação contra o calor ainda ocorra após a descerebração no nível da porção rostral do mesencéfalo. A estimulação do hipotálamo anterior provoca vasodilatação cutânea e sudorese e lesões nessa região provocam hipertermia, com temperaturas retais algumas vezes atingindo 43ºC. Estimulação hipotalâmica anterior provoca tremores e a temperatura corporal de animais com lesões hipotalâmicas posteriores cai na direção da temperatura ambiente.

## AFERENTES

Diz-se que o hipotálamo integra a informação sobre a temperatura corporal vinda dos receptores sensoriais (principalmente receptores de frio) na pele, em tecidos profundos, na medula espinal, em porções extra-hipotalâmicas do encéfalo e no próprio hipotálamo. Cada uma dessas entradas contribui com cerca de 20% da informação que é integrada. Há temperaturas centrais limites para cada uma das principais respostas reguladoras de temperatura e quando esse limite é atingido, a resposta começa. O limite é de 37ºC para a sudorese e vasodilatação, 36,8ºC para vasoconstrição, 36ºC para termogênese sem tremores e 35,5ºC para os tremores.

## FEBRE

A febre é talvez o sinal mais antigo e mais universalmente conhecido de doença. Ela ocorre não apenas em mamíferos, mas também em aves, répteis, anfíbios e peixes. Quando ela ocorre em animais homeotérmicos, os mecanismos termorregulatórios comportam-se como se estivessem ajustados para manter a temperatura corporal em um nível mais alto que o normal, isto é, "como se o termostato tivesse sido reprogramado" para um novo ponto acima de 37ºC. Os receptores de temperatura sinalizam então que a temperatura atual está abaixo do novo ponto estabelecido. Isto em geral produz sensações de frio provocadas pela vasoconstrição cutânea e ocasionalmente leva a tremores suficientes para provocar calafrios. Entretanto, a natureza da resposta depende da temperatura ambiental. O aumento de temperatura em animais experimentais injetados com um pirógeno se deve principalmente ao aumento da produção de calor se eles se encontram em um ambiente frio e, sobretudo, à redução da perda de calor se eles se encontram em um ambiente quente.

A patogênese da febre encontra-se resumida na **Figura 17-15**. Toxinas de bactérias, tais como endotoxinas, atuam nos monócitos, macrófagos e nas células de Kupffer para

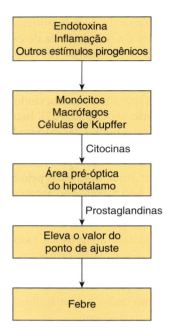

**FIGURA 17-15** Patogênese da febre.

produzir citocinas que atuam como **pirógenos endógenos** (**PEs**). Há satisfatória evidência de que IL-1β, IL-6, IFN-β, IFN-γ e TNF-α (ver Capítulo 3) podem atuar independentemente para produzir febre. Essas citocinas circulantes são polipeptídeos e é pouco provável que penetrem no encéfalo. Em vez disso, a evidência sugere que elas atuem no OVLT, um dos órgãos circunventriculares (ver Capítulo 33). Isso por sua vez ativa a área pré-óptica do hipotálamo. Citocinas também são produzidas por células no sistema nervoso central (SNC) quando são estimuladas por infecção e podem atuar diretamente nos centros termorreguladores.

A febre produzida por citocinas provavelmente se deve à liberação local de prostaglandinas no hipotálamo. Injeção intra-hipotalâmica de prostaglandinas produz febre. Além disso, o efeito antipirético do ácido acetilsalicílico é exercido diretamente no hipotálamo, e inibe a síntese de prostaglandina. PGE$_2$ é uma das prostaglandinas que provocam febre. Ela atua em quatro subtipos de receptores de prostaglandinas — EP$_1$, EP$_2$, EP$_3$ e EP$_4$ — e o desligamento do receptor EP$_3$ prejudica a resposta febril a PGE$_2$, IL-1β e endotoxina, ou lipopolissacarídeo bacteriano (LPS).

O benefício da febre para o organismo é incerto. Um efeito benéfico é presumido porque a febre evoluiu e persistiu como uma resposta a infecções e outras doenças. Vários microrganismos crescem melhor em uma faixa de temperatura relativamente estreita e um aumento na temperatura inibe seu crescimento. Além disso, a produção de anticorpos é aumentada quando a temperatura do corpo é elevada. Antes do advento dos antibióticos, as febres eram induzidas artificialmente para o tratamento da neurossífilis e demonstravam ser benéficas. A hipertermia também beneficia indivíduos infectados com antraz, pneumonia pneumocócica, hanseníase e várias doenças provocadas por fungos, bactérias do gênero Rickettsia e vírus. A hipertermia também reduz o crescimento de alguns tumores. Entretanto, temperaturas muito altas podem ser prejudiciais. Uma temperatura retal maior que 41°C, por períodos prolongados, resulta em dano cerebral permanente. Quando a temperatura é maior que 43°C, o choque de calor se desenvolve e a morte é comum.

Na **hipertermia maligna**, várias mutações do gene codificador do receptor de rianodina (ver Capítulo 5) levam a um excesso de liberação de Ca$^{2+}$ durante a contração muscular disparada pelo estresse. Isso, por sua vez, leva a contrações dos músculos, aumento do metabolismo muscular e um grande aumento na produção de calor no músculo. O aumento da produção de calor leva a uma elevação acentuada da temperatura corporal que é fatal se não for tratada.

Febres periódicas também ocorrem em humanos com mutações no gene para a **pirina**, uma proteína encontrada em neutrófilos, no gene para a mevalonato cinase, uma enzima envolvida na síntese de colesterol; e no gene para o receptor TNF de tipo 1, o qual está envolvido nas respostas inflamatórias. Entretanto, não se sabe como qualquer um dos produtos desses três genes mutantes provoca a febre.

## HIPOTERMIA

Em mamíferos hibernantes, a temperatura corporal cai para níveis baixos sem provocar quaisquer efeitos deletérios na excitação subsequente. Essa observação levou à realização de experimentos sobre hipotermia induzida. Quando a pele ou o sangue são resfriados o suficiente para baixar a temperatura corporal em animais não hibernantes ou em humanos, processos metabólicos e fisiológicos desaceleram. A respiração e a frequência cardíaca tornam-se lentos, a pressão arterial cai e a consciência é perdida. Em temperaturas retais de cerca de 28°C, a habilidade de espontaneamente retornar a temperatura normal é perdida, mas o indivíduo continua a sobreviver e, se reaquecido com calor externo, retorna ao estado normal. Se for tomado cuidado para impedir a formação de cristais de gelo nos tecidos, a temperatura corporal de animais experimentais pode ser baixada a níveis de subcongelamento sem produzir qualquer dano detectável após reaquecimento posterior.

Seres humanos toleram temperaturas de 21 a 24°C sem efeitos deletérios permanentes, e hipotermia induzida tem sido usada em cirurgias. Por outro lado, hipotermia acidental provocada pela exposição prolongada ao ar ou água frios é uma condição séria e exige monitoramento cuidadoso e imediato reaquecimento.

## RESUMO

- Conexões neurais se dispõem entre o hipotálamo e o lobo posterior da glândula hipófise, e conexões vasculares ocorrem entre o neuro-hipotálamo e o lobo anterior da hipófise.

- Na maioria dos mamíferos, os hormônios secretados pela glândula neuro-hipófise são o HDA e a ocitocina. O HDA aumenta a permeabilidade à água dos ductos coletores dos rins, concentrando assim, a urina. A ocitocina age nas mamas (lactação) e no útero (contração).

- A adeno-hipófise secreta seis hormônios: hormônio adrenocorticotrófico (corticotrofina, ACTH), hormônio estimulante da tireoide (tireotrofina, TSH), hormônio do crescimento (GH), hormônio folículo-estimulante (FSH), hormônio luteinizante (LH) e prolactina (PRL).

- Outros mecanismos autônomos complexos que mantêm a constância química e a temperatura do meio interno são integrados no hipotálamo.

## QUESTÕES DE MÚLTIPLA ESCOLHA

*Para todas as questões, selecione a melhor opção, a não ser que direcionado diferentemente.*

1. A sede é estimulada por
   A. aumentos da osmolalidade e do volume plasmáticos.
   B. aumentos da osmolalidade do plasma e uma queda no volume plasmático.
   C. diminuição da osmolalidade do plasma e um aumento no volume plasmático.
   D. diminuição da osmolalidade do plasma e volume.
   E. injeção de ADH no hipotálamo.

2. Quando um indivíduo está nu em um quarto no qual a temperatura do ar é de 21ºC e a umidade é de 80%, a maior quantidade de suor é perdida do corpo por
   A. metabolismo elevado
   B. respiração
   C. urina
   D. vaporização do suor
   E. radiação e condução

Nas questões 3 a 8, selecione A se o item é associado à letra (a) a seguir, B se é associado à letra (b) a seguir, C se é associado à ambas (a) e (b) e D se o item não é associado nem à (a) nem à (b).

   (**a**) Receptores de ADH $V_{1A}$
   (**b**) Receptores de ADH $V_2$

3. Ativação de $G_s$

4. Vasoconstrição

5. Aumento no inositol trifosfato intracelular

6. Movimento de aquaporina

7. Proteinúria

8. Ejeção de leite

## REFERÊNCIAS

Brunton PJ, Russell JA, Douglas AJ: Adaptive responses of the maternal hypothalamic-pituitary-adrenal axis during pregnancy and lactation. J Neuroendocrinol 2008; 20:764.

Lamberts SWJ, Hofland LJ, Nobels FRE: Neuroendocrine tumor markers. Front Neuroendocrinol 2001;22:309.

Loh JA, Verbalis JG: Disorders of water and salt metabolism associated with pituitary disease. Endocrinol Metab Clin 2008;37:213.

McKinley MS, Johnson AK: The physiologic regulation of thirst and fluid intake. News Physiol Sci 2004;19:1.

C A P Í T U L O

# 18

# A Glândula Hipófise

## OBJETIVOS

*Após o estudo deste capítulo, você deve ser capaz de:*

- Descrever a estrutura da glândula hipófise e como ela se relaciona à sua função.
- Definir os tipos celulares presentes na adeno-hipófise e entender como estas células são controladas em resposta às demandas fisiológicas.
- Compreender a função dos hormônios derivados da pró-opiomelanocortina em seres humanos e como eles estão envolvidos na regulação da pigmentação em humanos, outros mamíferos e em vertebrados inferiores.
- Caracterizar os efeitos do hormônio do crescimento no crescimento e na função metabólica e como o fator de crescimento semelhante à insulina do tipo I (IGF-I) pode mediar algumas de suas ações na periferia.
- Listar os estímulos que regulam a secreção do hormônio do crescimento e definir seus mecanismos subjacentes.
- Reconhecer a relevância da secreção hipofisária de gonadotrofinas e prolactina e como elas são reguladas.
- Inferir a origem das condições em que a função hipofisária e a secreção e função do hormônio do crescimento são anormais e como estas podem ser tratadas.

## INTRODUÇÃO

A glândula hipófise, também chamada de pituitária, se localiza em uma cavidade do osso esfenoide na base do crânio. Trata-se de um centro coordenador para o controle de várias glândulas endócrinas, algumas das quais são discutidas nos capítulos subsequentes. De muitas maneiras, ela pode ser considerada como consistindo na formação de pelo menos dois (e em algumas espécies três) órgãos endócrinos separados que contêm uma pletora de substâncias ativas hormonalmente. A hipófise anterior, ou adeno-hipófise, secreta o **hormônio estimulante da tireoide** (**TSH, tireotrofina**), o **hormônio adrenocorticotrófico** (**ACTH**), o **hormônio luteinizante** (**LH**), o **hormônio folículo-estimulante** (**FSH**), a **prolactina** e o **hormônio do crescimento** (**GH**) (ver Figura 17–9) e recebe quase todo seu suprimento sanguíneo dos vasos do sistema porta hipofisário, que passam inicialmente pela eminência mediana, uma estrutura localizada imediatamente abaixo do hipotálamo. Esse arranjo vascular posiciona as células da adeno-hipófise de modo a responder de maneira eficiente aos fatores regulatórios

liberados pelo hipotálamo. Dentre os hormônios listados, a prolactina atua nas mamas. Os cinco restantes são, pelo menos em parte, **hormônios tróficos**; isto é, eles estimulam a secreção de substâncias ativas hormonalmente por outras glândulas endócrinas ou, no caso do hormônio do crescimento, pelo fígado e outros tecidos (ver a seguir). Os hormônios tróficos para algumas glândulas endócrinas são discutidos no capítulo de cada glândula: TSH no Capítulo 19 e ACTH no Capítulo 20. Entretanto, as gonadotrofinas FSH e LH, junto com a prolactina, são abordadas neste capítulo.

A hipófise posterior, ou neuro-hipófise, em mamíferos é formada predominantemente de neurônios que têm seus corpos celulares no hipotálamo e armazenam ocitocina e ADH nas terminações desses neurônios, a fim de serem liberados na corrente sanguínea. A secreção desses hormônios, bem como uma discussão do papel geral do hipotálamo e da eminência mediana na regulação tanto da adeno-hipófise quanto da neuro-hipófise, foi abordada no Capítulo 17. Em algumas espécies, há também

**324** SEÇÃO III Fisiologia Endócrina e Reprodutiva

um terceiro lobo hipofisário bem desenvolvido, enquanto em humanos ele é rudimentar. No entanto, o lobo intermediário, bem como a adeno-hipófise, contêm substâncias ativas hormonalmente derivadas da pró-opiomelanocortina (POMC), uma molécula que regula a pigmentação da pele, dentre outras funções (ver a seguir). A fim de evitar redundâncias, este capítulo irá enfocar principalmente o hormônio do crescimento e seu papel no crescimento e na facilitação da atividade de outros hormônios, junto com várias considerações gerais sobre a hipófise. Os hormônios estimuladores dos melanócitos (MSHs, do inglês *melanocyte-stimulating hormones*) do lobo intermediário da hipófise, $\alpha$-MSH, e $\beta$-MSH, também serão discutidos.

## MORFOLOGIA

### ANATOMIA GERAL

A anatomia da glândula hipófise é resumida na **Figura 18–1** e é discutida em detalhe no Capítulo 17. A neuro-hipófise é em grande parte composta pelas terminações dos axônios dos núcleos supraópticos e paraventriculares do hipotálamo e emerge inicialmente como uma extensão dessa estrutura. A adeno-hipófise, por outro lado, contém células endócrinas que armazenam seus hormônios característicos e surge embriologicamente como uma invaginação da faringe (**bolsa de Rathke**). Nas espécies em que ele é bem desenvolvido, o lobo intermediário é formado no embrião pela metade dorsal da bolsa de Rathke, sendo, porém, fortemente aderido ao lobo posterior no adulto. Ele é separado do lobo anterior pelos restos da cavidade na bolsa de Rathke, a **fenda residual** (**fenda de Rathke**).

### HISTOLOGIA

No lobo anterior, as terminações dos axônios supraópticos e paraventriculares podem ser vistos em estreita associação com os vasos sanguíneos. Também estão presentes os **pituícitos**, células estreladas que são astrócitos modificados.

Como observado anteriormente, o lobo intermediário é rudimentar em humanos e em algumas poucas outras espécies de mamíferos. Nessas espécies, a maior parte de suas células é incorporada ao lobo anterior. Ao longo da fenda residual se encontram folículos como os da tireoide, alguns contendo um pequeno coloide (ver Capítulo 19). A função do coloide, se é que existe, não é conhecida.

A adeno-hipófise é formada pelo entrelaçamento de cordões celulares e uma rede extensa de capilares sinusoidais. O endotélio dos capilares é fenestrado como o de outros órgãos endócrinos. As células contêm grânulos de hormônio armazenado que são liberados por exocitose. Seus constituintes entram então nos capilares para serem transportados aos tecidos-alvo.

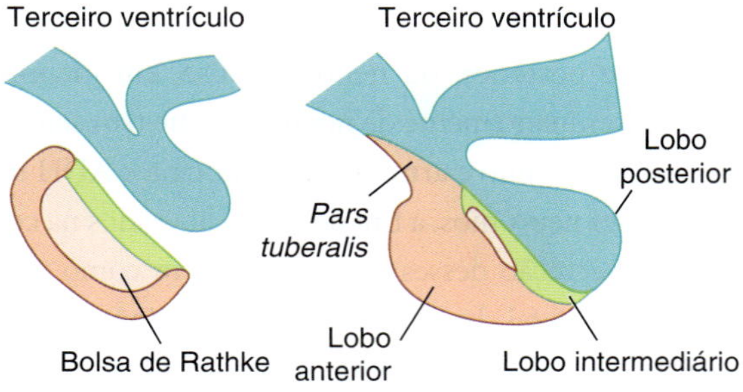

## TIPOS CELULARES NA ADENO-HIPÓFISE

Cinco tipos de células secretoras foram identificados na adeno-hipófise por imunocitoquímica e por microscopia eletrônica. Os tipos celulares são os somatotrofos, que secretam GH; os lactotrofos (também chamados de mamotrofos), que secretam prolactina; corticotrofos, que secretam ACTH; os tireotrofos, que secretam TSH e os gonadotrofos, que secretam FSH e LH. As características dessas células são resumidas na **Tabela 18–1**. Algumas células podem conter dois ou mais hormônios. Também pode ser destacado que todos os três hormônios glicoproteicos da hipófise, FSH, LH e TSH, embora formados por duas subunidades, compartilham uma subunidade $\alpha$ que é o produto de um único gene e que apresenta a mesma composição de aminoácidos em cada hormônio, embora seus resíduos de carboidrato variem. A subunidade $\alpha$ deve estar combinada a uma subunidade $\beta$ característica de cada hormônio para que sua atividade fisiológica seja máxima. As subunidades $\beta$, que são produzidas por outros genes e diferem em estrutura, conferem a especificidade hormonal (ver Capítulo 16). As subunidades $\alpha$ são extraordinariamente permutáveis e moléculas híbridas podem ser criadas. Além disso, a gonadotrofina glicoproteica da placenta, denominada gonadotrofina coriônica humana (hCG), apresenta subunidades $\alpha$ e $\beta$ (ver Capítulo 22).

A adeno-hipófise também contém células folículo-estreladas que enviam processos entre as células secretoras granuladas. Essas células produzem fatores parácrinos que regulam o

**FIGURA 18–1** Esboço diagramático da formação da hipófise e as várias partes do órgão no adulto (direita).

**TABELA 18–1** Células secretoras de hormônios da glândula adeno-hipófise humana

| Tipos celulares | Hormônios secretados | Porcentagem do total de células secretoras |
|---|---|---|
| Somatotrofo | Hormônio do crescimento | 50 |
| Lactotrofo | Prolactina | 10-30 |
| Corticotrofo | ACTH | 10 |
| Tireotrofo | TSH | 5 |
| Gonadotrofo | FSH, LH | 20 |

crescimento e a função das células secretoras discutidas anteriormente. De fato, a adeno-hipófise pode ajustar uma proporção relativa de tipos celulares secretores a fim de satisfazer as necessidades variáveis de diferentes hormônios nos diferentes estágios da vida. Essa plasticidade foi recentemente creditada à presença de um pequeno número de células-tronco pluripotentes que persistem na glândula adulta.

## PRÓ-OPIOMELANOCORTINA E DERIVADOS

### BIOSSÍNTESE

Tanto células do lobo intermediário, quando presentes, quanto corticotrofos do lobo anterior, sintetizam uma proteína precursora grande que é clivada para dar origem a uma família de hormônios. Após a remoção do peptídeo de sinalização, esse pró-hormônio é chamado de **pró-opiomelanocortina** (**POMC**). Essa molécula também é sintetizada no hipotálamo, nos pulmões, no trato gastrintestinal e na placenta. A estrutura da POMC, bem como a de seus derivados, é mostrada na **Figura 18-2**. Nos corticotrofos, ela é hidrolisada a ACTH e β-lipotrofina (LPH), além de uma pequena quantidade de β-endorfina, e essas substâncias são secretadas. Nas células do lobo intermediário, a POMC é hidrolisada a um peptídeo do lobo intermediário semelhante à corticotrofina (CLIP), a γ-LPH e a quantidades apreciáveis de β-endorfina. As funções do CLIP e da γ-LPH, se é que existem, são desconhecidas, ao passo que a β-endorfina é um peptídeo opioide (ver Capítulo 7) que apresenta cinco resíduos de aminoácido de met-encefalina na sua extremidade aminoterminal. As **melanotropinas** α- e β-MSH também são formadas. Entretanto, o lobo intermediário em humanos é rudimentar e parece que nem a α-MSH ou a β-MSH são secretadas em adultos. Em algumas espécies, entretanto, as melanotrofinas possuem importantes funções fisiológicas, como discutido a seguir.

## CONTROLE DA COLORAÇÃO DA PELE E ANORMALIDADES DE PIGMENTAÇÃO

Peixes, répteis e anfíbios mudam a coloração de suas peles devido à termorregulação, à camuflagem e a exibições comportamentais. Eles o fazem em parte movendo grânulos pretos ou marrons para a periferia (ou saindo dela) de células pigmentares chamadas **melanóforos**. Os grânulos são feitos de **melaninas**, as quais são sintetizadas a partir de dopamina (ver Capítulo 7) e dopaquinona. O movimento desses grânulos é controlado por uma variedade de hormônios e neurotransmissores, incluindo α- e β-MSH, hormônio concentrador de melanina, melatonina e catecolaminas.

Mamíferos não apresentam melanóforos contendo grânulos de pigmento que se dispersam e se agregam, mas possuem **melanócitos**, os quais têm processos múltiplos contendo grânulos de melanina. Essas células expressam receptores de **melanotrofina-1**. Tratamento com MSHs acelera a síntese de melanina, provocando um escurecimento da pele em humanos, facilmente detectável em 24 h. Como destacado anteriormente, α- e β-MSH não circulam em humanos adultos e sua função é desconhecida. Entretanto, o ACTH se liga a receptores de melanotrofina-1. De fato, alterações pigmentares em várias doenças endócrinas humanas ocorrem provocadas por mudanças na quantidade de ACTH circulante. Por exemplo, palidez anormal é uma marca do hipopituitarismo. Hiperpigmentação ocorre em pacientes com insuficiência suprarrenal provocada por doença suprarrenal primária. Realmente, a presença de hiperpigmentação em associação com insuficiência suprarrenal descarta a possibilidade de que a insuficiência seja subordinada à doença hipofisária ou hipotalâmica, uma vez que nessas condições o ACTH plasmático não se encontra elevado (ver Capítulo 20). Outros distúrbios de pigmentação resultam de mecanismos periféricos. Assim, **albinos** têm uma inabilidade congênita de sintetizar melanina, a qual pode resultar de uma variedade de diferentes defeitos genéticos nas vias de síntese da melanina. **Piebaldismo** é caracterizado por trechos de pele que carecem de melanina como resultado de defeitos congênitos na migração dos precursores das células

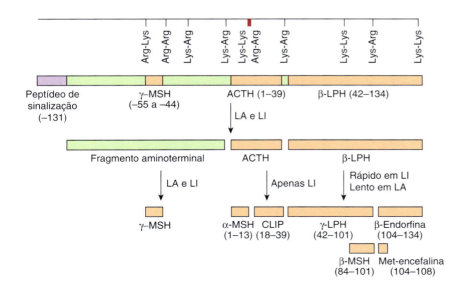

**FIGURA 18-2 Representação esquemática da molécula de pré-pró-opiomelanocortina formada nas células hipofisárias, neurônios e outros tecidos.** Os números entre parênteses identificam as sequências de aminoácidos em cada um dos fragmentos de polipeptídeos. Para conveniência, as sequências de aminoácidos são numeradas a partir do aminoterminal de ACTH e lidas na direção da porção carboxi-terminal da molécula-mãe, enquanto as sequências de aminoácidos na outra porção da molécula são lidas para a esquerda até − 131, o aminoterminal da molécula-mãe. As localizações de Lys-Arg e outros pares de resíduos de aminoácidos básicos também são indicados; esses são os locais de clivagem proteolítica na formação dos menores fragmentos da molécula-mãe. LA, lobo anterior; LI, lobo intermediário.

## HORMÔNIO DO CRESCIMENTO

pigmentares a partir da crista neural, durante o desenvolvimento embrionário. Não apenas a condição, mas também o padrão preciso de perda é passado de uma geração para a seguinte. O **vitiligo** envolve um padrão semelhante de perda de melanina em manchas, mas a perda se desenvolve progressivamente após o nascimento, como resultado de um processo autoimune que tem como alvo os melanócitos.

# HORMÔNIO DO CRESCIMENTO

## BIOSSÍNTESE E ESTRUTURA QUÍMICA

O braço maior do cromossomo 17 humano contém o *cluster* GH-hcs, no qual há cinco genes: um, *hGH-N*, codifica a forma mais abundante ("normal") do GH, um segundo, *hGH-V*, codifica a forma variante do GH (ver a seguir); outros dois codificam a somatomamotrofina coriônica humana (hCS) (ver Capítulo 22); e o quinto é provavelmente um pseudogene de hCS.

O GH que é secretado na circulação pela glândula hipófise consiste em uma mistura complexa de hGH-N, peptídeos derivados dessa molécula com vários graus de modificações pós-traducionais, como glicosilação, e uma variante produzida por *splicing* de hGH-N que não tem os aminoácidos 32 a 46. O significado fisiológico dessa variedade complexa de hormônios ainda está por ser completamente compreendido, em particular devido ao fato de suas similaridades estruturais tornarem difícil analisar cada um deles separadamente. No entanto, há evidências crescentes de que, embora os vários peptídeos compartilhem uma ampla variedade de tarefas, eles podem ocasionalmente executar funções opostas às dos outros. Por outro lado, hGH-V e hCS são principalmente produtos da placenta, e como consequência são encontrados na circulação em quantidades apreciáveis apenas durante a gravidez (ver Capítulo 22).

## ESPECIFICIDADE

A estrutura do GH varia consideravelmente de uma espécie para outra. GH de porcos e símios têm apenas um efeito transitório em cobaias. Em macacos e humanos, o GH de bovinos e suínos não têm sequer um efeito transitório no crescimento, embora o GH de macacos e humanos sejam totalmente ativos tanto em macacos quanto em humanos. Esses fatos são relevantes para discussões de saúde pública em torno da presença de GH bovino (usados para aumentar a produção de leite) em laticínios, bem como sobre a popularidade dos suplementos do GH colocados à venda via *internet* por fisiculturistas. Controversamente, GH humano recombinante também tem sido administrado a crianças de baixa estatura, porém saudáveis (i. e., sem deficiência do GH), com resultados aparentemente limitados.

## NÍVEIS PLASMÁTICOS, LIGAÇÃO E METABOLISMO

Uma fração do GH circulante está ligada a uma proteína plasmática que é um grande fragmento do domínio extracelular do receptor do GH (ver a seguir). Parece que ela é produzida por clivagem dos receptores em humanos e sua concentração é um indicador do número de receptores de GH nos tecidos. Aproximadamente 50% da atividade do conjunto circulante de GH ocorre na forma ligada a proteínas, oferecendo um reservatório do hormônio que compensa as oscilações amplas que ocorrem na secreção (ver a seguir).

O nível basal de GH no plasma, medido por radioimunensaio em adultos humanos, é normalmente menor que 3 ng/mL. Isso representa tanto a forma ligada quanto livre da proteína. O GH é metabolizado rapidamente, pelo menos parcialmente no fígado. A meia-vida do GH circulante em humanos é de 6 a 20 min, e a sua produção diária foi calculada em 0,2 a 1,0 mg/dia em adultos.

## RECEPTORES DO HORMÔNIO DO CRESCIMENTO

O receptor do GH é uma proteína de 620 aminoácidos com uma grande porção extracelular, um domínio transmembrana e uma grande porção citoplasmática. Ele é um membro da superfamília do receptor de citocina, discutida no Capítulo 3. O hormônio de crescimento tem dois domínios que podem se ligar ao seu receptor e, quando ele o faz, o segundo sítio de ligação atrai outra molécula de hormônio, produzindo um homodímero (**Figura 18–3**). Dimerização é essencial para a ativação do receptor.

O hormônio de crescimento apresenta efeitos amplos no corpo (ver a seguir) e assim, embora ainda não seja possível correlacionar precisamente os efeitos intracelulares e os que ocorrem no corpo inteiro, não é surpreendente que, como a insulina, o hormônio do crescimento ative muitas cascatas diferentes de sinalização intracelular (Figura 18–3). Particularmente importante é a ativação da via JAK2-STAT. JAK2 é um membro da família Janus de tirosina cinases citoplasmáticas. STATs (transdutores de sinal e ativadores de transcrição, do inglês *signal transducers and activators of transcription*) são uma família de fatores de transcrição citoplasmáticos que, ao sofrerem fosforilação por cinases JAK, migram para o núcleo, onde ativam vários genes. Sabe-se que as vias JAK-STAT também controlam os efeitos da prolactina e de vários outros fatores de crescimento.

## EFEITOS NO CRESCIMENTO

Em animais jovens, nos quais as epífises dos ossos longos ainda não se fusionaram (ver Capítulo 21), o crescimento é inibido pela hipofisectomia e estimulado pelo GH. A condrogênese é acelerada e, à medida que as placas epifisiais cartilaginosas se alargam, elas depositam mais matriz óssea nas extremidades dos ossos longos. Desse modo, a estatura é aumentada. Tratamento prolongado de animais com hormônio de crescimento leva ao gigantismo.

Quando as epífises são fechadas, o crescimento linear não é mais possível. Nesse caso, um excesso de hormônio de crescimento produz o padrão de deformidades ósseas e de tecidos moles conhecido como **acromegalia**. O tamanho da maior parte das vísceras é aumentado. O conteúdo de proteína no corpo é aumentado e o de lipídeo é reduzido (**ver Quadro Clínico 18–1**).

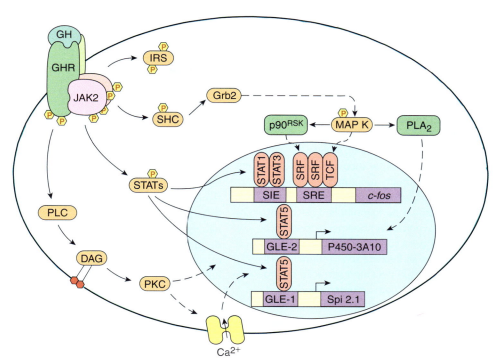

**FIGURA 18-3** Algumas das principais vias de sinalização ativadas pelo receptor do hormônio de crescimento dimerizado (GHR). Setas sólidas indicam vias conhecidas; setas tracejadas indicam vias prováveis. Os detalhes da via da PLC e da via/Grb2 — MAP K são discutidos no Capítulo 2. As pequenas letras P maiúsculas em hexágonos amarelos representam a fosforilação do fator indicado. GLE-1 e GLE-2, elementos de resposta ativados pelo interferon γ; IRS, substrato do receptor de insulina; p90$^{RSK}$,uma S6 cinase; PLA$_2$, fosfolipase A2; SIE, elemento Sis-induzível; SRE, elemento de resposta sérica; SRF, fator de resposta sérica; TCF, fator do complexo ternário.

## EFEITOS SOBRE A HOMEOSTASIA DE PROTEÍNAS E ELETRÓLITOS

O GH é um hormônio anabólico proteico e produz um balanço positivo de nitrogênio e fosfato, um aumento nos níveis plasmáticos de fosfato e uma queda nos níveis sanguíneos de nitrogênio, ureia e aminoácidos. Em adultos com deficiência desse hormônio, GH humano recombinante produz um aumento da massa corporal magra e uma queda na gordura corporal, junto com um aumento na taxa metabólica e uma queda no colesterol plasmático. A absorção gastrintestinal de $Ca^{2+}$ é aumentada, e a excreção de $Na^+$ e $K^+$ é reduzida por um mecanismo independente das glândulas suprarrenais, provavelmente porque esses eletrólitos são desviados dos rins para os tecidos em crescimento. Por outro lado, a excreção do aminoácido 4-hidroxiprolina é aumentada durante esse crescimento, refletindo a habilidade do GH em estimular a síntese de colágeno solúvel.

## EFEITOS DO METABOLISMO DE CARBOIDRATOS E LIPÍDEOS

As ações do GH no metabolismo de carboidratos são discutidas no Capítulo 24. Pelo menos algumas formas do GH são diabetogênicas, pois aumentam a produção de glicose hepática e exercem um efeito anti-insulina no músculo. O GH é também cetogênico e aumenta os níveis de ácidos graxos livres (AGL) circulantes. O aumento de AGL no plasma, que leva várias horas para ocorrer, fornece uma fonte de energia disponível para os tecidos durante a hipoglicemia, o jejum e estímulos estressantes. O GH não estimula as células β do pâncreas diretamente, mas aumenta a habilidade do pâncreas em responder a estímulos insulinogênicos, como arginina e glicose. Esse é um processo adicional pelo qual esse hormônio promove o crescimento, uma vez que a insulina tem um efeito anabólico sobre as proteínas (ver Capítulo 24).

## SOMATOMEDINAS

Os efeitos do GH no crescimento, na cartilagem e no metabolismo de proteínas dependem de uma interação entre esse hormônio e as **somatomedinas**, que são fatores de crescimento polipeptídicos secretados pelo fígado e por outros tecidos. O primeiro desses fatores que foi isolado foi chamado de fator de sulfatação, pois é estimulado pela incorporação de sulfato na cartilagem. Entretanto, ele também estimulava a formação de colágeno, e seu nome mudou para somatomedina. Tornou-se claro, então, que existe uma variedade de diferentes somatomedinas e que elas são membros de uma grande família crescente de **fatores de crescimento**, os quais afetam muitos tecidos e órgãos diferentes.

As principais (e em humanos provavelmente as únicas) somatomedinas circulantes são o **fator de crescimento semelhante à insulina do tipo I** (**IGF-I**, do inglês, *insulin-like growth factor I*, também chamado de **somatomedina C**) e o **IGF-II**. Esses fatores são relacionados à insulina, exceto por suas cadeias C não serem separadas **(Figura 18–4)** e por terem uma

## QUADRO CLÍNICO 18-1

### Gigantismo e acromegalia

Tumores dos somatotrofos da adeno-hipófise (adenoma hipofisário) secretam grandes quantidades de GH, levando ao **gigantismo** em crianças e à **acromegalia** em adultos. Se o tumor aparece antes da puberdade, o indivíduo pode crescer até uma altura extraordinária. Depois que o crescimento linear não é mais possível, por outro lado, os traços característicos da acromegalia aparecem, incluindo mãos e pés muito aumentados, mudanças vertebrais atribuíveis à osteoartrite, inchaço de tecidos moles, hirsutismo e protrusão da fronte e da mandíbula. Crescimento anormal dos órgãos internos pode eventualmente prejudicar seu funcionamento, de modo que a condição, que tem um início insidioso, pode se mostrar fatal se deixada sem tratamento. Hipersecreção do GH é acompanhada pela hipersecreção de prolactina em 20 a 40% dos pacientes com acromegalia. Cerca de 35% dos pacientes tem testes de tolerância à glicose anormais e 4% desenvolve lactação na ausência de gravidez. A acromegalia pode ser causada por tumores secretores do GH, tanto na hipófise quanto fora dela e por tumores hipotalâmicos que secretam GHRH, embora estes sejam raros.

#### DESTAQUES TERAPÊUTICOS

A base da terapia para acromegalia permanece sendo o uso de análogos de somatostatina que inibem a secreção de GH. Um antagonista do receptor desse hormônio recentemente tornou-se disponível, o qual reduz o IGF-I plasmático e produz melhora clínica em casos de acromegalia que não respondem a outros tratamentos. Remoção cirúrgica do tumor hipofisário também é útil tanto na acromegalia quanto no gigantismo, mas algumas vezes sua realização é um desafio, em razão da natureza frequentemente invasiva do tumor. Em qualquer caso, terapia farmacológica auxiliar deve em muitos casos ser continuada após a cirurgia, a fim de controlar os sintomas persistentes.

---

extensão da cadeia A, chamada de domínio D. O hormônio relaxina (ver Capítulo 22) também é um membro dessa família. Os humanos apresentam duas isoformas de relaxina relacionadas e ambas lembram o IGF-II. Nelas também há uma forma variante de IGF-I, sem três resíduos aminoterminais, encontrada no encéfalo, e várias formas variantes de IGF-II humana (Figura 18-4). Os mRNA para IGF-I e IGF-II são encontrados no fígado, na cartilagem e em vários outros tecidos, indicando que eles são provavelmente sintetizados nesses tecidos.

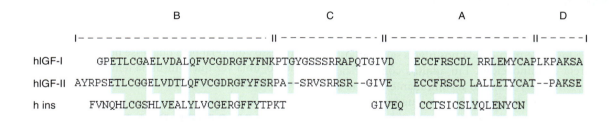

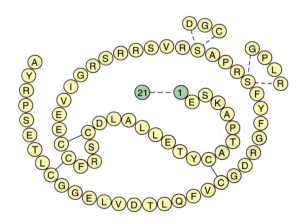

**FIGURA 18-4** Estrutura do IGF-I e do IGF-II humanos e da insulina (ins) (parte superior). A imagem inferior mostra a estrutura do IGF-II humano com suas pontes dissulfeto, bem como três estruturas variantes: uma extensão de 21aa a partir do carboxiterminal (C-terminal), uma substituição tetrapeptídica na Ser-29 e uma substituição tripeptídica em Ser-33.

### TABELA 18-2 Comparação da insulina e dos fatores de crescimento semelhantes à insulina

|  | Insulina | IGF-I | IGF-II |
|---|---|---|---|
| Outros nomes | ... | Somatomedina C | Atividade estimuladora de multiplicação (MSA) |
| Número de aminoácidos | 51 | 70 | 67 |
| Fonte | Células β pancreáticas | Fígado e outros tecidos | Vários tecidos |
| Nível regulado por | Glicose | GH após o nascimento, condição nutricional | Desconhecido |
| Níveis plasmáticos | 0,3-2,0 ng/mL | 10-700 ng/mL; picos na puberdade | 300-800 ng/mL |
| Proteínas de ligação no plasma | Não | Sim | Sim |
| Principal papel fisiológico | Controle do metabolismo | Crescimento esquelético e cartilaginoso | Crescimento durante o desenvolvimento fetal |

As propriedades do IGF-I, do IGF-II e da insulina são comparadas na Tabela 18-2. Tanto o IGF-I quanto o IGF-II são fortemente ligados a proteínas do plasma e, pelo menos para o IGF-I, isso prolonga sua meia-vida na circulação. Seis diferentes proteínas de ligação ao IGF, com diferentes padrões de distribuição em vários tecidos, foram identificadas. Todas estão presentes no plasma com a proteína de ligação ao IGF-3 (IGFBP-3, do inglês, *IGF-binding protein-3*), representando 95% das ligações na circulação. A contribuição dos IGFs para a atividade semelhante à da insulina no sangue é discutida no Capítulo 24. O receptor de IGF-I é muito semelhante ao de insulina e provavelmente emprega vias de sinalização intracelulares semelhantes ou idênticas. O receptor de IGF-II tem uma estrutura distinta (ver Figura 24-5) e está envolvido no direcionamento intracelular das hidrolases ácidas e de outras proteínas para as organelas intracelulares. A secreção de IGF-I é independente de GH antes do nascimento, mas passa a ser estimulada por esse hormônio após esse evento, tendo uma pronunciada atividade estimuladora do crescimento. Sua concentração no plasma aumenta durante a infância, atingindo um pico na puberdade e declinando então para níveis baixos em idades avançadas. O IGF-II é principalmente independente do GH e desempenha um papel no crescimento do feto antes do nascimento. Em fetos humanos, onde o IGF-II tem sua expressão aumentada, vários órgãos, especialmente a língua, outros músculos, rins, coração e fígado, desenvolvem-se desproporcionalmente em relação ao resto do corpo. Em adultos, o gene para o IGF-II é expresso apenas no plexo coroide e nas meninges.

## AÇÕES DIRETAS E INDIRETAS DO HORMÔNIO DO CRESCIMENTO

Nossa compreensão do mecanismo de ação do GH tem aumentado. Originalmente, pensava-se que o crescimento era produzido por uma ação direta nos tecidos e então mais tarde acreditou-se que ele atuava apenas por meio da sua habilidade de induzir somatomedinas. Entretanto, se o GH for injetado em uma epífise tibial proximal, é produzido um aumento unilateral na largura da cartilagem, e esta, como outros tecidos, produz IGF-I. Uma hipótese atual para explicar esses resultados defende que o GH atua na cartilagem para converter células-tronco em células que respondem ao IGF-I. O IGF-I, tanto produzido localmente quanto o circulante, faz a cartilagem crescer. Entretanto, o papel independente do IGF-I circulante permanece importante, uma vez que a sua infusão em ratos hipofisectomizados restaura o crescimento ósseo e corporal. No geral, parece que o GH e as somatomedinas podem ambos atuar em cooperação e independentemente para estimular vias que levam ao crescimento. A situação é certamente mais complicada devido a existência de múltiplas formas de GH na circulação, as quais podem, em algumas situações, ter ações opostas.

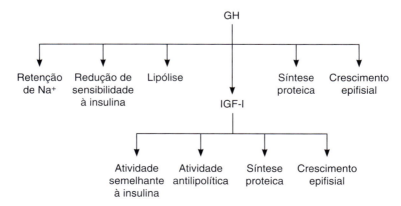

**FIGURA 18-5** Ações diretas e indiretas do hormônio do crescimento (GH). Os últimos são mediados pela habilidade do hormônio do crescimento em induzir a produção de IGF-I. (Cortesia de R Clark and N Gesundheit.)

A Figura 18-5 é um resumo do conhecimento atual a respeito das demais ações do GH e do IGF-I. No entanto, o GH provavelmente se combina em várias proporções com IGF-I circulante e gerado localmente a fim de produzir pelo menos alguns dos efeitos deste último.

## CONTROLE HIPOTALÂMICO E PERIFÉRICO DA SECREÇÃO DE HORMÔNIO DO CRESCIMENTO

A secreção de GH não é estável ao longo do tempo. Adolescentes têm os níveis circulantes mais altos desse hormônio, seguidos pelas crianças e finalmente pelos adultos. Os níveis caem na velhice, e há considerável interesse em injetar GH para contrabalançar os efeitos do envelhecimento. O hormônio aumenta a massa corporal magra e diminui a gordura corporal, mas não produz aumentos estatisticamente significativos na força muscular ou na condição mental. Existem também variações na secreção do GH subrepostas a esses estágios de desenvolvimento. Esse hormônio é encontrado em níveis relativamente baixos durante o dia, a menos que estímulos específicos para sua liberação estejam presentes (ver a seguir). Durante o sono, por outro lado, ocorrem grandes picos pulsáteis de secreção de GH. Portanto, não é surpreendente que a secreção desse hormônio esteja sob controle hipotalâmico. O hipotálamo controla a produção desse hormônio ao secretar o hormônio liberador do hormônio do crescimento (GHRH) bem como somatostatina, que inibe a liberação de GH (ver Capítulo 17). Assim, o equilíbrio entre os efeitos desses fatores hipotalâmicos na hipófise irá determinar o nível de liberação do GH. Os estímulos de secreção do GH podem atuar, dessa forma, aumentando a secreção hipotalâmica de GHRH, diminuindo a secreção de somatostatina ou ambos. Um terceiro regulador da secreção do GH é a **grelina**. O principal local da síntese e secreção de grelina é o estômago, mas ela também é produzida no hipotálamo e apresenta acentuada atividade estimuladora do GH. Além disso, parece estar envolvida no controle do consumo de alimentos (ver Capítulo 26).

A secreção de GH se encontra sob controle por retroalimentação (ver Capítulo 16), como ocorre com a secreção de outros hormônios da adeno-hipófise. Ela atua no hipotálamo para antagonizar a liberação de GHRH. O GH também aumenta o IGF-I circulante e este, por sua vez, exerce uma ação inibidora direta sobre a secreção do GH a partir da hipófise. Ele também estimula a secreção de somatostatina (Figura 18-6).

### Estímulos que afetam a secreção do hormônio do crescimento

A concentração plasmática basal do GH varia de 0 a 3 ng/mL em adultos normais. Entretanto, taxas de secreção não podem ser estimadas por valores isolados, em razão da sua natureza irregular. Deste modo, valores médios ao longo de 24 h (ver a seguir) e valores de pico podem ser mais significativos, embora mais difíceis de acessar em ambiente clínico.

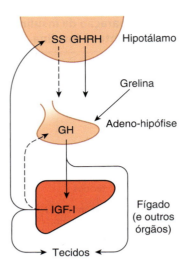

**FIGURA 18-6 Controle por retroalimentação do hormônio do crescimento.** Setas sólidas representam efeitos positivos e setas tracejadas representam inibição. GH, hormônio do crescimento; GHRH, hormônio liberador do hormônio do crescimento; IGF-I, fator de crescimento semelhante à insulina do tipo I; SS, somatostatina.

Os estímulos que aumentam a secreção de GH são resumidos na Tabela 18-3. A maior parte deles enquadra-se em uma de três categorias gerais: (1) condições como hipoglicemia e/ou jejum nas quais haja uma ameaça ou um decréscimo real no

**TABELA 18-3 Estímulos que afetam a secreção de hormônio do crescimento em humanos**

| Estímulos que aumentam a secreção |
|---|
| Hipoglicemia |
| 2-Desoxiglicose |
| Exercício |
| Jejum |
| Aumento nos níveis circulantes de certos aminoácidos |
| Refeição rica em proteína |
| Infusão de arginina e outros aminoácidos |
| Glucagon |
| Estímulos estressantes |
| Pirógenos |
| Lisina vasopressina |
| Vários estresses psicológicos |
| Ir dormir |
| L-Dopa e agonistas α-adrenérgicos que penetram o encéfalo |
| Apomorfina e outros agonistas aos receptores de dopamina |
| Estrogênios e androgênios |
| **Estímulos que diminuem a secreção** |
| Sono REM |
| Glicose |
| Cortisol |
| AGL |
| Medroxiprogesterona |
| Hormônio do crescimento e IGF-I |

substrato para a produção de energia nas células, (2) condições em que as quantidades de certos aminoácidos são aumentadas no plasma e (3) estímulos estressantes. A resposta ao glucagon tem sido usada como um teste da reserva de GH. A secreção de GH é também aumentada em indivíduos deprivados de sono REM — movimento rápido dos olhos — (do inglês, *rapid eyes movement*) (ver Capítulo 14) e inibida durante o sono REM normal.

Infusões de glicose reduzem os níveis plasmáticos de GH e inibem a resposta ao exercício. O aumento produzido pela 2-desoxiglicose ocorre presumivelmente devido à deficiência de glicose intracelular, uma vez que esse composto bloqueia o catabolismo de glicose 6-fosfato. Hormônios sexuais induzem a secreção de GH e aumentam suas respostas aos estimuladores, como a arginina e a insulina, e também servem como fatores permissivos para a ação do GH na periferia. Isso contribui para os níveis relativamente altos de GH circulante e o estirão de crescimento a ele associado na puberdade. A secreção de GH é também induzida pelos hormônios da tireoide. Por outro lado, ela é inibida por cortisol, AGL e medroxiprogesterona.

A secreção do GH é aumentada por L-dopa, a qual aumenta a liberação de dopamina e noradrenalina no encéfalo, e por apomorfina, um agonista do receptor de dopamina.

## FISIOLOGIA DO CRESCIMENTO

O GH, embora essencialmente não importante para o desenvolvimento fetal, é o hormônio mais importante para o crescimento pós-natal. Entretanto, o crescimento é, em geral, um fenômeno complexo, que é afetado não apenas pelo GH e pelas somatomedinas, mas também, como seria de se esperar pela discussão anterior, pelos hormônios da tireoide, androgênios, estrogênios, glicocorticoides e insulina. Ele também é afetado, é claro, por fatores genéticos, e depende de uma nutrição adequada. Normalmente, é acompanhado por uma sequência ordenada de mudanças de maturação e envolve um acréscimo de proteína e um aumento de comprimento e tamanho, não apenas um aumento de peso (que poderia refletir a formação de gordura ou a retenção de sal e água em vez de crescimento propriamente dito).

## PAPEL DA NUTRIÇÃO

O consumo de alimento é o fator extrínseco mais importante que afeta o crescimento. A dieta deve ser adequada, não apenas em conteúdo proteico, mas também em vitaminas e sais minerais essenciais (ver Capítulo 26) e em calorias, de modo que a proteína ingerida não seja desviada para a produção de energia. Entretanto, a idade em que uma dieta deficitária ocorre parece ser uma consideração importante. Por exemplo, quando o estirão de crescimento da puberdade se inicia, um crescimento linear considerável continua, mesmo se o consumo calórico for reduzido. Ferimentos e doenças, por outro lado, dificultam o crescimento, uma vez que aumentam o catabolismo proteico.

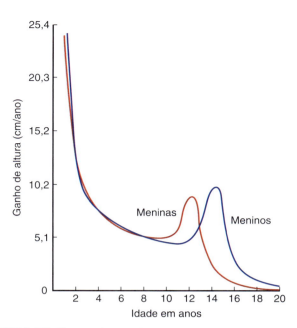

**FIGURA 18–7** Taxa de crescimento em meninos e meninas do nascimento até 20 anos.

## PERÍODOS DE CRESCIMENTO

Padrões de crescimento variam em algum grau de uma espécie para outra. Ratos continuam a crescer, embora a uma taxa decrescente, ao longo de toda vida. Em humanos, dois períodos de crescimento rápido ocorrem (**Figura 18–7**): o primeiro na infância e o segundo na puberdade tardia, logo antes do crescimento se encerrar.

O primeiro período de crescimento acelerado é em parte uma continuação do período de crescimento fetal. O segundo estirão de crescimento, na época da puberdade, é devido ao

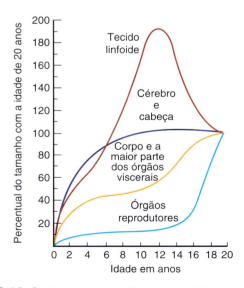

**FIGURA 18–8** Crescimento de diferentes tecidos em várias idades como um percentual do tamanho na idade de 20 anos. As curvas são compostos que incluem dados tanto para meninos quanto para meninas.

GH e a androgênios e estrogênios. Seu posterior encerramento se deve, em grande parte, ao fechamento das epífises nos ossos longos, pela ação de estrogênios (ver Capítulo 21). Depois dessa época, aumentos adicionais de altura não são possíveis. Como as meninas amadurecem mais cedo que os meninos, esse estirão de crescimento aparece primeiro nelas. É claro que em ambos os sexos a taxa de crescimento de tecidos individuais varia (Figura 18-8).

É interessante que, pelo menos durante a infância, o crescimento não é um processo contínuo, mas é episódico ou saltatório. Aumentos de comprimento em crianças de 0,5 a 2,5 cm em poucos dias, são separados por períodos de 2 a 63 dias nos quais nenhum crescimento mensurável pode ser detectado. A causa do crescimento episódico é desconhecida.

## EFEITOS HORMONAIS

A contribuição dos hormônios para o crescimento após o nascimento é mostrada diagramaticamente na Figura 18-9. O GH está elevado nos neonatos. Subsequentemente, a média dos níveis de repouso cai, mas os picos de secreção do GH são maiores, especialmente na puberdade. Portanto, o nível plasmático médio nas 24 horas está aumentado: varia de 2 a 4 ng/mL em adultos normais e de 5 a 8 ng/mL em crianças. Um dos fatores de estimulação da secreção de IGF-I é o GH, e os níveis plasmáticos de IGF-I aumentam durante a infância, alcançando um pico entre 13 a 17 anos de idade. Em contrapartida, os níveis de IGF-II são constantes durante o crescimento pós-natal.

O estirão de crescimento que ocorre na época da puberdade (Figura 18-7) se deve em parte ao efeito anabólico proteico dos androgênios, e a secreção dos androgênios suprarrenais aumenta nessa época em ambos os sexos. Entretanto, ele também se deve a uma interação entre os esteroides sexuais, o GH e IGF-I. O tratamento com estrogênios e androgênios aumenta a secreção de GH em resposta a vários estímulos e aumenta o IGF-I plasmático como resultado desse aumento no GH circulante, o que, por sua vez, provoca o crescimento.

Embora androgênios e estrogênios inicialmente estimulem o crescimento, os estrogênios, em última análise, encerram o crescimento ao levar as epífises a se fusionar aos ossos longos (fechamento epifisial). Uma vez que as epífises tenham se fechado, o crescimento linear cessa (ver Capítulo 21). Esta é a razão pela qual pacientes precoces sexualmente têm apropriadamente tamanhos menores. Por outro lado, homens que foram castrados antes da puberdade tendem a ser altos, porque sua produção de estrogênio é diminuída e suas epífises permanecem abertas, permitindo que algum crescimento continue além da idade normal da puberdade.

Em animais hipofisectomizados, o GH aumenta o crescimento, mas esse efeito é potencializado pelos hormônios da tireoide, os quais por si sós não têm efeito no crescimento. A ação dos hormônios da tireoide nessa situação é, portanto, permissiva em relação àquela do GH, possivelmente por meio da potencialização das ações das somatomedinas. Os hormônios da tireoide também parecem ser necessários para a taxa normal de secreção de GH. Níveis basais de GH são normais no hipotireoidismo, mas a resposta à hipoglicemia é frequentemente embotada. Os hormônios da tireoide têm efeitos amplos na ossificação da cartilagem, no crescimento dos dentes, nos contornos da face e nas proporções do corpo. Portanto, anões hipotireóideos (também chamados de **cretinos**) apresentam características infantis (Figura 18-10). Pacientes que são anões em razão de pan-hipopituitarismo têm características consistentes com sua idade cronológica até a puberdade, mas, como eles não amadurecem sexualmente, apresentam traços juvenis na fase adulta (Quadro Clínico 18-2).

O efeito da insulina no crescimento é discutido no Capítulo 24. Animais diabéticos não conseguem crescer e a insulina provoca o crescimento em animais hipofisectomizados. Entretanto, o crescimento é significativo apenas quando grandes quantidades de carboidrato e de proteína são fornecidos junto com a insulina.

Outros hormônios adrenocorticais, além dos androgênios, exercem uma ação permissiva no crescimento, no sentido de que animais adrenalectomizados não conseguem crescer, a menos que sua pressão arterial e circulação sejam mantidos por terapia de reposição. Por outro lado, glicocorticoides são inibidores potentes de crescimento devido à sua ação direta nas células, e o tratamento de crianças com doses farmacológicas de esteroides diminui ou impede o crescimento enquanto o tratamento prossegue.

## CRESCIMENTO DE RECUPERAÇÃO

Após doença ou desnutrição em crianças, um período de **crescimento de recuperação** (Figura 18-11) ocorre, no qual a taxa de crescimento é maior que o normal. O crescimento acelerado em geral continua até que a curva de crescimento anterior seja atingida, desacelerando então até o normal. O mecanismo que acarreta e controla o crescimento de recuperação é desconhecido.

## GONADOTROFINAS E PROLACTINA

## ESTRUTURA QUÍMICA

Tanto o FSH quanto o LH são formados por subunidades α e β. Elas são glicoproteínas que contêm as hexoses manose e galactose,

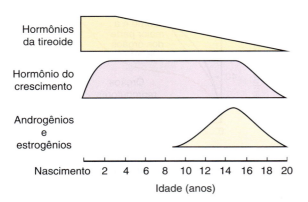

**FIGURA 18-9** Importância relativa dos hormônios no crescimento humano em várias idades. (Cortesia de Fisher DA.)

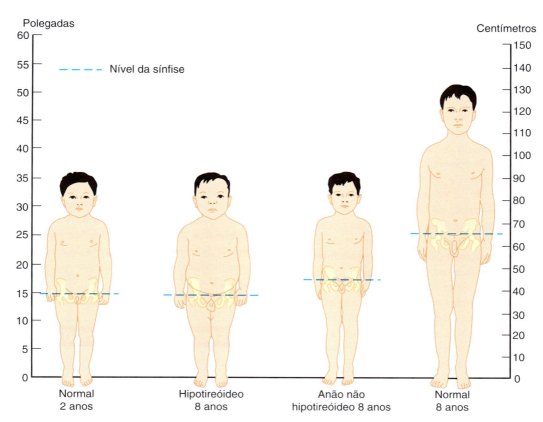

**FIGURA 18-10** **Crescimento normal e anormal.** Anões hipotireóideos (cretinos) retêm suas proporções infantis, enquanto anões do tipo constitucional e, em grau menor, do tipo hipopituitário, têm proporções características de sua idade cronológica. Ver também Quadro Clínico 18-2. (Reproduzida, com permissão, de Wilkins L: *The Diagnosis and Treatment of Endocrine Disorders in Childhood and Adolescence,* 3rd ed. Thomas, 1966.)

a hexosamina N-acetilgalactosamina e N-acetilglicosamina e a metilpentose fucose. Elas também contêm o ácido siálico. O carboidrato nas moléculas de gonadotrofina aumenta a sua potência ao desacelerar acentuadamente o seu metabolismo. A meia-vida do FSH humano é de cerca de 170 min; a meia-vida do LH é de cerca de 60 min. Mutações de perda de função nos receptores de FSH provocam hipogonadismo. Mutações de aumento de função causam uma forma espontânea da **síndrome de hiperestimulação ovariana**, uma condição na qual vários folículos são estimulados e citocinas são liberadas do ovário, levando a um aumento da permeabilidade vascular e choque.

A prolactina humana contém 199 resíduos de aminoácidos e três pontes dissulfeto, tendo uma similaridade estrutural considerável com o GH e com a somatomamotrofina coriônica humana (hCS). A meia-vida da prolactina, assim como a do GH, é de cerca de 20 min. Prolactinas estruturalmente semelhantes são secretadas pelo endométrio e pela placenta.

## RECEPTORES

Os receptores para FSH e LH são acoplados à proteína G ligados à adenilato-ciclase por meio de uma proteína G estimuladora (Gs; ver Capítulo 22). Além disso, cada um tem um extenso domínio extracelular glicosilado.

O receptor da prolactina humana se assemelha ao receptor do GH e é um dos membros da superfamília de receptores que inclui o receptor do GH e receptores para várias citocinas e fatores de crescimento hematopoiéticos (ver Capítulos 2 e 3). Ele dimeriza e ativa a Janus cinase, os transdutores de sinal, a via de ativadores de transcrição (JAK-STAT) e outras cascatas enzimáticas intracelulares (Figura 18-3).

## AÇÕES

Os testículos e ovários ficam atrofiados quando a hipófise é retirada ou destruída. As ações da prolactina e das gonadotrofinas FSH e LH, assim como aquelas das gonadotrofinas secretadas pela placenta, são descritas em detalhes nos Capítulos 22 e 23. Em resumo, o FSH auxilia a manutenção do epitélio espermatogênico estimulando as células de Sertoli no homem e é responsável pelo crescimento precoce dos folículos ovarianos nas mulheres. O LH tem ação trófica sobre as células de Leydig e, nas mulheres, é responsável pela maturação final dos folículos ovarianos e pela secreção estrogênica deles. Ele também é responsável pela ovulação, formação inicial do corpo lúteo e pela secreção de progesterona.

A prolactina provoca a secreção de leite da mama após estimulação inicial por estrogênio e progesterona. Seu efeito na mama envolve o aumento dos níveis de mRNA e subsequente produção de caseína e lactoalbumina. No entanto, a ação do hormônio não é exercida sobre o núcleo da célula e é impedida por inibidores dos microtúbulos. A prolactina também inibe os

## QUADRO CLÍNICO 18–2

### Nanismo

A discussão que acompanha o controle do crescimento deve sugerir várias etiologias possíveis para a baixa estatura. Ela pode ser causada por deficiência de GHRH, deficiência de GH ou secreção deficiente de IGF-I. Deficiência de GH isolada se deve frequentemente à deficiência de GHRH e, nesses casos, a resposta do GH ao GHRH é normal. Entretanto, alguns pacientes com deficiência isolada de GH apresentam anormalidades nas células secretoras desse hormônio. Em outro grupo de crianças anãs, a concentração de GH no plasma é normal ou elevada, mas os receptores desse hormônio não respondem, como resultado de mutações que levam à perda de função. A condição resultante é conhecida como **insensibilidade ao hormônio do crescimento** ou **nanismo de Laron**. O IGF-I está marcadamente reduzido, assim como o IGFBP-3, que também é dependente de GH. Os pigmeus africanos têm níveis plasmáticos normais de GH e uma modesta redução nos níveis plasmáticos da proteína de ligação do GH. No entanto, a concentração plasmática de IGF-I falha em aumentar no período da puberdade e eles possuem menor crescimento em relação aos não pigmeus controles durante o período pré-puberal.

Baixa estatura também pode ser causada por mecanismos independentes de defeitos específicos no eixo do GH. É característico do hipotireoidismo infantil (cretinismo) e ocorre em pacientes com puberdade precoce. Também é parte da síndrome de **disgenesia gonodal**, encontrada em pacientes que têm um padrão cromossômico XO em vez de um padrão XX ou XY (ver Capítulo 22). Várias doenças ósseas e metabólicas também causam crescimento atrofiado e, em muitos casos, não há uma causa conhecida ("crescimento retardado constitucional"). Uso abusivo crônico de substâncias e negligência também podem causar nanismo em crianças, independente de desnutrição. Esta condição é conhecida como **nanismo psicossocial** ou **síndrome de Kaspar Hauser**, nome do paciente com o primeiro caso relatado. Finalmente, **acondroplasia**, a forma mais comum de nanismo em humanos, é caracterizada por membros curtos com um tronco normal. É uma condição autossômica dominante causada por uma mutação no gene que codifica o **receptor 3 do fator de crescimento fibroblástico** (**FGFR3**, do inglês *fibroblast growth factor receptor 3*). Esse membro da família do receptor de crescimento fibroblástico está normalmente expresso na cartilagem e no encéfalo.

### DESTAQUES TERAPÊUTICOS

O tratamento do nanismo é ditado por sua causa de base. Se o tratamento para repor o hormônio relevante é iniciado prontamente nos casos adequados da infância, uma estatura quase normal pode ser alcançada muitas vezes. Portanto, a disponibilidade das formas recombinantes do GH e do IGF-I têm melhorado muito o tratamento nos casos em que esses hormônios são deficientes.

---

efeitos das gonadotrofinas, possivelmente por uma ação no ovário. Ela também impede a ovulação na mulher lactante. A função da prolactina em homens normais não é conhecida, mas o excesso de prolactina secretado por tumores provoca impotência.

# REGULAÇÃO DA SECREÇÃO DE PROLACTINA

Os fatores de regulação para a secreção de prolactina pela hipófise coincidem, em parte, com aqueles que provocam a secreção de GH, mas existem diferenças importantes, e alguns estímulos aumentam a secreção de prolactina enquanto diminuem a de GH (e vice-versa) **(Tabela 18–4)**. A concentração plasmática normal de prolactina é de aproximadamente 5 ng/mL em homens e 8 ng/mL em mulheres. A secreção é inibida tonicamente pelo hipotálamo e a secção do infundíbulo leva a um aumento da prolactina circulante. Portanto, o efeito do hormônio inibidor de prolactina hipotalâmico, a dopamina, deve normalmente ser maior que os efeitos dos vários peptídeos hipotalâmicos com atividade liberadora de prolactina. Em humanos, a secreção de prolactina aumenta com exercícios, estresse cirúrgico e psicológico e com estimulação do mamilo (Tabela 18–4).

Os níveis plasmáticos de prolactina aumentam durante o sono, o que ocorre logo no início desse estado e que persiste durante todo o processo. A secreção é aumentada durante a gestação, alcançando um pico na hora do parto. Após o nascimento, a concentração plasmática cai após cerca de oito dias. A sucção produz um pronto aumento na secreção, mas a magnitude desse aumento decai gradualmente após a mulher estar amamentando por mais de três meses. Com a lactação prolongada, a secreção de leite ocorre com níveis de prolactina que estão dentro do intervalo normal.

A L-Dopa diminui a secreção de prolactina ao aumentar a formação de dopamina; bromocriptina e outros agonistas de dopamina inibem a secreção, pois estimulam os receptores de dopamina. Clorpromazina e fármacos semelhantes que bloqueiam os receptores de dopamina aumentam a secreção de prolactina. O hormônio liberador de tireotrofina (TRH) estimula a secreção de prolactina, além da de TSH, e polipeptídeos adicionais com atividade liberadora de prolactina estão presentes no tecido hipotalâmico. Estrogênios produzem um aumento que se desenvolve lentamente na secreção de prolactina, como um resultado de uma ação direta nos lactotrofos.

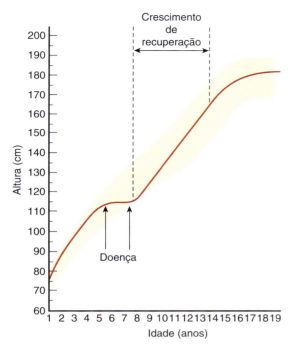

**FIGURA 18-11** Curva de crescimento para um menino que teve uma doença que se iniciou com 5 anos e durou até os 7 anos. As áreas sombreadas indicam a variação de alturas normais para uma determinada idade. A linha vermelha mostra o crescimento real do menino estudado. Ao final, o crescimento de recuperação retornou sua altura à curva de crescimento normal prévia. (Modificada a partir de Boersma B, Wit JM: Catch-up growth. Endocr Rev 1997;18:646.)

Sabe-se que a prolactina facilita a secreção de dopamina na eminência mediana. Portanto, a prolactina atua no hipotálamo por retroalimentação negativa para inibir sua própria secreção.

# EFEITOS DE INSUFICIÊNCIA HIPOFISÁRIA

## MUDANÇAS EM OUTRAS GLÂNDULAS ENDÓCRINAS

As mudanças amplas que ocorrem quando a hipófise é removida cirurgicamente ou destruída por doença em seres humanos ou animais são previsíveis em termos das funções hormonais conhecidas da glândula. No hipopituitarismo, o córtex da suprarrenal atrofia e a secreção de glicocorticoides da suprarrenal e de hormônios sexuais cai para níveis baixos. Aumentos na secreção de aldosterona sob estresse induzido não ocorrem, mas a secreção basal de aldosterona e aumentos induzidos pela depleção de sal são normais, pelo menos por algum tempo. Como nenhuma deficiência de mineralocorticoides se faz presente, perda de sal e choque hipovolêmico não se desenvolvem, mas a inabilidade em aumentar a secreção de glicocorticoides torna os pacientes com insuficiência hipofisária sensíveis ao estresse. O desenvolvimento da perda de sal no hipopituitarismo de longa duração é discutido no Capítulo 20. O crescimento é inibido (ver discussão anterior). A função da tireoide é deprimida a

**TABELA 18-4** Comparação dos fatores que afetam a secreção humana de prolactina e de hormônio do crescimento

| Fator | Prolactina | Hormônio do crescimento |
|---|---|---|
| Sono | I+ | I+ |
| Amamentação | I++ | N |
| Estímulo da mama em mulheres não lactantes | I | N |
| Estresse | I+ | I+ |
| Hipoglicemia | I | I+ |
| Exercício vigoroso | I | I |
| Relação sexual em mulheres | I | N |
| Gravidez | I++ | N |
| Estrogênios | I | I |
| Hipotireoidismo | I | N |
| TRH | I+ | N |
| Fenotiazinas, butirofenonas | I+ | N |
| Opioides | I | I |
| Glicose | N | D |
| Somatostatina | N | D+ |
| L-Dopa | D+ | I+ |
| Apomorfina | D+ | I+ |
| Bromocriptina e outros derivados do ergot | D+ | I |

I, aumento moderado; I+, aumento acentuado; I++, aumento muito acentuado; N, sem mudança; D, diminuição moderada; D+, diminuição acentuada; TRH, hormônio liberador de tireotrofina.

níveis baixos e o frio é pouco tolerado. As gônadas se atrofiam, os ciclos sexuais cessam e algumas das características sexuais secundárias desaparecem.

## SENSIBILIDADE À INSULINA

Animais hipofisectomizados têm uma tendência a se tornarem hipoglicêmicos, especialmente durante o jejum. A hipofisectomia melhora o diabetes melito (ver Capítulo 24) e aumenta acentuadamente o efeito hipoglicêmico da insulina. Isso se deve, em parte, à deficiência dos hormônios adrenocorticais, mas animais hipofisectomizados, são mais sensíveis à insulina do que os adrenalectomizados, porque eles também não possuem o efeito anti-insulina do GH.

## METABOLISMO DE ÁGUA

Embora a destruição seletiva dos núcleos supraópticos e da neuro-hipófise cause diabetes insípido (ver Capítulo 17), a remoção, tanto da adeno-hipófise quanto da neuro-hipófise, em geral não provoca nada além de poliúria. No passado, houve

# SEÇÃO III  Fisiologia Endócrina e Reprodutiva

alguma especulação de que a adeno-hipófise poderia secretar um "hormônio diurético", mas a melhora do diabetes insípido é atualmente explicada por uma queda na carga osmótica apresentada para excreção. Partículas osmoticamente ativas retêm água nos túbulos renais (ver Capítulo 38). Devido à deficiência de ACTH, a taxa de catabolismo proteico é menor em animais hipofisectomizados. Devido à deficiência de TSH, a taxa metabólica é baixa. Consequentemente, poucos produtos osmoticamente ativos do catabolismo são filtrados. Deste modo, o volume de urina cai, mesmo na ausência de ADH. A deficiência de GH contribui para a depressão da taxa de filtração glomerular em animais hipofisectomizados e sua presença aumenta a taxa de filtração glomerular e o fluxo plasmático renal em humanos. Finalmente, em função da deficiência de glicocorticoides, há a mesma excreção defeituosa de água que é encontrada em animais adrenalectomizados. A atividade "diurética" da adeno-hipófise pode, portanto, ser explicada em termos das ações do ACTH, do TSH e do GH.

## OUTROS DEFEITOS

Quando a deficiência de GH ocorre na fase adulta, ela é acompanhada, em geral, por deficiências em outros hormônios da adeno-hipófise. A deficiência de ACTH e de outros hormônios hipofisários com atividade MSH pode ser responsável pela palidez da pele em pacientes com hipopituitarismo. Pode haver alguma perda de proteínas em adultos, mas sua eliminação não é uma característica do hipopituitarismo em humanos e a maior parte dos pacientes com insuficiência hipofisária é bem nutrida.

## CAUSAS DE INSUFICIÊNCIA HIPOFISÁRIA EM HUMANOS

Tumores da adeno-hipófise provocam insuficiência hipofisária. Cistos suprasselares, vestígios da bolsa de Rathke que aumentam e comprimem a hipófise, são outra causa de hipopituitarismo. Em mulheres que têm um episódio de choque devido à hemorragia pós-parto, a hipófise pode se tornar infartada, com o desenvolvimento subsequente de necrose pós-parto (**síndrome de Sheehan**). A irrigação sanguínea do lobo anterior é vulnerável, pois ele desce no infundíbulo pelo rígido diafragma selar e durante a gravidez a hipófise é aumentada. O infarto da hipófise é extremamente raro em homens.

## RESUMO

- A glândula hipófise desempenha um papel crítico na regulação da função de uma cadeia de reações mediadas por glândulas e também executa ações endócrinas independentes em uma grande variedade de órgãos periféricos e tecidos. Ela consiste em duas regiões funcionais em humanos: a adeno-hipófise, que secreta principalmente hormônios tróficos; e a neuro-hipófise, que contém terminações nervosas que liberam ocitocina e ADH. O lobo intermediário é proeminente em vertebrados inferiores, mas não em humanos e outros mamíferos.

- Corticotrofos do lobo anterior sintetizam pró-opiomelanocortina, que é o precursor de ACTH, endorfinas e melanotrofinas. As últimas têm um papel crítico no controle da coloração da pele em peixes, anfíbios e répteis, enquanto o ACTH é um regulador primário da pigmentação da pele em mamíferos.

- O hormônio do crescimento é sintetizado pelos somatotrofos. Ele é secretado de modo episódico em resposta aos fatores hipotalâmicos, e a secreção se encontra sujeita à inibição por retroalimentação. Uma fração do conjunto circulante é ligada a proteínas.

- O hormônio do crescimento ativa o crescimento e influencia o metabolismo de proteínas, carboidratos e lipídeos em resposta a condições estressantes. Muitas, se não todas, as ações periféricas do hormônio do crescimento podem ser atribuídas à sua habilidade em estimular a produção de IGF-I.

- O crescimento é o resultado de uma interação complexa do hormônio do crescimento, IGF-I e vários outros hormônios, bem como influências extrínsecas e fatores genéticos. As consequências da produção excessiva ou deficiente de tais influências depende se isso ocorre antes ou depois da puberdade. Deficiências nos componentes da via do hormônio do crescimento durante a infância levam ao nanismo; produção excessiva resulta em gigantismo, acromegalia ou ambos.

- A hipófise também fornece hormônios que regulam os tecidos reprodutivos e a lactação — hormônio folículo-estimulante, hormônio luteinizante e prolactina. A prolactina, em particular, é regulada por vários dos fatores que regulam também a secreção do hormônio do crescimento, embora reguladores específicos possam ter efeitos opostos.

## QUESTÕES DE MÚLTIPLA ESCOLHA

*Para todas as questões, selecione a melhor opção, a não ser que direcionado diferentemente.*

1. Uma neurocientista está estudando a comunicação entre o hipotálamo e a hipófise em um modelo animal. Ela interrompe o fluxo sanguíneo da eminência mediana e então mede os níveis circulantes de hormônios hipofisários após estimulação fisiológica apropriada. A secreção de qual dos seguintes hormônios não será afetada pela manipulação experimental?
   A. Hormônio do crescimento
   B. Prolactina
   C. Hormônio estimulante da tireoide
   D. Hormônio folículo-estimulante
   E. ADH

2. Qual dos seguintes hormônios hipofisários é um peptídeo opioide?
   A. Hormônio estimulador do α-melanócito (α-MSH)
   B. β-MSH
   C. ACTH
   D. Hormônio do crescimento
   E. β-endorfina

3. Durante o parto, uma mulher sofre uma hemorragia séria e entra em choque. Depois que se recupera, ela apresenta sintomas de hipopituitarismo. Quais dos seguintes sintomas não seriam esperados na paciente?
   A. Caquexia
   B. Infertilidade
   C. Palidez
   D. Baixa taxa metabólica basal
   E. Intolerância ao estresse

4. Um cientista descobre que a infusão do hormônio do crescimento na eminência mediana do hipotálamo em animais experimentais inibe a secreção de hormônio do crescimento e conclui que isso prova que o hormônio de crescimento inibe por retroalimentação a secreção de GHRH. Você aceita essa conclusão?

A. Não, porque o hormônio do crescimento não cruza a barreira hematoencefálica.
B. Não, porque o hormônio do crescimento infundido poderia estar estimulando a secreção do dopamina.
C. Não, porque substâncias lançadas na eminência mediana poderiam ser transportadas para a adeno-hipófise.
D. Sim, porque hormônio do crescimento sistematicamente administrado inibe a sua secreção.
E. Sim, porque o hormônio do crescimento se liga ao GHRH, inativando-o.

5. O receptor do hormônio do crescimento

A. ativa $G_s$.
B. precisa de dimerização para exercer seus efeitos.
C. deve ser internalizado para exercer seus efeitos.
D. se parece com o receptor de IGF-I.
E. se parece com o receptor de ACTH.

# REFERÊNCIAS

Ayuk J, Sheppard MC: Growth hormone and its disorders. Postgrad Med J 2006;82:24.

Boissy RE, Nordlund JJ: Molecular basis of congenital hypopigmentary disorders in humans: A review. Pigment Cell Res 1997;10:12.

Brooks AJ, Waters MJ: The growth hormone receptor: mechanism of activation and clinical implications. Nat Rev Endocrinol 2010;6:515.

Buzi F, Mella P, Pilotta A, Prandi E, Lanfranchi F, Carapella T: Growth hormone receptor polymorphisms. Endocr Dev 2007;11:28.

Fauquier T, Rizzoti K, Dattani M, Lovell-Badge R, Robinson ICAF: SOX2-expressing progenitor cells generate all of the major cell types in the adult mouse pituitary gland. Proc Natl Acad Sci USA 2008;105:2907.

Hindmarsh PC, Dattani MT: Use of growth hormone in children. Nat Clin Pract Endocrinol Metab 2006;2:260.

# A Glândula Tireoide

C A P Í T U L O

# 19

## OBJETIVOS

*Após o estudo deste capítulo, você deve ser capaz de:*

- Descrever a estrutura da glândula tireoide e como ela se relaciona com sua função.
- Definir a natureza química dos hormônios da tireoide e como eles são sintetizados.
- Compreender o papel crítico do iodo na glândula tireoide e como seu transporte é controlado.
- Caracterizar o papel da ligação às proteínas no transporte dos hormônios da tireoide e metabolismo periférico.
- Identificar o papel do hipotálamo e da hipófise na regulação da função da tireoide.
- Determinar os efeitos dos hormônios da tireoide na homeostasia e no desenvolvimento.
- Inferir as bases das condições em que a função da tireoide é anormal e como elas podem ser tratadas.

## INTRODUÇÃO

A glândula tireoide é uma das maiores glândulas endócrinas do organismo, tendo duas funções principais. A primeira é secretar os hormônios tireoidianos, que mantêm o nível ideal do metabolismo nos tecidos para a sua função normal ótima. Os hormônios tireoidianos estimulam o consumo de $O_2$ pela maioria das células do organismo, auxiliam na regulação do metabolismo de lipídeos e carboidratos e, portanto, influenciam a massa corporal e o grau de atividade mental. As consequências da disfunção da glândula tireoide dependem do estágio da vida em que ocorrem. Essa glândula não é essencial para a vida, porém sua ausência ou hipofunção durante a vida fetal e neonatal resulta em grave deficiência mental e nanismo. Nos adultos, o hipotireoidismo está acompanhado de lentidão mental e física e pouca resistência ao frio. Inversamente, o excesso de secreção tireoidiana leva à perda de peso, nervosismo, taquicardia, tremor e produção de calor em excesso. A função tireoidiana é controlada pelo hormônio estimulante da tireoide (TSH, tireotrofina) da adeno-hipófise. A secreção desse hormônio é, por sua vez, estimulada pelo hormônio liberador de tireotrofina (TRH) proveniente do hipotálamo e também está sujeita ao controle por retroalimentação negativa pelos níveis circulantes elevados dos hormônios tireoidianos os quais atuam na adeno-hipófise e no hipotálamo.

A segunda função da glândula tireoide é secretar calcitonina, um hormônio que regula os níveis circulantes de cálcio. Esta função é discutida no Capítulo 21 em um contexto mais amplo da homeostasia do cálcio no organismo.

## CONSIDERAÇÕES ANATÔMICAS

A tireoide é uma glândula em formato de borboleta que envolve a traqueia na porção anterior do pescoço. Desenvolve-se a partir da evaginação do soalho da faringe, e, em alguns casos, um **ducto tireoglosso**, que marca o caminho da tireoide a partir da língua para o pescoço, pode persistir no adulto. Os dois lobos da tireoide humana estão conectados por uma ponte de tecido, o **istmo da tireoide**, e, em alguns casos, há um **lobo piramidal** surgindo do istmo em frente à laringe (**Figura 19–1**). A glândula é bem vascularizada, tendo uma das maiores taxas de fluxo sanguíneo por grama de tecido que qualquer outro órgão do corpo.

A porção da tireoide envolvida na produção do hormônio tireoidiano consiste em múltiplos **ácinos (folículos)**. Cada

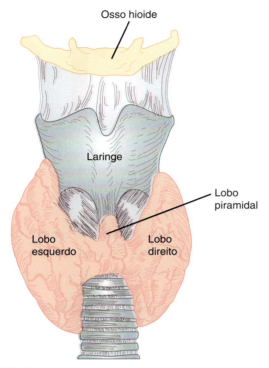

**FIGURA 19-1** Tireoide humana.

folículo esférico é circundado por uma camada única de células epiteliais polarizadas, preenchidas com um material proteináceo corado de rosa denominado **coloide**. O coloide é formado predominantemente pela glicoproteína tireoglobulina. Quando a glândula está inativa, o coloide é abundante, os folículos são grandes e as células que os revestem são achatadas. Quando a glândula se encontra ativa, os folículos são pequenos, as células cuboides ou colunares e as áreas em que o coloide está sendo ativamente reabsorvido para os tireócitos são visíveis como "lacunas de reabsorção" **(Figura 19-2)**.

Microvilosidades se projetam para o interior do coloide a partir dos ápices das células da tireoide e canalículos se estendem para ele. O retículo endoplasmático é proeminente, uma característica comum à maior parte das células glandulares, e

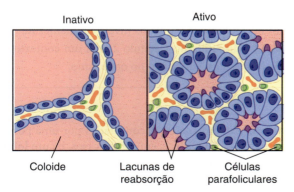

**FIGURA 19-2** Histologia da tireoide. Aparência da glândula quando esta se encontra inativa (esquerda) e secretando ativamente (direita). Observe as pequenas "lacunas de reabsorção", com aspecto de perfuradas, no coloide próximo das células na glândula ativa.

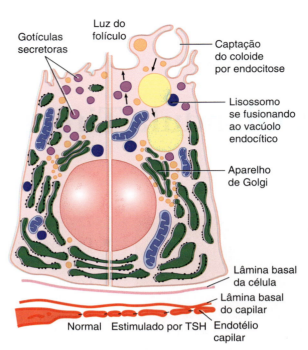

**FIGURA 19-3** Célula da tireoide. Esquerda: padrão normal. Direita: após estímulo por TSH. As setas na direita mostram a secreção de tireoglobulina para o coloide. Na direita, também são mostrados a endocitose do coloide e a fusão de um vacúolo contendo coloide com um lisossomo. A célula repousa sobre um capilar com lacunas (fenestrações) na parede endotelial.

grânulos secretores contendo tireoglobulina são encontrados **(Figura 19-3)**. As células individuais da tireoide repousam sobre uma lâmina basal que as separa dos capilares adjacentes. Estes são fenestrados, como os de outras glândulas endócrinas (ver Capítulo 31).

## FORMAÇÃO E SECREÇÃO DE HORMÔNIOS DA TIREOIDE

### ESTRUTURA QUÍMICA

O principal hormônio secretado pela tireoide é a **tiroxina** ($T_4$), juntamente com quantidades bem menores de **tri-iodotironina** ($T_3$). O $T_3$ apresenta uma atividade biológica muito maior que o $T_4$ e é especificamente produzido no seu local de ação, nos tecidos periféricos, pela desiodação do $T_4$ (ver a seguir). Ambos os hormônios são aminoácidos que contêm iodo **(Figura 19-4)**. Pequenas frações de tri-iodotironina reversa (3,3',5'-tri-iodotironina, $rT_3$) e outros compostos são também encontrados no sangue venoso da tireoide. O $rT_3$ não é biologicamente ativo.

### HOMEOSTASIA DO IODO

O iodo é a matéria-prima essencial para a síntese dos hormônios da tireoide. O iodeto presente na alimentação é absorvido pelo intestino e entra na circulação. Seu destino posterior é resumido na **Figura 19-5**. A quantidade mínima diária de

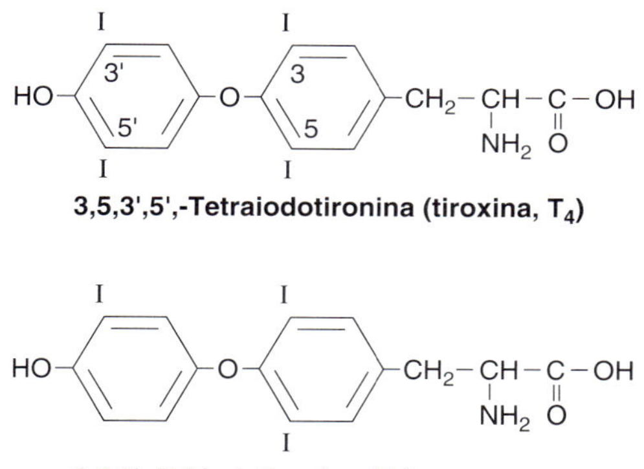

**3,5,3',5',-Tetraiodotironina (tiroxina, T₄)**

**3,5,3',-Tri-iodotironina (T₃)**

**FIGURA 19-4** Hormônios da tireoide. Os números nos anéis da fórmula do T₄ indicam o número de posições na molécula. O rT₃ é 3,3',5'- tri-iodotironina.

consumo de iodo necessária para manter as funções normais da tireoide é de 150 µg em adultos. Na maior parte dos países desenvolvidos, a suplementação do sal de cozinha resulta em um consumo médio na dieta de aproximadamente 500 µg/dia. Os principais órgãos que utilizam I⁻ são a tireoide, que o usa para produzir os hormônios da tireoide, e os rins, que o excretam na urina. Cerca de 120 µg/dia entram na tireoide em taxas normais de síntese e secreção de hormônio da tireoide. Essa glândula secreta 80 µg/dia na forma de T₃ e T₄, enquanto 40 µg/dia se difundem de volta para o líquido extracelular (LEC). Os hormônios T₃ e T₄ circulantes são metabolizados no fígado e em outros tecidos, com a liberação de um adicional de 60 µg de I⁻ por dia no LEC. Alguns derivados dos hormônios da tireoide são excretados na bile, e uma parte do iodo presente neles é reabsorvida (circulação êntero-hepática), mas há uma perda líquida de I⁻ nas fezes de aproximadamente 20 µg/dia. A quantidade total de I⁻ que entra no LEC é, portanto, de 500 + 40 + 60, ou seja, 600 µg/d; 20% dos quais entram na tireoide, enquanto 80% são excretados pela urina.

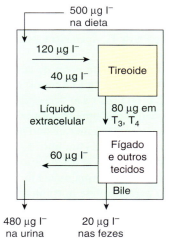

**FIGURA 19-5** Metabolismo do iodo. A figura mostra o movimento do iodeto entre os vários compartimentos corporais diariamente.

# TRANSPORTE DE IODETO ATRAVÉS DOS TIREÓCITOS

As membranas basolaterais dos tireócitos voltadas para os capilares contêm um transportador **simporte** que carreia, por simporte, dois íons Na⁺ e um I⁻ para a célula em cada ciclo contra o gradiente eletroquímico para I⁻. Esse simporte Na⁺-I⁻ (**NIS**) é capaz de produzir concentrações intracelulares de I⁻ que são 20 a 40 vezes tão elevadas quanto as concentrações no plasma. O processo envolvido é o transporte ativo secundário (ver Capítulo 2), com a energia para o transporte ativo de Na⁺ para fora das células da tireoide fornecida pela Na⁺-K⁺-ATPase. O NIS é regulado tanto em nível transcricional quanto por transporte ativo para dentro e para fora da membrana basolateral do tireócito. Em especial, o hormônio estimulante da tireoide (TSH; ver a seguir) induz tanto a expressão quanto a retenção de NIS na membrana basolateral, onde ele pode mediar o consumo contínuo de iodeto.

O iodeto deve também deixar o tireócito por meio da membrana apical para chegar ao coloide, onde ocorrem as etapas iniciais da síntese do hormônio da tireoide. Acredita-se que essa etapa de transporte seja mediada, pelo menos em parte, por um trocador Cl⁻-I⁻ conhecido como **pendrina**. Inicialmente, essa proteína foi identificada como o produto do gene responsável pela síndrome de Pendred, cujos pacientes sofrem de disfunção da tireoide e surdez. A pendrina (SLC26A4) é um membro da maior família dos permutadores de ânions SLC26.

A relação entre a função tireoidiana e o iodeto é única. Como discutido com mais detalhes a seguir, o iodeto é essencial para o funcionamento normal da tireoide, mas tanto a deficiência de iodeto quanto o seu excesso inibem o funcionamento dessa glândula.

As glândulas salivares, a mucosa gástrica, a placenta, o corpo ciliar do olho, o plexo coroide, as glândulas mamárias e certos cânceres derivados desses tecidos também expressam NIS e podem transportar iodeto contra um gradiente de concentração, mas o transportador nesses tecidos não é afetado pelo TSH. O significado fisiológico de todos esses mecanismos extratireoidianos concentradores de iodeto é desconhecido, mas eles podem fornecer vias para a radioablação das células cancerosas que expressam NIS por radioisótopos de iodeto. Essa abordagem também é útil para a ablação dos cânceres tireoidianos.

# SÍNTESE E SECREÇÃO DO HORMÔNIO DA TIREOIDE

Na interface entre o tireócito e o coloide, o iodeto passa por um processo chamado de organificação. Primeiro ele é oxidado a iodo e então incorporado na posição do carbono 3 dos resíduos de tirosina, que são parte da molécula de tireoglobulina no coloide (**Figura 19-6**). A **tireoglobulina** é uma glicoproteína formada por duas subunidades com um peso molecular de 660 kDa. Ela contém 10% de seu peso como carboidratos. Ela também possui 123 resíduos de tirosina, mas apenas 4 a 8 deles são normalmente incorporados aos hormônios da tireoide. A tireoglobulina é sintetizada nas células da tireoide e secretada no coloide por exocitose dos grânulos. A oxidação e a reação do iodeto com a tireoglobulina secretada são mediadas

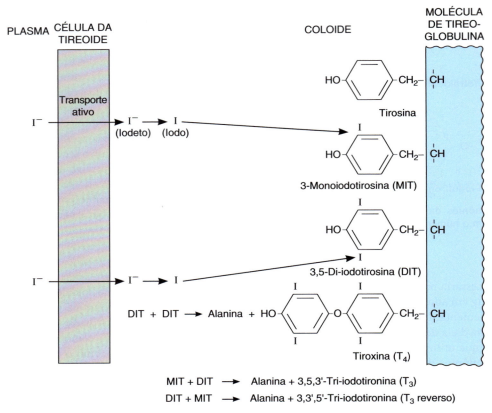

**FIGURA 19-6 Esboço da biossíntese do hormônio da tireoide.** O iodeto é transportado do plasma através das células da glândula tireoide tanto por transporte ativo secundário quanto por transporte passivo. Ele é convertido em iodo, que reage com os resíduos de tirosina expostos na superfície das moléculas de tireoglobulina residentes no coloide. A iodação da tirosina ocorre no limite apical das células da tireoide enquanto as moléculas estão acopladas em ligações peptídicas na tireoglobulina.

pela **tireoperoxidase**, uma enzima ligada à membrana, encontrada na membrana apical do tireócito. Os hormônios da tireoide assim produzidos permanecem como parte da molécula de tireoglobulina enquanto for necessário. Como tal, o coloide representa um reservatório dos hormônios da tireoide e os humanos podem ingerir uma dieta completamente desprovida de iodeto por até dois meses antes que seja registrada uma queda nos níveis de hormônio da tireoide circulante. Quando há necessidade de secreção do hormônio da tireoide, o coloide é internalizado pelos tireócitos por meio de endocitose e direcionado para a degradação lisossomal. Deste modo, as ligações peptídicas da tireoglobulina são hidrolisadas, e $T_4$ e $T_3$ livres são liberados no citosol e então para os capilares (ver a seguir). Os tireócitos, portanto, têm quatro funções: coletam e transportam iodo, sintetizam tireoglobulina e a secretam para o coloide, fixam iodo para a tireoglobulina a fim de gerar hormônios da tireoide e removem os hormônios da tireoide da tireoglobulina e os secretam para a circulação.

A síntese de hormônios da tireoide é um processo que ocorre em várias etapas. A tireoperoxidase gera espécies reativas de iodo que podem atacar a tireoglobulina. O primeiro produto é a monoiodotirosina (MIT). Esta é em seguida iodada no carbono 5 para formar a di-iodotirosina (DIT). Duas moléculas de DIT sofrem então uma condensação para formar $T_4$ com a eliminação da cadeia lateral de alanina da molécula que forma o anel mais externo. Há duas teorias a respeito de como essa **reação de acoplamento** acontece. Uma delas defende que o acoplamento ocorre com ambas as moléculas de DIT ligadas à tireoglobulina (acoplamento intramolecular). A outra sustenta que o DIT que forma o anel externo é primeiro a ser removido da tireoglobulina (acoplamento intermolecular). Em qualquer um dos casos, a tireoperoxidase está envolvida no acoplamento bem como na iodação. O $T_3$ é formado pela condensação de MIT com DIT. Uma pequena quantidade de $rT_3$ também é formada, provavelmente pela condensação de DIT com MIT. Na tireoide humana normal, a distribuição média de compostos iodados é de 3% de MIT, 33% de DIT, 35% de $T_4$ e 7% de $T_3$. Apenas traços de $rT_3$ e outros componentes estão presentes.

A tireoide humana secreta cerca de 80 µg (103 nmol) de $T_4$, 4 µg (7 nmol) de $T_3$ e 2 µg (3,5 nmol) de $rT_3$ por dia (Figura 19-7). MIT e DIT não são secretados. Essas tirosinas iodadas são desiodadas por uma **iodotirosina desiodase** microssomal. Isso representa um mecanismo para recuperar iodo e ligar tirosinas, reciclando-as para outros circuitos de síntese hormonal. O iodo liberado pela desiodação do MIT e do DIT é reutilizado na glândula e normalmente fornece cerca de duas vezes tanto iodeto para a síntese hormonal quanto o NIS. Em pacientes com ausência congênita de iodotirosina desiodinase, o MIT e o DIT aparecem na urina e há sintomas de deficiência de iodo (ver a seguir). Tironinas iodadas são resistentes à atividade da iodotirosina desiodinase, permitindo assim que $T_4$ e $T_3$ passem para a circulação.

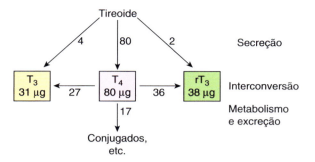

**FIGURA 19-7** Secreção e interconversão dos hormônios da tireoide em adultos humanos normais. Os valores mostrados nos quadros estão em microgramas por dia. Observe que a maior parte de $T_3$ e $rT_3$ é formada a partir da desiodação de $T_4$ nos tecidos e apenas pequenas quantidades são secretadas pela tireoide. O $T_4$ também é conjugado para posterior excreção.

# TRANSPORTE E METABOLISMO DOS HORMÔNIOS DA TIREOIDE

## LIGAÇÃO COM PROTEÍNAS

O nível normal total de **$T_4$ plasmático** em adultos é de aproximadamente 8 μg/dL (103 nmol/L), e o nível de **$T_3$ plasmático** é de aproximadamente 0,15 μg/dL (2,3 nmol/L). Tanto o $T_4$ quanto o $T_3$ são relativamente lipofílicos. Portanto, suas formas livres no plasma estão em equilíbrio com um conjunto muito maior de hormônios da tireoide ligados a proteínas, no plasma e nos tecidos. Hormônios da tireoide livres são adicionados ao conjunto circulante pela tireoide. São esses hormônios livres no plasma que são fisiologicamente ativos e que atuam por retroalimentação para inibir a secreção hipofisária de TSH **(Figura 19-8)**. A função da ligação com proteínas parece ser a de manutenção de um grande conjunto de hormônios que pode ser prontamente mobilizado quando necessário. Além disso, pelo menos para o $T_3$, a ligação do hormônio impede o consumo em excesso pelas primeiras células encontradas e promove uma distribuição tecidual uniforme. Tanto

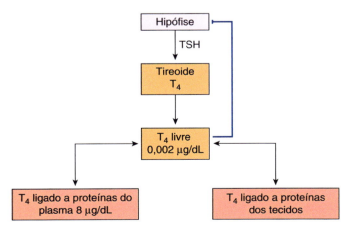

**FIGURA 19-8** Regulação da síntese do hormônio da tireoide. $T_4$ é secretado pela tireoide em resposta ao TSH. O $T_4$ livre secretado pela tireoide na circulação está em equilíbrio com o $T_4$ ligado tanto a proteínas plasmáticas quanto aos tecidos. O $T_4$ livre também atua por retroalimentação para inibir a secreção do TSH pela hipófise.

**TABELA 19-1** Ligação dos hormônios da tireoide com proteínas plasmáticas em adultos humanos normais

| Proteína | Concentração no plasma (mg/dL) | Quantidade de hormônio ligado circulante (%) $T_3$ | Quantidade de hormônio ligado circulante (%) $T_4$ |
|---|---|---|---|
| Globulina ligadora da tiroxina (TBG) | 2 | 67 | 46 |
| Transtiretina (pré-albumina ligada à tiroxina, TBPA) | 15 | 20 | 1 |
| Albumina | 3.500 | 13 | 53 |

o $T_4$ quanto o $T_3$ totais podem ser medidos por radioimunoensaio. Há também ensaios diretos que medem especificamente apenas as formas livres desses hormônios. Os últimos são as medidas mais clinicamente relevantes, uma vez que essas são as formas ativas e também devido à existência de variações adquiridas e congênitas nas concentrações de proteínas de ligação entre os indivíduos.

As proteínas do plasma que se ligam a hormônios da tireoide são a **albumina**, uma pré-albumina chamada **transtiretina** (anteriormente chamada de **pré-albumina ligada à tiroxina**) e uma globulina conhecida como **globulina ligadora da tiroxina** (**TBG**, do inglês *thyroxine-binding globulin*). Dentre as três proteínas, a albumina apresenta a maior **capacidade** de se ligar ao $T_4$ (i.e., ela pode se ligar à maior parte de $T_4$ antes de se tornar saturada) e a TBG possui a menor capacidade. Entretanto, as **afinidades** das proteínas pelo $T_4$ (i.e., a avidez com que se ligam ao $T_4$ sob condições fisiológicas) são tais que a maior parte do $T_4$ circulante se encontra ligada à TBG **(Tabela 19-1)**, com mais de um terço dos sítios de ligação da proteína ocupado. Quantidades menores de $T_4$ são ligadas à transtiretina e à albumina. A meia-vida da transtiretina é de dois dias, a da TBG é de cinco dias e a da albumina é de 13 dias.

Normalmente, 99,98% do $T_4$ no plasma se encontra ligado, sendo o $T_4$ livre apenas cerca de 2 ng/dL. Há muito pouco $T_4$ na urina. Sua meia-vida biológica é longa (cerca de 6 a 7 dias) e seu volume de distribuição é menor que o do LEC (10 L, ou cerca de 15% do peso corporal). Todas essas propriedades são características de uma substância que é fortemente ligada a proteínas.

O $T_3$ não se liga com a mesma intensidade. Dentre os 0,15 μg/dL normalmente encontrados no plasma, 0,2% (0,3 ng/dL) se encontra na forma livre. O restante 99,8% está ligado a proteínas, 46% à TBG e a maior parte dos demais à albumina, com muito pouco $T_3$ se ligando à transtiretina (Tabela 19-1). A menor ligação do $T_3$ se relaciona ao fato de ele ter uma meia-vida mais curta que o $T_4$ e ao fato de sua ação nos tecidos ser bem mais rápida. O $rT_3$ também se liga à TBG.

## VARIAÇÕES NA LIGAÇÃO

Quando ocorre um aumento súbito e estável na concentração plasmática de proteínas ligadoras, a concentração dos hormônios livres da tireoide cai. Entretanto, essa mudança é temporária, porque a diminuição na concentração dos hormônios livres da tireoide na circulação estimula a secreção de TSH, que, por

# 344   SEÇÃO III   Fisiologia Endócrina e Reprodutiva

**TABELA 19-2** Efeito das variações nas concentrações plasmáticas de proteínas ligadoras de hormônios da tireoide sobre vários parâmetros da função tireoidiana após ser atingido o equilíbrio

| Condição | Concentrações das proteínas de ligação | Total no plasma $T_4$, $T_3$, $rT_3$ | Livre no plasma $T_4$, $T_3$, $rT_3$ | TSH plasmático | Estado clínico |
|---|---|---|---|---|---|
| Hipertireoidismo | Normal | Alto | Alto | Baixo | Hipertireoideo |
| Hipotireoidismo | Normal | Baixo | Baixo | Alto | Hipotireoideio |
| Estrogênios, metadona, heroína, maioria dos tranquilizantes, clofibrato | Alto | Alto | Normal | Normal | Eutireoideo |
| Glicocorticoides, androgênios, danazol, asparaginase | Baixo | Baixo | Normal | Normal | Eutireoideo |

sua vez, provoca um aumento na produção desses hormônios livres. Um novo equilíbrio é eventualmente atingido, no qual a quantidade total de hormônios da tireoide no sangue é elevada, mas a concentração de hormônios livres, a taxa do seu metabolismo e a taxa de secreção de TSH são normais. Mudanças correspondentes na direção oposta ocorrem quando a concentração de proteínas ligadoras da tireoide diminui. Consequentemente, pacientes com concentrações altas ou baixas de proteínas de ligação, particularmente TBG, geralmente, não são hiper ou hipotireoideos; isto é, eles são eutireoideos.

Os níveis de TBG são elevados em pacientes tratados com estrogênio e durante a gravidez, bem como após tratamento com vários medicamentos (Tabela 19-2). Eles são reduzidos por glicocorticoides, androgênios, pelo fraco androgênio donazol e pela L-asparaginase, um agente quimioterápico contra o câncer. Várias outros fármacos, inclusive salicilatos, o anticonvulsivante fenitoína e os agentes quimioterápicos mitotano (o, p'-DDD) e 5-fluorouracil inibem a ligação de $T_4$ e $T_3$ a TBG e consequentemente produzem mudanças semelhantes àquelas produzidas por uma diminuição na concentração de TBG. Mudanças no $T_4$ e $T_3$ totais do plasma também podem ser produzidas por alterações nas concentrações plasmáticas de albumina e pré-albumina.

## METABOLISMO DOS HORMÔNIOS DA TIREOIDE

O $T_3$ e o $T_4$ são desiodados no fígado, nos rins e em vários outros tecidos. Essas reações de desiodação servem não apenas para catabolizar os hormônios, mas também fornecem uma fonte local de $T_3$, que é supostamente o principal mediador dos efeitos fisiológicos da secreção da tireoide. Um terço do $T_4$ circulante é normalmente convertido a $T_3$ em humanos adultos, e 45% é convertido a $rT_3$. Como mostrado na Figura 19–7, apenas cerca de 13% do $T_3$ circulante é secretado pela tireoide, enquanto 87% é formado pela desiodação do $T_4$. Do mesmo modo, apenas 5% do $rT_3$ circulante é secretado pela tireoide, e 95% é formado pela desiodação do $T_4$. Deve ser observado também que diferenças acentuadas na razão $T_3/T_4$ ocorrem em vários tecidos. Dois tecidos que têm proporções $T_3/T_4$ muito elevadas são a hipófise e o córtex cerebral, devido à expressão de deiodinases específicas, como discutido a seguir.

Três desiodinases diferentes atuam nos hormônios da tireoide: $D_1$, $D_2$ e $D_3$. Todas são únicas em apresentar o raro aminoácido selenocisteína, com o átomo de selênio no lugar do de enxofre, que é essencial para sua atividade enzimática. $D_1$ está presente em altas concentrações no fígado, nos rins, na tireoide e na hipófise. Ela parece ser responsável principalmente pela manutenção da produção de $T_3$ a partir de $T_4$ na periferia. $D_2$ é encontrada no cérebro, na hipófise e no tecido adiposo marrom. Ela também contribui para a formação de $T_3$. No encéfalo, ela é encontrada nos astrócitos e produz uma reserva de $T_3$ para os neurônios. $D_3$ também é encontrada no encéfalo e nos tecidos reprodutivos. Ela atua apenas na posição 5 de $T_4$ e $T_3$ e é provavelmente a principal fonte de $rT_3$ no sangue e nos tecidos. Em geral, as desiodinases parecem ser responsáveis por manter as diferenças nas proporções $T_3/T_4$ nos diversos tecidos do corpo. No encéfalo, em particular, altos níveis de atividade da desiodinase garantem um abastecimento amplo de $T_3$ ativo.

Uma parte do $T_4$ e $T_3$ é convertida adicionalmente a deiodotirosinas pelas desiodinases. $T_4$ e $T_3$ são também conjugadas no fígado para formar sulfatos e glicuronídeo. Esses conjugados entram na bile e passam para o intestino. Os conjugados da tireoide são hidrolisados e alguns são em seguida reabsorvidos (circulação êntero-hepática), mas outros são excretados nas fezes. Além disso, uma parte do $T_4$ e do $T_3$ passa diretamente da circulação para o lúmen intestinal. O iodeto perdido nessas rotas chega a 4% do total da perda diária dessa substância.

## OSCILAÇÕES NA DESIODAÇÃO

Bem mais $rT_3$ e bem menos $T_3$ são formados durante a vida fetal, e a proporção se altera para aquela dos adultos cerca de seis semanas após o nascimento. Vários fármacos inibem as desiodinases, produzindo uma queda nos níveis plasmáticos de $T_3$ e um aumento recíproco no $rT_3$. A deficiência de selênio tem o mesmo efeito. Uma grande variedade de doenças não tireoidianas também suprime as desiodinases. Estas incluem queimaduras, trauma, câncer avançado, cirrose, insuficiência renal, infarto do miocárdio e estados febris. O estado de baixo $T_3$ produzido por essas condições desaparece com a convalescença. É difícil avaliar se os indivíduos com um quadro de baixo $T_3$ produzido por fármacos e doenças apresentam hipotireoidismo leve.

A dieta também tem um efeito nítido na conversão de $T_4$ a $T_3$. Em indivíduos em jejum, o $T_3$ plasmático é reduzido em 10 a 20% em 24 hs e em cerca de 50% em 3 a 7 dias, com um aumento

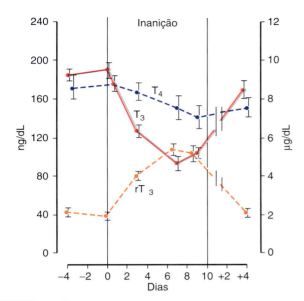

**FIGURA 19-9** **Efeito da inanição nos níveis plasmáticos de T$_4$, T$_3$ e rT$_3$ em humanos.** A escala para T$_3$ e rT$_3$ está à esquerda e a escala para T$_4$, à direita. O efeito mais pronunciado é uma redução nos níveis de T$_3$ com um aumento recíproco no rT$_3$. As mudanças, que conservam calorias ao reduzir o metabolismo tecidual, são prontamente revertidas pela realimentação. Mudanças semelhantes ocorrem em doenças associadas à desnutrição. (Reproduzida, com permissão, de Burger AG: New aspects of the peripheral action of thyroid hormones. Triangle 1983;22:175. Copyright © 1983 Sandoz Ltd., Basel, Switzerland.)

correspondente no rT$_3$ (Figura 19–9). Os níveis de T$_4$ livre e ligado permanecem essencialmente normais. Durante fome mais prolongada, a rT$_3$ retorna ao normal, mas o T$_3$ permanece baixo. Ao mesmo tempo, a taxa metabólica basal (TMB) cai e a excreção urinária de nitrogênio, um índice de proteínas, diminui. Portanto, a queda no T$_3$ conserva calorias e proteína. No sentido inverso, alimentação excessiva aumenta o T$_3$ e reduz o rT$_3$.

## REGULAÇÃO DA SECREÇÃO DA TIREOIDE

O funcionamento da tireoide é regulado principalmente por variações no nível circulante do TSH hipofisário (Figura 19–8). A secreção de TSH é aumentada pelo hormônio hipotalâmico TRH (ver Capítulo 17) e inibida em retroalimentação negativa por T$_4$ e T$_3$ livres circulantes. O efeito do T$_4$ é aumentado pela produção de T$_3$ no citoplasma das células hipofisárias pela 5'-D$_2$ que elas contêm. A secreção de TSH também é inibida por estresse, e em animais experimentais aumentada pelo frio e diminuída pelo calor.

## QUÍMICA E METABOLISMO DO TSH

O TSH humano é uma glicoproteína que contém 211 resíduos de aminoácidos. Ela é formada por duas subunidades, designadas α e β. A subunidade α é codificada por um gene no cromossomo 6, e a subunidade β, por um gene no cromossomo 1. As duas subunidades se tornam ligadas não covalentemente nos tireotrofos hipofisários. O TSH-α é idêntico à subunidade α do LH, FSH e hCG-α (ver Capítulos 18 e 22). A especificidade funcional do TSH é conferida pela subunidade β. A estrutura do TSH varia de uma espécie para outra, mas TSHs de outros mamíferos são biologicamente ativos em humanos.

A meia-vida biológica do TSH humano é de cerca de 60 minutos. Ele é degradado na sua maior parte nos rins e em um grau menor no fígado. A secreção é pulsátil e a produção média começa a aumentar por volta das 21:00 h, atinge o pico por volta da meia-noite e então diminui ao longo do dia. A taxa de secreção normal é de cerca de 110 μg/dia. O nível plasmático médio é de cerca de 2 μg/mL.

Como a subunidade α no hCG é a mesma que no TSH, grandes quantidades de hCG podem ativar os receptores da tireoide (TR) de modo não específico. Em alguns pacientes com tumores benignos ou malignos de origem placentária, os níveis plasmáticos de hCG podem aumentar tanto a ponto de produzir hipertireoidismo moderado.

## EFEITOS DO TSH NA TIREOIDE

Quando a hipófise é removida, a função da tireoide é diminuída e a glândula atrofia; quando o TSH é administrado, a função da tireoide é estimulada. Poucos minutos após a injeção de TSH há aumentos na ligação do iodeto, síntese de T$_3$ e T$_4$ e de iodotirosinas, secreção de tireoglobulinas para o coloide e endocitose do coloide. O aprisionamento de iodeto aumenta em poucas horas; ocorre um aumento do fluxo sanguíneo e, com o tratamento crônico de TSH, as células hipertrofiam e o peso da glândula aumenta. Sempre que a estimulação de TSH é prolongada, a tireoide torna-se detectavelmente maior. O aumento da tireoide é chamado de **bócio**.

## RECEPTORES DE TSH

O receptor de TSH é um típico receptor com sete domínios transmembrana acoplado à proteína G que ativa a adenilato-ciclase por meio de G$_s$. Ele também ativa a fosfolipase C (PLC). Como outros receptores hormonais glicoproteicos, ele tem um domínio extracelular glicosilado estendido.

## OUTROS FATORES QUE AFETAM O CRESCIMENTO DA TIREOIDE

Além dos receptores de TSH, os tireócitos expressam receptores para o fator de crescimento semelhante à insulina-I (IGF-I), o fator de crescimento epidermal (EGF, do inglês *epidermal growth factor*) e outros fatores de crescimento. O IGF-I e o EGF promovem o crescimento, enquanto o interferon γ e o fator de necrose tumoral α o inibem. O papel fisiológico exato desses fatores na tireoide não está bem estabelecido, mas o efeito das citocinas implica que a função tireoidiana pode ser inibida na instalação da inflamação crônica, o que poderia contribuir para a caquexia ou perda de peso.

## MECANISMOS DE CONTROLE

Os mecanismos de regulação da secreção tireoidiana estão resumidos na Figura 19–8. O efeito de retroalimentação negativa dos

## SEÇÃO III Fisiologia Endócrina e Reprodutiva

---

### QUADRO CLÍNICO 19–1

#### Função reduzida da tireoide

A síndrome do **hipotireoidismo** adulto é geralmente chamada de **mixedema**, ainda que este termo também seja utilizado para se referir especificamente às alterações cutâneas da síndrome. O hipotireoidismo pode ser o resultado final de algumas doenças da glândula tireoide, ou pode ser secundário a uma insuficiência hipofisária ou hipotalâmica. Nas duas últimas condições, a tireoide permanece capaz de responder ao TSH. A função tireoidiana pode ser reduzida por algumas condições (**Tabela 19–3**). Por exemplo, quando a ingestão dietética de iodo cai abaixo de 50 μg/dia, a síntese do hormônio tireoidiano se torna inadequada e sua secreção diminui. Como consequência da secreção aumentada de TSH, a tireoide hipertrofia, produzindo um **bócio por deficiência de iodo** que pode se tornar muito grande. Tais "bócios endêmicos" foram substancialmente reduzidos com a prática de adição de iodeto ao sal de cozinha. Medicamentos também podem inibir a função tireoidiana. A maioria o faz ao interferir nos mecanismos de captura de iodeto ou por meio do bloqueio da ligação orgânica do iodo. Em qualquer um dos casos, a secreção do TSH é estimulada pelo declínio dos hormônios tireoidianos circulantes e um bócio é produzido. Paradoxalmente, outra substância que inibe a função tireoidiana, em certas circunstâncias, é o próprio iodeto. Em indivíduos normais, altas doses de iodeto atuam diretamente na tireoide, produzindo uma inibição leve e transitória da ligação orgânica do iodeto e, consequentemente, da síntese hormonal. Essa inibição é conhecida por **efeito Wolff-Chaikoff**.

Em adultos completamente atireóideos, a TMB decresce para cerca de 40%. O cabelo é grosso e escasso, a pele é seca e amarelada (carotenemia) e o frio é pouco tolerado. A atividade mental é lenta, a memória é deficiente e, em alguns pacientes, ocorrem graves sintomas mentais ("loucura mixedematosa"). O colesterol plasmático é elevado. Crianças com hipotireoidismo desde o nascimento, ou anterior a ele, são chamadas de **cretinos**. Elas apresentam nanismo e deficiência mental. Mundialmente, o hipotireoidismo congênito é uma das causas mais comuns e evitáveis de deficiência mental. As principais causas estão listadas na Tabela 19–3. Elas incluem não só a deficiência materna de iodo e várias anormalidades congênitas no eixo tireoide-hipótese-hipotálamo, do feto, mas também anticorpos maternos antireoidianos que atravessam a placenta e causam dano à tireoide fetal. O $T_4$ atravessa a placenta e, a menos que a mãe seja hipotireóidea, o crescimento e o desenvolvimento são normais até o nascimento. Se o tratamento é iniciado no nascimento, o prognóstico de crescimento e desenvolvimento normais é bom e a deficiência mental pode, em geral, ser evitada; por esta razão, testes de rastreamento para hipotireoidismo congênito têm se tornado rotina. Quando a mãe também é hipotireóidea, como nos casos de deficiência de iodo, a deficiência mental é mais grave e menos responsiva ao tratamento após o nascimento. Estima-se que 20 milhões de pessoas no mundo possuam atualmente algum grau de dano cerebral decorrente da deficiência de iodo intrauterina.

A utilização de iodo radiativo pode ser empregada para avaliar a função tireoidiana (compare isso com o uso de grandes doses para a ablação do tecido da tireoide em casos de hipertireoidismo [Quadro Clínico 19–2]).

---

### DESTAQUES TERAPÊUTICOS

O tratamento do hipotireoidismo depende dos seus mecanismos subjacentes. A deficiência de iodeto pode ser corrigida adicionando-o à dieta, como é feito rotineiramente nos países desenvolvidos com a utilização do sal iodado. No hipotireoidismo congênito, a levotiroxina — uma forma sintética do hormônio tireoidiano $T_4$ — pode ser administrada. É importante que isso ocorra o mais breve possível após o nascimento, com níveis monitorados regularmente, a fim de minimizar os efeitos adversos de longo prazo.

---

hormônios tireoidianos sobre a secreção do TSH é exercido, em parte, em nível hipotalâmico, mas também é devido, em grande parte, a uma ação sobre a hipófise, uma vez que $T_4$ e $T_3$ bloqueiam o aumento na secreção de TSH produzido pelo TRH. Infusões tanto de $T_4$ quanto de $T_3$ reduzem o nível circulante de TSH, que diminui de forma mensurável em uma hora. Em animais experimentais, ocorre um aumento inicial do teor de TSH hipofisário antes do declínio, indicando que os hormônios da tireoide inibem a secreção antes de inibir a síntese. A manutenção diária da secreção tireoidiana depende da interação por retroalimentação dos hormônios da tireoide com o TSH e o TRH (Figura 19–8).

Os ajustes que parecem ser mediados via TRH incluem o aumento da secreção de hormônios tireoidianos produzido pelo frio e, presumivelmente, a diminuição produzida pelo calor. Vale a pena notar que, embora o frio produza um nítido aumento do TSH circulante em animais experimentais e em lactentes humanos, o aumento produzido pelo frio em adultos humanos é desprezível. Consequentemente, nos adultos, o aumento da produção de calor devido ao aumento da secreção de hormônio tireoidiano (**termogênese causada pelos hormônios da tireoide**) desempenha pouco ou nenhum papel na resposta ao frio. O estresse tem um efeito inibitório sobre a secreção de TRH. A dopamina e a somatostatina atuam em nível hipofisário inibindo a secreção de TSH, mas não se sabe se elas desempenham um papel fisiológico na regulação da secreção de TSH. Os glicocorticoides também inibem a secreção de TSH.

### TABELA 19–3 Causas de hipotireoidismo congênito

| |
|---|
| Deficiência materna de iodo |
| Disgenesia fetal da tireoide |
| Erros inatos da síntese hormonal da tireoide |
| Anticorpos antitireoideanos maternos que cruzam a placenta |
| Hipotireoidismo hipopituitário fetal |

## CAPÍTULO 19 A Glândula Tireoide

# QUADRO CLÍNICO 19–2

### Hipertireoidismo

Os sintomas de uma glândula tireoide hiperativa são uma consequência lógica das ações do hormônio da tireoide discutidas neste capítulo. Portanto, o hipertireoidismo é caracterizado por nervosismo, perda de peso, hiperfagia, intolerância ao calor, aumento da pressão de pulso, tremor fino dos dedos estendidos, pele quente e macia, sudorese e TMB de +10 até tão alto quanto +100. Esse quadro apresenta várias causas (Tabela 19–4). No entanto, a mais comum é a doença de **Graves** (**hipertireoidismo de Graves**), que acontece em 60 a 80% dos casos. Trata-se de uma doença autoimune, mais frequente em mulheres, em que os anticorpos para o receptor do TSH estimulam o receptor. Isto produz uma secreção acentuada de $T_4$ e $T_3$ e aumento da glândula tireoide (bócio). No entanto, devido aos efeitos da retroalimenação do $T_4$ e $T_3$, o TSH plasmático é baixo, não elevado. Outra característica distintiva da doença de Graves é a ocorrência de edema dos tecidos das órbitas levando a uma protrusão dos globos oculares (**exoftalmia**). Isto ocorre em 50% dos pacientes e frequentemente precede o desenvolvimento do hipertireoidismo evidente. Outros anticorpos antitireoidianos estão presentes na doença de Graves, incluindo anticorpos para a tireoglobulina e para a tireoperoxidase. Na tireoidite de Hashimoto, anticorpos autoimunes e células T citotóxicas infil-

tradas, em última análise, destroem a tireoide. Porém, durante a fase inicial de inflamação da glândula, ela provoca uma secreção excessiva de hormônio tireoidiano e uma tireotoxicose semelhante à observada na doença de Graves.

### DESTAQUES TERAPÊUTICOS

Alguns dos sintomas do hipertireoidismo podem ser controlados por **tioureilenos**. Estes são um grupo de compostos relacionados à tioureia, que inibem a iodação da monoiodotirosina e bloqueiam a reação de acoplamento. Os dois fármacos utilizados clinicamente são o propiltiouracil e o metimazol. A iodação da tirosina é inibida porque o propiltiouracil e o metimazol competem com os resíduos de tirosina pelo iodo e tornam-se iodados. Além disso, o propiltiouracil, ao contrário do metimazol, inibe a $D_2$ desiodinase, reduzindo a conversão do $T_4$ em $T_3$ em diversos tecidos extratireoidianos. Em casos graves, o hipertireoidismo também pode ser tratado por infusão de iodo radiativo, que se acumula na glândula e então a destrói parcialmente. A cirurgia também pode ser considerada se a tireoide se tornar tão grande a ponto de prejudicar a deglutição e/ou a respiração.

---

A quantidade de hormônio tireoidiano necessária para manter a função celular normal em indivíduos tireoidectomizados costumava ser definida como a quantidade necessária para normalizar a TMB, mas atualmente é definida como o montante necessário para retornar os níveis normais de TSH no plasma. De fato, com a precisão e sensibilidade dos modernos ensaios para TSH e a destacada correlação inversa entre os níveis de hormônios tireoidianos livres no plasma e o TSH

plasmático, a medição do TSH é, agora, amplamente reconhecida como um dos melhores testes de função da tireoide. A quantidade de $T_4$ que normaliza o TSH plasmático em indivíduos atireóideos é, em média, de 112 µg de $T_4$ por via oral, por dia, em adultos. Cerca de 80% dessa dose são absorvidos a partir do trato gastrintestinal. Ela produz um $IT_4L$ (índice de $T_4$ livre) um pouco acima do normal, mas um $IT_3L$ (índice de $T_3$ livre) normal, indicando que, em seres humanos, ao contrário de alguns animais experimentais, é o $T_3$ circulante, mais do que o $T_4$, o principal regulador da retroalimentação da secreção de TSH (ver Quadros Clínicos 19–1 e 19–2).

# EFEITOS DOS HORMÔNIOS DA TIREOIDE

Alguns dos efeitos mais conhecidos dos hormônios tireoidianos no organismo são consequência do estímulo do consumo de $O_2$ (**ação calorigênica**), embora os hormônios também afetem o crescimento e o desenvolvimento em mamíferos, ajudem a regular o metabolismo lipídico e intensifiquem a absorção de carboidratos a partir do intestino (Tabela 19–5). Eles também incrementam a dissociação do oxigênio da hemoglobina por meio do aumento da 2,3-difosfoglicerato (DPG) (ver Capítulo 35).

# MECANISMO DE AÇÃO

Os hormônios da tireoide entram nas células e o $T_3$ se liga ao TR no núcleo. O $T_4$ também pode se ligar, mas não com tanta

### TABELA 19–4  Causas do hipertireoidismo

**Hiperatividade da tireoide**

Doença de Graves

Adenoma tóxico solitário

Bócio multinodular tóxico

Estágios iniciais da tiroidite de Hashimoto[a]

Tumor hipofisário secretor de TSH

Mutações acarretando a ativação constitutiva do receptor de TSH

Outras causas raras

**Extratireoidianas**

Administração de $T_3$ ou $T_4$ (hipertireoidismo iatrogênico ou factício)

Tecido da tireoide ectópico

[a] Observe que, em última análise, a tireoide será destruída na doença de Hashimoto, resultando em hipotireoidismo. Muitos pacientes apenas comparecem ao médico após terem se tornado hipotireoideos e não se recordam de uma fase transitória de hipertireoidismo.

## TABELA 19-5 Efeitos fisiológicos dos hormônios da tireoide

| Tecido alvo | Efeito | Mecanismo |
|---|---|---|
| Coração | Cronotrópico e inotrópico | Número crescente de receptores β-adrenérgicos<br>Respostas elevadas às catecolaminas circulantes<br>Proporção aumentada da cadeia pesada da α-miosina (com maior atividade da ATPase) |
| Tecido adiposo | Catabólico | Estímulo da lipólise |
| Músculo | Catabólico | Aumento da degradação de proteína |
| Osso | De desenvolvimento | Promoção do crescimento normal e desenvolvimento esquelético |
| Sistema nervoso | De desenvolvimento | Promoção do desenvolvimento normal do sistema nervoso |
| Tubo digestório | Metabólico | Aumento da taxa de absorção de carboidratos |
| Lipoproteína | Metabólico | Formação de receptores de LDL |
| Outro | Calorigênico | Estímulo do consumo de oxigênio por tecidos metabolicamente ativos (exceções: testículos, útero, linfonodos, baço, adeno-hipófise)<br>Aumento da taxa metabólica |

Modificada e reproduzida com a permissão de McPhee SJ, Lingarra VR, Ganong WF (editors): *Pathophysiology of Disease*, 6th ed. McGraw-Hill, 2010.

avidez. O complexo hormônio-receptor, em seguida, se liga ao DNA por meio dos dedos de zinco e aumenta (ou, em alguns casos, diminui) a expressão de uma variedade de genes diferentes que codificam proteínas que regulam a função celular (ver Capítulos 1 e 16). Assim, os receptores nucleares para os hormônios da tireoide são membros da superfamília de fatores de transcrição nucleares sensíveis aos hormônios.

Existem dois genes humanos para TR: um gene do receptor α no cromossomo 17 e um gene do receptor β no cromossomo 3. Por *splicing* alternativo, cada um forma pelo menos dois mRNA diferentes e, portanto, duas proteínas receptoras diferentes. O TRβ2 é encontrado apenas no encéfalo, mas o TRα1, o TRα2 e o TRβ1 estão amplamente distribuídos. O TRα2 difere dos outros três na medida em que ele não se liga ao T$_3$ e a sua função ainda não está totalmente estabelecida. Os TRs se ligam ao DNA como monômeros, como homodímeros e como heterodímeros com outros receptores nucleares, em particular, o receptor retinoide X (**RXR**). O heterodímero TR/RXR não se liga ao ácido 9-cis-retinoico, o ligante comum para o RXR, mas a ligação do TR ao DNA é bastante facilitada em resposta aos hormônios tireoidianos quando o receptor está na forma deste heterodímero. Há também proteínas coativadoras e correpressoras que afetam as ações dos TRs. Presumivelmente, essa complexidade fundamenta a habilidade dos hormônios da tireoide em produzir vários efeitos diferentes no corpo.

Na maior parte das suas ações, o T$_3$ atua mais rapidamente e é de três a cinco vezes mais potente que o T$_4$ (**Figura 19-10**). Isto ocorre porque o T$_3$ é menos fortemente ligado a proteínas plasmáticas que o T$_4$, mas se liga mais avidamente aos receptores do hormônio da tireoide. Como destacado previamente, o rT$_3$ é inerte (**ver Quadro Clínico 19-3**).

## AÇÃO CALORIGÊNICA

O T$_4$ e o T$_3$ aumentam o consumo de O$_2$ em quase todos os tecidos metabolicamente ativos. As exceções são o encéfalo adulto, os testículos, o útero, os linfonodos, o baço e a adeno-hipófise. O T$_4$ na verdade reduz o consumo de O$_2$ da adeno-hipófise, presumivelmente porque ele inibe a secreção de TSH. O aumento da taxa metabólica produzida por uma única dose de T$_4$ se torna mensurável após um período de latência de várias horas e dura seis dias ou mais.

Uma parte do efeito calorigênico dos hormônios da tireoide se deve ao metabolismo dos ácidos graxos que eles mobilizam. Além disso, os hormônios tireoidianos aumentam a atividade da Na$^+$-K$^+$-ATPase ligada à membrana em muitos tecidos.

### Efeitos secundários à calorigênese

Quando a taxa metabólica está aumentada por T$_4$ e T$_3$ em adultos, a excreção de nitrogênio aumenta; se a ingestão de alimentos não aumentar, proteína endógena e depósitos de gordura são catabolizados e perde-se peso. Em crianças com hipotireoidismo, pequenas doses de hormônios da tireoide provocam um balanço positivo de nitrogênio, pois elas estimulam o crescimento. Porém, altas doses causam catabolismo proteico semelhante àquele produzido no adulto. O potássio liberado durante o catabolismo proteico aparece na urina e também há um aumento da hexosamina urinária e da excreção de ácido úrico.

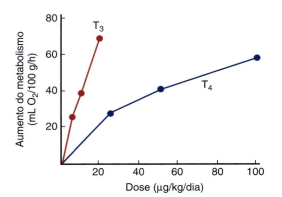

**FIGURA 19-10** Respostas calorigênicas de ratos tireoidectomizados a injeções subcutâneas de T$_4$ e T$_3$. Observe a potência substancialmente maior do T$_3$. (Redesenhada e reproduzida, com permissão, de Barker SB: Peripheral actions of thyroid hormones. Fed Proc 1962;21:635.)

## QUADRO CLÍNICO 19-3

### Resistência aos hormônios tireoidianos

Algumas mutações nos genes que codificam o TRβ estão associadas à resistência aos efeitos de $T_3$ e $T_4$. Mais comumente, há uma resistência aos hormônios tireoidianos nos tecidos periféricos e na adeno-hipófise. Pacientes com esta anormalidade não são, em geral, clinicamente hipotireóideos, pois mantêm níveis plasmáticos de $T_3$ e $T_4$ suficientemente altos para vencer a resistência, e o hTRα não é afetado. No entanto, o TSH plasmático está inapropriadamente elevado em relação aos altos níveis circulantes de $T_3$ e $T_4$, dificultando a supressão com hormônio tireoidiano exógeno. Alguns pacientes têm resistência ao hormônio tireoidiano somente em nível hipofisário. Eles têm metabolismo acelerado e níveis plasmáticos elevados de $T_3$ e $T_4$, com níveis normais e não supressíveis de TSH. Alguns poucos pacientes têm, aparentemente, uma resistência periférica com sensibilidade hipofisária normal. Eles apresentam metabolismo lentificado, apesar de níveis plasmáticos normais de $T_3$, $T_4$ e TSH. Um dado interessante é que o **transtorno do déficit de atenção e hiperatividade**, uma condição frequentemente diagnosticada em crianças que são hiperativas e impulsivas, é bem mais comum em indivíduos com resistência aos hormônios da tireoide do que na população em geral. Isto sugere que o hTRβ pode desempenhar um papel especial no desenvolvimento do encéfalo.

### DESTAQUES TERAPÊUTICOS

A maioria dos pacientes permanece na condição de eutireóideo, mesmo diante de um bócio. É importante considerar a resistência ao hormônio tireoidiano no diagnóstico diferencial da doença de Graves, a fim de evitar o uso indevido de medicamentos antitireoidianos ou mesmo a ablação da tireoide. A resistência periférica isolada aos hormônios tireoidianos pode ser tratada por meio do fornecimento de grandes doses exógenas de $T_4$ sintético. Isso é suficiente para superar a resistência e aumentar a taxa metabólica.

---

Quando a taxa metabólica está aumentada, a necessidade de todas as vitaminas é maior, e síndromes de deficiência de vitaminas podem ser precipitadas. Os hormônios da tireoide são necessários para a conversão hepática do caroteno em vitamina A, e o acúmulo de caroteno na corrente sanguínea (**carotenemia**) no hipotireoidismo é responsável pela coloração amarelada da pele. A carotenemia pode ser distinguida da icterícia, pois na primeira condição a esclera não está amarelada.

A pele normalmente contém uma variedade de proteínas combinadas com polissacarídeos, ácido hialurônico e ácido condroitínico sulfúrico. No hipotireoidismo, esses complexos acumulam, promovendo a retenção de água e o inchaço característico da pele (mixedema). Quando os hormônios da tireoide são administrados, as proteínas são metabolizadas, e a diurese continua até que o mixedema desapareça.

A secreção de leite é diminuída no hipotireoidismo e estimulada pelos hormônios tireoidianos, um fato por vezes empregado na prática pela indústria de laticínios. Os hormônios da tireoide não estimulam o metabolismo do útero, mas são essenciais para os ciclos menstruais normais e para a fertilidade.

## EFEITOS NO SISTEMA CARDIOVASCULAR

Grandes doses de hormônios tireoidianos provocam a produção de calor extra suficiente para levar a um ligeiro aumento da temperatura corporal (Capítulo 17), o que por sua vez, ativa os mecanismos de dissipação de calor. A resistência periférica diminui devido à vasodilatação cutânea, e isso aumenta os níveis renais de absorção de $Na^+$ e água, expandindo o volume sanguíneo. O débito cardíaco é aumentado pela ação direta dos hormônios da tireoide, bem como o das catecolaminas no coração, de modo que a pressão de pulso e a frequência cardíaca são aumentadas e o tempo de circulação é diminuído.

O $T_3$ não é formado, em qualquer grau, a partir do $T_4$ nos miócitos cardíacos. Porém, o $T_3$ circulatório entra nos miócitos, se combina com os seus receptores e entra no núcleo, onde promove a expressão de alguns genes e inibe a expressão de outros. Aqueles que são estimulados incluem os genes para a cadeia pesada da α-miosina, a $Ca^{2+}$-ATPase do retículo sarcoplasmático, os receptores β-adrenérgicos, as proteínas G, a $Na^+$-$K^+$-ATPase e certos canais de $K^+$. Aqueles que são inibidos incluem os genes para a cadeia pesada de β-miosina, os fosfolambanos, dois tipos de adenilato-ciclase, os receptores nucleares de $T_3$ e o NCX, que é o trocador $Na^+$-$Ca^{2+}$ (NCX, do inglês *NA$^+$-Ca$^{2+}$ exchanger*). O resultado líquido é o aumento da frequência cardíaca e da força de contração.

As duas isoformas da cadeia pesada da miosina (MHC, do inglês *myosin heavy chain*), α-MHC e β-MHC, produzidas pelo coração, são codificadas por dois genes altamente homólogos localizados no braço curto do cromossomo 17. Cada molécula de miosina consiste em duas cadeias pesadas e dois pares de cadeias leves (ver Capítulo 5). A miosina que contém β-MHC tem menor atividade ATPásica que a miosina que possui α-MHC. A α-MHC predomina nos átrios em adultos, e seu nível é aumentado pelo tratamento com hormônios da tireoide. Isto aumenta a velocidade da contração cardíaca. Ao contrário, no hipotireoidismo a expressão do gene α-MHC é diminuída e aquela do gene β-MHC é aumentada.

## EFEITOS NO SISTEMA NERVOSO

No hipotireoidismo, a atividade mental é baixa e o nível de proteína no líquido cerebrospinal (LCS) é elevado. Os hormônios tireoidianos revertem essas mudanças e grandes doses provocam atividade mental rápida, irritabilidade e inquietação. No geral, o fluxo sanguíneo cerebral e o consumo de glicose e $O_2$ pelo cérebro são normais no hipo e no hipertireoidismo adulto. No entanto, os hormônios da tireoide entram no encéfalo dos adultos e são encontrados na substância cinzenta em vários locais diferentes. Além disso, os astrócitos no encéfalo convertem $T_4$ em $T_3$, e há um aumento acentuado na atividade de $D_2$ cerebral após tireoidectomia, que é revertido em 4 horas por uma única dose intravenosa de $T_3$. Alguns dos efeitos dos hormônios da tireoide no encéfalo são provavelmente resultantes da resposta aumentada às catecolaminas, com a consequente ativação elevada do sistema ativador reticular (ver Capítulo 14). Além disso, os hormônios da tireoide têm efeitos acentuados no desenvolvimento cerebral. As partes mais afetadas do sistema nervoso central (SNC) são o córtex cerebral e os núcleos da base. Além disso, a cóclea também é afetada. Consequentemente, a deficiência de hormônio tireoidiano durante o desenvolvimento provoca deficiência mental, rigidez motora e surdez-nudez. Deficiências na síntese do hormônio da tireoide secundárias à falência dos tireócitos em transportar iodeto presumivelmente também contribuem para a surdez na síndrome de Pendred, discutida anteriormente.

Os hormônios tireoidianos também exercem efeitos nos reflexos. O tempo de reação do reflexo de estiramento (ver Capítulo 12) é encurtado no hipertireoidismo e prolongado no hipotireoidismo. A medição do tempo de reação do reflexo Aquileu do tornozelo tem atraído a atenção como um teste clínico para a avaliação da função da tireoide, mas esse tempo de reação também é afetado por outras doenças e, portanto, não é uma avaliação específica da atividade tireoidiana.

# RELAÇÃO COM AS CATECOLAMINAS

As ações dos hormônios da tireoide e as catecolaminas noradrenalina e adrenalina estão intimamente relacionadas. A adrenalina aumenta a taxa metabólica, estimula o sistema nervoso e produz efeitos cardiovasculares semelhantes àqueles dos hormônios tireoidianos, embora a duração dessas ações seja breve. A noradrenalina tem geralmente ações semelhantes. A toxicidade das catecolaminas é acentuadamente aumentada em ratos tratados com $T_4$. Embora os níveis de catecolaminas plasmáticas sejam normais no hipertireoidismo, os efeitos cardiovasculares, tremores e sudorese que são vistos nos casos de excesso de hormônios da tireoide, podem ser reduzidos ou abolidos por meio da simpatectomia. Eles também podem ser reduzidos por fármacos como o propranolol, que bloqueia os receptores β-adrenérgicos. De fato, o propranolol e outros β-bloqueadores são utilizados extensivamente no tratamento da tireotoxicose e no tratamento da exarcebação grave do hipertireoidismo, chamadas de **tempestades da tireoide**. No entanto, embora os β-bloqueadores sejam inibidores fracos da conversão extratireoidiana do $T_4$ em $T_3$, e consequentemente possam produzir uma pequena queda no $T_3$ plasmático, eles têm pouco efeito em outras ações dos hormônios da tireoide. Presumivelmente, o sinergismo funcional observado entre catecolaminas e hormônios tireoidianos, particularmente em contextos patológicos, decorre da sobreposição de suas funções biológicas, bem como da habilidade dos hormônios tireoidianos em aumentar a expressão dos receptores de catecolamina e os efetores de sinalização aos quais eles estão ligados.

# EFEITOS NO MÚSCULO ESQUELÉTICO

Fraqueza muscular ocorre na maioria dos pacientes com hipertireoidismo (**miopatia tireotóxica**), e quando o hipertireoidismo é grave e prolongado, a miopatia pode ser grave. A fraqueza

muscular deve-se, em parte, ao aumento do catabolismo proteico. Os hormônios da tireoide afetam a expressão dos genes MHC no músculo esquelético assim como no músculo cardíaco (ver Capítulo 5). No entanto, os efeitos produzidos são complexos e sua relação com a miopatia não é conhecida. O hipotireoidismo está também associado à fraqueza muscular, cãibras e rigidez.

# EFEITOS NO METABOLISMO DE CARBOIDRATOS

Os hormônios da tireoide aumentam a taxa de absorção de carboidratos a partir do trato gastrintestinal, uma ação que é provavelmente independente de sua ação calorigênica. No hipertireoidismo, portanto, o nível de glicose plasmática aumenta rapidamente após uma refeição com carboidratos, às vezes excedendo o limiar renal. No entanto, ele cai novamente em uma taxa rápida.

# EFEITOS NO METABOLISMO DO COLESTEROL

Os hormônios tireoidianos diminuem os níveis de colesterol circulante. O nível plasmático de colesterol cai antes que as taxas metabólicas aumentem, o que indica que esta ação é independente do estímulo ao consumo de $O_2$. A diminuição da concentração de colesterol no plasma se deve ao aumento da formação de receptores de lipoproteínas de baixa densidade (LDL) no fígado, resultando em aumento da remoção hepática do colesterol da circulação. Apesar de esforço considerável, no entanto, não tem sido possível produzir um análogo do hormônio da tireoide clinicamente útil que diminua o colesterol plasmático sem aumentar o metabolismo.

# EFEITOS NO CRESCIMENTO

Os hormônios da tireoide são essenciais para um crescimento normal e para a maturação esquelética (ver Capítulo 21). Em crianças com hipotireoidismo, o crescimento ósseo é retardado e o fechamento epifisário atrasado. Na ausência de hormônios tireoidianos, a secreção do hormônio do crescimento também é deprimida. Isso prejudica ainda mais o crescimento e o desenvolvimento, uma vez que os hormônios da tireoide normalmente potencializam o efeito do hormônio do crescimento nos tecidos.

# RESUMO

- A glândula tireoide transporta e fixa o iodeto nos aminoácidos presentes na tireoglobulina para formar os hormônios da tireoide tiroxina ($T_4$) e tri-iodotironina ($T_3$).

- A síntese e secreção dos hormônios da tireoide são estimuladas pelo hormônio estimulante da tireoide (TSH) produzido na hipófise, o qual, por sua vez, é liberado em resposta ao hormônio liberador de tireotrofina (TRH) pelo hipotálamo. Esses fatores de liberação são controlados por mudanças nas condições corporais (p. ex., exposição ao frio ou ao estresse).

- Os hormônios da tireoide circulam no plasma predominantemente em formas ligadas a proteínas. Apenas os hormônios livres são biologicamente ativos e ambos reduzem a secreção de TSH por retroalimentação.

- Os hormônios da tireoide exercem seus efeitos ao entrarem nas células e se ligarem aos receptores da tireoide. As formas ligantes dos receptores da tireoide são fatores de transcrição nuclear que alteram a expressão gênica.

- Os hormônios da tireoide estimulam a taxa metabólica, a calorigênese, a função cardíaca, a atividade mental normal e interagem sinergisticamente com as catecolaminas. Os hormônios da tireoide também desempenham papéis críticos no desenvolvimento, particularmente do sistema nervoso, e no crescimento.

- Doenças resultam tanto da hipo quanto da hiperatividade da glândula tireoide. O hipotireoidismo é acompanhado por lentidão mental e física em adultos e por deficiência mental e nanismo se ocorre na vida neonatal. A hiperatividade da glândula tireoide, que mais comumente é causada por autoanticorpos que estimulam a secreção (doença de Graves), resulta em doenças associadas com desnutrição, nervosismo e taquicardia.

# QUESTÕES DE MÚLTIPLA ESCOLHA

*Para todas as questões, selecione a melhor opção, a não ser que direcionado diferentemente.*

1. Uma mulher de 40 anos chega ao seu médico queixando-se de nervosismo e de uma perda de peso sem explicação de 9 kg nos últimos três meses, apesar de sua impressão de que tem comido todo o tempo. No exame físico, verifica-se que seus olhos são protuberantes, sua pele é úmida e quente e seus dedos apresentam um leve tremor. Comparada a um indivíduo normal, a biópsia da sua tireoide iria provavelmente revelar qual quadro, dentre os seguintes:
   A. Número mais baixo de lacunas de reabsorção
   B. Menor evidência de endocitose
   C. Uma diminuição da área transversal ocupada pelo coloide
   D. Níveis aumentados de NIS na membrana basolateral dos tireócitos
   E. Menor evidência de atividade lisossomal

2. Qual dos itens a seguir *não* é essencial para a biossíntese dos hormônios da tireoide?
   A. Iodo
   B. Ferritina
   C. Tireoglobulina
   D. Síntese proteica
   E. TSH

3. Concentração intracelular crescente de I⁻ provocada pela ação do NIS é um exemplo de
   A. endocitose
   B. difusão passiva
   C. cotransporte de $Na^+$ e $K^+$
   D. transporte ativo primário
   E. transporte ativo secundário

4. A taxa metabólica é *menos* afetada por um aumento no nível plasmático de
   A. TSH
   B. TRH
   C. TBG
   D. $T_4$ livre
   E. $T_3$ livre

5. Em qual das seguintes condições é *mais* provável que a resposta do TSH ao TRH seja reduzida?

A. Hipotireoidismo devido à resistência tecidual ao hormônio da tireoide
B. Hipotireoidismo causado pela destruição da glândula tireoide por doença
C. Hipertireoidismo provocado por anticorpos antitireoide circulantes com atividade de TSH
D. Hiperplasia difusa dos tireotrofos da adeno-hipófise
E. Deficiência de iodo

6. Hipotireoidismo causado por doença da glândula tireoide é associado a níveis plasmáticos elevados de:
   A. colesterol
   B. albumina
   C. $rT_3$
   D. iodeto
   E. TBG

7. Uma jovem mulher tem pele inchada e uma voz rouca. Sua concentração plasmática de TSH é baixa, mas aumenta acentuadamente quando recebe TRH. Ela provavelmente tem
   A. Hipertireoidismo causado por um tumor da tireoide.
   B. Hipotireoidismo causado por uma anormalidade primária na glândula tireoide.
   C. Hipotireoidismo causado por uma anormalidade primária na glândula hipófise.
   D. Hipotireoidismo causado por uma anormalidade primária no hipotálamo.
   E. Hipertireoidismo causado por uma anormalidade primária no hipotálamo.

8. A principal enzima responsável pela conversão de $T_4$ a $T_3$ na periferia é:
   A. Desiodinase da tireoide $D_1$
   B. Desiodinase da tireoide $D_2$
   C. Desiodinase da tireoide $D_3$
   D. Tireoperoxidase
   E. Nenhuma das opções acima

9. Qual das opções a seguir seria *menos* afetada por injeções de TSH?
   A. Consumo tireoidiano de iodo
   B. Síntese de tireoglobulina
   C. Monofosfato de adenosina cíclico (AMP) nas células da tireoide
   D. Monofosfato de guanosina cíclico (GMP) nas células da tireoide
   E. Tamanho da tireoide

10. Os receptores dos hormônios da tireoide se ligam ao DNA em qual das seguintes formas?
    A. Um heterodímero com o receptor da prolactina
    B. Um heterodímero com o receptor do hormônio de crescimento
    C. Um heterodímero com o receptor retinoide X
    D. Um heterodímero com o receptor de insulina
    E. Um heterodímero com o receptor de progesterona

## REFERÊNCIAS

Brent GA: Graves' disease. N Engl J Med 2008;358:2594.
Dohan O, Carrasco N: Advances in Na⁺/I⁻ symporter (NIS) research in the thyroid and beyond. Mol Cell Endocrinol 2003;213:59.
Glaser B: Pendred syndrome. Pediatr Endocrinol Rev 2003;1(Suppl 2):199.
Peeters RP, van der Deure WM, Visser TJ: Genetic variation in thyroid hormone pathway genes: Polymorphisms in the TSH receptor and the iodothyronine deiodinases. Eur J Endocrinol 2006;155:655.

C A P Í T U L O

# A Glândula Suprarrenal

# 20

**OBJETIVOS**

*Após o estudo deste capítulo, você deve ser capaz de:*

- Nomear as três catecolaminas secretadas pela medula suprarrenal e resumir sua biossíntese, metabolismo e função.
- Listar os estímulos que aumentam a secreção medular suprarrenal.
- Diferenciar os esteroides $C_{18}$, $C_{19}$ e $C_{21}$, fornecendo exemplos de cada um deles.
- Esboçar as etapas envolvidas na biossíntese de esteroides no córtex suprarrenal.
- Nomear as proteínas plasmáticas que se ligam a esteroides adrenocorticais e discutir seu papel fisiológico.
- Indicar o principal local do metabolismo dos hormônios adrenocorticais e os principais metabólitos produzidos pelos glicocorticoides, androgênios suprarrenais e aldosterona.
- Descrever os mecanismos pelos quais os glicocorticoides e a aldosterona produzem mudanças na função celular.
- Elencar e descrever brevemente os efeitos fisiológicos e farmacológicos dos glicocorticoides.
- Contrastar os efeitos fisiológicos e patológicos dos androgênios da suprarrenal.
- Caracterizar os mecanismos que regulam a secreção de glicocorticoides e hormônios sexuais da suprarrenal.
- Especificar as ações da aldosterona e descrever os mecanismos que regulam a sua secreção.
- Referir as principais características das doenças causadas pelo excesso ou deficiência de cada um dos hormônios da glândula suprarrenal.

## INTRODUÇÃO

Há dois órgãos endócrinos na glândula suprarrenal, um envolvendo o outro. As principais secreções da porção interna, a **medula suprarrenal**, (Figura 20–1) são as catecolaminas **adrenalina**, **noradrenalina** e **dopamina**; e da porção externa, o **córtex suprarrenal**, são os hormônios esteroides.

A medula suprarrenal é, na verdade, um gânglio simpático em que os neurônios pós-ganglionares perderam seus axônios e se tornaram células secretoras. Quando estimuladas, as células secretam pelas fibras nervosas pré-ganglionares que atingem a glândula por meio dos nervos esplâncnicos. Os hormônios da medula suprarrenal trabalham principalmente

para preparar o corpo para emergências, as assim chamadas respostas de "luta ou fuga".

O córtex da suprarrenal secreta **glicocorticoides**, esteroides com efeitos amplos no metabolismo de carboidratos e proteínas; e um **mineralocorticoide** essencial para a manutenção do balanço de $Na^+$ e o volume do líquido extracelular (LEC). Ele é também um local secundário para a síntese de **androgênios**, secretando hormônios sexuais como a testosterona, que pode exercer efeitos na função reprodutiva. Os mineralocorticoides e glicocorticoides são necessários para a sobrevivência. A secreção adrenocortical é controlada principalmente pelo hormônio adrenocorticotrófico (ACTH) da adeno-hipófise, mas a secreção de mineralocorticoides também se encontra sujeita ao controle independente por fatores circulantes, dos quais o mais importante é a **angiotensina II**, um peptídeo formado na corrente sanguínea pela ação da **renina**.

## MORFOLOGIA SUPRARRENAL

A medula suprarrenal, que constitui 28% da massa da glândula suprarrenal, é composta por cordões entrelaçados de células densamente inervadas contendo grânulos, que terminam em seios venosos. Dois tipos celulares podem ser distinguidos morfologicamente: um tipo secretor de adrenalina, que tem grânulos maiores, menos densos; e um tipo secretor de noradrenalina, em que grânulos menores, muito densos, não conseguem preencher as vesículas que os contêm. Em humanos, 90% das células são do tipo secretor de adrenalina e 10% são do tipo secretor de noradrenalina. O tipo celular que secreta dopamina não é conhecido. Os **paragânglios**, pequenos grupos de células lembrando aqueles da medula suprarrenal, são encontrados próximos dos gânglios simpáticos torácicos e abdominais (Figura 20-1).

Em mamíferos adultos, o córtex da suprarrenal é dividido em três zonas (Figura 20-2). A mais externa, a **zona glomerulosa**, é feita de espirais de células que são contínuas com as colunas de células que formam a **zona fasciculada**. Estas colunas são separadas pelos seios venosos. A porção mais interna da zona fasciculada se funde na **zona reticular**, em que as colunas celulares se tornam entrelaçadas em uma rede. A zona glomerulosa perfaz 15% da massa da glândula suprarrenal; a zona fasciculada, 10%, e a zona reticular, 7%. As células adrenocorticais contêm lipídeos abundantes, especialmente na porção mais externa da zona fasciculada. Todas as três zonas corticais secretam **corticosterona**, mas o mecanismo enzimático ativo para a biossíntese de aldosterona é limitado à zona glomerulosa, ao passo que os mecanismos enzimáticos para produzir cortisol e os hormônios sexuais são encontrados no interior das zonas mais internas. Além disso, ocorre especialização no interior das duas zonas mais internas, com a zona fasciculada secretando principalmente glicocorticoides e a zona reticular secretando principalmente hormônios sexuais.

Sangue arterial chega à suprarrenal vindo de várias pequenas ramificações das artérias frênica, renal e da aorta. A partir de um plexo na cápsula, o sangue flui pelo córtex para os sinusoides da medula. A medula também é abastecida por algumas arteríolas que passam diretamente para ela vindas da cápsula. Na maioria das espécies, incluindo a humana, sangue vindo da medula flui para uma veia suprarrenal central. O fluxo sanguíneo pela suprarrenal é grande, como ocorre na maioria das glândulas endócrinas.

Durante a vida fetal, a suprarrenal humana é grande e se encontra sob controle da hipófise, mas as três zonas do córtex permanente representam apenas 20% da glândula. Os 80% restantes fazem parte do grande **córtex da suprarrenal fetal**, que passa por rápida degeneração no momento do nascimento. Uma função importante desta suprarrenal fetal é a síntese e secreção de conjugados de androgênios sulfatados que são convertidos na placenta em estrogênios (ver Capítulo 22). Nenhuma estrutura é comparável à suprarrenal fetal humana em animais de laboratório.

Uma importante função da zona glomerulosa, além da síntese de aldosterona, é a formação de novas células corticais. A medula suprarrenal não regenera, mas quando as duas zonas mais internas do córtex são removidas, a nova zona fasciculada e uma nova zona reticular regeneram a partir das células glomerulares ligadas à cápsula. Pequenos vestígios capsulares reconstroem grandes pedaços de tecido adrenocortical. Imediatamente após hipofisectomia, as zonas fasciculada e reticular começam a atrofiar, enquanto a zona glomerulosa não se altera, devido à ação da angiotensina II nesta zona. A habilidade de secretar aldosterona e conservar $Na^+$ permanece normal por algum tempo após a hipofisectomia, mas no hipopituitarismo de longa duração, a deficiência de aldosterona pode se desenvolver, aparentemente devido à ausência de um fator hipofisário que mantenha a resposta da zona glomerulosa. Injeções de ACTH e estímulos que provoquem secreção endógena de ACTH produzem hipertrofia das zonas fasciculada e reticular, mas na verdade diminuem, em vez de aumentar, o tamanho da zona glomerulosa.

As células do córtex da suprarrenal contêm grandes quantidades de retículo endoplasmático liso, o qual está envolvido no processo de formação de esteroides. Outras etapas na biossíntese de esteroides ocorrem na mitocôndria. A estrutura das células secretoras de esteroides é muito semelhante ao longo de

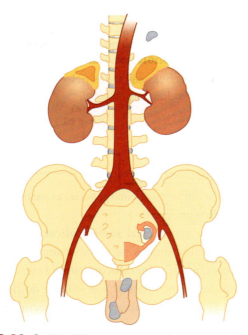

**FIGURA 20-1 Glândulas suprarrenais humanas.** O tecido adrenocortical está em amarelo e o tecido adrenomedular, em cor de laranja. Observe a localização das suprarrenais no polo superior de cada rim. Também são mostrados os sítios extrassuprarrenais (cinza), nos quais o tecido cortical e o medular é algumas vezes encontrado. (Reproduzida, com permissão, de Williams RH: *Textbook of Endocrinology*, 4th ed. Williams RH [editor]: Saunders, 1968.)

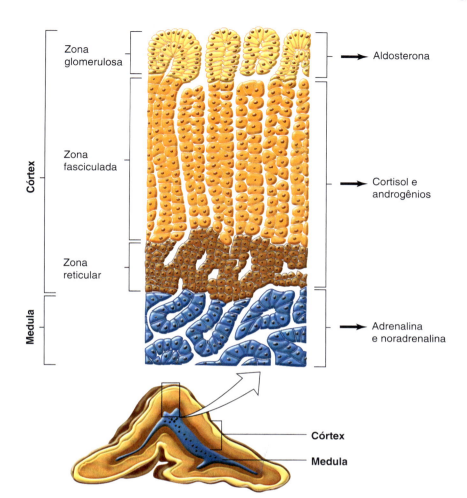

**FIGURA 20-2** Secção através de uma glândula suprarrenal mostrando tanto a medula e zonas do córtex quanto os hormônios que elas secretam. (Reproduzida, com permissão, de Widmaier EP, Raff H, Strang KT: *Vander's Human Physiology: The Mechanisms of Body Function,* 11th ed. McGraw-Hill, 2008.)

todo o corpo. As características típicas de tais células são apresentadas na Figura 20-3.

## MEDULA SUPRARRENAL: ESTRUTURA E FUNÇÃO DOS HORMÔNIOS MEDULARES

## CATECOLAMINAS

Noradrenalina, adrenalina e pequenas quantidades de dopamina são sintetizadas pela medula suprarrenal. Gatos e outras espécies secretam principalmente noradrenalina, mas em cães e humanos, a maior parte da concentração de catecolaminas na veia suprarrenal é representada pela adrenalina. A noradrenalina também entra na circulação a partir das terminações nervosas noradrenérgicas.

As estruturas químicas da noradrenalina, adrenalina e dopamina, bem como as vias para sua biossíntese e metabolismo, são discutidas no Capítulo 7. A noradrenalina é formada por hidroxilação e descarboxilação da tirosina e a adrenalina por metilação da noradrenalina. A feniletanolamina-N-metiltransferase (PNMT), a enzima que catalisa a formação de adrenalina a partir de noradrenalina, é encontrada em quantidades significativas apenas no encéfalo e na medula suprarrenal. A PNMT da medula suprarrenal é induzida por glicocorticoides. Embora relativamente grandes quantidades sejam necessárias, a concentração de glicocorticoides é alta no sangue que drena do córtex à medula. Após hipofisectomia, a concentração de glicocorticoides desse sangue cai e a síntese de adrenalina diminui. Além disso, os glicocorticoides são aparentemente necessários para o desenvolvimento normal da medula suprarrenal. Na deficiência de 21β-hidroxilase, a secreção de glicocorticoides é reduzida durante a vida fetal e a medula suprarrenal é displásica. Se esta deficiência não é tratada, as catecolaminas circulantes são baixas após o nascimento.

No plasma, cerca de 95% da dopamina e 70% da noradrenalina são conjugadas com sulfatos. Conjugados sulfatados são inativos e sua função não é conhecida. Em seres humanos, na posição deitada, o nível plasmático normal de noradrenalina livre é de cerca de 300 pg/mL (1,8 nmol/L). De pé, o nível aumenta em 50 a 100% (Figura 20-4). O nível de noradrenalina plasmática geralmente não se altera após adrenalectomia, mas o nível de adrenalina livre, que é normalmente de 30 pg/mL (0,16 nmol/L), cai essencialmente a zero. A adrenalina encontrada em outros tecidos além da encontrada na medula suprarrenal e no encéfalo é, em sua maior parte, absorvida da corrente sanguínea em vez de ser sintetizada no local. Curiosamente, níveis baixos de adrenalina reaparecem no sangue algum tempo depois de adrenalectomia bilateral, e esses níveis são regulados como aqueles secretados pela medula suprarrenal. Sua produção pode vir de

**356** SEÇÃO III Fisiologia Endócrina e Reprodutiva

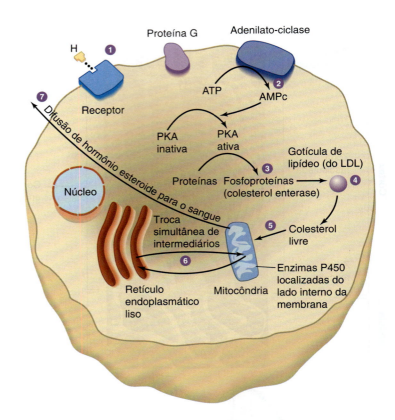

**FIGURA 20-3** Visão geral das estruturas das células secretoras de esteroides e a via intracelular de síntese de esteroides. LDL, lipoproteína de baixa densidade; PKA, proteína cinase A. (Reproduzida, com permissão, de Widmaier EP, Raff H, Strang KT: *Vander's Human Physiology: The Mechanisms of Body Function*, 11th ed. McGraw-Hill, 2008.)

células como as células adrenérgicas cardíacas intrínsecas (ver Capítulo 13), mas sua fonte exata não é conhecida.

Os níveis plasmáticos de dopamina são normalmente muito baixos, em torno de 0,13 nmol/L. Acredita-se que a maior parte da dopamina do plasma seja derivada de gânglios noradrenérgicos simpáticos.

As catecolaminas têm uma meia-vida de cerca de 2 min na circulação. Na sua maioria, elas são metoxiladas e então oxidadas a ácido 3-metoxi-4-hidroximandélico (ácido vanililmandélico [VMA]; ver Capítulo 7). Cerca de 50% das catecolaminas secretadas aparecem na urina como metanefrina e normetanefrina livres ou conjugadas, e 35%, como VMA. Apenas pequenas quantidades de noradrenalina e adrenalina livres são excretadas. Em seres humanos em condições normais, cerca de 30 μg de noradrenalina, 6 μg de adrenalina e 700 μg de VMA são excretados por dia.

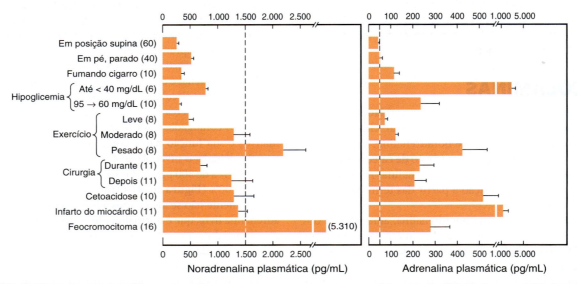

**FIGURA 20-4** Níveis de noradrenalina e adrenalina no sangue venoso humano em vários estados fisiológicos e patológicos. Observe que as escalas horizontais são diferentes. Os números à esquerda em parênteses são os números de indivíduos testados. Em cada caso, a linha tracejada vertical identifica o limiar de concentração plasmática no qual alterações fisiológicas detectáveis são observadas. (Modificada e reproduzida, com permissão, de Cryer PE: Physiology and pathophysiology of the human sympathoadrenal neuroendocrine system. N Engl J Med 1980;303:436.)

## OUTRAS SUBSTÂNCIAS SECRETADAS PELA MEDULA SUPRARRENAL

Na medula, a noradrenalina e a adrenalina são armazenadas em grânulos com ATP. Os grânulos também contêm cromogranina A (ver Capítulo 7). A secreção é iniciada pela acetilcolina liberada a partir dos neurônios pré-ganglionares que inervam as células secretoras. A acetilcolina ativa os canais catiônicos, permitindo que o $Ca^{2+}$ entre nas células a partir do LEC e cause a exocitose dos grânulos. Deste modo, as catecolaminas, o ATP e as proteínas dos grânulos são liberados juntos no sangue. Células da medula contendo adrenalina também possuem e secretam peptídeos opioides (ver Capítulo 7). A molécula precursora é a pré-pró-encefalina. A maior parte da met-encefalina circulante vem da medula suprarrenal. Os peptídeos opioides circulantes não atravessam a barreira hematoencefálica. A adrenomedulina, um polipeptídeo vasodepressor encontrado na medula suprarrenal, é discutido no Capítulo 32.

## EFEITOS DA ADRENALINA E NORADRENALINA

Além de mimetizar os efeitos da liberação nervosa noradrenérgica, a noradrenalina e a adrenalina exercem efeitos metabólicos que incluem glicogenólise no fígado e no músculo esquelético, mobilização de ácidos graxos livres (AGL), aumento do lactato plasmático e estimulação da taxa metabólica. Os efeitos da noradrenalina e da adrenalina são acarretados pelas ações sobre duas classes de receptores: α- e β-adrenérgicos. Os receptores α são subdivididos em dois grupos, receptores $α_1$ e $α_2$. Os receptores β, por sua vez, são divididos em receptores $β_1$, $β_2$ e $β_3$, como destacado no Capítulo 7. Há três subtipos de receptores $α_1$ e três subtipos de receptores $α_2$ (ver Tabela 7–2).

Tanto a noradrenalina quanto a adrenalina aumentam a força e a frequência de contração do coração isolado. Essas respostas são mediadas por receptores $β_1$. As catecolaminas também aumentam a excitabilidade miocárdica, provocando extrassístoles e, ocasionalmente, arritmias cardíacas mais sérias. A noradrenalina produz vasoconstrição na maioria dos órgãos, senão em todos, via receptores $α_1$, mas a adrenalina dilata os vasos sanguíneos no músculo esquelético e no fígado por intermédio de receptores $β_2$. Este, em geral, contrabalança a vasoconstrição produzida pela adrenalina em outros locais e a resistência periférica total cai. Quando noradrenalina é infundida lentamente em animais ou humanos normais, as pressões arteriais sistólica e diastólica aumentam. A **hipertensão** estimula os barorreceptores aórticos e carotídeos, produzindo bradicardia reflexa que ultrapassa o efeito cardioacelerador direto da noradrenalina. Consequentemente, o débito cardíaco por minuto cai. A adrenalina provoca um alargamento da pressão de pulso, mas como a estimulação do barorreceptor é insuficiente para suplantar o efeito direto do hormônio no coração, a frequência cardíaca e o débito cardíaco aumentam. Essas alterações são resumidas na **Figura 20–5**.

As catecolaminas aumentam a sensação de alerta (ver Capítulo 14). A adrenalina e a noradrenalina são igualmente

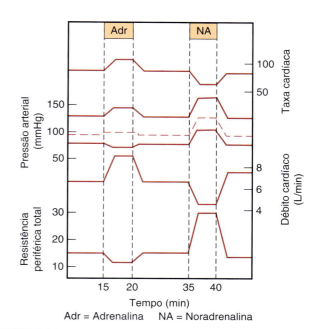

**FIGURA 20–5** Alterações circulatórias produzidas em humanos pela lenta infusão intravenosa de adrenalina e noradrenalina.

potentes neste sentido, embora em seres humanos a adrenalina em geral provoque mais ansiedade e medo.

As catecolaminas exercem várias ações diferentes que afetam a glicose sanguínea. Tanto a adrenalina quanto a noradrenalina provocam glicogenólise. Elas o fazem por meio de receptores β-adrenérgicos que aumentam a concentração de monofosfato de adenosina cíclico (AMPc), com ativação da fosforilase, e por meio de receptores α-adrenérgicos que aumentam a quantidade de $Ca^{2+}$ intracelular (ver Capítulo 7). Além disso, as catecolaminas aumentam a secreção de insulina e glucagon via mecanismos β-adrenérgicos e inibem a secreção desses hormônios via mecanismos α-adrenérgicos.

A noradrenalina e a adrenalina também produzem um aumento imediato na taxa metabólica, que é independente do fígado, e um aumento menor, mais retardado, que é suprimido por hepatectomia e que coincide com o aumento da concentração de lactato no sangue. O aumento inicial na taxa metabólica pode ser devido à vasoconstrição cutânea, que diminui a perda de calor e leva a um aumento na temperatura corporal, ou pode ser causado pelo aumento da atividade muscular, ou ambos. O segundo aumento se deve, provavelmente, à oxidação do lactato no fígado. Camundongos incapazes de fabricar noradrenalina ou adrenalina, pois seus genes que codificam a dopamina β-hidroxilase estão suprimidos, são intolerantes ao frio, mas surpreendentemente, sua taxa metabólica basal é elevada. A causa dessa elevação não é conhecida.

Quando injetadas, a adrenalina e a noradrenalina causam um aumento inicial de $K^+$ plasmático devido à liberação de $K^+$ do fígado, e, em seguida, uma queda prolongada de $K^+$ no plasma, provocada por um aumento da entrada de $K^+$ no músculo esquelético, que é mediado por receptores $β_2$-adrenérgicos. Algumas evidências sugerem que a ativação de receptores-α se opõe a esse efeito.

Os aumentos na noradrenalina e adrenalina plasmáticas necessários para produzir os vários efeitos listados anteriormente foram determinados pela infusão de catecolaminas em seres humanos em repouso. Em geral, o limiar para os efeitos cardiovascular e metabólico da noradrenalina é de cerca de 1.500 pg/mL, isto é, cerca de cinco vezes o valor de repouso (Figura 20–4). A adrenalina, por outro lado, produz taquicardia quando o nível plasmático é em torno de 50 pg/mL, isto é, cerca de duas vezes o valor de repouso. O limiar para a pressão arterial sistólica aumentada e lipólise é por volta de 75 pg/mL; o limiar para hiperglicemia, aumento do lactato plasmático e pressão arterial diastólica reduzida é de cerca de 150 pg/mL. O limiar para a redução da secreção de insulina mediada pela ativação $\alpha$-adrenérgica é em torno de 400 pg/mL. A adrenalina do plasma frequentemente ultrapassa esses limiares. Por outro lado, a noradrenalina plasmática raramente excede o limite para seus efeitos cardiovascular e metabólico, e a maior parte dos seus efeitos se deve à sua liberação local a partir de neurônios simpáticos pós-ganglionares. A maioria dos tumores da medula suprarrenal (**feocromocitomas**) secreta noradrenalina ou adrenalina, ou ambas, e produz hipertensão contínua. Entretanto, 15% dos tumores secretores de adrenalina secretam essa catecolamina episodicamente, produzindo crises de palpitações, dor de cabeça, glicosúria e hipertensão sistólica extrema. Estes mesmos sintomas são produzidos pela injeção intravenosa de uma grande dose de adrenalina.

## EFEITOS DA DOPAMINA

A função fisiológica da dopamina na circulação é desconhecida. No entanto, a dopamina injetada produz vasodilatação renal, provavelmente atuando em um receptor dopaminérgico específico. Ela também produz vasodilatação no mesentério. Em outros locais, ela produz vasoconstrição, provavelmente por liberar noradrenalina, e apresenta um efeito inotrópico positivo no coração por uma ação sobre os receptores $\beta_1$-adrenérgicos. O saldo de doses moderadas de dopamina é um aumento na pressão sistólica e nenhuma alteração na pressão diastólica. Devido a essas ações, a dopamina é útil no tratamento de choque traumático e cardiogênico (ver Capítulo 32).

A dopamina é produzida no córtex renal. Ela provoca natriurese e pode exercer este efeito ao inibir a $Na^+$-$K^+$-ATPase renal.

## REGULAÇÃO DA SECREÇÃO MEDULAR SUPRARRENAL

## CONTROLE NEURAL

Alguns fármacos atuam diretamente na medula suprarrenal, mas estímulos fisiológicos afetam a secreção medular por meio do sistema nervoso. A secreção de catecolamins é baixa em estados basais, mas a secreção de adrenalina e, em menor grau, a de noradrenalina, é reduzida ainda mais durante o sono.

O aumento da secreção medular suprarrenal é parte da liberação simpática difusa provocada em situações de emergência, as quais Cannon chamou de "função de emergência do sistema simpático suprarrenal". Os modos pelos quais essa liberação prepara o indivíduo para a luta ou fuga são descritos no Capítulo 13, e as elevações nas catecolaminas do plasma sob várias condições são mostradas na Figura 20–4.

Os efeitos metabólicos das catecolaminas circulantes são provavelmente importantes, especialmente em certas situações. A ação calorigênica das catecolaminas em animais expostos ao frio é um exemplo, bem como o efeito glicogenolítico (ver Capítulo 24) no combate à hipoglicemia.

## SECREÇÃO SELETIVA

Quando aumenta a secreção suprarrenal, a razão da noradrenalina em relação à adrenalina no efluente suprarrenal geralmente não se altera. Entretanto, a secreção de noradrenalina tende a ser seletivamente aumentada por estresses emocionais com os quais o indivíduo está familiarizado, enquanto a secreção de adrenalina aumenta seletivamente em situações inesperadas.

## CÓRTEX DA SUPRARRENAL: ESTRUTURA E BIOSSÍNTESE DOS HORMÔNIOS ADRENOCORTICAIS

## CLASSIFICAÇÃO E ESTRUTURA

Os hormônios do córtex suprarrenal são derivados do colesterol. Como o colesterol, ácidos biliares, vitamina D e esteroides

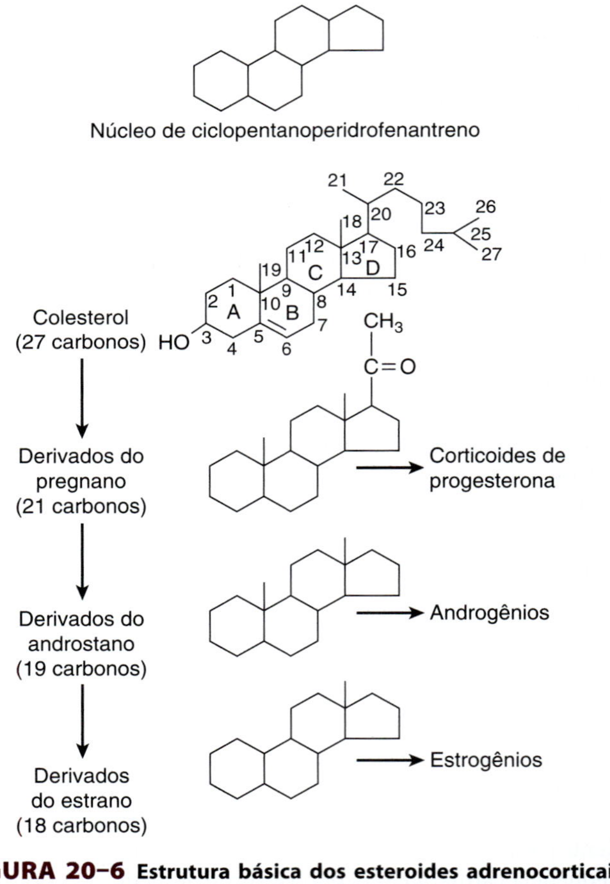

**FIGURA 20–6 Estrutura básica dos esteroides adrenocorticais e gonadais.** As letras na fórmula do colesterol identificam os quatro anéis básicos, e os números, as posições na molécula. Como mostrado aqui, os grupos metil angulares (posições 18 e 19) são, em geral, indicados simplesmente por linhas retas.

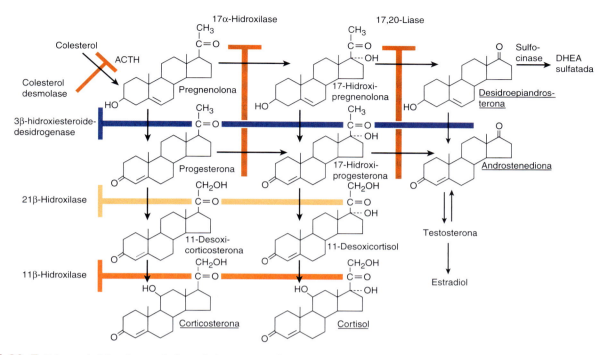

**FIGURA 20-7** Esboço da biossíntese de hormônios na zona fasciculada e zona reticular do córtex suprarrenal. Os principais produtos secretórios estão sublinhados. As enzimas para as reações são mostradas à esquerda no topo do quadro. Quando uma enzima em particular é deficiente, a produção do hormônio é bloqueada nos pontos indicados por barras sombreadas.

ovarianos e testiculares, eles contêm o **núcleo do ciclopentanoperidrofenantreno** (Figura 20-6). Os esteroides gonadais e adrenocorticais são de três tipos: esteroides $C_{21}$, os quais têm uma cadeia lateral de dois carbonos na posição 17; esteroides $C_{19}$, que têm um grupo hidroxila ou cetona na posição 17; e esteroides $C_{18}$, que, além de um grupo hidroxila ou cetona no carbono 17, não têm um grupo metila angular ligado à posição 10. O córtex suprarrenal secreta principalmente esteroides $C_{21}$ e $C_{19}$. A maioria dos esteroides $C_{19}$ tem um grupo cetona na posição 17 e são, portanto, denominados **17-cetoesteroides**. Os esteroides $C_{21}$ que têm um grupo hidroxila na posição 17, além da cadeia lateral, são frequentemente chamados de 17-hidroxicorticoides ou 17-hidroxicorticosteroides.

Os esteroides $C_{19}$ têm atividade androgênica. Os esteroides $C_{21}$ são classificados, usando a terminologia de Selye, como mineralocorticoides ou glicocorticoides. Todos os esteroides $C_{21}$ secretados têm tanto atividade mineralocorticoide quanto glicocorticoide. Os **mineralocorticoides** são aqueles em que predominam os efeitos na excreção de Na⁺ e K⁺, e os **glicocorticoides** são aqueles em que predominam os efeitos sobre o metabolismo da glicose e de proteínas.

Detalhes da nomenclatura e isomerismo de esteroides podem ser encontrados em outra publicação. Entretanto, é pertinente mencionar que a letra grega Δ indica uma ligação dupla, e que os grupos que se localizam acima do plano de cada um dos anéis do esteroide são indicados pela letra grega β e uma linha sólida (—OH), enquanto aqueles que se situam abaixo do plano são indicados por α e uma linha pontilhada (- - - OH). Portanto, os esteroides $C_{21}$ secretados pela suprarrenal têm uma configuração $\Delta^4$-3-cetona no anel A. Na maioria dos esteroides suprarrenais de ocorrência natural, grupos 17-hidroxi se encontram na configuração α, enquanto grupos 3-, 11- e 21-hidroxi estão na configuração β. A configuração do 18-aldeído da aldosterona que ocorre naturalmente é a forma D. A L-aldosterona é fisiologicamente inativa.

## ESTEROIDES SECRETADOS

Inúmeros esteroides têm sido isolados do tecido suprarrenal, mas os únicos normalmente secretados em quantidades significativas fisiologicamente são o mineralocorticoide **aldosterona**, os glicocorticoides **cortisol** e **corticosterona** e os androgênios **desidroepiandrosterona** (**DHEA**) e **androstenediona**. As estruturas desses esteroides são mostradas na **Figura 20-7** e na **Figura 20-8**. A **desoxicorticosterona** é um mineralocorticoide, normalmente secretado aproximadamente na mesma quantidade que a aldosterona (Tabela 20-1), mas que apresenta apenas 3% da atividade mineralocorticoide desta. Seu efeito no metabolismo mineral é em geral insignificante, mas em doenças em que sua secreção é aumentada, seu efeito pode ser considerável. A maioria dos estrogênios que não são produzidos nos ovários é produzida na circulação a partir da androstenediona suprarrenal. Quase toda a DHEA é secretada conjugada com sulfato (DHEAS), embora a maior parte, se não todos os demais esteroides, sejam secretados na forma livre, não conjugada (**Quadro Clínico 20-1**).

## DIFERENÇAS ENTRE AS ESPÉCIES

Em todas as espécies, de anfíbios a humanos, os principais hormônios esteroides $C_{21}$ secretados pelo tecido adrenocortical são a aldosterona, o cortisol e a corticosterona, embora a proporção

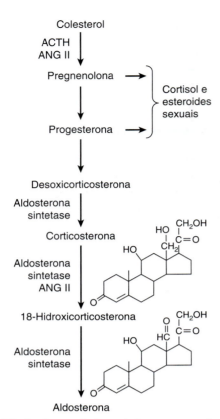

**FIGURA 20-8** Síntese de hormônios na zona glomerulosa. A zona glomerulosa não apresenta atividade 17α-hidroxilase, e é apenas nesta região que a corticosterona pode ser convertida à aldosterona, pois é a única zona que normalmente contém aldosterona sintetase. ANG II, angiotensina II.

de cortisol em relação à corticosterona varie. Aves, camundongos e ratos secretam quase que exclusivamente corticosterona; cães secretam aproximadamente quantidades iguais dos dois corticosticoides; e gatos, ovelhas, macacos e humanos secretam predominantemente cortisol. Em humanos, a razão de secreção cortisol/corticosterona é de aproximadamente 7:1.

## BIOSSÍNTESE DE ESTEROIDES

As principais vias pelas quais os hormônios adrenocorticais que ocorrem naturalmente são sintetizados no corpo são resumidas nas Figuras 20-7 e 20-8. O precursor de todos os esteroides é o

### QUADRO CLÍNICO 20-1

#### Esteroides sintéticos

Semelhante a muitas outras substâncias de ocorrência natural, a atividade dos esteroides adrenocorticais pode ser aumentada alterando-se sua estrutura. Vários esteroides sintéticos estão agora disponíveis, e apresentam várias vezes a intensidade da atividade do cortisol. As potências relativas de glicocorticoides e mineralocorticoides dos esteroides naturais são comparadas àquelas dos esteroides sintéticos 9α-fluorocortisol, prednisolona e dexametasona na Tabela 20-2. A potência da dexametasona se deve à sua afinidade pelos receptores de glicocorticoides e sua longa meia-vida. A prednisolona também tem uma longa meia-vida.

colesterol. Uma parte dele é sintetizada a partir do acetato, mas a maior parte é retirada do LDL na circulação. Receptores de LDL são especialmente abundantes nas células adrenocorticais. O colesterol é esterificado e armazenado em gotículas de lipídeos. A **colesterol éster hidrolase** catalisa a formação de colesterol livre nas gotículas de gordura (Figura 20-9). O colesterol é transportado para a mitocôndria por uma proteína carreadora de esterol. Na mitocôndria, ele é convertido em pregnenolona em uma reação catalisada por uma enzima conhecida como **colesterol desmolase** ou **enzima de clivagem da cadeia lateral**. Esta enzima, como a maior parte das enzimas envolvidas na biossíntese de esteroides, é um membro da superfamília do citocromo P450 e é conhecida como **P450scc** (SCC, do inglês *side chain clearage*) ou **CYP11A1**. Por conveniência, os vários nomes das enzimas envolvidas na biossíntese de esteroides adrenocorticais são resumidos na Tabela 20-3.

A pregnenolona se move para o retículo endoplasmático liso, onde uma parte dela é desidrogenada para formar progesterona em uma reação catalisada pela **3 hidroxiesteroide-β desidrogenase**. Esta enzima tem um peso molecular de 46.000 e não é um citocromo P450. Ela também catalisa a conversão de 17α-hidroxipregnenolona a 17α-hidroxiprogesterona, e de desidroepiandrosterona a androestenediona (Figura 22-7) no retículo endoplasmático liso. A 17α-hidroxipregnenolona e a 17α-hidroxiprogesterona são formadas a partir de pregnenolona e progesterona, respectivamente (Figura 20-7), pela ação

**TABELA 20-1** Principais hormônios adrenocorticais em adultos humanos[a]

| Nome | Sinônimos | Concentração média no plasma (livre e ligado)[a] μg/dL | Quantidade média secretada (mg/24 h) |
|---|---|---|---|
| Cortisol | Composto F, hidrocortisona | 13,9 | 10 |
| Corticosterona | Composto B | 0,4 | 3 |
| Aldosterona | | 0,0006 | 0,15 |
| Desoxicorticosterona | DOC | 0,0006 | 0,20 |
| Desidroepiandrosterona sulfatada | DHEAS | 175,0 | 20 |

[a] Todos os valores das concentrações plasmáticas, exceto DHEAS, são valores matinais em jejum após a noite em decúbito.

**TABELA 20–2** Potências relativas dos corticosteroides comparados com o cortisol[a]

| Esteroide | Atividade glicocorticoide | Atividade mineralocorticoide |
|---|---|---|
| Cortisol | 1,0 | 1,0 |
| Corticosterona | 0,3 | 15 |
| Aldosterona | 0,3 | 3.000 |
| Desoxicorticosterona | 0,2 | 100 |
| Cortisona | 0,7 | 0,8 |
| Prednisolona | 4 | 0,8 |
| 9α-Fluorocortisol | 10 | 125 |
| Dexametasona | 25 | – 0 |

[a] Os valores são aproximações baseadas na deposição de glicogênio no fígado ou ensaios anti-inflamatórios para a atividade glicocorticoide e efeito sobre o Na$^+$ e o K$^+$ urinários ou manutenção de animais adrenalectomizados para atividade mineralocorticoide. Os três últimos esteroides listados são compostos sintéticos que não ocorrem naturalmente.

da **17α-hidroxilase**. Esta é outra P450 mitocondrial e também é conhecida como **P450c17** ou **CYP17**. Outra parte da mesma enzima apresenta atividade **17,20-liase**, que quebra a ligação 17,20, convertendo 17α-pregnenolona 17α-progesterona nos esteroides C$_{19}$ desidroepiandrosterona e androstenediona. A hidroxilação de progesterona a 11-desoxicorticosterona e de 17α-hidroxiprogesterona a 11-desoxicortisol ocorre no retículo endoplasmático liso. Essas reações são catalisadas pela 21β-hidroxilase, um citocromo P450 que também é conhecido como **P450c21** ou **CYP21A2**.

A 11-desoxicorticosterona e o desoxicortisol no carbono 11 voltam à mitocôndria, onde são hidroxilados no carbono 11 para formar corticosterona e cortisol. Estas reações ocorrem na zona fasciculada e na zona reticular e são catalisadas pela 11β-hidroxilase, um citocromo P450 também conhecido como **P450c11** ou **CYP11B1**.

Na zona glomerulosa, não há 11β-hidroxilase, mas está presente uma enzima intimamente relacionada chamada de **aldosterona sintetase**. O citocromo P450 é 95% idêntico à 11β-hidroxilase e também é conhecido como **P450c11AS** ou **CYP11B2**. Os genes que codificam CYP11B1 e CYP11B2 estão localizados no cromossomo 8. Entretanto, a aldosterona sintetase é normalmente encontrada apenas na zona glomerulosa. Esta zona também não apresenta a 17α-hidroxilase. É por isso que a zona glomerulosa produz aldosterona, mas não consegue produzir cortisol ou hormônios sexuais.

Além disso, uma maior especificidade ocorre no interior das duas zonas. A zona fasciculada tem maior atividade 3β-hidroxiesteroide-desidrogenase do que a zona reticular, e esta tem maior quantidade dos cofatores necessários para a atividade da 17,20 liase da 17α-hidroxilase. Assim, a zona fasciculada produz mais cortisol e corticosterona, e a zona reticular, mais androgênios. A maior parte da desidroepiandrosterona que é formada é convertida em desidroepiandrosterona sulfatada (DHEAS) pela **sulfocinase suprarrenal**, esta também localizada na zona reticular.

## AÇÃO DO ACTH

O ACTH se liga a receptores de alta afinidade na membrana plasmática das células adrenocorticais, o que ativa a adenilato-ciclase via G$_s$. As reações resultantes (Figura 20–9) levam a um aumento imediato na formação de pregnenolona e seus derivados, com secreção destes últimos. Em períodos longos, o ACTH também aumenta a síntese de P450s envolvidos na síntese de glicocorticoides.

## AÇÕES DA ANGIOTENSINA II

A angiotensina II se liga aos receptores AT$_1$ (ver Capítulo 38) na zona glomerulosa que, por intermédio de uma proteína G, levam à ativação da fosfolipase C. O aumento resultante em proteína cinase C promove a conversão do colesterol em pregnenolona (Figura 20–8) e facilita a ação da aldosterona sintetase, resultando em um aumento da secreção de aldosterona.

## DEFICIÊNCIAS ENZIMÁTICAS

As consequências de inibir quaisquer dos sistemas enzimáticos envolvidos na biossíntese de esteroides podem ser previstas a partir das Figuras 20–7 e 20–8. Defeitos congênitos nas enzimas levam à secreção deficiente de cortisol e à síndrome de **hiperplasia suprarrenal congênita**. A hiperplasia se deve ao aumento da secreção de ACTH. Deficiência da colesterol desmolase no útero é grave, pois esta condição impede a placenta de produzir a progesterona necessária para a continuidade da gravidez. Uma causa grave de hiperplasia suprarrenal congênita em recém-nascidos é uma mutação com perda de função do gene para a **proteína reguladora aguda da esteroidogênese (StAR)**. Esta proteína é essencial nas suprarrenais e gônadas, mas não na placenta, para o movimento normal do colesterol ao interior da mitocôndria

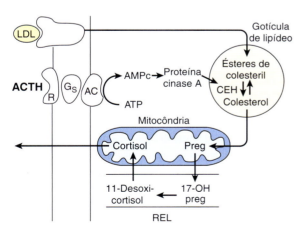

**FIGURA 20–9** Mecanismo de ação do ACTH nas células secretoras de cortisol nas duas zonas internas do córtex suprarrenal. Quando o ACTH se liga ao seu receptor (R), a adenilato-ciclase (AC) é ativada via G$_s$. O aumento resultante no AMPc ativa a proteína cinase A, e esta fosforila a colesteril éster hidrolase (CEH), aumentando sua atividade. Consequentemente, mais colesterol livre é formado e convertido em pregnenolona. Observe que em etapas posteriores na biossíntese de esteroides, produtos são trocados entre a mitocôndria e o retículo endoplasmático liso (REL). A corticosterona também é sintetizada e secretada.

## SEÇÃO III Fisiologia Endócrina e Reprodutiva

**TABELA 20–3** Nomenclatura das enzimas esteroidogênicas suprarrenais e sua localização celular

| Nome comum | P450 | CYP | Localização |
|---|---|---|---|
| Colesterol desmolase, enzima de clivagem da cadeia lateral | P450scc | CYP11A1 | Mitocôndria |
| 3β-Hidroxiesteroide desidrogenase | … | … | REL |
| 17α-Hidroxilase, 17,20-liase | P450c17 | CYP17 | Mitocôndria |
| 21β-Hidroxilase | P450c21 | CYP21A2 | REL |
| 11β-Hidroxilase | P450c11 | CYP11B1 | Mitocôndria |
| Aldosterona sintetase | P450c11AS | CYP11B2 | Mitocôndria |

REL, retículo endoplasmático liso.

a fim de chegar à colesterol desmolase, que está localizada na face voltada para a matriz na membrana mitocondrial interna (ver Capítulo 16). Na sua ausência, apenas pequenas quantidades de esteroides são formadas. O grau de estimulação do ACTH é acentuado, resultando eventualmente no acúmulo de grande número de gotículas lipoides na suprarrenal. Por essa razão, a condição é chamada de **hiperplasia lipoide suprarrenal congênita**. Como os androgênios não são produzidos, a genitália feminina se desenvolve independente do sexo genético (ver Capítulo 22). Na deficiência de 3 hidroxiesteroide-β desidrogenase, outra condição rara, a secreção de DHEA aumenta. Esse esteroide é um androgênio fraco que pode provocar alguma masculinização em portadoras da doença, mas não é adequado para produzir masculinização total da genitália em machos genéticos. Consequentemente, é comum a **hipospadia**, uma condição na qual a abertura da uretra se encontra na face ventral do pênis, em vez de localizada na sua extremidade. Na deficiência total de 17α-hidroxilase, uma terceira condição rara provocada por um gene mutante para **CYP17**, nenhum hormônio sexual é produzido, e assim a genitália externa feminina se faz presente. Entretanto, a cadeia de reações que leva à formação de corticosterona e de aldosterona está intacta, e os níveis elevados de 11-desoxicorticosterona e outros mineralocorticoides produzem hipertensão e hipocalemia. O cortisol é deficiente, mas isto é parcialmente compensado pela atividade glicocorticoide da corticosterona.

Ao contrário dos defeitos discutidos no parágrafo anterior, a deficiência de 21β-hidroxilase é comum, sendo responsável por 90% ou mais dos casos de deficiência enzimática. O gene da 21β-hidroxilase, que se encontra no complexo gênico do antígeno leucocitário humano (HLA do inglês, *human leucocyte antigen*), localizado no braço curto do cromossomo 6 (ver Capítulo 3), é um dos mais polimórficos do genoma humano. Mutações ocorrem em vários sítios diferentes desse gene e as anormalidades produzidas variam, portanto, de leves a muito graves. A produção de cortisol e aldosterona é geralmente reduzida, e assim a secreção de ACTH e, consequentemente, a produção de esteroides precursores é aumentada. Esses esteroides são convertidos em androgênios, produzindo **virilização**. O padrão característico que se desenvolve em fêmeas na ausência de tratamento é o da **síndrome adrenogenital**. A masculinização pode não ser acentuada até mais tarde na vida e, em casos leves, pode ser detectada apenas por testes laboratoriais. Em 75% dos casos, a deficiência de aldosterona causa perda considerável de Na⁺ (hiperplasia suprarrenal **com perda de sal**). A hipovolemia resultante pode ser grave.

Na deficiência de 11β-hidroxilase, ocorre virilização e excesso de secreção de 11-desoxicortisol e 11-desoxicorticosterona. Como o primeiro é um mineralocorticoide ativo, pacientes com essa condição também apresentam retenção de sal e água e, em dois terços dos casos, hipertensão (**forma hipertensiva** da hiperplasia suprarrenal congênita).

O tratamento com glicocorticoides é indicado em todas as formas virilizantes de hiperplasia suprarrenal congênita, pois ele corrige a deficiência de glicocorticoides e inibe a secreção de ACTH, reduzindo a secreção anormal de androgênios e de outros esteroides.

A expressão das enzimas do citocromo P450 responsáveis pela biossíntese de hormônios esteroides depende do **fator esteroidogênico-1** (**SF-1**, do inglês *steroidogenic factor-1*), um receptor nuclear órfão. Se *Ft2-F1*, o gene para SF-1, for desligado, as gônadas, bem como as suprarrenais, não se desenvolvem, e anormalidades adicionais são encontradas nos níveis hipofisário e hipotalâmico.

# TRANSPORTE, METABOLISMO E EXCREÇÃO DOS HORMÔNIOS ADRENOCORTICAIS

## TRANSPORTE DE GLICOCORTICOIDES

O cortisol é ligado na circulação a uma α globulina chamada de **transcortina** ou **globulina ligadora de corticosol** (**CBG**, do inglês *cortisol binding globulin*). Uma fração menor de cortisol também se liga à albumina. A corticosterona também se liga à CBG, mas com menor afinidade. A meia-vida do cortisol na circulação é, portanto, mais longa (cerca de 60 a 90 min) do que a da corticosterona (50 min). Os esteroides ligados são fisiologicamente inativos (ver Capítulo 16). Além disso, relativamente pouca cortisona e corticosterona livres são encontradas na urina devido à ligação com as proteínas.

O equilíbrio entre o cortisol e sua proteína de ligação e as implicações da ligação em termos de reservas teciduais e secreção de ACTH são resumidos na **Figura 20–10**. O cortisol ligado funciona como um reservatório circulante de hormônio que mantém um suprimento de cortisol livre disponível para os tecidos. A relação é semelhante àquela do $T_4$ e sua proteína de ligação

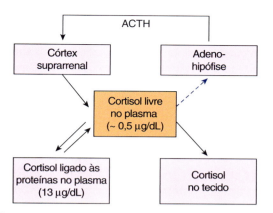

**FIGURA 20-10 As inter-relações do cortisol livre e ligado.** A linha tracejada indica que o cortisol inibe a secreção de ACTH. O valor do cortisol livre é uma aproximação; na maioria dos estudos ele é calculado subtraindo o cortisol ligado à proteínas do cortisol plasmático total.

(ver Capítulo 19). Nos níveis normais de cortisol plasmático total (13,5 μg/dL ou 375 nmol/L), muito pouco cortisol livre está presente no plasma, mas os sítios de ligação na CBG se tornam saturados quando o cortisol plasmático total excede 20 μg/dL. Em níveis plasmáticos mais altos, a ligação com a albumina se eleva, mas o principal aumento é na fração não ligada.

A CBG é sintetizada no fígado e sua produção é aumentada pelo estrogênio. Seus níveis são elevados durante a gravidez e baixos nas condições de cirrose, nefrose e mieloma múltiplo. Quando o nível de CBG aumenta, mais cortisol é ligado e, inicialmente, o nível de cortisol livre cai. Isto estimula a secreção de ACTH e mais cortisol é secretado, até que um novo equilíbrio é atingido, no qual o cortisol ligado é aumentado, mas o cortisol livre é normal. Mudanças na direção oposta ocorrem quando o nível de CBG cai. Isto explica porque mulheres grávidas têm altos níveis de cortisol plasmático total sem sintomas de excesso de glicocorticoides e, ao contrário, porque alguns pacientes com nefrose têm baixos níveis de cortisol plasmático total sem sintomas de deficiência de glicocorticoides.

## METABOLISMO E EXCREÇÃO DE GLICOCORTICOIDES

O cortisol é metabolizado no fígado, que é o principal local de catabolismo de glicocorticoides. A maior parte do cortisol é reduzida a di-hidrocortisol e em seguida a tetra-hidrocortisol, que é conjugado a ácido glicurônico (**Figura 20-11**). O sistema da glicuronil transferase responsável por essa conversão também catalisa a formação dos glicuronídeos de bilirrubina (ver Capítulo 28) e de vários hormônios e fármacos. Ocorre inibição competitiva entre esses substratos pelo sistema enzimático.

O fígado e outros tecidos contêm a enzima 11β-hidroxiesteroide-desidrogenase. Há pelo menos duas formas desta enzima. O tipo 1 catalisa a conversão de cortisol em cortisona, e a reação reversa, na qual a enzima atua primariamente como uma redutase, forma cortisol a partir de corticosterona. O tipo 2 catalisa quase que exclusivamente a conversão em sentido único de cortisol em cortisona. Cortisona é um glicocorticoide ativo, porque é convertida em cortisol, sendo bem conhecida devido ao seu extenso uso médico. Ela não é secretada em quantidades consideráveis pelas glândulas suprarrenais. Pouca ou nenhuma cortisona formada no fígado entra na circulação, pois ela

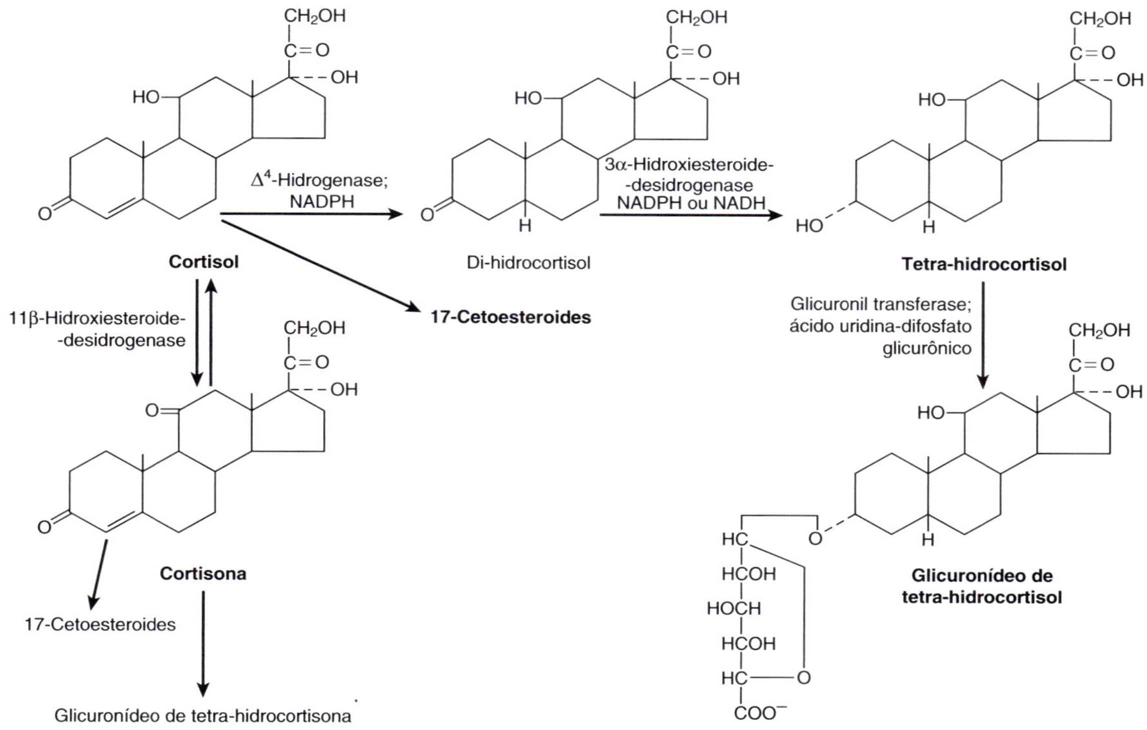

**FIGURA 20-11 Resumo do metabolismo hepático do cortisol.**

### QUADRO CLÍNICO 20-2

**Variações na taxa de metabolismo hepático**

A taxa de inativação hepática de glicocorticoides é deprimida em doenças hepáticas e, curiosamente, durante cirurgias e outras situações de estresse. Assim, em humanos estressados, o nível de cortisol livre no plasma aumenta acima do que ocorre com estimulação máxima de ACTH na ausência de estresse.

é prontamente reduzida e conjugada para formar glicuronídeo de tetra-hidrocortisona. Os derivados tetra-hidroglicuronídeos ("conjugados") do cortisol e da corticosterona são solúveis na forma livre. Eles entram na circulação, onde não se ligam a proteínas, sendo rapidamente excretados na urina.

Cerca de 10% do cortisol secretado é convertido no fígado para os 17-cetoesteroides derivados do cortisol e da cortisona. Os cetoesteroides são conjugados na maior parte dos casos ao sulfato e então excretados na urina. Outros metabólitos, inclusive derivados 20-hidroxi são formados. Há uma circulação êntero-hepática de glicocorticoides e cerca de 15% do cortisol secretado é excretado nas fezes. O metabolismo da corticosterona é semelhante ao do cortisol, exceto que não é formado um derivado 17-cetoesteroide (ver Quadro Clínico 20-2).

## ALDOSTERONA

A aldosterona se liga a proteínas apenas em um grau muito baixo, e sua meia-vida é curta (cerca de 20 min). A quantidade secretada é pequena (Tabela 20-1) e o nível total de aldosterona no plasma em humanos é de normalmente 0,006 µg/dL (0,17 nmol/L), comparado ao nível de cortisol (ligado e livre) de cerca de 13,5 µg/dL (375 nmol/L). A maior parte da aldosterona é convertida no fígado aos derivados de tetra-hidroglicuronídeos, mas uma parte é transformada no fígado e nos rins em 18-glicuronídeo. Este glicuronídeo, que é diferente dos produtos da quebra de outros esteroides, é convertido em aldosterona livre pela hidrólise em pH 1,0, e assim é chamado de "conjugado ácido-lábil". Menos de 1% da aldosterona secretada aparece na urina na forma livre. Outros 5% estão na forma de conjugado ácido-lábil e até 40% estão na forma de tetra-hidroglicuronídeo.

## 17-CETOESTEROIDES

O principal androgênio suprarrenal é o 17-cetoesteroide desidroepiandrosterona, embora a androstenediona seja também secretada. O derivado 11-hidroxi da androstenediona e os 17-cetoesteroides formados pelo cortisol e cortisona pela clivagem da cadeia lateral no fígado são os únicos 17-cetoesteroides que têm um grupo =O ou um grupo –OH na posição 11 ("11-oxi-17-cetoesteroides"). A testosterona também é convertida em um 17-cetoesteroide. Como a excreção diária de 17-cetoesteroide em adultos normais é de 15 mg em homens e de 10 mg em mulheres, cerca de dois terços dos cetoesteroides urinários em homens são secretados pela suprarrenal ou formados a partir do cortisol no fígado, e cerca de um terço são de origem testicular. A etiocolanolona, um dos metabólitos dos androgênios da suprarrenal e da testosterona, pode causar febre quando não está conjugada (ver Capítulo 17). Alguns indivíduos têm crises episódicas de febre causadas pelo acúmulo periódico no sangue de etiocolanolona não conjugada ("febre da etiocolanolona").

## EFEITOS DOS ANDROGÊNIOS E ESTROGÊNIOS DA SUPRARRENAL

### ANDROGÊNIOS

Os androgênios são os hormônios que exercem os efeitos masculinizantes e promovem o anabolismo proteico e o crescimento (ver Capítulo 23). A testosterona dos testículos é o androgênio mais ativo, e os androgênios suprarrenais têm menos de 20% de sua atividade. A secreção dos androgênios suprarrenais é controlada fortemente pelo ACTH e não pelas gonadotrofinas. No entanto, a concentração de DHEAS aumenta até atingir um pico em cerca de 225 mg/dL no início dos 20 anos de idade, e decai para valores muito baixos em idades avançadas (Figura 20-12). Estas mudanças de longo prazo não são devidas a alterações na secreção de ACTH, ao contrário, parecem ser devidas a um aumento e depois a uma queda gradual na atividade liase da 17α-hidroxilase.

Todo, exceto cerca de 0,3% do DHEA circulante, está conjugado ao sulfato (DHEAS). A secreção de androgênios suprarrenais é quase tão grande em homens castrados e mulheres quanto em homens normais. Portanto, se torna evidente que esses hormônios exercem um efeito masculinizante muito pequeno quando secretados em quantidades normais. Entretanto, eles podem produzir uma masculinização considerável quando secretados em quantidades excessivas. Em homens adultos, o excesso de androgênios suprarrenais apenas acentua as características existentes, porém, nos meninos pré-púberes,

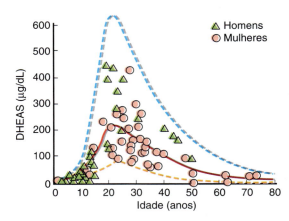

**FIGURA 20-12 Variação nos níveis séricos de desidroepiandrosterona sulfatada (DHEAS) com a idade.** A linha do meio é a média aritmética e as linhas tracejadas identificam ± 1,96 desvios-padrão. (Reproduzida, com permissão, de Smith MR, et al.: A radioimmunoassay for the estimation of serum dehydroepiandrosterone sulfate in normal and pathological sera. Clin Chim Acta 1975;65:5.)

podem provocar o desenvolvimento precoce das características sexuais secundárias sem crescimento testicular (**pseudopuberdade precoce**). Em mulheres, eles provocam o pseudo-hermafroditismo e a síndrome adrenogenital. Alguns profissionais de saúde recomendam injeções de desidroepiandrosterona para combater os efeitos do envelhecimento (ver Capítulo 1), mas os resultados são, até o momento, no mínimo, controversos.

# ESTROGÊNIOS

O androgênio suprarrenal androstenediona é convertido em testosterona e em estrogênios (aromatizado) no tecido adiposo e em outros tecidos periféricos. Esta é uma fonte importante de estrogênios em homens e em mulheres na pós-menopausa (ver Capítulos 22 e 23).

# EFEITOS FISIOLÓGICOS DOS GLICOCORTICOIDES

## INSUFICIÊNCIA SUPRARRENAL

Na insuficiência suprarrenal não tratada, a perda de $Na^+$ e o choque ocorrem devido à ausência da atividade mineralocorticoide, assim como anormalidades no metabolismo da água, de carboidratos, de proteínas e de lipídeos se devem à falta de glicocorticoides. Essas anormalidades metabólicas são, eventualmente, fatais, apesar de tratamento com mineralocorticoide. Pequenas quantidades de glicocorticoides corrigem as anormalidades metabólicas, em parte diretamente e, em parte, permitindo que ocorram outras reações metabólicas. É importante separar essas ações fisiológicas dos glicocorticoides dos efeitos muito diferentes que são produzidos por grandes quantidades de hormônios.

## MECANISMO DE AÇÃO

Os múltiplos efeitos dos glicocorticoides são desencadeados por meio da ligação com receptores de glicocorticoides, e os complexos esteroide-receptor atuam como fatores de transcrição que promovem a transcrição de certos segmentos de DNA (ver Capítulo 1). Isto, por sua vez, conduz, por intermédio de mRNA apropriado, à síntese de enzimas que alteram a função celular. Além disso, parece provável que os glicocorticoides tenham ações não genômicas.

## EFEITOS NO METABOLISMO INTERMEDIÁRIO

As ações dos glicocorticoides no metabolismo intermediário de carboidratos, proteínas e lipídeos são discutidas no Capítulo 24. Elas incluem o aumento do catabolismo proteico e a glicogênese e gliconeogênese hepáticas aumentadas. A atividade da glicose-6-fosfatase aumenta e o nível de glicose no plasma se eleva. Os glicocorticoides exercem uma ação anti-insulínica nos tecidos periféricos e agravam o diabetes. Entretanto, o encéfalo e o coração são poupados, uma vez que o aumento da glicose no plasma fornece glicose extra para esses órgãos vitais.

Em diabéticos, os glicocorticoides aumentam os níveis plasmáticos de lipídeos e a formação de corpos cetônicos. Porém, em indivíduos normais, a elevação na secreção de insulina provocada pelo aumento da glicose no plasma obscurece essas ações. Na insuficiência suprarrenal, o nível de glicose no plasma é normal, desde que seja mantida uma ingestão calórica adequada, porém o jejum provoca uma hipoglicemia que pode ser fatal. O córtex suprarrenal não é essencial para a resposta cetogênica ao jejum.

# AÇÃO PERMISSIVA

Pequenas quantidades de glicocorticoides devem estar presentes para que várias reações metabólicas ocorram, embora os glicocorticoides não sejam os produtores das reações. Este efeito é denominado de sua **ação permissiva**. Efeitos permissivos incluem a necessidade da presença de glicocorticoides para que o glucagon e as catecolaminas exerçam os seus efeitos calorigênicos (ver anteriormente e no Capítulo 24), seus efeitos lipolíticos e para que produzam respostas pressoras e broncodilatação.

# EFEITOS NA SECREÇÃO DE ACTH

Os glicocorticoides inibem a secreção de ACTH, o que representa uma resposta de retroalimentação negativa sobre a hipófise. A secreção de ACTH está aumentada em animais adrenalectomizados. As consequências da retroalimentação negativa do cortisol na secreção de ACTH serão discutidas adiante na seção de regulação da secreção de glicocorticoides.

# REATIVIDADE VASCULAR

Em animais com insuficiência suprarrenal, a musculatura lisa vascular não responde à noradrenalina ou à adrenalina. Os capilares se dilatam e, na porção terminal, se tornam permeáveis aos corantes coloidais. A falha na resposta à noradrenalina liberada pelas terminações nervosas noradrenérgicas provavelmente prejudica a compensação vascular para a hipovolemia da insuficiência suprarrenal e promove o colapso vascular. Os glicocorticoides restauram a reatividade vascular.

# EFEITOS NO SISTEMA NERVOSO

As alterações no sistema nervoso na insuficiência suprarrenal que são revertidas somente por glicocorticoides, incluem o aparecimento no eletrencefalograma de ondas mais lentas que o ritmo $\beta$ normal e alterações da personalidade. Estas últimas, que são leves, incluem irritabilidade, apreensão e dificuldade de concentração.

# EFEITOS NO METABOLISMO DA ÁGUA

A insuficiência suprarrenal é caracterizada por uma inabilidade de excretar uma carga de água, provocando a possibilidade de intoxicação pela água. Somente os glicocorticoides corrigem essa deficiência. Em pacientes com insuficiência suprarrenal que não receberam glicocorticoides, uma infusão de glicose pode provocar febre alta ("febre por glicose") seguida por colapso e morte. Presumivelmente, a glicose é metabolizada, a água dilui o plasma e o gradiente osmótico resultante entre o plasma e as células faz as células dos centros de termorregulação no hipotálamo tornarem-se intumescidas de tal modo que sua função é interrompida.

A causa do defeito na excreção de água na insuficiência suprarrenal é desconhecida. Os níveis de ADH no plasma estão elevados na insuficiência suprarrenal e reduzidos pelo tratamento com glicocorticoide. A taxa de filtração glomerular é lenta, e isto provavelmente contribui para a redução na excreção de água. O efeito seletivo dos glicocorticoides na excreção anormal de água é consistente com essa possibilidade, porque, embora os mineralocorticoides possam melhorar a filtração por meio da restauração do volume plasmático, os glicocorticoides aumentam a taxa de filtração glomerular em um grau muito mais elevado.

# EFEITOS NAS CÉLULAS SANGUÍNEAS E ÓRGÃOS LINFÁTICOS

Os glicocorticoides diminuem o número de eosinófilos circulantes por meio do aumento do seu sequestro no baço e nos pulmões. Os glicocorticoides também podem diminuir o número de basófilos na circulação e aumentar o de neutrófilos, plaquetas e hemácias do sangue (Tabela 20-4).

Os glicocorticoides diminuem a contagem de linfócitos circulantes, assim como o tamanho dos linfonodos e do timo por meio da inibição da atividade mitótica linfocítica. Eles reduzem a secreção de citocinas pela inibição do efeito do NF-κB no núcleo. A secreção diminuída da citocina IL-2 provoca a redução da proliferação de linfócitos (ver Capítulo 3), e essas células sofrem apoptose.

# RESISTÊNCIA AO ESTRESSE

O termo **estresse** utilizado em biologia tem sido definido como qualquer mudança no ambiente que modifique ou ameace alterar o estado de equilíbrio já existente. A maioria, se não todos

**TABELA 20-4  Efeitos típicos do cortisol no número de leucócitos e hemácias em humanos (células/μL)**

| Célula | Normal | Tratada com cortisol |
|---|---|---|
| **Leucócitos** | | |
| Total | 9.000 | 10.000 |
| PMNs | 5.760 | 8.330 |
| Linfócitos | 2.370 | 1.080 |
| Eosinófilos | 270 | 20 |
| Basófilos | 60 | 30 |
| Monócitos | 450 | 540 |
| **Hemácias** | 5 milhões | 5,2 milhões |

os tipos de estresses, ativam processos em nível molecular, celular ou sistêmico que tendem a restaurar o estado prévio, ou seja, eles são reações homeostáticas. Alguns, mas não todos os tipos de estresse, estimulam a secreção de ACTH. O aumento na secreção de ACTH é essencial para a sobrevivência quando o estresse é grave. Se animais são hipofisectomizados ou adrenalectomizados, porém tratados com doses de manutenção de glicocorticoides, eles morrem quando expostos ao mesmo estresse.

A razão pela qual um nível elevado de ACTH circulante e, consequentemente, um nível de glicocorticoide, é essencial para a resistência ao estresse, permanece, em grande parte, desconhecida. A maior parte dos estímulos estressantes que aumentam a secreção de ACTH também ativa o sistema nervoso simpático, e parte da função dos glicocorticoides circulantes pode ser a manutenção da reatividade vascular às catecolaminas. Os glicocorticoides também são necessários para que as catecolaminas exerçam sua ação plena de mobilização de AGL, e estes são um importante suprimento de energia emergencial. Entretanto, animais simpatectomizados toleram uma variedade de estímulos estressantes com relativa impunidade. Outra teoria sustenta que os glicocorticoides evitam que outras mudanças induzidas por estresse se tornem excessivas. No momento, tudo o que pode ser dito é que o estresse provoca aumento dos glicocorticoides plasmáticos até níveis "farmacológicos" altos que, a curto prazo, são salva-vidas.

Deve também ser notado que o aumento no ACTH, que é benéfico a curto prazo, se torna prejudicial e nocivo a longo prazo, provocando, dentre outras coisas, as anormalidades da síndrome de Cushing.

# EFEITOS FARMACOLÓGICOS E PATOLÓGICOS DOS GLICOCORTICOIDES

## SÍNDROME DE CUSHING

O quadro clínico produzido por aumentos prolongados dos glicocorticoides no plasma foi descrito por Harvey Cushing e é denominado de **síndrome de Cushing** (Figura 20-13). Ela pode ser **independente de ACTH** ou **dependente de ACTH**. As causas da síndrome de Cushing independente de ACTH incluem tumores suprarrenais secretores de glicocorticoides, hiperplasia suprarrenal e administração prolongada de glicocorticoides exógenos para doenças como a artrite reumatoide. Foram relatados casos raros, porém interessantes, independentes de ACTH nos quais as células adrenocorticais anormalmente expressam receptores para o polipeptídeo inibidor gástrico (GIP) (ver Capítulo 25), ADH (ver Capítulo 38), agonistas β-adrenérgicos, IL-1 ou para o hormônio liberador de gonadotrofinas (GnRH; ver Capítulo 22), fazendo com que estes peptídeos aumentem a secreção de glicocorticoides. As causas da síndrome de Cushing dependente de ACTH incluem tumores secretores de ACTH na adeno-hipófise e tumores de outros órgãos, em geral dos pulmões, que secretam ACTH (síndrome do ACTH ectópico) ou hormônio liberador de corticotrofina (CRH). A síndrome de Cushing provocada por

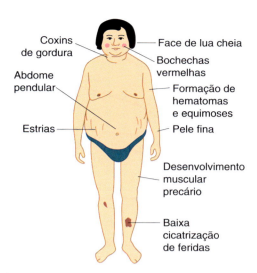

**FIGURA 20-13** Sinais típicos da síndrome de Cushing. (Reproduzida com permissão de Forsham PH, Di Raimondo VC: *Traumatic Medicine and Surgery for the Attorney.* Butterworth, 1960.)

tumores da adeno-hipófise é, muitas vezes, denominada **doença de Cushing**, pois esses tumores foram a causa dos casos descritos por Cushing. Entretanto, é confuso falar em doença de Cushing como um subtipo da síndrome de Cushing, e a distinção parece ter pouco mais que um valor histórico.

Pacientes com síndrome de Cushing apresentam deficiência proteica como resultado do excesso do catabolismo proteico. A pele e o tecido subcutâneo são, portanto, finos, e os músculos pouco desenvolvidos. Feridas cicatrizam mal e ferimentos leves provocam hematomas e equimoses. O cabelo é fino e escasso. Muitos pacientes com a doença têm algum aumento dos pelos faciais e acne, mas isto é provocado por aumento na secreção de androgênios suprarrenais e frequentemente acompanha o aumento na secreção de glicocorticoide.

A gordura corporal é redistribuída de modo característico. As extremidades são finas, porém a gordura se acumula na parede abdominal, na face e na parte superior do dorso, onde produz uma "corcova de búfalo". Como a pele fina do abdome é esticada pelo aumento dos depósitos subcutâneos de gordura, o tecido subdérmico se rompe e forma **estrias** proeminentes de cor vermelho-púrpura. Estas cicatrizes são vistas normalmente sempre que ocorre um estiramento rápido da pele, porém nos indivíduos normais as estrias são, em geral, discretas e sem a cor púrpura intensa.

Muitos dos aminoácidos liberados das proteínas catabolizadas são convertidos em glicose no fígado, e a hiperglicemia resultante e a diminuição na utilização periférica de glicose podem ser suficientes para precipitar um diabetes melito resistente à insulina, especialmente em pacientes geneticamente predispostos. A hiperlipidemia e a cetose estão associadas ao diabetes, porém a acidose não é, em geral, grave.

Os glicocorticoides estão presentes em quantidades tão elevadas na síndrome de Cushing que podem exercer uma atividade mineralocorticoide significativa. A secreção de desoxicorticosterona também está elevada em casos decorrentes da hipersecreção de ACTH. A retenção de sal e água, associada à obesidade facial, provoca uma aparência característica de "face de lua cheia", e pode haver significativa depleção de $K^+$ e fraqueza. Cerca de 85% dos pacientes com síndrome de Cushing são hipertensos. A hipertensão pode ser devida a um aumento na secreção de desoxicorticosterona, aumento na secreção de angiotensinogênio ou a um efeito direto dos glicocorticoides nos vasos sanguíneos (ver Capítulo 32).

O excesso de glicocorticoides provoca a dissolução do osso pela diminuição da formação óssea e aumento da reabsorção do osso. Isto provoca a **osteoporose**, uma perda de massa óssea que leva, eventualmente, ao colapso dos corpos vertebrais e outras fraturas. Os mecanismos pelos quais os glicocorticoides produzem seus efeitos no osso são discutidos no Capítulo 21.

Os glicocorticoides em excesso aceleram os ritmos eletrencefalográficos básicos e produzem anormalidades mentais variando desde aumento do apetite, insônia e euforia até psicoses tóxicas francas. Como observado anteriormente, a deficiência de glicocorticoide também está associada a sintomas mentais, porém os sintomas produzidos pelo excesso de glicocorticoide são mais graves.

# EFEITOS ANTI-INFLAMATÓRIOS E ANTIALÉRGICOS DOS GLICOCORTICOIDES

Os glicocorticoides inibem a resposta inflamatória à lesão tecidual. Eles também suprimem as manifestações de doença alérgica que são decorrentes da liberação de histamina de mastócitos e basófilos. Esses dois efeitos requerem níveis elevados de glicocorticoides circulantes e não podem ser produzidos pela administração de esteroides sem a produção de outras manifestações de excesso de glicocorticoide. Além disso, grandes doses de glicocorticoides exógenos inibem a secreção de ACTH a ponto de uma insuficiência suprarrenal grave poder se tornar um problema sério se o tratamento for interrompido. Entretanto, a administração local de glicocorticoides, por exemplo, por uma injeção em uma articulação inflamada ou próxima de um nervo irritado, produz uma concentração local elevada de esteroides, muitas vezes sem absorção sistêmica suficiente para causar efeitos colaterais graves.

As ações dos glicocorticoides em pacientes com infecções bacterianas são tão dramáticas quanto perigosas. Por exemplo, na pneumonia pneumocócica ou na tuberculose ativa, a reação febril, a toxicidade e os sintomas pulmonares desaparecem, porém, a menos que antibióticos sejam administrados ao mesmo tempo, a bactéria se espalha por todo o corpo. É importante lembrar que os sintomas são a advertência de que a doença está presente e, quando esses sintomas são mascarados por um tratamento com glicocorticoides, pode haver atrasos sérios e até mesmo fatais no diagnóstico e na instituição do tratamento com medicamentos antimicrobianos.

O papel do NF-κB nos efeitos anti-inflamatórios e antialérgicos dos glicocorticoides foi mencionado anteriormente e discutido no Capítulo 3. Uma ação adicional que combate a inflamação local é a inibição da fosfolipase $A_2$. Isto reduz a liberação de ácido aracdônico dos fosfolipídeos dos tecidos e, consequentemente, reduz a formação de leucotrienos, tromboxanos, prostaglandinas e prostaciclinas (ver Capítulo 32).

## OUTROS EFEITOS

Altas doses de glicocorticoides inibem o crescimento, diminuem a secreção de hormônio do crescimento (ver Capítulo 18), induzem PNMT e diminuem a secreção do hormônio estimulante da tireoide (TSH). Durante a vida fetal, os glicocorticoides aceleram a maturação do surfactante nos pulmões (ver Capítulo 34).

## REGULAÇÃO DA SECREÇÃO DE GLICOCORTICOIDE

### PAPEL DO ACTH

Tanto a secreção basal de glicocorticoides quanto a secreção aumentada provocada por estresse são dependentes de ACTH produzido pela adeno-hipófise. A angiotensina II também estimula o córtex suprarrenal, mas seu efeito se dá principalmente sobre a secreção de aldosterona. Grandes doses de várias outras substâncias que ocorrem naturalmente, incluindo ADH, serotonina e polipeptídeo intestinal vasoativo (VIP), são capazes de estimular a suprarrenal diretamente, mas não há evidência de que esses agentes desempenham qualquer papel sobre a regulação fisiológica da secreção de glicocorticoides.

### ESTRUTURA QUÍMICA E METABOLISMO DO ACTH

O ACTH é um polipeptídeo de cadeia única contendo 39 aminoácidos. Sua origem a partir da pró-opiomelanocortina (POMC) na hipófise é discutida no Capítulo 18. Os primeiros 23 aminoácidos na cadeia geralmente constituem o "núcleo" ativo da molécula. Os aminoácidos 24 a 39 constituem a "cauda" que estabiliza a molécula e varia ligeiramente na composição de uma espécie para outra. Os ACTHs que foram isolados são geralmente ativos em todas as espécies, mas antigênicos em espécies heterólogas.

O ACTH é inativado no sangue *in vitro* mais lentamente do que *in vivo*; sua meia-vida na circulação em humanos é de cerca de 10 min. Uma grande parte de uma dose injetada de ACTH é encontrada nos rins, mas nem a nefrectomia nem a evisceração aumentam consideravelmente sua atividade *in vivo*, e o seu local de inativação é desconhecido.

### EFEITO DO ACTH NA SUPRARRENAL

Após hipofisectomia, a síntese e produção de glicocorticoides declinam em uma hora, para níveis muito baixos, embora algum hormônio ainda seja secretado. Pouco tempo após uma injeção de ACTH (em cães, menos de 2 min), a produção de glicocorticoides é aumentada. Com doses baixas de ACTH, a relação entre o logaritmo da dose e o aumento na secreção de glicocorticoide é linear. Entretanto, a taxa máxima com que os glicocorticoides podem ser secretados é rapidamente atingida, e este "teto de produção" também existe em humanos. Os efeitos do ACTH na morfologia da suprarrenal e o mecanismo pelo qual ele aumenta a secreção de esteroides foram discutidos anteriormente.

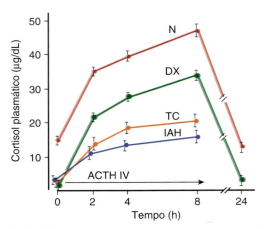

**FIGURA 20-14** **Perda da capacidade de resposta ao ACTH quando sua secreção diminui em humanos.** A sequência de 1 a 24 aminoácidos do ACTH foi infundida por via intravenosa (IV) em uma dose de 250 µg por 8 h. TC, terapia de longa duração com corticosteroides; DX, 0,75 mg de dexametasona a cada 8 h por 3 dias; IAH, insuficiência adeno-hipofisária; N, indivíduos normais. (Reproduzida, com permissão, de Kolanowski J, et al.: Adrenocortical response upon repeated stimulation with corticotropin in patients lacking endogenous corticotropin secretion. Acta Endocrinol [Kbh] 1977;85:595.)

### CAPACIDADE DE RESPOSTA DA SUPRARRENAL

O ACTH não apenas produz pronto aumento na secreção de glicocorticoides, mas também aumenta a sensibilidade da suprarrenal a doses subsequentes de ACTH. Inversamente, doses isoladas de ACTH não aumentam a secreção de glicocorticoides em animais cronicamente hipofisectomizados e pacientes com hipopituitarismo, e injeções repetidas ou infusões prolongadas de ACTH são necessárias para restabelecer as respostas normais da suprarrenal ao ACTH. Uma capacidade de resposta menor também é produzida por doses de glicocorticoides que inibem a secreção de ACTH. A redução da capacidade de resposta da suprarrenal ao ACTH é detectável em 24 h após hipofisectomia e aumenta progressivamente com o tempo (Figura 20-14). Ela é acentuada quando a suprarrenal é atrófica, mas se desenvolve antes que alterações visíveis ocorram no tamanho ou na morfologia da suprarrenal.

### RITMO CIRCADIANO

O ACTH é secretado em picos irregulares ao longo do dia e o cortisol do plasma tende a aumentar e cair em resposta a esses picos (Figura 20-15). Em humanos, os picos são mais frequentes durante o início da manhã, e cerca de 75% da produção diária de cortisol ocorre entre 4 h e 10 h da manhã. Os picos são menos frequentes à noite. Esse **ritmo diurno** (**circadiano**) na secreção de ACTH é encontrado em pacientes com insuficiência suprarrenal que recebem doses constantes de glicocorticoides. Este padrão não se deve ao estresse de levantar-se pela manhã, por mais traumático que isso seja, pois o aumento da secreção de ACTH ocorre antes do despertar. Se o "dia" é estendido experimentalmente para mais de 24 h, isto é, se o indivíduo é isolado e as atividades do dia são distribuídas por mais de 24 h, o ciclo suprarrenal também se estende, mas o aumento na secreção de

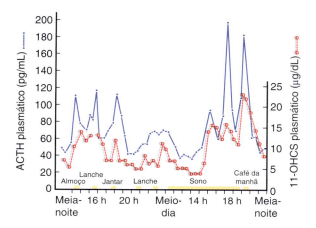

**FIGURA 20-15** Oscilações do ACTH e dos glicocorticoides plasmáticos ao longo do dia em uma menina normal (idade de 16 anos). O ACTH foi medido por imunoensaio e pelos glicocorticoides como 11-oxiesteroides (11-OHCS). Observe os aumentos maiores de ACTH e glicocorticoide pela manhã, antes do despertar. (Reproduzida, com permissão, de Krieger DT, et al.: Characterization of the normal temporal pattern of plasma corticosteroid levels. J Clin Endocrinol Metab 1971;32:266.)

ACTH ainda ocorre durante o período de sono. O relógio biológico responsável pelo ritmo de ACTH diurno está localizado nos núcleos supraquiasmáticos do hipotálamo (ver Capítulo 14).

## A RESPOSTA AO ESTRESSE

A concentração matinal de ACTH plasmático em um adulto humano em repouso é em torno de 25 pg/mL (5,5 pmol/L). Os valores de ACTH e cortisol em várias situações anormais são resumidos na **Figura 20-16**. Durante estresse grave, a quantidade de ACTH secretado excede aquela necessária para a máxima produção de glicocorticoide. Entretanto, exposição prolongada ao ACTH em condições como as da síndrome do ACTH ectópico aumenta o máximo produzido pela suprarrenal.

Aumentos na secreção de ACTH para enfrentar situações de emergência são mediados quase que exclusivamente pelo hipotálamo por meio da liberação de CRH. Este polipeptídeo é produzido por neurônios nos núcleos paraventriculares, é secretado na eminência mediana e transportado nos vasos do sistema porta hipofisário para a adeno-hipófise, onde ele estimula a secreção de ACTH (ver Capítulo 18). Se a eminência mediana é destruída, o aumento da secreção em resposta a vários estresses diferentes é bloqueado. Vias nervosas aferentes de várias partes do encéfalo convergem nos núcleos paraventriculares. Fibras dos núcleos amigdaloides medeiam respostas a estresses emocionais, e o medo, a ansiedade e a apreensão provocam aumentos marcantes na secreção de ACTH. Estímulos dos núcleos supraquiasmáticos fornecem o impulso para o ritmo diurno. Impulsos ascendendo para o hipotálamo pelas vias nociceptivas e a formação reticular disparam o aumento de secreção de ACTH em resposta à lesão (Figura 20-16). Os barorreceptores exercem um estímulo inibitório por meio do núcleo do trato solitário.

## RETROALIMENTAÇÃO PELOS GLICOCORTICOIDES

Os glicocorticoides livres inibem a secreção de ACTH, e o grau de inibição hipofisária é proporcional ao nível de glicocorticoide circulante. O efeito inibitório é exercido tanto em nível hipofisário quanto hipotalâmico. A inibição se deve primeiramente a uma ação sobre o DNA, e a inibição máxima leva várias horas para ocorrer, embora "retroalimentações rápidas" também ocorram. A atividade inibitória de vários esteroides sobre o ACTH é proporcional à potência glicocorticoide dos mesmos. Uma queda nos níveis de corticoides durante o repouso estimula a secreção de ACTH, e na insuficiência suprarrenal crônica a taxa de síntese e secreção de ACTH é acentuadamente aumentada.

Assim, a taxa de secreção de ACTH é determinada por duas forças opostas: a soma dos estímulos neurais e, possivelmente, de outros estímulos convergindo para o hipotálamo para aumentar a secreção de ACTH, e a magnitude da ação de interrupção dos glicocorticoides sobre a secreção de ACTH, a qual é proporcional aos seus níveis no sangue circulante (**Figura 20-17**).

Os perigos envolvidos quando o tratamento prolongado com doses anti-inflamatórias de glicocorticoides é suspenso

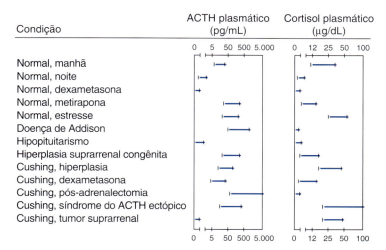

**FIGURA 20-16** Concentrações plasmáticas de ACTH em vários estados clínicos. (Reproduzida, com permissão, de Williams RH [editor]: Textbook of Endocrinology, 5th ed. Saunders, 1974.)

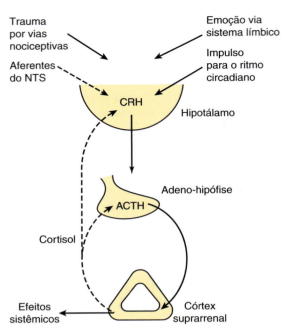

**FIGURA 20-17 Controle por retroalimentação da secreção de cortisol e outros glicocorticoides por meio do eixo hipotalamo-hipófise-suprarrenal.** As setas tracejadas indicam efeitos inibitórios e as setas sólidas indicam efeitos estimulantes. NTS, núcleo do trato solitário.

merecem ênfase. Após tal tratamento a suprarrenal é atrófica e irresponsiva, mas mesmo se sua capacidade de resposta for restabelecida por injeção de ACTH, a hipófise pode não ser capaz de secretar quantidades normais de ACTH por até um mês. A causa da deficiência é presumivelmente a diminuição da síntese de ACTH. Após isto, a sua secreção aumenta lentamente para níveis supranormais. Estes, por sua vez, estimulam a suprarrenal e a produção de glicocorticoides aumenta, com a inibição por retroalimentação gradualmente reduzindo os níveis elevados de ACTH para o normal **(Figura 20-18)**. As complicações da suspensão repentina da terapia de esteroides podem, em geral, ser evitadas ao se reduzir lentamente a dose do esteroide por um longo período de tempo.

# EFEITOS DOS MINERALOCORTICOIDES

## AÇÕES

A aldosterona e outros esteroides com atividade mineralocorticoide aumentam a reabsorção de $Na^+$ da urina, do suor, da saliva e do conteúdo do colo. Portanto, mineralocorticoides causam a retenção de $Na^+$ no LEC, o que expande o seu volume. Nos rins, eles atuam principalmente nas **células principais (células P)** dos dutos coletores (ver Capítulo 37). Sob a influência da aldosterona, quantidades crescentes de $Na^+$ são na verdade trocadas por $K^+$ e $H^+$ nos túbulos renais, produzindo excreção de $K^+$ **(Figura 20-19)** e um aumento na acidez da urina.

## MECANISMO DE AÇÃO

Como vários outros esteroides, a aldosterona se liga a um receptor citoplasmático, e o complexo receptor-hormônio se move para o núcleo, onde altera a transcrição do mRNA. Isto, por sua vez, aumenta a produção de proteínas que alteram a função celular. As proteínas estimuladas pela aldosterona têm dois efeitos — um efeito rápido, aumentando a atividade dos canais de sódio epiteliais (ENaCs) ao elevar a inserção desses canais na membrana plasmática a partir de um *pool* citoplasmático; e um efeito mais lento, aumentando a síntese dos ENaCs. Entre os genes ativados pela aldosterona, se encontra o gene para a **cinase sérica e regulada por glicocorticoides** (sgk, do inglês *serum-and glucocorticoid regulated kinase*), uma serina-treonina cinase. O gene para sgk é um gene de resposta imediata, e a sgk aumenta a atividade de ENaC. A aldosterona também aumenta o mRNA para as três subunidades que formam os ENaCs.

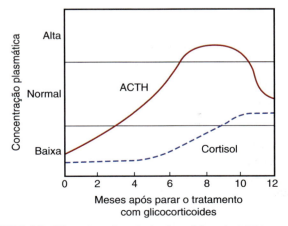

**FIGURA 20-18** Padrão dos níveis plasmáticos de ACTH e cortisol em pacientes recuperando-se de tratamento prévio diário de longa duração com grandes doses de glicocorticoides. (Cortesia de R Ney.)

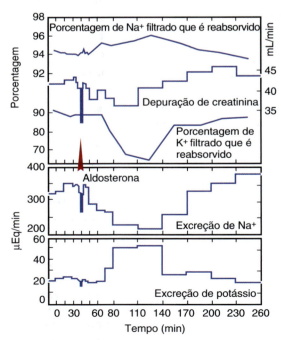

**FIGURA 20-19 Efeito da aldosterona (dose única de 5μg injetada na aorta) sobre a excreção de eletrólitos em um cão adrenalectomizado.** A escala para a depuração da creatinina está à direita.

O fato de a sgk ser ativada por glicocorticoides, bem como pela aldosterona, não é um problema, pois os glicocorticoides são inativados nos sítios receptores de mineralocorticoides. Entretanto, a aldosterona ativa os genes para outras proteínas além da sgk e ENaCs e inibe outras. Portanto, o mecanismo exato pelo qual proteínas induzidas pela aldosterona aumentam a reabsorção de $Na^+$ ainda não é conhecido.

Evidências crescentes mostram que a aldosterona também se liga à membrana plasmática e, por uma rápida ação não genômica, aumenta a atividade dos trocadores de $Na^+$ e $K^+$ da membrana. Isto produz um aumento no $Na^+$ intracelular, e o segundo mensageiro envolvido provavelmente é o $IP_3$. Em todo o caso, o principal efeito da aldosterona no transporte de $Na^+$ leva de 10 a 30 min para ocorrer e atinge o pico ainda mais tarde (Figura 20–19), indicando que ele depende da síntese de novas proteínas por um mecanismo genômico.

# RELAÇÃO ENTRE RECEPTORES DE MINERALOCORTICOIDES E GLICOCORTICOIDES

É intrigante perceber que *in vitro* o receptor mineralocorticoide tem uma afinidade consideravelmente maior por glicocorticoides do que o próprio receptor de glicocorticoides, os quais estão presentes em grandes quantidades *in vivo*. Isto levanta a questão sobre a razão pela qual os glicocorticoides não se ligam aos receptores de mineralocorticoides nos rins e em outros locais para produzir o efeito dos mineralocorticoides. Pelo menos em parte, a resposta é de que os rins e outros tecidos sensíveis a mineralocorticoides também contêm a enzima **11β-hidroxiesteroide desidrogenase tipo 2**. Esta enzima preserva a aldosterona intacta, mas converte cortisol em cortisona (Figura 20–11), e corticosterona em seu derivado 11-oxi. Estes derivados 11-oxi não se ligam ao receptor (**Quadro Clínico 20–3**).

# OUTROS ESTEROIDES QUE AFETAM A EXCREÇÃO DE $NA^+$

A aldosterona é o principal mineralocorticoide secretado pela suprarrenal, embora a corticosterona seja secretada em quantidades suficientes para exercer um efeito mineralocorticoide menor (Tabelas 20–1 e 20–2). A desoxicorticosterona, que é secretada em quantidades consideráveis apenas em situações anormais, tem cerca de 3% da atividade da aldosterona. Grandes quantidades de progesterona e de alguns outros esteroides provocam natriurese, mas há pouca evidência de que eles desempenham qualquer papel normal no controle da excreção de $Na^+$.

# EFEITO DA ADRENALECTOMIA

Na insuficiência suprarrenal, o $Na^+$ é perdido na urina, o $K^+$ é retido e o nível plasmático de $K^+$ aumenta. Quando a insuficiência suprarrenal ocorre rapidamente, a quantidade de $Na^+$ perdida do LEC excede a quantidade excretada na urina, indicando que o $Na^+$ também deve estar entrando nas células. Quando a neuro-hipófise está intacta, a perda de sal excede a perda de água e o $Na^+$ plasmático diminui (**Tabela 20–5**).

## QUADRO CLÍNICO 20–3

### Excesso aparente de mineralocorticoides

Se a enzima 11β-hidroxiesteroide desidrogenase tipo 2 for inibida ou estiver ausente, o cortisol apresenta acentuados efeitos mineralocorticoides. A síndrome resultante é chamada de **síndrome do excesso aparente de mineralocorticoides** (**SEAM**). Pacientes com essa condição apresentam um quadro clínico de hiperaldosteronismo, uma vez que o cortisol está atuando em seus receptores de mineralocorticoides e seus níveis de aldosterona plasmática, assim como a atividade da renina no plasma, estão baixos. A condição pode ser devida a uma ausência congênita dessa enzima.

### DESTAQUES TERAPÊUTICOS

Ingestão prolongada de alcaçuz pode também causar um aumento da pressão arterial. Fora dos Estados Unidos, o alcaçuz contém ácido glicirretínico, que inibe a 11β-hidroxiesteroide desidrogenase tipo 2. Indivíduos que ingerem grandes quantidades de alcaçuz têm um aumento na absorção de sódio ativada por MR por meio do canal de sódio epitelial ENaC, no ducto coletor renal. Como consequência, a pressão arterial aumenta.

Entretanto, o volume do plasma também é reduzido, resultando em hipotensão, insuficiência circulatória e, eventualmente, choque fatal. Essas alterações podem ser evitadas até certo grau aumentando o consumo de NaCl na dieta. Ratos sobrevivem indefinidamente apenas com sal extra, mas em cães e na maior parte dos humanos, a quantidade de sal suplementar necessária é tão grande que é quase impossível evitar um eventual colapso e morte a não ser que um tratamento com mineralocorticoides também seja instituído. (**ver Quadro Clínico 20–4**).

# REGULAÇÃO DA SECREÇÃO DE ALDOSTERONA

## ESTÍMULOS

As principais condições que aumentam a secreção de aldosterona são resumidas na **Tabela 20–6**. Algumas delas também

**TABELA 20–5** Níveis típicos de eletrólitos plasmáticos em humanos normais e pacientes com doenças adrenocorticais

| Estado | Eletrólitos plasmáticos (mEq/L) | | | |
|---|---|---|---|---|
| | $Na^+$ | $K^+$ | $Cl^-$ | $HCO_3^-$ |
| Normal | 142 | 4,5 | 105 | 25 |
| Insuficiência suprarrenal | 120 | 6,7 | 85 | 25 |
| Hiperaldosteronismo primário | 145 | 2,4 | 96 | 41 |

## QUADRO CLÍNICO 20–4

### Efeitos secundários do excesso de mineralocorticoides

Uma característica marcante do excesso de mineralocorticoides (Tabela 20–5) é a depleção de $K^+$ causada pela diurese prolongada de $K^+$. O $H^+$ também é perdido na urina. O $Na^+$ é retido inicialmente, mas o $Na^+$ plasmático é elevado apenas ligeiramente, se é que é aumentado, pois a água é retida com os íons de sódio osmoticamente ativos. Consequentemente, o volume de LEC é expandido e a pressão arterial aumenta. Quando a expansão do LEC passa de um certo ponto, a excreção de $Na^+$ é em geral aumentada, apesar da contínua ação dos mineralocorticoides nos túbulos renais. Este **fenômeno de escape** (**Figura 20–20**) se deve provavelmente ao aumento da secreção de peptídeo natriurético atrial (PNA) (ver Capítulo 38). Devido ao aumento da excreção de $Na^+$ quando o volume do LEC é aumentado, os mineralocorticoides não produzem edema em indivíduos normais e pacientes com hiperaldosteronismo. Entretanto, o escape pode não acontecer em determinados estados mórbidos, e, nessas situações, a expansão contínua do volume do LEC leva ao edema (ver Capítulos 37 e 38).

aumentam a secreção de glicocorticoides, enquanto outras afetam a produção de aldosterona. Os fatores regulatórios primários envolvidos são o ACTH hipofisário, a renina do rim via angiotensina II e um efeito estimulador direto de um aumento na concentração do $K^+$ plasmático sobre o córtex da suprarrenal.

## EFEITO DO ACTH

Quando administrado pela primeira vez, o ACTH estimula a produção de aldosterona, bem como a de glicocorticoides e hormônios sexuais. Embora a quantidade de ACTH necessária para aumentar a produção de aldosterona seja um tanto maior que a quantidade que estimula a secreção máxima de glicocorticoides (**Figura 20–21**), ainda se encontra dentro da faixa de secreção endógena de ACTH. O efeito é transitório, e mesmo se a secreção de ACTH

### TABELA 20–6 Condições que aumentam a secreção de aldosterona

| Secreção de glicocorticoides também aumentada |
| --- |
| Cirurgia |
| Ansiedade |
| Trauma físico |
| Hemorragia |
| **Secreção de glicocorticoides não afetada** |
| Alto consumo de potássio |
| Baixo consumo de sódio |
| Constrição da veia cava inferior no tórax |
| Ficar de pé |
| Hiperaldosteronismo secundário, em alguns casos de insuficiência cardíaca congestiva, cirrose e nefrose |

permanecer elevada, a produção de aldosterona declina em um ou dois dias. Por outro lado, a produção do mineralocorticoide desoxicorticosterona permanece elevada. A queda na produção de aldosterona se deve parcialmente à diminuição da secreção de renina em resposta à hipervolemia, mas é possível que algum outro fator também reduza a conversão de corticosterona à aldosterona. Após hipofisectomia, a taxa basal de secreção de aldosterona é normal. O aumento normalmente produzido por cirurgia e outros estresses está ausente, mas a elevação produzida por restrição de sal na dieta não é afetada por algum tempo. Mais tarde, a atrofia da zona glomerulosa complica o quadro de hipopituitarismo de longa duração, e isto pode levar à perda de sal e hipoaldosteronismo.

Normalmente, o tratamento com glicocorticoides não suprime a secreção de aldosterona. Entretanto, uma síndrome interessante recentemente descrita é o **aldosteronismo remediável por glicocorticoide** (**ARG**). Trata-se de um distúrbio autossômico dominante no qual o aumento de secreção de aldosterona produzido por ACTH não é mais transitório. A hipersecreção de aldosterona e a hipertensão que a acompanha são remediadas quando a secreção de ACTH é suprimida pela administração de glicocorticoides. Os genes que codificam a aldosterona sintetase e a 11β-hidroxilase são 95% idênticos e se encontram juntos no cromossomo 8. Em indivíduos com GRA, há um *crossing-over* (permutação) desigual, de modo que a região reguladora 5' do gene da 11β-hidroxilase é fusionada à região codificadora do gene da aldosterona sintetase. O produto desse gene híbrido é uma aldosterona sintetase sensível à ACTH.

## EFEITOS DA ANGIOTENSINA II E RENINA

O octapeptídeo angiotensina II é formado no corpo a partir da angiotensina I, que é liberada pela ação de renina sobre o angiotensinogênio circulante (ver Capítulo 38). Injeções de angiotensina II estimulam a secreção adrenocortical e, em pequenas doses, afetam principalmente a secreção de aldosterona (**Figura 20–22**). Os sítios de ação da angiotensina II estão no início e no final da via biossintética dos esteroides. A ação inicial se dá na conversão do colesterol em pregnenolona, e a ação final é a conversão da corticosterona em aldosterona (Figura 20–8). A angiotensina II não aumenta a secreção de desoxicorticosterona, a qual é controlada pelo ACTH.

A renina é secretada a partir das células justaglomerulares que circundam as arteríolas aferentes renais na sua entrada nos glomérulos (ver Capítulo 38). A secreção de aldosterona é regulada pelo sistema renina-angiotensina por meio de retroalimentação (**Figura 20–23**). Uma queda no volume do LEC ou do volume vascular intra-arterial leva a um aumento reflexo na descarga nervosa renal e diminui a pressão arterial renal. Ambas as mudanças aumentam a secreção renal de renina, e a angiotensina II, formada pela ação da renina, aumenta a taxa de secreção de aldosterona. A aldosterona provoca a retenção de $Na^+$ e, secundariamente, de água, expandindo o volume do LEC e bloqueando o estímulo que iniciou o aumento da secreção de renina.

A hemorragia estimula a secreção de ACTH e renina. Assim como a hemorragia, permanência em pé e constrição da veia cava inferior torácica diminuem a pressão arterial intrarrenal.

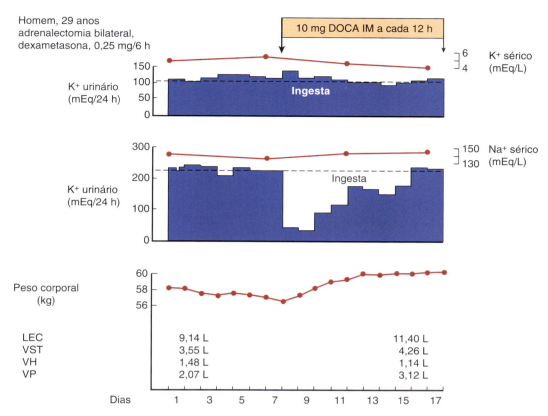

**FIGURA 20-20** "Escape" do efeito de retenção de sódio do acetato de desoxicorticosterona (DOCA) em um paciente adrenalectomizado. LEC, volume do líquido extracelular; VP, volume plasmático; VH, volume de hemácias; VST, volume sanguíneo total. (Cortesia de EG Biglieri.)

A restrição de sódio na dieta também aumenta a secreção de aldosterona por meio do sistema renina-angiotensina (**Figura 20-24**). Tal restrição reduz o volume do LEC, mas as secreções de aldosterona e renina aumentam antes que ocorra qualquer queda consistente na pressão arterial. Consequentemente, o aumento inicial na secreção de renina produzida por uma dieta com restrição de sódio se deve provavelmente ao aumento reflexo na atividade dos nervos renais. O aumento na angiotensina II circulante produzido por depleção de sal regula para cima (*upregulates*) os receptores de angiotensina II no córtex suprarrenal e, portanto, aumenta a resposta à angiotensina II, enquanto regula para baixo (*downregulates*) os receptores de angiotensina II nos vasos sanguíneos.

## ELETRÓLITOS E OUTROS FATORES

Uma queda aguda de Na$^+$ no plasma de cerca de 20 mEq/L estimula a secreção de aldosterona, mas mudanças desta magnitude são raras. Entretanto, o nível de K$^+$ no plasma precisa aumentar em apenas 1 mEq/L para estimular a secreção de

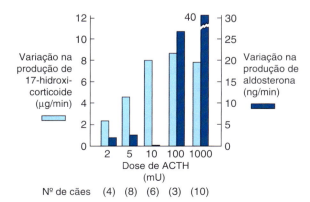

**FIGURA 20-21** Variações no conteúdo venoso suprarrenal de esteroides produzidos pelo ACTH em cães hipofisectomizados e nefrectomizados.

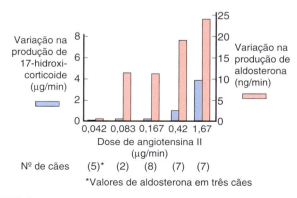

**FIGURA 20-22** Variações no conteúdo venoso suprarrenal de esteroides produzidos por angiotensina II em cães hipofisectomizados e nefrectomizados.

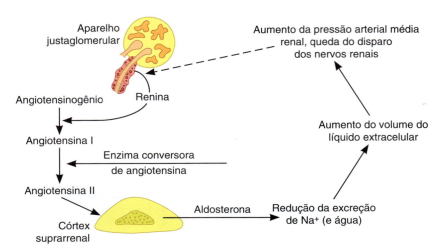

**FIGURA 20-23** Mecanismo de retroalimentação regulando a secreção de aldosterona. A seta tracejada indica inibição.

aldosterona, e aumentos transitórios desta grandeza podem ocorrer após uma refeição, particularmente se esta for rica em K$^+$. Assim como a angiotensina II, o K$^+$ estimula a conversão do colesterol à pregnenolona e a conversão da desoxicorticosterona em aldosterona. Ele parece atuar despolarizando a célula, o que abre os canais de Ca$^{2+}$ dependentes de voltagem, aumentando o Ca$^{2+}$ intracelular. A sensibilidade da zona glomerulosa à angiotensina II e, consequentemente, à dieta pobre em sódio, é reduzida por uma dieta com pouco potássio.

Em indivíduos normais, as concentrações de aldosterona no plasma aumentam no período do dia em que o indivíduo está exercendo atividades em pé. Esse aumento se deve a uma diminuição na taxa de remoção da aldosterona da circulação pelo fígado e a uma elevação na secreção de aldosterona devido ao aumento postural na secreção de renina. Os indivíduos que estão confinados ao leito apresentam um ritmo circadiano de secreção de aldosterona e renina, com os maiores valores no início da manhã, antes do despertar. O peptídeo natriurético atrial (PNA) inibe a secreção de renina e diminui a capacidade de resposta da zona glomerulosa à angiotensina II (ver Capítulo 38). Os mecanismos pelos quais o ACTH, a angiotensina II e o K$^+$ estimulam a secreção de aldosterona estão resumidos na Tabela 20-7.

## O PAPEL DOS MINERALOCORTICOIDES NA REGULAÇÃO DO BALANÇO DE SAL

Variações na secreção de aldosterona são apenas um dos muitos fatores que afetam a excreção de Na$^+$. Outros fatores principais incluem a taxa de filtração glomerular, o PNA, a presença ou ausência de diurese osmótica e alterações na reabsorção tubular de Na$^+$ independente da aldosterona. Leva algum tempo para a aldosterona agir. Quando o indivíduo passa da posição supina para a posição em pé, ocorre um aumento na secreção de aldosterona e o Na$^+$ é retido a partir da urina. Entretanto, a diminuição na excreção de Na$^+$ se desenvolve rápido demais para ser explicada somente pelo mecanismo de aumento da secreção de aldosterona. A função principal do mecanismo secretor de aldosterona é a manutenção do volume intravascular, mas ele é apenas um dos mecanismos homeostáticos envolvidos nessa regulação.

## RESUMO DOS EFEITOS DA HIPER E HIPOFUNÇÃO ADRENOCORTICAL EM HUMANOS

Recapitular as manifestações de excesso e deficiência de hormônios adrenocorticais em humanos é uma forma conveniente de resumir as ações múltiplas e complexas desses esteroides. Uma síndrome clínica característica está associada ao excesso de secreção de cada um dos tipos de hormônios.

Excesso na secreção de androgênio provoca masculinização (**síndrome adrenogenital**) e pseudopuberdade precoce ou pseudo-hermafroditismo feminino.

Excesso de secreção de glicocorticoides produz uma aparência com "face de lua cheia", obesidade troncular, estrias abdominais violáceas, hipertensão, osteoporose, depleção proteica, anormalidades mentais e, frequentemente, diabetes melito (**síndrome de Cushing**). Excesso de secreção de mineralocorticoides leva à depleção de K$^+$ e retenção de Na$^+$, geralmente sem edema, porém com fraqueza, hipertensão, tetania, poliúria e alcalose hipocalêmica (**hiperaldosteronismo**). Tal condição pode se dever a uma doença suprarrenal primária (**hiperaldosteronismo primário**; **síndrome de Conn**), assim como a um adenoma da zona glomerulosa, à hiperplasia suprarrenal unilateral ou bilateral, a um carcinoma suprarrenal ou ao ARG. Em pacientes com hiperaldosteronismo primário, a secreção de renina diminui. O **hiperaldosteronismo secundário** com atividade da renina plasmática elevada é causado por cirrose hepática, insuficiência cardíaca e nefrose. Aumento na secreção de renina também é encontrado em indivíduos com a forma com perda de sal da síndrome adrenogenital (ver anteriormente) porque, neste caso, o volume de LEC é baixo. Em pacientes com secreção de renina elevada devida à constrição da artéria renal, a secreção de aldosterona aumenta; naqueles nos quais a

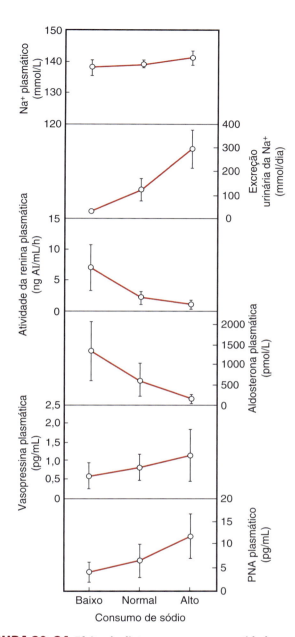

**FIGURA 20-24 Efeito de dietas com pouco, quantidade normal e com muito sódio sobre o metabolismo do sódio e sobre a atividade da renina plasmática, aldosterona, vasopressina e PNA em humanos saudáveis.** (Dados de Sagnella GA, et al.: Plasma atrial natriuretic peptide: Its relationship to changes in sodium in-take, plasma renin activity, and aldosterone in man. Clin Sci 1987;72:25.)

**TABELA 20-7** Segundos mensageiros envolvidos na regulação da secreção de aldosterona

| Secretagogo | Mediador Intracelular |
|---|---|
| ACTH | AMP cíclico, proteína cinase A |
| Angiotensina II | Diacilglicerol, proteína cinase C |
| $K^+$ | $Ca^{2+}$ via canais de $Ca^{2+}$ dependentes de voltagem |

secreção de renina não é elevada, a secreção de aldosterona é normal. A relação da aldosterona com a hipertensão é discutida no Capítulo 32.

A **insuficiência suprarrenal primária** devida a um processo que destrói o córtex suprarrenal é denominada **doença de Addison**. Esta condição costumava ser relativamente uma complicação comum da tuberculose, mas atualmente ela é, muitas vezes, o resultado de uma inflamação autoimune da suprarrenal. Os pacientes perdem peso, exibem cansaço e se tornam cronicamente hipotensos. Eles têm corações pequenos, provavelmente porque a hipotensão diminui o trabalho do coração. Eventualmente, eles desenvolvem hipotensão grave e choque (**crise addisoniana**). Isto se deve não só à deficiência de mineralocorticoides, mas também à deficiência de glicocorticoides. O jejum provoca hipoglicemia fatal e qualquer estresse provoca o colapso. Ocorre retenção de água e há sempre o perigo de intoxicação pela água. Os níveis de ACTH circulantes são elevados. O bronzeamento difuso da pele e as manchas pigmentadas características da deficiência crônica de glicocorticoides são devidas, pelo menos em parte, à atividade do ACTH semelhante ao hormônio estimulante dos melanócitos (MSH) no sangue. A pigmentação dos sulcos da pele nas mãos e das gengivas é comum. Alterações menstruais menores ocorrem em mulheres, mas a deficiência de hormônios sexuais suprarrenais geralmente tem pouco efeito na presença de testículos e ovários normais.

A **deficiência suprarrenal secundária** é causada por doenças hipofisárias que diminuem a secreção de ACTH, e a **insuficiência suprarrenal terciária** é devida a distúrbios hipotalâmicos que interrompem a secreção de CRH. As duas são, em geral, mais leves que a insuficiência suprarrenal primária, pois o metabolismo dos eletrólitos é afetado em menor grau. Além disso, não há pigmentação, porque em ambas as condições o ACTH plasmático é baixo e não elevado.

Casos de deficiência de aldosterona isolada também têm sido relatados em pacientes com doença renal e um nível baixo de renina circulante (**hipoaldosteronismo hiporreninêmico**). Além disso, o **pseudo-hipoaldosteronismo** é produzido quando há resistência à ação da aldosterona. Pacientes com essas síndromes apresentam hipercalemia acentuada, perda de sal e hipotensão, e podem desenvolver acidose metabólica.

# RESUMO

- A glândula suprarrenal consiste na medula, que secreta dopamina e as catecolaminas adrenalina e noradrenalina, e no córtex, que secreta hormônios esteroides.
- A noradrenalina e adrenalina atuam em duas classes de receptores, $\alpha$- e $\beta$-adrenérgicos, e exercem efeitos metabólicos que incluem glicogenólise no fígado e no músculo esquelético, mobilização de AGL, aumento do lactato plasmático e estimulação da taxa metabólica.
- Os hormônios do córtex da suprarrenal são derivados do colesterol e incluem o mineralocorticoide aldosterona, os glicocorticoides cortisol e corticosterona e os androgênios desidroepiandrosterona (DHEA) e androstenediona.
- Os androgênios são os hormônios que exercem efeitos masculinizantes, promovendo anabolismo proteico e crescimento. O androgênio suprarrenal androstenediona é convertido em

**376** SEÇÃO III Fisiologia Endócrina e Reprodutiva

testosterona e estrogênios (aromatizado) no tecido adiposo e em outros tecidos periféricos. Essa é uma fonte importante de estrogênios em homens e mulheres pós-menopausa.

- O mineralocorticoide aldosterona tem efeitos na excreção de $Na^+$ e $K^+$, e os glicocorticoides afetam o metabolismo de glicose e proteínas.
- A secreção de glicocorticoides é dependente de ACTH da adeno-hipófise e é aumentada pelo estresse. A angiotensina II aumenta a secreção de aldosterona.

# QUESTÕES DE MÚLTIPLA ESCOLHA

*Para todas as questões, selecione a melhor opção, a não ser que direcionado diferentemente.*

1. Qual das seguintes opções é produzida apenas por *grandes quantidades* de glicocorticoides?
   A. Capacidade de resposta normal dos depósitos de gordura à noradrenalina
   B. Manutenção da reatividade vascular normal
   C. Aumento da excreção de uma carga de água
   D. Inibição da resposta inflamatória
   E. Inibição da secreção de ACTH

2. Quais das seguintes opções estão *incorretamente* associadas?
   A. Gliconeogênese: cortisol
   B. Mobilização de ácidos graxos livres: desidroepiandrosterona.
   C. Glicogenólise no músculo: adrenalina
   D. Caliurese: aldosterona
   E. Glicogênese hepática: insulina

3. Qual dos seguintes hormônios tem a menor meia-vida plasmática?
   A. Corticosterona
   B. Renina
   C. Desidroepiandrosterona
   D. Aldosterona
   E. Noradrenalina

4. Mol por mol, qual das seguintes opções tem o maior efeito sobre a excreção de $Na^+$?
   A. Progesterona
   B. Cortisol
   C. Vasopressina
   D. Aldosterona
   E. Desidroepiandrosterona

5. Mol por mol, qual das seguintes opções tem o maior efeito na osmolalidade plasmática?
   A. Progesterona
   B. Cortisol
   C. Vasopressina
   D. Aldosterona
   E. Desidroepiandrosterona

6. A secreção de qual das seguintes opções seria *menos* afetada por uma diminuição no volume de líquido extracelular?
   A. CRH
   B. Arginina vasopressina
   C. Desidroepiandrosterona
   D. Estrogênios
   E. Aldosterona

7. Um homem jovem chega ao médico com uma pressão arterial de 175/110 mmHg. Ele apresenta uma alta taxa de aldosterona circulante, mas uma taxa de cortisol circulante baixa. Tratamento com glicocorticoides diminui a aldosterona circulante e diminui a pressão arterial para 140/85 mmHg. Esse homem provavelmente tem uma anormal
   A. 17α-hidroxilase.
   B. 21β-hidroxilase.
   C. 3β-hidroxiesteroide desidrogenase.
   D. aldosterona sintetase.
   E. colesterol desmolase.

8. Uma mulher de 32 anos chega ao médico com uma pressão arterial de 155/96 mmHg. Durante a anamnese, ela admite que adora alcaçuz e que o ingere pelo menos três vezes por semana. Ela provavelmente tem um nível baixo de
   A. atividade 11β-hidroxiesteroide desidrogenase tipo 2.
   B. ACTH
   C. atividade 11β-hidroxilase.
   D. glicuronil transferase.
   E. noradrenalina.

9. Sobre sua ação celular, a aldosterona
   A. aumenta o transporte de ENaCs do citoplasma para a membrana plasmática.
   B. não atua na membrana plasmática.
   C. liga-se a um receptor excluído do núcleo.
   D. pode ativar uma proteína de choque térmico.
   E. também se liga a receptores de glicocorticoides.

# REFERÊNCIAS

Goldstein JL, Brown MS: The cholesterol quartet. Science 2001;292:1510.

Goodman HM (editor): *Handbook of Physiology,* Section 7: *The Endocrine System.* Oxford University Press, 2000.

Larsen PR, Kronenberg HM, Melmed S, et al. (editors). *Williams Textbook of Endocrinology,* 9th ed. Saunders, 2003.

Stocco DM: A review of the characteristics of the protein required for the acute regulation of steroid hormone biosynthesis: The case for the steroidogenic acute regulatory (StAR) protein. Proc Soc Exp Biol Med 1998;217:123.

White PC: Disorders of aldosterone biosynthesis and action. N Engl J Med 1994;331:250.

# Controle Hormonal do Metabolismo do Cálcio e do Fosfato e a Fisiologia do Osso

C A P Í T U L O

# 21

## OBJETIVOS

*Após o estudo deste capítulo, você deve ser capaz de:*

- Compreender a importância da manutenção da homeostasia das concentrações de cálcio e fosfato no corpo e como ela é realizada.
- Descrever os reservatórios de cálcio do corpo, suas taxas de reposição e os órgãos que desempenham papéis centrais na regulação do movimento do cálcio entre as reservas.
- Delinear os mecanismos de absorção e excreção de cálcio e fosfato.
- Identificar os principais hormônios e outros fatores que regulam a homeostasia do cálcio e fosfato e seus locais de síntese, bem como os alvos de sua ação.
- Definir a anatomia básica do osso.
- Identificar as células e suas funções na formação do osso e reabsorção.

## INTRODUÇÃO

O cálcio é uma molécula de sinalização intracelular essencial que também desempenha uma variedade de funções extracelulares. Assim, o controle das concentrações do cálcio no corpo é de importância vital. Os componentes do sistema que mantêm a homeostasia do cálcio incluem tipos celulares que detectam as variações no cálcio extracelular e liberam hormônios reguladores de cálcio, e os alvos desses hormônios, incluindo os rins, os ossos e o intestino, que respondem com mudanças na mobilização, na excreção ou no consumo de cálcio. Três hormônios estão envolvidos principalmente com a regulação da homeostasia do cálcio. O **hormônio da paratireoide** (**PTH**) é secretado pelas glândulas paratireoides. Sua ação principal é a de mobilizar cálcio do osso e aumentar a excreção urinária de fosfato. O **1,25-di-hidroxicolecalciferol** é um hormônio esteroide formado a partir da vitamina D por hidroxilações sucessivas no fígado e nos rins. Sua ação principal é a de aumentar a absorção de cálcio pelo intestino. A **calcitonina**, um hormônio que diminui os níveis de cálcio e que em mamíferos é secretado principalmente por células da glândula tireoide, inibe a reabsorção do osso. Embora o papel da calcitonina pareça ser relativamente secundário, todos os três hormônios provavelmente operam em conjunto para manter a constância do nível de cálcio nos líquidos corporais. A homeostasia do fosfato é do mesmo modo crítica para o funcionamento normal do corpo, particularmente devido à sua inclusão na molécula de trifosfato de adenosina (ATP), seu papel como um tampão biológico e como um modificador de proteínas, alterando, assim, suas funções. Muitos dos sistemas que regulam a homeostasia do cálcio também contribuem para aquela do fosfato, embora às vezes de modo recíproco, também sendo discutidos neste capítulo.

## METABOLISMO DO CÁLCIO E DO FÓSFORO

### CÁLCIO

O corpo de um adulto humano jovem contém cerca de 1.100 g (27,5 moles) de cálcio. Noventa e cinco por cento do cálcio se encontra no esqueleto. O cálcio plasmático, normalmente em uma concentração em torno de 10 mg/dL (5 mEq/L, 2,5 mmol/L), é parcialmente ligado a proteínas e parcialmente difusível (Tabela 21–1). A distribuição do cálcio dentro das células e o papel do $Ca^{2+}$ como um segundo mensageiro é discutido no Capítulo 2.

O cálcio livre ionizado ($Ca^{2+}$) nos líquidos corporais é a forma que atua como um segundo mensageiro vital, sendo

**TABELA 21-1** Distribuição (mg/dL) de cálcio no plasma humano normal

| | |
|---|---:|
| **Total difusível** | **5,36** |
| Ionizado ($Ca^{2+}$) | 4,72 |
| Complexado ao $HCO_3^-$, citrato, etc | 0,64 |
| **Total não difusível (ligado à proteína)** | **4,64** |
| Ligado à albumina | 3,68 |
| Ligado à globulina | 0,96 |
| **Cálcio plasmático total** | **10,0** |

necessário para a coagulação do sangue, contração muscular e função nervosa. Uma diminuição no $Ca^{2+}$ extracelular exerce um efeito excitatório nítido nas células nervosas e musculares *in vivo* (ver Capítulos 4 e 5). O resultado é a **tetania hipocalcêmica**, caracterizada por extensos espasmos musculares, envolvendo especialmente os músculos das extremidades e da laringe. O laringospasmo pode se tornar tão grave que as vias aéreas são obstruídas, produzindo asfixia fatal. O $Ca^{2+}$ também desempenha um importante papel na coagulação do sangue (ver Capítulo 31), mas *in vivo*, a tetania fatal ocorreria antes de comprometer a reação de coagulação.

Como a ligação do $Ca^{2+}$ com proteínas do plasma é proporcional ao nível plasmático de proteínas, é importante conhecer sua concentração quando se estiver estimando o cálcio plasmático total. Outros eletrólitos e o pH também afetam o nível de $Ca^{2+}$ livre. Assim, por exemplo, os sintomas de tetania aparecem com níveis totais de cálcio mais altos quando o paciente hiperventila, aumentando o pH do plasma. As proteínas do plasma são mais ionizadas quando o pH é alto, fornecendo mais ânions proteicos para se ligar ao $Ca^{2+}$.

O cálcio nos ossos é de dois tipos: uma reserva prontamente permutável e um reservatório bem maior de cálcio estável que é apenas lentamente trocado. Dois sistemas homeostáticos independentes, mas interativos, afetam o cálcio no osso. Um dos sistemas regula o $Ca^{2+}$ plasmático, fornecendo a movimentação de cerca de 500 mmol de $Ca^{2+}$ por dia para dentro e para fora do reservatório prontamente disponível no osso (**Figura 21-1**). O outro sistema envolve a remodelação do osso pela ação recíproca constante de reabsorção e deposição do osso (ver o texto a seguir). Entretanto, a troca de $Ca^{2+}$ entre o plasma e esse reservatório estável de cálcio ósseo é de cerca 7,5 mmol/dia.

O $Ca^{2+}$ é transportado pela borda em forma de escova das células epiteliais intestinais por canais conhecidos como receptor vaniloide tipo 6 com potencial transitório (TRPV6, do inglês *transient receptor potential vanilloid type 6*) e se liga a uma proteína intracelular conhecida como calbindina-$D_{9k}$. Esta proteína sequestra o cálcio absorvido de um modo que não perturba os processos de sinalização epitelial que envolvem o cálcio. O $Ca^{2+}$ absorvido é desse modo entregue à membrana basolateral da célula epitelial, de onde ele pode ser transportado para a corrente sanguínea tanto por um trocador $Na^+$-$Ca^{2+}$ (NCX1) quanto por uma ATPase dependente de $Ca^{2+}$. No entanto, estudos recentes indicam que alguma captação de $Ca^{2+}$ persiste mesmo na ausência de TRPV6 e calbindina-$D_{9k}$, sugerindo que vias adicionais estão provavelmente envolvidas nesse processo crítico. O processo de transporte global é regulado pelo 1,25 di-hidroxicolecalciferol (ver a seguir). Além do mais, à medida que a captação de $Ca^{2+}$ aumenta, os níveis de 1,25 di-hidroxicolecalciferol diminuem em resposta ao aumento de $Ca^{2+}$ no plasma.

O $Ca^{2+}$ plasmático é filtrado nos rins, mas 98 a 99% do $Ca^{2+}$ filtrado é reabsorvido. Cerca de 60% da reabsorção ocorre nos túbulos proximais, e o restante, no ramo ascendente da alça de Henle e no túbulo distal. A reabsorção tubular distal depende do canal TRPV5, que é relacionado ao TRPV6 discutido anteriormente e cuja expressão é regulada por PTH.

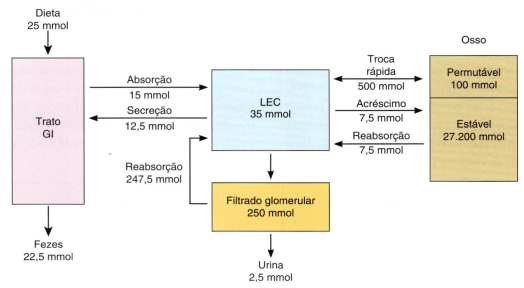

**FIGURA 21-1** Metabolismo do cálcio em humanos adultos. Um consumo típico diário de 25 mmol $Ca^{2+}$ (1.000 mg) na dieta passa por vários compartimentos do corpo. Observe que a maioria do cálcio corporal está nos ossos, em um reservatório que é apenas lentamente permutável com o líquido extracelular (LEC).

## FOSFATO

O fosfato é encontrado no ATP, no monofosfato de adenosina cíclico (AMPc), no 2,3-difosfoglicerato, em várias proteínas e em outros compostos vitais do corpo. A fosforilação e a desfosforilação de proteínas estão envolvias na regulação da função celular (ver Capítulo 2). Portanto, não é surpresa que, como o cálcio, o metabolismo do fosfato seja rigorosamente regulado. O total de fosfato corporal é de 500 a 800 g (16,1 a 25,8 moles), 85 a 90% do qual se encontra no esqueleto. O fosfato plasmático total é em torno de 12 mg/dL, com dois terços desse total em compostos orgânicos e o restante como fosfato inorgânico ($P_i$), principalmente como $PO_4^{3-}$, $HPO_4^{2-}$ e $H_2PO_4^-$. A quantidade de fosfato que normalmente entra no osso é de cerca de 3 mg (97 μmol)/kg/dia, com uma quantidade igual o deixando via reabsorção.

O $P_i$ no plasma é filtrado nos glomérulos, e 85 a 90% do $P_i$ filtrado é reabsorvido. O transporte ativo no túbulo proximal é responsável pela maior parte da reabsorção e envolve dois cotransportadores de $P_i$ dependentes de sódio relacionados, $NaP_i$-IIa e $NaP_i$-IIc. O $NaP_i$-IIa é fortemente inibido por PTH, o que provoca sua internalização e degradação e, assim, uma redução na reabsorção renal de $P_i$ (ver a seguir).

O $P_i$ é absorvido no intestino delgado. A captação do $P_i$ ocorre por um transportador semelhante ao encontrado no rim, $NaP_i$-IIb, que utiliza a baixa concentração de $Na^+$ intracelular estabelecida pela $N^{a+}$-$K^+$-ATPase na membrana basolateral das células epiteliais intestinais para transportar $P_i$ contra seu gradiente de concentração. Entretanto, a via pela qual o $P_i$ chega à corrente sanguínea não é conhecida. Vários estímulos que aumentam a absorção de $Ca^{2+}$, incluindo o 1,25 di-hidroxicolecalciferol, também aumentam a absorção de $P_i$ por meio do aumento da expressão de $NaP_i$-IIb e/ou sua inserção na membrana apical do enterócito.

## VITAMINA D E OS HIDROXICOLECALCIFERÓIS

### ESTRUTURA QUÍMICA

O transporte ativo de $Ca^{2+}$ e $PO_4^{3-}$ a partir do intestino é aumentado por um metabólito da **vitamina D**. O termo "vitamina D" é empregado para se referir a um grupo de esteróis intimamente relacionados produzido pela ação da luz ultravioleta em certas provitaminas (Figura 21-2). A vitamina $D_3$, que também é chamada de colecalciferol, é produzida na pele de mamíferos a partir do 7-desidrocolesterol pela ação da luz solar. A reação envolve a rápida formação de pré-vitamina $D_3$, que é então convertida mais lentamente em vitamina $D_3$. Esta e seus derivados são transportados no plasma ligados a uma globulina, a proteína de ligação da vitamina D (DBP, do inglês *vitamin D-binding protein*). A vitamina $D_3$ também é ingerida na dieta.

A vitamina $D_3$ é metabolizada por enzimas que são membros da superfamília do citocromo P450 (CYP) (ver Capítulos 1 e 28). No fígado, a vitamina $D_3$ é convertida em **25-hidroxicolecalciferol** (calcidiol, 25-OHD$_3$). O 25-hidroxicolecalciferol é convertido nas células dos túbulos proximais dos rins ao metabólito mais ativo, o **1,25-di-hidroxicolecalciferol**, que

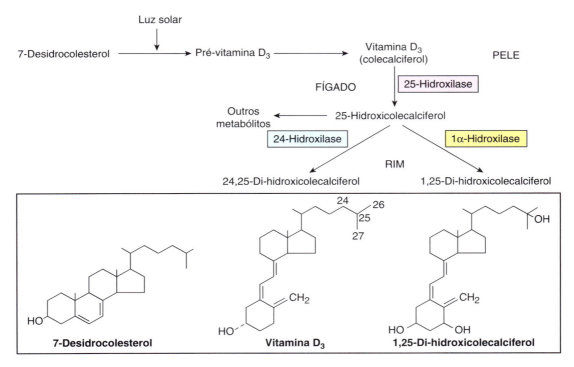

**FIGURA 21-2** **Formação e hidroxilação da vitamina D$_3$.** A 25-hidroxilação ocorre no fígado, e outras hidroxilações acontecem principalmente nos rins. As estruturas de 7-desidrocolesterol, vitamina D$_3$ e 1,25-di-hidroxicolecalciferol também são mostradas na área retangular da figura.

SEÇÃO III  Fisiologia Endócrina e Reprodutiva

também é chamado de calcitriol ou $1,25\text{-}(OH)_2D_3$. O $1,25$-di-hidroxicolecalciferol é produzido também na placenta, em queratinócitos na pele e em macrófagos. O nível plasmático normal do 25-hidroxicolecalciferol é em torno de 30 ng/mL, e aquele do 1,25 di-hidroxicolecalciferol é de cerca de 0,03 ng/mL (aproximadamente 100 pmol/L). O metabólito menos ativo, o 24,25-di-hidroxicolecalciferol é também formado nos rins (Figura 21–2).

## MECANISMO DE AÇÃO

O 1,25-di-hidroxicolecalciferol estimula a expressão de vários produtos gênicos envolvidos no transporte e na manipulação de $Ca^{2+}$ por meio do seu receptor, o qual atua como um regulador transcricional em sua forma presa ao ligante. Um grupo é a família das proteínas **calbindina-D**. Estas são membros da superfamília da troponina C de proteínas ligadoras de $Ca^{2+}$, a qual também inclui a calmodulina (ver Capítulo 2). As calbindinas D são encontradas no intestino humano, no encéfalo e nos rins. No epitélio intestinal e em vários outros tecidos, duas calbindinas são induzidas: a calbindina $D_{9k}$ e a calbindina $D_{28k}$, com pesos moleculares de 9.000 e 28.000, respectivamente. O 1,25-di-hidroxicolecalciferol também aumenta o número de moléculas de $Ca^{2+}$-ATPase e TRPV6 nas células intestinais e, portanto, a capacidade geral de absorção do cálcio na dieta.

Além de aumentar a absorção de $Ca^{2+}$ do intestino, o 1,25-di-hidroxicolecalciferol facilita a reabsorção de cálcio nos rins por meio da expressão de TRPV5 nos túbulos proximais, aumenta a atividade sintética dos osteoblastos e é necessário para a calcificação normal da matriz **(ver Quadro Clínico 21–1)**. O estímulo dos osteoblastos acarreta um aumento secundário na atividade dos osteoclastos (ver a seguir).

## REGULAÇÃO DA SÍNTESE

A formação do 25-hidroxicolecalciferol não parece ser regulada rigorosamente. Entretanto, a formação do 1,25-di-hidroxicolecalciferol nos rins, que é catalisada pela 1α-hidroxilase renal, é regulada por retroalimentação pelo $Ca^{2+}$ e $PO_4^{3-}$ plasmáticos **(Figura 21–3)**. Quando o nível de $Ca^{2+}$ no plasma é alto, pouco 1,25-di-hidroxicolecalciferol é produzido, e em seu lugar os rins produzem o metabólito relativamente inativo 24,25-di-hidroxicolecalciferol. Esse efeito do $Ca^{2+}$ na produção de 1,25-di-hidroxicolecalciferol é o mecanismo que acarreta a adaptação da absorção de $Ca^{2+}$ pelo intestino (ver texto anterior). Inversamente, a expressão da 1α-hidroxilase é estimulada pelo PTH, e quando o nível plasmático de $Ca^{2+}$ é baixo, a secreção de PTH aumenta. A produção de 1,25-di-hidroxicolecalciferol também é aumentada por um nível baixo de $PO_4^{3-}$ e inibida por um nível alto, ambos por intermédio de um efeito inibidor direto do $PO_4^{3-}$ na 1α-hidrolase. Controle adicional da formação do 1,25-di-hidroxicolecalciferol resulta de uma ação direta por retroalimentação negativa do metabólito sobre a 1α-hidroxilase, de uma ação por retroalimentação positiva sobre a formação de 24,25-di-hidroxicolecalciferol e uma ação direta sobre a glândula paratireoide para inibir a expressão de PTH.

Também foi descoberto recentemente que uma proteína "antienvelhecimento" chamada de α-Klotho (nomeada a partir de Klotho, uma filha de Zeus na mitologia grega que gira o fio da vida) desempenha importantes papéis na homeostasia do cálcio e do fosfato, em parte pelos efeitos recíprocos nos níveis de 1,25-di-hidroxicolecalciferol. Camundongos deficientes em α-Klotho apresentaram envelhecimento acelerado, menor densidade mineral óssea, calcificações, hipercalcemia e hiperfosfatemia. A α-Klotho desempenha um papel importante na estabilização da localização de proteínas de membrana

---

## QUADRO CLÍNICO 21–1

### Raquitismo e osteomalácia

A deficiência de vitamina D provoca calcificação imperfeita da matriz óssea e a doença conhecida como **raquitismo** em crianças e **osteomalácia** em adultos. Embora o 1,25-di-hidroxicolecalciferol seja necessário para a mineralização normal da matriz óssea, o principal defeito nesta condição é a incapacidade de fornecer quantidades adequadas de $Ca^{2+}$ e $PO_4^{3-}$ aos locais de mineralização. A condição plenamente desenvolvida em crianças é caracterizada por fraqueza e encurvamento dos ossos que sustentam o corpo, defeitos dentários e hipocalcemia. Em adultos, a condição é menos óbvia. Ela costumava se dever mais comumente à exposição inadequada ao sol em cidades com muita poluição atmosférica, mas agora é mais frequentemente associada ao consumo inadequado de provitaminas, sobre as quais o sol atua sobre a pele. Esses casos respondem à administração de vitamina D. A condição também pode ser causada por mutações de inativação do gene para a 1α-hidroxilase ou em doenças graves renais ou hepáticas, nas quais não há resposta à

vitamina D, mas uma resposta normal à 1,25-di-hidroxicolecalciferol (**raquitismo resistente à vitamina D tipo I**). Em casos raros, pode se dever a mutações com inativação do gene para o receptor de 1,25-di-hidroxicolecalciferol (**raquitismo resistente à vitamina D tipo II**), em que há uma resposta deficiente tanto à vitamina D quanto ao 1,25-di-hidroxicolecálciferol.

### DESTAQUES TERAPÊUTICOS

O tratamento dessas condições depende da base bioquímica subjacente, como indicado anteriormente. Suplementação rotineira de leite e vitamina D reduziu muito a ocorrência de raquitismo nos países ocidentais, mas a condição permanece entre as mais comuns doenças da infância em países em desenvolvimento. Cirurgia ortopédica pode ser necessária em crianças afetadas gravemente.

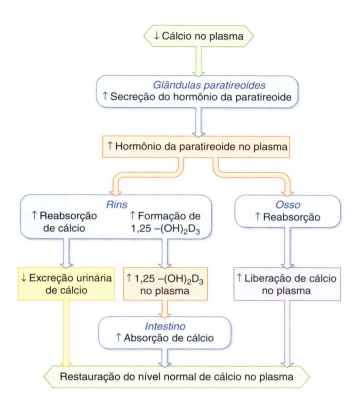

**FIGURA 21-3** Efeitos do PTH e 1,25-di-hidrocolecalciferol na homeostasia do cálcio total do corpo. Uma redução do cálcio plasmático estimula a secreção do hormônio da paratireoide. O PTH, por sua vez, provoca a conservação de cálcio e a produção de 1,25-di-hidroxicolecalciferol nos rins, que aumenta a captação de cálcio no intestino. O PTH também libera cálcio a partir do reservatório rapidamente disponível no osso. Todas essas ações ocorrem para restaurar a concentração normal de cálcio no plasma. (Reproduzida, com permissão, de Widmaier EP, Raff H, Strang KT: *Vander's Human Physiology*, 10th ed. McGraw-Hill, 2006.)

importantes na (re)absorção de cálcio e fosfato, como a TRPV5 e a $Na^+$-$K^+$-ATPase. Da mesma forma, ela aumenta a atividade de outro fator em seu receptor, o fator de crescimento de fibroblasto 23 (FGF23 do inglês, *fibroblast growth factor 23*). O FGF23, portanto, diminui a expressão renal de $NaP_i$-IIa renal e $NaP_i$-IIc e inibe a produção de 1α-hidroxilase, reduzindo os níveis de 1,25-di-hidroxicolecalciferol (Quadro Clínico 21-1).

## AS GLÂNDULAS PARATIREOIDES

### ANATOMIA

Humanos em geral têm quatro glândulas paratireoides: duas localizadas nos polos superiores da tireoide e duas nos seus polos inferiores (Figura 21-4). Cada glândula paratireoide é um disco ricamente vascularizado de cerca de 3 × 6 × 2 mm, contendo dois tipos distintos de células (Figura 21-5). As abundantes **células principais**, que contêm um aparelho de Golgi bem desenvolvido associado ao retículo endoplasmático e grânulos secretores, sintetizam e secretam **PTH**. As menos abundantes e maiores **células oxífilas** contêm grânulos oxifílicos e grande número de mitocôndrias no seu citoplasma. Em

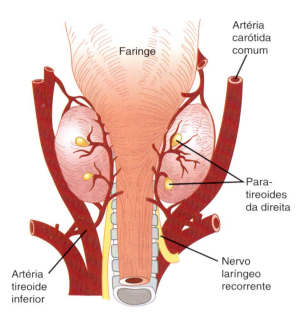

**FIGURA 21-4** As glândulas paratireoides humanas, vistas de trás. As glândulas são pequenas estruturas aderentes à superfície posterior da glândula tireoide.

seres humanos, poucas células oxífilas são encontradas antes da puberdade, e, daí em diante, elas aumentam em número com a idade. Sua função é desconhecida. As consequências da perda das glândulas paratireoides são discutidas no **Quadro Clínico 21-2**.

## SÍNTESE E METABOLISMO DO PTH

O PTH humano é um polipeptídeo linear com um peso molecular de 9.500 que contém 84 resíduos de aminoácidos (Figura 21-6). Ele é sintetizado como parte de uma molécula maior contendo 115 resíduos de aminoácidos (**pré-pró-PTH**). Na entrada do pré-pró-PTH no retículo endoplasmático, uma sequência-líder é removida do aminoterminal para formar o

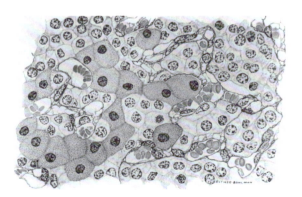

**FIGURA 21-5** Secção da paratireoide humana. (Reduzida em 50% de 960 ×). As células pequenas são as células principais; as células grandes pontilhadas (especialmente notáveis na parte esquerda inferior da figura) são as células oxifílicas. (Reproduzida, com permissão, de Fawcett DW: *Bloom and Fawcett, A Textbook of Histology*, 11th ed. Saunders, 1986.)

**382**  SEÇÃO III  Fisiologia Endócrina e Reprodutiva

## QUADRO CLÍNICO 21–2

### Efeitos da paratireoidectomia

Ocasionalmente, ocorre paratireoidectomia inadvertida durante a cirurgia da tireoide. Isto pode ter sérias consequências, uma vez que o PTH é essencial para a vida. Após paratireoidectomia, há um declínio estável no nível de $Ca^{2+}$ no plasma. Aparecem sinais de hiperexcitabilidade neuromuscular, seguidos de tetania hipocalcêmica plenamente desenvolvida (ver texto). Os níveis de fosfato no plasma em geral aumentam à medida que o nível de $Ca^{2+}$ plasmático cai. Os sintomas em geral se desenvolvem 2 a 3 dias após a cirurgia, mas podem não aparecer por várias semanas ou mais. Os sinais de tetania em humanos incluem o **sinal de Chvostek**, uma rápida contração dos músculos faciais ipsilaterais produzida ao se bater levemente no nervo facial na altura do ângulo da mandíbula, e o **sinal de Trousseau**, um espasmo dos músculos na extremidade superior que provoca a flexão do punho e do polegar com a extensão dos outros dedos. Em indivíduos com tetania leve em que o espasmo ainda não é evidente, o sinal de Trousseau pode às vezes ser produzido obstruindo a circulação por alguns minutos com um manguito.

#### DESTAQUES TERAPÊUTICOS

O tratamento se concentra em torno da reposição do PTH que seria normalmente produzido pelas glândulas ausentes. Injeções de PTH podem ser dadas para corrigir anormalidades químicas, e os sintomas então desaparecem. Injeções de sais de $Ca^{2+}$ podem também fornecer alívio temporário.

---

polipeptídeo de 90 aminoácidos **pró-PTH**. Seis resíduos de aminoácidos adicionais são removidos do aminoterminal do pró-PTH no aparelho de Golgi, e o polipeptídeo PTH de 84 aminoácidos é armazenado em grânulos secretores e liberado como o principal produto secretor das células principais.

O nível plasmático normal de PTH intacto é de 10 a 55 pg/mL. A meia-vida do PTH é de aproximadamente 10 min e o polipeptídeo secretado é rapidamente clivado pelas células de Kupffer no fígado em fragmentos que são provavelmente biologicamente inativos. O PTH e estes fragmentos são então depurados pelos rins. Os imunoensaios atualmente usados para PTH são desenhados para medir apenas a forma ativa do PTH (i.e., 84 aminoácidos), e não esses fragmentos, para obter uma medida precisa do PTH "ativo".

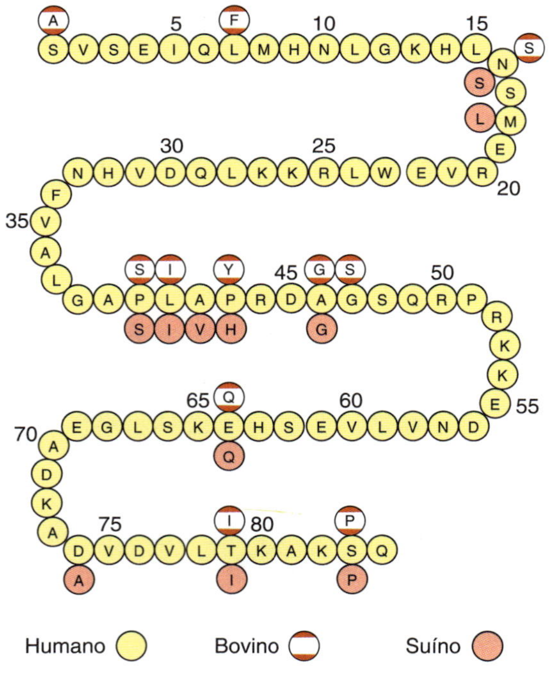

## AÇÕES

O PTH atua diretamente no osso para aumentar a reabsorção óssea e mobilizar $Ca^{2+}$. Além de aumentar o $Ca^{2+}$ plasmático, o PTH aumenta a excreção de fosfato na urina e assim reduz os níveis de fosfato no plasma. Esta **ação fosfatúrica** se deve à redução na reabsorção do fosfato por meio dos efeitos no $NaP_i$-IIa nos túbulos proximais, como discutido previamente. O PTH também aumenta a reabsorção de $Ca^{2+}$ nos túbulos distais, embora a excreção de $Ca^{2+}$ na urina seja muitas vezes aumentada no hiperparatireoidismo, pois o aumento na carga de cálcio filtrado supera o efeito da reabsorção (**Quadro Clínico 21–3**). O PTH também aumenta a formação de 1,25-dihidroxicolecalciferol e isso aumenta a absorção de $Ca^{2+}$ pelo intestino. Em uma escala de tempo mais longa, o PTH estimula tanto os osteoblastos quanto os osteoclastos.

## MECANISMO DE AÇÃO

Atualmente, parece que há pelo menos três diferentes receptores de PTH. Um deles também se liga à proteína semelhante ao hormônio da paratireoide (PTHrP, do inglês *PTH-related protein*; ver a seguir) e é conhecido como o receptor hPTH/PTHrP. Um segundo receptor, PTH2 (hPTH2-R), não se liga à PTHrP e é encontrado no encéfalo, na placenta e no pâncreas. Além disso, há evidência de um terceiro receptor, o CPTH, que reage com o carboxiterminal em vez do aminoterminal do PTH. Os primeiros dois receptores são acoplados à $G_s$, e por intermédio

**FIGURA 21–6 Hormônio da paratireoide.** Os símbolos acima e abaixo da estrutura do PTH humano mostram onde os resíduos de aminoácidos são diferentes nos PTHs bovino e suíno. (Repoduzida, com permissão, de Keutmann HT, et al: Complete amino acid sequence of human parathyroid hormone. Biochemistry 1978;17:5723. Copyright © 1978 by the American Chemical Society.)

## QUADRO CLÍNICO 21-3

### Hiperfunção da paratireoide

Hiperparatireoidismo provocado pela hipersecreção de um tumor funcional da paratireoide em humanos é caracterizado por hipercalcemia e hipofosfatemia. Pessoas com adenomas secretores de PTH são em geral assintomáticas, com a condição sendo detectada quando o Ca$^{2+}$ plasmático é medido em associação com o exame físico de rotina. Entretanto, pode haver pequenas alterações de personalidade, e cálculos renais contendo cálcio se formam ocasionalmente. Em condições como a doença renal crônica e raquitismo, nas quais o nível de Ca$^{2+}$ plasmático é cronicamente baixo, o estímulo às glândulas paratireoides causa hipertrofia compensatória da paratireoide e hiperparatireoidismo secundário. O nível de Ca$^{2+}$ no plasma é baixo em doença renal primária, principalmente porque os rins doentes perdem a habilidade de formar 1,25-di-hidroxicolecalciferol. Finalmente, mutações no gene do receptor de Ca$^{2+}$ (CaR) provocam mudanças previsíveis a longo prazo no Ca$^{2+}$ plasmático. Indivíduos heterozigotos para mutações inativadoras apresentam hipercalcemia hipocalciúrica benigna familiar, uma condição na qual há um aumento moderado crônico no Ca$^{2+}$ do plasma causado pela redução da inibição por retroalimentação da secreção de PTH por Ca$^{2+}$. Os níveis de PTH no plasma são normais ou mesmo elevados. Entretanto, crianças que são homozigotas para mutações inativadoras desenvolvem grave hiperparatireoidismo primário neonatal. Inversamente, indivíduos com mutações de ganho de função do gene CaR desenvolvem hipocalcemia hipercalciúrica familiar devido ao aumento da sensibilidade das glândulas paratireoides ao Ca$^{2+}$ plasmático.

### DESTAQUES TERAPÊUTICOS

A paratireoidectomia subtotal é, em alguns casos, necessária em pacientes que desenvolvem adenoma ou hiperplasia da paratireoide, com hipercalcemia associada e seus sintomas resultantes. Entretanto, como a doença da paratireoide é frequentemente benigna ou de progressão lenta, a cirurgia permanece controversa na maioria dos pacientes e é geralmente reservada àqueles que experimentaram complicações de hipercalcemia com risco de vida.

---

dessa proteína G heterotrimérica, eles ativam a adenilato-ciclase, aumentando o AMPc intracelular. O receptor hPTH/PTHrP também ativa a PLC via G$_q$, aumentando as concentrações de Ca$^{2+}$ intracelular e ativando a proteína cinase C (**Figura 21-7**). Entretanto, o modo como esses segundos mensageiros afetam o Ca$^{2+}$ no osso não é conhecido.

Na doença conhecida como **pseudo-hipoparatireoidismo**, os sinais e sintomas do hipoparatireoidismo se desenvolvem, mas o nível de PTH circulante é normal ou mesmo elevado. Como os tecidos não respondem ao hormônio, essa é uma doença que afeta o receptor. Há duas formas dessa doença. Na mais comum, ocorre uma redução congênita de 50% da atividade da G$_s$ e o PTH não produz um aumento normal na concentração de AMPc. Em uma forma diferente, menos comum, a resposta ao AMPc é normal, mas a ação fosfatúrica do hormônio é defeituosa.

## REGULAÇÃO DA SECREÇÃO

O Ca$^{2+}$ circulante atua diretamente nas glândulas paratireoides por retroalimentação negativa para regular a secreção de PTH. A chave para essa regulação é um receptor de Ca$^{2+}$ da membrana celular, o CaR. A ativação desse receptor acoplado à proteína G leva à reposição de fosfoinositídeos em vários tecidos. Na paratireoide, a ativação inibe a secreção de PTH. Desse modo, quando o nível de Ca$^{2+}$ no plasma é alto, a secreção de PTH é inibida e o Ca$^{2+}$ é depositado nos ossos. Quando ele é baixo, a secreção aumenta e o Ca$^{2+}$ é mobilizado a partir dos ossos.

O 1,25-di-hidroxicolecalciferol atua diretamente nas glândulas paratireoides para diminuir a concentração do mRNA do pré-pró-PTH. O aumento do fosfato plasmático estimula a secreção de PTH ao baixar os níveis de Ca$^{2+}$ livre no plasma e inibir a formação do 1,25-di-hidroxicolecalciferol. O magnésio é necessário para manter as respostas secretoras normais da paratireoide. A liberação debilitada de PTH associada com respostas menores dos órgãos alvo ao PTH é responsável pela hipocalcemia que ocorre ocasionalmente na deficiência de magnésio (Quadro Clínico 21-2 e Quadro Clínico 21-3).

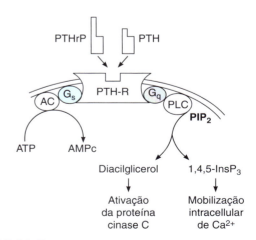

**FIGURA 21-7** Vias de transdução de sinal ativadas pela ligação do PTH ou PTHrP ao receptor hPTH/hPTHrP. Os níveis de AMPc intracelular são aumentados via G$_s$ e adenilato-ciclase (AC). Os níveis de diacilglicerol e IP$_3$ (1,4,5-InsP$_3$) são aumentados via G$_q$ e fosfolipase C (PLC). (Modificada e reproduzida, com permissão, de McPhee SJ, Lingappa VR, Ganong WF [editors]: *Pathophysiology of Disease*, 6th ed. McGraw-Hill, 2010.)

## PTHrP

Outra proteína com atividade PTH, a **proteína semelhante ao hormônio da paratireoide (PTHrP)**, é produzida por muitos tecidos diferentes no corpo. Ela possui 140 resíduos de aminoácidos, comparados aos 84 do PTH, e é codificada por um gene no cromossomo 12 humano, ao passo que o PTH é codificado por um gene no cromossomo 11. A PTHrP e o PTH possuem uma homologia acentuada nas suas extremidades aminoterminais e ambos se ligam ao receptor hPTH/PTHrP, embora seus efeitos biológicos sejam bem diferentes. Como isso é possível, quando eles se ligam ao mesmo receptor? Primeiro, a PTHrP é principalmente um fator parácrino, atuando próximo ao local onde é produzida. Pode ser que o PTH circulante não consiga alcançar nenhum desses sítios. Segundo, diferenças sutis de conformação podem ser produzidas pela ligação do PTH *versus* PTHrP ao seu receptor, apesar de suas semelhanças estruturais. Outra possibilidade é a ação de um ou outro dos hormônios em receptores adicionais, mais seletivos.

A PTHrP possui um efeito marcante no crescimento e desenvolvimento da cartilagem no período intrauterino. Camundongos nos quais ambos os alelos do gene PTHrP são desligados apresentam deformidades esqueléticas graves e morrem logo após o nascimento. Em animais normais, por outro lado, as células da cartilagem estimuladas pela PTHrP proliferam e sua diferenciação terminal é inibida. A PTHrP também é expressada no encéfalo, onde evidências indicam que ela inibe o dano excitotóxico aos neurônios em desenvolvimento. Além disso, há evidência de que esteja envolvida no transporte de $Ca^{2+}$ na placenta. A PTHrP também é encontrada nos queratinócitos da pele, no músculo liso e nos dentes, onde está presente no epitélio do esmalte que reveste cada dente. Na ausência de PTHrP, a erupção dos dentes não ocorre.

## HIPERCALCEMIA DA MALIGNIDADE

A hipercalcemia é uma complicação metabólica comum no câncer. Em torno de 20% dos pacientes com hipercalcemia apresentam metástases ósseas que produzem a hipercalcemia por erosão do osso (**hipercalcemia osteolítica local**). Evidências sugerem que essa erosão é produzida por prostaglandinas como a prostaglandina $E_2$ produzida pelo tumor. A hipercalcemia nos outros 80% dos pacientes é devida a níveis elevados de PTHrP na circulação (**hipercalcemia humoral da malignidade**). Os tumores responsáveis por essa hipersecreção incluem os cânceres de mama, rim, ovário e pele.

## CALCITONINA

### ORIGEM

Em cães, a perfusão da região tireoparatireóidea com soluções contendo altas concentrações de $Ca^{2+}$ provoca uma queda no $Ca^{2+}$ plasmático periférico, e após dano a esta região, infusões de $Ca^{2+}$ provocam um aumento maior no $Ca^{2+}$ plasmático em comparação aos animais controle. Essas e outras observações levaram à descoberta de que um hormônio que diminui os níveis de $Ca^{2+}$, bem como um hormônio que aumenta os níveis de $Ca^{2+}$, era secretado por uma estrutura no pescoço. O hormônio que diminui o $Ca^{2+}$ plasmático foi denominado **calcitonina**. Em mamíferos, a calcitonina é produzida pelas **células parafoliculares** da tireoide, que também são conhecidas como células claras ou células C.

## SECREÇÃO E METABOLISMO

A calcitonina humana tem um peso molecular de 3.500 e contém 32 resíduos de aminoácidos. Sua secreção aumenta quando a glândula tireoide é exposta a um nível plasmático de cálcio de aproximadamente 9,5 mg/dL. Acima deste nível, a calcitonina plasmática é diretamente proporcional ao cálcio no plasma. Os agonistas β-adrenérgicos, a dopamina e os estrogênios também estimulam a secreção de calcitonina. A gastrina, a colecistocinina (CCK), o glucagon e a secretina também foram descritos como estimuladores da secreção de calcitonina, sendo a gastrina o estimulador mais potente (ver Capítulo 25). Portanto, o nível de calcitonina no plasma está elevado na síndrome de Zollinger-Ellison e na anemia perniciosa (ver Capítulo 25). Entretanto, a dose de gastrina necessária para estimular a secreção de calcitonina é suprafisiológica e não é observada após a alimentação em indivíduos normais, de modo que o cálcio da dieta provavelmente não induz a secreção de um hormônio intestinal que diminui os níveis de cálcio previamente a sua absorção. De qualquer modo, as ações da calcitonina são de curta duração, pois ela tem uma meia-vida inferior a 10 minutos em humanos.

## AÇÕES

Os receptores para calcitonina são encontrados nos ossos e rins. A calcitonina reduz os níveis de cálcio e fosfato na circulação, exercendo seus efeitos por meio da inibição da reabsorção óssea. Essa ação é direta, e a calcitonina inibe a atividade dos osteoclastos *in vitro*. Ela também aumenta a excreção de $Ca^{2+}$ na urina.

O papel fisiológico exato da calcitonina é incerto. O conteúdo de calcitonina na tireoide humana é baixo, e após tireoidectomia, a densidade do osso e o nível de $Ca^{2+}$ são normais enquanto as glândulas paratireoides permanecerem intactas. Além disso, após a tireoidectomia, há apenas anormalidades transitórias da homeostasia do $Ca^{2+}$ quando uma dose de $Ca^{2+}$ é injetada. Isto pode ser explicado, em parte, pela secreção de calcitonina a partir de outros tecidos além da tireoide. Entretanto, há um consenso geral de que o hormônio tem pouco efeito a longo prazo sobre o nível de $Ca^{2+}$ plasmático em animais e seres humanos adultos. Além disso, ao contrário do PTH e da 1,25-di-hidroxicolecalciferol, a calcitonina não parece estar envolvida na homeostasia do fosfato. Além disso, os pacientes com carcinoma medular da tireoide apresentam um nível muito elevado de calcitonina na circulação, mas sem sintomas diretamente atribuíveis ao hormônio, e seus ossos são essencialmente normais. Não foi descrita nenhuma síndrome decorrente da deficiência de calcitonina. Uma quantidade maior do hormônio é secretada em indivíduos jovens, e isso pode desempenhar um papel no desenvolvimento do esqueleto. Além disso, isso pode proteger os ossos da mãe da perda excessiva de cálcio durante a gravidez. A formação óssea nos lactentes e a lactação são os maiores espoliadores das reservas de $Ca^{2+}$, e as concentrações plasmáticas de 1,25-di-hidroxicolecalciferol são elevadas na gravidez. Elas poderiam provocar a perda óssea na mãe se a reabsorção do osso não estivesse inibida simultaneamente pelo aumento no nível de calcitonina no plasma.

## RESUMO DOS MECANISMOS HOMEOSTÁTICOS DO CÁLCIO

As ações dos três hormônios principais na regulação da concentração de $Ca^{2+}$ plasmático podem agora ser resumidas. O PTH eleva o $Ca^{2+}$ plasmático por meio da mobilização desse íon a partir do osso, pois ele aumenta a reabsorção de $Ca^{2+}$ nos rins, o que pode ser contrabalançado pelo aumento no $Ca^{2+}$ filtrado. Ele também amplia a produção de 1,25-di-hidroxicolecalciferol; este, por sua vez, eleva a absorção de $Ca^{2+}$ pelo intestino, assim como a reabsorção de $Ca^{2+}$ nos rins. A calcitonina inibe a reabsorção óssea e aumenta a quantidade de $Ca^{2+}$ na urina.

## EFEITOS DE OUTROS HORMÔNIOS E AGENTES HUMORAIS SOBRE O METABOLISMO DO CÁLCIO

O metabolismo do cálcio é afetado por vários hormônios além de 1,25-di-hidroxicolecalciferol, PTH e calcitonina. Os **glicocorticoides** diminuem os níveis de $Ca^{2+}$ no plasma por meio da inibição da formação e da atividade dos osteoclastos, porém, a longo prazo, eles provocam osteoporose pela diminuição da formação do osso e aumento na reabsorção óssea. Eles diminuem a formação óssea inibindo a síntese proteica nos osteoblastos, reduzem a absorção intestinal de $Ca^{2+}$ e $PO_4^{3-}$ e aumentam a excreção renal desses íons. A diminuição na concentração plasmática de $Ca^{2+}$ também eleva a secreção de PTH, e a reabsorção óssea é facilitada. O **hormônio do crescimento** aumenta a excreção de $Ca^{2+}$ na urina, mas ele também eleva a reabsorção intestinal de $Ca^{2+}$, e este efeito pode ser maior que o efeito na excreção, resultando em um balanço positivo de cálcio. O fator de crescimento semelhante à insulina I (IGF-I), gerado pela ação do hormônio do crescimento, estimula a síntese proteica no osso. Como observado anteriormente, os hormônios tireoidianos podem provocar hipercalcemia, hipercalciúria e, em alguns casos, osteoporose. Os **estrogênios** previnem a osteoporose por meio da inibição dos efeitos estimulantes de certas citocinas sobre os osteoclastos. A **insulina** aumenta a formação óssea, e ocorre uma perda óssea significativa no diabetes não tratado.

## FISIOLOGIA ÓSSEA

O osso é uma forma especial de tecido conectivo com uma estrutura de colágeno impregnada com sais de $Ca^{2+}$ e $PO_4^{3-}$, particularmente as **hidroxiapatitas**, que têm a fórmula geral $Ca_{10}(PO_4)_6(OH)_2$. O osso também está envolvido em toda a homeostasia do $Ca^{2+}$ e do $PO_4^{3-}$. Ele protege os órgãos vitais, e sua rigidez permite a locomoção e o suporte do peso contra a

gravidade. O osso velho é constantemente reabsorvido e novo osso é formado, permitindo o remodelamento que o torna capaz de responder ao estresse e à tensão que são colocados sobre ele. Ele é um tecido vivo que é bem vascularizado e tem um fluxo de sangue total de 200 a 400 mL/min em humanos adultos.

## ESTRUTURA

O osso em crianças e adultos é de dois tipos: **compacto** ou **osso cortical**, que compõe a camada externa da maioria dos ossos **(Figura 21–8)** e contabiliza 80% do osso no corpo; e o **osso trabecular** ou **esponjoso** dentro do osso cortical, que contabiliza os 20% restantes do osso do corpo. No osso compacto, a relação superfície/volume é baixa, e as células são dispostas em colunas. Elas recebem os nutrientes por intermédio de uma rede de canalículos que se ramificam em todo o osso compacto (Figura 21–8). O osso trabecular é composto de espículas ou placas com uma grande relação superfície/volume e muitas células situadas na superfície das placas. Os nutrientes se difundem a partir do líquido extracelular (LEC) do osso para dentro das trabéculas, porém, no osso compacto, os nutrientes são fornecidos por meio dos **canais de Havers** (Figura 21–8), que contêm os vasos sanguíneos. Ao redor de cada canal de Havers, o colágeno se dispõe em camadas concêntricas, formando cilindros denominados **ósteons** ou **sistemas Haversianos.**

O colágeno tipo I, que é também a principal proteína estrutural dos tendões e da pele, representa mais de 90% da constituição proteica da matriz óssea. Este colágeno, que peso por peso é tão forte quanto o aço, é composto de uma tripla-hélice de três polipeptídeos ligados fortemente entre si. Dois desses são polipeptídeos $\alpha_1$ idênticos, codificados por um gene, e o outro é um polipeptídeo $\alpha_2$, codificado por um gene diferente. Os colágenos constituem uma família de proteínas estruturalmente relacionadas que mantêm a integridade de vários órgãos diferentes. Quinze tipos diferentes de colágenos, codificados por mais de 20 genes diferentes, foram identificados até agora.

## CRESCIMENTO DO OSSO

Durante o desenvolvimento fetal, a maioria dos ossos é modelada em cartilagem e, em seguida, transformada em osso por ossificação (formação de osso endocondral). As exceções são as clavículas, a mandíbula e certos ossos do crânio em que as células mesenquimais formam o osso diretamente (formação de osso intramembranosa).

Durante o crescimento, áreas especializadas nas extremidades de cada osso longo (**epífise**) são separadas do eixo do osso por uma placa de cartilagem ativamente proliferante, a **placa epifisial** **(Figura 21–9)**. O osso aumenta em comprimento à medida que esta placa deposita novo osso na extremidade do eixo. A largura da placa epifisial é proporcional à taxa de crescimento. A largura é afetada por uma série de hormônios, porém mais acentuadamente pelo hormônio do crescimento e pelo IGF-I (ver Capítulo 18).

O crescimento ósseo linear pode ocorrer enquanto as epífises estiverem separadas do eixo do osso, mas tal crescimento cessa com a união das epífises ao eixo (**fechamento epifisial**). As células da cartilagem cessam a proliferação, se tornam

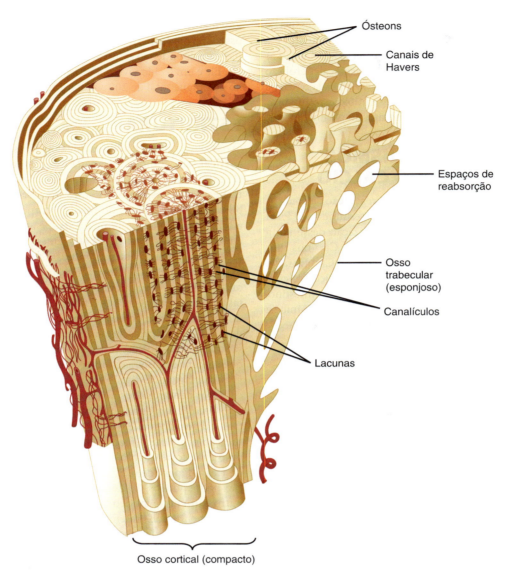

**FIGURA 21-8 Estrutura do osso compacto e trabecular.** O osso compacto é mostrado na secção horizontal (em cima) e vertical (embaixo). (Reproduzida, com permissão, de Williams PL et al (editors): *Gray's Anatomy*, 37th ed. Churchill Livingstone, 1989.)

hipertróficas e secretam o fator de crescimento endotelial vascular (VEGF do inglês, *vascular endothelial growth factor*), que leva à vascularização e à ossificação. As epífises de diversos ossos se fecham em uma sequência temporal ordenada, as últimas epífises se fechando após a puberdade. A idade normal em que cada uma das epífises se fecha é conhecida, e a "idade óssea" de um indivíduo jovem pode ser determinada radiografiando-se o esqueleto e observando quais epífises estão abertas e quais estão fechadas.

O **periósteo** é uma membrana fibrosa, densa, vascularizada e inervada que cobre a superfície dos ossos. Esta camada consiste em uma camada externa de tecido colágeno e uma camada interna de fibras elásticas finas, que podem incluir células que têm o potencial para contribuir para o crescimento do osso. O periósteo cobre todas as superfícies do osso, exceto aquelas revestidas com cartilagem (p. ex., nas articulações) e serve como um local de fixação de ligamentos e tendões. Com a idade, o periósteo se torna mais fino e perde parte de sua vascularização, o que torna os ossos mais suscetíveis a lesões e doenças.

## FORMAÇÃO DO OSSO E REABSORÇÃO

As células responsáveis pela formação do osso são os **osteoblastos**, e as células responsáveis pela reabsorção óssea são os **osteoclastos**.

Os osteoblastos são fibroblastos modificados. O seu desenvolvimento inicial a partir do mesênquima é o mesmo que o dos fibroblastos, com uma intensa regulação do fator de crescimento. Mais tarde, os fatores de transcrição específicos de ossificação, tais como o Cbfa1/Runx2, contribuem para a sua diferenciação. A importância desse fator de transcrição no desenvolvimento do osso é destacada em camundongos *knockout* deficientes para o

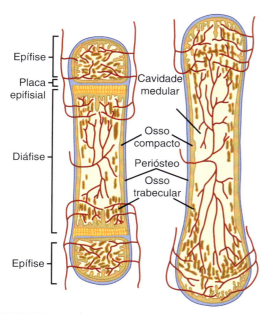

**FIGURA 21-9** Estrutura de um osso longo típico antes (esquerda) e depois (direita) do fechamento epifisial. Observe o arranjo das células e o crescimento do osso à medida que a placa epifisial se fecha (ver texto para detalhes).

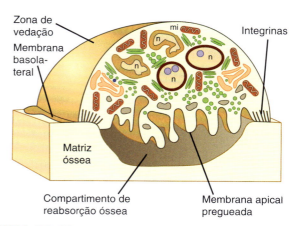

**FIGURA 21-10** Osteoclasto reabsorvendo osso. As bordas da célula são unidas hermeticamente ao osso, permitindo a secreção de ácido a partir da membrana apical preguada e a consequente erosão do osso embaixo da célula. Observe os múltiplos núcleos (n) e mitocôndrias (mi). (Cortesia de R. Baron).

gene Cbfa1/Runx. Esses camundongos se desenvolvem com seus esqueletos formados exclusivamente por cartilagem, sem que a ossificação ocorra. Os osteoblastos normais são capazes de depositar colágeno tipo 1 e formar um novo osso.

Os osteoclastos, por outro lado, são membros da família dos monócitos. As células estromais da medula óssea, os osteoblastos, e os linfócitos T expressam o ligante do receptor ativador do fator nuclear kappa B (RANKL, do inglês *receptor activator of nuclear factor-κB ligand*) na sua superfície. Quando essas células entram em contato com os monócitos apropriados expressando RANK (i.e., o receptor de RANKL), duas vias distintas de sinalização são iniciadas: (1) há uma interação RANKL-RANK entre as células, (2) o fator estimulante de colônias de fagócitos mononucleares (M-CSF, do inglês *mononuclear fagocyte colony stimulating factor*) é secretado pelas células não monocíticas e se liga ao seu receptor correspondente nos monócitos (c-fin). A combinação desses dois eventos de sinalização conduz à diferenciação dos monócitos em osteoclastos. As células precursoras também secretam **osteoprotegerina** (OPG), que controla a diferenciação dos monócitos ao competir com RANKL pela ligação ao RANK.

Os osteoclastos provocam a erosão e a absorção do osso previamente formado. Eles se ligam ao osso por meio de integrinas em uma extensão da membrana denominada **zona de selagem**. Isto cria uma área isolada entre o osso e uma porção do osteoclasto. As bombas de prótons (i.e., H$^+$-ATPases) se deslocam dos endossomos para dentro da membrana celular justaposta à área isolada, acidificando a área para um pH 4,0, aproximadamente. Bombas de prótons semelhantes são encontradas nos endossomos e lisossomos de todas as células eucarióticas, porém, em apenas alguns outros casos, elas se movem para dentro da membrana celular. Observe a esse respeito que os espaços selados formados pelos osteoclastos se assemelham a um grande lisossomo. O pH ácido dissolve a hidroxiapatita e as proteases ácidas secretadas quebram o colágeno, formando uma depressão rasa no osso (Figura 21-10). Os produtos da digestão são, então, endocitados e se movem por todo o osteoclasto por transcitose (ver Capítulo 2) sendo liberados para o líquido intersticial. Os produtos de degradação do colágeno contêm estruturas de piridinolina, e as piridinolinas podem ser mensuradas na urina como um índice da taxa de reabsorção óssea.

Ao longo da vida, o osso é constantemente reabsorvido e novo osso é formado. A taxa de reposição do cálcio no osso ocorre em uma taxa acima de 100% ao ano em crianças e 18% ao ano em adultos. A remodelação óssea é, principalmente, um processo local realizado em pequenas áreas por populações de células denominadas unidades de remodelação óssea. Primeiramente, os osteoclastos reabsorvem o osso e, em seguida, os osteoblastos depositam um osso novo, em geral, na mesma área. Este ciclo dura em torno de 100 dias. Mudanças de direção na modelagem também ocorrem, nas quais as formas dos ossos mudam à medida que o material ósseo é reabsorvido em um local e adicionado em outro. Os osteoclastos formam um túnel para o osso cortical, sendo seguidos por osteoblastos, enquanto a remodelação trabecular óssea ocorre na superfície das trabéculas. Em torno de 5% da massa óssea é remodelada por cerca de 2 milhões de unidades remodeladoras ósseas no esqueleto humano, a qualquer momento. A taxa de renovação do osso é de cerca de 4% ao ano para o osso compacto e de 20% ao ano para o osso trabecular. A remodelação está relacionada, em parte, ao estresse e a tensões impostos ao esqueleto pela gravidade.

Em nível celular, existe alguma regulação na formação do osteoclasto por osteoblastos via RANKL-RANK e o mecanismo M-CSF-OPG; entretanto, mecanismos específicos de retroalimentação dos osteoclastos sobre os osteoblastos não são bem definidos. Em um sentido mais amplo, o processo de remodelação óssea está principalmente sob controle endócrino. O PTH acelera a reabsorção óssea, e os estrogênios a diminuem pela inibição da produção de citocinas destruidoras de osso. Uma

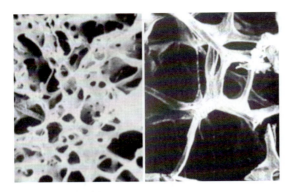

**FIGURA 21-11** Osso trabecular normal (esquerda) comparado ao osso trabecular de um paciente com osteoporose (direita). A perda de massa na osteoporose deixa os ossos mais suscetíveis à quebra.

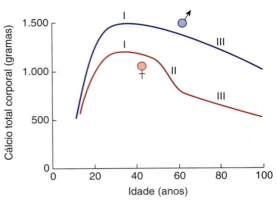

**FIGURA 21-12** Cálcio corporal total, um índice de massa óssea, em homens e mulheres de várias idades. Observe o rápido aumento até os níveis de jovens adultos (fase I) seguido da constante perda de osso com o avanço da idade em ambos os sexos (fase III) e a rápida perda sobreposta em mulheres após a menopausa (fase II). (Reproduzida, com permissão, de Oxford University Press from Riggs BL, Melton LJ III: Involutional osteoporosis. In Evans TG, Williams TF (editores): *Oxford Textbook of Geriatric Medicine.* Oxford University Press, 1992.)

nova observação interessante é que a administração de leptina intracerebroventricular, mas não de intravenosa, diminui a formação de osso. Este achado é consistente com as observações de que a obesidade protege contra a perda óssea e que a maior parte dos obesos humanos é resistente aos efeitos da leptina sobre o apetite. Assim, pode haver regulação neuroendócrina de massa óssea por meio da leptina.

## DOENÇA DO OSSO

As doenças produzidas por anormalidades seletivas das células e processos discutidos anteriormente ilustram a interação dos fatores que mantêm a função normal do osso.

Na **osteopetrose**, uma doença rara e frequentemente grave, os osteoclastos são defeituosos e incapazes de reabsorver o osso em sua maneira habitual, de modo que os osteoblastos operam sem oposição. O resultado é um aumento constante na densidade óssea, defeitos neurológicos, devido ao estreitamento e distorção dos forames por meio dos quais os nervos normalmente passam, e anormalidades hematológicas devido à aglomeração fora das cavidades medulares. Camundongos que não têm a proteína codificada pelo gene de expressão imediata *c-fos* desenvolvem osteopetrose, que também ocorre em camundongos que não possuem o fator de transcrição PU.1. Isto sugere que todos esses fatores estejam envolvidos no desenvolvimento e na função normais dos osteoclastos.

Por outro lado, a **osteoporose** é provocada por um relativo excesso de função osteoclástica. A perda de matriz óssea nessa condição (Figura 21-11) é acentuada, e a incidência de fraturas é maior. As fraturas são particularmente comuns no antebraço distal (fratura de Colles), corpo vertebral e quadril. Todas estas áreas têm um elevado teor de osso trabecular, e como ele é metabolicamente mais ativo, é perdido mais rapidamente. Fraturas das vértebras com compressão provocam cifose, com a produção de uma típica "corcunda de viúva", que é comum em mulheres idosas com osteoporose. Fraturas do quadril em indivíduos idosos estão associadas a uma taxa de mortalidade de 12 a 20%, e metade dos que sobrevivem requerem cuidados caros e prolongados.

A osteoporose tem múltiplas causas, mas certamente, a forma mais comum é a **osteoporose involucional**. Todos os seres humanos normais adquirem ossos no início da vida, durante o crescimento. Depois de uma fase estável, eles começam a perder osso à medida que envelhecem (Figura 21-12). Quando esta perda é acelerada ou exagerada, leva à osteoporose (ver Quadro Clínico 21-4). O aumento na ingestão de cálcio, em particular a partir de fontes naturais, como o leite, e o exercício moderado, podem ajudar a prevenir ou retardar o progresso da osteoporose, embora seus efeitos não sejam amplos. Os bisfosfonatos, como o etidronato, que inibem a atividade osteoclástica, aumentam o teor mineral dos ossos e diminuem a taxa de novas fraturas vertebrais quando administrados de modo cíclico. O fluoreto estimula os osteoblastos, tornando o osso mais denso, mas está provado ser de pouco valor no tratamento da doença.

## RESUMO

- Os níveis circulantes dos íons cálcio e fosfato são controlados por células que detectam os níveis destes eletrólitos no sangue e liberam hormônios cujos efeitos são evidentes na mobilização dos minerais dos ossos, absorção intestinal e/ou perda renal.

- A maioria do cálcio no corpo é armazenado nos ossos, mas é o cálcio livre, ionizado, nas células e nos líquidos extracelulares, que desempenha os papéis fisiológicos na sinalização celular, função nervosa, contração muscular e coagulação sanguínea, dentre outros.

- O fosfato é, do mesmo modo, armazenado nos ossos e regulado por vários dos mesmos fatores que influenciam os níveis de cálcio, algumas vezes reciprocamente.

- Os dois principais hormônios que regulam a homeostasia do cálcio e fosfato são o 1,25-di-hidroxicolecalciferol (um derivado da vitamina D) e o hormônio da paratireoide. A calcitonina também é capaz de regular os níveis desses íons, mas sua contribuição fisiológica total não é conhecida.

- O 1,25-di-hidroxicolecalciferol atua para elevar o cálcio e o fosfato plasmáticos por meio de mecanismos predominantemente transcricionais, enquanto o hormônio da tireoide eleva os níveis de cálcio, mas diminui os de fosfato ao

# CAPÍTULO 21  Controle Hormonal do Metabolismo do Cálcio e do Fosfato e a Fisiologia do Osso

## QUADRO CLÍNICO 21–4

### Osteoporose

Mulheres adultas possuem menos massa óssea do que homens adultos, e após a menopausa elas inicialmente a perdem mais rapidamente que homens de idade comparável. Por consequência, elas têm uma maior tendência a desenvolver osteoporose grave. A causa da perda óssea após a menopausa se deve principalmente à deficiência de estrogênio, sendo que o tratamento com esse hormônio interrompe o progresso da doença. Os estrogênios inibem a secreção de citocinas como a interleucina-1 (IL-1), a IL-6 e o fator de necrose tumoral α (TNF-α, do inglês *tumor necrosis factor-α*), as quais, de outro modo, aumentariam o desenvolvimento dos osteoclastos. O estrogênio também estimula a produção do fator de crescimento transformante-β (TGF-β, do inglês *transforming growth factor-β*) e essa citocina eleva a apoptose dos osteoclastos. A perda óssea também pode ocorrer tanto em homens quanto em mulheres como resultado da inatividade. Em pacientes que estão imobilizados por qualquer razão, e durante voos espaciais, a reabsorção óssea supera a sua formação e se desenvolve a **osteoporose por desuso**. O nível plasmático de cálcio não é acentuadamente elevado, mas as concentrações plasmáticas do hormônio da paratireoide e de 1,25-di-hidroxicolecalciferol diminuem, e grandes quantidades de cálcio são perdidas na urina.

### DESTAQUES TERAPÊUTICOS

A terapia hormonal tem sido tradicionalmente empregada para compensar a osteoporose. **Terapia de reposição de estrogênio** iniciada logo após a menopausa pode ajudar a manter a densidade óssea. Entretanto, parece agora que mesmo pequenas doses de estrogênio podem aumentar a incidência de câncer uterino e mamário, e, em estudos cuidadosamente controlados, estrogênios não protegem contra doenças cardiovasculares. Portanto, o tratamento com estrogênios em uma mulher na pós-menopausa não é mais usado como uma opção primária. O **raloxifeno** é um receptor modulador seletivo de estrogênio que pode mimetizar os efeitos benéficos do estrogênio na densidade óssea em mulheres na pós-menopausa, sem alguns dos riscos associados ao estrogênio. Entretanto, ele também contém riscos de efeitos colaterais (p. ex., coágulos sanguíneos). Outros tratamentos hormonais incluem o uso de **calcitonina** e do **Teriparatide**, um análogo do hormônio da paratireoide. Uma alternativa aos tratamentos hormonais são os **bisfosfonatos**. Estes medicamentos podem inibir a destruição do osso, preservar a massa óssea e mesmo aumentar a densidade do osso na coluna e no quadril, reduzindo o risco de fraturas. Infelizmente, esses fármacos também podem causar efeitos colaterais leves a graves e precisam de monitoramento para adequação aos pacientes. Além dos hormônios e medicamentos listados anteriormente, a **terapia física** pode melhorar significativamente a qualidade de vida, aumentando apropriadamente a carga mecânica e melhorando o equilíbrio e a força muscular.

---

aumentar a excreção renal do último. A calcitonina diminui os níveis tanto do cálcio quanto do fosfato.

- Deficiências de 1,25-di-hidroxicolecalciferol, ou mutações no seu receptor, levam à diminuição do cálcio circulante, calcificação imperfeita dos ossos e fraqueza óssea. Estados mórbidos também resultam tanto da deficiência quanto de superprodução do hormônio da paratireoide, com efeitos recíprocos no cálcio e fosfato.

- O osso é uma massa altamente estruturada com uma camada externa cortical e uma interna trabecular. A camada cortical maior tem uma maior relação área/volume com canais de Havers, que fornecem nutrientes e espaços (lacunas) habitados por células ósseas que são conectadas por uma rede de canalículos. A camada trabecular menor tem uma relação área/volume muito maior que depende da difusão para o fornecimento de nutrientes.

- O crescimento ósseo regulado ao longo da puberdade ocorre por intermédio das placas epifisiais. Estas placas são localizadas próximo da extremidade do eixo do osso e se fundem a ele, cessando o seu crescimento linear.

- O osso é constantemente remodelado pelos osteoclastos, que erodem e absorvem o osso, e pelos osteoblastos, que geram novo osso.

## QUESTÕES DE MÚLTIPLA ESCOLHA

*Para todas as questões, selecione a melhor opção, a não ser que direcionado diferentemente.*

1. Um paciente com deficiência da paratireoide, dez dias após dano inadvertido às suas glândulas paratireoides durante cirurgia da tireoide provavelmente tem
   A. baixos níveis plasmáticos de $Ca^{2+}$ e fosfato e tetania.
   B. baixos níveis plasmáticos de $Ca^{2+}$ e fosfato e tétano.
   C. baixo nível de $Ca^{2+}$ plasmático, alta excitabilidade muscular e espasmo dos músculos da extremidade superior (sinal de Trousseau).
   D. altos níveis plasmáticos de fosfato e $Ca^{2+}$ e desmineralização óssea.
   E. aumento da excitabilidade muscular, alto nível plasmático de $Ca^{2+}$ e desmineralização óssea.

2. Em um experimento, um rato é infundido com um pequeno volume de solução de cloreto de cálcio ou cloreto de sódio, como um controle. Comparado à condição controle, qual das seguintes opções resulta da carga de cálcio?
   A. Desmineralização óssea
   B. Aumento na formação de 1,25-di-hidroxicolecalciferol
   C. Queda na secreção de calcitonina

D. Queda na capacidade de coagulação do sangue

E. Aumento na formação de 24,25-di-hidroxicolecalciferol

3. Qual das seguintes opções *não* está envolvida na regulação dos níveis plasmáticos de $Ca^{2+}$?

A. Rins

B. Pele

C. Fígado

D. Pulmões

E. Intestino

4. O 1,25-di-hidroxicolecalciferol afeta a absorção do $Ca^{2+}$ intestinal por meio de um mecanismo que

A. inclui alterações na atividade dos genes.

B. ativa a adenilato-ciclase.

C. diminui a taxa de reposição celular.

D. altera a secreção de ácido gástrico.

E. envolve a degradação dos canais apicais de cálcio.

5. Qual das seguintes opções você esperaria encontrar em um paciente cuja dieta tem sido pobre em cálcio por dois meses?

A. Aumento na formação de 24,25-di-hidroxicolecalciferol.

B. Diminuição na quantidade da proteína ligadora de cálcio nas células epiteliais intestinais.

C. Aumento da secreção do hormônio da paratireoide.

D. Uma alta concentração de calcitonina no plasma.

E. Aumento do fosfato plasmático.

6. Um camundongo é modificado geneticamente para não apresentar um fator de transcrição necessário para o desenvolvimento normal dos osteoclastos. Comparado aos camundongos normais da ninhada, qual das seguintes opções estaria reduzida nos animais *knockout*?

A. Deposição de fosfato no osso trabecular

B. Níveis de hidroxiapatita no osso

C. Proliferação de osteoblastos

D. Secreção de proteases ácidas

E. Colágeno ósseo

7. Quais das seguintes características se esperaria encontrar no esqueleto de um estudante universitário masculino em relação ao de seu irmão de sete anos?

A. Fusão dos ossos cortical e trabecular

B. Diferenciação de osteoclastos e osteoblastos

C. Uma quantidade maior de cartilagem proliferante que contribui para o alongamento do osso

D. Um encontro entre as lacunas e o osso trabecular

E. Epífises que estão unidas ao eixo do osso

# REFERÊNCIAS

Brown EM: The calcium-sensing receptor: Physiology, pathophysiology and CaR-based therapeutics. Subcell Biochem 2007;45:139.

Murer H, Hernanado N, Forster L, Biber J: Molecular mechanisms in proximal tubular and small intestinal phosphate reabsorption. Mol Membr Biol 2001;18:3.

Nijenhuis T, Hoenderop JGJ, Bindels RJM: TRPV5 and TRPV6 in $Ca^{2+}$ (re)absorption: Regulating $Ca^{2+}$ entry at the gate. Pflugers Arch Eur J Physiol 2005;451:181.

Renkema KY, Alexander RT, Bindels FJ, Hoenderop JF: Calcium and phosphate homeostasis: Concerted interplay of new regulators. Ann Med 2008;40:82.

# Desenvolvimento Reprodutivo e Função do Sistema Reprodutor Feminino

**CAPÍTULO 22**

## OBJETIVOS

*Após o estudo deste capítulo, você deve ser capaz de:*

- Nomear os principais hormônios secretados pelas células de Leydig e pelas células de Sertoli dos testículos e pelos folículos de Graaf e pelos corpos lúteos dos ovários.
- Delinear o papel dos cromossomos, hormônios e fatores relacionados na determinação do sexo e no desenvolvimento.
- Resumir as alterações hormonais que ocorrem na puberdade em homens e mulheres.
- Esboçar as alterações hormonais e seus efeitos fisiológicos durante a perimenopausa e a menopausa.
- Descrever as mudanças fisiológicas que ocorrem nos órgãos reprodutores femininos durante o ciclo menstrual.
- Conhecer as estruturas gerais do 17β-estradiol e da progesterona e descrever sua biossíntese, transporte, metabolismo e ações.
- Referir os papéis da hipófise e do hipotálamo na regulação da função ovariana e o papel das alças de retroalimentação neste processo.
- Caracterizar as mudanças hormonais que acompanham a gravidez e o trabalho de parto.
- Resumir os processos envolvidos na lactação.

## INTRODUÇÃO

A genética moderna e a embriologia experimental deixam claro que, na maior parte das espécies de mamíferos, as diferenças múltiplas entre machos e fêmeas dependem principalmente de um único cromossomo (o cromossomo Y) e de um único par de estruturas endócrinas, a saber, os testículos no macho e os ovários na fêmea. A diferenciação intrauterina das gônadas primitivas em testículos ou ovários é geneticamente determinada em humanos, mas a formação da genitália masculina depende da presença de um testículo secretor, funcional. Na ausência de tecido testicular, o desenvolvimento é feminino. A evidência indica que o comportamento sexual masculino e, em algumas espécies, o padrão masculino de secreção de gonadotrofina se devem à ação de hormônios masculinos no início do desenvolvimento. Após o nascimento, as gônadas permanecem quiescentes até a adolescência, quando são ativadas pelas gonadotrofinas da adeno-hipófise. Os hormônios secretados pelas gônadas nesse período provocam o aparecimento de características típicas do adulto macho ou fêmea e o estabelecimento do ciclo sexual na fêmea. Em fêmeas humanas, a função ovariana regride após vários anos e os ciclos sexuais cessam (a menopausa). Em machos, a função gonadal diminui lentamente com o avanço da idade, mas a capacidade de produzir gametas viáveis persiste.

Em ambos os sexos, as gônadas têm uma dupla função: a produção de células germinativas (**gametogênese**) e a secreção de **hormônios sexuais**. Os **androgênios** são hormônios sexuais esteroides que têm uma ação masculinizante; os **estrogênios** são aqueles feminilizantes. Ambos os tipos de hormônios são normalmente secretados nos dois sexos. Os ovários secretam grandes quantidades de estrogênios e pequenas quantidades de androgênios, um padrão que se inverte nos machos. Os androgênios são secretados pelo córtex da suprarrenal em ambos os sexos, e alguns deles são convertidos em estrogênios no tecido adiposo e outros tecidos extragonadais e extrassuprarrenais.

Os ovários também secretam **progesterona**, um esteroide que tem funções especiais na preparação do útero para a gravidez.

Particularmente durante a gravidez, os ovários secretam o hormônio polipeptídeo **relaxina**, que relaxa os ligamentos da sínfise púbica e o colo uterino, facilitando o nascimento do feto. Em ambos os sexos, as gônadas secretam outros polipeptídeos, incluindo a **inibina B**, um polipeptídeo que inibe a secreção do hormônio folículo-estimulante (FSH).

As funções secretora e gametogênica das gônadas são dependentes da secreção das gonadotrofinas da adeno-hipófise, do FSH e do hormônio luteinizante (LH). Os hormônios sexuais e a inibina B atuam por retroalimentação para inibir a secreção de gonadotrofina. Em homens, a secreção de gonadotrofinas não é cíclica; mas em mulheres pós-púberes uma secreção sequencial ordenada de gonadotrofinas é necessária para a ocorrência de menstruação, gravidez e lactação.

# DIFERENCIAÇÃO E DESENVOLVIMENTO SEXUAL

## SEXO CROMOSSÔMICO

### Os cromossomos sexuais

O sexo é determinado geneticamente por dois cromossomos, chamados de **cromossomos sexuais**, para distingui-los dos **cromossomos somáticos** (**autossomos**). Em seres humanos e muitos outros mamíferos, os cromossomos sexuais são chamados de X e Y. O cromossomo Y é necessário e suficiente para a produção dos testículos, e o produto do gene determinante dos testículos é chamado de SRY (para região determinante do sexo do cromossomo Y, do inglês *sex-determining region of the Y chromosome*). O SRY é uma proteína regulatória que se liga ao DNA. Ela dobra o DNA e atua como um fator de transcrição que inicia a transcrição de uma cascata de genes necessária para a diferenciação testicular, incluindo o gene da **substância inibidora mülleriana** (**MIS**, do inglês *müllerian inhibiting substance*, ver a seguir). O gene do SRY está localizado perto da extremidade do braço curto do cromossomo Y humano. Células masculinas diploides contêm um cromossomo X e outro Y (padrão XY), enquanto células femininas contêm dois cromossomos X (padrão XX). Como consequência da meiose durante a gametogênese, cada oócito normal contém um único cromossomo X, mas metade dos espermatozoides normais contém um único cromossomo X e a outra metade, um cromossomo Y (Figura 22–1). Quando um espermatozoide contendo um cromossomo Y fertiliza um oócito, resulta em um padrão XY, e o zigoto se desenvolve em um **macho genético**. Quando a fertilização ocorre com um espermatozoide contendo um X, o resultado é um padrão XX e o desenvolvimento de uma **fêmea genética**. A divisão celular e a natureza química dos cromossomos são discutidas no Capítulo 1.

### Cromossomos humanos

Os cromossomos humanos podem ser estudados em detalhe. Para isso, as células humanas crescem em culturas de tecidos e são tratadas com o fármaco colchicina, que interrompe a mitose na metáfase. Em seguida, são expostas a uma solução hipotônica que faz os cromossomos incharem e dispersarem, sendo então "comprimidas" entre lâminas para observação. Técnicas de coloração tornam possível identificar os cromossomos individuais (Figura 22–2). Há 46 cromossomos: em homens, 22 pares de autossomos mais um cromossomo X e um cromossomo Y; em mulheres, 22 pares de autossomos mais dois cromossomos X. Os cromossomos individuais são, em geral, dispostos em um padrão arbitrário (**cariótipo**). Os pares autossômicos individuais são identificados por números de 1 a 22, com base nas suas características morfológicas.

### Cromatina sexual

Logo após a divisão celular ter começado durante o desenvolvimento embrionário, um dos dois cromossomos X das células somáticas em mulheres normais se torna funcionalmente

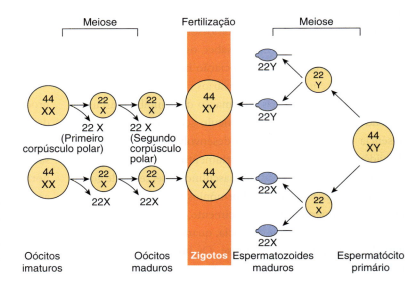

**FIGURA 22–1 Base da determinação genética.** Na divisão meiótica em duas etapas na fêmea, apenas uma célula sobrevive como oócito maduro. No macho, a divisão meiótica resulta na formação de quatro espermatozoides, dois contendo o cromossomo X e dois o cromossomo Y. A fecundação, portanto, produz um zigoto macho com 22 pares de autossomos mais um X e um Y ou um zigoto fêmea com 22 pares de autossomos e dois cromossomos X. Observe que, para tornar mais clara, esta figura e as Figuras 25–6 e 25–7 diferem da nomenclatura internacional atual para os cariótipos, a qual lista o número total de cromossomos seguido do padrão cromossômico sexual. Portanto, XO é 45,X; XY é 46, XY; XXY é 47, XXY, e assim por diante.

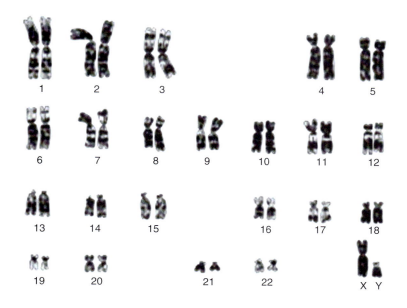

**FIGURA 22-2** Cariótipo dos cromossomos de um homem normal. Os cromossomos foram corados com corante de Giemsa, o qual produz um padrão de bandeamento característico. (Reproduzida, com permissão, de Lingappa VJ, Farey K: *Physiological Medicine*. McGraw-Hill, 2000.)

inativo. Em indivíduos anormais com mais de dois cromossomos X, apenas um permanece ativo. O processo normalmente responsável pela inativação é iniciado em um centro de inativação de X no cromossomo, provavelmente por intermédio do fator de transativação CTCF (para fator de ligação CCCTC), que também é induzido durante o *imprinting* do gene. Entretanto, os detalhes do processo de inativação não são ainda completamente conhecidos. A escolha de qual cromossomo X permanece ativo é aleatória, de modo que um dos cromossomos X permanece ativo em aproximadamente metade das células e o outro cromossomo X permanece ativo na outra metade. A seleção persiste por meio das divisões subsequentes dessas células, e, consequentemente, algumas das células somáticas nas fêmeas adultas contêm um cromossomo X ativo de origem paterna e algumas um cromossomo X ativo de origem materna.

Em células normais, o cromossomo X inativo condensa-se e pode ser visto em vários tipos de células, em geral próximo da membrana nuclear, como o **corpúsculo de Barr**, também chamado de cromatina sexual (Figura 22-3). Portanto, há um corpúsculo de Barr para cada cromossomo X a mais do que o outro X ativo encontrado na célula. O cromossomo X inativo é também visível como uma pequena "baqueta de tambor" de cromatina se projetando do núcleo em 1 a 15% dos leucócitos polimorfonucleares em fêmeas, mas não em machos (Figura 22-3).

# EMBRIOLOGIA DO SISTEMA REPRODUTOR HUMANO

## Desenvolvimento das gônadas

De cada lado do embrião, surge uma gônada primitiva a partir da crista genital, uma condensação de tecido próxima da glândula suprarrenal. A gônada desenvolve um **córtex** e uma **medula**. Até a sexta semana de desenvolvimento, estas estruturas são idênticas em ambos os sexos. Em machos genéticos, a medula se desenvolve em testículos durante a sétima e a oitava semanas, e o córtex involui. Surgem as Células de Leydig e Sertoli e testosterona e MIS são secretados. Em fêmeas genéticas, o córtex se desenvolve em ovário e a medula regride. O ovário embrionário não secreta hormônios. O tratamento hormonal da mãe não tem efeito na diferenciação gonadal (em oposição à ductal e à genital) em humanos, embora o tenha em alguns animais experimentais.

## Embriologia da genitália

A embriologia das gônadas é resumida nas Figuras 22-4 e 22-5. Na sétima semana de gestação, o embrião tem tanto ductos genitais primordiais masculinos quanto femininos (Figura 22-4). Em um feto feminino normal, o sistema de ductos

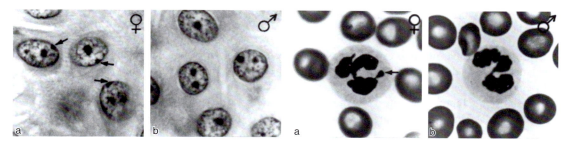

**FIGURA 22-3** Esquerda: Corpúsculo de Barr (setas) na camada celular espinhosa epidérmica. Direita: Apêndice nuclear ("baqueta de tambor") identificada por seta nos leucócitos. (Reproduzida, com permissão, de Grumbach MM, Barr ML: Cytologic tests of chromosomal sex in relation to sex anomalies in man. Recent Prog Horm Res 1958; 14:255.)

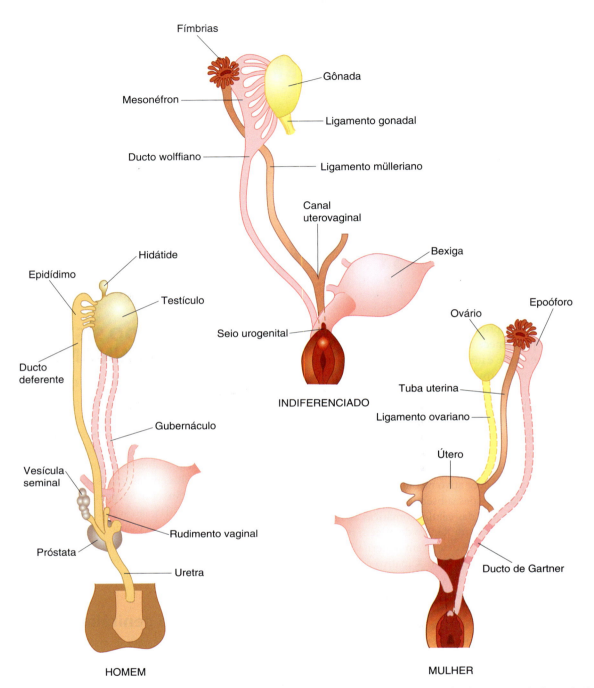

**FIGURA 22-4** Diferenciação embrionária das genitálias internas (ductos genitais) masculina e feminina a partir dos primórdios wolffianos (homem) e müllerianos (mulher). (Segundo Corning HK, Wilkins L. Redesenhada e reproduzida com a permissão de *Williams Textbook of Endocrinology*, 7th ed. Wilson JD, Foster DW [editors]. Saunders, 1985.)

müllerianos se desenvolve em tubas uterinas e no útero. No feto masculino normal, o sistema de ductos wolffianos de cada lado se desenvolve em epidídimo e em ducto deferente. As genitálias externas são similarmente bipotenciais até a oitava semana (Figura 22-5). Após, a fenda urogenital desaparece e a genitália masculina se forma, ou, alternativamente, ela permanece aberta e a genitália feminina se forma.

Quando o embrião tem testículos funcionais, uma genitália masculina interna e externa se desenvolve. As células de Leydig do testículo fetal secretam testosterona e as células de Sertoli secretam MIS (também chamado de fator de regressão mülleriano, ou MRF). O MIS é um homodímero de 536 aminoácidos membro da superfamília do fator de crescimento transformante β (TGF-β), a qual inclui inibinas e ativinas.

Em seus efeitos na genitália interna, ao contrário da genitália externa, MIS e testosterona atuam unilateralmente. O MIS provoca a regressão dos ductos müllerianos por apoptose no lado em que ele é secretado, e a testosterona estimula o desenvolvimento

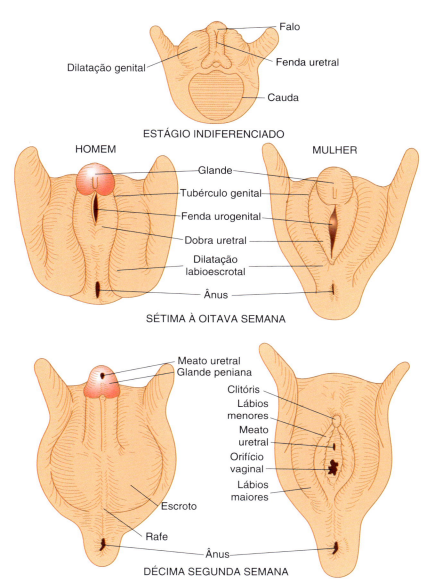

**FIGURA 22-5** Diferenciação das genitálias externas masculina e feminina a partir de estruturas primordiais indiferenciadas no embrião.

do ducto deferente e estruturas relacionadas a partir dos ductos wolffianos. O metabólito da testosterona di-hidrotestosterona induz a formação da genitália externa masculina e as características sexuais secundárias masculinas (**Figura 22-6**).

O MIS continua a ser secretado pelas células de Sertoli, atingindo valores médios de 48 ng/mL no plasma em meninos de 1 a 2 anos de idade. Em seguida, diminui para níveis baixos na época da puberdade e persiste em níveis baixos porém detectáveis por toda a vida. Em meninas, o MIS é produzido pelas células da granulosa em pequenos folículos nos ovários, mas os níveis plasmáticos são muito baixos ou indetectáveis até a puberdade. Posteriormente, a concentração de MIS no plasma é aproximadamente a mesma da de homens adultos, isto é, cerca de 2 ng/mL. As funções do MIS após o início da vida embrionária não são conhecidas, mas ele está provavelmente envolvido na maturação das células germinativas em ambos os sexos e no controle da descida dos testículos em meninos.

## Desenvolvimento do encéfalo

Pelo menos em algumas espécies, o desenvolvimento do encéfalo, bem como o da genitália externa, é afetado por androgênios no início da vida. Em ratos, uma breve exposição aos androgênios nos primeiros dias de vida provoca o padrão de comportamento sexual masculino e o padrão masculino de controle hipotalâmico da secreção de gonadotrofinas que se desenvolve após a puberdade. Na ausência de androgênios, os padrões femininos se desenvolvem (ver Capítulo 17). Em macacos, efeitos semelhantes no comportamento sexual são produzidos pela exposição de androgênios no período intrauterino, mas o padrão de secreção de gonadotrofinas permanece cíclico. Exposição precoce de fetos humanos femininos a androgênios também parecem provocar efeitos masculinizantes sutis, porém significativos no comportamento. Entretanto, mulheres com síndrome adrenogenital devida à deficiência enzimática adrenocortical congênita (ver

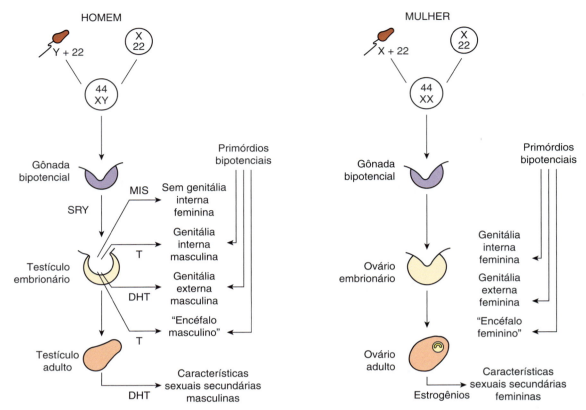

**FIGURA 22-6** Resumo diagramático da determinação, da diferenciação e do desenvolvimento normal do sexo em humanos. DHT, di-hidrotestosterona; MIS, substância inibidora mülleriana; T, testosterona.

Capítulo 20) desenvolvem ciclos menstruais normais quando tratadas com cortisol. Assim, os humanos, como os macacos, parecem reter o padrão cíclico de secreção de gonadotrofinas apesar da exposição aos androgênios no período intrauterino.

# DIFERENCIAÇÃO SEXUAL ABERRANTE

## Anormalidades cromossômicas

A partir da discussão precedente, pode-se esperar que anormalidades do desenvolvimento sexual possam ser causadas por anormalidades genéticas ou hormonais, bem como por outras influências teratogênicas inespecíficas, e isto, de fato, é o que ocorre. As principais classes de anormalidades são listadas na Tabela 22-1.

A não disjunção dos cromossomos sexuais durante a primeira divisão meiótica resulta em defeitos distintos (ver Quadro Clínico 22-1; Figura 22-7). A meiose é um processo que ocorre em duas etapas, e embora a não disjunção em geral ocorra durante a primeira divisão meiótica, ela pode ocorrer na segunda, produzindo anormalidades cromossômicas mais complexas. Além disso, a não disjunção ou a simples perda de um cromossomo sexual pode ocorrer durante as divisões mitóticas iniciais após a fertilização. A consequência de mitoses defeituosas no zigoto inicial é o **mosaicismo**, no qual duas ou mais populações de células têm complementos cromossômicos diferentes. O **hermafroditismo verdadeiro**, a condição na qual o indivíduo tem tanto ovários quanto testículos, se deve provavelmente ao mosaicismo XX/XY e padrões mosaico relacionados, embora outras anormalidades genéticas sejam possíveis.

Anormalidades cromossômicas também incluem a transposição de partes de cromossomos para outros cromossomos. Raramente, machos genéticos podem apresentar cariótipo XX, pois os braços curtos dos cromossomos Y foram transpostos para os cromossomos X dos seus pais durante a meiose, recebendo aquele cromossomo X junto com o de suas mães. Do mesmo modo, a deleção da porção pequena do cromossomo Y contendo SRY produz fêmeas com o cariótipo XY.

## Anormalidades hormonais

O desenvolvimento da genitália externa masculina ocorre normalmente em machos genéticos em resposta a androgênios secretados pelos testículos embrionários, mas o desenvolvimento genital masculino pode também ocorrer em fêmeas genéticas expostas a androgênios de alguma outra fonte entre a oitava e a 13ª semanas de gestação. A síndrome resultante é o **pseudo-hermafroditismo feminino**. Um pseudo-hermafrodita é um indivíduo com constituição genética e gônadas de um sexo e a genitália do outro. Após a 13ª semana, a genitália está totalmente formada, mas a exposição aos androgênios pode causar hipertrofia do clitóris. O pseudo-hermafroditismo feminino pode ser provocado pela virilização congênita por hiperplasia da suprarrenal (ver Capítulo 20) ou causada por androgênios

## TABELA 22-1 Classificação dos principais distúrbios de diferenciação sexual em humanos[a]

**Distúrbios cromossômicos**

Disgenesia gonadal (XO e variantes)

"Superfêmeas" (XXX)

Disgenesia do túbulo seminífero (XXY e variantes)

Hermafroditismo verdadeiro

**Distúrbios de desenvolvimento**

Pseudo-hermafroditismo feminino

Hiperplasia suprarrenal virilizante congênita do feto

Excesso de androgênio materno

Tumor ovariano virilizante

Iatrogênico: tratamento com androgênios ou certos fármacos progestacionais sintéticos

Pseudo-hermafroditismo masculino

Resistência a androgênios

Desenvolvimento testicular defeituoso

Deficiência congênita de 17α-hidroxilase

Hiperplasia suprarrenal congênita por bloqueio da formação de pregnenolona

Várias anomalias não hormonais

[a] Muitas dessas síndromes podem ter grande variação em intensidade e, consequentemente, nas suas manifestações.

administrados à mãe. Inversamente, uma causa do desenvolvimento da genitália externa feminina em machos genéticos (**pseudo-hermafroditismo masculino**) é o desenvolvimento testicular defeituoso. Como os testículos também secretam MIS, machos genéticos com testículos defeituosos têm genitália interna feminina.

Outra causa de pseudo-hermafroditismo masculino é a **resistência androgênica**, na qual, como resultado de várias anormalidades congênitas, os hormônios masculinos não podem exercer seus efeitos totais nos tecidos. Uma forma de resistência a androgênios é a **deficiência de 5α-redutase**, na qual a quantidade de enzima responsável pela formação de di-hidrotestosterona, a forma ativa da testosterona, diminui (**Figura 22-8**). As consequências desta deficiência são discutidas no Capítulo 23. Outras formas de resistência a androgênios se devem a várias mutações no gene receptor de androgênios e os defeitos resultantes na função do receptor variam de leves a graves. Defeitos leves provocam infertilidade com ou sem ginecomastia. Quando a perda de função do receptor é completa, o resultado é a **síndrome feminilizante testicular**, agora conhecida como **síndrome da resistência completa a androgênios**. Nesta condição, o MIS está presente e a testosterona é secretada em taxas normais ou mesmo elevadas. A genitália externa é feminina, mas a vagina termina em fundo cego, pois não há genitália feminina interna. Indivíduos com essa síndrome desenvolvem

## QUADRO CLÍNICO 22-1

### Anormalidades cromossômicas

Um defeito reconhecido na gametogênese é a **não disjunção**, um fenômeno no qual um par de cromossomos não consegue se separar, e assim ambos são passados para uma das células-filhas durante a meiose. Quatro dos zigotos anormais que podem ser formados como resultado da não disjunção de um dos cromossomos X durante a oogênese são mostrados na Figura 25-7. Em indivíduos com o padrão cromossômica XO, as gônadas são rudimentares ou ausentes, e, desse modo, a genitália externa feminina se desenvolve, a estatura é baixa e outras anormalidades congênitas estão frequentemente presentes e não ocorre maturação sexual na puberdade. Esta síndrome é chamada de **disgenesia gonadal** ou, alternativamente, **agenesia ovariana** ou **síndrome de Turner**. Indivíduos com o padrão XXY, o distúrbio cromossômico sexual mais comum, têm a genitália de um homem normal. Geralmente, a secreção de testosterona na puberdade é grande o suficiente para permitir o desenvolvimento de características masculinas. Entretanto, os túbulos seminíferos são anormais e a incidência de deficiência mental é maior que o normal. Esta síndrome é conhecida como **disgenesia do túbulo seminífero** ou **síndrome de Klinefelter**. O padrão XXX ("superfêmea") é o segundo em frequência, atrás apenas do padrão XXY, e pode ser ainda mais comum na população em geral, uma vez que não parece estar associado a nenhuma anormalidade característica. A combinação YO é provavelmente letal.

A não disjunção do cromossomo 21 produz **trissomia do 21**, a anomalia cromossômica associada à **síndrome de Down** (mongolismo). O cromossomo 21 adicional é normal e, portanto, a síndrome de Down é um caso de puro excesso de genes que causa anormalidades.

Muitas outras anormalidades cromossômicas ocorrem, bem como numerosas doenças provocadas por defeitos em genes individuais. Essas condições, em geral, são diagnosticadas no período intrauterino pela análise das células fetais em uma amostra de líquido amniótico coletado por meio da inserção de uma agulha na parede abdominal (**amniocentese**) ou, mais cedo na gravidez, examinando as células fetais obtidas por uma biópsia das vilosidades coriônicas (**amostragem das vilosidades coriônicas**).

### DESTAQUES TERAPÊUTICOS

Muitos dos sintomas mencionados têm efeitos em múltiplos sistemas de órgãos, e os pacientes devem ser cuidadosamente acompanhados com uma abordagem multidisciplinar a fim de prevenir as consequências de defeitos cardiovasculares, infecções secundárias do trato urinário e malformações renais e o impacto psicológico de implicações reprodutivas. Meninas com a síndrome de Turner e evidência de insuficiência gonadal também são tratadas com baixas doses de estrogênio para provocar a puberdade, seguida pela reposição gradual dos níveis de estrogênio para permitir a feminilização. Inversamente, pacientes com síndrome de Klinefelter são muitas vezes suplementados com androgênios para desenvolver a virilização e a libido.

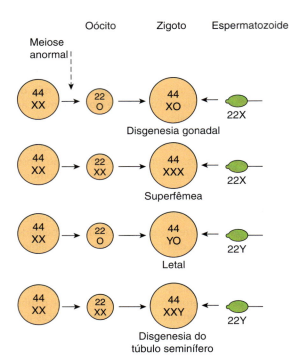

**FIGURA 22-7** Resumo de quatro possíveis defeitos produzidos pela não disjunção materna dos cromossomos sexuais no momento da meiose. Acredita-se que a combinação YO seja letal, e o feto morre no útero.

seios grandes na puberdade e em geral são considerados como mulheres normais até o seu diagnóstico, quando procuram aconselhamento médico devido à falta de menstruação.

É importante observar que homens genéticos com bloqueio congênito na formação de pregnenolona são pseudo-hermafroditas porque androgênios testiculares, bem como suprarrenais, são normalmente formados a partir da pregnenolona. Pseudo-hermafroditismo masculino também ocorre quando há uma deficiência congênita de 17 α-hidroxilase (ver Capítulo 20).

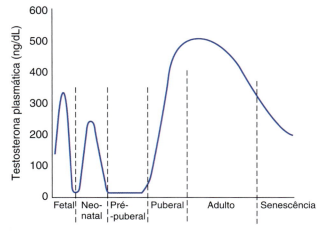

**FIGURA 22-8** Níveis plasmáticos de testosterona em seres humanos do sexo masculino de várias idades.

# PUBERDADE

Como destacado anteriormente, um pico de secreção de testosterona ocorre em fetos masculinos antes do nascimento (ver Capítulo 23). No período neonatal há um novo pico, de função desconhecida, mas posteriormente as células de Leydig se tornam quiescentes. Segue-se então, em todos os mamíferos, um período em que as gônadas de ambos os sexos são quiescentes até ativação por gonadotrofinas da hipófise para acarretar a maturação final do sistema reprodutor. Este período de maturação final é conhecido como **adolescência**. Ele também é frequentemente chamado de **puberdade**, embora puberdade, definida estritamente, seja o período em que as funções endócrina e gametogênica das gônadas desenvolvem-se a ponto da reprodução ser possível. Em meninas, o primeiro evento é a **telarca**, o desenvolvimento das mamas, seguida da **pubarca**, o desenvolvimento de pelos axilares e púbicos, e então pela **menarca**, o primeiro período menstrual. Os primeiros períodos menstruais são não ovulatórios e a ovulação regular aparece cerca de um ano mais tarde. Em contraste com a situação na fase adulta, a remoção das gônadas durante o período que vai do nascimento até a puberdade provoca apenas um pequeno aumento de secreção de gonadotrofinas. Desse modo, a secreção de gonadotrofinas não é controlada pelos hormônios gonadais. Em crianças com idades entre sete e 10 anos, um pequeno aumento na secreção de estrogênios e androgênios precede o aumento mais rápido no início da adolescência **(Figura 22-9)**.

A média de idade da puberdade é variável. Na Europa e nos Estados Unidos, ela tem caído a uma taxa de um a três meses por década por mais de 175 anos. Nos Estados Unidos, recentemente, a puberdade ocorre entre oito e 13 anos em meninas e entre nove e 14 anos em meninos.

Outro evento que ocorre em humanos na época da puberdade é um aumento na secreção dos androgênios suprarrenais (ver Figura 20-12). O início desse aumento é chamado de **adrenarca**. Isso ocorre em meninas de oito a 10 anos e em meninos de 10 a 12 anos. Os valores de desidroepiandrosterona (DHEA) atingem um pico por volta de 25 anos em mulheres e ligeiramente depois em homens. Eles decaem lentamente para valores baixos na idade avançada. O aumento parece se dever a uma elevação na atividade da 17α-hidroxilase.

## Controle do início da puberdade

As gônadas das crianças podem ser estimuladas por gonadotrofinas; neste período, a hipófise contém gonadotrofinas e o hipotálamo contém o hormônio liberador de gonadotrofina (GnRH) (ver Capítulo 17). Entretanto, não há secreção de gonadotrofinas. Em macacos imaturos, ciclos menstruais normais podem ser desencadeados pela injeção pulsátil de GnRH, e os ciclos persistem pelo período em que a injeção é mantida. Portanto, parece claro que a secreção pulsátil de GnRH desencadeia a puberdade. Durante o período do nascimento à puberdade, um mecanismo neural está operando para impedir a liberação pulsátil normal de GnRH. A natureza do mecanismo inibidor do pulso de GnRH é desconhecido. Entretanto, um ou mais genes produzem produtos que estimulam a secreção de GnRH, e a inibição desses genes antes da puberdade é uma possibilidade interessante **(ver Quadro Clínico 22-2)**.

# CAPÍTULO 22 Desenvolvimento Reprodutivo e Função do Sistema Reprodutor Feminino

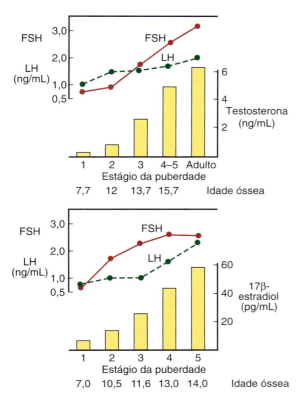

**FIGURA 22-9** Alterações nas concentrações plasmáticas de hormônios durante a puberdade em meninos (acima) e meninas (abaixo). O estágio 1 da puberdade é a pré-adolescência em ambos os sexos. Em meninos, o estágio 2 é caracterizado pelo início da ampliação dos testículos, o estágio 3 pelo aumento do pênis, o estágio 4 pelo crescimento da glande peniana, e o estágio 5 pela genitália adulta. Em meninas, o estágio 2 é caracterizado pela presença dos brotos mamários, o estágio 3 pelo crescimento das mamas, o estágio 4 pela projeção das aréolas, e o estágio 5 pelas mamas adultas. (Modificada e reproduzida, com permissão, de Berenberg SR [editor]: *Puberty: Biologic and Psychosocial Components*. HE Stenfoert Kroese BV, 1975.)

## PUBERDADE PRECOCE E RETARDADA

### Precocidade sexual

As principais causas de desenvolvimento sexual precoce em humanos são listadas na Tabela 22-2. O desenvolvimento precoce de características sexuais secundárias sem gametogênese é causado por exposição anormal de machos imaturos a androgênios ou de fêmeas a estrogênios. Essa síndrome deve ser chamada de **pseudopuberdade precoce** para distingui-la da **verdadeira puberdade precoce**, causada por um padrão puberal prematuro, mas de todo modo normal, de secreção de gonadotrofinas pela hipófise.

Puberdade precoce constitucional, isto é, puberdade na qual nenhuma causa pode ser determinada, é mais comum em meninas do que em meninos. Em ambos os sexos, tumores e infecções envolvendo o hipotálamo causam puberdade precoce. De fato, em uma grande série de casos, a puberdade precoce foi o sintoma endócrino mais comum de doença hipotalâmica. Em animais experimentais, a puberdade precoce pode ser produzida por lesões hipotalâmicas. Aparentemente, as lesões

### QUADRO CLÍNICO 22-2

#### Leptina

Há algum tempo tem sido defendido que um peso corporal crítico deve ser normalmente atingido para que a puberdade ocorra. Assim, por exemplo, mulheres jovens que se envolvem em atividades atléticas vigorosas perdem peso e param de menstruar, assim como meninas com anorexia nervosa. Se essas meninas começarem a comer e ganhar peso, elas voltam a menstruar, isto é, elas "voltam a passar pela puberdade". Parece agora claro que a leptina, o hormônio indutor da saciedade, secretado pelos adipócitos, pode ser a ligação entre peso corporal e puberdade. Camundongos obesos ob/ob que não produzem leptina são inférteis, e sua fertilidade é restabelecida por injeções de leptina. O tratamento com leptina também induz puberdade precoce em camundongos fêmeas imaturos. Entretanto, o modo pelo qual a leptina se encaixa no controle geral da puberdade permanece ainda por ser determinado.

interrompem a via que normalmente controla a secreção pulsátil de GnRH. Tumores pineais são algumas vezes associados à puberdade precoce, mas a evidência indica que esses tumores são associados à precocidade apenas quando há dano secundário ao hipotálamo.

Gametogênese e esteroidogênese precoces podem ocorrer sem o padrão puberal de secreção de gonadotrofinas (precocidade independente de gonadotrofinas). Pelo menos em alguns casos dessa condição, a sensibilidade dos receptores de LH à

**TABELA 22-2** Classificação das causas do desenvolvimento sexual precoce em humanos

| |
|---|
| **Puberdade precoce verdadeira** |
| Constitucional |
| Cerebral: distúrbios envolvendo o hipotálamo posterior |
| Tumores |
| Infecções |
| Anormalidades de desenvolvimento |
| Precocidade independente de gonadotrofinas |
| **Pseudopuberdade precoce** (nenhuma espermatogênese ou desenvolvimento ovariano) |
| Suprarrenal |
| Hiperplasia suprarrenal virilizante congênita |
| Tumores secretores de androgênios (em homens) |
| Tumores secretores de estrogênios (em mulheres) |
| Gonadal |
| Tumores das células de Leydig do testículo |
| Tumores das células da granulosa do ovário |
| Miscelânea |

## QUADRO CLÍNICO 22-3

### Hiperprolactinemia

Até 70% dos pacientes com adenomas cromófobos da adeno-hipófise têm níveis elevados de prolactina no plasma. Em alguns casos, a elevação pode ser devida a uma lesão na haste hipofisária, mas na maioria dos casos, as células tumorais estão na verdade secretando o hormônio. A hiperprolactinemia pode provocar galactorreia, mas em muitos indivíduos nenhuma anormalidade endócrina demonstrável está presente. Por outro lado, a maioria das mulheres com galactorreia têm níveis de prolactina normais; elevações definidas são encontradas em menos de um terço dos pacientes com essa condição.

Outra observação interessante é que 15 a 20% das mulheres com amenorreia secundária apresentam níveis elevados de prolactina, e quando a secreção de prolactina é reduzida, ciclos menstruais normais e fertilidade retornam. A prolactina pode produzir amenorreia ao bloquear a ação das gonadotrofinas nos ovários. O hipogonadismo produzido por prolactinomas está associado à osteoporose devido à deficiência de estrogênio.

Como observado anteriormente, a hiperprolactinemia em homens está associada à impotência e ao hipogonadismo, que desaparecem quando a secreção de prolactina diminui.

### DESTAQUES TERAPÊUTICOS

A utilização de medicamentos prescritos é uma causa comum de hiperprolactinemia. A secreção de prolactina na hipófise é suprimida pela dopamina do encéfalo. O uso de fármacos que bloqueiam os efeitos da dopamina pode levar a hipófise a secretar prolactina. Exemplos de algumas prescrições de medicamentos que podem provocar hiperprolactinemia incluem os tranquilizantes haloperidol (Haldol) e fenotiazinas, a maioria dos medicamentos antipsicóticos, e a cisaprida, que é utilizada no tratamento de náuseas e refluxo gastroesofágico em pacientes com câncer. Se possível, o fármaco suspeito de provocar a hiperprolactinemia deve ser retirado, ou a dose, fracionada. Independente da etiologia, o tratamento deve se esforçar para restaurar os níveis normais de prolactina, a fim de evitar efeitos supressivos nos ovários e preservar a densidade óssea. Os agonistas da dopamina também fornecem o benefício em muitos casos, incluindo o prolactinoma, e podem ser utilizados em pacientes nos quais um agente farmacêutico relacionado à disfunção não possa ser retirado.

---

gonadotrofina aumenta devido a uma mutação de ativação na proteína G que acopla seus receptores à adenilato-ciclase.

## Puberdade ausente ou retardada

A variação normal na idade em que as mudanças da adolescência ocorrem é tão ampla que a puberdade não pode ser considerada patologicamente retardada até que a menarca não tenha ocorrido até 17 anos ou o desenvolvimento testicular até os 20 anos. A incapacidade de amadurecimento devida a pan-hipopituitarismo é associada ao nanismo e é evidência de outras anormalidades endócrinas. Pacientes com o padrão cromossômico XO e disgenesia gonadal também sofrem de nanismo. Em alguns indivíduos, a puberdade é retardada, embora as gônadas estejam presentes e outras funções endócrinas sejam normais. Em homens, este quadro clínico é chamado de **eunucoidismo**. Em mulheres, ele é chamado de **amenorreia primária (ver Quadro Clínico 22-3)**.

## MENOPAUSA

Os ovários humanos se tornam não responsivos a gonadotrofinas com o avançar da idade e sua função declina de modo que os ciclos sexuais desaparecem (**menopausa**). Essa ausência de resposta é associada a e provavelmente causada por um decréscimo no número de folículos primordiais que se torna evidente na época da menopausa **(Figura 22-10)**. Os ovários não mais secretam progesterona e 17β-estradiol em quantidades consideráveis e o estrogênio é produzido apenas em pequenas quantidades pela aromatização da androstenediona nos tecidos periféricos (ver Capítulo 20). O útero e a vagina se tornam gradualmente atróficos. À medida que o efeito da retroalimentação negativa dos estrogênios e da progesterona é reduzido, a secreção de FSH aumenta, o FSH plasmático se eleva a níveis

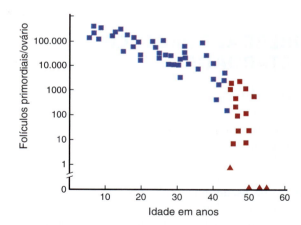

**FIGURA 22-10** Número de folículos primordiais por ovário em mulheres de várias idades. Quadrados azuis, mulheres em pré-menopausa (menstruações regulares); quadrados vermelhos, mulheres em perimenopausa (menstruações irregulares há pelo menos um ano); triângulos vermelhos, mulheres em pós-menopausa (nenhuma menstruação há pelo menos um ano). Observe que a escala vertical é uma escala logarítmica e que os valores são de um e não dos dois ovários. (Redesenhada por PM Wise e reproduzida, com permissão, de Richardson SJ, Senikas V, Nelson JF: Follicular depletion during the menopausal transition: Evidence for accelerated loss and ultimate exhaustion. J Clin Endocrinol Metab 1987;65:1231.)

CAPÍTULO 22  Desenvolvimento Reprodutivo e Função do Sistema Reprodutor Feminino **401**

altos e os níveis de LH são moderadamente elevados. Fêmeas velhas de camundongos e ratos têm longos períodos de diestro e níveis altos de secreção de gonadotrofinas. Nas mulheres, um período chamado de perimenopausa precede a menopausa e pode durar até 10 anos. Durante a perimenopausa, os níveis de FSH aumentarão antes que uma elevação do LH seja observada devido a uma diminuição no estrogênio e na progesterona, e as inibinas e menstruações tornam-se irregulares. Em geral, esse processo ocorre entre 45 e 55 anos. A idade média do início da menopausa é de 52 anos.

A perda de função ovariana provoca vários sintomas como sensações de calor espalhando-se do tronco para a face (ondas de calor; também chamadas de fogachos) e suores noturnos. Além disso, o início da menopausa aumenta o risco de várias doenças como osteoporose, doença cardíaca isquêmica e doença renal.

Ondas de calor ocorrem em 75% das mulheres na menopausa e podem continuar intermitentemente por até 40 anos. Elas também ocorrem quando menopausa precoce é produzida por ovariectomia bilateral e são evitadas por tratamento com estrogênio. Além disso, as ondas de calor também ocorrem após castração em homens. Sua causa é desconhecida. No entanto, elas coincidem com surtos de secreção de LH. O LH é secretado em picos episódicos em intervalos de 30 a 60 min ou mais (**secreção circorária**) e na ausência dos hormônios gonadais esses picos são grandes. Cada onda de calor se inicia com o começo de um pico. Entretanto, o LH em si não é responsável pelos sintomas, uma vez que eles continuam após a remoção da hipófise. Em vez disso, parece que algum evento sensível ao estrogênio no hipotálamo inicia tanto a liberação de LH quanto as ondas de calor.

Embora a função dos testículos tenda a diminuir lentamente com o avanço da idade, não existem evidências claras se ocorre uma "menopausa masculina" (**andropausa**) semelhante àquela que ocorre nas mulheres.

# O SISTEMA REPRODUTOR FEMININO

## CICLO MENSTRUAL

O sistema reprodutor feminino (**Figura 22–11**), ao contrário do masculino, apresenta mudanças cíclicas regulares que teleologicamente podem ser consideradas como preparações para a fertilização e gravidez. Em humanos e outros primatas, o ciclo é um ciclo **menstrual**, e sua característica mais conspícua é o sangramento vaginal periódico que ocorre com a eliminação da mucosa uterina (**menstruação**). A duração do ciclo é notoriamente variável em mulheres, mas uma estimativa média é de 28 dias a partir do início do período menstrual. Pelo uso corrente, os dias do ciclo são identificados por números, começando no primeiro dia da menstruação.

### Ciclo ovariano

Desde o nascimento, existem **folículos primordiais** sob a cápsula ovariana. Cada um contém um oócito imaturo (Figura 22–11).

No início de cada ciclo, vários desses folículos aumentam e uma cavidade se forma em torno do oócito (**formação do antro**). Esta cavidade é preenchida com líquido folicular. Em humanos, em geral, um dos folículos em um dos ovários começa a crescer rapidamente por volta do sexto dia e se torna o **folículo dominante**, enquanto os outros regridem, formando **folículos atrésicos**. O processo de atresia envolve apoptose. É incerta a maneira pela qual um dos folículos é selecionado para ser o dominante nessa **fase folicular** do ciclo menstrual, mas isso parece relacionar-se à habilidade do folículo em secretar estrogênio no seu interior, o qual é necessário para sua maturação final. Quando mulheres recebem preparações de gonadotrofina hipofisária humana por injeção, vários folículos se desenvolvem simultaneamente.

A estrutura de um folículo ovariano (**de Graaf**) em maturação é mostrada na Figura 22–11. A principal fonte de estrogênio circulante são as células da granulosa dos ovários. Entretanto, as células da **teca interna** do folículo são necessárias para a produção de estrogênio, uma vez que elas secretam androgênios que são aromatizados a estrogênio pelas células da granulosa.

Por volta do 14º dia do ciclo, o folículo distendido se rompe e o oócito é expulso para a cavidade abdominal. Este é o processo da **ovulação**. O oócito é capturado pelas fímbrias das tubas uterinas, é transportado ao útero e, a menos que a fertilização ocorra, é expelido pela vagina.

O folículo que se rompe no momento da ovulação é prontamente preenchido com sangue, formando o que às vezes é denominado **corpo hemorrágico**. Um sangramento menor do folículo para a cavidade abdominal pode causar irritação peritoneal e dor abdominal inferior transitória. As células da granulosa e da teca do revestimento folicular imediatamente começam a proliferar e o sangue coagulado é rapidamente substituído pelas **células luteínicas**, de coloração amarelada e ricas em lipídeos, formando o **corpo lúteo**. Isto inicia a **fase lútea** do ciclo menstrual, durante a qual as células lúteas secretam estrogênio e progesterona. O crescimento do corpo lúteo depende do desenvolvimento de um suprimento adequado de sangue e há evidência de que o fator de crescimento endotelial vascular (VEGF) (ver Capítulo 31) é essencial para este processo.

Se a gravidez ocorre, o corpo lúteo persiste e, em geral, não há mais menstruações até o nascimento. Se a gravidez não acontece, o corpo lúteo começa a degenerar cerca de quatro dias antes da próxima menstruação (24º dia do ciclo) e é finalmente substituído por tecido de cicatrização, formando um **corpo albicante**.

O ciclo ovariano em outros mamíferos é semelhante, exceto que em várias espécies mais do que um folículo é ovulado e múltiplos nascimentos são a regra. Corpos lúteos se formam em algumas espécies de mamíferos mas não em todas.

Em humanos, oócitos novos não são formados após o nascimento. Durante o desenvolvimento fetal, os ovários contêm mais de sete milhões de folículos originais. Entretanto, muitos passam por atresia (involução) antes do nascimento e outros são perdidos após o nascimento. No momento do nascimento, há dois milhões de oócitos, mas 50% deles são atrésicos. O um milhão que é normal passa pela primeira parte da primeira divisão meiótica nessa época e entra em um estágio de

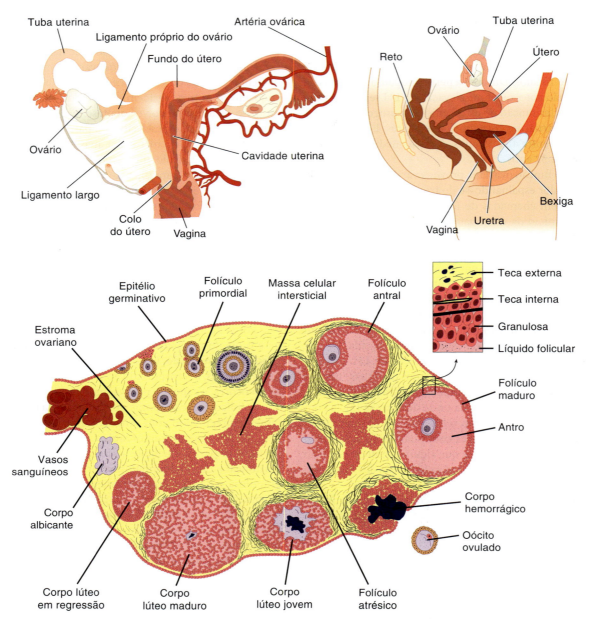

**FIGURA 22-11 Anatomia funcional do aparelho reprodutor feminino.** Os órgãos reprodutivos femininos incluem os ovários, o útero, as tubas uterinas e as glândulas mamárias. O desenvolvimento sequencial de um folículo, a formação de um corpo lúteo e a atresia folicular são mostrados.

suspensão em prófase, no qual aqueles que sobrevivem permanecem até a fase adulta. A atresia continua durante o desenvolvimento e o número de oócitos em ambos os ovários na época da puberdade é de menos de 300.000 (Figura 22–10). Apenas um desses oócitos por ciclo (ou cerca de 500 no curso de uma vida reprodutiva normal) normalmente atinge a maturidade; os demais degeneram. Logo antes da ovulação, a primeira divisão meiótica é completada. Uma das células-filhas, o **oócito secundário**, recebe a maior parte do citoplasma, enquanto o outro, o **primeiro corpúsculo polar**, recebe apenas fragmentos e acaba por desaparecer. O oócito secundário imediatamente começa a segunda divisão meiótica, mas esta divisão cessa na metáfase e é completada apenas quando um espermatozoide penetra o oócito. Neste momento, um **segundo corpúsculo polar** é descartado e o oócito fertilizado segue para formar um novo indivíduo. A suspensão na fase de metáfase se deve, pelo menos em algumas espécies, à formação da proteína **pp39$^{mos}$** no oócito, que é codificada pelo protooncogene **c-mos**. Quando a fertilização ocorre, a pp39$^{mos}$ é destruída em 30 min pela **calpaína**, uma protease cisteína dependente de cálcio.

## Ciclo uterino

Ao final da menstruação, todas as camadas do endométrio foram descartadas, exceto as mais profundas. Um novo endométrio volta então a crescer sob a influência dos estrogênios do folículo em desenvolvimento. O endométrio cresce rapidamente em espessura do quinto ao 14º dias do ciclo menstrual.

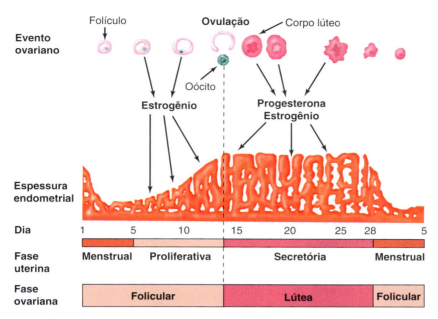

**FIGURA 22-12** Relação entre alterações ovarianas e uterinas durante o ciclo menstrual. (Reproduzida, com permissão, de Windmaier EP, Raff H, Strang KT: *Vander's Human Physiology: The Mechanisms of Body Function*, 11th ed. McGraw-Hill, 2008.)

À medida que a espessura aumenta, as glândulas uterinas se expandem, alongando-se (Figura 22-12), mas não se tornam convolutas ou secretam em qualquer grau. Essas alterações endometriais são chamadas de proliferativas, e essa parte do ciclo menstrual é chamada de **fase proliferativa**. Ela também é chamada de fase pré-ovulatória ou fase folicular do ciclo. Após a ovulação, o endométrio se torna altamente vascularizado e ligeiramente edematoso sob a influência do estrogênio e da progesterona do corpo lúteo. As glândulas se tornam espiraladas e começam a secretar um líquido claro. Consequentemente, essa fase do ciclo é chamada de **fase lútea** ou **secretora**. Mais tarde na fase lútea, o endométrio, como a adeno-hipófise, produz prolactina, mas a função desta prolactina endometrial é desconhecida.

O endométrio é irrigado por dois tipos de artérias. Os dois terços superficiais do endométrio, que são descartados durante a menstruação, chamado de **camada funcional**, é irrigado pelas longas e enroladas **artérias espiraladas** (Figura 22-13), enquanto a camada mais profunda que não é descartada, a **camada basal**, recebe o aporte das pequenas e retas **artérias basais**.

Quando o corpo lúteo regride, o suporte hormonal para o endométrio é retirado. O endométrio se torna mais fino, o que contribui para o enrolamento das artérias espiraladas. Focos de necrose aparecem no endométrio e coalescem. Além disso, espasmo e degeneração das paredes das artérias espiraladas ocorrem, levando a hemorragias pontuais que confluem e provocam o fluxo menstrual.

O vasoespasmo é provavelmente produzido para liberação local de prostaglandinas. Grandes quantidades de prostaglandina estão presentes no endométrio secretor e no sangue menstrual, e infusões de prostaglandina $F_{2\alpha}$ ($PGF_{2\alpha}$) produzem necrose endometrial e sangramento. Do ponto de vista da função endometrial, a fase proliferativa do ciclo menstrual representa a restauração do epitélio a partir da menstruação precedente,

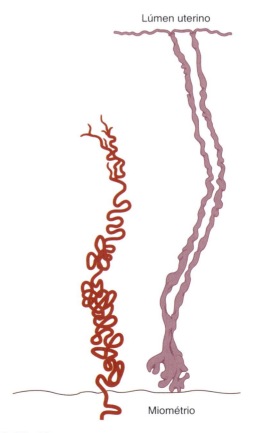

**FIGURA 22-13 Artéria espiralada do endométrio.** Desenho de uma artéria espiralada (esquerda) e duas glândulas uterinas (direita) do endométrio de um macaco *rhesus*; fase secretória inicial. (Reproduzida, com permissão, de GH: The arterial pattern of the tunica mucosa of the uterus in the *Macacus rhesus*. Am J Anat 1936;58:349.)

e a fase secretora representa a preparação do útero para a implantação do óvulo fertilizado. A duração da fase secretora é surpreendentemente constante em 14 dias e as variações encontradas na duração do ciclo menstrual são devidas, na maior parte dos casos, a variações na duração da fase proliferativa. Quando a fertilização não ocorre durante a fase secretora, o endométrio sofre descamação e um novo ciclo se inicia.

### Menstruação normal

O sangue menstrual é predominantemente arterial, e apenas 25% é de origem venosa. Ele contém restos teciduais, prostaglandinas e relativamente grandes quantidades de fibrinolisina do tecido endometrial. A fibrinolisina destrói coágulos, de modo que o sangue menstrual normalmente não contém coágulos, a não ser que o fluxo seja muito intenso.

A duração normal do fluxo menstrual é de três a cinco dias, mas fluxos tão curtos quanto um dia e tão longos quanto oito dias podem ocorrer em mulheres normais. A quantidade de sangue perdida pode variar normalmente de uma pequena mancha a 80 mL; sendo a quantidade média perdida de 30 mL. A perda de mais de 80 mL é anormal. Obviamente, a quantidade do fluxo pode ser afetada por vários fatores, incluindo a espessura do endométrio, medicação e doenças que afetam o mecanismo de coagulação.

### Ciclos anovulatórios

Em alguns casos, a ovulação não ocorre durante o ciclo menstrual. Tais ciclos anovulatórios são comuns para os primeiros 12 a 18 meses após a menarca e novamente antes do início da menopausa. Quando a ovulação não ocorre, nenhum corpo lúteo é formado e os efeitos da progesterona no endométrio são ausentes. Entretanto, os estrogênios continuam a provocar o crescimento, e o endométrio em proliferação se torna espesso o suficiente para ser descamado, começando a soltar-se. O tempo que demora para o sangramento ocorrer é variável, mas em geral ocorre em menos de 28 dias a partir do último período menstrual. O fluxo também é variável e vai de escasso a relativamente profuso.

### Mudanças cíclicas no colo uterino

Embora seja contínua com o corpo do útero, o colo uterino é diferente dele de várias maneiras. A mucosa do colo uterino não passa por descamação cíclica, mas há alterações regulares no muco cervical. O estrogênio torna o muco mais fino e alcalino, o que estimula a sobrevivência e o transporte dos espermatozoides. A progesterona o deixa espesso, viscoso e celular. O muco é mais fino no momento da ovulação, e sua elasticidade, ou **capacidade de formar filamentos (*spinnbarkeit*)** aumenta, de modo que por volta da metade do ciclo uma gota pode ser esticada em um longo e fino filamento que pode ter de oito a 12 cm ou mais de comprimento. Além disso, quando uma fina camada é espalhada sobre uma lâmina histológica, o muco seca formando um padrão arborescente, semelhante a um feto de samambaia (**Figura 22–14**). Após a ovulação e durante a gravidez, o muco se torna espesso e não consegue formar o padrão arborescente.

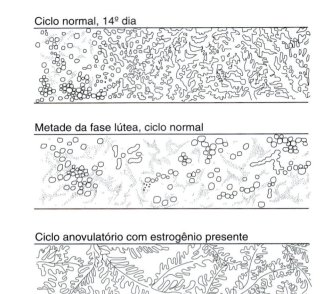

**FIGURA 22–14** Padrões formados quando o muco cervical é espalhado em uma lâmina histológica e examinado ao microscópio. A progesterona torna o muco espesso e celular. No esfregaço de uma paciente que não ovula (abaixo), nenhuma progesterona está presente para inibir o padrão arborescente induzido pelo estrogênio.

### Ciclo vaginal

Sob a influência de estrogênios, o epitélio vaginal se torna cornificado e células cornificadas podem ser identificadas no esfregaço vaginal. Sob a influência de progesterona, um muco espesso é secretado e o epitélio prolifera e se torna infiltrado com leucócitos. As mudanças cíclicas no esfregaço vaginal em ratos são relativamente significativas. As alterações em humanos e outras espécies são similares, mas não tão evidentes.

### Mudanças cíclicas nas mamas

Embora a lactação normalmente não ocorra até o final da gravidez, mudanças cíclicas ocorrem nas mamas durante o ciclo menstrual. Os estrogênios provocam a proliferação dos ductos mamários, enquanto a progesterona estimula o crescimento dos lóbulos e alvéolos. O inchaço das mamas, sua sensibilidade e dor experimentados por várias mulheres durante os 10 dias que precedem a menstruação são provavelmente devidos à distensão dos ductos, hiperemia e edema do tecido intersticial da mama. Todas estas mudanças regridem, junto com os sintomas, durante a menstruação.

### Mudanças durante a relação sexual

Durante a excitação sexual em mulheres, um líquido é secretado para as paredes da vagina, provavelmente devido à liberação de VIP pelos nervos vaginais. Um muco lubrificante também é secretado pelas glândulas vestibulares. A parte superior da vagina é sensível à distensão, enquanto o estímulo tátil dos lábios menores e do clitóris contribui para a excitação sexual.

Estes estímulos são reforçados por estímulos táteis das mamas e, como nos homens, por estímulos visuais, auditivos e olfatórios, que levam ao orgasmo. Durante o orgasmo, contrações rítmicas mediadas pelo sistema nervoso autônomo ocorrem nas paredes vaginais. Impulsos também são conduzidos pelos nervos pudendos e produzem contração rítmica dos músculos bulbocavernoso e isquiocavernoso. As contrações vaginais podem ajudar no transporte de espermatozoides, mas não são essenciais para que ele ocorra, uma vez que a fertilização não depende do orgasmo feminino.

## Indicadores de ovulação

O conhecimento do período da ovulação durante o ciclo menstrual é importante para aumentar a fertilidade ou, inversamente, para o planejamento familiar. Um indicador conveniente, e razoavelmente confiável, do período de ovulação é uma mudança, em geral um aumento, na temperatura basal do corpo (Figura 22-15). A elevação se inicia de um a dois dias após a ovulação. As mulheres interessadas em obter um gráfico preciso de temperatura devem utilizar um termômetro digital e medir

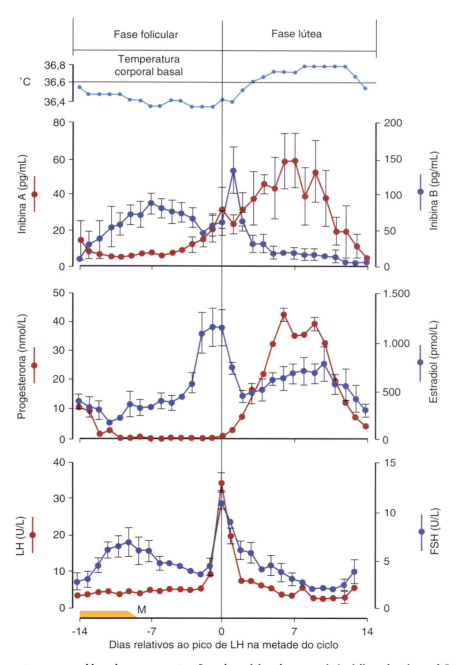

**FIGURA 22-15** **Temperatura corporal basal e as concentrações plasmáticas hormonais (média ± desvio-padrão) durante o ciclo menstrual humano normal.** Os valores são organizados em relação ao dia do pico de LH da metade do ciclo. FSH, hormônio folículo-estimulante; LH, hormônio luteinizante; M, menstruação.

# SEÇÃO III  Fisiologia Endócrina e Reprodutiva

suas temperaturas (oral ou retal) pela manhã, antes de levantar da cama. A alteração da temperatura no momento da ovulação é, provavelmente, devida ao aumento na secreção de progesterona, uma vez que a progesterona é um hormônio termogênico.

Uma elevação na secreção de LH dispara a ovulação, e esta ocorre normalmente cerca de nove horas após o surgimento do pico de LH na metade do ciclo (Figura 22-15). A viabilidade do oócito é de aproximadamente 72 h após sua expulsão do folículo, porém ele é fertilizável por um período de tempo muito menor do que este. Em um estudo da relação entre a relação sexual isolada e a gravidez, 36% das mulheres tiveram uma gravidez detectada após uma relação sexual no dia da ovulação. Entretanto, com a relação sexual em dias após a ovulação, o percentual de gestação foi zero. Uma relação sexual isolada no primeiro e segundo dias antes da ovulação também levou à gravidez em cerca de 36% das mulheres. Poucas gestações resultaram de relação sexual isolada no terceiro, quarto ou quinto dia antes da ovulação, embora com percentual muito menor, por exemplo, 8% no quinto dia antes da ovulação. Portanto, alguns espermatozoides podem sobreviver no trato genital feminino e fertilizar o oócito por até 120 h antes da ovulação, porém o período mais fértil é claramente o de 48 h antes da ovulação. Entretanto, para os interessados no "método do ritmo" de contracepção, deve-se observar que há casos raros, porém documentados na literatura, de gravidez resultante de relações sexuais isoladas em cada dia do ciclo menstrual.

## O ciclo estral

Além dos primatas, outros mamíferos não menstruam, e seu ciclo sexual é chamado de **ciclo estral**. Esta denominação se refere ao período de "calor" acentuado (**estro**) no momento da ovulação, normalmente o único período no qual o interesse sexual da fêmea é despertado. Em espécies com ovulação espontânea com ciclo estral, como os ratos, o sangramento vaginal episódico não ocorre, mas os eventos endócrinos subjacentes são essencialmente iguais aos do ciclo menstrual. Em outras espécies, a ovulação é induzida pela cópula (ovulação reflexa).

# HORMÔNIOS OVARIANOS

## Estrutura química, biossíntese e metabolismo de estrogênios

Os estrogênios naturais são o **17β-estradiol**, a **estrona** e o **estriol** (**Figura 22–16**). Eles são esteroides C18 que não têm um grupo metil angular ligado na posição 10 ou uma configuração ê⁴-3-cetona no anel. Eles são secretados principalmente pelas células da granulosa dos folículos ovarianos, pelo corpo lúteo e pela placenta. Sua biossíntese é dependente da enzima **aromatase** (CYP19), que converte a testosterona em estradiol e a androstenediona em estrona (Figura 22–16). Esta última reação também ocorre no tecido gorduroso, no fígado, nos músculos e no encéfalo.

As células da teca interna têm muitos receptores de LH, e o LH atua via AMPc para aumentar a conversão do colesterol em androstenediona.

As células da teca interna fornecem a androstenediona para as células da granulosa, que, por sua vez, sintetizam o estradiol quando supridas de androgênios (**Figura 22–17**), e parece que

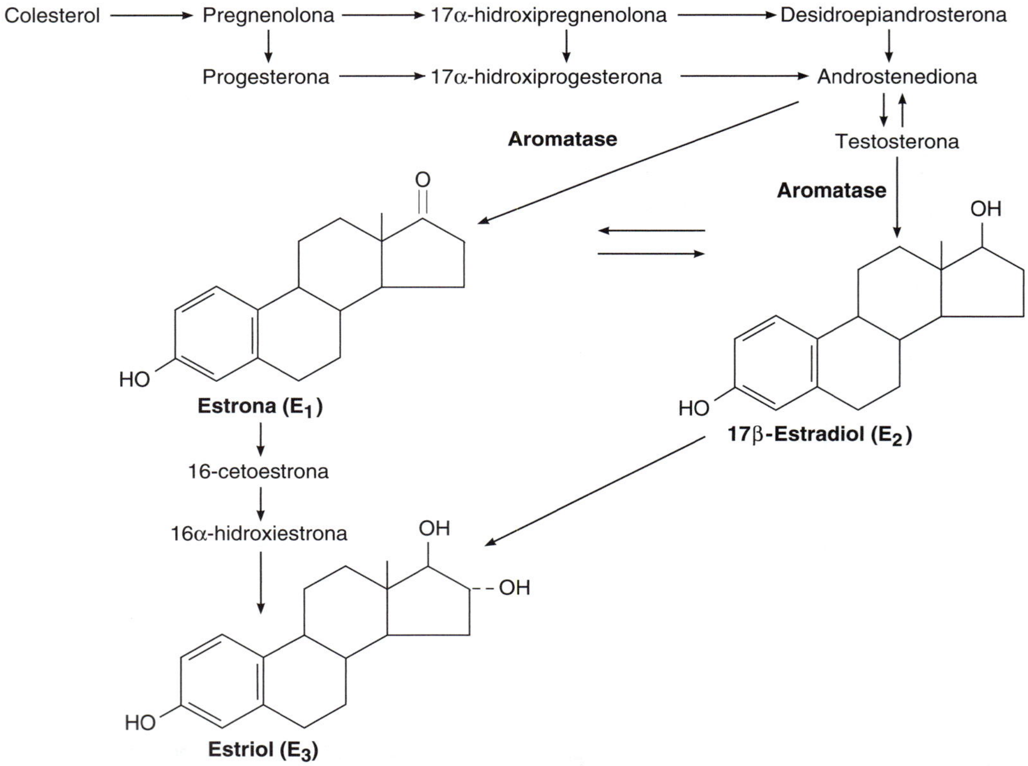

**FIGURA 22–16** **Biossíntese e metabolismo de estrogênios.** As fórmulas dos esteroides precursores são mostradas na Figura 22–7.

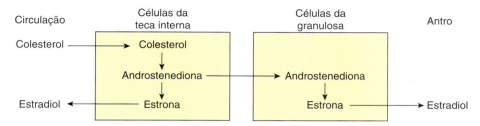

**FIGURA 22-17** Interações entre as células da teca e as células da granulosa na síntese e secreção do estradiol.

o estradiol que elas formam em primatas é secretado para o líquido folicular. As células da granulosa contêm muitos receptores para o FSH e este facilita a secreção de estradiol, atuando via AMPc para aumentar a atividade aromatase. As células maduras da granulosa também adquirem receptores para LH, e este também estimula a produção de estradiol.

Dois por cento do estradiol circulante está na forma livre e o restante está ligado à proteínas: 60% à albumina e 38% à mesma globulina gonadal ligadora de esteroides (GBG, do inglês *gonadal steroid-binding globulin*) que se liga à testosterona.

No fígado, o estradiol, a estrona e o estriol são convertidos em glicuronídeos e conjugados sulfatados. Todos esses compostos, junto com outros metabólitos, são excretados na urina. Quantidades significativas são secretadas na bile e reabsorvidas pela corrente sanguínea (circulação êntero-hepática).

## Secreção

A concentração de estradiol no plasma durante o ciclo menstrual é mostrada na Figura 22-15. Quase todo esse estrogênio é proveniente do ovário e dois picos de secreção ocorrem: o primeiro, pouco antes da ovulação, e o segundo, no meio da fase lútea. A taxa de secreção de estradiol é de 36 µg/dia (113 nmol/dia) no início da fase folicular, 380 µg/dia logo antes da ovulação e 250 µg/dia no meio da fase lútea (Tabela 22-3). Após a menopausa, a secreção de estrogênio diminui para níveis baixos.

Como observado anteriormente, a taxa de produção de estradiol em homens é de cerca de 50 µg/dia (184 nmol/dia).

## Efeitos na genitália feminina

Os estrogênios facilitam o crescimento dos folículos ovarianos e aumentam a motilidade das tubas uterinas. O seu papel nas mudanças cíclicas no endométrio, no colo uterino e na vagina foi discutido anteriormente. Eles aumentam o fluxo sanguíneo uterino e têm efeitos importantes na musculatura lisa do útero. Em mulheres castradas ou sexualmente imaturas, o útero é pequeno e o miométrio atrófico e inativo. Os estrogênios desenvolvem a musculatura uterina e o conteúdo de proteínas contráteis. Sob a influência de estrogênios, o músculo uterino se torna mais ativo e excitável, e os potenciais de ação nas fibras individuais se tornam mais frequentes. O útero "dominado por estrogênio" é também mais sensível à ocitocina.

O tratamento crônico com estrogênios provoca a hipertrofia do endométrio. Quando a terapia com estrogênios é interrompida, ocorre a descamação com **hemorragia de privação**. Algum sangramento de "escape" pode ocorrer durante o tratamento quando estrogênios são administrados por longos períodos. A exposição prolongada apenas ao estrogênio (sem a oposição da progesterona) tem sido indicada como um fator de risco no desenvolvimento do câncer de endométrio.

## Efeitos em outros órgãos endócrinos

Os estrogênios diminuem a secreção de FSH. Sob certas circunstâncias, eles inibem a secreção de LH (retroalimentação negativa); em outras, eles aumentam a secreção de LH (retroalimentação positiva). Algumas vezes, são administradas em mulheres grandes doses de estrogênios, por quatro a seis dias, para prevenir a gravidez após uma relação sexual durante o período fértil ("pílula do dia seguinte"). Entretanto, neste caso, a gravidez é provavelmente impedida mais pela interferência na implantação do embrião do que em alterações na secreção de gonadotrofinas.

Os estrogênios provocam aumento na secreção de angiotensinogênio e da globulina ligadora dos hormônios da tireoide. Eles exercem um importante efeito anabólico proteico em galinhas e no gado, possivelmente por estimular a secreção de androgênios da suprarrenal, e tratamento com estrogênios tem sido usado comercialmente para aumentar o peso de animais domésticos. Eles provocam o fechamento epifisial em humanos (ver Capítulo 21).

**TABELA 22-3** Taxas de produção de esteroides sexuais ao longo de vinte e quatro horas em mulheres em diferentes estágios do ciclo menstrual

| Esteroides sexuais | Folicular inicial | Pré-ovulatória | Fase lútea média |
|---|---|---|---|
| Progesterona (mg) | 1,0 | 4,0 | 25,0 |
| 17-hidroxiprogesterona (mg) | 0,5 | 4,0 | 4,0 |
| Desidroepiandrosterona (mg) | 7,0 | 7,0 | 7,0 |
| Androstenediona (mg) | 2,6 | 4,7 | 3,4 |
| Testosterona (µg) | 144,0 | 171,0 | 126,0 |
| Estrona (µg) | 50,0 | 350,0 | 250,0 |
| Estradiol (µg) | 36,0 | 380,0 | 250,0 |

Dados de Baird DT, Fraser IS: Blood production and ovarian secretion rates of estradiol-17 beta and estrone in women throughout the menstrual cycle. J Clin Endocrinal Metab 1974 Jun;38(6):1009–1017.

## Efeitos no sistema nervoso central

Os estrogênios são responsáveis pelo comportamento estral (cio) em animais e aumentam a libido em humanos. Eles aparentemente exercem essa ação por um efeito direto em certos neurônios no hipotálamo. Os estrogênios também aumentam a proliferação de dendritos nos neurônios e o número de botões sinápticos em ratos.

## Efeitos nas mamas

Os estrogênios provocam o crescimento dos ductos nas mamas e são grandemente responsáveis pelo seu aumento em meninas na puberdade; eles têm sido chamados de hormônios do crescimento da mama. São responsáveis pela pigmentação das aréolas, embora a pigmentação se torne mais intensa durante a primeira gravidez do que na puberdade. O papel dos estrogênios no controle total do crescimento da mama e na lactação será discutido posteriormente.

## Características sexuais secundárias femininas

As mudanças corporais que se desenvolvem em meninas na puberdade — além do aumento das mamas, do útero e da vagina — são devidas, em parte, aos estrogênios, que são os "hormônios feminilizantes", e, em parte, simplesmente pela ausência de androgênios do testículo. As mulheres têm ombros estreitos e quadris largos, coxas que convergem e braços que divergem (grande **ângulo de carga**). Esta configuração do corpo, somada à distribuição feminina de gordura nas mamas e nas nádegas, ocorre também em homens castrados. Em mulheres, a laringe mantém a sua proporção pré-puberal e a voz permanece aguda. As mulheres têm menos pelos corporais e mais cabelos, e os seus pelos pubianos têm, geralmente, um padrão achatado característico (triângulo feminino). Entretanto, o crescimento de pelos pubianos e axilares em ambos os sexos se deve mais aos androgênios do que aos estrogênios.

## Outras ações

Mulheres normais retêm sal e água e ganham peso pouco antes da menstruação. Os estrogênios provocam algum grau de retenção de sal e água. Entretanto, a secreção de aldosterona é ligeiramente elevada na fase lútea, e isso também contribui para a retenção de líquidos no período pré-menstrual.

Os estrogênios tornam as secreções das glândulas sebáceas mais fluidas, e assim se contrapõem aos efeitos da testosterona, inibindo a formação de **comedões** ("cravos pretos") e acne. O eritema palmar, o hemangioma aracniforme e o aumento discreto da mama que ocorrem na doença hepática avançada devem-se ao aumento dos estrogênios circulantes. O aumento parece se dever à diminuição do metabolismo hepático da androstenediona, tornando este androgênio mais disponível para ser convertido em estrogênios.

Os estrogênios têm uma ação significativa na diminuição do colesterol plasmático e rapidamente produzem vasodilatação pelo aumento da produção local de óxido nítrico. As suas ações nos ossos são discutidas no Capítulo 21.

## Mecanismo de ação

Existem dois tipos principais de receptores nucleares de estrogênios: o receptor de estrogênio $\alpha$ (ER$\alpha$), codificado por um gene no cromossomo 6; e o receptor de estrogênio $\beta$ (ER$\beta$), codificado por um gene no cromossomo 14. Ambos são membros da superfamília de receptores nucleares (ver Capítulo 2). Após se ligarem ao estrogênio, eles formam homodímeros e se ligam ao DNA, alterando sua transcrição. Alguns tecidos contêm um tipo ou outro, mas a sobreposição também ocorre em alguns tecidos que contêm tanto ER$\alpha$ quanto ER$\beta$. O ER$\alpha$ é encontrado principalmente no útero, nos rins, no fígado e no coração, enquanto o ER$\beta$ é encontrado principalmente nos ovários, na próstata, nos pulmões, no trato gastrintestinal, no sistema hematopoiético e no sistema nervoso central (SNC). O ER$\alpha$ e o ER$\beta$ também podem formar heterodímeros. Camundongos machos e fêmeas em que o gene para ER$\alpha$ foi inativado são estéreis, desenvolvem osteoporose e continuam crescendo porque suas epífises não se fecham. As fêmeas com inativação de ER$\beta$ são inférteis, porém os machos são férteis, embora apresentem hiperplasia prostática e perda de gordura. Ambos os receptores apresentam isoformas e, assim como os receptores da tireoide, podem se ligar a vários fatores de ativação e estimulação. Em algumas situações, o ER$\beta$ pode inibir a transcrição de ER$\alpha$. Portanto, suas ações são complexas, múltiplas e variadas.

A maior parte dos efeitos dos estrogênios é genômica, isto é, devida as ações no núcleo, mas algumas são tão rápidas que é difícil acreditar que sejam mediadas por meio da produção de mRNA. Essas incluem efeitos sobre a descarga neuronal no SNC e, possivelmente, efeitos de retroalimenação sobre a secreção de gonadotrofinas. Há evidências de que esses efeitos são mediados por receptores de membrana celular que parecem ser estruturalmente relacionados aos receptores nucleares e produzem os seus efeitos por ativação de vias intracelulares reguladas pela proteína cinase ativada por mitógenos. Efeitos rápidos semelhantes aos de progesterona, testosterona, glicocorticoides, aldosterona e 1,25-di-hidroxicolecalciferol também podem ser produzidos por ativação de receptores de membrana (ver Capítulo 16).

## Estrogênios sintéticos e ambientais

O etinil, derivado do estradiol, é um potente estrogênio e, ao contrário dos estrogênios naturais, é relativamente ativo quando administrado por via oral, uma vez que é resistente ao metabolismo hepático. A atividade dos hormônios naturais é baixa quando eles são administrados por via oral, pois a drenagem do sistema venoso porta do intestino os transporta para o fígado, onde são inativados antes de poderem atingir a circulação geral. Algumas substâncias não esteroides e alguns poucos compostos encontrados em plantas também têm atividade estrogênica. Os estrogênios vegetais raramente são um problema na alimentação humana, mas podem causar efeitos indesejáveis em animais de fazenda. As **dioxinas**, encontradas no ambiente e produzidas por uma variedade de processos industriais, podem ativar elementos de resposta ao estrogênio nos genes. Entretanto, elas têm sido relatadas tendo tanto efeitos antiestrogênicos quanto efeitos pró-estrogênicos, e seu papel, se houver, na patologia humana, permanece uma questão de desacordo e debate.

Como os estrogênios naturais têm efeitos indesejáveis, bem como desejáveis (p. ex., eles preservam o osso, evitando a osteoporose mas podem provocar câncer no útero e na mama), tem se buscado ativamente por um estrogênio "feito sob medida" que tenha efeitos seletivos em humanos. Dois compostos, o **tamoxifeno** e o **raloxifeno**, se mostraram promissores a esse respeito. Nenhum combate os sintomas da menopausa, mas ambos têm o efeito de preservação do osso, semelhante à ação do estradiol. Além disso, o tamoxifeno não estimula a mama, e o raloxifeno não estimula a mama ou o útero. O modo pelo qual os efeitos desses moduladores seletivos dos receptores de estrogênio (**MSRE**) são provocados está relacionado à complexidade dos receptores de estrogênio e, portanto, a diferenças no modo como os complexos receptor-ligante que eles formam se ligam ao DNA.

## Estrutura química, biossíntese e metabolismo da progesterona

A progesterona é um esteroide $C_{21}$ (**Figura 22–18**) secretado pelo corpo lúteo, pela placenta e (em pequenas quantidades) pelo folículo. Ela é um intermediário importante na biossíntese de esteroides em todos os tecidos que secretam hormônios esteroides, e pequenas quantidades aparentemente entram na circulação a partir dos testículos e do córtex da suprarrenal. Cerca de 2% da progesterona circulante são livres, enquanto 80% estão ligados à albumina e 18% ligados à globulina ligadora de corticosteroide. A progesterona tem uma meia-vida curta e é convertida no fígado a pregnanediol, que é conjugado ao ácido glicurônico e excretado na urina.

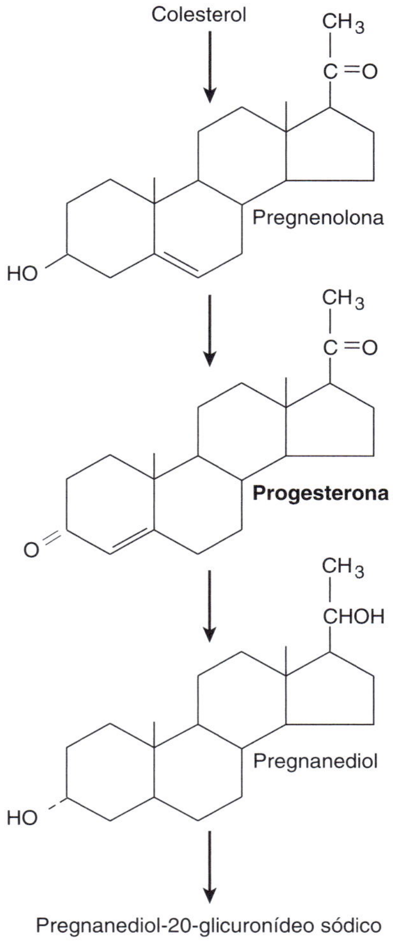

## Secreção

Em homens, o nível de progesterona no plasma é de aproximadamente 0,3 ng/mL (1 nmol/L). Em mulheres, o nível é de aproximadamente 0,9 ng/mL (3 nmol/L) durante a fase folicular do ciclo menstrual (Figura 22–15). A diferença é devida à secreção de pequenas quantidades de progesterona pelas células dos folículos ovarianos; as células da teca sintetizam pregnenolona para as células da granulosa, que as convertem em progesterona. No final da fase folicular, a secreção de progesterona começa a aumentar. Durante a fase lútea, o corpo lúteo produz grandes quantidades de progesterona (Tabela 22–3) e a progesterona plasmática é acentuadamente aumentada até um valor de pico de aproximadamente 18 ng/mL (60 nmol/L).

O efeito estimulador do LH sobre a secreção de progesterona pelo corpo lúteo é devido à ativação de adenilato-ciclase e envolve uma etapa subsequente dependente de síntese proteica.

## Ações

Os principais órgãos-alvo da progesterona são o útero, as mamas e o encéfalo. A progesterona é responsável pelas mudanças progestacionais no endométrio e pelas alterações cíclicas no colo uterino e na vagina descritas anteriormente. Ela possui um efeito antiestrogênico nas células miometriais, diminuindo sua excitabilidade, sua sensibilidade à ocitocina e sua atividade elétrica espontânea, por aumentar seu potencial de membrana.

**FIGURA 22–18 Biossíntese de progesterona e principal via de metabolização.** Outros metabólitos também são formados.

Ela também diminui o número de receptores estrogênicos no endométrio e aumenta a taxa de conversão do 17β-estradiol em estrogênios menos ativos.

Na mama, a progesterona estimula o desenvolvimento dos lóbulos e alvéolos. Ela induz a diferenciação do tecido ductal preparado pelo estrogênio e auxilia a função secretora da mama durante a amamentação.

Os efeitos de retroalimentação da progesterona são complexos e exercidos tanto no nível hipotalâmico quanto hipofisário. Grandes doses de progesterona inibem a secreção de LH e potencializam o efeito inibitório dos estrogênios, impedindo a ovulação.

A progesterona é termogênica e é provavelmente responsável pelo aumento da temperatura corporal basal no momento da ovulação. Ela estimula a respiração, e a $P_{CO_2}$ alveolar (ver Capítulo 34) em mulheres é menor do que em homens durante a fase lútea do ciclo menstrual. Na gravidez, a $P_{CO_2}$ cai à medida que a secreção de progesterona aumenta. Entretanto, o significado fisiológico desta resposta respiratória não é conhecido.

Grandes doses de progesterona produzem natriurese, provavelmente por bloqueio da ação da aldosterona nos rins. O hormônio não possui um efeito anabólico significativo.

## Mecanismo de ação

Os efeitos da progesterona, como os de outros esteroides, são provocados por uma ação no DNA que inicia a síntese de um novo mRNA. O receptor de progesterona está ligado a uma proteína de choque térmico na ausência do esteroide, e a ligação da progesterona libera esta proteína de choque térmico, expondo o domínio de ligação ao DNA do receptor. O esteroide sintético **mifepristona** (**RU 486**) se liga ao receptor, mas não libera a proteína de choque térmico, e bloqueia a ligação da progesterona. Como a manutenção da gravidez inicial depende dos efeitos estimulantes da progesterona no crescimento do endométrio e de sua inibição da contratilidade uterina, a mifepristona associada a uma prostaglandina pode ser usada na produção de abortos eletivos.

Existem duas isoformas de receptores de progesterona — $PR_A$ e $PR_B$ — que são produzidas por processamento diferencial a partir de um único gene. O $PR_A$ é uma forma truncada, mas é provável que ambas as isoformas medeiem as ações da progesterona.

As substâncias que mimetizam a ação da progesterona são algumas vezes denominadas **agentes progestacionais**, **gestágenos** ou **progestinas**. Elas são utilizadas com os estrogênios sintéticos como agentes contraceptivos orais.

## Relaxina

A relaxina é um hormônio polipeptídeo produzido no corpo lúteo, no útero, na placenta e em glândulas mamárias nas mulheres e na glândula prostática em homens. Durante a gravidez, ela relaxa a sínfise púbica e outras articulações pélvicas e amolece e dilata o colo uterino. Portanto, sua ação facilita o nascimento. Ela também inibe as contrações uterinas e pode ter um papel no desenvolvimento das glândulas mamárias. Em mulheres não grávidas, a relaxina é encontrada no corpo lúteo e no endométrio durante a fase secretora, mas não na fase proliferativa do ciclo menstrual. Sua função em mulheres não grávidas é desconhecida. Em homens, ela é encontrada no sêmen, onde pode ajudar a manter a motilidade dos espermatozoides e auxiliar na penetração do espermatozoide no oócito.

Na maioria das espécies, só há um gene da relaxina, porém em humanos existem dois genes no cromossomo 9 que codificam dois polipeptídeos estruturalmente diferentes, ambos com atividade relaxina. Entretanto, somente um desses genes é ativo no ovário e na próstata. A estrutura do polipeptídeo produzido nesses dois tecidos é mostrada na **Figura 22-19**.

# CONTROLE DA FUNÇÃO OVARIANA

O FSH hipofisário é responsável pela maturação inicial dos folículos ovarianos, e o FSH e o LH juntos são encarregados de sua maturação final. Um pico de secreção de LH (Figura 22-15) é responsável pela ovulação e pela formação inicial do corpo lúteo. Um pico menor de secreção de FSH na metade do ciclo também ocorre, porém seu significado é incerto. O LH estimula a secreção de estrogênio e progesterona pelo corpo lúteo.

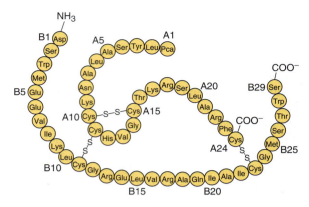

**FIGURA 22-19** Estrutura das relaxinas humanas lútea e seminal. Pca, ácido piroglutâmico. (Modificada e reproduzida, com permissão, de Winslow JW, et al: Human seminal relaxin is a product of the same gene as human luteal relaxin. Endocrinology 1992;130:2660. Copyright © 1992 by The Endocrine Society.)

## Componentes hipotalâmicos

O hipotálamo ocupa uma posição fundamental no controle da secreção de gonadotrofinas. O controle hipotalâmico é exercido pelo GnRH secretado nos vasos do sistema porta hipofisário. O GnRH estimula a secreção de FSH, bem como a de LH.

O GnRH é normalmente secretado em valores máximos episódicos, e esses picos produzem o pico de secreção de LH. Eles são essenciais para a secreção normal de gonadotrofinas. Se o GnRH for administrado em infusão contínua, os receptores para o GnRH na adeno-hipófise são regulados para baixo, e a secreção de LH cai a zero. Entretanto, se o GnRH for administrado em episódios na proporção de um pulso por hora, a secreção de LH é estimulada. Isto acontece mesmo quando a secreção de GnRH endógeno for impedida por uma lesão no hipotálamo ventral.

Está agora claro que, não apenas a secreção episódica de GnRH é um fenômeno geral, mas também que as oscilações na frequência e amplitude dos picos de GnRH são importantes na geração de outras alterações hormonais responsáveis pelo ciclo menstrual. A frequência é aumentada por estrogênios e diminuída por progesterona e testosterona. A frequência é elevada no final da fase folicular do ciclo, culminando com o pico de LH. Durante a fase secretória, a frequência diminui como resultado da ação da progesterona (**Figura 22-20**), porém quando a secreção de estrogênio e de progesterona diminui no final do ciclo, a frequência aumenta novamente.

No momento do pico de LH na metade do ciclo, a sensibilidade dos gonadotrofos ao GnRH está muito aumentada devido à sua exposição aos pulsos de GnRH em uma frequência específica. Este efeito de autopreparo é importante na produção de uma resposta ao LH máxima.

A natureza e a localização exata do gerador do pulso de GnRH no hipotálamo ainda não são conhecidas. Entretanto, sabe-se, de uma maneira geral, que a noradrenalina e, possivelmente, a adrenalina, aumentam a frequência do pulso de GnRH no hipotálamo. Inversamente, os peptídeos opioides, como a encefalina e a β-endorfina, reduzem a frequência dos pulsos de GnRH.

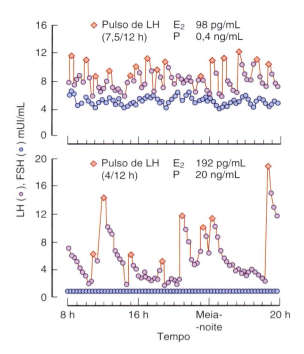

**FIGURA 22–20** Secreção episódica de LH (○) e FSH (○) durante a fase folicular (acima) e a fase lútea (abaixo) do ciclo menstrual. Os números acima de cada gráfico indicam os números de pulsos de LH por 12 horas e as concentrações no plasma de estradiol (E$_2$) e progesterona (P) nestes dois momentos do ciclo. (Reproduzida, com permissão, de Marshall JC, Kelch RO: Gonadotropin-releasing hormone: Role of pulsatile secretion in the regulation of reproduction. N Engl J Med 1986;315:1459.)

A regulação para baixo dos receptores da hipófise e a consequente diminuição na secreção de LH produzida por níveis constantemente elevados de GnRH levou ao uso de análogos de GnRH de longa duração para inibir a secreção de LH na puberdade precoce e no câncer de próstata.

## Efeitos de retroalimentação

As alterações plasmáticas de LH, FSH, esteroides sexuais e inibina durante o ciclo menstrual são mostradas na Figura 22–15, e suas relações de retroalimentação estão diagramadas na **Figura 22–21**. Durante a primeira parte da fase folicular, os níveis de inibina B são baixos e os de FSH estão modestamente elevados, promovendo o crescimento folicular. A secreção de LH é mantida sob controle pelo efeito de retroalimentação negativa do aumento do nível plasmático de estrogênio. De 36 a 48 horas antes da ovulação, o efeito de retroalimentação do estrogênio se torna positivo, e isto inicia o pico de secreção de LH (pico de LH) que produz a ovulação. A ovulação ocorre cerca de 9 h após o pico de LH. A secreção de FSH também atinge um valor máximo, apesar de uma pequena elevação na inibina, provavelmente devido ao forte estímulo dos gonadotrofos pelo GnRH. Durante a fase lútea, a secreção de LH e de FSH é baixa devido aos níveis elevados de estrogênio, progesterona e inibina.

Deve ser enfatizado que um nível moderado e constante de estrogênio circulante exerce um efeito de retroalimentação negativa sobre a secreção de LH, enquanto durante o ciclo, um nível elevado de estrogênio exerce um efeito de retroalimentação

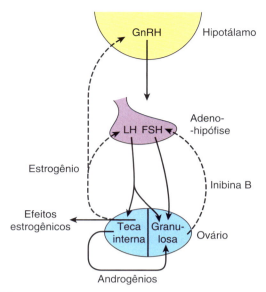

**FIGURA 22–21 Regulação por retroalimentação da função ovariana.** As células da teca interna fornecem androgênios para as células da granulosa, e também produzem os estrogênios circulantes que inibem a secreção de GnRH, LH e FSH. A inibina das células da granulosa inibe a secreção de FSH. O LH regula as células da teca, enquanto as células da granulosa são reguladas tanto por LH e FSH. As setas tracejadas indicam efeitos inibitórios e as setas sólidas, os efeitos estimuladores.

positiva e estimula a secreção de LH. Em macacos, demonstrou-se que os estrogênios também devem estar elevados por um tempo mínimo para produzir retroalimentação positiva. Quando o estrogênio circulante aumentou em cerca de 300% em 24 h, somente retroalimentação negativa foi vista; porém, quando aumentou em 300% em 36 h ou mais, um breve declínio na secreção foi seguido de um pico de secreção de LH que se assemelhou àquele do LH no meio do ciclo. Quando os níveis de progesterona circulante estavam elevados, o efeito de retroalimentação positiva do estrogênio foi inibido. Em primatas, há evidências de que ambos os efeitos de retroalimentação negativa e positiva do estrogênio são exercidos no hipotálamo médio-basal, mas o mecanismo exato de como a retroalimentação negativa é alterada para retroalimentação positiva e depois novamente para retroalimentação negativa na fase lútea, permanece desconhecido.

## Controle do ciclo

Em um sentido importante, a regressão do corpo lúteo (**luteólise**), que começa de três a quatro dias antes da menstruação, é a chave do ciclo menstrual. A PGF$_{2\alpha}$ parece ser uma luteolisina fisiológica, porém esta prostaglandina só é ativa quando as células endoteliais produtoras de ET-1 (ver Capítulo 32) estão presentes. Portanto, parece que, pelo menos em algumas espécies, a luteólise é produzida pela ação combinada de PGF$_{2\alpha}$ e ET-1. Em alguns animais domésticos, a ocitocina secretada pelo corpo lúteo parece exercer um efeito luteolítico local, possivelmente ao provocar a liberação de prostaglandinas. Uma vez iniciada a luteólise, os níveis de estrogênio e de progesterona diminuem e a secreção de FSH e LH aumenta. Uma nova safra de folículos se desenvolve e então um único folículo

# SEÇÃO III Fisiologia Endócrina e Reprodutiva

dominante amadurece, como resultado da ação do FSH e LH. Próximo à metade do ciclo, a secreção folicular de estrogênio aumenta. Este aumento provoca uma elevação da capacidade de resposta da hipófise ao GnRH e dispara o pico de secreção de LH. A ovulação resultante é seguida pela formação do corpo lúteo. A secreção de estrogênio cai, mas os níveis de progesterona e estrogênio então elevam-se com a inibina B. Os níveis elevados inibem a secreção de FSH e LH por um tempo, porém a luteólise ocorre novamente e um novo ciclo começa.

## Ovulação reflexa

Gatas, coelhas, martas e alguns outros animais têm longos períodos de estro, durante o qual ovulam somente após a cópula. Tal **ovulação reflexa** é produzida por impulsos aferentes da genitália e dos olhos, das orelhas e do nariz, que convergem no hipotálamo ventral e provocam uma liberação de LH pela hipófise induzindo a ovulação. Em espécies como ratos, macacos e humanos a ovulação é um fenômeno episódico e espontâneo, porém mecanismos neurais também estão envolvidos. A ovulação pode ser retardada em 24h, em ratos, pela administração de pentobarbital, ou de vários outros fármacos com ação neural, 12h antes do período esperado para a ruptura do folículo.

## Contracepção

Os métodos comumente utilizados para a prevenção da contracepção estão listados na **Tabela 22–4**, junto às suas taxas de insucesso. Uma vez ocorrida a concepção, o aborto pode ser provocado por antagonistas da progesterona, como a mifepristona.

A implantação de corpos estranhos no útero provoca mudanças na duração do ciclo sexual em várias espécies de mamíferos. Em humanos, esses corpos estranhos não alteram o ciclo menstrual, mas agem como dispositivos contraceptivos efetivos. A implantação intrauterina de peças de metal ou plástico (**dispositivos intrauterinos, DIUs**), tem sido utilizada em programas de controle de crescimento populacional. Embora o mecanismo de ação dos DIUs não seja ainda conhecido, eles parecem, em geral, evitar a fertilização. Aqueles que contêm cobre parecem exercer um efeito espermicida. Os DIUs que liberam lentamente progesterona ou progestinas sintéticas têm um efeito adicional de espessamento do muco cervical, impedindo a entrada dos espermatozoides no útero. Os DIUs podem provocar infecções intrauterinas, mas estas geralmente ocorrem no primeiro mês após a inserção e em mulheres expostas a doenças sexualmente transmissíveis.

Mulheres submetidas a tratamentos de longa duração com doses relativamente elevadas de estrogênio não ovulam, provavelmente porque elas têm níveis de FSH suprimidos e múltiplos picos irregulares de secreção de LH, em vez de um único pico na metade do ciclo. Mulheres tratadas com fármacos com doses semelhantes de estrogênio associadas a um agente progestacional não ovulam, pois a secreção de ambas as gonadotrofinas é suprimida. Além disso, a progestina torna o muco cervical espesso e desfavorável à migração dos espermatozoides, podendo também interferir na implantação. Para a contracepção, um estrogênio ativo por via oral como o etinil estradiol é, muitas vezes, combinado com uma progestina sintética como

a noretindrona. As pílulas são administradas por 21 dias, e depois interrompidas por cinco a sete dias para permitir o fluxo menstrual, e iniciadas novamente. Como o etinil estradiol, a noretindrona possui um grupo etinil na posição 17 do núcleo esteroide, o que a torna resistente ao metabolismo hepático e, consequentemente, eficaz por via oral. Além de ser uma progestina, ela é parcialmente metabolizada a etinil estradiol e, por essa razão, também exerce atividade estrogênica. Pequenas ou grandes doses de estrogênio são efetivas (Tabela 22–4).

Implantes compostos principalmente de progestinas, como o levonorgestrel, estão sendo, atualmente, cada vez mais utilizados em algumas partes do mundo. Eles são inseridos sob a pele e podem impedir a gravidez por até cinco anos. Com frequência, eles produzem amenorreia, mas, por outro lado, parecem ser eficientes e bem tolerados.

## ANORMALIDADES DA FUNÇÃO OVARIANA

### Anormalidades da menstruação

Algumas mulheres inférteis têm **ciclos anovulatórios**; elas não ovulam, mas têm ciclos menstruais em intervalos bastante regulares. Como observado anteriormente, os ciclos anovulatórios são a regra nos primeiros dois anos após a menarca e, novamente, antes da menopausa. A **amenorreia** é a ausência de ciclos menstruais. Se o sangramento menstrual nunca ocorreu, a condição é chamada de **amenorreia primária**. Algumas mulheres com amenorreia primária têm mamas pequenas e outros

---

**TABELA 22–4 Eficiência relativa dos métodos contraceptivos usados frequentemente**

| Método | Insucessos por 100 mulheres-anos |
|---|---|
| Vasectomia | 0,02 |
| Ligação tubária e procedimentos semelhantes | 0,13 |
| Contraceptivos orais | |
| > 50 mg de estrogênio e progestina | 0,32 |
| < 50 mg de estrogênio e progestina | 0,27 |
| Apenas progestina | 1,2 |
| DIU | |
| Cobre 7 | 1,5 |
| Alça D | 1,3 |
| Diafragma | 1,9 |
| Preservativo | 3,6 |
| Coito interrompido | 6,7 |
| Espermicida | 11,9 |
| Método do Ritmo | 15,5 |

Dados de Vessey M, Lawless M, Yeates D: Efficacy of different contraceptive methods. Lancet 1982;1:841. Reproduzida com permissão.

sinais de ausência de amadurecimento sexual. O fim dos ciclos em uma mulher com menstruação anteriormente normal é chamada de **amenorreia secundária**. A causa mais comum de amenorreia secundária é a gravidez, e uma antiga máxima clínica de que "amenorreia secundária deve ser considerada uma consequência da gravidez até que se prove o contrário", tem um mérito considerável. Outras causas de amenorreia incluem estímulos emocionais e mudanças no ambiente, doenças do hipotálamo, distúrbios na hipófise, distúrbios ovarianos primários e várias doenças sistêmicas. Evidências sugerem que em algumas mulheres com amenorreia hipotalâmica, a frequência dos pulsos de GnRH é lenta como resultado de excesso de atividade opioide no hipotálamo. Em estudos preliminares promissores, a frequência dos pulsos de GnRH aumentou com a administração por via oral do bloqueador da atividade opioide, a naltrexona.

Os termos **hipomenorreia** e **menorragia** se referem aos fluxos escasso e anormalmente profuso, respectivamente, durante períodos regulares. A **metrorragia** é o sangramento do útero entre os ciclos, e a **oligomenorreia** é a frequência reduzida de períodos. A **dismenorreia** é a menstruação dolorosa. As cólicas menstruais graves, que são comuns nas mulheres jovens, muito frequentemente desaparecem após a primeira gravidez. A maioria dos sintomas de dismenorreia se deve ao acúmulo de prostaglandinas no útero, e o alívio sintomático tem sido obtido com o tratamento com inibidores da síntese de prostaglandinas.

Algumas mulheres desenvolvem sintomas como irritabilidade, inchaço, edema, diminuição da capacidade de concentração, depressão, dor de cabeça e constipação nos últimos sete a 10 dias dos seus ciclos menstruais. Esses sintomas da **síndrome pré-menstrual** (**SPM**) têm sido atribuídos à retenção de sal e água. Entretanto, parece pouco provável que essa ou qualquer das outras alterações hormonais que ocorrem na fase lútea tardia sejam responsáveis, pois o curso do tempo e a gravidade dos sintomas não são modificados se a fase lútea for interrompida precocemente e se a menstruação for produzida pela administração de mifepristona. O antidepressivo fluoxetina (Prozac), que é um inibidor da recaptação de serotonina, e o benzodiazepínico alprazolam (Xanax) produzem alívio dos sintomas, e assim também o fazem agonistas liberadores de GnRH em doses que suprimem o eixo hipófise-ovário. De que maneira essas observações clínicas diversas se encaixam para juntas produzirem um quadro da fisiopatologia da SPM ainda não se sabe (ver Quadro Clínico 22-4).

# GRAVIDEZ

## Fertilização e implantação

Em humanos, a **fertilização** do oócito pelo espermatozoide (ver Capítulo 23) ocorre, em geral, na ampola da tuba uterina. A fertilização envolve (1) a quimiotaxia do espermatozoide para o oócito por substâncias produzidas por este último; (2) a aderência à **zona pelúcida**, estrutura membranosa que circunda o oócito; (3) a penetração na zona pelúcida e a reação acrossômica; e (4) a aderência da cabeça do espermatozoide à membrana celular do oócito, com a quebra da área de fusão

### QUADRO CLÍNICO 22-4

#### Defeitos genéticos causadores de anormalidades reprodutivas

Várias mutações de um único gene causam anormalidades reprodutivas quando ocorrem em mulheres. Exemplos incluem (1) síndrome de Kallmann, que causa hipogonadismo hipogonadotrófico; (2) resistência ao GnRH, ao FSH e ao LH, que são devidas a defeitos nos receptores de GnRH, FSH ou LH, respectivamente; e (3) deficiência de aromatase, que impede a formação de estrogênios. Estas são provocadas por mutações de perda de função. Uma interessante mutação com ganho de função ocorre na **síndrome de McCune-Albright**, em que a G$_{s\alpha}$ se torna constitutivamente ativa em algumas células, mas não em outras (mosaicismo), devido a uma mutação somática após a divisão celular inicial ocorrer no embrião. Ela está associada a múltiplas anormalidades endócrinas, incluindo a puberdade precoce e amenorreia com galactorreia.

e a liberação do núcleo do espermatozoide no citoplasma do oócito (Figura 22-22). Milhões de espermatozoides são depositados na vagina durante a relação sexual. Ao final, 50 a 100 espermatozoides alcançam o oócito, e muitos deles entram em contato com a zona pelúcida. Os espermatozoides se ligam a um receptor na zona pelúcida, o que é seguido por uma **reação acrossômica**, que é a quebra do acrossomo, uma organela semelhante ao lisossomo, na cabeça do espermatozoide (Figura 23-4). Várias enzimas são liberadas, incluindo a protease semelhante à tripsina, a **acrosina**.

A acrosina facilita, mas não é necessária para a penetração do espermatozoide na zona pelúcida. Quando um espermatozoide alcança a membrana do oócito, sua fusão é mediada pela

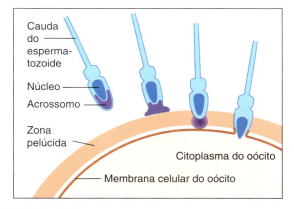

**FIGURA 22-22 Eventos sequenciais na fertilização de mamíferos.** Os espermatozoides são atraídos para o oócito, se ligam à zona pelúcida, liberam as enzimas acrossômicas, penetram a zona pelúcida e se fundem com a membrana do oócito, liberando o núcleo do espermatozoide no seu citoplasma. Evidência atual indica que é a lateral, em vez da ponta da cabeça do espermatozoide, que se funde com a membrana celular do oócito. (Modificada a partir de Vacquier VD: Evolution of gamete recognition proteins. Science 1998;281:1995.)

SEÇÃO III Fisiologia Endócrina e Reprodutiva

**fertilina**, uma proteína na superfície da cabeça do espermatozoide que se assemelha a proteínas de fusão viral, que permitem a alguns vírus atacar as células. A fusão fornece o sinal que inicia o desenvolvimento, e, além disso, provoca uma diminuição do potencial de membrana do oócito que impede a polispermia, a fertilização do oócito por mais de um espermatozoide. Essa mudança de potencial transitória é seguida por uma alteração estrutural na zona pelúcida que fornece uma proteção em longo prazo contra a polispermia.

O embrião em desenvolvimento, agora chamado de **blastocisto**, se move descendo a tuba para o interior do útero. Essa jornada leva cerca de três dias, durante a qual o blastocisto atinge o estágio de oito ou 16 células. Uma vez em contato com o endométrio, o blastocisto é envolvido por uma camada externa de **sinciciotrofoblasto**, uma massa multinucleada sem limites celulares discerníveis, e uma camada interna de **citotrofoblasto**, composta de células individuais. O sinciciotrofoblasto provoca a erosão do endométrio e o blastocisto penetra nele (**implantação**). O local de implantação é, geralmente, na parede dorsal do útero. A placenta se desenvolve e o trofoblasto permanece associado à ela.

## Incapacidade de rejeição do "enxerto fetal"

Deve ser observado que o feto e a mãe são dois indivíduos geneticamente distintos, e que o feto é, de fato, um transplante de um tecido estranho na mãe. Entretanto, o transplante é tolerado, e a reação de rejeição, que é caracteristicamente produzida quando um tecido estranho é transplantado (ver Capítulo 3), não ocorre. O modo como o "enxerto fetal" é protegido é desconhecido. No entanto, uma explicação pode ser a de que o trofoblasto placentário, que separa os tecidos materno e fetal, não expresse os genes polimórficos MHC classe I e classe II e, em vez disso, expresse o gene não polimórfico, *HLA-G*. Assim, os anticorpos contra as proteínas fetais não se desenvolvem. Além disso, há o Fas-ligante na superfície da placenta, que se liga às células T, provocando sua apoptose (ver Capítulo 3).

## Infertilidade

O controverso problema clínico da infertilidade muitas vezes requer extensa investigação antes que uma causa seja encontrada. Em 30% dos casos, o problema está no homem; em 45%, o problema está na mulher; em 20%, ambos os parceiros têm um problema; e em 5%, nenhuma causa pode ser encontrada. A **fertilização** *in vitro*, isto é, a remoção de oócitos maduros, sua fertilização com espermatozoides, e implantação de um ou mais deles no útero no estágio de quatro células, é de algum valor nesses casos. Ela tem uma probabilidade de 5 a 10% de produzir um nascimento vivo.

## Alterações endócrinas

Em todos os mamíferos, o corpo lúteo no ovário, no momento da fertilização, é incapaz de regredir e, ao contrário, aumenta em resposta ao estímulo dos hormônios gonadotróficos secretados pela placenta. A gonadotrofina placentária em humanos é chamada de **gonadotrofina coriônica humana** (**hCG**).

O aumentado **corpo lúteo da gravidez** secreta estrogênio, progesterona e relaxina. A progesterona e a relaxina ajudam a manter a gravidez, inibindo as contrações miometriais; a progesterona impede a produção de prostaglandinas pelo útero e evita a ocorrência de contrações. Em humanos, a placenta produz, a partir de precursores materno e fetal, estrogênio e progesterona suficientes para assumir a função do corpo lúteo após a sexta semana de gravidez. A ooforectomia antes da sexta semana provoca o aborto, mas a ooforectomia após esse período não tem efeito na gestação. A função do corpo lúteo começa a diminuir após a oitava semana, mas persiste durante toda a gravidez. A secreção de hCG diminui após uma acentuada elevação inicial, mas a secreção de estrogênio e progesterona aumentam até pouco antes do parto (Tabela 22–5).

## Gonadotrofina coriônica humana

O hCG é uma glicoproteína que contém galactose e hexosamina. Ela é produzida pelo sinciciotrofoblasto. Assim como os hormônios glicoproteicos da hipófise, é composta de subunidades α e β. O hCG-α é idêntico à subunidade α de LH, FSH e TSH. O peso molecular do hCG-α é de 18.000, e o do hCG-β é de 28.000. O hCG é principalmente luteinizante e luteotrófico e tem pouca atividade FSH. Ele pode ser medido por radioimunoensaio e detectado no sangue até seis dias após a concepção. A sua presença na urina, no início da gravidez, é a base dos vários testes laboratoriais para a gravidez e pode, algumas vezes, ser detectado na urina até 14 dias após a concepção. Ele parece agir nos mesmos receptores do LH. O hCG não é absolutamente específico para a gravidez. Pequenas quantidades são secretadas por uma variedade de tumores gastrintestinais e outros, em ambos os sexos, e o hCG tem sido medido em indivíduos com suspeita de tumores como um "marcador tumoral". Parece, também, que o fígado fetal e os rins normalmente produzem pequenas quantidades de hCG.

## Somatomamotrofina coriônica humana

O sinciciotrofoblasto também secreta grandes quantidades de um hormônio proteico que é lactogênico e tem uma pequena quantidade de atividade estimuladora de crescimento. Este hormônio foi chamado de **hormônio do crescimento coriônico-**

**TABELA 22–5** Níveis hormonais no sangue materno humano durante a gravidez

| Hormônio | Valor de pico aproximado | Período do pico de secreção |
|---|---|---|
| hCG | 5 mg/mL | Primeiro trimestre |
| Relaxina | 1 ng/mL | Primeiro trimestre |
| hCS | 15 mg/mL | A termo |
| Estradiol | 16 ng/mL | A termo |
| Estriol | 14 ng/mL | A termo |
| Progesterona | 190 ng/mL | A termo |
| Prolactina | 200 ng/mL | A termo |

-prolactina (**CGP**) e **lactogênio placentário humano** (**hPL**), porém atualmente, em geral, é chamado de **somatomamotrofina coriônica humana** (**hCS**). A estrutura do hCS é muito semelhante à do hormônio do crescimento humano (ver Capítulo 18), e parece que esses dois hormônios e a prolactina evoluíram de um hormônio progenitor comum. Grandes quantidades de hCS são encontradas no sangue materno, mas muito pouca atinge o feto. A secreção de hormônio do crescimento da hipófise materna não aumenta durante a gravidez e pode, na verdade, ser reduzida pelo hCS. Entretanto, o hCS exerce a maioria das ações do hormônio do crescimento e, aparentemente, funciona com um "hormônio do crescimento materno da gravidez", e provoca a retenção de nitrogênio, potássio e cálcio, lipólise e diminuição da utilização de glicose observados neste estado. Essas duas últimas ações desviam a glicose para o feto. A quantidade de hCS secretada é proporcional ao tamanho da placenta, que normalmente pesa cerca de um sexto do feto. Níveis baixos de hCS são um sinal de insuficiência placentária.

## Outros hormônios placentários

Além do hCG, hCS, progesterona e estrogênios, a placenta secreta outros hormônios. Fragmentos placentários humanos provavelmente produzem pró-opiomelanocortina (POMC). Em cultura, eles liberam o hormônio liberador de corticotrofina (CRH), β-endorfina, hormônio estimulante dos melanócitos α (MSH) e dinorfina A. Todos eles parecem ser iguais aos seus homólogos hipotalâmicos. A placenta também secreta GnRH e inibina e, uma vez que o GnRH estimula e a inibina inibe a secreção de hCG, o GnRH e a inibina produzidos localmente podem atuar de modo parácrino para regular a secreção de hCG. As células trofoblásticas e as células amnióticas também secretam leptina, e quantidades moderadas deste hormônio da saciedade entram na circulação materna. Alguma quantidade também penetra no líquido amniótico. A sua função na gravidez é desconhecida. A placenta também secreta prolactina em várias formas.

Finalmente, a placenta secreta as subunidades α de hCG, e a concentração plasmática de subunidades α livres é alta por toda a gravidez. Essas subunidades α adquirem uma composição de carboidratos que as tornam, então, incapazes de se combinarem com as subunidades β, e sua concentração elevada sugere que elas tenham uma função própria. É interessante, a esse respeito, que a secreção de prolactina produzida pelo endométrio também parece aumentar durante a gravidez, e pode ser que as subunidades α circulantes estimulem a secreção endometrial de prolactina.

O citotrofoblasto do córion humano contém pró-renina (ver Capítulo 38). Uma grande quantidade de pró-renina também está presente no líquido amniótico, mas sua função neste local é desconhecida.

## Unidade fetoplacentária

O feto e a placenta interagem na formação dos hormônios esteroides. A placenta sintetiza pregnenolona e progesterona a partir do colesterol. Uma parte da progesterona entra na circulação fetal e proporciona o substrato para a formação de cortisol e corticosterona nas glândulas suprarrenais do feto (**Figura 22-23**). Alguma pregnenolona entra no feto e, em conjunto com a pregnenolona sintetizada no fígado fetal, é o substrato para a formação de desidroepiandrosterona sulfatada (DHEAS) e 16-hidroxidesidroepiandrosterona sulfatada (16-OHDHEAS) na suprarrenal fetal. Alguma reação de 16-hidroxilação também ocorre no fígado fetal. DHEAS e 16-OHDHEAS são transportadas de volta para a placenta, onde a DHEAS forma estradiol e a 16-OHDHEAS forma estriol. O principal estrogênio formado é o estriol, e como a 16-OHDHEAS fetal é o principal substrato para os estrogênios, a excreção urinária materna de estriol pode ser monitorada como um índice do estado do feto.

## Parto

A duração da gravidez em humanos é em média de 270 dias a partir da fertilização (284 dias do primeiro dia do ciclo menstrual anterior à concepção). Contrações uterinas irregulares aumentam em frequência no último mês da gravidez.

A diferença entre o corpo o colo uterino se torna evidente no momento do nascimento. O colo uterino, que é firme no estado não gravídico e ao longo da gravidez, próximo da hora do parto, amolece e se dilata, enquanto o corpo do útero contrai e expele o feto.

Ainda há uma considerável incerteza sobre os mecanismos responsáveis pelo início do trabalho de parto. Um fator é o aumento na circulação de estrogênios produzidos pelo aumento de DHEAS na circulação. Isto torna o útero mais excitável, aumenta o número de junções comunicantes entre as células miometriais e provoca a produção de mais prostaglandinas, que, por sua vez, causam as contrações uterinas. Em seres humanos, a secreção de CRH pelo hipotálamo fetal aumenta e é suplementada pelo aumento na produção placentária de CRH. Isto causa um aumento nos níveis circulantes do hormônio adrenocorticotrófico (ACTH) no feto, e o aumento resultante no cortisol acelera a maturação do sistema respiratório. Assim, de certo modo, o feto escolhe o tempo para nascer, aumentando a secreção de CRH.

O número de receptores de ocitocina no miométrio e na decídua (o endométrio da gravidez) aumenta em mais de 100 vezes durante a gravidez e atinge um pico no início do trabalho de parto. Os estrogênios aumentam o número de receptores de ocitocina, e a distensão uterina no final da gravidez

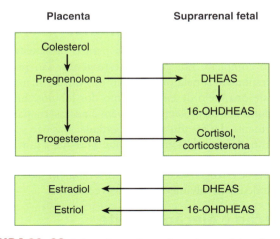

**FIGURA 22–23** Interações entre a placenta e o córtex da suprarrenal fetal na produção de esteroides.

também pode aumentar a sua produção. No início do trabalho de parto, a concentração de ocitocina no plasma materno não está acima dos valores pré-trabalho de parto, que são em torno de 25 pg/mL. É possível que o aumento acentuado nos receptores de ocitocina leve o útero a responder a concentrações normais de ocitocina no plasma. Entretanto, ao menos em ratos, a quantidade de mRNA de ocitocina no útero aumenta, atingindo um pico no nascimento; o que sugere que a ocitocina produzida localmente também participa no processo.

O trabalho de parto prematuro é um problema, pois o recém-nascido prematuro apresenta uma taxa de mortalidade elevada e frequentemente necessita de cuidados intensivos e caros. A injeção intramuscular de 17α-hidroxiprogesterona provoca uma diminuição significativa na incidência de trabalho de parto prematuro. O mecanismo pelo qual ela exerce o seu efeito é desconhecido, porém, pode ser que o esteroide forneça um nível estável de progesterona circulante. A progesterona relaxa a musculatura lisa do útero, inibindo a ação da ocitocina no músculo e reduzindo a formação de junções comunicantes entre as fibras musculares. Todas estas ações objetivam inibir o início do trabalho de parto.

Uma vez iniciado o trabalho de parto, as contrações uterinas dilatam o colo do útero, e esta dilatação, por sua vez, dispara sinais nos nervos aferentes para aumentar a secreção de ocitocina (**Figura 22-24**). O nível plasmático de ocitocina aumenta, e mais ocitocina se torna disponível para atuar no útero. Portanto, um circuito de retroalimentação positiva é estabelecido, o que ajuda no nascimento, finalizando com a expulsão dos produtos da concepção. A ocitocina aumenta as contrações uterinas de duas maneiras: (1) atua diretamente nas células da musculatura lisa uterina fazendo-as contrair e (2) estimula a formação de prostaglandinas na decídua. As prostaglandinas aumentam as contrações induzidas por ocitocina.

Durante o trabalho de parto, reflexos espinais e contrações voluntárias dos músculos abdominais ("fazer força") também ajudam no nascimento. Entretanto, o nascimento pode ocorrer sem força e sem o aumento reflexo na secreção de ocitocina pela neuro-hipófise, uma vez que mulheres paraplégicas podem entrar em trabalho de parto e dar à luz.

# LACTAÇÃO

## Desenvolvimento das mamas

Muitos hormônios são necessários para o desenvolvimento mamário completo. Em geral, os estrogênios são principalmente responsáveis pela proliferação dos ductos mamários, e a progesterona, pelo desenvolvimento dos lóbulos. Em ratos, uma quantidade de prolactina também é necessária para o desenvolvimento das glândulas na puberdade, mas não se sabe se a prolactina é necessária em humanos. Durante a gravidez, os níveis de prolactina aumentam de forma constante até o termo, e os níveis de estrogênios e progesterona também são elevados, produzindo desenvolvimento lobuloalveolar total.

## Secreção e ejeção de leite

A composição do leite humano e do leite de vaca é mostrada na **Tabela 22-6**. Em roedores expostos previamente a estrogênio e

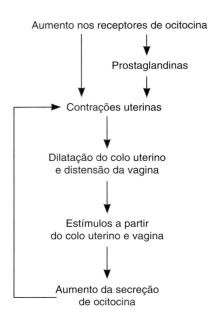

**FIGURA 22-24** Papel da ocitocina no parto.

progesterona, injeções de prolactina provocam a formação de gotículas de leite e sua secreção para os ductos. A ocitocina provoca a contração das células mioepiteliais que revestem as paredes dos ductos, com consequente ejeção do leite pelo mamilo.

## Início da lactação após o nascimento

As mamas aumentam durante a gravidez em resposta aos níveis elevados de estrogênios, progesterona, prolactina e, possivelmente de hCG circulantes. Algum leite é secretado nos ductos desde o quinto mês, mas as quantidades são pequenas se comparadas com o pico de secreção de leite que acompanha o nascimento. Na maioria dos animais, o leite é secretado dentro de uma hora após o nascimento, porém, em mulheres, o leite pode levar de um a três dias para "descer".

Após a expulsão da placenta no parto, os níveis de estrogênios e progesterona circulantes caem abruptamente. A queda de estrogênio inicia a lactação. A prolactina e o estrogênio atuam sinergicamente no crescimento mamário, porém o estrogênio antagoniza o efeito produtor de leite da prolactina nas mamas. De fato, em mulheres que não desejam amamentar os seus bebês, estrogênios podem ser administrados para interromper a lactação.

O aleitamento não apenas provoca a liberação reflexa de ocitocina e a ejeção de leite, mas também mantém e aumenta a secreção de leite devido ao estímulo da secreção de prolactina que produz.

## Efeito da lactação nos ciclos menstruais

Mulheres que não amamentam seus filhos em geral têm seu primeiro período menstrual seis semanas após o parto. Entretanto, mulheres que o fazem regularmente têm amenorreia por 25 a 30 semanas. A amamentação estimula a secreção de prolactina e evidências sugerem que a prolactina inibe a secreção de GnRH, inibe a ação do GnRH na hipófise e antagoniza a

## TABELA 22-6 Composição do colostro e do leite[a]

| Componente | Colostro humano | Leite humano | Leite de vaca |
|---|---|---|---|
| Água (g) | ... | 88 | 88 |
| Lactose (g) | 5,3 | 6,8 | 5,0 |
| Proteína (g) | 2,7 | 1,2 | 3,3 |
| Razão caseína/lactalbumina | ... | 1:2 | 3:1 |
| Gordura (g) | 2,9 | 3,8 | 3,7 |
| Ácido linoleico | ... | 8,3% de gordura | 1,6% de gordura |
| Sódio (mg) | 92 | 15 | 58 |
| Potássio (mg) | 55 | 55 | 138 |
| Cloreto (mg) | 117 | 43 | 103 |
| Cálcio (mg) | 31 | 33 | 125 |
| Magnésio (mg) | 4 | 4 | 12 |
| Fósforo (mg) | 14 | 15 | 100 |
| Ferro (mg) | 0,09[2] | 0,15[b] | 0,10[b] |
| Vitamina A (µg) | 89 | 53 | 34 |
| Vitamina D (µg) | ... | 0,03[b] | 0,06[b] |
| Tiamina (µg) | 15 | 16 | 42 |
| Riboflavina (µg) | 30 | 43 | 157 |
| Ácido nicotínico (µg) | 75 | 172 | 85 |
| Ácido ascórbico (mg) | 4,4[b] | 4,3[b] | 1,6[b] |

[a] Peso por decilitro.

[b] Fonte pobre.

Reproduzida, com permissão, de Findlay ALR: Lactation. Res Reprod (Nov) 1974;6(6).

ação das gonadotrofinas nos ovários. A ovulação é inibida e os ovários são inativos, e assim a produção de estrogênio e progesterona cai para níveis baixos. Consequentemente, apenas 5 a 10% das mulheres ficam grávidas de novo durante o período de aleitamento, e a amamentação é reconhecida como um importante, mesmo que parcialmente efetivo, método de controle de natalidade. Além disso, quase 50% dos ciclos nos seis meses após o retorno das menstruações são anovulatórios (ver Quadro Clínico 22-5).

## Ginecomastia

O desenvolvimento mamário em homens é chamado de **ginecomastia**. Ele pode ser unilateral, mas é mais comumente bilateral. É comum em recém-nascidos devido à passagem transplacentária de estrogênios maternos (ocorrendo em cerca de 75% dos casos). Também ocorre em uma forma transitória, leve, em 70% dos meninos normais na época da puberdade e em muitos homens acima de 50 anos. Ela ocorre devido à resistência a androgênios. Trata-se de uma complicação da terapia estrogênica que é vista em pacientes com tumores secretores de estrogênio. É encontrada em uma grande variedade

---

### QUADRO CLÍNICO 22-5

#### Síndrome de Chiari-Frommel

Uma condição interessante, embora rara, é a persistência de lactação (**galactorreia**) e amenorreia em mulheres que não amamentam após o parto. Esta condição, chamada de **síndrome de Chiari-Frommel**, pode estar associada a alguma distrofia genital e se deve à secreção persistente de prolactina sem a secreção do FSH e LH necessários para produzir a maturação de novos folículos e ovulação. Um padrão semelhante de galactorreia e amenorreia com níveis altos de prolactina circulante é visto em mulheres não grávidas com tumores hipofisários cromófobos e em mulheres nas quais a haste hipofisária foi seccionada durante o tratamento de câncer.

---

de condições aparentemente não relacionadas, incluindo eunucoidismo, hipertireoidismo e cirrose do fígado. Os digitálicos podem produzi-la, aparentemente porque os glicosídeos cardíacos são fracamente estrogênicos. Ela também pode ser causada por muitos outros medicamentos. Foi registrada em prisioneiros de guerra desnutridos, mas apenas após terem sido liberados e receberem uma dieta adequada. Uma característica comum a vários e talvez a todos os casos de ginecomastia é um aumento plasmático da razão estrogênio/androgênio, provocado pelo aumento de estrogênios ou pela redução dos androgênios circulantes.

## HORMÔNIOS E CÂNCER

Em torno de 35% dos carcinomas de mama em mulheres em idade reprodutiva são **dependentes de estrogênios**; seu crescimento contínuo depende da presença de estrogênios na circulação. Os tumores não são curados pela redução da secreção de estrogênio, mas os sintomas são drasticamente abrandados e o tumor regride por meses ou anos antes da recorrência (ver Capítulo 16). Mulheres com tumores dependentes de estrogênios muitas vezes têm uma remissão quando seus ovários são removidos. A inibição da ação dos estrogênios com **tamoxifeno** também produz remissões, e a inibição da formação de estrogênio com fármacos que inibem a **aromatase** (Figura 22-16) é ainda mais efetiva.

## RESUMO

- Diferenças entre homens e mulheres dependem principalmente de um único cromossomo (o cromossomo Y) e de um único par de estruturas endócrinas (as gônadas); testículos no homem e ovários na mulher.

- As gônadas têm uma função dupla: a produção de células germinativas (gametogênese) e a secreção de hormônios sexuais. Os testículos secretam grandes quantidades de androgênios, principalmente testosterona, mas também secretam pequenas quantidades de estrogênios. Os ovários secretam grandes quantidades de estrogênios e pequenas quantidades de androgênios.

## SEÇÃO III  Fisiologia Endócrina e Reprodutiva

- O sistema reprodutor de mulheres apresenta alterações cíclicas regulares que podem ser pensadas como preparações periódicas para a fecundação e a gravidez. Em humanos e outros primatas, o ciclo é um ciclo **menstrual**, e apresenta o sangramento vaginal periódico que ocorre com a descamação da mucosa uterina (**menstruação**).

- Os ovários também secretam progesterona, um esteroide que apresenta funções especiais na preparação do útero para a gravidez. Durante a gravidez, os ovários secretam relaxina, a qual facilita o nascimento do feto. Em ambos os sexos, as glândulas secretam outros polipeptídeos, incluindo inibina B, um polipeptídeo que inibe a secreção de FSH.

- Em mulheres, um período chamado perimenopausa precede a menopausa e pode durar até 10 anos; durante esse período, os ciclos menstruais se tornam irregulares e o nível de inibinas diminui.

- Uma vez em menopausa, os ovários não mais secretam progesterona, e 17β-estradiol e estrogênio são formados apenas em pequenas quantidades por aromatização da androstenediona em tecidos periféricos.

- Os estrogênios que ocorrem naturalmente são o **17β-estradiol**, a **estrona** e o **estriol**. Eles são secretados principalmente pelas células da granulosa dos folículos ovarianos, pelo corpo lúteo e pela placenta. Sua biossíntese depende da enzima **aromatase** (CYP19), que converte testosterona a estradiol e androstenediona à estrona. A última reação também ocorre no tecido adiposo, no fígado, no músculo e no encéfalo.

## QUESTÕES DE MÚLTIPLA ESCOLHA

*Para todas as questões, selecione a melhor opção, a não ser que direcionado diferentemente.*

1. Se uma mulher jovem tem níveis plasmáticos elevados de $T_3$, cortisol e atividade renina, mas sua pressão arterial é apenas ligeiramente elevada e ela não tem sintomas ou sinais de tireotoxicose ou síndrome de Cushing, a explicação mais provável é que
   A. ela foi tratada com TSH e ACTH.
   B. ela foi tratada com $T_3$ e cortisol.
   C. ela está no terceiro trimestre de gravidez.
   D. ela tem um tumor adrenocortical.
   E. ela se sujeitou a estresse crônico.

2. Em humanos, a fertilização geralmente ocorre no (a) (s)
   A. vagina.
   B. colo uterino.
   C. cavidade uterina.
   D. tubas uterinas.
   E. cavidade abdominal.

3. Qual das seguintes opções *não* é um esteroide?
   A. 17α-hidroxiprogesterona
   B. Estrona
   C. Relaxina
   D. Pregnenolona
   E. Etiocolanolona

4. Qual das seguintes opções provavelmente dispara o início do trabalho de parto?
   A. ACTH no feto
   B. ACTH na mãe
   C. Prostaglandinas
   D. Ocitocina
   E. Renina placentária

## REFERÊNCIAS

Bole-Feysot C, Goffin V, Edery M et al: Prolactin (PRL) and its receptor: Actions, signal transduction pathways, and phenotypes observed in PRL receptor knockout mice. Endocrinol Rev 1998;19:225.

Mather JP, Moore A, Li R-H: Activins, inhibins, and follistatins: Further thoughts on a growing family of regulators. Proc Soc Exper Biol Med 1997;215:209.

Matthews J, Gustafson J-A: Estrogen signaling: A subtle balance between $ER_\alpha$ and $ER_\beta$. Mol Interv 2003;3:281.

McLaughlin DT, Donahoe PR: Sex determination and differentiation. N Engl J Med 2004;350:367.

Naz RK (editor): *Endocrine Disruptors*. CRC Press, 1998.

Norwitz ER, Robinson JN, Challis JRG: The control of labor. N Engl J Med 1999;341:660.

Primakoff P, Nyles DG: Penetration, adhesion, and fusion in mammalian sperm–egg interaction. Science 2002;296:2183.

Simpson ER, Clyne C, Rubin G, et al. Aromatase—A brief overview. Annu Rev Physiol. 2002;64:93-127.

Yen SSC, Jaffe RB, Barbieri RL: *Reproductive Endocrinology: Physiology, Pathophysiology, and Clinical Management*, 4th ed. Saunders, 1999.

C A P Í T U L O

# Função do Aparelho Reprodutor Masculino

# 23

## OBJETIVOS

*Após o estudo deste capítulo, você deve ser capaz de:*

- Nomear os principais hormônios secretados pelas células de Leydig e Sertoli dos testículos.
- Esboçar as etapas envolvidas na espermatogênese.
- Delinear os mecanismos que produzem a ereção e a ejaculação.
- Conhecer a estrutura geral da testosterona e descrever sua biossíntese, seu transporte, seu metabolismo e suas ações.
- Descrever os processos envolvidos na regulação da secreção de testosterona.

## INTRODUÇÃO

O papel de um testículo secretor funcional na formação da genitália masculina, a ação dos hormônios masculinos no encéfalo no início do desenvolvimento e o desenvolvimento do aparelho reprodutor masculino ao longo da adolescência até a fase adulta foram discutidos no capítulo anterior. Como observado nas mulheres, as gônadas masculinas têm uma função dupla: a produção de células germinativas (**gametogênese**) e a secreção dos **hormônios sexuais**. Os **androgênios** são hormônios sexuais esteroides que apresentam ação masculinizante. Os testículos secretam grandes quantidades de androgênios, principalmente **testosterona**, mas também secretam pequenas quantidades de estrogênios. Ao contrário do observado nas mulheres, a secreção de gonadotrofinas no homem não é cíclica, e, uma vez madura, a função gonadal masculina diminui lentamente com o avanço da idade, mas a habilidade de produzir gametas viáveis persiste. Neste capítulo, a discussão será focada na estrutura e fisiologia do sistema reprodutor masculino.

## O SISTEMA REPRODUTOR MASCULINO

### ESTRUTURA

Os testículos são compostos por **túbulos seminíferos** convolutos, nas paredes dos quais os espermatozoides são formados a partir das células germinativas primitivas (**espermatogênese**). Ambas as extremidades de cada túbulo drenam para o interior de uma rede de ductos na cabeça do **epidídimo**. Deste ponto, os espermatozoides passam pela cauda do epidídimo para os **ductos deferentes**. Então, eles entram pelo **ducto ejaculatório** na uretra, no corpo da **próstata**, no momento da ejaculação (**Figura 23–1**). Entre os túbulos nos testículos, existem ninhos de células que contêm grânulos de lipídeos, as **células intersticiais de Leydig** (**Figuras 23–2** e **23–3**), que secretam testosterona na corrente sanguínea. As artérias espermáticas para os testículos são curvas, e o sangue nelas contido corre paralelo, mas na direção oposta, ao sangue das veias espermáticas do plexo pampiniforme. Este arranjo anatômico pode permitir a troca contracorrente de calor e testosterona. Os princípios da troca contracorrente são discutidos, em detalhe, em relação ao rim, no Capítulo 37.

## GAMETOGÊNESE E EJACULAÇÃO

### Barreira hematotesticular

As paredes dos túbulos seminíferos são revestidas por células germinativas primitivas e por **células de Sertoli**, grandes células complexas contendo glicogênio, que se estendem da lâmina basal do túbulo para o lúmen (Figura 23–3). As células germinativas devem permanecer em contato com as células de Sertoli para sobreviver; este contato é mantido por pontes citoplasmáticas. Junções oclusivas (*tight junctions*) entre as células de Sertoli adjacentes, próximas da lâmina basal, formam uma **barreira**

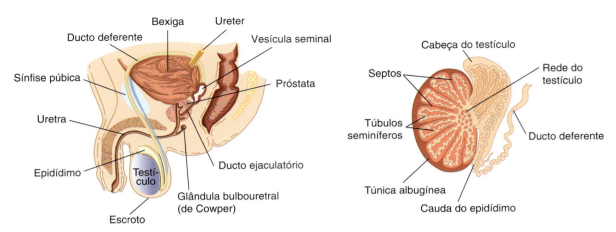

**FIGURA 23–1** Características anatômicas do sistema reprodutor masculino. **Esquerda**: sistema reprodutor masculino. **Direita**: sistema de ductos dos testículos.

hematotesticular que impede muitas moléculas grandes de passar do tecido intersticial e da parte do túbulo próxima à lâmina basal (compartimento basal) para a região próxima ao lúmen tubular (compartimento adluminal) e ao lúmen. Entretanto, os esteroides penetram essa barreira com facilidade, e há evidência de que algumas proteínas também passam das células de Sertoli para as células de Leydig, e vice-versa, funcionando de forma parácrina. Além disso, células germinativas em maturação necessitam passar pela barreira quando se movem para o lúmen, o que parece ocorrer sem o rompimento da barreira, pela quebra coordenada das junções oclusivas acima das células germinativas e formação de novas junções oclusivas abaixo delas.

O líquido no lúmen dos túbulos seminíferos é bem diferente do plasma; ele contém pouca quantidade de proteína e glicose, mas é rico em androgênios, estrogênios, $K^+$, inositol e ácidos glutâmico e aspártico. A manutenção da sua composição depende da barreira hematotesticular. A barreira também protege as células germinativas de agentes nocivos originados do sangue, impede que produtos antigênicos da divisão e maturação de células germinativas entrem na circulação e gerem uma resposta autoimune e pode ajudar a estabelecer um gradiente osmótico que facilita o movimento do líquido para dentro do lúmen tubular.

## Espermatogênese

**Espermatogônias**, as células germinativas próximas à lâmina basal dos túbulos seminíferos, atingem a maturidade como **espermatócitos primários** (Figura 23–3). Este processo se inicia na adolescência. Os espermatócitos primários sofrem divisão por meiose, reduzindo o número de cromossomos. Nesse processo em dois estágios, eles se dividem em **espermatócitos secundários** e, em seguida, em **espermátides**, que contêm um número haploide de 23 cromossomos. As espermátides se diferenciam em **espermatozoides**. Como uma única espermatogônia se divide e amadurece, suas descendentes permanecem ligadas por pontes citoplasmáticas até o estágio final de espermátide. Esta disposição ajuda a garantir a sincronia da diferenciação de cada clone de células germinativas. O número estimado de espermátides formado a partir de uma única espermatogônia é de 512. A formação de um espermatozoide maduro a partir de uma célula germinativa primitiva por espermatogênese, em humanos, leva aproximadamente 74 dias.

Cada espermatozoide é uma célula móvel complexa, rica em DNA, com uma cabeça composta, na maior parte, de material cromossômico (Figura 23–4). Cobrindo a cabeça como um capuz há o **acrossomo**, uma organela semelhante ao lisossomo, rica em enzimas envolvidas na penetração do espermatozoide no oócito e outros eventos associados com a fertilização. A cauda móvel do espermatozoide está envolvida na sua porção proximal por uma bainha contendo numerosas mitocôndrias. As membranas de espermátides tardias e espermatozoides contêm uma pequena forma especial de enzima conversora de angiotensina chamada de **enzima conversora de angiotensina germinal** (**ECAg**). A ECA germinal é transcrita a partir do mesmo gene que a ECA somática (ECAs). Entretanto, a ECAg exibe expressão tecidual específica baseada em locais alternativos de iniciação

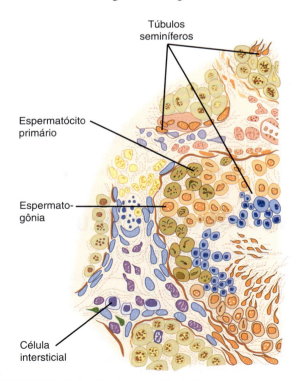

**FIGURA 23–2** Secção de um testículo humano.

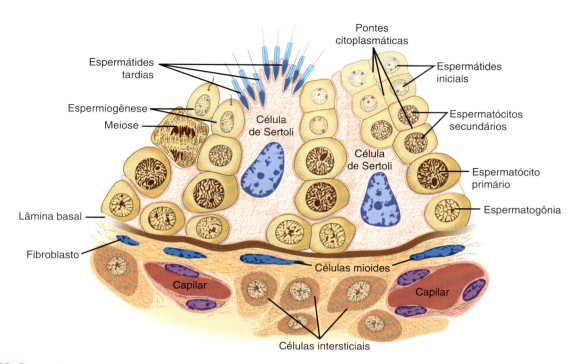

**FIGURA 23-3 Epitélio seminífero.** Observe que as células germinativas em maturação permanecem conectadas por pontes citoplasmáticas no estágio inicial de espermátide e que essas células são intimamente envolvidas pelo citoplasma das células de Sertoli à medida que se movem da lâmina basal ao lúmen. (Reproduzida, com permissão, de Junqueira LC, Carneiro J: *Basic Histology: Text & Atlas,* 10th ed. McGraw-Hill, 2003.)

de transcrição e padrões de *splicing* alternativo. A função total da ECAg ainda precisa ser esclarecida, embora modelos de camundongos *knockout* específicos para a ECAg sejam estéreis.

Espermátides atingem a maturidade como espermatozoides em dobras profundas do citoplasma das células de Sertoli (Figura 23-3). Espermatozoides maduros são liberados das células de Sertoli e se tornam livres no lúmen dos túbulos. As células de Sertoli secretam a **proteína ligadora de androgênio** (**ABP**, do inglês *androgen-binding protein*), **inibina** e **MIS**. Essas células não sintetizam androgênios, mas contêm **aromatase** (**CYP19**), a enzima responsável pela conversão de androgênios em estrogênios, podendo produzir estrogênios. A ABP provavelmente atua para manter um fornecimento alto e estável de androgênios no líquido tubular. A inibina inibe a secreção do hormônio folículo-estimulante (FSH).

O FSH e os androgênios mantêm a função gametogênica dos testículos. Após hipofisectomia, a injeção de hormônio luteinizante (LH) produz uma alta concentração local de androgênio nos testículos, o que mantém a espermatogênese. Os estágios de espermatogônia à espermátide parecem ser dependentes de androgênio. Entretanto, a maturação de espermátides em espermatozoides depende da ação do androgênio nas células de Sertoli, nas quais os espermatozoides em desenvolvimento estão incorporados. O FSH atua nas células de Sertoli para facilitar os últimos estágios da maturação das espermátides. Além disso, ele promove a produção de ABP.

Uma observação interessante é que o teor de estrogênio no líquido na rede do testículo (Figura 23-1) é alto, e suas paredes contêm numerosos receptores de estrogênio do tipo α (ERα). Nesta região, o líquido é reabsorvido e os espermatozoides são concentrados. Se isso não ocorrer, os espermatozoides que penetram no epidídimo se diluem em um grande volume de líquido, resultando em redução da fertilidade.

## Desenvolvimento adicional de espermatozoides

Os espermatozoides que deixam os testículos não são totalmente móveis. Eles continuam sua maturação e adquirem mobilidade durante a sua passagem pelo epidídimo. A mobilidade é

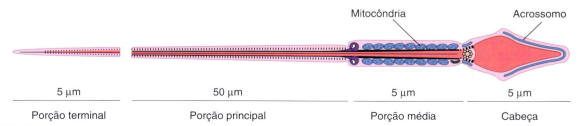

**FIGURA 23-4 Espermatozoide humano, visão de perfil.** Observe o acrossomo, uma organela que cobre metade da cabeça do espermatozoide dentro da membrana plasmática desta célula. (Reproduzida, com permissão, de Junqueira LC, Carneiro J: *Basic Histology: Text & Atlas,* 11th ed. McGraw-Hill, 2005.)

# SEÇÃO III  Fisiologia Endócrina e Reprodutiva

obviamente importante *in vivo*, porém a fertilização também ocorre *in vitro* se um espermatozoide imóvel da cabeça do epidídimo é injetado diretamente em um oócito. A habilidade de se mover para frente (**motilidade progressiva**), adquirida no epidídimo, envolve a ativação de um grupo especial de proteínas da família **CatSper**, que estão localizadas na peça principal da cauda do espermatozoide. As CatSpers formam um canal de $Ca^{2+}$ sensível ao meio alcalino que se torna mais ativo à medida que o espermatozoide segue do pH ácido da vagina (pH ~ 5) para o muco cervical (pH ~ 8). Os espermatozoides de camundongos *knockout* que não expressam CatSper1–4, têm a mobilidade alterada e são inférteis, enfatizando o importante papel dessas proteínas. Além disso, os espermatozoides expressam receptores olfatórios, e os ovários produzem moléculas semelhantes a moléculas odoríferas. Evidências recentes indicam que essas moléculas e seus receptores interagem, promovendo o movimento do espermatozoide em direção ao ovário (quimiotaxia).

A ejaculação de espermatozoides envolve contrações do ducto deferente mediadas, em parte, pelos receptores P2X, canais catiônicos controlados por ligantes que respondem ao ATP (ver Capítulo 7), sendo a fertilidade reduzida em camundongos nos quais esses receptores são inativos.

Uma vez ejaculados dentro da fêmea, os espermatozoides se movem para o útero até o istmo das tubas uterinas, onde diminuem a velocidade e passam pela **capacitação**. Este processo de maturação adicional envolve dois componentes: aumento na mobilidade dos espermatozoides e facilitação de sua preparação para a reação acrossômica. Entretanto, o papel da capacitação parece ser mais facilitador que obrigatório, pois a fertilização é prontamente produzida *in vitro*. Do istmo, os espermatozoides capacitados se movem rapidamente para a ampola da tuba, onde a fertilização ocorre.

## Efeito da temperatura

A espermatogênese necessita de uma temperatura consideravelmente mais baixa que a do interior do corpo. Os testículos são normalmente mantidos em uma temperatura em torno de 32°C. Eles são mantidos frios pelo ar circulante em volta do escroto provavelmente pela troca de calor de modo contracorrente entre as artérias e veias espermáticas. Quando os testículos são retidos no abdome, ou quando, em animais experimentais, eles são mantidos próximos ao corpo, ocorre degeneração das paredes tubulares e esterilidade. Situações que aumentam o calor em torno dos testículos em humanos (por exemplo, banhos quentes (43 a 45°C por 30 min/dia) e protetores atléticos genitais) podem reduzir as contagens de espermatozoides, em alguns casos em 90%. Entretanto, as reduções produzidas desse modo não são suficientemente consistentes para produzir formas confiáveis de contracepção masculina. Além disso, há evidências de um efeito sazonal em homens, com a contagem de espermatozoides sendo maior no inverno, independente da temperatura à qual o escroto esteja submetido.

## Sêmen

O líquido que é ejaculado no momento do orgasmo, o **sêmen**, contém espermatozoides e as secreções das vesículas seminais, da próstata, das glândulas bulbouretrais e, provavelmente, das glândulas uretrais (**Tabela 23–1**). Um volume médio por

### TABELA 23–1  Composição do sêmen humano

| Cor: branco, opalescente | |
| --- | --- |
| Gravidade específica: 1,028 | |
| pH: 7,35-7,50 | |
| Contagem de espermatozoides: média de cerca de 100 milhões/mL, com menos de 20% de formas anormais. | |
| Outros componentes:<br>Frutose (1,5-6,5 mg/mL)<br>Fosforilcolina<br>Ergotioneína<br>Ácido ascórbico<br>Flavinas<br>Prostaglandinas | Das vesículas seminais (contribuem com 60% do volume total) |
| Espermina<br>Ácido cítrico<br>Colesterol, fosfolipídeos<br>Fibrinolisina, fibrinogenase<br>Zinco<br>Fosfatase ácida | Da próstata (contribui com 20% do volume total) |
| Fosfato<br>Bicarbonato<br>Hialuronidase | Tampões |

ejaculação é de 2,5 a 3,5 mL após vários dias de abstinência de atividade sexual. O volume de sêmen e a contagem de espermatozoides diminuem rapidamente com ejaculações repetidas. Embora apenas um espermatozoide seja necessário para fertilizar o oócito, cada mililitro de sêmen normalmente contém cerca de 100 milhões de espermatozoides. A redução na produção de espermatozoides está associada à infertilidade: 50% dos homens com contagens de 20 a 40 milhões/mL e, essencialmente, todos os homens que apresentam contagens inferiores a 20 milhões/mL são estéreis. A presença de muitas anormalidades morfológicas ou de espermatozoides imóveis também estão associadas à infertilidade. As **prostaglandinas**, oriundas das vesículas seminais, estão em altas concentrações no sêmen, mas suas funções neste líquido são desconhecidas. As causas de infertilidade masculina, assim como os mecanismos subjacentes dos espermatozoides na fertilização, são utilizadas como evidências no desenvolvimento da contracepção masculina (**Quadro Clínico 23–1**).

O espermatozoide humano se move em uma velocidade de cerca de 3 mm/min pelo trato genital feminino e alcança as tubas uterinas em 30 a 60 min após a cópula. As contrações dos órgãos femininos podem facilitar o transporte do espermatozoide para as tubas uterinas.

## Ereção

A ereção é iniciada pela dilatação das arteríolas do pênis. Como o tecido erétil do pênis se enche de sangue, as veias são comprimidas, bloqueando a saída e adicionando turgor ao órgão. Os centros de integração nos segmentos lombares da medula espinal são ativados por impulsos nos aferentes da genitália e tratos descendentes que medeiam a ereção em resposta a estímulos psicológicos eróticos. As fibras parassimpáticas eferentes estão nos nervos pélvicos esplâncnicos (**nervos eretores**). As fibras presumivelmente liberam acetilcolina e o vasodilatador

## QUADRO CLÍNICO 23-1

### Contracepção masculina

Vários métodos independentes de intervenção física (como o controle hormonal do desenvolvimento de espermatozoides; direcionamento de proteínas importantes da fertilização (p. ex., CatSpers) e o uso de compostos naturais que limitam a função dos espermatozoides) foram explorados como contraceptivos masculinos. Entretanto, considerando o número de espermatozoides e sua capacidade de regeneração, métodos que reduzam suficientemente a produção de espermatozoides ou que limitem sua função, sem a presença de efeitos colaterais, têm sido difíceis de obter. Em lugar de controle farmacológico, a contracepção masculina mais comum continua a ser a ligadura bilateral dos ductos deferentes (**vasectomia**), um procedimento contraceptivo conveniente e relativamente seguro. Curiosamente, ~ 50% dos homens que foram vasectomizados desenvolvem anticorpos contra espermatozoides. Em macacos, a presença de tais anticorpos é associada a uma incidência maior de infertilidade após a restauração dos ductos obstruídos. Entretanto, os anticorpos antiespermatozoides não parecem ter quaisquer outros efeitos adversos. Alternativas à ligadura são os métodos de oclusão dos ductos, como os tampões de silicone que têm como objetivo bloquear os ductos deferentes, deixando o tubo intacto e tornando a reversão mais fácil, se assim for desejado. Não surpreende, portanto, que tais métodos não sejam tão efetivos quanto a vasectomia tradicional.

### DESTAQUES TERAPÊUTICOS

**Reversão da vasectomia**: Enquanto outrora já foi difícil restaurar os ductos obstruídos naqueles que desejavam restaurar a fertilidade, a taxa de sucesso para tais operações aumentou acentuadamente. Em geral, a reversão bem-sucedida de vasectomia resulta em contagens de espermatozoides significativas dentro de meses, embora retardos de um ano ou mais sejam comuns. O sucesso final, medido pela gravidez, é registrado em ~ 50% das reversões em dois anos.

---

polipeptídeo intestinal vasoativo (VIP) como cotransmissores (ver Capítulo 7).

As fibras não adrenérgicas e não colinérgicas também estão presentes nos nervos eretores, e estes contêm grandes quantidades de **óxido nítrico sintase** (**NOS**, do inglês *nitric oxide synthase*), a enzima que catalisa a formação de óxido nítrico (NO do inglês, *nitric oxide*; ver Capítulo 32). O NO ativa a guanilato-ciclase solúvel, resultando em um aumento da produção de GMP cíclico (GMPc), que é um potente vasodilatador. A injeção de inibidores da NOS impede a ereção, normalmente produzida por estimulação do nervo pélvico em animais experimentais. Assim, parece claro que a NO desempenha um importante papel na produção da ereção. Os fármacos sildenafil, tadalafil e vardenafil inibem a degradação de GMPc por fosfodiesterases e ganharam fama mundial no tratamento da disfunção erétil. As múltiplas fosfodiesterases (PDEs) no corpo foram divididas em sete famílias de isoenzimas, e todos esses fármacos são mais ativos contra a PDE V, o tipo de fosfodiesterase encontrado nos corpos cavernosos (Quadro Clínico 5-7). É interessante notar, entretanto, que esses fármacos também podem produzir inibição significativa de PDE VI (e outras, se ingeridas em grandes doses). A fosfodiesterase VI é encontrada na retina, e um dos efeitos colaterais desses medicamentos é uma perda transitória da capacidade de discriminar entre o azul e o verde (ver Capítulo 9).

Normalmente, a ereção termina por impulsos simpáticos de vasoconstrição das arteríolas do pênis.

### Ejaculação

A ejaculação é um reflexo da medula espinal que envolve a **emissão**, movimento do sêmen para a uretra; e a **ejaculação** adequada, a propulsão do sêmen para fora da uretra no momento do orgasmo. As vias aferentes são, principalmente, fibras de receptores táteis da glande de pênis que atingem a medula espinal por intermédio dos nervos pudendos internos. A emissão é uma resposta simpática, integrada aos segmentos lombares superiores da medula espinal, e efetuada pela contração da musculatura lisa dos vasos deferentes e vesículas seminais em resposta a estímulos dos nervos hipogástricos. O sêmen é impelido para fora da uretra por contração do músculo bulbocavernoso, um músculo esquelético. Os centros de reflexo espinal para essa parte do reflexo estão nos segmentos sacral superior e lombares mais inferiores da medula espinal, e as vias motoras atravessam da primeira à terceira raiz sacral, assim como os nervos pudendos internos.

### PSA

A próstata produz e secreta no sêmen e na corrente sanguínea uma protease serina de 30 kDa, geralmente denominada de **antígeno prostático específico** (**PSA**, do inglês *prostate specific antigen*). O gene para o PSA tem dois elementos de resposta androgênica. O PSA hidrolisa o inibidor de mobilidade espermática semenogelina no sêmen, e apresenta vários substratos no plasma, mas sua função exata na circulação é desconhecida. Um PSA elevado no plasma ocorre no câncer de próstata e tem sido amplamente utilizado como um teste de rastreamento para esta doença. Entretanto, o PSA também está elevado na hiperplasia prostática benigna e na prostatite, e a eficácia do teste de PSA como uma ferramenta única no diagnóstico de câncer de próstata tem sido questionada.

## FUNÇÃO ENDÓCRINA DOS TESTÍCULOS

### Estrutura química e biossíntese da testosterona

A testosterona, o principal hormônio dos testículos, é um esteroide $C_{19}$ com um grupo hidroxila na posição 17 (**Figura 23-5**). Esse hormônio é sintetizado a partir do colesterol nas células de

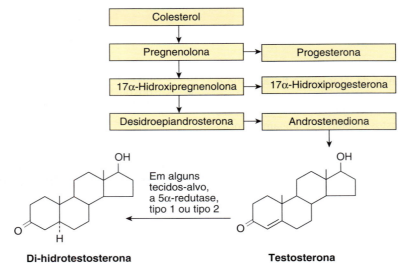

**FIGURA 23-5** **Biossíntese da testosterona.** As fórmulas dos esteroides precursores são mostradas na Figura 22-7. Embora o produto secretor principal das células de Leydig seja a testosterona, alguns dos precursores também entram na circulação.

Leydig e também é formado a partir da androstenediona secretada pelo córtex suprarrenal. As vias biossintéticas em todos os órgãos endócrinos que sintetizam hormônios esteroides são semelhantes, e os órgãos diferem entre si apenas nos sistemas enzimáticos que eles contêm. Nas células de Leydig, as 11 e 21-hidroxilases encontradas no córtex suprarrenal (ver Figura 20-7) estão ausentes, mas a 17α-hidroxilase está presente. A pregnenolona é, portanto, hidroxilada na posição 17 e, em seguida, submetida à clivagem da cadeia lateral para formar a desidroepiandrosterona. A androstenediona também é formada por meio da progesterona e da 17-hidroxiprogesterona, porém essa via é menos conhecida em humanos. A desidroepiandrosterona e a androstenediona são, então, convertidas em testosterona.

A secreção de testosterona se encontra sob controle de LH, e o mecanismo pelo qual o LH estimula as células de Leydig envolve aumento da produção de AMPc por meio do receptor de LH acoplado à proteína G e de $G_s$. O AMP cíclico aumenta a formação de colesterol a partir de ésteres de colesterol e a conversão do colesterol em pregnenolona pela ativação da proteína cinase A.

## Secreção

A taxa de secreção de testosterona é de 4 a 9 mg/dia (13,9 a 31,33 μmol/dia) em homens adultos normais. Pequenas quantidades de testosterona são também secretadas em mulheres, sendo a maior fonte os ovários, mas, possivelmente, também pela suprarrenal.

## Transporte e metabolismo

Noventa e oito por cento da testosterona está ligada a proteínas plasmáticas: 65% ligada à β-globulina chamada de **globulina ligadora de esteroide gonadal** (**GBG**, do inglês *gonadal steroid-binding protein*) ou **globulina ligadora de esteroide sexual**, e 33% ligada à albumina (Tabela 23-2). A GBG também se liga ao estradiol. O nível plasmático de testosterona (livre e ligada) é de 300 a 1.000 ng/dL (10,4 a 34,7 nmol/L) em homens adultos (Figura 22-8), comparado com 30 a 70 ng/dL (1,04 a 2,43 nmol/L) em mulheres adultas. Ele diminui ligeiramente com a idade nos homens.

Uma pequena quantidade de testosterona circulante é convertida em estradiol, porém a maior parte da testosterona é convertida em 17-cetoesteroides, principalmente androsterona e seu isômero etiocolanolona (Figura 23-6), e excretada na urina. Cerca de dois terços dos 17-cetoesteroides urinários são de origem suprarrenal e um terço é de origem testicular. Embora a maior parte dos 17-cetoesteroides seja de androgênios fracos (eles têm 20% ou menos da potência da testosterona), é importante ressaltar que nem todos os 17-cetoesteroides são androgênios e nem todos os androgênios são 17-cetoesteroides. A etiocolanolona, por exemplo, não tem atividade androgênica, e a própria testosterona não é um 17-cetosteroide.

## Ações

Além das suas ações durante o desenvolvimento, a testosterona e outros androgênios exercem um efeito de retroalimentação negativa na secreção do LH hipofisário; desenvolvem e mantêm as características sexuais secundárias masculinas; exercem um importante efeito anabólico de proteínas, promovem o crescimento e, junto ao FSH, mantêm a espermatogênese.

**TABELA 23-2** Distribuição dos esteroides gonadais e cortisol no plasma

| Esteroide | % Livre | % Ligado CBG | % Ligado GBG | % Ligado Albumina |
|---|---|---|---|---|
| Testosterona | 2 | 0 | 65 | 33 |
| Androstenediona | 7 | 0 | 8 | 85 |
| Estradiol | 2 | 0 | 38 | 60 |
| Progesterona | 2 | 18 | 0 | 80 |
| Cortisol | 4 | 90 | 0 | 6 |

CBG, globulina ligadora de corticosteroide; GBG, globulina ligadora de esteroide gonadal. (Cortesia de S. Munroe).

CAPÍTULO 23 Função do Aparelho Reprodutor Masculino **425**

**Androsterona**

**Etiocolanolona**

**FIGURA 23-6** Dois 17-cetoesteroides metabólitos da testosterona.

**TABELA 23-3** Mudanças na puberdade em meninos (características sexuais secundárias masculinas)

| |
|---|
| Genitália externa: o pênis aumenta em comprimento e largura. O escroto se torna pigmentado e rugoso. |
| Genitália interna: as vesículas seminais aumentam, secretam e começam a produzir frutose. A próstata e as glândulas bulbouretrais aumentam e secretam. |
| Voz: a laringe aumenta, as pregas vocais aumentam em comprimento e largura e a voz se torna mais grossa. |
| Crescimento de pelos: a barba aparece. O contorno do couro cabeludo retrocede anterolateralmente. Os pelos púbicos crescem com um padrão masculino (triângulo com ápice para cima). Surgem pelos nas axilas, no peito e em volta do ânus; aumento geral dos pelos corporais. |
| Mental: atitude mais ativa, agressiva. Interesse no sexo oposto se desenvolve. |
| Conformação corporal: ombros se alargam; músculos aumentam. |
| Pele: secreção das glândulas sebáceas se espessa e aumenta (predispondo à acne) |

## Características sexuais secundárias

As amplas mudanças que ocorrem na distribuição do cabelo, na configuração do corpo e no tamanho da genitália, que se desenvolvem em meninos na puberdade — **características sexuais secundárias** masculinas — estão resumidas na Tabela 23-3. A próstata e as vesículas seminais aumentam de tamanho, e estas começam a secretar frutose. Este açúcar parece funcionar como o principal suprimento nutricional para os espermatozoides. Os efeitos psíquicos da testosterona são difíceis de definir em humanos, porém em animais experimentais, os androgênios provocam comportamento violento e agressivo. Os efeitos dos androgênios e estrogênios no comportamento sexual são considerados em detalhe no Capítulo 15. Embora os pelos do corpo aumentem pela ação dos androgênios, o cabelo diminui (Figura 23-7). A calvície hereditária muitas vezes não se desenvolve, a menos que a di-hidrotestosterona (DHT) esteja presente.

## Efeitos anabólicos

Os androgênios aumentam a síntese proteica e diminuem proteólise, levando a uma elevação na taxa de crescimento. Acreditava-se que eles levavam as epífises a se fundirem aos ossos longos, eventualmente interrompendo o crescimento, porém, atualmente, parece que o fechamento epifisial é devido aos estrogênios (ver Capítulo 21). Secundário aos seus efeitos anabólicos, os androgênios provocam retenção moderada de $Na^+$, $K^+$, $H_2O$, $Ca^{2+}$, $SO_4^-$, e $PO_4^-$ e também aumentam o tamanho dos rins. Doses de testosterona exógena que exercem efeitos anabólicos significativos também são masculinizantes e reforçam a libido, o que limita a utilidade do hormônio como um agente anabolizante em pacientes com doenças associadas à desnutrição. As tentativas para desenvolver esteroides sintéticos nos quais a ação anabólica é separada da ação androgênica não foram bem-sucedidas.

## Mecanismo de ação

Como os outros esteroides, a testosterona se liga a um receptor intracelular, e o complexo receptor/esteroide então se liga ao DNA no núcleo, facilitando a transcrição de vários genes. Além disso, a testosterona é convertida em **DHT** pela 5α-redutase em algumas células-alvo (Figura 23-5 e Figura 23-8), e o DHT se liga ao mesmo receptor intracelular da testosterona. O DHT também circula com um nível plasmático de cerca de 10% do nível de testosterona. Os complexos receptor-testosterona são menos estáveis que os complexos receptor-DHT nas células-alvo, e também

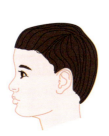
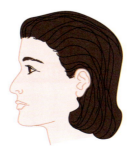
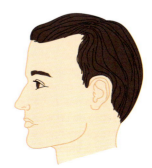

**FIGURA 23-7 Contorno do couro cabeludo em crianças e adultos.** O contorno do couro cabeludo em mulheres é semelhante ao da criança, enquanto o do homem tem reentrâncias na região lateral frontal.

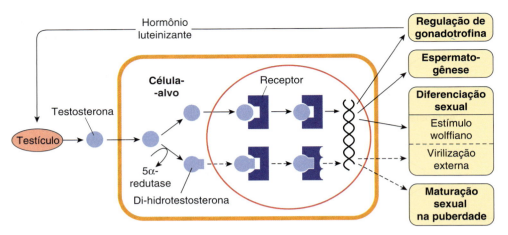

**FIGURA 23-8** Diagrama esquemático das ações da testosterona (setas sólidas) e da di-hidrotestosterona (setas tracejadas). Observe que ambas se ligam ao mesmo receptor, mas a DHT se liga mais efetivamente. (Reproduzida, com permissão, de Wilson JD, Griffin JE, Russell W: Steroid 5α-reductase 2 deficiency. Endocr Rev 1993;14:577. Copyright © 1993 by The Endocrine Society.)

são menos estáveis em um estado ligado ao DNA. Portanto, a formação de DHT é uma forma de amplificar a ação da testosterona nos tecidos-alvo. Os humanos possuem duas 5α-redutases que são codificadas por genes diferentes. A 5α-redutase tipo I está presente na pele de todo o corpo e é a enzima dominante no couro cabeludo. A 5α-redutase tipo II está presente na pele da genitália, na próstata e em outros tecidos genitais.

Os complexos receptor-testosterona são responsáveis pela maturação das estruturas dos ductos wolffianos e, consequentemente, pela formação da genitália interna masculina durante o desenvolvimento, porém, os complexos receptor-DHT são necessários para a formação da genitália externa masculina (Figura 23-8). Os complexos receptor-DHT também são principalmente responsáveis pelo alargamento da próstata, e provavelmente do pênis, na puberdade, assim como em relação aos pelos faciais, à acne e à recessão temporal do contorno do couro cabeludo. Por outro lado, o aumento na massa muscular e o desenvolvimento do impulso sexual masculino e a libido dependem, essencialmente, mais da testosterona do que do DHT (ver Quadro Clínico 23-2).

## Produção testicular de estrogênios

Mais de 80% do estradiol e 95% da estrona no plasma de homens adultos são formados por aromatização extragonadal e extrassuprarrenal de testosterona e androstenediona circulantes. O restante provém dos testículos. Uma parte do estradiol no sangue venoso testicular provém das células de Leydig, e outra parte também é produzida por aromatização de androgênios nas células de Sertoli. Em homens, o nível de estradiol no plasma é de 20 a 50 pg/mL (73 a 184 pmol/L) e a taxa de produção total é de aproximadamente 50 μg/dia (184 nmol/dia). Em contrapartida à situação nas mulheres, a produção de estrogênio aumenta moderadamente com o avanço da idade em homens.

# CONTROLE DA FUNÇÃO TESTICULAR

O FSH tem trofismo para as células de Sertoli, mantendo, juntamente com os androgênios, a função gametogênica dos testículos. O FSH também estimula a secreção de ABP e inibina,

## QUADRO CLÍNICO 23-2

### Deficiência congênita de 5α-redutase

A **deficiência congênita de 5α-redutase**, na qual o gene para a 5α-redutase tipo 2 sofre uma mutação, é comum em algumas partes da República Dominicana. Ela produz uma forma incomum de pseudo-hermafroditismo masculino. Indivíduos com esta síndrome nascem com uma genitália interna masculina, incluindo testículos, mas têm uma genitália externa feminina e são em geral criados como meninas. Entretanto, quando eles atingem a puberdade, a secreção de LH e os níveis de testosterona circulante são altos. Consequentemente, eles desenvolvem contornos corporais masculinos e libido masculina. Nesse momento, eles em geral mudam suas identidades de gênero e "se tornam meninos". O clitóris aumenta ao ponto de alguns indivíduos poderem ter relação sexual com mulheres. Esse aumento provavelmente ocorre porque, com o LH alto, testosterona suficiente é produzida para superar a necessidade de amplificação do DHT na genitália.

### DESTAQUES TERAPÊUTICOS

Medicamentos inibidores da 5α-redutase estão agora sendo usados clinicamente para tratar a hiperplasia prostática benigna, e **finasterida**, o fármaco mais extensamente usado, tem seu efeito principal sobre a 5α-redutase tipo 2.

e esta inibe a secreção de FSH por retroalimentação. O LH tem trofismo para as células de Leydig e estimula a secreção de testosterona, que, por sua vez, por meio de retroalimentação, inibe a secreção de LH. Lesões hipotalâmicas em animais e doença do hipotálamo em humanos levam à atrofia dos testículos e perda de sua função.

## Inibinas

A testosterona diminui o LH plasmático, porém, exceto em grandes doses, ela não tem efeito sobre o FSH no plasma. O FSH plasmático é elevado em pacientes com atrofia dos túbulos seminíferos, mas com níveis normais de secreção de testosterona e LH. Essas observações levaram à busca pela **inibina**, um fator de origem testicular que inibe a secreção de FSH. Há duas inibinas em extratos de testículos em homens e no líquido antral dos folículos ovarianos em mulheres. Elas são formadas a partir de três subunidades de polipeptídeos: uma subunidade α glicosilada, com um peso molecular de 18.000; e duas subunidades β não glicosiladas, $\beta_A$ e $\beta_B$, com peso molecular de 14.000 cada. As subunidades são formadas a partir de precursores proteicos (**Figura 23-9**). A subunidade α se combina com a $\beta_A$ para formar um heterodímero, e com a $\beta_B$ para formar outro heterodímero, com as subunidades ligadas por pontes dissulfeto. Ambas $\alpha\beta_A$ (inibina A) e $\alpha\beta_B$ (inibina B) inibem a secreção de FSH por ação direta na hipófise, embora, atualmente, pareça que seja a inibina B a inibina reguladora de FSH em homens e mulheres adultos. As inibinas são produzidas pelas células de Sertoli em homens e pelas células da granulosa em mulheres.

O heterodímero $\beta_A\beta_B$ e os homodímeros $\beta_A\beta_A$ e $\beta_B\beta_B$ também são formados. Eles estimulam, mais do que inibem, a secreção de FSH e, consequentemente, são chamados de **ativinas**. Sua função na reprodução não é conhecida. Entretanto, as inibinas e as ativinas são membros da superfamília de TGFβ de fatores de crescimento dimérico, que também inclui os MIS.

Os **receptores de ativina** foram identificados e pertencem à família de receptores serina/treonina cinase. As inibinas e ativinas são encontradas não somente nas gônadas, mas também no encéfalo e em muitos outros tecidos. Na medula óssea, estão envolvidas no desenvolvimento dos leucócitos. Na vida embrionária, estão envolvidas na formação do mesoderma. Todos os camundongos com uma deleção específica do gene da subunidade α da inibina inicialmente exibem um crescimento normal, porém logo desenvolvem tumores no estroma gonadal e, portanto, o gene é um gene supressor tumoral. No plasma, a $\alpha_2$-macroglobulina se liga a ativinas e inibinas. Nos tecidos, as ativinas se ligam a uma família de quatro glicoproteínas chamada de **folistatinas**. A ligação com as ativinas inativa a sua atividade biológica, mas a relação das folistatinas com as inibinas, e suas funções fisiológicas, permanecem desconhecidas.

## Retroalimentação dos esteroides

Uma hipótese atual sobre como as funções dos testículos são reguladas por esteroides é mostrada na **Figura 23-10**. A castração é seguida de um aumento no conteúdo e secreção de FSH e LH na hipófise, e lesões hipotalâmicas impedem esse aumento. A testosterona inibe a secreção de LH por uma ação direta na adeno-hipófise e pela inibição da secreção de GnRH pelo hipotálamo. A inibina age diretamente na adeno-hipófise para inibir a secreção de FSH.

Em resposta ao LH, uma parte da testosterona secretada nas células de Leydig banha o epitélio seminífero e provoca um aumento na secreção local de androgênio para as células de Sertoli, necessário para a espermatogênese normal. A administração sistemática de testosterona não eleva o nível de androgênio nos testículos ao maior grau possível, e inibe a secreção de LH. Consequentemente, o efeito resultante da administração sistemática de testosterona é, muitas vezes, uma diminuição na contagem de espermatozoides. A terapia com testosterona foi sugerida como um método de contracepção masculina. Entretanto, a dose de testosterona necessária para suprimir a espermatogênese provoca a retenção de sódio e água. A possível utilização de inibinas como contraceptivo masculino está sendo explorada atualmente.

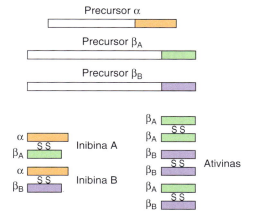

**FIGURA 23-9** Proteínas precursoras de inibina e as várias inibinas e ativinas que são formadas a partir das regiões carboxiterminal destes precursores. SS, pontes dissulfeto.

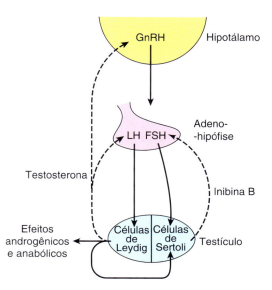

**FIGURA 23-10** Interrelações postuladas entre o hipotálamo, a adeno-hipófise e os testículos. Setas sólidas indicam efeitos excitatórios; setas tracejadas indicam efeitos inibitórios.

# ANORMALIDADES DA FUNÇÃO TESTICULAR

## Criptorquidismo

Os testículos se desenvolvem na cavidade abdominal e migram normalmente para o escroto durante o desenvolvimento fetal. A **descida testicular** para a região inguinal depende de MIS, e a descida da região inguinal para o escroto depende de outros fatores. A descida é incompleta em um ou, menos comumente, em ambos os lados, em 10% dos recém-nascidos masculinos, com os testículos permanecendo na cavidade abdominal ou no canal inguinal. O tratamento com hormônio gonadotrófico acelera a descida em alguns casos, ou o defeito pode ser corrigido cirurgicamente. A descida espontânea dos testículos é a regra, e a proporção de meninos com testículos que não desceram (**criptorquidismo**) cai para 2% com a idade de um ano e para 0,3% após a puberdade. Entretanto, apesar dessas taxas, o tratamento precoce é atualmente recomendado, pois a incidência de tumores malignos é mais alta em testículos que não desceram do que em testículos escrotais e também porque após a puberdade, a temperatura mais elevada no abdome eventualmente provoca um dano irreversível no epitélio espermatogênico.

## Hipogonadismo masculino

O quadro clínico do hipogonadismo masculino depende da ocorrência da deficiência testicular antes ou após a puberdade. Em adultos, se ela for devida à doença testicular, os níveis de gonadotrofinas circulantes são elevados (**hipogonadismo hipergonadotrófico**); se for secundária a distúrbios na hipófise ou no hipotálamo (p. ex., a síndrome de Kallmann), os níveis de gonadotrofinas circulantes são baixos (**hipogonadismo hipogonadotrófico**). Se a função endócrina dos testículos é perdida durante a vida adulta, as características sexuais secundárias regridem lentamente, porque é necessário muito pouco androgênio para mantê-las, uma vez que elas estejam estabelecidas. O crescimento da laringe durante a adolescência é permanente, e a voz continua grave. Homens castrados na vida adulta sofrem alguma perda de libido, embora a capacidade de copular permaneça por algum tempo. Eles, ocasionalmente, têm "ondas" de calor (afrontamento) e são, em geral, mais irritáveis, passivos e deprimidos que os homens com testículos intactos. Quando a deficiência de células de Leydig acontece na infância, o quadro clínico é de **eunucoidismo**. Indivíduos eunucoides acima de 20 anos de idade são caracteristicamente altos, embora não tão altos quanto os gigantes hiperpituitários, porque suas epífises permanecem abertas e algum crescimento continuou após a idade normal da puberdade. Eles têm ombros estreitos e músculos pequenos, uma configuração corporal semelhante à de uma mulher adulta. A genitália é pequena e a voz aguda. Os pelos pubianos e axilares estão presentes devido à secreção de androgênio adrenocortical. Entretanto, o cabelo é esparso e o pelo pubiano tem uma distribuição "de triângulo com base para cima" feminina, em vez do padrão de "triângulo com base para baixo" (triângulo masculino), visto em homens normais.

## Tumores secretores de androgênio

A "hiperfunção" dos testículos na ausência da formação de um tumor não é uma entidade reconhecida. Os tumores secretores de androgênio das células de Leydig são raros e provocam sintomas endócrinos detectáveis somente em meninos pré-puberais que desenvolvem pseudopuberdade precoce (Tabela 22–2).

## Hormônios e câncer

Alguns carcinomas da próstata são **dependentes de androgênio** e regridem temporariamente após a remoção dos testículos ou tratamento com agonistas de GnRH em doses suficientes para produzir a regulação para baixo dos receptores de GnRH nos gonadotrofos e diminuir a secreção de LH.

# RESUMO

- As gônadas têm uma dupla função: a produção das células germinativas (gametogênese) e a secreção dos hormônios sexuais. Os testículos secretam grandes quantidades de androgênios, principalmente testosteronas, mas também secretam pequenas quantidades de estrogênios.

- As espermatogônias se desenvolvem em espermatozoides maduros nos túbulos seminíferos por meio de um processo chamado de espermatogênese. Trata-se de um processo em várias etapas que inclui a maturação das espermatogônias em espermatócitos primários, os quais passam por divisão meiótica, resultando em espermatócitos secundários haploides. Várias outras divisões resultam em espermátides. Cada divisão celular a partir de uma espermatogônia para espermátide é incompleta, e as células permanecem conectadas por pontes citoplasmáticas. Espermátides eventualmente amadurecem em espermatozoides móveis para completar a espermatogênese; esta última parte da maturação é chamada de espermiogênese.

- A testosterona é o principal hormônio dos testículos. Ela é sintetizada a partir do colesterol nas células de Leydig. A secreção de testosterona pelas células de Leydig se encontra sob controle do hormônio luteinizante a uma taxa de 4 a 9 mg/dia em homens adultos. A maior parte da testosterona plasmática está ligada à albumina ou à globulina ligadora de esteroide gonadal. A testosterona desempenha um papel importante no desenvolvimento e na manutenção das características sexuais secundárias masculinas, bem como outras funções definidas.

# QUESTÕES DE MÚLTIPLA ESCOLHA

*Para todas as questões, selecione a melhor opção, a não ser que direcionado diferentemente.*

1. O desenvolvimento e o funcionamento total dos túbulos seminíferos requerem
   A. somatostatina.
   B. LH.
   C. ocitocina.
   D. FSH.
   E. androgênios e FSH.

2. Em machos humanos, a testosterona é produzida principalmente
   A. pelas células de Leydig.
   B. pelas células de Sertoli.

C. pelo túbulos seminíferos.
D. pelo epidídimo.
E. pelo ducto deferente.

3. A óxido nítrico sintase contribui para a ereção ao:

A. aumentar os níveis de AMPc que relaxam os músculos lisos e aumentam o fluxo sanguíneo.
B. bloquear as fosfodiesterases para aumentar os níveis de GMPc que liberam a musculatura lisa e aumentam o fluxo sanguíneo.
C. ativar as guanilato-ciclases solúveis para aumentar os níveis de GMPc que relaxam a musculatura lisa e aumentam o fluxo sanguíneo.
D. aumentar as concentrações intracelulares de $Ca^{2+}$ que relaxam os músculos lisos e aumentam o fluxo sanguíneo.

4. A testosterona é produzida

A. nos testículos após redução da di-hidrotestosterona.
B. nas células de Leydig a partir de colesterol e precursores de pregnenolona.
C. pelo hormônio luteinizante nas células de Leydig.
D. como um precursor de vários lipídeos de membrana.

# REFERÊNCIAS

Mather JP, Moore A, Li R-H: Activins, inhibins, and follistatins: Further thoughts on a growing family of regulators. Proc Soc Exper Biol Med 1997;215:209.

Primakoff P, Nyles DG: Penetration, adhesion, and fusion in mammalian sperm–egg interaction. Science 2002;296:2183.

Yen SSC, Jaffe RB, Barbieri RL: *Reproductive Endocrinology: Physiology, Pathophysiology, and Clinical Management,* 4th ed. Saunders, 1999.

Yu H-S: *Human Reproductive Biology,* CRC Press, 1994.

# Funções Endócrinas do Pâncreas e Regulação do Metabolismo de Carboidratos

**CAPÍTULO**

**24**

## OBJETIVOS

*Após o estudo deste capítulo, você deve ser capaz de:*

- Listar os hormônios que afetam a concentração de glicose no plasma e descrever brevemente a ação de cada um deles.
- Descrever a estrutura das ilhotas pancreáticas e nomear os hormônios secretados por cada um dos tipos celulares nas ilhotas.
- Caracterizar a estrutura da insulina e resumir as etapas envolvidas na sua biossíntese e na liberação na corrente sanguínea.
- Indicar as consequências da deficiência de insulina e explicar como cada uma dessas anormalidades é produzida.
- Delinear os receptores de insulina, o modo pelo qual eles medeiam os efeitos da insulina e o modo pelo qual são regulados.
- Definir os tipos de transportadores de glicose encontrados no corpo e a função de cada um deles.
- Especificar os principais fatores que afetam a secreção de insulina.
- Descrever a estrutura do glucagon e de outros peptídeos ativos fisiologicamente produzidos a partir do seu precursor.
- Listar os efeitos fisiologicamente significativos do glucagon e outros fatores que regulam a secreção de glucagon.
- Detalhar os efeitos fisiológicos da somatostatina no pâncreas.
- Delinear os mecanismos pelos quais os hormônios tireoidianos, os glicocorticoides suprarrenais, as catecolaminas e o hormônio do crescimento afetam o metabolismo de carboidratos.
- Compreender as principais diferenças entre os diabetes tipo 1 e tipo 2.

## INTRODUÇÃO

Pelo menos quatro polipeptídeos com atividade regulatória são secretados pelas ilhotas de Langerhans no pâncreas. Dois deles, a **insulina** e o **glucagon**, são hormônios, e têm importantes funções na regulação do metabolismo intermediário de carboidratos, proteínas e lipídeos. O terceiro polipeptídeo, **somatostatina**, desempenha um importante papel na regulação da secreção das células das ilhotas, e o quarto, o **polipeptídeo pancreático**, está provavelmente envolvido na regulação do transporte de íons no intestino. O glucagon, a somatostatina e, possivelmente, o polipeptídeo pancreático também são secretados pelas células do trato gastrintestinal.

A insulina é anabólica, aumentando o armazenamento de glicose, ácidos graxos e aminoácidos. O glucagon é catabólico, mobilizando glicose, ácidos graxos e aminoácidos das reservas para a corrente sanguínea. Os dois hormônios são, portanto, recíprocos em sua atuação geral e são reciprocamente secretados na maioria das circunstâncias. O excesso de insulina provoca hipoglicemia, o que leva a convulsões e coma. A deficiência de insulina, tanto absoluta quanto relativa, causa **diabetes melito** (glicose sanguínea cronicamente elevada), uma doença complexa e debilitante que, se não tratada, é eventualmente fatal. A deficiência de glucagon pode causar hipoglicemia e seu excesso torna o diabetes ainda pior. O excesso de produção pancreática de somatostatina provoca hiperglicemia e outras manifestações do diabetes.

Uma variedade de outros hormônios também tem outros importantes papéis na regulação do metabolismo de carboidratos.

## ESTRUTURA CELULAR DA ILHOTA

As ilhotas de Langerhans (Figura 24-1) são coleções de células ovoides, de 76 μm × 175 μm. As ilhotas estão espalhadas por todo o pâncreas, embora sejam mais abundantes na cauda do que no corpo ou na cabeça do órgão. As ilhotas formam cerca de 2% do volume da glândula, enquanto a porção exócrina do pâncreas (ver Capítulo 25) constitui 80%, e ductos e vasos sanguíneos compõem o restante. Os humanos têm de 1 a 2 milhões de ilhotas. Cada uma delas tem um farto suprimento sanguíneo. O sangue das ilhotas, como aquele do trato gastrintestinal (mas diferente daquele de outros órgãos endócrinos) se dirige para a veia porta hepática.

As células das ilhotas podem ser divididas em tipos baseados nas suas propriedades de coloração e morfologia. Os humanos têm pelo menos quatro tipos celulares distintos: células A, B, D e F. As três primeiras são também chamadas de células α, β e δ. Entretanto, tal fato gera confusão devido ao uso de letras gregas para outras estruturas do corpo, particularmente receptores adrenérgicos (ver Capítulo 7). As células A secretam glucagon, as células B secretam insulina, as células D secretam somatostatina e as células F secretam o polipeptídeo pancreático. As células B, que são as mais comuns e representam 60 a 75% das células nas ilhotas, são geralmente localizadas no centro de cada ilhota. Elas tendem a ser circundadas por células A, que formam 20% do total, e pelas menos comuns células D e F. As ilhotas na cauda, no corpo e nas partes anterior e superior da cabeça do pâncreas humano têm muitas células A e poucas ou nenhuma célula F na borda externa, ao passo que em ratos e provavelmente em humanos, as ilhotas na parte posterior da cabeça do pâncreas têm um número relativamente grande de células F e poucas células A. As ilhotas ricas em células A (ricas em glucagon) surgem embriologicamente a partir do broto pancreático dorsal, e as ilhotas ricas em células F (ricas em polipeptídeo pancreático) surgem do broto pancreático ventral. Estes brotos surgem separadamente a partir do duodeno.

Os grânulos das células B são pacotes de insulina no citoplasma da célula. A forma dos pacotes varia de espécie para espécie. Em humanos, alguns são redondos, enquanto outros são retangulares (Figura 24-2). Nas células B, a molécula de insulina forma polímeros e também complexos com zinco. As diferenças nos formatos dos pacotes se devem a diferenças no tamanho dos polímeros ou agregados de zinco da insulina. Os grânulos A, que contêm glucagon, são relativamente uniformes de uma espécie para outra (Figura 24-3). As células D também contêm grande número de grânulos relativamente homogêneos.

## ESTRUTURA, BIOSSÍNTESE E SECREÇÃO DE INSULINA

### ESPECIFICIDADE ESTRUTURAL E ESPECÍFICA

A insulina é um polipeptídeo contendo duas cadeias de aminoácidos ligados por pontes dissulfeto. Diferenças menores ocorrem na composição de aminoácidos da molécula de uma

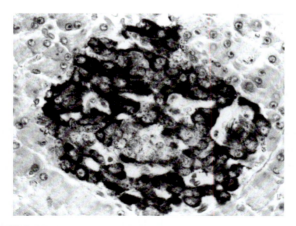

**FIGURA 24-1 Ilhota de Langerhans no pâncreas de rato.** Células coradas com cores escuras são células B. O tecido acinar pancreático circundante é corado com cores claras (× 400). (Cortesia de LL Bennett.)

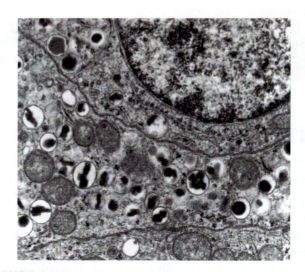

**FIGURA 24-2 Eletromicrografia de duas células adjacentes em uma ilhota pancreática humana.** Os grânulos B são os cristais nas vesículas revestidas por membrana. Suas formas variam de romboides a redondos (× 26,000). (Cortesia de A Like. Reproduzida, com permissão, de Fawcett DW: *Bloom and Fawcett, A Textbook of Histology,* 11th ed. Saunders, 1986.)

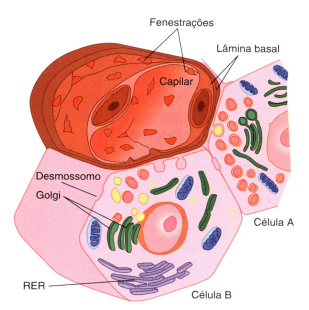

**FIGURA 24-3** **Células A e B mostrando sua relação com um vaso sanguíneo.** RER, retículo endoplasmático rugoso. A insulina, a partir da célula B, e o glucagon, a partir da célula A, são secretados por exocitose e atravessam as lâminas basais da célula e do capilar antes de chegarem ao lúmen do capilar fenestrado. (Reproduzida, com permissão, de Junqueira IC, Carneiro J: *Basic Histology: Text and Atlas*, 10th ed. McGraw-Hill, 2003.)

espécie para outra. As diferenças, em geral, não são suficientes para afetar a atividade biológica de uma insulina particular em espécies heterólogas, mas são suficientes para tornar a insulina antigênica. Se, por um período prolongado, a insulina de uma espécie é injetada em outra espécie, os anticorpos anti-insulina formados inibem a insulina injetada. Quase todos os humanos que receberam insulina bovina comercial por mais de dois meses desenvolveram anticorpos contra ela, mas a titulação em geral é baixa. A insulina suína difere da insulina humana por apenas um resíduo de aminoácido e tem baixa antigenicidade. Insulina humana produzida em bactérias por tecnologia de DNA recombinante é agora amplamente usada para evitar a formação de anticorpos.

## BIOSSÍNTESE E SECREÇÃO

A insulina é sintetizada no retículo endoplasmático rugoso das células B (Figura 24-3), e é então transportada para o aparelho de Golgi, onde é empacotada em grânulos envolvidos por membrana. Esses grânulos se movem para a membrana plasmática por um processo que envolve microtúbulos, e seus conteúdos são liberados por exocitose (ver Capítulos 2 e 16). A insulina então atravessa a lâmina basal e o endotélio fenestrado do capilar para atingir a corrente sanguínea. As fenestrações são discutidas em detalhe no Capítulo 31.

Assim como outros hormônios polipeptídeos e proteínas relacionadas que entram no retículo endoplasmático, a insulina é sintetizada como parte de um grande pré-pró-hormônio (ver Capítulo 1). O gene para a insulina está localizado no braço curto do cromossomo 11 em humanos. Ele tem dois íntrons e três éxons. A **pré-pró-insulina** se origina no retículo endoplasmático. O restante da molécula é então dobrado e as pontes dissulfeto são formadas para produzir a **pró-insulina**. O segmento peptídico que conecta as cadeias A e B, o **peptídeo conector** (**peptídeo C**), facilita o dobramento e então é separado nos grânulos antes da secreção. Duas proteases estão envolvidas no processamento da pró-insulina. Normalmente, 90 a 97% do produto liberado pelas células B é insulina com quantidades equimolares do peptídeo C. O restante é principalmente pró-insulina. O peptídeo C pode ser medido por radioimunoensaio e seu nível no sangue fornece um índice da função das células B em pacientes que recebem insulina exógena.

## DESTINO DA INSULINA SECRETADA

### ATIVIDADE DA INSULINA E ATIVIDADE SEMELHANTE À INSULINA NO SANGUE

O plasma contém várias substâncias com atividade semelhante à insulina, além dela própria. A atividade que não é suprimida por anticorpos anti-insulina foi chamada de **atividade não supressível semelhante à insulina** (**ANSSI**). A maior parte, se não toda a atividade, persiste após pancreatectomia e se deve aos fatores de crescimento semelhantes à insulina **IGF-I** e **IGF-II** (ver Capítulo 18). Estes IGFs são polipeptídeos. Pequenas quantidades são livres no plasma (fração de baixo peso molecular), mas grandes quantidades são ligadas a proteínas (fração de alto peso molecular).

Há a pergunta sobre o motivo pelo qual a pancreatectomia provoca diabetes melito quando a ANSSI persiste no plasma. Entretanto, as atividades semelhantes à insulina do IGF-I e IGF-II são fracas se comparadas à da insulina, e provavelmente auxiliam outras funções específicas.

### METABOLISMO

A meia-vida da insulina na circulação em humanos é de cerca de 5 min. A insulina se liga a receptores de insulina e uma parte é internalizada. Ela é destruída por proteases nos endossomos formados pelo processo endocítico.

### EFEITOS DA INSULINA

Os efeitos fisiológicos da insulina são extensos e complexos. Eles são convenientemente divididos em ações rápidas, intermediárias e retardadas, como listado na Tabela 24-1. A mais conhecida é o efeito hipoglicêmico, mas há efeitos adicionais no transporte de aminoácidos e eletrólitos, em várias enzimas e no crescimento. O efeito resultante do hormônio é o armazenamento de carboidrato, proteína e lipídeo. Portanto, a insulina é apropriadamente chamada de "hormônio da abundância".

As ações da insulina no tecido adiposo, nas musculaturas esquelética, cardíaca e lisa e no fígado são resumidas na Tabela 24-2.

## TABELA 24–1 Principais ações da insulina

**Rápida (segundos)**

Aumento do transporte de glicose, aminoácidos e $K^+$ para o interior das células sensíveis à insulina

**Intermediária (minutos)**

Estímulo à síntese proteica

Inibição da degradação proteica

Ativação de enzimas glicolíticas e da glicogênio sintase

Inibição das enzimas gliconeogênicas e da glicogênio fosforilase

**Retardada (horas)**

Aumento no mRNA para enzimas lipogênicas e outras

Cortesia de ID Goldfine.

## TABELA 24–2 Efeitos da insulina em vários tecidos

**Tecido adiposo**

Aumento da entrada de glicose

Aumento da síntese de ácidos graxos

Aumento da síntese de glicerol fosfato

Aumento da deposição de triglicerídeos

Ativação da lipase lipoproteica

Inibição da lipase hormônio-sensível

Aumento do consumo de $K^+$

**Músculo**

Aumento da entrada de glicose

Aumento da síntese de glicogênio

Aumento do consumo de aminoácidos

Aumento da síntese proteica nos ribossomos

Diminuição do catabolismo proteico

Diminuição da liberação de aminoácidos gliconeogênicos

Aumento do consumo de cetonas

Aumento do consumo de $K^+$

**Fígado**

Diminuição da cetogênese

Aumento da síntese proteica

Aumento da síntese lipídica

Diminuição da produção de glicose devido à diminuição da gliconeogênese, ao aumento da síntese de glicogênio e ao aumento da glicólise

**Geral**

Estímulo ao crescimento celular

# TRANSPORTADORES DE GLICOSE

A glicose entra nas células por **difusão facilitada** (ver Capítulo 1) ou, nas células do intestino e dos rins, por transporte ativo secundário com $Na^+$. No músculo, no tecido adiposo e em outros tecidos, a insulina estimula a glicose a entrar nas células ao aumentar o número de transportadores de glicose (GLUTs) nas membranas celulares.

Os GLUTs, responsáveis pela difusão facilitada de glicose através das membranas celulares, constituem uma família de proteínas intimamente relacionadas que atravessam a membrana celular 12 vezes e têm seus amino- e carboxiterminais no interior da célula. Elas diferem e não têm qualquer homologia com os transportadores de glicose dependentes de sódio, SGLT 1 e SGLT 2, responsáveis pelo transporte ativo secundário de glicose no intestino (ver Capítulo 26) e nos túbulos renais (ver Capítulo 38), embora os SGLTs também tenham 12 domínios transmembrana.

Sete GLUTs diferentes, nomeados GLUT 1 a 7 em ordem de descoberta, foram caracterizados (**Tabela 24–3**). Eles contêm de 429 a 524 resíduos de aminoácidos e sua afinidade por glicose varia. Cada transportador parece ter evoluído para tarefas especiais. O GLUT 4 é o transportador no músculo e no tecido adiposo que é estimulado pela insulina. Um conjunto de moléculas de GLUT 4 é mantido no interior de vesículas no citoplasma das células sensíveis à insulina. Quando os receptores de insulina destas células são ativados, as vesículas se movem rapidamente para a membrana celular e se fundem a ela, inserindo os transportadores na membrana celular (**Figura 24–4**). Quando a ação da insulina cessa, os trechos da membrana contendo transportadores são endocitados, e as vesículas estão prontas para uma nova exposição à insulina. A ativação do receptor de insulina estimula a translocação das vesículas para a membrana celular pela ativação da fosfatidilinositol-3-cinase (Figura 24–4). A maioria dos transportadores GLUT que não são sensíveis à insulina parece ser constitutivamente expressada na membrana celular.

Nos tecidos em que a insulina aumenta o número de GLUTs nas membranas celulares, a taxa de fosforilação da glicose, uma vez que esta tenha entrado nas células, é regulada por outros hormônios. Tanto o hormônio do crescimento quanto o cortisol inibem a fosforilação em certos tecidos. O transporte é normalmente tão rápido que não é uma etapa limitante do metabolismo da glicose. Entretanto, nas células B, essa é uma etapa limitante para o processo.

A insulina também a aumenta a entrada de glicose nas células do fígado, mas não exerce este efeito ao elevar o número de transportadores GLUT 4 nas membranas celulares. Em vez disso, ela induz a glicocinase, o que aumenta a fosforilação da glicose, de modo que a concentração de glicose livre intracelular permanece baixa, facilitando a entrada de glicose na célula.

Tecidos sensíveis à insulina também contêm uma população de vesículas contendo GLUT 4 que se movem para a membrana celular em resposta ao exercício, um processo que ocorre independentemente da ação da insulina. Esta é a razão pela qual o exercício diminui os níveis de açúcar no sangue. Uma cinase ativada por 5'-AMP pode disparar a inserção dessas vesículas na membrana celular.

# PREPARAÇÕES DE INSULINA

A diminuição máxima de glicose plasmática ocorre 30 min após injeção intravenosa de insulina. Após administração subcutânea,

## TABELA 24-3 Transportadores de glicose em mamíferos

| | Função | $K_m$ (mM)[a] | Principais locais de expressão |
|---|---|---|---|
| **Transporte ativo secundário (cotransportador Na⁺-glicose)** | | | |
| SGLT 1 | Absorção de glicose | 0,1-1,0 | Intestino delgado, túbulos renais |
| SGLT 2 | Absorção de glicose | 1,6 | Túbulos renais |
| **Difusão facilitada** | | | |
| GLUT 1 | Consumo basal de glicose | 1-2 | Placenta, barreira hematoencefálica, encéfalo, hemácias, rins, colo, muitos outros órgãos |
| GLUT 2 | Sensor de glicose na célula B; transporte para fora das células epiteliais intestinais e renais | 12-20 | Células B das ilhotas, fígado, células epiteliais do intestino delgado, rins |
| GLUT 3 | Consumo basal de glicose | <1 | Encéfalo, placenta, rins, muitos outros órgãos |
| GLUT 4 | Consumo de glicose estimulado por insulina | 5 | Músculo esquelético e cardíaco, tecido adiposo, outros tecidos |
| GLUT 5 | Transporte de frutose | 1-2 | Jejuno, espermatozoides |
| GLUT 6 | Desconhecido | — | Encéfalo, baço e leucócitos |
| GLUT 7 | Transportador de glicose-6-fosfato no retículo endoplasmático | — | Fígado |

[a] $K_m$ é a concentração de glicose na qual o transporte é a metade do máximo.
Dados de Stephens JM, Pilch PF: The metabolic regulation and vesicular transport of GLUT 4, the major insulin-responsive glucose transporter. Endocr Rev 1995;16:529.

a diminuição máxima ocorre em torno de duas a três horas. Uma grande variedade de preparações de insulina é disponível comercialmente. Dentre elas, podem ser citadas insulinas complexadas com protamina e outros polipeptídeos para retardar a absorção e a degradação, e insulinas sintéticas que apresentam mudanças nos resíduos de aminoácidos. Em geral, elas são classificadas em três categorias: de ação rápida, de ação intermediária e de longa ação (24 a 36 h).

## RELAÇÃO COM O POTÁSSIO

A insulina provoca a entrada de K⁺ nas células, com uma diminuição resultante da concentração do K⁺ extracelular. Infusões de insulina e glicose reduzem significativamente o nível plasmático de K⁺ em indivíduos saudáveis e são muito eficientes para o alívio temporário da hipercalemia em pacientes com insuficiência renal. **Hipocalemia** frequentemente se desenvolve

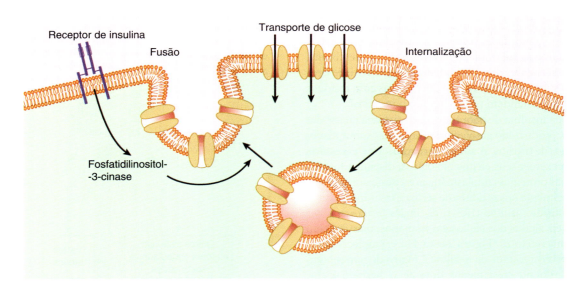

**FIGURA 24-4 Ciclo dos transportadores GLUT 4 pelos endossomos em tecidos sensíveis à insulina.** A ativação dos receptores de insulina provoca a ativação da fosfatidilinositol-3-cinase, que acelera a translocação dos endossomos contendo GLUT 4 para a membrana celular. Os transportadores GLUT 4 medeiam, então, o transporte de glicose para o interior da célula.

quando pacientes com acidose diabética são tratados com insulina. A razão para a migração intracelular de K⁺ ainda é incerta. Entretanto, a insulina aumenta a atividade da Na⁺-K⁺-ATPase nas membranas celulares, de modo que mais K⁺ é bombeado para dentro das células.

## OUTRAS AÇÕES

Os efeitos hipoglicêmicos da insulina e outros são resumidos em termos temporais na Tabela 24-1, e os efeitos resultantes em vários tecidos são resumidos na Tabela 24-2. A ação na glicogênio sintase estimula o armazenamento de glicogênio, e as ações nas enzimas glicolíticas favorecem o metabolismo da glicose para fragmentos de dois carbonos (ver Capítulo 1), com a promoção resultante de lipogênese. O estímulo da síntese proteica a partir de aminoácidos que entram nas células e a inibição da degradação de proteínas estimulam o crescimento.

O efeito anabólico da insulina é auxiliado pela ação poupadora de proteína das reservas adequadas de glicose intracelular. A insuficiência de crescimento é um sintoma do diabetes em crianças, e a insulina estimula o crescimento de ratos hipofisectomizados imaturos em quase o mesmo grau que o hormônio do crescimento.

## MECANISMO DE AÇÃO

### RECEPTORES DE INSULINA

Os receptores de insulina são encontrados em muitas células diferentes no corpo, incluindo as células nas quais a insulina não aumenta o consumo de glicose.

O receptor de insulina, que tem um peso molecular de aproximadamente 340.000, é um tetrâmero formado por duas subunidades da glicoproteína α e duas subunidades da glicoproteína β (**Figura 24-5**). Estas são sintetizadas em um único mRNA e então separadas proteoliticamente e ligadas umas às outras por meio de pontes dissulfeto. O gene para o receptor de insulina tem 22 éxons e em humanos está localizado no cromossomo 19. As subunidades α se ligam à insulina e são extracelulares, enquanto as subunidades β atravessam a membrana. As porções intracelulares das subunidades β têm atividade tirosina cinase. As subunidades α e β são glicosiladas com resíduos de açúcares que se estendem para o líquido intersticial.

A ligação da insulina dispara a atividade tirosina cinase das subunidades β, produzindo autofosforilação destas subunidades sobre os resíduos de tirosina. A autofosforilação, que é necessária para a insulina exercer seus efeitos biológicos, dispara a fosforilação de algumas proteínas citoplasmáticas e a desfosforilação de outras, principalmente nos resíduos de serina e treonina. O substrato do receptor de insulina (IRS-1, do inglês *insulin receptor substrate*) medeia alguns dos efeitos em humanos, mas também há outros sistemas efetores **(Figura 24-6)**. Por exemplo, camundongos nos quais o receptor de insulina é inativado apresentam acentuado retardo no crescimento durante o período intrauterino, têm anormalidades do sistema nervoso central (SNC) e na pele, e morrem ao nascer por insuficiência respiratória, enquanto aqueles em que o IRS-1 é inativado apresentam apenas

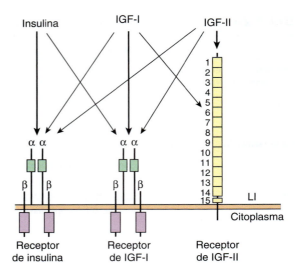

**FIGURA 24-5** Receptores de insulina, IGF-I e IGF-II. Cada hormônio se liga principalmente ao próprio receptor, mas a insulina também se liga aos receptores de IGF-I, e o IGF-I e o IGF-II se ligam a todos os três. Os retângulos roxos são os domínios intracelulares da tirosina cinase. Observe a acentuada similaridade entre o receptor de insulina e o receptor de IGF-I; observe também as 15 sequências de repetição na porção extracelular do receptor de IGF-II. LI, líquido intersticial.

moderado retardo no crescimento durante o período intrauterino, sobrevivem, e são resistentes à insulina, mas, exceto por isso, não apresentam disfunções mais significativas.

Os efeitos anabólicos proteicos promotores do crescimento da insulina são mediados por meio da **fosfatidilinositol-3-cinase** (**PI3K**) e há evidência de que em invertebrados essa via está envolvida no crescimento de células nervosas e do direcionamento axonal no sistema visual.

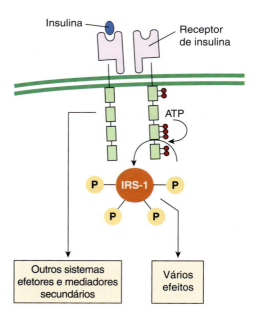

**FIGURA 24-6** Respostas intracelulares causadas pela ligação da insulina ao seu receptor. Círculos vermelhos e círculos marcados com P representam grupos fosfato. IRS-1, substrato do receptor de insulina-1.

CAPÍTULO 24  Funções Endócrinas do Pâncreas e Regulação do Metabolismo de Carboidratos  **437**

É interessante comparar o receptor de insulina a outros receptores relacionados. O receptor de insulina é muito semelhante ao receptor de IGF-I, mas é diferente do receptor de IGF-II (Figura 24–5). Outros receptores para fatores de crescimento e receptores para vários oncogenes também são tirosina cinases. Entretanto, a composição de aminoácidos destes receptores é muito diferente.

Quando a insulina se liga aos seus receptores, eles se agregam em grupos e são trazidos para dentro das células por endocitose mediada por receptor (ver Capítulo 2). Eventualmente, os complexos insulina-receptor entram nos lisossomos, onde os receptores são degradados ou reciclados. A meia-vida do receptor de insulina é de cerca de 7 h.

# CONSEQUÊNCIAS DA DEFICIÊNCIA DE INSULINA

Os vastos efeitos fisiológicos da insulina são destacados ao se considerar as consequências extensas e sérias da deficiência de insulina **(Quadro Clínico 24–1)**.

Em humanos, a deficiência de insulina é uma condição patológica comum. Em animais, ela pode ser produzida por pancreatectomia; pela administração de aloxano, estreptozotocina ou outras toxinas que em doses apropriadas provocam destruição seletiva das células B das ilhotas pancreáticas; pela administração de medicamentos que inibem a secreção de insulina e pela administração de anticorpos anti-insulina. Linhagens de camundongos, ratos, hamsters, porquinhos-da-índia, miniporcos e macacos que têm uma alta incidência de diabetes melito espontâneo, também foram descritas.

# TOLERÂNCIA À GLICOSE

No diabetes, a glicose acumula na corrente sanguínea, especialmente após as refeições. Se uma dose de glicose é administrada a um diabético, a glicose plasmática aumenta mais rapidamente e retorna para um valor de base mais lentamente do que quando administrada a indivíduos saudáveis. A resposta a um teste oral padrão de dosagem de glicose, o **teste de tolerância oral à glicose**, é usado no diagnóstico clínico do diabetes **(Figura 24–7)**.

O prejuízo da tolerância à glicose no diabetes se deve em parte à entrada reduzida de glicose nas células (**utilização periférica reduzida**). Na ausência de insulina, a entrada de glicose nos músculos esquelético, cardíaco e liso, bem como em outros tecidos, é diminuída **(Figura 24–8)**. O consumo de glicose pelo fígado também é reduzido, mas o efeito é indireto. A absorção intestinal de glicose não é afetada, assim como sua reabsorção da urina pelas células dos túbulos proximais dos rins. O consumo de glicose pela maior parte do encéfalo e das hemácias também é normal.

A segunda e maior causa de hiperglicemia no diabetes é a perturbação da função glicostática do fígado (ver Capítulo 28). O fígado retira a glicose da corrente sanguínea e a armazena como glicogênio, porém, como o fígado contém glicose-6-fosfatase, ele também libera glicose na corrente sanguínea. A insulina facilita a síntese de glicogênio e inibe a produção de glicose

## QUADRO CLÍNICO 24–1

### Diabetes melito

O conjunto de anormalidades causado pela deficiência de insulina é chamado de **diabetes melito**. Os médicos gregos e romanos usavam o termo *diabetes* para se referirem às condições em que o achado principal era um grande volume de urina, e dois tipos eram distinguidos: *diabetes mellitus*, no qual a urina tinha um gosto doce, e *diabetes insipidus*, no qual a urina tinha pouco sabor. Hoje, o termo "diabetes insípido" é reservado às condições em que há uma deficiência da produção ou ação do hormônio antidiurético (ver Capítulo 38), e a palavra não modificada "diabetes" é em geral usada como um sinônimo de diabetes melito.

A causa do diabetes clínico é sempre uma deficiência dos efeitos da insulina em nível tecidual. O **diabetes tipo 1** (**DM1**), ou **diabetes melito dependente de insulina**, deve-se à deficiência de insulina causada pela destruição autoimune das células B nas ilhotas pancreáticas, sendo responsável por 3 a 5% dos casos, e, em geral, está presente em crianças. O **diabetes tipo 2** (**DM2**), ou **diabetes melito independente de insulina**, é caracterizado pelo descontrole de liberação de insulina das células B com resistência à insulina nos tecidos periféricos, como músculo esquelético, encéfalo e fígado. O diabetes tipo 2 historicamente apresentava-se em indivíduos adultos com sobrepeso ou obesos, embora ele esteja crescentemente sendo diagnosticado em crianças à medida que a obesidade infantil aumenta.

O diabetes é caracterizado por poliúria (formação de grandes volumes de urina), polidipsia (ingestão excessiva de líquidos), perda de peso apesar de polifagia (apetite aumentado), hiperglicemia, glicosúria, cetose, acidose e coma. Diversas anormalidades bioquímicas estão presentes, mas as disfunções fundamentais às quais a maioria das anormalidades podem ser relacionadas são (1) redução da captação de glicose em vários tecidos "periféricos" e (2) aumento da liberação de glicose na circulação pelo fígado. Desse modo, há um excesso de glicose extracelular e, em muitas células, uma deficiência intracelular de glicose — uma situação que foi denominada de "fome em meio à abundância". A captação de aminoácidos no músculo é diminuída e a lipólise é elevada.

## DESTAQUES TERAPÊUTICOS

No diabetes tipo 1, o alicerce da terapia é o fornecimento de insulina exógena, cuidadosamente titulada para o consumo dietético de glicose. No diabetes tipo 2, mudanças de estilo de vida, como alterações na dieta ou aumento do exercício físico, podem muitas vezes retardar os sintomas no início da doença, mas isto é difícil de ser assegurado. Fármaco sensibilizadores à insulina representam uma segunda linha de agentes (ver Capítulo 16).

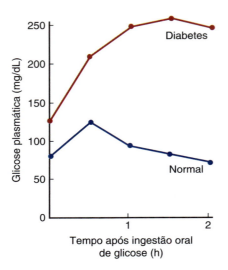

**FIGURA 24-7 Teste de tolerância à glicose oral.** Adultos recebem 75 g de glicose em 300 mL de água. Em indivíduos normais, a glicose plasmática venosa em jejum é menor que 115 mg/dL, o valor 2 h após a ingestão de glicose é menor que 140 mg/dL e o valor nunca deve ser maior que 200 mg/dL. O diabetes melito está presente se o valor às 2 h e em algum outro período são maiores que 200 mg/dL. Falha na tolerância à glicose é diagnosticada quando os valores são maiores que os limites superiores da normalidade, mas inferiores aos valores diagnósticos do diabetes.

hepática. Quando a taxa de glicose plasmática é alta, a secreção de insulina é normalmente aumentada e a glicogênese hepática diminui. Essa resposta não ocorre no diabetes tipo 1 (uma vez que a insulina está ausente) e no diabetes tipo 2 (uma vez que os tecidos são resistentes à insulina). O glucagon pode contribuir para a hiperglicemia, já que estimula a gliconeogênese. A produção de glicose pelo fígado pode ser estimulada por catecolaminas, cortisol e hormônio do crescimento (p. ex., uma resposta durante uma situação de estresse).

## EFEITOS DA HIPERGLICEMIA

A hiperglicemia por si só pode causar sintomas resultantes da hiperosmolaridade do sangue. Além disso, há a glicosúria, pois a capacidade renal para reabsorção de glicose é excedida. A excreção das moléculas de glicose ativas osmoticamente envolve

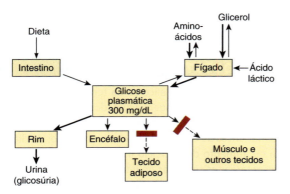

**FIGURA 24-8 Transtorno da homeostasia da glicose plasmática na deficiência de insulina.** As setas mais espessas indicam reações que são acentuadas. Os retângulos transversais às setas indicam reações que são bloqueadas.

a perda de grandes quantidades de água (diurese osmótica; ver Capítulo 38). A desidratação resultante ativa os mecanismos que regulam o consumo de água, levando à polidipsia. Há também uma perda urinária considerável de $Na^+$ e $K^+$. Para cada grama de glicose excretada, 4,1 kcal são perdidos do corpo. O aumento do consumo calórico oral para compensar esta perda simplesmente eleva ainda mais a glicose plasmática e aumenta a glicosúria, e, assim, a mobilização de proteína endógena, as reservas de gordura e a perda de peso não são evitadas.

Quando a glicose plasmática é episodicamente elevada ao longo do tempo, pequenas quantidades de hemoglobina A são glicosiladas não enzimaticamente para formar **HbA$_{Ic}$** (ver Capítulo 31). Um controle cuidadoso do diabetes com o tratamento com insulina reduz a quantidade formada e, consequentemente, a concentração de HbA$_{Ic}$ é medida clinicamente como um índice integrado do controle diabético para o período de quatro a seis semanas anterior à medição.

O papel da hiperglicemia crônica na produção das complicações de longa duração do diabetes é discutido a seguir.

## EFEITOS DA DEFICIÊNCIA DE GLICOSE INTRACELULAR

A abundância de glicose fora das células no diabetes se contrasta com o seu déficit intracelular. O catabolismo da glicose é normalmente uma fonte importante de energia para os processos celulares, e no diabetes as necessidades de energia podem ser satisfeitas apenas a partir das reservas de proteínas e de lipídeos. São ativados mecanismos que aumentam muito o catabolismo proteico e lipídico, e uma das consequências do aumento do catabolismo dos lipídeos é a cetose.

A utilização deficiente de glicose e a detecção deficiente de hormônios (insulina, leptina, CCK) nas células do hipotálamo que regulam a saciedade são as causas prováveis de hiperfagia no diabetes. A área da fome no hipotálamo não é inibida, e, assim, a saciedade não é sentida e o consumo de alimentos aumenta.

A depleção de glicogênio é uma consequência comum do déficit de glicose intracelular, e o conteúdo de glicogênio do fígado e dos músculos esqueléticos em animais diabéticos é em geral reduzido.

## MUDANÇAS NO METABOLISMO PROTEICO

No diabetes, aumenta a taxa em que os aminoácidos são catabolizados a $CO_2$ e $H_2O$. Além disso, mais aminoácidos são convertidos em glicose no fígado. A elevação da gliconeogênese tem muitas causas. O glucagon estimula a gliconeogênese, e a hiperglucagonemia em geral está presente no diabetes. Os glicocorticoides da suprarrenal também contribuem para o aumento da gliconeogênese quando eles estão elevados em diabéticos gravemente doentes. O suprimento de aminoácidos para gliconeogênese aumenta porque, na ausência de insulina, menos síntese proteica ocorre no músculo e, portanto, os níveis de aminoácidos no sangue apresentam-se elevados. A alanina é particularmente de fácil conversão a glicose. Além disso, aumenta a atividade das enzimas que catalisam a conversão de piruvato e outros fragmentos metabólicos de dois carbonos em glicose. Estas incluem a fosfoenolpiruvato carboxicinase, que facilita a conversão de oxaloacetato a fosfoenolpiruvato (ver Capítulo 1). Elas também incluem a frutose-1,6-difosfatase, que catalisa a conversão de frutose difosfato a frutose-6-fosfato, e a glicose-6-fosfatase, que controla a entrada de glicose na circulação a partir do fígado. O aumento da acetil-CoA aumenta a atividade da piruvato carboxilase e a deficiência de insulina eleva o suprimento de acetil-CoA uma vez que a lipogênese diminui. A piruvato carboxilase catalisa a conversão do piruvato em oxaloacetato (ver Figura 1–22).

No diabetes, os efeitos resultantes da conversão de proteína a $CO_2$, $H_2O$ e glicose, adicionados à redução da síntese proteica, são a perda e a eliminação de proteínas. A perda de proteínas motivada por qualquer causa é associada à fraca "resistência" a infecções.

# METABOLISMO LIPÍDICO NO DIABETES

As principais anormalidades do metabolismo lipídico no diabetes são a aceleração dar reações catabólicas, com aumento da formação de corpos cetônicos e diminuição da síntese de ácidos graxos e triglicerídeos. As manifestações do metabolismo lipídico alterado são tão notáveis que o diabetes tem sido considerado "mais como um distúrbio do metabolismo de lipídeos do que do metabolismo de carboidratos".

Cinquenta por cento de uma dose ingerida de glicose é normalmente oxidada a $CO_2$ e $H_2O$; 5% sendo convertidos em glicogênio; e 30 a 40% convertidos em lipídeos, os quais podem ser estocados. No diabetes, menos de 5% da glicose ingerida é convertida em lipídeos, apesar de uma diminuição da quantidade oxidada a $CO_2$ e $H_2O$, e de nenhuma mudança na quantidade convertida em glicogênio. Portanto, a glicose se acumula na corrente sanguínea e é excretada na urina.

O papel da lipase lipoproteica e da lipase hormônio-sensível na regulação do metabolismo dos depósitos de lipídeos é discutido no Capítulo 1. No diabetes, a conversão de glicose em ácidos graxos nos depósitos diminui devido à deficiência intracelular de glicose. A insulina inibe a lipase hormônio-sensível nos tecidos adiposos, e, na ausência desse hormônio, o nível plasmático de **ácidos graxos livres** é maior do que o dobro. O aumento de glucagon também contribui para a mobilização de AGL. Portanto, o nível de AGL acompanha o nível de glicose no plasma no diabetes, e, de algumas maneiras, é um indicador mais fidedigno da gravidade do estado diabético. No fígado e em outros tecidos, os ácidos graxos são catabolizados à acetil-CoA. Uma parte da acetil-CoA é oxidada com os resíduos de aminoácidos para produzir $CO_2$ e $H_2O$ no ciclo do ácido cítrico. Entretanto, o suprimento excede a capacidade dos tecidos em catabolizar a acetil-CoA.

Além do aumento previamente mencionado na gliconeogênese e da liberação de glicose para a circulação, a conversão de acetil-CoA em malonil-CoA, e, assim, em ácidos graxos, é acentuadamente prejudicada. Isto se deve a uma deficiência na acetil-CoA carboxilase, a enzima que catalisa essa conversão. O excesso de acetil-CoA é convertido em corpos cetônicos (Quadro Clínico 24–2).

No diabetes não controlado, a concentração plasmática de triglicerídeos e de quilomícrons, bem como de AGL aumentam

---

## QUADRO CLÍNICO 24–2

### Cetose

Quando o excesso de acetil-CoA está presente no corpo, uma parte é convertida em acetoacetil-CoA e então, no fígado, em acetoacetato. O acetoacetato e seus derivados, acetona e β-hidroxibutirato, entram na circulação em grandes quantidades (ver Capítulo 1).

Esses corpos cetônicos circulantes são uma importante fonte de energia durante o jejum. Metade da taxa metabólica em cachorros normais em jejum se deve ao metabolismo das cetonas. A taxa de utilização de cetonas em diabéticos também é considerável. Foi calculado que a taxa máxima na qual lipídeos podem ser catabolizados sem significativa cetose é de 2,5 g/kg de peso corporal/dia em diabéticos humanos. No diabetes não tratado, a produção é muito maior do que essa, e corpos cetônicos se acumulam na corrente sanguínea.

---

e o plasma é frequentemente lipêmico. O aumento desses constituintes se deve principalmente à menor remoção de triglicerídeos para os depósitos de lipídeos. A menor atividade da lipase lipoproteica contribui para a diminuição da sua retirada.

# ACIDOSE

Como observado no Capítulo 1, o acetoacetato e o β-hidroxibutirato são os ânions dos ácidos fortes, ácido acético e ácido β-hidroxibutírico. Os íons hidrogênio desses ácidos são tamponados, mas a capacidade de tamponamento é logo ultrapassada se a produção aumenta. A acidose resultante estimula a respiração, produzindo a respiração profunda e rápida descrita por Kussmaul como "fome de ar" e denominada (em sua homenagem) **respiração de Kussmaul**. A urina se torna ácida. Entretanto, quando é ultrapassada a capacidade dos rins em repor os cátions do plasma que acompanham os ânions orgânicos com $H^+$ e $NH_4^+$, $Na^+$ e $K^+$ são perdidos na urina. As perdas de eletrólitos e água levam à desidratação, hipovolemia e hipotensão. Finalmente, a acidose e desidratação deprimem a consciência até levar ao coma. A acidose diabética é uma emergência médica. Agora que as infecções que costumavam complicar a doença podem ser controladas com antibióticos, a acidose é a causa mais comum de morte prematura no diabetes clínico.

Na acidose grave, a quantidade total de $Na^+$ do corpo é acentuadamente depletada, e quando a perda de $Na^+$ excede a perda de água, o $Na^+$ plasmático também pode ser baixo. O $K^+$ total corporal também é baixo, mas o $K^+$ plasmático é em geral normal, parcialmente porque o volume do líquido extracelular (LEC) é reduzido, e parcialmente porque o $K^+$ se move das células para o LEC quando a concentração de $H^+$ do LEC é alta. Outro fator que tende a manter o $K^+$ plasmático é a ausência da entrada de $K^+$ nas células, induzida pela insulina.

# COMA

O coma no diabetes pode ser devido à acidose e desidratação. Entretanto, a glicose plasmática pode ser elevada a tal ponto que, independente do pH plasmático, a hiperosmolaridade do plasma provoca inconsciência (**coma hiperosmolar**). O acúmulo de lactato no sangue (**acidose láctica**) também pode complicar a cetoacidose diabética se os tecidos se tornam hipóxicos, e a acidose láctica pode por si só levar ao coma. Edema cerebral ocorre em cerca de 1% das crianças com cetoacidose e pode levar ao coma. Sua causa não é conhecida, mas trata-se de uma complicação grave, com uma taxa de mortalidade em torno de 25%.

## METABOLISMO DO COLESTEROL

No diabetes, o nível plasmático de colesterol é em geral elevado, desempenhando um papel no desenvolvimento acelerado da doença vascular aterosclerótica, que é uma importante complicação de longo prazo do diabetes em humanos. O aumento do nível de colesterol no plasma é resultante da elevação da concentração plasmática da lipoproteína de muito baixa densidade (VLDL) e da lipoproteína de baixa densidade (LDL) (ver Capítulo 1). Estas, por sua vez, se devem ao aumento da produção hepática de VLDL ou diminuição da remoção de VLDL e LDL da circulação.

## RESUMO

Devido à complexidade das anormalidades metabólicas no diabetes, um resumo é apropriado. Uma das características essenciais da deficiência de insulina (**Figura 24-9**) é a diminuição de entrada de glicose em vários tecidos (redução da utilização periférica). Também ocorre um aumento da liberação de glicose pelo fígado (aumento da produção de glicose), devido em parte ao excesso de glucagon. A hiperglicemia resultante leva à glicosúria e a uma desidratação por diurese osmótica. A desidratação leva à polidipsia. Diante da deficiência intracelular de glicose, o apetite é estimulado, glicose é formada a partir de proteína (gliconeogênese) e suprimentos energéticos são mantidos pelo metabolismo de proteínas e de lipídeos. Perda de peso, deficiência proteica debilitante e inanição é o resultado.

O metabolismo lipídico é aumentado e o sistema é inundado com triglicerídeos e AGL. A síntese de lipídeos é inibida e as vias catabólicas sobrecarregadas não conseguem metabolizar o excesso de acetil-CoA que é formado. No fígado, a acetil-Coa é convertida em corpos cetônicos. Dois destes são ácidos orgânicos, e a acidose metabólica se desenvolve à medida que as cetonas se acumulam. A perda de $Na^+$ e $K^+$ é associada à acidose porque esses cátions do plasma são excretados com os ânions orgânicos dissociados do $H^+$ e $NH_4^+$ secretados pelos rins. Finalmente, o animal ou paciente acidótico, hipovolêmico e hipotenso se torna comatoso devido aos efeitos tóxicos da acidose, desidratação e hiperosmolaridade no sistema nervoso e pode ir à óbito se o tratamento não for instituído.

Todas essas anormalidades são corrigidas pela administração de insulina. Embora o tratamento emergencial da acidose também inclua a administração de álcalis (para combater a acidose) e água por via parenteral, além de $Na^+$ e $K^+$ para repor os estoques corporais, apenas a insulina repara as disfunções fundamentais de modo a permitir o retorno ao normal.

## EXCESSO DE INSULINA

## SINTOMAS

Todas as consequências conhecidas do excesso de insulina são manifestações, diretas ou indiretas, dos efeitos da hipoglicemia no sistema nervoso. Exceto em indivíduos em jejum por algum tempo, a glicose é o único combustível usado em quantidades consideráveis pelo encéfalo. As reservas de carboidratos no tecido neural são muito limitadas, e o seu funcionamento normal depende de um suprimento contínuo de glicose. À medida que o nível de glicose cai, os primeiros sintomas são palpitações, sudorese e nervosismo devido à descarga do sistema autônomo. Estes sintomas aparecem em valores de glicose plasmática ligeiramente menores do que o valor em que a ativação autônoma se inicia, pois o limiar para os sintomas é minimamente superior ao limiar para a ativação inicial. Em níveis de glicose plasmática mais baixos, começam a aparecer os assim chamados **sintomas neuroglicopênicos**. Estes incluem fome, bem como confusão mental e outras anormalidades cognitivas. Em níveis de glicose plasmática ainda mais baixos, letargia, coma, convulsões e, eventualmente, morte, ocorrem. Obviamente, o início dos sintomas hipoglicêmicos exige um tratamento imediato com glicose ou bebidas contendo glicose, como suco de laranja. Embora um desaparecimento drástico de sintomas seja a resposta normal, anormalidades que variam de embotamento intelectual ao coma podem persistir se a hipoglicemia for severa ou prolongada.

## MECANISMOS COMPENSATÓRIOS

Uma importante compensação pela hipoglicemia é a cessação da secreção de insulina endógena. A inibição da secreção de insulina é completa em um nível de glicose plasmática de cerca de 80 mg/dL (**Figura 24-10**). Além disso, a hipoglicemia

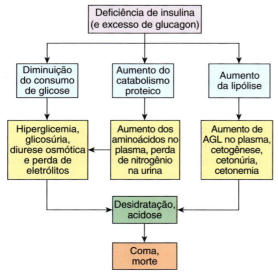

**FIGURA 24-9** Efeitos da deficiência de insulina. (Cortesia de RJ Havel.)

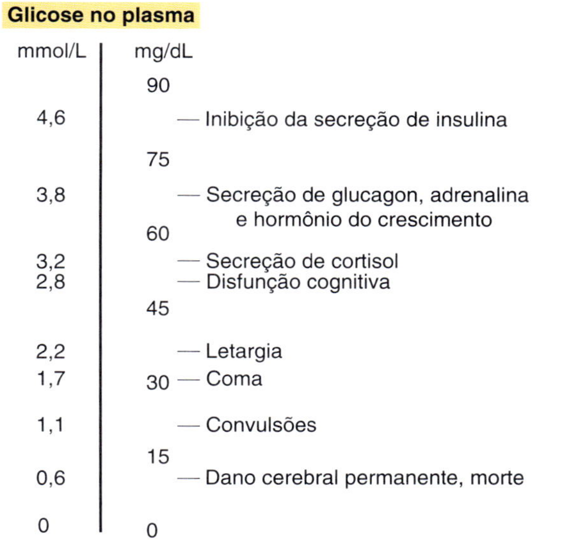

# CAPÍTULO 24 Funções Endócrinas do Pâncreas e Regulação do Metabolismo de Carboidratos

## Glicose no plasma

| mmol/L | mg/dL | |
|--------|-------|--|
| | 90 | |
| 4,6 | | — Inibição da secreção de insulina |
| | 75 | |
| 3,8 | | — Secreção de glucagon, adrenalina e hormônio do crescimento |
| | 60 | |
| 3,2 | | — Secreção de cortisol |
| 2,8 | | — Disfunção cognitiva |
| | 45 | |
| 2,2 | | — Letargia |
| 1,7 | 30 | — Coma |
| 1,1 | | — Convulsões |
| | 15 | |
| 0,6 | | — Dano cerebral permanente, morte |
| 0 | 0 | |

**FIGURA 24–10** Níveis plasmáticos de glicose em que vários efeitos da hipoglicemia aparecem.

dispara um aumento de secreção de pelo menos quatro hormônios contrarregulatórios: glucagon, adrenalina, hormônio do crescimento e cortisol. A resposta da adrenalina é reduzida durante o sono. O glucagon e a adrenalina aumentam a produção hepática de glicose ao elevar a glicogenólise. O hormônio do crescimento diminui a utilização de glicose em vários tecidos periféricos e o cortisol tem uma ação semelhante. Os hormônios-chaves para a contrarregulação parecem ser a adrenalina e o glucagon: se a concentração plasmática de qualquer um dos dois aumenta, a diminuição do nível de glicose no plasma é revertida; mas se ambos não aumentam, há pouca ou nenhuma elevação compensatória no nível de glicose do plasma. As ações de outros hormônios são suplementares.

Observe que a descarga autônoma e a liberação de hormônios contrarregulatórios normalmente ocorrem em níveis de glicose plasmática mais elevados do que os déficits cognitivos e outras mudanças mais sérias do SNC (Figura 24–10). Para diabéticos tratados com insulina, os sintomas causados pela descarga autônoma servem como um aviso para a busca da reposição de glicose. Entretanto, particularmente em diabéticos de longa data que têm sido fortemente controlados, os sintomas autônomos podem não ocorrer, e a **hipoglicemia inadvertida** resultante pode ser um problema clínico de alguma magnitude.

## REGULAÇÃO DA SECREÇÃO DE INSULINA

A concentração normal de insulina medida por radioimunoensaio no plasma venoso periférico de humanos saudáveis em jejum é de 0 a 70 µU/mL (0 a 502 pmol/L). A quantidade de insulina secretada no estado basal é de cerca de 1 U/h, com um aumento de 5 a 10 vezes após a ingestão de alimento. Portanto, a quantidade média secretada por dia em um humano saudável é de cerca de 40 U (287 nmol).

## TABELA 24–4 Fatores que afetam a secreção de insulina

| Estimuladores | Inibidores |
|---------------|------------|
| Glicose | Somatostatina |
| Manose | 2-Desoxiglicose |
| Aminoácidos (leucina, arginina, outros) | Manoeptulose |
| Hormônios intestinais (GIP, GLP-1 [7 a 36], gastrina, secretina, CCK; outros?) | Estimuladores α-adrenérgicos (noradrenalina, adrenalina) |
| β-Cetoácidos | Bloqueadores β-adrenérgicos |
| Acetilcolina | (propanolol) |
| Glucagon | Galanina |
| AMP cíclico e várias substâncias geradoras de AMPc | Diazoxida |
| | Diuréticos tiazídicos |
| Estimuladores β-adrenérgicos | Depleção de $K^+$ |
| Teofilina | Fenitoína |
| Sulfonilureias | Aloxano |
| | Inibidores de microtúbulos |
| | Insulina |

Fatores que estimulam e inibem a secreção de insulina são resumidos na **Tabela 24–4**.

## EFEITOS DO NÍVEL PLASMÁTICO DE GLICOSE

Sabe-se há muitos anos que a glicose atua diretamente nas células B do pâncreas, aumentando a secreção de insulina. A resposta à glicose é bifásica; há um rápido mas breve aumento na secreção, seguido de um aumento mais lento e prolongado.

A glicose penetra nas células B por meio de transportadores GLUT 2 e é fosforilada pela glicocinase e, então, metabolizada a piruvato no citoplasma (**Figura 24–11**). O piruvato entra na mitocôndria e é metabolizado em $CO_2$ e $H_2O$ através do ciclo do ácido cítrico, com a formação de ATP por fosforilação oxidativa. O ATP entra no citoplasma, onde inibe os canais de $K^+$ sensíveis ao ATP, reduzindo o efluxo de $K^+$. Isto despolariza a célula B, e o $Ca^{2+}$ penetra na célula via canais de $Ca^{2+}$ dependentes de voltagem. O influxo de $Ca^{2+}$ provoca a exocitose de um conjunto prontamente liberável de grânulos secretores contendo insulina, produzindo o seu pico inicial de secreção.

O metabolismo do piruvato, via ciclo do ácido cítrico, leva a um aumento do glutamato intracelular. O glutamato parece atuar em um segundo conjunto de grânulos secretores, estimulando sua liberação. A ação do glutamato pode ser a de diminuir o pH nos grânulos secretores, uma etapa necessária na sua maturação. A liberação desses grânulos produz, então, a segunda fase prolongada de resposta da insulina à glicose. Assim, o glutamato parecer agir como um segundo mensageiro intracelular que prepara os grânulos secretórios para a secreção. O controle da glicose plasmática por retroalimentação sobre a secreção de insulina normalmente opera com grande precisão, de modo que os níveis de glicose e insulina no plasma acompanham um ao outro com notável consistência.

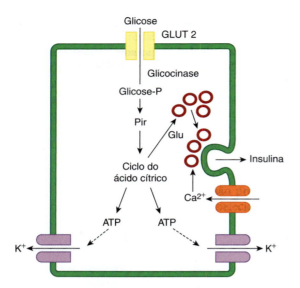

**FIGURA 24-11 Secreção de insulina.** A glicose entra nas células B pelos transportadores GLUT 2. Ela é fosforilada e metabolizada a piruvato (Pir) no citoplasma. O Pir entra na mitocôndria e é metabolizado pelo ciclo do ácido cítrico. O ATP formado por fosforilação oxidativa inibe os canais de $K^+$ sensíveis ao ATP, reduzindo o efluxo de potássio. Isto despolariza a célula B e aumenta o influxo de $Ca^{2+}$. O $Ca^{2+}$ estimula a liberação de insulina por exocitose. O glutamato (Glu) também é formado, o que estimula a exocitose dos grânulos secretores.

## DERIVADOS PROTEICOS E LIPÍDICOS

A insulina estimula a incorporação de aminoácidos às proteínas e inibe o catabolismo de lipídeos que produz a β-cetoácidos. Portanto, não é surpreendente que a arginina, a leucina e outros aminoácidos estimulem a secreção de insulina, como fazem os β-cetoácidos, como o acetoacetato. Como a glicose, esses compostos geram ATP quando metabolizados, e isso fecha os canais de $K^+$ sensíveis ao ATP nas células B. Além disso, a L-arginina é um precursor de NO, e o NO estimula a secreção de insulina.

## AGENTES HIPOGLICEMIANTES ORAIS

A tolbutamida e outros derivados da sulfonilureia, como a acetoexamida, tolazamida, glipizida e gliburida são agentes hipoglicemiantes orais ativos que diminuem a glicose plasmática por aumentar a secreção de insulina. Eles só atuam em pacientes com algumas células B remanescentes, e são ineficazes após pancreatectomia ou no diabetes tipo 1. Eles se ligam aos canais de $K^+$ sensíveis ao ATP nas membranas das células B e inibem a atividade destes canais, despolarizando a membrana da célula B e aumentando o influxo de $Ca^{2+}$ e, portanto, a liberação de insulina, independentemente dos aumentos de glicose no plasma.

A **hipoglicemia hiperinsulinêmica persistente da infância** é uma condição em que a insulina plasmática é elevada, apesar da hipoglicemia. A condição é causada por mutações nos genes para várias enzimas nas células B que diminuem o efluxo de $K^+$ pelos canais de $K^+$ sensíveis ao ATP. O tratamento consiste na administração de diazoxida, um fármaco que aumenta a atividade dos canais de $K^+$.

A biguanida metformina é um agente hipoglicemiante oral que atua na ausência de insulina. A metformina atua principalmente reduzindo a gliconeogênese e, portanto, diminuindo a produção hepática de glicose. Ela é combinada, algumas vezes, com a sulfonilureia no tratamento do diabetes tipo 2. A metformina pode provocar acidose láctica, mas a incidência é geralmente baixa.

A troglitazona* e as **tiazolidinedionas** relacionadas também podem ser utilizadas no tratamento do diabetes, pois elas aumentam a disposição de glicose periférica mediada por insulina, reduzindo, assim, a resistência à insulina. Esses fármacos ligam e ativam o receptor ativado por proliferador de peroxissomo-γ (PPARγ, do inglês *peroxisome proliferator-activated receptor γ*) nos núcleos das células. A ativação desse receptor, que é um membro da superfamília de fatores de transcrição nucleares de sensíveis ao hormônio, tem uma capacidade singular de normalizar uma variedade de funções metabólicas.

## AMP CÍCLICO E SECREÇÃO DE INSULINA

Estímulos que aumentam os níveis de AMPc nas células B elevam a secreção de insulina, incluindo os agonistas β-adrenérgicos, glucagon e inibidores da fosfodiesterase, como a teofilina.

As catecolaminas têm um efeito duplo na secreção de insulina; elas inibem a secreção de insulina por meio de receptores $\alpha_2$-adrenérgicos e estimulam sua secreção por meio de receptores β-adrenérgicos. O efeito resultante da ação da adrenalina e noradrenalina é, geralmente, a inibição. Entretanto, se as catecolaminas são infundidas após a administração de fármacos bloqueadores α-adrenérgicos, a inibição é convertida em estímulo.

## EFEITOS DOS NERVOS AUTÔNOMOS

Ramos do nervo vago direito inervam as ilhotas pancreáticas, e o estímulo destas vias parassimpáticas provoca aumento na secreção de insulina por meio dos receptores $M_4$ (ver Tabela 7-2). A atropina bloqueia a resposta e a acetilcolina estimula a secreção de insulina. O efeito da acetilcolina, como o da glicose, se deve ao aumento do $Ca^{2+}$ citoplasmático, porém a acetilcolina ativa a fosfolipase C, e o $IP_3$ estimula a liberação de $Ca^{2+}$ do retículo endoplasmático.

A estimulação dos nervos simpáticos para o pâncreas inibe a secreção de insulina. A inibição é produzida pela liberação de noradrenalina, que atua nos receptores $\alpha_2$-adrenérgicos. Entretanto, se os receptores α-adrenérgicos são bloqueados, o estímulo dos nervos simpáticos provoca aumento na secreção de insulina mediado por receptores $\beta_2$-adrenérgicos. O polipeptídeo galanina é encontrado em alguns dos nervos autônomos que inervam as ilhotas, e inibe a secreção de insulina ativando os canais de $K^+$ que são inibidos pelo ATP. Assim, embora o

---

\* N. de R.T. No Brasil, a troglitazona foi retirada do mercado por causar hepatotoxicidade.

CAPÍTULO 24 Funções Endócrinas do Pâncreas e Regulação do Metabolismo de Carboidratos

Página 443

pâncreas desnervado responda à glicose, a inervação autônoma do pâncreas está envolvida na regulação geral da secreção de insulina (Quadro Clínico 24–3).

## HORMÔNIOS INTESTINAIS

A glicose administrada por via oral exerce um efeito estimulador maior sobre a insulina do que a glicose administrada por via endovenosa. A administração oral de aminoácidos também produz uma resposta maior na insulina do que aminoácidos intravenosos. Estas observações levaram à exploração da possibilidade de que uma substância secretada pela mucosa gastrintestinal possa estimular a secreção de insulina. O glucagon e seus derivados, a secretina, a colecistocinina (CCK), a gastrina e o peptídeo inibidor gástrico (GIP, do inglês *gastric inhibitory peptide*), todos possuem tal ação (ver Capítulo 25), e a CCK potencializa os efeitos estimuladores de insulina dos aminoácidos. Entretanto, o GIP é o único desses peptídeos que produz um estímulo quando administrado em doses que refletem os níveis sanguíneos de GIP produzidos por uma carga oral de glicose.

Recentemente, a atenção se concentrou no polipeptídeo semelhante ao glucagon 1 (7 a 36) (GLP-1, do inglês *glucagon-like polypeptide 1* [7 a 36]), como um fator adicional do trato digestório que estimula a secreção de insulina. Este polipeptídeo é um produto do pré-pró-glucagon. As células B possuem receptores para GLP-1 (7 a 36), assim como receptores para GIP, e o GLP-1 (7 a 36) é um hormônio insulinotrófico mais potente que o GIP. Tanto o GIP quanto o GLP-1 (7 a 36) parecem agir aumentando o influxo de $Ca^{2+}$ pelos canais de $Ca^{2+}$ dependentes de voltagem.

Os possíveis papéis da somatostatina pancreática e do glucagon na regulação da secreção de insulina serão discutidos posteriormente.

---

### QUADRO CLÍNICO 24–3

#### Efeitos da perda de $K^+$

A perda de $K^+$ diminui a secreção de insulina, e pacientes desprovidos de $K^+$, por exemplo, pacientes com aldosteronismo primário (ver Capítulo 20), desenvolvem curvas de tolerância à glicose semelhantes às de diabéticos. Estas curvas são restauradas à normalidade pela reposição de $K^+$.

##### DESTAQUES TERAPÊUTICOS

Os diuréticos tiazídicos, que causam perda de $K^+$, bem como de $Na^+$ na urina (ver Capítulo 37), diminuem a tolerância à glicose e pioram o diabetes. Eles aparentemente exercem esse efeito primário devido aos seus efeitos de perda de $K^+$, embora alguns deles também provoquem dano celular às células das ilhotas pancreáticas. Diuréticos poupadores de potássio, como a amilorida, devem ser substituídos no paciente diabético que precisa de tal tratamento.

---

## MUDANÇAS EM LONGO PRAZO NAS RESPOSTAS DAS CÉLULAS B

A magnitude da resposta da insulina a um dado estímulo é determinada, em parte, pela história secretora das células B. Indivíduos alimentados com uma dieta rica em carboidratos por várias semanas não só apresentam níveis de insulina maiores em jejum, mas também mostram uma resposta secretória superior a uma dose de glicose se comparados a indivíduos alimentados com uma dieta isocalórica pobre em carboidratos.

Embora as células B respondam a estímulos com hipertrofia, como outras células endócrinas, elas se esgotam e param de secretar (**exaustão da célula B**) quando o estímulo é acentuado ou prolongado. A reserva do pâncreas é grande assim, é difícil produzir a exaustão das células B em animais saudáveis, porém se a reserva pancreática é reduzida por uma pancreatectomia parcial, a exaustão das células B remanescentes pode ser iniciada por qualquer procedimento que cronicamente aumente o nível de glicose no plasma. Por exemplo, o diabetes pode ser produzido em animais com reservas pancreáticas limitadas por extratos da adeno-hipófise, hormônio do crescimento, hormônios da tireoide ou infusão contínua e prolongada de glicose apenas. O diabetes precipitado por hormônios em animais é inicialmente reversível, porém com o tratamento prolongado se torna permanente. O diabetes transitório é em geral chamado pelo nome do agente que o produziu, por exemplo, "diabetes hipofisial" ou "diabetes tireoidiano". O diabetes permanente que persiste após o tratamento ter sido descontinuado é indicado pelo prefixo meta-, por exemplo, "**diabetes meta-hipofisial**" ou "**diabetes metatireoidiano**". Quando a insulina é administrada com hormônios diabetogênicos, as células B são protegidas, provavelmente porque a glicose plasmática é baixa, e o diabetes não se desenvolve.

É interessante observar a esse respeito que fatores genéticos podem estar envolvidos no controle da reserva de células B. Em camundongos em que o gene para IRS-1 foi inativado (ver anteriormente), ocorre uma robusta resposta compensatória das células B. Entretanto, na inativação de IRS-2, a compensação é reduzida e é produzido um fenótipo diabético mais grave.

## GLUCAGON

### ESTRUTURA QUÍMICA

O glucagon humano, um polipeptídeo linear com um peso molecular de 3.485, é produzido pelas células A das ilhotas pancreáticas e pelo trato gastrintestinal superior. Ele contém 29 resíduos de aminoácidos. Os glucagons de todos os mamíferos parecem ter a mesma estrutura. O pré-pró-glucagon humano (Figura 24–12) é uma proteína com 179 aminoácidos encontrada nas células A do pâncreas, nas células L no trato gastrintestinal inferior e no encéfalo. Ele é o produto de um único mRNA, mas é processado de modo diferente nos vários tecidos. Nas células A, ele é processado principalmente à glucagon e ao **fragmento principal do pró-glucagon** (**MPGF**, do inglês *major proglucagon fragment*). Nas células L, ele é processado principalmente à **glicentina**, um polipeptídeo que consiste em glucagon extendido por resíduos de aminoácidos adicionais

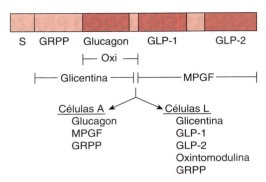

**FIGURA 24-12** Processamento pós-traducional do pré-pró-glucagon nas células A e L. S, peptídeo sinal; GRPP, polipeptídeo relacionado à glicentina; GLP, polipeptídeo semelhante ao glucagon; Oxi, oxintomodulina; MPGF, fragmento principal pró-glucagon. (Modificada de Drucker DJ: Glucagon and glucagon-like peptides. Pancreas 1990;5:484.)

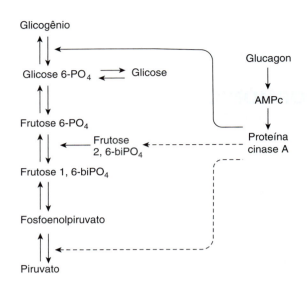

**FIGURA 24-13** Mecanismos pelos quais o glucagon aumenta a produção de glicose pelo fígado. Setas sólidas indicam facilitação; setas tracejadas indicam inibição.

na porção terminal e **polipeptídeos semelhantes ao glucagon 1 e 2** (**GLP-1** e **GLP-2**). Uma parte da **oxintomodulina** também é formada e, em ambas as células A e L, um **polipeptídeo relacionado à glicentina** (GRPP, do inglês *glicentin-related polypeptide*) residual é deixado. A glicentina possui alguma atividade glucagon. Os GLP-1 e GLP-2 não têm por si só atividade metabólica definida. Entretanto, o GLP-1 é processado adicionalmente por remoção de seus resíduos aminoterminais, e o produto, o **GLP-1** (**7 a 36**), é um potente estimulador da secreção de insulina, que também aumenta a utilização de glicose (ver anteriormente). Os GLP-1 e GLP-2 também são produzidos no encéfalo. A função de GLP-1, nesta localização, é incerta, porém o GLP-2 parece ser o mediador de uma via a partir do núcleo do trato solitário (NTS) para os núcleos dorsomediais do hipotálamo, e uma injeção de GLP-2 diminui a ingestão. A oxintomodulina inibe a secreção de ácido gástrico, embora o seu papel fisiológico não seja conhecido, e o GRPP não tem efeitos fisiológicos comprovados.

## AÇÃO

O glucagon é glicogenolítico, gliconeogênico, lipolítico e cetogênico. Ele age nos receptores acoplados a proteína G com um peso molecular de cerca de 190.000. No fígado, ele age por meio de $G_s$ para ativar a adenilato-ciclase e aumentar o AMPc intracelular. Isto provoca, por meio da proteína cinase A, a ativação da fosforilase e, portanto, o aumento da quebra de glicogênio e um aumento da glicose no plasma. Entretanto, o glucagon também atua em outros receptores, localizados nas mesmas células hepáticas que ativam a fosforilase C, e a elevação resultante no $Ca^{2+}$ citoplasmático também estimula a glicogenólise. A proteína cinase A também diminui o metabolismo da glicose-6-fosfato (Figura 24-13) ao inibir a conversão do fosfoenolpiruvato a piruvato. Ela também diminui a concentração de frutose-2,6-difosfato e, esta, por sua vez, inibe a conversão de frutose-6-fosfato a frutose-1,6-difosfato. O acúmulo resultante de glicose-6-fosfato leva a um aumento da síntese e liberação de glicose.

O glucagon não provoca a glicogenólise no músculo. Ele aumenta a gliconeogênese a partir dos aminoácidos disponíveis no fígado e eleva a taxa metabólica. Ele aumenta a formação de corpos cetônicos por diminuição dos níveis de malonil-CoA no fígado. Sua atividade lipolítica, que, por sua vez, leva ao aumento da cetogênese, é discutida no Capítulo 1. A ação calorigênica do glucagon não se deve à hiperglicemia em si, mas, provavelmente, ao aumento da desaminação hepática de aminoácidos.

Grandes doses de glucagon exógeno exercem um efeito inotrópico positivo no coração (ver Capítulo 30) sem produzir aumento da excitabilidade miocárdica, presumivelmente, porque elas aumentam o AMPc miocárdico. O uso deste hormônio no tratamento de doença cardíaca tem sido defendido, mas não há evidência de um papel fisiológico do glucagon na regulação da função cardíaca. O glucagon também estimula a secreção de hormônio do crescimento, insulina e somatostatina pancreática.

## METABOLISMO

O glucagon tem uma meia-vida na circulação de 5 a 10 min. Ele é degradado por muitos tecidos, mas particularmente pelo fígado. Como o glucagon é secretado para a veia porta e chega ao fígado antes de atingir a circulação periférica, os níveis sanguíneos periféricos são relativamente baixos. A elevação dos níveis de glucagon no sangue periférico produzida por estímulos excitatórios é exagerada em pacientes com cirrose, presumivelmente devido à diminuição da degradação hepática do hormônio.

## REGULAÇÃO DA SECREÇÃO

Os principais fatores conhecidos que afetam a secreção de glucagon estão resumidos na Tabela 24-5. A secreção aumenta com a hipoglicemia e diminui com a elevação da glicose no plasma. As células B pancreáticas contêm GABA, e evidências sugerem que, coincidindo com o aumento da secreção de insulina produzido por hiperglicemia, o GABA é liberado e age nas

# CAPÍTULO 24 Funções Endócrinas do Pâncreas e Regulação do Metabolismo de Carboidratos

## TABELA 24–5 Fatores que afetam a secreção de glucagon

| Estimuladores | Inibidores |
|---|---|
| Aminoácidos (particularmente aminoácidos glicogênicos: alanina, serina, glicina, cisteína e treonina) | Glicose |
| CCK, gastrina | Somatostatina |
| Cortisol | Secretina |
| Exercício físico | AGL |
| Infecções | Cetonas |
| Outros estresses | Insulina |
| Estimuladores β-adrenérgicos | Fenitoína |
| Teofilina | Estimuladores α-adrenérgicos |
| Acetilcolina | GABA |

células A para inibir a secreção de glucagon pela ativação dos receptores $GABA_A$. Os receptores $GABA_A$ são canais de $Cl^-$, e o influxo de $Cl^-$ resultante hiperpolariza as células A.

A secreção também aumenta por estímulo dos nervos simpáticos do pâncreas e esse efeito simpático é mediado pelos receptores β-adrenérgicos e AMPc. As células A são semelhantes às células B, pois a estimulação dos receptores β-adrenérgicos aumenta sua secreção, enquanto a estimulação dos receptores α-adrenérgicos inibe sua secreção. Entretanto, a resposta pancreática ao estímulo simpático na ausência de fármacos bloqueadores é um aumento na secreção de glucagon, de modo que o efeito dos receptores β predomina nas células secretoras de glucagon. Os efeitos estimulantes de vários tipos de estresse e, possivelmente, do exercício e de infecção são mediados, pelo menos em parte, pelo sistema nervoso simpático. O estímulo vagal também aumenta a secreção de glucagon.

Uma refeição proteica e a infusão de vários aminoácidos aumentam a secreção de glucagon. Os aminoácidos glicogênicos são particularmente potentes a esse respeito, uma vez que são esses os aminoácidos que são convertidos em glicose no fígado sob influência do glucagon. O aumento na secreção de glucagon após uma refeição proteica também é importante, uma vez que os aminoácidos estimulam a secreção de insulina e o glucagon secretado impede o desenvolvimento de hipoglicemia, enquanto a insulina promove o armazenamento dos carboidratos e lipídeos absorvidos. A secreção de glucagon aumenta durante o jejum. Ela atinge um pico no terceiro dia de jejum, no momento de gliconeogênese máxima. Depois disso, o nível plasmático de glucagon diminui à medida que os ácidos graxos e cetonas se tornam as principais fontes de energia.

Durante o exercício físico, há um aumento na utilização de glicose, que é equilibrado por um aumento na produção de glicose causado pela elevação dos níveis de glucagon circulantes.

A resposta do glucagon à administração oral de aminoácidos é maior do que a resposta à sua infusão intravenosa, sugerindo que um fator estimulador de glucagon seja secretado na mucosa gastrintestinal. A CCK e a gastrina aumentam a secreção de glucagon, enquanto a secretina a inibe. Como a secreção de CCK e gastrina são aumentadas por uma refeição proteica, um ou outro hormônio pode ser o mediador gastrintestinal da resposta do glucagon. A inibição produzida pela somatostatina será discutida posteriormente.

A secreção de glucagon também é inibida por AGL e cetonas, Entretanto, esta inibição pode ser sobrepujada, uma vez que os níveis de glucagon no plasma são altos na cetoacidose diabética.

# RAZÃO MOLAR INSULINA/GLUCAGON

Como observado anteriormente, a insulina é glicogênica, antigliconeogênica, antilipolítica e anticetótica em suas ações. Ela, portanto, favorece o armazenamento de nutrientes absorvidos e é um "homônio de armazenamento de energia". O glucagon, por outro lado, é glicogenolítico, gliconeogênico, lipolítico e cetogênico. Ele mobiliza reservas energéticas e é um "hormônio de liberação de energia". Devido aos seus efeitos opostos, os níveis sanguíneos de ambos os hormônios devem ser considerados em qualquer situação. É importante pensar em termos da razão molar destes hormônios.

A razão molar insulina/glucagon oscila acentuadamente, pois as secreções de glucagon e insulina são modificadas pelas condições que precedem a aplicação de qualquer estímulo (Tabela 24–6). Assim, por exemplo, a razão molar de insulina/glucagon em uma dieta equilibrada é de aproximadamente 2,3. Uma infusão de arginina aumenta a secreção de ambos os hormônios e eleva a razão para 3. Após três dias de inanição, a razão cai para 0,4, e uma infusão de arginina, nesta situação, diminui a razão para 0,3. Inversamente, a razão é de 25 em indivíduos que recebem uma infusão constante de glicose e aumenta para 170 com a ingestão de uma refeição rica em proteínas durante a infusão (Tabela 24–6). A elevação ocorre porque a secreção de insulina aumenta acentuadamente, enquanto a resposta normal do glucagon para uma refeição proteica é abolida.

## TABELA 24–6 Razões molares insulina/glucagon (I/G) nos sangue em várias condições

| Condição | Armazenamento (A) ou produção (P) hepática de glicose [a] | I/G |
|---|---|---|
| **Disponibilidade de glicose** | | |
| Grande refeição de carboidratos | 4+ (A) | 70 |
| Glicose intravenosa | 2+ (A) | 25 |
| Pequena refeição | 1+ (A) | 7 |
| **Glicose necessária** | | |
| Jejum noturno | 1+ (P) | 2,3 |
| Dieta com poucos carboidratos | 2+ (P) | 1,8 |
| Inanição | 4+ (P) | 0,4 |

[a] 1+ a 4+ indicam magnitude relativa. Cortesia de RH Unger.

> **QUADRO CLÍNICO 24–4**
>
> **Macrossomia e deficiência de GLUT 1**
>
> Crianças nascidas de mães diabéticas frequentemente têm elevado peso ao nascer e grandes órgãos (**macrossomia**). Esta condição é causada pelo excesso de insulina circulante no feto, o qual, por sua vez, é causado, em parte, pela estimulação do pâncreas fetal pela alta taxa de glicose e aminoácidos no sangue da mãe diabética.
>
> A insulina livre no sangue materno é destruída por proteases na placenta, mas a insulina ligada a anticorpo é protegida, atingindo, assim, o feto. Portanto, a macrossomia fetal também ocorre em mulheres que desenvolvem anticorpos contra várias insulinas animais e continuam a receber a insulina animal durante a gravidez.
>
> Crianças com **deficiência de GLUT 1** têm um transporte defeituoso de glicose na barreira hematoencefálica. Elas apresentam baixa glicose no líquido cerebrospinal na presença de glicose plasmática normal, tremores e atraso no desenvolvimento.

Portanto, quando a energia é necessária durante a inanição, a razão molar insulina/glucagon é baixa, favorecendo a quebra do glicogênio e a gliconeogênese; inversamente, quando a necessidade de mobilização de energia é baixa, a razão é elevada, favorecendo a deposição de glicogênio, proteína e lipídeos **(Quadro Clínico 24–4)**.

## OUTROS HORMÔNIOS DAS CÉLULAS DAS ILHOTAS

Além da insulina e do glucagon, as ilhotas pancreáticas secretam somatostatina e o polipeptídeo pancreático na corrente sanguínea. Além disso, a somatostatina pode estar envolvida em processos regulatórios dentro das ilhotas que ajustam o padrão de secreção hormonal em resposta a vários estímulos.

## SOMATOSTATINA

A somatostatina e seus receptores são discutidos no Capítulo 7. A somatostatina 14 (SS14) e sua forma extendida no aminoterminal, somatostatina 28 (SS28), são encontradas nas células D das ilhotas pancreáticas. Ambas as formas inibem a secreção de insulina, glucagon e polipeptídeo pancreático, e atuam localmente no interior das ilhotas pancreáticas de modo parácrino. A SS28 é mais ativa do que a SS14 ao inibir a secreção de insulina e, aparentemente, atua por meio do receptor SSTR5 (ver Capítulo 7). Pacientes com tumores pancreáticos secretores de somatostatina (**somatostatinomas**) desenvolvem hiperglicemia e outras manifestações de diabetes que desaparecem quando o tumor é removido. Eles também desenvolvem dispepsia devido ao esvaziamento gástrico lento e diminuição da secreção de ácido gástrico, e cálculos biliares, que são precipitados pela diminuição da contração da vesícula biliar, provocada pela inibição da secreção de CCK. A secreção de somatostatina pancreática aumenta por vários dos mesmos estímulos que aumentam a secreção de insulina, isto é, glicose e aminoácidos, particularmente a arginina e a leucina. Ela também é elevada pela CCK. A somatostatina é liberada na corrente sanguínea pelo pâncreas e pelo trato gastrintestinal.

## POLIPEPTÍDEO PANCREÁTICO

O polipeptídeo pancreático humano é um polipeptídeo linear que contém 36 resíduos de aminoácidos e é produzido pelas células F das ilhotas. Ele está estreitamente relacionado a dois outros polipeptídeos de 36 aminoácidos, o **polipeptídeo YY**, um peptídeo gastrintestinal (ver Capítulo 25) e o **neuropeptídeo Y**, que é encontrado no encéfalo e no sistema nervoso autônomo (ver Capítulo 7). Todos terminam em tirosina e são aminados em seus terminais carboxílicos. A secreção de polipeptídeo pancreático está sob controle colinérgico pelo menos parcialmente; os níveis plasmáticos caem após a administração de atropina; sua secreção aumenta com uma refeição rica em proteínas e com jejum, exercício físico e hipoglicemia aguda. A secreção diminui pela somatostatina e glicose intravenosa. Infusões de leucina, arginina e alanina não afetam a secreção, de modo que o efeito estimulador da refeição proteica pode ser mediado indiretamente. O polipeptídeo pancreático retarda a absorção de alimentos em humanos, e pode suavizar os picos e quedas da absorção. No entanto, sua exata função fisiológica é ainda incerta.

## ORGANIZAÇÃO DAS ILHOTAS PANCREÁTICAS

Nas ilhotas pancreáticas, a presença de hormônios que afetam a secreção de outros hormônios das ilhotas sugere que estas funcionam como unidades secretoras na regulação da homeostasia de nutrientes. A somatostatina inibe a secreção de insulina, glucagon e polipeptídeo pancreático **(Figura 24–14)**; a insulina inibe a secreção de glucagon, e o glucagon estimula a secreção de insulina e somatostatina. Como observado anteriormente, as células A e D e as células secretoras de polipeptídeo pancreático estão, geralmente, localizadas na periferia das ilhotas, com as células B no centro. Existem, claramente, dois tipos de ilhotas,

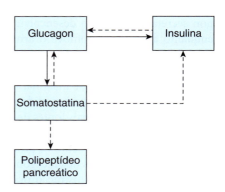

**FIGURA 24–14** Efeitos dos hormônios das células das ilhotas na secreção dos hormônios celulares de outras células das ilhotas. Setas sólidas indicam estímulo; setas tracejadas indicam inibição.

as ilhotas ricas em glucagon e as ilhotas ricas em polipeptídeo pancreático, porém, o significado funcional dessa separação é desconhecido. Os hormônios das células das ilhotas liberados no LEC provavelmente se difundem para as outras células das ilhotas e influenciam a sua função (comunicação parácrina; ver Capítulo 25). Foi demonstrado que junções comunicantes estão presentes entre as células A, B e D e que essas permitem a passagem de íons e outras pequenas moléculas de uma célula para outra, o que poderia coordenar as suas funções secretoras.

## EFEITOS DE OUTROS HORMÔNIOS E EXERCÍCIO NO METABOLISMO DE CARBOIDRATOS

O exercício físico tem efeitos diretos no metabolismo de carboidratos. Muitos hormônios, além da insulina, IGF-I, IGF-II, glucagon e somatostatina também têm importantes papéis na regulação do metabolismo de carboidratos. Eles incluem a adrenalina, os hormônios da tireoide, os glicocorticoides e o hormônio do crescimento. As outras funções desses hormônios são estudadas em outros capítulos, mas é importante resumir seus efeitos no metabolismo de carboidratos no contexto deste capítulo.

## EXERCÍCIO FÍSICO

Na ausência de insulina, a entrada da glicose no músculo esquelético aumenta durante o exercício físico, provocando um aumento dependente de insulina no número de transportadores GLUT 4 nas membranas das células musculares (ver anteriormente). Este aumento na entrada de glicose persiste por várias horas após o exercício e o treinamento físico regular também pode produzir aumentos prolongados na sensibilidade à insulina. O exercício pode precipitar a hipoglicemia em diabéticos, não somente pelo aumento na captação muscular de glicose, mas também porque a absorção da insulina injetada é mais rápida durante o exercício. Pacientes diabéticos devem ingerir uma quantidade extra de calorias, ou reduzir a sua dose de insulina, quando praticam exercícios.

## CATECOLAMINAS

A ativação da fosforilase no fígado por catecolaminas é discutida no Capítulo 1. A ativação ocorre por meio de receptores β-adrenérgicos, que aumentam o AMPc intracelular, e de receptores α-adrenérgicos, que aumentam o $Ca^{2+}$ intracelular. A produção de glicose hepática é elevada, produzindo hiperglicemia. No músculo, a fosforilase é também ativada pelo AMPc e, presumivelmente, também por meio de $Ca^{2+}$, mas a glicose-6-fosfato formada pode ser catabolizada apenas até piruvato devido à ausência de glicose-6-fosfatase. Por razões que não estão totalmente esclarecidas, grandes quantidades de piruvato são convertidas em lactato, que se difunde do músculo para a circulação (**Figura 24–15**). O lactato é oxidado no fígado a piruvato e convertido em glicogênio. Portanto, a resposta a uma injeção de adrenalina é, inicialmente, uma glicogenólise, seguida

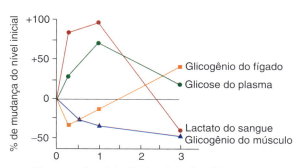

**FIGURA 24–15** Efeito da adrenalina sobre os níveis de glicogênio tecidual, glicose e lactato plasmáticos no sangue de ratos alimentados. (Reproduzida, com permissão, de Ruch TC, Patton HD [editors]: *Physiology and Biophysics,* 20th ed, Vol 3. Saunders, 1973.)

de um aumento no conteúdo de glicogênio hepático. A oxidação do lactato pode ser responsável pelo efeito calorigênico da adrenalina (ver Capítulo 20). A adrenalina e a noradrenalina também liberam AGL na circulação, e a adrenalina diminui a utilização periférica de glicose.

## HORMÔNIOS DA TIREOIDE

Os hormônios tireoidianos pioram o diabetes experimental; a tireotoxicose agrava o diabetes clínico; e o diabetes metatireoidiano pode ser produzido em animais com reserva pancreática diminuída. O principal efeito diabetogênico dos hormônios tireoidianos é o aumento na absorção de glicose a partir do intestino, porém os hormônios também provocam (provavelmente potencializando os efeitos das catecolaminas) algum grau de perda hepática de glicogênio. As células hepáticas desprovidas de glicogênio são facilmente danificadas. Quando o fígado é danificado, a curva de tolerância à glicose é alterada como no diabetes, pois o fígado utiliza menos a glicose absorvida. Os hormônios tireoidianos também podem acelerar a degradação de insulina. Todas essas ações têm um efeito hiperglicêmico e, se a reserva pancreática for baixa, podem levar à exaustão das células B.

## GLICOCORTICOIDES DA SUPRARRENAL

Os glicocorticoides do córtex suprarrenal (ver Capítulo 20) elevam a glicose sanguínea e produzem uma curva de tolerância à glicose semelhante à diabética. Em humanos, este efeito pode ocorrer somente em indivíduos com predisposição genética ao diabetes. A tolerância à glicose é reduzida em 80% dos pacientes com síndrome de Cushing (ver Capítulo 20), e 20% destes pacientes apresentam diabetes. Os glicocorticoides são necessários ao glucagon para que este exerça sua ação gliconeogênica durante o jejum. Eles são gliconeogênicos em si, porém o seu papel é, principalmente, permissivo. Na insuficiência suprarrenal, a glicose sanguínea é normal, desde que o consumo de alimentos seja mantido, porém o jejum precipita a hipoglicemia e o colapso. O efeito da insulina na diminuição da glicose plasmática é muito aumentado em pacientes com insuficiência suprarrenal. Em animais com diabetes experimental, a adrenalectomia melhora significativamente o diabetes. Os principais efeitos diabetogênicos são o aumento do catabolismo de proteínas com elevação da gliconeogênese no fígado; aumento da glicogênese e cetogênese hepáticas; e uma diminuição na utilização de glicose periférica em relação ao nível de insulina sanguíneo, que pode ser devida à inibição da fosforilação da glicose.

## HORMÔNIO DO CRESCIMENTO

O hormônio do crescimento humano piora o diabetes clínico, e 25% dos pacientes com tumores secretores de hormônio do crescimento da adeno-hipófise têm diabetes. A hipofisectomia melhora o diabetes e diminui a resistência à insulina ainda mais do que a adrenalectomia, e o tratamento com hormônio do crescimento aumenta a resistência à insulina.

Os efeitos do hormônio do crescimento são parcialmente diretos e parcialmente mediados via IGF-I (ver Capítulo 18). O hormônio do crescimento mobiliza os AGL do tecido adiposo, favorecendo, portanto, a cetogênese. Ele diminui a captação de glicose em alguns tecidos ("ação anti-insulina"), aumenta a produção hepática de glicose, e pode diminuir a ligação tecidual da insulina. De fato, tem sido sugerido que a cetose e a diminuição da tolerância à glicose produzidas pela fome são devidas à hipersecreção de hormônio do crescimento. O hormônio do crescimento não estimula a secreção de insulina diretamente, porém, a hiperglicemia que ele produz secundariamente estimula o pâncreas e pode exaurir as células B.

## HIPOGLICEMIA E DIABETES MELITO EM HUMANOS

### HIPOGLICEMIA

As "reações à insulina" são comuns no diabetes tipo 1, e episódios de hipoglicemia ocasional são o preço de um diabetes bem controlado na maioria dos diabéticos. Durante o exercício, a captação de glicose pelo músculo esquelético e a absorção de insulina injetada são aumentadas (ver anteriormente).

A hipoglicemia sintomática também ocorre em não diabéticos, e uma revisão de algumas das causas mais importantes serve para enfatizar as variáveis que afetam a homeostasia da glicose plasmática. A hipoglicemia leve crônica pode provocar falta de coordenação e fala arrastada, e a condição pode ser confundida com embriaguez. Anormalidades mentais e convulsões, na ausência de coma, também ocorrem. Quando o nível da secreção de insulina é cronicamente elevado por um **insulinoma**, um raro tumor secretor de insulina do pâncreas, os sintomas são mais comuns pela manhã. Isto porque o jejum noturno esgota as reservas hepáticas de glicogênio. Entretanto, os sintomas podem se desenvolver em qualquer momento, e, nesses pacientes, o diagnóstico pode ser errado. Alguns casos de insulinoma têm sido erroneamente diagnosticados como epilepsia ou psicose. A hipoglicemia também ocorre em alguns pacientes com grandes tumores malignos que não envolvem as ilhotas pancreáticas, e a hipoglicemia, nestes casos, é aparentemente devida ao excesso de secreção de IGF-II.

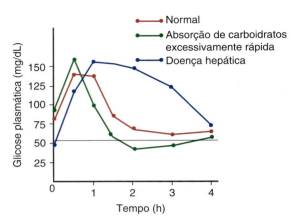

**FIGURA 24–16** Típica curva de tolerância à glicose após uma dose de glicose oral na doença hepática e em condições que provocam a rápida absorção de glicose pelo intestino. A linha horizontal é o nível aproximado de glicose plasmática em que os sintomas hipoglicêmicos podem aparecer.

Como observado anteriormente, a descarga autônoma causada pela queda na glicose sanguínea, que produz tremores, sudorese, ansiedade e fome, normalmente ocorre com níveis de glicose plasmáticos que são maiores que os níveis de glicose que causam disfunção cognitiva, servindo, portanto, como um aviso para a ingestão de açúcar. Entretanto, em alguns indivíduos, esses sintomas de alerta não ocorrem antes dos sintomas cognitivos, devido à disfunção cerebral (dessensibilização) e essa **hipoglicemia despercebida** é potencialmente perigosa. A condição é propensa a se desenvolver em pacientes com insulinoma e em diabéticos que recebem uma terapia intensiva de insulina. Assim, parece que ataques repetidos de hipoglicemia provocam o desenvolvimento eventual de hipoglicemia despercebida. Se o nível de açúcar no sangue sobe novamente, por algum tempo, os sintomas de alerta aparecem mais uma vez em um nível de glicose plasmática mais alto que as anormalidades cognitivas e o coma. A razão pela qual a hipoglicemia prolongada provoca a perda dos sintomas de alerta é desconhecida.

Nas doenças hepáticas, a curva de tolerância à glicose é semelhante à do diabetes, porém o nível de glicose de jejum é baixo **(Figura 24–16)**. Na **hipoglicemia funcional**, o aumento da glicose plasmática é normal após uma dose de teste de glicose, mas a queda subsequente ultrapassa os limites de níveis de hipoglicemia, produzindo sintomas três a quatro horas após a refeição. Esse padrão é, algumas vezes, visto em indivíduos que irão desenvolver diabetes mais tarde. Pacientes com essa síndrome devem ser distinguidos dos pacientes mais numerosos, com sintomas semelhantes devido a problemas psicológicos ou outros, que não apresentam hipoglicemia quando o sangue é colhido durante o episódio sintomático. Tem sido postulado que a glicose plasmática acima dos limites se deve à secreção de insulina, estimulada por impulsos do nervo vago direito, mas agentes bloqueadores colinérgicos não corrigem, rotineiramente, essa alteração. Em alguns pacientes tireotóxicos ou em pacientes que tenham sofrido gastrectomias ou outras cirurgias que acelerem a passagem dos alimentos para o intestino, a absorção de glicose é anormalmente rápida. A glicose plasmática aumenta para um pico inicial alto, mas, em seguida, cai rapidamente para níveis hipoglicêmicos, porque a onda de hiperglicemia provoca um aumento maior do que o normal na secreção de insulina. Os sintomas ocorrem, caracteristicamente, duas horas após as refeições.

# DIABETES MELITO

A incidência de diabetes melito na população humana tem alcançado proporções epidêmicas em todo o mundo e aumentado em uma taxa rápida. Em 2010, estimava-se que 285 milhões de pessoas no mundo eram diabéticas, de acordo com a Federação Internacional de Diabetes. A federação prevê que 438 milhões terão diabetes em 2030. Noventa por cento dos casos atuais são de diabetes tipo 2, assim como será a maior parte do desenvolvimento no número de casos, aumentando em paralelo ao crescimento da incidência de obesidade.

O diabetes é, por vezes, complicado por acidose e coma, e no diabetes de longa duração, complicações adicionais ocorrem. Estas incluem as doenças microvascular, macrovascular e neuropática. As anormalidades microvasculares são cicatrizes proliferativas na retina (**retinopatia diabética**), levando à cegueira; e doença renal (**nefropatia diabética**), levando à insuficiência renal. As anormalidades macrovasculares são devidas à aterosclerose acelerada, que é secundária ao aumento plasmático de LDL. O resultado é uma incidência aumentada de acidentes vasculares encefálicos e infarto do miocárdio. As anormalidades neuropáticas (**neuropatia diabética**) envolvem o sistema nervoso autônomo e os nervos periféricos. A neuropatia, além da insuficiência circulatória aterosclerótica nas extremidades e a resistência diminuída a infecções, podem levar à ulceração crônica e à gangrena, particularmente nos pés.

A causa final das complicações microvascular e neuropática é a hiperglicemia crônica, e o controle rígido do diabetes reduz suas incidências. A hiperglicemia intracelular ativa a enzima aldose redutase. Isto aumenta a formação de sorbitol nas células, o que, por sua vez, reduz a Na$^+$-K$^+$-ATPase. Além disso, a glicose intracelular pode ser convertida aos chamados produtos Amadori, e estes, por sua vez, podem formar os **produtos finais de glicosilação avançada** (**AGEs**, do inglês *advanced glycosylation end products*), que reagem de forma cruzada com as proteínas da matriz. Isso danifica os vasos sanguíneos. Os AGEs também interferem na resposta dos leucócitos à infecção.

# TIPOS DE DIABETES

A causa do diabetes clínico é sempre uma deficiência dos efeitos da insulina nos tecidos, mas a deficiência pode ser relativa. Uma das formas comuns, o tipo 1 ou diabetes melito dependente de insulina (DM1), se deve à deficiência de insulina causada por destruição autoimune das células B, nas ilhotas pancreáticas; as células A, D e F permanecem intactas. A segunda forma comum, o tipo 2, ou diabetes melito independente de insulina (DM2), é caracterizado por resistência à insulina. Além disso, alguns casos de diabetes são devidos a outras doenças ou condições, como pancreatite crônica, pancreatectomia total, síndrome de Cushing (ver Capítulo 20) e a acromegalia (ver Capítulo 18). Esses totais correspondem a 5% de todos os casos e são, algumas vezes, classificados como diabetes secundário.

O diabetes tipo 1 se desenvolve, normalmente, antes dos 40 anos de idade e, por isso, é chamado de **diabetes juvenil**. Pacientes com essa doença não são obesos e têm alta incidência de cetose e acidose. Vários anticorpos anticélulas B estão presentes no plasma, mas a hipótese atual é que o diabetes tipo 1 é principalmente uma doença mediada por linfócito T. A suscetibilidade genética definida também está presente; se um gêmeo idêntico desenvolve a doença, as chances são de 1 em 3 de que o outro gêmeo também irá desenvolvê-la. Em outras palavras, a **taxa de concordância** é de cerca de 33%. A principal anormalidade genética está no complexo principal de histocompatibilidade, no cromossomo 6, tornando indivíduos com certos tipos de antígenos de histocompatibilidade (ver Capítulo 3) muito mais propensos à doença do que outros. Outros genes também estão envolvidos.

A imunossupressão com fármacos, como a ciclosporina, melhoram o diabetes tipo 1 se ministradas logo no início da doença, antes que todas as células B sejam perdidas. Várias tentativas têm sido feitas para tratar o diabetes tipo 1 com transplante de tecido pancreático ou de células isoladas das ilhotas, mas os resultados, até agora, têm sido insatisfatórios, em grande parte, porque as células B são facilmente danificadas e é difícil o transplante de um número suficiente delas para normalizar as respostas à glicose.

Como mencionado anteriormente, o tipo 2 é a forma mais comum de diabetes e é normalmente associada à obesidade. O DM2, em geral, se desenvolve após os 40 anos de idade e não está associado à perda total da habilidade de secretar insulina. Tem um início insidioso, e está raramente associado à cetose, e é geralmente associado à morfologia normal de células B e conteúdo de insulina normais, se as células B não tiverem se esgotado. O componente genético no diabetes tipo 2, é, na verdade, mais forte que o componente genético do diabetes tipo 1; em gêmeos idênticos, a taxa de concordância é mais alta, atingindo em alguns estudos quase 100%.

Em alguns pacientes, o diabetes tipo 2 se deve a defeitos em genes identificados. Mais de 60 destes defeitos já foram descritos. Eles incluem os defeitos na glicocinase (cerca de 1% dos casos), na própria molécula de insulina (cerca de 0,5% dos casos), no receptor de insulina (cerca de 1% dos casos), no GLUT 4 (cerca de 1% dos casos) ou no IRS-1 (cerca de 15% dos casos). No diabetes que tem início na maturidade ocorrendo em indivíduos jovens, que corresponde a cerca de 1% dos casos de diabetes tipo 2, mutações de perda de função têm sido descritas em seis genes diferentes; cinco codificam fatores de transcrição, afetando a produção de enzimas envolvidas no metabolismo da glicose. O sexto é o gene para a glicocinase (Figura 24–11), a enzima que controla a taxa de fosforilação da glicose e, portanto, o seu metabolismo nas células B. Entretanto, a grande maioria dos casos de diabetes tipo 2 é, quase certamente, de origem poligênica, e os genes realmente envolvidos ainda são desconhecidos.

# OBESIDADE, SÍNDROME METABÓLICA E DIABETES TIPO 2

A obesidade está aumentando em incidência, e está relacionada com a regulação do consumo de alimentos, balanço energético e nutrição em geral. Ela merece uma consideração adicional neste capítulo devido a sua relação especial com o metabolismo

**450** SEÇÃO III Fisiologia Endócrina e Reprodutiva

desordenado de carboidratos e diabetes. De acordo com o aumento do peso corporal, a resistência à insulina aumenta, isto é, ocorre uma diminuição na capacidade da insulina de mover a glicose para o tecido adiposo e para os músculos, assim como para interromper a liberação de glicose do fígado. A redução de peso diminui a resistência à insulina. São associadas à obesidade a hiperinsulinemia, a dislipidemia (caracterizada por elevação dos níveis de triglicerídeos e diminuição nos níveis de lipoproteína de alta densidade [HDL]), e um desenvolvimento acelerado de aterosclerose. Essa combinação de achados é geralmente denominada de **síndrome metabólica**, ou **síndrome X**. Alguns dos pacientes com a síndrome são pré-diabéticos, enquanto outros têm o diabetes tipo 2 estabelecido. Não está provado, mas é lógico supor, que a hiperinsulinemia é uma resposta compensatória à resistência à insulina e que o diabetes se desenvolve em indivíduos com reservas de células B reduzidas.

Essas observações e outros dados sugerem fortemente que o acúmulo de gordura produz o sinal químico ou sinais que agem nos músculos e no fígado para aumentar a resistência à insulina. Uma evidência inclui a recente observação de que quando os GLUTs são seletivamente inativados no tecido adiposo, ocorre uma diminuição associada no transporte de glicose no músculo *in vivo*, mas quando o músculo é testado *in vitro*, o seu transporte é normal.

Um sinal possível é o nível circulante de ácidos graxos livres, que está elevado em muitos estados de resistência à insulina. Outras possibilidades são os peptídeos e as proteínas secretados pelas células adiposas. Está agora claro que os depósitos de gordura branca não são uma massa inerte, mas são, na verdade, tecidos endócrinos que secretam, não somente a leptina, mas também outros hormônios que afetam o metabolismo lipídico. Esses hormônios derivados de tecido adiposo são geralmente denominados de **adipocinas**, que são *citocinas* secretadas pelo *tecido adiposo*. As adipocinas conhecidas são a leptina, adiponectina e resistina.

Algumas adipocinas diminuem, em vez de aumentar, a resistência à insulina. A leptina e a adiponectina, por exemplo, diminuem a resistência à insulina, enquanto a resistina a aumenta. Para complicar ainda mais a situação, acentuada resistência à insulina está presente na doença metabólica rara **lipodistrofia congênita**, na qual os depósitos de gordura não se desenvolvem. Essa resistência é reduzida pela leptina e adiponectina. Finalmente, uma variedade de inativações de mensageiros intracelulares secundários foi relacionada ao aumento da resistência à insulina. Não está claro como, ou de fato se, esses achados se encaixam para fornecer uma explicação da relação entre a obesidade e a tolerância à insulina, mas o tema é, obviamente, uma questão importante e sob intensa investigação.

# RESUMO

- Quatro peptídeos com atividade hormonal são secretados pelo pâncreas: insulina, glucagon, somatostatina e polipeptídeo pancreático.

- A insulina aumenta a entrada de glicose nas células. Nas células musculares esqueléticas, ela aumenta o número de transportadores GLUT 4 nas membranas celulares. No fígado, ela induz a glicocinase, que aumenta a fosforilação da glicose, facilitando a entrada da glicose na célula.

- A insulina estimula a entrada de $K^+$ nas células, com uma diminuição resultante da concentração extracelular de $K^+$. A insulina aumenta a atividade da $Na^+$-$K^+$-ATPase nas membranas celulares, de modo que mais $K^+$ é bombeado para as células. A hipocalemia frequentemente se desenvolve quando pacientes com acidose diabética são tratados com insulina.

- Receptores de insulina são encontrados em muitas células diferentes no corpo e têm duas subunidades, $\alpha$ e $\beta$. A ligação da insulina ao seu receptor dispara uma via de sinalização que envolve autofosforilação das subunidades $\beta$ nos resíduos de tirosina. Isto dispara a fosforilação de algumas proteínas citoplasmáticas e a desfosforilação de outras, principalmente nos resíduos de serina e treonina.

- O conjunto de anormalidades causado pela deficiência de insulina é chamado de diabetes melito. O diabetes tipo 1 se deve à deficiência de insulina causada pela destruição autoimune das células B nas ilhotas pancreáticas; a diabetes tipo 2 é caracterizada pela desregulação da liberação de insulina pelas células B, associada à resistência à insulina nos tecidos periféricos como músculo esquelético, encéfalo e fígado.

# QUESTÕES DE MÚLTIPLA ESCOLHA

*Para todas as questões, selecione a melhor opção, a não ser que direcionado diferentemente.*

1. Quais das seguintes opções estão *incorretamente* pareadas?
   A. Células B: insulina
   B. Células D: somatostatina
   C. Células A: glucagon
   D. Células pancreáticas exócrinas: quimiotripsinogênio
   E. Células F: gastrina

2. Quais das seguintes opções estão *incorretamente* pareadas?
   A. Adrenalina: aumento de glicogenólise no músculo esquelético
   B. Insulina: aumento da síntese proteica
   C. Glucagon: aumento da gliconeogênese
   D. Progesterona: aumento do nível de glicose plasmática
   E. Hormônio do crescimento: aumento do nível de glicose plasmática

3. Qual das seguintes opções seria *menos* provável de ser vista em um rato, 14 dias após a injeção de um medicamento que destrói todas as suas células B pancreáticas?
   A. Um aumento na concentração de $H^+$ no plasma
   B. Um aumento na concentração de glucagon no plasma
   C. Uma queda na concentração de $HCO_3^-$ no plasma
   D. Uma queda na concentração de aminoácidos no plasma
   E. Um aumento na osmolalidade do plasma

4. Quando a concentração de glicose no plasma cai para níveis baixos, vários hormônios diferentes ajudam a combater a hipoglicemia. Após a administração intravenosa de uma grande dose de insulina, o retorno ao normal de um nível baixo de açúcar no sangue é retardado pela
   A. insuficiência medular suprarrenal.
   B. deficiência de glucagon.
   C. combinação de insuficiência medular suprarrenal e deficiência de glucagon.
   D. tireotoxicose.
   E. acromegalia.

# CAPÍTULO 24   Funções Endócrinas do Pâncreas e Regulação do Metabolismo de Carboidratos   **451**

5. A insulina aumenta a entrada de glicose
   - A. em todos os tecidos.
   - B. nas células tubulares renais.
   - C. na mucosa do intestino delgado.
   - D. na maioria dos neurônios no córtex cerebral.
   - E. no músculo esquelético.

6. O glucagon aumenta a gliconeogênese nas células do fígado, mas o ACTH não o faz porque
   - A. o cortisol aumenta o nível de glicose no plasma.
   - B. as células do fígado têm uma adenilato-ciclase diferente daquela das células adrenocorticais.
   - C. o ACTH não pode entrar no núcleo das células do fígado.
   - D. as membranas das células do fígado contêm receptores diferentes daqueles das células adrenocorticais.
   - E. as células do fígado contêm uma proteína que inibe a ação do ACTH.

7. Uma refeição rica em proteínas contendo os aminoácidos que estimulam a secreção de insulina mas que é pobre em carboidratos não provoca hipoglicemia porque
   - A. a refeição provoca um aumento compensatório na secreção de $T_4$.
   - B. o cortisol na circulação impede a glicose de entrar no músculo.
   - C. a secreção de glucagon também é estimulada pela refeição.
   - D. os aminoácidos na refeição são prontamente convertidos em glicose.
   - E. a insulina não se liga aos receptores de insulina se a concentração plasmática de aminoácidos é elevada.

# REFERÊNCIAS

Banerjee RR, Rangwala SM, Shapiro JS et al.: Regulation of fasted blood glucose by resistin. Science 2004;303:1195.

Gehlert DR: Multiple receptors for the pancreatic polypeptide (PP-fold) family: Physiological implications. Proc Soc Exper Biol Med 1998;218:7.

Harmel AP, Mothur R: *Davidson's Diabetes Mellitus,* 5th ed. Elsvier, 2004.

Kjos SL, Buchanan TA: Gestational diabetes mellitus. N Engl J Med 1999;341:1749.

Kulkarni RN, Kahn CR: HNFs-linking the liver and pancreatic islets in diabetes. Science 2004;303:1311.

Larsen PR, et al. (editors): *Williams Textbook of Endocrinology,* 9th ed. Saunders, 2003.

Lechner D, Habner JF: Stem cells for the treatment of diabetes mellitus. Endocrinol Rounds 2003;2(2).

LeRoith D: Insulin-like growth factors. N Engl J Med 1997;336:633.

Meigs JB, Avruch J: The metabolic syndrome. Endocrinol Rounds 2003;2(5).

Sealey RJ (basic research), Rolls BJ (clinical research), Hensrud DD (clinical practice): Three perspectives on obesity. Endocrine News 2004;29:7.

# SEÇÃO IV

# Fisiologia Gastrintestinal

Para organismos unicelulares que vivem em um mar de nutrientes, é possível satisfazer as necessidades nutricionais simplesmente com a atividade das proteínas de transporte de membrana, que permitem a captação de moléculas específicas para dentro do citosol. Entretanto, para organismos multicelulares, inclusive os seres humanos, os desafios de levar nutrientes a sítios apropriados no corpo são significativamente maiores, particularmente se os organismos são terrestres. Além disso, a maioria dos alimentos ingeridos está na forma de macromoléculas, e mesmo quando estas são digeridas em seus componentes monômeros, a maior parte dos produtos finais é hidrossolúvel e não atravessa prontamente as membranas celulares (uma exceção digna de nota são os componentes lipídicos da dieta). Assim, o sistema gastrintestinal evoluiu para permitir a aquisição e assimilação de nutrientes para dentro do corpo, proibindo o ingresso de substâncias indesejáveis (toxinas e produtos microbianos, bem como os próprios micróbios). A última situação é complicada pelo fato de que o intestino mantém uma relação vitalícia com um rico ecossistema microbiano que reside em seu lúmen, relação essa que em grande parte é mutuamente benéfica se os micróbios forem excluídos do compartimento sistêmico.

O intestino é um tubo contínuo que se estende da boca ao ânus, e é formalmente contíguo ao ambiente externo. Uma camada única de células epiteliais colunares compreende a barreira semipermeável na qual tem lugar a captação controlada de nutrientes. Várias estruturas glandulares esvaziam para o lúmen intestinal em pontos ao longo de seu comprimento, provendo a digestão de componentes da comida, a sinalização de segmentos distais, e a regulação da microbiota. Há também funções de motilidade importantes que movimentam o conteúdo intestinal e os produtos residuais resultantes ao longo do comprimento do intestino, e uma rica inervação que regula a motilidade, secreção e captação de nutrientes, em muitos casos, em uma maneira que é independente do sistema nervoso central. Há também um grande número de células endócrinas que liberam hormônios, os quais trabalham junto a neurotransmissores para coordenar a regulação em geral do sistema gastrintestinal. De um modo geral, há uma redundância considerável de sistemas de controle, assim como um excesso de capacidade para digestão e captação de nutrientes. Isso nos serviu bem em tempos antigos, quando as

fontes de alimento eram escassas, mas pode contribuir atualmente para a epidemia moderna de obesidade.

O fígado, conquanto desempenhe papéis importantes para o metabolismo de todo o corpo, geralmente é considerado uma parte do sistema gastrintestinal por duas razões principais. Em primeiro lugar, ele cuida da excreção do corpo de produtos de degradação lipossolúveis que não podem entrar na urina. Estes são secretados na bile e então para o interior do intestino para serem excretados com as fezes. Em segundo lugar, o fluxo sanguíneo drenado do intestino é arranjado de tal forma que as substâncias absorvidas passam primeiramente pelo fígado, possibilitando a remoção e o metabolismo de quaisquer toxinas que tenham sido captadas inadvertidamente, bem como a depuração de partículas, como números pequenos de bactérias entéricas.

Nesta seção, a função do sistema gastrintestinal e do fígado será considerada, assim como as maneiras em que os vários segmentos se comunicam para fornecer uma resposta integrada a uma refeição mista (proteínas, carboidratos e lipídeos). A relevância da fisiologia gastrintestinal para o desenvolvimento de doenças digestivas também será considerada. Embora muitas raramente ameacem a vida (com algumas exceções notáveis, como cânceres específicos), as doenças digestivas representam um ônus substancial em termos de morbidade e perda de produtividade. Um relato de 2009 do U.S. National Intitutes of Diabetes, Digestive and Kidney Diseases constatou que, em uma base anual, para cada 100 residentes dos EUA, houve 35 visitas de assistência ambulatorial e quase cinco permanências em hospital durante a noite que envolveram um diagnóstico gastrintestinal. As doenças digestivas também parecem estar aumentando nesta população (embora a mortalidade, principalmente por cânceres, felizmente esteja em declínio). Por outro lado, as doenças digestivas, e em particular a diarreia infecciosa, permanecem causas importantes de mortalidade nos países em desenvolvimento, onde não se podem garantir fontes limpas de alimento e água. Em qualquer caso, o ônus das doenças digestivas provém um ímpeto importante para o ganho de uma compreensão completa da fisiologia gastrintestinal, pois é a falha de tal fisiologia que mais leva a doenças. De modo inverso, um entendimento de condições digestórias específicas pode muitas vezes iluminar princípios fisiológicos, como será destacado nesta seção.

C A P Í T U L O

# 25

# Visão Geral da Função e da Regulação Gastrintestinal

## OBJETIVOS

*Após o estudo deste capítulo, você deve ser capaz de:*

- Compreender o significado funcional do sistema gastrintestinal e, em particular, seus papéis na assimilação de nutrientes, excreção e imunidade.
- Descrever a estrutura do trato gastrintestinal, as glândulas que drenam para seu interior, e sua subdivisão em segmentos funcionais.
- Listar as principais secreções gastrintestinais, seus componentes e os estímulos que regulam sua produção.
- Descrever o balanço hídrico no trato gastrintestinal e explicar como o nível de fluidez no lúmen é ajustado para permitir digestão e absorção.
- Identificar os principais hormônios, outros peptídeos e neurotransmissores essenciais do sistema gastrintestinal.
- Descrever os aspectos especiais do sistema nervoso entérico e a circulação esplâncnica.

## INTRODUÇÃO

A função primária do trato gastrintestinal é servir como um portal por onde nutrientes e água podem ser absorvidos para dentro do corpo. No cumprimento desta função, a refeição é misturada com uma variedade de secreções que surgem tanto do próprio trato gastrintestinal quanto de órgãos que drenam para o seu interior, como o pâncreas, a vesícula biliar e as glândulas salivares. Da mesma forma, o intestino exibe uma variedade de padrões de motilidade, os quais servem para misturar a refeição com as secreções digestivas e movê-la ao longo do comprimento do trato gastrintestinal. Finalmente, os resíduos da refeição que não podem ser absorvidos, juntamente com detritos celulares, são expelidos do corpo. Todas essas funções são estreitamente reguladas em harmonia com a ingestão de refeições. Assim, o sistema gastrintestinal desenvolveu um grande número de mecanismos reguladores que atuam tanto localmente quanto a grandes distâncias para coordenar a função entérica e dos órgãos que drenam para o trato gastrintestinal.

## CONSIDERAÇÕES ESTRUTURAIS

As partes do trato gastrintestinal por onde passam a refeição ou seus resíduos incluem, pela ordem, a boca, o esôfago, estômago, duodeno, jejuno, íleo, ceco, colo, reto e ânus. Ao longo do comprimento do intestino, estruturas glandulares aportam secreções dentro do lúmen, particularmente no estômago e na boca. Também importantes no processo da digestão são as secreções do pâncreas e do sistema biliar do fígado. O próprio intestino tem uma área de superfície muito substancial, que é importante para sua função absortiva. O trato intestinal é funcionalmente dividido em segmentos, por meio de anéis musculares conhecidos como **esfincteres**, que restringem o fluxo do conteúdo intestinal para aperfeiçoar a digestão e absorção. Esses esfincteres incluem os esfincteres esofágicos superior e inferior, o piloro que retarda o esvaziamento do estômago, a válvula ileocecal que retém o conteúdo do colo (inclusive grande número de bactérias) no intestino grosso, e os esfincteres anais interno e externo. O último permite o retardo da eliminação de dejetos até quando seja socialmente conveniente.

O intestino é composto por camadas funcionais (**Figura 25–1**). Imediatamente adjacente aos nutrientes no lúmen está uma camada única de células epiteliais colunares. Esta

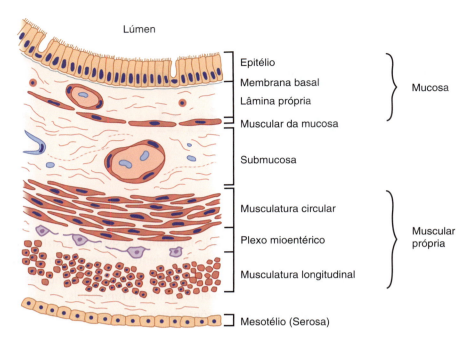

**FIGURA 25-1** **Organização da parede do intestino em camadas funcionais.** (Adaptada a partir de Yamada: *Textbook of Gastroenterology*, 4th ed, pp 151–165. Copyright LWW, 2003.)

representa a barreira que os nutrientes precisam atravessar para ingressar no corpo. Abaixo do epitélio está uma camada de tecido conectivo frouxo conhecida como a lâmina própria, que, por sua vez, é circundada por camadas concêntricas de músculo liso, orientadas no sentido circunferencial e depois longitudinalmente ao eixo do intestino (as camadas musculares circular e longitudinal, respectivamente). O intestino também é amplamente suprido de vasos sanguíneos, terminações nervosas e vasos linfáticos, que são todos importantes para sua função.

O epitélio do intestino é também ainda mais especializado, em uma maneira que maximiza a área de superfície disponível para absorção de nutrientes. Por meio do intestino delgado, ele é enrugado em projeções semelhantes a dedos chamadas de vilosidades (Figura 25-2). Entre as vilosidades estão depressões conhecidas como criptas. As células-tronco que dão origem às células epiteliais tanto das criptas quanto das vilosidades residem na direção da base das criptas, e são responsáveis pela renovação completa do epitélio diariamente. De fato, o epitélio gastrintestinal é um dos tecidos de divisão mais rápida no corpo. As células-filhas passam por várias rodadas de divisão celular nas criptas, depois migram para fora sobre as vilosidades, onde elas finalmente são descamadas e perdidas nas fezes. As células epiteliais das vilosidades também são notáveis pelas extensas microvilosidades que caracterizam suas membranas apicais. Essas microvilosidades são dotadas de um glicocálice denso (a borda em escova), que provavelmente protege as células em alguma extensão dos efeitos das enzimas digestivas. Algumas enzimas digestivas na verdade também fazem parte da borda em escova, sendo proteínas ligadas a membranas. Estas, assim chamadas de "hidrolases da borda em escova", realizam os passos finais da digestão de nutrientes específicos.

## SECREÇÕES GASTRINTESTINAIS

### SECREÇÃO SALIVAR

A primeira secreção encontrada quando o alimento é ingerido é a saliva. Esta é produzida por três pares de glândulas salivares (as **glândulas parótidas**, **submandibulares** e **sublinguais**) que drenam para a cavidade oral. A saliva possui numerosos componentes orgânicos que servem para iniciar a digestão (particularmente de amido, mediada pela amilase) e que também protegem a cavidade oral das bactérias (como imunoglobulina A e lisozima). A saliva também serve para lubrificar o bolo alimentar (ajudada pelas mucinas). As secreções das três glândulas diferem em sua proporção relativa de componentes proteináceos e mucinosos, que resulta do número relativo de células acinares salivares serosas e mucosas, respectivamente. A saliva é também hipotônica, em comparação com o plasma, e alcalina; o último aspecto é importante para neutralizar alguma secreção gástrica que reflua para o esôfago.

As glândulas salivares consistem em peças com fundo cego (ácinos) que produzem os constituintes orgânicos dissolvidos em um fluido que é essencialmente idêntico ao plasma em sua composição. As glândulas salivares são, na verdade, extremamente ativas quando estimuladas ao máximo, secretando seu próprio peso em saliva a cada minuto. Para que isso se realize, elas são ricamente providas de vasos sanguíneos circundantes, os quais se dilatam quando a secreção salivar é iniciada. A composição da saliva é então modificada quando ela flui dos ácinos para os ductos, que finalmente coalescem e carreiam a saliva para dentro da boca. $Na^+$ e $Cl^-$ são extraídos, e $K^+$ e bicarbonato são adicionados. Como os ductos são relativamente impermeáveis à água, a perda de NaCl torna a saliva hipotônica, particularmente em baixas velocidades de secreção. À medida que a

CAPÍTULO 25 Visão Geral da Função e da Regulação Gastrintestinal 457

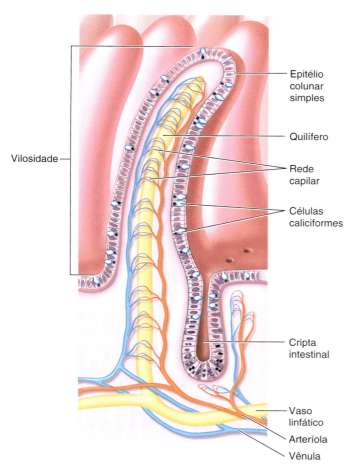

**FIGURA 25-2** **A estrutura das vilosidades e criptas intestinais.** A camada epitelial também contém células endócrinas esparsas e linfócitos intraepiteliais. A base da cripta contém células de Paneth, que secretam peptídeos antimicrobianos, bem como as células-tronco, que possibilitam a renovação contínua da cripta e do epitélio da vilosidade. O epitélio se renova a cada três a cinco dias em seres humanos adultos. (Reproduzida, com permissão, de Fox SI: *HumanPhysiology*, 10th ed. McGraw-Hill, 2008.)

velocidade de secreção aumenta, há menos tempo para o NaCl ser extraído e a tonicidade da saliva cresce, mas ela sempre fica um tanto hipotônica em relação ao plasma. No geral, os três pares de glândulas salivares que drenam para a boca fornecem 1.000 a 1.500 mL de saliva por dia.

A secreção salivar é quase totalmente controlada por influências neurais, com o ramo parassimpático do sistema nervoso autônomo desempenhando o papel mais proeminente (Figura 25-3). O influxo simpático modifica a composição da saliva (particularmente pelo aumento do conteúdo proteináceo), mas tem pouca influência sobre o volume. A secreção é desencadeada por reflexos que são estimulados pelo ato físico da mastigação, mas realmente é iniciada mesmo antes que os alimentos sejam colocados na boca, em consequência de gatilhos centrais que são disparados pelo pensar sobre, ver ou sentir cheiro de comida. Realmente, a secreção salivar pode ser prontamente condicionada, como nos experimentos clássicos de Pavlov, em que cães eram condicionados a salivar em resposta ao tocar de um sino, por associar este estímulo a uma refeição. A secreção salivar também é estimulada por náusea, mas inibida pelo medo ou durante o sono.

A saliva realiza numerosas funções importantes: facilita a deglutição, mantém a boca úmida, serve como um solvente para as moléculas que estimulam as papilas gustatórias, ajuda a fala por facilitar os movimentos dos lábios e da língua, e mantém limpos a boca e os dentes. A saliva também exerce alguma ação antibacteriana, e os pacientes com salivação deficiente (**xerostomia**) têm uma incidência de cáries dentárias mais alta que o normal. Os tampões na saliva mantêm o pH oral em torno de 7,0.

## SECREÇÃO GÁSTRICA

O alimento é armazenado no estômago; misturado com ácido, muco e pepsina; e liberado em uma velocidade constante, controlada, para o duodeno (ver Quadro Clínico 25-1).

## CONSIDERAÇÕES ANATÔMICAS

A anatomia macroscópica do estômago é mostrada na Figura 25-4. A mucosa gástrica contém muitas glândulas profundas. No cárdia e na região pilórica, as glândulas secretam muco. No corpo do estômago, inclusive o fundo, as glândulas também contêm **células parietais** (**oxínticas**), que secretam ácido clorídrico e fator intrínseco, e **células principais** (**zimogênicas**, **pépticas**), que secretam pepsinogênios (Figura 25-5). Essas secreções se misturam com muco secretado pelas células nos colos das glândulas. Várias das glândulas se abrem em uma câmara comum (**fossa gástrica**) que, por sua vez, se abre na superfície da mucosa. O muco também é secretado juntamente com $HCO_3^-$ por células mucosas na superfície do epitélio entre as glândulas.

O estômago mantém um suprimento sanguíneo e linfático muito rico. Seu suprimento nervoso parassimpático provém dos vagos, e seu suprimento simpático, do plexo celíaco.

## ORIGEM E REGULAÇÃO DA SECREÇÃO GÁSTRICA

O estômago também acrescenta um volume significante de sucos digestivos à refeição. Como a secreção salivar, o estômago realmente se apronta para receber os alimentos antes que eles sejam ingeridos, durante a assim chamada fase cefálica, que pode ser influenciada por preferências alimentares. Subsequentemente, há uma fase gástrica de secreção que é, quantitativamente, a mais significante, e, finalmente, uma fase intestinal, uma vez que os alimentos tenham deixado o estômago. Cada fase é cuidadosamente regulada tanto por gatilhos locais quanto distantes.

As secreções gástricas (Tabela 25-1) surgem de glândulas na parede do estômago que drenam para seu lúmen, e também das células superficiais que secretam primariamente muco e bicarbonato para proteger o estômago de digerir a si próprio, assim como substâncias conhecidas como peptídeos trefoil, que estabilizam a camada de mucobicarbonato. As secreções glandulares do estômago diferem nas diversas regiões do órgão. As secreções mais características derivam das glândulas no

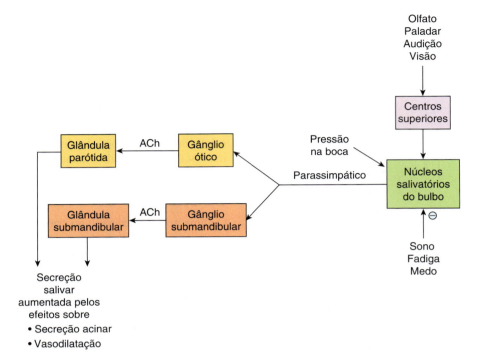

**FIGURA 25-3** Regulação de secreção salivar pelo sistema nervoso parassimpático. ACh, acetilcolina. A saliva é também produzida pelas glândulas sublinguais (não ilustradas), mas essa é uma contribuição menor ao fluxo salivar tanto em repouso quanto estimulado. (Adaptada a partir de Barrett KE: *Gastrointestinal Physiology*. McGraw-Hill, 2006.)

fundo ou no corpo do estômago. Estes contêm as células parietais distintas, que secretam ácido clorídrico e fator intrínseco; e células principais, que produzem pepsinogênios e lipase gástrica (Figura 25-5). O ácido secretado por células parietais serve para esterilizar a refeição, e também para dar início à hidrólise de macromoléculas da dieta. O fator intrínseco é importante para a absorção mais tardia de vitamina B$_{12}$, ou cobalamina. O pepsinogênio é o precursor da pepsina, que inicia a digestão de proteínas. De modo semelhante, a lipase começa a digestão dos lipídeos da dieta.

Há três estímulos primários da secreção gástrica, cada um com um papel específico na adequação da velocidade de secreção às necessidades funcionais **(Figura 25-6)**. A gastrina é um hormônio liberado por células G no antro do estômago, tanto em resposta a um neurotransmissor específico — liberado de terminações nervosas entéricas, conhecido como peptídeo

## QUADRO CLÍNICO 25-1

### Doença ulcerosa péptica

A ulceração gástrica e duodenal em seres humanos está relacionada primariamente a uma desintegração da barreira que normalmente impede a irritação e autodigestão da mucosa pelas secreções gástricas. A infecção com a bactéria *Helicobacter pylori* rompe essa barreira, como o fazem o ácido acetilsalicílico e outros fármacos anti-inflamatórios não esteroides (AINEs), que inibem a produção de prostaglandinas e, consequentemente, diminuem a secreção de muco e HCO$_3^-$. Os AINEs são largamente usados para combater dor e tratar artrite. Uma causa adicional de ulceração é a secreção excessiva prolongada de ácido. Um exemplo disso são as úlceras que ocorrem na **síndrome de Zollinger-Ellison**. Esta síndrome é vista em pacientes com gastrinomas. Esses tumores podem ocorrer no estômago e duodeno, mas a maioria deles é encontrada no pâncreas.

A gastrina causa hipersecreção prolongada de ácido, e úlceras graves são produzidas.

### DESTAQUES TERAPÊUTICOS

As úlceras gástricas e duodenais podem ter uma chance de cicatrizar pela inibição da secreção ácida com fármacos como omeprazol e medicamentos correlatos que inibem a H$^+$-K$^+$-ATPase ("inibidores da bomba de prótons"). Se presente, *H. pylori* pode ser erradicado com antibióticos, e as úlceras induzidas por AINEs podem ser tratadas pela suspensão destes, ou, quando isso não é aconselhável, pelo tratamento com o agonista de prostaglandinas, misoprostol. Os gastrinomas algumas vezes podem ser removidos cirurgicamente.

CAPÍTULO 25 Visão Geral da Função e da Regulação Gastrintestinal **459**

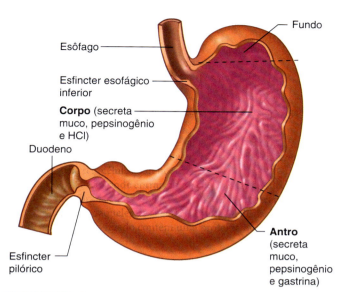

**FIGURA 25-4 Anatomia do estômago.** As secreções principais do corpo e antro estão listadas entre parênteses. (Reproduzida, com permissão, de Widmaier EP, Raff H, Strang KT: *Vander's Human Physiology: The Mechanisms of Body Function*, 11th ed. McGraw-Hill, 2008.)

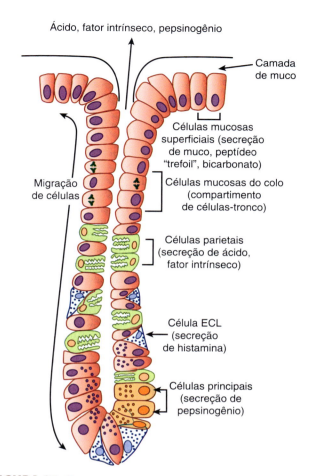

**FIGURA 25-5 Estrutura de uma glândula gástrica do fundo ou corpo do estômago.** Estas glândulas produtoras de ácido e pepsinogênio são designadas como glândulas "oxínticas" em algumas fontes. De modo semelhante, algumas fontes se referem às células parietais como células oxínticas. (Adaptada a partir de Barrett KE: *Gastrointestinal Physiology*. McGraw-Hill, 2006.)

liberador de gastrina (GRP, do inglês *gastrin releasing peptide*) ou bombesina — quanto também em resposta à presença de oligopeptídeos no lúmen gástrico. A gastrina é então carreada pela corrente sanguínea às glândulas fúndicas, onde se liga a receptores não somente em células parietais (e, provavelmente, células principais) para ativar secreção, mas também nas assim chamadas células tipo enterocromafins (células ECL), que estão localizadas na glândula e liberam histamina. A histamina também é um gatilho da secreção de células parietais, por meio de ligação com receptores $H_2$ de histamina. Finalmente, as células parietais e principais também podem ser estimuladas por acetilcolina, liberada por terminações nervosas entéricas no fundo.

Durante a fase cefálica da secreção gástrica, a secreção é ativada predominantemente por influxo vagal, que se origina da região cerebral conhecida como complexo vagal dorsal, e que coordena o influxo de centros superiores. O fluxo vagal para o estômago então libera GRP e acetilcolina, assim iniciando a função secretora. Contudo, antes que os alimentos entrem no estômago, há poucos gatilhos adicionais e, assim, a quantidade de secreção é limitada. Por outro lado, uma vez que a refeição seja deglutida, os seus componentes desencadeiam liberação substancial de gastrina, e a presença física do alimento também distende o estômago e ativa receptores de distensão, que provocam um reflexo "vagovagal", bem como reflexos locais que ampliam ainda mais a secreção. A presença dos alimentos também tampona a acidez gástrica, que, caso contrário, serviria como um sinal de retroalimentação inibidor para interromper a secreção secundária à liberação de somatostatina, que inibe tanto as células G e ECL quanto a secreção das próprias células parietais (Figura 25-6). Isto provavelmente representa um mecanismo fundamental pelo qual a secreção gástrica é terminada após o movimento do alimento do estômago para o intestino delgado.

As células parietais gástricas são altamente especializadas para sua tarefa incomum de secretar ácido concentrado (**Figura 25-7**). As células são cheias de mitocôndrias, as quais fornecem energia para dirigir a $H^+$-$K^+$-ATPase, ou bomba de prótons, que move íons $H^+$ para fora da célula parietal contra um gradiente de concentração de mais de um milhão de vezes maior. Em repouso, as bombas de prótons são sequestradas dentro da célula parietal em uma série de compartimentos de

**TABELA 25-1 Conteúdo do suco gástrico normal (estado em jejum)**

| |
|---|
| Cátions: $Na^+$, $K^+$, $Mg^{2+}$, $H^+$ (pH aproximadamente 3,0) |
| Ânions: $Cl^-$, $HPO_4^{2-}$, $SO_4^{2-}$ |
| Pepsinas |
| Lipase |
| Muco |
| Fator intrínseco |

**460** SEÇÃO IV Fisiologia Gastrintestinal

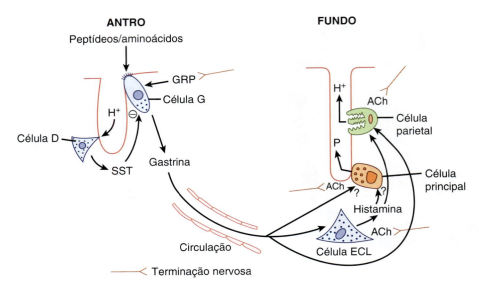

**FIGURA 25-6** **Regulação da secreção de ácido gástrico e pepsina por mediadores solúveis e influxo neural.** A gastrina é liberada de células G no antro em resposta ao peptídeo liberador de gastrina (GRP) e trafega pela circulação para influenciar a atividade de células ECL e células parietais. As células ECL liberam histamina, que também age sobre as células parietais. A acetilcolina (ACh), liberada de nervos, é um agonista para células ECL, células principais e células parietais. Outros agonistas específicos das células principais não são bem compreendidos. A liberação de gastrina é regulada negativamente pela acidez do lúmen por meio da liberação de somatostatina (SST) a partir de células D do antro. P, pepsinogênio. (Adaptada a partir de Barrett KE: *Gastrointestinal Physiology*. McGraw-Hill, 2006.)

membrana conhecidos como tubulovesículas. Quando a célula parietal começa a secretar, por outro lado, essas vesículas se fundem com invaginações da membrana apical, conhecidas como canalículos, assim ampliando substancialmente a área da membrana apical, e posicionando as bombas de prótons para começar a secreção ácida (Figura 25-8). A membrana apical também contém canais de potássio, que fornecem os íons K⁺ para ser trocados por H⁺, e canais de Cl⁻ que suprem este íon para secreção de HCl (Figura 25-9). A secreção de prótons também é acompanhada pela liberação de número equivalente de íons bicarbonato para a corrente sanguínea, os quais são usados mais tarde para neutralizar a acidez gástrica, uma vez que sua função esteja completada (Figura 25-9).

Cada um dos três agonistas da célula parietal — gastrina, histamina e acetilcolina — liga-se a receptores distintos na membrana basolateral (Figura 25-8). A gastrina e a acetilcolina promovem a secreção elevando concentrações citosólicas de cálcio livre, ao passo que a histamina aumenta o 3',5'-monofosfato de adenosina cíclico (AMPc) intracelular. Os efeitos desses segundos mensageiros são o transporte e as alterações morfológicas descritas anteriormente. Contudo, é importante estar ciente de que as duas vias distintas para ativação são sinérgicas, com um efeito maior que aditivo sobre as taxas de secreção quando histamina mais gastrina ou acetilcolina, ou todas três, estão presentes simultaneamente. O significado fisiológico dessa sinergia é que altas taxas de secreção podem ser estimuladas com modificações relativamente pequenas na disponibilidade de cada um dos estímulos. A sinergia também tem importantes implicações terapêuticas, porque a secreção pode ser inibida acentuadamente pelo bloqueio de apenas um dos gatilhos (mais comumente o da histamina, por meio de antagonistas $H_2$ de histamina, terapias usadas largamente para os efeitos adversos da secreção gástrica excessiva, como o refluxo).

A secreção gástrica adiciona cerca de 2,5 L por dia ao conteúdo intestinal. Entretanto, apesar de seu volume substancial e controle preciso, as secreções gástricas são dispensáveis para a digestão e absorção completa de uma refeição, com exceção

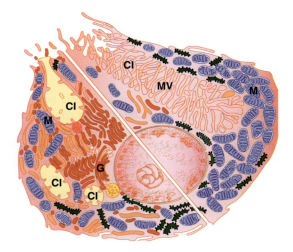

**FIGURA 25-7** **Diagrama composto de uma célula parietal, mostrando o estado em repouso (inferior à esquerda) e o estado ativo (superior à direita).** A célula em repouso tem canalículos intracelulares (CI) que se abrem na membrana apical da célula, e muitas estruturas tubulovesiculares (TV) no citoplasma. Quando a célula está ativada, as TV se fundem com a membrana celular, e as microvilosidades (MV) projetam-se para dentro dos canalículos, de modo que a área da membrana celular em contato com o lúmen gástrico seja grandemente aumentada. M, mitocôndria; G, aparelho de Golgi. (Baseada no trabalho de Ito, S, Schofield GC: Studies on the depletion and accumulation of microvilli and changes in the tubulovesicular compartment of mouse parietal cells in relation to gastric acid secretion. J Cell Bio 1974;Nov;63(2 Pt 1):364–82.)

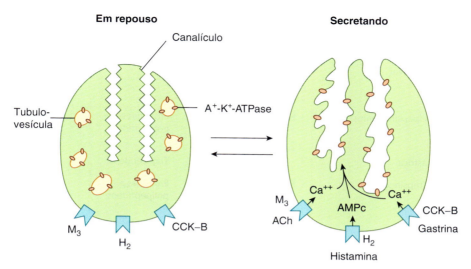

**FIGURA 25-8** Receptores de célula parietal e representação esquemática das alterações morfológicas ilustradas na Figura 25-7. A amplificação da área de superfície apical é acompanhada por uma densidade aumentada de moléculas de $H^+$-$K^+$-ATPase neste sítio. Observe que a acetilcolina (ACh) e a gastrina sinalizam via cálcio, ao passo que a histamina sinaliza via AMPc. (Adaptada a partir de Barrett KE: *Gastrointestinal Physiology*. McGraw-Hill, 2006.)

da absorção de cobalamina. Isso ilustra uma faceta importante da fisiologia gastrintestinal, ou seja, que as capacidades de digestão e absorção estão além dos requisitos normais. Por outro lado, se a secreção gástrica é reduzida cronicamente, os indivíduos podem apresentar aumento da suscetibilidade a infecções adquiridas via oral.

## SECREÇÃO PANCREÁTICA

O suco pancreático contém enzimas que são de grande importância na digestão (ver Tabela 25-2). Sua secreção é controlada em parte por um mecanismo reflexo, e em parte pelos hormônios gastrintestinais, a secretina e a colecistocinina (CCK).

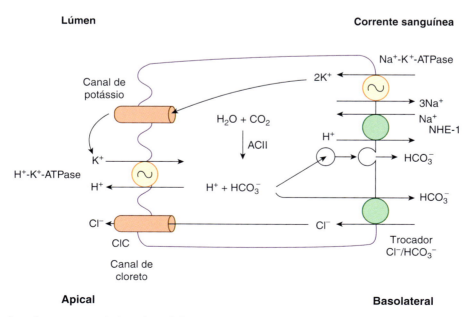

**FIGURA 25-9** Proteínas de transporte de íons das células parietais. Prótons são gerados no citoplasma por meio da ação da anidrase carbônica II (ACII). Os íons bicarbonato são exportados a partir do polo basolateral da célula, ou por fusão vesicular, ou por um trocador cloreto/bicarbonato. O trocador sódio/hidrogênio, NHE1, na membrana basolateral é considerado um transportador "de limpeza" que mantém o pH intracelular diante do metabolismo celular durante o estado não estimulado. (Adaptada a partir de Barrett KE: *Gastrointestinal Physiology*. McGraw-Hill, 2006.)

# SEÇÃO IV   Fisiologia Gastrintestinal

## TABELA 25-2   Principais enzimas digestivas[a]

| Fonte | Enzima | Ativador | Substrato | Função catalítica ou produtos |
|---|---|---|---|---|
| Glândulas salivares | $\alpha$-amilase salivar | $Cl^-$ | Amido | Hidrolisa ligações 1:4$\alpha$, produzindo dextrinas $\alpha$-limite, maltotriose e maltose |
| Estômago | Pepsinas (pepsinogênios) | HCl | Proteínas e polipeptídeos | Clivam ligações peptídicas adjacentes a aminoácidos aromáticos |
| | Lipase gástrica | | Triglicerídeos | Ácidos graxos e glicerol |
| Pâncreas exócrino | Tripsina (tripsinogênio) | Enteropeptidase | Proteínas e polipeptídeos | Cliva ligações peptídicas na porção carboxila de aminoácidos básicos (arginina ou lisina) |
| | Quimotripsinas (quimotripsinogênios) | Tripsina | Proteínas e polipeptídeos | Clivam ligações peptídicas na porção carboxila de aminoácidos aromáticos |
| | Elastase (proelastase) | Tripsina | Elastina, algumas outras proteínas | Clivam ligações na porção carboxila de aminoácidos alifáticos |
| | Carboxipeptidase A (pró-carboxipeptidase A) | Tripsina | Proteínas e polipeptídeos | Cliva aminoácidos do carboxiterminal que possuem cadeias laterais ou alifáticas ramificadas |
| | Carboxipeptidase B (pró-carboxipeptidase B) | Tripsina | Proteínas e polipeptídeos | Cliva aminoácidos do carboxiterminal que possuem cadeias laterais básicas |
| | Colipase (procolipase) | Tripsina | Gotículas de gordura | Liga a lipase pancreática a gotículas lipídicas na presença de ácidos biliares |
| | Lipase pancreática | ... | Triglicerídeos | Monoglicerídeos e ácidos graxos |
| | Colesteril-éster hidrolase | ... | Ésteres do colesteril | Colesterol |
| | $\alpha$-amilase pancreática | $Cl^-$ | Amido | O mesmo que a $\alpha$-amilase salivar |
| | Ribonuclease | ... | RNA | Nucleotídeos |
| | Desoxirribonuclease | ... | DNA | Nucleotídeos |
| | Fosfolipase A$_2$ (pró-fosfolipase A$^2$) | Tripsina | Fosfolipídeos | Ácidos graxos, lisofosfolipídeos |
| Mucosa intestinal | Enteropeptidase | ... | Tripsinogênio | Tripsina |
| | Aminopeptidases | ... | Polipeptídeos | Clivam o aminoácido aminoterminal de peptídeo |
| | Carboxipeptidases | ... | Polipeptídeos | Clivam o aminoácido carboxiterminal do peptídeo |
| | Endopeptidases | ... | Polipeptídeos | Clivam entre resíduos na porção média de peptídeo |
| | Dipeptidases | ... | Dipeptídeos | Dois aminoácidos |
| | Maltase | ... | Maltose, maltotriose | Glicose |
| | Lactase | ... | Lactose | Galactose e glicose |
| | Sacarase[b] | ... | Sacarose; também maltotriose e maltose | Frutose e glicose |
| | Isomaltase[b] | ... | Dextrinas $\alpha$-limite, maltose, maltotriose | Glicose |
| | Nuclease e enzimas correlatas | ... | Ácidos nucleicos | Pentoses e bases de purina e pirimidina |
| Citoplasma de células da mucosa | Várias peptidases | ... | Di, tri e tetrapeptídeos | Aminoácidos |

[a] As pró-enzimas correspondentes, quando relevante, são mostradas entre parênteses.

[b] Sacarase e isomaltase são subunidades separadas de uma só proteína.

## CONSIDERAÇÕES ANATÔMICAS

A porção do pâncreas que secreta o suco pancreático é um composto de glândulas alveolares semelhantes a glândulas salivares. Grânulos contendo as enzimas digestivas (**grânulos zimogênicos**) são formados na célula e descarregados por exocitose (ver Capítulo 2) dos ápices das células para dentro dos lúmens dos ductos pancreáticos (Figura 25-10). As pequenas radículas de ductos coalescem em um só ducto (Ducto pancreático de Wirsung), que geralmente se junta ao colédoco para formar a ampola de Vater (Figura 25-11). A ampola se abre pela papila duodenal, e seu orifício é circulado pelo esfíncter de Oddi. Alguns indivíduos possuem um ducto pancreático acessório (canal de Santorini) que entra no duodeno em um ponto mais proximal.

## COMPOSIÇÃO DO SUCO PANCREÁTICO

O suco pancreático é alcalino (Tabela 25-3) e tem um alto conteúdo de $HCO_3^-$ (aproximadamente 113 mEq/L vs. 24 mEq/L no plasma). Cerca de 1.500 mL de suco pancreático são secretados por dia. A bile e os sucos intestinais também são neutros ou alcalinos, e essas três secreções neutralizam o ácido gástrico, elevando o pH do conteúdo duodenal para 6,0 a 7,0. Quando o quimo atinge o jejuno, seu pH é quase neutro, mas o conteúdo intestinal raramente é alcalino.

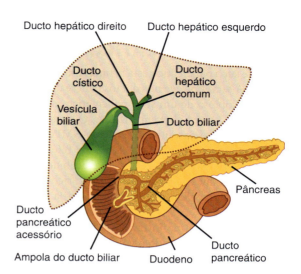

**FIGURA 25-11** Conexões dos canais da vesícula biliar, fígado e pâncreas. (Adaptada a partir de Bell GH, Emslie-Smith D, Paterson CR: *Textbook of Physiology and Biochemistry*, 9th ed. Churchill Livingstone, 1976.)

O suco pancreático também contém uma gama de enzimas digestivas, mas a maioria delas é liberada em formas inativas e só são ativadas quando alcançam o lúmen intestinal (ver Capítulo 26). As enzimas são ativadas em seguida à clivagem proteolítica por tripsina, uma protease pancreática que é liberada como um precursor inativo (tripsinogênio). O perigo potencial da liberação dentro do pâncreas de uma pequena quantidade de tripsina é aparente; a reação em cadeia resultante produziria enzimas ativas que poderiam digerir o pâncreas. Portanto, não é surpreendente que o pâncreas normalmente também secrete um inibidor de tripsina.

Outra enzima ativada pela tripsina é a fosfolipase $A_2$. Esta enzima separa um ácido graxo para fora da fosfatidilcolina (PC), formando liso-PC, o qual danifica membranas celulares. Há uma hipótese de que na **pancreatite aguda**, uma doença grave e às vezes fatal, a fosfolipase $A_2$ é ativada prematuramente nos ductos pancreáticos, com a formação de liso-PC a partir da PC, um constituinte normal da bile. Isso causa desintegração do tecido pancreático e necrose da gordura circundante.

Pequenas quantidades de enzimas digestivas pancreáticas normalmente vazam para a circulação, mas na pancreatite aguda os níveis circulantes das enzimas digestivas se elevam acentuadamente. A dosagem da concentração de amilase ou lipase no plasma possui, por isso, valor no diagnóstico da doença.

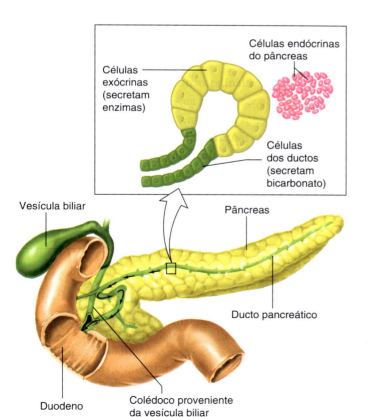

**FIGURA 25-10 Estrutura do pâncreas.** (Reproduzida, com permissão, de Widmaier EP, Raff H, Strang KT: *Vander's Human Physiology: The Mechanisms of Body Function*, 11th ed. McGraw-Hill, 2008.)

**TABELA 25-3** Composição do suco pancreático humano normal

| |
|---|
| Cátions: $Na^+$, $K^+$, $Ca^{2+}$, $Mg^{2+}$ (pH aproximadamente 8,0) |
| Ânions: $HCO_3^-$, $Cl^-$, $SO_4^{2-}$, $HPO_4^{2-}$ |
| Enzimas digestivas (ver Tabela 25-1; 95% de proteínas no suco) |
| Outras proteínas |

# REGULAÇÃO DA SECREÇÃO DE SUCO PANCREÁTICO

A secreção de suco pancreático está primariamente sob controle hormonal. A secretina age nos ductos pancreáticos causando uma secreção copiosa de um suco pancreático muito alcalino, que é rico em $HCO_3^-$ e pobre em enzimas. O efeito sobre as células dos ductos deve-se a um aumento do AMPc intracelular. A secretina também estimula a secreção de bile. A CCK age sobre as células acinares para causar a liberação de grânulos zimogênicos e a produção de suco pancreático rico em enzimas, mas baixo em volume. Seu efeito é mediado pela fosfolipase C (ver Capítulo 2).

A resposta à secretina intravenosa é mostrada na **Figura 25-12**. Observe que quando o volume de secreção pancreática aumenta, sua concentração de $Cl^-$ cai, e sua concentração de $HCO_3^-$ se eleva. Embora $HCO_3^-$ seja secretado nos ductos pequenos, ele é reabsorvido nos ductos grandes em troca de $Cl^-$ (**Figura 25-13**). A magnitude da troca é inversamente proporcional à velocidade do fluxo.

Como a CCK, a acetilcolina atua sobre células acinares por meio da fosfolipase C para causar a descarga de grânulos zimogênicos, e a estimulação dos vagos causa secreção de uma quantidade pequena de suco pancreático rico em enzimas. Há evidência de uma secreção reflexa condicionada de suco pancreático, mediada pelo vago após ver ou sentir o cheiro de comida.

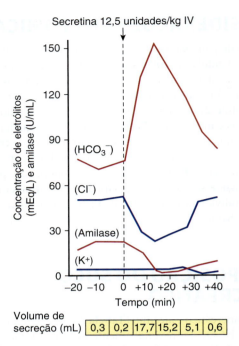

**FIGURA 25-12** Efeito de uma dose única de secretina sobre a composição e volume do suco pancreático em seres humanos. Observe as alterações recíprocas nas concentrações de cloreto e bicarbonato depois que a secretina é administrada. A queda na concentração de amilase reflete diluição quando o volume de suco pancreático aumenta.

# SECREÇÃO BILIAR

A bile, uma secreção adicional importante para a função gastrintestinal, se origina no fígado. Os ácidos biliares nela contidos são importantes na digestão e absorção de lipídeos. Além disso, a bile serve como um líquido excretor crítico pelo qual o corpo descarta produtos finais lipossolúveis do metabolismo, bem como xenobióticos lipossolúveis. A bile também é a única via pela qual o corpo pode descartar colesterol — ou em sua forma nativa, ou após conversão em ácidos biliares. Neste capítulo e no próximo, a bile será considerada como um líquido digestivo. No Capítulo 28, uma consideração mais geral das funções de transporte e metabólicas do fígado será apresentada.

## Bile

A bile é composta por ácidos e pigmentos biliares e outras substâncias, dissolvidos em uma solução eletrolítica alcalina que se assemelha ao suco pancreático. Cerca de 500 mL são secretados por dia.

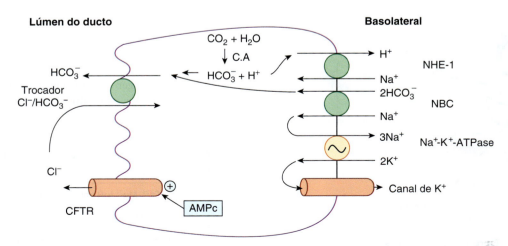

**FIGURA 25-13** Vias de transporte de íons presentes nas células do ducto pancreático. AC, anidrase carbônica; NHE, trocador sódio/hidrogênio 1; NBC, cotransportador sódio-bicarbonato. (Adaptada a partir de Barrett KE: *Gastrointestinal Physiology*. McGraw-Hill, 2006.)

Alguns dos componentes da bile são reabsorvidos no intestino e depois excretados novamente pelo fígado (**circulação êntero-hepática**).

Os glicuronatos dos **pigmentos biliares**, bilirrubina e biliverdina, são responsáveis pela cor amarelo-dourada da bile. A formação desses produtos de fragmentação da hemoglobina é discutida em detalhe no Capítulo 28.

Ao considerar a bile como uma secreção digestiva, são os **ácidos biliares** que representam os componentes mais importantes. Eles são sintetizados a partir do colesterol e secretados na bile conjugados à glicina ou à taurina, um derivado da cisteína. Os quatro principais ácidos biliares encontrados em seres humanos estão listados na Figura 25-14. Possuem em comum com a vitamina D, o colesterol, uma variedade de hormônios esteroides e os glicosídeos digitálicos, um núcleo esteroide (ver Capítulo 20). Os dois ácidos biliares principais (primários) formados no fígado são o ácido cólico e o ácido quenodesoxicólico. No colo, bactérias convertem o ácido cólico em ácido desoxicólico e o ácido quenodesoxicólico em ácido litocólico. Além disso, quantidades pequenas de ácido ursodesoxicólico são formadas a partir do ácido quenodesoxicólico. O ácido ursodesoxicólico é um tautômero do ácido quenodesoxicólico na posição 7. Como eles são formados por ação bacteriana, os ácidos desoxicólico, litocólico e ursodesoxicólico são denominados ácidos biliares secundários.

Os ácidos biliares exercem numerosas ações importantes: eles reduzem a tensão superficial e, em conjunto com fosfolipídeos e monoglicerídeos, são responsáveis pela emulsificação de gorduras em preparação para sua digestão e absorção no intestino delgado (ver Capítulo 26). Eles são **anfipáticos**, isto é, têm tanto domínios hidrofílicos quanto hidrofóbicos; uma superfície da molécula é hidrofílica devido à ligação peptídica polar e aos grupos carboxila e hidroxila que estão naquela superfície, enquanto a outra superfície é hidrofóbica. Portanto, os ácidos biliares tendem a formar discos cilíndricos chamados de **micelas** (Figura 25-15). Suas porções hidrofílicas estão voltadas para fora e as hidrofóbicas para dentro. Acima de uma certa

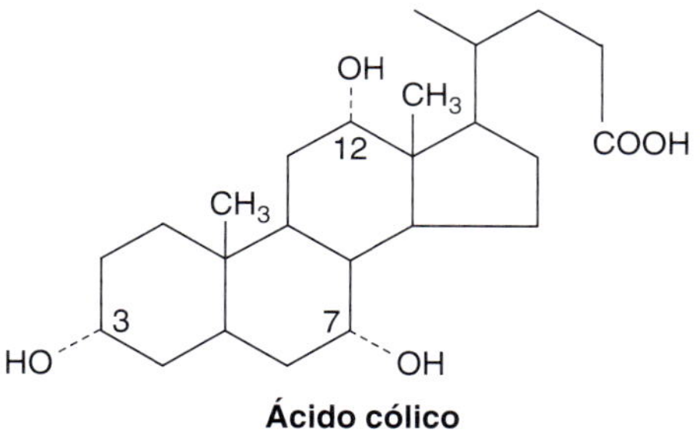

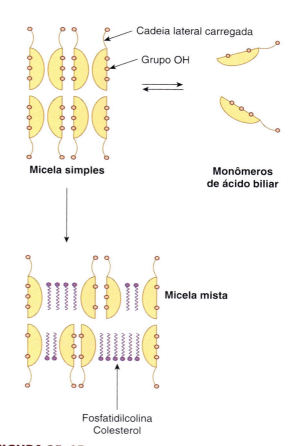

**FIGURA 25-15** **Formas físicas adotadas por ácidos biliares em solução.** As micelas são mostradas em corte transversal, e pensa-se que na verdade tenham forma cilíndrica. Micelas mistas de ácidos biliares presentes na bile hepática também incorporam colesterol e fosfatidilcolina. (Adaptada a partir de Barrett KE: *Gastrointestinal Physiology*. McGraw-Hill, 2006.)

concentração, chamada de **concentração micelar crítica**, todos os sais biliares adicionados a uma solução formam micelas. De 90 a 95% dos ácidos biliares são absorvidos no intestino delgado. Uma vez desconjugados, eles podem ser absorvidos por difusão não iônica, mas a maioria é absorvida em suas formas conjugadas no íleo terminal (Figura 25-16) por um sistema de cotransporte $Na^+$-sal biliar (ABST) extremamente eficiente, cuja atividade é dirigida secundariamente pela baixa concentração intracelular de sódio estabelecida pela $Na^+$-$K^+$-ATPase basolateral. Os restantes 5 a 10% dos sais biliares entram no colo e são convertidos aos sais de ácido desoxicólico e ácido litocólico. O litocolato é relativamente insolúvel e é excretado nas fezes em sua maior parte; somente 1% é absorvido. Entretanto, o desoxicolato é absorvido.

Os ácidos biliares absorvidos são transportados de volta para o fígado pela veia porta e reexcretados na bile (circulação êntero-hepática) (Figura 25-16). Aqueles que são perdidos nas fezes são repostos por síntese no fígado; a taxa normal de síntese de ácidos biliares é de 0,2 a 0,4 g/dia. O *pool* total de ácidos biliares de aproximadamente 3,5 g recicla repetidamente por meio da circulação êntero-hepática; tem sido calculado que o *pool* inteiro recicla duas vezes por refeição, de seis a oito vezes por dia.

| | Grupo na posição | | | Percentual na bile humana |
|---|:---:|:---:|:---:|:---:|
| | 3 | 7 | 12 | |
| Ácido cólico | OH | OH | OH | 50 |
| Ácido quenodesoxicólico | OH | OH | H | 30 |
| Ácido desoxicólico | OH | H | OH | 15 |
| Ácido litocólico | OH | H | H | 5 |

**FIGURA 25-14** **Ácidos biliares humanos.** Os números na fórmula do ácido cólico referem-se às posições no anel esteroide.

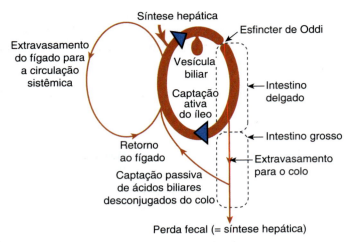

**FIGURA 25-16 Aspectos quantitativos da circulação de ácidos biliares.** A maior parte do conjunto de ácidos biliares circula entre o intestino delgado e o fígado. Uma parte menor do conjunto de ácidos biliares está na circulação sistêmica (devido à captação incompleta do sangue portal pelos hepatócitos) ou extravasa para dentro do colo e se perde nas fezes. No estado de equilíbrio, a perda fecal deve ser equivalente à síntese hepática de ácidos biliares. (Adaptada a partir de Barrett KE: *Gastrointestinal Physiology*. McGraw-Hill, 2006.)

**TABELA 25-4** Circulação diária de água (mL) no trato gastrintestinal

| | | |
|---|---:|---:|
| **Ingerida** | | 2.000 |
| **Secreções endógenas** | | 7.000 |
| Glândulas salivares | 1.500 | |
| Estômago | 2.500 | |
| Bile | 500 | |
| Pâncreas | 1.500 | |
| Intestino | +1.000 | |
| | 7.000 | |
| **Influxo total** | | 9.000 |
| **Reabsorvida** | | |
| Jejuno | 5.500 | 8.800 |
| Íleo | 2.000 | |
| Colo | +1.300 | |
| | 8.800 | |
| **Balanço nas fezes** | | 200 |

Dados de Moore EW: *Physiology of Intestinal Water and Electrolyte Absorption*. American Gastroenterological Society, 1976

## FLUIDO INTESTINAL E TRANSPORTE DE ELETRÓLITOS

O próprio intestino também fornece um ambiente líquido no qual os processos de digestão e absorção podem ocorrer. Então, após a refeição ter sido assimilada, o líquido utilizado durante a digestão e absorção é recuperado por transporte de volta ao epitélio para evitar desidratação. A água se move passivamente para dentro e para fora do lúmen gastrintestinal, dirigida por gradientes eletroquímicos estabelecidos pelo transporte ativo de íons e outros solutos. No período após a refeição, muito da recaptação de líquido é dirigido pelo transporte acoplado de nutrientes, como a glicose, com íons sódio. No período entre refeições, os mecanismos absortivos centram-se exclusivamente nos eletrólitos. Em ambos os casos, os fluxos secretores de líquido são direcionados largamente pelo transporte ativo de íons cloreto para dentro do lúmen, embora a absorção ainda predomine.

O balanço hídrico geral no trato gastrintestinal está resumido na Tabela 25-4. Os intestinos recebem todos os dias cerca de 2.000 mL de líquido ingerido mais 7.000 mL de secreções da mucosa do trato gastrintestinal e glândulas associadas. Noventa e oito por cento daquele líquido é reabsorvido, com uma perda diária de fluido nas fezes de apenas 200 mL.

No intestino delgado, o transporte ativo secundário de $Na^+$ é importante para realizar a absorção de glicose, alguns aminoácidos e outras substâncias, como ácidos biliares (ver anteriormente). Inversamente, a presença de glicose no lúmen intestinal facilita a reabsorção de $Na^+$. No período entre refeições, quando nutrientes não estão presentes, sódio e cloreto são absorvidos a partir do lúmen pela atividade acoplada um trocador sódio/hidrogênio (NHE) e um trocador cloreto/bicarbonato na membrana apical, em um assim chamado mecanismo eletroneutro (Figura 25-17). A água segue os solutos para manter um equilíbrio osmótico. No colo, além disso, um mecanismo eletrogênico adicional para absorção de sódio é expresso, particularmente no colo distal. Nesse mecanismo, o sódio entra na membrana apical por um canal ENaC (canal epitelial de sódio), que é idêntico ao expresso no túbulo distal do rim (Figura 25-18). Isso reforça a capacidade do colo de ressecar as fezes e garantir que somente uma pequena porção da carga hídrica usada diariamente na digestão e absorção de alimentos se perca do corpo. Após uma dieta hipossódica, a expressão aumentada de ENaC em resposta à aldosterona aumenta a capacidade de recuperar sódio das fezes.

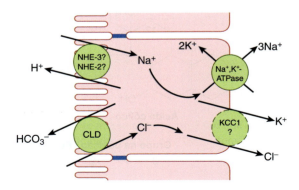

**FIGURA 25-17 Absorção eletroneutra de NaCl no intestino delgado e colo.** O NaCl entra pela membrana apical por meio da atividade acoplada de um trocador sódio/hidrogênio (NHE) e um trocador cloreto/bicarbonato (CLD). Um cotransportador putativo potássio/cloreto (KCC1) na membrana basolateral promove a saída do cloreto, ao passo que o sódio é expelido pela $Na^+$-$K^+$-ATPase.

CAPÍTULO 25 Visão Geral da Função e da Regulação Gastrintestinal **467**

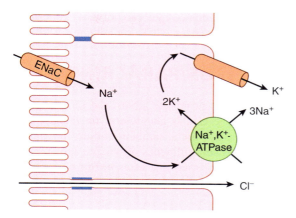

**FIGURA 25-18 Absorção eletrogênica de sódio no colo.** O sódio entra na célula epitelial pelos canais de sódio epiteliais apicais (ENaC), e sai por meio da Na$^+$-K$^+$-ATPase.

Apesar do predomínio dos mecanismos absortivos, a secreção também realiza-se continuamente no intestino delgado e colo, a fim de ajustar a fluidez local do conteúdo intestinal conforme o necessário para a mistura, a difusão e o movimento da refeição e seus resíduos ao longo do comprimento do trato gastrintestinal. O Cl$^-$ normalmente entra nos enterócitos a partir do líquido intersticial por intermédio de cotransportadores Na$^+$-K$^+$-2Cl$^-$ em suas membranas basolaterais **(Figura 25-19)**, e o Cl$^-$ é então secretado para o lúmen intestinal através de canais que são regulados por várias proteínas cinases. O canal regulador de condutância transmembrana da fibrose cística (CFTR), que é defeituoso na doença da fibrose cística, é quantitativamente mais importante, e é ativado pela proteína cinase A e, consequentemente, pelo AMPc **(ver Quadro Clínico 25-2)**.

A água se move para dentro ou para fora do intestino até que a pressão osmótica do conteúdo intestinal se iguale à do plasma.

### QUADRO CLÍNICO 25-2

#### Cólera

A cólera é uma doença diarreica secretória grave que ocorre com frequência em epidemias associadas a desastres naturais, onde práticas sanitárias normais são interrompidas. Juntamente com outras doenças diarreicas secretórias causadas por bactérias e vírus, a cólera causa uma quantidade significante de morbidade e mortalidade, particularmente entre os jovens e em países em desenvolvimento. A concentração de AMPc nas células epiteliais intestinais está aumentada na cólera. O bacilo da cólera fica no lúmen intestinal, mas produz uma toxina que se liga a receptores gangliosídeos GM-1 na membrana apical de células epiteliais intestinais, e isso permite que parte da subunidade A (peptídeo A$^1$) da toxina entre na célula. O peptídeo A$^1$ liga difosfato de adenosina ribose à subunidade α de G$^s$, inibindo sua atividade de GTPase (ver Capítulo 2). Por isso, a proteína G constitutivamente ativada produz estimulação prolongada de adenilato-ciclase e um aumento acentuado da concentração intracelular de AMPc. Em adição à secreção aumentada de Cl$^-$, a função do transportador NHE para Na$^+$ da mucosa está reduzida, diminuindo assim a absorção de NaCl. O aumento resultante de eletrólitos e água no conteúdo intestinal causa a diarreia. Contudo, a Na$^+$-K$^+$-ATPase e o cotransportador Na$^+$/glicose não são afetados, de modo que a reabsorção acoplada de glicose e Na$^+$ contorne o defeito.

#### DESTAQUES TERAPÊUTICOS

O tratamento da cólera é principalmente de suporte, visto que a infecção por fim irá desaparecer, embora antibióticos sejam usados algumas vezes. A abordagem terapêutica mais importante é garantir que os grandes volumes de líquido, juntamente com eletrólitos, perdidos nas fezes sejam repostos para evitar a desidratação. Os volumes fecais podem se aproximar de 20 L por dia. Quando soluções estéreis estão disponíveis, os líquidos e eletrólitos podem ser repostos mais convenientemente por via intravenosa. Entretanto, isso frequentemente não é possível na situação de uma epidemia. Em vez disso, a atividade persistente do cotransportador Na$^+$-glicose fornece uma base fisiológica para o tratamento da perda de Na$^+$ e água pela administração oral de soluções contendo NaCl e glicose. Cereais contendo carboidratos aos quais tenha sido adicionado sal também são úteis no tratamento da diarreia. A solução de reidratação oral, uma mistura pré-embalada de açúcar e sal para ser dissolvida em água, é um remédio simples que tem reduzido drasticamente a mortalidade em epidemias de cólera e outras doenças diarreicas nos países em desenvolvimento.

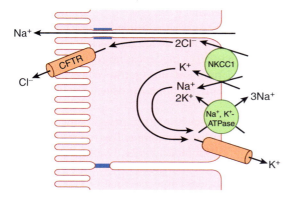

**FIGURA 25-19 Secreção de cloreto no intestino delgado e colo.** A captação de cloreto ocorre por intermédio do cotransportador cloreto sódio/potássio/2 cloretos, NKCC1. A saída de cloreto ocorre através do canal regulador de condutância transmembrana da fibrose cística (CFTR) bem como, talvez, por outros canais de cloreto, os quais não são mostrados.

A osmolalidade do conteúdo duodenal pode ser hipertônica ou hipotônica, dependendo da refeição ingerida, mas à medida que o alimento entra no jejuno, sua osmolalidade é próxima àquela do plasma. Essa osmolalidade é mantida por todo o resto do intestino delgado; as partículas osmoticamente ativas produzidas por digestão são removidas por absorção, e a água se movimenta passivamente para fora do intestino ao longo do gradiente osmótico assim gerado. No colo, o $Na^+$ é bombeado para fora e a água se move passivamente com ele, novamente seguindo o gradiente osmótico. Os **catárticos salinos**, como o sulfato de magnésio, são sais mal absorvidos que retêm seu equivalente osmótico de água no intestino, aumentando o volume intestinal e, consequentemente, exercendo um efeito laxante.

Algum $K^+$ é secretado para dentro do lúmen intestinal, especialmente como um componente do muco. Canais de $K^+$ estão presentes no lúmen, bem como na membrana basolateral dos enterócitos do colo, de modo que o $K^+$ é secretado para dentro do colo. Além disso, o $K^+$ move-se passivamente em direção ao seu gradiente eletroquímico. O acúmulo de $K^+$ no colo é parcialmente contrabalançado pela $H^+$-$K^+$-ATPase na membrana luminal de células no colo distal, com transporte ativo resultante de $K^+$ para dentro das células. Não obstante, a perda de líquidos do íleo ou do colo na diarreia crônica pode levar à hipocalemia severa. Quando a ingestão de $K^+$ na dieta é alta por um período prolongado, a secreção de aldosterona aumenta, e mais $K^+$ entra no lúmen do colo. Isto se deve em parte ao aparecimento de mais bombas de $Na^+$-$K^+$-ATPase nas membranas basolaterais das células, com um aumento consequente do $K^+$ intracelular e da difusão de $K^+$ através das membranas luminais das células.

## REGULAÇÃO GASTRINTESTINAL

As várias funções do trato gastrintestinal, inclusive secreção, digestão e absorção (Capítulo 26) e motilidade (Capítulo 27) devem ser reguladas de maneira integrada, para garantir a assimilação eficiente de nutrientes após uma refeição. Há três modalidades principais para regulação gastrintestinal que operam de modo complementar para assegurar que a função seja apropriada. Em primeiro lugar, a regulação **endócrina** é mediada pela liberação de hormônios por gatilhos associados à refeição. Esses hormônios percorrem a corrente sanguínea para modificar a atividade de um segmento distante do trato gastrintestinal de um órgão que drene para dentro dele (p. ex., o pâncreas), ou ambos. Em segundo lugar, alguns mediadores similares não são suficientemente estáveis para permanecer na corrente sanguínea, e, em vez disso, alteram a função de células na área local onde eles são liberados, de um modo **parácrino**. Finalmente, o sistema intestinal é dotado de conexões neurais extensas. Estas incluem conexões ao sistema nervoso central (**inervação extrínseca**), mas também a atividade de um **sistema nervoso entérico** largamente autônomo que compreende tanto neurônios sensoriais como secretomotores. O sistema nervoso entérico integra o influxo central ao intestino, mas também pode regular a função intestinal independentemente, em resposta a alterações no ambiente do lúmen. Em alguns casos, a mesma

substância pode mediar a regulação por vias endócrinas, parácrinas e neurócrinas (p. ex., CCK, ver adiante).

## HORMÔNIOS/PARÁCRINOS

Polipeptídeos biologicamente ativos que são secretados por células nervosas e células glandulares na mucosa atuam de maneira parácrina, porém, também entram na circulação. A dosagem de suas concentrações no sangue após uma refeição tem esclarecido os papéis que esses **hormônios gastrintestinais** desempenham na regulação da secreção e motilidade gastrintestinais.

Quando são ministradas grandes doses do hormônio, suas ações se superpõem. Contudo, seus efeitos fisiológicos parecem ser relativamente discretos. Com base na similaridade estrutural e, em certo grau, na similaridade de função, os hormônios principais fazem parte de uma de duas famílias: a família da gastrina, cujos membros primários são gastrina e CCK; e a família da secretina, cujos membros primários são secretina, glucagon, peptídeo intestinal vasoativo (VIP; na verdade um neurotransmissor, ou neurócrino), e polipeptídeo inibidor gástrico (também conhecido como peptídeo insulinotrófico dependente de glicose, ou GIP). Há também outros hormônios que não são classificados nessas famílias.

## CÉLULAS ENTEROENDÓCRINAS

Mais de 15 tipos de **células enteroendócrinas** secretoras de hormônios já foram identificados na mucosa do estômago, intestino delgado e colo. Muitas dessas secretam somente um hormônio, e são identificadas por letras (células G, células S, etc.). Outras produzem serotonina ou histamina e são chamadas de **células enterocromafins** ou **células ECL**, respectivamente.

## GASTRINA

A gastrina é produzida por células chamadas de células G na porção do antro da mucosa gástrica (**Figura 25–20**). As células G possuem forma de pera, com uma base larga contendo muitos grânulos de gastrina e um ápice estreito que alcança a superfície da mucosa. As microvilosidades projetam-se da extremidade apical para dentro do lúmen. Receptores que medeiam as respostas da gastrina a mudanças no conteúdo gástrico estão presentes nas microvilosidades. Outras células no trato gastrintestinal que secretam hormônios possuem uma morfologia semelhante.

O precursor da gastrina, pré-pró-gastrina, é processado em fragmentos de vários tamanhos. Três fragmentos principais contêm resíduos de aminoácidos 34, 17 e 14. Todos têm a mesma configuração carboxiterminal (**Tabela 25–5**). Essas formas também são conhecidas como gastrinas G 34, G 17 e G14, respectivamente. Outra forma é o carboxiterminal tetrapeptídico, e há também uma forma grande que tem um aminoterminal estendido e contém mais de 45 resíduos de aminoácido. Uma forma de derivação é a sulfatação da tirosina, o sexto resíduo de aminoácido a partir do carboxiterminal. Quantidades aproximadamente iguais de formas não sulfatadas e sulfatadas estão

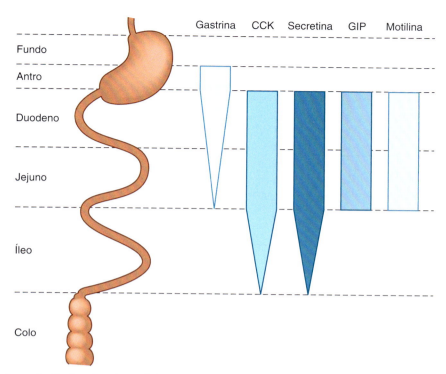

**FIGURA 25-20** Sítios de produção dos cinco hormônios gastrintestinais ao longo do comprimento do trato gastrintestinal. A largura das barras reflete a abundância relativa em cada localização.

presentes no sangue e nos tecidos, e elas são igualmente ativas. Outra derivação é a amidação da fenilalanina carboxiterminal, que provavelmente aumenta a estabilidade do polipeptídeo no plasma por torná-lo resistente a carboxipeptidases.

Existem algumas diferenças de atividade entre os vários peptídeos de gastrina, e as proporções de componentes também diferem nos vários tecidos em que a gastrina é encontrada. Isto sugere que formas diferentes são adaptadas para ações distintas. Contudo, tudo que pode ser concluído é que G 17 é a forma principal no que diz respeito à secreção de ácido gástrico. O carboxiterminal tetrapeptídico exerce todas as atividades da gastrina, mas possui somente 10% da potência de G 17.

As gastrinas G 14 e G 17 têm meias-vidas de 2 a 3 minutos na circulação, ao passo que G 34 tem uma meia-vida de 15 minutos. As gastrinas são inativadas primariamente no rim e intestino delgado.

Em doses grandes, a gastrina tem uma variedade de ações, mas suas ações fisiológicas principais são a estimulação da secreção de ácido gástrico e pepsina, e a estimulação do crescimento da mucosa do estômago e dos intestinos delgado e grosso (**ação trófica**). A secreção de gastrina é afetada pelo conteúdo do estômago, pela taxa de descarga dos nervos vagos, e por fatores carreados pelo sangue (Tabela 25-6). A atropina não inibe a resposta da gastrina a uma refeição de teste em seres humanos, pois o transmissor secretado por fibras vagais pós-ganglionares que inervam as células G é o polipeptídeo liberador de gastrina (GRP; ver adiante) e não a acetilcolina. A secreção de gastrina também é aumentada pela presença dos produtos da digestão de proteínas no estômago, particularmente aminoácidos, que agem diretamente sobre as células G. A fenilalanina e o triptofano são particularmente efetivos. A gastrina atua através de um receptor (CCK-B) que está relacionado com o receptor primário (CCK-A) para colecistocinina (ver adiante). Isso provavelmente reflete a semelhança estrutural dos dois hormônios, e pode resultar em algumas ações superpostas se quantidades excessivas de qualquer dos dois hormônios estiverem presentes (p. ex., no caso de um tumor secretor de gastrina, ou gastrinoma).

O ácido no antro inibe a secreção de gastrina, em parte por uma ação direta sobre células G, e em parte por liberação de somatostatina, um inibidor relativamente potente da secreção de gastrina. O efeito do ácido é a base de uma alça de retroalimentação negativa que regula a secreção de gastrina. A secreção elevada do hormônio aumenta a secreção ácida, mas o ácido então retroalimenta para inibir ainda mais a secreção de gastrina. Em condições como a anemia perniciosa, em que as células secretoras de ácido do estômago estão danificadas, a secreção de gastrina é cronicamente elevada.

## COLECISTOCININA

A CCK é secretada por células endócrinas conhecidas como células I na mucosa da porção superior do intestino delgado. Ela tem uma pletora de ações no sistema gastrintestinal, mas as mais importantes parecem ser a estimulação da secreção de enzimas pancreáticas, a contração da vesícula biliar (a ação pela qual ela foi denominada) e o relaxamento do esfincter de Oddi, que permitem que tanto a bile quanto o suco pancreático fluam para o lúmen intestinal.

Como a gastrina, a CCK é produzida a partir de um precursor maior. A pré-pró-CCK também é processada em muitos fragmentos. Uma CCK grande contém 58 resíduos de aminoácidos (CCK 58). Além disso, há peptídeos de CCK que contêm

**TABELA 25–5** Estruturas de alguns dos polipeptídeos ativos como hormônios secretados por células no trato gastrintestinal humano[a]

| Família da gastrina | | Família GIP secretina | | | | Outros polipeptídeos | | | |
|---|---|---|---|---|---|---|---|---|---|
| CCK 39 | Gastrina 34 | GIP | Glucagon | Secretina | VIP | Motilina | Substância P | GRP | Guanilina |
| Tyr | | Tyr | His | His | His | Phe | Arg | Val | Pro |
| Ile | | Ala | Ser | Ser | Ser | Val | Pro | Pro | Asn |
| Gln | | Glu | Gln | Asp | Asp | Pro | Lys | Leu | Thr |
| Gln | | Gly | Gly | Gly | Ala | Ile | Pro | Pro | Cys |
| Ala | | Thr | Thr | Thr | Val | Phe | Gln | Ala | Glu |
| Arg | (pyro)Glu | Phe | Phe | Phe | Phe | Thr | Gln | Gly | Ile |
| Lys→ | Leu | Ile | Thr | Thr | Thr | Tyr | Phe | Gly | Cys |
| Ala | Gly | Ser | Ser | Ser | Asp | Gly | Phe | Gly | Ala |
| Pro | Pro | Asp | Asp | Glu | Asn | Glu | Gly | Thr | Tyr |
| Ser | Gln | Tyr | Tyr | Leu | Tyr | Leu | Leu | Val | Ala |
| Gly | Gly | Ser | Ser | Ser | Thr | Gln | Met-NH$_2$ | Leu | Ala |
| Arg | Pro | Ile | Lys | Arg | Arg | Arg | | Thr | Cys |
| Met | Pro | Ala | Tyr | Leu | Leu | Met | | Lys | Thr |
| Ser | His | Met | Leu | Arg | Arg | Gln | | Met | Gly |
| Ile | Leu | Asp | Asp | Asp | Lys | Glu | | Tyr | Cys |
| Val | Val | Lys | Ser | Ser | Gln | Lys | | Pro | |
| Lys | Ala | Ile | Arg | Ala | Met | Glu | | Arg | |
| Asn | Asp | His | Arg | Arg | Ala | Arg | | Gly | |
| Leu | Pro | Gln | Ala | Leu | Val | Asn | | Asn | |
| Gln | Ser | Gln | Gln | Gln | Lys | Lys | | His | |
| Asn | Lys | Asp | Asp | Arg | Lys | Gly | | Trp | |
| Leu | Lys→ | Phe | Phe | Leu | Tyr | Gln | | Ala | |
| Asp | Gln | Val | Val | Leu | Leu | | | Val | |
| Pro | Gly | Asn | Gln | Gln | Asn | | | Gly | |
| Ser | Pro→ | Trp | Trp | Gly | Ser | | | His | |
| His | Trp | Leu | Leu | Leu | Ile | | | Leu | |
| Arg→ | Leu | Leu | Met | Val-NH$_2$ | Leu | | | Met-NH$_2$ | |
| Ile | Glu | Ala | Asn | | Asn-NH$_2$ | | | | |
| Ser | Glu | Gln | Thr | | | | | | |
| Asp | Glu | Lys | | | | | | | |
| Arg→ | Glu | Gly | | | | | | | |
| Asp | Glu | Lys | | | | | | | |
| Tys | Ala | Lys | | | | | | | |
| Met | Tys | Asn | | | | | | | |
| Gly→ | Gly→ | Asp | | | | | | | |
| Trp | Trp | Trp | | | | | | | |
| Met | Met | Lys | | | | | | | |
| Asp | Asp | His | | | | | | | |
| Phe-NH$_2$ | Phe-NH$_2$ | Asn | | | | | | | |
| | | Ile | | | | | | | |
| | | Thr | | | | | | | |
| | | Gln | | | | | | | |

[a] Os resíduos de aminoácidos homólogos são circundados pelas linhas que geralmente cruzam de um polipeptídeo para outro. As setas indicam pontos de clivagem para formar variantes menores. Tis, sulfato de tirosina. Todas as gastrinas ocorrem nas formas não sulfatada (gastrina I) e sulfatada (gastrina II). A glicentina, um membro adicional da família da secretina, é semelhante ao glucagon porém com um C-terminal estendido.

## TABELA 25-6 Estímulos que afetam a secreção de gastrina

| Estímulos que aumentam a secreção de gastrina |
| --- |
| **No lúmen** |
| Peptídeos e aminoácidos |
| Distensão |
| **Neural** |
| Descarga vagal aumentada via GRP |
| **Hematogênicos** |
| Cálcio |
| Adrenalina |
| **Estímulos que inibem a secreção de gastrina** |
| No lúmen |
| Ácido |
| Somatostatina |
| Hematogênicos |
| Secretina, GIP, VIP, glucagon, calcitonina |

39 resíduos de aminoácidos (CCK 39) e 33 resíduos de aminoácidos (CCK 33), várias formas que contêm 12 (CCK 12) ou pouco mais resíduos de aminoácidos, e uma forma que contém oito resíduos de aminoácidos (CCK 8). Todas essas formas têm os mesmos cinco aminoácidos no carboxiterminal que a gastrina (Tabela 25–5). O carboxiterminal tetrapeptídico (CCK 4) também ocorre nos tecidos. O carboxiterminal é amidificado, e a tirosina, que é o sétimo resíduo de aminoácido a partir do carboxiterminal, é sulfatado. Ao contrário da gastrina, a forma não sulfatada de CCK não tem sido encontrada nos tecidos. A meia-vida da CCK circulante é de cerca de 5 minutos, mas pouco se sabe sobre seu metabolismo.

Além de sua secreção por células I, a CCK é encontrada em nervos no íleo distal e no colo. Ela também é encontrada em neurônios no encéfalo, especialmente no córtex cerebral, assim como em nervos em muitas partes do corpo (ver Capítulo 7). No encéfalo, ela pode estar envolvida na regulação da ingestão de alimentos, e parece estar relacionada com a produção de ansiedade e analgesia.

Além de suas ações primárias, a CCK aumenta a ação da secretina na produção da secreção de um suco pancreático alcalino. Ela também inibe o esvaziamento gástrico, exerce um efeito trófico sobre o pâncreas, aumenta a síntese de enterocinase, e pode aumentar a motilidade do intestino delgado e do colo. Há alguma evidência de que, juntamente com a secretina, ela aumente a contração do esfincter pilórico, assim impedindo o refluxo de conteúdo duodenal para o estômago. Dois receptores de CCK já foram identificados. Os receptores CCK-A estão localizados principalmente na periferia, enquanto tanto receptores CCK-A quanto CCK-B (gastrina) são encontrados no encéfalo. Ambos ativam PLC, causando produção aumentada de $IP_3$ e DAG (ver Capítulo 2).

A secreção de CCK é aumentada por contato da mucosa intestinal com os produtos da digestão, particularmente peptídeos e aminoácidos, e também pela presença de ácidos graxos no duodeno, os quais contêm mais de 10 átomos de carbono. Há, também, dois fatores liberadores de proteína que ativam a secreção de CCK, conhecidos como peptídeo liberador de CCK e peptídeo monitor, que são derivados da mucosa intestinal e do pâncreas, respectivamente. Como a bile e o suco pancreático que entram no duodeno em resposta à CCK intensificam a digestão de proteínas e lipídeos, e os produtos dessa digestão estimulam mais ainda a secreção de CCK, um tipo de retroalimentação positiva opera no controle da secreção de CCK. Entretanto, a retroalimentação positiva termina quando os produtos da digestão se movem para as porções mais baixas do trato gastrintestinal, e também porque o peptídeo liberador de CCK e o peptídeo monitor são degradados por enzimas proteolíticas, uma vez que estas não estão mais ocupadas na digestão de proteínas da dieta.

## SECRETINA

A secretina ocupa uma posição peculiar na história da fisiologia. Em 1902, Bayliss e Starling foram os primeiros a demonstrar que o efeito excitante da estimulação duodenal sobre a secreção pancreática devia-se a um fator veiculado pelo sangue. Sua pesquisa levou à identificação do primeiro hormônio, a secretina. Eles também sugeriram que muitos agentes químicos poderiam ser secretados por células no corpo e passar à circulação para afetar órgãos a alguma distância. Starling introduziu o termo **hormônio** para categorizar tais "mensageiros químicos". A endocrinologia moderna é a prova de que essa hipótese era correta.

A secretina é secretada por células S, as quais localizam-se intrinsecamente nas glândulas da mucosa da porção superior do intestino delgado. A estrutura da secretina (Tabela 25–5) é diferente daquela da CCK e da gastrina, mas muito semelhante à de glucagon, VIP e GIP (não mostrada). Somente uma forma de secretina foi isolada, e quaisquer fragmentos da molécula que foram testados até o presente são inativos. Sua meia-vida é de cerca de 5 minutos, mas pouco se sabe sobre seu metabolismo.

A secretina aumenta a secreção de bicarbonato pelas células dos ductos do pâncreas e trato biliar. Assim, ela causa a secreção de um suco pancreático aquoso, alcalino. Sua ação sobre células do ducto pancreático é mediada pelo AMPc. Ela também aumenta a ação da CCK na produção de secreção pancreática de enzimas digestivas. Ela diminui a secreção de ácido gástrico e pode causar contração do esfincter pilórico.

A secreção de secretina é aumentada pelos produtos da digestão de proteínas e pelo ácido que banha a mucosa do intestino delgado superior. A liberação de secretina por ácido é outro exemplo de controle por retroalimentação: a secretina provoca a inundação do duodeno pelo suco pancreático, neutralizando o ácido proveniente do estômago e inibindo, assim, a secreção adicional de hormônio.

## GIP

O GIP contém 42 resíduos de aminoácidos e é produzido por células K na mucosa do duodeno e do jejuno. Sua secreção é estimulada por glicose e gordura no duodeno, e como em doses grandes ele inibe a secreção e a motilidade gástrica, foi denominado peptídeo inibidor gástrico. Entretanto, verificou-se que ele não tem atividade inibidora gástrica significante quando administrado em quantidades menores em comparação àquelas vistas após uma refeição. Enquanto isso, constatou-se que o GIP estimula a secreção de insulina. Gastrina, CCK, secretina e glucagon também exercem esse efeito, mas o GIP é o único desses que estimula a secreção de insulina quando administrado em níveis sanguíneos comparáveis aos produzidos pela glicose oral. Por esse motivo, ele é frequentemente chamado de **peptídeo insulinotrófico dependente de glicose**. O derivado do glucagon GLP-1 (7–36) (ver Capítulo 24) também estimula a secreção de insulina, e diz-se que, nesse caso, é mais potente que o GIP. Portanto, ele também pode ser um hormônio fisiológico do trato gastrintestinal estimulador das células B.

A ação integrada de gastrina, CCK, secretina e GIP em facilitar a digestão e utilização de nutrientes absorvidos é resumida na Figura 25-21.

## VIP

O VIP contém 28 resíduos de aminoácidos (Tabela 25-5). Ele é encontrado em nervos do trato gastrintestinal, porém, não é um hormônio por si próprio, apesar de suas semelhanças com a secretina. Contudo, o VIP é encontrado no sangue, no qual tem uma meia-vida de cerca de 2 minutos. No intestino, ele estimula acentuadamente a secreção intestinal de eletrólitos, e consequentemente a de água. Suas outras ações incluem relaxamento de músculos lisos intestinais, inclusive esfíncteres; dilatação de vasos sanguíneos periféricos; e inibição da secreção de ácido gástrico. Ele também é encontrado no encéfalo e em muitos nervos autonômicos (ver Capítulo 7), onde, muitas vezes, ocorre nos mesmos neurônios que a acetilcolina. Ele potencializa a ação da acetilcolina nas glândulas salivares. Entretanto, VIP e acetilcolina não coexistem em neurônios que inervam outras partes do trato gastrintestinal. Tumores secretores de VIP (VIPomas) têm sido descritos em pacientes com diarreia grave.

## MOTILINA

A motilina é um polipeptídeo que contém 22 resíduos de aminoácidos, secretado por células enterocromafins e células Mo no estômago, intestino delgado e colo. Ele age sobre receptores acoplados à proteína G em neurônios entéricos no duodeno e colo, e produz contração de músculos lisos no estômago e intestinos no período entre refeições (ver Capítulo 27).

## SOMATOSTATINA

A **somatostatina**, hormônio inibidor do hormônio do crescimento originalmente isolado do hipotálamo, é secretada como um parácrino por células D nas ilhotas pancreáticas (ver Capítulo 24), e por células D semelhantes na mucosa gastrintestinal.

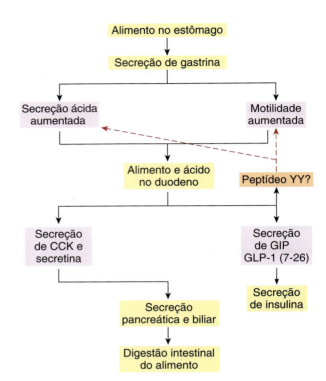

**FIGURA 25-21** Ação integrada dos hormônios gastrintestinais na regulação da digestão e utilização de nutrientes absorvidos. As setas tracejadas indicam inibição. A identidade exata do fator hormonal ou fatores do intestino que inibe(m) a secreção ácida e a motilidade gástrica está indefinida, mas pode ser o peptídeo YY.

Ela existe nos tecidos em duas formas, somatostatina 14 e somatostatina 28, e ambas são secretadas. A somatostatina inibe a secreção de gastrina, VIP, GIP, secretina e motilina. Sua secreção é estimulada por ácido no lúmen, e ela provavelmente atua de modo parácrino para mediar a inibição da secreção de gastrina produzida por ácido. Ela também inibe a secreção pancreática exócrina, a secreção ácida e a motilidade gástrica, a contração da vesícula biliar, e a absorção de glicose, aminoácidos e triglicerídeos.

## OUTROS PEPTÍDEOS GASTRINTESTINAIS

### Peptídeo YY

A estrutura do peptídeo YY é discutida no Capítulo 24. Ele também inibe a secreção ácida e a motilidade gástrica, e é um bom candidato para ser o peptídeo inibidor gástrico (Figura 25-21). Sua liberação do jejuno é estimulada por lipídeos.

### Outros

A **grelina** é secretada principalmente pelo estômago, e parece desempenhar um papel importante no controle central da ingestão de alimentos (ver Capítulo 26). Ela também estimula a secreção de hormônio do crescimento, agindo diretamente sobre receptores na hipófise (ver Capítulo 18).

A **substância P** (Tabela 25–5) é encontrada em células endócrinas e nervosas no trato gastrintestinal, e pode entrar na circulação. Ela aumenta a motilidade do intestino delgado. O neurotransmissor **GRP** contém 27 resíduos de aminoácidos, e os 10 resíduos de aminoácidos em seu carboxiterminal são quase idênticos aos da **bombesina** dos anfíbios. Está presente nas terminações do nervo vago que acabam em células G, e é o neurotransmissor que produz ampliação da secreção de gastrina mediada pelo vago. O **glucagon** do trato gastrintestinal pode ser responsável (pelo menos em parte) pela hiperglicemia vista após pancreatectomia.

A **guanilina** é um polipeptídeo gastrintestinal que se liga à guanilato-ciclase. Ele é composto de 15 resíduos de aminoácidos (Tabela 25–5) e é secretado por células da mucosa intestinal. A estimulação de guanilato-ciclase aumenta a concentração de 3',5'-monofosfato de guanosina cíclico (GMPc) intracelular, que, por sua vez, causa secreção aumentada de $Cl^-$ para dentro do lúmen intestinal. A guanilina parece agir predominantemente de modo parácrino, e é produzida em células do piloro ao reto. Em um exemplo interessante de mimetismo molecular, a enterotoxina termoestável de certas cepas de *E. coli* causadoras de diarreia tem uma estrutura muito semelhante à guanilina, e ativa receptores de guanilina no intestino. Receptores de guanilina também são encontrados nos rins, fígado e trato reprodutivo feminino, e a guanilina pode atuar de modo endócrino para regular também o movimento de líquido nesses tecidos, e, particularmente, integrar as ações do intestino e dos rins.

## O SISTEMA NERVOSO ENTÉRICO

Duas redes importantes de fibras nervosas são intrínsecas ao trato gastrintestinal: o **plexo mioentérico** (plexo de Auerbach), entre as camadas longitudinal externa e circular média, e o **plexo submucoso** (plexo de Meissner), entre a camada circular média e a mucosa (Figura 25–1). Em conjunto, esses neurônios constituem o **sistema nervoso entérico**. O sistema contém cerca de 100 milhões de neurônios sensoriais, interneurônios e neurônios motores em seres humanos — tantos quanto são encontrados em toda a medula espinal — e o sistema provavelmente é visto melhor como uma parte deslocada do sistema nervoso central (SNC) que está ligada à regulação da função gastrintestinal. Por esta razão, ele é algumas vezes referido como o "pequeno cérebro". Ele está conectado ao SNC por fibras parassimpáticas e simpáticas, mas pode funcionar de forma autônoma sem essas conexões (ver adiante). O plexo mioentérico inerva as camadas musculares lisas longitudinal e circular e está relacionado principalmente com o controle motor, ao passo que o plexo submucoso inerva o epitélio glandular, as células endócrinas intestinais e os vasos sanguíneos da submucosa, e está envolvido principalmente no controle da secreção intestinal. Os neurotransmissores no sistema incluem acetilcolina, as aminas noradrenalina e serotonina, o ácido γ-aminobutírico (GABA), um aminoácido, a purina trifosfato de adenosina (ATP), os gases NO e $CO_2$, e muitos peptídeos e polipeptídeos diferentes. Alguns desses peptídeos também atuam de modo parácrino, e alguns entram na corrente sanguínea, tornando-se hormônios. Não é surpreendente que a maioria deles também seja encontrada no encéfalo.

## INERVAÇÃO EXTRÍNSECA

O intestino recebe uma dupla inervação extrínseca do sistema nervoso autônomo, com a ação colinérgica parassimpática geralmente aumentando a atividade da musculatura lisa intestinal, e ação noradrenérgica simpática geralmente a diminuindo enquanto provoca contração dos esfincteres. As fibras parassimpáticas pré-ganglionares consistem em cerca de 2.000 eferentes vagais e outros eferentes nos nervos sacros. Elas geralmente terminam em células nervosas colinérgicas dos plexos mioentérico e submucoso. As fibras simpáticas são pós-ganglionares, mas muitas delas terminam em neurônios colinérgicos pós-ganglionares, onde a noradrenalina que elas secretam inibe a secreção da acetilcolina por ativação de receptores pré-sinápticos $\alpha_2$. Outras fibras simpáticas parecem terminar diretamente em células musculares lisas intestinais. As propriedades elétricas do músculo liso intestinal são discutidas no Capítulo 5. Ainda outras fibras inervam vasos sanguíneos, onde produzem vasoconstrição. Parece que os vasos sanguíneos intestinais possuem uma inervação dupla: uma inervação noradrenérgica extrínseca, e uma inervação intrínseca por fibras do sistema nervoso entérico. O VIP e o NO estão entre os mediadores na inervação intrínseca, que parece, entre outras coisas, ser responsável pelo aumento do fluxo sanguíneo local (**hiperemia**) que acompanha a digestão de alimentos. Não está estabelecido se os vasos sanguíneos possuem uma inervação colinérgica adicional.

## SISTEMA IMUNE GASTRINTESTINAL (DA MUCOSA)

O sistema imune da mucosa foi mencionado no Capítulo 3, mas é válido ser repetido aqui que a continuidade do lúmen intestinal com o mundo exterior também faz do sistema gastrintestinal um importante portal para infecções. Igualmente, o intestino se beneficia de interações com uma comunidade complexa de bactérias comensais (i.e., não patogênicas), as quais provêm funções metabólicas benéficas, bem como resistência progressiva a patógenos. Em face dessa estimulação microbiana constante, não é surpreendente que o intestino de mamíferos tenha desenvolvido um conjunto sofisticado de mecanismos imunes, tanto inatos quanto adaptativos, para distinguir amigos de adversários. Na verdade, a mucosa intestinal contém mais linfócitos do que os encontrados na circulação, bem como grande número de células inflamatórias, que são deslocadas para defender rapidamente a mucosa, se as defesas epiteliais forem penetradas. É provável que células imunes, e seus produtos, também tenham impacto na função fisiológica do epitélio, das células endócrinas, dos nervos e músculos lisos, particularmente por ocasião de infecções, e se respostas imunes inapropriadas são perpetuadas, como nas doenças intestinais inflamatórias (ver Capítulo 3).

## CIRCULAÇÃO GASTRINTESTINAL (ESPLÂNCNICA)

Uma última consideração a ser feita sobre o trato gastrintestinal relaciona-se com seus aspectos circulatórios incomuns. O fluxo sanguíneo para o estômago, intestinos, pâncreas e fígado está arranjado em uma série de circuitos paralelos, com todo o sangue dos intestinos e pâncreas sendo drenado por meio da veia porta para o fígado (Figura 25-22). O sangue proveniente dos intestinos, pâncreas e baço é drenado pela veia porta hepática para o fígado, e do fígado, por meio das veias hepáticas, para a veia cava inferior. As vísceras e o fígado recebem cerca de 30% do débito cardíaco pelas artérias celíaca, mesentérica superior e mesentérica inferior. O fígado recebe cerca de 1.300 mL/minuto da veia porta e 500 mL/minuto da artéria hepática durante o jejum, e o suprimento portal aumenta mais ainda após as refeições.

## RESUMO

- O sistema gastrintestinal evoluiu como um portal para permitir a ingestão controlada de nutrientes em organismos multicelulares. É funcionalmente contínuo com o ambiente externo.
- As secreções digestivas servem para alterar quimicamente os componentes das refeições (particularmente macromoléculas) de tal maneira que seus constituintes possam ser absorvidos pelo epitélio. Os componentes da refeição sofrem ação sequencial da saliva, dos sucos gástrico e pancreático e da bile, que contêm enzimas, íons, água, e outros componentes especializados.
- O intestino e os órgãos que drenam para ele secretam cerca de 8 L de fluido por dia, que são adicionados à água consumida em alimentos e bebidas. A maior parte deste líquido é reabsorvida, deixando apenas aproximadamente 200 mL a serem perdidos nas fezes. A secreção e absorção de líquidos dependem do transporte ativo epitelial de íons, nutrientes, ou ambos.
- As funções gastrintestinais são reguladas de forma integrada por mecanismos endócrinos, parácrinos e neurócrinos. Os hormônios e fatores parácrinos são liberados de células enteroendócrinas em resposta a sinais coincidentes com a ingestão de alimentos.
- O sistema nervoso entérico leva informações do sistema nervoso central para o trato gastrintestinal, mas também pode ativar respostas programadas de secreção e motilidade de modo autônomo.
- O intestino abriga um extenso sistema imune da mucosa que regula respostas à microbiota complexa normalmente residente no lúmen, bem como defende o corpo contra a invasão de patógenos.
- O intestino possui uma circulação incomum, em que a maior parte de seu efluxo venoso não retorna diretamente ao coração, em vez disso, é direcionado inicialmente ao fígado pela veia porta.

## QUESTÕES DE MÚLTIPLA ESCOLHA

*Para todas as questões, selecione a melhor opção, a não ser que direcionado diferentemente.*

1. A água é absorvida no jejuno, íleo e colo, e excretada nas fezes. Qual alternativa melhor expressa a ordem de sequência de absorção e excreção da água?
    A. Colo, jejuno, íleo, fezes
    B. Fezes, colo, íleo, jejuno
    C. Jejuno, íleo, colo, fezes
    D. Colo, íleo, jejuno, fezes
    E. Fezes, jejuno, íleo, colo

2. Após a ocorrência de um desastre natural no Haiti, há um surto de cólera entre pessoas desabrigadas que moram em um acampamento de tendas. Os indivíduos afetados exibem sintomas diarreicos graves devido à qual das seguintes alterações no transporte intestinal?
    A. Aumento do cotransporte de $Na^+$-$K^+$ no intestino delgado.
    B. Aumento da secreção de $K^+$ para dentro do colo.
    C. Redução da absorção de $K^+$ nas criptas de Lieberkühn.
    D. Aumento da absorção de $Na^+$ no intestino delgado.
    E. Aumento da secreção de $Cl^-$ no lúmen intestinal.

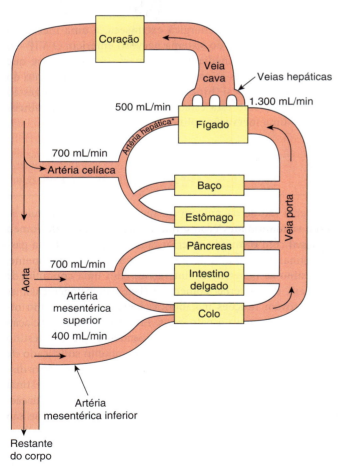

*Ramos da artéria hepática também irrigam o estômago, pâncreas e intestino delgado.

**FIGURA 25-22 Esquema da circulação esplâncnica em condições de jejum.** Observe que, mesmo durante o jejum, o fígado recebe a maior parte de seu suprimento de sangue pela veia porta.

CAPÍTULO 25 Visão Geral da Função e da Regulação Gastrintestinal **475**

3. Um homem de 50 anos de idade se apresenta a seu médico queixando-se de dor epigástrica intensa, azia frequente, e perda de peso inexplicável de 9 kg durante um período de 6 meses. Ele alega não ter obtido alívio com fármacos anti-histamínicos $H_2$ adquiridos na farmácia. Ele é encaminhado a um gastroenterologista, e a endoscopia alta revela erosões e ulcerações no duodeno proximal e um aumento da secreção de ácido gástrico em jejum. O paciente, mais provavelmente, tem um tumor que secreta qual dos seguintes hormônios?
    A. Secretina
    B. Somatostatina
    C. Motilina
    D. Gastrina
    E. Colecistocinina

4. Qual das seguintes alternativas tem o pH mais alto?
    A. Suco gástrico
    B. Conteúdo do lúmen do colo
    C. Suco pancreático
    D. Saliva
    E. Conteúdo das criptas intestinais

5. Uma mulher de 60 anos de idade sofre pancreatectomia total devido à presença de um tumor. Qual dos seguintes resultados *não* seria esperado após sua recuperação da operação?
    A. Esteatorreia
    B. Hiperglicemia
    C. Acidose metabólica
    D Ganho de peso
    E. Absorção diminuída de aminoácidos

# REFERÊNCIAS

Baron TH, Morgan DE: Current concepts: Acute necrotizing pancreatitis. N Engl J Med 1999;340:1412.

Barrett KE: *Gastrointestinal Physiology.* McGraw-Hill, 2006.

Bengmark S: Econutrition and health maintenance—A new concept to prevent GI inflammation, ulceration, and sepsis. Clin Nutr 1996;15:1.

Chong L, Marx J (editors): Lipids in the limelight. Science 2001; 294:1861.

Go VLW, et al.: *The Pancreas: Biology, Pathobiology and Disease,* 2nd ed. Raven Press, 1993.

Hersey SJ, Sachs G: Gastric acid secretion. Physiol Rev 1995; 75:155.

Hofmann AF: Bile acids: The good, the bad, and the ugly. News Physiol Sci 1999;14:24.

Hunt RH, Tytgat GN (editors): *Helicobacter pylori: Basic Mechanisms to Clinical Cure.* Kluwer Academic, 2000.

Itoh Z: Motilin and clinical application. Peptides 1997;18:593.

Johnston DE, Kaplan MM: Pathogenesis and treatment of gallstones. N Engl J Med 1993;328:412.

Kunzelmann K, Mall M: Electrolyte transport in the mammalian colon: Mechanisms and implications for disease. Physiol Rev 2002;82:245.

Lamberts SWJ, et al.: Octreotide. N Engl J Med 1996;334:246.

Lewis JH (editor): *A Pharmacological Approach to Gastrointestinal Disorders.* Williams & Wilkins, 1994.

Meier PJ, Stieger B: Molecular mechanisms of bile formation. News Physiol Sci 2000;15:89.

Montecucco C, Rappuoli R: Living dangerously: How *Helicobacter pylori* survives in the human stomach. Nat Rev Mol Cell Biol 2001;2:457.

Nakazato M: Guanylin family: New intestinal peptides regulating electrolyte and water homeostasis. J Gastroenterol 2001;36:219.

Rabon EC, Reuben MA: The mechanism and structure of the gastric $H^+$, $K^+$–ATPase. Annu Rev Physiol 1990;52:321.

Sachs G, Zeng N, Prinz C: Pathophysiology of isolated gastric endocrine cells. Annu Rev Physiol 1997;59:234.

Sellin JH: SCFAs: The enigma of weak electrolyte transport in the colon. News Physiol Sci 1999;14:58.

Specian RD, Oliver MG: Functional biology of intestinal goblet cells. Am J Med 1991;260:C183.

Topping DL, Clifton PM: Short-chain fatty acids and human colonic function: Select resistant starch and nonstarch polysaccharides. Physiol Rev 2001;81:1031.

Trauner M, Meier PJ, Boyer JL: Molecular mechanisms of cholestasis. N Engl J Med 1998;339:1217.

Walsh JH (editor): *Gastrin.* Raven Press, 1993.

Williams JA, Blevins GT Jr: Cholecystokinin and regulation of pancreatic acinar cell function. Physiol Rev 1993;73:701.

Wolfe MM, Lichtenstein DR, Singh G: Gastrointestinal toxicity of nonsteroidal anti-inflammatory drugs. N Engl J Med 1999;340:1888.

Wright EM: The intestinal $Na^+$/glucose cotransporter. Annu Rev Physiol 1993;55:575.

Young JA, van Lennep EW: *The Morphology of Salivary Glands.* Academic Press, 1978.

Zoetendal EG, et al.: Molecular ecological analysis of the gastrointestinal microbiota: A review. J Nutr 2004;134:465

C A P Í T U L O

# Digestão, Absorção e Princípios Nutricionais

# 26

## OBJETIVOS

*Após o estudo deste capítulo, você deve ser capaz de:*

- Compreender como os nutrientes são fornecidos ao corpo e os processos químicos necessários para convertê-los a uma forma mais adequada para absorção.
- Listar os principais carboidratos e definir os processos luminais e da borda em escova que produzem monossacarídeos, bem como os mecanismos de transporte que cuidam da captação dessas moléculas hidrofílicas.
- Inferir o processo de assimilação de proteínas, e as maneiras em que ele é comparável a, ou convergente com, aquele usado para carboidratos.
- Definir os processos escalonados de digestão e absorção lipídica, o papel dos ácidos biliares em solubilizar os produtos da lipólise, e as consequências da má absorção de lipídeos.
- Identificar a fonte e as funções dos ácidos graxos de cadeia curta no colo.
- Delinear os mecanismos de captação para vitaminas e minerais.
- Depreender os princípios básicos do metabolismo energético e da nutrição.

## INTRODUÇÃO

O sistema gastrintestinal é o portal por meio do qual substâncias nutritivas, vitaminas, minerais e líquidos entram no corpo. As proteínas, lipídeos e os carboidratos complexos são fragmentados em unidades absorvíveis (**digeridos**), principalmente, embora não exclusivamente, no intestino delgado. Os produtos da digestão e as vitaminas, minerais e água atravessam a mucosa e entram na linfa ou no sangue (**absorção**). Os processos de digestão e absorção constituem os assuntos deste capítulo.

A digestão dos principais alimentos é um processo ordenado que envolve a ação de um grande número de **enzimas digestivas** discutidas no capítulo anterior. Enzimas das glândulas salivares atuam sobre carboidratos (e lipídeos em algumas espécies); enzimas do estômago atuam sobre proteínas

e lipídeos; e enzimas da porção exócrina do pâncreas atuam sobre carboidratos, proteínas, lipídeos, DNA e RNA. Outras enzimas que completam o processo digestório são encontradas nas membranas luminais e no citoplasma das células que revestem o intestino delgado. A ação das enzimas é auxiliada pelo ácido clorídrico secretado pelo estômago e pela bile secretada pelo fígado.

A maioria das substâncias passa do lúmen intestinal para dentro dos enterócitos, e depois, dos enterócitos para o líquido intersticial. Os processos responsáveis pelo movimento através da membrana celular luminal com frequência são bastante diferentes daqueles responsáveis pelo movimento através das membranas celulares basais e laterais para o líquido intersticial.

# DIGESTÃO E ABSORÇÃO: CARBOIDRATOS

## DIGESTÃO

Os principais carboidratos da dieta são os polissacarídeos, dissacarídeos e monossacarídeos. Os amidos (polímeros da glicose) e seus derivados são os únicos polissacarídeos digeridos em algum grau no trato gastrintestinal humano. A amilopectina, que constitui, geralmente, em torno de 75% do amido da dieta, é uma molécula ramificada, ao passo que a amilose é uma cadeia reta com apenas pontes 1:4α **(Figura 26–1)**. Os dissacarídeos **lactose** (açúcar do leite) e **sacarose** (açúcar de mesa) também são ingeridos, assim como os monossacarídeos frutose e glicose.

Na boca, o amido é digerido pela amilase-α salivar. O pH ótimo para essa enzima é 6,7. Contudo, ela permanece parcialmente ativa mesmo quando se move para o estômago, apesar do suco gástrico ácido, porque o sítio ativo é protegido em algum grau na presença de substrato. No intestino delgado, tanto a amilase-α salivar quanto a pancreática atuam sobre os polissacarídeos ingeridos — ambas hidrolisam pontes 1:4α, mas poupam pontes 1:6α e 1:4α terminais. Consequentemente, os produtos finais de uma digestão por amilase-α são oligossacarídeos: o dissacarídeo **maltose**; o trissacarídeo **maltotriose**; e **dextrinas α-limite**, polímeros de glicose que contêm uma média de cerca de oito moléculas de glicose com pontes 1:6α (Figura 26–1).

As oligossacaridases responsáveis pela digestão adicional dos derivados do amido estão localizadas na borda em escova das células epiteliais do intestino delgado (Figura 26–1). Algumas dessas enzimas possuem mais de um substrato. A **isomaltase** é responsável principalmente pela hidrólise de pontes 1:6α. Juntamente com a **maltase** e a **sacarase**, ela também decompõe maltotriose e maltose. A sacarase e a isomaltase são sintetizadas inicialmente como uma cadeia única de glicoproteína que está inserida na membrana da borda em escova. Ela é então hidrolisada por proteases pancreáticas em subunidades de sacarase e isomaltase.

A sacarase hidrolisa a sacarose em uma molécula de glicose e uma de frutose. Além disso, a **lactase** hidrolisa a lactose em glicose e galactose.

A deficiência de uma ou mais das oligossacaridases da borda em escova pode causar diarreia, inchaço e flatulência após ingestão de açúcar **(Quadro Clínico 26–1)**. A diarreia é consequência de um número aumentado de moléculas de oligossacarídeo osmoticamente ativas que permanecem no lúmen

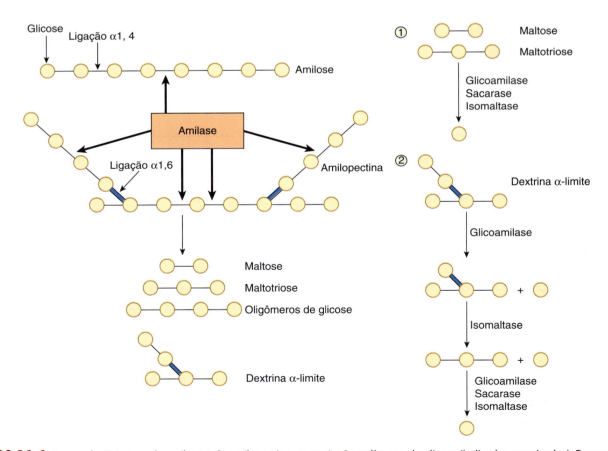

**FIGURA 26–1** Esquerda: Estrutura da amilose e da amilopectina, os quais são polímeros da glicose (indicados por círculos). Essas moléculas são digeridas parcialmente pela enzima amilase, gerando os produtos mostrados na parte baixa da figura. **Direita:** Hidrolases da borda em escova responsáveis pela digestão sequencial dos produtos da digestão do amido no lúmen (1, oligômeros lineares; 2, dextrinas α-limite).

CAPÍTULO 26   Digestão, Absorção e Princípios Nutricionais · **479**

## QUADRO CLÍNICO 26–1

### Intolerância à lactose

Na maioria dos mamíferos e em muitas raças humanas, a atividade intestinal de lactase é alta ao nascer, depois declina a níveis baixos no decorrer da infância e vida adulta. Os níveis baixos de lactase estão associados com intolerância ao leite (**intolerância à lactose**). A maioria dos europeus e de seus descendentes americanos retém atividade suficiente de lactase intestinal na vida adulta; a incidência de deficiência de lactase em europeus **orientais** e ocidentais é de apenas 15%. Entretanto, a incidência em negros, índios americanos, asiáticos e populações mediterrâneas é de 70 a 100%. Quando tais indivíduos ingerem laticínios, eles são incapazes de digerir a lactose suficientemente, e assim sintomas como inchaço, dor, gases e diarreia são produzidos pelos osmóis não absor-

vidos que são digeridos, subsequentemente, por bactérias do colo.

### DESTAQUES TERAPÊUTICOS

O tratamento mais simples da intolerância à lactose é evitar laticínios na dieta, mas isso às vezes pode ser um desafio (ou indesejável para indivíduos que gostam de sorvete). Os sintomas podem ser melhorados pela administração de preparados comerciais de lactase, o que pode ser dispendioso. O iogurte é mais bem tolerado que o leite em indivíduos intolerantes, porque ele contém sua própria lactase bacteriana.

intestinal, causando o aumento do volume do conteúdo intestinal. No colo, bactérias fragmentam alguns dos oligossacarídeos, elevando o número de partículas osmoticamente ativas. O inchaço e a flatulência são causados pela produção de gases ($CO_2$ e $H_2$) a partir de resíduos de dissacarídeos na porção inferior do intestino delgado e do colo.

## ABSORÇÃO

As hexoses são absorvidas rapidamente através da parede do intestino delgado (Tabela 26–1). Essencialmente, todas as hexoses são removidas antes que o restante de uma refeição alcance a parte terminal do íleo. As moléculas de açúcar passam

**TABELA 26–1** Transporte normal de substâncias pelo intestino e localização da absorção ou secreção máxima[a]

| Absorção de: | Intestino delgado | | | Colo |
| --- | --- | --- | --- | --- |
| | Superior[b] | Médio | Inferior | |
| Açúcares (glicose, galactose, etc.) | ++ | +++ | ++ | 0 |
| Aminoácidos | ++ | ++ | ++ | 0 |
| Vitaminas hidrossolúveis e lipossolúveis, exceto vitamina $B_{12}$ | +++ | ++ | 0 | 0 |
| Betaína, dimetilglicina, sarcosina | + | ++ | ++ | ? |
| Anticorpos em recém-nascidos | + | ++ | +++ | ? |
| Pirimidinas (timina e uracila) | + | + | ? | ? |
| Absorção de ácidos graxos de cadeia longa e conversão em triglicerídeos | +++ | ++ | + | 0 |
| Ácidos biliares | + | + | +++ | |
| Vitamina $B_{12}$ | 0 | + | +++ | 0 |
| $Na^+$ | +++ | ++ | +++ | +++ |
| $K^+$ | + | + | + | Sec. |
| $Ca^{2+}$ | +++ | ++ | + | ? |
| $Fe^{2+}$ | +++ | + | + | ? |
| $Cl^-$ | +++ | ++ | + | + |
| $SO_4^{2-}$ | ++ | + | 0 | ? |

[a] A quantidade da absorção é graduada de + até +++. Sec., secretado quando o $K^+$ do lúmen está baixo.

[b] Intestino delgado superior refere-se principalmente ao jejuno, embora o duodeno seja semelhante na maioria dos casos estudados (com a exceção notável de que o duodeno secreta $HCO_3^-$, e mostra pouca absorção líquida ou secreção de NaCl).

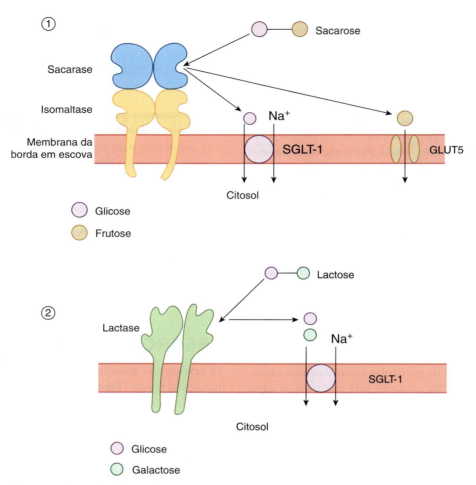

**FIGURA 26-2** Digestão e assimilação dos dissacarídeos sacarose (painel 1) e lactose (painel 2) na borda em escova. A captação de glicose e galactose é dirigida secundariamente pela baixa concentração intracelular de sódio estabelecida por $Na^+$-$K^+$-ATPase basolateral (não mostrado). SGLT-1, cotransportador de sódio-glicose 1.

das células da mucosa para o sangue, nos capilares que drenam para a veia porta.

O transporte de glicose e galactose depende do $Na^+$ no lúmen intestinal; uma concentração alta de $Na^+$ na superfície mucosa das células facilita e uma concentração baixa inibe o influxo de açúcar nas células epiteliais. Isso se deve ao fato de que esses açúcares e o $Na^+$ compartilham o mesmo **cotransportador**, ou **simporte**, o **transportador de glicose dependente de sódio** (SGLT, cotransportador glicose-$Na^+$) **(Figura 26-2)**. Os membros desta família de transportadores, SGLT 1 e SGLT 2, se parecem com os transportadores de glicose (GLUT) responsáveis pela difusão facilitada (ver Capítulo 24), onde cruzam a membrana celular 12 vezes, e têm seus terminais –COOH e –NH₂ no lado citoplasmático da membrana. Contudo, não há homologia com a série GLUT de transportadores. O SGLT-1 é responsável pela captação da glicose da dieta no intestino. O transportador correlato, SGLT-2, é responsável pelo transporte de glicose para fora dos túbulos renais (ver Capítulo 37).

Como a concentração intracelular de $Na^+$ é baixa nas células intestinais (da mesma forma que em outras células), o $Na^+$ se move para dentro da célula acompanhando seu gradiente de concentração. A glicose movimenta-se com o $Na^+$ e é liberada na célula (Figura 26–2). O $Na^+$ é transportado para dentro dos espaços intercelulares laterais, e a glicose é transportada pelo GLUT 2 para o interstício, e daí para os capilares. Assim, o transporte de glicose é um exemplo de transporte ativo secundário (ver Capítulo 2); a energia para o transporte de glicose é fornecida indiretamente pelo transporte ativo de $Na^+$ para fora da célula. Isso mantém o gradiente de concentração por meio da borda luminal da célula, de modo que entre mais $Na^+$, e consequentemente, mais glicose. Quando há uma deficiência congênita do cotransportador $Na^+$-glicose, a **má absorção de glicose/galactose** resultante causa diarreia grave, que muitas vezes é fatal se glicose e galactose não forem removidas da dieta prontamente. A glicose e seus polímeros também podem ser usados para reter $Na^+$ na doença diarreica, como foi discutido no Capítulo 25.

Como observado, o SGLT-1 também transporta galactose, mas a frutose utiliza um mecanismo diferente. Sua absorção é independente de $Na^+$ ou do transporte de glicose e galactose; em vez disso, ela é transportada por difusão facilitada do lúmen intestinal para dentro dos enterócitos pelo GLUT 5, e para fora dos enterócitos, em direção ao lúmen, pelo GLUT 2. Parte da frutose é convertida em glicose nas células da mucosa.

A insulina exerce pouco efeito sobre o transporte intestinal de açúcares. Nesse aspecto, a absorção intestinal se assemelha à reabsorção de glicose nos túbulos convolutos proximais dos rins (ver Capítulo 37); nenhum dos dois processos requer fosforilação, e ambos são essencialmente normais no diabetes, mas deprimidos pelo fármaco florizina. A velocidade máxima de absorção de glicose no intestino é cerca de 120 g/h.

## PROTEÍNAS E ÁCIDOS NUCLEICOS

### DIGESTÃO DE PROTEÍNAS

A digestão de proteínas começa no estômago, onde pepsinas clivam algumas das ligações de peptídeos. Como muitas das outras enzimas envolvidas com a digestão de proteínas, as pepsinas são secretadas sob a forma de precursores iniciais (**pró-enzimas**) e ativadas no trato gastrintestinal. Os precursores de pepsina são chamados de pepsinogênios e são ativados por ácido gástrico. A mucosa gástrica humana contém numerosos pepsinogênios correlatos, que podem ser divididos em dois grupos distintos do ponto de vista histoquímico, o pepsinogênio I e o pepsinogênio II. O pepsinogênio I é encontrado apenas em regiões secretoras de ácido, ao passo que o pepsinogênio II também é encontrado na região pilórica. A secreção ácida máxima correlaciona-se com níveis de pepsinogênio I.

As pepsinas hidrolisam as ligações entre aminoácidos aromáticos, como fenilalanina ou tirosina, e um segundo aminoácido, de modo que os produtos da digestão péptica sejam polipeptídeos de tamanhos muito diversos. Como as pepsinas têm um pH ótimo de 1,6 a 3,2, sua ação termina quando o conteúdo gástrico se mistura com o suco pancreático alcalino no duodeno e jejuno. O pH do conteúdo intestinal no bulbo duodenal é 3,0 a 4,0, mas se eleva rapidamente; no resto do duodeno é de cerca de 6,5.

No intestino delgado, os polipeptídeos formados por digestão no estômago são igualmente digeridos pelas enzimas proteolíticas potentes do pâncreas e da mucosa intestinal. A tripsina, as quimotripsinas e a elastase atuam nas ligações peptídicas interiores nas moléculas de peptídeos e são chamadas de **endopeptidases**. A formação das endopeptidases ativas a partir de seus precursores inativos somente ocorre quando elas alcançam seu sítio de ação, secundariamente à ação da hidrolase da borda em escova, a **enterocinase** (Figura 26–3). As potentes enzimas de clivagem de proteínas do suco pancreático são secretadas como pró-enzimas inativas. O tripsinogênio é convertido à enzima ativa tripsina pela **enterocinase** quando o suco pancreático entra no duodeno. A enterocinase contém 41% de polissacarídeos, o que aparentemente a impede de ser ela própria digerida antes que possa exercer seu efeito. A tripsina converte os quimotripsinogênios em quimotripsinas, e outras pró-enzimas em enzimas ativas (Figura 26–3). A tripsina também pode ativar o tripsinogênio; portanto, uma vez que alguma tripsina seja formada, há uma reação em cadeia autocatalítica. A deficiência de enterocinase ocorre como uma anormalidade congênita, e leva à desnutrição proteica.

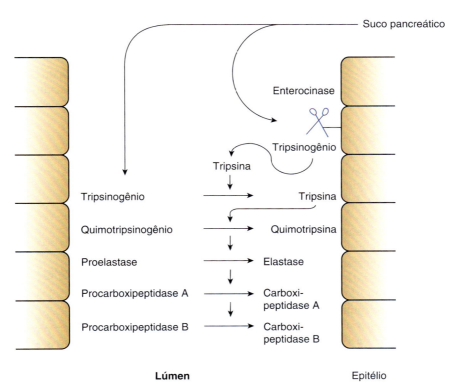

**FIGURA 26–3** Mecanismo para evitar ativação de proteases pancreáticas até que elas estejam no lúmen duodenal. O suco pancreático contém enzimas em suas formas precursoras, inativas. Quando o suco entra no lúmen duodenal, o tripsinogênio entra em contato com a enterocinase expressa na superfície apical dos enterócitos. O tripsinogênio é assim clivado a tripsina, que, por sua vez, pode ativar moléculas adicionais de tripsina, bem como as enzimas proteolíticas remanescentes.

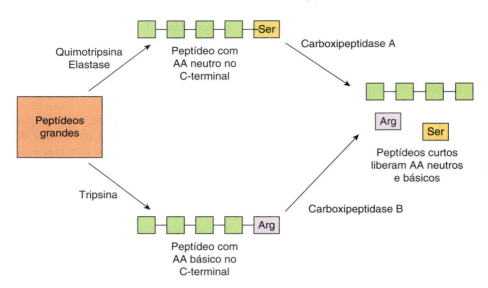

**FIGURA 26-4** Digestão de peptídeos no lúmen por endopeptidases e exopeptidases pancreáticas. Os aminoácidos individuais são mostrados nos quadrados.

As carboxipeptidases do pâncreas são **exopeptidases** que hidrolisam os aminoácidos no carboxiterminal dos polipeptídeos **(Figura 26-4)**. Alguns aminoácidos livres são liberados no lúmen intestinal, mas outros são liberados na superfície celular pelas aminopeptidases, carboxipeptidases, endopeptidases e dipeptidases na borda em escova das células da mucosa. Alguns dipeptídeos e tripeptídeos são transportados ativamente para dentro das células intestinais e são hidrolisados por peptidases intracelulares, ao mesmo tempo em que os aminoácidos entram na corrente sanguínea. Assim, a digestão final a aminoácidos ocorre em três localizações: no lúmen intestinal, na borda em escova e no citoplasma das células da mucosa.

## ABSORÇÃO

Pelo menos sete diferentes sistemas de transporte transportam aminoácidos para dentro de enterócitos. Cinco desses precisam de Na$^+$ e são cotransportadores de aminoácidos e Na$^+$ de modo semelhante ao cotransporte de Na$^+$ e glicose (Figura 26-3). Dois desses cinco também necessitam de Cl$^-$. Nos dois sistemas, o transporte é independente de Na$^+$.

Os dipeptídeos e tripeptídeos são transportados para dentro dos enterócitos por um sistema conhecido como PepT1 (ou transportador peptídico 1), os quais precisam de H$^+$ em vez de Na$^+$ **(Figura 26-5)**. Há pouca absorção de peptídeos maiores. Nos enterócitos, aminoácidos liberados dos peptídeos por hidrólise intracelular, juntamente com os aminoácidos absorvidos do lúmen intestinal e da borda em escova, são transportados para fora dos enterócitos ao longo de suas bordas basolaterais por pelo menos cinco sistemas de transporte. A partir daí, eles entram no sangue portal hepático.

A absorção de aminoácidos é rápida no duodeno e jejuno. Há pouca absorção no íleo em indivíduos sadios, pois a maior parte dos aminoácidos livres já foi assimilada naquele ponto. Aproximadamente 50% da proteína digerida vem dos alimentos ingeridos, 25% das proteínas nos sucos digestivos, e 25% de células da mucosa descamadas. Apenas 2 a 5% da proteína no intestino delgado escapa da digestão e absorção. Parte dela é finalmente digerida por ação bacteriana no colo. Quase toda a proteína contida nas fezes não é originária da dieta, mas vem de bactérias e detritos celulares. Evidências sugerem que as atividades de peptidase da borda em escova e do citoplasma de células da mucosa são aumentadas pela ressecção de parte do íleo, e que elas são alteradas independentemente na inanição. Assim, essas enzimas parecem estar sujeitas a regulação homeostática. Em seres humanos, um defeito congênito no mecanismo que transporta aminoácidos neutros no intestino e túbulos renais causa a **doença de Hartnup**. Um defeito congênito no transporte de aminoácidos básicos causa a **cistinúria**. Entretanto, a maioria dos pacientes não apresenta deficiências

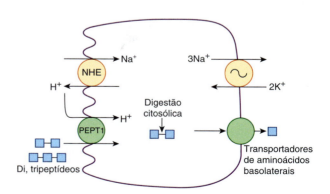

**FIGURA 26-5** Disposição dos peptídeos curtos nas células epiteliais intestinais. Os peptídeos são absorvidos juntamente com um próton fornecido por um trocador apical sódio/hidrogênio (NHE) através do transportador peptídico 1 (PepT1). Os peptídeos absorvidos são digeridos por proteases citosólicas, e quaisquer aminoácidos que estão excedentes às necessidades da célula epitelial são transportados para a corrente sanguínea por uma série de proteínas de transporte basolaterais.

nutricionais desses aminoácidos, porque o transporte de peptídeos compensa.

Em lactentes, quantidades moderadas de proteínas não digeridas também são absorvidas. Os anticorpos proteicos no colostro materno são, em grande parte, imunoglobulinas secretórias (IgA), cuja produção está aumentada na mama no final da gravidez. Elas atravessam o epitélio mamário por transcitose e entram na circulação do lactente a partir do intestino, fornecendo imunidade passiva contra infecções. A absorção é por endocitose e exocitose subsequente.

A absorção de proteínas intactas declina abruptamente após o desmame, mas adultos ainda absorvem pequenas quantidades. Proteínas estranhas que entram na circulação provocam a formação de anticorpos, e a reação antígeno-anticorpo que ocorre na entrada subsequente de mais da mesma proteína pode causar sintomas alérgicos. Assim, a absorção de proteínas pelo intestino pode explicar a ocorrência de sintomas alérgicos após a ingestão de certos alimentos. Diz-se que a incidência de alergia alimentar em crianças é tão elevada quanto 8%. Certos alimentos são mais alergênicos que outros. Crustáceos, moluscos e peixes são agressores comuns, e respostas alérgicas a legumes, leite de vaca e clara de ovo também são relativamente frequentes. Contudo, na maioria dos indivíduos, alergias a alimentos não acontecem, e há evidências de um componente genético na suscetibilidade.

A absorção de antígenos proteicos, particularmente de proteínas bacterianas e virais, ocorre nas **micropregas** ou **células M**, células epiteliais intestinais especializadas que se sobrepõem a aglomerados de tecido linfoide (placas de Peyer). Essas células transpõem os antígenos para as células linfoides, e linfócitos são ativados. Os linfoblastos ativados entram na circulação, mas retornam mais tarde à mucosa intestinal e a outros epitélios, onde secretam IgA em resposta a exposições subsequentes ao mesmo antígeno. Essa **imunidade secretória** é um importante mecanismo de defesa (ver Capítulo 3).

## ÁCIDOS NUCLEICOS

Os ácidos nucleicos são clivados em nucleotídeos no intestino pelas nucleases pancreáticas, e os nucleotídeos são clivados em nucleosídeos e ácido fosfórico por enzimas que parecem estar localizadas nas superfícies luminal das células da mucosa. Os nucleosídeos são então fragmentados em seus açúcares componentes e em bases de purina e pirimidina. As bases são absorvidas por transporte ativo. Famílias de transportadores de nucleosídeos equilibradores (i.e., passivos) e concentradores (i.e., ativos secundários) foram identificadas recentemente, e estão expressas na membrana apical de enterócitos.

## LIPÍDEOS

### DIGESTÃO DOS LIPÍDEOS

Uma lipase lingual é secretada por glândulas de Ebner na superfície dorsal da língua em algumas espécies, e o estômago também secreta uma lipase (Tabela 26–1). Elas são de pouco significado quantitativo para a digestão de lipídeos, salvo na situação de insuficiência pancreática, mas podem gerar ácidos graxos livres que sinalizam para as partes mais distais do trato GI (p. ex., causando a liberação de CCK; ver Capítulo 25).

Portanto, a maior parte da digestão de lipídeos começa no duodeno, sendo a lipase pancreática uma das mais importantes enzimas envolvidas. Essa enzima hidrolisa as ligações 1 e 3 dos triglicerídeos (triacilgliceróis) com relativa facilidade, mas age sobre as ligações 2 com uma velocidade muito baixa, de modo que os principais produtos de sua ação são ácidos graxos livres e 2-monoglicerídeos (2-monoacilgliceróis). Ela atua sobre lipídeos que tenham sido emulsificados (ver adiante). Sua atividade é facilitada quando uma hélice anfipática que cobre o sítio ativo como uma tampa é inclinada para trás. A **colipase**, uma proteína com peso molecular de cerca de 11.000, também é secretada no suco pancreático, e quando essa molécula se liga ao domínio –COOH– terminal da lipase pancreática, a abertura da tampa é facilitada. A colipase é secretada em uma pré-forma inativa (Tabela 26–1), e é ativada no lúmen intestinal pela tripsina. A colipase também é crítica para a ação da lipase, pois possibilita que a lipase permaneça associada a gotículas de lipídeos da dieta, mesmo na presença de ácidos biliares.

Outra lipase pancreática que é ativada por ácidos biliares foi caracterizada. A **colesterol esterase** de 100.000 kDa representa cerca de 4% da proteína total no suco pancreático. Em adultos, a lipase pancreática é de 10 a 60 vezes mais ativa, mas, ao contrário desta, a colesterol esterase catalisa a hidrólise de ésteres do colesterol, ésteres de vitaminas lipossolúveis e fosfolipídeos, bem como triglicerídeos. Uma enzima muito semelhante é encontrada no leite humano.

Os lipídeos são relativamente insolúveis, o que limita sua capacidade de atravessar a camada não agitada e alcançar a superfície das células da mucosa. Entretanto, eles são emulsificados com precisão pela ação detergente de ácidos biliares, fosfatidilcolina e monoglicerídeos. Quando a concentração de ácidos biliares no intestino é alta, como é depois da contração da vesícula biliar, os lipídeos e sais biliares interagem espontaneamente para formar **micelas (Figura 26–6)**. Esses aglomerados cilíndricos captam lipídeos, e embora sua concentração lipídica varie, eles geralmente contêm ácidos graxos, monoglicerídeos e colesterol em seus centros hidrofóbicos. A formação de micelas promove a solubilização dos lipídeos, e proporciona um mecanismo para seu transporte aos enterócitos. Assim, as micelas se movem em direção ao seu gradiente de concentração através da camada não agitada à borda em escova das células da mucosa. Os lipídeos se difundem para fora das micelas, e uma solução aquosa saturada de lipídeos é mantida em contato com a borda em escova das células da mucosa (Figura 26–6).

Lipídeos são coletados nas micelas, com colesterol no centro hidrofóbico, sendo os fosfolipídeos anfipáticos e monoglicerídeos alinhados com suas cabeças hidrofílicas na periferia e suas caudas hidrofóbicas no centro. As micelas desempenham um papel importante em manter os lipídeos em solução e transportá-los para a borda em escova das células epiteliais intestinais, onde eles são absorvidos.

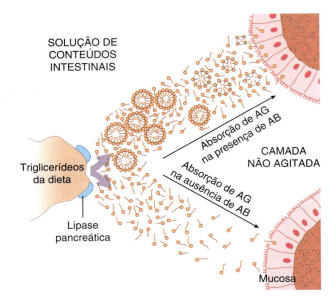

**FIGURA 26-6** Digestão de lipídeos e passagem à mucosa intestinal. Os ácidos graxos (AG) são liberados pela ação da lipase pancreática sobre triglicerídeos da dieta e, na presença de ácidos biliares (AB), formam micelas (as estruturas circulares), que se difundem através da camada não agitada à superfície da mucosa. Não mostrada, a colipase prende-se a ácidos biliares na superfície da gotícula de triglicerídeos para ancorar a lipase à superfície e possibilitar sua atividade lipolítica. (Modificada de Westergaard H, Dietschy JM: Normal mechanisms of fat absorption and derangements induced by various gastrointestinal diseases. Med Clin North Am 1974 Nov;58(6):1413–1427.)

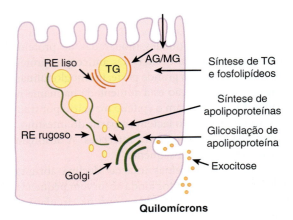

**FIGURA 26-7** Manejo intracelular dos produtos da digestão de lipídeos. Os ácidos graxos (AG) e monoglicerídeos (MG) absorvidos são reesterificados para formar triglicerídeos (TG) no retículo endoplasmático liso. As apoproteínas sintetizadas no retículo endoplasmático rugoso revestem núcleos lipídicos, e os quilomícrons resultantes são secretadas do polo basolateral de células epiteliais por exocitose.

## ESTEATORREIA

Animais pancreatectomizados e pacientes com doenças que destroem a porção exócrina do pâncreas produzem fezes gordurosas, volumosas, cor de barro (**esteatorreia**) devido à dificuldade de digestão e absorção de lipídeos. A esteatorreia deve-se principalmente à deficiência de lipase. Contudo, o ácido inibe a lipase, e a falta da secreção alcalina do pâncreas também contribui para a redução do pH do conteúdo intestinal. Em alguns casos, a secreção excessiva de ácido gástrico pode causar esteatorreia. Outra causa de esteatorreia é a reabsorção defeituosa de sais biliares no íleo distal (ver Capítulo 29).

Quando a bile é excluída do intestino, até 50% da gordura ingerida aparece nas fezes. Uma má absorção grave de vitaminas lipossolúveis também resulta em esteatorreia. Quando a reabsorção de sais biliares é impedida por ressecção do íleo terminal, ou por doença nesta porção do intestino delgado, a quantidade de gordura nas fezes também é aumentada, pois quando a circulação êntero-hepática é interrompida, o fígado não pode aumentar a velocidade de produção de sais biliares em grau suficiente para compensar a perda.

## ABSORÇÃO DE LIPÍDEOS

Tradicionalmente, pensava-se que os lipídeos entravam nos enterócitos por difusão passiva, mas evidências atuais sugerem que transportadores estão envolvidos. Dentro das células, os lipídeos são esterificados rapidamente, mantendo um gradiente de concentração favorável do lúmen para dentro das células (Figura 26-7). Há também transportadores que exportam certos lipídeos de volta para o lúmen, limitando, dessa forma sua disponibilidade oral. Este é o caso para esteróis vegetais bem como colesterol.

O destino dos ácidos graxos nos enterócitos depende de seu tamanho. Ácidos graxos contendo menos de 10 a 12 átomos de carbono são hidrossolúveis o bastante para que passem inalterados através do enterócito, e sejam transportados ativamente para o sangue portal. Eles circulam como ácidos graxos livres (não esterificados). Os ácidos graxos contendo mais de 10 a 12 átomos de carbono são demasiadamente insolúveis para isso. Eles são reesterificados em triglicerídeos nos enterócitos. Além disso, parte do colesterol absorvido é esterificado. Os triglicerídeos e os ésteres de colesterol são então revestidos com uma camada de proteína, colesterol e fosfolipídeo, para formar quilomícrons. Estes deixam a célula e entram nos linfáticos, porque são grandes demais para passar através das junções entre as células endoteliais dos capilares (Figura 26-7).

Em células da mucosa, a maior parte das triglicerídeos é formada pela acilação dos 2-monoglicerídeos absorvidos, principalmente no retículo endoplasmático liso. Entretanto, parte dos triglicerídeos é formado a partir do glicerofosfato, que, por sua vez, é um produto do catabolismo da glicose. O glicerofosfato é também convertido em glicerofosfolipídeos que participam na formação de quilomícrons. A acilação do glicerofosfato e a formação de lipoproteínas ocorrem no retículo endoplasmático rugoso. Metades de carboidratos são adicionadas às proteínas no aparelho de Golgi, e os quilomícrons finais são expelidos por exocitose a partir da região basolateral da célula.

A absorção de ácidos graxos de cadeia longa é maior nas porções superiores do intestino delgado, mas quantidades significativas também são absorvidas no íleo. Com uma ingestão moderada de lipídeos, 95% ou mais dos lipídeos ingeridos são absorvidos. Os processos envolvidos na absorção de lipídeos não estão completamente maduros ao nascimento, e os lactentes deixam de absorver 10 a 15% dos lipídeos ingeridos. Assim, eles são mais suscetíveis aos efeitos nocivos de processos mórbidos que reduzam a absorção de lipídeos.

## ÁCIDOS GRAXOS DE CADEIA CURTA NO COLO

Atenção crescente está sendo focalizada nos ácidos graxos de cadeia curta (AGCC) que são produzidos e absorvidos no colo. Os AGCC são ácidos fracos de 2 a 5 carbonos, que têm uma concentração média normal de cerca de 80 mmol/L no lúmen. Cerca de 60% deste total é acetato, 25% propionato e 15% butirato. Eles são formados pela ação de bactérias do colo sobre carboidratos complexos, amidos resistentes e outros componentes das fibras da dieta, isto é, o material que escapa da digestão no trato gastrintestinal superior e entra no colo.

Os AGCC absorvidos são metabolizados e contribuem significativamente à ingestão calórica total. Além disso, eles exercem um efeito trófico sobre as células epiteliais do colo, combatem inflamação, e são absorvidos, em parte, por troca por $H^+$, ajudando a manter o equilíbrio ácido-base. Os AGCC são absorvidos por transportadores específicos presentes nas células epiteliais do colo, e também promovem a absorção de $Na^+$, embora o mecanismo exato para a absorção acoplada $Na^+$-AGCC esteja indefinido.

## ABSORÇÃO DE VITAMINAS E MINERAIS

### VITAMINAS

As vitaminas são definidas como pequenas moléculas que desempenham papéis vitais em reações bioquímicas corpóreas, e que devem ser obtidas a partir da dieta, pois não podem ser sintetizadas endogenamente. Uma discussão acerca das vitaminas que são críticas para a nutrição humana é fornecida perto do final deste capítulo, mas, por enquanto, serão discutidos os princípios gerais de sua digestão e absorção. As vitaminas lipossolúveis A, D, E e K são ingeridas como ésteres, e devem ser digeridas pela colesterol esterase antes da absorção. Estas vitaminas também são altamente insolúveis no intestino, e, portanto, sua absorção é totalmente dependente de sua incorporação em micelas. Sua absorção é deficiente se a absorção de lipídeos estiver deprimida devido à falta de enzimas pancreáticas, ou se a bile for excluída do intestino por obstrução de ductos biliares.

A maior parte das vitaminas é absorvida na parte superior do intestino delgado, mas a vitamina $B_{12}$ é absorvida no íleo. Esta vitamina liga-se ao fator intrínseco, uma proteína secretada pelas células parietais do estômago, e o complexo é absorvido através da mucosa do íleo.

A absorção de vitamina $B_{12}$ e a de folato são independentes de $Na^+$, mas todas as sete vitaminas hidrossolúveis restantes — tiamina, riboflavina, niacina, piridoxina, pantotenato, biotina e ácido ascórbico — são absorvidas por cotransporte com $Na^+$.

## CÁLCIO

Um total de 30 a 80% do cálcio ingerido é absorvido. O processo de absorção e sua relação com 1,25-di-hidroxicalciferol são discutidos no Capítulo 21. Por meio desse derivado da vitamina D, a absorção de $Ca^{2+}$ é ajustada às necessidades do corpo; a absorção é aumentada na presença de deficiência de $Ca^{2+}$ e diminuída na presença de excesso de $Ca^{2+}$. A absorção de $Ca^{2+}$ também é facilitada por proteínas. Ela é inibida por fosfatos e oxalatos porque esses ânions formam sais insolúveis com $Ca^{2+}$ no intestino. A absorção de magnésio também é facilitada por proteínas.

## FERRO

Em adultos, a quantidade de ferro perdida do corpo é relativamente pequena. As perdas geralmente não são reguladas, e os estoques totais de ferro corporal são regulados por mudanças na velocidade em que ele é absorvido do intestino. Os homens perdem cerca de 0,6 mg/dia, principalmente nas fezes. As mulheres pré-menopausa têm uma perda variável, maior, em média cerca de duas vezes esse valor, devido à perda adicional de ferro durante a menstruação. A ingestão média diária de ferro nos Estados Unidos e Europa é de cerca de 20 mg, mas a quantidade absorvida é apenas igual às perdas. Assim, a quantidade de ferro absorvida normalmente é em torno de 3 a 6% do total ingerido. Vários fatores dietéticos afetam a disponibilidade de ferro para absorção; por exemplo, o ácido fítico, encontrado em cereais, reage com o ferro para formar compostos insolúveis no intestino, assim como o fazem fosfatos e oxalatos.

A maior parte do ferro na dieta está na forma férrica ($Fe^{3+}$), enquanto é a forma ferrosa ($Fe^{2+}$) a absorvida. A atividade de $Fe^{3+}$ redutase está associada com o transportador de ferro nas bordas em escova dos enterócitos (**Figura 26–8**). As secreções gástricas dissolvem o ferro e permitem que ele forme complexos solúveis com ácido ascórbico e outras substâncias, que ajudam em sua redução à forma ferrosa. A importância dessa função em seres humanos é indicada pelo fato de que a anemia ferropriva é uma complicação incômoda e relativamente frequente da gastrectomia parcial.

Quase toda a absorção de ferro ocorre no duodeno. O transporte de $Fe^{2+}$ para dentro dos enterócitos acontece por meio do transportador de metal bivalente 1 (**DMT1**, do inglês *divalent metal transporter*) (Figura 26–8). Parte é armazenada como ferritina, e o restante é transportado para fora dos enterócitos por um transportador basolateral denominado **ferroportina 1**. Uma proteína chamada **hefaestina** (**Hp**) está associada à ferroportina 1. Ela própria não é um transportador, mas facilita o transporte basolateral. No plasma, $Fe^{2+}$ é convertido em $Fe^{3+}$ e se liga à proteína de transporte de ferro, a **transferrina**. Esta proteína tem dois sítios para ligação de ferro. Normalmente, a transferrina é cerca de 35% saturada com ferro, e o nível normal de ferro no plasma é cerca de 130 µg/dL (23 µmol/L), em homens, e 110 µg/dL (19 µmol/L) em mulheres.

O **heme** (ver Capítulo 31) se liga a uma proteína de transporte apical nos enterócitos e é carreado no citoplasma. No citoplasma, HO2, um subtipo de heme oxigenase, remove o $Fe^{2+}$ da porfirina e o acrescenta ao *pool* intracelular de $Fe^{2+}$.

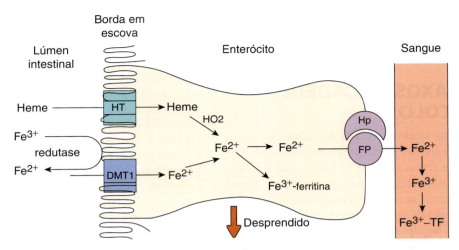

**FIGURA 26-8 Absorção do ferro.** O $Fe^{3+}$ é convertido em $Fe^{2+}$ pela redutase férrica, e o $Fe^{2+}$ é transportado para dentro do enterócito pelo transportador de ferro DMT1 da membrana apical. O heme é transportado para dentro do enterócito por um transportador de heme (HT) separado, e HO2 libera $Fe^{2+}$ do heme. Parte do $Fe^{2+}$ intracelular é convertida em $Fe^{3+}$ e ligada à ferritina. O resto liga-se ao transportador basolateral de $Fe^{2+}$ ferroportina (FP) e é transportado para o líquido intersticial. O transporte é auxiliado por hefaestina (Hp). No plasma, o $Fe^{2+}$ é convertido em $Fe^{3+}$ e ligado à proteína de transporte de ferro transferrina (TF).

Setenta por cento do ferro do corpo está na hemoglobina, 3% na mioglobina e o resto com ferritina, que está presente não só nos enterócitos, mas também em muitas outras células. A apoferritina é uma proteína globular composta por 24 subunidades. A ferritina é facilmente visível ao microscópio eletrônico, e tem sido usada como um marcador em estudos de fagocitose e fenômenos correlatos. As moléculas de ferritina em membranas lisossômicas podem se agregar em depósitos que contêm até 50% de ferro. Estes depósitos são chamados de **hemossiderina**.

A absorção intestinal do ferro é regulada por três fatores: ingestão recente de ferro na dieta, estado dos estoques de ferro no corpo, e estado da eritropoiese na medula óssea. A operação normal dos fatores que mantêm o balanço do ferro é essencial para a saúde **(Quadro Clínico 26-2)**.

# CONTROLE DA INGESTÃO DE ALIMENTOS

A ingestão de nutrientes está sob um controle complexo, envolvendo sinais tanto da periferia quanto do sistema nervoso central. Complicando o quadro, funções mais altas também modulam a resposta aos sinais tanto centrais quanto periféricos, que ou desencadeiam, ou inibem, a ingestão de comida. Assim, preferências alimentares, emoções, ambiente, estilo de vida e ritmos circadianos podem exercer efeitos profundos sobre se o alimento é ou não buscado, e o tipo de comida que é ingerida.

Muitos dos hormônios e outros fatores que são liberados coincidentemente com uma refeição, e que podem desempenhar outros papéis importantes na digestão e absorção (ver Capítulo 25), também estão envolvidos na regulação do comportamento alimentar **(Figura 26-9)**. Por exemplo, a CCK, quer produzida por células I do intestino, quer liberada por terminações nervosas no encéfalo, inibe a ingestão adicional de alimentos, e assim é definida como um **fator de saciedade**

## QUADRO CLÍNICO 26-2

### Distúrbios da captação de ferro

A deficiência de ferro causa anemia. Inversamente, a sobrecarga de ferro causa o acúmulo de hemossiderina nos tecidos, produzindo **hemossiderose**. Quantidades grandes de **hemossiderina** podem danificar os tecidos, como é visto na hemocromatose, doença genética comum. Esta síndrome caracteriza-se por pigmentação da pele, lesão pancreática com diabetes ("diabetes bronze"), cirrose hepática, uma alta incidência de carcinoma do fígado e atrofia das gônadas. A hemocromatose pode ser hereditária ou adquirida. A causa mais comum das formas hereditárias é uma mutação no gene *HFE*, que é comum na população caucasiana. Ele está localizado no braço curto do cromossomo 6 e é ligado intimamente ao loco do antígeno leucocitário humano A (HLA-A). Ainda não se sabe precisamente como mutações no *HFE* causam hemocromatose, mas os indivíduos que são homogêneos para mutações do *HFE* absorvem quantidades excessivas de ferro, pois o *HFE* normalmente inibe a expressão dos transportadores duodenais que participam na captação de ferro. A hemocromatose adquirida ocorre quando o sistema regulador do ferro é avassalado por cargas excessivas de ferro devido à destruição crônica de hemácias, doença hepática, ou transfusões repetidas em doenças como anemia intratável.

### DESTAQUES TERAPÊUTICOS

Se a hemocromatose hereditária for diagnosticada antes que quantidades excessivas de ferro se acumulem nos tecidos, a expectativa de vida pode ser prolongada substancialmente pela retirada repetida de sangue.

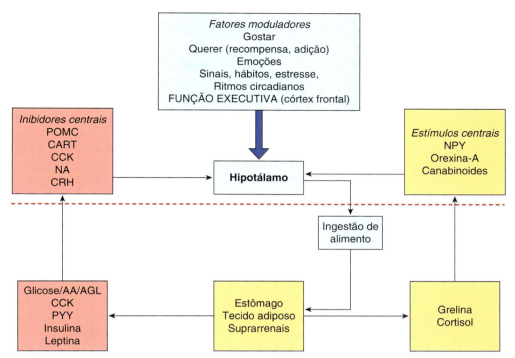

**FIGURA 26-9** Resumo dos mecanismos controladores da ingestão de alimentos. Estímulos e inibidores periféricos, liberados em antecipação ou resposta à ingestão de alimento, cruzam a barreira hematoencefálica (indicada pela linha vermelha tracejada) e ativam a liberação e/ou síntese de fatores centrais no hipotálamo que aumentam ou diminuem a ingestão subsequente de alimento. A ingestão de alimentos também pode ser modulada por sinais de centros superiores, conforme mostrado. Não mostrado, orexinas periféricas podem reduzir a produção de inibidores centrais, e vice-versa. (Baseada em uma figura gentilmente fornecida pelo Dr. Samuel Klein, Washington University, EUA.)

ou **anorexina**. A CCK e outros fatores semelhantes têm atraído grande interesse da indústria farmacêutica na esperança de que derivados possam ser úteis como apoio em dietas, um objetivo de grande urgência devido à epidemia atual de obesidade nos países ocidentais (Quadro Clínico 26-3).

Leptina e grelina são fatores periféricos que atuam reciprocamente sobre a ingestão de alimentos, e, quanto a isto, têm emergido como reguladores críticos. Ambos ativam seus receptores no hipotálamo, os quais iniciam cascatas de sinalização levando a alterações na ingestão de alimentos. A leptina é produzida pelo tecido adiposo, e sinaliza a situação dos estoques de lipídeos. À medida que os adipócitos aumentam de tamanho, eles liberam quantidades maiores de leptina e isso tende a diminuir a ingestão de alimentos, em parte pelo aumento da expressão de outros fatores anorexígenos no hipotálamo, como pró-opiomelanocortina (POMC), transcrito regulado por cocaína e anfetamina (CART), neurotensina e hormônio liberador de corticotrofina (CRH). A leptina também estimula a taxa metabólica (ver Capítulo 18). Entretanto, estudos em animais têm mostrado que é possível se tornar resistente aos efeitos da leptina, e nessa situação, a ingestão de alimentos persiste — apesar de reservas adiposas adequadas (ou mesmo crescentes) — o que resulta em obesidade.

A grelina, por outro lado, é uma **orexina** de ação predominantemente rápida que estimula a ingestão de alimentos. Ela é produzida principalmente pelo estômago, bem como por outros tecidos como o pâncreas e as glândulas suprarrenais, em resposta a mudanças no estado nutricional — os níveis de grelina circulante aumentam na situação pré-prandial, e então diminuem após uma refeição. Acredita-se que ela esteja envolvida principalmente na iniciação da refeição, diferentemente dos efeitos de duração maior da leptina. Da mesma forma que a leptina, entretanto, os efeitos da grelina são produzidos, em sua maioria, por meio de ações no hipotálamo. Ele aumenta a síntese e/ou liberação de orexinas centrais, incluindo o neuropeptídeo Y e canabinoides, e suprime a capacidade da leptina de estimular os fatores anorexígenos discutidos anteriormente. A perda de atividade da grelina pode ser responsável, em parte, pela efetividade dos procedimentos de derivação gástrica para obesidade. Sua secreção também pode ser inibida pela leptina, sublinhando a reciprocidade desses hormônios. Há alguma evidência que sugere, contudo, que a capacidade da leptina de reduzir secreção de grelina se perde na situação de obesidade.

## PRINCÍPIOS NUTRICIONAIS E METABOLISMO ENERGÉTICO

Os seres humanos oxidam carboidratos, proteínas e lipídeos, produzindo principalmente $CO_2$, $H_2O$ e a energia necessária para processos vitais (Quadro Clínico 26-3). $CO_2$, $H_2O$ e energia também são produzidos quando o alimento é "queimado" fora do corpo. Entretanto, no corpo, a oxidação não é uma reação semiexplosiva, de um só passo, mas sim um processo complexo, lento, passo a passo, chamado de **catabolismo**, que libera energia em quantidades pequenas, utilizáveis. A energia pode ser armazenada no corpo sob a forma

## SEÇÃO IV  Fisiologia Gastrintestinal

## QUADRO CLÍNICO 26–3

### Obesidade

A obesidade é o problema nutricional mais comum e mais dispendioso nos Estados Unidos. Um indicador conveniente e confiável da gordura do corpo é o **índice de massa corporal (IMC)**, que é o valor do peso corporal (em quilogramas) dividido pelo quadrado da altura (em metros). Valores acima de 25 são anormais. Os indivíduos com valores de 25 a 30 são considerados com sobrepeso, e aqueles com valores acima de 30 são obesos. Nos Estados Unidos, 34% da população têm sobrepeso e 34% são obesos. A incidência de obesidade também está aumentando em outros países. O Worldwatch Institute estimou que, embora a fome continue a ser um problema em muitas partes do mundo, o número de pessoas com sobrepeso atualmente é tão grande quanto o número de desnutridos. A obesidade é um problema devido a suas complicações. Ela está associada à aterosclerose acelerada e a uma incidência aumentada de doenças da vesícula biliar e outras. Sua associação com diabetes tipo 2 é especialmente marcante. À medida que o peso aumenta, a resistência à insulina se eleva e o diabetes franco aparece. Pelo menos em alguns casos, a tolerância à glicose é restabelecida quando se perde peso. Além disso, as taxas de mortalidade por muitos tipos de câncer estão se expandindo em indivíduos obesos. As causas da alta incidência de obesidade na população geral provavelmente são múltiplas. Estudos com gêmeos criados separadamente mostram um componente genético definido. Tem sido apontado que, por meio de grande parte da evolução humana, períodos de escassez de alimentos eram comuns, e mecanismos que permitiam o aumento do armazenamento de energia como gordura tinham valor de sobrevivência. Atualmente, entretanto, o alimento é abundante em muitos países, e a capacidade de adquirir e reter gordura tornou-se uma desvantagem. Como observado antes, a causa fundamental da obesidade ainda é um excesso de ingestão de energia na comida acima do gasto energético. Se pessoas voluntárias forem alimentadas com uma dieta hipercalórica fixa, algumas ga-

nharão peso mais rapidamente do que outros, mas o ganho de peso mais lento é devido ao aumento do gasto de energia sob a forma de pequenos movimentos corporais (**termogênese por atividade sem exercício; NEAT** [*nonexercise activity thermogenesis*]). O peso corporal geralmente aumenta em uma velocidade lenta, mas constante, durante a vida adulta. A atividade física diminuída indubitavelmente é um fator favorável a esse aumento, mas a diminuição da sensibilidade à leptina também pode ser um fator importante.

#### DESTAQUES TERAPÊUTICOS

A obesidade é um problema médico e de saúde pública muito incômodo, pois seu tratamento efetivo depende de mudanças drásticas no estilo de vida. A perda de peso duradoura só pode ser conseguida com diminuição da ingestão de alimentos, aumento do gasto de energia, ou, idealmente, alguma combinação de ambos. O exercício isolado raramente é suficiente, porque, muitas vezes, ele induz o paciente a ingerir mais calorias. Para aqueles que são gravemente obesos e que tenham desenvolvido complicações de saúde sérias como resultado, uma variedade de abordagens cirúrgicas têm sido desenvolvidas, que reduzem o tamanho do reservatório gástrico e/ou o contornam. Tais manobras cirúrgicas têm a intenção de reduzir o tamanho das refeições que pode ser tolerado, mas também têm efeitos metabólicos drásticos antes mesmo que ocorra perda de peso significante, talvez em consequência de produção reduzida de orexinas periféricas pelo trato gastrintestinal. As companhias farmacêuticas também estão explorando ativamente a ciência das orexinas e anorexinas, a fim de desenvolver fármacos que possam agir centralmente para modificar a ingestão de alimentos (Figura 26–9).

---

de compostos especiais de fosfatos, ricos em energia, e sob a forma de proteínas, lipídeos e carboidratos complexos, sintetizados a partir de moléculas mais simples. A formação dessas substâncias por processos que captam em vez de liberar energia é chamada de **anabolismo**. Este capítulo consolida a consideração da função endócrina ao fornecer um resumo breve da produção e utilização de energia, e do metabolismo de carboidratos, proteínas e lipídeos.

## TAXA METABÓLICA

A quantidade de energia liberada pelo catabolismo dos alimentos no corpo é a mesma que a quantidade liberada quando o alimento é queimado fora do corpo. A energia liberada pelos processos catabólicos no corpo é usada para manutenção de funções corporais, digestão e metabolização dos alimentos,

termorregulação e atividade física. Ela aparece como trabalho externo, calor e armazenamento de energia:

$$\text{Saída de energia} = \text{trabalho externo} + \text{armazenamento de energia} + \text{calor}$$

A quantidade de energia liberada por unidade de tempo é a **taxa metabólica**. Contrações musculares isotônicas realizam trabalho em um pico de eficiência que se aproxima de 50%:

$$\text{Eficiência} = \frac{\text{trabalho realizado}}{\text{energia total gasta}}$$

Essencialmente, toda a energia das contrações isométricas aparece como calor, porque pouco ou nenhum trabalho externo (força multiplicada pela distância em que a força movimenta uma massa) é feito (ver Capítulo 5). A energia é armazenada pela formação de compostos ricos em energia. A quantidade de armazenamento de energia varia, mas em indivíduos em jejum ela é zero ou negativa. Portanto, em um indivíduo adulto que não tenha comido recentemente e que não esteja se movendo (ou crescendo, se reproduzindo, ou em lactação), toda a saída de energia se manifesta como calor.

# CALORIAS

A unidade-padrão de energia calórica é a **caloria** (**cal**), definida como a quantidade de energia térmica necessária para elevar a temperatura de 1 g de água em 1°C, de 15 para 16°C. Essa unidade também é chamada de grama-caloria, pequena caloria, ou caloria-padrão. A unidade comumente usada em fisiologia e medicina é a **Caloria** (**quilocaloria**; **kcal**), que equivale a 1.000 cal.

Os valores calóricos dos alimentos comuns, conforme mensurados em um calorímetro de bomba, são considerados como 4,1 kcal/g de carboidrato, 9,3 kcal/g de lipídeo e 5,3 kcal/g de proteína. No corpo, valores similares são obtidos para carboidratos e lipídeos, mas a oxidação de proteína é incompleta, e os produtos finais do catabolismo proteico são ureia e compostos nitrogenados correlatos, além de $CO_2$ e $H_2O$ (ver adiante). Portanto, o valor calórico da proteína no corpo é de apenas 4,1 kcal/g.

# QUOCIENTE RESPIRATÓRIO

O **quociente respiratório** (**QR**) é a razão, em estado de equilíbrio, do volume de $CO_2$ produzido para o volume de $O_2$ consumido por unidade de tempo. Ele deve ser distinguido da **razão de troca respiratória** (**R**), que é a razão de $CO_2$ para $O_2$ em qualquer tempo, mesmo que o equilíbrio tenha sido alcançado. R é afetada por outros fatores além do metabolismo. QR e R podem ser calculados para reações fora do corpo, para órgãos e tecidos individuais, e para o corpo todo. O QR de carboidratos é 1,00, e o da gordura é cerca de 0,70. Isso é porque H e O estão presentes nos carboidratos nas mesmas proporções que na água, ao passo que em várias gorduras, o $O_2$ extra é necessário para a formação de $H_2O$.

Carboidrato:

$$C_6H_{12}O_6 + 6O_2 \rightarrow 6CO_2 + 6H_2O$$
$$\text{(glicose)}$$
$$QR = 6/6 = 1,00$$

Lipídeo:

$$2C_{51}H_{98}O_6 + 145O_2 \rightarrow 102CO_2 + 98H_2O$$
$$\text{(tripalmitina)}$$
$$QR = 102/145 = 0,703$$

Determinar o QR da proteína no corpo é um processo complexo, mas um valor médio de 0,82 foi calculado. As quantidades aproximadas de carboidrato, proteína e lipídeo sendo oxidadas no corpo em qualquer dado tempo podem ser calculadas a partir do QR e da excreção urinária de nitrogênio. Em todo o corpo, QR e R diferem em várias condições. Por exemplo, durante a hiperventilação, R se eleva devido ao $CO_2$ ser soprado para fora. Durante exercício extenuante, R pode atingir 2,00, porque $CO_2$ está sendo soprado para fora e o ácido láctico da glicólise anaeróbia está sendo convertido em $CO_2$ (ver adiante).

## TABELA 26-2 Fatores que afetam a taxa metabólica

| |
|---|
| Exercício muscular durante ou logo antes da mensuração |
| Ingestão recente de alimento |
| Temperatura do ambiente alta ou baixa |
| Altura, peso e área de superfície |
| Sexo |
| Idade |
| Crescimento |
| Reprodução |
| Lactação |
| Estado emocional |
| Temperatura corporal |
| Níveis circulantes de hormônios tireoidianos |
| Níveis circulantes de adrenalina e noradrenalina |

Depois do exercício, R pode cair por um tempo para 0,50, ou menos. Na acidose metabólica, R se eleva porque a compensação respiratória para a acidose causa o aumento da quantidade de $CO_2$ expirado (ver Capítulo 35). Na acidose grave, R pode ser maior que 1,00. Na alcalose metabólica, o valor de R cai.

O consumo de $O_2$ e a produção de $CO_2$ de um órgão podem ser calculados, em equilíbrio, pela multiplicação de seu fluxo sanguíneo em unidade de tempo pelas diferenças arteriovenosas entre $O_2$ e $CO_2$ através do órgão, e o QR pode então ser calculado. Dados sobre o QR de órgãos individuais são de interesse considerável para se extrair inferências a respeito dos processos metabólicos que ocorrem neles. Por exemplo, o QR do encéfalo é regularmente de 0,97 a 0,99, indicando que seu principal, mas não único combustível, seja o carboidrato. Durante a secreção de suco gástrico, o estômago tem uma R negativa, porque ele retira mais $CO_2$ do sangue arterial do que devolve no sangue venoso (ver Capítulo 26).

# FATORES QUE AFETAM A TAXA METABÓLICA

A taxa metabólica é afetada por muitos fatores (Tabela 26–2). O mais importante é o exercício muscular. O consumo de $O_2$ é elevado não só durante o exercício, mas também pelo tempo necessário após o exercício para restituir o débito de $O_2$ (ver Capítulo 5). Alimentos recentemente ingeridos também aumentam a taxa metabólica devido a sua **ação dinâmica específica** (**ADE**). A ADE de um alimento é o gasto de energia obrigatório que ocorre durante sua assimilação no corpo. São necessárias 30 kcal para assimilar a quantidade de proteína suficiente para elevar a taxa em 100 kcal; 6 kcal para assimilar uma quantidade semelhante de carboidrato; e 5 kcal para assimilar uma quantidade semelhante de gordura. A causa da ADE, que pode durar até 6 h, é incerta.

Outro fator que estimula o metabolismo é a temperatura do ambiente. A curva relacionando a taxa metabólica com a temperatura ambiente tem forma de U. Quando a temperatura do ambiente é mais baixa do que a temperatura do corpo, mecanismos produtores de calor, como calafrios, são ativados e a taxa metabólica se eleva. Quando a temperatura é alta o bastante para elevar a temperatura corporal, os processos metabólicos geralmente se aceleram, e a taxa metabólica sobe cerca de 14% para cada grau Celsius de elevação.

A taxa metabólica determinada em repouso, em um espaço com uma temperatura confortável na zona térmica neutra, 12 a 14 h após a última refeição, é chamada de **taxa metabólica basal** (**TMB**). Este valor cai cerca de 10% durante o sono, e até 40% durante o jejum prolongado. A taxa durante atividades diurnas normais é, obviamente, mais alta que a TMB, devido à atividade muscular e à ingestão de alimentos. É dito frequentemente que a **taxa metabólica máxima** alcançada durante o exercício é de 10 vezes a TMB, mas atletas treinados podem aumentar sua taxa metabólica em até 20 vezes.

A TMB de um homem de tamanho médio é de cerca de 2.000 kcal/dia. Animais de grande porte têm TMB absolutas mais altas, mas a razão de TMB para o peso corporal é muito maior. Uma variável que se correlaciona bem com a taxa metabólica em espécies diferentes é a área de superfície corporal. Isto seria esperado, pois a troca de calor ocorre na superfície do corpo. A relação real com o peso corporal (P) seria

$$TMB = 3,52 P^{0,67}$$

Contudo, mensurações repetidas por numerosos pesquisadores forneceram um expoente maior, em média 0,75:

$$TMB = 3,52 P^{0,75}$$

Assim, a inclinação da linha que correlaciona a taxa metabólica ao peso corporal é mais íngreme do que seria se a relação fosse devida apenas à área corporal **(Figura 26–10)**. A causa da inclinação maior tem sido muito debatida, mas permanece indefinida.

Para uso clínico, a TMB geralmente é expressa como um aumento ou diminuição da porcentagem acima ou abaixo de um conjunto de valores normais padrão geralmente utilizados. Assim, um valor de +65 significa que a TMB do indivíduo está 65% acima do padrão para aquela idade e sexo.

A diminuição da taxa metabólica relacionada com uma redução do peso corporal é parte da explicação do por que, quando um indivíduo está tentando perder peso, a perda de peso inicialmente é rápida e depois se torna mais lenta.

## BALANÇO ENERGÉTICO

A primeira lei da termodinâmica, o princípio que declara que a energia não é criada nem destruída quando convertida de uma forma para outra, se aplica a organismos vivos, bem como a sistemas inanimados. Pode-se falar, portanto, de um **balanço energético** entre a ingestão calórica e o débito de energia. Se o conteúdo calórico da comida ingerida for menor que o débito de energia, isto é, se o balanço for negativo, estoques endógenos são utilizados. Glicogênio, proteína do corpo e lipídeos são catabolizados, e o indivíduo perde peso. Se o valor calórico da ingestão de alimentos exceder a perda de energia devida ao calor e trabalho, e a comida for digerida e absorvida apropriadamente, isto é, se o balanço for positivo, a energia é armazenada e o indivíduo ganha peso.

Para equilibrar o déficit basal, de modo que as tarefas consumidoras de energia essenciais à vida possam ser realizadas, um adulto médio deve ingerir em torno de 2.000 kcal/dia. Requisitos calóricos acima do nível basal dependem da atividade do indivíduo. O estudante (ou professor) sedentário precisa de outras 500 kcal, ao passo que um lenhador necessita de 3.000 kcal adicionais por dia.

## NUTRIÇÃO

O objetivo da ciência da nutrição é a determinação dos tipos e quantidades de alimentos que promovem saúde e bem-estar. Isso inclui não só os problemas de subnutrição, mas os de excesso de nutrição, paladar e disponibilidade **(Quadro Clínico 26–4)**. Entretanto, certas substâncias são componentes essenciais de qualquer dieta humana. Muitos desses compostos foram mencionados em seções anteriores deste capítulo, e um breve resumo dos componentes essenciais e desejáveis da dieta é apresentado adiante.

## COMPONENTES ESSENCIAIS DA DIETA

Uma dieta ótima inclui, além de água suficiente (ver Capítulo 37), calorias adequadas, proteína, lipídeos, minerais e vitaminas.

## INGESTÃO CALÓRICA E DISTRIBUIÇÃO

Como observado antes, o valor calórico da ingestão dietética deve ser aproximadamente igual ao da energia dispendida, para que o peso corporal seja mantido. Além das 2.000 kcal/dia necessárias para satisfazer as necessidades basais, de 500 a 2.500 kcal/dia (ou mais) são requeridas para preencher as demandas de energia das atividades diárias.

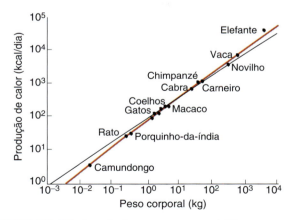

**FIGURA 26–10** Correlação entre taxa metabólica e peso corporal, plotada em escalas logarítmicas. A inclinação da linha colorida é de 0,75. A linha negra representa o modo como a área de superfície aumenta com o peso para formas geometricamente semelhantes, e tem uma inclinação de 0,67. (Reproduzida, com permissão, de McMahon TA: Size and shape in biology. Science 1973; 179:1201. Copyright ©1973 pela American Association for the Advancement of Science.)

# QUADRO CLÍNICO 26–4

## A síndrome da má absorção

As funções de digestão e absorção do intestino delgado são essenciais para a vida. Entretanto, as capacidades digestiva e absortiva do intestino são maiores que o necessário para a função normal (a **reserva anatômica**). A remoção de segmentos curtos do jejuno ou íleo geralmente não causa sintomas graves, e ocorrem hipertrofia e hiperplasia da mucosa remanescente. Contudo, quando mais de 50% do intestino delgado é ressecado ou sofre derivação (**síndrome do intestino curto**), a absorção de nutrientes e vitaminas é tão comprometida que é muito difícil impedir a desnutrição e o definhamento (**má absorção**). A ressecção do íleo terminal também impede a absorção de ácidos biliares, e isso leva, por sua vez, à deficiência da absorção de lipídeos. Isso também causa diarreia, pois os sais biliares não absorvidos entram no colo, onde ativam a secreção de cloreto (ver Capítulo 25). Outras complicações da ressecção ou derivação intestinal incluem hipocalcemia, artrite e, possivelmente, infiltração gordurosa do fígado, seguida por cirrose. Vários processos mórbidos também podem dificultar a absorção sem uma perda do comprimento do intestino. O padrão de deficiências que resulta é chamado, às vezes, de **síndrome da má absorção**. Este padrão varia um tanto com a causa, mas pode incluir absorção deficiente de aminoácidos, com enfraquecimento corporal acentuado e, finalmente, hipoproteinemia e edema. A absorção de carboidratos e lipídeos também está deprimida. Devido à absorção deficiente de lipídeos, as vitaminas lipossolúveis (vitaminas A, D, E e K) não são absorvidas em quantidades adequadas. Uma das condições mais interessantes que causa a síndrome da má absorção é a doença autoimune, denominada **doença celíaca**. Esta doença ocorre em indivíduos geneticamente predispostos que possuem o antígeno HLA-DQ2 ou DQ8 do complexo principal de histocompatibilidade (MHC) classe II (ver Capítulo 3). Nesses indivíduos, o glúten e as proteínas intimamente correlatas provocam uma resposta imune inapropriada das células T intestinas, o que lesa o epitélio intestinal e resulta em perda de vilosidades e achatamento da mucosa. As proteínas são encontradas no trigo, no centeio, na cevada e, em menor grau, na aveia — mas não no arroz ou milho. Quando grãos que contêm glúten são retirados da dieta, a função intestinal geralmente é restabelecida ao normal.

### DESTAQUES TERAPÊUTICOS

O tratamento da má absorção depende da causa subjacente. Na doença celíaca, a mucosa retorna ao normal se os alimentos que contêm glúten forem excluídos estritamente da dieta, embora isso seja difícil de conseguir. A diarreia que acompanha a má absorção de ácidos biliares pode ser tratada com uma resina (colestiramina) que mantém os ácidos biliares no lúmen, e impede sua ação secretória sobre os colonócitos. Pacientes que se tornam deficientes em vitaminas lipossolúveis podem receber esses compostos como derivados solúveis em água. Para casos graves da síndrome do intestino curto, pode ser necessário fornecer nutrientes por via parenteral. Há esperança de que o transplante de intestino delgado possa eventualmente se tornar rotineiro, mas é claro que o transplante acarreta suas próprias desvantagens em longo prazo, e também requer um suprimento confiável de tecidos de doadores.

---

A distribuição das calorias entre carboidratos, proteínas e lipídeos é determinada em parte por fatores fisiológicos, e em parte por considerações econômicas e de paladar. É desejável uma ingestão diária de proteínas de 1 g/kg de peso corporal para suprir os oito aminoácidos essenciais para a nutrição, além de outros aminoácidos. A fonte da proteína também é importante. As **proteínas grau I**, proteínas animais da carne, de peixes, produtos laticínios e ovos contêm aminoácidos nas proporções aproximadamente necessárias para síntese proteica e outros usos. Algumas das proteínas vegetais também são de grau I, mas a maioria é de **grau II**, porque elas suprem proporções diferentes de aminoácidos e algumas carecem de um ou mais dos aminoácidos essenciais. As necessidades de proteína podem ser satisfeitas com uma mistura de proteínas grau II, mas a ingestão deve ser grande, devido ao desperdício de aminoácidos.

A gordura é a forma de alimento mais compacta, pois supre 9,3 kcal/g. Muitas vezes, entretanto, ela também é a mais dispendiosa. Realmente, a nível internacional, há uma correlação positiva razoavelmente boa entre ingestão de lipídeos e padrão de vida. No passado, as dietas ocidentais continham grandes quantidades (100 g/dia ou mais). Há evidências indicando que uma proporção alta de gordura não saturada/saturada na dieta tem valor na prevenção de aterosclerose, e o interesse atual na prevenção da obesidade pode mudar isso. Em comunidades indígenas da América Central e do Sul, onde o milho (carboidrato) é a dieta básica, os adultos vivem sem efeitos adversos por anos com ingestão de gordura muito baixa. Portanto, contanto que as necessidades de ácidos graxos essenciais sejam satisfeitas, uma ingesta baixa em gorduras não parece ser nociva, e uma dieta baixa em gorduras saturadas é desejável.

O carboidrato é a fonte mais barata de calorias, e fornece 50% ou mais das calorias na maioria das dietas. Na dieta habitual do americano de classe média, aproximadamente 50% das calorias são provenientes de carboidratos, 15% de proteínas, e 35% de gorduras. Quando se calculam necessidades dietéticas, é comum satisfazer primeiramente os requisitos de proteína, e depois dividir as calorias restantes entre gordura e carboidrato, a depender do gosto, renda e outros fatores. Por exemplo, um homem de 65 kg que é moderadamente ativo precisa de cerca de 2.800 kcal/dia. Ele deve comer pelo menos 65 g de proteína

# SEÇÃO IV  Fisiologia Gastrintestinal

## TABELA 26-3  Elementos-traço considerados essenciais para a vida

| | |
|---|---|
| Arsênico | Manganês |
| Cromo | Molibdênio |
| Cobalto | Níquel |
| Cobre | Selênio |
| Flúor | Silício |
| Iodo | Vanádio |
| Ferro | Zinco |

diariamente, fornecendo 267 ($65 \times 4,1$) kcal. Parte dessas deve ser de proteína grau I. Uma cifra razoável para ingestão de gordura é 50 a 60 g. O resto da necessidade calórica pode ser satisfeito pelo suprimento de carboidrato.

## NECESSIDADES DE MINERAIS

Numerosos minerais devem ser ingeridos diariamente para a manutenção da saúde. Além daqueles para os quais as necessidades dietéticas diárias já foram estabelecidas, deve ser incluída uma variedade de elementos-traço diferentes. Elementos-traço são definidos como elementos encontrados nos tecidos em quantidades diminutas. Aqueles que se acredita serem essenciais para a vida, pelo menos em animais experimentais, estão listados na Tabela 26-3. Em seres humanos, a deficiência de ferro causa anemia. O cobalto faz parte da molécula da vitamina $B_{12}$, e a deficiência desta vitamina leva à anemia megaloblástica (ver Capítulo 31). A deficiência de iodo causa distúrbios da tireoide (ver Capítulo 19). A deficiência de zinco causa úlceras de pele, respostas imunes deprimidas e nanismo hipogonádico. A deficiência de cobre provoca anemia e alterações na ossificação. A deficiência de cromo causa resistência à insulina. A deficiência de flúor aumenta a incidência de cáries dentárias.

De modo inverso, alguns minerais podem ser tóxicos quando presentes no corpo em excesso. Por exemplo, sobrecarga intensa de ferro com efeitos tóxicos é vista na hemocromatose, uma doença onde os mecanismos homeostáticos normais que regulam a captação de ferro da dieta (Figura 26-8) estão geneticamente desarranjados. De modo semelhante, o excesso de cobre causa lesão cerebral (doença de Wilson), e o envenenamento por alumínio em pacientes com insuficiência renal recebendo tratamento de diálise causa uma demência rapidamente progressiva que se assemelha à doença de Alzheimer (ver Capítulo 15).

Sódio e potássio também são minerais essenciais, mas listá-los é pouco prático, pois é muito difícil preparar uma dieta livre de sódio ou livre de potássio. Uma dieta hipossódica, no entanto, é bem tolerada durante períodos longos devido a mecanismos compensadores que conservam $Na^+$.

## VITAMINAS

As vitaminas foram descobertas quando foi observado que certas dietas, embora adequadas em calorias, aminoácidos essenciais, gorduras e minerais, eram inadequadas para a manutenção da saúde (p. ex., em marinheiros durante em viagens longas sem acesso a frutas e hortaliças frescas). O termo **vitamina** atualmente se refere a qualquer constituinte orgânico da dieta necessário para a vida, a saúde e o crescimento, que não funciona como suprimento de energia.

Visto que existem pequenas diferenças no metabolismo entre espécies de mamíferos, algumas substâncias são vitaminas em uma espécie e não em outras. As fontes e as funções das principais vitaminas em seres humanos estão listadas na Tabela 26-4. A maioria das vitaminas tem funções importantes no metabolismo intermediário ou no metabolismo especial dos vários sistemas orgânicos. Aquelas que são hidrossolúveis (vitaminas do complexo B, vitamina C) são facilmente absorvidas, mas as vitaminas lipossolúveis (vitaminas A, D, E e K) são mal absorvidas na ausência de bile e/ou enzimas pancreáticas. Alguma ingestão de gordura na dieta é necessária para sua absorção, e na icterícia obstrutiva ou na doença do pâncreas exócrino podem se desenvolver deficiências das vitaminas lipossolúveis, mesmo que sua ingestão seja adequada. A vitamina A e a vitamina D ligam-se a proteínas carreadoras na circulação. A forma $\alpha$-tocoferol da vitamina E normalmente é ligada aos quilomícrons. No fígado, ela é transferida para a lipoproteína de densidade muito baixa (VLDL) e distribuída aos tecidos por uma proteína carreadora de $\alpha$-tocoferol. Quando esta proteína é anormal, devido à mutação de seu gene em seres humanos, há deficiência celular de vitamina E e o desenvolvimento de uma condição semelhante à ataxia de Friedreich. Dois transportadores de ácido L-ascórbico dependentes de $Na^+$ foram isolados recentemente. Um é encontrado nos rins, intestinos e fígado, e o outro no encéfalo e nos olhos.

As doenças causadas por deficiência de cada uma das vitaminas também estão listadas na Tabela 26-4. Vale a pena lembrar, entretanto, particularmente em vista das campanhas de propaganda para pílulas de vitaminas e suplementos, que doses muito grandes das vitaminas lipossolúveis são definitivamente tóxicas. A **hipervitaminose A** é caracterizada por anorexia, cefaleia, hepatoesplenomegalia, irritabilidade, dermatite escamosa, áreas de perda de cabelo, dor óssea e hiperosteose. A intoxicação aguda por vitamina A foi descrita primeiramente por exploradores do Ártico, que desenvolveram cefaleia, diarreia e tontura após comer fígado de urso polar. A **hipervitaminose D** é associada à perda de peso, à calcificação de muitos tecidos moles e, finalmente, à insuficiência renal. A **hipervitaminose K** é caracterizada por distúrbios gastrintestinais e anemia. Pensava-se que era menos provável que doses grandes de vitaminas hidrossolúveis causassem problemas, já que elas podem ser depuradas do corpo rapidamente. Contudo, tem sido demonstrado que a ingestão de megadoses de piridoxina (vitamina $B_6$) pode produzir neuropatia periférica.

CAPÍTULO 26 Digestão, Absorção e Princípios Nutricionais **493**

**TABELA 26-4** Vitaminas essenciais ou provavelmente essenciais à nutrição humana[a]

| Vitamina | Ação | Sintomas de deficiência | Fontes | Estrutura química |
|---|---|---|---|---|
| A ($A_1$, $A_2$) | Constituintes de pigmentos visuais (ver Capítulo 12) necessária para desenvolvimento fetal e para desenvolvimento celular ao longo da vida | Cegueira noturna, pele seca | Hortaliças amarelas e frutas | Álcool da vitamina $A_1$ (retinol) |
| Complexo B | | | | |
| Tiamina (vitamina $B_1$) | Cofator em descarboxilações | Beribéri, neurite | Fígado, grãos de cereais não refinados | |
| Riboflavina (vitamina $B_2$) | Constituinte de flavoproteínas | Glossite, queilose | Fígado, leite | |
| Niacina | Constituinte de $NAD^+$ e $NADP^+$ | Pelagra | Levedura, carne magra, fígado | Pode ser sintetizada no corpo a partir de triptofano |
| Piridoxina (vitamina $B_6$) | Forma grupo prostético de certas descarboxilases e transaminases. Convertida no corpo em fosfato de piridoxal e fosfato de piridoxamina | Convulsões, hiperirritabilidade | Levedura, trigo, milho, fígado | |
| Ácido pantotênico | Constituinte da CoA | Dermatite, enterite, alopecia, insuficiência suprarrenal | Ovos, fígado, levedura | |
| Biotina | Catalisa "fixação" de $CO_2$ (na síntese de ácidos graxos, etc.) | Dermatite, enterite | Gema de ovo, fígado, tomates | |
| Folatos (ácido fólico) e compostos correlatos | Coenzimas para transferência de "1-carbono"; envolvidos em reações de metilação | Espru, anemia. Defeitos do tubo neural em crianças nascidas de mães com deficiência de folato | Hortaliças verdes folhosas | Ácido fólico |

*(continua)*

**494** SEÇÃO IV Fisiologia Gastrintestinal

## TABELA 26-4 Vitaminas essenciais ou provavelmente essenciais à nutrição humana[a] (*continuação*)

| Vitamina | Ação | Sintomas de deficiência | Fontes | Estrutura química |
|---|---|---|---|---|
| Cianocobalamina (vitamina B$_{12}$) | Coenzima no metabolismo de aminoácidos. Estimula eritropoiese | Anemia perniciosa (ver Capítulo 26) | Fígado, carne, ovos, leite | Complexo de quatro anéis pirrólicos substitutos em volta de um átomo de cobalto (ver Capítulo 26) |
| C | Mantém íons metálicos do grupo prostético em sua forma reduzida; combate radicais livres | Escorbuto | Frutas cítricas, hortaliças verdes folhosas | Ácido ascórbico (sintetizado na maioria dos mamíferos, exceto em porquinhos-da-índia e primatas, inclusive humanos) |
| Grupo D | Aumenta a absorção intestinal de cálcio e fosfato (ver Capítulo 21) | Raquitismo | Fígado de peixe | Família dos esteróis (ver Capítulo 21: Controle Hormonal do Metabolismo do Cálcio e Fosfato e a Fisiologia do Osso) |
| Grupo E | Antioxidantes; cofatores em transporte de elétrons na cadeia do citocromo? | Ataxia e outros sintomas e sinais de disfunção espinocerebelar | Leite, ovos, carne, hortaliças folhosas | $\alpha$-Tocoferol; $\beta$- e $\gamma$-tocoferol também ativos |
| Grupo K | Catalisa carboxilação $\gamma$ de resíduos de ácido glutâmico em várias proteínas relacionadas à coagulação do sangue | Fenômenos hemorrágicos | Hortaliças verdes folhosas | Vitamina K$_3$; um grande número de compostos exerce atividade biológica |

[a] A colina é sintetizada no corpo em quantidades pequenas, mas foi acrescentada recentemente à lista de nutrientes essenciais.

# RESUMO

- Uma refeição mista típica consiste em carboidratos, proteínas e lipídeos (os últimos largamente sob a forma de triglicerídeos). Cada qual deve ser digerido para possibilitar sua captação para dentro do corpo. Transportadores específicos carreiam os produtos da digestão no corpo.

- No processo da assimilação de carboidratos, o epitélio só pode transportar monômeros, enquanto para proteínas, peptídeos curtos podem ser absorvidos além dos aminoácidos.

- O mecanismo de assimilação de proteínas, que se baseia fortemente nas proteases do suco pancreático, é arranjado de tal forma que essas enzimas não são ativadas até que alcancem seus substratos no lúmen do intestino delgado. Isto é realizado pela localização restrita de uma enzima ativadora, a enterocinase.

- Os lipídeos enfrentam desafios especiais para assimilação, dada a sua hidrofobicidade. Os ácidos biliares solubilizam os produtos da lipólise em micelas, e aceleram sua capacidade de difusão para a superfície epitelial. A assimilação de triglicerídeos é aumentada por esse mecanismo, ao passo que a de colesterol e vitaminas lipossolúveis o requer absolutamente.

- O catabolismo de nutrientes fornece energia para o corpo de modo controlado, por meio de oxidações gradativas e outras reações.

- Uma dieta balanceada é importante para a saúde, e certas substâncias obtidas da dieta são essenciais para a vida. Para homeostasia, o valor calórico da ingestão dietética deve ser aproximadamente igual ao gasto de energia.

# QUESTÕES DE MÚLTIPLA ESCOLHA

*Para todas as questões, selecione a melhor opção, a não ser que direcionado diferentemente.*

1. A absorção máxima de ácidos graxos de cadeia curta produzidos por bactérias ocorre no
   A. estômago
   B. duodeno
   C. jejuno
   D. íleo
   E. colo

2. Uma mulher na pré-menopausa, fisicamente ativa, busca a orientação de seu médico com relação a medidas que ela pode tomar para assegurar a disponibilidade adequada de cálcio na dieta, a fim de garantir a saúde óssea posteriormente. Qual dos seguintes componentes da dieta deve aumentar a captação de cálcio?

A. Proteína
B. Oxalatos
C. Ferro
D. Vitamina D
E. Sódio

3. Uma diminuição de qual dos seguintes seria esperada em uma criança exibindo uma ausência congênita de enterocinase?

A. Incidência de pancreatite
B. Absorção de glicose
C. Reabsorção de ácidos biliares
D. pH gástrico
E. Assimilação de proteínas

4. Na doença de Hartnup (um defeito no transporte de aminoácidos neutros), os pacientes não se tornam deficientes desses aminoácidos devido à atividade de

A. PepT1
B. peptidases da borda em escova
C. $Na^+$-$K^+$-ATPase
D. canal regulador de condutância transmembrana da fibrose cística (CFTR)
E. tripsina

5. Um bebê recém-nascido é levado ao pediatra sofrendo de diarreia intensa, que piora com as refeições. Os sintomas diminuem quando os nutrientes são administrados por via intravenosa. A criança muito provavelmente tem uma mutação em qual dos seguintes transportadores intestinais?

A. $Na^+$-$K^+$-ATPase
B. NHE3
C. SGLT1
D. $H^+$-$K^+$-ATPase
E. NKCC1

# REFERÊNCIAS

Andrews NC: Disorders of iron metabolism. N Engl J Med 1999;341:1986.

Chong L, Marx J (editors): Lipids in the limelight. Science 2001;294:1861.

Farrell RJ, Kelly CP: Celiac sprue. N Engl J Med 2002;346:180.

Hofmann AF: Bile acids: The good, the bad, and the ugly. News Physiol Sci 1999;14:24.

Klok MD, Jakobsdottir S, Drent ML: The role of leptin and ghrelin in the regulation of food intake and body weight in humans: a review. Obesity Rev 2007;8:21.

Levitt MD, Bond JH: Volume, composition and source of intestinal gas. Gastroenterology 1970;59:921.

Mann NS, Mann SK: Enterokinase. Proc Soc Exp Biol Med 1994;206:114.

Meier PJ, Stieger B: Molecular mechanisms of bile formation. News Physiol Sci 2000;15:89.

Topping DL, Clifton PM: Short-chain fatty acids and human colonic function: Select resistant starch and nonstarch polysaccharides. Physiol Rev 2001;81:1031.

Wright EM: The intestinal $Na^+$/glucose cotransporter. Annu Rev Physiol 1993;55:575.

C A P Í T U L O

# 27

# Motilidade Gastrintestinal

---

### OBJETIVOS

*Após o estudo deste capítulo,
você deve ser capaz de:*

- Listar as formas principais de motilidade no trato gastrintestinal e seus papéis na digestão e excreção.
- Distinguir entre peristaltismo e segmentação.
- Explicar a base elétrica das contrações gastrintestinais e o papel da atividade elétrica basal em governar padrões de motilidade.
- Descrever como a motilidade gastrintestinal se altera durante o jejum.
- Compreender como o alimento é deglutido e transferido ao estômago.
- Definir os fatores que regem o esvaziamento gástrico e a resposta anormal do vômito.
- Definir como os padrões de motilidade do colo facilitam sua função de ressecar e evacuar as fezes.

---

## INTRODUÇÃO

As funções digestivas e absortivas do sistema gastrintestinal delineadas no capítulo anterior dependem de uma variedade de mecanismos que degradam o alimento, o propelem ao longo do comprimento do trato gastrintestinal (Tabela 27–1), e o misturam com bile da vesícula biliar e enzimas digestivas secretadas pelas glândulas salivares e pâncreas.

Alguns desses mecanismos dependem de propriedades intrínsecas da musculatura lisa intestinal. Outros compreendem a operação de reflexos que envolvem os neurônios intrínsecos do intestino, assim como o sistema nervoso central (SNC), efeitos parácrinos de mensageiros químicos e hormônios gastrintestinais.

---

## PADRÕES GERAIS DE MOTILIDADE

### PERISTALTISMO

O peristaltismo é uma resposta reflexa que se inicia quando a parede do intestino é distendida pelo conteúdo do lúmen, ocorrendo em todas as partes do trato gastrintestinal, do esôfago ao reto. A distensão inicia uma contração circular acima do estímulo, e em uma área de relaxamento abaixo dele (Figura 27–1). A onda de contração move-se então em uma direção de oral para caudal, propelindo o conteúdo luminal adiante em velocidades que variam de 2 a 25 cm/s. A atividade peristáltica pode ser aumentada ou diminuída pelo influxo autonômico ao intestino, mas sua ocorrência é independente da inervação extrínseca. Na verdade,

a progressão do conteúdo não é bloqueada pela remoção e ressutura de um segmento intestinal em sua posição original, é bloqueada somente se o segmento for invertido antes de ser suturado de volta ao seu lugar. O peristaltismo é um excelente exemplo da atividade integrada do sistema nervoso entérico. Parece que a distensão local libera serotonina, a qual estimula neurônios sensoriais que ativam o plexo mioentérico. Neurônios colinérgicos que transcorrem em uma direção retrógrada nesse plexo ativam neurônios que liberam substância P e acetilcolina, causando a contração de músculo liso proximal ao bolo alimentar. Ao mesmo tempo, neurônios colinérgicos que trafegam em uma direção anterógrada ativam neurônios que secretam NO e polipeptídeo intestinal vasoativo (VIP), produzindo o relaxamento distal ao estímulo.

**TABELA 27–1** Comprimentos médios de vários segmentos do trato gastrintestinal conforme medidos por sonda em seres humanos

| Segmento | Comprimento (cm) |
|---|---|
| Faringe, esôfago e estômago | 65 |
| Duodeno | 25 |
| Jejuno e íleo | 260 |
| Colo | 110 |

Dados de Hirsch JE, Ahrens EH Jr, Blankenhorn DH: Measurement of human intestinal length in vivo and some causes of variation. Gastroenterology 1956;31:274.

## SEGMENTAÇÃO E MISTURA

Quando a refeição está presente, o sistema nervoso entérico promove um padrão de motilidade que está relacionado com o peristaltismo, mas se destina a retardar o movimento do conteúdo do intestino ao longo do comprimento do trato intestinal, para que ocorra digestão e absorção (Figura 27–1). Esse padrão de motilidade é conhecido como segmentação, e propicia a ampla mistura do conteúdo intestinal (conhecido como quimo) com os sucos digestivos. Um segmento de intestino se contrai em ambas as extremidades, e então uma segunda contração ocorre no centro do segmento para forçar o quimo tanto para trás quanto para frente. Portanto, ao contrário do peristaltismo, o movimento retrógrado do quimo acontece rotineiramente na situação de segmentação. Esse padrão de mistura persiste por tanto tempo quanto permaneçam no lúmen nutrientes a serem absorvidos. Provavelmente, isso reflete atividade programada do intestino ditada pelo sistema nervoso entérico, e pode ocorrer independentemente do influxo central, embora este possa modulá-lo.

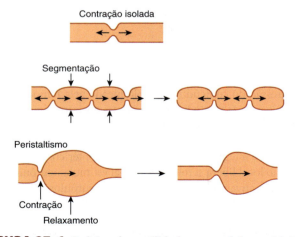

**FIGURA 27–1 Padrões de motilidade e propulsão gastrintestinal.** Uma contração isolada move o conteúdo no sentido oral e aboral. A segmentação mistura o conteúdo por um trecho curto do intestino, como indicado pela sequência no tempo da esquerda para a direita. No diagrama à esquerda, as setas verticais indicam os sítios de contração subsequente. O peristaltismo envolve tanto contração quanto relaxamento, e move o conteúdo no sentido aboral.

## ATIVIDADE ELÉTRICA BASAL E REGULAÇÃO DA MOTILIDADE

Exceto no esôfago e na porção proximal do estômago, a musculatura lisa do trato gastrintestinal produz flutuações rítmicas espontâneas no potencial de membrana entre cerca de –65 e –45 mV. Este **ritmo elétrico basal** (REB) é iniciado pelas **células intersticiais de Cajal**, células marca-passo mesenquimais estreladas com aspecto semelhante ao músculo liso, que enviam longos processos ramificados em direção à musculatura lisa intestinal. No estômago e no intestino delgado, essas células estão localizadas na camada muscular circular externa, próxima do plexo mioentérico; no colo, elas estão na borda submucosa da camada muscular circular. No estômago e intestino delgado, há um gradiente descendente na frequência do marca-passo, e, como no coração, o marca-passo com a frequência mais alta geralmente predomina.

O próprio REB raramente causa contração muscular, mas **potenciais de ponta** sobrepostos sobre as ondas de despolarização do REB aumentam a tensão muscular (Figura 27–2). A porção despolarizante de cada ponta deve-se ao influxo de $Ca^{2+}$, e a porção repolarizante se deve ao efluxo de $K^+$. Muitos polipeptídeos e neurotransmissores afetam o REB. Por exemplo, a acetilcolina aumenta o número de pontas e a tensão da musculatura lisa, ao passo que a adrenalina diminui o número de pontas e a tensão. A frequência do REB é de cerca de 4/min no estômago. É em torno de 12/min no duodeno, e cai para cerca de 8/min no íleo distal. No colo, a frequência do REB se eleva a cerca de 2/min, no ceco, para em torno de 6/min no sigmoide. A função do REB é coordenar a atividade peristáltica e outras atividades motoras, como estabelecer o ritmo da segmentação; as contrações só podem ocorrer durante as ondas de despolarização. Após vagotomia ou transecção da parede do estômago, por exemplo, o peristaltismo no estômago torna-se irregular e caótico.

## COMPLEXO MOTOR MIGRATÓRIO

Durante o jejum entre períodos de digestão, o padrão de atividade elétrica e motora na musculatura lisa gastrintestinal modifica-se, de modo que ciclos de atividade motora migram do estômago para o íleo distal. Cada ciclo, ou complexo motor migratório (CMM), começa com um período quiescente (fase I), prossegue com um período de atividade elétrica e mecânica irregular (fase II), e termina com uma erupção de atividade regular (fase III) (Figura 27–3). Os CMM são iniciados por motilina. O nível circulante deste hormônio aumenta a intervalos de aproximadamente 100 min no estado interdigestivo, em coordenação com as fases contráteis do CMM. As contrações migram no sentido oral em uma velocidade de cerca de 5 cm/min, e também ocorrem a intervalos de aproximadamente 100 min. Secreção gástrica, fluxo de bile e secreção pancreática aumentam durante cada CMM. Eles provavelmente servem para limpar o estômago e o intestino delgado do conteúdo luminal, em preparação para a próxima refeição.

Inversamente, quando uma refeição é ingerida, a secreção de motilina é suprimida (a ingestão de alimento suprime a liberação de motilina por meio de mecanismos que ainda não

CAPÍTULO 27 Motilidade Gastrintestinal **499**

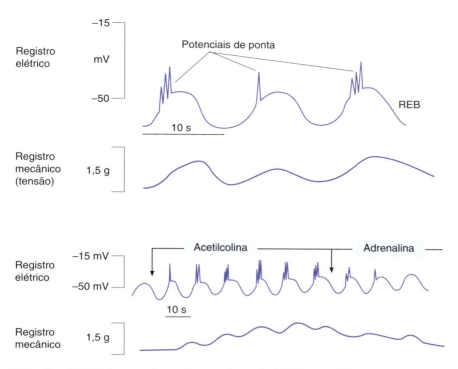

**FIGURA 27-2** Ritmo elétrico basal (REB) da musculatura lisa gastrintestinal. **Acima:** Morfologia e relação com a contração muscular. **Abaixo:** Efeito estimulador da acetilcolina e efeito inibidor da adrenalina. (Modificada e reproduzida, com permissão, de Chang EB, Sitrin MD, Black DD: *Gastrointestinal, Hepatobiliary, and Nutritional Physiology.* Lippincott-Raven, 1996.)

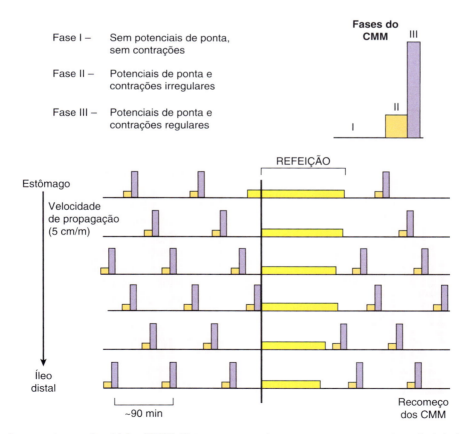

**FIGURA 27-3** Complexos motores migratórios (CMM). Note que os complexos se movem trato gastrintestinal abaixo em uma velocidade regular durante o jejum, sendo completamente inibidos por uma refeição; recomeçam 90 a 120 min depois da refeição. (Reproduzida, com permissão, de Chang EB, Sitrin MD, Black DD: *Gastrointestinal, Hepatobiliary, and Nutritional Physiology.* Lippincott-Raven, 1996.)

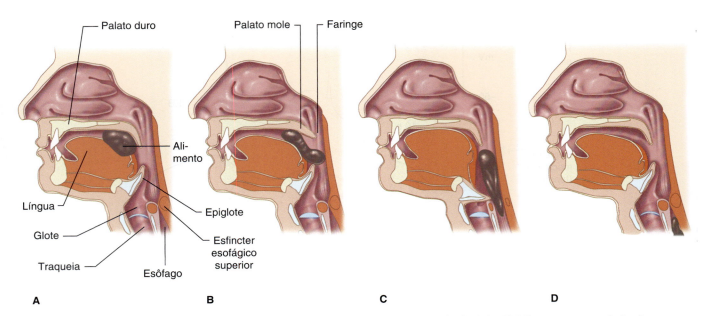

**FIGURA 27-4** Movimento do alimento na faringe e no esôfago superior durante a deglutição. **A)** A língua empurra o bolo alimentar para o fundo da boca. **B)** O palato mole se eleva para impedir que o alimento entre nas passagens nasais. **C)** a epiglote cobre a glote para impedir que o alimento entre na traqueia, e o esfincter esofágico superior relaxa. **D)** o alimento desce para o esôfago.

foram elucidados), e o CMM é suprimido, até que a digestão e absorção estejam completas. Como alternativa, há um retorno do peristaltismo e das outras formas de REB e potenciais de ponta durante esse tempo. O antibiótico eritromicina liga-se a receptores de motilina, e derivados desse composto podem ter valor no tratamento de pacientes nos quais a motilidade intestinal esteja diminuída.

## PADRÕES DE MOTILIDADE ESPECÍFICOS POR SEGMENTO

### BOCA E ESÔFAGO

Na boca, o alimento é misturado com a saliva e propelido para o esôfago. Ondas peristálticas no esôfago movem o alimento para dentro do estômago.

### MASTIGAÇÃO

A trituração com os dentes (**mastigação**) quebra as partículas grandes do alimento e o mistura com as secreções das glândulas salivares. Esta ação umidificante e homogeneizante ajuda a deglutição e a digestão subsequente. Pedaços grandes de alimento podem ser digeridos, mas eles causam contrações fortes, e muitas vezes dolorosas, da musculatura esofágica. Pedaços que são pequenos tendem a se dispersar na ausência de saliva e também tornam difícil a deglutição, porque não formam um bolo. O número ideal de mastigações depende do alimento, mas geralmente varia de 20 a 25.

Pacientes edêntulos geralmente são limitados a uma dieta pastosa, e têm dificuldade considerável em comer alimentos secos.

### DEGLUTIÇÃO

O ato de engolir (**deglutição**) é uma resposta reflexa desencadeada por impulsos aferentes nos nervos trigêmeos, glossofaríngeos e vagos (**Figura 27-4**). Esses impulsos estão integrados no núcleo do trato solitário e no núcleo ambíguo. As fibras eferentes passam à musculatura da faringe e à língua por meio dos nervos trigêmeos, faciais e hipoglossos. A deglutição é iniciada pela ação voluntária de coletar o conteúdo oral sobre a língua e o propelir para trás em direção à faringe. Isso inicia uma onda de contrações involuntárias nos músculos faringeanos que empurra o material para o esôfago. A inibição da respiração e o fechamento da glote são parte da resposta reflexa. Uma contração anular peristáltica da musculatura esofágica forma-se acima do material, que é então impelido esôfago abaixo a uma velocidade de aproximadamente 4 cm/s. Quando seres humanos estão em posição ortostática, alimentos líquidos e semissólidos geralmente caem devido à gravidade à parte inferior do esôfago, além da onda peristáltica. Entretanto, se algum alimento permanecer no esôfago, ele é limpo por uma segunda onda peristáltica que ocorre pelos mecanismos já discutidos. É possível, portanto, engolir alimento quando de cabeça para baixo.

### ESFINCTER ESOFÁGICO INFERIOR

Diferentemente do resto do esôfago, a musculatura da junção gastresofágica (**esfincter esofágico inferior; EEI**) é tonicamente ativa, mas relaxa durante a deglutição. A atividade tônica do EEI entre refeições previne o refluxo de conteúdo gástrico para o esôfago. O EEI possui três componentes (**Figura 27-5**). A musculatura lisa esofágica é mais proeminente na junção com o estômago (esfincter intrínseco). Fibras da

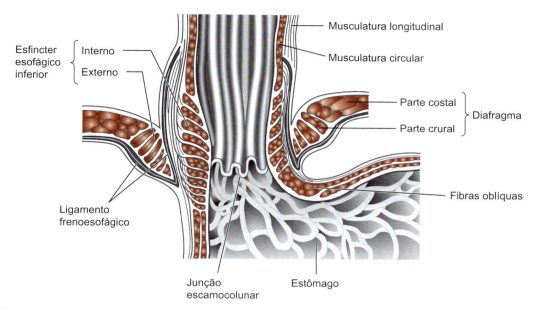

**FIGURA 27-5 Junção esofagogástrica.** Observe que o esfincter esofágico inferior (esfincter intrínseco) é suplementado pela porção crural do diafragma (esfincter extrínseco), e que os dois são ancorados um ao outro pelo ligamento frenoesofágico. (Reproduzida, com permissão, de Mittal RK, Balaban DH: The esophagogastric junction. N Engl J Med 1997;336:924. Copyright © 1997 pela Massachusetts Medical Society. Todos os direitos reservados.)

porção crural do diafragma, um músculo esquelético, circundam o esôfago nesse ponto (esfincter extrínseco) e exercem uma ação do tipo chave-de-pinça sobre o esôfago. Além disso, as fibras oblíquas, ou em faixa, da parede do estômago criam uma válvula em aba, que ajuda a fechar a junção esofagogástrica e impede a regurgitação quando a pressão intragástrica sobe.

O tônus do EEI está sob controle neural. A liberação de acetilcolina a partir de terminações vagais causa a contração do esfincter intrínseco, e a liberação de NO e VIP, a partir de interneurônios inervados por outras fibras vagais, causa seu relaxamento. A contração da porção crural do diafragma, o qual é inervado pelos nervos frênicos, é coordenada com a respiração e com as contrações de músculos torácicos e abdominais. Assim, os esfincteres intrínseco e extrínseco operam juntos para permitir o fluxo ordenado do alimento para dentro do estômago, e impedir o refluxo de conteúdo gástrico para o esôfago (**Quadro Clínico 27-1**).

## QUADRO CLÍNICO 27-1

### Distúrbios motores do esôfago

A **acalasia** (literalmente, falta de relaxamento) é uma condição na qual o alimento se acumula no esôfago, e o órgão pode se tornar muito dilatado. Ela se deve ao tônus aumentado do EEI em repouso e relaxamento incompleto durante a deglutição. O plexo mioentérico do esôfago é deficiente no EEI nessa condição, e a liberação de NO e VIP é defeituosa. A condição oposta é a incompetência do EEI, que permite o refluxo de conteúdo gástrico para o esôfago (**doença do refluxo gastresofágico**). Esta condição comum é o transtorno digestivo mais frequente que leva pacientes a buscar assistência médica. Ela provoca azia e esofagite, e pode levar a ulceração e estenose do esôfago devido à retração cicatricial. Em casos graves, o esfincter intrínseco, o esfincter extrínseco, e às vezes ambos, são fracos, mas os casos menos graves são causados por períodos intermitentes de diminuições mal compreendidas no controle neural de ambos os esfincteres.

#### DESTAQUES TERAPÊUTICOS

A acalasia pode ser tratada por dilatação pneumática do esfincter, ou incisão da musculatura esofágica (miotomia). A inibição da liberação de acetilcolina por injeção de toxina botulínica no EEI também é efetiva, e produz alívio que dura vários meses. A doença do refluxo gastresofágico pode ser tratada por inibição da secreção ácida com bloqueadores de receptores $H_2$, ou inibidores da bomba de prótons (ver Capítulo 25). Também pode ser tentado o tratamento cirúrgico, no qual uma porção do fundo do estômago é enrolada em volta da parte inferior do esôfago, de modo que o EEI fique dentro de um túnel curto de estômago (**fundoplicatura**), embora os sintomas eventualmente retornem em muitos pacientes que se submetem a esse procedimento.

## AEROFAGIA E GASES INTESTINAIS

Algum ar é deglutido inevitavelmente no processo de comer e beber (**aerofagia**). Parte do ar engolido é regurgitada (eructação), e alguns dos gases contidos no ar são absorvidos, mas boa parte dele passa adiante para o colo. Então, parte do oxigênio é absorvida, e são adicionados a ele hidrogênio, sulfeto de hidrogênio, dióxido de carbono e metano, formados pelas bactérias do colo a partir de carboidratos e outras substâncias. Isso é então expelido como **flatos**. O odor é, em grande parte, devido aos sulfetos. O volume de gás normalmente encontrado no trato gastrintestinal humano é de cerca de 200 mL, e a produção diária é de 500 a 1.500 mL. Em alguns indivíduos, o gás nos intestinos causa cólicas, **borborigmos** (ruídos roncantes) e desconforto abdominal.

## ESTÔMAGO

O alimento é armazenado no estômago; misturado com ácido, muco e pepsina; e liberado em uma velocidade constante, controlada, para o duodeno.

## MOTILIDADE E ESVAZIAMENTO GÁSTRICO

Quando o alimento entra no estômago, o seu fundo e a sua porção superior relaxam e acomodam o alimento com pouco, se houver, aumento de pressão (**relaxamento receptivo**). O peristaltismo então inicia-se na porção inferior do corpo, misturando e triturando o alimento, e permitindo a passagem de porções pequenas, semilíquidas, através do piloro e entrando no duodeno.

O relaxamento receptivo é, em parte, mediado pelo vago e desencadeado por movimentos da faringe e do esôfago. Reflexos intrínsecos também levam ao relaxamento, quando a parede do estômago é distendida. Ondas peristálticas controladas pelo REB gástrico começam logo depois, e se estendem em direção ao piloro. A contração do estômago distal causada por cada onda é chamada de **sístole antral**, e pode durar até 10 s. As ondas ocorrem de 3 a 4 vezes por minuto.

Na regulação do esvaziamento gástrico, o antro, o piloro e a parte superior do duodeno funcionam como uma unidade. A contração do antro é seguida por contração sequencial da região pilórica e do duodeno. No antro, a contração parcial à frente do conteúdo gástrico em avanço impede que massas sólidas entrem no duodeno, e elas são então misturadas e esmagadas. O conteúdo mais líquido é esguichado um pouco de cada vez em direção ao intestino delgado. Normalmente, não ocorre regurgitação a partir do duodeno, porque a contração do segmento pilórico tende a persistir por pouco mais tempo que a do duodeno. A prevenção da regurgitação também pode ser devida à ação estimulante da colecistocinina (CCK) e da secretina sobre o esfincter pilórico.

## REGULAÇÃO DA MOTILIDADE E ESVAZIAMENTO GÁSTRICO

A velocidade com que o estômago se esvazia no duodeno depende do tipo de alimento ingerido. Comida rica em carboidratos

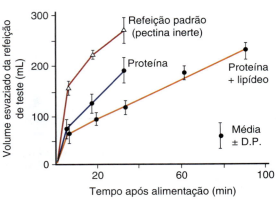

**FIGURA 27-6** **Efeito de proteína e gordura sobre a velocidade de esvaziamento do estômago humano.** Os sujeitos foram alimentados com refeições líquidas de 300 mL. (Reproduzida, com permissão, de Brooks FP: Integrativelecture. *Response of the GI tract to a meal. Undergraduate Teaching Project.* American Gastroenterological Association, 1974.)

deixa o estômago em poucas horas. Alimentos ricos em proteínas saem mais lentamente, e o esvaziamento é mais lento após uma refeição contendo lipídeos (**Figura 27-6**). A velocidade do esvaziamento depende também da pressão osmótica do material que entra no duodeno. A hiperosmolaridade do conteúdo duodenal é detectada por "osmorreceptores duodenais", que iniciam uma diminuição do esvaziamento gástrico, que é, provavelmente, de origem neural.

Lipídeos, carboidratos e ácido no duodeno inibem a secreção de ácido gástrico e pepsina e a motilidade gástrica, por meio de mecanismos neurais e hormonais. O mensageiro envolvido é provavelmente o peptídeo YY. A CCK também tem sido implicada como um inibidor do esvaziamento gástrico (**Quadro Clínico 27-2**).

## VÔMITO

O vômito é um exemplo de regulação central das funções de motilidade gastrintestinal. Ele começa com salivação e a sensação de náusea. Peristaltismo invertido esvazia material da parte superior do intestino delgado para dentro do estômago. A glote se fecha, prevenindo a aspiração do vômito para dentro da traqueia. A respiração é presa na metade da inspiração. Os músculos da parede abdominal se contraem, e como o tórax é mantido em uma posição fixa, a contração aumenta a pressão intra-abdominal. O esfincter esofágico inferior e o esôfago relaxam, e o conteúdo gástrico é ejetado. O "centro do vômito", na formação reticular do bulbo (**Figura 27-7**), consiste em vários grupos esparsos de neurônios nessa região que controla os diferentes componentes do ato de vomitar.

A irritação da mucosa do trato gastrintestinal superior é um gatilho para o vômito. Os impulsos são conduzidos da mucosa para o bulbo ao longo de vias aferentes viscerais nos nervos simpáticos e vagos. Outras causas de vômito podem ter origem central. Por exemplo, aferentes dos núcleos vestibulares medeiam a náusea e vômitos da cinetose. Outras vias aferentes

## QUADRO CLÍNICO 27-2

### Consequências do desvio gástrico cirúrgico

Pacientes com obesidade mórbida muitas vezes são submetidos a um procedimento cirúrgico no qual o estômago é grampeado de tal maneira que a maior parte dele sofre um desvio, e assim se perde a função de reservatório do estômago. Em consequência, tais pacientes precisam comer refeições pequenas frequentes. Se refeições maiores são ingeridas, os pacientes gastrectomizados podem desenvolver sintomas hipoglicêmicos cerca de 2 h após as refeições, devido à absorção rápida de glicose do intestino, e à resultante hiperglicemia com elevação abrupta da secreção de insulina. Fraqueza, tontura e sudorese após as refeições, em parte devidas à hipoglicemia, compõem o quadro da "**síndrome de *dumping***", uma síndrome aflitiva que se desenvolve em pacientes nos quais porções do estômago foram removidas, ou o jejuno foi anastomosado ao estômago. Outra causa dos sintomas é a entrada rápida de refeições hipertônicas no intestino; isso provoca o movimento de tanta água para dentro do intestino que hipovolemia e hipotensão significantes são produzidas.

### DESTAQUES TERAPÊUTICOS

Não há tratamentos, por si só, para a síndrome de *dumping*, exceto evitar refeições grandes, e particularmente aquelas com altas concentrações de açúcares simples. De fato, sua ocorrência pode ser responsável pelo sucesso geral da cirurgia de desvio na redução da ingestão de alimentos, e consequentemente da obesidade em muitos pacientes que se submetem a essa operação.

---

presumivelmente alcançam as áreas de controle do vômito a partir do diencéfalo e do sistema límbico, porque também ocorrem respostas eméticas a estímulos emocionais. Assim, falamos de "cheiros nauseantes" e "visões enojadoras".

Células quimiorreceptoras no bulbo também podem iniciar o vômito quando são estimuladas por certos agentes químicos circulantes. A **zona gatilho quimiorreceptora**, em que tais células estão localizadas (Figura 27-7), está localizada na **área postrema**, uma faixa de tecido em forma de V nas paredes laterais do quarto ventrículo, próxima ao óbex. Essa estrutura é um dos órgãos circunventriculares (ver Capítulo 33), e não é protegida pela barreira hematoencefálica. Lesões da área postrema têm pouco efeito sobre a resposta de vômito à irritação gastrintestinal ou à cinetose, mas suprimem o vômito que se segue à injeção de apomorfina e de numerosos outros fármacos eméticos. Tais lesões também diminuem os vômitos na uremia e na doença por irradiação, ambas as quais podem estar associadas à produção endógena de substâncias eméticas circulantes.

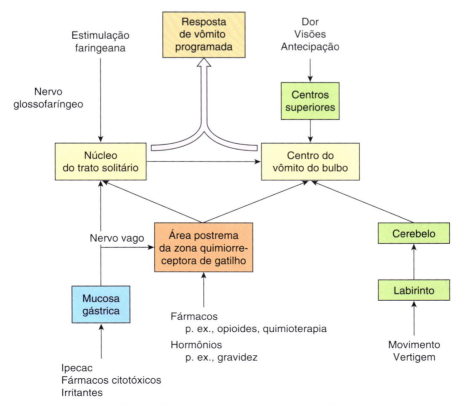

**FIGURA 27-7** Vias neurais que levam ao início do vômito em resposta a vários estímulos.

A serotonina (5-HT) liberada de células enterocromafins no intestino delgado parece iniciar impulsos via receptores 5-HT$_3$ que desencadeiam o vômito. Além disso, há receptores D$_2$ de dopamina e receptores 5-HT$_3$ na área postrema e no núcleo adjacente do trato solitário. Antagonistas 5-HT$_3$, como ondansetrona, e antagonistas D$_2$, como clorpromazina e haloperidol, são agentes antieméticos efetivos. Corticosteroides, canabinoides e benzodiazepínicos, isoladamente ou em combinação com antagonistas 5-HT$_3$ e D$_2$, também são úteis no tratamento dos vômitos produzidos por quimioterapia. Os mecanismos de ação de corticosteroides e canabinoides são desconhecidos, ao passo que os benzodiazepínicos provavelmente reduzem a ansiedade associada à quimioterapia.

## INTESTINO DELGADO

No intestino delgado, o conteúdo intestinal é misturado com as secreções das células da mucosa e com suco pancreático e bile.

## MOTILIDADE INTESTINAL

Os CMM que passam ao longo do intestino a intervalos regulares no estado de jejum, e sua substituição por contrações peristálticas e outras controladas pelo REB são descritas anteriormente. No intestino delgado, há uma média de 12 ciclos de REB/min no jejuno proximal, diminuindo para 8/min no íleo distal. Há três tipos de contrações de músculos lisos: ondas peristálticas, contrações de segmentação e contrações tônicas. O **peristaltismo** foi descrito acima. Ele propele o conteúdo intestinal (quimo) em direção ao intestino grosso. As **contrações de segmentação** (Figura 27–1), também descritas acima, movem o quimo para diante e para trás e aumentam sua exposição à superfície da mucosa. Essas contrações são iniciadas por aumentos focais no influxo de Ca$^{2+}$, com ondas de concentração aumentada de Ca$^{2+}$ se disseminando a partir de cada foco. **Contrações tônicas** são contrações relativamente prolongadas que, com efeito, isolam um segmento de intestino do outro. Note que esses dois últimos tipos de contrações tornam mais lento o trânsito no intestino delgado, ao ponto em que o tempo de trânsito realmente é mais longo no estado alimentado do que em jejum. Isso permite o contato mais longo do quimo com os enterócitos e favorece a absorção (**Quadro Clínico 27–3**).

## COLO

O colo serve como um reservatório para os resíduos de refeições que não podem ser digeridos nem absorvidos (**Figura 27–8**). A motilidade neste segmento é vagarosa, para possibilitar que o colo absorva água, Na$^+$ e outros minerais. Ao remover cerca de 90% do líquido, ele converte os 1.000 a 2.000 mL de quimo isotônico que entram do íleo diariamente em cerca de 200 a 250 mL de fezes semissólidas.

## MOTILIDADE DO COLO

O íleo é ligado ao colo por uma estrutura conhecida como válvula ileocecal, que restringe o refluxo de conteúdos do colo, e, particularmente, o grande número de bactérias comensais,

---

### QUADRO CLÍNICO 27-3

#### Íleo

Quando os intestinos são traumatizados, há uma inibição direta da musculatura lisa, o que causa uma diminuição da motilidade intestinal. Isso se deve em parte à ativação de receptores opioides. Quando o peritônio é irritado, ocorre inibição reflexa devido à descarga aumentada de fibras noradrenérgicas nos nervos esplâncnicos. Ambos os tipos de inibição atuam para causar **íleo paralítico** (**adinâmico**) após operações abdominais. Devido à diminuição difusa da atividade peristáltica no intestino delgado, seu conteúdo não é propelido para o colo, e ele se torna distendido irregularmente por bolsas de gás e líquido. O peristaltismo intestinal retorna em 6 a 8 h, seguido por peristaltismo gástrico, mas a atividade do colo leva de 2 a 3 dias para voltar.

#### DESTAQUES TERAPÊUTICOS

O íleo adinâmico pode ser aliviado pela passagem de uma sonda pelo nariz até o intestino delgado, e aspiração do líquido e gases por poucos dias, até que o peristaltismo retorne. A ocorrência de íleo adinâmico tem sido reduzida pelo uso disseminado de cirurgia minimamente invasiva (p. ex., laparoscópica). Atualmente, os regimes pós-operatórios também encorajam deambulação precoce, quando possível, o que tende a aumentar a motilidade intestinal. Há também experimentos em andamento sobre antagonistas de opioides específicos nesta condição.

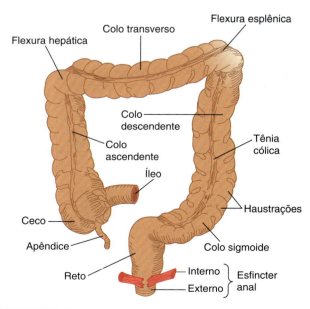

**FIGURA 27–8** O colo humano.

para o íleo relativamente estéril. A porção do íleo que contém a válvula ileocecal se projeta levemente para dentro do colo, de modo que aumentos na pressão deste provocam seu fechamento, ao passo que aumentos na pressão do íleo provocam a sua abertura. Ela normalmente está fechada. Cada vez que uma onda peristáltica a alcança, ela se abre brevemente, permitindo que parte do quimo do íleo esguiche para dentro do ceco. Quando o alimento sai do estômago, o ceco relaxa e a passagem de quimo por meio da válvula ileocecal aumenta (**reflexo gastroileal**). Presumivelmente, esse é um reflexo vagovagal.

Os movimentos do colo incluem contrações de segmentação e ondas peristálticas como aquelas que ocorrem no intestino delgado. As contrações de segmentação misturam o conteúdo do colo e, por expor mais do conteúdo à mucosa, facilitam a absorção. As ondas peristálticas propelem o conteúdo em direção ao reto, embora ondas antiperistálticas fracas às vezes sejam vistas. Um terceiro tipo de contração que somente ocorre no colo é o **movimento de massa**, que acontece cerca de 10 vezes por dia, em que há uma contração simultânea da musculatura lisa em grandes áreas confluentes. Essas contrações movem o material de uma porção do colo para outra (Quadro Clínico 27–4).

## QUADRO CLÍNICO 27–4

### Doença de Hirschsprung

Algumas crianças apresentam uma condição determinada geneticamente de motilidade anormal do colo, conhecida como doença de Hirschsprung ou megacolo aganglionar, que se caracteriza por distensão abdominal, anorexia e cansaço. A doença é diagnosticada geralmente em lactentes, e afeta em torno de 1 em 5.000 nascimentos. Ela se deve a uma ausência congênita das células ganglionares, tanto do plexo mioentérico como submucoso, de um segmento distal do colo, em consequência da falta de migração craniocaudal normal de células da crista neural durante o desenvolvimento. A ação de endotelinas sobre o receptor de endotelina B (ver Capítulo 7) é necessária para a migração normal de certas células da crista neural, e camundongos *knock-out* sem receptores de endotelina B desenvolvem a doença. Além disso, uma causa de megacolo aganglionar congênito em seres humanos parece ser uma mutação no gene do receptor de endotelina B. A ausência de peristaltismo em pacientes com esse distúrbio dificulta a passagem das fezes pela região aganglionar, e crianças com a doença podem defecar tão infrequentemente como uma vez em cada 3 semanas.

### DESTAQUES TERAPÊUTICOS

Os sintomas da doença de Hirschsprung podem ser aliviados completamente se a porção aganglionar do colo for ressecada, e a porção do colo ascendente for anastomosada ao reto. Contudo, isso não é possível se um segmento extenso estiver envolvido. Nesse caso, os pacientes podem precisar de uma colectomia.

Elas também movem material para o reto, e a distensão retal inicia o reflexo da defecação (ver adiante).

Os movimentos do colo são coordenados pelo seu REB. A frequência desta onda, diferentemente da onda no intestino delgado, aumenta ao longo do colo, de cerca de 2/min na válvula ileocecal a 6/min no sigmoide.

# TEMPO DE TRÂNSITO NO INTESTINO DELGADO E COLO

A primeira parte de uma refeição de teste atinge o ceco em cerca de 4 h na maioria dos indivíduos, e todas as porções não digeridas entram no colo em 8 ou 9 h. Em média, os primeiros restos da refeição atravessam o primeiro terço do colo em 6 h, o segundo terço em 9 h, e alcançam a parte terminal do colo (o sigmoide) em 12 h. Do colo sigmoide para o ânus, o transporte é muito mais lento (Quadro Clínico 27–5). Quando pequenas

## QUADRO CLÍNICO 27–5

### Constipação

Constipação refere-se a uma diminuição patológica das defecações. Anteriormente considerava-se que refletia alterações na motilidade, mas o sucesso recente de um fármaco desenvolvido para aumentar a secreção de cloreto no tratamento da constipação crônica sugere que alterações no equilíbrio entre secreção e absorção no colo também possam contribuir para a geração do sintoma. Os pacientes com constipação persistente, e particularmente aqueles com uma alteração recente dos hábitos intestinais, devem ser examinados cuidadosamente para afastar doença orgânica subjacente. Entretanto, muitos seres humanos saudáveis defecam apenas uma vez em cada 2 a 3 dias, e alguns tão frequentemente quanto três vezes por dia. Além disso, os únicos sintomas causados pela constipação são anorexia leve e desconforto abdominal e distensão discretos. Tais sintomas não se devem à absorção de "substâncias tóxicas", porque eles são prontamente aliviados pela evacuação do reto e podem ser reproduzidos pela distensão do reto com material inerte. Em sociedades ocidentais, a quantidade de informações erradas sobre constipação e apreensão indevida provavelmente excedem qualquer outro tópico de saúde. Sintomas além daqueles descritos que são atribuídos pelo público leigo à constipação devem-se à ansiedade ou a outras causas.

### DESTAQUES TERAPÊUTICOS

A maioria dos casos de constipação é aliviada por uma mudança na dieta que inclua mais fibras, ou uso de laxantes que retenham líquido no colo, assim aumentando o volume das fezes e promovendo reflexos que levam à evacuação. Como observado antes, a lubiprostona juntou-se recentemente ao arsenal terapêutico para constipação, e presume-se que ela atue aumentando a secreção de cloreto e, portanto, de água, para dentro do colo, elevando assim a fluidez do conteúdo dentro deste.

contas coloridas são ingeridas em uma refeição, uma média de 70% delas é recuperada nas fezes em 72 h, mas a recuperação total requer mais de uma semana. O tempo de trânsito, as flutuações de pressão e mudanças no pH do trato gastrintestinal podem ser observados por monitoramento do progresso de uma pílula pequena que contém sensores e um rádio transmissor em miniatura.

# DEFECAÇÃO

A distensão do reto com fezes inicia contrações reflexas de sua musculatura e a necessidade de defecar. Em seres humanos, o suprimento nervoso simpático (involuntário) para o esfincter anal interno é excitatório, enquanto o suprimento parassimpático é inibitório. Esse esfincter relaxa quando o reto está distendido. O suprimento nervoso para o esfincter anal externo, um músculo esquelético, provém do nervo pudendo. O esfincter é mantido em um estado de contração tônica, e a distensão moderada do reto aumenta a força de sua contração (**Figura 27-9**). O impulso para defecar primeiramente ocorre quando a pressão retal aumenta para cerca de 18 mmHg. Quando essa pressão alcança 55 mmHg, o esfincter externo, assim como o interno, relaxa, e há expulsão reflexa do conteúdo do reto. É por isso que a evacuação reflexa do reto pode ocorrer mesmo na situação de lesão medular.

Antes que seja atingida a pressão que relaxa o esfincter anal externo, a defecação voluntária pode ser iniciada fazendo-se força. Normalmente, o ângulo entre o ânus e o reto é de aproximadamente 90° (**Figura 27-10**). Com o esforço para defecar, os músculos abdominais se contraem, o soalho pélvico é abaixado em 1 a 3 cm, e o músculo puborretal relaxa. O ângulo anorretal é reduzido a 15° ou menos. Isso se combina com o relaxamento do esfincter anal externo e ocorre a defecação. A defecação é, portanto, um reflexo medular que pode ser inibido

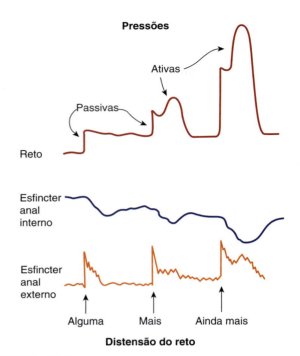

**FIGURA 27-9 Respostas à distensão do reto por pressões menores que 55 mmHg.** A distensão produz tensão passiva devido ao estiramento da parede do reto, e tensão ativa adicional quando a musculatura lisa da parede se contrai. (Adaptada de Denny-Brown D, Robertson EG: An investigation of the nervous control of defecaetion. Brain, 1935;58:256–310; Adaptada de Schuster MM et al.: Simultaneous manometric recording of internal and external anal sphincteric reflexes. Bull Johns Hopkins Hosp 1965 Feb;116:79–88.)

voluntariamente mantendo-se o esfincter externo contraído, ou facilitado pelo relaxamento do esfincter e contração dos músculos abdominais.

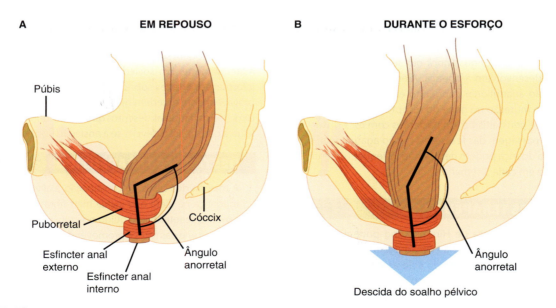

**FIGURA 27-10** Vista sagital da área anorretal em repouso (à esquerda) e durante o esforço (à direita). Observe a redução do ângulo anorretal e o abaixamento do soalho pélvico durante o esforço para defecar. (Modificada e reproduzida, com permissão, de Lembo A, Camilleri M: Chronic constipation. N Engl J Med 2003;349:1360.)

A distensão do estômago pelo alimento inicia contrações do reto e, frequentemente, uma vontade de defecar. Essa resposta é chamada de **reflexo gastrocólico**, e pode ser ampliada por uma ação da gastrina sobre o colo. A defecação após refeições é a regra em crianças, e, em adultos, o hábito e os fatores culturais desempenham um grande papel em determinar quando acontece a defecação.

# RESUMO

- Os fatores reguladores que governam a secreção gastrintestinal também regulam sua motilidade para degradar o alimento, misturá-lo com secreções e o propelir ao longo do comprimento do trato.

- Os dois padrões principais de motilidade são o peristaltismo e a segmentação, que servem para propelir ou retardar/misturar o conteúdo do lúmen, respectivamente. O peristaltismo envolve contrações e relaxamentos coordenados acima e abaixo do bolo alimentar.

- O potencial de membrana da maior parte da musculatura lisa gastrintestinal sofre flutuações rítmicas que se espalham ao longo do trato. O ritmo varia em segmentos diferentes do intestino, e é estabelecido por células marca-passo, conhecidas como células intersticiais de Cajal. Esse ritmo elétrico basal fornece sítios de contração muscular quando os estímulos se sobrepõem a potenciais de ponta na porção despolarizante das ondas do REB.

- No período entre refeições, o intestino é relativamente quiescente, mas a cada 90 min, ou em torno disso, ele é varrido por uma grande onda peristáltica desencadeada pelo hormônio motilina. Este complexo motor migratório realiza, presumivelmente, uma função de "limpeza".

- A deglutição é desencadeada centralmente, e é coordenada com uma onda peristáltica ao longo do comprimento do esôfago que dirige o bolo alimentar para o estômago, mesmo contra a gravidade. O relaxamento do esfincter esofágico inferior é cronometrado para preceder imediatamente a chegada do bolo, limitando, dessa forma, o refluxo do conteúdo gástrico. Não obstante, a doença do refluxo gastresofágico é uma das queixas gastrintestinais mais comuns.

- O estômago acomoda a refeição por um processo de relaxamento receptivo. Isso permite um aumento de volume sem um aumento significativo de pressão. O estômago serve então para misturar a refeição e controlar seu envio para segmentos a jusante.

- O conteúdo do lúmen move-se lentamente por meio do colo, o que aumenta a recuperação de água. A distensão do reto causa contração reflexa do esfincter anal interno e o desejo de defecar. Após o treinamento do uso do sanitário, a defecação pode ser retardada até um tempo conveniente, por meio da contração voluntária do esfincter anal externo.

# QUESTÕES DE MÚLTIPLA ESCOLHA

*Para todas as questões, selecione a melhor opção, a não ser que direcionado diferentemente.*

1. Em lactentes, a defecação frequentemente se segue a uma refeição. A causa das contrações do colo nessa situação é
   A. histamina.
   B. níveis circulantes aumentados de CCK.
   C. o reflexo gastrocólico.
   D. níveis circulantes aumentados de somatostatina.
   E. o reflexo enterogástrico.

2. .Os sintomas da síndrome do *dumping* (desconforto após refeições em pacientes com desvios intestinais, tais como anastomose do jejuno ao estômago) são causados em parte por
   A. aumento da pressão arterial.
   B. secreção aumentada de glucagon.
   C. secreção aumentada de CCK.
   D. hipoglicemia.
   E. hiperglicemia.

3. As pressões gástricas raramente se elevam a níveis que violem o esfincter esofágico inferior, mesmo quando o estômago está repleto com uma refeição, devido a qual dos seguintes processos?
   A. Peristaltismo
   B. Reflexo gastroileal
   C. Segmentação
   D. Estimulação do centro do vômito
   E. Relaxamento receptivo

4. O complexo motor migratório é desencadeado por qual das seguintes alternativas?
   A. Motilina
   B. NO
   C. CCK
   D. Somatostatina
   E. Secretina

5. Um paciente é encaminhado a um gastroenterologista devido a dificuldades de deglutição persistentes. O exame endoscópico revela que o esfincter esofágico inferior deixa de se abrir completamente quando o bolo o alcança, e é feito um diagnóstico de acalasia. Durante o exame, ou em biópsias realizadas com a região do esfincter, seria esperada uma diminuição de qual das seguintes alternativas?
   A. Peristaltismo esofágico
   B. Expressão da NO sintase neuronal
   C. Receptores de acetilcolina
   D. Liberação de substância P
   E. Contração do diafragma crural

# REFERÊNCIAS

Barrett KE: *Gastrointestinal Physiology.* McGraw-Hill, 2006.

Cohen S, Parkman HP: Heartburn—A serious symptom. N Engl J Med 1999;340:878.

Itoh Z: Motilin and clinical application. Peptides 1997;18:593.

Lembo A, Camilleri M: Chronic constipation. N Engl J Med 2003;349:1360.

Levitt MD, Bond JH: Volume, composition and source of intestinal gas. Gastroenterology 1970;59:921.

Mayer EA, Sun XP, Willenbucher RF: Contraction coupling in colonic smooth muscle. Annu Rev Physiol 1992;54:395.

Mittal RK, Balaban DH: The esophagogastric junction. N Engl J Med 1997;336:924.

Sanders KM, Ward SM: Nitric oxide as a mediator of noncholinergic neurotransmission. Am J Physiol 1992;262:G379.

Ward SM, Sanders KM: Involvement of intramuscular interstitial cells of Cajal in neuroeffector transmission in the gastrointestinal tract. J Physiol 2006;576:675.

# Funções de Transporte e Metabólicas do Fígado

**C A P Í T U L O**

# 28

---

### O B J E T I V O S

*Após o estudo deste capítulo, você deve ser capaz de:*

- Descrever as principais funções do fígado com relação a metabolismo, desintoxicação e excreção de substâncias hidrofóbicas.
- Compreender a anatomia funcional do fígado e os arranjos relativos de hepatócitos, colangiócitos, células endoteliais e células de Kupffer.
- Definir as características da circulação hepática e seu papel em auxiliar as funções do fígado.
- Identificar as proteínas plasmáticas que são sintetizadas pelo fígado.
- Caracterizar a formação da bile, seus constituintes e seu papel na excreção de colesterol e bilirrubina.
- Delinear os mecanismos pelos quais o fígado contribui para a homeostasia da amônia no corpo e as consequências da falha desses mecanismos, particularmente para a função cerebral.
- Identificar os mecanismos que permitem o funcionamento normal da vesícula biliar e a base da doença calculosa da vesícula.

---

## INTRODUÇÃO

O fígado é a maior glândula do corpo. Ele é essencial para a vida, porque conduz um vasto leque de funções bioquímicas e metabólicas, inclusive a de livrar o corpo de substâncias que seriam danosas se seu acúmulo fosse permitido, e de excretar metabólitos de fármacos. É onde a maioria dos nutrientes é absorvida através da parede intestinal, fornece a grande parte das proteínas do plasma e sintetiza a bile, que aperfeiçoa a absorção de lipídeos, além de servir como um líquido excretor. Por isso, o fígado e o sistema biliar associado evoluíram uma coleção de aspectos estruturais e fisiológicos que servem de apoio para essa ampla variedade de funções críticas.

---

## O FÍGADO

### ANATOMIA FUNCIONAL

Uma função importante do fígado é servir como um filtro entre o sangue proveniente do trato gastrintestinal e o sangue do resto do corpo. O sangue dos intestinos e de outras vísceras chega ao fígado pela veia porta. Esse sangue é filtrado nos sinusoides entre placas de células hepáticas e, finalmente, é drenado para as veias hepáticas, que entram na veia cava inferior. Durante sua passagem pelas placas hepáticas, ele é quimicamente modificado. A bile é formada no outro lado de cada placa, e passa para o intestino pelo ducto colídoco **(Figura 28–1)**.

Em cada lóbulo hepático, as placas de células hepáticas geralmente têm a espessura de apenas uma célula. Ocorrem grandes lacunas entre as células endoteliais, e o plasma está em contato íntimo com as células **(Figura 28–2)**. Sangue da artéria hepática também entra nos sinusoides. As veias centrais coalescem para formar as veias hepáticas, que drenam para a veia cava inferior. O tempo médio de trânsito do sangue através do lóbulo hepático, da vênula porta à veia hepática central, é de cerca de 8,4 s. Detalhes adicionais dos aspectos da micro e macrocirculação hepática, que são críticos para a função do órgão, são fornecidos adiante. Numerosos macrófagos (**células de Kupffer**) estão ancorados ao endotélio dos sinusoides e se

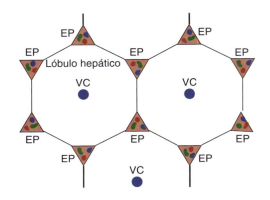

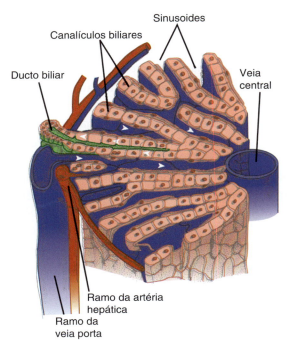

**FIGURA 28-1** Anatomia esquemática do fígado. **Em cima:** Organização do fígado. VC, veia central. EP, espaço porta contendo ramos de ducto biliar (verde), veia porta (azul) e artéria hepática (vermelho). **Embaixo:** Arranjo de placas de células hepáticas, sinusoides e ductos biliares em um lóbulo hepático, mostrando fluxo centrípeto do sangue nos sinusoides para a veia central e fluxo centrífugo da bile nos canalículos biliares para os ductos biliares. (Redesenhada e modificada a partir de Ham AW: *Textbook of Histology*, 5th ed. Philadelphia: JB Lippincott Co., 1965.)

projetam para o lúmen. As funções dessas células fagocitárias são discutidas no Capítulo 3.

Cada célula do fígado também é justaposta a vários **canalículos biliares** (Figura 28-2). Os canalículos drenam para os ductos biliares intralobulares, e estes coalescem via ductos biliares interlobulares para formar os ductos hepáticos direito e esquerdo. Estes ductos se juntam no exterior do fígado para formar o ducto hepático comum. O ducto cístico drena a vesícula biliar. O ducto hepático se une com o ducto cístico para formar o colédoco (Figura 28-1). O colédoco entra no duodeno na papila duodenal. Seu orifício é envolvido pelo **esfíncter de Oddi**, e ele geralmente se une com o ducto pancreático principal logo

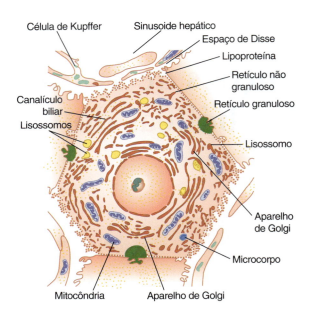

**FIGURA 28-2** Hepatócito. Observe a relação da célula com os canalículos biliares e sinusoides. Note também as aberturas largas (fenestrações) entre as células endoteliais vizinhas do hepatócito. (Desenho de Sylvia Colard Keene.)

antes de entrar no duodeno. O esfíncter geralmente está fechado, mas quando o conteúdo gástrico entra no duodeno, a colecistocinina (CCK) é liberada e o hormônio gastrintestinal relaxa o esfíncter, causando a contração da vesícula.

As paredes dos ductos biliares extra-hepáticos e a vesícula biliar contêm tecido fibroso e músculo liso. Elas são revestidas por uma camada de células colunares com glândulas mucosas esparsas. Na vesícula biliar, a superfície é extensamente pregueada; isto aumenta sua área de superfície, e concede ao interior da vesícula uma aparência de favo de mel. O ducto cístico também possui dobras que formam as chamadas válvulas espirais. Acredita-se que este arranjo aumente a turbulência da bile quando ela flui para fora da vesícula, reduzindo, assim, o risco de que ela se precipite e forme cálculos biliares.

## CIRCULAÇÃO HEPÁTICA

Existem grandes lacunas entre as células endoteliais nas paredes dos sinusoides hepáticos, sendo estes altamente permeáveis. O modo pelo qual os ramos intra-hepáticos da artéria hepática e da veia porta convergem para os sinusoides e drenam para as veias centrolobulares do fígado é mostrado na Figura 28-1. A unidade funcional do fígado é o ácino. Cada ácino está no fim de uma haste vascular que contém ramos terminais de veias portais, artérias hepáticas e ductos biliares. O sangue flui do centro dessa unidade funcional para os ramos terminais das veias hepáticas na periferia **(Figura 28-3)**. É por esse motivo que a porção central do ácino, às vezes chamada de zona 1, é bem oxigenada, a zona intermediária (zona 2) é moderadamente bem oxigenada, e a zona periférica (zona 3) é a menos bem oxigenada e mais suscetível à lesão por anoxia. As veias hepáticas drenam para a veia cava inferior. Os ácinos têm sido comparados com uvas ou amoras, cada um em

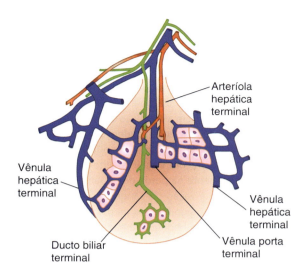

**FIGURA 28-3** Conceito do ácino como a unidade funcional do fígado. Em cada ácino, o sangue na vênula porta e na arteríola hepática entra no seu centro e flui para a vênula hepática. (Baseada no conceito de ácino de Rappaport AM: The microcirculatory hepatic unit. Microvasc Res 1973 Sep;6(2):212–228.)

um talo vascular diferente. O fígado humano contém cerca de 100.000 ácinos.

A pressão venosa portal normalmente é em torno de 10 mmHg em seres humanos, e a pressão venosa hepática é de aproximadamente 5 mmHg. A pressão média nos ramos da artéria hepática que convergem para os sinusoides é de cerca de 90 mmHg, porém a pressão nos sinusoides é mais baixa que a pressão venosa portal, de modo que ocorre uma queda de pressão acentuada ao longo das arteríolas hepáticas. Essa queda de pressão é ajustada a fim de que haja uma relação inversa entre fluxo arterial hepático e fluxo venoso portal. Essa relação inversa pode ser mantida em parte pela velocidade em que a adenosina é removida da região em volta das arteríolas. De acordo com essa hipótese, a adenosina é produzida pelo metabolismo em uma velocidade constante. Quando o fluxo portal está reduzido, ela é carreada para fora mais lentamente, e o acúmulo local de adenosina dilata as arteríolas terminais. No período entre as refeições, aliás, muitos dos sinusoides estão colabados. Por outro lado, após a ingestão de alimentos, quando o fluxo portal para o fígado aumenta consideravelmente, esses sinusoides "de reserva" são recrutados. Este arranjo significa que as pressões portais não aumentam linearmente com o fluxo portal até que todos os sinusoides tenham sido recrutados. Isso pode ser importante para prevenir perda de líquido do fígado, altamente permeável em condições normais. Realmente, se as pressões hepáticas estão aumentadas em estados mórbidos (como o endurecimento do fígado visto na cirrose), muitos litros de líquido podem se acumular na cavidade peritoneal como **ascites**.

As radículas intra-hepáticas da veia porta contêm músculos lisos em suas paredes que são inervados por fibras nervosas vasoconstritoras noradrenérgicas, que alcançam o fígado por meio da terceira à décima primeira raízes ventrais torácicas e dos nervos esplâncnicos. A inervação vasoconstritora da artéria hepática vem do plexo simpático hepático. Nenhuma fibra vasodilatadora conhecida alcança o fígado. Quando a pressão venosa sistêmica sobe, as radículas da veia porta são dilatadas passivamente e a quantidade de sangue no fígado aumenta. Na insuficiência cardíaca congestiva, a congestão venosa hepática pode ser extrema. Inversamente, quando ocorre descarga noradrenérgica difusa em resposta a uma queda na pressão arterial sistêmica, as radículas portais intra-hepáticas se constringem, a pressão portal se eleva, e o fluxo de sangue ao longo do fígado é brusco, perpassando a maior parte do órgão. A maior parte do sangue que passa pelo fígado entra na circulação sistêmica. A constrição das arteríolas hepáticas diverge o sangue do fígado, e a constrição das arteríolas mesentéricas reduz o influxo portal. No choque grave, o fluxo sanguíneo hepático pode ser reduzido em tal grau que ocorre a necrose esparsa do fígado.

## FUNÇÕES DO FÍGADO

O fígado exerce muitas funções complexas, que estão resumidas na Tabela 28-1. Várias serão abordadas brevemente aqui.

## METABOLISMO E DESINTOXICAÇÃO

Está além do escopo deste volume abordar todas as funções metabólicas do fígado. Em vez disso, serão descritos aqui

**TABELA 28-1** Principais funções do fígado

**Formação e secreção de bile**

**Metabolismo de nutrientes e vitaminas**
- Glicose e outros açúcares
- Aminoácidos
- Lipídeos
  - Ácidos graxos
  - Colesterol
  - Lipoproteínas
- Vitaminas lipossolúveis
- Vitaminas hidrossolúveis

**Inativação de várias substâncias**
- Toxinas
- Esteroides
- Outros hormônios

**Síntese de proteínas do plasma**
- Proteínas de fase aguda
- Albumina
- Fatores da coagulação
- Proteínas ligadoras de esteroides e proteínas ligadoras de outros hormônios

**Imunidade**
- Células de Kupffer

# SEÇÃO IV Fisiologia Gastrintestinal

aqueles aspectos mais intimamente alinhados com a fisiologia gastrintestinal. Em primeiro lugar, o fígado desempenha papéis fundamentais no metabolismo dos carboidratos, inclusive no armazenamento de glicogênio, conversão de galactose e frutose em glicose, e gliconeogênese, bem como muitas das reações descritas no Capítulo 1. Os substratos para essas reações derivam dos produtos da digestão e absorção dos carboidratos que são transportados do intestino para o fígado pelo sangue da veia porta. O fígado também desempenha um papel importante na manutenção da estabilidade dos níveis sanguíneos de glicose no período pós-prandial, removendo o excesso de glicose do sangue e a retornando quando necessário — a assim chamada **função tampão de glicose** do fígado. Na insuficiência hepática, a hipoglicemia é vista comumente. De modo semelhante, o fígado contribui para o metabolismo dos lipídeos. Ele suporta uma taxa elevada de oxidação de ácidos graxos para suprimento energético do próprio fígado e de outros órgãos. Aminoácidos e fragmentos de dois carbonos derivados de carboidratos também são convertidos no fígado em lipídeos, para armazenamento. O fígado também sintetiza a maioria das lipoproteínas de que o corpo precisa, e preserva a homeostasia do colesterol o sintetizando, e também convertendo o colesterol excessivo em ácidos biliares.

O fígado também desintoxica o corpo de substâncias originárias do intestino ou de outras partes do corpo (**Quadro Clínico 28–1**). Parte dessa função é de natureza física — bactérias e outras partículas são aprisionadas e desintegradas pelas células de Kupffer estrategicamente localizadas. As reações remanescentes são bioquímicas, e mediadas em seus primeiros estágios pelo grande número de enzimas do citocromo P450 expressas nos hepatócitos. Estas convertem xenobióticos e outras toxinas em metabólitos inativos, menos lipofílicos. As reações de desintoxicação são divididas em fase I (oxidação, hidroxilação e outras reações mediadas por citocromo P450) e fase II (esterificação). Finalmente, os metabólitos são secretados na bile para eliminação pelo trato gastrintestinal. A este respeito, além de eliminar fármacos, o fígado é responsável pelo metabolismo de essencialmente todos os hormônios esteroides. A doença hepática pode, portanto, resultar em hiperatividade aparente dos sistemas hormonais relevantes.

## SÍNTESE DE PROTEÍNAS PLASMÁTICAS

As principais proteínas sintetizadas pelo fígado estão listadas na Tabela 28–1. A albumina é quantitativamente mais significante, e é responsável pela maior parte da pressão oncótica do plasma. Muitos dos produtos são **proteínas de fase aguda**, proteínas sintetizadas e secretadas no plasma quando há exposição a estímulos estressantes (ver Capítulo 3). Outras são proteínas que transportam esteroides e outros hormônios no plasma, e ainda há aquelas que são fatores da coagulação. Imediatamente após a perda de sangue, o fígado repõe as proteínas plasmáticas em dias ou semanas. A única classe importante de proteínas do plasma não sintetizadas pelo fígado é a das imunoglobulinas.

---

## QUADRO CLÍNICO 28–1

### Encefalopatia hepática

A importância clínica do metabolismo hepático da amônia é vista na insuficiência hepática, quando níveis aumentados de amônia circulante causam a condição de encefalopatia hepática. Inicialmente, os pacientes podem parecer meramente confusos, porém, se não tratada, a condição pode progredir para coma e alterações cognitivas irreversíveis. A doença resulta não somente na perda de hepatócitos funcionais, mas também de derivação do sangue portal contornando o fígado endurecido, significando menos amônia removida do sangue pela massa hepática remanescente. Substâncias adicionais que muitas vezes são desintoxicadas pelo fígado provavelmente também contribuem para as alterações do estado mental.

### DESTAQUES TERAPÊUTICOS

Os sintomas cognitivos da doença hepática avançada podem ser minimizados pela redução da carga de amônia proveniente do colo para o fígado (p. ex., administrando-se o carboidrato não absorvível, lactulose, que é convertido em ácidos graxos de cadeia curta no lúmen do colo, e assim aprisiona a amônia em sua forma ionizada). Entretanto, na doença grave, o único tratamento realmente efetivo é a realização de um transplante de fígado, embora a escassez de órgãos disponíveis signifique que há grande interesse em aparelhos de assistência hepática artificial que possam limpar o sangue.

## BILE

A bile é composta de ácidos biliares, pigmentos biliares e outras substâncias dissolvidas em uma solução eletrolítica alcalina que se assemelha ao suco pancreático (Tabela 28–2). Cerca de 500 mL são secretados por dia. Alguns dos componentes da

**TABELA 28–2 Composição da bile do ducto hepático humano**

| | |
|---|---|
| Água | 97,0% |
| Sais biliares | 0,7% |
| Pigmentos biliares | 0,2% |
| Colesterol | 0,06% |
| Sais inorgânicos | 0,7% |
| Ácidos graxos | 0,15% |
| Fosfatidilcolina | 0,2% |
| Gordura | 0,1% |
| Fosfatase alcalina | ... |

bile são reabsorvidos no intestino e, então, excretados novamente pelo fígado (**circulação êntero-hepática**). Além de seu papel na digestão e absorção de gorduras (Capítulo 26), a bile (e, subsequentemente, as fezes) é a principal via excretora para produtos residuais lipossolúveis.

Os glicuronatos dos **pigmentos biliares**, bilirrubina e biliverdina, são responsáveis pela cor amarelo-dourada da bile. A formação desses produtos de fragmentação da hemoglobina é discutida em detalhe no Capítulo 31, e sua excreção é apresentada a seguir.

## METABOLISMO E EXCREÇÃO DA BILIRRUBINA

A maior parte da bilirrubina no corpo é formada nos tecidos pela fragmentação da hemoglobina (ver Capítulo 31 e Figura 28-4). A bilirrubina é presa à albumina na circulação. Parte dela está firmemente ligada, mas a maior parte pode se dissociar no fígado, e a bilirrubina livre entra nas células hepáticas por meio de um membro da família de polipeptídeos transportadores de ânions orgânicos (OATP, do inglês *organic anion transporting polypeptide*), e então se liga a proteínas citoplasmáticas (Figura 28-5). Em seguida, conjuga-se ao ácido glicurônico em uma reação catalisada pela enzima **glicuronil transferase** (UDP-glicuronil

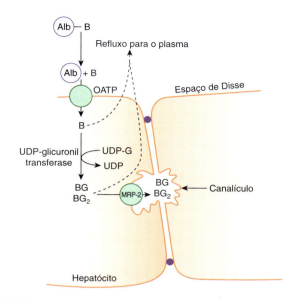

**FIGURA 28-5 Manejo da bilirrubina pelos hepatócitos.** A bilirrubina (B) ligada à albumina (Alb) entra no espaço de Disse adjacente à membrana basolateral de hepatócitos, e é transportada seletivamente para dentro do hepatócito. Aqui, ela é conjugada ao ácido glicurônico (G). Os conjugados são secretados na bile por meio da proteína-2 de resistência a múltiplas drogas (MRP-2). Parte da bilirrubina não conjugada e conjugada reflui para o plasma. OATP, polipeptídeo transportador de ânions orgânicos.

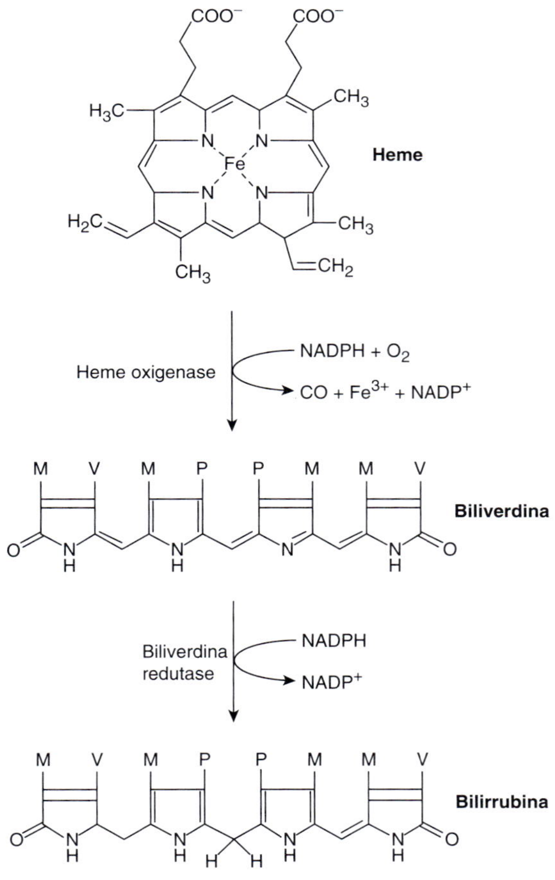

transferase). Esta enzima localiza-se principalmente no retículo endoplasmático liso. Cada molécula de bilirrubina reage com duas moléculas de ácido uridina-difosfato glicurônico (UDPG) para formar o diglicuronato de bilirrubina. Este glicuronato, que é mais hidrossolúvel que a bilirrubina livre, é então transportado contra um gradiente de concentração, mais provavelmente por um transportador ativo conhecido como proteína-2 de resistência a múltiplos fármacos (MRP-2, do inglês *multidrug resistance-associated protein 2*) para os canalículos biliares. Uma quantidade pequena de glicuronato de bilirrubina escapa para o sangue, onde se prende menos firmemente à albumina do que à bilirrubina livre, e é excretado na urina. Assim, a bilirrubina plasmática total normalmente inclui bilirrubina livre mais uma pequena quantidade de bilirrubina conjugada. A maior parte do glicuronato de bilirrubina passa através dos dutos biliares para o intestino.

A mucosa intestinal é relativamente impermeável à bilirrubina conjugada, mas é permeável à bilirrubina não conjugada e aos urobilinogênios, uma série de derivados incolores da bilirrubina formados pela ação de bactérias na urina. Consequentemente, parte dos pigmentos biliares, assim como urobilinogênios, é reabsorvida na circulação portal. Algumas das substâncias reabsorvidas são novamente excretadas pelo fígado (circulação êntero-hepática), mas pequenas quantidades de urobilinogênios entram na circulação geral e são excretadas na urina.

## ICTERÍCIA

Quando bilirrubina livre ou conjugada se acumula no sangue, a pele, as escleróticas e as membranas mucosas tornam-se

**FIGURA 28-4 A conversão de heme em bilirrubina é uma reação em dois passos catalisada por heme oxigenase e biliverdina redutase.** M, metil; P, propionato; V, vinil.

amarelas. Esta amarelidão é conhecida como **icterícia** (*icterus*) e geralmente é detectável quando a bilirrubina plasmática total é maior do que 2 mg/dL (34 μmol/L). A hiperbilirrubinemia pode ser consequência de (1) produção excessiva de bilirrubina (anemia hemolítica, etc.; ver Capítulo 31), (2) captação diminuída de bilirrubina para dentro das células hepáticas, (3) distúrbio intracelular da ligação ou conjugação com proteínas, (4) distúrbio da secreção de bilirrubina conjugada para os canalículos biliares, ou (5) obstrução intra-hepática ou extra-hepática de ductos biliares. Quando ela se deve a um dos primeiros três processos, a bilirrubina livre se eleva; quando ela é consequente ao distúrbio da secreção de bilirrubina conjugada ou à obstrução de ductos biliares, o glicuronato de bilirrubina é regurgitado para o sangue, e é a bilirrubina conjugada que está predominantemente elevada no plasma.

## OUTRAS SUBSTÂNCIAS CONJUGADAS POR GLICURONIL TRANSFERASE

O sistema glicuronil transferase no retículo endoplasmático liso catalisa a formação dos glicuronatos de uma variedade de substâncias além da bilirrubina. Como discutido anteriormente, a lista inclui esteroides (ver Capítulo 20) e vários fármacos. Estes outros compostos podem competir com a bilirrubina pelo sistema enzimático quando estão presentes em quantidades apreciáveis. Além disso, vários barbitúricos, anti-histamínicos, anticonvulsivantes e outros compostos causam proliferação acentuada do retículo endoplasmático liso nas células hepáticas, com um aumento concomitante da atividade de glicuronil transferase hepática. O fenobarbital tem sido usado com sucesso para o tratamento de uma doença congênita em que há uma deficiência relativa de glicuronil transferase (deficiência de UDP-glicuronil transferase tipo 2).

## OUTRAS SUBSTÂNCIAS EXCRETADAS NA BILE

O colesterol e a fosfatase alcalina são excretados na bile. Em pacientes com icterícia devido à obstrução intra ou extra-hepática de ductos biliares, os níveis sanguíneos dessas duas substâncias geralmente se elevam. Uma elevação muito menor geralmente acontece quando a icterícia se deve a doença hepatocelular não obstrutiva. Os hormônios adrenocorticais e outros hormônios esteroides são excretados na bile e reabsorvidos subsequentemente (circulação êntero-hepática).

## METABOLISMO E EXCREÇÃO DA AMÔNIA

O fígado é crítico para o manejo da amônia no corpo. Os níveis de amônia devem ser controlados cuidadosamente, porque ela é tóxica para o sistema nervoso central (SNC) e livremente permeável através da barreira hematoencefálica. O fígado é o único órgão no qual o ciclo completo da ureia (também conhecido como ciclo de Krebs-Henseleit) é expresso **(Figura 28–6)**.

Isso converte a amônia circulante em ureia, que pode então ser excretada na urina **(Figura 28–7)**.

A amônia na circulação provém primariamente do colo e dos rins, e em quantidades menores, deriva da fragmentação de hemácias e do metabolismo nos músculos. Ao passar pelo fígado, a maior parte da amônia na circulação é transposta para dentro dos hepatócitos. Então, ela é convertida nas mitocôndrias em carbamil-fosfato, o qual por sua vez reage com a ornitina para gerar citrulina. Uma série de reações citoplasmáticas subsequentes finalmente produz arginina, e esta pode ser desidratada em ureia e ornitina. Esta última retorna às mitocôndrias para começar outro ciclo, e a ureia, como é uma molécula pequena, se difunde prontamente de volta para o sangue sinusoidal. Ela é então filtrada nos rins, e se perde do corpo na urina.

## O SISTEMA BILIAR

### FORMAÇÃO DA BILE

A bile contém substâncias que são secretadas ativamente através da membrana canalicular, como ácidos biliares, fosfatidilcolina, bilirrubina conjugada, colesterol e xenobióticos. Cada um desses elementos entra na bile por meio de um transportador canalicular específico. Acredita-se, entretanto, que a secreção ativa de ácidos biliares seja a força propulsora primária para a formação inicial da bile canalicular. Como eles são osmoticamente ativos, a bile canalicular é transitoriamente hipertônica. Contudo, as junções oclusivas que unem hepatócitos adjacentes são relativamente permeáveis, e, assim, numerosas substâncias adicionais entram na bile passivamente a partir do plasma, por difusão. Essas substâncias incluem água, glicose, cálcio, glutationa, aminoácidos e ureia.

A fosfatidilcolina que entra na bile forma micelas mistas com os ácidos biliares e o colesterol. A proporção de ácidos biliares:fosfatidilcolina:colesterol na bile canalicular é de aproximadamente 10:3:1. Desvios dessa proporção podem fazer o colesterol se precipitar, levando a um tipo de cálculo da vesícula **(Figura 28–8)**.

A bile é transferida para canalículos e ductos biliares progressivamente maiores, onde ela sofre modificação de sua composição. Os canalículos biliares são revestidos por colangiócitos, células epiteliais colunares especializadas. Suas junções oclusivas são menos permeáveis que as dos hepatócitos, embora elas permaneçam livremente permeáveis à água, e assim a bile permanece isotônica. Os canalículos recolhem componentes do plasma, como glicose e aminoácidos, e os devolvem à circulação por transporte ativo. A glutationa também é hidrolisada em seus aminoácidos constituintes por uma enzima, a gama glutamiltranspeptidase (GGT), expressa na membrana apical dos colangiócitos. A remoção de glicose e aminoácidos provavelmente é importante para prevenir supercrescimento bacteriano na bile, particularmente durante armazenamento na vesícula biliar (ver adiante). Os canalículos também secretam bicarbonato em resposta à secretina no período pós-prandial, bem como IgA e muco para proteção.

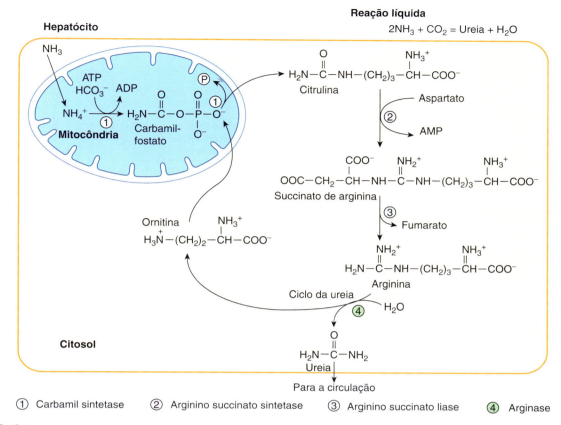

**FIGURA 28-6** O ciclo da ureia, que converte amônia em ureia, ocorre nas mitocôndrias e no citosol de hepatócitos.

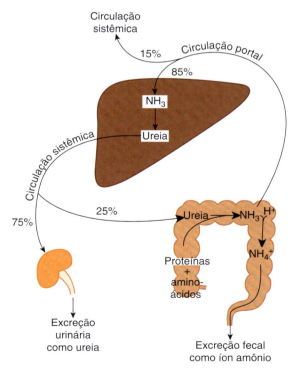

**FIGURA 28-7 Homeostasia da amônia total do corpo na saúde.** A maior parte da amônia produzida pelo corpo é excretada pelos rins sob a forma de ureia.

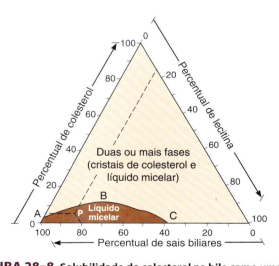

**FIGURA 28-8 Solubilidade do colesterol na bile como uma função das proporções de lecitina, sais biliares e colesterol.** Na bile que tenha uma composição descrita por qualquer ponto abaixo da linha ABC (p. ex., ponto P), o colesterol está somente em solução micelar; os pontos acima da linha ABC descrevem a bile em que também há cristais de colesterol. (Reproduzida, com permissão, de Small DM: Gallstones. N Engl J Med 1968;279:588.)

**TABELA 28–3** Composição da bile humana do ducto hepático e da vesícula biliar

|  | Bile do ducto hepático | Bile da vesícula biliar |
|---|---|---|
| Percentagem de sólidos | 2-4 | 10-12 |
| Ácidos biliares (mmol/L) | 10-20 | 50-200 |
| pH | 7,8-8,6 | 7,0-7,4 |

## FUNÇÕES DA VESÍCULA BILIAR

Em indivíduos normais, a bile flui para dentro da vesícula biliar quando o esfíncter de Oddi está fechado (ou seja, no período entre refeições). Na vesícula biliar, a bile é concentrada pela absorção de água. O grau dessa concentração é mostrado pelo aumento na concentração de sólidos (Tabela 28–3); a bile hepática é 97% água, ao passo que o conteúdo médio de água da bile da vesícula é de 89%. Entretanto, como os ácidos biliares são uma solução micelar, as micelas simplesmente tornam-se maiores, e, já que a osmolaridade é uma propriedade coligativa, a bile permanece isotônica. Entretanto, a bile torna-se levemente ácida à medida que íons sódio são trocados por prótons (embora a concentração global de íons sódio se eleve com uma perda concomitante de cloreto e bicarbonato quando a bile é concentrada).

Quando o ducto biliar e o ducto cístico são clampeados, a pressão intrabiliar sobe para cerca de 320 mm de bile em 30 min, e a secreção de bile para. Contudo, quando o ducto biliar é clampeado e o cístico é deixado aberto, a água é reabsorvida na vesícula, e a pressão intrabiliar se eleva para apenas 100 mm de bile em várias horas.

## REGULAÇÃO DA SECREÇÃO BILIAR

Quando o alimento entra na boca, a resistência do esfíncter de Oddi diminui, tanto por influências neurais quanto hormonais (Figura 28–9). Ácidos graxos e aminoácidos no duodeno liberam CCK, o que causa a contração da vesícula biliar.

A produção de bile é aumentada pela estimulação dos nervos vagos e pelo hormônio secretina, que aumenta o conteúdo de água e $HCO_3^-$ da bile. As substâncias que aumentam a secreção de bile são conhecidas como **coleréticos**. Os próprios ácidos biliares estão entre os coleréticos fisiológicos mais importantes.

## EFEITOS DA COLECISTECTOMIA

A descarga periódica de bile pela vesícula ajuda na digestão, mas não é essencial para ela. Os pacientes colecistectomizados mantêm boa saúde e nutrição com uma descarga lenta e constante de bile para dentro do duodeno, embora, eventualmente, o ducto biliar se torne um tanto dilatado, e mais bile tenda a entrar no duodeno depois de refeições do que em outras ocasiões. Os pacientes colecistectomizados podem tolerar até mesmo comidas fritas, embora eles geralmente devam evitar alimentos que tenham um conteúdo de gordura particularmente alto.

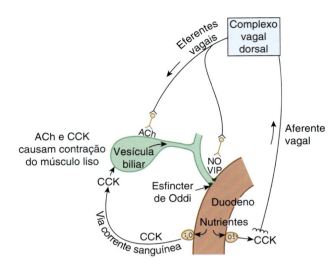

**FIGURA 28–9** Controle neuro-humoral da contração da vesícula biliar e da secreção da bile. A liberação endócrina de colecistocinina (CCK) em resposta a nutrientes causa contração da vesícula biliar. A CCK também ativa aferentes vagais que desencadeiam um reflexo vagovagal que reforça a contração da vesícula (via acetilcolina [ACh]) e relaxamento do esfíncter de Oddi (via NO e polipeptídeo intestinal vasoativo [VIP]) para permitir o efluxo de bile.

## VISUALIZAÇÃO DA VESÍCULA BILIAR

A exploração do quadrante superior direito com um feixe de ultrassom (**ultrassonografia**) e a tomografia computadorizada (TC) tornaram-se os métodos mais amplamente usados para visualização da vesícula e detecção de cálculos biliares. Um terceiro método diagnóstico de doença da vesícula biliar é a **colecintilografia nuclear**. Quando administrados por via intravenosa, derivados do ácido iminodiacético marcados com tecnécio-99m são excretados na bile, e fornecem excelentes imagens de câmera gama da vesícula e ductos biliares. A resposta da vesícula biliar à CCK pode então ser observada após administração intravenosa do hormônio. A árvore biliar também pode ser visualizada pela injeção de líquido de contraste, a partir de um endoscópio de canal manobrado para dentro do esfíncter de Oddi, em um procedimento conhecido como colangiopancreatografia retrógrada endoscópica (CPRE). É possível até mesmo inserir instrumentos pequenos com os quais se removem fragmentos de cálculos biliares que possam estar obstruindo o fluxo de bile, o fluxo de suco pancreático, ou ambos (Quadro Clínico 28–2).

CAPÍTULO 28 Funções de Transporte e Metabólicas do Fígado **517**

## QUADRO CLÍNICO 28-2

### Cálculos biliares

**Colelitíase**, isto é, a presença de cálculos na vesícula, é uma condição comum. Sua incidência aumenta com a idade, de modo que nos Estados Unidos, por exemplo, 20% das mulheres e 5% dos homens entre as idades de 50 e 65 anos têm cálculos na vesícula. Os cálculos são de dois tipos: cálculos de bilirrubinato de cálcio e cálculos de colesterol. Nos Estados Unidos e na Europa, 85% dos cálculos são de colesterol. Três fatores parecem estar envolvidos na formação de cálculos de colesterol. O primeiro é a estase biliar; os cálculos se formam na bile que está sequestrada na vesícula, e não na que está fluindo nos ductos biliares. O segundo é a supersaturação da bile com colesterol. O colesterol é muito insolúvel na bile, e é mantido em solução em micelas somente em certas concentrações de sais biliares e lecitina. Em concentrações acima da linha ABC, na Figura 28-8, a bile está supersaturada e contém pequenos cristais de colesterol, além das micelas. Entretanto, muitos indivíduos normais que não desenvolvem cálculos na vesícula também têm bile supersaturada. O terceiro fator é uma mistura de fatores de nucleação que favorece a formação de cálculos a partir da bile supersaturada. Fora do corpo, a bile de pacientes com colelitíase forma cálculos em dois a três dias, ao passo que leva mais de duas semanas para que cálculos se formem na bile de indivíduos normais. A natureza exata dos fatores de nucleação não está estabelecida, embora glicoproteínas no muco da vesícula biliar tenham sido implicadas. Além disso, não está confirmado se os cálculos se formam como um resultado da produção excessiva de componentes que favoreçam a nucleação, ou da produção diminuída de componentes antinucleação que previnem a formação de cálculos em indivíduos normais.

Cálculos biliares que obstruem o efluxo de bile do fígado podem resultar em **icterícia obstrutiva**. Se o fluxo de bile para fora do fígado for completamente bloqueado, substâncias normalmente excretadas na bile, como o colesterol, se acumulam na corrente sanguínea. A interrupção da circulação êntero-hepática de ácidos biliares também induz o fígado a sintetizar ácidos biliares em uma velocidade maior. Alguns desses ácidos biliares podem ser excretados pelo rim, e assim representam um mecanismo para excreção indireta de pelo menos uma parte do colesterol. Entretanto, componentes biliares retidos também podem causar toxicidade hepática.

### DESTAQUES TERAPÊUTICOS

O tratamento dos cálculos biliares depende de sua natureza e da gravidade de alguns sintomas. Muitos, particularmente se pequenos e retidos na vesícula biliar, podem ser assintomáticos. Cálculos maiores que causam obstrução podem precisar ser removidos cirurgicamente, ou por meio de CPRE. Agentes de dissolução oral podem dissolver cálculos pequenos compostos de colesterol, mas o efeito é lento e os cálculos com frequência retornam uma vez que a terapia seja interrompida. Uma cura definitiva para os pacientes que sofrem de crises recorrentes de colelitíase sintomática é a remoção da vesícula biliar, que geralmente é realizada por laparoscopia.

## RESUMO

- O fígado conduz um número enorme de reações metabólicas, e serve para desintoxicar e descartar muitas substâncias exógenas, assim como metabólitos endógenos ao corpo que seriam nocivos se seu acúmulo fosse permitido.

- A estrutura do fígado é tal que ele pode filtrar grandes volumes de sangue, e remover até mesmo substâncias hidrofóbicas que são ligadas à proteína. Esta função é provida por um endotélio fenestrado. O fígado também recebe essencialmente todo o sangue venoso do intestino antes de seu transporte ao restante do corpo.

- O fígado serve para tamponar a glicemia, sintetiza a maioria das proteínas do plasma, contribui para o metabolismo lipídico, e preserva a homeostasia do colesterol.

- A bilirrubina é um produto terminal do metabolismo do heme, que sofre glicuronidação pelo hepatócito para possibilitar sua excreção na bile. A bilirrubina e seus metabólitos conferem cor à bile e às fezes.

- O fígado remove amônia do sangue e a converte em ureia para excreção pelos rins. Um acúmulo de amônia, bem como de outras toxinas, causa encefalopatia hepática na situação de insuficiência hepática.

- A bile contém substâncias secretadas ativamente através da membrana canalicular pelo hepatócitos, e, especialmente, ácidos biliares, fosfatidilcolina e colesterol. A composição da bile é modificada à medida que ela passa pelos ductos biliares e é armazenada na vesícula biliar. A contração da vesícula biliar é regulada para coordenar a disponibilidade de bile com o horário das refeições.

## QUESTÕES DE MÚLTIPLA ESCOLHA

*Para todas as questões, selecione a melhor opção, a não ser que direcionado diferentemente.*

1. Um paciente sofrendo de colite ulcerativa grave é submetido a uma colectomia total com formação de um estoma. Após recuperação completa da cirurgia, e comparando-se à sua condição antes da operação, o que se esperaria que estivesse diminuído?
   A. Capacidade de absorver lipídeos
   B. Capacidade de coagular o sangue
   C. Níveis circulantes de ácidos biliares conjugados
   D. Ureia
   E. Urobilinogênio urinário

# SEÇÃO IV Fisiologia Gastrintestinal

2. Uma cirurgiã está estudando novos métodos de transplante de fígado. Ela realiza uma hepatectomia completa em um animal experimental. Antes que o fígado do doador seja enxertado, seria esperada uma elevação do nível sanguíneo de

A. glicose.
B. fibrinogênio.
C. 25-hidroxicolecalciferol.
D. bilirrubina conjugada.
E. estrogênios.

3. Qual dos seguintes tipos de células protege contra sepse secundária à translocação de bactérias intestinais?

A. Célula estrelada hepática
B. Colangiócito
C. Célula de Kupffer
D. Hepatócito
E. Célula epitelial da vesícula biliar

4. Os P450 (CYP) são altamente expressos em hepatócitos. Em qual das seguintes alternativas eles *não* desempenham um papel importante?

A. Formação de ácidos biliares
B. Carcinogênese
C. Formação de hormônios esteroides
D. Desintoxicação de fármacos
E. Síntese de glicogênio

5. Uma mulher de 40 anos vai a seu médico queixando-se de dor abdominal episódica intensa, que é particularmente forte depois que ela ingere uma refeição gordurosa. Um procedimento de imagem revela que sua vesícula biliar está dilatada agudamente, e é feito um diagnóstico de colelitíase. Um cálculo alojado em qual localização também aumentará seu risco de pancreatite?

A. Ducto hepático esquerdo
B. Ducto hepático direito
C. Ducto cístico
D. Colédoco
E. Esfincter de Oddi

6. Em comparação com a bile hepática, a bile da vesícula biliar contém uma concentração reduzida de qual das seguintes alternativas?

A. Ácidos biliares
B. Íons sódio
C. Prótons
D. Glicose

# REFERÊNCIAS

Ankoma-Sey V: Hepatic regeneration—Revising the myth of Prometheus. News Physiol Sci 1999;14:149.

Arias I, Wolkoff A, Boyer J, et al. (editors): *The Liver: Biology and Pathobiology,* 5th ed. John Wiley and Sons, 2010.

Chong L, Marx J (editors): Lipids in the limelight. Science 2001;294:1861.

Hofmann AF: Bile acids: The good, the bad, and the ugly. News Physiol Sci 1999;14:24.

Lee WM: Drug-induced hepatoxicity. N Engl J Med 2003;349:474.

Meier PJ, Stieger B: Molecular mechanisms of bile formation. News Physiol Sci 2000;15:89.

Michalopoulos GK, DeFrances MC: Liver regeneration. Science 1997;276:60.

Trauner M, Meier PJ, Boyer JL: Molecular mechanisms of cholestasis. N Engl J Med 1998;339:1217.

# SEÇÃO V

# Fisiologia Cardiovascular

As células estão localizadas dentro de um compartimento corporal conhecido como o líquido intersticial, e o sistema cardiovascular evoluiu para garantir que a composição deste líquido seja mantida em uma faixa estreita. A homeostasia é conseguida pelo bombeamento de um compartimento líquido separado — o plasma — que circula pelo corpo, podendo ser "condicionado" à medida que passa por órgãos específicos que adicionam nutrientes, oxigênio, hormônios e metabólitos necessários, e/ou removem produtos residuais. O plasma, portanto, transporta substâncias necessárias a outros órgãos e tecidos. A transferência eficiente de substâncias entre as células e o plasma é realizada por redes densas de capilares, que oferecem pouca resistência à transferência de substâncias por suas paredes, e fornecem distâncias curtas de difusão até os sítios em que os produtos serão utilizados. A função de bombeamento nesse sistema é provida pelo coração, um órgão com quatro câmaras que direciona o sangue através de dois circuitos em série, um que faz a perfusão dos pulmões e outro que serve ao restante do corpo.

Em princípio, isto soa como um sistema simples. Entretanto, na prática, uma regulação perfeita, minuto a minuto, é necessária para garantir que os órgãos recebam as substâncias que eles carecem quando eles as necessitem, particularmente em face de demandas em constante mudança. Por exemplo, quando um indivíduo começa a se exercitar, há uma demanda rápida por oxigênio adicional e glicose nos músculos em contração, para sustentar a atividade muscular. No encéfalo, não há capacidade para armazenar glicose e o fluxo sanguíneo precisa ser mantido para assegurar a consciência, mesmo diante de desafios hidrostáticos (p. ex., mover-se de uma posição deitada para em pé). Portanto, o sistema cardiovascular deve ser capaz de ajustar a velocidade em que o plasma circula pelo corpo como um todo, e de redirecionar o fluxo para os locais onde é mais necessário. Além disso, o corpo é um sistema "aberto", isto é, alguns constituintes corporais (p. ex., água) estão sendo perdidos constantemente para o ambiente. A circulação, e os órgãos que a condicionam, deve responder prontamente a essas ameaças à homeostasia a fim de assegurar o funcionamento adequado dos sistemas vitais do corpo, os quais, geralmente, operam dentro de uma faixa estreita de osmolaridade, pH, saturação de oxigênio, etc.

Nesta seção, serão considerados os componentes do sistema cardiovascular que o permitem servir às necessidades do corpo para transferência de substâncias. Primeiramente, será analisada a atividade elétrica que permite que as câmaras do coração se contraiam de modo ordenado, para mover a circulação de modo unidirecional. Após, serão observadas as propriedades do sangue e seus componentes, que os adequam a transportar solutos dissolvidos para dentro e para fora do líquido intersticial. As propriedades da "tubulação" circulatória, ou vasos sanguíneos, serão abordadas em seguida, juntamente com os mecanismos que as regulam. Finalmente, serão contempladas as propriedades especializadas da circulação em áreas do corpo com necessidades peculiares.

Obviamente, um sistema cardiovascular funcional é essencial para a vida, e danos irreversíveis ocorrem em numerosos órgãos se o coração para de bater. Transtornos menos drásticos do sistema cardiovascular também podem causar disfunções significativas. De fato, as doenças cardiovasculares, coletivamente, representam a principal causa de morte e são responsáveis por incapacidade significativa em todo o mundo. Nos Estados Unidos, doenças cardíacas e acidentes vasculares encefálicos são a primeira e a terceira causas mais comuns de óbitos, e estima-se que um em três norte-americanos adultos tenha alguma forma de distúrbio cardiovascular. As doenças cardiovasculares também são causas frequentes de hospitalização, e são responsáveis pelo mais alto ônus econômico de qualquer categoria de doença. Finalmente, embora haja conquistas impressionantes no tratamento e na prevenção de algumas doenças cardiovasculares, a crescente epidemia de obesidade e o aumento na proporção da população com pelo menos um fator de risco cardiovascular têm sido causa de alerta considerável entre as autoridades de saúde pública. Todos esses fatos destacam a relevância da compreensão minuciosa da fisiologia cardiovascular para os estudantes da área da saúde.

# Origem do Batimento Cardíaco e a Atividade Elétrica do Coração

**C A P Í T U L O**

**29**

## O B J E T I V O S

*Após o estudo deste capítulo, você deve ser capaz de:*

- Descrever a estrutura e função do sistema de condução do coração e comparar os potenciais de ação em cada parte deste sistema.
- Relatar a maneira pela qual o eletrocardiograma (ECG) é registrado, suas ondas e a relação com o eixo elétrico do coração.
- Nomear as arritmias cardíacas comuns e descrever os processos que as produzem.
- Listar as principais manifestações precoces e tardias do ECG no infarto do miocárdio, e explicar as alterações iniciais em termos dos eventos iônicos subjacentes que as provocam.
- Relatar as alterações do ECG e da função cardíaca produzidas por alterações na composição iônica dos líquidos corporais.

## INTRODUÇÃO

As regiões do coração normalmente contraem em sequência ordenada: a contração dos átrios (**sístole atrial**) é seguida pela contração dos ventrículos (**sístole ventricular**), e durante a **diástole** todas as quatro câmaras estão relaxadas. O batimento cardíaco origina-se em um **sistema de condução cardíaca** especializado, e se espalha a partir desse sistema a todas as partes do miocárdio. As estruturas que compõem o sistema de condução são o **nodo sinoatrial** (**nodo SA**), as **vias atriais internodais**, o **nodo atrioventricular** (**nodo AV**), o **feixe de His** e seus ramos, e o **sistema de Purkinje**. Os vários segmentos do sistema de condução são capazes de descarga espontânea. Entretanto, o nodo SA normalmente realiza descargas mais rapidamente, com despolarização espalhando-se dele para as outras regiões antes que elas descarreguem espontaneamente. O nodo SA é, portanto, o **marca-passo cardíaco** normal, com sua frequência de descargas determinando a frequência na qual o coração bate. Os impulsos gerados no nodo SA passam pelas vias atriais para o nodo AV, por este nodo para o feixe de His, e pelos ramos do feixe de His via sistema de Purkinje para a musculatura ventricular. Cada um dos tipos de células no coração contém um padrão de descarga elétrica peculiar; a soma dessas descargas elétricas pode ser registrada como o eletrocardiograma (ECG).

## ORIGEM E PROPAGAÇÃO DA EXCITAÇÃO CARDÍACA

### CONSIDERAÇÕES ANATÔMICAS

No coração humano, o nodo SA está localizado na junção da veia cava superior com o átrio direito. O nodo AV está situado na porção posterior direita do septo interatrial (**Figura 29–1**).

Há três feixes de fibras atriais que contêm fibras do tipo Purkinje e conectam o nodo SA ao nodo AV: os tratos anterior, médio (trato de Wenckebach) e posterior (trato de Thorel). O feixe de Bachmann é usado algumas vezes para identificar um ramo do trato internodal anterior que conecta os átrios direito e esquerdo. A condução também ocorre por meio de miócitos atriais, mas ela é mais rápida nesses feixes. O nodo AV é contínuo com o feixe de His, que desprende um ramo esquerdo do feixe no alto do septo interventricular e prossegue como o ramo direito

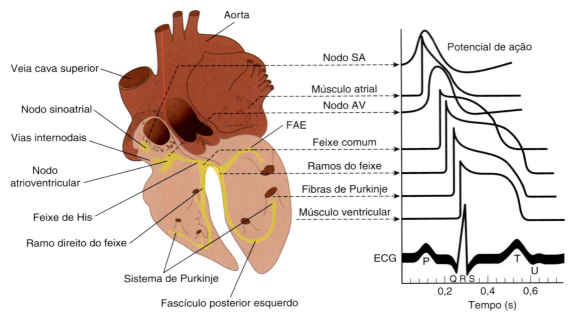

**FIGURA 29-1** Sistema de condução do coração. **Esquerda:** Ilustração anatômica do coração humano com foco adicional sobre as áreas do sistema de condução. **Direita:** Potenciais de ação transmembrana típicos para os nodos SA e AV, outras partes do sistema de condução e os músculos atriais e ventriculares são mostrados juntamente com a correlação à atividade elétrica registrada extracelularmente, isto é, o eletrocardiograma (ECG). Os potenciais de ação e o ECG são plotados no mesmo eixo de tempo, mas com pontos zero diferentes na escala vertical para comparação. FAE, fascículo anterior esquerdo.

do feixe. O ramo esquerdo do feixe divide-se em um fascículo anterior e um posterior. Os ramos e fascículos correm por baixo do endocárdio de cada lado do septo e entram em contato com o sistema de Purkinje, cujas fibras se propagam a todas as partes do miocárdio ventricular.

A histologia de uma célula típica de músculo cardíaco (p. ex., um miócito ventricular) é descrita no Capítulo 5. O sistema de condução é composto, em sua maior parte, de músculo cardíaco modificado que possui menos estrias e limites indistintos. Células individuais dentro de regiões do coração têm aspectos histológicos peculiares. As fibras de Purkinje, células condutoras especializadas, são grandes, com menos mitocôndrias e estrias, e distintamente diferentes de um miócito especializado para contração. As células do nodo SA e, em menor extensão, do nodo AV, são menores e esparsamente estriadas, mas, diferentemente das fibras de Purkinje, são menos condutoras devido a sua resistência interna mais elevada. As fibras musculares atriais são separadas das ventriculares por um anel de tecido fibroso e, normalmente, o único tecido condutor entre os átrios e os ventrículos é o feixe de His.

O nodo SA desenvolve-se a partir de estruturas no lado direito do embrião, e o nodo AV a partir de estruturas à esquerda. É por esta razão que no adulto o nervo vago direito é distribuído principalmente para o nodo SA, e o nervo vago esquerdo principalmente para o nodo AV. De modo semelhante, a inervação simpática do lado direito é distribuída principalmente para o nodo SA, e a inervação simpática do lado esquerdo principalmente para o nodo AV. De cada lado, a maioria das fibras simpáticas originam-se do gânglio estrelado. As fibras noradrenérgicas são epicárdicas, enquanto as fibras vagais são endocárdicas. Entretanto, existem conexões para efeitos inibidores recíprocos da inervação simpática e parassimpática do coração uma sobre a outra. Assim, a acetilcolina atua de modo pré-sináptico para reduzir a liberação de noradrenalina dos nervos simpáticos e, inversamente, o neuropeptídeo Y liberado das terminações noradrenérgicas pode inibir a liberação de acetilcolina.

## PROPRIEDADES DO MÚSCULO CARDÍACO

As respostas elétricas do músculo cardíaco e tecido nodal, assim como os fluxos iônicos que lhes são subjacentes, são discutidos em detalhe no Capítulo 5, e são revistos brevemente neste capítulo para comparação com as células marca-passo. As fibras miocárdicas têm um potencial de membrana em repouso de aproximadamente –90 mV **(Figura 29–2A)**. As fibras individuais são separadas por membranas, mas a despolarização se propaga radialmente por meio delas como se elas fossem um sincício, devido à presença de junções comunicantes. O potencial de ação transmembrana de células musculares cardíacas isoladas é caracterizado por despolarização rápida (fase 0), uma repolarização rápida inicial (fase 1), um platô (fase 2), e um processo de repolarização lenta (fase 3), que possibilita o retorno ao potencial de membrana em repouso (fase 4). A despolarização inicial deve-se a influxo de $Na^+$ por canais de $Na^+$ de abertura rápida (a corrente de $Na^+$, $I_{Na}$). A inativação dos canais de $Na^+$ contribui para a fase de repolarização rápida. O influxo de $Ca^{2+}$ por meio de canais de $Ca^{2+}$ de abertura mais lenta (a corrente de $Ca^{2+}$, $I_{Ca}$) produz a fase platô, e a repolarização se deve a efluxo líquido de $K^+$ por múltiplos tipos de canais de $K^+$. Registrada extracelularmente, a atividade elétrica somada de

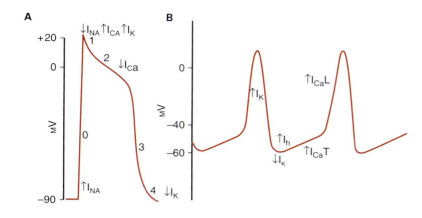

**FIGURA 29-2** Comparação de potenciais de ação na musculatura ventricular e diagrama do potencial de membrana do tecido marca-passo. **A)** Fases do potencial de ação no miócito ventricular (0 a 4, ver texto para detalhes) são sobrepostas com alterações principais na corrente que contribuem para mudanças no potencial de membrana. **B)** A principal corrente responsável por cada parte do potencial do tecido marca-passo é mostrada embaixo ou ao lado do componente. L, longa duração; T, transitória. Outros canais iônicos contribuem para a resposta elétrica. Note que o potencial de membrana em repouso do tecido marca-passo é um tanto mais baixo que o da musculatura atrial e ventricular.

todas as fibras musculares cardíacas é o ECG (discutido adiante). O tempo da descarga das unidades individuais em relação ao ECG é mostrado na Figura 29-1. Note que o ECG é um registro elétrico combinado, e assim a forma geral reflete atividade elétrica de células de diferentes regiões do coração.

## POTENCIAIS MARCA-PASSO

As células que descarregam ritmicamente possuem um potencial de membrana que, depois de cada impulso, declina ao nível de disparo. Assim, este **pré-potencial** ou **potencial marca-passo (Figura 29-2B)** desencadeia o próximo impulso. No pico de cada impulso, $I_K$ inicia-se e causa a repolarização. A $I_K$ então declina, e um canal permeável tanto o $Na^+$ quanto o $K^+$ é ativado. Como esse canal é ativado subsequentemente à hiperpolarização, ele é referido como um canal "h"; entretanto, devido a sua ativação inusitada (engraçada [*funny*, em inglês]) ele também é conhecido como um canal "f", e a corrente produzida como "corrente engraçada". Quando $I_h$ aumenta, a membrana começa a despolarizar, formando a primeira parte do pré-potencial. Canais de $Ca^{2+}$ então se abrem. Estes são de dois tipos no coração, os **canais T** (transitório) e os **canais L** (de longa duração). A corrente de cálcio ($I_{Ca}$) devida à abertura de canais T completa o pré-potencial, e a $I_{Ca}$ devida à abertura de canais L produz o impulso. Outros canais iônicos também estão envolvidos, e há evidências de que a liberação local de $Ca^{2+}$ a partir do retículo sarcoplasmático (**faíscas de $Ca^{2+}$**) ocorre durante o pré-potencial.

Os potenciais de ação nos nodos SA e AV são amplamente devidos ao $Ca^{2+}$, com nenhuma contribuição do influxo de $Na^+$. Consequentemente, não há despolarização aguda rápida antes do platô, como há em outras partes do sistema de condução e nas fibras atriais e ventriculares. Além disso, os pré-potenciais normalmente só são proeminentes nos nodos SA e AV. Contudo, "marca-passos latentes" estão presentes em outras porções do sistema de condução, os quais podem assumir o comando quando os nodos SA e AV estão deprimidos, ou quando a condução deles é bloqueada. As fibras musculares atriais e ventriculares não têm pré-potenciais, e disparam espontaneamente apenas quando lesionadas ou anormais.

Quando as fibras vagais colinérgicas para o tecido nodal são estimuladas, a membrana se torna hiperpolarizada e a inclinação dos pré-potenciais é diminuída (**Figura 29-3**), pois a acetilcolina liberada nas terminações nervosas aumenta a condutância de $K^+$ no tecido nodal. Esta ação é mediada por receptores muscarínicos $M_2$, os quais, pela subunidade βγ de uma proteína G, abrem um conjunto especial de canais de $K^+$. A $I_{KAch}$ resultante torna mais lento o efeito despolarizante da $I_h$. Além disso, a ativação dos receptores $M_2$ diminui o 3',5'-monofosfato de adenosina cíclico (AMPc) nas células, e isso torna mais vagarosa a abertura dos canais de $Ca^{2+}$. O resultado é uma redução da frequência de disparos. A estimulação vagal forte pode abolir a descarga espontânea por algum tempo.

Inversamente, a estimulação dos nervos cardíacos simpáticos acelera o efeito despolarizante da $I_h$, e a frequência de descargas espontâneas aumenta (Figura 29-3). A noradrenalina secretada pelas terminações simpáticas liga-se a receptores $β_1$, e o aumento resultante do AMPc intracelular facilita a abertura de canais L, aumentando a $I_{Ca}$ e a rapidez da fase de despolarização do impulso.

A frequência de descargas do nodo SA e outros tecidos nodais é influenciada pela temperatura e por fármacos. A frequência de descargas aumenta quando a temperatura sobe, e isso pode contribuir para a taquicardia associada à febre. Os digitálicos deprimem o tecido nodal e exercem um efeito como aquele da estimulação vagal, particularmente sobre o nodo AV (**Quadro Clínico 29-1**; ver também Quadro Clínico 5-6).

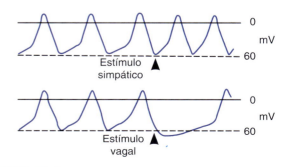

**FIGURA 29-3** Efeito do estímulo simpático (noradrenérgico) e vagal (colinérgico) sobre o potencial de membrana do nodo SA. Note a inclinação reduzida do pré-potencial após o estímulo vagal e a descarga espontânea aumentada após o estímulo simpático.

**524** SEÇÃO V Fisiologia Cardiovascular

---

## QUADRO CLÍNICO 29–1

### Uso de digitálicos

Os digitálicos (digoxina e digitoxina) têm sido descritos na literatura médica por mais de 200 anos. Esses fármacos são derivados originalmente da planta dedaleira (*Digitalis purpurea* é o nome da dedaleira comum). Sua administração correta pode aumentar força a de contração do miocárdio devido aos seus efeitos inibidores sobre a $Na^+$-$K^+$-ATPase, resultando em maior liberação de $Ca^{2+}$ e alterações subsequentes na força de contração. Os digitálicos também podem exercer um efeito sobre a atividade elétrica por diminuir a velocidade de condução nodal AV, e assim alterar a transmissão AV para os ventrículos.

### DESTAQUES TERAPÊUTICOS

Os digitálicos têm sido usados para o tratamento da insuficiência cardíaca sistólica. Eles aumentam a contratilidade, dessa forma melhorando o débito cardíaco e o esvaziamento do ventrículo esquerdo, e diminuindo as pressões de enchimento ventricular. Os digitálicos também têm sido usados para tratar fibrilação atrial e *flutter* atrial. Nesta situação, os digitálicos reduzem o número de impulsos transmitidos pelo nodo AV e, assim, fornecem um controle efetivo da frequência cardíaca.

Entretanto, tratamentos alternativos têm sido desenvolvidos nos últimos 20 anos e o uso de digitálicos tem diminuído devido à necessidade de controle rigoroso da dosagem e o potencial significativo de efeitos colaterais. Contudo, já que atualmente se tem uma melhor compreensão dos mecanismos e da toxicidade, os digitálicos permanecem fármacos importantes na medicina moderna.

---

## PROPAGAÇÃO DA EXCITAÇÃO CARDÍACA

A despolarização iniciada no nodo SA propaga-se radialmente pelos átrios, depois converge para o nodo AV. A despolarização atrial está completa em cerca de 0,1 s. Como a condução no nodo AV é lenta (Tabela 29–1), um retardo de cerca de 0,1 s (**retardo nodal AV**) ocorre antes que a excitação se propague para os ventrículos. É interessante observar aqui que quando há uma falta de contribuição da $I_{Na}$ na fase de despolarização do potencial de ação (fase D), nota-se uma perda acentuada de condução. Esse atraso é abreviado por estimulação dos nervos simpáticos para o coração e alongado por estimulação dos vagos. A partir do alto do septo, a onda de despolarização se propaga nas fibras de Purkinje que conduzem rapidamente para todas as partes dos ventrículos, em 0,08 a 0,1 s. Em seres humanos, a despolarização da musculatura ventricular começa no lado esquerdo do septo interventricular, e se move primeiramente para a direita por meio da porção média do septo. A

---

**TABELA 29–1** Velocidades de condução no tecido cardíaco

| Tecido | Velocidade de condução (m/s) |
|---|---|
| Nodo SA | 0,05 |
| Vias atriais | 1 |
| Nodo AV | 0,05 |
| Feixe de His | 1 |
| Sistema de Purkinje | 4 |
| Musculatura ventricular | 1 |

onda de despolarização então se espalha septo abaixo para o ápice do coração. Ela retorna ao longo das paredes ventriculares ao sulco AV, prosseguindo do endocárdio para a superfície epicárdica (Figura 29–4). As últimas partes do coração a serem despolarizadas são a porção posterobasal do ventrículo esquerdo, o cone pulmonar e a porção mais alta do septo.

## O ELETROCARDIOGRAMA

Como os líquidos corporais são bons condutores (i.e., como o corpo é um **condutor de volume**), oscilações de potencial, representando a soma algébrica dos potenciais de ação das fibras miocárdicas, podem ser registradas extracelularmente. O registro dessas oscilações de potencial durante o ciclo cardíaco é o **ECG**.

O ECG pode ser registrado pelo uso de um **eletrodo ativo ou explorador** conectado a um eletrodo indiferente no potencial zero (**registro unipolar**), ou usando-se dois eletrodos ativos (**registro bipolar**). Em um condutor de volume, a soma dos potenciais nas pontas de um triângulo equilátero com uma fonte de corrente no centro é zero em todos os tempos. Um triângulo com o coração em seu centro (**triângulo de Einthoven**, ver adiante) pode ser aproximado pela colocação de eletrodos em ambos os braços e na perna esquerda. Essas são as três **derivações-padrão dos membros** usadas em eletrocardiografia. Se esses eletrodos são conectados a um terminal comum, um eletrodo indiferente que fica próximo do potencial zero é obtido. A despolarização que se move em direção a um eletrodo ativo em um condutor de volume produz uma deflexão positiva, ao passo que a despolarização que se move na direção oposta produz uma deflexão negativa.

Os nomes das várias ondas e segmentos do ECG em seres humanos são mostrados na Figura 29–5. Por convenção, uma deflexão para cima é escrita quando o eletrodo ativo se torna positivo em relação ao eletrodo indiferente, e uma deflexão para baixo é escrita quando o eletrodo ativo torna-se negativo. Como pode ser visto na Figura 29–1, a onda P é produzida primeiramente por despolarização atrial, o complexo QRS é dominado pela despolarização ventricular, e a onda T por repolarização ventricular. A onda U é um achado inconstante, que pode ser resultante de miócitos ventriculares com potenciais de ação longos. Entretanto, as contribuições desse segmento ainda estão indefinidas. Os intervalos entre as várias ondas do ECG e os eventos no coração que ocorrem durante esses intervalos são mostrados na Tabela 29–2.

CAPÍTULO 29 Origem do Batimento Cardíaco e a Atividade Elétrica do Coração 525

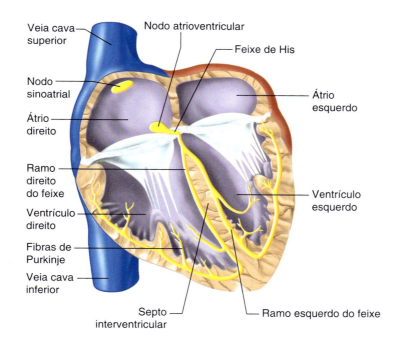

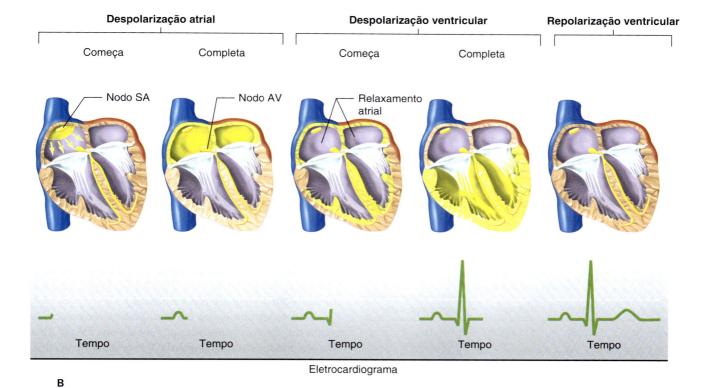

**FIGURA 29-4 Propagação normal da atividade elétrica no coração. A)** Sistema de condução do coração. **B)** Sequência da excitação cardíaca. **Em cima:** Posição anatômica da atividade elétrica. **Embaixo:** Eletrocardiograma correspondente. A cor amarela denota áreas que estão despolarizadas. (Reproduzida, com permissão, de Goldman MJ: *Principles of Clinical Electrocardiography*, 12th ed. Originalmente publicada por Appleton & Lange. Copyright © 1986 por McGraw-Hill.)

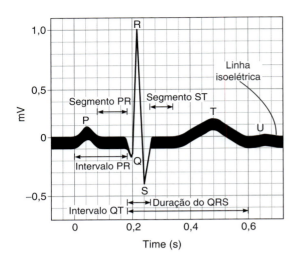

**FIGURA 29-5 Ondas do ECG.** Os nomes padrão para ondas e segmentos individuais que compõem o ECG são mostrados. A atividade elétrica que contribui às deflexões observadas é discutida no texto e na Tabela 29-2.

## DERIVAÇÕES BIPOLARES

As derivações bipolares foram empregadas antes que as derivações unipolares fossem desenvolvidas. As **derivações-padrão dos membros** — derivações I, II e III (Figura 29-6) — registram cada uma as diferenças de potencial entre dois membros. Como a corrente somente flui nos líquidos corporais, os registros obtidos são aqueles que o seriam se os eletrodos estivessem nos pontos de fixação dos membros, não importando em que parte dos membros os eletrodos são colocados. Na derivação I, os eletrodos são conectados de tal forma que uma deflexão positiva é inscrita quando o braço esquerdo se torna positivo em relação ao direito (braço esquerdo positivo). Na derivação II, os eletrodos estão no braço direito e perna esquerda, com a perna positiva; e na derivação III, os eletrodos estão no braço esquerdo e perna esquerda, com a perna positiva.

### TABELA 29-2 Intervalos do ECG

| Intervalos | Durações normais Média | Variação | Eventos no coração durante intervalo |
|---|---|---|---|
| Intervalo PR[a] | 0,18[b] | 0,12 a 0,20 | Condução atrioventricular |
| Duração do QRS | 0,08 | a 0,10 | Despolarização ventricular |
| Intervalo QT | 0,40[c] | a 0,43 | Potencial de ação ventricular |
| Intervalo ST (QT menos QRS) | 0,32 | ... | Porção platô do potencial de ação ventricular |

[a] Mensurado do começo da onda P ao começo do complexo QRS.
[b] Encurta quando a frequência cardíaca aumenta da média de 0,18 s a uma frequência de 70 batimentos/min para 0,14 s a uma frequência de 130 batimentos/min.
[c] Pode ser mais baixa (0,35), dependendo da frequência cardíaca.

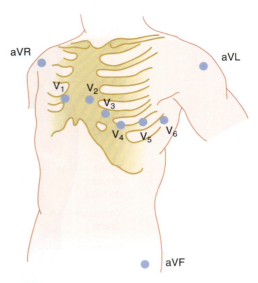

**FIGURA 29-6 Derivações eletrocardiográficas unipolares.** As posições para derivações unipolares padrão são mostradas. As derivações aumentadas dos membros (aVR, aVL e aVF) são mostradas no braço direito, no braço esquerdo e na perna esquerda, respectivamente. As seis derivações torácicas ($V_1$ a $V_6$) são mostradas em sua colocação apropriada.

## DERIVAÇÕES UNIPOLARES (V)

Nove derivações adicionais unipolares, isto é, derivações que registram a diferença de potencial entre um **eletrodo explorador** e um **eletrodo indiferente**, são geralmente usadas na eletrocardiografia clínica. Há seis derivações unipolares torácicas (derivações precordiais) designadas $V_1$ a $V_6$ (Figura 29-6), e três derivações unipolares dos membros: VR (braço direito), VL (braço esquerdo) e VF (pé esquerdo). O eletrodo indiferente é construído pela conexão de eletrodos colocados nos dois braços e na perna esquerda a um terminal central. A derivação "V" registra efetivamente um potencial "zero", porque eles estão situados de tal maneira que a atividade elétrica deve se anular. **Derivações aumentadas dos membros**, designadas pela letra a (aVR, aVL, aVF), geralmente são usadas, e não usam o eletrodo "V" como o zero, em vez disso, elas são registros entre o membro aumentado e os outros dois membros. Isso aumenta o tamanho dos potenciais em 50%, sem qualquer alteração na configuração do registro não aumentado.

Derivações unipolares também podem ser colocadas nas pontas de cateteres e inseridas no esôfago ou coração. Embora a sensibilidade possa ser ampliada, isso é, obviamente, mais invasivo, e, assim, não é o primeiro passo na obtenção de leituras elétricas.

## ECG NORMAL

Os traçados de ECG de um indivíduo normal são mostrados na Figura 29-4b e na Figura 29-7. A sequência em que as partes do coração são despolarizadas (Figura 29-4), e a posição do coração em relação aos eletrodos, são as considerações importantes (Figura 29-7) na interpretação das configurações das ondas em cada derivação. Os átrios estão localizados na parte

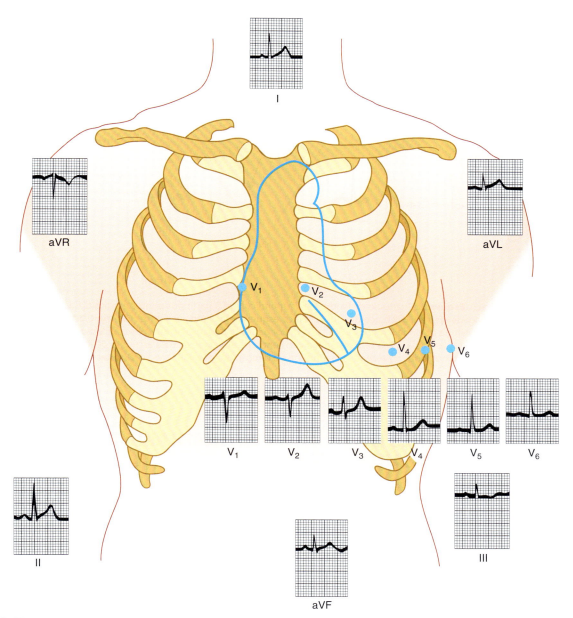

**FIGURA 29–7 ECG normal.** Traçados de eletrodos individuais (posições marcadas na figura) são mostrados para um ECG normal. Ver texto para detalhes adicionais. (Reproduzida, com permissão, de Goldman MJ: *Principles of Clinical Electrocardiography*, 12th ed. Originalmente publicada por Appleton & Lange. Copyright © 1986 por McGraw-Hill.)

posterior do tórax. Os ventrículos formam a base e a superfície anterior do coração, e o ventrículo direito é anterolateral ao esquerdo. Assim, aVR "olha para" as cavidades dos ventrículos. A despolarização atrial, a despolarização ventricular e a repolarização ventricular movem-se para longe do eletrodo explorador, e, portanto, a onda P, o complexo QRS e onda T são todos deflexões negativas (para baixo); aVL e aVF olham para os ventrículos, e as deflexões são, por isso, predominantemente positivas ou bifásicas. Não há onda Q em $V_1$ e $V_2$, e a porção inicial do complexo QRS é uma pequena deflexão para cima, pois a despolarização ventricular move-se primeiramente pela porção média do septo da esquerda para direita em direção ao eletrodo explorador. A onda de excitação então se move septo abaixo e para dentro do ventrículo esquerdo afastando-se do eletrodo, produzindo uma grande onda S. Finalmente, ela se move de volta ao longo da parede ventricular em direção ao eletrodo, causando o retorno à linha isoelétrica. Inversamente, nas derivações ventriculares esquerdas ($V_4$ a $V_6$) pode haver uma onda Q pequena inicial (despolarização septal da esquerda para direita), e há uma onda R grande (despolarização septal e ventricular esquerda), seguida em $V_4$ e $V_5$ por uma onda S moderada (despolarização tardia das paredes ventriculares movendo-se de volta em direção à junção AV). Deve ser observado que há variação considerável de posição do coração normal, e a posição afeta a configuração dos complexos eletrocardiográficos nas várias derivações.

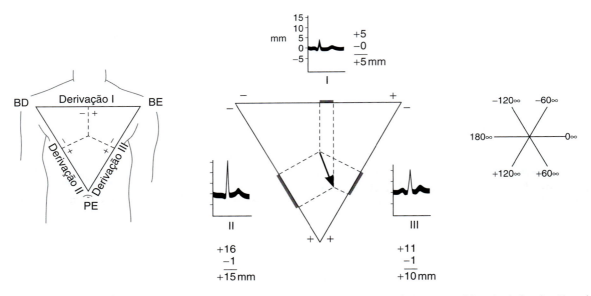

**FIGURA 29–8** Vetor cardíaco. **Esquerda:** Triângulo de Einthoven. Perpendiculares a partir dos pontos médios dos lados do triângulo equilátero intersectam no centro da atividade elétrica. BD, braço direito; BE, braço esquerdo; PE, perna esquerda. **Centro:** Cálculo do vetor QRS médio. Em cada derivação, distâncias iguais à altura da onda R menos a altura da maior deflexão negativa no complexo QRS são mensuradas do ponto médio do lado do triângulo representando a derivação. Uma seta desenhada do centro da atividade elétrica ao ponto de intersecção das perpendiculares estendidas das distâncias mensuradas nos lados representa a magnitude e a direção do vetor QRS médio. **Direita:** Eixos de referência para determinação da direção do vetor.

## DERIVAÇÕES BIPOLARES DOS MEMBROS E O VETOR CARDÍACO

Como as derivações-padrão dos membros são registros das diferenças de potencial entre dois pontos, a deflexão em cada derivação em qualquer instante indica a magnitude e a direção da força eletromotriz gerada no coração no eixo da derivação (**vetor** ou **eixo cardíaco**). O vetor, em qualquer dado momento nas duas dimensões do plano frontal, pode ser calculado a partir de quaisquer duas derivações padrão dos membros (Figura 29-8) se for pressuposto que as localizações dos três eletrodos formam as pontas de um triângulo equilátero (triângulo de Einthoven), e que o coração está no centro do triângulo. Essas premissas não são completamente garantidas, mas os vetores calculados são aproximações úteis. Um **vetor QRS médio** aproximado ("eixo elétrico do coração") frequentemente é plotado pelo uso da deflexão média do QRS em cada derivação, conforme mostrado na Figura 29-8. Esse é um vetor **médio**, em oposição a um vetor **instantâneo**, e as deflexões médias do QRS devem ser mensuradas pela integração dos complexos QRS. Contudo, eles podem ser aproximados pela mensuração das diferenças líquidas entre os picos positivos e negativos do QRS. Geralmente é dito que a direção normal do vetor QRS médio é de –30 a +110° no sistema de coordenadas mostrado na Figura 29-8. Diz-se que o **desvio do eixo à esquerda** ou **à direita** está presente se o eixo calculado estiver à esquerda de –30° ou à direita de +110°, respectivamente. O desvio do eixo para a direita sugere hipertrofia do ventrículo direito. O desvio para a esquerda pode ser devido à hipertrofia ventricular esquerda, mas há critérios eletrocardiográficos melhores e mais confiáveis para esta condição.

## ELETROGRAMA DO FEIXE DE HIS

Em pacientes com bloqueio cardíaco, os eventos elétricos no nodo AV, feixe de His e sistema de Purkinje são frequentemente estudados com um cateter que contém um eletrodo em sua ponta, que é passado por uma veia até o lado direito do coração e manipulado a uma posição próxima da valva tricúspide. Três ou mais derivações eletrocardiográficas padrão são registradas simultaneamente. O registro da atividade elétrica obtido com o cateter (Figura 29-9) é o **eletrograma do feixe de His** (EFH). Ele mostra, normalmente, uma deflexão A quando o nodo AV é ativado, uma ponta H durante a transmissão pelo feixe de His, e uma deflexão V durante a despolarização ventricular. Com o EFH e as derivações eletrocardiográficas padrão é possível cronometrar três intervalos acuradamente: (1) o intervalo PA, o tempo desde o primeiro aparecimento da despolarização atrial até a onda A no EFH, que representa o tempo de condução do nodo SA ao nodo AV; (2) o intervalo AH, da onda A ao começo da ponta H, que representa o tempo de condução nodal AV; e (3) o intervalo HV,

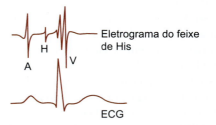

**FIGURA 29–9 Eletrograma do feixe de His (EFH) normal com ECG registrado simultaneamente.** Um EFH registrado com um eletrodo invasivo é sobreposto a uma leitura de ECG padrão. O tempo das despolarizações do EFH é descrito no texto.

o tempo do começo da ponta H ao começo da deflexão QRS no ECG, que representa a condução no feixe de His e nos seus ramos. Os valores normais aproximados para esses intervalos em adultos são PA, 27 ms; AH, 92 ms; e HV, 43 ms. Esses valores ilustram a lentidão relativa da condução no nodo AV.

## MONITORAMENTO

O ECG tem sido usado há muito tempo na assistência normal de pacientes. No passado, com frequência era registrado de modo contínuo em unidades hospitalares de assistência coronariana, com alarmes regulados para soar no início de arritmias ameaçadoras à vida. Usando-se um pequeno gravador de fita portátil (**monitor de Holter**), também é possível registrar o ECG em indivíduos em nível ambulatorial enquanto eles seguem em suas atividades normais. Mais tarde, o registro é reproduzido em alta velocidade e analisado. Registros obtidos com monitores têm se provado valiosos no diagnóstico de arritmias e no planejamento do tratamento de pacientes em recuperação de infartos do miocárdio. Atualmente, sistemas modernos podem ser conectados a indivíduos e obter e armazenar dados do ritmo cardíaco durante dias, para melhor avaliar a atividade elétrica a longo prazo.

## APLICAÇÕES CLÍNICAS: ARRITMIAS CARDÍACAS

### FREQUÊNCIA CARDÍACA NORMAL

No coração humano normal, cada batimento se origina no nodo SA (**ritmo sinusal normal**, **RSN**). O coração bate cerca de 70 vezes por minuto em repouso. A frequência diminui (**bradicardia**) durante o sono e é acelerada (**taquicardia**) por emoções, exercícios, febre e muitos outros estímulos. Em indivíduos jovens sadios respirando em uma frequência normal, a frequência cardíaca varia com as fases da respiração: ela acelera durante a inspiração e desacelera durante a expiração, especialmente se a profundidade da respiração for aumentada. Esta **arritmia sinusal** (Figura 29-10) é um fenômeno normal, e deve-se principalmente a flutuações na atividade parassimpática para o coração. Durante a inspiração, impulsos nos vagos provenientes dos receptores de distensão nos pulmões inibem a área cardioinibidora no bulbo. A descarga vagal tônica que mantém lenta a frequência cardíaca diminui, e a frequência cardíaca aumenta. Os processos mórbidos que afetam o nodo sinusal levam a bradicardia acentuada, acompanhada por tontura e síncope (Quadro Clínico 29-2).

### MARCA-PASSOS ANORMAIS

O nodo AV e outras porções do sistema de condução podem, em situações anormais, tornar-se o marca-passo cardíaco. Além disso, fibras musculares atriais e ventriculares adoecidas podem ter seus potenciais de membrana reduzidos, e disparar repetitivamente.

Como observado anteriormente, a frequência de disparos do nodo SA é mais rápida que a das outras partes do sistema

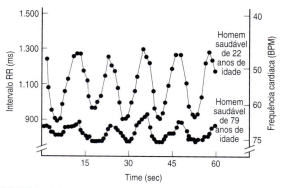

**FIGURA 29-10 Arritmia sinusal em um homem jovem e em um idoso.** Cada sujeito respirou cinco vezes por minuto. Com cada inspiração, o intervalo RR (o intervalo entre as ondas R) diminuiu, indicando um aumento na frequência cardíaca. Observe a redução acentuada na magnitude da arritmia no homem mais velho. Esses registros foram obtidos depois de bloqueio β-adrenérgico, mas teria sido geralmente similar em sua ausência. (Reproduzida, com permissão, de Pfeifer MA et al.: Differential changes of autonomic nervous system function with age in man. Am J Med 1983;75:249.)

### QUADRO CLÍNICO 29-2

#### Síndrome do seio doente

A síndrome do seio doente (síndrome bradicardia-taquicardia; disfunção do nodo sinusal) é uma coleção de distúrbios do ritmo cardíaco que incluem **bradicardia sinusal** (frequências cardíacas lentas a partir do marca-passo natural do coração), **taquicardias** (frequências cardíacas rápidas) e **bradicardia-taquicardia** (ritmos cardíacos lentos e rápidos alternadamente). A síndrome do seio doente é relativamente incomum, e em geral é encontrada em pessoas com mais de 50 anos nas quais a causa, com frequência, é uma degeneração semelhante ao tecido cicatricial no sistema de condução do coração. Quando encontrada em pessoas mais jovens, especialmente em crianças, uma causa comum da síndrome do seio doente é a cirurgia cardíaca, sobretudo das câmaras superiores. O monitoramento Holter é uma ferramenta efetiva para o diagnóstico da síndrome do seio doente, devido à natureza episódica do distúrbio. Frequência cardíaca extremamente lenta e pausas prolongadas podem ser vistas durante o monitoramento Holter, juntamente com episódios de taquicardias atriais.

#### DESTAQUES TERAPÊUTICOS

O tratamento depende da gravidade e do tipo da doença. As taquicardias frequentemente são tratadas com medicamentos. Quando há bradicardia acentuada em pacientes com síndrome do seio doente ou bloqueio cardíaco de terceiro grau, um marca-passo eletrônico muitas vezes é implantado. Esses aparelhos, que se tornaram sofisticados e confiáveis, são úteis em pacientes com disfunção do nodo sinusal, bloqueio AV e bloqueio bifascicular ou trifascicular. Eles também são úteis em pacientes com síncope neurogênica grave, nos quais a estimulação do seio carotídeo produz pausas de mais de 3 s entre batimentos cardíacos.

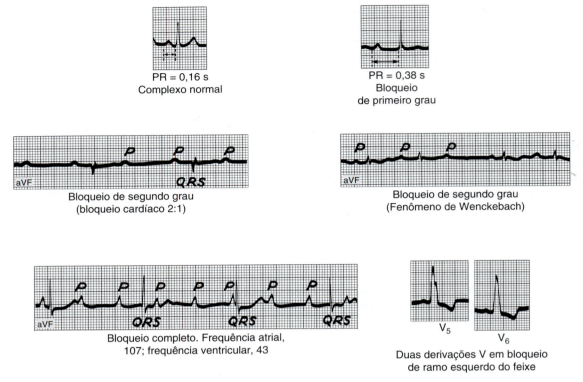

**FIGURA 29-11 ECG com bloqueio cardíaco.** Traçados individuais que ilustram várias formas de bloqueio cardíaco são mostrados. Quando apropriado, derivações unipolares são notadas. Ver o texto para mais detalhes.

de condução, e é por isso que o nodo SA normalmente controla a frequência cardíaca. Quando a condução dos átrios para os ventrículos é completamente interrompida, o resultado é o **bloqueio cardíaco completo (terceiro grau)**, e os ventrículos batem em uma frequência baixa (**ritmo idioventricular**), independentemente dos átrios (Figura 29-11). O bloqueio pode ser devido à doença no nodo AV (**bloqueio nodal AV**) ou no sistema de condução abaixo do nodo (**bloqueio infranodal**). Em pacientes com bloqueio nodal AV, o tecido nodal remanescente torna-se o marca-passo, e a frequência do ritmo idioventricular é de aproximadamente 45 batimentos por minuto (bpm). Em pacientes com bloqueio infranodal, devido à doença no feixe de His, o marca-passo ventricular é localizado mais perifericamente no sistema de condução e a frequência ventricular é mais baixa; sendo em média de 35 bpm, mas em casos individuais ela pode ser tão baixa quanto 15 bpm. Em tais indivíduos, pode haver também períodos de assistolia durante um minuto ou mais. A isquemia cerebral resultante causa tontura e desmaio (**síndrome de Stokes-Adams**). Causas de bloqueio cardíaco do terceiro grau incluem infarto do miocárdio septal e lesão do feixe de His durante correção cirúrgica de defeitos congênitos do septo interventricular.

Quando a condução entre os átrios e ventrículos é mais lenta, mas não completamente interrompida, está presente o **bloqueio cardíaco incompleto**. Na forma chamada de **bloqueio cardíaco de primeiro grau**, todos os impulsos atriais alcançam os ventrículos, mas o intervalo PR é anormalmente longo. Na forma chamada de **bloqueio cardíaco de segundo grau**, nem todos os impulsos atriais são conduzidos aos ventrículos. Por exemplo, um batimento ventricular pode suceder cada segundo ou cada terceiro batimento atrial (bloqueio 2:1, bloqueio 3:1, etc.). Em outra forma de bloqueio cardíaco incompleto, há sequências repetidas de batimentos em que o intervalo PR se alonga progressivamente até que um batimento é perdido (**fenômeno de Wenckebach**). O intervalo PR do ciclo cardíaco que se segue a cada batimento perdido geralmente é normal, ou apenas levemente prolongado (Figura 29-11).

Algumas vezes um ramo do feixe de His é interrompido, causando **bloqueio de ramo direito ou esquerdo do feixe**. No bloqueio de ramo do feixe, a excitação normalmente avança feixe abaixo no lado intacto e depois corre de volta pelo músculo para ativar o ventrículo no lado bloqueado. A frequência ventricular, portanto, é normal, mas os complexos QRS estão prolongados e deformados (Figura 29-11). O bloqueio também pode ocorrer no fascículo anterior ou posterior do ramo esquerdo do feixe, produzindo a condição chamada de **hemibloqueio** ou **bloqueio fascicular**. O hemibloqueio anterior esquerdo produz desvio anormal do eixo para a esquerda no ECG, ao passo que o hemibloqueio posterior esquerdo produz desvio anormal do eixo para a direita. Não é incomum encontrar combinações de bloqueio fascicular e de ramo (**bloqueio bifascicular** ou **trifascicular**). O EFH permite análise detalhada do sítio do bloqueio onde há um defeito no sistema de condução.

# FOCOS ECTÓPICOS DE EXCITAÇÃO

Normalmente, as células miocárdicas não disparam de forma espontânea, e a possibilidade de descarga espontânea do feixe de His e do sistema de Purkinje é baixa, pois a descarga de marca-passo do nodo SA é mais rápida que sua frequência de descarga espontânea. Contudo, em condições anormais, as fibras de His-Purkinje ou as fibras miocárdicas podem disparar espontaneamente. Nessas circunstâncias, diz-se que está presente a **automaticidade aumentada** do coração. Se um **foco ectópico** irritável dispara uma vez, o resultado é um batimento que ocorre antes do batimento normal seguinte esperado e interrompe transitoriamente o ritmo cardíaco (**extrassístole** ou **batimento prematuro** atrial, nodal ou ventricular). Se o foco dispara repetitivamente em uma frequência mais alta que a do nodo SA, ele produz taquicardia rápida, regular (**taquicardia paroxística** atrial, ventricular, ou nodal, ou **atrial flutter**).

## REENTRADA

Uma causa mais comum de arritmias paroxísticas é um defeito de condução que permite que uma onda de excitação se propague continuamente dentro de um circuito fechado (**movimento circular**). Por exemplo, se um bloqueio transitório está presente em um lado de uma porção do sistema condutor, o impulso pode descer pelo outro lado. Se o bloqueio então desaparece, o impulso pode ser conduzido em uma direção retrógrada no lado anteriormente bloqueado de volta à origem e então descer novamente, estabelecendo um movimento circular. Um exemplo disso em um anel de tecido é mostrado na Figura 29-12. Se a reentrada ocorre no nodo AV, a atividade reentrante despolariza o átrio, e o batimento atrial resultante é chamado de um batimento eco. Além disso, a atividade reentrante no nodo propaga-se de volta para o ventrículo, produzindo taquicardia nodal paroxística. Movimentos circulares também podem se estabelcer nas fibras musculares atriais ou ventriculares. Em indivíduos com um feixe extra anormal de tecido condutor conectando os átrios aos ventrículos (feixe de Kent), a atividade circular pode passar em uma direção por meio do nodo AV e em outra pelo feixe, envolvendo assim tanto os átrios quanto os ventrículos.

## ARRITMIAS ATRIAIS

A excitação disseminada a partir de um foco disparado nos átrios estimula independentemente o nodo AV de modo prematuro, e

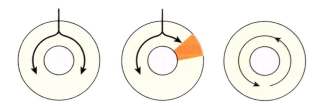

**FIGURA 29-12 Despolarização de um anel de tecido cardíaco.** Normalmente, o impulso se espalha em ambas as direções no anel (**esquerda**) e o tecido imediatamente atrás de cada ramo do impulso é refratário. Quando um bloqueio transitório ocorre em um lado (**centro**), o impulso no outro lado contorna o anel, e se o bloqueio transitório então desaparece (**direita**), o impulso passa por esta área e continua a circular indefinidamente (movimento circular).

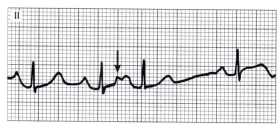
Extrassístole atrial

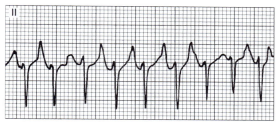
Taquicardia atrial

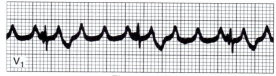
Flutter atrial

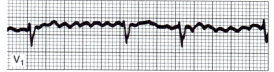
Fibrilação atrial

**FIGURA 29-13 Arritmias atriais.** A ilustração mostra um batimento atrial prematuro com sua onda P sobreposta à onda T do batimento precedente (seta); taquicardia atrial; flutter atrial com bloqueio AV 4:1; e fibrilação atrial com uma frequência ventricular totalmente irregular. As derivações usadas para capturar a atividade elétrica estão marcadas em cada traçado. (Traçados reproduzidos com permissão de Goldschlager N, Goldman MJ: *Principles of Clinical Electrocardiography*, 13th ed. Originalmente publicada por Appleton & Lange. Copyright © 1989 por McGraw-Hill.)

é conduzida aos ventrículos. As ondas P de extrassístoles atriais são anormais, mas as configurações de QRST geralmente são normais (Figura 29-13). A excitação pode despolarizar o nodo SA, que precisa repolarizar e depois despolarizar ao nível de disparo antes que possa iniciar o próximo batimento normal. Consequentemente, ocorre uma pausa entre a extrassístole e o próximo batimento normal, que muitas vezes é de comprimento igual ao intervalo entre os batimentos normais precedendo a extrassístole, e o ritmo é "reinicializado" (ver adiante).

A taquicardia atrial acontece quando um foco atrial dispara regularmente, ou há uma atividade reentrante produzindo frequências atriais de até 220/min. Algumas vezes, especialmente em pacientes que utilizam digitálicos, algum grau de bloqueio atrioventricular está associado à taquicardia (**taquicardia atrial paroxística com bloqueio**).

No *flutter* atrial, a frequência atrial é de 200 a 350/min (Figura 29-13). Na forma mais comum dessa arritmia, há um grande movimento circular anti-horário no átrio direito, o que produz um padrão serrilhado característico de ondas de *flutter* devido a contrações atriais. Ele está quase sempre associado a bloqueio AV 2:1, ou maior, pois em adultos o nodo AV não pode conduzir mais que cerca de 230 impulsos por minuto.

Na **fibrilação atrial**, os átrios batem muito rapidamente (300 a 500/min) de modo completamente irregular e desorganizado. Como o nodo AV dispara a intervalos irregulares, os ventrículos também batem em uma frequência completamente irregular, geralmente de 80 a 160/min (Figura 29-13). A condição pode ser paroxística ou crônica, e em alguns casos parece haver uma predisposição genética. A causa da fibrilação atrial ainda é assunto de debate, mas em muitos casos parece ser devida a múltiplas ondas reentrantes de excitação circulando concomitantemente em ambos os átrios. Entretanto, alguns casos de fibrilação atrial paroxística parecem ser produzidos pela descarga de um ou mais focos ectópicos. Muitos desses focos parecem estar localizados nas veias pulmonares, a uma distância de 4 cm do coração. Fibras musculares atriais estendem-se ao longo das veias pulmonares e são a origem dessas descargas.

## CONSEQUÊNCIAS DAS ARRITMIAS ATRIAIS

Extrassístoles atriais ocasionais ocorrem de tempo em tempo na maioria dos seres humanos normais e não têm significado patológico. Na taquicardia atrial paroxística e no *flutter*, a frequência ventricular pode ser tão elevada que a diástole é curta demais para o enchimento adequado dos ventrículos entre as contrações. Consequentemente, o débito cardíaco é reduzido e surgem sintomas de insuficiência cardíaca, a qual também pode complicar a fibrilação atrial quando a frequência ventricular é alta. A acetilcolina liberada nas terminações vagais deprime a condução na musculatura atrial e no nodo AV. É por isso que a estimulação da descarga vagal reflexa por compressão do globo ocular (**reflexo oculocardíaco**) ou a massagem do seio carotídeo frequentemente converte a taquicardia, e às vezes converte o *flutter* atrial a um ritmo sinusal normal. Alternativamente, a estimulação vagal aumenta o grau de bloqueio AV, reduzindo abruptamente a frequência ventricular. Os digitálicos também deprimem a condução AV, e são usados para reduzir uma frequência ventricular rápida na fibrilação atrial.

## ARRITMIAS VENTRICULARES

Batimentos prematuros que se originam em um foco ventricular ectópico geralmente produzem complexos QRS prolongados de formato bizarro **(Figura 29-14)**, devido à propagação lenta do impulso a partir do foco, pela musculatura ventricular, para o resto do ventrículo. Eles geralmente são incapazes de excitar o feixe de His e, portanto, não ocorre condução retrógrada para os átrios. Enquanto isso, o próximo impulso normal subsequente do nodo SA despolariza os átrios. A onda P geralmente está enterrada no QRS da extrassístole. Se o impulso normal atinge os ventrículos, eles ainda estão no período refratário subsequente à despolarização a partir do foco ectópico.

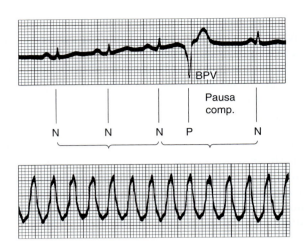

**FIGURA 29-14 Em cima**: Batimentos prematuros ventriculares (BPV). As linhas embaixo do traçado ilustram a pausa compensatória e mostram que a duração do batimento prematuro mais o batimento normal precedente é igual à duração de dois batimentos normais. **Embaixo:** Taquicardia ventricular.

Entretanto, o segundo impulso sucessivo proveniente do nodo SA produz um batimento normal. Assim, os batimentos ventriculares prematuros são seguidos por uma **pausa compensatória**, a qual, frequentemente, é mais longa que a pausa após uma extrassístole atrial. Além disso, os batimentos prematuros ventriculares não interrompem a descarga regular do nodo SA, ao passo que os batimentos prematuros atriais geralmente interrompem e "reinicializam" o ritmo normal.

Os batimentos prematuros atriais e ventriculares não são fortes o bastante para produzir um pulso radial se eles ocorrem no início da diástole, quando os ventrículos não tiveram tempo de se encher de sangue e a musculatura ventricular ainda está em seu período relativamente refratário. Eles podem até mesmo não abrir as valvas aórticas e pulmonares, e nesse caso, adicionalmente, não há segunda bulha cardíaca.

**Taquicardia ventricular paroxística** (Figura 29-14) é, com efeito, uma série de despolarizações ventriculares rápidas, regulares, geralmente devido a um movimento circular envolvendo os ventrículos. **Torsade de pointes** ("torção de pontos") é uma forma de taquicardia ventricular em que a morfologia do QRS varia **(Figura 29-5)**. Taquicardias originando-se acima dos ventrículos (taquicardias supraventriculares, tais como a taquicardia nodal paroxística) podem ser distinguidas da taquicardia ventricular paroxística pelo uso do EFH; nas taquicardias supraventriculares, uma deflexão H do feixe de His está presente, enquanto nas taquicardias ventriculares não há uma. Batimentos prematuros ventriculares não são incomuns e, na ausência de cardiopatia isquêmica, geralmente são benignos. A taquicardia ventricular é mais séria, porque o débito cardíaco está diminuído e a fibrilação ventricular é uma complicação ocasional da taquicardia ventricular.

Na **fibrilação ventricular** (Figura 29-15), as fibras musculares ventriculares se contraem de modo totalmente irregular e ineficaz, em consequência da descarga muito rápida de múltiplos focos ectópicos ventriculares, ou de um movimento circular. Os ventrículos em fibrilação, como os átrios em fibrilação,

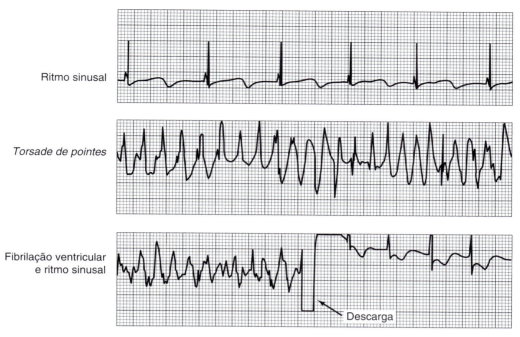

**FIGURA 29–15** Registro obtido de um cardioversor-desfibrilador implantado em um menino de 12 anos de idade com síndrome do QT longo congênito que desmaiou enquanto respondia a uma pergunta na escola. **Em cima:** Ritmo sinusal normal com intervalo QT longo. **Meio:** *Torsade de pointes*. **Embaixo:** Fibrilação ventricular com descarga do desfibrilador como programado, 7,5 s após o começo da taquicardia ventricular, convertendo o coração ao ritmo sinusal normal. O menino recobrou a consciência em 2 minutos e não teve sequelas neurológicas. (Reproduzida, com permissão, de Moss AJ, Daubert, JP: Images in clinical medicine. Internal ventricular fibrillation. N Engl J Med 2000;342:398.)

parecem um "saco de vermes" tremulante. A fibrilação ventricular pode ser produzida por um choque elétrico, ou por uma extrassístole durante um intervalo crítico, o **período vulnerável**. O período vulnerável coincide no tempo com a parte média da onda T; isto é, ele ocorre no momento em que parte do miocárdio ventricular está despolarizada, parte está incompletamente repolarizada, e parte está completamente repolarizada. Estas são condições excelentes para o estabelecimento de reentrada e de um movimento circular. Os ventrículos em fibrilação não podem bombear o sangue efetivamente, e a circulação sanguínea cessa. Portanto, na ausência de tratamento de emergência, a fibrilação ventricular, que dura mais que poucos minutos, é fatal — é a causa mais frequente de morte súbita em pacientes com infartos do miocárdio.

## SÍNDROME DO QT LONGO

Uma indicação da vulnerabilidade do coração durante a repolarização é o fato de que em pacientes nos quais o intervalo QT é prolongado, a repolarização cardíaca é irregular, e a incidência de arritmias ventriculares e morte súbita aumenta. A síndrome pode ser causada por numerosos fármacos diferentes, anormalidades eletrolíticas, isquemia miocárdica e também pode ser congênita. Mutações de oito genes diferentes têm sido relatadas como causa da síndrome. Seis causam função reduzida de vários canais de $K^+$ por alterações em sua estrutura; uma inibe um canal de $K^+$ por redução da quantidade da isoforma de anquirina que o liga ao citoesqueleto; e uma aumenta a função do canal de $Na^+$ cardíaco. A síndrome é discutida no Quadro Clínico 5–5.

## CONDUÇÃO AV ACELERADA

Uma condição interessante vista em alguns indivíduos normais, os quais estão propensos a arritmias atriais paroxísticas, é a **condução AV acelerada** (**síndrome de Wolff-Parkinson-White**). Normalmente, a única via condutora entre os átrios e os ventrículos é o nodo AV. Os indivíduos com síndrome de Wolff-Parkinson-White têm uma conexão muscular adicional aberrante ou de tecido nodal (**feixe de Kent**) entre os átrios e os ventrículos. Essa conexão conduz mais rapidamente que o nodo AV de condução lenta, e um ventrículo é excitado antecipadamente. As manifestações de sua ativação se fundem com o padrão QRS normal, produzindo um intervalo PR curto e uma deflexão QRS prolongada, borrada, no traço ascendente (**Figura 29–16**), com um intervalo normal entre o início da onda P e o fim do complexo QRS ("intervalo PJ"). As taquicardias atriais paroxísticas vistas nessa síndrome frequentemente se seguem a um batimento prematuro atrial. Este batimento conduzido normalmente em direção ao nodo AV, mas se espalha para a extremidade ventricular do feixe aberrante, e o impulso é transmitido de forma retrógrada para o átrio. Um movimento circular é assim estabelecido. Menos comum, um batimento prematuro atrial encontra o nodo AV refratário, mas alcança os ventrículos via feixe de Kent, estabelecendo um movimento circular em que o impulso passa dos ventrículos para os átrios pelo nodo AV.

Em alguns casos, a síndrome de Wolff-Parkinson-White é familial. Em duas famílias, há uma mutação em um gene que codifica uma proteína cinase ativada por AMP. Presumivelmente, essa cinase normalmente está envolvida na supressão

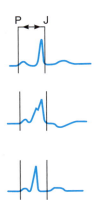

**FIGURA 29-16 Condução AV acelerada. Em cima:** Batimento sinusal normal. **Meio:** Intervalo PR curto; complexo QRS largo, borrado; intervalo PJ normal (síndrome de Wolff-Parkinson-White). **Embaixo:** Intervalo PR curto, complexo QRS normal (síndrome de Lown-Ganong-Levine). (Reproduzida, com permissão, de Goldschlager N, Goldman MJ: *Principles of Clinical Electrocardiography,* 13th ed. Originalmente publicada por Appleton & Lange. Copyright © 1989 por McGraw-Hill.)

de vias atrioventriculares anormais durante o desenvolvimento fetal.

Ataques de taquicardia supraventricular paroxística, geralmente taquicardia nodal, são vistos em indivíduos com intervalos PR curtos e complexos QRS normais (**síndrome de Lown-Ganong-Levine**). Nessa condição, a despolarização presumivelmente passa dos átrios para os ventrículos por meio de um feixe aberrante que se desvia do nodo AV, mas entra no sistema condutor intraventricular distal ao nodo.

## TRATAMENTOS PARA ARRITMIAS

Muitos fármacos diferentes usados no tratamento de arritmias causam lentificação da condução no sistema de condução e no miocárdio. Isso deprime a atividade ectópica e reduz a discrepância entre vias normais e reentrantes, de modo que a reentrada não acontece. Fármacos que têm como alvo canais de $Na^+$ (p. ex., quinidina) podem causar lentificação da $I_{Na}$ e prolongar a refratariedade (p. ex., quinidina, disopiramida), inibir a $I_{Na}$ com prolongamento mínimo da refratariedade (p. ex., flecainida, propafenona), ou encurtar a refratariedade em células despolarizadas (p. ex., lidocaína, mexilitina). Fármacos que têm como alvo canais de $K^+$ podem prolongar a refratariedade (p. ex., amiodarona, sotalol, dofetilida). Fármacos que bloqueiam canais de $Ca^{2+}$ tipo L podem causar lentificação do marca-passo SA e da condução AV (p. ex., nifedipina, verapamil, diltiazem). Finalmente, fármacos que bloqueiam receptores β-adrenérgicos reduzem, assim, a ativação da $I_{CaL}$ (p. ex., propanolol, metoprolol). De modo interessante, tornou-se claro que em alguns pacientes qualquer desses fármacos pode ser pró-arrítmico em vez de antiarrítmico — isto é, eles também podem causar várias arritmias. Portanto, o monitoramento cuidadoso e procedimentos alternativos são extremamente importantes quando são usados fármacos antiarrítmicos.

Um tratamento alternativo é a ablação de vias reentrantes por cateter com radiofrequência. Cateteres com eletrodos na ponta podem ser inseridos nas câmaras do coração e seus arredores, e usados para mapear a localização exata de um foco ectópico ou feixe acessório responsável pela produção da reentrada e da taquicardia supraventricular. A via pode então ser erradicada passando-se corrente de alta frequência com a ponta do cateter colocada perto do feixe ou foco. Em mãos treinadas, essa forma de tratamento pode ser muito efetiva, e está associada a poucas complicações. Ela é particularmente útil em condições que causam taquicardias supraventriculares, inclusive síndrome de Wolff-Parkinson-White e *flutter* atrial. Também tem sido usada com sucesso na ablação de focos nas veias pulmonares causando fibrilação auricular paroxística.

## ACHADOS ELETROCARDIOGRÁFICOS EM OUTRAS DOENÇAS CARDÍACAS E SISTÊMICAS

### INFARTO DO MIOCÁRDIO

Quando o suprimento sanguíneo para parte do miocárdio é interrompido, ocorrem alterações profundas no miocárdio, o que leva a mudanças irreversíveis e morte de células musculares. O ECG é muito útil para diagnosticar isquemia e localizar áreas de infarto. Os eventos elétricos subjacentes e as alterações eletrocardiográficas são complexos, e somente uma breve revisão pode ser apresentada aqui.

As três anormalidades principais que causam alterações eletrocardiográficas no infarto agudo do miocárdio estão resumidas na Tabela 29-3. A primeira alteração — repolarização anormalmente rápida após descarga das fibras musculares infartadas, como resultado de abertura acelerada de canais de $K^+$ — desenvolve-se segundos depois da oclusão de uma artéria coronária em animais experimentais. Ela dura apenas poucos minutos, mas antes que a alteração termine, o potencial de membrana das fibras infartadas declina, devido à perda de $K^+$ intracelular. Começando cerca de 30 minutos depois, as fibras infartadas também começam a repolarizar mais lentamente que as fibras normais circundantes.

**TABELA 29-3** Resumo das três principais anormalidades da polarização de membrana associadas ao infarto agudo do miocárdio

| Defeito em células infartadas | Fluxo de corrente | Alteração resultante no ECG em derivações sobre o infarto |
|---|---|---|
| Repolarização rápida | Para longe do infarto | Elevação do segmento ST |
| Potencial de membrana diminuído | Em direção ao infarto | Depressão do segmento TQ (manifestada como elevação do segmento ST) |
| Despolarização retardada | Para longe do infarto | Elevação do segmento ST |

Todas essas três alterações causam um fluxo de corrente que produz elevação do segmento ST nas derivações eletrocardiográficas registradas com os eletrodos sobre a área infartada (Figura 29–17). Como consequência da repolarização rápida no infarto, o potencial de membrana da área é maior do que o é na área normal durante a última parte da repolarização, tornando a região normal negativa em relação ao infarto. Portanto, extracelularmente, a corrente flui para fora do infarto para a área normal (visto que, por convenção, o fluxo da corrente é do positivo para o negativo). Essa corrente flui na direção dos eletrodos sobre a área lesionada, causando positividade aumentada entre as ondas S e T do ECG. De modo semelhante, a despolarização retardada das células infartadas torna a área infartada positiva em relação ao tecido sadio (Tabela 29–3) durante a parte inicial da repolarização, e o resultado também é a elevação do segmento ST. A alteração

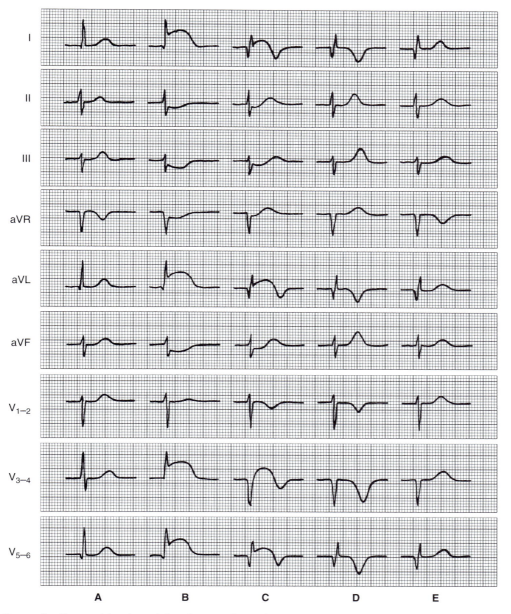

**FIGURA 29–17** Ilustração diagramática de padrões eletrocardiográficos seriados no infarto anterior. **A**) Traçado normal. **B**) Padrão muito inicial (horas após o infarto): elevação do segmento ST em I, aVL e V$_{3-6}$; depressão de ST recíproca em II, III e aVF. **C**) Padrão mais tardio (muitas horas a poucos dias): ondas Q apareceram em I, aVL e V$_{5-6}$. Complexos QS estão presentes em V$_{3-4}$. Isso indica que o infarto transmural principal é subjacente à área registrada por V$_{3-4}$; as alterações do segmento ST persistem, mas são de grau menor, e as ondas T estão começando a se inverter nas derivações em que os segmentos ST estão elevados. **D**) Padrão tardio estabelecido (muitos dias a semanas): As ondas Q e os complexos QS persistem, os segmentos ST são isoelétricos, e as ondas T são simétricas e profundamente invertidas nas derivações que tiveram elevação do ST, e altas nas derivações que tiveram depressão de ST. Esse padrão pode persistir pelo resto da vida do paciente. **E**) Padrão muito tardio: pode ocorrer muitos meses a anos após o infarto. Persistem as ondas Q e os complexos QS anormais. As ondas T retornaram ao normal gradualmente. (Reproduzida, com permissão, de Goldschlager N, Goldman MJ: *Principles of ClinicalElectrocardiography*, 13th ed. Originalmente publicada por Appleton& Lange. Copyright © 1989 por McGraw-Hill.)

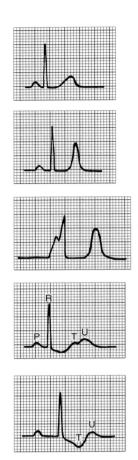

**Traçado normal (K⁺ plasmático 4 a 5,5 mEq/L).** Intervalo PR = 0,16 s; intervalo QRS = 0,06 s; intervalo QT = 0,4 s (normal para uma frequência cardíaca presumida de 60).

**Hipercalemia (K⁺ plasmático ± 7,0 mEq/L).** Os intervalos PR e QRS estão dentro de limites normais. Ondas T muito altas, esguias, estão agora presentes em pico.

**Hipercalemia (K⁺ plasmático ± 8,5 mEq/L).** Não há evidência de atividade atrial; o complexo QRS é largo e borrado e o intervalo QRS alargou-se em 0,2 s. As ondas T permanecem altas e esguias. Maior elevação do nível plasmático de K⁺ pode resultar em taquicardia ventricular e fibrilação ventricular.

**Hipocalemia (K⁺ plasmático ± 3,5 mEq/L).** Intervalo PR = 0,2 s; intervalo QRS = 0,06 s; depressão do segmento ST. Uma onda U proeminente está presente agora, imediatamente após o T. O intervalo QT real permanece 0,4 s. Se a onda U for considerada erroneamente uma parte da T, será mensurado um intervalo QT falsamente prolongado de 0,6 s.

**Hipocalemia (K⁺ plasmático ± 2,5 mEq/L).** O intervalo PR está alongado a 0,32 s; o segmento ST está deprimido; a onda T está invertida; é vista uma onda U proeminente. O verdadeiro intervalo QT permanece normal.

**FIGURA 29–18** Correlação do nível plasmático de K⁺ com o ECG, presumindo-se que o nível plasmático de Ca²⁺ esteja normal. Os complexos diagramados são derivações epicárdicas ventriculares esquerdas. (Reproduzida, com permissão, de Goldman MJ: *Principles of ClinicalElectrocardiography*, 12th ed. Originalmente publicada por Appleton & Lange. Copyright © 1986 por McGraw-Hill.)

remanescente — o declínio do potencial de membrana durante a diástole — provoca um fluxo de corrente em direção ao infarto durante a diástole ventricular. O resultado desse fluxo de corrente é uma depressão do segmento TQ do ECG. Contudo, o arranjo eletrônico nos aparelhos eletrocardiográficos é tal que uma depressão do segmento TQ é registrada como uma elevação do segmento ST. Assim, o marco do infarto agudo do miocárdio é a elevação dos segmentos ST nas derivações sobrejacentes à área do infarto (Figura 29–17). As derivações no lado oposto do coração mostram depressão do segmento ST.

Após alguns dias ou semanas, as anormalidades do segmento ST regridem. O músculo danificado e o tecido cicatricial tornam-se eletricamente silenciosos. A área infartada é, portanto, negativa em relação ao miocárdio normal durante a sístole, e deixa de contribuir a sua parcela de positividade aos complexos eletrocardiográficos. As manifestações dessa negatividade são múltiplas e sutis. Alterações comuns incluem o aparecimento de uma onda Q em algumas das derivações na qual ela não estava presente previamente, e um aumento no tamanho da onda Q normal em algumas das outras derivações, embora também sejam vistos os assim chamados infartos sem onda Q. Estes infartos tendem a ser menos graves, mas há uma alta incidência de reinfarto subsequente. Outro achado no infarto da parede anterior do ventrículo esquerdo é "falta de progressão da onda R;" isto é, a onda R deixa de se tornar sucessivamente maior nas derivações precordiais quando o eletrodo é movido da direita para esquerda sobre o ventrículo esquerdo. Se o septo estiver infartado, o sistema de condução pode estar danificado, causando bloqueio de ramo do feixe ou outras formas de bloqueio cardíaco.

Os infartos do miocárdio são muitas vezes complicados por arritmias ventriculares sérias, com ameaça de fibrilação ventricular e morte. Em animais experimentais e, presumivelmente, em seres humanos, as arritmias ventriculares ocorrem durante três períodos. Durante os primeiros 30 minutos de um infarto, arritmias devido à reentrada são comuns. Segue-se um período relativamente livre de arritmias, mas, começando 12 horas após o infarto, as arritmias ocorrem como resultado de automaticidade aumentada. Arritmias acontecendo de três dias a várias semanas depois do infarto geralmente são, mais uma vez, devido à reentrada. Vale a pena notar a esse respeito que os infartos que danificam as porções epicárdicas do miocárdio interrompem fibras nervosas simpáticas, produzindo supersensibilidade a catecolaminas por desnervação na área além do infarto. Alternativamente, lesões endocárdicas podem interromper seletivamente fibras vagais, deixando as fibras simpáticas sem oposição.

# EFEITOS DAS ALTERAÇÕES NA COMPOSIÇÃO IÔNICA DO SANGUE

Seria esperado que mudanças nas concentrações de $Na^+$ e $K^+$ dos líquidos extracelulares afetassem os potenciais das fibras miocárdicas, já que a atividade elétrica do coração depende da distribuição desses íons pelas membranas das células musculares. Clinicamente, uma queda no nível plasmático de $Na^+$ pode estar associada a complexos eletrocardiográficos de baixa voltagem, mas alterações no nível plasmático de $K^+$ podem provocar anormalidades cardíacas graves. A hipercalemia é uma condição muito perigosa e potencialmente letal, devido a seus efeitos sobre o coração. Quando o nível plasmático de $K^+$ se eleva, a primeira alteração no ECG é o aparecimento de ondas T altas em pico, uma manifestação de repolarização alterada (Figura 29–18). Em níveis mais altos de $K^+$, ocorre paralisia dos átrios e prolongamento dos complexos QRS, e arritmias ventriculares podem se desenvolver. O potencial de repouso das fibras musculares diminui quando a concentração de $K^+$ extracelular aumenta. Finalmente, as fibras se tornam inexcitáveis, e o coração para em diástole. Inversamente, uma diminuição do nível plasmático de $K^+$ causa prolongamento do intervalo PR, ondas U proeminentes e, ocasionalmente, inversão tardia da onda T nas derivações precordiais. Se as ondas T e U se fundem, o intervalo QT aparente frequentemente é prolongado; se as ondas T e U são separadas, o intervalo QT real é visto com duração normal. A hipocalemia é uma condição séria, mas não tão rapidamente fatal quanto a hipercalemia.

Aumentos na concentração extracelular de $Ca^{2+}$ elevam a contratilidade do miocárdio. Quando grandes quantidades de $Ca^{2+}$ são injetadas em animais experimentais, o coração relaxa durante a diástole e finalmente para em sístole (**rigor do cálcio**). Entretanto, em condições clínicas associadas com hipercalcemia, o nível plasmático de cálcio raramente, se é que acontece, é suficientemente alto para afetar o coração. A hipocalcemia causa prolongamento do segmento ST e, consequentemente, do intervalo QT, uma alteração que também é produzida por fenotiazinas e fármacos antidepressivos tricíclicos, e por várias doenças do sistema nervoso central.

# RESUMO

- As contrações do coração são controladas por uma cascata de sinalização elétrica bem regulada, que se origina em células marca-passo no nodo sinoatrial (SA) e passa das vias atriais internodais ao nodo atrioventricular (AV), feixe de His, sistema de Purkinje e a todas as partes do ventrículo.

- A maioria das células cardíacas tem um potencial de ação que inclui uma despolarização rápida, uma repolarização rápida inicial, um platô e um processo de repolarização lenta para retornar ao potencial em repouso. Essas alterações são definidas por ativação e desativação sequencial dos canais de $Na^+$, $Ca^{2+}$ e $K^+$.

- Comparadas aos miócitos típicos, as células marca-passo têm uma sequência de eventos levemente diferente. Após a repolarização ao estado em repouso, há uma despolarização lenta que ocorre devido a um canal que permite a passagem tanto de $Na^+$ quanto de $K^+$. À medida que essa corrente "engraçada" continua a despolarizar a célula, canais de $Ca^{2+}$ são ativados para despolarizá-la rapidamente. A fase de hiperpolarização novamente é dominada por corrente de $K^+$.

- A propagação do sinal elétrico célula a célula ocorre por meio de junções comunicantes. A velocidade da propagação depende de aspectos anatômicos, mas também pode ser alterada (até certo ponto) pelo influxo neural.

- O eletrocardiograma (ECG) é uma soma algébrica da atividade elétrica no coração. O ECG normal inclui ondas e segmentos bem definidos, inclusive a onda P (despolarização atrial), o complexo QRS (despolarização ventricular), e a onda T (repolarização ventricular). Várias arritmias podem ser detectadas em registros de ECG irregulares.

- Em consequência da contribuição do movimento iônico à contração da musculatura cardíaca, o tecido do coração é sensível à composição iônica do sangue. Os mais sérios são os aumentos de $[K^+]$ que podem produzir anormalidades cardíacas graves, inclusive paralisia dos átrios e arritmias ventriculares.

# QUESTÕES DE MÚLTIPLA ESCOLHA

*Para todas as questões, selecione a melhor opção, a não ser que direcionado diferentemente.*

1. Qual parte do ECG (p. ex., Figura 29–5) corresponde à repolarização ventricular?
   A. A onda P
   B. A duração do QRS
   C. A onda T
   D. A onda U
   E. O intervalo PR

2. Qual dos seguintes alternativas normalmente tem um "pré-potencial" de despolarização lenta?
   A. Nodo sinoatrial
   B. Células musculares atriais
   C. Feixe de His
   D. Fibras de Purkinje
   E. Células musculares ventriculares

3. No bloqueio cardíaco de segundo grau
   A. a frequência ventricular é mais baixa que a frequência atrial.
   B. os complexos ventriculares do ECG estão distorcidos.
   C. há uma alta incidência de taquicardia ventricular.
   D. o volume de ejeção está diminuído.
   E. o débito cardíaco está aumentado.

4. As correntes causadas por abertura de qual dos seguintes canais contribuem para a fase de repolarização do potencial de ação das fibras musculares ventriculares?
   A. Canais de $Na^+$
   B. Canais de $Cl^-$
   C. Canais de $Ca^{2+}$
   D. Canais de $K^+$
   E. Canais de $HCO_3^-$

5. No bloqueio cardíaco completo
   A. pode ocorrer desmaio devido à incapacidade dos átrios de bombear sangue para os ventrículos.
   B. fibrilação ventricular é comum.
   C. a frequência atrial é mais baixa que a frequência ventricular.
   D. desmaio pode ocorrer devido a períodos prolongados durante os quais os ventrículos deixam de se contrair.

## REFERÊNCIAS

Hile B: *Ionic Channels of Excitable Membranes*, 3rd ed. Sinauer Associates, Inc., 2001.

Jackson WF: Ion channels and vascular tone. Hypertension 2000;35:173.

Jessup M, Brozena S: Heart failure. N Engl J Med 2003;348:2007.

Katz, AM: *Physiology of the Heart*, 4th ed. Lippincott Williams and Wilkins, 2006.

Morady F: Radiofrequency ablation as treatment for cardiac arrhythmias. N Engl J Med 1999;340:534.

Nabel EG: Genomic medicine: cardiovascular disease. N Engl J Med 2003;349:60.

Opie, LH: *Heart Physiology from Cell to Circulation*. Lipincott Williams and Wilkins, 2004.

Roder DM: Drug-induced prolongation of the Q-T interval. N Engl J Med 2004;350:1013.

Rowell LB: *Human Cardiovascular Control*. Oxford University Press, 1993.

Wagner GS: *Marriott's Practical Electrocardiography*, 10th ed. Lippincott Williams and Wilkins, 2000.

# O Coração como Bomba

**C A P Í T U L O**

# 30

### OBJETIVOS

*Após o estudo deste capítulo, você deve ser capaz de:*

- Descrever como o padrão sequencial de contração e relaxamento do coração resulta em um padrão normal de fluxo sanguíneo.
- Compreender as alterações de pressão, volume e fluxo que ocorrem durante o ciclo cardíaco.
- Explicar a base do pulso arterial, das bulhas cardíacas e dos sopros.
- Delinear as maneiras pelas quais o débito cardíaco pode ser regulado no cenário de demandas fisiológicas específicas para aumentar o suprimento de oxigênio aos tecidos, como no exercício.
- Delinear como a ação de bombeamento do coração pode ser comprometida na situação de estados mórbidos específicos.

## INTRODUÇÃO

De fato, a atividade elétrica do coração discutida no capítulo anterior é destinada a servir ao papel fisiológico primário do órgão — bombear sangue para os pulmões, onde as trocas de gases ocorrem, e também para o restante do corpo (**Quadro Clínico 30–1**). Isso é realizado quando o processo ordenado de despolarização descrito no capítulo anterior desencadeia uma onda de contração que se espalha pelo miocárdio. Em fibras musculares isoladas, a contração começa logo após a despolarização e dura até cerca de 50 ms depois de completa a repolarização (ver Figura 5-15). A sístole atrial inicia-se após a onda P do eletrocardiograma (ECG); a sístole ventricular inicia-se

perto do fim da onda R e termina logo depois da onda T. Neste capítulo, será considerado o modo pelo qual essas alterações na contração produzem mudanças sequenciais em pressões e fluxos nas câmaras do coração e nos grandes vasos, e dessa forma propelem o sangue apropriadamente conforme o necessitado pelas demandas de todo o corpo por oxigênio e nutrientes. Como um adendo, deve ser observado que o termo **pressão sistólica** no sistema vascular refere-se ao pico de pressão alcançado durante a sístole, não à pressão média; de modo semelhante, a **pressão diastólica** refere-se à pressão mais baixa durante a diástole.

## EVENTOS MECÂNICOS DO CICLO CARDÍACO

### EVENTOS NO FINAL DA DIÁSTOLE

No final da diástole, as valvas mitral (bicúspide) e tricúspide entre os átrios e ventrículos (valvas atrioventriculares [AV]) estão abertas, e as valvas aórtica e pulmonar estão fechadas. O sangue flui para o coração durante a diástole, enchendo os átrios e ventrículos. A velocidade de enchimento diminui quando os ventrículos se distendem, e, especialmente quando a frequência cardíaca é baixa, as cúspides das valvas AV se movem para a

posição fechada (**Figura 30–1**). A pressão nos ventrículos permanece baixa. Cerca de 70% do enchimento ventricular ocorre passivamente durante a diástole.

### SÍSTOLE ATRIAL

A contração dos átrios propele algum sangue adicional para os ventrículos. A contração da musculatura atrial estreita os orifícios das veias cavas superior e inferior e das veias pulmonares, e a inércia do sangue movendo-se em direção ao coração tende a manter o sangue neste. Entretanto, apesar dessas influências inibidoras, há alguma regurgitação de sangue para as veias.

## SEÇÃO V Fisiologia Cardiovascular

---

### QUADRO CLÍNICO 30–1

#### Insuficiência cardíaca

A insuficiência cardíaca ocorre quando o coração é incapaz de propelir uma quantidade de sangue que seja adequada para as necessidades dos tecidos. Ela pode ser aguda e associada à morte súbita ou crônica. A insuficiência pode envolver principalmente o ventrículo direito (*cor pulmonale*), mas é muito mais comum que envolva o ventrículo esquerdo, que é maior e mais espesso, ou ambos os ventrículos. A insuficiência cardíaca também pode ser sistólica ou diastólica. Na **insuficiência sistólica**, o volume ejetado é reduzido, pois a contração ventricular é fraca. Isso causa um aumento do volume ventricular no fim da sístole, de modo que a **fração de ejeção** caia de 65% para 20%. A resposta inicial à insuficiência é a ativação dos genes que provocam a hipertrofia dos miócitos cardíacos e o espessamento da parede ventricular (**remodelamento cardíaco**). O enchimento incompleto do sistema arterial causa aumento da descarga do sistema nervoso simpático e secreção aumentada de renina e aldosterona, de modo que $Na^+$ e água são retidos. Essas respostas inicialmente são compensatórias, mas finalmente a insuficiência piora e os ventrículos se dilatam.

Na **insuficiência diastólica**, a fração de ejeção inicialmente é mantida, mas a elasticidade do miocárdio está reduzida, e então o enchimento durante a diástole diminui. Isso leva a volume de ejeção inadequado, e ao mesmo remodelamento cardíaco e retenção de $Na^+$ e água que ocorrem na insuficiência sistólica. Deve-se observar que um débito cardíaco inadequado na insuficiência pode ser relativo em vez de absoluto. Quando uma grande fístula arteriovenosa está presente, na tireotoxicose e na deficiência de tiamina, o débito cardíaco pode estar elevado em termos absolutos, mas ainda inadequado para satisfazer as necessidades dos tecidos (**insuficiência de alto débito**).

#### DESTAQUES TERAPÊUTICOS

O tratamento da insuficiência cardíaca congestiva visa melhorar a contratilidade cardíaca, tratar os sintomas e diminuir a carga sobre o coração. Atualmente, o tratamento mais efetivo de uso geral é a inibição da produção de angiotensina II com inibidores da enzima conversora da angiotensina (ECA). O bloqueio dos efeitos da angiotensina II sobre receptores $AT_1$ com antagonistas não peptídicos também tem importância terapêutica. O bloqueio da produção de angiotensina II ou seus efeitos também reduz o nível de aldosterona circulante e diminui a pressão arterial, reduzindo a pós-carga contra a qual o coração bombeia. Os efeitos da aldosterona podem ser ainda mais reduzidos pela administração de bloqueadores do receptor de aldosterona. Reduzir o tônus venoso com nitratos ou hidralazina aumenta a capacidade venosa, de modo que a quantidade de sangue retornada ao coração é reduzida, diminuindo a pré-carga. Os diuréticos diminuem a sobrecarga líquida. Tem sido mostrado que fármacos que bloqueiam receptores β-adrenérgicos diminuem a mortalidade e a morbidade. Digitálicos, tais como a digoxina, têm sido utilizados para tratar insuficiência cardíaca congestiva devido a sua capacidade de aumentar os estoques de $Ca^{2+}$ intracelular e assim exercer um efeito inotrópico positivo, mas eles são utilizados atualmente em um papel secundário para tratar a disfunção sistólica e tornar mais lenta a frequência ventricular em pacientes com fibrilação atrial.

---

## SÍSTOLE VENTRICULAR

No começo da sístole ventricular, as valvas AV se fecham. Inicialmente, a musculatura ventricular encurta relativamente pouco, mas a pressão intraventricular aumenta agudamente quando o miocárdio pressiona o sangue no ventrículo (**Figura 30–2**). Esse período de **contração ventricular isovolumétrica (isométrica)** dura cerca de 0,05 s, até que as pressões nos ventrículos esquerdo e direito excedem as pressões na aorta (80 mmHg; 10,6 kPa) e na artéria pulmonar (10 mmHg), e ocorra a abertura das valvas aórtica e pulmonar. Durante a contração isovolumétrica, as valvas AV são empurradas em direção aos átrios, causando uma elevação pequena, mas abrupta, na pressão atrial (**Figura 30–3**).

Quando as valvas aórtica e pulmonar se abrem, começa a fase de **ejeção ventricular**. Inicialmente, a ejeção é rápida, ficando mais lenta quando a sístole progride. A pressão intraventricular sobe a um máximo e depois declina um tanto, antes que a sístole ventricular termine. As pressões de pico nos ventrículos esquerdo e direito são cerca de 120 e 25 mmHg, respectivamente. No fim da sístole, a pressão na aorta realmente ultrapassa aquela no ventrículo esquerdo, mas por um período curto de inércia mantém o sangue se movendo para diante. As valvas AV são tracionadas para baixo pelas contrações da musculatura ventricular, e a pressão atrial cai. A quantidade de sangue ejetada por cada ventrículo por batimento em repouso é de 70 a 90 mL. O **volume ventricular diastólico final** é de cerca de 130 mL. Assim, cerca de 50 mL de sangue permanecem em cada ventrículo no fim da sístole (**volume ventricular sistólico final**) e a **fração de ejeção**, a porcentagem do volume ventricular diastólico final que é ejetada a cada batimento, é em torno de 65%. A fração de ejeção é um índice valioso da função ventricular. Ela pode ser medida pela injeção de hemácias marcadas com radionuclídeo e exame de imagem do resíduo de sangue cardíaco no fim da diástole e no fim da sístole (angiocardiografia nuclear de equilíbrio), ou por tomografia computadorizada.

## INÍCIO DA DIÁSTOLE

Uma vez que o músculo ventricular esteja completamente contraído, as pressões ventriculares, já em queda, caem mais rapida-

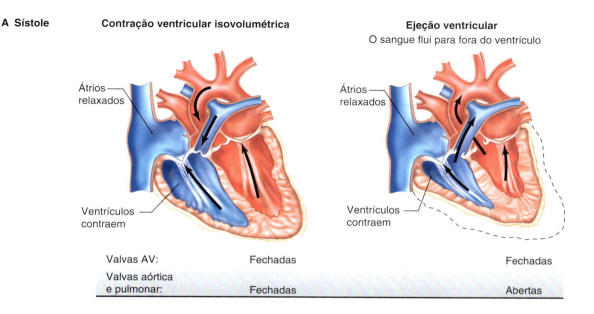
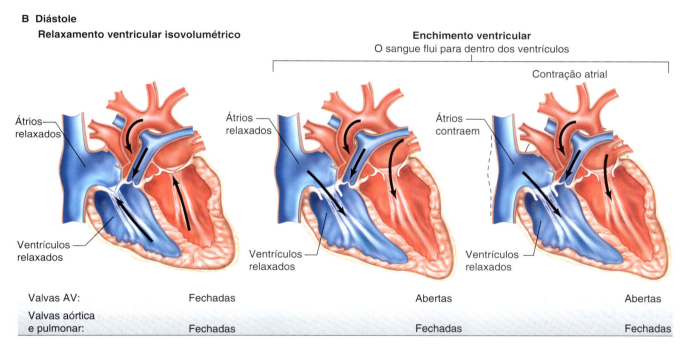

**FIGURA 30-1** Divisões do ciclo cardíaco: A) sístole e B) diástole. As fases do ciclo são idênticas em ambas as metades do coração. A direção em que a diferença de pressão favorece o fluxo é denotada por uma seta; observe, contudo, que o fluxo não ocorrerá efetivamente se uma valva impedi-lo. AV, atrioventriculares.

mente. Este é o período de **protodiástole**, que dura cerca de 0,04 s. Ele termina quando a inércia do sangue ejetado é superada e as valvas aórtica e pulmonar se fecham, iniciando vibrações transitórias no sangue e nas paredes dos vasos sanguíneos. Após o fechamento das valvas, a pressão continua a cair rapidamente durante o período de **relaxamento ventricular isovolumétrico**. O relaxamento isovolumétrico termina quando a pressão ventricular cai abaixo da pressão atrial e as valvas AV se abrem, permitindo que os ventrículos se encham. O enchimento é rápido no início, depois fica mais lento quando a próxima contração cardíaca se aproxima. A pressão atrial continua a aumentar depois do fim da sístole ventricular até que as valvas AV se abram, então a pressão atrial cai e aumenta lentamente de novo até a próxima sístole atrial.

## SINCRONIZAÇÃO

Embora os eventos nos dois lados do coração sejam similares, eles são um tanto assincrônicos. A sístole atrial direita precede a sístole atrial esquerda, e a contração do ventrículo direito inicia-se após a contração do esquerdo (ver Capítulo 29). Entretanto, como a pressão arterial pulmonar é mais baixa que

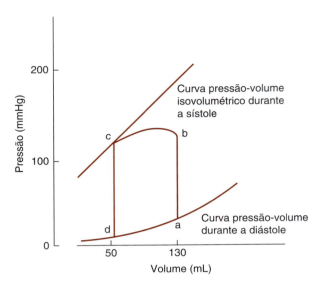

**FIGURA 30-2** **Alça pressão-volume do ventrículo esquerdo.** Durante a diástole, o ventrículo se enche e a pressão aumenta de d para a. A pressão então aumenta bruscamente de a para b durante a contração isovolumétrica e de b para c durante a ejeção ventricular. Em c, as valvas aórticas se fecham e a pressão cai durante o relaxamento isovolumétrico de c de volta para d. (Reproduzida, com permissão, de McPhee SJ, Lingappa VR, Ganong WF [editors]: *Pathophysiology of Disease*, 6th ed. McGraw-Hill, 2010.)

a pressão aórtica, a ejeção ventricular direita começa antes da esquerda. Durante a expiração, as valvas pulmonar e aórtica fecham ao mesmo tempo; porém, durante a inspiração, a valva aórtica fecha pouco antes da pulmonar. O fechamento mais lento da valva pulmonar é devido à impedância mais baixa da árvore vascular pulmonar. Quando mensurados durante um período de minutos, os débitos dos dois ventrículos são, naturalmente, iguais, mas diferenças transitórias no débito durante o ciclo respiratório ocorrem em indivíduos normais.

## DURAÇÃO DA SÍSTOLE E DIÁSTOLE

O músculo cardíaco tem a propriedade única de contrair-se e repolarizar mais rapidamente quando a frequência cardíaca está alta (ver Capítulo 5), e a duração da sístole diminui de 0,27 s — em uma frequência cardíaca de 65 — para 0,16 s, em uma frequência de 200 bpm (Tabela 30-1). O intervalo de tempo reduzido deve-se principalmente a uma diminuição na duração da ejeção sistólica. Contudo, a duração da sístole é muito mais constante que a da diástole, e quando a frequência cardíaca está aumentada, a diástole é encurtada em um grau muito maior. Por exemplo, em uma frequência cardíaca de 65, a duração da diástole é de 0,62 s, ao passo que em uma frequência cardíaca de 200, é de apenas 0,14 s. Esse fato tem importantes implicações fisiológicas e clínicas. É durante a diástole que o músculo cardíaco repousa, e o fluxo sanguíneo coronariano para porções subendocárdicas do ventrículo esquerdo somente ocorre durante esta fase do ciclo cardíaco (ver Capítulo 33). Além disso, a maior parte do enchimento ventricular ocorre

na diástole. Em frequências cardíacas de cerca de 180, o enchimento é adequado desde que haja retorno venoso amplo, e o débito cardíaco por minuto é aumentado por uma elevação na frequência. Entretanto, em frequências cardíacas muito altas, o enchimento pode ser comprometido a um grau tal que o débito cardíaco por minuto cai.

Devido ao seu potencial de ação prolongado, o músculo cardíaco não pode contrair em resposta a um segundo estímulo até perto do fim da contração inicial (ver Figura 5–15). Por isso, o músculo cardíaco não pode sofrer tetania como o músculo esquelético. A frequência mais alta em que os ventrículos podem contrair-se é, teoricamente, em torno de 400/min, mas em adultos o nodo AV não conduzirá mais que cerca de 230 impulsos/min, em consequência de seu período refratário longo. Uma frequência ventricular de mais de 230 só é vista na taquicardia ventricular paroxística (ver Capítulo 29).

A medida exata da duração da contração ventricular isovolumétrica é difícil em situações clínicas, mas é relativamente fácil de mensurar **a duração da sístole eletromecânica total** ($QS_2$), o **período pré-ejeção** (**PPE**) e o **tempo de ejeção ventricular esquerda** (**TEVE**) por registros do ECG, fonocardiograma e pulso carotídeo, simultaneamente. A $QS_2$ é o período do início do complexo QRS ao fechamento das valvas aórticas, como determinado pelo começo do som da segunda bulha. O TEVE é o período do começo da elevação da pressão carotídea até a incisura dicrótica (ver adiante). O PPE é a diferença entre $QS_2$ e TEVE e representa o tempo para os eventos elétricos, bem como mecânicos, que precedem a ejeção sistólica. A razão PPE/TEVE normalmente é em torno de 0,35, e ela aumenta sem uma alteração em $QS_2$ quando o desempenho do ventrículo esquerdo está comprometido em uma variedade de doenças cardíacas.

## PULSO ARTERIAL

O sangue forçado para dentro da aorta durante a sístole não somente movimenta o sangue nos vasos adiante, mas também estabelece uma onda de pressão que se desloca ao longo das artérias e expande as paredes arteriais durante o percurso, essa expansão é palpável como o **pulso**. A frequência com que a onda se movimenta, que é independente e muito mais alta que a velocidade do fluxo sanguíneo, é cerca de 4 m/s na aorta, 8 m/s nas grandes artérias e 16 m/s nas artérias pequenas de adultos jovens. Consequentemente, o pulso é sentido na artéria radial no punho cerca de 0,1 s depois do pico de ejeção sistólica para dentro da aorta (Figura 30–3). Com a idade avançada, as artérias tornam-se mais rígidas e a onda do pulso se move mais rapidamente.

A força do pulso é determinada pela pressão deste, e tem pouca relação com a pressão média. O pulso é fraco ("filiforme") no choque. Ele é forte quando o volume de ejeção é grande; por exemplo, durante o exercício, ou depois da administração de histamina. Quando a pressão de pulso é alta, as ondas de pulso podem ser sentidas, ou mesmo ouvidas, pelo indivíduo (palpitações, "coração martelando"). Quando a valva aórtica é incompetente (insuficiência aórtica), o pulso é particularmente forte, e a força da ejeção sistólica pode ser suficiente para fazer a cabeça balançar com cada batimento cardíaco. O pulso na

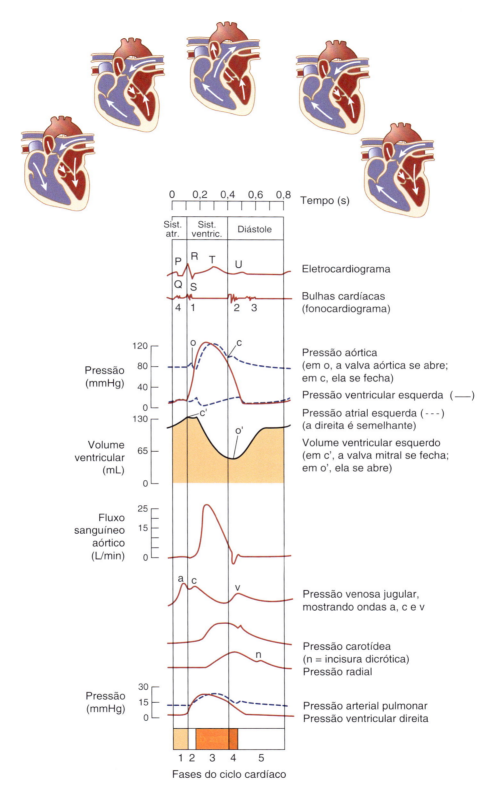

**FIGURA 30-3 Eventos do ciclo cardíaco com uma frequência cardíaca de 75 batimentos/min.** As fases do ciclo cardíaco identificadas pelos números embaixo do gráfico são: 1, sístole atrial; 2, contração ventricular isovolumétrica; 3, ejeção ventricular; 4, relaxamento ventricular isovolumétrico; 5, enchimento ventricular. Note que no fim da sístole, a pressão aórtica realmente excede a pressão ventricular esquerda. Entretanto, a inércia do sangue o mantém fluindo para fora do ventrículo por um período curto. As relações de pressão no ventrículo direito e na artéria pulmonar são semelhantes. Sist. atr., sístole atrial; Sist. ventric., sístole ventricular.

# SEÇÃO V Fisiologia Cardiovascular

**TABELA 30–1** Variação na duração do potencial de ação e fenômenos associados à frequência cardíaca[a]

| | Frequência cardíaca 75/min | Frequência cardíaca 200/min | Músculo esquelético |
|---|---|---|---|
| Duração, cada ciclo cardíaco | 0,80 | 0,30 | ... |
| Duração da sístole | 0,27 | 0,16 | ... |
| Duração do potencial de ação | 0,25 | 0,15 | 0,007 |
| Duração do período refratário absoluto | 0,20 | 0,13 | 0,004 |
| Duração do período refratário relativo | 0,05 | 0,02 | 0,003 |
| Duração da diástole | 0,53 | 0,14 | ... |

[a] Todos os valores são em segundos.

Cortesia de AC Barger e GS Richardson.

insuficiência aórtica é chamado de **pulso de Corrigan**, ou **pulso em martelo d'água**.

A **incisura dicrótica**, uma pequena oscilação na fase de queda da onda de pulso causada por vibrações iniciadas quando a valva aórtica se fecha (Figura 30–3), é visível se a onda de pressão é registrada, mas não é palpável no punho. Como resultado do fechamento das valvas pulmonares, a curva de pressão da artéria pulmonar também produz uma incisura dicrótica.

## ALTERAÇÕES DA PRESSÃO ATRIAL E O PULSO JUGULAR

A pressão atrial se eleva durante a sístole atrial, e continua a se elevar durante a contração ventricular isovolumétrica, quando as valvas AV são empurradas em direção aos átrios. Quando as valvas AV são tradicionadas para baixo pela musculatura ventricular em contração, a pressão cai rapidamente e então se eleva à medida que o sangue flui para dentro dos átrios, até que as valvas AV se abram no início da diástole. O retorno das valvas AV para sua posição relaxada também contribui para essa elevação de pressão, reduzindo a capacidade atrial. As alterações de pressão atrial são transmitidas às grandes veias, produzindo três ondas características no registro da pressão jugular (Figura 30–3). A **onda a** deve-se à sístole atrial. Como observado antes, uma pequena quantia de sangue regurgita para as grandes veias quando os átrios se contraem. Além disso, o influxo venoso cessa, e a elevação resultante da pressão venosa contribui para a onda a. A **onda c** é a manifestação transmitida da elevação da pressão atrial produzida pelo abaulamento da valva tricúspide em direção ao átrio durante a contração ventricular isovolumétrica. A **onda v** reflete a elevação de pressão atrial antes que a valva tricúspide se abra durante a diástole. As ondas do pulso jugular são sobrepostas às oscilações respiratórias na pressão venosa. A pressão venosa cai durante a inspiração como um resultado do aumento da pressão intratorácica negativa, e sobe novamente durante a expiração.

## BULHAS CARDÍACAS

Dois sons são ouvidos normalmente por intermédio de um estetoscópio durante cada ciclo cardíaco. O primeiro é um "tum" baixo, levemente prolongado (**primeira bulha**), causado por vibrações iniciadas pelo fechamento súbito das valvas AV no começo da sístole ventricular (Figura 30–3). O segundo é um "tá" mais curto, de timbre alto (**segunda bulha**), causado por vibrações associadas ao fechamento das valvas aórtica e pulmonar logo após o fim da sístole ventricular. Uma **terceira bulha** suave, de timbre baixo, é ouvida a cerca de um terço da duração da diástole em muitos indivíduos jovens normais. Ela coincide com o período de enchimento ventricular rápido e provavelmente é devida a vibrações iniciadas pela entrada rápida de sangue. Uma **quarta bulha** pode às vezes ser ouvida imediatamente antes da primeira bulha quando a pressão atrial é alta ou o ventrículo é rígido, em condições como hipertrofia ventricular. Ocorre em consequência do enchimento ventricular e raramente é ouvida em adultos normais.

A primeira bulha tem uma duração de cerca de 0,15 s e uma frequência de 25 a 45 Hz. Ela é suave quando a frequência cardíaca é baixa, pois os ventrículos estão bem cheios de sangue e os folhetos das valvas AV flutuam juntos antes da sístole. A segunda bulha dura em torno de 0,12 s, com uma frequência de 50 Hz. Ela é alta e aguda quando a pressão diastólica na artéria aórtica ou pulmonar está elevada, causando o fechamento brusco das respectivas valvas no fim da sístole. O intervalo entre o fechamento da valva aórtica e da pulmonar durante a inspiração muitas vezes é longo o bastante para a segunda bulha ser duplicada (desdobramento fisiológico da segunda bulha). O desdobramento também ocorre em várias doenças. A terceira bulha, quando presente, tem uma duração de 0,1 s.

## SOPROS

Os **sopros** são ruídos anormais ouvidos em várias partes do sistema vascular. Conforme discutido em detalhe no Capítulo 31, o fluxo sanguíneo é laminar, não turbulento e silencioso até uma velocidade crítica; acima dessa velocidade (como adiante de uma obstrução), o fluxo sanguíneo é turbulento e gera sons. O fluxo de sangue acelera quando uma artéria, ou uma valva cardíaca, é contraída.

São exemplos de sons vasculares fora do coração o sopro ouvido sobre um bócio grande altamente vascularizado, o sopro ouvido sobre uma artéria carótida quando seu lúmen está contraído e distorcido por aterosclerose, e os sopros auscultados sobre uma dilatação aneurismática de uma das grandes artérias, uma fístula arteriovenosa (A-V), ou um canal arterial persistente.

A principal — mas certamente não a única — causa de sopros cardíacos é a doença das valvas cardíacas. Quando o orifício de uma valva está estreitado (**estenose**), o fluxo sanguíneo nela é acelerado e turbulento. Quando uma valva é incompetente, o sangue flui retrogradamente (**regurgitação** ou **insuficiência**), novamente por um orifício estreito que acelera o fluxo. O tempo (sistólico ou diastólico) de um sopro devido a qualquer valva particular (Tabela 30–2) pode ser predito a partir de um conhecimento dos eventos mecânicos do ciclo cardíaco. Sopros devidos à doença de uma valva específica

## TABELA 30-2 Sopros cardíacos

| Valva | Anormalidade | Tempo do sopro |
|---|---|---|
| Aórtica ou pulmonar | Estenose | Sistólico |
| | Insuficiência | Diastólico |
| Mitral ou tricúspide | Estenose | Diastólico |
| | Insuficiência | Sistólico |

geralmente podem ser ouvidos melhor quando o estetoscópio está diretamente sobre a valva. Há também outros aspectos da duração, caráter, acentuação e transmissão do som que ajudam a localizar sua origem em uma valva ou outra. Um dos sopros mais altos é aquele produzido quando o sangue reflui na diástole por um orifício em uma cúspide da valva aórtica. A maioria dos sopros só pode ser ouvida com a ajuda do estetoscópio, mas esse sopro diastólico musical de timbre alto às vezes é audível sem o aparelho a poucos metros do paciente.

Em pacientes com defeitos congênitos do septo interventricular, o fluxo do ventrículo esquerdo para o direito causa um sopro sistólico. Sopros suaves também podem ser ouvidos em pacientes com defeitos do septo interatrial, embora não seja um achado constante.

Sopros sistólicos suaves também são comuns em indivíduos, especialmente crianças, que não têm doença cardíaca. Sopros sistólicos também são ouvidos em pacientes anêmicos, em consequência da baixa viscosidade do sangue e do fluxo rápido associado (ver Capítulo 31).

## ECOCARDIOGRAFIA

O movimento da parede e outros aspectos da função cardíaca podem ser avaliados pela técnica não invasiva de **ecocardiografia**. Pulsos de ondas ultrassônicas são emitidos a partir de um transdutor que também funciona como um receptor para detectar ondas refletidas de várias partes do coração. Reflexões ocorrem sempre que a impedância acústica muda, e uma gravação dos ecos exibidos contra o tempo em um osciloscópio fornece um registro dos movimentos da parede ventricular, do septo e das valvas durante o ciclo cardíaco. Quando combinada com técnicas de Doppler, a ecocardiografia pode ser usada para medir a velocidade e o volume do fluxo nas valvas. Ela tem utilidade clínica considerável, particularmente na avaliação e no planejamento da terapia em pacientes com lesões valvares.

## DÉBITO CARDÍACO

## MÉTODOS DE MENSURAÇÃO

Em animais experimentais, o débito cardíaco pode ser mensurado com um medidor de fluxo eletromagnético colocado sobre a aorta ascendente. Dois métodos de mensuração do débito que são aplicáveis a seres humanos, além do Doppler combinado com ecocardiografia, são o **método direto de Fick** e o **método de diluição do indicador**.

O **princípio de Fick** declara que a quantidade de uma substância captada por um órgão (ou pelo corpo todo) por unidade de tempo é igual ao nível arterial da substância menos o nível venoso (**diferença A-V**) vezes o fluxo sanguíneo. Este princípio pode ser aplicado, é claro, somente em situações em que o sangue arterial é a única fonte da substância captada. O princípio pode ser usado para determinar o débito cardíaco pela mensuração da quantidade de $O_2$ consumida pelo corpo em um dado período, e a divisão desse valor pela diferença A-V dos pulmões. Como o sangue arterial sistêmico tem efetivamente o mesmo conteúdo de $O_2$ em todas as partes do corpo, o conteúdo arterial de $O_2$ pode ser mensurado em uma amostra obtida de qualquer artéria de fácil acesso. Uma amostra de sangue venoso na artéria pulmonar é obtida por meio de um cateter cardíaco. Atualmente, tornou-se comum inserir um cateter longo por uma veia do antebraço e guiar sua ponta para dentro do coração com a ajuda de um fluoroscópio. O procedimento geralmente é benigno. Cateteres podem ser inseridos pelo ventrículo e pelo átrio direito para dentro de ramos pequenos da artéria pulmonar. Um exemplo de cálculo do débito cardíaco usando um conjunto típico de valores é o seguinte:

Débito do ventrículo esquerdo

$$= \frac{\text{consumo de } O_2 \text{ (mL/min)}}{[A_{O_2}] - [V_{O_2}]}$$

$$= \frac{250 \text{ mL/min}}{190 \text{ mL/L de sangue arterial} - 140 \text{ mL/L de sangue venoso na artéria pulmonar}}$$

$$= \frac{250 \text{ mL/min}}{50 \text{ mL/L}}$$

$$= 5 \text{ L/min}$$

Na técnica de diluição do indicador, uma quantidade conhecida de uma substância como um corante, ou, mais comumente, um isótopo radiativo, é injetada em uma veia do braço, e a concentração do indicador em amostras seriadas de sangue arterial é determinada. O débito cardíaco é igual à quantidade do indicador injetada dividida por sua concentração média no sangue arterial após uma única circulação no coração (**Figura 30–4**). O indicador deve, é claro, ser uma substância que fique na corrente sanguínea durante o teste e não tenha efeitos nocivos ou hemodinâmicos. Na prática, o log da concentração do indicador nas amostras arteriais seriadas é plotado contra o tempo quando a concentração sobe, cai, e depois se eleva novamente quando o indicador recircula. O declínio inicial de concentração, linear em um gráfico semilogarítmico, é extrapolado para a abscissa, fornecendo tempo necessário para a primeira passagem do indicador na circulação. O débito cardíaco para aquele período é calculado (Figura 30–4) e então convertido para débito por minuto.

Uma técnica popular de diluição de indicador é a **termodiluição**, na qual o indicador utilizado é solução salina fria. A solução salina é injetada no átrio direito pelo canal de um cateter com lúmen duplo, e a mudança de temperatura do sangue é registrada na artéria pulmonar, usando-se um termistor no outro lado, o mais longo, do cateter. A mudança de temperatura é inversamente proporcional à quantidade de sangue fluindo pela artéria pulmonar; isto é, a extensão em que a solução salina fria é diluída pelo sangue. Essa técnica tem duas vantagens importantes: (1) a solução salina é totalmente inócua; e (2) o frio é dissipado nos tecidos de modo que a recirculação não seja um problema, sendo fácil fazer determinações repetidas.

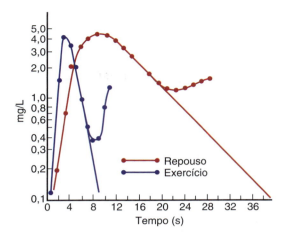

F = E / ∫₀^α Cdt

F = fluxo
E = quantidade de indicador injetada
C = concentração instantânea do indicador no sangue arterial

No exemplo em **repouso** acima,

Fluxo em 39 s (tempo da primeira passagem) = Injeção de 5 mg / 1,6 mg/L (concentração média)

Fluxo = 3,1 L em 39 s
Fluxo (débito cardíaco)/min = 3,1 × 60/39 = 4,7 L

Para o exemplo em **exercício**,

Fluxo em 9 s = 5 mg / 1,51 mg/L = 3,3 L

Fluxo/min = 3,3 × 60/9 = 22,0 L

**FIGURA 30-4** Determinação do débito cardíaco por diluição de indicador (corante). Dois exemplos são mostrados — em repouso e durante exercício.

### TABELA 30-3 Efeito de várias condições sobre o débito cardíaco

|  | Condição ou fator[a] |
|---|---|
| Nenhuma alteração | Sono |
|  | Mudanças moderadas na temperatura ambiente |
| Aumento | Ansiedade e excitação (50-100%) |
|  | Alimentação (30%) |
|  | Exercício (até 700%) |
|  | Temperatura ambiente elevada |
|  | Gravidez |
|  | Adrenalina |
| Diminuição | Sentar ou ficar de pé a partir de decúbito (20-30%) |
|  | Arritmias rápidas |
|  | Doença do coração |

[a] Mudanças percentuais aproximadas são mostradas entre parênteses.

## DÉBITO CARDÍACO EM VÁRIAS CONDIÇÕES

A quantidade de sangue bombeada para fora do coração por batimento, o **volume de ejeção**, é em torno de 70 mL em cada ventrículo em um homem em repouso de tamanho médio, na posição de decúbito dorsal. O fluxo para fora do coração por unidade de tempo é o **débito cardíaco**. Em um homem em repouso, em decúbito dorsal, o fluxo é em média cerca de 5,0 L/min (70 mL × 72 bpm). Há uma correlação entre débito cardíaco em repouso e área de superfície corporal. O débito por minuto por metro quadrado de superfície corporal (o **índice cardíaco**) é em média 3,2 L. Os efeitos das várias condições sobre o débito cardíaco estão resumidos na Tabela 30-3.

## FATORES QUE CONTROLAM O DÉBITO CARDÍACO

Previsivelmente, alterações do débito cardíaco que são requeridas por condições fisiológicas podem ser produzidas por mudanças na frequência cardíaca ou no volume de ejeção, ou ambos (**Figura 30-5**). A frequência cardíaca é controlada principalmente pelos nervos autonômicos, sendo a frequência aumentada pelo estímulo simpático e diminuída pelo estímulo parassimpático (ver Capítulo 29). O volume de ejeção é determinado em parte pelo controle neural, com estímulos simpáticos provocando a contração das fibras musculares miocárdicas com força maior em qualquer dado comprimento, e estímulos parassimpáticos provocando o efeito oposto. Quando a força de contração aumenta sem um aumento no comprimento da fibra,

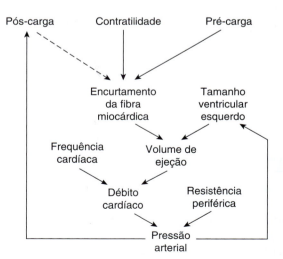

**FIGURA 30-5** Interações entre os componentes que regulam débito cardíaco e pressão arterial. As setas sólidas indicam aumentos, e a seta tracejada indica uma diminuição.

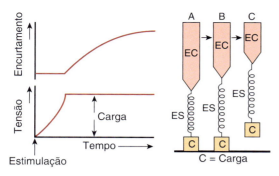

**FIGURA 30-6** Modelo para contração muscular pós-carga. A) Repouso. B) Contração parcial do elemento contrátil do músculo (EC), com distensão do elemento elástico em série (ES), mas sem encurtamento. C) Contração completa, com encurtamento. (Reproduzida, com permissão, de Sonnenblick EH: *The Myocardial Cell: Structure, Function and Modification*. Briller SA, Conn HL [editors]. University Pennsylvania Press, 1966.)

um volume maior de sangue que normalmente permanece no ventrículo é expelido; isto é, a fração de ejeção aumenta. A ação aceleradora cardíaca das catecolaminas liberadas por estímulo simpático é designada como sua **ação cronotrópica**, enquanto seu efeito sobre a força da contração cardíaca é chamado de sua **ação inotrópica**.

A força de contração do músculo cardíaco depende de sua pré-carga e sua pós-carga. Esses fatores são ilustrados na **Figura 30-6**, na qual uma tira de músculo é estirada por uma carga (a **pré-carga**), que repousa sobre uma plataforma. A fase inicial da contração é isométrica; o componente elástico em série com o elemento contrátil é estirado, e a tensão aumenta até que seja suficiente para tracionar a carga. A tensão na qual a carga é tracionar a **pós-carga**. O músculo então contrai de forma isotônica, sem desenvolver tensão adicional. *In vivo*, a pré-carga é o grau ao qual o miocárdio é estirado antes de contrair, e a pós-carga é a resistência contra a qual o sangue é ejetado.

## RELAÇÃO COMPRIMENTO-TENSÃO NO MÚSCULO CARDÍACO

A relação comprimento-tensão no músculo cardíaco (ver Figura 5-17) é semelhante àquela do músculo esquelético (ver Figura 5-11); quando o músculo está distendido, a tensão desenvolvida aumenta até um máximo e então declina quando a distensão se torna mais extrema. Starling salientou que a "energia da contração é proporcional ao comprimento inicial da fibra muscular cardíaca" (**lei de Starling do coração**, ou a **lei de Frank-Starling**). Para o coração, o comprimento das fibras musculares (ou seja, a extensão da pré-carga) é proporcional ao volume diastólico final. A relação entre volume de ejeção ventricular e volume diastólico final é chamada de curva de Frank-Starling.

Quando o débito cardíaco é regulado por mudanças no comprimento da fibra muscular cardíaca, isso é designado como **regulação heterométrica**. Inversamente, a regulação em consequência de alterações na contratilidade independentes do comprimento é chamada, às vezes, de **regulação homométrica**.

## FATORES QUE AFETAM O VOLUME DIASTÓLICO FINAL

Alterações na função sistólica e diastólica produzem efeitos distintos sobre o coração. Quando as contrações sistólicas são reduzidas, há uma redução primária no volume de ejeção. A função diastólica também afeta o volume de ejeção, mas de modo diferente.

O miocárdio é coberto por uma camada fibrosa conhecida como o epicárdio. Este, por sua vez, é envolvido pelo pericárdio, o qual separa o coração do resto das vísceras torácicas. O espaço entre o epicárdio e o pericárdio (o saco pericárdico) normalmente contém de 5 a 30 mL de líquido claro, que lubrifica o coração e permite que ele se contraia com fricção mínima.

Um aumento na pressão intrapericárdica (p. ex., em consequência de infecção ou compressão por um tumor) limita o enchimento ventricular, como o faz uma diminuição da complacência ventricular; isto é, um aumento de rigidez ventricular produzido por um infarto do miocárdio, doença infiltrativa, e outras anormalidades. As contrações atriais auxiliam o enchimento ventricular. Fatores que afetam a quantidade de sangue que retorna ao coração da mesma forma influenciam o grau de enchimento cardíaco durante a diástole. Um aumento do volume de total sangue aumenta o retorno venoso (**Quadro Clínico 30-2**). A constrição das veias reduz o tamanho dos reservatórios venosos, diminuindo o acúmulo de sangue e, assim, aumentando o retorno venoso. Um aumento da pressão negativa intratorácica normal eleva o gradiente de pressão, ao longo do qual o sangue flui para o coração, ao passo que uma diminuição impede o retorno venoso. Permanecer na posição vertical diminui o retorno venoso, e a atividade muscular o aumenta como um resultado da ação bombeadora do músculo esquelético.

Os efeitos da disfunção sistólica e diastólica sobre a alça de pressão-volume do ventrículo esquerdo estão resumidos na **Figura 30-7**.

## CONTRATILIDADE MIOCÁRDICA

A contratilidade do miocárdio exerce uma influência importante sobre o volume de ejeção. Quando os nervos simpáticos do coração são estimulados, a curva total de comprimento-tensão desvia-se para cima e para a esquerda (**Figura 30-8**). O efeito inotrópico positivo da noradrenalina liberada pelas terminações nervosas é aumentado pela noradrenalina circulante, e a adrenalina tem um efeito similar. Inversamente, há um efeito inotrópico negativo pela estimulação vagal sobre tanto a musculatura atrial quanto a ventricular (em grau menor).

Alterações na frequência e no ritmo cardíaco também afetam a contratilidade miocárdica (conhecida como a relação força-frequência, Figura 30-8). As extrassístoles ventriculares condicionam o miocárdio de tal forma que a próxima contração sucessiva é mais forte que a contração normal precedente. Esta **potenciação pós-extrassistólica** é independente do enchimento ventricular, pois ela ocorre no músculo cardíaco isolado e é devida à disponibilidade aumentada de $Ca^{2+}$. Um aumento contínuo na contratilidade pode ser produzido terapeuticamente pela administração de estímulos elétricos ao coração, de tal maneira que o segundo estímulo seja administrado pouco

**548** SEÇÃO V Fisiologia Cardiovascular

## QUADRO CLÍNICO 30–2

### Choque

O choque circulatório abrange um conjunto de entidades clínicas diferentes que compartilham certos aspectos comuns; entretanto, o aspecto que é comum a todas é a perfusão tecidual inadequada, com um débito cardíaco relativa ou absolutamente inadequado. O débito cardíaco pode ser inadequado porque a quantidade de sangue no sistema vascular é insuficiente para enchê-lo (**choque hipovolêmico**). Por outro lado, ele pode ser relativamente inadequado, porque o sistema vascular está aumentado por vasodilatação, muito embora o volume sanguíneo esteja normal (**choque distributivo, vasogênico,** ou **de baixa resistência**). O choque também pode ser causado por ação de bombeamento do coração inadequada, em consequência de anormalidades miocárdicas (**choque cardiogênico**), e por débito cardíaco inadequado como um resultado de obstrução do fluxo sanguíneo nos pulmões ou coração (**choque obstrutivo**).

O choque hipovolêmico também é chamado de "choque frio". Ele é caracterizado por hipotensão; um pulso rápido, filiforme; pele fria, pálida, pegajosa; sede intensa; respiração rápida; e inquietude ou, alternativamente, torpor. Entretanto, nenhum desses achados está presente invariavelmente. O choque hipovolêmico geralmente é subdividido em categorias com base na sua causa. Dessas, é útil considerar os efeitos da hemorragia em algum detalhe, devido às múltiplas reações compensatórias que entram em jogo para defender o volume do líquido extracelular (LEC). Assim, a diminuição da volemia produzida pelo sangramento reduz o retorno venoso, e o débito cardíaco cai. A frequência cardíaca aumenta, e na hemorragia grave uma queda de pressão arterial sempre ocorre. Com a hemorragia moderada (5 a 15 mL/kg de peso corporal), a pressão de pulso é reduzida, mas a pressão arterial média pode ser normal. A pressão arterial varia de indivíduo a indivíduo, mesmo quando exatamente a mesma quantidade de sangue é perdida. A pele é fria e pálida, e pode ter um matiz acinzentado em consequência de estase nos capilares e um pouco de cianose. A perfusão inadequada dos tecidos leva a aumento da glicólise anaeróbia, com a produção de grandes quantidades de ácido láctico. Em casos graves, o nível de lactato no sangue se eleva do valor normal de 1 mmol/L para 9 mmol/L, ou mais. A acidose láctica resultante deprime o miocárdio, diminui a capacidade de resposta vascular periférica às catecolaminas, e pode ser grave o bastante para causar coma. Além disso, quando a volemia é reduzida e o retorno venoso diminuído, o estímulo dos barorreceptores arteriais é reduzido, aumentando ativação simpática. Mesmo que não haja queda na pressão arterial média, a diminuição na pressão de pulso reduz a frequência de descargas nos barorreceptores arteriais, resultando em taquicardia reflexa e vasoconstrição.

Com a perda sanguínea mais grave, a taquicardia é substituída por bradicardia; isso ocorre enquanto o choque ainda é reversível. A bradicardia deve-se presumivelmente ao surgimento de um reflexo depressor mediado pelo vago, e a resposta pode ter evoluído como um mecanismo para deter perda adicional de sangue. Com a hemorragia ainda maior, a frequência cardíaca se eleva novamente. A vasoconstrição é generalizada, poupando apenas os vasos do encéfalo e do coração. Uma vasoconstrição reflexa generalizada também ajuda a manter a pressão de enchimento do coração. Nos rins, tanto arteríolas aferentes como eferentes sofrem vasoconstrição o que é ainda mais intenso nos vasos eferentes. A taxa de filtração glomerular está deprimida, mas o fluxo plasmático renal está diminuído em um grau maior, de modo que a fração de filtração aumenta. A retenção de $Na^+$ é acentuada, e os produtos nitrogenados do metabolismo são retidos no sangue (**azotemia** ou **uremia**). Se a hipotensão é prolongada, a lesão tubular renal pode ser grave (**insuficiência renal aguda**). Depois de uma hemorragia moderada, o volume plasmático circulante é restabelecido em 12 a 72 h. A albumina pré-formada também retorna rapidamente a partir dos estoques extravasculares, mas a maior parte dos líquidos teciduais que são mobilizados está livre de proteína. Depois do influxo inicial de albumina pré-formada, o resto das perdas plasmáticas de proteína é reposto, presumivelmente por síntese hepática, ao longo de um período de 3 a 4 dias. A eritropoietina aparece na circulação e a contagem de reticulócitos aumenta, atingindo um pico em 10 dias. A massa de hemácias é restabelecida ao normal em 4 a 8 semanas.

### DESTAQUES TERAPÊUTICOS

O tratamento do choque visa corrigir a causa e ajudar os mecanismos compensatórios fisiológicos a restabelecer um nível adequado de perfusão dos tecidos. Se a causa primária do choque é perda de sangue, o tratamento deve incluir a transfusão precoce e rápida de quantidades adequadas de sangue total compatível. No choque devido a queimaduras e outras condições em que há hemoconcentração, o plasma é o tratamento de escolha para restaurar o defeito fundamental, a perda de plasma. Albumina sérica humana concentrada e outras soluções hipertônicas expandem o volume sanguíneo ao extrair líquido dos espaços intersticiais. Elas representam um tratamento de emergência valioso, mas têm a desvantagem de desidratar ainda mais os tecidos de um paciente já desidratado.

---

depois do período refratário do primeiro. Também tem sido demonstrado que a contratilidade miocárdica aumenta quando a frequência cardíaca sobe, embora esse efeito seja relativamente pequeno.

As catecolaminas exercem seu efeito inotrópico por meio de uma ação sobre receptores cardíacos $\beta_1$-adrenérgicos e Gs, com resultante ativação de adenilato-ciclase e aumento de 3',5'-monofosfato de adenosina cíclica (AMPc) intracelular.

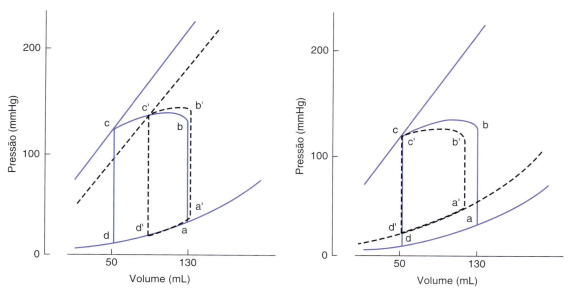

**FIGURA 30-7 Efeito da disfunção sistólica e diastólica sobre a alça pressão-volume do ventrículo esquerdo.** Em ambos os painéis, as linhas sólidas representam a alça pressão-volume normal (equivalente à mostrada na Figura 30–2) e as linhas tracejadas mostram como a alça é desviada pelo processo mórbido representado. Esquerda: A disfunção sistólica desvia a curva pressão-volume isovolumétrica para a direita, diminuindo o volume de ejeção de b-c para b'-c'. Direita: A disfunção diastólica aumenta o volume diastólico final e desvia a relação pressão-volume diastólica para cima e para a esquerda. Isso reduz o volume de ejeção de b-c para b'-c'. (Reproduzida, com permissão, de McPhee SJ, Lingappa VR, Ganong WF [editors]: *Pathophysiology of Disease*, 6th ed. McGraw-Hill, 2010.)

Xantinas, como a cafeína e a teofilina, que inibem a quebra de AMPc, são previsivelmente inotrópicas positivas. O efeito inotrópico positivo dos digitálicos e de fármacos correlatos (Figura 30–8), por outro lado, deve-se a seu efeito inibidor sobre a $Na^+$-$K^+$-ATPase no miocárdio, e uma diminuição subsequente da remoção de cálcio do citosol pela troca $Na^+$-$Ca^{2+}$ (ver Capítulo 5). Hipercapnia, hipoxia, acidose, e fármacos como quinidina, procainamida e barbitúricos, deprimem a contratilidade miocárdica. A contratilidade do miocárdio também é reduzida na insuficiência cardíaca (depressão intrínseca). As causas

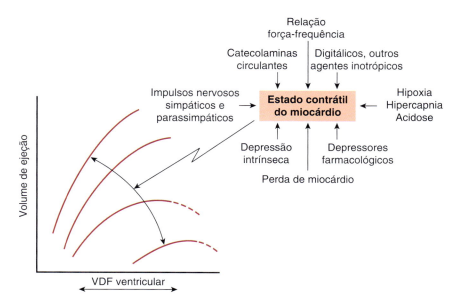

**FIGURA 30-8 Efeito de mudanças na contratilidade miocárdica sobre a curva de Frank-Starling.** A curva se desvia para baixo e para a direita quando a contratilidade é diminuída. Os fatores principais que influenciam a contratilidade estão resumidos à direita. As linhas tracejadas indicam partes das curvas de função ventricular onde a contratilidade máxima foi excedida; isto é, elas identificam pontos no "ramo descendente" da curva de Frank-Starling. VDF, volume final diastólico. (Reproduzida, com permissão, de Braunwald E, Ross J, Sonnenblick EH: Mechanisms of contraction of the normal and failing heart. N Engl J Med 1967;277:794.)

# SEÇÃO V  Fisiologia Cardiovascular

dessa depressão não são bem compreendidas, mas podem refletir uma regulação para baixo de receptores β-adrenérgicos e vias de sinalização associadas, e liberação dificultada de cálcio do retículo sarcoplasmático. Na insuficiência cardíaca aguda, tal como aquela associada à sepse, essa resposta pode ser considerada uma adaptação apropriada (assim chamada "hibernação miocárdica") a uma situação onde o suprimento de energia para o coração é limitado, reduzindo, assim, o gasto energético e evitando a morte celular.

## CONTROLE INTEGRADO DO DÉBITO CARDÍACO

Os mecanismos listados acima operam de modo integrado para manter o débito cardíaco. Por exemplo, durante o exercício muscular, há aumento da descarga simpática, de modo que a contratilidade miocárdica está ejeção e a frequência cardíaca se eleva. O aumento da frequência cardíaca é particularmente proeminente em indivíduos normais, e há um aumento apenas modesto do volume de ejeção (ver Tabela 30–4 e Quadro Clínico 30–3). Entretanto, pacientes com corações transplantados são capazes de aumentar seu débito cardíaco durante o exercício na ausência de inervação cardíaca, por meio do mecanismo de Frank-Starling (Figura 30–9). As catecolaminas circulantes também contribuem. Se o retorno venoso aumenta e não há alteração do tônus simpático, a pressão venosa se eleva, o influxo diastólico é maior, e o músculo cardíaco se contrai com mais força. Durante o exercício muscular, o retorno venoso é aumentado pela ação de bombeamento dos músculos e pelo aumento na respiração (ver Capítulo 32). Além disso, devido à vasodilatação nos músculos em contração, a resistência periférica e, consequentemente, a pós-carga estão diminuídas. O resultado final, tanto em corações normais quanto em transplantados, é, portanto, um aumento imediato e evidente do débito cardíaco.

Uma das diferenças entre indivíduos não treinados e atletas treinados é que os atletas têm frequências cardíacas mais baixas, volumes ventriculares ao final da sístole e volumes de ejeção em repouso maiores. Portanto, potencialmente, eles podem alcançar um dado aumento do débito cardíaco por elevações adicionais no volume de ejeção, sem aumentar sua frequência cardíaca a um grau tão elevado quanto em um indivíduo não treinado.

## CONSUMO DE OXIGÊNIO PELO CORAÇÃO

O consumo basal de $O_2$ pelo miocárdio é de cerca de 2 mL/100 g/min. Este valor é consideravelmente mais alto que o do músculo esquelético em repouso. O consumo de $O_2$ pelo coração é em torno de 9 mL/100 g/min em repouso. Aumentos ocorrem durante o exercício e em numerosas situações diferentes. A tensão de $O_2$ venoso cardíaco é baixa, e pouco $O_2$ adicional pode ser extraído do sangue das coronárias, de modo que aumentos no consumo de $O_2$ requerem aumentos no fluxo sanguíneo coronariano. A regulação do fluxo coronariano é discutida no Capítulo 33.

O consumo de $O_2$ pelo coração é determinado principalmente pela tensão intramiocárdica, pelo estado contrátil do miocárdio e pela frequência cardíaca. O trabalho ventricular por batimento correlaciona-se com o consumo de $O_2$. O trabalho é o produto do volume de ejeção e da pressão arterial média na artéria pulmonar ou aorta (para o ventrículo direito e esquerdo, respectivamente). Como a pressão aórtica é sete vezes maior que a pressão na artéria pulmonar, o trabalho de ejeção do ventrículo esquerdo é aproximadamente sete vezes o trabalho de ejeção do direito. Teoricamente, uma elevação de 25% do volume de ejeção sem uma mudança na pressão arterial deveria produzir o mesmo aumento do consumo de $O_2$ que uma elevação de 25% na pressão arterial sem uma mudança no volume de ejeção. Contudo, por motivos que são compreendidos incompletamente, o trabalho para vencer a pressão produz um aumento maior no consumo de $O_2$ do que o trabalho para bombear o volume. Em outras palavras, um aumento da pós-carga causa um aumento maior no consumo de $O_2$ do que um aumento da pré-carga. É por esse motivo que a *angina*

**TABELA 30–4** Alterações da função cardíaca com o exercício. Observe que o volume de ejeção fica estável se nivela, depois cai um pouco (em consequência do encurtamento da diástole) quando a frequência cardíaca se eleva a valores altos

| Trabalho (kg-m/min) | Uso de $O_2$ (mL/min) | Frequência de pulso (por min) | Débito cardíaco (L/min) | Volume de ejeção (mL) | Diferença A-V $O_2$ (mL/dL) |
|---|---|---|---|---|---|
| Repouso | 267 | 64 | 6,4 | 100 | 4,3 |
| 288 | 910 | 104 | 13,1 | 126 | 7,0 |
| 540 | 1.430 | 122 | 15,2 | 125 | 9,4 |
| 900 | 2.143 | 161 | 17,8 | 110 | 12,3 |
| 1.260 | 3.007 | 173 | 20,9 | 120 | 14,5 |

Reproduzida, com permissão, de Asmussen E, Nielsen M: The cardiac output in rest and work as determined by the acetylene and the dye injection methods. Acta Physiol Scand 1952;27:217.

# QUADRO CLÍNICO 30–3

## Alterações circulatórias durante o exercício

O fluxo sanguíneo no músculo esquelético em repouso é baixo (2 a 4 mL/100 g/min). Quando um músculo se contrai e desenvolve mais de 10% de sua tensão máxima, ele comprime os seus vasos; quando ele desenvolve mais de 70% de sua tensão máxima, o fluxo sanguíneo é completamente interrompido. Entre contrações, contudo, o fluxo é tão grandemente aumentado que o fluxo sanguíneo por unidade de tempo em um músculo se contraindo ritmicamente aumenta até 30 vezes. Os mecanismos locais para manter um fluxo sanguíneo elevado em um músculo em exercício incluem uma queda na $P_{O_2}$ tecidual, um aumento da $P_{CO_2}$ tecidual, e um acúmulo de $K^+$ e outros metabólitos vasodilatadores. A temperatura se eleva no músculo ativo, e isso dilata os vasos ainda mais. A dilatação das arteríolas e dos esfíncteres pré-capilares causa um aumento de 10 a 100 vezes no número de capilares abertos. A distância média entre o sangue e as células ativas — e a distância em que $O_2$ e os produtos metabólicos devem se difundir — é, assim, muito diminuída. A dilatação aumenta a área de secção transversal do leito vascular, e a velocidade do fluxo, portanto, diminui.

A resposta cardiovascular sistêmica ao exercício que determina o fluxo sanguíneo adicional ao músculo em contração depende de se as contrações musculares são essencialmente isométricas ou essencialmente isotônicas, com o desempenho de trabalho externo. Com o início de uma contração muscular isométrica a frequência cardíaca se eleva, provavelmente como um resultado de estímulos psíquicos que atuam sobre o bulbo. O aumento se deve em grande parte ao tônus vagal diminuído, embora a descarga elevada dos nervos simpáticos cardíacos desempenhe algum papel. Dentro de poucos segundos do início de uma contração muscular isométrica, as pressões arteriais sistólica e diastólica se elevam agudamente. O volume de ejeção muda relativamente pouco, e o fluxo sanguíneo para os músculos em contração constante é reduzido em consequência da compressão de seus vasos sanguíneos. A resposta ao exercício envolvendo contração muscular isotônica é semelhante que àquele em que há um aumento pronto da frequência cardíaca, mas diferente naquele em que ocorre um aumento acentuado do volume de ejeção. Além disso, há uma queda líquida da resistência periférica total devido à vasodilatação nos músculos em exercício. Consequentemente, a pressão arterial sistólica se eleva apenas moderadamente, enquanto a pressão diastólica em geral permanece inalterada ou cai.

A diferença na resposta ao exercício isométrico e isotônico é explicada em parte pelo fato de que os músculos ativos estão contraídos tonicamente durante o exercício isométrico e, consequentemente, contribuem para o aumento da resistência periférica total. O débito cardíaco está aumentado durante o exercício isotônico a valores que podem exceder a 35 L/min, sendo a quantidade proporcional ao aumento do consumo de $O_2$. A frequência cardíaca máxima atingida durante o exercício diminui com a idade. Em crianças, ela se eleva a 200 ou mais batimentos/min; em adultos, ela raramente ultrapassa 195 bpm, e em indivíduos idosos, a elevação é ainda menor. Tanto em repouso quanto em qualquer nível de exercício, os atletas treinados têm um volume de ejeção maior e uma frequência cardíaca mais baixa do que os indivíduos não treinados, e eles tendem a ter corações maiores. O treinamento aumenta o consumo máximo de oxigênio ($VO_{2máx}$) que pode ser produzido por exercício em um indivíduo. O $VO_{2máx}$ é em média cerca de 38 mL/kg/min em homens sadios ativos, e em torno de 29 mL/kg/min em mulheres sadias ativas. Ele é mais baixo em indivíduos sedentários. O $VO_{2máx}$ é o produto do débito cardíaco máximo e da extração máxima de $O_2$ pelos tecidos, e ambos aumentam com o treinamento.

Um grande aumento do retorno venoso também ocorre com o exercício, embora o aumento do retorno venoso não seja a causa primária do aumento do débito cardíaco. O retorno venoso é aumentado pela atividade da musculatura e das bombas torácicas; por mobilização do sangue a partir das vísceras; por pressão aumentada transmitida pelas arteríolas dilatadas às veias; e por venoconstrição mediada por via noradrenérgica, que diminui o volume de sangue nas veias. O sangue mobilizado da área esplâncnica e outros reservatórios pode aumentar a quantidade de sangue na parte arterial da circulação até 30% durante exercício extenuante. Após o exercício, a pressão arterial pode cair transitoriamente a níveis subnormais, presumivelmente porque metabólitos acumulados mantêm os vasos musculares dilatados por um período curto. Entretanto, a pressão arterial logo retorna ao nível pré-exercício. A frequência cardíaca volta ao normal mais lentamente.

---

*pectoris*, devido ao aporte deficiente de $O_2$ ao miocárdio, é mais comum na estenose aórtica do que na insuficiência aórtica. Na estenose aórtica, a pressão intraventricular precisa estar elevada para forçar o sangue a passar por uma valva estenosada, ao passo que na insuficiência aórtica, a regurgitação de sangue produz um aumento no volume de ejeção com pouca modificação na impedância aórtica.

É importante observar que o aumento no consumo de $O_2$ produzido pelo volume de ejeção aumentado quando as fibras miocárdicas estão distendidas ilustra a lei de Laplace. Esta lei, que é discutida em detalhe no Capítulo 31, diz que a tensão desenvolvida na parede de uma víscera oca é proporcional ao raio da víscera. Quando o coração está dilatado, seu raio está aumentado. O consumo de $O_2$ por unidade de tempo aumenta

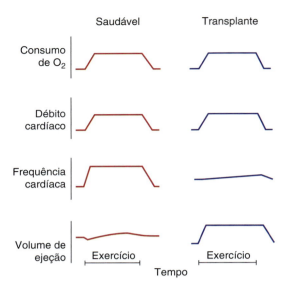

**FIGURA 30-9** Respostas cardíacas a exercício moderado em decúbito dorsal em seres humanos saudáveis e pacientes com corações transplantados e, portanto, desnervados. Note que o coração transplantado, sem o benefício do impulso nervoso, baseia-se principalmente em um aumento do volume de ejeção, em vez da frequência cardíaca, para elevar o débito cardíaco na situação de exercício. (Reproduzida, com permissão, de Kent KM, Cooper T: The denervated heart. N Engl J Med 1974;291:1017.

quando a frequência cardíaca está elevada por estimulação simpática, em consequência do número aumentado de batimentos e da elevação da velocidade e força de cada contração. Entretanto, isso é um tanto equilibrado pela diminuição do volume sistólico final e, por conseguinte, do raio do coração.

## RESUMO

- O sangue flui para dentro dos átrios e depois para os ventrículos do coração durante a diástole e sístole atrial, e é ejetado durante a sístole quando os ventrículos se contraem e a pressão excede as pressões na artéria pulmonar e aorta.
- O sincronismo cuidadoso da abertura e do fechamento das valvas atrioventriculares (AV), pulmonar e aórtica permite que o sangue se mova na direção apropriada do coração, com regurgitação mínima.
- A proporção de sangue que deixa os ventrículos em cada ciclo cardíaco é chamada de fração de ejeção, e é um indicador sensível de saúde cardíaca.
- O pulso arterial representa uma onda de pressão iniciada quando o sangue é forçado em direção à aorta; ele se desloca muito mais rapidamente do que o próprio sangue.
- As bulhas cardíacas refletem as vibrações normais decorrentes de fechamentos abruptos de valvas; sopros cardíacos podem surgir a partir de fluxo anormal, frequentemente (embora não exclusivamente) causado por valvas doentes.
- Mudanças no débito cardíaco refletem variações da frequência cardíaca, volume de ejeção, ou ambos; estes são controlados, por sua vez, por controle neural e hormonal aos miócitos cardíacos.
- O débito cardíaco é aumentado de modo marcante durante o exercício.

- Na insuficiência cardíaca, a fração de ejeção do coração é reduzida devido à contratilidade prejudicada na sístole, ou enchimento diminuído durante a diástole; isso resulta em suprimentos de sangue inadequados para satisfazer as necessidades do corpo. Inicialmente, essa condição se manifesta somente durante o exercício, porém, finalmente, o coração não será capaz de suprir fluxo sanguíneo suficiente mesmo em repouso.

## QUESTÕES DE MÚLTIPLA ESCOLHA

*Para todas as questões, selecione a melhor opção, a não ser que direcionado diferentemente.*

1. A segunda bulha cardíaca é causada por
   A. fechamento das valvas aórtica e pulmonar.
   B. vibrações na parede ventricular durante a sístole.
   C. enchimento ventricular.
   D. fechamento das valvas mitral e tricúspide.
   E. fluxo retrógrado na veia cava.

2. A quarta bulha cardíaca é causada por
   A. fechamento das valvas aórtica e pulmonar.
   B. vibrações na parede ventricular durante a sístole.
   C. enchimento ventricular.
   D. fechamento das valvas mitral e tricúspide.
   E. fluxo retrógrado na veia cava.

3. A incisura dicrótica na curva de pressão aórtica é causada por
   A. fechamento da valva mitral.
   B. fechamento da valva tricúspide.
   C. fechamento da valva aórtica.
   D. fechamento da valva pulmonar.
   E. enchimento rápido do ventrículo esquerdo.

4. Durante o exercício, um homem consome 1,8 L de oxigênio por minuto. Seu conteúdo arterial de $O_2$ é de 190 mL/L, e o conteúdo de $O_2$ de seu sangue venoso misturado é de 134 mL/L. Seu débito cardíaco é de aproximadamente
   A. 3,2 L/min.
   B. 16 L/min.
   C. 32 L/min.
   D. 54 L/min.
   E. 160 mL/min.

5. O trabalho realizado pelo ventrículo esquerdo é substancialmente maior que o realizado pelo ventrículo direito, porque no ventrículo esquerdo
   A. a contração é mais lenta.
   B. a parede é mais espessa.
   C. o volume de ejeção é maior.
   D. a pré-carga é maior
   E. a pós-carga é maior.

6. A lei de Starling do coração
   A. não opera no coração em insuficiência.
   B. não opera durante o exercício.
   C. explica o aumento da frequência cardíaca produzido pelo exercício.
   D. explica o aumento do débito cardíaco que ocorre quando o retorno venoso está aumentado.
   E. explica o aumento do débito cardíaco quando os nervos simpáticos que suprem o coração são estimulados.

# REFERÊNCIAS

Hunter JD, Doddi M: Sepsis and the heart. Br J Anaesth 2010;104:3.

Leach JK, Priola DV, Grimes LA, Skipper BJ: Shortening deactivation of cardiac muscle: Physiological mechanisms and clinical implications. J Investig Med 1999;47:369.

Overgaard CB, Dzavik V: Inotropes and vasopressors: Review of physiology and clinical use in cardiovascular disease. Circulation 2008;118:1047.

Wang J, Nagueh SF: Current perspectives on cardiac function in patients with diastolic heart failure. Circulation 2009;119:1146.

# Sangue Como um Líquido Circulatório e a Dinâmica do Fluxo de Sangue e Linfa

C A P Í T U L O

31

## O B J E T I V O S

*Após o estudo deste capítulo, você deve ser capaz de:*

- Descrever os componentes do sangue e da linfa, suas origens, e o papel da hemoglobina no transporte de oxigênio nas hemácias.
- Compreender a base molecular dos grupos sanguíneos e as razões para reações transfusionais.
- Descrever o processo de hemostasia que restringe a perda de sangue quando vasos são lesionados, e as consequências adversas da trombose intravascular.
- Identificar os tipos de vasos sanguíneos e linfáticos que compõem o sistema circulatório, e a regulação e função de seus tipos celulares constituintes primários.
- Detalhar como princípios físicos regem o fluxo de sangue e linfa pelo corpo.
- Compreender a base de métodos usados para mensurar o fluxo e a pressão sanguínea em vários segmentos vasculares.
- Inferir a base de estados mórbidos onde componentes do sangue e da vasculatura estão anormais, desregulados, ou ambos.

## INTRODUÇÃO

O **sistema circulatório** fornece aos tecidos o $O_2$ inspirado, bem como substâncias absorvidas do trato gastrintestinal, retorna $CO_2$ aos pulmões e outros produtos do metabolismo aos rins, funciona na regulação da temperatura corporal, e distribui hormônios e outros agentes que regulam a função celular. O sangue, o portador dessas substâncias, é bombeado pelo coração por meio de um sistema fechado de vasos sanguíneos. Do ventrículo esquerdo, o sangue é bombeado por meio das artérias e arteríolas aos capilares, onde ele se equilibra com o líquido intersticial. Os capilares drenam por meio de vênulas e veias de volta para o átrio direito. Alguns líquidos teciduais penetram outro sistema de vasos fechados, os linfáticos, que drenam linfa por meio dos ductos torácico e linfático direito para o sistema venoso. A circulação é controlada por múltiplos sistemas reguladores que funcionam, em geral, para manter fluxo sanguíneo capilar adequado, em todos os órgãos quando possível, mas particularmente no coração e no encéfalo.

O sangue flui pela circulação principalmente devido ao movimento para diante que lhe é transmitido pelo bombeamento do coração, embora no caso da circulação sistêmica o rechaço das paredes das artérias, a compressão das veias por músculos esqueléticos durante o exercício e a pressão negativa no tórax durante a inspiração também movimentem o sangue para frente. A resistência ao fluxo depende em grau menor da viscosidade do sangue, mas principalmente do diâmetro dos vasos, sobretudo das arteríolas. O fluxo sanguíneo para cada tecido é regulado por mecanismos químicos locais e neurais e humorais gerais, que dilatam ou contraem seus vasos. Todo o sangue flui pelos pulmões, mas a circulação sistêmica é composta de numerosos circuitos diferentes em paralelo (**Figura 31–1**). O arranjo permite variações amplas no fluxo sanguíneo regional, sem modificar o fluxo sistêmico total.

Este capítulo refere-se ao sangue e à linfa, e às múltiplas funções das células que eles contêm. Também serão abordados princípios gerais que se aplicam a todas as partes da circulação, pressão e fluxo na circulação sistêmica. Os mecanismos homeostáticos que operam para ajustar o fluxo são o assunto do Capítulo 32. As características especiais da circulação pulmonar e renal são discutidas nos Capítulos 34 e 37. Da mesma forma, o papel do sangue como o portador de muitas células imune efetoras do sistema não será discutido aqui, mas já foi abordado no Capítulo 3.

## SANGUE COMO UM LÍQUIDO CIRCULATÓRIO

O sangue consiste em um líquido rico em proteínas conhecido como plasma, no qual estão suspensos elementos celulares: leucócitos, hemácias e plaquetas. O volume de sangue circulante total normal é cerca de 8% do peso corporal (5.600 mL em um homem de 70 kg). Cerca de 55% desse volume é constituído por plasma.

## MEDULA ÓSSEA

No adulto, as hemácias, muitos leucócitos e as plaquetas são formados na medula óssea. No feto, as células sanguíneas também são formadas no fígado e baço, e em adultos a **hematopoiese extramedular** pode ocorrer em doenças nas quais a medula óssea torna-se destruída ou com fibrose. Em crianças, as células do sangue são produzidas ativamente nas cavidades medulares de todos os ossos. Aos 20 anos de idade, a medula nas cavidades dos ossos longos, exceto pela parte superior do úmero e do fêmur, já se tornou inativa (Figura 31–2). A medula celular ativa é chamada de **medula vermelha**; a medula inativa que é infiltrada com gordura é denominada **medula amarela**.

A medula óssea é, na verdade, um dos maiores órgãos do corpo, aproximando-se do tamanho e peso do fígado. Ela também é um dos mais ativos. Normalmente, 75% das células na medula pertence à série mieloide produtora de leucócitos, e somente 25% é de células vermelhas em maturação, muito embora haja 500 vezes mais hemácias na circulação do que

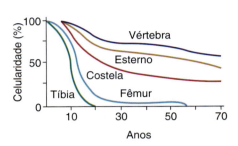

**FIGURA 31-2** Mudanças na celularidade da medula óssea vermelha em vários ossos com a idade. Cem por cento é igual ao grau de celularidade no nascimento. (Reproduzida, com permissão, de Whitby LEH, Britton CJC: *Disorders of the Blood,* 10th ed. Churchill Livingstone, 1969.)

leucócitos. Essa diferença na medula reflete o fato de que a duração média de vida dos leucócitos é curta, enquanto a das hemácias é longa.

As **células-tronco hematopoiéticas** (**CTHs**) são células da medula óssea capazes de produzir todos os tipos de células do sangue. Elas se diferenciam em um ou outro tipo de células-tronco comprometidas (**células progenitoras**). Estas, por sua vez, formam os vários tipos diferenciados de células do sangue. Há fontes separadas de células progenitoras para megacariócitos, linfócitos, hemácias, eosinófilos e basófilos; os neutrófilos e monócitos se originam de um precursor comum. As células-tronco da medula óssea também são a fonte dos osteoclastos (ver Capítulo 21), células de Kupffer (ver Capítulo 28), mastócitos, células dendríticas e células de Langerhans. As CTHs são poucas em número, mas são capazes de repor completamente a medula óssea quando injetadas em um hospedeiro cuja medula óssea foi totalmente destruída.

As CTHs são derivadas de células-tronco totipotentes, não comprometidas, que podem ser estimuladas a formar qualquer célula no corpo. Os adultos têm poucas dessas, mas elas são obtidas mais prontamente dos blastocistos de embriões. Não é surpreendente o imenso interesse em pesquisa com células-tronco, devido a seu potencial para regenerar tecidos doentes, mas questões éticas estão envolvidas e o debate sobre esse assunto sem dúvida continuará.

## LEUCÓCITOS

Normalmente, o sangue humano contém de 4.000 a 11.000 leucócitos por microlitro (Tabela 31–1). Desses, os **granulócitos** (**leucócitos polimorfonucleares**, **PMN**) são os mais numerosos. Os granulócitos jovens têm núcleos em forma de ferradura, que se tornam multilobados quando as células ficam mais velhas (Figura 31–3). A maioria deles contém grânulos

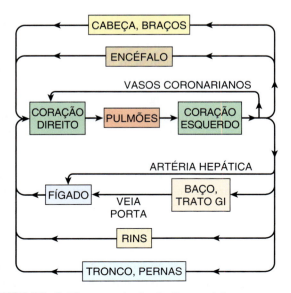

**FIGURA 31-1** Diagrama da circulação no adulto.

## TABELA 31–1 Valores normais para os elementos celulares no sangue humano

| Célula | Células/μL (média) | Variação normal aproximada | Porcentagem do total de leucócitos |
|---|---|---|---|
| Total de leucócitos | 9.000 | 4.000-11.000 | ... |
| Granulócitos | | | |
|    Neutrófilos | 5.400 | 3.000-6.000 | 50-70 |
|    Eosinófilos | 275 | 150-300 | 1-4 |
|    Basófilos | 35 | 0-100 | 0,4 |
| Linfócitos | 2.750 | 1.500-4.000 | 20-40 |
| Monócitos | 540 | 300-600 | 2-8 |
| Hemácias | | | |
|    Sexo feminino | $4,8 \times 10^6$ | ... | ... |
|    Sexo masculino | $5,4 \times 10^6$ | ... | ... |
| Plaquetas | 300.000 | 200.000-500.000 | ... |

neutrofílicos (**neutrófilos**), mas alguns poucos contêm grânulos que se tingem com corantes ácidos (**eosinófilos**) e outros têm grânulos basofílicos (**basófilos**). Os outros dois tipos de célula encontrados com frequência no sangue periférico são os **linfócitos**, que têm núcleos grandes e redondos e citoplasma escasso, e os **monócitos**, que têm citoplasma abundante sem granulações e núcleos em forma de rim (Figura 31–3). Atuando juntas, estas células provêem o corpo de defesas poderosas contra tumores e infecções virais, bacterianas e parasitárias, que foram discutidas no Capítulo 3.

## PLAQUETAS

As plaquetas são corpos pequenos, granulados, que se agregam em sítios de lesão vascular. Elas não têm núcleos e têm de 2 a 4 μm de diâmetro (Figura 31–3). Há cerca de 300.000/μL de sangue circulante, e elas normalmente têm uma meia-vida de cerca de quatro dias. Os **megacariócitos**, células gigantes na medula óssea, formam plaquetas apertando pedaços de citoplasma e os expelindo para a circulação. Entre 60 e 75% das plaquetas que foram expelidas da medula óssea está no sangue circulante, e as restantes estão principalmente no baço. A esplenectomia causa um aumento da contagem de plaquetas (**trombocitose**).

## HEMÁCIAS

As hemácias (**eritrócitos**) também conhecidas como os glóbulos vermelhos do sangue, carreiam hemoglobina na circulação. Elas são discos bicôncavos (**Figura 31–4**) fabricados na medula óssea. Em mamíferos, elas perdem seus núcleos antes de entrar na circulação. Em seres humanos, elas sobrevivem na circulação por uma média de 120 dias. A contagem média normal de hemácias é 5,4 milhões/μL, em homens, e 4,8 milhões/μL, em mulheres. O número de hemácias também é convenientemente expresso como o **hematócrito**, ou a porcentagem do sangue, por volume, que é ocupada por hemácias. Cada hemácia humana tem cerca de 7,5 μm de diâmetro e 2 μm de espessura, e cada uma contém aproximadamente 29 pg de hemoglobina (**Tabela 31–2**). Há, assim, cerca de $3 \times 10^{13}$ hemácias em torno de 900 g de hemoglobina no sangue circulante de um homem adulto (**Figura 31–5**).

O controle da eritropoiese por retroalimentação pela eritropoietina é discutido no Capítulo 38, e o papel das interleucinas IL-1, IL-3, IL-6 e fator estimulante de colônias de granulócitos-macrófagos (GM-CSF, do inglês, *granulocyte-macrophage colony-stimulating colony*) no desenvolvimento das células-tronco eritroides relevantes é mostrado na Figura 31–3.

## PAPEL DO BAÇO

O baço é um filtro sanguíneo importante que remove hemácias envelhecidas ou anormais. Ele também contém muitas plaquetas e desempenha um papel significativo no sistema imune. As hemácias anormais são removidas se não forem tão flexíveis quanto as normais, e, consequentemente, forem incapazes de se espremer pelas fendas entre as células endoteliais que revestem os seios esplênicos (**ver Quadro Clínico 31–1**).

## HEMOGLOBINA

O pigmento vermelho transportador de oxigênio nas hemácias de vertebrados é a **hemoglobina**, uma proteína com peso molecular de 64.450 Da. A hemoglobina é uma molécula globular composta de quatro subunidades (**Figura 31–6**). Cada subunidade contém uma metade **heme** conjugada a um polipeptídeo. O heme é um derivado da porfirina que contém ferro (**Figura 31–7**). Os polipeptídeos são designados coletivamente como a porção **globina** da molécula da hemoglobina. Há dois pares de polipeptídeos em cada molécula de hemoglobina. Na hemoglobina humana do adulto (**hemoglobina A**), exitem quatro polipeptídeos, duas cadeias α e duas cadeias β. Assim, a hemoglobina A é designada $\alpha_2\beta_2$. Nem toda a hemoglobina no sangue adulto é hemoglobina A. Cerca de 2,5% da hemoglobina é hemoglobina $A_2$, na qual as cadeias β são substituídas por cadeias δ ($\alpha_2\delta_2$). As cadeias δ contêm 10 resíduos de aminoácidos individuais que diferem daqueles nas cadeias β.

Há pequenas quantidades de derivados da hemoglobina A intimamente associados com a hemoglobina A que representam hemoglobinas glicadas. Uma dessas, a hemoglobina $A_{1c}$ (HbA$_{1c}$), tem uma glicose presa à valina terminal em cada cadeia β, e é de interesse especial porque ela aumenta no sangue de pacientes com diabetes melito mal controlado (ver Capítulo 24), e é dosada clinicamente como um marcador da progressão da doença e/ou da eficácia do tratamento.

## REAÇÕES DA HEMOGLOBINA

O $O_2$ se prende ao $Fe^{2+}$ na metade heme da hemoglobina para formar **oxiemoglobina**. A afinidade da hemoglobina por $O_2$ é afetada pelo pH, pela temperatura e pela concentração de 2,3-

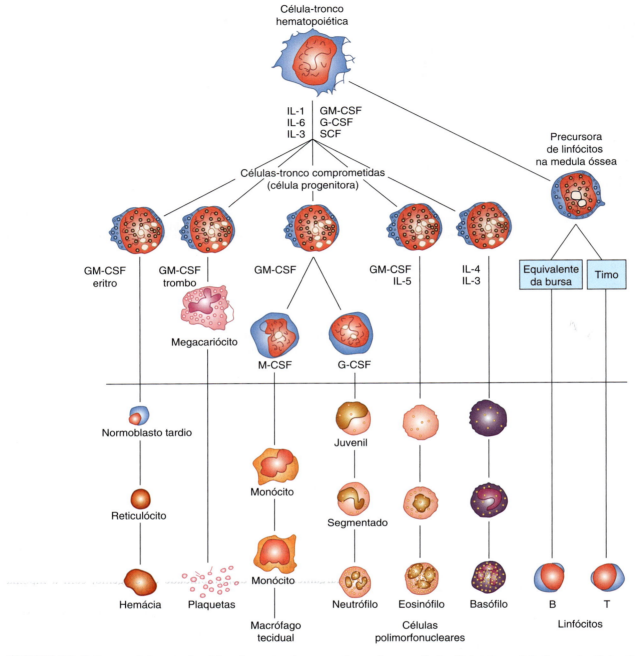

**FIGURA 31-3 Desenvolvimento de vários elementos do sangue formados a partir de células da medula óssea.** As células abaixo da linha horizontal são encontradas no sangue periférico normal. Os sítios principais de ação da eritropoietina (eritro) e os vários fatores estimulantes de colônias (CSF) que estimulam a diferenciação dos componentes estão indicados. G, granulócito; M, macrófago; IL, interleucina; trombo, trombopoietina; eritro, eritropoietina; SCF, fator de células-tronco.

bifosfoglicerato (2,3-BPG) nas hemácias. O 2,3-BPG e o $H^+$ competem com $O_2$ pela ligação à hemoglobina desoxigenada, diminuindo a afinidade da hemoglobina por $O_2$ pelo desvio das posições das quatro cadeias de peptídeos (estrutura quaternária). Os detalhes da oxigenação e desoxigenação da hemoglobina, e o papel fisiológico dessas reações no transporte de $O_2$ são discutidos no Capítulo 35.

Quando o sangue é exposto a vários fármacos e outros agentes oxidantes *in vitro* ou *in vivo*, o ferro ferroso ($Fe^{2+}$), que normalmente está presente na hemoglobina, é convertido em ferro férrico ($Fe^{3+}$), formando **meta-hemoglobina**. A meta-hemoglobina tem cor escura, e quando presente em grandes quantidades na circulação ela causa uma coloração sombria semelhante à cianose (ver Capítulo 35). Alguma oxidação de hemoglobina em meta-hemoglobina ocorre normalmente, mas um sistema enzimático nas hemácias, o sistema dihidronicotinamida adenina dinucleotídeo (NADH)-mete-hemoglobina redutase, converte a meta-hemoglobina de volta

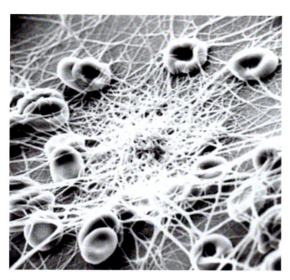

**FIGURA 31-4 Hemácias humanas e rede de fibrina.** Sangue foi colocado sobre uma superfície de cloreto de polivinila, fixado, e fotografado com um microscópio eletrônico de varredura. Redução de ×2.590. (Cortesia de NF Rodman.)

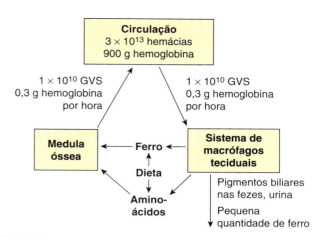

**FIGURA 31-5 Formação e destruição das hemácias.** GVS, glóbulos vermelhos do sangue.

em hemoglobina. A ausência congênita desse sistema é uma causa de mete-hemoglobinemia hereditária.

O monóxido de carbono reage com a hemoglobina para formar **carboxiemoglobina**. A afinidade da hemoglobina por $O_2$ é muito mais baixa que sua afinidade por monóxido de carbono, o que, consequentemente, desloca o $O_2$ da hemoglobina, reduzindo a capacidade do sangue de transportar oxigênio (ver Capítulo 35).

### TABELA 31-2 Características das hemácias humanas[a]

|  | Sexo masculino | Sexo feminino |
|---|---|---|
| Hematócrito (Hct) (%) | 47 | 42 |
| Hemácias (GVS) ($10^6/\mu L$) | 5,4 | 4,8 |
| Hemoglobina (Hb) (g/dL) | 16 | 14 |
| Volume corpuscular médio (VCM) (fL) $= \dfrac{Hct \times 10}{GVS\,(10^6/\mu L)}$ | 87 | 87 |
| Hemoglobina corpuscular média (HCM) (pg) $= \dfrac{Hb \times 10}{GVS\,(10^6/\mu L)}$ | 29 | 29 |
| Concentração média de hemoglobina corpuscular média (CHCM) (g/dL) $= \dfrac{Hb \times 100}{Hct}$ | 34 | 34 |
| Diâmetro celular médio (DCM) (µm) = Diâmetro médio de 500 células em esfregaço | 7,5 | 7,5 |

[a] Células com VCM > 95 fL são chamadas de macrócitos; células com VCM < 80 fL são chamadas de micrócitos; células com CHCM < 25 g/dL são chamadas de hipocrômicas.

## HEMOGLOBINA FETAL

O sangue do feto humano normalmente contém **hemoglobina fetal** (**hemoglobina F**). Sua estrutura é semelhante à da hemoglobina A, exceto que as cadeias β são substituídas por cadeias γ; isto é, a hemoglobina F é $\alpha_2\gamma_2$. As cadeias γ têm 37 resíduos de aminoácidos que diferem daquelas da cadeia β. A hemoglobina fetal normalmente é substituída por hemoglobina adulta pouco depois do nascimento (Figura 31-8). Em certos indivíduos, ela não desaparece e persiste por toda vida. No corpo, seu conteúdo de $O_2$ em uma dada $PO_2$ é maior que o da hemoglobina adulta, porque ela liga-se ao 2,3-BPG menos avidamente. Portanto, a hemoglobina F é crítica para facilitar o movimento de $O_2$ da circulação materna para a fetal, particularmente nos estágios mais tardios da gestação, quando aumenta a demanda por oxigênio (ver Capítulo 33). Em embriões jovens há, além disso, cadeias ζ e ε, formando a hemoglobina de Gower1 ($\zeta_2\varepsilon_2$) e Gower 2 ($\alpha_2\varepsilon_2$). A mudança de uma forma de hemoglobina para outra durante o desenvolvimento parece ser regulada largamente pela disponibilidade de oxigênio, com a hipoxia relativa favorecendo a produção de hemoglobina F tanto por efeitos diretos sobre a expressão do gene da globina, quanto por aumento da produção de eritropoietina.

## SÍNTESE DE HEMOGLOBINA

O conteúdo médio normal de hemoglobina no sangue é 16 g/dL em homens e 14 g/dL em mulheres, todo ele em hemácias. No corpo de um homem de 70 kg, há em torno de 900 g de hemoglobina, com 0,3 g de hemoglobina destruídas e 0,3 g sintetizadas a cada hora (Figura 31-5). A porção heme da molécula de hemoglobina é sintetizada a partir de glicina e succinil-CoA (ver Quadro Clínico 31-2).

## CATABOLISMO DA HEMOGLOBINA

Quando hemácias velhas são destruídas por macrófagos teciduais, a porção globina da molécula de hemoglobina é partida, e o heme é convertido em **biliverdina**. A enzima envolvida é um subtipo de heme oxigenase (ver Figura 28-4), e CO

## QUADRO CLÍNICO 31–1

### Fragilidade da hemácia

As hemácias, como outras células, murcham em soluções com uma pressão osmótica maior que a do plasma normal. Em soluções com uma pressão osmótica mais baixa elas incham, tornam-se esféricas em vez de em forma de disco, e finalmente perdem sua hemoglobina (**hemólise**). A hemoglobina de hemácias hemolisadas dissolve-se no plasma, tornando-o avermelhado. Uma solução de cloreto de sódio a 0,9% é isotônica com o plasma. Quando a **fragilidade osmótica** é normal, as hemácias começam a hemolisar quando suspensas em solução salina a 0,5%; 50% da lise ocorre em solução salina a 0,40 a 0,42%, e a lise é completa em solução salina a 0,35%. Na **esferocitose hereditária** (icterícia hemolítica congênita), as células são esferocíticas no plasma normal e hemolisam mais prontamente que células normais em soluções hipotônicas de cloreto de sódio. Os esferócitos anormais também são aprisionados e destruídos no baço, significando que a esferocitose hereditária é uma das causas mais comuns de **anemia hemolítica hereditária**. A esferocitose é causada por mutações em proteínas que compõem o citoesqueleto da hemácia, que normalmente mantém a forma e flexibilidade da membrana dessas células, incluindo **espectrina**, a proteína transmembrana da faixa 3, e a proteína ligadora, **anquirina**. As hemácias também podem ser lisadas por fármacos (especialmente penicilina e sulfas) e infecções. A suscetibilidade das hemácias à hemólise por esses agentes é aumentada pela deficiência da enzima glicose 6-fosfato desidrogenase (G6PD), que catalisa o passo inicial na oxidação da glicose por meio da via hexose monofosfato (ver Capítulo 1). Essa via gera fosfato de di-hidronicotinamida adenina dinucleotídeo (NADPH), que é necessário para a manutenção da fragilidade normal da hemácia. A deficiência grave de G6PD também inibe a morte de bactérias por granulócitos, e predispõe a infecções graves.

### DESTAQUES TERAPÊUTICOS

Os casos graves de esferocitose hereditária podem ser tratados por esplenectomia, o que não isenta de outros riscos, tal como sepse. Casos mais leves podem ser tratados com suplementação de folato na dieta e/ou transfusões sanguíneas. O tratamento de outras formas de anemia hemolítica depende da causa subjacente. Algumas formas são de natureza autoimune, e tem sido demonstrado que se beneficiam do tratamento com corticosteroides.

---

é formado no processo. O CO é um mensageiro intercelular, como o NO (ver Capítulos 2 e 3). Em seres humanos, a maior parte da biliverdina é convertida em bilirrubina e excretada na bile (ver Capítulo 28). O ferro do heme é reutilizado para síntese da hemoglobina.

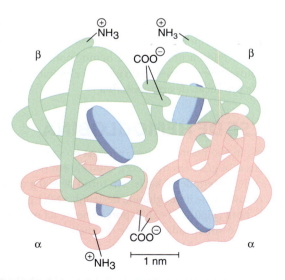

**FIGURA 31–6** Representação diagramática de uma molécula de hemoglobina A, mostrando as quatro subunidades. Há duas cadeias α e duas cadeias β de polipeptídeos, cada qual contendo um grupamento heme. Essas metades são representadas pelos discos azuis. (Reproduzida, com permissão, de Harper HA, et al.: *Physiologische Chemie*. Springer, 1975.)

A exposição da pele à luz branca converte a bilirrubina em lumirrubina, que tem uma meia-vida mais curta que a bilirrubina. A **fototerapia** (exposição à luz) é de valor no tratamento de lactentes com icterícia devido à hemólise. O ferro é essencial para a síntese da hemoglobina; se ocorre perda de sangue pelo corpo e a deficiência de ferro não é corrigida, o resultado é a **anemia ferropriva**.

## TIPOS SANGUÍNEOS

As membranas das hemácias humanas contêm uma variedade de **antígenos dos grupo sanguíneo**, que também são chamados de **aglutinogênios**. Os mais importantes e melhor conhecidos desses são os antígenos A e B, mas há muitos outros.

## O SISTEMA ABO

Os antígenos A e B são herdados como dominantes Mendelianos, e os indivíduos são divididos de acordo com quatro **tipos sanguíneos** principais. Os indivíduos com sangue tipo A apresentam o antígeno A, os do tipo B apresentam o antígeno B, os do tipo AB apresentam ambos, e os do tipo O, nenhum. Os antígenos A e B são oligossacarídeos complexos que diferem em seu açúcar terminal. Um gene *H* codifica para uma fucose transferase que acrescenta uma fucose terminal, formando o antígeno H, que geralmente está presente em indivíduos de todos os tipos sanguíneos (**Figura 31–9**). Os indivíduos com sangue do tipo A também expressam uma segunda transferase que catalisa a colocação de uma N-acetilgalactosamina terminal em um antígeno H, enquanto indivíduos com sangue do tipo B

CAPÍTULO 31   Sangue Como um Líquido Circulatório e a Dinâmica do Fluxo de Sangue e Linfa   **561**

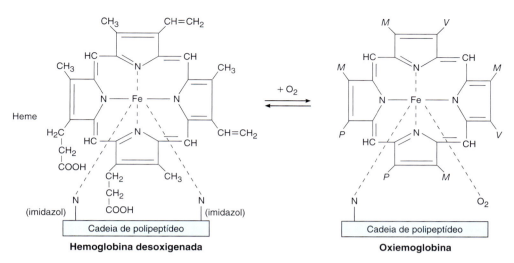

**FIGURA 31-7** **Reação do heme com O₂.** As abreviaturas M, V e P são para os grupos mostrados na molécula à esquerda.

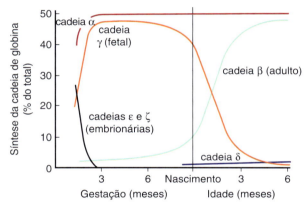

**FIGURA 31-8 Desenvolvimento das cadeias da hemoglobina humana.** O gráfico mostra a velocidade normal de síntese das várias cadeias de hemoglobina no útero e como as cadeias mudam após o nascimento.

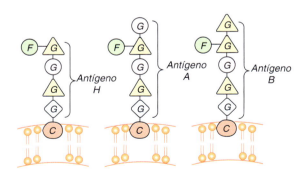

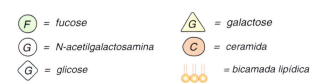

**FIGURA 31-9** Antígenos do sistema ABO na superfície das hemácias.

expressam uma transferase que coloca uma galactose terminal. Indivíduos com sangue do tipo AB têm ambas as transferases. Indivíduos com sangue do tipo O não apresentam nenhuma das duas, de modo que persiste o antígeno H.

Os anticorpos contra aglutinogênios de hemácias são chamados de **aglutininas**. Antígenos muito semelhantes a A e B são comuns em bactérias intestinais, e possivelmente em alimentos aos quais indivíduos recém-nascidos são expostos. Por isso, os lactentes desenvolvem rapidamente anticorpos contra os antígenos não presentes em suas próprias células. Assim, os indivíduos tipo A desenvolvem anticorpos anti-B, os indivíduos tipo B desenvolvem anticorpos anti-A, os indivíduos tipo O desenvolvem ambos, e os indivíduos tipo AB não desenvolvem nenhum dos dois (Tabela 31-3). Quando o plasma de um indivíduo tipo A é misturado com hemácias tipo B, os anticorpos anti-B causam a aglomeração das hemácias tipo B (aglutinação), como mostrado na Figura 31-10. As outras reações de aglutinação produzidas por plasma e hemácias mal cruzados estão resumidas na Tabela 31-3. A **tipagem sanguínea** ABO é realizada misturando-se as hemácias de um indivíduo com antissoros contendo as várias aglutininas em uma lâmina, e verificando se ocorre aglutinação.

## REAÇÕES TRANSFUSIONAIS

**Reações hemolíticas transfusionais** perigosas acontecem quando se transfunde sangue para um indivíduo com um tipo

**TABELA 31-3** Resumo do sistema ABO

| Tipo sanguíneo | Aglutininas no plasma | Frequência nos Estados Unidos % | O plasma aglutina hemácias do tipo: |
|---|---|---|---|
| O | Anti-A, anti-B | 45 | A, B, AB |
| A | Anti-B | 41 | B, AB |
| B | Anti-A | 10 | A, AB |
| AB | Nenhuma | 4 | Nenhuma |

# SEÇÃO V Fisiologia Cardiovascular

## QUADRO CLÍNICO 31–2

### Anormalidades da produção de hemoglobina

Há dois tipos principais de distúrbios hereditários da hemoglobina em seres humanos: as **hemoglobinopatias**, em que cadeias polipeptídicas anormais de globina são produzidas, e as **talassemias** e distúrbios correlatos, em que as cadeias têm estrutura normal, mas são produzidas em quantidade diminuída ou ausente devido a defeitos na porção regulatória dos genes de globina. Genes mutantes que causam a produção de hemoglobinas anormais são disseminados, e mais de 1.000 hemoglobinas anormais já foram descritas em seres humanos. Em um dos exemplos mais comuns, a hemoglobina S, as cadeias $\alpha$ são normais, mas as cadeias $\beta$ têm uma substituição isolada de um resíduo de ácido glutâmico por um de valina, levando à **anemia falciforme** (Tabela 31–4). Quando um gene anormal herdado de um dos pais dita a formação de uma hemoglobina anormal (i.e., quando o indivíduo é heterozigoto), metade da hemoglobina circulante é anormal e metade é normal. Quando genes anormais idênticos são herdados de ambos os pais, o indivíduo é homozigoto e toda a hemoglobina é anormal. Teoricamente, é possível herdar duas hemoglobinas anormais diferentes, uma do pai e uma da mãe. Estudos da herança e distribuição geográfica de hemoglobinas anormais têm conseguido, em alguns casos, decidir onde o gene mutante se originou, e aproximadamente há quanto tempo a mutação ocorreu. Em geral, as mutações nocivas tendem a desaparecer, mas genes mutantes que conferem traços com valor de sobrevivência persistem e se disseminam na população. Muitas das hemoglobinas anormais são inofensivas; contudo, algumas têm equilíbrios de $O_2$ anormais, ao passo que outras causam anemia. Por exemplo, a hemoglobina S polimeri-

za-se em tensões baixas de $O_2$, e isso faz as hemácias ficarem em forma de foice, sofrerem hemólise e formarem aglomerados que bloqueiam vasos sanguíneos. O gene falcêmico é um exemplo de um gene que persistiu e se disseminou na população, devido ao seu efeito benéfico quando presente na forma heterozigótica. Ele se originou na África, e confere resistência a um tipo de malária. Em algumas partes da África, 40% da população é heterozigótica para hemoglobina S. Há uma prevalência correspondente de 10% entre afro-americanos nos Estados Unidos.

### DESTAQUES TERAPÊUTICOS

A hemoglobina F diminui a polimerização da hemoglobina S desoxigenada, e a hidroxiureia estimula a produção de hemoglobina F em crianças e adultos. Por isso, tem sido comprovado que a hidroxiureia é um agente muito valioso para o tratamento da doença falciforme. Em pacientes com falcemia grave, também tem sido demonstrado que o transplante de medula óssea tem algum benefício, e o tratamento profilático com antibióticos também tem se mostrado útil. As talassemias clinicamente importantes resultam em anemia grave, frequentemente necessitando de transfusões de sangue repetidas. Entretanto, essas trazem o risco de sobrecarga de ferro, e, frequentemente, precisam ser acompanhadas de tratamento com fármacos que fazem a quelação daquele metal. O transplante de medula óssea também está sendo explorado para o tratamento das talassemias.

---

sanguíneo incompatível; isto é, um indivíduo que tem aglutininas contra as hemácias na transfusão. O plasma na transfusão muitas vezes é tão diluído no receptor que raramente causa aglutinação, mesmo quando o título de aglutininas contra as células do receptor é alto. Entretanto, quando o plasma do receptor possui aglutininas contra as hemácias do doador, as células se aglutinam e hemolisam. Hemoglobina livre é liberada no plasma. A gravidade da reação transfusional resultante pode variar desde uma pequena elevação assintomática do nível plasmático de bilirrubina até icterícia grave e lesão tubular renal levando à anúria e à morte.

As incompatibilidades no sistema de grupo sanguíneo ABO estão resumidas na Tabela 31–3. As pessoas com tipo sanguíneo AB são "receptores universais", porque não têm aglutininas circulantes e podem receber sangue de qualquer tipo sem desenvolver uma reação transfusional por incompatibilidade ABO. Os indivíduos tipo O são "doadores universais", porque não têm antígenos A e B, e o sangue tipo O pode ser doado a qualquer um sem provocar uma reação transfusional por incompatibilidade ABO. Isso não significa, entretanto, que o sangue alguma vez deva ser transfundido sem se fazer uma prova cruzada, exceto nas emergências mais extremas, pois a possibilidade de reações ou sensibilização devido a incompatibilidades

em outros sistemas que não ABO sempre existe. Na prova cruzada, as hemácias do doador são misturadas com o plasma do receptor em uma lâmina e observadas para aglutinação. É aconselhável, além disso, verificar a ação do plasma do doador sobre as células do receptor, muito embora, como observado antes, isso raramente seja uma fonte de problemas.

Um procedimento que recentemente se tornou popular é a retirada de sangue do próprio paciente antes de uma cirurgia eletiva, e sua transfusão de volta (**transfusão autóloga**), se uma transfusão for necessária durante a cirurgia. Com tratamento com ferro, 1.000 a 1.500 mL podem ser coletados durante um período de três semanas. A popularidade de colocar no banco o próprio sangue é principalmente devido ao medo de transmissão de doenças infecciosas por transfusões heterólogas, mas é claro que outra vantagem é a eliminação do risco de reações transfusionais.

## HERANÇA DOS ANTÍGENOS A E B

Os antígenos A e B são herdados como alelomorfos Mendelianos, A e B sendo dominantes. Por exemplo, um indivíduo com sangue tipo B pode ter herdado um antígeno B de cada um dos pais, ou um antígeno B de um dos pais e um O do outro; assim,

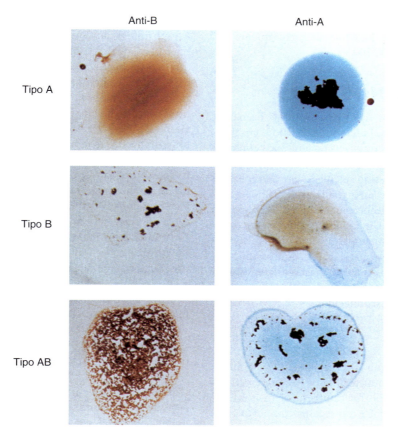

**FIGURA 31-10** Aglutinação de hemácias em plasma incompatível.

um indivíduo cujo **fenótipo** é B pode ter o **genótipo** BB (**homozigoto**) ou BO (**heterozigoto**).

Quando os tipos sanguíneos dos pais são conhecidos, os possíveis genótipos de seus filhos podem ser declarados. Quando ambos os pais são tipo B, eles podem ter filhos com genótipo BB (antígeno B de ambos os pais), BO (antígeno B de um dos pais, O do outro pai heterozigoto), ou OO (antígeno O de ambos os pais, sendo ambos heterozigotos). Quando os tipos sanguíneos de uma mãe e seu filho são conhecidos, a tipagem pode provar que um homem não pode ser o pai, embora não possa provar que ele seja o pai. O valor preditivo é aumentado se a tipagem sanguínea das partes envolvidas incluir a identificação

**TABELA 31-4** Composição parcial de aminoácidos da cadeia β humana normal, e algumas hemoglobinas com cadeias β anormais[a]

| Hemoglobina | \multicolumn{7}{c}{Posições na cadeia de polipeptídeos da hemoglobina} |
|---|---|---|---|---|---|---|---|
| | 1 2 3 | 6 7 | 26 | 63 | 67 | 121 | 146 |
| A (normal) | Val-His-Leu | Glu-Glu | Glu | His | Val | Glu | His |
| S (falcemia) | | Val | | | | | |
| C | | Lys | | | | | |
| G$_{San Jose}$ | | Gly | | | | | |
| E | | | Lys | | | | |
| M$_{Saskatoon}$ | | | | Tyr | | | |
| M$_{Milwaukee}$ | | | | | Glu | | |
| O$_{Arábia}$ | | | | | | Lys | |

[a] Outras hemoglobinas têm cadeias α anormais. Hemoglobinas anormais que são muito semelhantes eletroforeticamente, mas diferem levemente na composição, são indicadas pela mesma letra e um subscrito assinalando a localização geográfica onde foram primeiramente descobertas; por isso M$_{Saskatoon}$ e M$_{Milwaukee}$.

## OUTROS AGLUTINOGÊNIOS

Além do sistema de antígenos ABO nas hemácias humanas, há sistemas como o Rh, MNSs, Luterano, Kell, Kidd, e muitos outros. Há mais de 500 bilhões possíveis de fenótipos conhecidos de grupos sanguíneos, e como antígenos não descobertos indubitavelmente existem, tem sido calculado que o número de fenótipos possíveis, na verdade, esteja na faixa de trilhões.

O número de grupos sanguíneos em animais é tão grande como o é em seres humanos. Uma questão interessante é por que esse grau de polimorfismo se desenvolveu e persistiu ao longo da evolução. Certas doenças são mais comuns em indivíduos com um tipo sanguíneo ou outro, mas as diferenças não são grandes. A significância de um código de reconhecimento dessa complexidade ainda é desconhecida.

## O GRUPO RH

Depois dos antígenos do sistema ABO, aqueles do sistema Rh são os de maior importância clínica. O fator Rh, nomeado devido ao macaco *rhesus,* porque foi estudado primeiramente usando-se o sangue desse animal, é um sistema composto principalmente dos antígenos C, D e E, embora, na verdade, contenha muitos mais. Ao contrário dos antígenos ABO, o sistema não tem sido detectado em outros tecidos que não as hemácias. D é de longe o componente mais antigênico, e o termo Rh positivo, como geralmente é usado, significa que o indivíduo tem o aglutinogênio D. A proteína D não é glicosilada, e sua função não é conhecida. O indivíduo Rh negativo não tem antígeno D, e forma a aglutinina anti-D quando injetado com células D-positivas. O soro de tipagem Rh usado na tipagem sanguínea rotineira é o soro anti-D. Oitenta e cinco por cento dos caucasianos são D-positivos e 15% são D-negativos; mais de 99% dos asiáticos são D-positivos. Diferentemente dos anticorpos do sistema ABO, os anticorpos anti-D não se desenvolvem sem a exposição de um indivíduo D-negativo a hemácias D-positivas, por transfusão ou entrada de sangue fetal na circulação materna. Contudo, indivíduos D-negativos que tenham recebido uma transfusão de sangue D-positivo (mesmo anos antes) podem ter concentrações de aglutinina anti-D consideráveis, e, assim, podem desenvolver reações transfusionais quando transfundidos novamente com sangue D-positivo.

## DOENÇA HEMOLÍTICA DO RECÉM-NASCIDO

Outra complicação devido à incompatibilidade surge quando uma mãe Rh-negativa está grávida de um feto Rh-positivo. Pequenas quantidades de sangue fetal vazam para a circulação materna por ocasião do parto, e algumas mães desenvolvem concentrações significativas de aglutininas anti-Rh durante o período pós-parto. Durante a próxima gravidez, as aglutininas da mãe atravessam a placenta para o feto. Além disso, há alguns casos de hemorragia feto-materna durante a gravidez, e a sensibilização pode ocorrer durante a gestação. Em qualquer caso, quando aglutininas anti-Rh cruzam a placenta de um feto Rh positivo, elas podem causar hemólise e várias formas de **doença hemolítica do recém-nascido (eritroblastose fetal)**. Se a hemólise no feto é grave, ele pode morrer no útero ou desenvolver anemia, icterícia intensa e edema (**hidropsia fetal**). *Kernicterus*, uma síndrome neurológica na qual a bilirrubina não conjugada se deposita nos núcleos da base, também pode se desenvolver, especialmente se o nascimento for complicado por um período de hipoxia. A bilirrubina raramente penetra no encéfalo em adultos, mas o faz em lactentes com eritroblastose, possivelmente, em parte, porque a barreira hematoencefálica é mais permeável em lactentes. Contudo, as principais razões pelas quais a concentração de bilirrubina não conjugada é muito alta nessa condição são a produção aumentada e o fato de que o sistema de conjugação da bilirrubina ainda é imaturo.

Em torno de 50% dos indivíduos Rh-negativos são sensibilizados (desenvolvem aglutininas anti-Rh) por transfusão de sangue Rh-positivo. Como a sensibilização de mães Rh-negativas por estarem grávidas de um feto Rh-positivo muitas vezes ocorre ao nascimento, o primeiro filho geralmente é normal. Entretanto, a doença hemolítica ocorre em cerca de 17% dos fetos Rh-positivos nascidos de mães Rh-negativas que tenham estado grávidas uma ou mais vezes de fetos Rh-positivos. Felizmente, é possível, em geral, prevenir que a sensibilização ocorra na primeira vez pela administração de uma dose única de anticorpos anti-Rh sob a forma de globulina imune Rh durante o período pós-parto. Tal imunização passiva não prejudica a mãe, e tem sido demonstrado que previne a formação ativa de anticorpos por ela. Em clínicas obstétricas, a instituição de tal tratamento rotineiramente a mulheres Rh-negativas não sensibilizadas, que deram à luz um bebê Rh-positivo, reduziu a incidência geral de doença hemolítica em mais de 90%. Além disso, a tipagem do Rh fetal com material obtido por amniocentese, ou por amostra de vilosidade coriônica, é possível atualmente, e o tratamento com uma dose pequena de soro imune Rh impedirá a sensibilização durante a gravidez.

## PLASMA

A porção líquida do sangue, o **plasma**, é uma solução extraordinária que contém um número imenso de íons, moléculas inorgânicas e moléculas orgânicas, que estão em trânsito para várias partes do corpo, ou ajudam no transporte de outras substâncias. O volume plasmático normal é em torno de 5% do peso corporal, ou aproximadamente 3.500 mL em um homem de 70 kg. O plasma coagula quando estático, permanecendo líquido somente se um anticoagulante for adicionado. Se é permitido que o sangue total coagule e o coágulo é removido, o líquido remanescente é chamado de **soro**. O soro tem essencialmente a mesma composição do plasma, exceto que o fibrinogênio e os fatores de coagulação II, V e VIII (Tabela 31–5) foram removidos, e ele tem um conteúdo mais alto de serotonina devido à fragmentação de plaquetas durante a coagulação.

CAPÍTULO 31 Sangue Como um Líquido Circulatório e a Dinâmica do Fluxo de Sangue e Linfa

## TABELA 31–5 Sistema para designação dos fatores da coagulação do sangue

| Fator[a] | Nomes |
|---|---|
| I | Fibrinogênio |
| II | Protrombina |
| III | Tromboplastina |
| IV | Cálcio |
| V | Proacelerina, fator lábil, globulina aceleradora |
| VII | Proconvertina, ACPS, fator estável |
| VIII | Fator anti-hemofílico (FAH), fator anti-hemofílico A, globulina anti-hemofílica (GAH) |
| IX | Componente da tromboplastina, fator de Christmas, fator anti-hemofílico B |
| X | Fator de Stuart-Prower |
| XI | Antecedente da tromboplastina plasmática, fator anti-hemofílico C |
| XII | Fator de Hageman |
| XIII | Fator estabilizador da fibrina, fator de Laki-Lorand |
| CAPM | Cininogênio de alto peso molecular, fator de Fitzgerald |
| Pré-Cal | Pré-calicreína, fator de Fletcher |
| Cal | Calicreína |
| FL | Fosfolipídeo plaquetário |

[a] O fator VI não é uma entidade separada e foi desprezado.

ACSP, acelerador da conversão de protrombina sírica.

## PROTEÍNAS PLASMÁTICAS

As proteínas plasmáticas consistem em frações de **albumina, globulina** e **fibrinogênio**. A maioria das paredes de capilares é relativamente impermeável às proteínas do plasma, e, portanto, as proteínas exercem uma força osmótica de cerca de 25 mmHg através da parede capilar (**pressão oncótica**; ver Capítulo 1), que puxa água para dentro do capilar. As proteínas plasmáticas também são responsáveis por 15% da capacidade de tamponamento do sangue (ver Capítulo 39), devido à ionização fraca de seus grupos substitutos COOH e $NH_2$. No pH normal do plasma de 7,40, as proteínas estão majoritariamente na forma aniônica (ver Capítulo 1). Proteínas plasmáticas podem ter funções específicas (p. ex., anticorpos e as proteínas envolvidas na coagulação do sangue), enquanto outras funcionam como transportadores inespecíficos para vários hormônios, outros solutos e fármacos.

## ORIGEM DAS PROTEÍNAS PLASMÁTICAS

Os anticorpos circulantes são produzidos pelos linfócitos. A maioria das outras proteínas do plasma é sintetizada no fígado. Essas proteínas e suas funções principais estão listadas na Tabela 31–6.

Dados sobre a renovação da albumina mostram que a síntese desempenha um papel importante na manutenção de níveis normais. Em adultos, o nível plasmático de albumina é de 3,5 a 5,0 g/dL, e a reserva cambiável total de albumina é de 4,0 a 5,0 g/kg de peso corporal; 38 a 45% dessa albumina estão no compartimento intravascular, e muito do restante está na pele. Entre 6 e 10% da reserva cambiável são degradados por dia, e a albumina degradada é reposta por síntese hepática de 200 a 400 mg/kg/dia. A albumina provavelmente é carreada às áreas extravasculares por transporte vesicular através das paredes dos capilares (ver Capítulo 2). A síntese de albumina é cuidadosamente regulada. Ela diminui durante o jejum e aumenta em condições como nefrose, em que há perda excessiva de albumina.

## HIPOPROTEINEMIA

Os níveis plasmáticos de proteína são mantidos durante a inanição até que as reservas proteicas do corpo estejam marcantemente exauridas. Contudo, na inanição prolongada e em síndromes de má absorção devido a doenças intestinais, os níveis plasmáticos de proteína são baixos (**hipoproteinemia**). Eles também estão baixos em doenças do fígado, pois a síntese proteica hepática está deprimida, e na nefrose, pois grandes quantidades de albumina são perdidas na urina. Devido à diminuição da pressão oncótica, há uma tendência ao desenvolvimento de edema. Raramente, há ausência congênita de uma ou outra proteína do plasma. Um exemplo de deficiência proteica congênita é a forma congênita da **afibrinogenemia**, caracterizada por coagulação sanguínea deficiente.

## HEMOSTASIA

A **hemostasia** é a prevenção da perda de sangue sendo ativada quando ocorre dano às paredes dos vasos sanguíneos. Os mecanismos hemostáticos visam manter o sangue em um estado líquido dentro do sistema vascular. Diversos mecanismos sistêmicos complexos interrelacionam-se para manter um equilíbrio entre coagulação e anticoagulação.

## RESPOSTA À LESÃO

Quando um vaso sanguíneo pequeno é seccionado ou danificado, a lesão inicia uma série de eventos (**Figura 31–11**) que leva à formação de um coágulo. Isto sela a região danificada e previne perda de sangue adicional. O evento inicial é a constrição do vaso e a formação de um **tampão hemostático** temporário de plaquetas, que é formada quando as plaquetas se prendem ao colágeno e se agregam. Isto é seguido pela conversão do tampão em um coágulo definitivo. A constrição de uma arteríola ou pequena artéria lesionada pode ser tão acentuada que seu lúmen é obliterado, pelo menos temporariamente. A vasoconstrição deve-se à serotonina e outros vasoconstritores liberados das plaquetas que se aderem às paredes dos vasos danificados.

# TABELA 31-6 Algumas das proteínas sintetizadas pelo fígado: funções e propriedades fisiológicas

| Nome | Função principal | Características de ligação | Concentração no soro ou plasma |
|---|---|---|---|
| Albumina | Ligar-se a e transportar proteínas; regulador osmótico | Hormônios, aminoácidos, esteroides, vitaminas, ácidos graxos | 4.500-5.000 mg/dL |
| Orosomucoide | Incerta; pode ter um papel na inflamação | | Traços; se eleva na inflamação |
| Antiprotease-$\alpha_1$ | Inibidora da tripsina e proteases em geral | Proteases no soro e secreções teciduais | 1,3-1,4 mg/dL |
| Fetoproteína-$\alpha$ | Regulação osmótica; ligação e transporte de proteínas[a] | Hormônios, aminoácidos | Encontrada normalmente no sangue fetal |
| Macroglobulina-$\alpha_2$ | Inibidora de endoproteases séricas | Proteases | 150-420 mg/dL |
| Antitrombina-III | Inibidora de protease do sistema intrínseco da coagulação | | 17-30 mg/dL |
| Ceruloplasmina | Transporte de cobre | Ligação 1:1 a proteases | 15-60 mg/dL |
| Proteína C-reativa | Incerta; tem papel na inflamação tecidual | Seis átomos molécula/cobre | < 1 mg/dL; se eleva na inflamação |
| Fibrinogênio | Precursor da fibrina na hemostasia | Complemento C1q | 200-450 mg/dL |
| Haptoglobina | Ligação, transporte de hemoglobina livre de células | Ligação 1:1 com hemoglobina | 40-180 mg/dL |
| Hemopexina | Ligação a porfirinas, particularmente heme para reciclagem de heme | 1:1 com heme | 50-100 mg/dL |
| Transferrina | Transporte de ferro | Dois átomos de ferro por molécula | 3,0-6,5 mg/dL |
| Apolipoproteína B | Congregação de partículas de lipoproteínas | Transportadora de lipídeos | |
| Angiotensinogênio | Precursor do peptídeo pressor angiotensina II | | |
| Proteínas, fatores de coagulação II, VII, IX e X | Coagulação do sangue | | 20 mg/dL |
| Antitrombina C, proteína C | Inibição da coagulação do sangue | | |
| Fator de crescimento semelhante à insulina I | Mediador de efeitos anabólicos do hormônio do crescimento | Receptor de IGF-I | |
| Globulina ligadora de hormônios esteroides | Proteína transportadora de esteroides na corrente sanguínea | Hormônios esteroides | 3,3 mg/dL |
| Globulina ligadora de tiroxina | Proteína transportadora de hormônio tireoidiano na corrente sanguínea | Hormônios tireoidianos | 1,5 mg/dL |
| Transtiretina (pré-albumina ligadora da tireoide) | Proteína transportadora de hormônio tireoidiano na corrente sanguínea | Hormônios tireoidianos | 25 mg/dL |

[a]A função da fetoproteína-$\alpha$ é incerta, mas devido a sua homologia estrutural com a albumina, essas funções são frequentemente designadas a ela.

# O MECANISMO DA COAGULAÇÃO

O aglomerado frouxo de plaquetas no tampão temporário é ligado e convertido no coágulo definitivo pela **fibrina**. A formação de fibrina envolve uma cascata de reações enzimáticas e uma série de fatores de coagulação numerados (Tabela 31–5). A reação fundamental é a conversão da proteína plasmática solúvel, fibrinogênio, na fibrina insolúvel **(Figura 31–12)**. O processo envolve a liberação de dois pares de polipeptídeos de cada molécula de fibrinogênio. A porção remanescente, **monômero da fibrina**, então polimeriza com outros monômeros para formar a **fibrina**. A fibrina inicialmente é uma malha frouxa de fibras entrelaçadas. Ela é convertida pela formação de ligações cruzadas covalentes em um aglomerado apertado, denso (estabilização). Essa última reação é catalisada pelo fator XIII ativado e requer $Ca^{2+}$.

A conversão de fibrinogênio em fibrina é catalisada por trombina. A trombina é uma serino-protease que é formada a partir de seu precursor circulante, a protrombina, pela ação do fator X ativado. Ela tem ações adicionais, incluindo ativação de plaquetas, células endoteliais e leucócitos por meio dos chamados receptores ativados por proteinase, os quais são acoplados à proteína G.

O fator X pode ser ativado por um dos dois sistemas, conhecidos como intrínseco e extrínseco (Figura 31–12). A reação inicial no **sistema intrínseco** é a conversão do fator

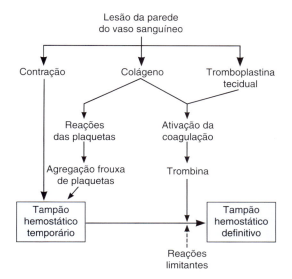

**FIGURA 31-11 Resumo das reações envolvidas na hemostasia.** A seta tracejada indica inibição. (Modificada a partir de Deikin D: Thrombogenesis. N Engl J Med 1967;276:622.)

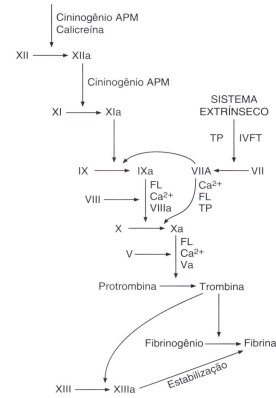

**FIGURA 31-12 O mecanismo de coagulação.** a, forma ativa do fator da coagulação. IVFT, inibidor da via do fator tecidual; TP, tromboplastina tecidual. Para outras abreviaturas, ver Tabela 31-5.

XII inativo em fator XII ativo (XIIa). Essa ativação, que é catalisada por cininogênio de alto peso molecular e calicreína (ver Capítulo 32), pode ser iniciada *in vitro* pela exposição do sangue ao vidro, ou *in vivo* por fibras de colágeno subjacentes ao endotélio. O fator XII ativo então faz a ativação do fator XI, e o fator XI ativo ativa o fator IX. O fator IX ativado forma um complexo com o fator VIII ativo, que é ativado quando se separa do fator de von Willebrand. O complexo por modo pelos fatores IXa e VIIIa ativa o fator X. Fosfolipídeos de plaquetas agregadas (FL) e Ca$^{2+}$ são necessários para a ativação completa do fator X. O **sistema extrínseco** é desencadeado pela liberação da tromboplastina tecidual, uma mistura proteína-fosfolipídeo que ativa o fator VII. A tromboplastina tecidual e o fator VII ativam os fatores IX e X. Na presença de FL, Ca$^{2+}$ e fator V, o fator X ativado catalisa a conversão de protrombina em trombina. A via extrínseca é inibida por um **inibidor de via de fator tecidual** que forma uma estrutura quaternária com a tromboplastina (TP), fator VIIa e fator Xa.

## MECANISMOS ANTICOAGULANTES

A tendência de o sangue coagular é contrabalançada *in vivo* por reações que previnem a coagulação no interior dos vasos sanguíneos, destroem quaisquer coágulos que se formam, ou ambos. Essas reações incluem a interação entre o efeito agregador plaquetário do tromboxano A$_2$ e o efeito antiagregador da prostaciclina, que causa a formação de coágulos no sítio em que um vaso sanguíneo é lesionado, mas mantém o lúmen do vaso livre de coágulos (ver Capítulo 32 e **Quadro Clínico 31-3**).

A **antitrombina III** é um inibidor de protease circulante que se liga a serino-proteases no sistema de coagulação, bloqueando a atividade dos fatores de coagulação. Essa ligação é facilitada pela **heparina**, um anticoagulante de ocorrência natural que é uma mistura de polissacarídeos sulfatados. Os fatores de coagulação que são inibidos são as formas ativas dos fatores IX, X, XI e XII.

O endotélio dos vasos sanguíneos também desempenha um papel ativo na prevenção da extensão de coágulos. Todas as células endoteliais, exceto aquelas na microcirculação cerebral, produzem **trombomodulina**, uma proteína ligadora de trombina. No sangue circulante, a trombina é um pró-coagulante que ativa os fatores V e VIII, mas quando se liga à trombomodulina ela se torna um anticoagulante em que o complexo trombomodulina-trombina ativa a proteína C (**Figura 31-13**). A proteína C ativada (PCA), juntamente com seu cofator proteína S, inativa os fatores V e VIII e inativa um inibidor do ativador de plasminogênio tecidual, aumentando a formação de plasmina.

A **plasmina (fibrinolisina)** é o componente ativo do **sistema do plasminogênio (fibrinolítico)** (Figura 31-13). Essa enzima lisa fibrina e fibrinogênio, formando produtos de degradação do fibrinogênio (PDF) que inibem a trombina. A plasmina é formada a partir de seu precursor inativo, plasminogênio, pela ação da trombina e do **ativador de plasminogênio tecidual (t-PA)**. O plasminogênio é convertido em plasmina ativa quando t-PA hidrolisa a ligação entre Arg 560 e Val 561. Ele também é ativado pelo **ativador de plasminogênio do tipo urocinase (u-PA)**. Se o gene t-PA ou o gene u-PA é desativado (*knocked-out*) em camundongos, ocorre alguma deposição de fibrina, e a lise do coágulo se torna mais lenta. Contudo, quando ambos são desativados, a deposição espontânea de fibrina é extensa.

## QUADRO CLÍNICO 31-3

### Anormalidades da hemostasia

Além das anormalidades da coagulação devido a distúrbios das plaquetas, doenças hemorrágicas podem ser produzidas por deficiências seletivas da maioria dos fatores da coagulação (**Tabela 31-7**). A hemofilia A, causada por deficiência do fator VIII, é relativamente comum. De modo semelhante, a deficiência do fator de von Willebrand causa uma doença hemorrágica (doença de von Willebrand) pela redução da adesão plaquetária e por diminuição do fator VIII plasmático. A condição pode ser congênita ou adquirida. A grande molécula de von Willebrand está sujeita à clivagem e à inativação resultante pela metaloprotease do plasma ADAM 13 em áreas vasculares onde a tensão de cisalhamento do líquido está elevada. Finalmente, quando a absorção de vitamina K está deprimida, juntamente com a de outras vitaminas lipossolúveis (ver Capítulo 26), as deficiências resultantes de fatores de coagulação podem causar o desenvolvimento de uma tendência a sangramentos significantes.

A formação de coágulos dentro de vasos sanguíneos é chamada de **trombose**, para distingui-la da coagulação de sangue extravascular normal. As tromboses representam um problema médico importante. Elas tendem a ocorrer particularmente onde o fluxo sanguíneo é lento, pois o fluxo lento permite que fatores de coagulação ativados se acumulem em vez de fluírem. As tromboses também acontecem nos vasos quando a íntima é danificada por placas ateroscleróticas, e sobre áreas de lesão do endocárdio. Frequentemente, ocorre oclusão do suprimento arterial aos órgãos em que se formam, e fragmentos de trombos (**êmbolos**) às vezes se desgarram e trafegam pela corrente sanguínea a sítios distantes, danificando outros órgãos. Um exemplo é a obstrução da artéria pulmonar ou de seus ramos por trombos provenientes das veias das pernas (**embolia pulmonar**). A ausência congênita de proteína C leva à coagulação intravascular descontrolada e, em geral, morte na infância. Se essa condição é diagnosticada e o tratamento instituído, o defeito de coagulação desaparece. Resistência à proteína C ativada é outra causa de trombose, e essa condição é comum. Deve-se a uma mutação pontual no gene para o fator V, que impede que a proteína C ativada desative o fator. Mutações na proteína S e antitrombina III podem, menos comumente, aumentar a incidência de trombose.

A **coagulação intravascular disseminada** é outra complicação séria de septicemia, lesão tecidual extensa e outras doenças em que a fibrina se deposita no sistema vascular, e muitos vasos de tamanho pequeno e médio sofrem trombose. O consumo aumentado de plaquetas e fatores de coagulação causa a ocorrência de sangramento ao mesmo tempo. A causa da condição parece ser a geração aumentada de trombina devido à atividade intensificada da TP sem ação adequada da via inibidora do fator tecidual.

### DESTAQUES TERAPÊUTICOS

A hemofilia tem sido tratada com preparados ricos em fator VIII feitos a partir do plasma, ou, mais recentemente, fator VIII produzido por técnicas de DNA recombinante. Alguns pacientes com doença de von Willebrand são tratados com desmopressina, a qual estimula a produção de Fator VIII, particularmente antes de procedimentos dentários ou cirurgia. Os distúrbios trombóticos, por outro lado, são tratados com anticoagulantes como a heparina.

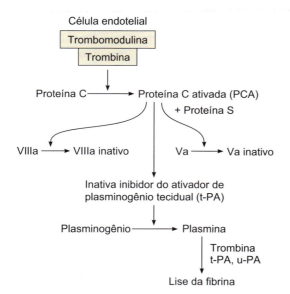

**FIGURA 31-13** O sistema fibrinolítico e sua regulação pela proteína C.

Os receptores de plasminogênio estão localizados nas superfícies de muitos tipos diferentes de células e são abundantes em células endoteliais. Quando o plasminogênio se liga a seus receptores, ele se torna ativado, e assim as paredes de vasos sanguíneos intactos são providas de um mecanismo que desfavorece a formação de coágulo.

O t-PA humano é produzido atualmente por técnicas de DNA recombinante para uso clínico em infarto do miocárdio e acidente vascular encefálico. A estreptocinase, uma enzima bacteriana, também é usada no tratamento do infarto do miocárdio em fase inicial (ver Capítulo 33).

## ANTICOAGULANTES

Como observado antes, a heparina é um anticoagulante de ocorrência natural que facilita a ação da antitrombina III. Fragmentos de baixo peso molecular têm sido produzidos a partir de heparina não fracionada, e esses estão tendo uso clínico aumentado porque têm uma meia-vida mais longa, e produzem uma resposta anticoagulante mais previsível que a heparina não fracionada. A proteína altamente básica, a protamina,

## TABELA 31–7 Exemplos de doenças por deficiência de fatores da coagulação

| Deficiência do fator: | Síndrome clínica | Causa |
|---|---|---|
| I | Afibrinogenemia | Depleção durante a gravidez com o descolamento prematuro da placenta; também congênita (rara) |
| II | Hipoprotrombinemia (tendência hemorrágica em doenças do fígado) | Síntese hepática diminuída, geralmente secundária à deficiência de vitamina K |
| V | Para-hemofilia | Congênita |
| VII | Hipoconvertinemia | Congênita |
| VIII | Hemofilia A (hemofilia clássica) | Defeito congênito devido a várias anormalidades do gene no cromossomo X que codifica o fator VIII; a doença é por isso herdada como uma característica ligada ao sexo |
| IX | Hemofilia B (doença de Christmas) | Congênita |
| X | Deficiência do fator de Stuart-Prower | Congênita |
| XI | Deficiência de PTA | Congênita |
| XII | Traço de Hageman | Congênita |

forma um complexo irreversível com a heparina e é usada clinicamente para neutralizá-la.

*In vivo*, um nível plasmático de $Ca^{2+}$ baixo o bastante para interferir com a coagulação do sangue é incompatível com a vida, mas a coagulação pode ser prevenida *in vitro* se o $Ca^{2+}$ for removido do sangue pela adição de substâncias como oxalatos, que formam sais insolúveis com $Ca^{2+}$, ou **agentes quelantes**, que prendem o $Ca^{2+}$. Derivados da cumarina, como **dicumarol** e **varfarina**, também são anticoagulantes eficazes. Eles inibem a ação da vitamina K, que é um cofator necessário para a enzima que catalisa a conversão de resíduos de ácido glutâmico em resíduos de ácido γ-carboxiglutâmico. Seis das proteínas envolvidas na coagulação requerem a conversão de um número de resíduos de ácido glutâmico em ácido γ-carboxiglutâmico antes de serem liberadas na circulação, e por isso todas as seis são dependentes da vitamina K. Essas proteínas são os fatores II (protrombina), VII, IX e X, a proteína C e a proteína S (ver acima).

## LINFA

A linfa é um líquido tecidual que entra nos vasos linfáticos. Ela é drenada para o sangue venoso por meio dos ductos torácico e linfático direito. Ela contém fatores da coagulação, e coagula *in vitro* se deixada parada. Na maioria das localizações, ela também contém proteínas que atravessaram paredes de capilares, e

podem então retornar ao sangue pela linfa. Não obstante, seu conteúdo proteico geralmente é mais baixo que o do plasma, que contém em torno de 7 g/dL, mas o conteúdo proteico da linfa varia conforme a região a partir da qual ela é drenada (Tabela 31–8). Lipídeos insolúveis em água são absorvidas do intestino para os linfáticos, e a linfa no ducto torácico após uma refeição é leitosa, devido ao seu alto conteúdo lipídico (ver Capítulo 26). Os linfócitos também entram na circulação principalmente por meio dos vasos linfáticos, e há um número consideráveis de linfócitos na linfa do ducto torácico.

## ASPECTOS ESTRUTURAIS DA CIRCULAÇÃO

Aqui, serão descritos primeiramente os dois tipos principais de células que compõem os vasos sanguíneos, e depois como elas são arranjadas dentro dos vários tipos de vasos que servem às necessidades da circulação.

## ENDOTÉLIO

Localizadas entre o sangue circulante e as camadas média e adventícia dos vasos sanguíneos, as células endoteliais constituem um órgão grande e importante. Elas respondem a alterações do fluxo, à distensão, a uma variedade de substâncias circulantes, e a mediadores inflamatórios. Elas secretam fatores de crescimento e substâncias vasoativas (ver adiante e no Capítulo 32).

## MUSCULATURA LISA VASCULAR

A musculatura lisa nas paredes dos vasos sanguíneos tem sido uma das formas mais estudadas de músculo liso visceral, devido a sua importância na regulação da pressão arterial e na hipertensão. As membranas das células musculares contêm vários tipos de canais de $K^+$, $Ca^{2+}$ e $Cl^-$. A contração é produzida principalmente pelo mecanismo da cadeia leve da miosina descrito no Capítulo 5. Entretanto, a musculatura lisa vascular também passa por contrações prolongadas que determinam o tônus vascular. Essas contrações podem ocorrer como consequência, em parte, do mecanismo de tranca (ver Capítulo 5), mas outros fatores também desempenham um papel. Alguns dos mecanismos moleculares que parecem estar envolvidos na contração e no relaxamento são mostrados na Figura 31–14.

As células da musculatura lisa vascular fornecem um exemplo interessante da maneira pela qual níveis aumentados ou diminuídos de $Ca^{2+}$ citosólico podem ter efeitos diferentes, e até mesmo opostos (ver Capítulo 2). Nessas células, o influxo de $Ca^{2+}$ através de canais de $Ca^{2+}$ dependentes de voltagem produz um aumento difuso do $Ca^{2+}$ citosólico que inicia a contração. Entretanto, o influxo de $Ca^{2+}$ também inicia a liberação de $Ca^{2+}$ do retículo sarcoplasmático via receptores de rianodina (ver Capítulo 5), e a alta concentração local de $Ca^{2+}$ produzida por essas faíscas de $Ca^{2+}$ aumenta a atividade de **canais de $K^+$ ativados por $Ca^{2+}$** na membrana celular. Estes também são conhecidos como canais "*big* K", ou **canais BK**, pois o $K^+$ flui por

## TABELA 31-8 Conteúdo proteico aproximado na linfa em seres humanos

| Fonte de Linfa | Conteúdo proteico (g/dL) |
| --- | --- |
| Plexo coroide | 0 |
| Corpo ciliar | 0 |
| Músculo esquelético | 2 |
| Pele | 2 |
| Pulmão | 4 |
| Trato gastrintestinal | 4,1 |
| Coração | 4,4 |
| Fígado | 6,2 |

Dados obtidos a partir de JN Diana.

eles em alta velocidade. O efluxo aumentado de $K^+$ eleva o potencial de membrana, fechando os canais de $Ca^{2+}$ dependentes de voltagem e produzindo o relaxamento. O sítio de ação das faíscas de $Ca^{2+}$ é a subunidade $\beta_1$ do canal BK, e os camundongos em que essa subunidade é inativada desenvolvem aumento do tônus vascular e da pressão arterial. Obviamente, portanto, a sensibilidade da subunidade $\beta_1$ às faíscas de $Ca^{2+}$ desempenha um papel importante no controle do tônus vascular.

## ARTÉRIAS E ARTERÍOLAS

As características dos vários tipos de vasos sanguíneos estão listadas na Tabela 31-9. As paredes de todas as artérias são compostas de uma camada externa de tecido conectivo, a adventícia; uma camada média de músculo liso, a média; e uma camada interna, a íntima, composta de endotélio e tecido conectivo subjacente (Figura 31-15). As paredes da aorta e de outras artérias de grande diâmetro contêm uma quantidade relativamente grande de tecido elástico, localizado principalmente nas lâminas elásticas interna e externa. Elas são distendidas durante a sístole e recuam de volta sobre o sangue durante a diástole. As paredes das arteríolas contêm menos tecido elástico, mas muito mais músculo liso. O músculo é inervado por fibras nervosas noradrenérgicas, que funcionam como constritoras, e, em alguns exemplos, por fibras colinérgicas, que dilatam os vasos. As arteríolas são o sítio principal de resistência ao fluxo sanguíneo, e pequenas alterações em seu calibre causam grandes mudanças na resistência periférica total.

## CAPILARES

As arteríolas se dividem em vasos menores, de paredes musculares, às vezes chamados de **metarteríolas**, e estas, por sua vez, originam os capilares (Figura 31-16). As aberturas dos capilares são rodeadas na região a montante por **esfincteres pré-capilares** diminutos de músculo liso. Não está

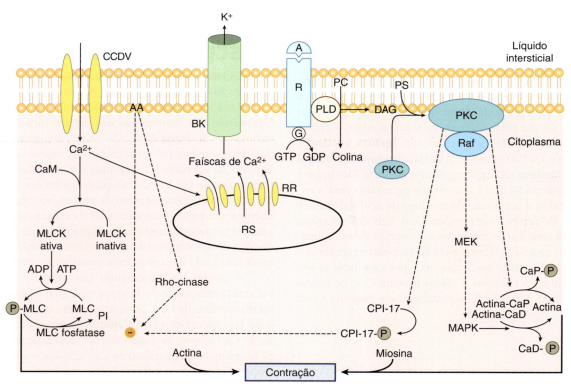

**FIGURA 31-14** Alguns dos mecanismos estabelecidos e postulados envolvidos na contração e no relaxamento da musculatura lisa vascular. A, agonista; AA, ácido aracdônico; BK, canal de $K^+$ ativado $Ca^{2+}$; G, proteína G heterotrimérica; MLC, cadeia leve da miosina; MLCK, cinase da cadeia leve da miosina; PLD, fosfolipase D; R, receptor; RR, receptores de rianodina; RS, retículo sarcoplasmático; CCDV, canal de $Ca^{2+}$ dependente de voltagem. Para outras abreviaturas, ver Capítulo 2 e Apêndice. (Modificada a partir de Khahl R: Mechanisms of vascular smooth muscle contraction. Council for High Blood Pressure Newsletter, Spring 2001.)

**TABELA 31-9** Características de vários tipos de vasos sanguíneos em seres humanos

| Vaso | Diâmetro do lúmen | Espessura da parede | Área de secção transversal total aproximada | Porcentagem de volume sanguíneo contido[a] |
|---|---|---|---|---|
| Aorta | 2,5 cm | 2 mm | 4,5 | 2 |
| Artéria | 0,4 cm | 1 mm | 20 | 8 |
| Arteríola | 30 μm | 20 μm | 400 | 1 |
| Capilar | 5 μm | 1 μm | 4.000 | 5 |
| Vênula | 20 μm | 2 μm | 4.000 | |
| Veia | 0,5 cm | 0,5 mm | 40 | 54 |
| Veia cava | 3 cm | 1,5 mm | 18 | |

[a] Em vasos sistêmicos; há um adicional de 12% no coração e 18% na circulação pulmonar.

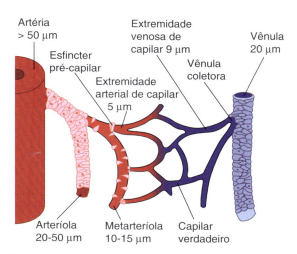

**FIGURA 31-16 A microcirculação.** Arteríolas dão origem a metarteríolas, que dão origem a capilares. Os capilares drenam por meio de vênulas coletoras curtas para as vênulas. As paredes das artérias, arteríolas e vênulas pequenas contêm quantidades relativamente grandes de músculo liso. Há células musculares lisas espalhadas nas paredes das metarteríolas, e as aberturas dos capilares são guardadas por esfincteres musculares pré-capilares. Os diâmetros dos vários vasos também são mostrados. (Cortesia de JN Diana.)

estabelecido se as metarteríolas são inervadas, e parece que os esfincteres pré-capilares não o são. Contudo, é claro que eles podem responder a substâncias vasoconstritoras locais ou circulantes. Os capilares têm cerca de 5 μm de diâmetro na extremidade arterial e 9 μm de diâmetro na extremidade venosa. Quando os esfincteres estão dilatados, o diâmetro dos capilares é suficiente o bastante para que as hemácias passem espremidas em "fila única". Quando elas passam pelos capilares, as hemácias adquirem formato de dedal ou de paraquedas, com o fluxo empurrando o centro adiante das bordas. Essa configuração parece devida simplesmente à pressão no centro do vaso, quer ou não as bordas da hemácia estejam em contato com as paredes do capilar.

A área total de todas as paredes dos vasos capilares no corpo ultrapassa 6.300 m² no adulto. As paredes, que têm cerca de 1 μm de espessura, são compostas de uma camada única de células endoteliais. A estrutura das paredes varia de órgão para órgão. Em muitos leitos vasculares, inclusive naqueles nos músculos esqueléticos, cardíacos e lisos, as junções entre as células endoteliais (**Figura 31-17**) permitem a passagem de moléculas de até 10 nm de diâmetro. Parece também que o plasma e suas proteínas dissolvidas podem ser captados por endocitose, transportados pelas células endoteliais, e descarregados por exocitose (**transporte vesicular**; ver Capítulo 2). Entretanto, esse processo pode dar conta de apenas uma pequena parte do transporte através do endotélio. No encéfalo, os capilares se assemelham aos capilares nos músculos, mas as junções entre as células endoteliais são mais estreitas, e o transporte por elas é muito limitado a células pequenas (embora condições patológicas possam ampliar essas junções). Na maioria das glândulas endócrinas, nas vilosidades intestinais e em partes dos rins, por outro lado, o citoplasma das células endoteliais é atenuado para formar lacunas denominadas **fenestrações**. Essas fenestrações têm de 20 a 100 nm de diâmetro e podem ser abertas para permitir a passagem de moléculas maiores, embora, provavelmente, sua permeabilidade seja reduzida significantemente em condições normais por uma camada espessa de glicocálice endotelial. Uma exceção a isso, contudo, é encontrada no fígado, onde os capilares sinusoidais são extremamente porosos, o endotélio é descontínuo, e ocorrem lacunas entre as células endoteliais que não são fechadas por membranas (ver Figura 28-2). Algumas das lacunas têm 600 nm de diâmetro, e outras podem ser tão grandes quanto 3.000 nm. Elas permitem, portanto, a passagem de moléculas grandes, inclusive proteínas plasmáticas, o que é importante para a função hepática (ver Capítulo 28). A permeabilidade dos capilares em várias partes do corpo, expressa em termos de sua condutividade hidráulica, é resumida na Tabela 31-10.

Os capilares e as vênulas pós-capilares contêm **pericitos** em volta de suas células endoteliais (Figura 31-17). Essas células têm apêndices longos que se enrolam em torno dos vasos.

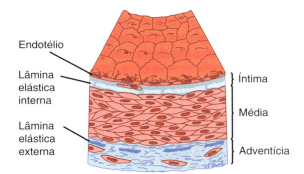

**FIGURA 31-15 Estrutura de uma artéria muscular normal.** (Reproduzida, com permissão, de Ross R, Glomset JA: The pathogenesis of atherosclerosis. N Engl J Med 1976;295:369.)

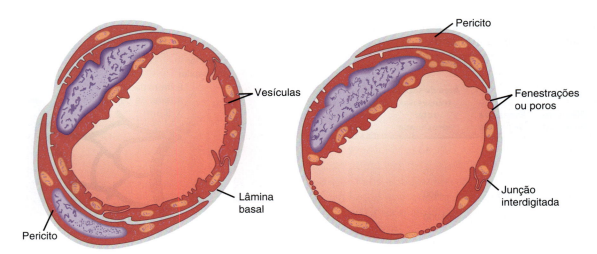

**FIGURA 31-17 Cortes transversais de capilares. Esquerda:** tipo de capilar encontrado no músculo. **Direita:** tipo de capilar fenestrado. (Reproduzida, com permissão, de Orbison JL e D Smith, editors. *Peripheral Blood Vessels.* Baltimore: Williams & Wilkins, 1962.)

Elas são contráteis e liberam uma ampla variedade de agentes vasoativos. Elas também sintetizam e liberam componentes da membrana basal e matriz extracelular. Uma de suas funções fisiológicas parece ser a regulação do fluxo por meio das junções entre células endoteliais, particularmente na presença de inflamação. Elas são semelhantes às células mesangiais dos glomérulos renais (ver Capítulo 37).

## VASOS LINFÁTICOS

Os vasos linfáticos servem para coletar o plasma e seus componentes que exsudaram dos capilares para o espaço intersticial (i.e., a linfa). Eles fazem a drenagem dos tecidos corpóreos por meio de um sistema de vasos que coalescem e finalmente terminar nas veias subclávias direita e esquerda em suas junções com as respectivas veias jugulares internas. Os vasos linfáticos contêm válvulas e, regularmente, alcançam gânglios linfáticos ao longo de seu trajeto. A ultraestrutura dos pequenos vasos linfáticos difere daquela dos capilares em vários detalhes: fenestrações não são visíveis no endotélio linfático; muito pouca, se alguma, lâmina basal está presente sob o endotélio; e as junções entre células endoteliais são abertas, sem junções oclusivas intercelulares.

## ANASTOMOSES ARTERIOVENOSAS

Nos dedos, nas palmas das mãos e nos lóbulos das orelhas, canais curtos ligam arteríolas a vênulas, contornando os capilares. Essas **anastomoses arteriovenosas** (A-V), ou ***shunts***, têm paredes espessas, musculares, e são abundantemente inervadas, presumivelmente por fibras nervosas vasoconstritoras.

## VÊNULAS E VEIAS

As paredes das vênulas são apenas levemente mais espessas que as dos capilares, e também são finas e facilmente distendidas. Elas contêm relativamente pouca musculatura lisa, mas vasoconstrição considerável é produzida por atividade nos nervos noradrenérgicos às veias e por substâncias vasoconstritoras circulantes, tais como endotelinas. Variações no tônus venoso são importantes em ajustes circulatórios.

A íntima das veias dos membros é dobrada em intervalos para formar **válvulas venosas** que impedem o fluxo retrógrado. A maneira como essas válvulas funcionam foi demonstrada primeiramente por William Harvey, no século XVII. Nenhuma válvula está presente em veias muito pequenas, nas grandes veias, ou nas veias do encéfalo e das vísceras.

## ANGIOGÊNESE

Quando os tecidos crescem, os vasos sanguíneos precisam proliferar para que o tecido mantenha um suprimento sanguíneo normal. Portanto, a angiogênese, a formação de novos vasos

**TABELA 31-10 Condutividade hidráulica de capilares em várias partes do corpo**

| Órgão | Condutividade[a] | Tipo de Endotélio |
|---|---|---|
| Encéfalo (com exceção dos órgãos circunventriculares) | 3 | |
| Pele | 100 | Contínuo |
| Músculo esquelético | 250 | |
| Pulmão | 340 | |
| Coração | 860 | |
| Trato gastrintestinal (mucosa intestinal) | 13.000 | |
| | | Fenestrado |
| Glomérulo renal | 15.000 | |

[a] Unidades de condutividade são 10 a 13 $cm^3$ $s^{-1}$ $dina^{-1}$.
Dados cortesia de JN Diana.

CAPÍTULO 31 Sangue Como um Líquido Circulatório e a Dinâmica do Fluxo de Sangue e Linfa

sanguíneos, é importante durante a vida fetal e o crescimento até a idade adulta. Também é importante na vida adulta para processos como cicatrização de feridas, formação do corpo lúteo depois da ovulação, e formação de novo endométrio após a menstruação. Anormalmente, é importante no crescimento de tumores; se os tumores não desenvolvem um suprimento sanguíneo, eles não crescem.

Durante o desenvolvimento embrionário, uma rede de capilares vazantes é formada nos tecidos a partir de angioblastos; este processo é chamado de **vasculogênese**. Vasos então se ramificam a partir de vasos próximos, conectam-se aos capilares e lhes fornecem musculatura lisa, o que leva à sua maturação. A angiogênese em adultos presumivelmente é semelhante, mas consiste na formação de novos vasos por ramificação de vasos preexistentes, em vez de a partir de angioblastos.

Muitos fatores estão envolvidos na angiogênese. Um componente importante é o **fator de crescimento endotelial vascular** (**VEGF**, do inglês *vascular endothelial growth factor*). Este fator existe em múltiplas isoformas, e há três receptores para o VEGF que são do tipo tirosina cinase, que também cooperam com correceptores não cinase conhecidos como neuropilinas em alguns tipos de células. O VEGF parece ser principalmente responsável por vasculogênese, ao passo que o brotamento dos vasos que fazem conexão com a rede capilar imatura é regulado por outros fatores ainda não identificados. Algumas das isoformas e alguns receptores para o VEGF podem desempenhar um papel mais eminente na formação de vasos linfáticos (**linfangiogênese**) que na de vasos sanguíneos.

As ações do VEGF e fatores correlatos têm recebido atenção considerável recentemente, devido à necessidade de angiogênese no desenvolvimento de tumores. Os antagonistas de VEGF e outros inibidores da angiogênese entraram atualmente na prática clínica como terapias adjuntas para muitas neoplasias malignas, e estão sendo testados também como tratamentos de primeira linha.

# CONSIDERAÇÕES BIOFÍSICAS PARA A FISIOLOGIA CIRCULATÓRIA

## FLUXO, PRESSÃO E RESISTÊNCIA

O sangue sempre flui, é claro, de áreas de alta pressão para áreas de baixa pressão, exceto em certas situações quando a inércia mantém o fluxo transitoriamente (ver Figura 30–3). A relação entre fluxo médio, pressão média e resistência nos vasos sanguíneos é análoga, em um modo geral, à relação entre corrente, força eletromotriz (voltagem) e resistência em um circuito elétrico, como expresso na lei de Ohm:

$$\text{Corrente (I)} = \frac{\text{Força eletromotriz (E)}}{\text{Resistência (R)}}$$

$$\text{Fluxo (F)} = \frac{\text{Pressão (P)}}{\text{Resistência (R)}}$$

O fluxo em qualquer porção do sistema vascular é, portanto, igual à **pressão efetiva de perfusão** naquela porção do sistema, dividida pela **resistência**. A pressão efetiva de perfusão é a pressão intraluminal média na extremidade arterial menos a pressão na extremidade venosa. As unidades de resistência (pressão dividida por fluxo) são $\text{dina} \cdot \text{s/cm}^5$. Para evitar trabalhar com tais unidades complexas, a resistência no sistema cardiovascular é expressa em **unidades R**, que são obtidas dividindo-se a pressão em mmHg por fluxo em mL/s (ver também Tabela 33–1). Assim, por exemplo, quando a pressão aórtica média é 90 mmHg e o débito ventricular esquerdo é 90 mL/s, a resistência periférica total é

$$\frac{90 \text{ mmHg}}{90 \text{ mL/s}} = 1 \text{ unidade R}$$

# MÉTODOS PARA MENSURAR O FLUXO SANGUÍNEO

O fluxo sanguíneo pode ser medido introduzindo-se uma cânula em um vaso sanguíneo, mas isso tem limitações óbvias. Por isso, vários aparelhos não invasivos foram desenvolvidos para medir o fluxo. Mais comumente, a velocidade do sangue pode ser mensurada com **fluxômetro Doppler**. Ondas ultrassônicas são enviadas para dentro de um vaso no sentido diagonal, e as ondas refletidas pelas hemácias e leucócitos do sangue são captadas por um sensor a jusante. A frequência das ondas refletidas é mais alta por uma quantidade que é proporcional à velocidade do fluxo em direção ao sensor, devido ao efeito Doppler.

Métodos indiretos para a mensuração do fluxo sanguíneo de vários órgãos em seres humanos incluem adaptações das técnicas de Fick e de diluição de indicador descritas no Capítulo 30. Um exemplo é o uso do método de $N_2O$ de Kety para medida do fluxo sanguíneo cerebral (ver Capítulo 33). Outro é a determinação do fluxo sanguíneo renal pela mensuração da depuração de ácido para-amino-hipúrico (ver Capítulo 37). Uma quantidade considerável de dados sobre fluxo sanguíneo nas extremidades tem sido obtida por **pletismografia**. O antebraço, por exemplo, é selado em uma câmara à prova d'água (**pletismógrafo**). Alterações no volume do antebraço, refletindo mudanças na quantidade de sangue e líquido intersticial que ele contém, deslocam a água, e esse deslocamento é medido com um registrador de volume. Quando a drenagem venosa do antebraço é ocluída, a velocidade de aumento no volume do antebraço é uma função do fluxo sanguíneo arterial (**pletismografia de oclusão venosa**).

# APLICABILIDADE DE PRINCÍPIOS FÍSICOS AO FLUXO NOS VASOS SANGUÍNEOS

Princípios físicos e equações que descrevem o comportamento de líquidos perfeitos em tubos rígidos com frequência têm sido usados indiscriminadamente para explicar o comportamento do sangue nos vasos sanguíneos. Os vasos sanguíneos não são tubos rígidos, e o sangue não é um líquido perfeito e sim um

## FLUXO LAMINAR

O fluxo de sangue em vasos sanguíneos retos, como o fluxo de líquidos em tubos rígidos estreitos, é normalmente **laminar**. Dentro dos vasos sanguíneos, uma camada de sangue infinitamente delgada em contato com a parede do vaso não se move. A próxima camada dentro do vaso tem uma velocidade baixa, a seguinte uma velocidade mais alta, e assim por diante, a velocidade sendo maior no centro da corrente (Figura 31-18). O fluxo laminar ocorre em velocidades até atingir uma certa **velocidade crítica**. Nesta velocidade ou acima dela, o fluxo é turbulento. A probabilidade de turbulência também está relacionada com o diâmetro do vaso e a viscosidade do sangue. Essa probabilidade pode ser expressa pela razão das forças de inércia com as viscosas, como mostrado a seguir:

$$Re = \frac{\rho D \dot{V}}{\eta}$$

onde Re é o número de Reynolds, assim denominado em homenagem ao homem que descreveu a relação; $\rho$ é a densidade do líquido; D é o diâmetro do tubo em consideração; V é a velocidade do fluxo; e $\eta$ é a viscosidade do líquido. Quanto mais alto o valor de Re, maior a probabilidade de turbulência. Quando D está em cm, V está em cm/s$^{-1}$, e $\eta$ está em poise; o fluxo geralmente não é turbulento se Re é menor que 2.000. Quando Re é maior que 3.000, a turbulência quase sempre está presente. O fluxo laminar pode estar perturbado nos pontos de ramificação das artérias, e a turbulência resultante pode aumentar a probabilidade de que placas de aterosclerose sejam depositadas. De modo semelhante, a constrição de uma artéria aumenta a velocidade do fluxo sanguíneo por meio da constrição, produzindo turbulência e som adiante da constrição (Figura 31-19). Exemplos são os sopros ouvidos sobre artérias estreitadas por placas ateroscleróticas, e os sons de Korotkoff ouvidos quando se mede a pressão arterial. Em seres humanos

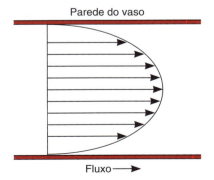

**FIGURA 31-8** Diagrama das velocidades de lâminas concêntricas de um líquido viscoso fluindo em um tubo, ilustrando a distribuição parabólica das velocidades.

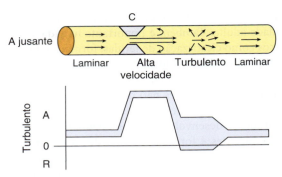

**FIGURA 31-19 Em cima**: Efeito da constrição (C) sobre o perfil de velocidades em um vaso sanguíneo. As setas indicam a direção de componentes da velocidade, e seu comprimento é proporcional à sua magnitude. **Embaixo**: Variação de velocidades em cada ponto ao longo do vaso. Na área de turbulência, há muitas velocidades anterógradas (A) diferentes e algumas retrógradas (R). (Modificada e reproduzida, com permissão, de Richards KE: Doppler echocardiographic diagnosis and quantification of vascular heartdisease. Curr Probl Cardiol 1985 Feb;10(2):1-49.)

sadios, a velocidade crítica às vezes é excedida na artéria aorta no pico da ejeção sistólica, mas, frequentemente, ela só é excedida quando uma artéria em construção.

## ESTRESSE DE CISALHAMENTO E ATIVAÇÃO GÊNICA

O sangue circulante cria uma força sobre o endotélio que é paralela ao eixo longitudinal do vaso. Esse **estresse de cisalhamento** ($\gamma$) é proporcional à viscosidade ($\eta$) vezes a razão de cisalhamento (d$\gamma$/dr), que é a razão em que a velocidade axial aumenta da parede do vaso em direção ao lúmen.

$$\gamma = \eta \, (d\gamma/dr)$$

A alteração no estresse de cisalhamento e outras variáveis físicas, como tensão cíclica e distensão, produz mudanças acentuadas na expressão gênica das células endoteliais. Os genes que são ativados incluem aqueles que produzem fatores de crescimento, integrinas e moléculas correlatas (Tabela 31-11).

## VELOCIDADE MÉDIA

Ao se considerar o fluxo em um sistema de tubos, é importante distinguir entre velocidade, que é o deslocamento por unidade de tempo (p. ex., cm/s), e fluxo, que é o volume por unidade de tempo (p. ex., cm³/s). A velocidade (V) é proporcional ao fluxo (Q) dividida pela área do canal (A):

$$\dot{V} = \frac{Q}{A}$$

Portanto, Q = A × V, e se o fluxo permanece constante, a velocidade aumenta em proporção direta a qualquer diminuição em A (Figura 31-19).

A velocidade média do movimento do líquido em qualquer ponto em um sistema de tubos em paralelo é inversamente proporcional à área *total* de secção transversal naquele ponto. Portanto, a velocidade média do sangue é alta na aorta,

## TABELA 31-11 Genes em células endoteliais humanas, bovinas e de coelho que são afetadas pelo estresse de cisalhamento, e fatores de transcrição envolvidos

| Gene | Fatores de transcrição |
|---|---|
| Endotelina-1 | AP-1 |
| VCAM-1 | AP-1, NF-κB |
| ECA | SSRE, AP-1, Egr-1 |
| Fator tecidual | SP1, Egr-1 |
| TM | AP-1 |
| PDGF-α | SSRE, Egr-1 |
| PDGF-β | SSRE |
| ICAM-1 | SSRE, AP-1, NF-κb |
| TGF-β | SSRE, AP-1, NF-κB |
| Egr-1 | SREs |
| c-fos | SSRE |
| c-jun | SSRE, AP-1 |
| NOS 3 | SSRE, AP-1, NF-κB |
| MCP-1 | SSRE, AP-1, NF-κB |

ECA, enzima conversora da angiotensina; AP-1, proteína ativadora-1; Egr-1, proteína de resposta ao crescimento precoce-1; ICAM-1, molécula de adesão intercelular-1; MCP-1, proteína quimiotática de monócitos-1; NF-κB, fator nuclear-κB; NOS 3, óxido nítrico sintase 3; PDGF, fator de crescimento derivado das plaquetas; SP1, proteína 1 de especificidade; SSRE, elemento responsivo ao estresse de cisalhamento; TGF-β, fator de crescimento transformante β; TM, trombomodulina; VCAM-1, molécula de adesão celular vascular-1.

Modificada a partir de Braddock, M et al.: Fluid shear stress modulation of gene expression in endothelial cells. News Physiol Sci 1998;13:241.

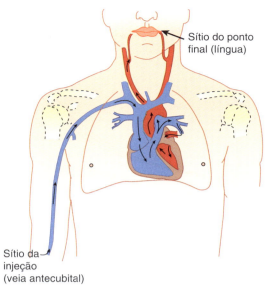

**FIGURA 31-20** Via percorrida pelo material injetado quando o tempo de circulação braço a língua é mensurado.

declina constantemente nos vasos menores, e é mais baixa nos capilares, que têm 1.000 vezes a área *total* de corte transversal da aorta (Tabela 31-9). A velocidade média do fluxo sanguíneo aumenta novamente quando o sangue entra nas veias e é relativamente alta na veia cava, embora não tão alta quanto na aorta. Clinicamente, a velocidade da circulação pode ser mensurada pela injeção de um preparado de sal biliar em uma veia do braço, cronometrando-se o primeiro aparecimento do gosto amargo que ele produz (Figura 31-20). O **tempo de circulação** médio normal braço-a-língua é de 15 s.

## FÓRMULA DE POISEUILLE-HAGEN

A relação entre o fluxo em um tubo estreito longo, a viscosidade do líquido e o raio do tubo é expressa matematicamente na **fórmula de Poiseuille-Hagen**:

$$F = (P_A - P_B) \times \left(\frac{\pi}{8}\right) \times \left(\frac{1}{\eta}\right) \times \left(\frac{r^4}{L}\right)$$

onde
- F = fluxo
- $P_A - P_B$ = diferença de pressão entre duas extremidades do tubo
- η = viscosidade
- r = raio do tubo
- L = comprimento do tubo

Como o fluxo é igual à diferença de pressão dividida pela resistência (R),

$$R = \frac{8\eta L}{\pi r^4}$$

Visto que o fluxo varia diretamente e a resistência inversamente à quarta potência do raio, o fluxo sanguíneo e a resistência *in vivo* são afetados acentuadamente por pequenas mudanças no calibre dos vasos. Assim, por exemplo, o fluxo por meio de um vaso é duplicado por um aumento de apenas 19% em seu raio; e quando o raio é dobrado, a resistência é reduzida a 6% de seu valor anterior. É por isso que o fluxo sanguíneo orgânico é regulado tão efetivamente por pequenas mudanças no calibre das arteríolas, e porque variações no diâmetro arteriolar têm um efeito tão pronunciado sobre a pressão arterial sistêmica.

## VISCOSIDADE E RESISTÊNCIA

A resistência ao fluxo de sangue é determinada não somente pelo raio dos vasos sanguíneos (**resistência vascular**), mas também pela viscosidade do sangue. O plasma é cerca de 1,8 vezes mais viscoso que a água, enquanto o sangue total é 3 a 4 vezes mais viscoso que a plasma. Assim, a viscosidade depende em sua maior parte do **hematócrito**. O efeito da viscosidade *in vivo* desvia-se do previsto pela fórmula de Poiseuille-Hagen. Nos grandes vasos, aumentos do hematócrito causam aumentos consideráveis da viscosidade. Entretanto, em vasos menores que 100 μm de diâmetro — isto é, em arteríolas, capilares e vênulas — a alteração da viscosidade por unidade de mudança do hematócrito é muito menor do que o é em vasos de grosso calibre. Isso se deve a uma diferença na natureza do fluxo pelos pequenos vasos. Portanto, a mudança líquida em viscosidade por unidade de mudança do hematócrito é consideravelmente menor no corpo do que o é *in vitro* (Figura 31-21). É por

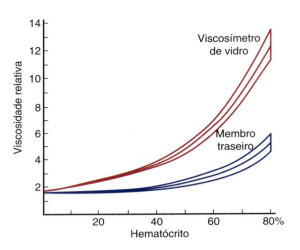

**FIGURA 31-21** Efeito de mudanças no hematócrito sobre a viscosidade relativa do sangue mensurada em um viscosímetro de vidro e na pata traseira de um cão. Em cada caso, a linha média representa a média e as linhas superior e inferior, o desvio padrão. (Reproduzida, com permissão, de Whittaker SRF, Winton FR: The apparent viscosity of blood flowing in the isolated hind limb of the dog, and its variation with corpuscular concentration. J. Physiol [Lond] 1933;78:338.)

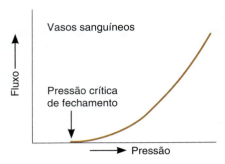

**FIGURA 31-22** Relação entre pressão e fluxo em vasos sanguíneos de paredes finas.

isso que mudanças no hematócrito têm relativamente pouco efeito sobre a resistência periférica, exceto quando as alterações são grandes. Na policitemia grave (produção excessiva de hemácias), o aumento de resistência realmente eleva o trabalho do coração. Inversamente, na anemia acentuada, a resistência periférica é diminuída, em parte devido ao declínio de viscosidade. É claro que a diminuição da hemoglobina reduz a capacidade de transporte de $O_2$ do sangue, mas o fluxo sanguíneo melhorado devido à diminuição da viscosidade compensa isso parcialmente.

A viscosidade também é afetada pela composição do plasma e pela resistência das células à deformação. Aumentos clinicamente significativos da viscosidade são vistos em doenças nas quais proteínas plasmáticas, tais como imunoglobulinas, estão marcantemente elevadas, assim como quando as hemácias estão anormalmente rígidas (esferocitose hereditária).

## PRESSÃO CRÍTICA DE FECHAMENTO

Em tubos rígidos, a relação entre pressão e fluxo de líquidos homogêneos é linear, mas em vasos sanguíneos de paredes finas *in vivo* não o é. Quando a pressão em um vaso sanguíneo pequeno está reduzida, é alcançado um ponto em que nenhum sangue flui, muito embora a pressão não seja zero **(Figura 31-22)**. Isso é porque os vasos são rodeados por tecidos que exercem uma pressão pequena, mas definida, sobre eles, e quando a pressão intraluminal cai abaixo da pressão tecidual, eles colapsam. Em tecidos inativos, por exemplo, a pressão em muitos capilares é baixa, pois os esfincteres pré-capilares e as metarteríolas estão constringidos, e muitos desses capilares estão colapsados. A pressão na qual o fluxo cessa é chamada de **pressão crítica de fechamento**.

## LEI DE LAPLACE

É, talvez, surpreendente que estruturas com paredes tão finas e delicadas como os capilares não tenham maior tendência à ruptura. O motivo principal de sua relativa invulnerabilidade é o seu diâmetro pequeno. O efeito protetor do tamanho pequeno nesse caso é um exemplo da operação da **lei de Laplace**, um princípio físico importante com várias outras aplicações em fisiologia. Essa lei declara que a tensão na parede de um cilindro (T) é igual ao produto da pressão transmural (P) e raio (R) dividido pela espessura da parede (w):

$$T = Pr/w$$

A **pressão transmural** é a pressão dentro do cilindro menos a pressão fora dele, mas como a pressão tecidual no corpo é baixa, ela geralmente pode ser ignorada e P igualada à pressão dentro da víscera. Em uma víscera de paredes finas, w é muito pequena e também pode ser ignorada, mas se torna um fator significante em vasos como artérias. Portanto, em uma víscera de paredes finas, P = T dividido pelos dois raios principais da curvatura da víscera:

$$P = T\left(\frac{1}{r_1} + \frac{1}{r_2}\right)$$

Em uma esfera, $r_1 = r_2$, assim

$$P = \frac{2T}{r}$$

Em um cilindro como um vaso sanguíneo, um raio é infinito, assim

$$P = \frac{T}{r}$$

Consequentemente, quanto menor o raio de um vaso sanguíneo, tanto mais baixa a tensão na parede é necessária para equilibrar a pressão de distensão. Na aorta humana, por exemplo, a tensão em pressões normais é em torno de 170.000 dinas/cm; mas nos capilares, ela é de aproximadamente 16 dinas/cm.

A lei de Laplace também torna clara uma desvantagem enfrentada por corações dilatados. Quando o raio de uma câmara cardíaca está aumentado, uma tensão maior deve ser desenvolvida no miocárdio para produzir qualquer dada pressão; consequentemente, um coração dilatado deve fazer mais trabalho que um coração não dilatado. Nos pulmões, os raios de curvatura dos alvéolos tornam-se menores durante a expiração, e essas estruturas tenderiam a colapsar devido à tração da tensão superficial se a tensão não fosse reduzida pelo agente redutor de tensão, o surfactante (ver Capítulo 34). Outro exemplo da operação dessa lei é visto na bexiga urinária (ver Capítulo 37).

## VASOS DE RESISTÊNCIA E CAPACITÂNCIA

*In vivo*, as veias são um reservatório sanguíneo importante. Normalmente, elas estão parcialmente colapsadas e são ovais em secção transversal. Uma grande quantidade de sangue pode ser adicionada ao sistema venoso antes que as veias se tornem distendidas ao ponto onde incrementos adicionais de volume produzam um grande aumento da pressão venosa. Por isso, as veias são chamadas de **vasos de capacitância**. As pequenas artérias e as arteríolas são denominadas **vasos de resistência**, porque constituem o sítio principal da resistência periférica (ver adiante).

Em repouso, pelo menos 50% do volume de sangue circulante está nas veias sistêmicas, 12% nas cavidades cardíacas, e 18% está na circulação pulmonar de baixa pressão. Somente 2% está na aorta, 8% nas artérias, 1% nas arteríolas, e 5% nos capilares (Tabela 31–9). Quando sangue extra é administrado por transfusão, menos de 1% dele é distribuído no sistema arterial (o "**sistema de alta pressão**"), e todo o resto é encontrado nas veias sistêmicas, na circulação pulmonar e nas câmaras cardíacas que não o ventrículo esquerdo (o "**sistema de baixa pressão**").

## CIRCULAÇÃO ARTERIAL E ARTERIOLAR

A pressão e as velocidades do sangue nas várias partes da circulação sistêmica estão resumidas na Figura 31–23. As relações gerais na circulação pulmonar são semelhantes, mas a pressão na artéria pulmonar é de 25/10 mmHg ou menos.

## VELOCIDADE E FLUXO DO SANGUE

Embora a velocidade média do sangue na porção proximal da aorta seja de 40 cm/s, o fluxo é fásico, e a velocidade varia de 120 cm/s, durante a sístole, a um valor negativo por ocasião do fluxo retrógrado transitório antes que a valva aórtica se feche, na diástole. Nas porções distais da aorta e nas grandes artérias, a velocidade também é muito maior na sístole que na diástole. Entretanto, os vasos são elásticos, e o fluxo para diante é contínuo em consequência do rechaço durante a diástole das paredes vasculares que foram distendidas durante a sístole (Figura 31–24). O fluxo pulsátil parece manter a função ótima dos tecidos, aparentemente por meio de efeitos distintos sobre

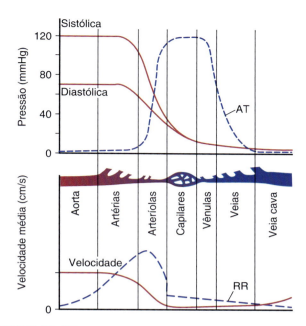

**FIGURA 31–23 Diagrama das mudanças na pressão e na velocidade quando o sangue flui pela circulação sistêmica.** AT, área total de secção transversal dos vasos, que aumenta de 4,5 cm² na aorta para 4.500 cm² nos capilares (Tabela 31–9). RR, resistência relativa, que é mais alta nas arteríolas.

a transcrição de genes. Se a perfusão de um órgão é feita por uma bomba que administra um fluxo não pulsátil, marcadores inflamatórios são produzidos, há um aumento gradual da resistência vascular e, finalmente, a perfusão tecidual torna-se insuficiente.

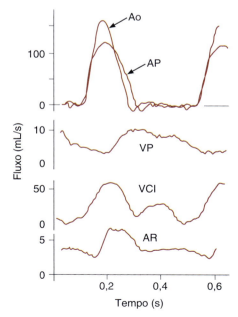

**FIGURA 31–24 Alterações no fluxo sanguíneo durante o ciclo cardíaco no cão.** A diástole é seguida por sístole começando em 0,1 e novamente em 0,5 s. Os padrões de fluxo nos seres humanos são semelhantes. Ao, aorta; AP, artéria pulmonar; VP, veia pulmonar; VCI, veia cava inferior; AR, artéria renal. (Reproduzida, com permissão, de Milnor WR: Pulsatile blood flow. N Engl J Med 1972;287:27.)

# PRESSÃO ARTERIAL

A pressão na aorta, na braquial e em outras artérias grandes, em um ser humano adulto jovem, eleva-se a um valor de pico (**pressão sistólica**) de cerca de 120 mmHg durante cada ciclo cardíaco, e cai para um mínimo (**pressão diastólica**) de cerca de 70 mmHg. A pressão arterial é escrita convencionalmente como pressão sistólica sobre pressão diastólica, por exemplo, 120/70 mmHg. Um milímetro de mercúrio equivale a 0,133 kPa, assim, em unidades SI, esse valor é 16,0/9,3 kPa. A **pressão de pulso**, a diferença entre as pressões sistólica e diastólica, é normalmente de 50 mmHg. A **pressão arterial média** é a média das pressões do ciclo cardíaco. Como a sístole é mais curta que a diástole, a pressão arterial média é levemente menor que o valor médio entre pressão sistólica e pressão diastólica. Ela só pode ser determinada realmente pela integração da área da curva de pressão (Figura 31–25); contudo, como uma aproximação, a pressão média equivale à pressão diastólica mais um terço da pressão de pulso.

A pressão cai muito levemente nas artérias de tamanho grande e médio, porque sua resistência ao fluxo é pequena, mas cai rapidamente nas artérias pequenas e arteríolas, que são os sítios principais da resistência periférica contra a qual o coração bombeia. A pressão arterial média no fim das arteríolas é de 30 a 38 mmHg. A pressão de pulso também declina rapidamente para em torno de 5 mmHg nas extremidades das arteríolas. A magnitude da queda de pressão ao longo das arteríolas varia consideravelmente, dependendo se estão constringidas ou dilatadas.

## EFEITO DA GRAVIDADE

As pressões na Figura 31-24 são aquelas nos vasos sanguíneos ao nível do coração. A pressão em qualquer vaso abaixo do nível do coração é aumentada e a de qualquer vaso acima do nível do coração é diminuída pelo efeito da gravidade. A magnitude do efeito gravitacional é 0,77 mmHg/cm de distância acima ou abaixo do coração na densidade do sangue normal. Assim, em um ser humano adulto na posição ortostática, quando a pressão arterial média ao nível do coração é de 100 mmHg, a pressão média em uma grande artéria na cabeça (50 cm acima do coração) é de 62 mmHg (100 − [0,77 × 50]), e a pressão em uma grande artéria no pé (105 cm abaixo do coração) é de 180 mmHg (100 + [0,77 × 105]). O efeito da gravidade sobre a pressão venosa é semelhante (Figura 31–26).

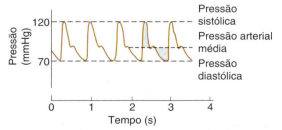

**FIGURA 31–25** Curva de pressão da artéria braquial de um ser humano jovem saudável, mostrando a relação das pressões sistólica e diastólica com a pressão arterial média. A área sombreada acima da linha da pressão arterial média é igual à área sombreada abaixo dela.

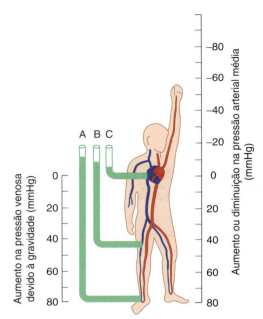

**FIGURA 31–26 Efeitos da gravidade sobre a pressão arterial e venosa.** A escala à direita indica o aumento (ou diminuição) na pressão arterial média em uma grande artéria em cada nível. A pressão arterial média em todas as grandes artérias é de aproximadamente 100 mmHg quando elas estão ao nível do ventrículo esquerdo. A escala à esquerda indica o aumento na pressão venosa em cada nível devido à gravidade. Os manômetros à esquerda da figura indicam a altura à qual uma coluna de sangue em um tubo se elevaria se conectada a uma veia do tornozelo (A), à veia femoral (B), ou ao átrio direito (C), com o sujeito na posição ortostática. As pressões aproximadas nessas localizações na posição em decúbito; isto é, quando o tornozelo, a coxa e o átrio direito estão no mesmo nível, são A, 10 mmHg; B, 7,5 mmHg; e C, 4,6 mmHg.

## MÉTODOS DE MENSURAÇÃO DA PRESSÃO ARTERIAL

Se uma cânula é inserida em uma artéria, a pressão arterial pode ser mensurada diretamente com um manômetro de mercúrio, ou um medidor de tensão adequadamente calibrado. Quando uma artéria é ligada além do ponto no qual a cânula foi inserida, uma **pressão final** é registrada, o fluxo na artéria é interrompido, e toda a energia cinética do fluxo é convertida em energia de pressão. Se, alternativamente, um tubo em T é inserido em um vaso e a pressão é mensurada no ramo lateral do tubo, a **pressão lateral** registrada, em condições onde a queda de pressão devido à resistência é irrisória, é mais baixa que a pressão final pela energia cinética do fluxo. Isso é porque em um tubo ou um vaso sanguíneo a energia total — a soma da energia cinética do fluxo e da energia potencial — é constante (**princípio de Bernoulli**).

Vale a pena considerar que a queda de pressão em qualquer segmento do sistema arterial deve-se tanto à resistência quanto à conversão de energia potencial em cinética. A queda de pressão devido à energia gasta para superar a resistência é irreversível, pois a energia é dissipada como calor; mas a queda de pressão devido à conversão de energia potencial em cinética quando um vaso se estreita é revertida quando o vaso se alarga novamente (Figura 31–27).

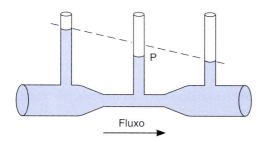

**FIGURA 31-27 Princípio de Bernoulli.** Quando o líquido flui pela parte estreita do tubo, a energia cinética do fluxo é aumentada quando a velocidade cresce, e a energia potencial é reduzida. Consequentemente, a pressão mensurada (P) é mais baixa do que seria naquele ponto se o tubo não tivesse sido estreitado. A linha tracejada indica qual teria sido a queda de pressão devido a forças friccionais se o tubo tivesse um diâmetro uniforme.

O princípio de Bernoulli também tem uma aplicação significante em fisiopatologia. De acordo com o princípio, quanto maior a velocidade de fluxo em um vaso, mais baixa é a pressão lateral distendendo suas paredes. Quando um vaso é estreitado, a velocidade do fluxo na porção estreita aumenta e a pressão de distensão diminui. Portanto, quando um vaso é estreitado por um processo patológico, tal como uma placa aterosclerótica, a pressão lateral na constrição é diminuída e o estreitamento tende a se manter.

## MÉTODO AUSCULTATÓRIO

A pressão arterial em seres humanos é medida rotineiramente pelo **método auscultatório**. Um manguito inflável (**Riva-Roccicuff**) ligado a um manômetro de mercúrio (**esfigmomanômetro**) é enrolado em volta do braço e um estetoscópio é colocado sobre a artéria braquial no cotovelo. O manguito é inflado rapidamente até que a pressão esteja bem acima da pressão sistólica esperada na artéria braquial. A artéria é ocluída pelo manguito, e nenhum som é ouvido com o estetoscópio. A pressão no manguito então é diminuída lentamente. No ponto em que a pressão sistólica na artéria acaba de exceder a pressão do manguito, um esguicho de sangue passa com cada batimento cardíaco e, em sincronia com cada batimento, um som de batida é ouvido abaixo do manguito. A pressão no manguito em que os sons são ouvidos primeiramente é a pressão sistólica. Quando a pressão do manguito é diminuída ainda mais, os sons se tornam mais altos, depois surdos e abafados. Esses são os **sons de Korotkoff**. Finalmente, na maioria dos indivíduos, eles desaparecem. Quando medidas diretas e indiretas da pressão arterial são feitas simultaneamente, a pressão diastólica em adultos em repouso correlaciona-se melhor com a pressão na qual o som desaparece. Entretanto, em adultos após exercício e em crianças, a pressão diastólica correlaciona-se melhor com a pressão na qual os sons se tornam abafados. Isso também é verdadeiro em doenças como hipertireoidismo e insuficiência aórtica.

Os sons de Korotkoff são produzidos pelo fluxo turbulento na artéria braquial. Quando a artéria é estreitada pelo manguito, a velocidade do fluxo da constrição excede a **velocidade crítica**, resultando em fluxo turbulento (Figura 31-19).

Em pressões do manguito logo abaixo da pressão sistólica, o fluxo pela artéria ocorre somente no pico da sístole, e a turbulência produz um som de batida. Contanto que a pressão no manguito esteja acima da pressão diastólica na artéria, o fluxo é interrompido pelo menos durante parte da diástole, e os sons intermitentes têm uma qualidade em *staccato*. Quando a pressão do manguito está próxima da pressão arterial diastólica, o vaso ainda está constringido, mas o fluxo turbulento ainda é contínuo. Os sons contínuos têm uma qualidade abafada em vez de em *staccato*.

## PRESSÃO ARTERIAL NORMAL

A pressão na artéria braquial em adultos jovens na posição sentada em repouso é de aproximadamente 120/70 mmHg. Como a pressão arterial é o produto do débito cardíaco e da resistência periférica, ela é afetada por condições que influenciam um ou ambos esses fatores. A emoção aumenta o débito cardíaco e a resistência periférica, e cerca de 20% dos pacientes hipertensos têm pressões arteriais que são mais altas no consultório do médico do que em casa, durante suas atividades normais cotidianas ("hipertensão do jaleco branco"). A pressão arterial cai até 20 mmHg durante o sono, porém, esta queda está reduzida ou ausente na hipertensão.

Há acordo geral de que a pressão arterial se eleva com o avanço da idade, mas a magnitude dessa elevação é incerta, pois a hipertensão é uma doença comum e sua incidência aumenta quando a idade avança **(ver Quadro Clínico 31-4)**. Os indivíduos que têm pressões arteriais sistólicas < 120 mmHg na idade de 50 a 60 anos, e não desenvolveram hipertensão clínica, ainda assim apresentam pressões sistólicas que se elevam durante a vida **(Figura 31-28)**. Essa elevação pode ser a mais próxima da elevação em indivíduos normais. Os indivíduos com hipertensão leve que não é tratada mostram uma elevação significantemente mais rápida da pressão sistólica. Em ambos os grupos, a pressão diastólica também se eleva, mas então começa a cair na meia idade, quando a rigidez das artérias aumenta. Consequentemente, a pressão de pulso sobe com o avanço da idade.

É interessante que as pressões arteriais sistólica e diastólica são mais baixas em mulheres jovens que em homens jovens com idades de 55 a 65 anos; após, elas se tornam comparáveis. Como há uma correlação positiva entre pressão arterial e a incidência de ataques cardíacos e derrames (ver adiante), a pressão arterial mais baixa antes da menopausa em mulheres pode ser o motivo porque, em média, elas vivem mais que os homens.

## CIRCULAÇÃO CAPILAR

Em qualquer momento, apenas 5% do sangue circulante está nos capilares, mas estes 5% representam, em um sentido, a parte mais importante do volume sanguíneo, porque é a única do reservatório a partir da qual $O_2$ e nutrientes podem entrar no líquido intersticial, e por meio da qual $CO_2$ e metabólitos podem entrar na corrente sanguínea. A troca através das paredes dos capilares é essencial para a sobrevivência dos tecidos.

# SEÇÃO V Fisiologia Cardiovascular

## QUADRO CLÍNICO 31–4

### Hipertensão

A hipertensão é uma elevação mantida da pressão arterial sistêmica. É mais comumente devida à resistência periférica aumentada, e é uma anormalidade muito comum em seres humanos. Ela pode ser produzida por muitas doenças (Tabela 31–12) e causa numerosos transtornos sérios. Quando a resistência contra a qual o ventrículo esquerdo precisa bombear (pós-carga) está elevada por um longo período, o músculo cardíaco se hipertrofia. A resposta inicial é a ativação de genes precoces imediatos no músculo ventricular, seguida por ativação de uma série de genes envolvidos no crescimento durante a vida fetal. A hipertrofia ventricular esquerda está associada a um prognóstico ruim. O consumo total de $O_2$ do coração, já aumentado pelo trabalho de ejetar sangue contra uma pressão elevada (ver Capítulo 30), é elevado ainda mais, já que há mais músculo. Portanto, qualquer diminuição no fluxo sanguíneo coronariano tem consequências mais sérias em pacientes hipertensos do que em indivíduos normais, e graus de estreitamento de vasos coronarianos que não produzem sintomas quando o tamanho do coração é normal podem produzir infarto do miocárdio quando o coração está aumentado.

A incidência de aterosclerose aumenta na hipertensão, e infartos do miocárdio são comuns mesmo quando o coração não está aumentado. Finalmente, a capacidade de compensar a alta resistência periférica é excedida, e o coração torna-se insuficiente. Indivíduos hipertensos também estão predispostos a tromboses de vasos cerebrais e à hemorragia cerebral. Uma complicação adicional é a insuficiência renal. Contudo, a incidência de insuficiência cardíaca, acidentes vasculares encefálicos e insuficiência renal pode ser acentuadamente reduzida pelo tratamento ativo da hipertensão, mesmo quando a hipertensão é relativamente lenta. Na vasta maioria dos pacientes com pressão arterial elevada, a causa da hipertensão é desconhecida, e diz-se que eles têm **hipertensão essencial** (Tabela 31–12). Atualmente, a hipertensão essencial é tratável, mas não curável. É provavelmente poligênica em origem, e fatores ambientais também estão envolvidos.

Em outras formas de hipertensão, menos comuns, a causa é conhecida. Uma revisão dessas é útil, porque enfatiza as maneiras como o distúrbio da fisiologia pode levar à doença. As doenças que comprometem o suprimento sanguíneo renal levam à hipertensão renal, como o faz o estreitamento (coarctação) da aorta torácica, o que aumenta tanto a secreção de renina quanto a resistência periférica. Os feocromocitomas, tumores da medula suprarrenal que secretam noradrenalina e adrenalina, podem causar hipertensão esporádica ou mantida (ver Capítulo 20). Os estrogênios aumentam a secreção de angiotensinogênio, e pílulas contraceptivas contendo grandes quantidades de estrogênio causam hipertensão (hipertensão da pílula) com essa base (ver Capítulo 22). A secreção aumentada de aldosterona ou de outros mineralocorticoides causa retenção renal de $Na^+$, o que leva à hipertensão. Um aumento primário dos mineralocorticoides inibe a secreção de renina. Por motivos desconhecidos, a renina plasmática também é baixa em 10 a 15% dos pacientes com hipertensão essencial e níveis circulantes normais de mineralocorticoides (hipertensão com renina baixa). Sabe-se também que mutações em numerosos genes isolados causam hipertensão. Esses casos de hipertensão monogênica são raros, porém informativos. Um destes é o aldosteronismo remediável por glicocorticoides (GRA), no qual um gene híbrido codifica uma aldosterona sintase sensível ao hormônio adrenocorticotrófico (ACTH), com resultante hiperaldosteronismo (ver Capítulo 20). A deficiência de 11-β hidroxilase também causa hipertensão por aumentar a secreção de desoxicorticosterona (ver Capítulo 20). A pressão arterial normal é restaurada quando a secreção de ACTH é inibida pela administração de um glicocorticoide. Mutações que diminuem a 11-β hidroxiesteroide desidrogenase causam perda da especificidade dos receptores de mineralocorticoides (ver Capítulo 20) com estimulação destes pelo cortisol e, na gravidez, pelos níveis circulantes elevados de progesterona. Finalmente, mutações dos genes para ENaCs que reduzem a degradação das subunidades β ou γ aumentam a atividade de ENaC, e levam à retenção renal excessiva de $Na^+$ e à hipertensão (síndrome de Liddle; ver Capítulo 38).

### DESTAQUES TERAPÊUTICOS

A redução efetiva da pressão arterial pode ser produzida por fármacos que bloqueiam receptores α-adrenérgicos, ou na periferia ou no sistema nervoso central; fármacos que bloqueiam receptores β-adrenérgicos; fármacos que inibem a atividade da enzima conversora da angiotensina; e bloqueadores de canais de cálcio que relaxam a musculatura lisa vascular.

## MÉTODOS DE ESTUDO

É difícil obter medidas acuradas de pressões e fluxos capilares. A pressão capilar tem sido estimada determinando-se a quantidade de pressão externa necessária para ocluir os capilares, ou a quantidade de pressão necessária para que a solução salina pare de fluir por uma micropipeta inserida de tal forma que sua ponta esteja voltada para a extremidade arteriolar do capilar.

## PRESSÃO E FLUXO CAPILAR

As pressões capilares variam consideravelmente, mas valores típicos em capilares do leito ungueal humano são de 32 mmHg na extremidade arteriolar e 15 mmHg na extremidade venosa. A pressão de pulso é de aproximadamente 5 mmHg na extremidade arteriolar e zero na extremidade venosa. Os capilares são curtos, mas o sangue se move lentamente (cerca de 0,07 cm/s),

CAPÍTULO 31 Sangue Como um Líquido Circulatório e a Dinâmica do Fluxo de Sangue e Linfa    581

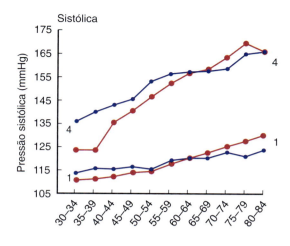
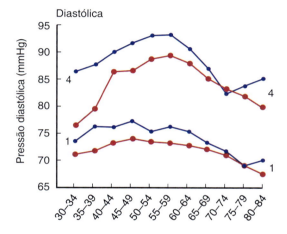
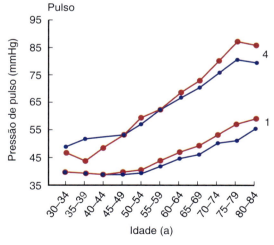

**FIGURA 31-28 Efeitos de idade e sexo sobre componentes da pressão arterial em seres humanos.** Os dados são de um grande grupo de indivíduos que foram estudados a cada dois anos ao longo de suas vidas adultas. Grupo 1: Indivíduos que tinham pressões arteriais sistólicas < 120 mmHg à idade de 50 a 60 anos. Grupo 4: Indivíduos que tinham pressão arterial sistólica ≥ 160 mmHg à idade de 50 a 60 anos, isto é, indivíduos com hipertensão leve, não tratada. A linha vermelha mostra os valores para mulheres, e a linha azul mostra os valores para homens. (Modificada e reproduzida, com permissão, de Franklin SS, et al.: Hemodynamic patterns of age-related changes in blood pressure. The Framingham Heart Study. Circulation 1997;96:308.)

**TABELA 31-12 Frequência estimada de várias formas de hipertensão na população hipertensiva em geral**

|  | Porcentagem da população |
|---|---|
| Hipertensão essencial | 88 |
| Hipertensão renal |  |
|    Renovascular | 2 |
|    Parenquimatosa | 3 |
| Hipertensão endócrina |  |
|    Aldosteronismo primário | 5 |
|    Síndrome de Cushing | 0,1 |
|    Feocromocitoma | 0,1 |
|    Outras formas suprarrenais | 0,2 |
|    Tratamento com estrogênio ("hipertensão da pílula") | 1 |
| Miscelânea (síndrome de Liddle, coarctação da aorta, etc.) | 0,6 |

Dados de Williams GH: Hypertensive vascular disease. In Braunwald E, et al. (editors): *Harrison's Principles of Internal Medicine*, 15th ed. McGraw-Hill, 2001.

pois a área total de secção transversal do leito capilar é grande. O tempo de trânsito da extremidade arteriolar para a extremidade venular de um capilar de tamanho médio é de 1 a 2 s.

## EQUILÍBRIO COM O LÍQUIDO INTERSTICIAL

Como observado anteriormente, a parede capilar é uma membrana fina composta de células endoteliais. Substâncias passam pelas junções entre células endoteliais e entre as fenestrações, quando estas estão presentes. Algumas passam através das células por transporte vesicular.

Outros fatores, além do transporte vesicular, que são responsáveis por transporte através da parede capilar são difusão e filtração (ver Capítulo 1). A difusão é muito mais importante quantitativamente. O $O_2$ e a glicose estão em concentração mais alta na corrente sanguínea que no líquido intersticial e se difundem para este, enquanto $CO_2$ difunde-se na direção oposta.

A velocidade de filtração em qualquer ponto ao longo do capilar depende de um equilíbrio de forças às vezes chamadas de **forças de Starling**, em homenagem ao fisiologista que primeiro descreveu sua operação em detalhes. Uma dessas forças é o **gradiente de pressão hidrostática** (a pressão hidrostática no capilar menos a pressão hidrostática do líquido intersticial) naquele ponto. A pressão do líquido intersticial varia de um órgão para outro, e há evidências consideráveis de que ela é subatmosférica (cerca de −2 mmHg) no tecido subcutâneo. Entretanto, ela é positiva no fígado e nos rins, e tão alta quanto 6 mmHg no cérebro. A outra força é o **gradiente de pressão osmótica** através da parede capilar (pressão coloidosmótica do plasma menos pressão coloidosmótica do líquido intersticial). Esse componente é conduzido ao meio interno.

Assim:

$$\text{Movimento do líquido} = k\,[(P_c - P_i) - (\pi_c - \pi_i)]$$

em que

$k$ = coeficiente de filtração capilar
$P_c$ = pressão hidrostática capilar
$P_i$ = pressão hidrostática intersticial
$\pi_c$ = pressão coloidosmótica capilar
$\pi_i$ = pressão coloidosmótica intersticial

$\pi_i$ geralmente é irrisória, de modo que o gradiente de pressão osmótica ($\pi_c - \pi_i$) muitas vezes seja igual à pressão oncótica. O coeficiente de filtração capilar leva em conta e é proporcional à permeabilidade da parede capilar e à área disponível para filtração. A magnitude das forças de Starling ao longo de um típico capilar muscular é mostrada na **Figura 31-29**. O líquido se move para o espaço intersticial na extremidade arteriolar do capilar, e para dentro do capilar na extremidade venular. Em outros capilares, o balanço das forças de Starling pode ser diferente. Por exemplo, o líquido move-se para o exterior em quase todo o comprimento dos capilares nos glomérulos renais. Por outro lado, o líquido se move para o interior dos capilares por quase todo seu comprimento nos intestinos. Em torno de 24 L de líquido são filtrados através dos capilares por dia. Cerca de 85% do líquido filtrado são reabsorvidos para os capilares, e o restante retorna à circulação por meio dos linfáticos.

Vale a pena notar que moléculas pequenas frequentemente se equilibram com os tecidos perto da extremidade arteriolar de cada capilar. Nessa situação, a difusão total pode ser elevada pelo aumento do fluxo sanguíneo; isto é, a troca é **limitada por fluxo** (Figura 31-30). Inversamente, diz-se da transferência de substâncias que não atingem o equilíbrio com os tecidos durante sua passagem através do capilares que são **limitadas por difusão**.

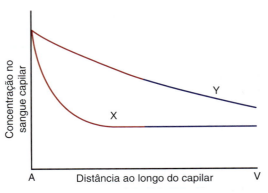

**FIGURA 31-30 Troca limitada por fluxo e limitada por difusão através das paredes dos capilares.** A e V indicam as extremidades arteriolar e venular do capilar. A substância X se equilibra com os tecidos (o movimento para o interior dos tecidos é igual ao movimento para o exterior) bem antes que o sangue deixe o capilar, enquanto a substância Y não equilibra. Se outros fatores permanecem constantes, a quantidade de X que entra nos tecidos só pode ser elevada pelo aumento do fluxo sanguíneo; isto é, ela é limitada por fluxo. O movimento de Y é limitado por difusão.

## CAPILARES ATIVOS E INATIVOS

Nos tecidos em repouso, a maioria dos capilares está colapsada. Em tecidos ativos, as metarteríolas e os esfíncteres pré-capilares se dilatam. A pressão intracapilar sobe, superando a pressão crítica de fechamento dos vasos, e o sangue flui por todos os capilares. O relaxamento da musculatura lisa das arteríolas e dos esfíncteres pré-capilares deve-se à ação de metabólitos vasodilatadores formados em tecido ativo (ver Capítulo 32).

Depois de estímulos nocivos, a substância P liberada pelo reflexo axônico (ver Capítulo 33) aumenta a permeabilidade capilar. A bradicinina e a histamina também aumentam a permeabilidade capilar. Quando capilares são estimulados mecanicamente, eles se esvaziam (reação de embranquecimento; ver Capítulo 33), provavelmente devido à contração dos esfíncteres pré-capilares.

## CIRCULAÇÃO VENOSA

O sangue flui pelos vasos sanguíneos, inclusive pelas veias, principalmente devido à ação de bombeamento do coração. Contudo, o fluxo venoso é ajudado pelo batimento cardíaco, pelo aumento da pressão negativa intratorácica durante cada inspiração, e pelas contrações de músculos esqueléticos que comprimem as veias (**bomba muscular**).

## PRESSÃO E FLUXO VENOSOS

A pressão nas vênulas é de 12 a 18 mmHg. Ela cai continuamente nas veias maiores para cerca de 5,5 mmHg nas grandes veias externas ao tórax. A pressão nas grandes veias em sua entrada no átrio direito (**pressão venosa central**) é em média de 4,6 mmHg, mas varia com a respiração e a ação cardíaca.

A pressão venosa periférica, como a pressão arterial, é afetada pela gravidade. Ela é aumentada em 0,77 mmHg para cada

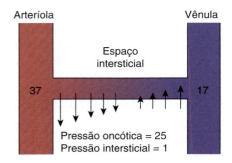

**FIGURA 31-29 Representação esquemática de gradientes de pressão através da parede de um capilar muscular.** Os números nas extremidades arteriolar e venular do capilar são as pressões hidrostáticas em mmHg nessas localizações. As setas indicam a magnitude aproximada e a direção do movimento de líquido. Neste exemplo, o diferencial de pressão na extremidade arteriolar do capilar é de 11 mmHg ([37 − 1] − 25) para o exterior; na extremidade oposta, ele é de 9 mmHg (25 − [17 − 1]) para o interior.

CAPÍTULO 31  Sangue Como um Líquido Circulatório e a Dinâmica do Fluxo de Sangue e Linfa

centímetro abaixo do átrio direito, e diminuída em um valor idêntico para cada centímetro acima do átrio direito, onde a pressão é medida (Figura 31–26). Assim, proporcionalmente, a gravidade tem um efeito maior sobre as pressões venosas do que sobre as pressões arteriais.

Quando o sangue flui das vênulas para as veias grandes, sua velocidade média aumenta à medida que a área total de secção transversal dos vasos diminui. Nas grandes veias, a velocidade do sangue é cerca de um quarto daquela na aorta, em média cerca de 10 cm/s.

## BOMBA TORÁCICA

Durante a inspiração, a pressão intrapleural cai de –2,5 para –6 mmHg. Essa pressão negativa é transmitida às grandes veias e, em grau menor, aos átrios, de modo que a pressão venosa central varia de cerca de 6 mmHg durante a expiração a aproximadamente 2 mmHg durante a inspiração calma. A queda da pressão venosa durante a inspiração ajuda o retorno venoso. Quando o diafragma desce durante a inspiração, a pressão intra-abdominal se eleva, e isso também comprime o sangue na direção do coração, pois o fluxo retrógrado nas veias das pernas é impedido pelas válvulas venosas.

## EFEITOS DO BATIMENTO CARDÍACO

As variações na pressão atrial são transmitidas às grandes veias, produzindo as **ondas a**, **c** e **v** da curva de pressão de pulso venoso (ver Capítulo 30). A pressão atrial cai agudamente durante a fase de ejeção da sístole ventricular, porque as valvas atrioventriculares são puxadas para baixo, aumentando a capacidade dos átrios. Esta ação suga sangue para dentro dos átrios a partir das grandes veias. A sucção do sangue para dentro dos átrios durante a sístole contribui significativamente para o retorno venoso, especialmente em frequências cardíacas rápidas.

Perto do coração, o fluxo venoso torna-se pulsátil. Quando a frequência cardíaca é lenta, dois períodos de pico de fluxo são detectáveis, um durante a sístole ventricular, devido ao tracionamento para baixo das valvas atrioventriculares, e um no início da diástole, durante o período de enchimento ventricular rápido (Figura 31–24).

## BOMBA MUSCULAR

Nos membros, as veias são circundadas por músculos esqueléticos, e a contração desses músculos durante a atividade comprime as veias. As pulsações de artérias próximas também podem comprimir veias. Como as válvulas venosas impedem o fluxo reverso, o sangue se move na direção do coração. Durante a ortostasia estática, quando o efeito completo da gravidade se manifesta, a pressão venosa no tornozelo é de 85 a 90 mmHg (Figura 31–26). O acúmulo de sangue nas veias das pernas reduz o retorno venoso, resultando em um débito cardíaco reduzido, às vezes ao ponto onde ocorre o desmaio. Contrações rítmicas dos músculos das pernas enquanto a pessoa está em pé servem para baixar a pressão venosa nas pernas para menos de 30 mmHg,

ao propelir o sangue em direção ao coração. Esse movimento do sangue para o coração está diminuído em pacientes com **veias varicosas**, porque suas válvulas são incompetentes. Esses pacientes podem desenvolver estase e edema de tornozelo. Entretanto, mesmo quando as válvulas são incompetentes, as contrações musculares continuam a produzir movimento do sangue em direção ao coração, porque a resistência das veias maiores na direção do coração é menor do que a resistência dos pequenos vasos para longe do coração.

## PRESSÃO VENOSA NA CABEÇA

Na posição ortostática, a pressão venosa nas partes do corpo acima do coração é diminuída pela força da gravidade. As veias do pescoço colapsam acima do ponto onde a pressão venosa é próxima de zero. Entretanto, os seios durais têm paredes rígidas e não podem colapsar. Assim, a pressão exercida neles na posição de pé ou sentada é subatmosférica. A magnitude da pressão negativa é proporcional à distância vertical acima do topo das veias do pescoço colapsadas, e no seio sagital superior pode ser tanto quanto –10 mmHg. Esse fato deve ser lembrado pelos neurocirurgiões. Procedimentos neurocirúrgicos às vezes são realizados com o paciente sentado. Se um dos seios é aberto durante tal procedimento ele suga ar, causando **embolia gasosa**.

## EMBOLIA GASOSA

Visto que o ar, ao contrário dos líquidos, é compressível, sua presença na circulação tem consequências sérias. O movimento do sangue para diante depende do fato de que o sangue não é compressível. Quantidades grandes de ar enchem o coração e efetivamente provocam sua parada causando morte súbita, porque a maior parte do ar é comprimida pelos ventrículos em contração, em vez de propelida para as artérias. Quantidades pequenas de ar são varridas por meio do coração ao sangue, mas as bolhas se alojam nos vasos sanguíneos pequenos. A capilaridade superficial das bolhas aumenta acentuadamente a resistência ao fluxo sanguíneo, e este é reduzido ou abolido. O bloqueio de vasos pequenos no encéfalo leva a anormalidades neurológicas sérias, e até mesmo fatais. O tratamento com oxigênio hiperbárico (ver Capítulo 36) tem valor, porque a pressão reduz o tamanho dos êmbolos gasosos. Em animais experimentais, a quantidade de ar que produz embolia gasosa fatal varia consideravelmente, dependendo, em parte, da velocidade com que o ar penetra nas veias. Algumas vezes até 100 mL podem ser injetados sem efeitos adversos, ao passo que em outras ocasiões tão pouco como 5 mL é letal.

## MEDIDA DA PRESSÃO VENOSA

A **pressão venosa central** pode ser mensurada diretamente pela inserção de um cateter nas grandes veias torácicas. A **pressão venosa periférica** correlaciona-se bem com a pressão venosa central na maioria das condições. Para medir a pressão venosa periférica, uma agulha conectada a um manômetro contendo solução salina estéril é inserida numa veia do braço. A veia periférica deve estar ao nível do átrio direito (um ponto na metade do diâmetro torácico a partir das costas na posição de decúbito dorsal). Os valores obtidos em milímetros de solução salina podem ser convertidos em milímetros de mercúrio (mmHg) fazendo-se a divisão por 13,6 (a densidade do mercúrio). A quantidade em que a pressão venosa periférica excede a pressão venosa central aumenta com a distância ao longo das veias a partir do coração. A pressão média na veia antecubital normalmente é de 7,1 mmHg, em comparação com uma pressão média de 4,6 mmHg nas veias centrais.

Uma estimativa razoavelmente acurada da pressão venosa central pode ser feita sem qualquer equipamento, pela simples observação da altura em que as veias jugulares externas são distendidas quando um sujeito se deita com a cabeça levemente acima do coração. A distância vertical entre o átrio direito e o local em que a veia colapsa (o lugar onde a pressão nela é zero) é a pressão venosa em mm de sangue.

A pressão venosa central é diminuída durante a respiração com pressão negativa e choque. Ela é aumentada pela respiração com pressão positiva, esforço, expansão do volume sanguíneo e insuficiência cardíaca. Na insuficiência cardíaca congestiva avançada, ou na obstrução da veia cava superior, a pressão na veia antecubital pode atingir valores de 20 mmHg ou mais.

## CIRCULAÇÃO LINFÁTICA E VOLUME DE LÍQUIDO INTERSTICIAL

## CIRCULAÇÃO LINFÁTICA

A saída de líquido normalmente é maior que a sua entrada através das paredes capilares, mas o líquido extra entra nos linfáticos e é drenado por eles de volta para o sangue. Isso impede que a pressão do líquido intersticial se eleve e promove a renovação do líquido tecidual. O fluxo normal de linfa nas 24 h é de 2 a 4 L.

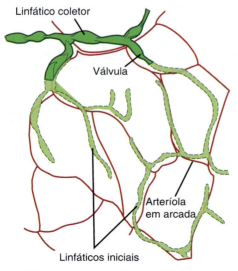

**FIGURA 31–31 Linfáticos iniciais drenando para linfáticos coletores no mesentério.** Observe a associação próxima com arteríolas em arcada, indicada pelas linhas vermelhas isoladas. (Reproduzida, com permissão, de Schmid Schönbein GW, Zeifach BW: Fluid pump mechanisms in initial lymphatics. News Physiol Sci 1994;9:67.)

Os vasos linfáticos podem ser divididos em dois tipos: linfáticos iniciais e linfáticos coletores (Figura 31–31). Os primeiros não têm válvulas e músculos lisos em suas paredes, e são encontrados em regiões como intestino ou músculo esquelético. O líquido tecidual parece penetrá-los através de junções frouxas entre as células endoteliais que formam suas paredes. Dentro deles, o líquido aparentemente é massageado por contrações musculares dos órgãos e contração das arteríolas e vênulas com as quais eles estão, frequentemente, associados. Eles drenam para os linfáticos coletores, que têm válvulas e músculo liso em suas paredes e se contraem de modo peristáltico, propelindo a linfa ao longo dos vasos. O fluxo nos linfáticos coletores é ajudado adicionalmente por movimentos dos músculos esqueléticos, pela pressão intratorácica negativa durante a inspiração, e pelo efeito de sucção do fluxo em alta velocidade do sangue nas veias em que os linfáticos terminam. Contudo, as contrações são o principal fator propulsor da linfa.

## OUTRAS FUNÇÕES DO SISTEMA LINFÁTICO

Quantidades consideráveis de proteína entram no líquido intersticial no fígado e intestino, e quantidades menores entram em outros tecidos a partir do sangue. As macromoléculas entram nos linfáticos, presumivelmente nas junções entre as células endoteliais, e as proteínas são retornadas à corrente sanguínea por meio dos linfáticos. A quantidade de proteína retornada dessa maneira em um dia é igual a 25 a 50% da proteína plasmática total circulante. O transporte de ácidos graxos de cadeia longa e colesterol absorvidos do intestino pelos linfáticos já foi discutido no Capítulo 26.

## VOLUME DO LÍQUIDO INTERSTICIAL

A quantidade de líquido nos espaços intersticiais depende da pressão capilar, da pressão do líquido intersticial, da pressão oncótica, do coeficiente de filtração capilar, do número de capilares ativos, do fluxo da linfa e do volume total de líquido extracelular (LEC). A razão da resistência pré-capilar para a venular pós-capilar também é importante. A constrição pré-capilar abaixa a pressão de filtração; já a constrição pós-capilar a aumenta. Alterações em qualquer dessas variáveis levam a mudanças no volume do líquido intersticial. Os fatores que promovem um aumento desse volume estão resumidos na Tabela 31–13. **Edema** é o acúmulo de líquido intersticial em quantidades anormalmente grandes.

Em tecidos ativos, a pressão capilar se eleva, frequentemente ao ponto em que excede a pressão oncótica ao longo do comprimento do capilar. Além disso, metabólitos osmoticamente ativos podem se acumular temporariamente no líquido intersticial, já que eles não podem ser carreados para fora tão rapidamente quanto são formados. À medida que se acumulam, eles exercem um efeito osmótico que diminui a magnitude do gradiente osmótico devido à pressão oncótica. A quantidade de líquido que deixa os capilares é, portanto, aumentada acentuadamente, e a quantidade que entra neles é reduzida. O fluxo

## TABELA 31-13 Causas de volume aumentado do líquido intersticial e edema

**Pressão de filtração aumentada**

Constrição venular

Pressão venosa aumentada (insuficiência cardíaca, válvulas incompetentes, obstrução venosa, volume aumentado do LEC total, efeito da gravidade, etc.)

**Gradiente de pressão osmótica diminuído através dos capilares**

Nível de proteína plasmática diminuído

Acúmulo de substâncias osmoticamente ativas no espaço intersticial

**Permeabilidade capilar aumentada**

Substância P

Histamina e substâncias correlatas

Cininas, etc.

**Fluxo linfático inadequado**

---

de linfa é aumentado, diminuindo o grau em que o líquido, caso contrário, se acumularia, mas exercitar a musculatura, por exemplo, ainda aumenta o volume até 25%.

O líquido intersticial tende a se acumular nas partes inferiores do corpo devido ao efeito da gravidade. Na posição ortostática, os capilares das pernas são protegidos da alta pressão arterial pelas arteríolas, mas a pressão venosa alta lhes é transmitida pelas vênulas. As contrações dos músculos esqueléticos mantêm a pressão venosa baixa ao bombear o sangue em direção ao coração (ver anteriormente) quando o indivíduo se movimenta; entretanto, se a pessoa fica parada por períodos longos, líquido se acumula e edema finalmente se desenvolve. Os tornozelos também incham durante viagens longas, quando viajantes se sentam por períodos prolongados com seus pés em posição pendente. A obstrução venosa pode contribuir para o edema nessas situações.

Sempre que há uma retenção anormal de sal no corpo, água também é retida. O sal e a água são distribuídos pelo LEC, e, visto que o volume de líquido intersticial é assim aumentado, há uma predisposição ao edema. A retenção de sal e água é um fator do edema visto na insuficiência cardíaca, nefrose e cirrose, mas há também variações nos mecanismos que regem o movimento de líquido através das paredes dos capilares nessas doenças. Na insuficiência cardíaca congestiva, por exemplo, a pressão venosa geralmente é elevada, com um aumento consequente da pressão capilar. Na cirrose do fígado, a pressão oncótica é baixa, pois a síntese hepática de proteínas plasmáticas está deprimida; e na nefrose, a pressão oncótica é baixa, pois grandes quantidades de proteína são perdidas na urina.

Outra causa de edema é a drenagem linfática inadequada. O edema causado por obstrução linfática é chamado de **linfedema**, e o líquido do edema tem um conteúdo alto de proteína. Se ele persiste, causa uma condição inflamatória crônica que leva à fibrose do tecido intersticial. Uma causa de linfedema é a mastectomia radical, durante a qual a remoção dos linfonodos axilares causa uma redução da drenagem de linfa.

Na filaríase, vermes parasitas migram para dentro dos linfáticos e os obstruem. O acúmulo de líquido mais a reação tecidual com o tempo levam a edema maciço, geralmente das pernas ou bolsa escrotal (**elefantíase**).

## RESUMO

- O sangue consiste em uma suspensão de hemácias (eritrócitos), leucócitos e plaquetas em um líquido rico em proteínas conhecido como plasma.

- As células do sangue se originam na medula óssea e estão sujeitas à renovação regular; a maioria das proteínas plasmáticas é sintetizada pelo fígado.

- A hemoglobina, armazenada nas hemácias, transporta oxigênio aos tecidos periféricos. A hemoglobina fetal é especializada em facilitar a difusão de oxigênio da mãe para o feto durante o desenvolvimento. Formas de mutação da hemoglobina levam a anormalidades das hemácias e à anemia.

- Estruturas complexas de oligossacarídeos, específicas a grupos de indivíduos, formam a base do sistema de grupo sanguíneo ABO. Oligossacarídeos do grupo sanguíneo AB, bem como outras moléculas de grupo sanguíneo, podem desencadear a produção de anticorpos em indivíduos não sensibilizados após transfusões inapropriadas, com consequências potencialmente sérias devido à aglutinação de hemácias.

- O sangue flui do coração para artérias e arteríolas, daí para os capilares, e, finalmente, para vênulas e veias, retornando para o coração. Cada segmento da vasculatura tem propriedades contráteis específicas e mecanismos reguladores que servem à função fisiológica. Princípios físicos de pressão, tensão de parede e calibre de vaso regem o fluxo de sangue por cada segmento da circulação.

- A transferência de oxigênio e nutrientes do sangue para os tecidos, bem como a coleta dos dejetos metabólicos, ocorre exclusivamente nos leitos capilares.

- Líquido também deixa a circulação através das paredes dos capilares. Parte é reabsorvida; o restante entra no sistema linfático, que finalmente drena para as veias subclávias a fim de retornar o líquido para a corrente sanguínea.

- Hipertensão é um aumento da pressão arterial média, que geralmente é crônica e é comum em seres humanos. A hipertensão pode resultar em consequências sérias para a saúde se não tratada. A maioria dos casos de hipertensão é de causa desconhecida, mas várias mutações de genes estão por trás de formas raras da doença, e são informativas sobre mecanismos que controlam a dinâmica do sistema circulatório e sua integração com outros órgãos.

## QUESTÕES DE MÚLTIPLA ESCOLHA

*Para todas as questões, selecione a melhor opção, a não ser que direcionado diferentemente.*

1. Qual das seguintes opções tem a maior área *total* de secção transversal no corpo?
   A. Artérias
   B. Arteríolas
   C. Capilares
   D. Vênulas
   E. Veias

# SEÇÃO V  Fisiologia Cardiovascular

2. O fluxo de linfa do pé
   A. aumenta quando o indivíduo levanta da posição de decúbito dorsal para a posição de pé.
   B. aumenta pela massagem do pé.
   C. aumenta quando a permeabilidade capilar está diminuída.
   D. diminui quando as válvulas das veias das pernas são incompetentes.
   E. diminui pelo exercício.

3. A pressão em um capilar de músculo esquelético é de 35 mmHg na extremidade arteriolar e de 14 mmHg na extremidade venular. A pressão intersticial é de 0 mmHg. A pressão coloidosmótica é de 25 mmHg no capilar e de 1 mmHg no interstício. A força líquida que produz o movimento de líquido pela parede capilar em sua extremidade arteriolar é
   A. 3 mmHg para fora do capilar.
   B. 3 mmHg para dentro do capilar.
   C. 10 mmHg para fora do capilar
   D. 11 mmHg para fora do capilar
   E. 11 mmHg para dentro do capilar

4. A velocidade do fluxo sanguíneo
   A. é mais alta nos capilares que nas arteríolas.
   B. é mais alta nas veias que nas vênulas.
   C. é mais alta nas veias que nas artérias.
   D. cai para zero na aorta descendente durante a diástole.
   E. é reduzida em uma área constringida de um vaso sanguíneo.

5. Quando o raio dos vasos de resistência está aumentado, qual das seguintes opções está aumentada?
   A. Pressão arterial sistólica
   B. Pressão arterial diastólica
   C. Viscosidade do sangue
   D. Hematócrito
   E. Fluxo sanguíneo capilar

6. Um paciente de 30 anos de idade vai a seu médico queixando-se de dores de cabeça e vertigem. Um exame de sangue revela um hematócrito de 55%, e é feito um diagnóstico de policitemia. Qual das opções seguintes também deve estar aumentada?
   A. Pressão arterial média
   B. Raio dos vasos de resistência
   C. Raio dos vasos de capacitância
   D. Pressão venosa central
   E. Fluxo sanguíneo capilar

7. Um farmacologista descobre um fármaco que estimula a produção de receptores para VEGF. Ele fica entusiasmado, pois seu fármaco pode ter valor no tratamento de
   A. doença das artérias coronárias.
   B. câncer.
   C. enfisema.
   D. diabetes insípido.
   E. dismenorreia.

8. Por que a resposta vasodilatadora à acetilcolina injetada muda para uma resposta constritora quando o endotélio está danificado?
   A. Mais $Na^+$ é gerado.
   B. Mais bradicinina é gerada.
   C. A lesão abaixa o pH das camadas restantes da artéria.
   D. A lesão aumenta a produção de endotelina pelo endotélio.
   E. A lesão interfere na produção de NO pelo endotélio.

# REFERÊNCIAS

Curry, RE, Adamson RH: Vascular permeability modulation at the cell, microvessel, or whole organ level: towards closing gaps in our knowledge. Cardiovasc Res 2010;87:218.

de Montalembert M: Management of sickle cell disease. Br Med J 2008;337:626.

Miller JL: Signaled expression of fetal hemoglobin during development. Transfusion 2005;45:1229.

Perrotta S, Gallagher PG, Mohandas N: Hereditary spherocytosis. Lancet 2008;372:1411.

Semenza GL: Vasculogenesis, angiogenesis, and arteriogenesis: Mechanisms of blood vessel formation and remodeling. J Cell Biochem 2007;102:840.

# C A P Í T U L O

# 32

# Mecanismos Reguladores Cardiovasculares

## OBJETIVOS

*Após o estudo deste capítulo, você deve ser capaz de:*

- Delinear os mecanismos neurais que controlam a pressão arterial e a requência cardíaca, inclusive os receptores, vias aferentes e eferentes, vias integradoras centrais, e mecanismos efetores envolvidos.
- Descrever os efeitos diretos do $CO_2$ e da hipoxia sobre o bulbo rostral ventrolateral.
- Explicar como o processo de autorregulação contribui para o controle do calibre vascular.
- Identificar os fatores parácrinos e os hormônios que regulam o tônus vascular, suas fontes e seus mecanismos de ação.

## INTRODUÇÃO

Nos seres humanos e nos outros mamíferos, múltiplos mecanismos reguladores cardiovasculares têm evoluído. Estes mecanismos aumentam o suprimento de sangue para tecidos ativos, e aumentam ou diminuem a perda de calor do corpo pela redistribuição do sangue. Frente a desafios como hemorragia, eles mantêm o fluxo sanguíneo para o coração e o encéfalo. Quando o desafio enfrentado é grave, o fluxo para esses órgãos vitais é mantido à custa da circulação para o resto do corpo.

Ajustes circulatórios são efetuados pela alteração do débito da bomba (o coração), modificação do diâmetro dos vasos de resistência (principalmente as arteríolas), ou alteração da quantidade de sangue acumulado nos vasos de capacitância (as veias). A regulação do débito cardíaco é discutida no Capítulo 30. O calibre das arteríolas é ajustado, em parte, por autorregulação (Tabela 32–1). Ele também é elevado em tecidos ativos por metabólitos vasodilatadores produzidos localmente, é afetado por substâncias secretadas pelo endotélio, e é regulado sistemicamente por substâncias vasoativas circulantes e pelos nervos que inervam as arteríolas. O calibre dos vasos de capacitância também é afetado por substâncias vasoativas circulantes e por nervos vasomotores. Os mecanismos reguladores sistêmicos têm sinergia com os mecanismos locais e ajustam as respostas ao longo do corpo.

Os termos **vasoconstrição** e **vasodilatação** são geralmente usados para se referir à constrição e à dilatação dos vasos de resistência. Mudanças no calibre das veias são designadas como **venoconstrição** ou **venodilatação**.

## CONTROLE NEURAL DO SISTEMA CARDIOVASCULAR

## INERVAÇÃO DOS VASOS SANGUÍNEOS

A maior parte da vasculatura é um exemplo de um órgão efetor autonômico que recebe inervação da divisão simpática, mas não da parassimpática, do sistema nervoso autônomo. Fibras noradrenérgicas simpáticas terminam nos músculos lisos vasculares em todas as partes do corpo para mediar a vasoconstrição. Em algumas espécies, vasos de resistência nos músculos esqueléticos dos membros também são inervados por fibras vasodilatadoras, as quais, embora acompanhem os nervos simpáticos, são colinérgicas (**sistema vasodilatador colinérgico simpático**). Esses nervos são inativos em repouso, mas podem ser ativados durante estresse ou exercício físico. Faltam evidências para um sistema

# SEÇÃO V Fisiologia Cardiovascular

vasodilatador colinérgico simpático em seres humanos. É mais provável que a vasodilatação da vasculatura dos músculos esqueléticos em resposta à ativação do sistema nervoso simpático se deva a ações da adrenalina liberada pela medula suprarrenal. A ativação de receptores $\beta_2$-adrenérgicos nos vasos sanguíneos do músculo esquelético promove a vasodilatação.

Há poucas exceções à regra de que somente o sistema nervoso simpático controla a musculatura lisa vascular. As artérias no tecido erétil dos órgãos reprodutivos, os vasos sanguíneos uterinos e alguns faciais, e os vasos sanguíneos das glândulas salivares também podem ser controlados por nervos parassimpáticos.

Embora as arteríolas e os outros vasos de resistência sejam mais densamente inervados, todos os vasos sanguíneos, exceto os capilares e as vênulas, contêm músculos lisos e recebem fibras nervosas motoras da divisão simpática do sistema nervoso autônomo. As fibras para os vasos de resistência regulam o fluxo sanguíneo tecidual e a pressão arterial. As fibras para os vasos de capacitância venosos variam o volume de sangue "armazenado" nas veias. A inervação da maioria das veias é esparsa, embora as veias esplâncnicas sejam bem inervadas. A venoconstrição é produzida por estímulos que também ativam os nervos vasoconstritores para as arteríolas. A diminuição da capacidade venosa resultante aumenta o retorno venoso, deslocando sangue para o lado arterial da circulação.

Quando nervos simpáticos são seccionados (**simpatectomia**), os vasos sanguíneos se dilatam. Uma mudança no nível de atividade (aumento ou diminuição) nos nervos simpáticos é apenas um dos muitos fatores que medeiam a vasoconstrição ou a vasodilatação (Tabela 32-1).

# INERVAÇÃO DO CORAÇÃO

O coração é um exemplo de um órgão efetor que recebe influências opostas das divisões simpática e parassimpática do sistema nervoso autônomo. A liberação de noradrenalina dos nervos simpáticos pós-ganglionares ativa receptores $\beta_1$-adrenérgicos no coração, notadamente no nodo sinoatrial (SA), nodo atrioventricular (AV), sistema condutor de His-Purkinje, e tecido contrátil atrial e ventricular. Em resposta à estimulação dos nervos simpáticos, a frequência cardíaca (**cronotropismo**), a velocidade de transmissão no tecido condutor cardíaco (**dromotropismo**) e a força de contração ventricular (**inotropismo**) são aumentadas. Por outro lado, a liberação de acetilcolina por nervos parassimpáticos (vagos) pós-ganglionares ativa receptores nicotínicos no coração, especialmente nos nodos SA e AV, tecido condutor His-Purkinje, e tecidos contráteis atrial e ventricular. Em resposta à estimulação do nervo vago, a frequência cardíaca, a velocidade de transmissão por meio do nodo AV e a contratilidade atrial são reduzidas.

A descrição anterior representa uma explicação muito simplificada do controle autonômico da função cardíaca. Há receptores adrenérgicos e colinérgicos nos terminais nervosos autonômicos que modulam a liberação de transmissores pelas terminações nervosas. Por exemplo, a liberação de acetilcolina de terminações nervosas vagais inibe a liberação de noradrenalina de terminações nervosas simpáticas, havendo probabilidade de aumentar os efeitos da ativação do nervo vago sobre o coração.

## TABELA 32-1 Resumo dos fatores que afetam o calibre das arteríolas

| Vasoconstrição | Vasodilatação |
|---|---|
| **Fatores locais** | |
| Temperatura local diminuída | $CO_2$ aumentado e $O_2$ diminuído |
| Autorregulação | Aumento de $K^+$, adenosina, lactato |
| | pH local diminuído |
| | Temperatura local aumentada |
| **Produtos endoteliais** | |
| Endotelina-1 | Óxido nítrico |
| Serotonina liberada localmente pelas plaquetas | Cininas |
| Tromboxano $A_2$ | Prostaciclina |
| **Agentes neuro-humorais circulantes** | |
| Adrenalina (exceto no músculo esquelético e fígado) | Adrenalina no músculo esquelético e fígado |
| Noradrenalina | Proteína relacionada com a calcitonina G |
| Arginina vasopressina | Substância P |
| Angiotensina II | Histamina |
| Substância endógena semelhante à digitalis | Peptídeo natriurético atrial |
| Neuropeptídeo $\gamma$ | Polipeptídeo intestinal vasoativo |
| **Fatores neurais** | |
| Descarga aumentada de nervos simpáticos | Descarga diminuída de nervos simpáticos |
| | Ativação de nervos vasodilatadores colinérgicos simpáticos para a vasculatura dos músculos esqueléticos dos membros |

Há uma quantidade moderada de descarga tônica nos nervos simpáticos cardíacos em repouso, mas há descarga vagal tônica considerável (**tônus vagal**) em seres humanos e outros animais. Após a administração de antagonistas de receptores colinérgicos nicotínicos, como a atropina, a frequência cardíaca em humanos aumenta de 70, seu valor normal em repouso, para 150 a 180 bpm, pois o tônus simpático não tem oposição. Em seres humanos, nos quais tanto os sistemas noradrenérgico como colinérgico estão bloqueados, a frequência cardíaca é de aproximadamente 100 bpm.

# CONTROLE CARDIOVASCULAR

O sistema cardiovascular está sob influências neurais provenientes de várias partes do tronco encefálico, prosencéfalo e córtex insular. O tronco encefálico recebe retroalimentação de receptores sensoriais nos vasos (p. ex., barorreceptores e quimiorreceptores). Um modelo simplificado do circuito de

# CAPÍTULO 32 Mecanismos Reguladores Cardiovasculares

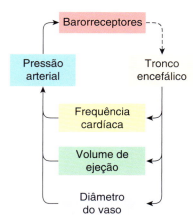

**FIGURA 32-1 Controle da pressão arterial por retroalimentação.** A influência excitatória do tronco encefálico via nervos simpáticos ao coração e à vasculatura aumenta a frequência cardíaca e o volume de ejeção e reduz o diâmetro dos vasos. Juntos, estes aumentam a pressão arterial, o que ativa o reflexo barorreceptor a reduzir a atividade no tronco encefálico.

controle da retroalimentação é mostrado na Figura 32-1. Um aumento do efluxo neural do tronco encefálico para os nervos simpáticos leva a uma diminuição do diâmetro dos vasos sanguíneos (vasoconstrição arteriolar) e evolução do volume de ejeção e frequência cardíaca, que contribuem para uma elevação da pressão arterial. Isto, por sua vez, causa elevação da atividade dos barorreceptores, o que sinaliza ao tronco encefálico para reduzir o efluxo neural aos nervos simpáticos.

Venoconstrição e uma diminuição do sangue armazenado nos reservatórios venosos geralmente acompanham aumentos da constrição arteriolar, embora mudanças nos vasos de capacitância nem sempre sejam paralelas àquelas nos vasos de resistência. Na presença de um aumento da atividade dos nervos simpáticos para o coração e vasculatura, geralmente há uma diminuição associada na atividade das fibras vagais para o coração. Inversamente, uma diminuição da atividade simpática causa vasodilatação, queda na pressão arterial, e um aumento do acúmulo de sangue nos reservatórios venosos. Geralmente, há uma diminuição concomitante da frequência cardíaca, mas isto se deve, principalmente, à estimulação da inervação vagal do coração.

## CONTROLE BULBAR DO SISTEMA CARDIOVASCULAR

Uma das fontes principais de influxo excitatório para os nervos simpáticos que controlam a vasculatura é um grupo de neurônios localizado perto da superfície pial no **bulbo rostral ventrolateral** (BRVL; Figura 32-2). Esta região é também chamada de área vasomotora. Os axônios de neurônios do BRVL seguem no sentido dorsal e medial, e depois descem na coluna lateral da medula espinal em direção à substância cinzenta intermediolateral toracolombar (IML). Esses neurônios contêm feniletanolamina-N-metiltransferase (PNMT; ver Capítulo 7), mas parece que o transmissor excitatório é glutamato, em vez de adrenalina. A compressão neurovascular do BRVL tem sido ligada a alguns casos de **hipertensão essencial** em seres humanos (ver Quadro Clínico 32-1).

A atividade dos neurônios do BRVL é determinada por muitos fatores (ver Tabela 32-2). Eles incluem não somente as fibras muito importantes provenientes dos barorreceptores arteriais, mas também fibras de outras partes do sistema nervoso e de quimiorreceptores carotídeos e aórticos. Além disso, alguns estímulos agem diretamente sobre a área vasomotora.

Há tratos descendentes para a área vasomotora a partir do córtex cerebral (particularmente do córtex límbico) que são projetados ao hipotálamo. Essas fibras são responsáveis pela elevação da pressão arterial e taquicardia produzidas por emoções como estresse, excitação sexual e raiva. As conexões entre o hipotálamo e a área vasomotora são recíprocas, com aferentes do tronco encefálico fechando a alça.

A insuflação dos pulmões causa vasodilatação e uma diminuição da pressão arterial. Esta resposta é mediada via aferentes vagais dos pulmões que inibem a descarga vasomotora. A dor geralmente provoca um aumento da pressão arterial por meio de impulsos aferentes na formação reticular convergindo no BRVL. Contudo, a dor intensa prolongada pode levar à vasodilatação e desmaio. A atividade em aferentes a partir de músculos em exercício provavelmente exerce um efeito pressor semelhante por meio de uma via ao BRVL. A resposta pressora à estimulação de nervos aferentes somáticos é chamada de **reflexo somatossimpático**.

O bulbo é também um sítio importante de origem de aferência excitatórias para neurônios motores vagais cardíacos no núcleo ambíguo (Figura 32-3). Na Tabela 32-3, há um resumo de fatores que afetam a frequência cardíaca. Em geral, estímulos que aumentam a frequência cardíaca também elevam a pressão arterial, ao passo que aqueles que diminuem a frequência cardíaca abaixam a pressão arterial. Entretanto, há exceções, como a produção de hipotensão e taquicardia por estimulação de receptores de distensão atriais, e a produção de hipertensão e bradicardia pela pressão intracraniana aumentada.

## BARORRECEPTORES

Os **barorreceptores** são receptores de distensão nas paredes do coração e nos vasos sanguíneos. Os receptores do **seio carotídeo** e do **arco aórtico** monitoram a circulação arterial. Receptores também estão localizados nas paredes dos átrios direito e esquerdo na entrada das veias cavas superior e inferior e das veias pulmonares, bem como na circulação pulmonar. Esses receptores na parte de baixa pressão da circulação são referidos coletivamente como os **receptores cardiorrespiratórios**.

O seio carotídeo é uma pequena dilatação da artéria carótida interna logo acima da bifurcação da carótida comum em ramos carotídeos externo e interno (Figura 32-4). Barorreceptores estão localizados nessa dilatação e também são encontrados na parede do arco aórtico. Receptores estão localizados na adventícia dos vasos. As fibras nervosas aferentes a partir do seio carotídeo formam um ramo distinto do nervo glossofaríngeo, o **nervo do seio carotídeo**. As fibras a partir do arco aórtico formam um ramo do nervo vago, o **nervo depressor aórtico**.

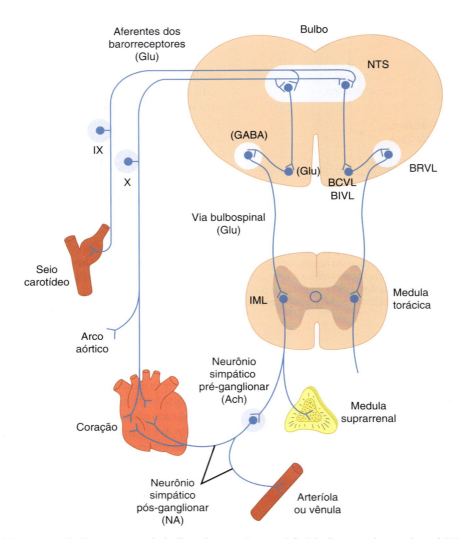

**FIGURA 32-2** Vias básicas envolvidas no controle bulbar da pressão arterial. O bulbo rostral ventrolateral (BRVL) é uma das principais fontes do influxo excitatório para os nervos simpáticos que controlam a vasculatura. Esses neurônios recebem o influxo inibitórios dos barorreceptores por meio de um neurônio inibitório no bulbo caudal ventrolateral (BCVL). O núcleo do trato solitário (NTS) é o sítio de terminação das fibras aferentes barorreceptoras. Os neurotransmissores prováveis nas vias são indicados entre parênteses. Ach, acetilcolina; GABA, ácido γ-aminobutírico; Glu, glutamato; IML, substância cinzenta intermediolateral; BIVL, bulbo intermediário ventrolateral; NA, noradrenalna; NTS, núcleo do trato solitário; IX e X, nervos glossofaríngeo e vago.

Os barorreceptores são estimulados por distensão das estruturas nas quais estão localizados, e, assim, descarregam em uma frequência aumentada quando a pressão nessas estruturas se eleva. Suas fibras aferentes passam pelos nervos glossofaríngeo e vago para o bulbo. A maioria delas termina no **núcleo do trato solitário** (NTS), e o transmissor excitatório que elas secretam é o glutamato (Figura 32-2). Projeções excitatórias (glutamato) se estendem do NTS para o **bulbo caudal ventrolateral** (BCVL), onde estimulam neurônios inibitórios que secretam ácido γ-aminobutírico (GABA) que se projetam para o BRVL. Projeções excitatórias também se estendem do NTS para os neurônios motores vagais no núcleo ambíguo e no núcleo motor dorsal. Assim, a descarga barorreceptora elevada *inibe* a descarga tônica de nervos simpáticos e *excita* a inervação vagal do coração. Estas alterações neurais produzem vasodilatação, venodilatação, hipotensão, bradicardia e uma diminuição do débito cardíaco.

# ATIVIDADE NERVOSA BARORRECEPTORA

Os barorreceptores são mais sensíveis à pressão pulsátil do que à pressão constante. Um declínio na pressão de pulso sem qualquer alteração na pressão média diminui a frequência da descarga dos barorreceptores e provoca uma elevação das pressões arteriais sistêmica e taquicardia. Em níveis normais de pressão arterial (cerca de 100 mmHg de pressão média), uma descarga de potenciais de ação aparece em uma fibra isolada de barorreceptor durante a sístole, mas há poucos potenciais de ação no início da diástole (Figura 32-5). Em pressões médias mais baixas, essa mudança fásica nos disparos é até mais drástica se a atividade ocorre apenas durante a sístole. Nessas pressões mais baixas, a frequência geral de disparos é reduzida consideravelmente. O limiar para provocar atividade no nervo do seio carotídeo é de aproximadamente 50 mmHg; a atividade máxima

## QUADRO CLÍNICO 32-1

### Hipertensão essencial e compressão neurovascular do BRVL

Em cerca de 88% dos pacientes com pressão arterial elevada, a causa da hipertensão é desconhecida, e é dito que eles têm **hipertensão essencial** (ver Capítulo 31). Há dados disponíveis para dar suporte ao ponto de vista de que a **compressão neurovascular** do BRVL está associada à hipertensão essencial em alguns indivíduos. Por exemplo, pacientes com um schwanhoma (neurinoma do acústico) ou meningioma, localizado perto do BRVL, também têm hipertensão. A angiografia por ressonância magnética (ARM) tem sido usada para comparar a incidência de compressão neurovascular em indivíduos hipertensos e normotensos, e para correlacionar índices de atividade nervosa simpática com a presença ou ausência de compressão. Alguns desses estudos mostraram uma incidência mais alta de coexistência de compressão neurovascular com hipertensão essencial do que em outras formas de hipertensão ou em normotensão, mas outros revelaram a presença de uma compressão em sujeitos normotensos. Por outro lado, houve uma forte relação positiva entre a presença de compressão neurovascular e aumento da atividade simpática.

### DESTAQUES TERAPÊUTICOS

Nos anos de 1970, Dr. Peter Jannetta, um neurocirurgião em Pittsburgh, nos Estados Unidos, desenvolveu uma técnica de "descompressão microvascular" do bulbo para tratar nevralgia do trigêmeo e espasmo hemifacial, que ele atribuiu à compressão pulsátil das artérias vertebrais e cerebelares posteriores inferiores sobre os nervos cranianos quinto e sétimo. Afastar as artérias dos nervos levou à reversão dos sintomas neurológicos em muitos casos. Alguns desses pacientes também eram hipertensos, e mostraram redução da pressão arterial no pós-operatório. Posteriormente, alguns estudos em humanos alegaram que a descompressão cirúrgica do BRVL poderia aliviar a hipertensão. Há também relatos de que a hipertensão é aliviada após descompressão cirúrgica em pacientes com um schwanNoma ou meningioma nas proximidades do BRVL.

### TABELA 32-2 Fatores que afetam a atividade do BRVL

**Estimulação direta**

$CO_2$

Hipoxia

**Aferências excitatórias**

Córtex via hipotálamo

Substância cinzenta periaquedutal mesencefálica

Formação reticular do tronco encefálico

Vias nociceptivas

Aferentes somáticos (reflexo somatossimpático)

Quimiorreceptores carotídeos e aórticos

**Aferências inibitórias**

Córtex via hipotálamo

Bulbo caudal ventrolateral

Núcleos bulbares da rafe caudal

Aferentes de insuflação pulmonar

Barorreceptores carotídeos, aórticos e cardiorrespiratórios

na resposta, presumivelmente porque a frequência de descarga dos barorreceptores e o grau de inibição da atividade nervosa simpática estão no máximo.

Da discussão precedente, é aparente que os barorreceptores no lado arterial da circulação, suas conexões aferentes às áreas cardiovasculares do bulbo e as vias eferentes destas áreas

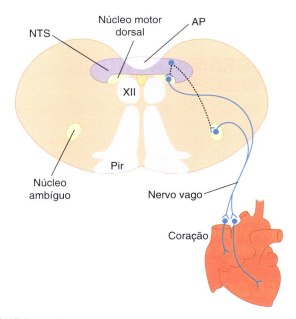

**FIGURA 32-3** Vias básicas envolvidas no controle bulbar da frequência cardíaca pelos nervos vagos. Neurônios no núcleo do trato solitário (NTS) projetam-se para e excitam neurônios parassimpáticos pré-ganglionares cardíacos primeiramente no núcleo ambíguo. Alguns também estão localizados no núcleo motor dorsal do vago; entretanto, este núcleo contém neurônios motores vagais que se projetam para o trato gastrintestinal. AP, área postrema; Pir, pirâmide; XII, núcleo hipoglosso.

ocorre em aproximadamente 200 mmHg, com atividade por todo o ciclo cardíaco.

Quando um seio carotídeo é isolado e perfundido e os outros barorreceptores são desnervados, não há descarga nas fibras aferentes do seio perfundido e nenhuma queda na pressão arterial ou frequência cardíaca do animal quando a pressão de perfusão está abaixo de 30 mmHg (Figura 32-6). Em pressões de perfusão do seio carotídeo de 70 a 110 mmHg, há uma relação quase linear entre pressão de perfusão e a queda na pressão arterial sistêmica e frequência cardíaca. Em pressões de perfusão acima de 150 mmHg não há aumento adicional

| TABELA 32-3 Fatores que afetam a frequência cardíaca |
|---|
| **Frequência cardíaca acelerada por:** |
| Atividade diminuída de barorreceptores arteriais |
| Atividade aumentada de receptores de distensão atrial |
| Inspiração |
| Excitação |
| Raiva |
| A maioria dos estímulos dolorosos |
| Hipoxia |
| Exercício físico |
| Hormônios tireoidianos |
| Febre |
| **Frequência cardíaca diminuída por:** |
| Atividade aumentada de barorreceptores arteriais |
| Expiração |
| Medo |
| Sofrimento |
| Estimulação de fibras nociceptivas do nervo trigêmeo |
| Pressão intracraniana aumentada |

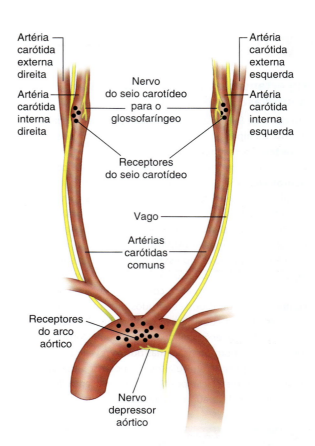

**FIGURA 32-4 Áreas de barorreceptores no seio carotídeo e arco aórtico.** Um conjunto de barorreceptores (receptores de distensão) está localizado no seio carotídeo, uma pequena dilatação da artéria carótida interna logo acima da bifurcação da carótida comum nos ramos das carótidas externa e interna. Estes receptores são inervados por um ramo do nervo glossofaríngeo, o nervo do seio carotídeo. Um segundo conjunto de barorreceptores está localizado na parede do arco da aorta. Estes receptores são inervados por um ramo do nervo vago, o nervo depressor aórtico.

constituem um mecanismo de retroalimentação reflexa que opera para estabilizar a pressão arterial e a frequência cardíaca. Qualquer queda na pressão arterial sistêmica diminui a descarga nas fibras nervosas aferentes, e há uma elevação compensatória da pressão arterial e débito cardíaco. Qualquer elevação na pressão produz dilatação das arteríolas e diminui o débito cardíaco até que a pressão arterial retorne a seu nível basal anterior.

## REPROGRAMAÇÃO DO BARORRECEPTOR

Na hipertensão crônica, o mecanismo reflexo barorreceptor é "reprogramado" para manter uma pressão arterial elevada em vez de normal. Em estudos de perfusão com animais experimentais hipertensos, a elevação da pressão no seio carotídeo isolado abaixa a pressão sistêmica elevada, e a diminuição da pressão de perfusão aumenta a pressão elevada (Figura 32-6). Pouco se sabe sobre como e por que isso ocorre, mas a reprogramação acontece rapidamente em animais experimentais. Ela é também rapidamente reversível, tanto em animais experimentais quanto em situações clínicas.

## PAPEL DOS BARORRECEPTORES NO CONTROLE DE CURTO PRAZO DA PRESSÃO ARTERIAL

As mudanças na frequência de pulso e na pressão arterial que ocorrem em seres humanos ao ficar de pé ou ao deitar devem-se, em sua maior parte, aos reflexos barorreceptores. A função dos receptores pode ser testada pelo monitoramento das mudanças na frequência cardíaca em função de um aumento crescente da pressão arterial durante infusão do agonista α-adrenérgico, fenilefrina. Uma resposta normal é mostrada na Figura 32-7; a partir de uma pressão sistólica de cerca de 120 a 150 mmHg, há uma relação linear entre pressão e redução da frequência cardíaca (intervalo RR mais longo). Os barorreceptores são muito importantes no controle de curto prazo da pressão arterial. A ativação do reflexo possibilita ajustes rápidos da pressão arterial em resposta a mudanças abruptas de postura, volemia, débito cardíaco ou resistência periférica durante exercício físico.

A pressão arterial inicialmente se eleva de forma drástica após a secção bilateral de nervos barorreceptores, ou de lesões bilaterais do NTS. Contudo, depois de um período de tempo, a pressão arterial média retorna a níveis quase controlados, mas há grandes flutuações ao longo do dia. A remoção do reflexo barorreceptor impede que um indivíduo ajuste sua pressão arterial em resposta a estímulos que causam mudanças abruptas na volemia, no débito cardíaco, ou na resistência periférica, inclusive exercício e alterações posturais. Uma mudança de longo prazo na pressão arterial resultante da perda do controle pelo reflexo barorreceptor é chamada de **hipertensão neurogênica**.

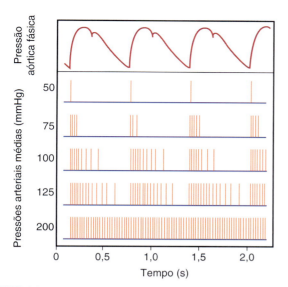

**FIGURA 32-5** Descargas (linhas verticais) em uma fibra nervosa aferente isolada do seio carotídeo em vários níveis de pressões arteriais médias, plotadas contra mudanças na pressão aórtica com o tempo. Os barorreceptores são muito sensíveis a mudanças na pressão de pulso, como mostrado pelo registro da pressão aórtica fásica. (Reproduzida com a permissão de Levy MN e Pappano AJ: *Cardiovascular Physiology*, 9th ed. Mosby, 2007.)

## DISTENSÃO ATRIAL E RECEPTORES CARDIOPULMONARES

Os receptores de distensão nos átrios são de dois tipos: aqueles que descarregam principalmente durante a sístole atrial (tipo A), e aqueles que descarregam principalmente no fim da diástole, no momento do pico de enchimento atrial (tipo B). A descarga de barorreceptores tipo B está elevada quando o retorno venoso aumenta, e diminuída pela respiração com pressão positiva, indicando que esses barorreceptores respondem essencialmente à distensão das paredes atriais. Os ajustes circulatórios

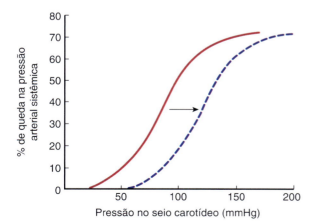

**FIGURA 32-6** Queda na pressão arterial sistêmica produzida por elevação da pressão a vários valores no seio carotídeo isolado. **Linha sólida:** resposta em um macaco normal. **Linha tracejada:** resposta em um macaco hipertenso, demonstrando a reprogramação de barorreceptores (seta).

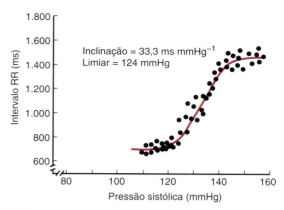

**FIGURA 32-7** Redução da frequência cardíaca mediada por barorreflexo durante infusão de fenilefrina em um sujeito humano. Note que os valores para o intervalo RR do eletrocardiograma, que estão plotados no eixo vertical, são inversamente proporcionais à frequência cardíaca. (Reproduzida com a permissão de Kotrly K, et al.: Effects of fentanyl-diazepam-nitrous oxide anaesthesia on arterial baroreflex control of heart rate in man. Br J Anaesth 1986;58:406.)

reflexos iniciados pela descarga aumentada da maioria, se não de todos os receptores, incluem vasodilatação e uma queda na pressão arterial. Entretanto, a frequência cardíaca é aumentada em vez de diminuída.

Receptores nas superfícies endocárdicas dos ventrículos são ativados durante a distensão ventricular. A resposta é uma bradicardia vagal e hipotensão, comparável a um reflexo barorreceptor. Receptores de distensão no ventrículo esquerdo podem desempenhar um papel na manutenção do tônus vagal que mantém a frequência cardíaca baixa em repouso. Sabe-se que vários agentes químicos provocam reflexos pela ativação de quimiorreceptores cardiorrespiratórios e que podem desempenhar um papel em vários distúrbios cardiovasculares (ver Quadro Clínico 32-2).

## MANOBRA DE VALSALVA

A função dos receptores também pode ser testada ao monitorar as alterações no pulso e na pressão arterial que ocorrem em resposta a períodos curtos de tensão (expiração forçada contra uma glote fechada: a **manobra de Valsalva**). Manobras de Valsalva ocorrem regularmente durante a tosse, a defecação e o levantamento de pesos. A pressão arterial se eleva no início do esforço (Figura 32-8) porque o aumento na pressão intratorácica é acrescido à pressão do sangue na aorta. Depois ela cai, pois a alta pressão intratorácica comprime as veias, diminuindo o retorno venoso e o débito cardíaco. As diminuições na pressão arterial e na pressão de pulso inibem os barorreceptores, causando taquicardia e uma elevação da resistência periférica. Quando a glote é aberta e a pressão intratorácica retorna ao normal, o débito cardíaco é restabelecido, mas os vasos periféricos estão comprimidos. Portanto, a pressão arterial se eleva acima do normal e isto estimula os barorreceptores, causando bradicardia e uma queda da pressão para níveis normais.

Em pacientes cujo sistema nervoso simpático não é funcional, mudanças da frequência cardíaca ainda ocorrem, pois os barorreceptores e os vagos estão intactos. Contudo, em

## QUADRO CLÍNICO 32-2

### Receptores quimiossensíveis cardiorrespiratórios

Por quase 150 anos, sabe-se que a ativação de fibras C vagais quimiossensíveis na região cardiorrespiratória (p. ex., região justacapilar dos alvéolos, ventrículos, átrios, grandes veias e artéria pulmonar) causa bradicardia profunda, hipotensão e um período breve de apneia, seguidos por respiração rápida e superficial. Este padrão de resposta é chamado de **reflexo de Bezold-Jarisch**, e foi nomeado em homenagem aos indivíduos que primeiro relataram esses achados. Esse reflexo pode ser provocado por uma variedade de substâncias, inclusive capsaicina, serotonina, fenilbiguanida e veratridina. Embora visto originalmente como uma curiosidade farmacológica, há um corpo crescente de evidências dando suporte ao ponto de vista de que o reflexo de Bezold-Jarisch é ativado durante certas condições fisiopatológicas. Por exemplo, esse reflexo pode ser ativado durante isquemia do miocárdio e restabelecimento da perfusão como um resultado da produção aumentada de radicais de oxigênio, e por agentes usados como contraste radiológico para angiocardiografia coronariana. Isso pode contribuir para a hipotensão que, frequentemente, é uma complicação persistente da doença cardíaca. A ativação de receptores quimiossensíveis cardiorrespiratórios também pode ser parte de um mecanismo de defesa que protege indivíduos de perigos químicos tóxicos. A ativação de reflexos cardiorrespiratórios pode ajudar a reduzir a quantidade de poluentes inspirados que são absorvidos para o sangue, protegendo órgãos vitais da toxicidade potencial desses poluentes e facilitando sua eliminação. Finalmente, a síndrome de lentificação cardíaca com hipotensão (**síncope vasovagal**) também tem sido atribuída à ativação do reflexo de Bezold-Jarisch. A síncope vasovagal pode ocorrer após postura ortostática prolongada que resulta em acúmulo de sangue nas extremidades inferiores e diminuição do volume de sangue intracardíaco (também denominada **síncope postural**). Este fenômeno é exagerado se combinado com desidratação. A hipotensão arterial resultante é detectada nos barorreceptores do seio carotídeo, e as fibras aferentes destes receptores disparam sinais autonômicos que aumentam a frequência cardíaca e a contratilidade. Entretanto, receptores de pressão na parede do ventrículo esquerdo respondem enviando sinais que desencadeiam bradicardia paradoxal e contratilidade diminuída, resultando em hipotensão acentuada súbita. O indivíduo também sente leveza na cabeça e pode experimentar um episódio curto de perda de consciência.

### DESTAQUES TERAPÊUTICOS

A intervenção mais crítica para indivíduos que experimentam episódios de síncope neurogênica é evitar a desidratação e situações que desencadeiam o evento adverso. Episódios de síncope podem ser reduzidos ou prevenidos por um aumento da ingestão de sal na dieta ou administração de mineralocorticoides. A síncope vasovagal tem sido tratada com o uso de **antagonistas β-adrenérgicos** e **disopiramida**, um agente antiarrítmico que bloqueia canais de $Na^+$. Marca-passos cardíacos também têm sido usados para estabilizar a frequência cardíaca durante episódios que normalmente desencadeiam bradicardia.

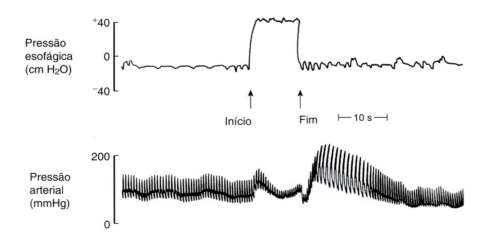

**FIGURA 32-8** Diagrama da resposta ao esforço (a manobra de Valsalva) em um homem normal, registrada com uma agulha na artéria braquial. A pressão arterial sobe no início do esforço, pois a pressão intratorácica aumentada soma-se à pressão do sangue na aorta. Depois ela cai, pois a pressão intratorácica elevada comprime veias, diminuindo o retorno venoso e o débito cardíaco. (Cortesia de M McIlroy.)

pacientes com insuficiência autonômica, uma síndrome em que a função autonômica está amplamente desintegrada, as mudanças na frequência cardíaca estão ausentes. Por motivos que ainda são desconhecidos, pacientes com hiperaldosteronismo primário também deixam de mostrar alterações da frequência cardíaca, e a elevação da pressão arterial quando a pressão intratorácica retorna ao normal. Sua resposta à manobra de Valsalva normaliza após a remoção do tumor secretor de aldosterona.

## REFLEXO QUIMIORRECEPTOR PERIFÉRICO

**Quimiorreceptores arteriais periféricos** nos **corpos carotídeo e aórtico** têm taxas muito altas de fluxo sanguíneo. Estes receptores são ativados primeiramente por uma redução na pressão parcial de oxigênio ($Pao_2$), mas também respondem a um aumento na pressão parcial de dióxido de carbono ($Paco_2$) e pH. Os quimiorreceptores exercem seus efeitos principais sobre a respiração; entretanto, sua ativação também leva a vasoconstrição. As mudanças da frequência cardíaca são variáveis e dependem de vários fatores, inclusive alterações da respiração. Um efeito direto da ativação de quimiorreceptores é aumentar a atividade nervosa vagal. Contudo, a hipoxia também produz hiperpneia e aumento da secreção de catecolaminas da medula suprarrenal, as quais causam taquicardia e um aumento do débito cardíaco. A hemorragia que produz hipotensão leva à estimulação de quimiorreceptores devido à diminuição do fluxo sanguíneo para os quimiorreceptores e consequente anoxia por estase destes órgãos. A descarga de quimiorreceptores também pode contribuir para a produção de **ondas de Mayer**. Estas não devem ser confundidas com as **ondas de Traube-Hering**, que são oscilações da pressão arterial sincronizadas com a respiração. As ondas de Mayer são oscilações lentas, regulares da pressão arterial que ocorrem na frequência de uma por 20 a 40 s durante a hipotensão. Nessas condições, a hipoxia estimula os quimiorreceptores. A estimulação eleva a pressão arterial, o que melhora o fluxo sanguíneo nos órgãos receptores e elimina o estímulo aos quimiorreceptores, de modo que a pressão cai e um novo ciclo é iniciado.

## QUIMIORRECEPTORES CENTRAIS

Quando a pressão intracraniana aumenta, o suprimento de sangue para os neurônios do BRVL é comprometido, e a hipoxia e a hipercapnia locais aumentam sua descarga. Isto ativa quimiorreceptores localizados na superfície ventrolateral do bulbo raquidiano. A elevação resultante da pressão arterial sistêmica (**reflexo de Cushing**) tende a restabelecer o fluxo de sangue para o bulbo. Por meio de uma variação considerável, a elevação da pressão arterial é proporcional ao aumento da pressão intracraniana. A elevação da pressão arterial causa uma diminuição reflexa da frequência cardíaca pelos barorreceptores arteriais. É por isso que bradicardia, em vez de taquicardia, é vista caracteristicamente em pacientes com pressão intracraniana aumentada.

Uma elevação na $P_{CO_2}$ arterial estimula o BRVL, mas o efeito periférico direto da hipercapnia é a vasodilatação. Portanto,

as ações periféricas e centrais tendem a se cancelar mutuamente. A hiperventilação moderada, que diminui significantemente a tensão de $CO_2$ do sangue, causa vasoconstrição cutânea e cerebral em seres humanos, mas há pouca mudança na pressão arterial. A exposição a altas concentrações de $CO_2$ está associada à vasodilatação cutânea e cerebral acentuada, mas vasoconstrição ocorre em outras partes e, geralmente, há uma elevação lenta da pressão arterial.

## REGULAÇÃO LOCAL

## AUTORREGULAÇÃO

A capacidade dos tecidos de regular seu próprio fluxo sanguíneo é chamada de **autorregulação**. A maioria dos leitos vasculares tem uma capacidade intrínseca de compensar alterações moderadas na pressão de perfusão com mudanças na resistência vascular, de modo que o fluxo sanguíneo permaneça relativamente constante. Essa capacidade é bem desenvolvida nos rins (ver Capítulo 37), mas também tem sido observada no mesentério, músculo esquelético, encéfalo, fígado e miocárdio. Provavelmente, deve-se em parte à resposta contrátil intrínseca da musculatura lisa à distensão (**teoria miogênica da autorregulação**). Quando a pressão se eleva, os vasos sanguíneos são distendidos e as fibras musculares lisas vasculares que envolvem os vasos se contraem. Se for postulado que o músculo responde à tensão na parede do vaso, essa teoria poderia explicar o grau maior de contração em pressões mais altas; a tensão da parede é proporcional à pressão de distensão vezes o raio do vaso (lei de Laplace, ver Capítulo 31), e a manutenção de uma dada tensão da parede à medida que a pressão sobe necessitaria de uma diminuição do raio. Substâncias vasodilatadoras tendem a se acumular em tecidos ativos, e esses "metabólitos" também contribuem para a autorregulação (**teoria metabólica da autorregulação**). Quando o fluxo sanguíneo diminui, eles se acumulam e os vasos se dilatam; quando o fluxo sanguíneo aumenta, eles tendem a ser lavados para longe.

## METABÓLITOS VASODILATADORES

As alterações metabólicas que produzem vasodilatação incluem, na maioria dos tecidos, diminuições da tensão de $O_2$ e de pH. Estas alterações causam relaxamento das arteríolas e esfíncteres pré-capilares. Uma queda local da tensão de $O_2$, em particular, pode ativar a expressão de genes vasodilatadores em resposta ao fator-$1\alpha$ induzido por hipoxia (HIF-$1\alpha$, do inglês *hypoxia-inducible factor-1α*), um fator de transcrição com múltiplos alvos. Aumentos na tensão de $CO_2$ e osmolalidade também dilatam os vasos. A ação dilatadora direta do $CO_2$ é mais pronunciada na pele e no encéfalo. Os efeitos vasoconstritores mediados por via neural da hipoxia e hipercapnia sistêmicas em oposição à hipóxia e hipercapnia locais já foram discutidos antes. Uma elevação de temperatura exerce um efeito vasodilatador direto, e tal elevação em tecidos ativos (devido ao calor do metabolismo) pode contribuir para vasodilatação. O $K^+$ é outra substância que se acumula localmente e tem demonstrado atividade dilatadora secundária à hiperpolarização das células do músculo liso vascular. O lactato também pode contribuir para a dilatação. Em tecidos lesionados, a histamina liberada de células danificadas aumenta a permeabilidade capilar. Assim, ela provavelmente é responsável por parte do inchaço em áreas de inflamação. A adenosina pode desempenhar um papel vasodilatador no músculo cardíaco, mas não no músculo esquelético. Ela também inibe a liberação de noradrenalina.

## VASOCONSTRIÇÃO LOCALIZADA

Artérias e arteríolas lesionadas contraem-se fortemente. A constrição parece ser devida, em parte, à liberação local de serotonina das plaquetas que aderem à parede do vaso na área lesionada. Veias lesionadas também contraem-se.

Uma queda na temperatura dos tecidos causa vasoconstrição, e essa resposta local ao frio desempenha um papel na regulação da temperatura (ver Capítulo 17).

## SUBSTÂNCIAS SECRETADAS PELO ENDOTÉLIO

### CÉLULAS ENDOTELIAIS

Conforme observado no Capítulo 31, as células endoteliais constituem um tecido grande e importante. Elas secretam muitos fatores de crescimento e substâncias vasoativas. As substâncias vasoativas incluem prostaglandinas e tromboxano, óxido nítrico (NO) e endotelinas.

### PROSTACICLINA E TROMBOXANO A$_2$

A prostaciclina é produzida por células endoteliais e o tromboxano A$_2$, por plaquetas a partir de seu precursor comum, o ácido aracdônico, pela via da cicloxigenase. O tromboxano A$_2$ promove agregação plaquetária e vasoconstrição, ao passo que a prostaciclina inibe a agregação das plaquetas e provoca vasodilatação. O balanço entre tromboxano A$_2$ plaquetário e prostaciclina favorece a agregação localizada de plaquetas e a consequente formação do coágulo, enquanto previne a extensão excessiva deste e mantém o fluxo de sangue em volta do coágulo.

O equilíbrio entre tromboxano A$_2$ e prostaciclina pode ser desviado para a prostaciclina pela administração de baixas doses de ácido acetilsalicílico. O ácido acetilsalicílico produz inibição irreversível da cicloxigenase pela acetilação de um resíduo de serina em seu sítio ativo. Obviamente, isto reduz a produção tanto de tromboxano A$_2$ quanto de prostaciclina. Entretanto, as células endoteliais renovam a produção de cicloxigenase em questão de horas, ao passo que as plaquetas não podem produzir a enzima, e o seu nível só se eleva quando novas plaquetas entram na circulação. Esse é um processo lento, pois as plaquetas têm uma meia-vida de cerca de quatro dias. Portanto, a administração de pequenas quantidades de ácido acetilsalicílico por períodos prolongados reduz a formação de coágulos e tem sido considerada de valor na prevenção de infartos do miocárdio, angina instável, ataques isquêmicos transitórios e acidente vascular cerebral.

## ÓXIDO NÍTRICO

Uma observação casual há duas décadas levou à descoberta de que o endotélio desempenha um papel fundamental na vasodilatação. Muitos estímulos diferentes agem sobre as células endoteliais para produzir o **fator relaxante derivado do endotélio** (**EDFR**, do inglês *endothelium-derived relaxing factor*), uma substância que atualmente é conhecida como **óxido nítrico** (**NO**). O NO é sintetizado a partir da arginina (Figura 32-9) em uma reação catalisada pela óxido nítrico sintase (NO sintase, NOS). Três isoformas de NOS já foram identificadas: NOS 1, encontrada no sistema nervoso; NOS 2, encontrada em macrófagos e outras células imunes; e NOS 3, encontrada nas células endoteliais. NOS 1 e NOS 3 são ativadas por agentes que aumentam as concentrações intracelulares de Ca$^{2+}$, inclusive os vasodilatadores acetilcolina e bradicinina. A NOS em células imunes não é ativada por Ca$^{2+}$, mas é induzida por citocinas. O NO que é formado no endotélio se difunde nas células musculares lisas, onde ativa a guanilato-ciclase solúvel, produzindo 3,5-monofosfato de guanosina cíclico (GMPc; ver Figura 32-9), que, por sua vez, medeia o relaxamento da musculatura lisa vascular. O NO é inativado pela hemoglobina.

Adenosina, peptídeo natriurético atrial (PNA) e histamina via receptores H$_2$ produzem relaxamento do músculo liso vascular que é independente do endotélio. Entretanto,

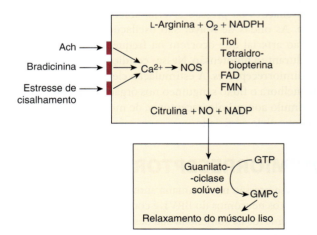

**FIGURA 32-9** Síntese de NO a partir da arginina em células endoteliais e sua ação via estimulação de guanilato-ciclase solúvel, e geração de GMPc para produzir relaxamento nas células musculares lisas vasculares. A forma endotelial da óxido nítrico sintase (NOS) é ativada pelo aumento da concentração intracelular de Ca$^{2+}$ (acima), e uma elevação é produzida por acetilcolina (Ach), bradicinina, ou por estresse de cisalhamento atuando sobre a membrana celular. Tiol, tetraidrobiopterina, FAD e FMN são cofatores necessários. O NO então se difunde para células musculares lisas adjacentes na parede do vaso (abaixo), difunde-se através da membrana plasmática e ativa a guanilato-ciclase solúvel para provocar um aumento de GMPc celular e relaxamento do músculo liso.

acetilcolina, histamina via receptores $H_1$, bradicinina, peptídeo intestinal vasoativo (VIP), substância P e alguns outros peptídeos, agem por meio do endotélio, e vários vasoconstritores que atuam diretamente sobre a musculatura lisa vascular produziriam constrição muito maior se seus efeitos não fossem limitados por sua capacidade de causar a liberação de NO simultaneamente. Quando o fluxo para um tecido é aumentado subitamente por dilatação arteriolar, as extensas artérias para o tecido também se dilatam. Esta dilatação induzida pelo fluxo deve-se à liberação local de NO. Produtos da agregação plaquetária também causam liberação de NO, e a vasodilatação resultante ajuda a manter patentes os vasos sanguíneos com um endotélio intacto. Isto contrasta com os vasos sanguíneos lesionados, onde o endotélio é danificado no sítio da lesão, e, por isso, as plaquetas se agregam e produzem vasoconstrição (ver Capítulo 31).

Evidência adicional para um papel fisiológico do NO é a observação de que camundongos sem NOS 3 são hipertensos. Isto sugere que a liberação tônica de NO é necessária para manter a pressão arterial normal.

O NO também está envolvido no remodelamento vascular e na angiogênese, e também pode estar envolvido na patogênese da aterosclerose. Neste aspecto, é interessante observar que alguns pacientes com transplante cardíaco desenvolvem uma forma acelerada de aterosclerose nos vasos do transplante, e não há razão para crer que isto seja desencadeado por dano endotelial. A nitroglicerina e outros nitrovasodilatadores que são de grande valor no tratamento da angina atuam por estimulação da guanilato-ciclase, do mesmo modo que o NO.

A ereção peniana também é produzida por liberação de NO, com vasodilatação consequente e ingurgitamento dos corpos cavernosos (ver Capítulo 23). Isso explica a eficácia de fármacos como Viagra, que tornam lenta a degradação do GMPc.

## OUTRAS FUNÇÕES DO NO

O NO está presente no encéfalo e, agindo via GMPc, é importante na função cerebral (ver Capítulo 7). O NO também é necessário para a atividade antimicrobiana e citotóxica de várias células inflamatórias, embora o efeito líquido do NO na inflamação e lesão tecidual dependa da quantidade e da cinética da liberação, que, por sua vez, podem depender da isoforma específica de NOS envolvida. No trato gastrintestinal, NO é importante no relaxamento dos músculos lisos. Outras funções do NO são mencionadas em outras seções deste livro.

## MONÓXIDO DE CARBONO

A produção de monóxido de carbono (CO) a partir do heme é mostrada na Figura 28–4. A enzima que catalisa a reação, $HO_2$, também está presente em tecidos cardiovasculares, e há evidências crescentes de que CO, assim como NO, produz dilatação local de vasos sanguíneos. É interessante que o sulfeto de hidrogênio esteja emergindo de modo semelhante como um terceiro transmissor gasoso que regula o tônus vascular, embora os papéis relativos de NO, CO e $H_2S$ ainda precisem ser estabelecidos.

## ENDOTELINAS

As células endoteliais também produzem **endotelina-1**, um dos agentes vasoconstritores mais potentes já isolados. Endotelina-1 (ET-1), endotelina-2 (ET-2) e endotelina-3 (ET-3) são os membros de uma família de três polipeptídeos similares com 21 aminoácidos. Cada um é codificado por um gene diferente. A estrutura peculiar das endotelinas assemelha-se à das sarafotoxinas, polipeptídeos encontrados no veneno de uma serpente, a víbora escavadora de Israel.

## ENDOTELINA-1

Nas células endoteliais, o produto do gene da endotelina-1 é processado a um pró-hormônio de 39 aminoácidos, a ***big* endotelina-1**, que tem cerca de 1% da atividade da endotelina-1. O pró-hormônio é clivado em uma ligação triptofano-valina (Trp-Val) para formar endotelina-1 pela **enzima conversora de endotelina**. Pequenas quantidades de *big* endotelina-1 e endotelina-1 são secretadas no sangue, mas, na maioria das vezes, elas são secretadas localmente, e atuam de modo parácrino.

Dois receptores de endotelina diferentes já foram clonados, os quais são acoplados por meio de proteínas G à fosfolipase C (ver Capítulo 2). O receptor $ET_A$, que é específico para endotelina-1, é encontrado em muitos tecidos e medeia a vasoconstrição produzida por endotelina-1. O receptor $ET_B$ responde a todas as três endotelinas e se acopla a $G_i$. Ele pode mediar a vasodilatação, e parece mediar os efeitos das endotelinas durante o desenvolvimento (ver adiante).

## REGULAÇÃO DA SECREÇÃO

A endotelina-1 não é armazenada em grânulos secretores, e a maioria dos fatores reguladores modifica a transcrição de seu gene, com alterações na secreção ocorrendo prontamente daí em diante. Os fatores que ativam e inibem o gene estão resumidos na Tabela 32–4.

## FUNÇÕES CARDIOVASCULARES

Conforme observado anteriormente, a endotelina-1 parece ser principalmente um regulador parácrino do tônus vascular. Entretanto, a endotelina-1 não está aumentada na hipertensão, e em camundongos nos quais um alelo do gene da endotelina-1 é removido (*knocked-out*), a pressão arterial é, na verdade, elevada em vez de reduzida. Contudo, a concentração de endotelina-1 circulante está aumentada na insuficiência cardíaca congestiva e após infarto do miocárdio, de modo que ela pode desempenhar um papel na fisiopatologia destas doenças.

## OUTRAS FUNÇÕES DAS ENDOTELINAS

A endotelina-1 é encontrada no encéfalo e nos rins, assim como nas células endoteliais. A endotelina-2 é produzida essencialmente nos rins e no intestino. A endotelina-3 está presente no sangue e é encontrada em altas concentrações no encéfalo.

**TABELA 32-4** Regulação da secreção de endotelina-1 via transcrição de seu gene

| Estimuladores |
|---|
| Angiotensina II |
| Catecolaminas |
| Fatores de crescimento |
| Hipoxia |
| Insulina |
| LDL oxidado |
| HDL |
| Estresse de cisalhamento |
| Trombina |
| **Inibidores** |
| NO |
| PNA |
| PGE$_2$ |
| Prostaciclina |

PNA, peptídeo natriurético atrial; HDL, lipoproteína de alta densidade; LDL, lipoproteína de baixa densidade; NO, óxido nítrico; PGE$_2$, prostaglandina E$_2$; VIP, polipeptídeo intestinal vasoativo.

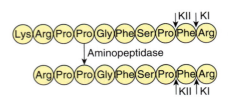

**FIGURA 32-10** Cininas. A lisilbradicinina (**acima**) pode ser convertida em bradicinina (**abaixo**) pela aminopeptidase. Os peptídeos são inativados pela cininase I (KI) ou cininase II (KII) nos sítios indicados pelas setas curtas.

Também está presente nos rins e no trato gastrintestinal. No encéfalo, as endotelinas são abundantes e, no início da vida, são produzidas tanto por astrócitos quanto por neurônios. Elas são encontradas nos gânglios da raiz dorsal, nas células do corno ventral, no córtex, no hipotálamo e nas células cerebelares de Purkinje. Elas também desempenham um papel na regulação do transporte através da barreira hematoencefálica. Há receptores de endotelina nas células mesangiais (ver Capítulo 37), e o polipeptídeo participa da retroalimentação tubuloglomerular.

Camundongos que têm ambos os alelos do gene da endotelina-1 deletados têm graves anormalidades craniofaciais, e morrem de insuficiência respiratória ao nascer. Eles também têm megacolo (doença de Hirschsprung), aparentemente porque as células que normalmente formam o plexo mioentérico deixam de migrar até o colo distal (ver Capítulo 27). Além disso, as endotelinas desempenham um papel no fechamento do canal arterial no momento do nascimento.

# REGULAÇÃO SISTÊMICA POR AGENTES NEURO-HUMORAIS

Muitas substâncias circulantes afetam o sistema vascular. Os reguladores vasodilatadores incluem cininas, VIP e PNA. Entre os hormônios circulantes vasoconstritores estão a vasopressina, noradrenalina e angiotensina II.

## CININAS

Dois peptídeos vasodilatadores correlatos chamados de **cininas** são encontrados no corpo. Um é o nonapeptídeo **bradicinina** e o outro é o decapeptídeo **lisilbradicinina**, também conhecido como **calidina** (Figura 32-10). A lisilbradicinina pode ser convertida em bradicinina por uma aminopeptidase. Ambos os peptídeos são metabolizados em fragmentos inativos pela **cininase I**, uma carboxipeptidase que remove a arginina (Arg) do terminal carboxila. Além disso, a dipeptidilcarboxipeptidase **cininase II** inativa a bradicinina e a lisilbradicinina pela remoção de fenilalanina-arginina (Phe-Arg) do terminal carboxila. A cininase II é a mesma enzima que a **enzima conversora de angiotensina**, que remove histidina-leucina (His-Leu) do fim do terminal carboxila da angiotensina I.

A bradicinina e a lisilbradicinina são formadas a partir de duas proteínas precursoras: o **cininogênio de alto peso molecular** e o **cininogênio de baixo peso molecular** (Figura 32-11). Estas são formadas por *splicing* alternativo de um único gene localizado no cromossomo 3. Proteases chamadas de **calicreínas** liberam os peptídeos de suas precursoras. Elas são produzidas em seres humanos por uma família de três genes localizada no cromossomo 19. Há dois tipos de calicreínas: a **calicreína plasmática**, que circula em uma forma inativa, e a **calicreína tecidual**, que parece estar localizada principalmente nas membranas apicais de células envolvidas com o transporte transcelular de eletrólitos. A calicreína tecidual é encontrada em muitos tecidos, inclusive em glândulas sudoríparas e salivares, no pâncreas, na próstata, no intestino e nos rins. A calicreína tecidual age sobre o cininogênio de alto peso molecular para formar bradicinina, e sobre o cininogênio de baixo peso molecular para formar lisilbradicinina. Quando ativada, a calicreína plasmática atua sobre o cininogênio de alto peso molecular para formar bradicinina.

A calicreína plasmática inativa (**pré-calicreína**) é convertida em sua forma ativa, calicreína, pelo fator XII ativo, o fator

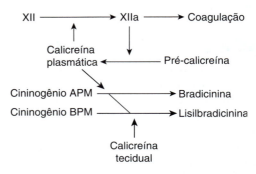

**FIGURA 32-11** Formação das cininas a partir de cininogênios de alto peso molecular (APM) e baixo peso molecular (BPM).

que inicia a cascata intrínseca da coagulação sanguínea. A calicreína também ativa o fator XII em uma alça de retroalimentação positiva, e o cininogênio de alto peso molecular tem uma ação ativadora do fator XII (ver Figura 31–12).

As ações de ambas as cininas se assemelham às da histamina. Elas são essencialmente parácrinas, embora pequenas quantidades também sejam encontradas no sangue circulante. Elas causam contração da musculatura lisa visceral, mas relaxam os músculos lisos vasculares via NO, reduzindo a pressão arterial. Também aumentam a permeabilidade capilar, atraem leucócitos e causam dor quando injetadas sob a pele. Elas são formadas durante a secreção ativa nas glândulas sudoríparas, glândulas salivares e na porção exócrina do pâncreas, e são responsáveis, provavelmente, pelo aumento do fluxo sanguíneo quando esses tecidos estão secretando seus produtos ativamente.

Dois receptores de bradicininas, $B_1$ e $B_2$, já foram identificados. Seus resíduos de aminoácidos são 36% idênticos, e ambos são acoplados a proteínas G. O receptor $B_1$ pode mediar os efeitos dolorosos das cininas, mas pouco se sabe sobre sua distribuição e função. O receptor $B_2$ tem forte homologia com o receptor $H_2$, e é encontrado em muitos tecidos diferentes.

## HORMÔNIOS NATRIURÉTICOS

Há uma família de peptídeos natriuréticos envolvidos na regulação vascular, incluindo o PNA secretado pelo coração, o peptídeo natriurético cerebral (PNC) e peptídeo natriurético tipo C (PN tipo C). Eles são liberados em resposta à hipervolemia. PNA e PNC circulam, enquanto PN tipo C age predominantemente de modo parácrino. Em geral, estes peptídeos antagonizam a ação de vários agentes vasoconstritores e reduzem a pressão arterial. PNA e PNC também servem para coordenar o controle do tônus vascular com a homeostasia hidroeletrolítica por meio de ações sobre o rim.

## VASOCONSTRITORES CIRCULANTES

A vasopressina é um vasoconstritor potente, mas quando injetada em indivíduos normais há uma diminuição compensatória do débito cardíaco, de modo que há pouca modificação na pressão arterial. Seu papel na regulação da pressão arterial é discutido no Capítulo 17.

A noradrenalina tem uma ação vasoconstritora generalizada, ao passo que a adrenalina dilata os vasos em músculos esqueléticos e no fígado. A relativa falta de importância da noradrenalina circulante, em comparação à importância da noradrenalina liberada dos nervos vasomotores, é assinalada no Capítulo 20, no qual as ações cardiovasculares das catecolaminas são discutidas em detalhe.

A angiotensina II tem uma ação vasoconstritora generalizada. Ela é formada pela ação da enzima conversora de angiotensina (ECA) sobre a angiotensina I, que é liberada pela ação da renina proveniente do rim sobre o angiotensinogênio circulante (ver Capítulo 38). A secreção de renina, por sua vez, é aumentada quando a pressão arterial cai, ou o volume do líquido extracelular (LEC) é reduzido, e, portanto, a angiotensina II ajuda a manter a pressão arterial. A angiotensina II também aumenta a ingestão de água e estimula a secreção de aldosterona, e a formação aumentada de angiotensina II faz parte de um mecanismo homeostático que opera para manter o volume de LEC (ver Capítulo 20). Além disso, há sistemas renina-angiotensina em muitos órgãos diferentes, e pode haver um nas paredes dos vasos sanguíneos. A angiotensina II produzida nas paredes de vasos sanguíneos pode ter importância em algumas formas de hipertensão clínica. O papel da angiotensina II na regulação cardiovascular também é amplamente demonstrado pelo uso disseminado de inibidores da ECA como medicamentos anti-hipertensivos.

A **urotensina-II**, um polipeptídeo isolado primeiramente da medula espinal de peixes, está presente no tecido cardíaco e vascular humano. Ele é um dos mais potentes vasoconstritores conhecidos em mamíferos, e está sendo explorado por seu papel em uma grande variedade de diferentes estados mórbidos humanos. Por exemplo, têm sido mostrados níveis elevados tanto de urotensina-II quanto de seu receptor na hipertensão e insuficiência cardíaca, e podem ser marcadores de doença nestas e em outras condições.

## RESUMO

- Neurônios do BRVL se projetam para a IML toracolombar e liberam glutamato sobre neurônios simpáticos pré-ganglionares que inervam o coração e os vasos.

- O NTS é o principal núcleo a enviar aferências excitatórias aos neurônios motores vagais cardíacos no núcleo ambíguo.

- Barorreceptores dos seios carotídeos e depressores aórticos são inervados por ramos do IX e X nervos cranianos, respectivamente (nervos glossofaríngeo e depressor aórtico). Estes receptores são mais sensíveis a mudanças na pressão de pulso, mas também respondem a alterações na pressão arterial média.

- Nervos barorreceptores terminam no NTS e liberam glutamato. Os neurônios do NTS se projetam para o BCVL e para o núcleo ambíguo e liberam glutamato. Neurônios do BCVL se projetam para o BRVL e liberam GABA. Isto leva a uma redução da atividade simpática e a um aumento da atividade vagal (i.e., o reflexo barorreceptor).

- A ativação de quimiorreceptores periféricos nos corpos carotídeo e aórtico por uma redução em $PaO_2$ ou um aumento em $PaCO_2$ leva a uma elevação da vasoconstrição. Alterações da frequência cardíaca são variáveis e dependem de numerosos fatores, inclusive de mudanças na respiração.

- Além dos vários influxos neurais, os neurônios do BRVL são ativados diretamente por hipoxia e hipercapnia.

- A maioria dos leitos vasculares tem uma capacidade intrínseca de responder a alterações da pressão arterial dentro de certa variação pela alteração da resistência vascular para manter estável o fluxo sanguíneo. Esta propriedade é conhecida como autorregulação.

- Fatores locais como tensão de oxigênio, pH, temperatura e produtos metabólicos contribuem para a regulação vascular; muitos produzem vasodilatação para restabelecer o fluxo sanguíneo.

# 600 · SEÇÃO V Fisiologia Cardiovascular

- O endotélio é uma fonte importante de mediadores vasoativos, que agem ou para contrair ou relaxar os músculos lisos vasculares.

- Três mediadores gasosos — NO, CO e $H_2S$ — são reguladores importantes da vasodilatação.

- As endotelinas e a angiotensina II induzem vasoconstrição e podem estar envolvidas na patogênese de algumas formas de hipertensão.

# QUESTÕES DE MÚLTIPLA ESCOLHA

*Para todas as questões, selecione a melhor opção, a não ser que direcionado diferentemente.*

1. Quando um feocromocitoma (tumor da medula suprarrenal) descarrega subitamente uma grande quantidade de adrenalina na circulação, espera-se que a frequência cardíaca do paciente
   A. aumente, porque o aumento da pressão arterial estimula os barorreceptores carotídeos e aórticos.
   B. aumente, porque a adrenalina tem um efeito cronotrópico direto sobre o coração.
   C. aumente, devido à descarga parassimpática tônica aumentada para o coração.
   D. diminua, porque o aumento da pressão arterial estimula os quimiorreceptores carotídeos e aórticos.
   E. diminua, devido à descarga parassimpática tônica aumentada para o coração.

2. Um homem de 65 anos de idade estava enfrentando episódios frequentes de síncope quando ele se levantava da cama pela manhã. Ele foi diagnosticado com hipotensão ortostática por mau funcionamento de seu reflexo barorreceptor. A ativação do reflexo barorreceptor
   A. está envolvida principalmente na regulação de curto prazo da pressão arterial sistêmica.
   B. leva a um aumento da frequência cardíaca devido à inibição dos neurônios motores cardíacos vagais.
   C. inibe neurônios no BCVL.
   D. excita neurônios no BRVL.
   E. ocorre somente em situações nas quais a pressão arterial está elevada acentuadamente.

3. Uma mulher de 45 anos de idade tinha uma pressão arterial de 155/95 quando foi ao consultório de seu médico para um exame físico. Foi a primeira vez que viu este médico e seu primeiro exame físico em mais de 10 anos. O médico sugeriu que ela começasse a monitorar sua pressão em casa. Seria esperado que a atividade nervosa simpática aumentasse
   A. se os receptores de glutamato fossem ativados no NTS.
   B. se receptores de GABA fossem ativados no BRVL.
   C. se receptores de glutamato fossem ativados no BCVL.
   D. durante estresse.
   E. quando houvesse transição de uma posição ereta para o decúbito dorsal.

4. Qual dos seguintes neurotransmissores está pareado corretamente com uma via autonômica?
   A. GABA é liberado por neurônios do NTS projetando-se para o BRVL.
   B. Glutamato é liberado por neurônios do BCVL projetando-se para o IML.
   C. GABA é liberado por neurônios do NTS projetando-se para o núcleo ambíguo.
   D. GABA é liberado por neurônios do BCVL projetando-se para o BRVL.
   E. Glutamato é liberado por neurônios do BCVL projetando-se para o NTS.

5. Uma mulher de 53 anos de idade com doença pulmonar crônica estava sentindo dificuldade de respirar. Suas $P_{O_2}$ e $P_{CO_2}$ foram de 50 e 60 mmHg, respectivamente. Qual das seguintes declarações sobre quimiorreceptores está correta?
   A. Os quimiorreceptores periféricos são muito sensíveis a pequenos aumentos da $P_{CO_2}$ arterial.
   B. A ativação de quimiorreceptores arteriais leva a uma queda da pressão arterial.
   C. Quimiorreceptores periféricos estão localizados no NTS.
   D. Quimiorreceptores centrais podem ser ativados por um aumento da pressão intracraniana que comprometa o fluxo sanguíneo no bulbo.
   E. Quimiorreceptores centrais são ativados por elevações do pH tecidual.

6. Um homem de 55 anos de idade comparece a seu médico queixando-se de disfunção erétil. Ele recebe uma prescrição para Viagra e, no acompanhamento, relata que sua capacidade para manter uma ereção melhorou acentuadamente com este tratamento. A ação de qual dos seguintes mediadores vasoativos estaria essencialmente aumentada nesse paciente?
   A. Histamina.
   B. Endotelina-1.
   C. Prostaciclina.
   D. Óxido nítrico.
   E. Peptídeo natriurético atrial.

# REFERÊNCIAS

Ahluwalia A, MacAllister RJ, Hobbs AJ: Vascular actions of natriuretic peptides. Cyclic GMP-dependent and -independent mechanisms. Basic Res Cardiol 2004;99:83.

Benarroch EE: *Central Autonomic Network. Functional Organization and Clinical Correlations.* Futura Publishing, 1997.

Chapleau MW, Abboud F (editors): *Neuro-cardiovascular regulation: From molecules to man.* Ann NY Acad Sci 2001;940.

Charkoudian N, Rabbitts JA: Sympathetic neural mechanisms in human cardiovascular health and disease. Mayo Clinic Proc 2009;84:822.

de Burgh Daly M: *Peripheral Arterial Chemoreceptors and Respiratory-Cardiovascular Integration.* Clarendon Press, 1997.

Haddy FJ, Vanhouttee PM, Feletou M: Role of potassium in regulating blood flow and blood pressure. Am J Physiol Regul Integr Comp Physiol 2006;290:R546.

Loewy AD, Spyer KM (editors): *Central Regulation of Autonomic Function.* Oxford University Press, 1990.

Marshall JM: Peripheral chemoreceptors and cardiovascular regulation. Physiol Rev 1994;74:543.

Paffett ML, Walker BR: Vascular adaptations to hypoxia: Molecular and cellular mechanisms regulating vascular tone. Essays Biochem 2007;43:105.

Ross B, McKendy K, Giaid A: Role of urotensin II in health and disease. Am J Physiol Regul Integr Comp Physiol 2010;298:R1156.

Trouth CO, Millis RM, Kiwull-Schöne HF, Schläfke ME: *Ventral Brainstem Mechanisms and Control of Respiration and Blood Pressure.* Marcel Dekker, 1995.

CAPÍTULO

# 33

# Circulação em Regiões Especiais

## OBJETIVOS

*Após o estudo deste capítulo, você deve ser capaz de:*

- Definir os aspectos especiais da circulação no encéfalo, nos vasos coronarianos, na pele e no feto, e como estes são regulados.
- Descrever como o líquido cerebrospinal (LCS) é formado e reabsorvido, e seu papel em proteger o encéfalo de lesão.
- Compreender como a barreira hematoencefálica impede a entrada de substâncias específicas no encéfalo.
- Delinear como as necessidades de oxigênio do miocárdio em contração são satisfeitas pelas artérias coronárias, e as consequências de sua oclusão.
- Listar as reações vasculares da pele e os reflexos que as medeiam.
- Compreender como o feto é suprido de oxigênio e nutrientes no útero, e os eventos circulatórios necessários para a transição à vida independente após o nascimento.

## INTRODUÇÃO

A distribuição do débito cardíaco a várias partes do corpo em repouso em um homem normal é mostrada na Tabela 33–1. Os princípios gerais descritos em capítulos precedentes aplicam-se à circulação de todas essas regiões, mas os suprimentos vasculares de muitos órgãos têm aspectos especiais que são importantes para sua fisiologia. A circulação portal da adeno-hipófise é discutida no Capítulo 18, a circulação pulmonar, no Capítulo 35, a circulação renal, no Capítulo 37, e a circulação da área esplâncnica, particularmente os intestinos e o fígado, nos Capítulos 25 e 28. Este capítulo aborda as circulações especiais do encéfalo, do coração e da pele, bem como da placenta e do feto.

## CIRCULAÇÃO CEREBRAL: CONSIDERAÇÕES ANATÔMICAS

### VASOS

Em seres humanos, o principal influxo arterial para o encéfalo é através de quatro artérias: duas carótidas internas e duas vertebrais. Quantitativamente, as artérias carótidas são as mais significantes. As artérias vertebrais se unem para formar a artéria basilar, e a artéria basilar e as carótidas formam o **círculo de Willis** abaixo do hipotálamo. O polígono de Willis é o ponto de origem dos seis grandes vasos que suprem o córtex cerebral. Substâncias injetadas em uma artéria carótida são distribuídas, quase exclusivamente, ao hemisfério cerebral daquele lado.

Normalmente, nenhum cruzamento ocorre, provavelmente porque a pressão é igual em ambos os lados. Mesmo quando não o é, os canais anastomóticos no círculo não permitem um fluxo muito grande. A oclusão de uma artéria carótida, particularmente em pacientes mais velhos, muitas vezes causa sintomas sérios de isquemia cerebral. Há anastomoses pré-capilares entre os vasos cerebrais, mas o fluxo por meio desses canais geralmente é insuficiente para manter a circulação e prevenir infarto quando uma artéria cerebral é ocluída.

A drenagem venosa do encéfalo por meio das veias profundas e seios durais é conduzida principalmente para a veia jugular interna nos seres humanos, embora uma pequena quantidade de sangue venoso drene pelos plexos venosos oftálmico e pterigoide, por veias emissárias para o escalpo, e para o sistema de veias paravertebrais no canal medular.

**TABELA 33-1** Fluxo sanguíneo em repouso e consumo de $O_2$ de vários órgãos em um homem adulto de 63 kg com uma pressão arterial média de 90 mmHg e um consumo de $O_2$ de 250 mL/min

| Região | Massa (kg) | Fluxo sanguíneo mL/min | Fluxo sanguíneo mL/100 g/min | Diferença arteriovenosa de oxigênio (mL/L) | Consumo de oxigênio mL/min | Consumo de oxigênio mL/100 g/min | Resistência (URP)[a] Absoluta | Resistência (URP)[a] por kg | Porcentagem do total Débito cardíaco | Porcentagem do total Consumo de oxigênio |
|---|---|---|---|---|---|---|---|---|---|---|
| Fígado | 2,6 | 1.500 | 57,7 | 34 | 51 | 2,0 | 3,6 | 9,4 | 27,8 | 20,4 |
| Rins | 0,3 | 1.260 | 420,0 | 14 | 18 | 6,0 | 4,3 | 1,3 | 23,3 | 7,2 |
| Encéfalo | 1,4 | 750 | 54,0 | 62 | 46 | 3,3 | 7,2 | 10,1 | 13,9 | 18,4 |
| Pele | 3,6 | 462 | 12,8 | 25 | 12 | 0,3 | 11,7 | 42,1 | 8,6 | 4,8 |
| Músculo esquelético | 31,0 | 840 | 2,7 | 60 | 50 | 0,2 | 6,4 | 198,4 | 15,6 | 20,0 |
| Músculo cardíaco | 0,3 | 250 | 84,0 | 114 | 29 | 9,7 | 21,4 | 6,4 | 4,7 | 11,6 |
| Resto do corpo | 23,8 | 336 | 1,4 | 129 | 44 | 0,2 | 16,1 | 383,2 | 6,2 | 17,6 |
| Corpo total | 63,0 | 5.400 | 8,6 | 46 | 250 | 0,4 | 1,0 | 63,0 | 100,0 | 100,0 |

[a]URP, unidade de resistência periférica que representa pressão (mmHg) dividida por fluxo de sangue (mL/s).
Reproduzida com a permissão de Bard P (editor): *Medical Physiology*, 11th ed. Mosby, 1961.

Os vasos cerebrais têm numerosos aspectos anatômicos peculiares. Nos plexos coroides, há lacunas entre as células endoteliais da parede capilar, mas as células epiteliais coroides que as separam do líquido cerebrospinal (LCS) são conectadas por junções oclusivas. Os capilares cerebrais se assemelham a capilares não fenestrados no músculo (ver Capítulo 31), mas há junções oclusivas entre as células endoteliais que limitam a passagem de substâncias pela via paracelular. Além disso, há relativamente poucas vesículas no citoplasma endotelial, e, presumivelmente, pouco transporte vesicular. Entretanto, múltiplos sistemas de transporte estão presentes nas células capilares. Os capilares cerebrais são circundados pelos pés terminais dos astrócitos (Figura 33-1). Estes pés terminais são intimamente apostos à lâmina basal dos capilares, mas não cobrem toda a parede capilar, e lacunas em torno de 20 nm estão presentes entre os pés terminais (Figura 33-2). Contudo, os pés terminais induzem as junções oclusivas nos capilares (ver Capítulo 31). O protoplasma de astrócitos também é encontrado em volta de sinapses, onde ele parece isolar as sinapses uma da outra no encéfalo.

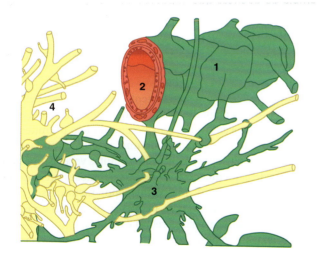

**FIGURA 33-1** Relação de um astrócito fibroso (3) com um capilar (2) e um neurônio (4) no encéfalo. Os pés terminais do astrócito formam uma membrana descontínua em volta do capilar (1). Processos do astrócito também envolvem o neurônio. (Adaptada a partir de Krstic RV: *Die Gewebe des Menschen um der Säugetiere*. Springer, 1978.)

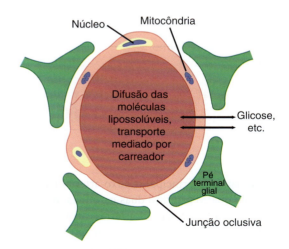

**FIGURA 33-2** Transporte através de capilares cerebrais. Somente substâncias lipossolúveis podem se mover passivamente pelas células endoteliais. Solutos hidrossolúveis, como a glicose, necessitam de transportadores específicos. Proteínas e lipídeos ligados a proteínas são excluídos.

# INERVAÇÃO

Três sistemas de nervos inervam os vasos sanguíneos cerebrais. Neurônios simpáticos pós-ganglionares têm seus corpos celulares nos gânglios cervicais superiores, e suas terminações contêm noradrenalina. Muitas também contêm neuropeptídeo Y. Neurônios colinérgicos que provavelmente se originam nos gânglios esfenopalatinos também inervam os vasos cerebrais, e os neurônios colinérgicos pós-ganglionares nos vasos sanguíneos contêm acetilcolina. Muitos também contêm peptídeo intestinal vasoativo (VIP) e peptídeo histidina-metionina (PHM-27) (ver Capítulo 7). Estes nervos terminam principalmente em artérias grandes. Os nervos sensoriais são encontrados em artérias mais distais. Eles têm seus corpos celulares nos gânglios trigêmeos e contêm substância P, neurocinina A e peptídeo relacionado ao gene da calcitonina (CGRP). Substância P, CGRP, VIP e PHM-27 causam vasodilatação, ao passo que o neuropeptídeo Y é um vasoconstritor. Tocar os vasos cerebrais ou puxá-los causa dor.

# LÍQUIDO CEREBROSPINAL

## FORMAÇÃO E ABSORÇÃO

O LCS preenche os ventrículos e o espaço subaracnóideo. Em seres humanos, o volume de LCS é de cerca de 150 mL, e a velocidade de produção de LCS é em torno de 550 mL/dia. Assim, o LCS se renova em torno de 3,7 vezes por dia. Em experimentos em animais, tem sido estimado que de 50 a 70% do LCS são formados nos plexos coroides e o restante é formado a partir de vasos sanguíneos e ao longo das paredes ventriculares. Presumivelmente, a situação em humanos é semelhante. O LCS nos ventrículos flui pelos forames de Magendie e Luschka para o espaço subaracnóideo e é absorvido pelas **vilosidades aracnóideas** para as veias, principalmente os seios venosos cerebrais. As vilosidades consistem em projeções da membrana aracnóidea e endotélio dos seios fusionados para dentro dos seios venosos. De modo semelhante, vilosidades menores projetam-se para dentro de veias em torno dos nervos espinais. Estas projeções podem contribuir para o efluxo de LCS para o sangue venoso por um processo conhecido como **fluxo em massa**, que é unidirecional. Entretanto, estudos recentes sugerem que, pelo menos em animais, uma via mais importante para reabsorção de LCS na corrente sanguínea em indivíduos sadios é por meio da lâmina cribriforme acima do nariz, e daí para os linfáticos cervicais. Contudo, a reabsorção pelas válvulas unidirecionais (de base estrutural incerta) nas vilosidades aracnoideas pode assumir um papel mais importante se a pressão do LCS estiver elevada. Do mesmo modo, quando o LCS se acumula anormalmente, canais de água, as aquaporinas, podem ser expressos no plexo coroide e microvasos cerebrais como uma adaptação compensatória.

O LCS é formado continuamente pelo plexo coroide em dois estágios. Primeiramente, o plasma é filtrado sem resistência pelo endotélio capilar coroide. Em seguida, a secreção de água e íons pelo epitélio coroide fornece controle ativo da composição e quantidade do LCS. Íons bicarbonato, cloreto e potássio entram no LCS por canais nas membranas apicais das

**TABELA 33–2** Concentração de várias substâncias no LCS humano e no plasma

|  | Unidades | LCS | Plasma | Razão LCS/Plasma |
|---|---|---|---|---|
| $Na^+$ | (mEq/kg $H_2O$) | 147,0 | 150,0 | 0,98 |
| K+ | (mEq/kg $H_2O$) | 2,9 | 4,6 | 0,62 |
| $Mg^{2+}$ | (mEq/kg $H_2O$) | 2,2 | 1,6 | 1,39 |
| $Ca^{2+}$ | (mEq/kg $H_2O$) | 2,3 | 4,7 | 0,49 |
| $Cl^-$ | (mEq/kg $H_2O$) | 113,0 | 99,0 | 1,14 |
| $HCO_3^-$ | (mEq/L) | 25,1 | 24,8 | 1,01 |
| $P_{CO_2}$ | (mmHg) | 50,2 | 39,5 | 1,28 |
| pH |  | 7,33 | 7,40 | ... |
| Osmolalidade | (mOsm/kg $H_2O$) | 289,0 | 289,0 | 1,00 |
| Proteína | (mg/dL) | 20,0 | 6.000,0 | 0,003 |
| Glicose | (mg/dL) | 64,0 | 100,0 | 0,64 |
| Fosfato inorgânico | (mg/dL) | 3,4 | 4,7 | 0,73 |
| Ureia | (mg/dL) | 12,0 | 15,0 | 0,80 |
| Creatinina | (mg/dL) | 1,5 | 1,2 | 1,25 |
| Ácido úrico | (mg/dL) | 1,5 | 5,0 | 0,30 |
| Colesterol | (mg/dL) | 0,2 | 175,0 | 0,001 |

células epiteliais. As aquaporinas possibilitam o movimento da água para equilibrar os gradientes osmóticos. A composição do LCS (Tabela 33–2) é essencialmente a mesma do líquido extracelular (LEC) cerebral, que em seres humanos vivos corresponde a 15% do volume do encéfalo. Em adultos, parece existir uma comunicação livre entre o líquido intersticial cerebral e o LCS, embora as distâncias de difusão de algumas partes do encéfalo até o LCS sejam consideráveis. Consequentemente, o equilíbrio pode levar algum tempo para ocorrer, e algumas áreas cerebrais podem ter microambientes extracelulares transitoriamente diferentes do LCS.

A pressão do LCS na região lombar é normalmente de 70 a 180 mmH$_2$O. Com pressões até bem acima dessa faixa, a velocidade de formação do LCS é independente da pressão intraventricular. Entretanto, a absorção é proporcional à pressão (Figura 33–3). Em uma pressão de 112 mmH$_2$O, que é a pressão média normal do LCS, filtração e absorção são iguais. Abaixo de uma pressão de aproximadamente 68 mmH$_2$O, a absorção cessa. Grandes quantidades de líquido se acumulam quando a capacidade de reabsorção de LCS está diminuída (**hidrocefalia externa, hidrocefalia comunicante**). O líquido também se acumula no sentido proximal ao bloqueio e distende os ventrículos quando os forames de Luschka e Magendie estão obstruídos ou há obstrução dentro do sistema ventricular (**hidrocefalia interna, hidrocefalia não comunicante**).

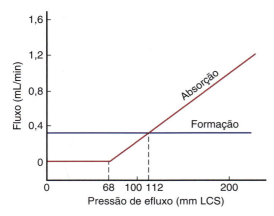

**FIGURA 33-3 Formação e absorção do LCS em seres humanos em várias pressões de LCS.** Observe que com 112 mm LCS, a formação e a absorção são iguais, e com 68 mm LCS, a absorção é zero. (Modificada e reproduzida com a permissão de Cutler RWP, et al: Formation and absorption of cerebrospinal fluid in man. Brain 1968;91:707.)

## FUNÇÃO PROTETORA

O papel mais crítico do LCS (e das meninges) é proteger o encéfalo. A dura-máter é presa firmemente ao osso. Normalmente, não há "espaço subdural", com a aracnoide sendo aderida à dura-máter pela tensão superficial da fina camada de líquido entre as duas membranas. Como mostrado na Figura 33-4, o próprio encéfalo é sustentado dentro da aracnoide pelos vasos sanguíneos, pelas raízes nervosas, e pelas múltiplas **trabéculas aracnóideas** finas e fibrosas. O encéfalo pesa em torno de 1.400 g no ar, mas em seu "banho líquido" de LCS ele tem um peso líquido de apenas 50 g. A flutuação do encéfalo no LCS permite que seus ligamentos relativamente delgados o suportem muito efetivamente. Quando a cabeça recebe uma pancada, a aracnoide desliza sobre a dura-máter e o encéfalo se move, mas seu movimento é contido suavemente pelo LCS amortecedor e pelas trabéculas aracnóideas.

A dor produzida pela deficiência de líquido espinal ilustra a importância do LCS no suporte do encéfalo. A remoção de LCS durante punção lombar pode causar uma cefaleia intensa após o líquido ser removido, porque o encéfalo fica suspenso por vasos e raízes nervosas, e a tração sobre estes estimula fibras nociceptivas. A dor pode ser aliviada pela injeção intratecal de solução salina isotônica estéril.

## TRAUMATISMOS CRANIANOS

Sem a proteção do LCS e das meninges, o encéfalo provavelmente seria incapaz de tolerar até mesmo os pequenos traumas da vida cotidiana; porém, com a proteção fornecida, é preciso uma pancada bastante séria para produzir lesão cerebral. O encéfalo é lesionado mais frequentemente quando o crânio é fraturado e o osso deslocado para dentro do tecido neural (fratura de crânio deprimida), quando o encéfalo se move o bastante para rasgar as delicadas veias em ponte estendidas do córtex para o osso, ou quando o encéfalo sofre aceleração por um golpe na cabeça e é jogado contra o crânio ou o tentório em um ponto oposto ao ponto onde a pancada foi sofrida (**lesão em contragolpe**).

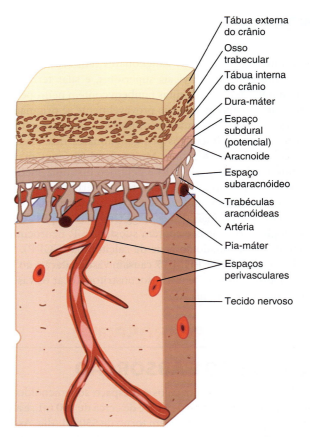

**FIGURA 33-4 Membranas de revestimento do encéfalo mostrando sua relação com o crânio e o tecido nervoso.** (Reproduzida com a permissão de Young B, Heath JW: *Wheater's Functional Histology*, 4th ed. Churchill Livingstone, 2000.)

## A BARREIRA HEMATOENCEFÁLICA

As junções oclusivas entre as células endoteliais dos capilares no encéfalo e entre as células epiteliais no plexo coroide previnem efetivamente que proteínas entrem no encéfalo em adultos, bem como tornam mais lenta a penetração de moléculas menores. Um exemplo é a penetração vagarosa da ureia (Figura 33-5). Esta troca peculiarmente limitada de substâncias para o encéfalo é designada como a **barreira hematoencefálica**, um termo usado mais comumente para abranger esta barreira de modo geral, e mais especificamente a barreira no epitélio coroide entre o sangue e o LCS.

A difusão passiva entre os estreitos capilares cerebrais é muito limitada, e existe pouco transporte vesicular. Contudo, há numerosos sistemas de transporte mediados por carreadores e transporte ativo nos capilares cerebrais. Estes movem substâncias para fora, bem como para dentro do encéfalo, embora o movimento para fora geralmente seja mais livre que aquele para dentro.

## ENTRADA DE SUBSTÂNCIAS NO ENCÉFALO

Água, $CO_2$ e $O_2$ alcançam o encéfalo com facilidade, assim como as formas livres lipossolúveis de hormônios esteroides,

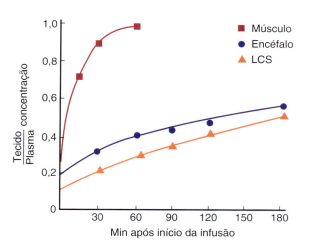

**FIGURA 33-5** Entrada de ureia no músculo, no encéfalo, na medula espinal e no LCS. A ureia foi administrada por infusão constante.

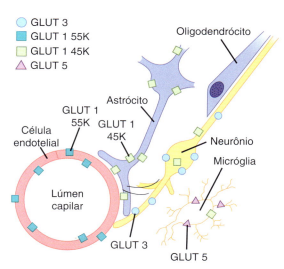

**FIGURA 33-6** Localização dos vários transportadores GLUT no encéfalo. (Adaptada a partir de Maher F, Vannucci SJ, Simpson IA: Glucose transporter proteins in brain. FASEB J 1994;8:1003.)

ao passo que suas formas ligadas a proteínas, e, em geral, todas as proteínas e polipeptídeos não o fazem. A entrada passiva rápida de $CO_2$ contrasta com o transporte transcelular regulada de $H^+$ e $HCO_3^-$, e tem significado fisiológico na regulação da respiração (ver Capítulo 35).

A glicose é a principal fonte final de energia para as células nervosas. Sua difusão pela barreira hematoencefálica seria muito lenta, mas a velocidade de transporte para o LCS é marcadamente aumentada pela presença de transportadores específicos, inclusive o transportador de glicose 1 (GLUT 1). O encéfalo contém duas formas de GLUT 1: GLUT 1 55K e GLUT 1 45 K. Ambos são codificados pelo mesmo gene, mas diferem na extensão em que são glicosilados. O GLUT 55 K está presente em altas concentrações nos capilares cerebrais (Figura 33-6). Lactentes com deficiência congênita de GLUT desenvolvem baixas concentrações de glicose no LCS na presença de glicose plasmática normal, e têm crises convulsivas e retardo do desenvolvimento. Adicionalmente, transportadores para hormônios tireoidianos; vários ácidos orgânicos; colina; precursores do ácido nucleico; e aminoácidos neutros, básicos e ácidos, estão presentes na barreira hematoencefálica.

Uma variedade de fármacos e peptídeos realmente atravessam os capilares cerebrais, mas são transportados prontamente de volta para o sangue por um transportador inespecífico de múltiplos fármacos nas membranas apicais das células endoteliais. Esta **glicoproteína-P** é um membro da família de proteínas com domínios de ligação ao trifosfato de adenosina (ATP), os quais transportam várias proteínas e lipídeos através de membranas celulares (ver Capítulo 2). Camundongos com ausência desse transportador apresentam proporções muito maiores de doses administradas sistemicamente de vários fármacos quimioterápicos, analgésicos e peptídeos opioides no encéfalo. Se agentes farmacológicos que inibam esse transportador puderem ser desenvolvidos, eles podem ser úteis no tratamento de tumores cerebrais e outras doenças do sistema nervoso central (SNC) nas quais é difícil introduzir quantidades adequadas de agentes terapêuticos no encéfalo.

# ÓRGÃOS CIRCUNVENTRICULARES

Quando corantes que se ligam a proteínas no plasma são injetados, eles coram muitos tecidos, mas poupam a maior parte do encéfalo. Entretanto, quatro áreas pequenas dentro ou perto do tronco encefálico captam o corante. Estas áreas são (1) a neuro-hipófise e a parte ventral adjacente da **eminência mediana** do hipotálamo, (2) a **área postrema**, (3) o **órgão vasculoso da lâmina terminal** (**OVLT**, crista supraóptica), e (4) o **órgão subfornical** (**OSF**).

Estas áreas são referidas coletivamente como os **órgãos circunventriculares** (Figura 33-7). Todos têm capilares fenestrados, e devido a sua permeabilidade diz-se que eles estão "fora da barreira hematoencefálica". Alguns deles funcionam como **órgãos neuro-hemais**; isto é, áreas em que polipeptídeos secretados por neurônios entram na circulação. Outros contêm receptores para muitos peptídeos diferentes e outras substâncias, e funcionam como zonas quimiorreceptoras em que substâncias no sangue circulante podem atuar para desencadear alterações na função do encéfalo, sem atravessar a barreira hematoencefálica. Por exemplo, a área postrema é uma zona de gatilho quimiorreceptora que inicia o vômito em resposta a alterações químicas no plasma (ver Capítulo 27). Ela também está envolvida com o controle cardiovascular, e em muitas espécies, a angiotensina II circulante atua na área postrema para produzir um aumento da pressão arterial mediado por via neural. A angiotensina II também age sobre o OSF e, possivelmente, sobre o OVLT, para aumentar a ingestão de água. Além disso, parece que o OVLT é o sítio osmorreceptor de controle da secreção de vasopressina (ver Capítulo 38), e evidências sugerem que a interleucina-1 (IL-1) circulante produz febre por sua atuação neste sítio.

O órgão subcomissural (Figura 33-7) está intimamente associado à glândula pineal, e se assemelha histologicamente aos órgãos circunventriculares. Entretanto, ele não tem capilares fenestrados, não é altamente permeável e não tem função estabelecida. Por outro lado, a pineal e a adeno-hipófise têm

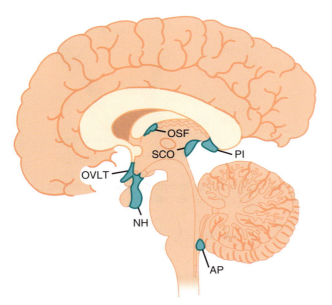

**FIGURA 33-7 Órgãos circunventriculares.** A neuro-hipófise (NH), órgão vasculoso da lâmina terminal (OVLT), órgão subfornical (OSF), e área postrema (AP) são mostrados projetados sobre um corte sagital do encéfalo humano. PI, pineal; SCO, órgão subcomissural.

capilares fenestrados e estão fora da barreira hematoencefálica, mas ambas são glândulas endócrinas e não fazem parte do cérebro.

## FUNÇÃO DA BARREIRA HEMATOENCEFÁLICA

A barreira hematoencefálica se esforça para manter a constância do ambiente dos neurônios no SNC (ver Quadro Clínico 33-1). Mesmo pequenas variações de $K^+$, $Ca^{2+}$, $Mg^{2+}$, $H^+$ e outros íons podem ter consequências de longo alcance. A constância da composição do LEC em todas as partes do corpo é mantida por múltiplos mecanismos homeostáticos (ver Capítulos 1 e 38), mas, devido à sensibilidade dos neurônios corticais a alterações iônicas, não é surpreendente que uma defesa adicional tenha evoluído para protegê-los. Outras funções da barreira hematoencefálica incluem proteção do encéfalo de toxinas endógenas e exógenas no sangue, e prevenção do escape de neurotransmissores para a circulação geral.

## DESENVOLVIMENTO DA BARREIRA HEMATOENCEFÁLICA

Em animais experimentais, muitas moléculas pequenas penetram no encéfalo mais prontamente durante o período fetal e neonatal do que no adulto. Com base nisto, frequentemente é declarado que a barreira hematoencefálica é imatura ao nascimento. Os seres humanos são mais maduros ao nascer do que ratos e vários outros animais experimentais, e dados detalhados sobre a permeabilidade passiva da barreira hematoencefálica humana não estão disponíveis. Contudo, em neonatos intensamente ictéricos com níveis plasmáticos altos

### QUADRO CLÍNICO 33-1

#### Implicações clínicas da barreira hematoencefálica

Os médicos devem saber o grau em que fármacos entram no encéfalo a fim de tratar doenças do sistema nervoso de modo inteligente. Por exemplo, é clinicamente relevante que as aminas dopamina e serotonina penetram o tecido nervoso em um grau muito limitado, mas seus precursores ácidos correspondentes, L-dopa e 5-hidroxitriptofano, respectivamente, entram com relativa facilidade (ver Capítulos 7 e 12). Outra consideração clínica importante é o fato de que a barreira hematoencefálica tende a se romper em áreas de infecção ou traumatismo. Tumores desenvolvem vasos sanguíneos novos, e os capilares que são formados não têm contato com astrócitos normais. Portanto, não há junções oclusivas, e os vasos podem até ser fenestrados. A falta de uma barreira ajuda na identificação da localização de tumores; substâncias como albumina marcada com iodo radiativo penetram o tecido nervoso normal muito lentamente, mas entram no tecido tumoral, causando o destaque do tumor como uma ilha de radiatividade no encéfalo normal circundante. A barreira hematoencefálica também pode ser interrompida temporariamente por aumentos súbitos e acentuados da pressão arterial, ou pela injeção intravenosa de líquidos hipertônicos.

de bilirrubina livre e um sistema hepático de conjugação da bilirrubina imaturo, a bilirrubina livre entra no encéfalo e, na presença de asfixia, danifica os núcleos da base (**kernicterus**). A contrapartida dessa situação posteriormente na vida é a síndrome de Crigler-Najjar, em que há uma deficiência congênita de glicuronil transferase. Os indivíduos com esta síndrome podem ter níveis muito altos de bilirrubina livre no sangue e desenvolver encefalopatia. Em outras condições, os níveis de bilirrubina livre geralmente não são elevados o bastante para produzir lesão cerebral.

## FLUXO SANGUÍNEO CEREBRAL E SUA REGULAÇÃO

### MÉTODO DE KETY

De acordo com o princípio de Fick (ver Capítulo 30), o fluxo sanguíneo de qualquer órgão pode ser mensurado pela determinação da quantidade de uma dada substância ($Q_x$) removida da corrente sanguínea pelo órgão por unidade de tempo, e dividindo-se aquele valor pela diferença entre a concentração da substância no sangue arterial e a concentração no sangue venoso do órgão ($[A_x] - [V_x]$). Assim:

$$\text{Fluxo sanguíneo cerebral (FSC)} = \frac{Q_x}{[A_x] - [V_x]}$$

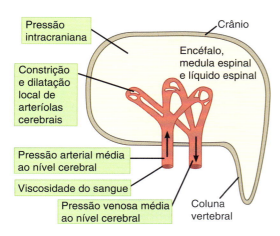

**FIGURA 33-8** Resumo diagramático dos fatores que afetam o fluxo sanguíneo cerebral em geral.

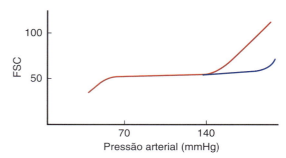

**FIGURA 33-9 Autorregulação do fluxo sanguíneo cerebral (FSC) durante condições de estado de equilíbrio.** A linha azul mostra a alteração produzida pela estimulação simpática durante a autorregulação.

Isto pode ser aplicado clinicamente usando-se óxido nitroso ($N_2O$) inalado (**método de Kety**). O fluxo sanguíneo cerebral médio em adultos jovens é de 54 mL/100 g/min. O encéfalo adulto médio pesa em torno de 1.400 g, de modo que o fluxo para todo o encéfalo é de cerca de 756 mL/min. Observe que o método de Kety fornece um valor médio para áreas perfundidas do encéfalo, porque ele não concede informações sobre diferenças regionais no fluxo sanguíneo. Ele também só pode medir o fluxo para as partes perfundidas do encéfalo. Se o fluxo sanguíneo para uma porção do encéfalo for ocluído, o fluxo mensurado não muda, pois a área não perfundida não capta $N_2O$ algum.

Apesar das flutuações locais acentuadas no fluxo sanguíneo cerebral com a atividade neural, a circulação cerebral é regulada de tal maneira que o fluxo sanguíneo total permanece relativamente constante. Os fatores envolvidos na regulação do fluxo estão resumidos na **Figura 33-8**.

## PAPEL DA PRESSÃO INTRACRANIANA

Em adultos, o encéfalo, a medula espinal e o LCS estão enclausurados com os vasos cerebrais em um invólucro ósseo rígido. A cavidade craniana normalmente contém um encéfalo pesando aproximadamente 1.400 g, 75 mL de sangue e 75 mL de líquido espinal. Como o tecido cerebral e o líquido espinal são essencialmente incompressíveis, o volume de sangue, LCS e encéfalo no crânio em qualquer momento deve ser relativamente constante (**doutrina de Monro-Kellie**). Mais importante, os vasos cranianos são comprimidos sempre que a pressão intracraniana se eleva. Qualquer mudança na pressão venosa causa prontamente uma alteração semelhante na pressão intracraniana. Assim, uma elevação na pressão venosa diminui o fluxo sanguíneo cerebral, tanto por diminuição da pressão de perfusão efetiva quanto por compressão dos vasos cerebrais. Esta relação ajuda a compensar alterações da pressão arterial ao nível da cabeça. Por exemplo, se o corpo é acelerado para cima (*g* positiva), o sangue se move em direção aos pés e a pressão arterial ao nível da cabeça diminui.

Contudo, a pressão venosa também cai e a pressão intracraniana diminui, de modo que a pressão sobre os vasos decresce, e o fluxo sanguíneo é comprometido muito menos gravemente do que o seria em caso contrário. De modo inverso, durante aceleração para baixo, a força agindo em direção à cabeça (*g* negativa) aumenta a pressão arterial ao nível do crânio, mas a pressão intracraniana também sobe, de modo que os vasos são sustentados e não se rompem. Os vasos cerebrais são protegidos durante o esforço associado com a defecação ou o parto, da mesma maneira.

## AUTORREGULAÇÃO

Como visto em outros leitos vasculares, a autorregulação é proeminente no encéfalo (**Figura 33-9**). Este processo, pelo qual o fluxo para muitos tecidos é mantido em níveis relativamente constantes apesar de variações na pressão de perfusão, é discutido no Capítulo 31. No encéfalo, a autorregulação mantém um fluxo sanguíneo cerebral normal em pressões arteriais de 65 a 140 mmHg.

## PAPEL DE NERVOS VASOMOTORES E SENSORIAIS

A inervação dos grandes vasos sanguíneos cerebrais por nervos simpáticos e parassimpáticos pós-ganglionares e a inervação distal adicional por nervos sensoriais já foram descritas anteriormente. Os nervos também podem modular o tônus indiretamente, por meio da liberação de substâncias parácrinas pelos astrócitos. O papel preciso desses nervos, entretanto, permanece um assunto de debate. Tem sido argumentado que ocorre descarga noradrenérgica quando a pressão arterial está elevada acentuadamente. Isto reduz o aumento passivo do fluxo sanguíneo resultante e ajuda a proteger a barreira hematoencefálica da desintegração que, caso contrário, poderia ocorrer (ver anteriormente). Assim, as descargas vasomotoras afetam a autorregulação. Com a estimulação simpática, a parte da curva de pressão-fluxo onde o fluxo é constante (platô) é estendida para a direita (Figura 33-9); isto é, aumentos maiores na pressão podem ocorrer sem um aumento do fluxo. Por outro lado, o vasodilatador hidralazina e o inibidor da enzima conversora da angiotensina (ECA), captopril, reduzem o comprimento do

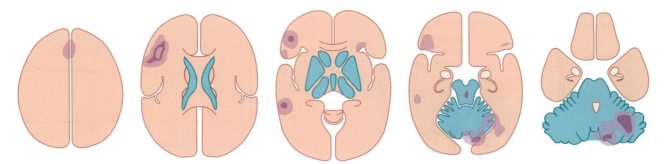

**FIGURA 33-10** Atividade no encéfalo humano em cinco níveis horizontais diferentes enquanto um sujeito gera um verbo que seja apropriado para cada substantivo apresentado pelo examinador. Esta tarefa mental ativa o córtex frontal (fatias 1 a 4), giro cingulado anterior (fatia 1) e lobo temporal posterior (fatia 3) no lado esquerdo, e o cerebelo (fatias 4 e 5) no lado direito. Roxo claro, ativação moderada; roxo escuro, ativação acentuada. (Com base em PET *scanning* de Posner MI, Raichle ME: *Images of Mind*. Scientific American Library, 1994.)

platô. Finalmente, o acoplamento neurovascular pode ajustar a perfusão local em resposta a mudanças na atividade cerebral (ver adiante).

## FLUXO CEREBRAL EM VÁRIAS PARTES DO ENCÉFALO

Nas últimas décadas, um grande avanço tem sido o desenvolvimento de técnicas para monitoramento do fluxo sanguíneo regional em seres humanos vivos, conscientes. Entre os métodos mais valiosos estão a **tomografia por emissão de pósitrons** (**PET**, do inglês *positron emission tomography*) e técnicas correlatas, em que um radioisótopo de vida curta é usado para marcar um composto, e o composto é injetado. A chegada e depuração do marcador são monitoradas por detectores de cintilação colocados sobre a cabeça. Como o fluxo sanguíneo é estreitamente acoplado ao metabolismo cerebral, a captação local de 2-desoxiglicose também é um bom indicador do fluxo sanguíneo (ver adiante e Capítulo 1). Se a 2-desoxiglicose é marcada com um emissor de pósitrons de meia-vida curta, como $^{18}F$, $^{11}O$, ou $^{15}O$, sua concentração em qualquer parte do encéfalo pode ser monitorada.

Outra técnica valiosa envolve as imagens por ressonância magnética (RM). A RM baseia-se na detecção de sinais ressonantes de diferentes tecidos em um campo magnético. As **imagens de ressonância magnética funcional** (**fMRI**) medem a quantidade de sangue em uma área de tecido. Quando neurônios se tornam ativos, sua descarga aumentada altera o potencial de campo local. Um mecanismo ainda não estabelecido desencadeia um aumento do fluxo sanguíneo local e da oferta de oxigênio. O aumento do sangue oxigenado é detectado por fMRI. A PET *scanning* pode ser usada para mensurar não apenas o fluxo sanguíneo, mas a concentração de moléculas, como dopamina, em várias regiões do encéfalo vivo. Por outro lado, a fMRI não envolve o uso de radiatividade. Consequentemente, ela pode ser usada a intervalos frequentes para mensurar alterações no fluxo sanguíneo regional em um só indivíduo.

Nos seres humanos em repouso, o fluxo sanguíneo médio na substância cinzenta é de 69 mL/100 g/min, em comparação com 28 mL/100 g/min na substância branca. Um aspecto marcante da função cerebral é a variação acentuada do fluxo sanguíneo local com mudanças na atividade do encéfalo. Um exemplo é mostrado na Figura 33-10. Em sujeitos que estão acordados, mas em repouso, o fluxo sanguíneo é maior nas regiões pré-motora e frontal. Esta é a parte do encéfalo que se acredita estar ligada à decodificação e análise do influxo aferente e à atividade intelectual. Durante o fechamento voluntário da mão direita, o fluxo está aumentado na área da mão do córtex motor esquerdo e nas áreas sensoriais correspondentes no giro pós-central. Especialmente quando os movimentos que estão sendo realizados são sequenciais, o fluxo também está aumentado na área motora suplementar. Quando indivíduos falam, há um aumento bilateral do fluxo sanguíneo nas áreas sensoriais e motoras da face, língua e boca e no córtex pré-motor superior no hemisfério categórico (geralmente o esquerdo). Quando a fala é estereotipada, as áreas de Broca e Wernicke não mostram fluxo aumentado, mas quando a fala é criativa — i.é., quando ela envolve ideias — o fluxo aumenta em ambas essas áreas. A leitura produz aumentos disseminados no fluxo sanguíneo. Resolução de problemas, raciocínio e ideação motora sem movimento produzem aumentos em áreas seletas do córtex pré-motor e frontal. Na expectativa de uma tarefa cognitiva, muitas das áreas do encéfalo que serão acionadas durante o trabalho são ativadas antecipadamente, como se o encéfalo produzisse um modelo interno da tarefa esperada. Em indivíduos destros, o fluxo sanguíneo para o hemisfério esquerdo é maior quando uma tarefa verbal está sendo efetuada, e o fluxo sanguíneo para o hemisfério direito é maior quando uma tarefa espacial está sendo realizada (**ver Quadro Clínico 33-2**).

## METABOLISMO CEREBRAL E NECESSIDADES DE OXIGÊNIO

## CAPTAÇÃO E LIBERAÇÃO DE SUBSTÂNCIAS PELO ENCÉFALO

Se o fluxo sanguíneo cerebral é conhecido, é possível calcular o consumo ou a produção cerebral de $O_2$, $CO_2$, glicose, ou qualquer outra substância presente na corrente sanguínea pela diferença entre a concentração da substância no sangue arterial

## QUADRO CLÍNICO 33–2

### Alterações do fluxo sanguíneo cerebral na doença

Atualmente, sabe-se que vários estados mórbidos estão associados com alterações localizadas ou gerais do fluxo sanguíneo cerebral, como revelado por técnicas de PET *scanning* e de fMRI. Por exemplo, focos epilépticos são hiperemiados durante crises, enquanto o fluxo é reduzido em outras partes do encéfalo. Entre as crises epilépticas, o fluxo algumas vezes é reduzido nos focos que geram as crises. O fluxo parieto-occipital está diminuído em pacientes com sintomas de agnosia (ver Capítulo 11). Na doença de Alzheimer, a alteração mais precoce é a diminuição do metabolismo e fluxo sanguíneo no córtex parietal superior, com diminuição mais tardia para o córtex temporal e, finalmente, para o frontal. Os giros pré e pós-centrais, núcleos da base, tálamo, tronco encefálico e cerebelo são relativamente poupados. Na doença de Huntington, o fluxo sanguíneo está reduzido bilateralmente no núcleo caudado, e essa alteração do fluxo ocorre cedo na doença. Em pacientes com transtorno bipolar (porém, é interessante que não ocorra o mesmo em pacientes com depressão unipolar), há uma diminuição geral do fluxo sanguíneo cortical quando os pacientes estão deprimidos. Na esquizofrenia, algumas evidências sugerem diminuição do fluxo sanguíneo nos lobos frontais, lobos temporais e núcleos da base. Finalmente, durante a aura em pacientes com enxaqueca, uma diminuição bilateral do fluxo sanguíneo começa no córtex occipital e se propaga no sentido anterior para os lobos temporal e parietal.

---

e sua concentração no fluxo venoso cerebral (Tabela 33–3). Quando calculado deste modo, um valor negativo indica que o encéfalo está produzindo a substância.

## CONSUMO DE OXIGÊNIO

O consumo de $O_2$ pelo encéfalo humano (**taxa metabólica cerebral de $O_2$, TMCo$_2$**) é, em média, aproximadamente 20% do consumo de $O_2$ total corporal em repouso (Tabela 33–1). O encéfalo é extremamente sensível à hipoxia, e a oclusão de seu suprimento sanguíneo produz perda da consciência em um período tão curto como 10 s. As estruturas vegetativas no tronco encefálico são mais resistentes à hipoxia do que o córtex cerebral, e pacientes podem se recuperar de acidentes, como parada cardíaca e outras condições que causam hipoxia bastante prolongada com funções vegetativas normais, mas com deficiências intelectuais graves, permanentes. Os núcleos da base usam $O_2$ em uma taxa muito alta, e sintomas de doença de Parkinson, bem como déficits intelectuais, podem ser produzidos por hipoxia crônica. O tálamo e o colículo inferior também são muito suscetíveis à lesão por hipoxia (ver Quadro Clínico 33–3).

**TABELA 33–3** Utilização e produção de substâncias pelo encéfalo humano adulto *in vivo*

| Substância | Captação (+) ou Saída (–) por 100 g de encéfalo/min | Total/min |
|---|---|---|
| **Substâncias utilizadas** | | |
| Oxigênio | + 3,5 mL | + 49 mL |
| Glicose | + 5,5 mg | + 77 mg |
| Glutamato | + 0,4 mg | + 5,6 mg |
| **Substâncias produzidas** | | |
| Dióxido de carbono | – 3,5 mL | – 49 mL |
| Glutamina | – 0,6 mL | – 8,4 mg |

**Substâncias não usadas ou produzidas no estado alimentado:** lactato, piruvato, cetonas totais e α-cetoglutarato.

## FONTES DE ENERGIA

A glicose é a principal fonte final de energia para o encéfalo; em condições normais, 90% da energia necessária para manter gradientes iônicos através das membranas celulares e transmitir impulsos elétricos vêm dessa fonte. A glicose entra no encéfalo via GLUT 1 nos capilares cerebrais (ver anteriormente). Outros transportadores então a distribuem a neurônios e células da glia.

A glicose é captada do sangue em grandes quantidades, e o QR (quociente respiratório; ver Capítulo 24) do tecido cerebral é de 0,95 a 0,99 em indivíduos normais. É importante destacar que a insulina não é necessária para que a maioria das células cerebrais utilize glicose. Em geral, a utilização de glicose em repouso é paralela ao fluxo sanguíneo e ao consumo de $O_2$. Isto não significa que a fonte total de energia seja sempre a glicose. Durante o jejum prolongado, ocorre utilização considerável de outras substâncias. De fato, as evidências indicam que tanto quanto 30% da glicose captada em condições normais são convertidos em aminoácidos, lipídeos e proteínas, e que substâncias outras que não a glicose são metabolizadas para fornecer energia durante crises epilépticas. Alguma utilização de aminoácidos da circulação também pode ocorrer, muito embora a diferença arteriovenosa de aminoácidos no encéfalo normalmente seja diminuta.

As consequências da hipoglicemia em termos de função neural são discutidas no Capítulo 24.

## GLUTAMATO E REMOÇÃO DE AMÔNIA

A captação de glutamato pelo encéfalo é aproximadamente balanceada por seu efluxo de glutamina. O glutamato que entra no encéfalo se associa com amônia e sai como glutamina. A conversão glutamato-glutamina no encéfalo — o oposto da reação no rim que produz parte da amônia que entra nos túbulos — serve como um mecanismo de destoxificação para manter o encéfalo livre de amônia. A amônia é muito tóxica para as células nervosas, e acredita-se que intoxicação por amônia seja uma causa principal dos estranhos sintomas neurológicos no coma hepático (ver Capítulo 28).

## QUADRO CLÍNICO 33-3

### Acidente vascular encefálico (AVE)

Quando o suprimento sanguíneo para uma parte do encéfalo é interrompido, a isquemia danifica ou mata as células na área, produzindo os sinais e sintomas de um acidente vascular encefálico. Há dois tipos gerais de acidentes vasculares encefálicos: o hemorrágico e o isquêmico. O AVE hemorrágico ocorre quando uma artéria ou arteríola cerebral se rompe, algumas vezes, mas nem sempre, no sítio de um aneurisma pequeno. O AVE isquêmico acontece quando o fluxo em um vaso é comprometido por placas ateroscleróticas sobre as quais se formam trombos. Os trombos também podem ser produzidos em outro sítio (p. ex., nos átrios, em pacientes com fibrilação atrial) e passar como êmbolos para o encéfalo, onde se alojam e interrompem o fluxo. No passado, pouco podia ser feito para modificar o curso de um AVE e suas consequências. Entretanto, atualmente tornou-se claro que na penumbra, a área que circunda a lesão cerebral mais grave, a isquemia reduz a captação de glutamato por astrócitos, e o aumento local de glutamato causa lesão excitotóxica e morte de neurônios (ver Capítulo 7).

### DESTAQUES TERAPÊUTICOS

O fármaco lítico para coágulos, o ativador de plasminogênio tecidual (t-PA) (ver Capítulo 31) é de grande benefício nos acidentes vasculares isquêmicos. Em animais experimentais, fármacos que previnem dano excitotóxico também podem reduzir significativamente as consequências dos AVE, e medicamentos que produziriam esse efeito estão passando por experimentos clínicos atualmente. Contudo, o t-PA e, presumivelmente, o tratamento antiexcitotóxico devem ser prescritos precocemente no curso de um AVE para o máximo de benefício. É por isso que o AVE tornou-se uma condição na qual o diagnóstico e o tratamento rápidos são extremamente significativos. Além disso, obviamente, é importante determinar se um AVE é trombótico ou hemorrágico, pois a lise do coágulo é contraindicada no último.

## CIRCULAÇÃO CORONARIANA

### CONSIDERAÇÕES ANATÔMICAS

As duas artérias coronárias que irrigam o miocárdio originam-se dos seios atrás das cúspides da valva aórtica na raiz da aorta (Figura 33-11). Correntes de turbilhão mantêm as valvas afastadas dos orifícios das artérias, e estas são patentes durante todo o ciclo cardíaco. A maior parte do sangue venoso retorna ao coração pelo seio coronário e pelas veias cardíacas anteriores (Figura 33-12), que drenam para o átrio direito. Além disso, há outros vasos que se esvaziam diretamente dentro das câmaras do coração. Estes incluem os **vasos arteriosinusoidais**, vasos semelhantes a capilares que conectam arteríolas às câmaras; **veias tebesianas**, que conectam capilares às câmaras; e uns poucos **vasos arterioluminais**, que são pequenas artérias drenando diretamente para dentro das câmaras. Ocorrem poucas anastomoses entre as arteríolas coronarianas e arteríolas extracardíacas, especialmente em volta das grandes veias. Anastomoses entre arteríolas em seres humanos só deixam passar partículas com menos de 40 μm de diâmetro, mas as evidências indicam que esses canais se alargam e aumentam em número em pacientes com doença arterial coronariana.

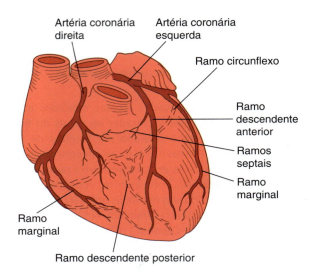

**FIGURA 33-11** Artérias coronárias e seus ramos principais em humanos. (Reproduzida com a permissão de Ross G: The cardiovascular system. In: *Essentials of Human Physiology*. Ross G [editor]. Copyright © 1978 by Year Book Medical Publishers.)

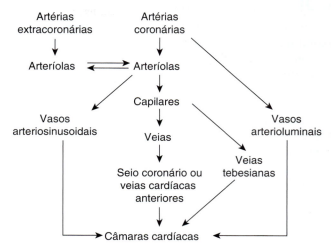

**FIGURA 33-12** Diagrama da circulação coronariana.

## GRADIENTES DE PRESSÃO E FLUXO NOS VASOS CORONARIANOS

O coração é um músculo que, como o músculo esquelético, comprime seus vasos sanguíneos quando se contrai. A pressão dentro do ventrículo esquerdo é levemente maior que a da aorta durante a sístole (Tabela 33–4). Consequentemente, o fluxo nas artérias que suprem a porção subendocárdica do ventrículo esquerdo ocorre somente durante a diástole, embora a força se dissipe suficientemente nas partes mais superficiais do miocárdio ventricular esquerdo para permitir algum fluxo nesta região durante todo o ciclo cardíaco. Como a diástole é mais curta quando a frequência cardíaca é alta, o fluxo coronariano do ventrículo esquerdo é reduzido durante taquicardia. Por outro lado, a diferença de pressão entre a aorta e o ventrículo direito e entre a aorta e os átrios são um tanto maiores durante a sístole do que durante a diástole. Por consequência, o fluxo coronariano naquelas partes do coração não é reduzido consideravelmente durante a sístole. O fluxo nas artérias coronárias direita e esquerda é mostrado na Figura 33–13. Como nenhum fluxo sanguíneo ocorre durante a sístole na porção subendocárdica do ventrículo esquerdo, esta região é propensa à lesão isquêmica e é o sítio mais comum de infarto do miocárdio. O fluxo de sangue para o ventrículo esquerdo está diminuído em pacientes com estenose das valvas aórticas, pois a pressão no ventrículo esquerdo precisa ser muito mais alta do que na aorta para ejetar o sangue. Por isso, os vasos coronarianos são intensamente comprimidos durante a sístole. Os pacientes com estenose aórtica são particularmente predispostos a desenvolver sintomas de isquemia miocárdica, em parte devido a essa compressão, e em parte porque o miocárdio requer mais $O_2$ para ejetar o sangue pela valva aórtica estenosada. O fluxo coronariano também está diminuído quando a pressão diastólica aórtica é baixa. A elevação da pressão venosa em condições como insuficiência cardíaca congestiva reduz o fluxo coronariano, pois diminui a pressão de perfusão coronariana efetiva (ver Quadro Clínico 33–4).

O fluxo sanguíneo coronariano tem sido mensurado pela inserção de um cateter no seio coronariano e pela aplicação do método de Kety ao coração, no pressuposto de que o conteúdo de $N_2O$ do sangue venoso coronariano seja típico de todo o efluente miocárdico. O fluxo coronariano em repouso em seres humanos é em torno de 250 mL/min (5% do débito cardíaco). Numerosas técnicas utilizando **radionuclídeos**, marcadores radiativos que podem ser detectados com detectores de radiação sobre o tórax, têm sido usadas para estudar o fluxo sanguíneo regional no coração e identificar áreas de isquemia e infarto, bem como avaliar

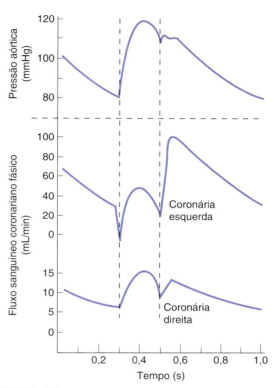

**FIGURA 33–13** Fluxo sanguíneo nas artérias coronárias esquerda e direita durante várias fases do ciclo cardíaco. A sístole ocorre entre as duas linhas tracejadas verticais. (Reproduzida com a permissão de Berne RM, Levy MN: *Physiology*, 2nd ed. Mosby, 1988.)

a função ventricular. Radionuclídeos como o tálio 201 ($^{201}Tl$) são bombeados para o interior das células musculares cardíacas pela $Na^+$-$K^+$-ATPase e equilibram com o $K^+$ intracelular. Para os primeiros 10 a 15 min após a injeção intravenosa, a distribuição de $^{201}Tl$ é diretamente proporcional ao fluxo sanguíneo miocárdico, e áreas de isquemia podem ser detectadas por sua captação baixa. A captação desse isótopo frequentemente é determinada logo depois do exercício, e novamente várias horas mais tarde, para mostrar áreas em que esforço compromete o fluxo. Em contrapartida, fármacos radiativos como pirofosfato estanoso de tecnécio 99m ($^{99m}Tc$ PYP) são captados seletivamente pelo tecido infartado por um mecanismo compreendido incompletamente, destacando os infartos como "manchas quentes" nas cintilografias do tórax. A angiocardiografia coronariana pode ser combinada com a mensuração da lavagem de $^{133}Xe$ (ver anteriormente) para fornecer análise detalhada do fluxo sanguíneo coronariano. Meio de contraste radiopaco é primeiramente injetado nas artérias coronárias, e raios X são usados para delinear sua distribuição. A câmara angiográfica então é substituída por uma câmara de cintilação, e a lavagem de $^{133}Xe$ é mensurada.

## VARIAÇÕES NO FLUXO CORONARIANO

Em repouso, o coração extrai 70 a 80% do $O_2$ de cada unidade de sangue que a ele aporta (Tabela 33–1). O consumo de $O_2$ só pode ser aumentado significativamente pelo aumento do fluxo sanguíneo. Portanto, não é surpreendente que o fluxo

**TABELA 33–4** Pressão na aorta e nos ventrículos (vent.) esquerdo e direito na sístole e na diástole

|  | Pressão (mmHg) em |  |  | Diferença de pressão (mmHg) entre aorta e |  |
|---|---|---|---|---|---|
|  | Aorta | Vent. esquerdo | Vent. direito | Vent. esquerdo | Vent. direito |
| Sístole | 120 | 121 | 25 | –1 | 95 |
| Diástole | 80 | 0 | 0 | 80 | 80 |

**612** SEÇÃO V Fisiologia Cardiovascular

## QUADRO CLÍNICO 33–4

### Doença arterial coronariana

Quando o fluxo por uma artéria coronária é reduzido ao ponto em que o miocárdio que ela irriga sofre hipoxia, a *angina pectoris* se desenvolve (ver Capítulo 30). Se a isquemia do miocárdio é grave e prolongada, ocorrem alterações irreversíveis no músculo, e o resultado é o **infarto do miocárdio**. Muitos indivíduos têm angina somente ao exercício, e o fluxo de sangue é normal em repouso. Outros têm restrição mais grave do fluxo sanguíneo e sofrem a dor da angina também em repouso. Artérias coronárias parcialmente ocluídas podem ser constringidas ainda mais por vasoespasmo, produzindo infarto do miocárdio. Entretanto, não está claro se a causa mais comum do infarto do miocárdio é a ruptura de uma **placa aterosclerótica** ou hemorragia dentro dela, que desencadeia a formação de um coágulo que oclui a coronária no sítio da placa. As alterações eletrocardiográficas no infarto do miocárdio são discutidas no Capítulo 29. Quando células miocárdicas realmente morrem, elas liberam enzimas para a circulação; assim, a dosagem da elevação de enzimas e isoenzimas séricas produzidas por células miocárdicas infartadas também desempenha um papel importante no diagnóstico do infarto do miocárdio. As enzimas dosadas mais comumente são o isômero MB da creatina cinase (CK-MB), a troponina T e a troponina I. O infarto do miocárdio é uma causa de morte muito comum em países desenvolvidos, devido à ocorrência disseminada de aterosclerose. Além disso, há uma relação entre aterosclerose e níveis circulantes de lipoproteína(a) (**Lp(a)**). A Lp(a) é revestida extenamente por apolipoproteína(a) (apo(a)). Ela interfere com a fibrinólise por regular para baixo a geração de plasmina (ver Capítulo 31). Parece agora que a aterosclerose também tem um componente inflamatório importante. As lesões da doença contêm células inflamatórias, e há uma correlação positiva entre níveis aumentados de proteína C-reativa e outros **marcadores inflamatórios** na circulação com infarto do miocárdio subsequente.

### DESTAQUES TERAPÊUTICOS

O tratamento do infarto do miocárdio visa restabelecer o fluxo à área afetada o mais rapidamente possível, enquanto minimiza a lesão por reperfusão. Desnecessário dizer, ele deve ser iniciado tão prontamente quanto possível para evitar alterações irreversíveis na função do coração. Na doença aguda, agentes antitrombóticos são dados frequentemente, mas esses podem ser problemáticos, levando a mortalidade aumentada devido a sangramento se a cirurgia cardíaca for necessária subsequentemente. Abordagens mecânicas/cirúrgicas à doença arterial coronariana incluem a angioplastia por balão, e/ou a implantação de *stents* para manter o vaso aberto, ou o enxerto de vasos coronarianos para desviar dos segmentos bloqueados.

---

sanguíneo aumente quando o metabolismo é elevado. O calibre dos vasos coronarianos e, consequentemente, a velocidade do fluxo sanguíneo coronariano, são influenciados não apenas por mudanças de pressão na aorta, mas também por fatores químicos e neurais. A circulação coronariana também mostra considerável autorregulação.

## FATORES QUÍMICOS

A relação íntima entre fluxo sanguíneo coronariano e consumo de $O_2$ pelo miocárdio indica que um ou mais dos produtos do metabolismo causa vasodilatação das coronárias. Fatores suspeitos de desempenhar este papel incluem uma falta de $O_2$ e concentrações locais aumentadas de $CO_2$, $H^+$, $K^+$, lactato, prostaglandinas, nucleotídeos de adenina e adenosina. Provavelmente, vários ou todos estes metabólitos vasodilatadores atuam de modo integrado, modo redundante, ou ambos. Asfixia, hipoxia e injeções intracoronarianas de cianeto aumentam o fluxo sanguíneo coronariano em 200 a 300% em corações desnervados, assim como intactos, e o aspecto comum a esses três estímulos é a hipoxia das fibras miocárdicas. Um aumento semelhante no fluxo é produzido na área irrigada por uma artéria coronária, se a artéria for ocluída e depois liberada. Esta **hiperemia reativa** é similar àquela vista na pele (ver adiante). Evidências sugerem que no coração ela se deve à liberação de adenosina.

## FATORES NEURAIS

As arteríolas coronarianas contêm receptores $\alpha$-adrenérgicos, que medeiam vasoconstrição, e receptores $\beta$-adrenérgicos, que medeiam vasodilatação. Atividade nos nervos noradrenérgicos para o coração e injeções de noradrenalina causam vasodilatação coronariana. Entretanto, a noradrenalina aumenta a frequência cardíaca e a força de contração do coração, e a vasodilatação se deve à produção de metabólitos vasodilatadores no miocárdio, secundários ao aumento de sua atividade. Quando os efeitos inotrópicos e cronotrópicos da descarga noradrenérgica são bloqueados por um fármaco bloqueador $\beta$-adrenérgico, a estimulação dos nervos noradrenérgicos ou a injeção de noradrenalina em animais não anestesiados provoca vasoconstrição coronariana. Assim, o efeito direto da estimulação noradrenérgica é a constrição em vez da dilatação dos vasos coronarianos. Por outro lado, a estimulação de fibras vagais para o coração dilata as coronárias.

Quando a pressão arterial sistêmica cai, o efeito geral do aumento reflexo da descarga noradrenérgica é o fluxo sanguíneo coronariano aumentado secundário às alterações metabólicas no miocárdio, enquanto os vasos cutâneos, renais e esplâncnicos estão constringidos. Dessa maneira, a circulação do coração, como a do encéfalo, é preservada enquanto o fluxo para outros órgãos está comprometido.

## CIRCULAÇÃO CUTÂNEA

A quantidade de calor perdida do corpo é regulada em grande parte pela variação da quantidade de sangue circulando pela pele. Os dedos, artelhos, palmas das mãos e lobos das orelhas contêm conexões anastomóticas bem inervadas entre arteríolas e vênulas (anastomoses arteriovenosas; ver Capítulo 31). O fluxo sanguíneo em resposta a estímulos termorreguladores pode variar de 1 a 150 mL/100 g de pele/min, e tem sido postulado que essas variações são possíveis porque o sangue pode ser desviado pelas anastomoses. O plexo subdérmico capilar e venoso é um reservatório de sangue de alguma importância, e a pele é um dos poucos lugares onde as reações de vasos sanguíneos podem ser observadas visualmente.

## REAÇÃO BRANCA

Quando um objeto pontiagudo é passado levemente sobre a pele, as linhas do risco tornam-se pálidas (**reação branca**). O estímulo mecânico aparentemente inicia contração dos esfíncteres pré-capilares, e o sangue drena para fora dos capilares e pequenas veias. A resposta aparece em cerca de 15 s.

## RESPOSTA TRIPLA

Quando a pele é riscada mais firmemente com um instrumento pontiagudo, em vez da reação branca há um avermelhamento no local, que aparece em torno de 10 s (**reação vermelha**). Isto é seguido em poucos minutos por edema local e rubor difuso em volta da lesão. A vermelhidão inicial é devida à dilatação capilar, uma resposta direta dos capilares à pressão. O inchaço (**vergão**) é edema local devido à permeabilidade aumentada dos capilares e vênulas pós-capilares, com extravasamento consequente de líquido. O rubor se espalhando para fora a partir da lesão (**halo**) deve-se à dilatação arteriolar. Essa resposta conjunta — reação rubra, vergão e halo — é chamada de **resposta tripla** e é parte da reação normal à lesão (ver Capítulo 3). Ela persiste após simpatectomia total. Por outro lado, o halo está ausente na pele anestesiada localmente e na pele desnervada após degeneração dos nervos sensoriais, mas está presente imediatamente após bloqueio nervoso ou secção acima do sítio da lesão. Isso, somado a outras evidências, indica a existência de um **reflexo axônico**, uma resposta em que impulsos iniciados nos nervos sensoriais pela lesão são transmitidos antidromicamente a outros ramos das fibras nervosas sensoriais (Figura 33–14). Esta é uma situação no corpo em que há evidências substanciais para um efeito fisiológico devido à condução antidrômica. O transmissor liberado pelas terminações das fibras sensoriais do tipo C é a substância P (ver Capítulo 7), e a substância P e CGRP estão presentes em todas as partes desses neurônios. Ambos dilatam arteríolas e, adicionalmente, a substância P causa extravasamento de líquido. Efetivos antagonistas não peptídeos à substância P já foram desenvolvidos, e eles reduzem o extravasamento. Assim, parece que esses peptídeos, substância P e CERP, produzem o vergão.

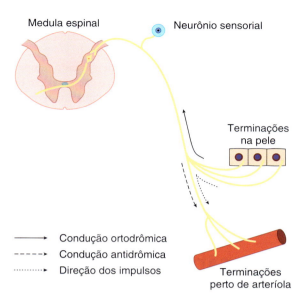

**FIGURA 33–14** Reflexo axônico.

## HIPEREMIA REATIVA

Uma resposta dos vasos sanguíneos que ocorre em muitos órgãos, mas é visível na pele, é a **hiperemia reativa**, um aumento da quantidade de sangue em uma região quando sua circulação é restabelecida depois de um período de oclusão. Quando o suprimento de sangue para um membro é ocluído, as arteríolas cutâneas abaixo da oclusão se dilatam. Quando a circulação é restabelecida, o sangue que flui para os vasos dilatados faz a pele ficar rubra. O $O_2$ na atmosfera pode se difundir em uma distância curta por meio da pele, e a hiperemia reativa é prevenida se a circulação do membro é ocluída em uma atmosfera de $O_2$ a 100%. Portanto, a dilatação arteriolar deve-se aparentemente a um efeito local da hipoxia.

## RESPOSTAS GENERALIZADAS

A estimulação de nervos noradrenérgicos e a adrenalina e noradrenalina circulantes constringem os vasos sanguíneos cutâneos. Nenhuma fibra nervosa vasodilatadora conhecida se estende aos vasos cutâneos, e, assim, a vasodilatação é provocada por uma diminuição do tônus vasoconstritor, bem como pela produção local de metabólitos vasodilatadores. A cor e temperatura da pele também dependem do estado dos capilares e vênulas. A pele torna-se fria e azul ou cinzenta quando as arteríolas estão constringidas e os capilares dilatados; quando a pele torna-se quente e vermelha, ambos estão dilatados.

Como os estímulos dolorosos provocam descarga noradrenérgica difusa, uma lesão dolorosa causa vasoconstrição cutânea generalizada em adição à resposta tripla local. Quando a temperatura corporal se eleva durante o exercício, os vasos sanguíneos cutâneos se dilatam apesar da descarga noradrenérgica contínua em outras partes do corpo. A dilatação de vasos cutâneos em resposta a uma elevação da temperatura do hipotálamo suplanta outras atividades reflexas. O frio leva à vasoconstrição cutânea; entretanto, com o frio intenso, vasodilatação superficial pode sobrevir. Esta vasodilatação é a causa da compleição rósea vista em um dia frio.

O choque é mais profundo em pacientes com temperatura elevada devido à vasodilatação cutânea, e pacientes em choque não devem ser aquecidos até o ponto em que sua temperatura se eleve. Isto às vezes é um problema, porque leigos bem intencionados leram em livros de primeiros socorros que "pacientes traumatizados devem ser mantidos quentes", e empilham cobertores sobre vítimas de acidentes que estão em choque.

## CIRCULAÇÃO PLACENTÁRIA E FETAL

### CIRCULAÇÃO UTERINA

O fluxo sanguíneo do útero acompanha a atividade metabólica do miométrio e endométrio, e sofre oscilações cíclicas que se correlacionam com o ciclo menstrual em mulheres não grávidas. A função das artérias espirais e basilares do endométrio na menstruação é descrita no Capítulo 22. Durante a gravidez, o fluxo de sangue aumenta rapidamente quando o útero aumenta em tamanho (Figura 33–15). Indubitavelmente, metabólitos vasodilatadores são produzidos no útero, como o são em outros tecidos ativos. No início da gestação, a diferença arteriovenosa de $O_2$ no útero é pequena, e tem sido sugerido que os estrogênios atuam sobre os vasos sanguíneos para aumentar o fluxo de sangue uterino devido ao excesso das necessidades teciduais de $O_2$. Contudo, muito embora o fluxo sanguíneo uterino aumente 20 vezes durante a gravidez, o tamanho do concepto cresce muito mais, mudando de uma única célula para um feto mais a placenta que, juntos, pesam de quatro a cinco quilos ao final da gravidez, em seres humanos. Consequentemente, mais $O_2$ é extraído do sangue uterino durante a última parte da gravidez, e a saturação de $O_2$ do sangue uterino cai. O hormônio liberador de corticotrofina parece desempenhar um papel importante na regulação para cima do fluxo de sangue uterino, bem como no tempo final do nascimento.

### PLACENTA

A placenta é o "pulmão fetal" (Figuras 33–16 e 33–17). Sua porção materna é, com efeito, um grande seio de sangue. Para dentro deste "lago" projetam-se as vilosidades da porção fetal, contendo os pequenos ramos das artérias e veia umbilicais fetais (Figura 33–16). O $O_2$ é captado pelo sangue fetal e $CO_2$ é liberado na circulação materna através das paredes das vilosidades, de modo análogo à troca de $O_2$ e $CO_2$ nos pulmões (ver Capítulo 35). Entretanto, as camadas celulares cobrindo as vilosidades são mais espessas e menos permeáveis que as membranas dos alvéolos pulmonares, e a troca é muito menos eficiente. A placenta é também a via pela qual todos os materiais nutritivos entram no feto, e pela qual resíduos fetais são liberados para o sangue materno.

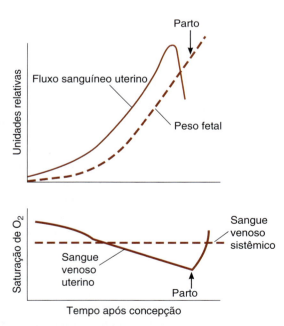

**FIGURA 33–15** Alterações no fluxo sanguíneo uterino e a quantidade de $O_2$ no sangue venoso uterino durante a gravidez. (De Barcroft H. Modificada e redesenhada com a permissão de Keele CA, Neil E: *Samson Wright's Applied Physiology.* 12th ed. Oxford University Press, 1971.)

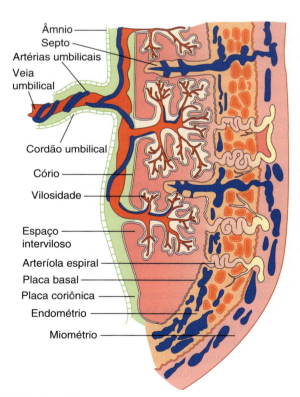

**FIGURA 33–16** Diagrama de um corte através da placenta humana, mostrando como as vilosidades fetais se projetam para dentro dos seios maternos. (Reproduzida com a permissão de Benson RC: *Handbook of Obstetrics and Gynecology,* 8th ed, e modificado por Netter. Publicada originalmente por Appleton & Langte. Copyright © 1983 McGraw-Hill.)

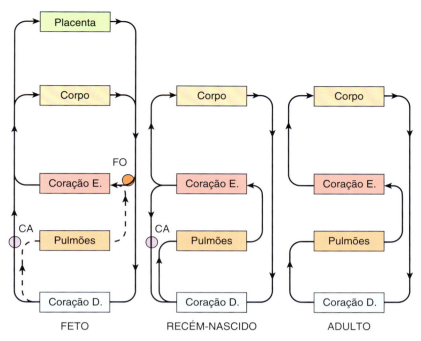

**FIGURA 33–17** Diagrama da circulação no feto, lactente recém-nascido e adulto. CA, canal arterial; FO, forame oval. (Redesenhada e reproduzida com a permissão de GVR, et al.: Changes in the heart and lungs at birth. Cold Spring Harbor Symp Quant Biol 1954;19:102.)

## CIRCULAÇÃO FETAL

O arranjo da circulação fetal é mostrado de forma diagramática na Figura 33–17. Cinquenta e cinco por cento do débito cardíaco fetal passa pela placenta. Acredita-se que o sangue da veia umbilical em seres humanos seja saturado com $O_2$ em torno de 80%, em comparação com 98% de saturação na circulação arterial do adulto. O **ducto venoso** (Figura 33–18) diverge algum desse sangue diretamente para a veia cava inferior, e o restante se mistura com o sangue portal do feto. O sangue venoso portal e sistêmico do feto é saturado em apenas 26%, e a saturação do sangue misturado na veia cava inferior é de aproximadamente 67%. A maior parte do sangue que entra no coração pela veia cava inferior é desviada diretamente para o átrio esquerdo pelo forame oval patente. A maior parte do sangue proveniente da veia cava superior chega ao ventrículo direito e é ejetada para a artéria pulmonar. A resistência dos pulmões colapsados é elevada, e a pressão na artéria pulmonar é de vários mmHg mais alta que na aorta, de modo que a maior parte do sangue na artéria pulmonar passa do **canal arterial** para a aorta. Deste modo, o sangue relativamente insaturado do ventrículo direito é desviado para o tronco e para a parte inferior do corpo do feto, ao passo que a cabeça do feto recebe o sangue melhor oxigenado do ventrículo esquerdo. A partir da aorta, parte do sangue é bombeada para as artérias umbilicais e de volta para a placenta. A saturação de $O_2$ na aorta inferior e nas artérias umbilicais do feto é de aproximadamente 60%.

## RESPIRAÇÃO FETAL

Os tecidos fetais e neonatais dos mamíferos têm uma resistência notável, porém mal compreendida, à hipoxia. Entretanto, a saturação de $O_2$ do sangue materno na placenta é tão baixa que o feto poderia sofrer lesão por hipoxia se as hemácias fetais não tivessem uma afinidade maior por $O_2$ do que as hemácias adultas (Figura 33–19). As hemácias fetais contêm hemoglobina fetal (hemoglobina F), enquanto as hemácias adultas contêm hemoglobina adulta (hemoglobina A). A causa da diferença em afinidade por $O_2$ entre as duas é que a hemoglobina F se prende a 2,3-DPG menos efetivamente do que a hemoglobina A. A diminuição de afinidade pelo $O_2$ devido à ligação pelo 2,3-DPG é discutida no Capítulo 31.

## MUDANÇAS NA CIRCULAÇÃO E RESPIRAÇÃO FETAL AO NASCIMENTO

Devido à patência do canal arterial e do forame oval (Figura 33–18), o coração esquerdo e o coração direito bombeiam em paralelo, no feto, em vez de em série, como no adulto. Ao nascimento, a circulação placentária é cortada e a resistência periférica aumenta subitamente. Enquanto isso, o neonato se torna crescentemente asfixiado. Por fim, ele ofega várias vezes, e os pulmões se expandem. A pressão intrapleural acentuadamente negativa (–30 a –50 mmHg) durante as inspirações contribui para a expansão pulmonar, mas outros fatores, provavelmente, também estão envolvidos. A ação de sucção da primeira respiração mais a constrição das veias umbilicais espremem tanto quanto 100 mL de sangue para fora da placenta (a "transfusão placentária").

Uma vez que os pulmões estejam expandidos, a resistência vascular pulmonar cai para menos de 20% do valor intrauterino, e o fluxo sanguíneo pulmonar aumenta acentuadamente.

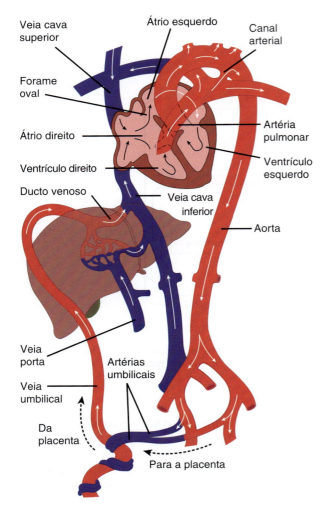

**FIGURA 33-18 Circulação no feto.** A maior parte do sangue oxigenado que alcança o coração por meio da veia umbilical e da veia cava inferior é desviada pelo forame oval e bombeada da aorta para a cabeça, enquanto o sangue desoxigenado retornado pela veia cava superior é bombeado em sua maior parte por meio da artéria pulmonar e canal arterial para os pés e artérias umbilicais.

O sangue retornando dos pulmões aumenta a pressão no átrio esquerdo, fechando o forame oval ao empurrar a valva que o protege contra o septo interatrial. O canal arterial se constringe dentro de poucas horas após o nascimento, produzindo o fechamento funcional, e o fechamento anatômico permanente segue nas próximas 24 a 48 horas devido ao espessamento extenso da íntima. O mecanismo que produz a constrição inicial envolve o aumento da tensão arterial de $O_2$ e de bradicinina, que é liberada dos pulmões durante sua insuflação inicial. Além disso, concentrações relativamente altas de vasodilatadores estão presentes no canal arterial no útero — especialmente prostaglandina $F_{2a}$ — e a síntese destas prostaglandinas é bloqueada pela inibição da cicloxigenase ao nascimento. Em muitos recém-nascidos prematuros, o canal deixa de se fechar espontaneamente, mas o fechamento pode ser induzido pela infusão de fármacos que inibem a cicloxigenase. O NO

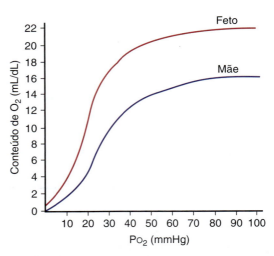

**FIGURA 33-19 Curvas de dissociação da hemoglobina no sangue humano materno e fetal.**

também pode ser envolvido na manutenção da patência do canal neste cenário.

## RESUMO

- O líquido cerebrospinal é produzido predominantemente no plexo coroide dos ventrículos, em parte por mecanismos de transporte ativo nas células epiteliais coroides. O líquido é reabsorvido para a corrente sanguínea a fim de manter a pressão apropriada na situação de produção contínua.

- A passagem de substâncias circulantes para dentro do encéfalo é controlada rigidamente. Água, $CO_2$ e $O_2$ passam livremente. Outras substâncias (como a glicose) requerem mecanismos de transporte específicos, ao passo que a passagem de macromoléculas é irrisória. A efetividade da barreira hematoencefálica na prevenção da entrada de xenobióticos é reforçada pelo efluxo ativo mediado pela glicoproteína-P.

- A circulação coronariana fornece oxigênio ao miocárdio em contração. Produtos metabólicos e respostas neurais induzem vasodilatação quando necessária pela demanda de oxigênio. O bloqueio de artérias coronárias pode levar a lesão irreversível do tecido cardíaco.

- O controle do fluxo sanguíneo cutâneo é uma faceta essencial da regulação da temperatura, e é apoiado por graus variáveis de derivação por meio de anastomoses arteriovenosas. Hipoxia, reflexos axônicos e influxo simpático são todos determinantes importantes do fluxo pela vasculatura cutânea.

- A circulação fetal coopera com a da placenta e a do útero para levar oxigênio e nutrientes para o feto em crescimento, bem como para remover produtos residuais. Aspectos anatômicos peculiares da circulação do feto, assim como propriedades bioquímicas da hemoglobina fetal, servem para assegurar um suprimento adequado de $O_2$, particularmente para a cabeça. Ao nascimento, o forame oval e o canal arterial se fecham, de tal modo que os pulmões neonatais passam a servir como o sítio da troca de oxigênio.

# QUESTÕES DE MÚLTIPLA ESCOLHA

*Para todas as questões, selecione a melhor opção, a não ser que direcionado diferentemente.*

1. Em qual dos seguintes vasos o sangue normalmente tem a $Po_2$ mais baixa?

    A. Artéria materna
    B. Veia uterina materna
    C. Veia femoral materna
    D. Artéria umbilical
    E. Veia umbilical

2. A pressão diferencial entre o coração e a aorta é menor no

    A. ventrículo esquerdo durante a sístole.
    B. ventrículo esquerdo durante a diástole.
    C. ventrículo direito durante a sístole.
    D. ventrículo direito durante a diástole.
    E. átrio esquerdo durante a sístole.

3. A injeção de ativador do plasminogênio tecidual (t-PA) provavelmente seria mais benéfica

    A. depois de pelo menos um ano de recuperação não complicada de oclusão de uma artéria coronária.
    B. depois de pelo menos dois meses de repouso e recuperação após oclusão de uma artéria coronária.
    C. durante a segunda semana após oclusão de uma artéria coronária.
    D. durante o segundo dia após oclusão de uma artéria coronária.
    E. durante a segunda hora após oclusão de uma artéria coronária.

4. Qual dos seguintes órgãos tem o maior fluxo de sangue por 100 g de tecido?

    A. Encéfalo
    B. Músculo cardíaco
    C. Pele
    D. Fígado
    E. Rins

5. Qual das seguintes opções *não* dilata arteríolas na pele?

    A. Temperatura corporal aumentada
    B. Adrenalina
    C. Bradicinina
    D. Substância P
    E. Vasopressina

6. Um bebê de sexo masculino é levado ao hospital devido a convulsões. No curso de uma investigação, descobriu-se que sua temperatura corporal e glicose plasmática estavam normais, mas sua glicose no líquido cerebrospinal foi de 12 mg/dL (normal, 65 mg/dL). Uma explicação possível de sua condição é

    A. ativação constitutiva de GLUT 3 em neurônios.
    B. deficiência de SGLT 1 em astrócitos.
    C. deficiência de GLUT 5 em capilares cerebrais.
    D. deficiência de GLUT 1 55K em capilares cerebrais.
    E. deficiência de GLUT 1 45K na micróglia.

# REFERÊNCIAS

Begley DJ, Bradbury MW, Kreater J (editors): *The Blood–Brain Barrier and Drug Delivery to the CNS.* Marcel Dekker, 2000.

Birmingham K (editor): The heart. Nature 2002;415:197.

Duncker DJ, Bache RJ: Regulation of coronary blood flow during exercise. Physiol Rev 2008;88:1009.

Hamel E: Perivascular nerves and the regulation of cerebrovascular tone. J Appl Physiol 2006;100:1059.

Johanson CE, Duncan JA 3rd, Klinge PM, et al. Multiplicity of cerebrospinal fluid functions: New challenges in health and disease. Cerebrospinal Fluid Res 2008;5:10.

Ward JPT: Oxygen sensing in context. Biochim Biophys Acta 2008;1777:1.

# SEÇÃO VI

# Fisiologia Respiratória

A respiração, ou seja, a captação de $O_2$ e a remoção de $CO_2$ do corpo como um todo, é o objetivo primário do pulmão. Em repouso, um ser humano normal respira 12 a 15 vezes por minuto. Com cada respiração contendo aproximadamente 500 mL de ar, em torno de 6 a 8 L de ar são inspirados e expirados a cada minuto. Uma vez que o ar alcance as profundezas do pulmão nos alvéolos, a simples difusão permite que $O_2$ entre no sangue dos capilares pulmonares e $CO_2$ penetre nos alvéolos, de onde pode ser expirado. Usando-se alguma matemática básica, em média, 250 mL de $O_2$ entram no corpo por minuto e 200 mL de $CO_2$ são excretados. Além do $O_2$ que entra no sistema respiratório, o ar inspirado também contém uma variedade de partículas que devem ser filtradas apropriadamente e/ou removidas para manter a saúde pulmonar. Finalmente, embora tenhamos uma certa quantidade de controle sobre a respiração, a maior parte da função minuto a minuto, inclusive os ajustes finos necessários para o funcionamento adequado do pulmão, é obtida independentemente de controle voluntário. O objetivo desta seção é rever conceitos básicos que estão por trás de aspectos importantes do controle e resultado da respiração, assim como destacar outras funções importantes da fisiologia respiratória.

O sistema respiratório é conectado ao mundo exterior pelas vias aéreas superiores, que são formadas por um conjunto de condutos que terminam nas áreas de troca gasosa (os alvéolos). A função dos pulmões é suportada por várias características anatômicas que possibilitam a insuflação/desinsuflação dos pulmões, desta forma possibilitando o movimento de gases para e a partir do resto do corpo. As estruturas de suporte incluem a parede torácica; os músculos respiratórios (que aumentam e diminuem o tamanho da cavidade torácica); as áreas encefálicas que controlam os músculos; e os tratos e nervos que conectam o encéfalo aos músculos. Finalmente, o pulmão suporta a circulação pulmonar, que permite o movimento de gases para outros órgãos e tecidos do corpo. No primeiro capítulo desta seção, será explorada a constituição peculiar anatômica e celular do sistema respiratório, e como a estrutura intrincada do pulmão contribui para a fisiologia respiratória. Este exame levará a medidas pulmonares básicas que tanto definem quanto possibilitam a insuflação/deflação do pulmão, bem como algumas das funções não respiratórias essenciais para a saúde do pulmão.

A discussão continuará com uma visão geral da função primária do sistema respiratório — a captura de $O_2$ do ambiente externo e sua entrega aos tecidos, assim como a remoção simultânea de $CO_2$ dos tecidos para o ambiente exterior. Durante esta discussão, o papel crítico do pH na troca de gases, assim como a capacidade do pulmão de contribuir para a regulação do pH do sangue, são examinados. Uma discussão de respostas respiratórias a condições alteradas de $O_2$ e $CO_2$, causadas por mudanças ambientais e/ou fisiológicas, é usada para melhor compreensão do controle geral coordenado da captação de $O_2$ e excreção de $CO_2$.

O controle da respiração é bastante complexo, e inclui não somente os disparos neuronais repetitivos que controlam os movimentos musculares que inflam/desinflam o pulmão, mas também uma série de alças de retroalimentação que aumentam/diminuem a deflação, que dependem do conteúdo de gases do sangue. O capítulo final desta seção começa com uma visão geral de alguns dos fatores essenciais que ajudam nessa regulação da respiração. Exemplos específicos de anormalidades respiratórias comuns, e de como elas se correlacionam com a regulação alterada da respiração, também são discutidas para melhor compreensão das alças de retroalimentação intrincadas que auxiliam na regulação da respiração.

Devido à complexidade do pulmão e, assim, à variedade de partes funcionais que podem ser comprometidas, há uma lista ampla de doenças que impactam sua função. Tais doenças incluem infecções respiratórias comuns (e incomuns), asma, doença pulmonar obstrutiva crônica (DPOC), síndrome de angústia respiratória aguda, hipertensão pulmonar, câncer de pulmão, entre outras. O ônus para a saúde de uma coleção de distúrbios tão diversificada não pode ser exagerado. Usando-se DPOC como um exemplo, estimativas conservadoras atuais afirmam que mais de 12 milhões de adultos nos Estados Unidos padecem desta condição. Realmente, DPOC é a quarta causa principal de morte (e está crescimento) e um fator contributivo em um número igual de óbitos que não por DPOC. Embora estratégias de tratamento para DPOC, baseadas largamente em esforços contínuos de pesquisa e compreensão, tenham contribuído para uma melhora do estilo de vida, as causas subjacentes são, por enquanto, intratáveis. A compreensão continuada e aprimorada da fisiologia respiratória e da função (e disfunção) pulmonar fornecerão oportunidades para o desenvolvimento de novas estratégias para tratamento de DPOC, bem como da miríade de outras doenças pulmonares.

# CAPÍTULO 34

# Introdução à Estrutura e Mecânica Pulmonar

## OBJETIVOS

*Após o estudo deste capítulo, você deve ser capaz de:*

- Listar as estruturas pelas quais o ar passa desde o meio exterior até os alvéolos, e descrever as células que revestem cada uma delas.
- Indicar os principais músculos envolvidos na respiração, e descrever o papel de cada um deles.
- Determinar as medidas básicas de volume pulmonar e fornecer valores aproximados destas em um adulto normal.
- Definir complacência pulmonar e resistência das vias aéreas.
- Comparar as circulações pulmonar e sistêmica, e listar algumas das principais diferenças entre elas.
- Descrever a defesa básica do pulmão e suas funções metabólicas.
- Caracterizar pressão parcial e calcular a pressão parcial de cada um dos gases importantes na atmosfera ao nível do mar.

## INTRODUÇÃO

A estrutura do sistema respiratório é peculiarmente adequada à sua função primária, transportar gases para dentro e para fora do corpo. Além disso, o sistema respiratório fornece um grande volume de tecido que está exposto constantemente ao ambiente externo e, assim, à infecção e lesão potencial. Finalmente, o sistema pulmonar inclui uma circulação única que deve lidar com o fluxo sanguíneo. Este capítulo começa com a anatomia básica e a fisiologia celular que contribuem para o sistema respiratório, e alguns de seus aspectos peculiares. O capítulo também inclui a discussão de como os aspectos anatômicos contribuem para a mecânica básica da respiração, bem como destaca a fisiologia não respiratória no sistema pulmonar.

## ANATOMIA DOS PULMÕES

### REGIÕES DO TRATO RESPIRATÓRIO

O fluxo aéreo pelo sistema respiratório pode ser dividido em três regiões interligadas: as **vias aéreas superiores**; as **vias aéreas condutoras**; e as **vias aéreas alveolares** (também conhecidas como o **parênquima pulmonar** ou **tecido acinar**). As vias aéreas superiores consistem em sistemas de entrada, o nariz/ cavidade nasal e a boca que levam à faringe. A laringe se estende a partir da parte inferior da faringe para completar as vias aéreas superiores. O nariz é o ponto primário de entrada para o ar inalado; portanto, o epitélio da mucosa que reveste as vias aéreas nasofaríngeas está exposto às concentrações mais altas de alérgenos, intoxicantes e matéria particulada inalados. Com isso em mente, é fácil compreender que, além da olfação, o nariz e as vias aéreas superiores estabelecem duas funções cruciais adicionais no fluxo aéreo — (1) filtrar partículas grandes para impedi-las de atingir as vias aéreas condutoras e alveolares e (2) servir para aquecer e umidificar o ar quando ele entra no corpo. Partículas maiores, de 30 a 50 μm de tamanho, tendem a não ser inaladas pelo nariz, ao passo que partículas na ordem de 5 a 10 μm impactam na nasofaringe e penetram as vias aéreas condutoras. A maior parte dessas últimas partículas fica retida nas membranas mucosas do nariz e faringe. Devido à sua inércia, elas não seguem a corrente aérea em direção aos pulmões, e impactam nas **tonsilas** ou perto delas, que são grandes coleções de tecido linfoide imunologicamente ativo localizados na faringe.

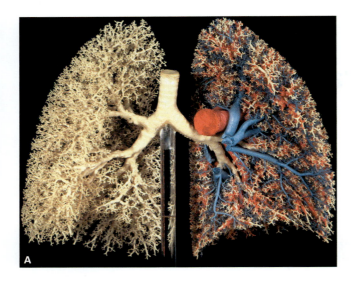

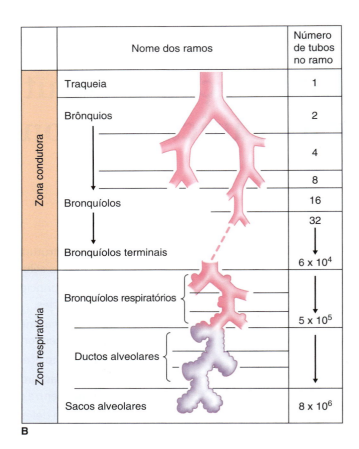

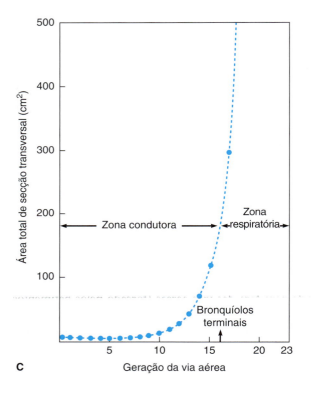

**FIGURA 34-1 Zonas condutoras e respiratórias nas vias aéreas. A)** Molde em resina da árvore respiratória humana mostra ramificação dicotômica começando na traqueia. Observe o acréscimo das artérias (em vermelho) e das veias (em azul) pulmonares exibidas no pulmão esquerdo. **B)** Os padrões de ramificação das vias aéreas das zonas condutoras para as transicionais e respiratórias estão desenhados (nem todas as divisões estão desenhadas, e os desenhos não estão em escala). Os números indicam passagens aéreas aproximadas em seguida à ramificação geracional. **C)** A área total de secção transversal das vias aéreas aumenta rapidamente quando fazem a transição da zona condutora para a respiratória. (A, reproduzida com a permissão de Fishman AP: *Fishman's Pulmonary Diseases and Disorders*, 4th ed. McGraw Hill Medical, 2008; B e C, reproduzidas com a permissão de West JB: *Respiratory Physiology: The Essentials*, 7th ed. Williams & Wilkins, 2005.)

## Vias aéreas condutoras

As vias aéreas condutoras começam na traqueia e se ramificam por dicotomia para expandir consideravelmente a área superficial de tecido no pulmão. As primeiras 16 gerações de passagens formam a zona de condução das vias aéreas, que transporta gás a partir de e para as vias aéreas superiores previamente descritas (**Figura 34–1**). Esses ramos são compostos por brônquios, bronquíolos e bronquíolos terminais. As vias aéreas condutoras são compostas por uma variedade de células especializadas que fornecem mais do que simplesmente um conduto para que o ar alcance o pulmão (**Figura 34–2**). O epitélio da mucosa está preso a uma membrana basal fina, e, abaixo desta, está a lâmina própria. Em conjunto, eles são referidos como a "mucosa das vias aéreas". Células musculares lisas são encontradas embaixo do epitélio, e um tecido conectivo envolvente é, de modo semelhante, entremeado com cartilagem, que é mais predominante nas porções de maior calibre das vias aéreas condutoras. O epitélio é organizado como um epitélio pseudoestratificado e contém vários tipos de células, inclusive células ciliadas e secretoras

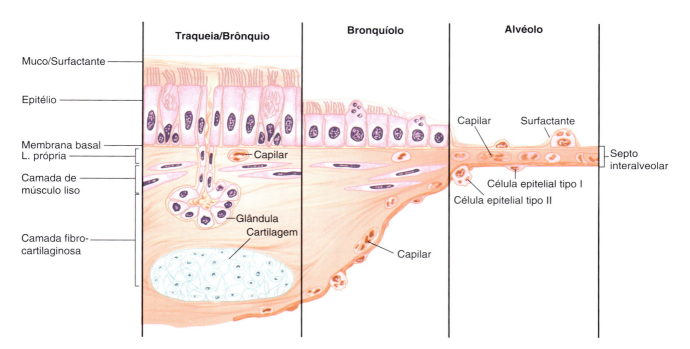

**FIGURA 34-2 Transição celular de via aérea condutora para o alvéolo.** As transições da camada epitelial de camada pseudoestratificada com glândulas submucosas a um epitélio cuboide e a um escamoso. O tecido mesenquimatoso subjacente e a estrutura capilar também mudam com a transição da via aérea. (Reproduzida de Fishman AP: *Fishman's Pulmonary Diseases and Disorders*, 4th ed. McGraw Hill Medical, 2008.)

(p. ex., células caliciformes e ácinos glandulares) que fornecem componentes fundamentais para a imunidade inata das vias aéreas, e células basais que podem servir como células progenitoras durante lesão. À medida que as vias aéreas condutoras fazem a transição para bronquíolos terminais e transicionais, o aspecto histológico dos tubos condutores muda. Glândulas secretoras estão ausentes do epitélio dos bronquíolos e bronquíolos terminais, a musculatura lisa desempenha um papel mais importante e a cartilagem está largamente ausente do tecido subjacente. As células de Clara, células epiteliais cuboides não ciliadas que secretam importantes marcadores de defesa e servem como células progenitoras após lesão, constituem uma grande parte do revestimento epitelial nas porções finais das vias aéreas condutoras.

As células epiteliais nas vias aéreas condutoras podem secretar uma variedade de moléculas que ajudam na defesa do pulmão. Imunoglobulinas secretórias (IgA), colectinas (incluindo as proteínas do surfactante SP-A e SP-D), defensinas e outros peptídeos e proteases, espécies reativas de oxigênio e espécies reativas de nitrogênio, são todas geradas por células epiteliais das vias aéreas. Estas secreções podem agir diretamente como antimicrobianos para ajudar a manter as vias aéreas livres de infecção. Células epiteliais das vias aéreas também podem secretar uma variedade de quimiocinas e citocinas que recrutam células imunes tradicionais e outras células efetoras imunológicas para o sítio de infecções. As partículas menores que conseguem ultrapassar as vias aéreas superiores, cerca de 2 a 5 µm de diâmetro, geralmente caem nas paredes dos brônquios quando o fluxo de ar se torna mais lento nas passagens menores. Neste sítio, elas podem iniciar constrição brônquica reflexa e tosse. Alternativamente, elas podem ser movidas para longe dos pulmões por transporte mucociliar (a chamada "escada rolante mucociliar"). O epitélio das passagens respiratórias a partir do terço anterior do nariz ao começo dos bronquíolos respiratórios é ciliado (Figura 34–2). Os cílios são banhados em um líquido periciliar no qual, caracteristicamente, eles batem em frequências de 10 a 15 Hz. Na parte superior da camada periciliar e dos cílios em movimento repousa uma camada de muco, uma mistura complexa de proteínas e polissacarídeos secretada de células especializadas, glândulas, ou ambas, nas vias aéreas condutoras. Esta combinação permite o aprisionamento de partículas estranhas (no muco) e seu transporte para fora das vias aéreas (forçado pelos batimentos ciliares). O mecanismo ciliar é capaz de mover partículas para longe dos pulmões a uma velocidade de pelo menos 16 mm/min. Quando a motilidade ciliar é defeituosa, como pode ocorrer em fumantes, ou em consequência de outras condições ambientais ou deficiências genéticas, o transporte de muco é praticamente ausente. Isto pode levar a sinusite crônica, infecções pulmonares recorrentes e bronquiectasia. Alguns desses sintomas são evidentes na fibrose cística (Quadro Clínico 34–1).

As paredes dos brônquios e bronquíolos são inervadas pelo sistema nervoso autônomo. Células nervosas nas vias aéreas são sensíveis a estímulos mecânicos ou à presença de substâncias indesejáveis, como poeiras inaladas, ar frio, gases nocivos e fumaça de cigarro. Esses neurônios podem sinalizar aos centros respiratórios para contrair os músculos respiratórios e iniciar reflexos de espirro e tosse. Os receptores mostram adaptação rápida quando são estimulados continuamente para limitar espirro e tosse em condições normais. Os receptores $\beta_2$ medeiam broncodilatação e aumentam as secreções brônquicas (p. ex., muco), enquanto os receptores $\alpha_1$-adrenérgicos inibem secreções.

# QUADRO CLÍNICO 34–1

## Fibrose cística

Entre caucasianos, a fibrose cística é uma das doenças genéticas mais comuns: mais de 3% da população dos Estados Unidos porta o gene desta doença autonômica recessiva.

O gene anormal na fibrose cística está localizado no braço longo do cromossomo 7 e codifica o **regulador de condutância transmembrana da fibrose cística** (**CFTR**, do inglês *cystic fibrosis transmembrane conductance regulator*), um canal de Cl⁻ regulado situado na membrana apical de vários epitélios secretores e absortivos. O número de mutações relatadas no gene *CFTR* que causa a fibrose cística é grande (> 1.000), e as mutações são agora agrupadas em cinco classes (I a V) com base em sua função celular. As mutações Classe I não possibilitam sínteses da proteína. As mutações Classe II têm defeitos de processamento da proteína. As mutações Classe III têm um bloqueio na regulação do canal. As mutações Classe IV exibem condutância alterada do canal iônico. As mutações Classe V apresentam síntese reduzida da proteína. A gravidade do defeito varia com a classe e a mutação individual. A mutação mais comum que causa a fibrose cística é a perda do resíduo de fenilalanina na posição 508 de aminoácido da proteína ($\Delta$F508), uma mutação Classe II que limita a quantidade de proteína que chega à membrana plasmática.

Uma evolução da fibrose cística é para infecções pulmonares de repetição, particularmente para *Pseudomonas aeruginosa*, e destruição progressiva, finalmente fatal, dos pulmões. Também há supressão da secreção de cloro pela parede das vias aéreas. Seria de se esperar que a reabsorção de Na⁺ também estivesse deprimida, e realmente está nas glândulas sudoríparas. Entretanto, nos pulmões, ela está aumentada, de modo que Na⁺ e água se movem para fora das vias aéreas, deixando suas outras secreções espessadas e pegajosas. Isto resulta em uma camada periciliar reduzida que inibe a função do transporte mucociliar, e altera o ambiente local para diminuir a efetividade de secreções antimicrobianas.

### DESTAQUES TERAPÊUTICOS

Os tratamentos tradicionais da fibrose cística abordam os vários sintomas. Fisioterapia torácica e mucolíticos são usados para soltar o muco espesso e ajudar a limpeza do pulmão. Antibióticos são utilizados para prevenir novas infecções e manter as infecções crônicas sob controle. Broncodilatadores e medicamentos anti-inflamatórios são usados para expandir e desobstruir as passagens aéreas. Enzimas pancreáticas e suplementos nutritivos são administrados para aumentar a absorção de nutrientes e promover o ganho de peso. Devido à mutação de "gene único" dessa doença, a terapia genética tem sido examinada de perto; contudo, os resultados não têm obtido sucesso. Mais recentemente, fármacos que têm como alvo os defeitos moleculares têm avançado em ensaios clínicos que estão mostrando grande promessa para tratamentos melhores.

## Vias aéreas alveolares

Entre a traqueia e os sacos alveolares, as vias aéreas se dividem 23 vezes. As últimas sete gerações formam as zonas transicional e respiratória, onde ocorre a troca de gases, compostas de bronquíolos transicionais e respiratórios, ductos alveolares e alvéolos Figura 34–1a,b). Estas divisões múltiplas aumentam muito a área total de secção transversal das vias aéreas, de 2,5 cm² na traqueia para 11.800 cm² nos alvéolos (Figura 34–1c). Consequentemente, a velocidade do fluxo de ar nas vias aéreas pequenas cai para valores muito baixos. A transição da região condutora para a respiratória que termina nos alvéolos também inclui uma mudança em arranjos celulares (Figura 34–2; e **Figura 34–3**). Os seres humanos têm 300 milhões de alvéolos, e a área total das paredes alveolares em contato com capilares em ambos os pulmões é em torno de 70 m².

Os alvéolos são revestidos por dois tipos de células epiteliais. As **células do tipo I** são células planas com grandes extensões citoplasmáticas e são as células de revestimento primário dos alvéolos, cobrindo aproximadamente 95% da área de superfície epitelial alveolar. As **células do tipo II** (**pneumócitos granulares**) são mais espessas e contêm numerosos corpos de inclusão lamelares. Embora estas células componham apenas 5% da área de superfície, elas representam aproximadamente 60% das células epiteliais nos alvéolos. As células do tipo II são importantes no reparo alveolar, bem como em outro aspecto da fisiologia celular. Uma função primordial da célula do tipo II é a produção de **surfactante** (Figura 34–3d). Os **corpos lamelares** típicos, organelas ligadas à membrana contendo espirais de fosfolipídeos, são formados nessas células e secretados para dentro do lúmen alveolar por exocitose. Tubos de lipídeo chamados de **mielina tubular** se formam a partir dos corpos extrusos, e a mielina tubular, por sua vez, forma uma película fosfolipídica. Após a secreção, os fosfolipídeos do surfactante se alinham nos alvéolos com suas caudas hidrofóbicas de ácido graxo voltadas para o lúmen alveolar. Esta camada de surfactante desempenha um papel importante na manutenção da estrutura alveolar ao reduzir a tensão superficial (ver a seguir). A tensão superficial é inversamente proporcional à concentração de surfactante por unidade de área. As moléculas de surfactante movem-se se afastando ainda mais quando os alvéolos aumentam durante a inspiração, e a tensão superficial aumenta, ao passo que diminui quando elas ficam mais juntas durante a expiração. Alguns dos complexos proteicolipídicos no surfactante são captados por endocitose nas células alveolares tipo II e reciclados.

Os alvéolos são circundados por capilares pulmonares. Na maioria das áreas, ar e sangue são separados apenas pelo

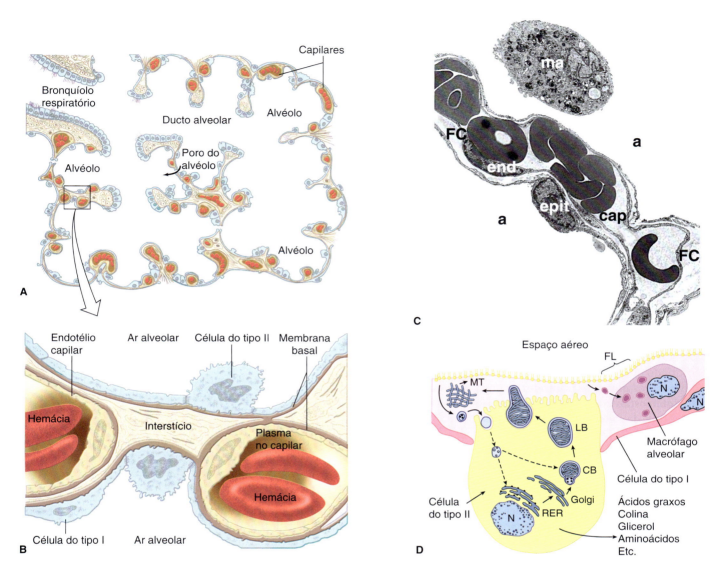

**FIGURA 34-3** Células principais no alvéolo humano adulto. A) Um corte transversal da zona respiratória mostra a relação entre capilares e o epitélio da via aérea. Somente quatro dos 18 alvéolos estão identificados. B) Ampliação da área na caixa de (A) exibindo a relação íntima entre capilares, o interstício e o epitélio alveolar. C) Micrografia eletrônica mostrando uma área típica ilustrada em (B). O capilar pulmonar (cap) no septo contém plasma com hemácias. Observe as membranas das células endoteliais e epiteliais pulmonares intimamente apostas separadas por fibras adicionais de tecido conectivo (FC); end, núcleo de célula endotelial; epit, núcleo de célula epitelial alveolar do tipo I; a, espaço alveolar; ma, macrófago alveolar. D) Formação e metabolismo de surfactante na célula do tipo II. Corpos lamelares (LB) são formados em células epiteliais alveolares do tipo II e secretados por exocitose para dentro do líquido que reveste os alvéolos. O material liberado do corpo lamelar é convertido em mielina tubular MT, e a MT é a fonte da película superficial de fosfolipídeo (FL). O surfactante é captado por endocitose para dentro de macrófagos alveolares e células epiteliais do tipo II. N, núcleo; RER, retículo endoplasmático rugoso; CB, corpo composto. (Para (A) de Greep RO, Weiss L: *Histology*, 3rd ed. New York: McGraw-Hill, 1973; (B) Reproduzida com a permissão de Widmaier EP, Raff H, Strang KT: *Vander's Human Physiology: The Mechanisms of Body Function*, 11th ed. McGraw-Hill, 2008; (C) Burri PA: Development and growth of the human lung. In: *Handbook of Physiology*, Section 3, *The Respiratory System*. Fishman AP, Fischer AB [editors]. American Physiological Society, 1985; e (D) Wright JR: Metabolism and turnover of lung surfactant. Am Rev Respir Dis 136:426, 1987.)

epitélio alveolar e endotélio capilar, de modo que estão afastados por cerca de 0,5 μm (Figura 34–3). Os alvéolos também contêm outras células especializadas, incluindo macrófagos alveolares pulmonares (MAP), linfócitos, plasmócitos, células neuroendócrinas e mastócitos. Os MAP são um componente importante do sistema de defesa pulmonar. Como outros macrófagos, estas células vêm originalmente da medula óssea. Os MAP são ativamente fagocíticos e ingerem partículas pequenas que escapam do transporte mucociliar e alcançam os alvéolos. Eles também ajudam a processar antígenos inalados para ataque imunológico, e secretam substâncias que atraem granulócitos para os pulmões, assim como substâncias que estimulam a formação de granulócitos e monócitos na medula óssea. A função dos MAP também pode ser prejudicial — quando ingerem grandes quantidades das substâncias na fumaça de cigarro ou outros irritantes, podem liberar produtos dos lisossomos para o espaço extracelular e causar inflamação.

## Músculos respiratórios

Os pulmões estão posicionados dentro da cavidade torácica, a qual é definida pelo gradil costal e pela coluna vertebral. Os pulmões são rodeados por vários músculos que contribuem para a respiração (Figura 34–4). A movimentação do diafragma é responsável por 75% da mudança no volume torácico durante a inspiração tranquila. Preso ao redor do fundo da caixa torácica, esse músculo se arqueia sobre o fígado e se move para baixo como um pistão, quando se contrai. A distância em que ele se move varia de 1,5 cm até 7 cm com a inspiração profunda.

O diafragma é constituído por três partes: a porção costal, composta de fibras musculares que estão presas às costelas em volta do fundo da caixa torácica; a porção crural, feita de fibras que se prendem aos ligamentos ao longo das vértebras; e o tendão central, no qual se inserem as fibras costais e crurais. O tendão central também é a parte inferior do pericárdio. As fibras crurais passam em cada lado do esôfago, e podem comprimi-lo quando se contraem. As porções costal e crural são inervadas por partes diferentes do nervo frênico e podem se contrair separadamente. Por exemplo, durante vômito e eructação, a pressão intra-abdominal é aumentada por contração das fibras costais, mas as fibras crurais permanecem relaxadas, permitindo que material passe do estômago para o esôfago.

Os outros **músculos inspiratórios** importantes são os **músculos intercostais externos**, que correm obliquamente para baixo e para diante de costela a costela. As costelas giram como se tivessem dobradiças nas suas partes traseiras, de modo que quando os intercostais externos se contraem, eles elevam as costelas inferiores. Isto empurra o esterno para fora e aumenta o diâmetro anteroposterior do tórax. O diâmetro transversal também aumenta, mas em grau menor. O diafragma, ou os músculos intercostais externos, isoladamente, podem manter ventilação adequada em repouso. A transecção da medula espinal acima do terceiro segmento cervical é fatal sem respiração artificial, mas a transecção abaixo do quinto segmento cervical não o é, pois deixa intactos os nervos frênicos que inervam o diafragma; os nervos frênicos se originam dos segmentos cervicais 3 a 5. Inversamente, em pacientes com paralisia bilateral do nervo frênico, mas com inervação intacta de seus músculos intercostais, a respiração é um tanto trabalhosa, mas adequada para manter a vida. Os músculos escalenos e esternocleidomastóideos no pescoço são músculos inspiratórios suplementares, que ajudam a elevar a caixa torácica durante a respiração forçada profunda.

Uma diminuição do volume intratorácico e expiração forçada resultam quando os **músculos expiratórios** se contraem. Os intercostais internos têm essa ação porque passam obliquamente para baixo e no sentido posterior de costela a costela, e, portanto, puxam o gradil costal para baixo quando se contraem. Contrações dos músculos da parede abdominal anterior também ajudam a expiração ao puxar o gradil costal para baixo e para dentro e aumentando a pressão intra-abdominal, o que empurra o diafragma para cima.

Para que o ar entre nas vias aéreas condutoras, ele precisa passar pela **glote**, definida como a área que inclui as pregas vocais e o espaço entre elas dentro da laringe. Os músculos abdutores na laringe se contraem no início da inspiração, afastando as pregas vocais e abrindo a glote. Durante a deglutição ou ânsias de vômito, uma contração reflexa dos músculos adutores fecha a glote e previne a aspiração de alimentos, líquidos ou vômito para os pulmões. Em pacientes inconscientes ou anestesiados, o fechamento da glote pode ser incompleto e o vômito pode entrar na traqueia, causando uma reação inflamatória no pulmão (**pneumonia de aspiração**).

## Pleura pulmonar

A **cavidade pleural** e suas dobras servem como uma área de líquido lubrificante que possibilita o movimento do pulmão dentro da cavidade torácica (Figura 34–5A). Há duas camadas

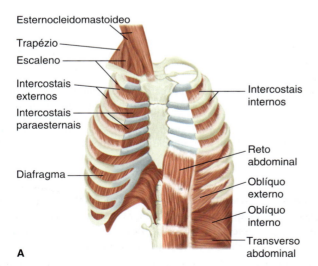
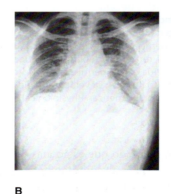
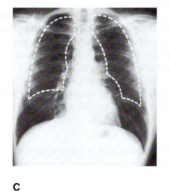

**FIGURA 34–4** Músculos e movimento na respiração. A) Um diagrama idealizado dos músculos respiratórios circundando o gradil costal. O diafragma e os intercostais desempenham papéis importantes na respiração. B) e C) Radiografia do tórax em expiração completa (B) e inspiração completa (C). A linha branca tracejada em C é um contorno dos pulmões em expiração completa. Observe a diferença no volume intratorácico. (Reproduzida com a permissão A) de Fishman AP: *Fishman's Pulmonary Diseases and Disorders*, 4th ed. McGraw Hill Medical, 2008; B, C de Comroe JH Jr: *Physiology of Respiration*, 2nd ed., Year Book, 1974.)

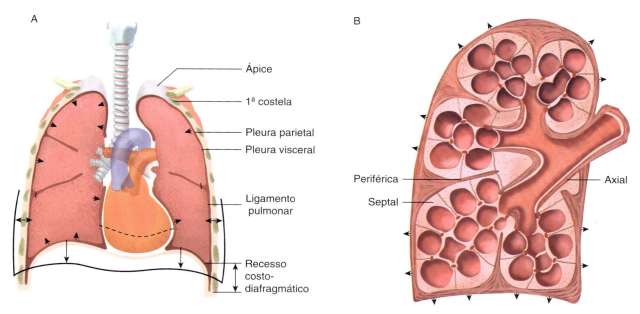

**FIGURA 34-5 Espaço pleural e fibras conectivas. A)** Desenho de corte frontal do pulmão dentro do gradil costal. Observe a pleura parietal e visceral e as dobras para dentro em volta dos lobos pulmonares que incluem o espaço pleural. **B)** Tratos de fibras conectivas do pulmão são destacados. Observe as fibras axiais ao longo das vias aéreas, as fibras periféricas na pleura e as fibras septais. (Reproduzida com a permissão de Fishman AP: *Fishman's Pulmonary Diseases and Disorders*, 4th ed. McGraw Hill Medical, 2008.)

que contribuem para a cavidade pleural: a **pleura parietal** e a **pleura visceral**. A pleura parietal é uma membrana que reveste a cavidade torácica contendo os pulmões. A **pleura visceral** é uma membrana que recobre a superfície pulmonar. O líquido pleural (cerca de 15 a 20 mL) forma uma camada fina entre as membranas pleurais e impede o atrito entre as superfícies durante inspiração e expiração.

O próprio pulmão contém uma grande quantidade de espaço livre — ele contém aproximadamente 80% de ar. Embora isto maximize a área de superfície para troca de gases, também requer uma extensa rede de suporte para manter o formato e a função do pulmão. O **tecido conectivo** da pleura visceral contém três camadas que ajudam a sustentar o pulmão. Fibras elásticas que seguem o mesotélio envolvem efetivamente os três lobos do pulmão direito e os dois do pulmão esquerdo **(Figura 34-5B)**. Uma folha profunda de fibras finas que acompanham o desenho dos alvéolos providencia apoio para sacos aéreos individuais. Entre essas duas folhas separadas existe tecido conectivo entremeado com células individuais para suporte e manutenção da função pulmonar.

## Sangue e linfa no pulmão

Tanto a **circulação pulmonar** quanto a **circulação brônquica** contribuem para o fluxo de sangue no pulmão. Na circulação pulmonar **(Figura 34-6)**, quase todo o sangue no corpo passa da artéria pulmonar para o leito capilar pulmonar, onde é oxigenado e retornado ao átrio esquerdo pelas veias pulmonares. As artérias pulmonares seguem estritamente as ramificações dos brônquios para baixo até os bronquíolos respiratórios. As veias pulmonares, entretanto, são espaçadas entre os brônquios no seu retorno ao coração. A circulação brônquica separada e muito menor inclui as artérias brônquicas que vêm das artérias sistêmicas. Elas formam capilares, que drenam para veias brônquicas ou fazem anastomoses com capilares ou veias pulmonares. As veias brônquicas drenam para a veia ázigo. A circulação brônquica nutre a traqueia para baixo até os bronquíolos terminais, e também supre a pleura e os linfonodos hilares. Deve ser observado que canais linfáticos são mais abundantes nos pulmões do que em qualquer outro órgão. Os linfonodos estão alinhados ao longo da árvore brônquica e se estendem para baixo até que os brônquios tenham em torno de 5 mm de diâmetro. O tamanho dos linfonodos pode variar de 1 mm, na periferia brônquica, a 10 mm, ao longo da traqueia. Os linfonodos são conectados por vasos linfáticos que possibilitam o fluxo unidirecional de linfa para as veias subclávias.

# MECÂNICA DA RESPIRAÇÃO

## INSPIRAÇÃO E EXPIRAÇÃO

Os pulmões e a parede torácica são estruturas elásticas. Normalmente, não mais que uma camada fina de líquido está presente entre os pulmões e a parede torácica (espaço intrapleural). Os pulmões deslizam facilmente sobre a parede do tórax, resistindo ao afastamento da mesma maneira que dois pedaços de vidro molhados escorregam um sobre o outro, mas evitam a separação. A pressão no "espaço" entre os pulmões e a parede torácica (pressão intrapleural) é subatmosférica **(Figura 34-7)**. Os pulmões são distendidos quando se expandem ao nascimento, e no fim da expiração tranquila sua tendência de recuo para longe da parede torácica é exatamente equilibrada pela tendência da parede torácica de recuo na direção oposta. Se a parede do tórax é aberta, os pulmões colapsam; e se os pulmões perdem sua elasticidade, o tórax se expande e adquire a forma de barril.

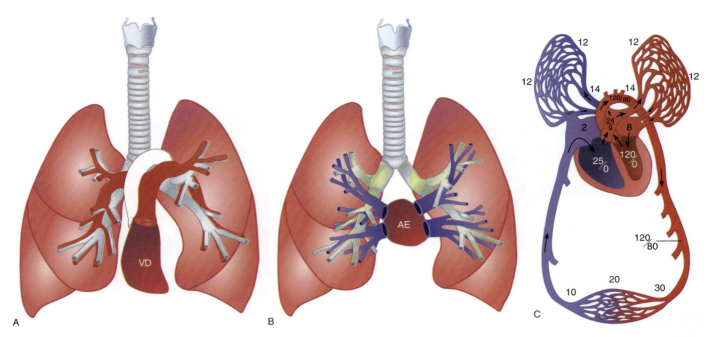

**FIGURA 34-6 Circulação pulmonar. A, B)** Diagramas esquemáticos da relação dos ramos principais das artérias pulmonares (A) e veias pulmonares (B) com a árvore brônquica. AE = átrio esquerdo; VD = ventrículo direito. **C)** As áreas representativas do fluxo de sangue estão rotuladas com a pressão arterial correspondente (mmHg). (A, B Reproduzida com a permissão de Fishman AP: *Fishman's Pulmonary Diseases and Disorders*, 4th ed. McGraw Hill Medical, 2008; C Modificada a partir de Comroe JH Jr: *Physiology of Respiration*, 2nd ed. Year Book, 1974.)

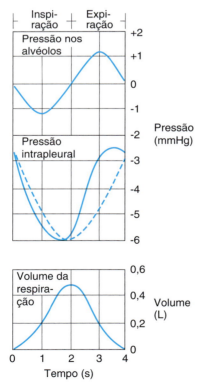

**FIGURA 34-7 Pressão nos alvéolos e no espaço pleural em relação à pressão atmosférica durante inspiração e expiração.** A linha tracejada indica qual seria a pressão intrapleural na ausência de fluxo aéreo e de resistência dos tecidos; a curva real (linha sólida) está inclinada para a esquerda pela resistência. O volume da respiração durante inspiração/expiração está no gráfico para comparação.

A inspiração é um processo ativo. A contração dos músculos inspiratórios aumenta o volume intratorácico. A pressão intrapleural na base dos pulmões, que é normalmente em torno de –2,5 mmHg (em relação à atmosférica) no início da inspiração, diminui para cerca de –6 mmHg. Os pulmões são expandidos. A pressão nas vias aéreas torna-se levemente negativa, e ar flui para dentro dos pulmões. No final da inspiração, o recuo pulmonar começa a tracionar o tórax de volta à posição expiratória, onde as pressões de recuo dos pulmões e da parede torácica se equilibram (ver adiante). A pressão nas vias aéreas torna-se levemente positiva, e o ar flui para fora dos pulmões. A expiração durante a respiração tranquila é passiva, no sentido de que nenhum músculo que diminui o volume intratorácico se contrai. Contudo, alguma contração dos músculos inspiratórios ocorre na parte inicial da expiração. Esta contração exerce uma ação de freio sobre as forças de recuo e torna mais lenta a expiração. Esforços inspiratórios fortes reduzem a pressão intrapleural a valores tão baixos quanto –30 mmHg, produzindo graus correspondentemente maiores de insuflação pulmonar. Quando a ventilação é aumentada, a extensão da deflação pulmonar também aumenta pela contração ativa de músculos expiratórios, que diminui o volume intratorácico.

## QUANTIFICAÇÃO DE FENÔMENOS RESPIRATÓRIOS

Os espirômetros modernos permitem a mensuração direta da entrada e saída de gás. Visto que os volumes gasosos variam com a temperatura e pressão, e como a quantidade de vapor d'água neles é variável, esses aparelhos têm a capacidade de corrigir medidas respiratórias envolvendo volume para um conjunto declarado de condições-padrão. Deve ser notado que as mensurações corretas são altamente dependentes da habilidade do examinador em encorajar o paciente a utilizar completamente o aparelho. Técnicas modernas para análise de gases tornam possíveis mensurações rápidas e confiáveis da composição de misturas gasosas e do conteúdo de gás de líquidos corporais. Por exemplo, eletrodos de $O_2$ e $CO_2$, pequenas sondas sensíveis a $O_2$ e $CO_2$, podem ser inseridos nas vias aéreas ou em vasos sanguíneos ou tecidos, e a $P_{O_2}$ e $P_{CO_2}$ registradas continuamente. A avaliação crônica da oxigenação é efetuada de forma não invasiva com um **oxímetro de pulso**, que pode ser colocado facilmente em uma ponta de dedo ou lobo de orelha.

## Volumes e capacidades pulmonares

Quantificação importante da função pulmonar pode ser obtida a partir do deslocamento do volume de ar durante a inspiração e/ou expiração. Capacidades pulmonares referem-se a soma de dois ou mais volumes. Os volumes e as capacidades registrados em um indivíduo sadio com um espirômetro são mostrados na Figura 34-8. A espirometria diagnóstica é usada para avaliar a função pulmonar de um paciente para fins de comparação com uma população normal, ou com medidas prévias do mesmo paciente. A quantidade de ar que se move para dentro dos pulmões com cada inspiração (ou a quantidade que se move para fora com cada expiração) durante a respiração tranquila é chamada de **volume corrente** (**VC**). Valores típicos para VC são da ordem de 500 a 750 mL. O ar inspirado com um esforço inspiratório máximo acima do VC é o **volume de reserva inspiratório** (VRI; geralmente ~ 2 L). O volume expirado por um esforço expiratório ativo após expiração passiva é o **volume de reserva expiratório** (VRE; ~ 1 L), e o ar que fica nos pulmões depois de um esforço expiratório máximo é o **volume residual** (VR; ~ 1,3 L). Quando todos os quatro componentes supracitados são tomados juntos, eles compõem a **capacidade pulmonar total** (~ 5 L). A capacidade pulmonar total pode ser fragmentada em capacidades alternativas que ajudam a definir

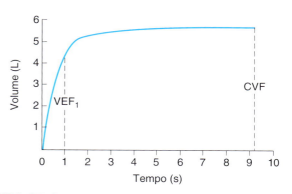

**FIGURA 34-9** Volume de gás expirado por um homem adulto normal durante a expiração forçada, demonstrando o $VEF_1$ e a capacidade vital forçada (CVF). A partir do gráfico, a razão do volume expiratório forçado em 1 s para a CVF ($VEF_1$/CVF) pode ser calculada (4L/5L = 80%). (Reproduzida com a permissão de Crapo RO: Pulmonary-function testing. N Engl J Med 1994; 331:25. Copyright © 1994, Massachusetts Medical Society.)

a função dos pulmões. A **capacidade vital pulmonar** (~ 3,5 L) refere-se à quantidade máxima de ar expirado do pulmão totalmente insuflado, ou nível inspiratório máximo (isto representa VC + VRI + VRE). A **capacidade inspiratória** (~ 2,5 L) é a quantidade máxima de ar inspirado a partir do nível expiratório final (VRI + VC). A **capacidade residual funcional** (CRF; ~ 2,5 L) representa o volume do ar remanescente nos pulmões depois da expiração em uma respiração normal (VR + VRE).

Mensurações dinâmicas de volumes e capacidades pulmonares têm sido usadas para determinar disfunção pulmonar. A **capacidade vital forçada** (**CVF**), a quantidade maior de ar que pode ser expirada após um esforço inspiratório máximo, com frequência é medida clinicamente como um índice de função pulmonar. Ela fornece informações úteis sobre a força dos músculos respiratórios e outros aspectos da função pulmonar. A fração da capacidade vital expirada durante o primeiro segundo de uma expiração forçada é denominada $VEF_1$ (volume expiratório forçado no primeiro segundo; Figura 34-9). A razão de $VEF_1$ para CVF ($VEF_1$/CVF) é uma ferramenta útil no reconhecimento de classes de doenças das vias aéreas (Quadro Clínico 34-2). Outras medidas dinâmicas incluem o **volume-minuto respiratório** (**VMR**) e a **ventilação voluntária máxima** (**VVM**). O VMR normalmente é de cerca de 6 L (500 mL/respiração × 12 respirações/min). A VVM é o maior volume de gás que pode ser movido para dentro e para fora dos pulmões em um minuto por esforço voluntário. Caracteristicamente, isso é medido durante um período de 15 s e ajustado para um minuto; os valores normais variam de 140 a 180 L/min em adultos sadios do sexo masculino. Alterações no VMR e VVM de um paciente podem ser indicativas de disfunção pulmonar.

## COMPLACÊNCIA DOS PULMÕES E DA PAREDE TORÁCICA

A **complacência** se desenvolve devido à tendência do tecido de retomar sua posição original depois que uma força aplicada tenha sido removida. Após uma inspiração durante a respiração tranquila (p. ex., na CRF), os pulmões têm uma tendência

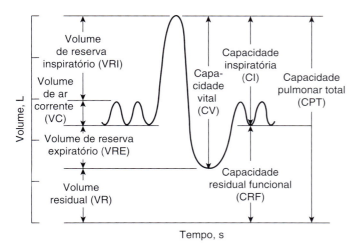

**FIGURA 34-8 Medidas de volume e capacidade pulmonar.** Volumes pulmonares registrados por um espirômetro. As capacidades pulmonares são determinadas a partir dos registros de volume. Ver texto para definições. (Reproduzida com a permissão de Fishman AP: *Fishman's Pulmonary Diseases and Disorders*, 4th ed. McGraw Hill Medical, 2008.)

## QUADRO CLÍNICO 34-2

### Fluxo aéreo alterado na doença:

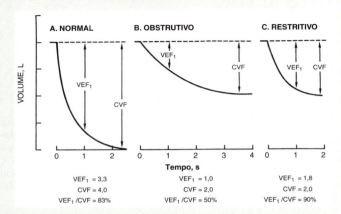

Espirometrias representativas medindo volume sobre tempo (s) para sujeitos exibindo padrões normal (A), obstrutivo (B) ou restritivo (C). Note as diferenças em $VEF_1$, CVF e $VEF_1$/CVF (mostradas abaixo dos gráficos). Fishman's Pulmonary Diseases and Disorders, Capítulo 34, Figura 34–16.

### Medidas de fluxo aéreo na doença obstrutiva e restritiva

No exemplo acima, uma CVF sadia é de aproximadamente 4,0 L e um $VEF_1$ sadio é de aproximadamente 3,3 L. A $VEF_1$/CVF calculada é de cerca de 80%. Pacientes com doenças obstrutivas ou restritivas podem exibir CVF reduzida, na ordem de 2,0 L no exemplo acima. A medida de $VEF_1$, contudo, tende a variar significativamente entre as duas doenças. Nas doenças obstrutivas, os pacientes tendem a mostrar uma inclinação lenta, constante da CVF, resultando em um $VEF_1$ pequeno, da ordem de 1,0 L no exemplo. Entretanto, em pacientes com doença restritiva, o fluxo aéreo tende a ser veloz no início, e depois rapidamente se nivela para se aproximar da CVF. O $VEF_1$ resultante é muito maior, da ordem de 1,8 L no exemplo, muito embora a CVF seja equivalente (compare B, C acima). Um cálculo rápido de $VEF_1$/CVF para pacientes com doença obstrutiva (50%) versus restritiva (90%) define as medidas características na avaliação dessas duas doenças. Os distúrbios obstrutivos resultam em uma diminuição marcante tanto de CVF quanto de $VEF_1$/CVF, ao passo que os distúrbios restritivos resultam em perda de CVF sem perda de $VEF_1$/CVF. Deve ser observado que esses exemplos são idealizados e vários distúrbios podem mostrar leituras mistas.

### Doença obstrutiva — asma

A asma é caracterizada por sibilância episódica ou crônica, tosse e uma sensação de aperto no tórax, resultantes de constrição brônquica. Embora a doença não seja totalmente compreendida, três anormalidades das vias aéreas estão presentes: obstrução das vias aéreas, que é parcialmente reversível, inflamação das vias aéreas, e hiper-responsividade das vias aéreas a uma variedade de estímulos. Uma ligação com alergia tem sido reconhecida há muito tempo, e os níveis plasmáticos de IgE frequentemente estão elevados. Proteínas liberadas de eosinófilos na reação inflamatória podem danificar o epitélio das vias aéreas e contribuir para a hiper-responsividade. Leucotrienos são liberados de eosinófilos e mastócitos, e podem aumentar a constrição brônquica. Numerosas outras aminas, neuropeptídeos, quimiocinas e interleucinas têm efeitos sobre a musculatura lisa brônquica ou produzem inflamação, e podem estar envolvidos na asma.

#### DESTAQUES TERAPÊUTICOS

Como os receptores $\beta_2$-adrenérgicos mediam a broncodilatação, há tempos agonistas $\beta_2$-adrenérgicos têm sido a viga mestra do tratamento para crises de asma leves a moderadas. Esteroides inalados e sistêmicos são usados mesmo em casos leves a moderados para reduzir inflamação; eles são muito efetivos, mas seus efeitos colaterais podem ser um problema. Agentes que bloqueiam a síntese de leucotrienos ou seu receptor $CysLT_1$ também têm se comprovado úteis em alguns casos.

---

para colapsar, e a parede torácica tem uma tendência para se expandir. A interação entre o recuo dos pulmões e o recuo do tórax pode ser demonstrada em sujeitos vivos por meio de um espirômetro que tenha uma válvula logo além do bocal. O bocal contém um dispositivo medidor de pressão. Depois que o indivíduo inala uma certa quantidade, a válvula é fechada, interrompendo a via aérea. Os músculos respiratórios são, então, relaxados, enquanto a pressão na via aérea é registrada. O procedimento é repetido depois da inalação ou exalação ativa de vários volumes. A curva de pressão na via aérea obtida dessa maneira, plotada contra o volume, é a **curva pressão-volume** do sistema respiratório total ($P_{RT}$ na **Figura 34–10**). A pressão é zero em um volume pulmonar que corresponde ao volume de gás nos pulmões na **CRF** (**volume de relaxamento**). Como pode ser observado na Figura 34–10, esta pressão de relaxamento é a soma do componente de pressão levemente negativo da parede torácica ($P_T$) e de uma pressão levemente positiva dos pulmões ($P_P$). $P_{RT}$ é positiva em volumes maiores e negativa em volumes menores. A **complacência** do pulmão e da parede torácica é mensurada como a inclinação da curva $P_{RT}$, ou como uma alteração do volume pulmonar por unidade de mudança na pressão das vias aéreas ($\Delta V/\Delta P$). Ela é mensurada normalmente na variação de pressão em que a curva de pressão de relaxamento é mais íngreme, e os valores normais são em torno de 0,2 L/cm$H_2O$ em um adulto sadio do sexo masculino. Entretanto, a complacência depende do volume pulmonar e, assim, pode variar. Em um exemplo extremo, um indivíduo com apenas um pulmão tem aproximadamente metade da $\Delta V$ para uma dada $\Delta P$. A complacência também é levemente maior quando medida durante a deflação que durante a insuflação.

CAPÍTULO 34 Introdução à Estrutura e Mecânica Pulmonar    **631**

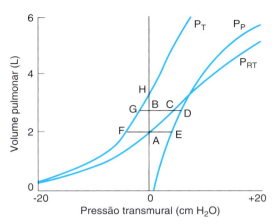

**FIGURA 34-10 Curvas pressão-volume no pulmão.** As curvas pressão-volume do sistema respiratório total ($P_{RT}$), dos pulmões ($P_P$) e do tórax ($P_T$) estão plotadas com os volumes padrão para capacidade residual funcional e volume corrente. A pressão transmural é a pressão intrapulmonar menos a pressão intrapleural, no caso dos pulmões, pressão intrapleural menos pressão externa (atmosférica), no caso da parede torácica, e pressão intrapulmonar menos pressão atmosférica, no caso do sistema respiratório total. A partir destas curvas, o trabalho elástico total e real associado com a respiração pode ser derivado (ver texto). (Modificada a partir de Mines AH: *Respiratory Physiology*, 3rd ed. Raven Press, 1993.)

## Resistência das vias aéreas

A resistência das vias aéreas é definida como a mudança de pressão (ΔP) dos alvéolos à boca dividida pela mudança na velocidade do fluxo ($\dot{V}$). Devido à estrutura da árvore brônquica, e, assim, da passagem para o ar que contribui para sua resistência, é difícil aplicar estimativas matemáticas ao movimento pela árvore brônquica. Entretanto, medidas em que a pressão alveolar e a intrapleural podem ser comparadas à pressão real (p. ex., painel médio da Figura 34-7) mostram a contribuição da resistência das vias aéreas. A resistência das vias aéreas é aumentada expressivamente quando o volume pulmonar é reduzido. Além disso, brônquios e bronquíolos contribuem significativamente para a resistência das vias aéreas. Assim, a contração dos músculos lisos que revestem as vias aéreas brônquicas aumenta a resistência das vias aéreas, e torna a respiração mais difícil.

## Papel do surfactante na tensão superficial alveolar

Um fator importante que afeta a complacência dos pulmões é a tensão superficial da película de líquido que reveste os alvéolos. A magnitude deste componente em vários volumes pulmonares pode ser medida removendo-se os pulmões do corpo de um animal experimental e distendendo-os alternativamente com solução salina e com ar enquanto a pressão intrapulmonar é mensurada. Como a solução salina reduz a tensão superficial a quase zero, a curva pressão-volume obtida com solução salina mede somente a elasticidade tecidual (Figura 34-12), enquanto a curva obtida com ar mede tanto a elasticidade tecidual quanto a tensão superficial. A diferença entre as curvas de solução salina e ar é muito menor quando os volumes pulmonares são pequenos. Diferenças também são óbvias nas curvas geradas durante insuflação e deflação. Essa diferença é denominada **histerese**, e, notavelmente, não está presente nas curvas geradas com solução salina. O ambiente alveolar e, especificamente, os fatores

Consequentemente, ela é mais informativa para examinar toda a curva pressão-volume. A curva é desviada para baixo e para a direita (a complacência é diminuída) por edema pulmonar e fibrose pulmonar intersticial (Figura 34-11). A fibrose pulmonar é uma doença restritiva progressiva das vias aéreas em que há enriquecimento e retração cicatricial do pulmão. A curva é desviada para cima e para a esquerda (a complacência está aumentada) no enfisema.

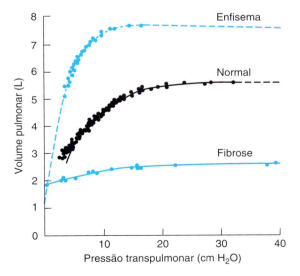

**FIGURA 34-11 Curvas pressão-volume expiratórias estáticas dos pulmões em sujeitos normais e sujeitos com enfisema grave e fibrose pulmonar.** (Modificada e reproduzida com a permissão de Pride NB, Macklem PT: Lung mechanics in disease. In: *Handbook of Physiology*, Section 3, *The Respiratory System*. Vol III, part 2. Fishman AP, [editor]. American Physiological Society, 1986.)

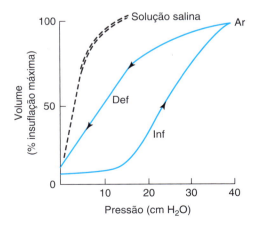

**FIGURA 34-12 Curvas de pressão-volume nos pulmões de um gato após remoção do corpo. Solução salina:** pulmões inflados e desinflados com solução salina para reduzir a tensão superficial, resultando em uma medida da elasticidade tecidual. **Ar:** pulmões inflados (Inf) e desinflados (Def) com ar resultam em medida tanto da elasticidade tecidual quanto da tensão superficial. (Reproduzida com a permissão de Morgan TE: Pulmonary surfactante. N Engl J Med 1971; 284:1185.)

SEÇÃO VI   Fisiologia Respiratória

secretados que ajudam a reduzir a tensão superficial e impedir que os alvéolos colapsem, contribuem para a histerese.

A baixa tensão superficial quando os alvéolos são pequenos é devida à presença de **surfactante** no líquido que reveste os alvéolos. O surfactante é uma mistura de dipalmitoilfosfatidilcolina (DPPC), outros lipídeos e proteínas. Se a tensão superficial não for mantida baixa quando os alvéolos diminuem de tamanho durante a expiração, eles colapsam, de acordo com a lei de Laplace. Em estruturas esféricas como um alvéolo, a pressão de distensão é igual a duas vezes a tensão dividida pelo raio (P = 2T/r); se T não for reduzida como o r é reduzido, a tensão suplanta a pressão de distensão. O surfactante também ajuda a prevenir o edema pulmonar. Tem sido calculado que, se ele não estivesse presente, a tensão superficial não oposta nos alvéolos produziria uma força de 20 mmHg, favorecendo a transudação de líquido do sangue para os alvéolos.

A formação da película de fosfolipídeos é muito facilitada pelas proteínas no surfactante. Este material contém quatro proteínas específicas: proteína surfactante (SP)-A, SP-B, SP-C e SP-D. A SP-A é uma glicoproteína grande e tem um domínio semelhante ao colágeno em sua estrutura. Ela tem funções múltiplas, incluindo a regulação da captação por retroalimentação do surfactante pelas células epiteliais alveolares tipo II que o secretam. A SP-B e a SP-C são proteínas menores, membros proteicos fundamentais da película monomolecular de surfactante. Como a SP-A, a SP-D é uma glicoproteína. Sua função completa é incerta; entretanto, ela desempenha um papel importante na organização de SP-B e SP-C para dentro da camada de surfactante. Tanto SP-A quanto SP-D são membros da família colectina de proteínas que estão envolvidas na imunidade inata nas vias aéreas condutoras, bem como nos alvéolos. Alguns aspectos clínicos do surfactante são discutidos no **Quadro Clínico 34–3**.

## TRABALHO DA RESPIRAÇÃO

Trabalho é realizado pelos músculos respiratórios para distender os tecidos elásticos da parede torácica e dos pulmões (trabalho elástico; aproximadamente 65% do trabalho total), mover tecidos inelásticos (resistência viscosa; 7% do total), e mover o ar pelas vias aéreas (resistência das vias aéreas; 28% do total). Como pressão vezes volume ($g/cm^2 \times cm^3 = g \times cm$) tem as mesmas dimensões que trabalho (força × distância), o trabalho de respirar pode ser calculado a partir da curva pressão-volume apresentada anteriormente (Figura 34–10). O trabalho elástico total necessário para a inspiração é representado pela área ABCA. Observe que a curva de pressão de relaxamento do sistema respiratório total difere daquela dos pulmões isoladamente. O trabalho elástico real necessário para aumentar o volume dos pulmões isoladamente é a área ABDEA. A quantidade de trabalho elástico necessária para insuflar todo o sistema respiratório é menor que a quantidade requerida para insuflar os pulmões isoladamente, pois parte do trabalho vem da energia elástica armazenada no tórax. A energia elástica perdida do tórax (área AFGBA) é igual àquela ganha pelos pulmões (área AEDCA).

Estimativas do trabalho total da respiração tranquila variam de 0,3 até 0,8 kg-m/min. O valor sobe acentuadamente

### QUADRO CLÍNICO 34–3

#### Surfactante

O surfactante é importante ao nascimento. O feto faz movimentos respiratórios no útero, mas os pulmões permanecem colapsados até nascer. Após o nascimento, o neonato faz vários movimentos inspiratórios fortes e os pulmões se expandem. O surfactante os impede de colapsar novamente. A deficiência de surfactante é uma causa importante da **síndrome do desconforto respiratório do recém-nascido** (SDRRN, também conhecida como **doença da membrana hialina**), a doença pulmonar grave que se desenvolve em lactentes nascidos antes que seu sistema de surfactante esteja funcional. A tensão superficial nos pulmões desses neonatos é alta, e os alvéolos são colapsados em muitas áreas (**atelectasia**). Um fator adicional na SDRRN é a retenção de líquido nos pulmões. Durante a vida fetal, $Cl^-$ é secretado com um líquido pelas células epiteliais pulmonares. Ao nascimento, há um desvio para absorção de $Na^+$ por essas células pelos canais epiteliais de $Na^+$ (ENaC), e o líquido é absorvido com o $Na^+$. A imaturidade prolongada dos ENaC contribui para as anormalidades pulmonares na SDRRN.

A superprodução/desregulação de proteínas surfactantes também pode levar à dificuldade respiratória, e é a causa da proteinose alveolar pulmonar (PAP).

#### DESTAQUES TERAPÊUTICOS

O tratamento da SDRRN é feito comumente com terapia de reposição de surfactante. Curiosamente, tal terapia de reposição de surfactante não tem sido tão bem-sucedida em ensaios clínicos para adultos que experimentam dificuldade respiratória devido à disfunção de surfactante.

durante o exercício físico, mas o custo energético da respiração em indivíduos normais representa menos de 3% do gasto total de energia durante o exercício. O trabalho de respiração é consideravelmente elevado em doenças como enfisema, asma e insuficiência cardíaca congestiva com dispneia e ortopneia. Os músculos respiratórios têm relações comprimento-tensão como as de outros músculos esqueléticos e cardíacos, e quando eles são intensamente distendidos, se contraem com menos força. Eles também podem desenvolver fadiga e insuficiência (insuficiência de bomba), levando à ventilação inadequada.

## DIFERENÇAS NA VENTILAÇÃO E NO FLUXO SANGUÍNEO EM DIFERENTES PARTES DO PULMÃO

Na posição ortostática, a ventilação por unidade de volume do pulmão é maior na base pulmonar que no ápice. O motivo para isto é que no começo da inspiração, a pressão intrapleural

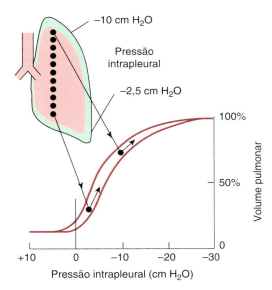

**FIGURA 34-13** Pressões intrapleurais na posição ortostática e seu efeito sobre a ventilação. Observe que como a pressão intrapulmonar é igual a atmosférica, a pressão intrapleural mais negativa no ápice mantém o pulmão em uma posição mais expandida no início da inspiração. Elevações adicionais de volume causam elevações menores da pressão intrapleural no ápice em comparação com a base, pois o pulmão expandido é mais rígido. (Reproduzida com a permissão de West JB: *Ventilation/Blood Flow and Gas Exchange*, 5th ed. Blackwell, 1990.)

**TABELA 34-1** Efeito de variações na frequência e profundidade da respiração sobre a ventilação alveolar

| Frequência respiratória | 30/min | 10/min |
| --- | --- | --- |
| Volume corrente | 200 mL | 600 mL |
| Volume minuto | 6 L | 6 L |
| Ventilação alveolar | (200 − 150) × 30 = 1.500 mL | (600 − 150) × 10 = 4.500 mL |

peso corporal em libras. Como um exemplo, em um homem que pese 150 lb (68 kg), apenas os primeiros 350 mL dos 500 mL inspirados em cada respiração em repouso se misturam com o ar nos alvéolos. Inversamente, com cada expiração, os primeiros 150 mL expirados são ocupados por gás proveniente do espaço morto, e somente os últimos 350 mL provêm dos alvéolos. Consequentemente, a **ventilação alveolar**, isto é, a quantidade de ar que alcança os alvéolos por minuto, é menor que o VMR. Observe que devido ao espaço morto, a respiração superficial e rápida produz muito menos ventilação alveolar que a respiração profunda e lenta no mesmo VMR (Tabela 34-1).

É importante distinguir entre o **espaço morto anatômico** (volume do sistema respiratório fora dos alvéolos) e o **espaço morto (fisiológico) total** (volume de gás que não realiza trocas com o sangue; i.e., ventilação desperdiçada). Em indivíduos sadios, os dois espaços mortos são idênticos e podem ser estimados pelo peso corporal. Contudo, em estados mórbidos, podem haver locais sem troca entre o gás em alguns dos alvéolos e o sangue, e alguns dos alvéolos podem ser hiperventilados. O volume de gás em alvéolos não perfundidos, e qualquer volume de gás nos alvéolos em excesso daquele necessário para arterializar o sangue nos capilares alveolares, faz parte do volume de gás do espaço morto (que não realiza trocas). O espaço morto anatômico pode ser mensurado por análise das curvas de $N_2$ após uma única inalação (Figura 34-14). A partir do meio da inspiração, o indivíduo faz uma inalação o mais profunda possível de $O_2$ puro, e então exala de forma constante enquanto o conteúdo de $N_2$ do gás expirado é mensurado continuamente. O gás inicial exalado (fase I) é o gás que enchia o espaço morto e que, consequentemente, não contém $N_2$ algum. Isto é seguido

é menos negativa na base do que no ápice (Figura 34-13), e como a diferença de pressão intrapulmonar intrapleural é menor que no ápice, o pulmão é menos expandido. Inversamente, no ápice, o pulmão é mais expandido; isto é, a porcentagem de volume pulmonar máximo é maior. Devido à rigidez do pulmão, o aumento de volume pulmonar por unidade de aumento na pressão é menor quando o pulmão é mais expandido inicialmente e, por consequência, a ventilação é maior na base. O fluxo sanguíneo também é maior na base que no ápice. A mudança relativa de fluxo de sangue do ápice para a base é maior que a mudança relativa na ventilação, de modo que a relação ventilação/perfusão é baixa na base e alta no ápice.

As diferenças de ventilação e perfusão do ápice para a base do pulmão têm sido atribuídas, geralmente, à gravidade: elas tenderiam a desaparecer na posição de decúbito dorsal, e seria esperado que o peso do pulmão criasse pressão na base na posição ortostática. Contudo, verificou-se que as desigualdades de ventilação e fluxo de sangue em seres humanos persistem em um grau notável na ausência de peso do espaço. Portanto, outros fatores também desempenham um papel na produção de desigualdades.

## ESPAÇO MORTO E VENTILAÇÃO DESIGUAL

Como a troca de gases no sistema respiratório ocorre somente nas porções terminais das vias aéreas, o gás que ocupa o resto do sistema respiratório não está disponível para trocas com o sangue capilar pulmonar. Normalmente, o volume (em mL) deste **espaço morto anatômico** é aproximadamente igual ao

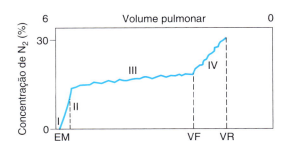

**FIGURA 34-14 Curva de $N_2$ de única inalação.** A partir do meio da inspiração, o sujeito faz uma inspiração profunda de $O_2$ puro depois exala constantemente. As mudanças na concentração de $N_2$ do gás expirado durante a expiração são mostradas, com as várias fases da curva indicadas por algarismos romanos. Digno de nota, a região I é representativa do espaço morto (EM); de I a II é uma mistura de EM e gás alveolar; a forma de transição III a IV é o volume de fechamento (VF), e o fim de IV é o volume residual (VR).

por uma mistura de gás do espaço morto e alveolar (fase II) e depois por gás alveolar (fase III). O volume do espaço morto é o volume do gás expirado a partir do pico da inspiração até a porção média da fase II.

A fase III da curva de $N_2$ de única inalação termina no **volume de fechamento (VF)** e é seguida pela fase IV, durante a qual o conteúdo de $N_2$ do gás expirado aumenta. O VF é o volume pulmonar acima do VR em que as vias aéreas nas partes mais baixas dos pulmões começam a se fechar em consequência da menor pressão transmural nessas áreas. O gás nas porções mais altas dos pulmões é mais rico em $N_2$ do que o gás nas porções mais baixas, pois os alvéolos nas partes mais altas estão mais distendidos de $O_2$ no começo da inspiração e, consequentemente, o $N_2$ neles é menos diluído com $O_2$. Também vale a pena observar que, na maioria dos indivíduos normais, a fase III tem uma leve inclinação positiva mesmo antes que a fase IV seja alcançada. O que indica que mesmo durante a fase III há um aumento gradual na proporção do gás expirado vindo das partes mais altas dos pulmões, relativamente rico em $N_2$.

O espaço morto total pode ser calculado a partir da $P_{CO_2}$ do ar expirado, da $P_{CO_2}$ do sangue arterial e do VC. O volume corrente (VC) vezes a $P_{CO_2}$ do gás expirado ($Pe_{CO_2}$) é igual à $P_{CO_2}$ arterial ($Pa_{CO_2}$) vezes a diferença entre o VC e o espaço morto ($V_{EM}$) mais a $P_{CO_2}$ de ar inspirado ($Pi_{CO_2}$) vezes $V_{EM}$ (**equação de Bohr**):

$$Pe_{CO_2} \times VC = Pa_{CO_2} \times (VC - V_{EM}) + Pi_{CO_2} \times V_{EM}$$

O valor $Pi_{CO_2} \times V_{EM}$ é tão pequeno que pode ser ignorado, e a equação solucionada para $V_{EM}$, em que $V_{EM} = VC - (Pe_{CO_2} \times VC)/(Pa_{CO_2})$

Se, por exemplo: $Pe_{CO_2} = 28$ mmHg; $Pa_{CO_2} = 40$ mmHg e VC = 500 mL, então $V_{EM} = 150$ mL.

A equação também pode ser usada para medir o espaço morto anatômico se substituirmos $Pa_{CO_2}$ por $P_{CO_2}$ alveolar ($Pa_{CO_2}$), que é a $P_{CO_2}$ dos últimos 10 mL de gás expirado. $P_{CO_2}$ é uma média do gás de diferentes alvéolos em proporção à sua ventilação, independentemente de sua perfusão. Isto contrasta com a $Pa_{CO_2}$, que é o gás equilibrado somente com alvéolos perfundidos e, consequentemente, em indivíduos com alvéolos mal perfundidos, é maior que a $P_{CO_2}$.

# TROCA DE GASES NOS PULMÕES

## PRESSÕES PARCIAIS

Diferentemente dos líquidos, os gases se expandem para preencher o volume disponível para eles, e o volume ocupado por um dado número de moléculas de gás em uma dada temperatura e pressão é (idealmente) o mesmo, independentemente da composição do gás. **Pressões parciais** são frequentemente usadas para descrever os gases na respiração. A pressão de um gás é proporcional à sua temperatura e ao número de moles ocupando um certo volume (Tabela 34-2). A pressão exercida por qualquer gás em uma mistura de gases (sua pressão parcial) é igual à pressão total vezes a fração da quantidade total de gás que ele representa.

**TABELA 34–2 Propriedades dos Gases**

$$P = \frac{nRT}{V} \text{ (da equação do estado de gás ideal)}$$

A pressão de um gás é proporcional à sua temperatura e ao número de moles por volume; P, Pressão; n, Número de moles; R, Constante gasosa; T, Temperatura absoluta; V, Volume.

A composição do ar seco é 20,98% de $O_2$, 0,04% de $CO_2$, 78,06% de $N_2$ e 0,92% de outros componentes inertes, como argônio e hélio. A pressão atmosférica (Patm) ao nível do mar é de 760 mmHg (1 atmosfera). A pressão parcial (indicada pelo símbolo P) de $O_2$ no ar seco é, portanto, $0,21 \times 760$, ou 160 mmHg ao nível do mar. A $P_{N_2}$ e dos outros gases inertes é $0,79 \times 760$, ou 600 mmHg; e a $P_{CO_2}$ é de $0,0004 \times 760$, ou 0,3 mmHg. O vapor d'água no ar na maioria dos climas reduz essas porcentagens e, portanto, as pressões parciais, em um grau discreto. Ar equilibrado com água é saturado com vapor d'água, e o ar inspirado é saturado a medida que atinge os pulmões. A $P_{H_2O}$ à temperatura do corpo (37°C) é de 47 mmHg. Portanto, as pressões parciais ao nível do ar dos outros gases que alcançam os pulmões são: $P_{O_2}$, 150 mmHg; $P_{CO_2}$, 0,3 mmHg; e $P_{N_2}$ (inclusive os outros gases inertes), 563 mmHg.

Os gases se difundem de áreas de alta pressão para áreas de baixa pressão, com a velocidade de difusão dependendo do gradiente de concentração e da natureza da barreira entre as duas áreas. Quando uma mistura de gases está em contato com um líquido e é possibilitada de se equilibrar com este, cada gás na mistura se dissolve no líquido a uma extensão determinada por sua pressão parcial e sua solubilidade no líquido. A pressão parcial de um gás em um líquido é a pressão que, na fase gasosa em equilíbrio com o líquido, produziria a concentração de moléculas de gás encontrada no líquido.

# AMOSTRAGEM DE AR ALVEOLAR

Teoricamente, todo, exceto os primeiros 150 mL expirados de um homem sadio de 68 kg (i.e., o espaço morto) com cada expiração, é o gás que estava nos alvéolos (**ar alveolar**), mas alguma mistura sempre ocorre na interface entre o gás do espaço morto e o ar alveolar (Figura 34–14). Uma porção mais tardia do ar expirado é, portanto, a porção colhida para análise. Usando-se aparelhagem moderna com uma válvula automática adequada, é possível coletar os últimos 10 mL expirados durante a respiração tranquila. A composição de gás alveolar é comparada com a do ar inspirado e expirado na Figura 34–15.

A $Pa_{O_2}$ também pode ser calculada pela **equação do gás alveolar**:

$$PA_{O_2} = PI_{O_2} - PA_{CO_2} \left( FI_{O_2} + \frac{1 - FI_{O_2}}{R} \right)$$

onde $FI_{O_2}$ é a fração de moléculas de $O_2$ no gás seco, $PI_{O_2}$ é a $P_{O_2}$ inspirada, e R é a razão de troca respiratória; isto é, o fluxo de moléculas de $CO_2$ pela membrana alveolar por minuto dividido pelo fluxo de moléculas de $O_2$ pela membrana por minuto.

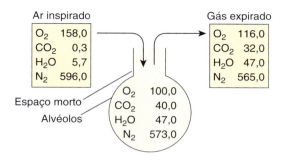

**FIGURA 34-15** Pressões parciais de gases (mmHg) em várias partes do sistema respiratório. Pressões parciais típicas para ar inspirado, ar alveolar e ar expirado são fornecidas. Ver texto para detalhes adicionais.

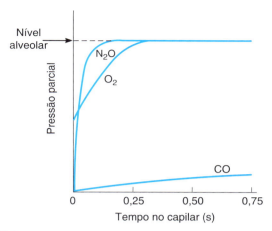

**FIGURA 34-16** Captação de várias substâncias durante os 0,75 s em que elas estão em trânsito em um capilar pulmonar. O $N_2O$ não é ligado no sangue, de modo que sua pressão parcial no sangue sobe rapidamente para sua pressão parcial nos alvéolos. Inversamente, o CO é captado avidamente pelas hemácias, de modo que sua pressão parcial atinge apenas uma fração de sua pressão parcial nos alvéolos. O $O_2$ é intermediário entre os dois.

## COMPOSIÇÃO DO AR ALVEOLAR

O oxigênio se difunde continuamente do gás nos alvéolos para a corrente sanguínea, e o $CO_2$ se difunde continuamente do sangue para dentro dos alvéolos. No estado de equilíbrio, o ar inspirado se mistura com o gás alveolar, repondo o $O_2$ que entrou no sangue e diluindo o $CO_2$ que entrou nos alvéolos. Parte desta mistura é expirada. Então, o conteúdo de $O_2$ do gás alveolar cai e o conteúdo de $CO_2$ se eleva, até a próxima inspiração. Como o volume de gás nos alvéolos é cerca de 2 L no final da expiração (CRF), cada incremento de 350 mL de ar inspirado e expirado tem relativamente pouco efeito sobre $P_{O_2}$ e $P_{CO_2}$. De fato, a composição do gás alveolar permanece notavelmente constante, não só em repouso, mas também sob uma variedade de outras condições.

## DIFUSÃO ATRAVÉS DA MEMBRANA ALVEOLOCAPILAR

Os gases se difundem dos alvéolos para o sangue nos capilares pulmonares, ou vice-versa, através da delgada membrana alveolocapilar composta por epitélio pulmonar, endotélio capilar e suas membranas basais fusionadas (Figura 34-3). O equilíbrio alcançado pelas substâncias que passam dos alvéolos para o sangue capilar durante os 0,75 s que o sangue leva para atravessar os capilares pulmonares em repouso depende de sua reação com substâncias no sangue. Assim, por exemplo, o gás anestésico óxido nitroso ($N_2O$) não reage e atinge equilíbrio em torno de 0,1 s (Figura 34-16). Nesta situação, a quantidade de $N_2O$ captada não é limitada pela difusão, mas sim pela quantidade de sangue que flui pelos capilares pulmonares; isto é, ela é **limitada pelo fluxo**. Por outro lado, o monóxido de carbono (CO) é captado pela hemoglobina nas hemácias em uma velocidade tão rápida que a pressão parcial de CO nos capilares permanece muito baixa, e o equilíbrio não é alcançado nos 0,75 s em que o sangue está nos capilares pulmonares. Portanto, a transferência de CO não é limitada pela perfusão em repouso, e, em vez disso, é **limitada pela difusão**. O $O_2$ é intermediário entre $N_2O$ e CO; ele é captado pela hemoglobina, mas muito menos avidamente que o CO, e alcança o equilíbrio com o sangue capilar em torno de 0,3 s. Assim, sua captação é **limitada pela perfusão**.

A **capacidade de difusão** do pulmão para um dado gás é diretamente proporcional à área de superfície da membrana alveolocapilar e inversamente proporcional à sua espessura. A capacidade de difusão para CO ($D_{L_{CO}}$) é medida como um índice da capacidade de difusão, pois sua captação é limitada pela difusão. A $D_{L_{CO}}$ é proporcional à quantidade de CO que entra no sangue ($V_{CO}$), dividida pela pressão parcial de CO nos alvéolos, menos a pressão parcial de CO no sangue que entra nos capilares pulmonares. Exceto em fumantes habituais de cigarros, esse último valor é próximo de zero, de modo que ele pode ser ignorado e a equação se torna:

$$D_{L_{CO}} = \frac{\dot{V}_{[CGI]CO}}{P_{A_{CO}}}$$

O valor normal de $D_{L_{CO}}$ em repouso é em torno de 25 mL/min/mmHg. Ele aumenta até três vezes durante o exercício físico em consequência da dilatação capilar e de um aumento do número de capilares ativos. A $P_{O_2}$ do ar alveolar é normalmente 100 mmHg, e a $P_{O_2}$ do sangue que entra nos capilares pulmonares é 40 mmHg. A capacidade de difusão do $O_2$, como a do CO em repouso, é de cerca de 25 mL/min/mmHg, e a $P_{O_2}$ do sangue se eleva a 97 mmHg, um valor logo abaixo da $P_{O_2}$ alveolar.

A $P_{CO_2}$ do sangue venoso é 46 mmHg, ao passo que a do sangue alveolar é 40 mmHg, e $CO_2$ se difunde do sangue para dentro dos alvéolos ao longo desse gradiente. A $P_{CO_2}$ do sangue que sai dos pulmões é 40 mmHg. O $CO_2$ passa com facilidade por todas as membranas biológicas, e a capacidade de difusão do $CO_2$ nos pulmões é muito maior que a capacidade do $O_2$. É por este motivo que a retenção de $CO_2$ raramente é um problema em pacientes com fibrose alveolar, mesmo quando a redução da capacidade de difusão para o $O_2$ é grave.

# CIRCULAÇÃO PULMONAR

## VASOS SANGUÍNEOS PULMONARES

O leito vascular pulmonar assemelha-se ao sistêmico, exceto que as paredes da artéria pulmonar e de seus ramos grandes são em torno de 30% mais espessas que as paredes da aorta, e os pequenos vasos arteriais, diferentemente das arteríolas sistêmicas, são tubos endoteliais com relativamente pouco músculo em suas paredes. As paredes dos vasos pós-capilares também contêm alguma musculatura lisa. Os capilares pulmonares são grandes, e há anastomoses múltiplas, de modo que cada alvéolo se apoia em um cesto de capilares.

## PRESSÃO, VOLUME E FLUXO

Com duas exceções quantitativamente menores, o sangue ejetado pelo ventrículo esquerdo retorna ao átrio direito e é ejetado pelo ventrículo direito, fazendo a vasculatura pulmonar peculiar, pelo fato de acomodar um fluxo de sangue que é quase igual ao de todos os outros órgãos do corpo. Uma das exceções é parte do fluxo sanguíneo brônquico. Há anastomoses entre os capilares brônquicos e os capilares e veias pulmonares, e embora parte do sangue brônquico entre nas veias brônquicas, outra parte entra nos capilares e veias pulmonares, desviando-se do ventrículo direito. A outra exceção é o sangue que flui das artérias coronárias para dentro das câmaras do lado esquerdo do coração. Devido ao pequeno **desvio (shunt) fisiológico** criada por essas duas exceções, o sangue nas artérias sistêmicas tem uma $P_{O_2}$ cerca de 2 mmHg mais baixa que o sangue que se equilibrou com o ar alveolar, e a saturação de hemoglobina é 0,5% menor.

A pressão nas várias partes da porção pulmonar da circulação pulmonar é mostrada na Figura 34–6c. O gradiente de pressão no sistema pulmonar é de cerca de 7 mmHg, em comparação com um gradiente em torno de 90 mmHg na circulação sistêmica. A pressão capilar pulmonar é em torno de 10 mmHg, ao passo que a pressão oncótica é 25 mmHg, de modo que um gradiente de pressão de cerca de 15 mmHg direcionado para dentro mantém os alvéolos livres de todo líquido, salvo por uma película fina. Quando a pressão capilar pulmonar é maior que 25 mmHg, resultam congestão e edema pulmonar.

O volume de sangue nos vasos pulmonares em qualquer momento é em torno de 1 L, do qual menos de 100 mL estão nos capilares. A velocidade média do sangue na raiz da artéria pulmonar é a mesma que na aorta (cerca de 40 cm/s). Ela cai rapidamente, depois se eleva levemente outra vez nas veias pulmonares maiores. Uma hemácia leva cerca de 0,75 s para atravessar os capilares pulmonares em repouso, e 0,3 s ou menos durante o exercício físico.

## EFEITO DA GRAVIDADE

A gravidade tem um efeito relativamente acentuado sobre a circulação pulmonar. Na posição ortostática, as porções superiores dos pulmões estão bem acima do nível do coração, e as bases estão no mesmo nível ou abaixo dele. Consequentemente, na parte superior dos pulmões, o fluxo sanguíneo é menor, os alvéolos são maiores e a ventilação é menor que na base

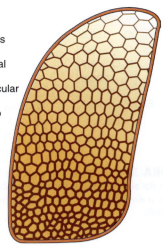

**No ápice**
Pressão intrapleural mais negativa
Maior pressão transmural
Alvéolos maiores
Menor pressão intravascular
Menor fluxo sanguíneo
Assim, menor ventilação e perfusão

**FIGURA 34–17** Diagrama de diferenças normais na ventilação e perfusão do pulmão na posição ortostática. As áreas delineadas são representativas de mudanças no tamanho alveolar (não é o tamanho real). Observe a alteração gradual no tamanho alveolar de cima (ápice) para baixo. As diferenças características dos alvéolos no ápice do pulmão são citadas. (Modificada a partir de Levitzky MG: *Pulmonary Physiology*, 6th ed. McGraw-Hill, 2003).

(Figura 34–17). A pressão nos capilares no alto dos pulmões é próxima à pressão atmosférica nos alvéolos. Normalmente, a pressão arterial pulmonar é apenas suficiente para manter a perfusão, mas se ela for reduzida, ou se a pressão alveolar aumentar, alguns dos capilares colapsam. Nestas circunstâncias, nenhuma troca de gás ocorre nos alvéolos afetados, e eles se tornam parte do espaço morto fisiológico.

Nas porções médias dos pulmões, a pressão arterial e capilar pulmonar excede a pressão alveolar, mas a pressão nas vênulas pulmonares pode ser mais baixa do que a pressão alveolar durante a expiração normal, de modo que elas colapsam. Nestas circunstâncias, o fluxo de sangue é determinado pela diferença de pressão arterioalveolar pulmonar em vez da diferença arteriovenosa pulmonar. Adiante da constrição, o sangue "cai" dentro das veias pulmonares, que são complacentes e recebem qualquer quantidade de sangue que a constrição deixe fluir para elas, o que tem sido denominado **efeito em queda d'água**. Obviamente, a compressão de vasos produzida pela pressão alveolar diminui e o fluxo sanguíneo pulmonar aumenta quando a pressão arterial se eleva em direção à base do pulmão. Nas porções mais inferiores dos pulmões, a pressão alveolar é mais baixa que a pressão em todas as partes da circulação pulmonar, e o fluxo sanguíneo é determinado pela diferença de pressão arteriovenosa. Exemplos de doenças que afetam a circulação pulmonar são fornecidos no Quadro Clínico 34–4.

## RELAÇÃO VENTILAÇÃO/PERFUSÃO

A relação da ventilação para fluxo sanguíneo nos pulmões em repouso é em torno de 0,8 (4,2 L/min de ventilação dividida por 5,5 L/min de fluxo de sangue). Entretanto, diferenças relativamente acentuadas ocorrem nessa relação ventilação/perfusão em várias partes do pulmão normal como um resultado do efeito da gravidade, e mudanças locais na relaçao ventilação/perfusão são comuns em doenças. Se a ventilação para um

## QUADRO CLÍNICO 34-4

### Doenças que afetam a circulação pulmonar

**Hipertensão pulmonar**

Hipertensão pulmonar idiopática mantida pode ocorrer em qualquer idade. Como a hipertensão arterial sistêmica, ela é uma síndrome com múltiplas causas. Contudo, estas são diferentes das que causam a hipertensão sistêmica. Elas incluem hipoxia, inalação de cocaína, tratamento com dexfenfluramina e fármacos correlatos supressores do apetite que aumentam a serotonina extracelular, e lúpus eritematoso sistêmico. Alguns casos têm etiologia familial, e parecem estar relacionados com mutações que aumentam a sensibilidade dos vasos pulmonares a fatores de crescimento, ou causam deformações no sistema vascular pulmonar.

Todas essas condições levam a aumento da resistência vascular pulmonar. Se terapia apropriada não for iniciada, a pós-carga ventricular direita aumentada pode levar, finalmente, à insuficiência cardíaca direita e morte. O tratamento com vasodilatadores, como prostaciclina e seus análogos, é efetivo. Até recentemente, estes tinham de ser administrados por infusão intravenosa contínua, mas preparações em aerossol, que parecem ser eficazes, estão atualmente disponíveis.

## REGULAÇÃO DO FLUXO SANGUÍNEO PULMONAR

Não está estabelecido se as veias e as artérias pulmonares são reguladas separadamente, embora a constrição das veias aumente a pressão capilar pulmonar, e a constrição das artérias pulmonares aumente a carga no lado direito do coração.

O fluxo sanguíneo pulmonar é afetado tanto por fatores ativos quanto passivos. Existe uma inervação autonômica extensa dos vasos pulmonares, e a estimulação dos gânglios simpáticos cervicais reduz o fluxo de sangue pulmonar em até 30%. Os vasos também respondem a agentes humorais circulantes. Uma diversidade de alguns dos receptores envolvidos e seu efeito sobre a musculatura lisa pulmonar estão resumidos na Tabela 34-3. Muitas das respostas dilatadoras são dependentes do endotélio e, presumivelmente, operam por meio da liberação de óxido nítrico (NO).

**TABELA 34-3** Receptores que afetam o músculo liso nas artérias e veias pulmonares

| Receptor | Subtipo | Resposta | Dependência do Endotélio |
|---|---|---|---|
| **Autonômico** | | | |
| Adrenérgico | $\alpha_1$ | Contração | Não |
| | $\alpha_2$ | Relaxamento | Sim |
| | $\beta_2$ | Relaxamento | Sim |
| Muscarínico | $M_3$ | Relaxamento | Sim |
| Purinérgico | $P_{2x}$ | Contração | Não |
| | $P_{2y}$ | Relaxamento | Sim |
| Taquicinina | $NK_1$ | Relaxamento | Sim |
| | $NK_2$ | Contração | Não |
| VIP | ? | Relaxamento | ? |
| CGRP | ? | Relaxamento | Não |
| **Humoral** | | | |
| Adenosina | $A_1$ | Contração | Não |
| | $A_2$ | Relaxamento | Não |
| Angiotensina II | $AT_1$ | Contração | Não |
| PNA | $PNA_A$ | Relaxamento | Não |
| | $PNA_B$ | Relaxamento | Não |
| Bradicinina | $B_1$? | Relaxamento | Sim |
| | $B_2$ | Relaxamento | Sim |
| Endotelina | $ET_A$ | Contração | Não |
| | $ET_B$ | Relaxamento | Sim |
| Histamina | $H_1$ | Relaxamento | Sim |
| | $H_2$ | Relaxamento | Não |
| 5-HT | $5-HT_1$ | Contração | Não |
| | $5-HT_1C$ | Relaxamento | Sim |
| Tromboxano | TP | Contração | Não |
| Vasopressina | $V_1$ | Relaxamento | Sim |

Modificada e reproduzida com a permissão de Barnes PJ, Lin SF: Regulation of pulmonary vascular tone. Pharmacol Rev 1995;47:88.

---

alvéolo é reduzida em relação à sua perfusão, a $P_{O_2}$ no alvéolo cai, pois menos $O_2$ chega a ele, e a $P_{CO_2}$ sobe, porque menos $CO_2$ é expirado. Inversamente, se a perfusão diminui em relação à ventilação, a $P_{CO_2}$ cai, pois menos $CO_2$ é aportado, e a $P_{O_2}$ se eleva, porque menos $O_2$ entra no sangue. Estes efeitos estão resumidos na Figura 34-18.

Como observado anteriormente, a ventilação, bem como a perfusão, na posição ortostática diminui de forma linear das bases para os ápices dos pulmões. Entretanto, as relações ventilação/perfusão são altas nas partes superiores dos pulmões. Quando disseminada, a falta de uniformidade de ventilação e perfusão nos pulmões pode causar retenção de $CO_2$ e reduz a $P_{O_2}$ arterial sistêmica.

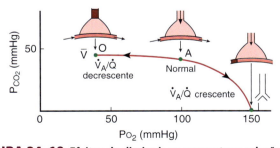

**FIGURA 34-18** Efeitos de diminuir ou aumentar a relação ventilação/perfusão ($\dot{V}_A/\dot{Q}$) sobre a $P_{CO_2}$ e a $P_{O_2}$ em um alvéolo. Os desenhos acima da curva representam um alvéolo e um capilar pulmonar, e as áreas vermelho escuras indicam sítios de bloqueio. Com a obstrução completa da via aérea para o alvéolo, $P_{CO_2}$ e $P_{O_2}$ se aproximam dos valores no sangue venoso misturado ($\bar{V}$). Com o bloqueio completo da perfusão, $P_{CO_2}$ e $P_{O_2}$ se aproximam dos valores no ar inspirado. (Reproduzida com a permissão de West JB: *Ventilation/Blood Flow and Gas Exchange*, 5th ed. Blackwell, 1990.)

# SEÇÃO VI Fisiologia Respiratória

Fatores passivos, como débito cardíaco e forças gravitacionais, também têm efeitos significativos sobre o fluxo sanguíneo pulmonar. Ajustes locais da perfusão à ventilação ocorrem com alterações locais de $O_2$. Com o exercício físico, o débito cardíaco aumenta e a pressão arterial pulmonar se eleva. Mais hemácias se movem pelos pulmões sem redução alguma na saturação de $O_2$ da hemoglobina, e, consequentemente, a quantidade total de $O_2$ transportada à circulação sistêmica é aumentada. Os capilares se dilatam, e capilares previamente mal perfundidos são "recrutados" para transportar sangue. O efeito líquido é um aumento acentuado do fluxo de sangue pulmonar com pouca, se alguma, alteração na regulação autonômica para os vasos pulmonares.

Quando um brônquio ou um bronquíolo é obstruído, hipoxia se desenvolve nos alvéolos hipoventilados além da obstrução. Aparentemente, a deficiência de $O_2$ age diretamente sobre a musculatura lisa vascular na área para produzir constrição, desviando sangue para fora da área de hipoxia. O acúmulo de $CO_2$ leva a uma queda do pH na área, e o declínio do pH produz vasoconstrição nos pulmões, em contrapartida com a vasodilatação que ele provoca em outros tecidos. Inversamente, a redução do fluxo de sangue para uma porção do pulmão diminui a $P_{CO_2}$ alveolar naquela área, e isto leva à constrição dos brônquios que a suprem, desviando a ventilação para fora da área mal perfundida. A hipoxia sistêmica também causa a constrição das arteríolas pulmonares, com um aumento resultante da pressão arterial pulmonar.

## FUNÇÕES METABÓLICAS E ENDÓCRINAS DOS PULMÕES

Além de suas funções na troca de gases, os pulmões têm numerosas funções metabólicas. Eles produzem surfactante para uso local, como observado antes. Eles também contêm um sistema fibrinolítico que faz a lise de coágulos nos vasos pulmonares. Eles liberam uma variedade de substâncias que entram no sangue arterial sistêmico (Tabela 34–4), e removem outras substâncias do sangue venoso sistêmico que os alcançam via artéria pulmonar. As prostaglandinas são removidas da circulação, mas também são sintetizadas nos pulmões e liberadas no sangue quando o tecido pulmonar é distendido.

Os pulmões desempenham um papel importante na ativação da angiotensina. O decapeptídeo fisiologicamente inativo angiotensina I é convertido no octapeptídeo vaso pressor estimulador da aldosterona, angiotensina II, na circulação pulmonar. A reação também ocorre em outros tecidos, mas é particularmente notória nos pulmões. Grandes quantidades da enzima conversora da angiotensina, responsável por essa ativação, estão localizadas na superfície das células endoteliais dos capilares pulmonares. A enzima conversora também inativa a bradicinina. O tempo de circulação pelos capilares pulmonares é menor que 1 s; entretanto, 70% da angiotensina I que atinge os pulmões são convertidos em angiotensina II em uma só passagem pelos capilares. Quatro outras peptidases já foram identificadas na superfície das células endoteliais pulmonares, mas seu papel fisiológico completo está indefinido.

A remoção de serotonina e noradrenalina reduz as quantidades dessas substâncias vasoativas que atingem a circulação

### TABELA 34–4 Substâncias biologicamente ativas metabolizadas pelos pulmões

| Sintetizadas e usadas nos pulmões |
| --- |
| Surfactante |
| **Sintetizadas ou armazenadas e liberadas no sangue** |
| Prostaglandinas |
| Histamina |
| Calicreína |
| **Parcialmente removidas do sangue** |
| Prostaglandinas |
| Bradicinina |
| Nucleotídeos da adenina |
| Serotonina |
| Noradrenalina |
| Acetilcolina |
| **Ativada nos pulmões** |
| Angiotensina I $\rightarrow$ angiotensina II |

sistêmica. Contudo, muitos outros hormônios vasoativos passam pelos pulmões sem serem metabolizados. Entre estes estão incluídos adrenalina, dopamina, ocitocina, vasopressina e angiotensina II. Além disso, várias aminas e polipeptídeos são secretados por células neuroendócrinas nos pulmões.

## RESUMO

- O ar entra no sistema respiratório pelas vias aéreas superiores, prossegue às vias aéreas condutoras, e daí então para as vias aéreas que terminam nos alvéolos. A área de secção transversal das vias aéreas aumenta pela zona de condução, e depois cresce rapidamente durante a transição das zonas condutoras para as respiratórias.

- O transporte mucociliar nas vias aéreas condutoras ajuda a manter partículas fora da zona respiratória.

- Há várias medidas importantes de volume pulmonar, incluindo: volume corrente; volume inspiratório; volume de reserva expiratório; capacidade vital forçada (CVF); volume expiratório forçado no primeiro segundo ($VEF_1$); volume minuto respiratório e ventilação voluntária máxima.

- A "pressão efetiva" líquida para o movimento de ar para dentro do pulmão inclui a força da contração muscular, a complacência pulmonar ($\Delta P/\Delta V$) e a resistência das vias aéreas ($\Delta P/\Delta \dot{V}$).

- O surfactante diminui a tensão superficial nos alvéolos e ajuda a prevenir sua desinsuflação.

- Nem todo o ar que entra nas vias aéreas está disponível para troca de gases. As regiões onde os gases não são trocados nas vias aéreas são designadas como "espaço morto". As vias aéreas condutoras representam o espaço morto anatômico. Espaço morto aumentado pode ocorrer em resposta à doença que afeta a troca de gases na zona respiratória (espaço morto fisiológico).

- O gradiente de pressão na circulação pulmonar é muito menor que na circulação sistêmica.

- Há uma variedade de substâncias biologicamente ativadas que são metabolizadas no pulmão. Estas incluem substâncias que são produzidas e atuam no pulmão (p. ex., surfactante), substâncias que são liberadas ou removidas do sangue (p. ex., prostaglandinas), e substâncias que são ativadas quando passam pelo pulmão (p. ex., angiotensina II).

# QUESTÕES DE MÚLTIPLA ESCOLHA

*Para todas as questões, selecione a melhor opção, a não ser que direcionado diferentemente.*

1. No pico do Monte Everest, onde a pressão atmosférica é em torno de 250 mmHg, a pressão parcial de $O_2$ em mmHg é cerca de
   A. 0,1
   B. 0,5
   C. 5
   D. 50
   E. 100

2. A capacidade vital forçada é
   A. a quantidade de ar que se move normalmente para dentro (ou para fora) do pulmão em cada respiração.
   B. a quantidade de ar que entra no pulmão, mas não participa da troca de gases.
   C. a quantidade de ar expirado após esforço respiratório máximo.
   D. a maior quantidade de gás que pode ser movida para dentro e para fora dos pulmões em um minuto.

3. O volume corrente é
   A. a quantidade de ar que normalmente se move para dentro (ou para fora) do pulmão em cada respiração.
   B. a quantidade de ar que entra no pulmão, mas não participa da troca de gases.
   C. a quantidade de ar expirado após esforço respiratório máximo.
   D. a maior quantidade de gás que pode ser movida para dentro e para fora dos pulmões em um minuto.

4. Qual das seguintes opções é responsável pelo movimento de $O_2$ dos alvéolos para o sangue nos capilares pulmonares?
   A. Transporte ativo
   B. Filtração
   C. Transporte ativo secundário
   D. Difusão facilitada
   E. Difusão passiva

5. A resistência das vias aéreas
   A. é aumentada se os pulmões são removidos e inflados com solução salina.
   B. não afeta o trabalho da respiração.
   C. está aumentada em pacientes paraplégicos.
   D. está aumentada em seguida à contração de músculos lisos brônquicos.
   E. compõe 80% do trabalho da respiração.

6. O surfactante que reveste os alvéolos
   A. ajuda a prevenir colapso alveolar.
   B. é produzido nas células alveolares tipo I e secretado para dentro do alvéolo.
   C. está aumentado nos pulmões de fumantes pesados.
   D. é um complexo glicolipídico.

# REFERÊNCIAS

Barnes PJ: Chronic obstructive pulmonary disease. N Engl J Med 2000;343:269.

Crystal RG, West JB (editors): *The Lung: Scientific Foundations,* 2nd ed. Raven Press, 1997.

Fishman AP, et al. (editors): *Fishman's Pulmonary Diseases and Disorders,* 4th ed. McGraw-Hill, 2008.

Prisk GK, Paiva M, West JB (editors): *Gravity and the Lung: Lessons from Micrography.* Marcel Dekker, 2001.

West JB: *Pulmonary Pathophysiology,* 5th ed. McGraw-Hill, 1995.

Wright JR: Immunoregulatory functions of surfactant proteins. Nat Rev Immunol 2005;5:58.

# Transporte de Gases e pH

**C A P Í T U L O**

# 35

### OBJETIVOS

*Após o estudo deste capítulo, você deve ser capaz de:*

- Descrever a maneira pela qual o $O_2$ flui dos pulmões para os tecidos e o $CO_2$ flui dos tecidos para os pulmões.
- Listar os fatores importantes que afetam a afinidade da hemoglobina por $O_2$ e o significado fisiológico de cada um.
- Especificar as reações que aumentam a quantidade de $CO_2$ no sangue, e desenhar a curva de dissociação do $CO_2$ para o sangue arterial e venoso.
- Definir alcalose e acidose e listar causas típicas e respostas compensatórias para cada uma.
- Definir hipoxia e descrever as diferenças dos subtipos de hipoxia.
- Descrever os efeitos de hipercapnia e hipocapnia, e dar exemplos de condições que podem causá-las.

## INTRODUÇÃO

Os gradientes de pressão parcial para $O_2$ e $CO_2$, plotados em forma gráfica na **Figura 35–1**, enfatizam que eles são a chave para o movimento de gases, e que o $O_2$ "flui ladeira abaixo" a partir do ar através dos alvéolos e sangue para os tecidos, ao passo que o $CO_2$ "flui ladeira abaixo" dos tecidos para os alvéolos. Entretanto, a quantidade de ambos esses gases transportados para dentro e para fora dos tecidos seria grosseiramente inadequada, se não fosse o fato de que em torno de 99% do $O_2$ que se dissolve no sangue se combina com a hemoglobina, proteína carreadora de $O_2$, e que cerca de 94,5% do CO que se dissolve entra em uma série de reações químicas reversíveis que o convertem em outros compostos. Assim, a presença de hemoglobina aumenta em 70 vezes a capacidade de o sangue transportar $O_2$, e as reações de $CO_2$ aumentam em 17 vezes o conteúdo sanguíneo de $CO_2$. Neste capítulo, são discutidos detalhes fisiológicos subjacentes ao movimento de $O_2$ e de $CO_2$ em várias condições.

## TRANSPORTE DE OXIGÊNIO

### DISTRIBUIÇÃO DE OXIGÊNIO AOS TECIDOS

O transporte de oxigênio, ou, por definição, o volume de oxigênio entregue ao leito vascular sistêmico por minuto, é o produto do débito cardíaco e da concentração arterial de oxigênio. A capacidade de transportar $O_2$ no corpo depende tanto do sistema respiratório quanto do cardiovascular. O transporte de $O_2$ para um tecido em particular depende da quantidade de $O_2$ que entra nos pulmões, da adequação da troca gasosa pulmonar, do fluxo de sangue para o tecido, e da capacidade do sangue de carrear $O_2$. O fluxo sanguíneo para um tecido individual depende do débito cardíaco e do grau de constrição no leito vascular do tecido. A quantidade de $O_2$ no sangue é determinada pela quantidade de $O_2$ dissolvida, da quantidade de hemoglobina no sangue, e da afinidade da hemoglobina pelo $O_2$.

### REAÇÃO DA HEMOGLOBINA COM O OXIGÊNIO

A dinâmica da reação da hemoglobina com $O_2$ fazem daquela um transportador de $O_2$ particularmente adequado. A hemoglobina é uma proteína composta de quatro subunidades, cada uma das quais contém uma porção **heme** ligada a uma cadeia polipeptídica. Em adultos normais, a maior parte das moléculas de hemoglobina contém duas cadeias α e duas β. O heme (ver

## SEÇÃO VI  Fisiologia Respiratória

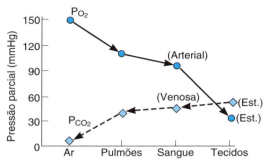

**FIGURA 35-1** Valores de $P_{O_2}$ e $P_{CO_2}$ no ar, nos pulmões, no sangue e nos tecidos. Observe que tanto $O_2$ quanto $CO_2$ se difundem "ladeira abaixo" ao longo de gradientes de pressão parcial decrescente. Est., estimada. (Redesenhada e reproduzida, com permissão, de Kinney JM: Transport of carbondioxide in blood. Anesthesiology 1960;21:615.)

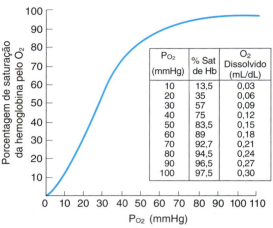

**FIGURA 35-2** Curva de dissociação de oxigênio-hemoglobina. pH 7,40, temperatura 38°C. A tabela inserida relata a porcentagem de hemoglobina saturada ($Sa_{O_2}$) por $P_{O_2}$ e $O_2$ dissolvido. (Redesenhada e reproduzida com a permissão de Comroe JH Jr, et al.: *The Lung: Clinical Physiology and Pulmonary Function Tests*, 2nd ed. Year Book, 1962.)

Figura 31-7) é um anel de porfirina complexo que inclui um átomo de ferro ferroso. Cada um dos quatro átomos de ferro na hemoglobina pode se ligar reversivelmente a uma molécula de $O_2$. O ferro permanece no estado ferroso, de modo que a reação é uma **oxigenação** (não oxidação). Tem sido habitual escrever a reação da hemoglobina com $O_2$ como $Hb + O_2 \rightleftarrows HbO_2$. Como ela contém quatro unidades de desoxiemoglobina (Hb), a molécula de hemoglobina também pode ser representada como $Hb_4$, e ela, de fato, reage com quatro moléculas de $O_2$ para formar $Hb_4O_8$.

$$Hb_4 + O_2 \rightleftarrows Hb_4O_2$$
$$Hb_4O_2 + O_2 \rightleftarrows Hb_4O_4$$
$$Hb_4O_4 + O_2 \rightleftarrows Hb_4O_6$$
$$Hb_4O_6 + O_2 \rightleftarrows Hb_4O_8$$

A reação é rápida, requerendo menos de 0,01 s. A desoxigenação de $Hb_4O_8$ também é muito rápida.

A estrutura quaternária da hemoglobina determina sua afinidade por $O_2$. Na desoxiemoglobina, as unidades de globina estão firmemente ligadas em uma **configuração tensa (T)**, que reduz a afinidade da molécula por $O_2$. Quando $O_2$ é ligado primeiramente, as ligações das unidades de globina são liberadas, produzindo uma **configuração relaxada (R)**, que expõe mais sítios de ligação ao $O_2$. O resultado líquido é um aumento de 500 vezes na afinidade por $O_2$. Nos tecidos, essas reações são invertidas, resultando em liberação de $O_2$. Tem sido calculado que a transição de um estado para o outro ocorre cerca de $10^8$ vezes ao longo da vida de uma hemácia.

A **curva de dissociação oxigênio-hemoglobina** correlaciona o percentual de saturação da hemoglobina pelo $O_2$ (abreviado como $Sa_{O_2}$) à $P_{O_2}$ (**Figura 35-2**). Essa curva tem uma forma sigmoide característica devido à interconversão T-R. A combinação do primeiro heme na molécula de Hb com $O_2$ aumenta a afinidade do segundo heme para $O_2$, e a oxigenação do segundo aumenta a afinidade do terceiro e assim por diante, de modo que a afinidade de Hb para a quarta molécula de $O_2$ é muitas vezes maior que para a primeira. Observe, especialmente, que pequenas mudanças a uma baixa $P_{O_2}$ levam a grandes alterações na $Sa_{O_2}$.

Quando o sangue está equilibrado com $O_2$ a 100%, a hemoglobina normal fica 100% saturada. Quando totalmente saturada, cada grama de hemoglobina normal contém 1,39 mL de $O_2$. Entretanto, o sangue normalmente contém pequenas quantidades de derivados inativos da hemoglobina, e, assim, o valor mensurado *in vivo* é ligeiramente mais baixo. Usando-se a estimativa tradicional da hemoglobina saturada *in vivo*, 1,34 mL de $O_2$, a concentração de hemoglobina no sangue normal é em torno de 15 g/dL (14 g/dL, em mulheres, e 16 g/dL, em homens). Portanto, 1 dL de sangue contém 20,1 mL (1,34 mL × 15) de $O_2$ ligado a hemoglobina, quando a hemoglobina está 100% saturada. A quantidade de $O_2$ dissolvido é uma função linear da $P_{O_2}$ (0,003 mL/dL de sangue/mmHg $P_{O_2}$).

*In vivo*, a hemoglobina no sangue nas extremidades dos capilares pulmonares está cerca de 97,5% saturada com $O_2$ ($P_{aO_2}$ = 100 mmHg). Em consequência de uma leve mistura com sangue venoso que se desvia dos capilares pulmonares (i.e., *shunt* fisiológico), a hemoglobina no sangue arterial sistêmico só está 97% saturada. Portanto, o sangue arterial contém um total de aproximadamente 19,8 mL de $O_2$ por dL: 0,29 mL dissolvido e 19,5 mL ligado à hemoglobina. No sangue venoso em repouso, a hemoglobina está 75% saturada e o conteúdo total de $O_2$ é cerca de 15,2 mL/dL: 0,12 mL dissolvido e 15,1 mL ligado à hemoglobina. Assim, em repouso, os tecidos removem em torno de 4,6 mL de $O_2$ de cada decilitro de sangue que passa por eles (**Tabela 35-1**); 0,17 mL deste total

### TABELA 35-1  Conteúdo de gases do sangue

| | mL/dL de sangue contendo 15 g de hemoglobina | | | |
|---|---|---|---|---|
| | Sangue arterial ($P_{O_2}$ 95 mmHg; $P_{CO_2}$ 40 mmHg; Hb 97% saturada) | | Sangue venoso ($P_{O_2}$ 40 mmHg; $P_{CO_2}$ 46 mmHg; Hb 75% saturada) | |
| Gás | Dissolvido | Combinado | Dissolvido | Combinado |
| $O_2$ | 0,29 | 19,5 | 0,12 | 15,1 |
| $CO_2$ | 2,62 | 46,4 | 2,98 | 49,7 |
| $N_2$ | 0,98 | 0 | 0,98 | 0 |

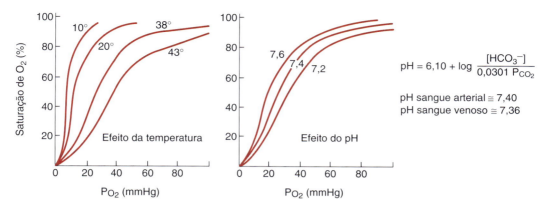

**FIGURA 35-3** Efeitos da temperatura e do pH sobre a curva de dissociação oxigênio-hemoglobina. Tanto alterações na temperatura (**esquerda**) quanto no pH (**direita**) podem alterar a afinidade da hemoglobina por $O_2$. O pH do plasma pode ser estimado pelo uso da equação de Henderson-Hasselbach modificada, como mostrado. (Redesenhada e reproduzida, com permissão, de Comroe JH Jr, et al.: *The Lung: Clinical Physiology and Pulmonary Function Tests*, 2nd ed. Year Book, 1962.)

representa o $O_2$ que estava dissolvido no sangue, e o restante representa $O_2$ que foi liberado da hemoglobina. Dessa maneira, 250 mL de $O_2$ por minuto são transportados do sangue para os tecidos em repouso.

## FATORES QUE AFETAM A AFINIDADE DA HEMOGLOBINA PELO OXIGÊNIO

Três condições importantes afetam a curva de dissociação oxigênio-hemoglobina: o **pH**, a **temperatura**, e a concentração de **2,3-difosfoglicerato** (**DPG; 2,3-DPG**). Uma elevação da temperatura ou uma queda no pH desvia a curva para a direita (Figura 35-3). Quando a curva é desviada nessa direção, é necessária uma $P_{O_2}$ mais alta para a hemoglobina se ligar a uma determinada quantidade de $O_2$. Inversamente, uma queda na temperatura ou uma elevação de pH desvia a curva para a esquerda, e uma $P_{OO_2}$ mais baixa é necessária para ligação de uma certa quantidade de $O_2$. Um índice conveniente para comparação de tais desvios é a $P_{50}$, a $P_{O_2}$ em que a hemoglobina está 50% saturada com $O_2$. Quanto mais alta a $P_{50}$, mais baixa a afinidade da hemoglobina pelo $O_2$.

A diminuição da afinidade da hemoglobina pelo $O_2$ é chamada de **efeito Bohr** e está intimamente relacionada com o fato de que a hemoglobina desoxigenada (desoxiemoglobina) liga $H^+$ mais ativamente do que a hemoglobina oxigenada (oxiemoglobina). O pH do sangue cai quando seu conteúdo de $CO_2$ aumenta, de modo que quando a $P_{CO_2}$ se eleva, a curva se desvia para a direita, e a $P_{50}$ sobe. A maior parte da dessaturação de hemoglobina que ocorre nos tecidos é secundária ao declínio da $P_{O_2}$, mas uma dessaturação extra de 1 a 2% deve-se à elevação da $P_{CO_2}$, e ao consequente desvio da curva de dissociação para a direita.

O 2,3-DPG é muito abundante nas hemácias. Ele é formado a partir do 3-fosfogliceraldeído, que é um produto de glicólise pela via de Embden-Meyerhof. Trata-se de um ânion altamente carregado, que se liga às cadeias β de desoxiemoglobina. Um mol de desoxiemoglobina liga 1 mol de 2,3-DPG. Na prática,

$$HbO_2 + 2,3\text{-DPG} \rightleftarrows Hb - 2,3\text{-DPG} + O_2$$

Neste equilíbrio, um aumento na concentração de 2,3-DPG desvia a reação para a direita, liberando mais $O_2$.

Como a acidose inibe a glicólise nas hemácias, a concentração de 2,3-DPG cai quando o pH está baixo. Inversamente, os hormônios tireoidianos, hormônio do crescimento e androgênios podem aumentar a concentração de 2,3-DPG e a $P_{50}$.

Tem sido relatado que o exercício físico produz um aumento de 2,3-DPG ao longo de 60 min (embora a elevação possa não acontecer em atletas treinados). A $P_{50}$ também está aumentada durante o exercício, pois a temperatura se eleva em tecidos ativos, e $CO_2$ e metabólitos se acumulam, reduzindo o pH. Além disso, muito mais $O_2$ é removido de cada unidade de sangue que flui pelos tecidos ativos, porque a $P_{O_2}$ tecidual declina. Finalmente, em valores baixos de $P_{O_2}$, a curva de dissociação oxigênio-hemoglobina é íngreme, e grandes quantidades de $O_2$ são liberadas por unidade de queda de $P_{O_2}$. Alguns aspectos clínicos da hemoglobina são discutidos no **Quadro Clínico 35-1**.

Um contraste interessante à hemoglobina é a **mioglobina**, um pigmento contendo ferro encontrado no músculo esquelético. A mioglobina se parece com a hemoglobina, mas liga 1 mol de $O_2$ em vez de 4 de $O_2$ por mol de proteína. A falta de ligação cooperativa reflete-se na curva de dissociação da mioglobina, uma hipérbole retangular, em vez da curva sigmoide observada para a hemoglobina (Figura 35-4). Além disso, o desvio para a esquerda da curva de ligação da mioglobina com $O_2$, quando comparada com a hemoglobina, demonstra uma afinidade mais alta para $O_2$ e, assim, promove uma transferência favorável de $O_2$ da hemoglobina no sangue. A inclinação da curva da mioglobina também mostra que $O_2$ só é liberado em valores baixos de $P_{O_2}$ (p. ex., durante o exercício). O conteúdo de mioglobina é maior em músculos especializados para contração mantida. O suprimento de sangue do músculo é comprimido durante tais contrações, e a mioglobina pode continuar a fornecer $O_2$ em condições de redução do fluxo sanguíneo e/ou $P_{O_2}$ reduzida no sangue.

## QUADRO CLÍNICO 35-1

### Ligação de hemoglobina e $O_2$ in vivo

#### Cianose

A hemoglobina reduzida tem uma cor escura, e uma coloração azulada sombria dos tecidos, denominada **cianose**, aparece quando a concentração de hemoglobina reduzida do sangue nos capilares é maior que 5 g/dL. Sua ocorrência depende da quantidade total de hemoglobina no sangue, do grau de insaturação da hemoglobina, e do estado da circulação capilar. A cianose é vista mais facilmente nos leitos ungueais, nas membranas mucosas e nos lobos das orelhas, dos lábios e dedos, onde a pele é fina. Embora a observação visual seja indicativa de cianose, ela não é totalmente confiável. Testes adicionais da tensão e saturação de oxigênio arterial, contagens de células e dosagens de hemoglobina no sangue podem proporcionar diagnósticos mais confiáveis.

#### Efeitos de 2,3-DPG sobre o sangue fetal e armazenado

A afinidade da hemoglobina fetal (hemoglobina F) por $O_2$, que é maior que a da hemoglobina do adulto (hemoglobina A), facilita o movimento de $O_2$ da mãe para o feto. A causa dessa afinidade maior é a ligação fraca de 2,3-DPG pelas cadeias polipeptídicas γ que substituem as cadeias β na hemoglobina fetal. Algumas hemoglobinas anormais em adultos têm valores baixos de $P_{50}$, resultando em maior afinidade pelo $O_2$, o que causa hipoxia tecidual suficiente para estimular o aumento da formação de hemácias, e consequente policitemia. É interessante considerar que essas hemoglobinas podem não ligar 2,3-DPG.

A concentração de 2,3-DPG nas hemácias está aumentada na anemia e em várias doenças nas quais há hipoxia crônica. Isto facilita o aporte de $O_2$ aos tecidos pela elevação da $P_{O_2}$ em que o $O_2$ é liberado nos capilares periféricos. No sangue armazenado em banco de sangue, o nível de 2,3-DPG cai e a capacidade desse sangue de liberar $O_2$ para os tecidos diminui. Esta diminuição, que, obviamente, limita o benefício do sangue se ele é transfundido para um paciente com hipoxia, é menor se o sangue for armazenado em uma solução de citrato-fosfato-dextrose em vez da solução de ácido-citrato-dextrose habitual.

### DESTAQUES TERAPÊUTICOS

Cianose é uma indicação de hemoglobina mal oxigenada em vez de uma doença, e, portanto, pode ter muitas causas, desde exposição ao frio, *overdose* de drogas, até doença pulmonar crônica. Como tal, o tratamento apropriado depende da causa subjacente. Para cianose causada por exposição ao frio, a manutenção de um ambiente aquecido pode ser efetiva, ao passo que a administração de oxigênio suplementar pode ser necessária em condições de doença crônica.

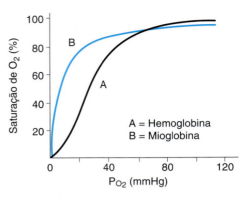

**FIGURA 35-4 Comparação das curvas de dissociação da hemoglobina e mioglobina.** A curva de ligação da mioglobina (B) não tem a forma sigmoide da curva de ligação da hemoglobina (A) como consequência do único sítio de ligação de $O_2$ em cada molécula. A mioglobina também tem maior afinidade por $O_2$ que a hemoglobina (curva desviada para esquerda) e, assim, pode liberar $O_2$ no músculo quando a $P_{O_2}$ do sangue está baixa (p. ex., durante o exercício).

# TRANSPORTE DE DIÓXIDO DE CARBONO

## DESTINO MOLECULAR DO DIÓXIDO DE CARBONO NO SANGUE

A solubilidade do $CO_2$ no sangue é cerca de 20 vezes a do $O_2$; portanto, consideravelmente mais $CO_2$ do que $O_2$ está presente na forma dissolvida considerando pressões parciais iguais. O $CO_2$ que se difunde para dentro das hemácias é rapidamente hidratado em $H_2CO_3$ devido à presença da anidrase carbônica (**Figura 35-5**). O $H_2CO_3$ se dissocia em $H^+$ e $HCO_3^-$, e o $H^+$ é tamponado, principalmente pela hemoglobina, enquanto o $HCO_3^-$ entra no plasma. Parte do $CO_2$ nas hemácias reage com os grupos amina da hemoglobina e outras proteínas (R), formando **compostos carbamínicos**.

$$CO_2 + R-N\begin{matrix}H\\|\\H\end{matrix} \rightleftarrows R-N\begin{matrix}H\\|\\COOH\end{matrix}$$

Como a desoxiemoglobina liga uma maior quantidade de $H^+$ do que a oxiemoglobina e forma compostos de carbamínicos mais prontamente, a ligação de $O_2$ à hemoglobina reduz sua afinidade pelo $CO_2$. O **efeito Haldane** refere-se à capacidade aumentada da hemoglobina desoxigenada ligar e carrear $CO_2$. Consequentemente, o sangue venoso transporta mais $CO_2$ que o sangue arterial, a captação de $CO_2$ é facilitada nos tecidos, e a liberação de $CO_2$ é favorecida nos pulmões. Em torno de 11% do $CO_2$ adicionado ao sangue nos capilares sistêmicos é transportado aos pulmões como carbamino-$CO_2$.

## DESVIO DE CLORETO

Como a elevação do conteúdo de $HCO_3^-$ das hemácias é muito maior que a do plasma a medida que o sangue passa pelos

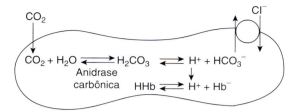

**FIGURA 35–5 Destino do CO₂ na hemácia.** Ao entrar na hemácia, o CO₂ é rapidamente hidratado a H₂CO₃ pela anidrase carbônica. H₂CO₃ está em equilíbrio com H⁺ e com sua base conjugada, HCO₃⁻. H⁺ pode interagir com desoxiemoglobina, ao passo que HCO₃⁻ pode ser transportado para fora da célula pelo trocador aniônico 1 (AE1 ou Banda 3). De fato, para cada molécula de CO₂ que entra na hemácia, há um HCO₃⁻ ou Cl⁻ adicional na célula.

### TABELA 35–2 Destino do CO₂ no sangue

**No plasma**
1. Dissolvido
2. Formação de compostos carbamínicos com proteínas plasmáticas
3. Hidratação, tamponamento de H⁺, HCO₃⁻ no plasma

**Nas hemácias**
1. Dissolvido
2. Formação de carbamino-Hb
3. Hidratação, tamponamento de H⁺, 70% do HCO₃⁻ entra no plasma
4. Cl⁻ se desvia para dentro de células; mOsm nas células aumenta

capilares, cerca de 70% do HCO₃⁻ formado nas hemácias entra no plasma. O HCO₃⁻ em excesso deixa as hemácias em troca de Cl⁻ (Figura 35–5). Este processo é mediado pelo **trocador aniônico 1** (**AE1**, do inglês *anion exchanger 1*; também chamado de Banda 3), uma importante proteína de membrana da hemácia. Como consequência desse **desvio de cloreto**, o conteúdo de Cl⁻ das hemácias no sangue venoso é significativamente maior que o do sangue arterial. O desvio de cloreto ocorre rapidamente, e está essencialmente completo dentro de 1 s.

Repare que para cada molécula de CO₂ adicionada a uma hemácia, há um aumento de uma partícula osmoticamente ativa na célula — ou de HCO₃⁻ ou de Cl⁻ (**Figura 35–6**). Consequentemente, há movimento de água para as hemácias, que aumentam de volume. Por este motivo, além do fato de uma pequena quantidade de líquido no sangue arterial retornar por via linfática em vez de pelas veias, o hematócrito do sangue venoso normalmente é 3% superior ao do sangue arterial. Nos pulmões, o Cl⁻ move-se de volta para fora das células, o que diminui seu volume.

## DISTRIBUIÇÃO ESPACIAL DO DIÓXIDO DE CARBONO NO SANGUE

Por conveniência, os vários destinos do CO₂ no plasma e nas hemácias estão resumidos na Tabela 35–2. A extensão em que eles aumentam a capacidade do sangue de carrear CO₂ é indicada pela diferença entre as linhas que indicam o CO₂ dissolvido e o CO₂ total nas curvas de dissociação para CO₂ mostradas na Figura 35–6.

Dos aproximadamente 49 mL de CO₂ em cada decilitro de sangue arterial (Tabela 35–1), 2,6 mL estão dissolvidos, 2,6 mL estão como compostos carbamínicos, e 43,8 mL estão na forma de HCO₃⁻. Nos tecidos, 3,7 mL de CO₂ por decilitro de sangue são acrescentados; 0,4 mL permanecem em solução, 0,8 mL formam compostos carbamínicos, e 2,5 mL formam HCO₃⁻. O pH do sangue cai de 7,40 para 7,36. Nos pulmões, os processos são invertidos, e os 3,7 mL de CO₂ são descarregados nos alvéolos. Deste modo, 200 mL de CO₂ por minuto em repouso, e quantidades muito maiores durante o exercício, são transportados dos tecidos para os pulmões e excretados. É digno de nota que essa quantidade de CO₂ seja equivalente, em 24 h, a mais de 12.500 mEq de H⁺.

## EQUILÍBRIO ÁCIDO-BASE E TRANSPORTE DE GASES

A principal fonte de ácidos no sangue em condições normais é o metabolismo celular. O CO₂ formado pelo metabolismo nos tecidos é em grande parte hidratado em H₂CO₃, resultando na grande carga total de H⁺ mencionada anteriormente (> 12.500 mEq/dia). Contudo, a maior parte do CO₂ é excretada nos pulmões, e as pequenas quantidades do H⁺ remanescente são excretadas pelos rins.

## TAMPONAMENTO NO SANGUE

Os desvios de ácidos e bases no sangue são controlados principalmente por três tampões principais no sangue: (1) proteínas, (2) hemoglobina e (3) o sistema ácido carbônico-

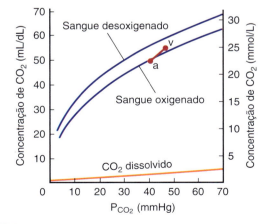

**FIGURA 35–6 Curvas de dissociação de CO₂.** O ponto arterial (a) e o ponto venoso (v) indicam o conteúdo total de CO₂ encontrado no sangue arterial e no sangue venoso de seres humanos normais em repouso. Observe a baixa quantidade de CO₂ que está dissolvida (traço cor-de-laranja) comparada com a que pode ser carreada por outros meios (Tabela 35–2). (Modificada e reproduzida, com permissão, de Schmidt RF, Thews G [editors]: *Human Physiology*. Springer, 1983.)

bicarbonato. As **proteínas** plasmáticas são tampões efetivos, pois tanto suas carboxilas livres quanto seus grupos amina livres se dissociam:

$$RCOOH \rightleftharpoons RCOO^- + H^+$$

$$pH = pK'_{RCOOH} + \log \frac{[RCOO^-]}{[RCOOH]}$$

$$RNH_3^+ \rightleftharpoons RNH_2 + H^+$$

$$pH = pK'_{RNH_3} + \log \frac{[RNH_2]}{[RNH_3^+]}$$

O segundo sistema tampão é provido pela dissociação dos grupos imidazólicos dos resíduos de histidina na **hemoglobina**.

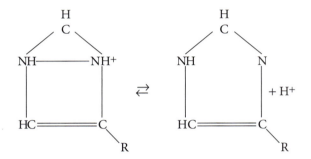

Na faixa de pH de 7,0 a 7,7, os grupos carboxila e amino livres da hemoglobina contribuem relativamente pouco para sua capacidade de tamponamento. Entretanto, a molécula da hemoglobina contém 38 resíduos de histidina, e, nesta base — mais o fato de que a hemoglobina está presente em grandes quantidades — a hemoglobina no sangue tem seis vezes a capacidade de tamponamento das proteínas plasmáticas. Além disso, a ação da hemoglobina é peculiar, porque os grupos imidazólicos de desoxiemoglobina (Hb) se dissociam menos que os da oxiemoglobina (HbO$_2$), tornando a Hb um ácido mais fraco e, portanto, um tampão melhor que a HbO$_2$. As curvas de titulação para Hb e HbO$_2$ **(Figura 35–7)** ilustram as diferenças na capacidade de tamponamento de H$^+$.

O terceiro e principal sistema tampão no sangue é o **sistema ácido carbônico-bicarbonato**:

$$H_2CO_3 \rightleftharpoons H^+ + HCO_3^-$$

A equação de Henderson-Hasselbach para este sistema é

$$pH = pK + \log \frac{[HCO_3^-]}{[H_2CO_3]}$$

O pK para este sistema em uma solução ideal é baixo (em torno de 3), e a quantidade de H$_2$CO$_3$ é pequena e difícil de ser mensurada com precisão. Entretanto, no corpo, o H$_2$CO$_3$ está em equilíbrio com CO$_2$:

$$H_2CO_3 \rightleftharpoons CO_2 + H_2O$$

Se o pK é mudado para pK' (constante de ionização aparente; distinguido do pK real devido a condições inferiores às

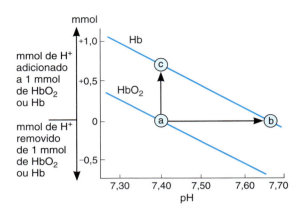

**FIGURA 35–7** Curvas de titulação comparativas para hemoglobina oxigenada (HbO$_2$) e desoxiemoglobina (Hb). A seta de a para c indica o número de milimoles adicionais de H$^+$ que a Hb pode tamponar em comparação com uma concentração similar de HbO$_2$ (i.e., nenhum desvio no pH). A seta de a para b indica o desvio de pH que ocorreria na desoxigenação da HbO$_2$ sem H$^+$ adicional.

ideais para a solução) e [CO$_2$] é substituído por [H$_2$CO$_3$], o pK' é 6,1:

$$pH = 6{,}10 + \log \frac{[HCO_3^-]}{[CO_2]}$$

A forma clinicamente relevante desta equação é:

$$pH = 6{,}10 + \log \frac{[HCO_3^-]}{0{,}0301\, P_{CO_2}}$$

já que a quantidade de CO$_2$ dissolvido é proporcional à pressão parcial de CO$_2$, e o coeficiente de solubilidade do CO$_2$ em mmol/L/mmHg é 0,0301. A [HCO$_3^-$] não pode ser mensurada diretamente, mas pH e P$_{CO_2}$ podem ser mensurados com acurácia adequada com eletrodos de vidro de pH e P$_{CO_2}$, e a [HCO$_3^-$] pode então ser calculada.

O pK' deste sistema ainda é baixo em relação ao pH do sangue, mas o sistema é um dos sistemas tampão mais eficazes do corpo, pois a quantidade de CO$_2$ dissolvida é controlada pela respiração (i.e., trata-se de um sistema "aberto"). Controle adicional da concentração de HCO$_3^-$ no plasma é provido pelos rins. Quando H$^+$ é adicionado ao sangue, o HCO$_3^-$ declina quando mais H$_2$CO$_3$ é formado. Se o H$_2$CO$_3$ extra não fosse convertido em CO$_2$ e H$_2$O e o CO$_2$ excretado nos pulmões, a concentração de H$_2$CO$_3$ subiria. Sem a remoção de CO$_2$ para reduzir H$_2$CO$_3$, uma adição de H$^+$ suficiente para diminuir à metade o HCO$_3^-$ alteraria o pH de 7,4 para 6,0. Entretanto, tal aumento da concentração de H$^+$ é tolerado porque: (1) o H$_2$CO$_3$ extra que é formado é removido, e (2) a elevação de H$^+$ estimula a respiração e, portanto, produz uma queda na P$_{CO_2}$, de modo que algum H$_2$CO$_3$ adicional é removido. O pH líquido depois de tal aumento na concentração de H$^+$ é, na verdade, 7,2 ou 7,3.

Há dois fatores adicionais que fazem do sistema ácido carbônico-bicarbonato um tampão biológico tão eficaz. Em primeiro lugar, a reação CO$_2$ + H$_2$O $\rightleftharpoons$ H$_2$CO$_3$ prossegue lentamente em qualquer das direções, a menos que a enzima **anidrase** carbônica esteja presente. Não há anidrase carbônica no plasma, mas há um suprimento abundante nas hemácias, controlando espacialmente a reação. Em segundo lugar, a presença de hemoglobina no sangue aumenta o tamponamento do sistema, ligando $H^+$ livre produzido pela hidratação de $CO_2$ e possibilitando a movimentação de $HCO_3^-$ em direção ao plasma.

## ACIDOSE E ALCALOSE

Normalmente, o pH do plasma arterial é de 7,40 e o do plasma venoso, levemente mais baixo. Uma diminuição do pH abaixo do normal (**acidose**) está tecnicamente presente sempre que o pH arterial estiver abaixo de 7,40, e um aumento do pH (**alcalose**) está tecnicamente presente sempre que o pH estiver acima de 7,40. Na prática, variações de até 0,05 unidade de pH ocorrem sem efeitos desagradáveis. Os distúrbios ácido-base se dividem em quatro categorias: acidose respiratória, alcalose respiratória, acidose metabólica e alcalose metabólica. Além disso, estes distúrbios podem acontecer em combinação. Alguns exemplos de distúrbios ácido-base são mostrados na Tabela 35–3.

## ACIDOSE RESPIRATÓRIA

Qualquer elevação de curta duração da $P_{CO_2}$ arterial (i.e., acima de 40 mmHg, devido à hipoventilação) resulta em **acidose respiratória**. Lembre-se que o $CO_2$ que está retido está em equilíbrio com $H_2CO_3$, que, por sua vez, está em equilíbrio com $HCO_3^-$. O aumento efetivo de $HCO_3^-$ no plasma significa que um novo equilíbrio é alcançado em um pH mais baixo. Isto pode ser indicado graficamente em uma plotagem da concentração de $HCO_3^-$ versus pH no plasma (Figura 35–8). A

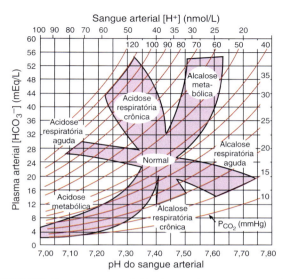

**FIGURA 35–8 Nomograma ácido-base.** Alterações na $P_{CO_2}$ (linhas curvas), $HCO_3^-$ do plasma, e pH (ou [$H^+$]) do sangue arterial na acidose respiratória e metabólica são mostradas. Observe os desvios no $HCO_3^-$ e pH quando acidose e alcalose respiratória agudas são compensadas, produzindo seus equivalentes crônicos. (Reproduzida, com permissão, de Brenner BM, Rector TC Jr. [editors]: *Brenner &Rector's The Kidney*, 7th ed. Saunders, 2004.)

mudança de pH observada em qualquer aumento de $P_{CO_2}$ durante a acidose respiratória depende da capacidade de tamponamento do sangue. As alterações iniciais mostradas na Figura 35–8 são aquelas que ocorrem independentemente de algum mecanismo compensatório; isto é, elas são aquelas da **acidose respiratória não compensada**.

## ALCALOSE RESPIRATÓRIA

Qualquer redução de curta duração da $P_{CO_2}$ abaixo do que é necessário para troca apropriada de $CO_2$ (i.e., abaixo de 35 mmHg, como pode acontecer durante hiperventilação) resulta em **alcalose respiratória**. O $CO_2$ diminuído desvia o equilíbrio do sistema ácido carbônico-bicarbonato para abaixar efetivamente a [$H^+$] e aumentar o pH. Como na acidose respiratória, as mudanças iniciais do pH correspondentes à alcalose respiratória (Figura 35–8) são aquelas que ocorrem independentemente de algum mecanismo compensatório, e assim representam **alcalose respiratória não compensada**.

## ACIDOSE E ALCALOSE METABÓLICA

Alterações no pH do sangue também podem surgir por mecanismo não respiratório. **Acidose metabólica** (ou acidose não respiratória) ocorre quando ácidos fortes são adicionados ao sangue. Se uma grande quantidade de ácido é ingerida (p. ex., dose excessiva de ácido acetilsalicílico), os ácidos no sangue aumentam rapidamente. O $H_2CO_3$ que é formado é convertido em $H_2O$ e $CO_2$, e o $CO_2$ é rapidamente excretado pelos pulmões. Esta é a situação na **acidose metabólica não**

**TABELA 35–3** Valores plasmáticos de pH, $HCO_3^-$ e $P_{CO_2}$ em vários distúrbios típicos do equilíbrio ácido-base[a]

| Condição | pH | HCO₃⁻ (mEq/L) | P_CO₂ (mmHg) | Causa |
|---|---|---|---|---|
| Normal | 7,40 | 24,1 | 40 | |
| Acidose metabólica | 7,28 | 18,1 | 40 | Ingestão de NH₄Cl |
|  | 6,96 | 5,0 | 23 | Acidose diabética |
| Alcalose metabólica | 7,50 | 30,1 | 40 | Ingestão de NaHCO₃ |
|  | 7,56 | 49,8 | 58 | Vômitos prolongados |
| Acidose respiratória | 7,34 | 25,0 | 48 | Respirar CO₂ a 7% |
|  | 7,34 | 33,5 | 64 | Enfisema |
| Alcalose respiratória | 7,53 | 22,0 | 27 | Hiperventilação voluntária |
|  | 7,48 | 18,7 | 26 | Permanecer por três semanas em altitude de 4.000 m |

[a] Nos exemplos de acidose diabética e vômitos prolongados, a compensação respiratória para acidose e alcalose metabólica primária ocorreu, e o $P_{CO_2}$ se desviou de 40 mmHg. Nos exemplos de enfisema e altitude elevada, a compensação renal para acidose e alcalose respiratória primária ocorreu e tornou os desvios do normal do $HCO_3^-$ plasmático maiores do que seriam em caso contrário.

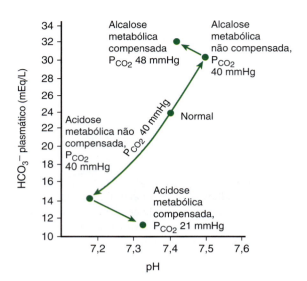

**FIGURA 35-9** Alterações ácido-base durante a acidose metabólica. Estão plotadas alterações no pH, $HCO_3^-$ e $P_{CO_2}$ reais do plasma, em repouso, durante acidose e alcalose metabólica, e em seguida à compensação respiratória. A acidose ou alcalose metabólica causa alterações no pH ao longo da linha isóbara da $P_{CO_2}$ (linha do meio). A compensação respiratória move o pH em direção ao normal por alterar a $P_{CO_2}$ (setas em cima e embaixo). (Isto é, chamado de diagrama de Davenport e baseia-se em Davenport HW: *The ABC of Acid-Base Chemistry*, 6th ed. University of Chicago Press, 1974.)

**compensada** (Figura 35-8). Observe que ao contrário da acidose respiratória, a acidose metabólica não inclui uma alteração na $P_{CO_2}$; o desvio na direção de acidose ocorre ao longo de uma linha isóbara (Figura 35-9). Quando o nível de [H⁺] livre cai como um resultado da adição de substâncias alcalinas, ou, mais comumente, pela remoção de grande quantidade de ácido (p. ex., após vômitos), resulta em **alcalose metabólica**. Na alcalose metabólica não compensada, o pH se eleva ao longo de uma linha isóbara (Figuras 35-8 e 35-9).

# COMPENSAÇÃO RESPIRATÓRIA E RENAL

Acidose e alcalose não compensadas como descritas são raramente vistas, devido aos sistemas de compensação. Os dois sistemas compensatórios principais são o **respiratório** e o **renal**.

O sistema respiratório compensa para acidose ou alcalose pela alteração da ventilação, e, consequentemente, da $P_{CO_2}$, que pode modificar diretamente o pH do sangue. Os mecanismos respiratórios são rápidos. Em resposta à acidose metabólica, a ventilação é aumentada, resultando em uma diminuição da $P_{CO_2}$ (p. ex., de 40 mmHg para 20 mmHg) e um aumento subsequente do pH em direção ao normal (Figura 35-9). Em resposta à alcalose metabólica, a ventilação é diminuída, a $P_{CO_2}$ é aumentada, e ocorre uma redução subsequente do pH. Como a compensação respiratória é uma resposta rápida, a representação gráfica na Figura 35-9 exagera o ajuste em dois passos do pH sanguíneo. Na verdade, assim que inicia-se a acidose metabólica, a compensação respiratória é convocada e não acontecem os grandes desvios de pH ilustrados.

Para compensação completa de acidose/alcalose respiratória ou metabólica, mecanismos compensatórios renais são recrutados. O rim responde à acidose secretando ativamente ácidos fixos, enquanto retém $HCO_3^-$ filtrado. Em contrapartida, o rim responde à alcalose ao diminuir a secreção de H⁺ e a retenção de $HCO_3^-$ filtrado.

As células tubulares renais têm anidrase carbônica ativa, e, assim, podem produzir H⁺ e $HCO_3^-$ a partir de $CO_2$. Em resposta à acidose, essas células secretam H⁺ no líquido tubular em troca de Na⁺, enquanto $HCO_3^-$ é reabsorvido ativamente para dentro do capilar peritubular; para cada H⁺ secretado, um Na⁺ e um $HCO_3^-$ são adicionados ao sangue. O resultado desta compensação renal para acidose respiratória é mostrado graficamente no desvio de acidose respiratória aguda para crônica, na Figura 35-8. Inversamente, em resposta à alcalose, o rim diminui a secreção de H⁺ e deprime a reabsorção de $HCO_3^-$. O resultado desta compensação renal para alcalose respiratória é mostrado graficamente no desvio de alcalose respiratória aguda para crônica, na Figura 35-8. Avaliações clínicas do estado ácido-base são discutidas no **Quadro Clínico 35-2**, e o papel dos rins na homeostasia ácido-base é discutido em mais detalhes no Capítulo 38.

## QUADRO CLÍNICO 35-2

### Avaliação clínica do estado ácido-base

Ao se avaliar distúrbios do equilíbrio ácido-base, é importante conhecer o pH e o conteúdo de $HCO_3^-$ do plasma arterial. Determinações confiáveis do pH podem ser feitas com um pHmetro e um eletrodo de vidro. Usando-se o pH e uma mensuração direta da $P_{CO_2}$ com um eletrodo de $CO_2$, pode ser calculada a concentração de $HCO_3^-$. A $P_{CO_2}$ é cerca de 8 mmHg mais alta, e o pH é 0,03 a 0,04 mais baixo no plasma venoso que no arterial, porque o sangue venoso contém o $CO_2$ sendo transportado dos tecidos para os pulmões. Portanto, a concentração calculada de $HCO_3^-$ é cerca de 2 mmol/L mais alta. Contudo, se isso é mantido em mente, o sangue venoso livre na circulação pode substituir o sangue arterial na maioria das situações clínicas.

Uma mensuração que tem algum valor no diagnóstico diferencial da acidose metabólica é a **diferença de ânions** (*ânion gap*). Essa diferença de ânions, o que é uma denominação um tanto equivocada, refere-se a uma diferença entre a concentração de cátions diferentes de Na⁺ e a concentração de ânions diferentes de Cl⁻ e $HCO_3^-$ no plasma. Em sua maior parte, consiste em proteínas em forma aniônica, $HPO_4^{2-}$, $SO_4^{2-}$, e ácidos orgânicos; um valor normal é em torno de 12 mEq/L. Ela está aumentada quando a concentração plasmática de K⁺, $Ca^{2+}$ ou $Mg^+$ está diminuída; quando a concentração de proteínas plasmáticas está aumentada; ou quando ânions orgânicos, como lactato ou ânions estranhos, se acumulam no sangue. Ela está diminuída quando cátions estão aumentados, ou quando a albumina plasmática está diminuída. A diferença de ânions está aumentada na acidose metabólica causada por cetoacidose, acidose láctica, e outras formas de acidose em que ânions orgânicos estão aumentados.

# HIPOXIA

**Hipoxia** é a deficiência de $O_2$ ao nível tecidual. É um termo mais correto que **anoxia** (falta de $O_2$), já que é muito raro que não exista $O_2$ algum disponível nos tecidos.

Numerosas classificações para hipoxia têm sido usadas, mas o sistema mais tradicional de quatro tipos ainda tem utilidade considerável, se as definições dos termos são mantidas em mente com clareza. As quatro categorias são (1) **hipoxemia** (às vezes chamada de **hipoxia hipóxica**), na qual a $P_{O_2}$ do sangue arterial está reduzida; (2) **hipoxia anêmica**, na qual a $P_{O_2}$ arterial está normal, mas a quantidade de hemoglobina disponível para transportar $O_2$ está reduzida; (3) **hipoxia isquêmica** ou **estagnante**, em que o fluxo de sangue para um tecido é tão baixo que $O_2$ adequado não chega, apesar de uma $P_{O_2}$ e concentração de hemoglobina normais; e (4) **hipoxia histotóxica**, na qual a quantidade de $O_2$ aportado a um tecido é adequada, mas, como consequência da ação de um agente tóxico, as células do tecido não podem utilizar o $O_2$ que lhes foi suprido. Alguns efeitos específicos da hipoxia sobre células e tecidos são discutidos no **Quadro Clínico 35–3**.

# HIPOXEMIA

Por definição, hipoxemia é uma condição de $P_{O_2}$ arterial reduzida. A hipoxemia é um problema em indivíduos normais em altitudes elevadas, e é uma complicação de pneumonia e de várias outras doenças do sistema respiratório.

## EFEITOS DA DIMINUIÇÃO DA PRESSÃO ATMOSFÉRICA

A composição do ar permanece a mesma, mas a pressão atmosférica total cai com o aumento da altitude (**Figura 35–10**), e, assim, a $P_{O_2}$ também cai. Aos 3.000 m acima do nível do mar, a $P_{O_2}$ alveolar é cerca de 60 mmHg, e há bastante estimulação hipóxica dos quimiorreceptores na respiração normal para causar um aumento da ventilação. Quando se sobe a uma altitude mais elevada, a $P_{O_2}$ alveolar cai menos rapidamente e a $P_{CO_2}$ alveolar declina devido à hiperventilação. A queda resultante da $P_{CO_2}$ arterial produz alcalose respiratória. Numerosos mecanismos compensatórios operam durante um período de tempo para aumentar a tolerância à altitude (**aclimatação**), mas em indivíduos não aclimatados, sintomas mentais, como irritabilidade, aparecem em torno dos 3.700 m. Aos 5.500 m, os sintomas de hipoxia são graves; e em altitudes acima de 6.100 m, geralmente se perde a consciência.

## SINTOMAS DE HIPOXIA E INALAÇÃO DE OXIGÊNIO

Alguns dos efeitos da altitude elevada podem ser contrabalançados pela respiração de $O_2$ a 100%. Nestas condições, a pressão atmosférica total torna-se o fator limitante da tolerância à altitude.

---

## QUADRO CLÍNICO 35–3

### Efeitos da hipoxia sobre células e tecidos selecionados

#### Efeitos sobre as células

A hipoxia causa a produção de fatores de transcrição (fatores induzíveis por hipoxia; HIF, do inglês *hypoxia-inducible factors*). Estes são constituídos por subunidades α e β. Em tecidos normalmente oxigenados, as subunidades α são rapidamente ubiquitinadas e destruídas. Entretanto, em células hipóxicas, as subunidades α dimerizam com subunidades β, e os dímeros ativam genes que produzem várias proteínas, inclusive fatores angiogênicos e eritropoietina, entre outros.

#### Efeitos sobre o encéfalo

Na hipoxemia e em outras formas generalizadas de hipoxia, o encéfalo é afetado primeiramente. Uma queda brusca da $P_{O_2}$ inspirada abaixo de 20 mmHg, que ocorre, por exemplo, quando a pressão da cabine é perdida subitamente em um avião voando acima de 16.000 m, causa perda da consciência em 10 a 20 s, e morte em quatro a cinco minutos. A hipoxia menos grave causa uma variedade de anormalidades mentais, semelhantes àquelas produzidas pelo álcool: julgamento dificultado, torpor, sensibilidade à dor embotada, excitação, desorientação, perda do sentido de tempo e cefaleia. Outros sintomas incluem anorexia, náusea, vômitos, taquicardia e, quando a hipoxia é grave, hipertensão. A frequência da ventilação está aumentada em proporção à gravidade da hipoxia das células quimiorreceptoras das carótidas.

#### Estimulação respiratória

**Dispneia** é por definição a respiração difícil ou trabalhosa, na qual o sujeito está consciente da falta de ar; **hiperpneia** é o termo geral para um aumento da frequência ou profundidade da respiração, independentemente das sensações subjetivas do paciente. **Taquipneia** é a respiração rápida, superficial. Em geral, um indivíduo normal não está consciente da respiração até que a ventilação esteja duplicada, e a respiração não é desconfortável até que a ventilação seja triplicada ou quadruplicada. Se um dado nível de ventilação é ou não desconfortável também parece depender de uma variedade de outros fatores. A hipercapnia e, em grau menor, a hipoxia, causam dispneia. Um fator adicional é o esforço envolvido em mover o ar para dentro e para fora dos pulmões (o trabalho da respiração).

---

A pressão parcial de vapor d'água no ar alveolar é constante em 47 mmHg, e a do $CO_2$ normalmente é 40 mmHg, de modo que a pressão atmosférica mais baixa em que uma $P_{O_2}$ alveolar normal de 100 mmHg é possível é 187 mmHg, a pressão por volta dos 10.400 m. Em altitudes elevadas, a ventilação aumentada devido ao declínio da $P_{O_2}$ alveolar diminui um pouco a $P_{CO_2}$ alveolar, mas a $P_{O_2}$ alveolar máxima que pode ser atingida quando se respira $O_2$ a 100% em uma pressão atmosférica de

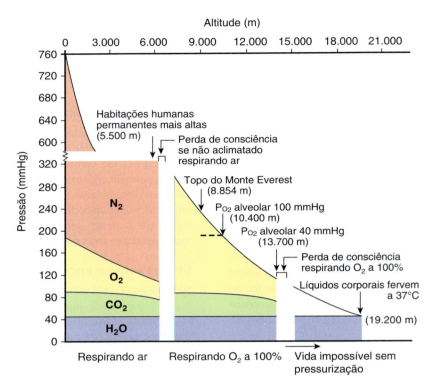

**FIGURA 35-10** Composição do ar alveolar em indivíduos respirando ar (0 a 6.100 m) e O₂ a 100% (6.100 a 13.700 m). A P_O2 alveolar mínima que um indivíduo não aclimatado pode tolerar sem perda de consciência é em torno de 35 a 40 mmHg. Observe que com a altitude crescente, a P_CO2 cai como consequência da hiperventilação devida à estimulação hipóxica dos quimiorreceptores carotídeos e aórticos. A queda da pressão atmosférica com a altitude crescente não é linear, pois o ar é compressível.

100 mmHg a 13.700 m é de aproximadamente 40 mmHg. Próximo aos 14.000 m, a consciência é perdida, apesar da administração de O₂ a 100%. Aos 19.200 m, a pressão atmosférica é 47 mmHg, e nesta pressão ou abaixo dela os líquidos do corpo fervem à temperatura corporal. Entretanto, esse ponto é altamente acadêmico, porque qualquer indivíduo exposto a uma pressão tão baixa estaria morto pela hipoxia antes que as bolhas dos líquidos corporais causassem a morte.

É claro que uma atmosfera artificial pode ser criada em volta de um indivíduo; em uma roupa ou cabine pressurizada suprida com O₂ e um sistema para remoção de CO₂, é possível subir-se a qualquer altitude e viver no vácuo do espaço interplanetário. Alguns efeitos tardios da altitude elevada são discutidos no **Quadro Clínico 35-4**.

## ACLIMATAÇÃO

A aclimatação à altitude deve-se à operação de vários mecanismos compensatórios. A alcalose respiratória produzida por hiperventilação desvia a curva de dissociação de oxigênio-hemoglobina para a esquerda, mas um aumento concomitante em 2,3-DPG das hemácias tende a diminuir a afinidade por O₂ da hemoglobina. O efeito líquido é um pequeno aumento da P_50. A diminuição da afinidade pelo O₂ resulta em mais O₂ disponível para os tecidos. Entretanto, o valor do aumento de P_50 é limitado, pois quando a P_O2 arterial está reduzida acentuadamente, a afinidade diminuída por O₂ também interfere na captação de O₂ pela hemoglobina nos pulmões.

A resposta ventilatória inicial à altitude aumentada é relativamente pequena, porque a alcalose tende a contrabalançar o efeito estimulante da hipoxia. Entretanto, a ventilação aumenta constantemente durante os próximos quatro dias **(Figura 35-11)**, porque o transporte ativo de H⁺ para o líquido cerebrospinal (LCS), ou, possivelmente, o desenvolvimento de uma acidose láctica no encéfalo, causa uma queda no pH do LCS que aumenta a resposta à hipoxia. Após quatro dias, a resposta ventilatória começa a declinar lentamente, mas são necessários anos de permanência em altitudes mais elevadas para que ela caia para o nível inicial, se é que isto acontece.

A secreção de eritropoietina aumenta prontamente na ascensão à altitude e depois cai um tanto durante os quatro dias seguintes, quando a resposta ventilatória aumenta e a P_O2 arterial se eleva. O aumento das hemácias circulantes desencadeado pela eritropoietina começa em dois a três dias, e é mantido por tanto tempo quanto o indivíduo permaneça na altitude elevada. Alterações compensatórias também ocorrem nos tecidos. As mitocôndrias, que são o sítio de reações oxidantes, crescem em número e a mioglobina aumenta, o que facilita o movimento de O₂ para os tecidos. O conteúdo tecidual de citocromo oxidase também aumenta.

A eficácia do processo de aclimatação é indicada pelo fato de que existem habitações humanas permanentes nos Andes e no Himalaia, em elevações acima de 5.500 m. Os nativos que residem nessas vilas têm tórax em barril e são acentuadamente policitêmicos. Eles têm baixos valores alveolares de P_O2, mas na maioria de outros aspectos são bastante normais.

## QUADRO CLÍNICO 35-4

### Efeitos tardios da altitude elevada

Pela primeira vez que chegam a uma altitude elevada, muitos indivíduos desenvolvem o transitório "mal das montanhas". Esta síndrome se desenvolve entre oito e 24 h depois da chegada à altitude e dura de quatro a oito dias. Ela se caracteriza por cefaleia, irritabilidade, insônia, falta de ar, náusea e vômito. Sua causa é indeterminada, mas parece estar associada com edema cerebral. A $P_{O_2}$ baixa em altitude elevada causa dilatação arteriolar, e se a autorregulação cerebral não compensar, há um aumento da pressão capilar que favorece transudação aumentada de líquido para dentro do tecido cerebral.

Duas síndromes mais sérias que estão associadas à doença da altitude elevada: **edema cerebral da altitude elevada** e **edema pulmonar da altitude elevada**. No edema cerebral da altitude elevada, o vazamento capilar do mal das montanhas progride para o edema cerebral franco, com ataxia, desorientação e, em alguns casos, coma e morte devido à herniação do encéfalo através do tentório. O edema pulmonar da altitude elevada é um edema esparso dos pulmões que está relacionado com a hipertensão pulmonar acentuada que se desenvolve na altitude elevada. Tem sido argumentado que ele ocorre porque nem todas as arteríolas pulmonares têm músculo liso suficiente para se constringir em resposta à hipoxia, e nos capilares supridos por tais artérias o aumento geral da pressão arterial pulmonar causa um aumento da pressão capilar que rompe suas paredes (falha por estresse).

### DESTAQUES TERAPÊUTICOS

Todas as formas de doença da altitude elevada são beneficiadas pela descida a uma altitude mais baixa e por tratamento com o diurético acetazolamida. Este fármaco inibe a anidrase carbônica, e resulta em estimulação da respiração, $Pa_{CO_2}$ aumentada e formação reduzida de LCS. Quando o edema cerebral é acentuado, doses altas de glicocorticoides também são frequentemente administradas. Seu mecanismo de ação é indeterminado. No edema pulmonar da altitude elevada, o tratamento pronto com $O_2$ é essencial — e, se disponível, o uso de uma câmara hiperbárica. Câmaras hiperbáricas portáteis estão disponíveis atualmente em várias áreas montanhosas. A nifedipina, um bloqueador de canal de $Ca^{2+}$ que diminui a pressão da artéria pulmonar, também pode ser útil.

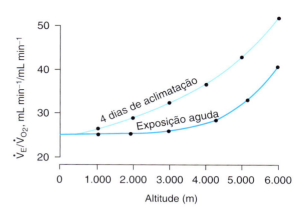

**FIGURA 35-11** Efeito da aclimatação sobre a resposta ventilatória em várias altitudes. $\dot{V}_E/\dot{V}_{O_2}$ é o equivalente ventilatório, a razão de volume minuto expirado ($\dot{V}_E$) para o consumo de $O_2$ ($\dot{V}_{O_2}$). (Reproduzida, com permissão, de Lenfant C, Sullivan K: Adaptation to high altitude. N Eng J Med 1971;284:1298.)

## DOENÇAS QUE CAUSAM HIPOXEMIA

A hipoxemia é a forma mais comum de hipoxia vista clinicamente. As doenças que a causam podem ser divididas grosseiramente naquelas em que o aparelho de trocas gasosas falha, aquelas, como cardiopatias congênitas, em que grandes quantidades de sangue são desviadas do lado venoso para o lado arterial da circulação, e aquelas em que a bomba respiratória falha. A insuficiência pulmonar ocorre quando condições como a fibrose pulmonar produzem bloqueio alveolocapilar, ou há um desequilíbrio ventilação-perfusão. A insuficiência da bomba pode ser devida à fadiga dos músculos respiratórios em condições nas quais o trabalho da respiração está aumentado, ou a uma variedade de defeitos mecânicos, como pneumotórax ou obstrução brônquica, que limitam a ventilação. Ela também pode ser causada por anormalidades dos sistemas neurais que controlam a ventilação, como depressão dos neurônios respiratórios no bulbo por morfina e outros fármacos. Algumas causas específicas de hipoxemia são discutidas no texto seguinte.

## SHUNTS VENOARTERIAIS

Quando uma anormalidade cardiovascular, como um defeito do septo interatrial, permite que grandes quantidades de sangue venoso não oxigenado se desviem dos capilares pulmonares e diluam o sangue oxigenado nas artérias sistêmicas ("shunt da direita para esquerda") resultam hipoxemia crônica e cianose (**cardiopatia congênita cianótica**). A administração de $O_2$ a 100% aumenta o conteúdo de $O_2$ do ar alveolar, mas tem pouco efeito sobre a hipoxia devida a *shunts* venoarteriais. Isto acontece porque o sangue venoso desoxigenado não tem a oportunidade de chegar ao pulmão para ser oxigenado.

## DESEQUILÍBRIO VENTILAÇÃO-PERFUSÃO

Desequilíbrio esparso ventilação-perfusão é, de longe, a causa mais comum de hipoxemia em situações clínicas. Em processos mórbidos que impedem a ventilação de alguns dos alvéolos, as relações ventilação-fluxo sanguíneo em diferentes partes do pulmão determinam a extensão à qual a $P_{O_2}$ arterial

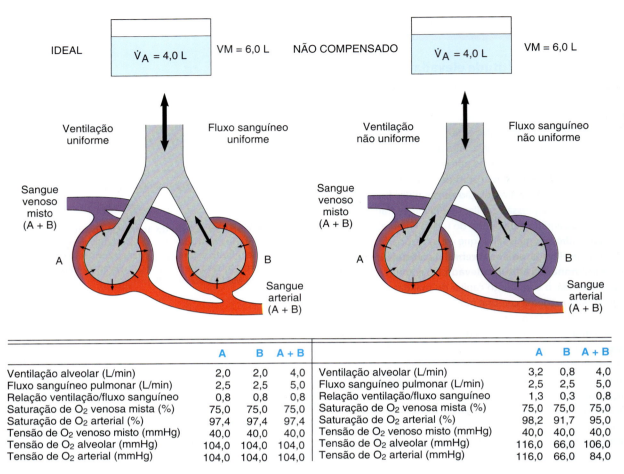

**FIGURA 35-12** Comparação das relações ventilação/fluxo sanguíneo na saúde e doença. Esquerda: relação "ideal" ventilação/fluxo sanguíneo. Direita: ventilação não uniforme e fluxo sanguíneo uniforme, não compensado. $\dot{V}_A$, ventilação alveolar; VM, volume minuto respiratório. Ver texto para detalhes. (Reproduzida, com permissão, de Comroe JH Jr, et al.: *The Lung: Clinical Physiology and Pulmonary Function Tests*, 2nd ed. Year Book, 1962.)

sistêmica declina. Se alvéolos não ventilados são perfundidos, a porção não ventilada, mas perfundida, do pulmão é, com efeito, um *shunt* da direita para esquerda, depositando sangue não oxigenado para o lado esquerdo do coração. Graus menores de desequilíbrio ventilação-perfusão são mais comuns. Na situação ilustrada na Figura 35-12, o exemplo de ventilação-perfusão equilibrada à esquerda mostra uma distribuição uniforme por toda a troca de gases. Entretanto, quando a ventilação não está em equilíbrio com a perfusão, a troca de $O_2$ é comprometida. Observe que os alvéolos hipoventilados (B) têm uma $P_{O_2}$ alveolar baixa, ao passo que os alvéolos hiperventilados (A) têm uma $P_{O_2}$ alveolar alta, enquanto ambos têm o mesmo fluxo sanguíneo. A insaturação da hemoglobina do sangue vindo de B não é compensada completamente pela saturação levemente maior do sangue vindo de A, pois a hemoglobina geralmente está quase saturada nos pulmões, e a $P_{O_2}$ alveolar mais alta acrescenta somente um pouco mais de $O_2$ à hemoglobina do que ela normalmente transporta. O conteúdo de $CO_2$ do sangue arterial geralmente é normal em tais situações, pois a perda extra de $CO_2$ nas regiões hiperventiladas pode equilibrar a perda diminuída nas áreas hipoventiladas.

# OUTRAS FORMAS DE HIPOXIA

## HIPOXIA ANÊMICA

A hipoxia por anemia não é grave em repouso a menos que a deficiência de hemoglobina seja acentuada, porque o 2,3-DPG aumenta nas hemácias. Entretanto, os pacientes anêmicos podem ter dificuldade considerável durante o exercício físico devido a uma capacidade limitada de aumentar o aporte de $O_2$ aos tecidos ativos (Figura 35-13).

## ENVENENAMENTO POR MONÓXIDO DE CARBONO

Pequenas quantidades de monóxido de carbono (CO) são formadas no corpo, e este gás pode funcionar como um mensageiro químico no encéfalo e em outros locais. Em quantidades maiores, ele é venenoso. Fora do corpo, ele é formado por combustão incompleta de carbono. Ele era usado por gregos e romanos para executar criminosos, e atualmente causa mais óbitos que qualquer outro gás. O envenenamento por CO tem se tornado menos comum nos Estados Unidos, desde que o gás

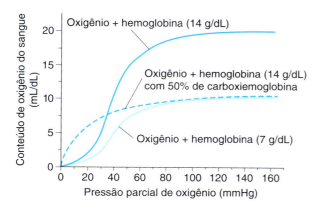

**FIGURA 35-13** **Efeitos da anemia e do CO sobre a ligação de $O_2$ à hemoglobina.** Curva de dissociação da oxiemoglobina normal (14 g/dL de hemoglobina) em comparação com anemia (7 g/dL de hemoglobina) e com curvas de dissociação da oxiemoglobina no envenenamento por CO (50% de carboxiemoglobina). Observe que a curva no envenenamento por CO é desviada para a esquerda da curva de anemia. (Reproduzida, com permissão, de Leff AR, Schumacker PT: *Respiratory Physiology: Basics and Applications*. Saunders, 1993.)

natural substituiu outros gases como o gás de carvão, que contém grandes quantidades de CO. Contudo, o CO ainda é prontamente disponível, pois o escapamento dos motores a gasolina é de 6% ou mais de CO.

O CO é tóxico porque reage com a hemoglobina para formar **monoxiemoglobina de carbono** (**carboxiemoglobina, COHb**), e COHb não capta $O_2$ (Figura 35–13). O envenenamento por CO é geralmente listado como uma forma de hipoxia anêmica, pois a quantidade de hemoglobina que pode transportar $O_2$ está reduzida, mas o conteúdo de hemoglobina total do sangue não é afetado pelo CO. A afinidade da hemoglobina por CO é 210 vezes sua afinidade por $O_2$, e COHb libera CO muito lentamente. Uma dificuldade adicional é que quando COHb está presente, a curva de dissociação da $HbO_2$ remanescente se desvia para a esquerda, diminuindo a quantidade de $O_2$ liberada. É por isso que um indivíduo anêmico que tem 50% da quantidade normal de $HbO_2$ pode ser capaz de realizar trabalho moderado, ao passo que um indivíduo com $HbO_2$ reduzida ao mesmo nível devido à formação de COHb está seriamente incapacitado.

Como consequência da afinidade do CO pela hemoglobina, formação progressiva de COHb ocorre quando a $P_{CO}$ alveolar é maior que 0,4 mmHg. Entretanto, a quantidade de COHb formada depende da duração da exposição o CO, bem como da concentração de CO no ar inspirado e da ventilação alveolar.

O CO também é tóxico para os citocromos nos tecidos, mas a quantidade de CO necessária para envenenar os citocromos é 1.000 vezes a dose letal; assim, a toxicidade tecidual não desempenha um papel no envenenamento clínico por CO.

Os sintomas de envenenamento por CO são aqueles de qualquer tipo de hipoxia, especialmente cefaleia e náusea, mas há pouca estimulação da respiração, pois a $P_{O_2}$ permanece normal no sangue arterial e os quimiorreceptores carotídeos e aórticos não são estimulados. A cor vermelho-cereja da COHb é visível na pele, nos leitos ungueais e nas membranas mucosas. A morte resulta quando em torno de 70 a 80% da hemoglobina circulante é convertida em COHb. Os sintomas produzidos pela exposição crônica a concentrações subletais de CO são aqueles de lesão cerebral progressiva, inclusive alterações mentais e, algumas vezes, um estado semelhante ao parkinsonismo.

O tratamento do envenenamento por CO consiste em terminação imediata da exposição e ventilação adequada por respiração artificial, se necessário. A ventilação com $O_2$ é preferível à ventilação com ar fresco, pois o $O_2$ acelera a dissociação da COHb. A oxigenação hiperbárica (ver adiante) é útil nessa condição.

## HIPOXIA ISQUÊMICA

A hipoxia isquêmica, ou hipoxia estagnante, deve-se à circulação lenta, e é um problema em órgãos tais como os rins e o coração durante o choque. O fígado e, possivelmente, o encéfalo são danificados pela hipoxia isquêmica na insuficiência cardíaca congestiva. O fluxo de sangue para o pulmão normalmente é muito intenso, e é preciso hipotensão prolongada para produzir dano significante. Entretanto, a síndrome do desconforto respiratório agudo (SDRA) pode se desenvolver quando há colapso circulatório prolongado.

## HIPOXIA HISTOTÓXICA

A hipoxia devida à inibição dos processos oxidantes dos tecidos é mais comumente o resultado de envenenamento por cianeto. O cianeto inibe a citocromo oxidase e, possivelmente, outras enzimas. Azul de metileno ou nitritos são usados para tratar envenenamento por cianeto. Eles agem para formar **metemoglobina**, a qual então reage com o cianeto para formar **cianometemoglobina**, um composto atóxico. A extensão do tratamento com esses compostos é, obviamente, limitada pela quantidade de metemoglobina que pode ser formada com segurança. A oxigenação hiperbárica também pode ser útil.

## OXIGENOTERAPIA DA HIPOXIA

A administração de misturas gasosas ricas em oxigênio é de valor muito limitado na hipoxia por hipoperfusão, anêmica e histotóxica, pois tudo que se pode conseguir dessa forma é um aumento da quantidade de $O_2$ dissolvido no sangue arterial. Isso também é verdadeiro na hipoxemia quando esta se deve ao desvio de sangue venoso não oxigenado para fora dos pulmões. Em outras formas de hipoxemia, o $O_2$ é altamente benéfico. Regimes de tratamento que aportam $O_2$ a menos de 100% têm valor tanto aguda como cronicamente, e foi demonstrado que a administração de $O_2$ 24 h/dia por dois anos diminuiu significantemente a mortalidade da doença pulmonar obstrutiva crônica. A toxicidade do $O_2$ e a oxigenioterapia são discutidas no Quadro Clínico 35–5.

# HPERCAPNIA E HIPOCAPNIA

## HIPERCAPNIA

A retenção de $CO_2$ no corpo (**hipercapnia**) inicialmente estimula a respiração. A retenção de quantidades maiores produz

**654**   SEÇÃO VI   Fisiologia Respiratória

## QUADRO CLÍNICO 35–5

### Administração de oxigênio e sua toxicidade potencial

É interessante que, conquanto o $O_2$ seja necessário para a vida em organismos aeróbios, ele também seja tóxico. Realmente, tem sido demonstrado que o $O_2$ a 100% exerce efeitos tóxicos não somente em animais, mas também em bactérias, fungos, células animais em cultura e plantas. A toxicidade parece ser devida à produção de espécies reativas de oxigênio, incluindo ânion superóxido ($O_2^-$) e $H_2O_2$. Quando $O_2$ a 80 a 100% é administrado a seres humanos por períodos de 8 h ou mais, as vias aéreas ficam irritadas, causando desconforto subesternal, congestão nasal, dor de garganta e tosse.

Alguns lactentes tratados com $O_2$ para síndrome do desconforto respiratório desenvolvem uma condição crônica caracterizada por cistos e densidades pulmonares (**displasia broncopulmonar**). Esta síndrome pode ser uma manifestação de toxicidade do $O_2$. Outra complicação nesses lactentes é a **retinopatia da prematuridade** (**fibroplasia retrolental**), a formação de tecido vascular opaco nos olhos, que pode levar a defeitos visuais sérios. Os receptores retinianos amadurecem do centro para a periferia da retina, e eles utilizam $O_2$ consideravelmente, o que faz a retina se tornar vascularizada de modo ordenado. O tratamento com oxigênio antes que a maturação esteja completa fornece o $O_2$ necessário para os fotorreceptores, e, consequentemente, o padrão vascular normal deixa de se desenvolver. As evidências indicam que essa condição pode ser prevenida ou melhorada pelo tratamento com vitamina E, que exerce um efeito antioxidante, e, em animais, por inibidores do hormônio do crescimento.

A administração de $O_2$ a 100% em pressão aumentada acelera o início da toxicidade do $O_2$, com a produção não somente de irritação traqueobrônquica, mas também de contrações musculares, zumbido nos ouvidos, tontura, convulsões e coma. A velocidade com que esses sintomas se desenvolvem é proporcional à pressão em que o $O_2$ é administrado; por exemplo, com 4 atm, os sintomas se desenvolvem em metade dos indivíduos em 30 min, ao passo que, em 6 atm as convulsões aparecem em poucos minutos.

Por outro lado, a exposição a $O_2$ a 100% em 2 a 3 atm pode aumentar o $O_2$ dissolvido no sangue arterial ao ponto em que a tensão de $O_2$ arterial é maior que 2.000 mmHg e a tensão tecidual de $O_2$ é de 400 mmHg. Se a exposição é limitada a 5 h ou menos nessas pressões, a toxicidade do $O_2$ não é um problema. Por isso, a terapia com **$O_2$ hiperbárico** em tanques fechados é usada para tratar doenças nas quais a oxigenação melhorada dos tecidos não pode ser conseguida de outras maneiras. Ela é de valor demonstrado no envenenamento por monóxido de carbono, lesão tecidual induzida por radiação, gangrena gasosa, anemia muito grave por perda de sangue, úlceras diabéticas das pernas e outras feridas de cicatrização lenta, e resgate de retalhos e enxertos em que a circulação é marginal. É também o tratamento primário para doença de descompressão e embolia gasosa.

Em pacientes com hipercapnia em insuficiência pulmonar grave, o nível de $CO_2$ pode ser tão alto que deprime em vez de estimular a respiração. Alguns desses pacientes só continuam respirando porque os quimiorreceptores carotídeos e aórticos impelem o centro respiratório. Se a estimulação pela hipoxia é retirada pela administração de $O_2$, a respiração pode parar. Durante a apneia resultante, a $P_{O_2}$ arterial cai, mas a respiração pode não recomeçar, pois a $P_{CO_2}$ deprime ainda mais o centro respiratório. Portanto, nesta situação, a oxigenioterapia deve ser iniciada com cuidado.

---

sintomas de depressão do sistema nervoso central: confusão, acuidade sensorial diminuída e, finalmente, coma com depressão respiratória e morte. Em pacientes com esses sintomas, a $P_{CO_2}$ é acentuadamente elevada, e acidose respiratória grave está presente. Grandes quantidades de $HCO_3^-$ são excretadas, porém mais $HCO_3^-$ é reabsorvido, elevando o $HCO_3^-$ do plasma e compensando parcialmente pela acidose.

O $CO_2$ é tão mais solúvel que o $O_2$ que a hipercapnia raramente é um problema em pacientes com fibrose pulmonar. Entretanto, ela, de fato, ocorre na desigualdade ventilação-perfusão, e quando, por qualquer motivo, a ventilação é inadequada nas várias formas de insuficiência da bomba. Ela se exacerba quando a produção de $CO_2$ está aumentada. Por exemplo, em pacientes febris, há um aumento de 13% na produção de $CO_2$ para cada aumento de 1°C na temperatura, e uma ingestão alta de carboidratos faz crescer a produção de $CO_2$ devido à elevação do quociente respiratório. Normalmente, a ventilação alveolar aumenta e o $CO_2$ extra é expirado, mas ele se acumula quando a ventilação está comprometida.

# HIPOCAPNIA

A **hipocapnia** é resultado de hiperventilação. Durante a hiperventilação voluntária, a $P_{CO_2}$ arterial cai de 40 para tão baixa quanto 15 mmHg, enquanto a $P_{O_2}$ alveolar se eleva para 120 a 140 mmHg.

Os efeitos mais crônicos da hipocapnia são vistos em pacientes neuróticos que fazem hiperventilação cronicamente. O fluxo sanguíneo cerebral pode ser reduzido em 30% ou mais em consequência do efeito constritor direto da hipocapnia sobre os vasos cerebrais. A isquemia cerebral causa uma sensação de leveza na cabeça, tontura e parestesias. A hipocapnia também aumenta o débito cardíaco. Ela tem um efeito constritor direto sobre muitos vasos periféricos, mas deprime o centro vasomotor, de modo que a pressão arterial geralmente está inalterada ou apenas ligeiramente elevada.

Outras consequências da hipocapnia se devem à alcalose respiratória associada, o pH sanguíneo sendo aumentado para 7,5 ou 7,6. O nível de $HCO_3^-$ plasmático é baixo, mas a reabsorção de $HCO_3^-$ está diminuída devido à inibição da secreção ácida renal pela $P_{CO_2}$ baixa. O nível de cálcio total do plasma não muda, mas o nível de $Ca^{2+}$ plasmático cai e os indivíduos com hipocapnia desenvolvem espasmo carpopedal, um sinal de Chvostek positivo, e outros sinais de tetania.

## RESUMO

- As diferenças de pressão parcial para $O_2$ e $CO_2$ entre ar e sangue ditam um fluxo líquido de $O_2$ em direção ao sangue e de $CO_2$ no sentido oposto no sistema pulmonar.

- A quantidade de $O_2$ no sangue é determinada pela quantidade dissolvida (menor) e pela quantidade ligada à hemoglobina (maior). Cada molécula de hemoglobina contém quatro subunidades que podem cada uma ligar $O_2$. A ligação de $O_2$ à hemoglobina é cooperativa, e também afetada por pH, pela temperatura e pela concentração de 2,3-difosfoglicerato (2,3-DPG).

- O $CO_2$ no sangue é rapidamente convertido em $H_2CO_3$ devido à atividade da anidrase carbônica. O $CO_2$ também forma prontamente compostos carbamínicos com proteínas do sangue (inclusive a hemoglobina). A perda líquida rápida de $CO_2$ permite que mais $CO_2$ se dissolva no sangue.

- O pH do plasma é 7,4. Uma diminuição do pH do plasma é denominada acidose, e um aumento do pH do plasma é chamado de alcalose. Uma alteração de curto prazo da $P_{CO_2}$ arterial devido à ventilação diminuída resulta em acidose respiratória. Uma alteração de curto prazo da $P_{CO_2}$ devido à ventilação aumentada resulta em alcalose respiratória. Acidose metabólica ocorre quando ácidos fortes são adicionados ao sangue, e alcalose metabólica ocorre quando bases fortes são adicionadas ao sangue (ou ácidos fortes são removidos).

- A compensação respiratória da acidose ou alcalose envolve mudanças rápidas de ventilação. Tais mudanças alteram efetivamente a $P_{CO_2}$ no plasma sanguíneo. Os mecanismos de compensação renal são muito mais lentos e envolvem secreção de $H^+$ ou reabsorção de $HCO_3^-$.

- Hipoxia é uma deficiência de $O_2$ ao nível tecidual. A hipoxia tem fortes consequências aos níveis celular, tecidual e orgânico. Ela pode modificar fatores de transcrição celular e, assim, a expressão de proteínas; ela pode alterar rapidamente a função cerebral e produzir sintomas semelhantes ao álcool (p. ex., tontura, função mental dificultada, torpor, cefaleia); e pode afetar a ventilação. A hipoxia de longa duração resulta em morte celular e tecidual.

## QUESTÕES DE MÚLTIPLA ESCOLHA

*Para todas as questões, selecione a melhor opção, a não ser que direcionado diferentemente.*

1. A maior parte do $CO_2$ transportado no sangue está
   A. dissolvida no plasma.
   B. como compostos carbamínicos formados a partir de proteínas plasmáticas.
   C. como compostos carbamínicos formados a partir da hemoglobina.
   D. ligada o $Cl^-$.
   E. como $HCO_3^-$.

2. Qual das seguintes opções tem o maior efeito sobre a capacidade do sangue de transportar oxigênio?
   A. Capacidade do sangue de dissolver oxigênio
   B. Quantidade de hemoglobina no sangue
   C. pH do plasma
   D. Conteúdo de $CO_2$ das hemácias
   E. Temperatura do sangue

3. Qual das seguintes opções é verdadeira sobre o sistema $CO_2 + H_2O \rightleftharpoons^1 H_2CO_3 \rightleftharpoons^2 H^+ + HCO_3^-$?
   A. A reação 2 é catalisada pela anidrase carbônica.
   B. Devido à reação 2, o pH do sangue declina durante a hiperventilação.
   C. A reação 1 ocorre na hemácia.
   D. A reação 1 ocorre principalmente no plasma.
   E. As reações se movem para a direita quando há excesso de $H^+$ nos tecidos.

4. Ao comparar a acidose respiratória não compensada com a acidose metabólica não compensada, qual das seguintes opções é verdadeira?
   A. A mudança do pH plasmático é sempre maior na acidose respiratória não compensada em comparação com a acidose metabólica não compensada.
   B. Não há mecanismos de compensação para acidose respiratória, ao passo que há compensação respiratória para acidose metabólica.
   C. A acidose respiratória não compensada envolve alterações no $[HCO_3^-]$ do plasma, ao passo que o $[HCO_3^-]$ do plasma é inalterado na acidose metabólica não compensada.
   D. A acidose respiratória não compensada está associada a uma alteração na $P_{CO_2}$, enquanto na acidose metabólica não compensada a $P_{CO_2}$ é constante.

## REFERÊNCIAS

Crystal RG, West JB (editors): *The Lung: Scientific Foundations*, 2nd ed. Raven Press, 1997.

Fishman AP, et al. (editors): *Fishman's Pulmonary Diseases and Disorders*, 4th ed. McGraw-Hill, 2008.

Hackett PH, Roach RC: High-altitude illness. N Engl J Med 2001;345:107.

Laffey JG, Kavanagh BP: Hypocapnia. N Engl J Med 2002;347:43.

Voelkel NF: High-altitude pulmonary edema. N Engl J Med 2002;346:1607.

West JB: *Pulmonary Pathophysiology*, 7th ed. Wolters Kluwer/ Lippincott Williams & Wilkins, 2008.

West JB: *Respiratory Physiology*, 8th ed. Wolters Kluwer/Lippincott Williams & Wilkins, 2008.

CAPÍTULO

# 36

# Regulação da Respiração

## OBJETIVOS

*Após o estudo deste capítulo, você deve ser capaz de:*

- Localizar o complexo pré-Bötzinger e descrever seu papel na produção da respiração espontânea.
- Identificar a localização e as prováveis funções dos grupos dorsais e ventrais de neurônios respiratórios, do centro pneumotáxico e do centro apnêustico no tronco encefálico.
- Listar as funções respiratórias específicas dos nervos vagos e dos receptores respiratórios no corpo carotídeo, corpo aórtico e superfície ventral do bulbo.
- Descrever e explicar as respostas ventilatórias a concentrações aumentadas de $CO_2$ no ar inspirado.
- Caracterizar e explicar as respostas ventilatórias a concentrações diminuídas de $O_2$ no ar inspirado.
- Detalhar os efeitos de cada um dos principais fatores não químicos que influenciam a respiração.
- Especificar os efeitos do exercício sobre a ventilação e troca de $O_2$ nos tecidos.
- Definir respiração periódica e explicar sua ocorrência em vários estados mórbidos.

## INTRODUÇÃO

A respiração espontânea é produzida pela descarga rítmica de neurônios motores que inervam os músculos respiratórios. Essa descarga é totalmente dependente de impulsos nervosos a partir do encéfalo; a respiração cessa se a medula espinal for seccionada acima da origem dos nervos frênicos. As descargas rítmicas do encéfalo que produzem respiração espontânea são reguladas por alterações na concentração arterial de $P_{O_2}$, $P_{CO_2}$ e $H^+$, e esse controle químico da respiração é suplementado por numerosas influências não químicas. As bases fisiológicas desses fenômenos são discutidas neste capítulo.

## CONTROLE NEURAL DA RESPIRAÇÃO

### SISTEMAS DE CONTROLE

Dois mecanismos neurais separados regulam a respiração. Um é responsável pelo controle voluntário e o outro, pelo controle automático. O sistema voluntário está localizado no córtex cerebral e envia impulsos para os neurônios motores respiratórios pelos tratos corticospinais. O sistema automático é dirigido por um grupo de células marca-passo no bulbo. Os impulsos destas células ativam neurônios motores na medula espinal cervical e torácica que inervam músculos respiratórios. Aqueles na medula cervical ativam o diafragma por meio dos nervos frênicos, e aqueles na medula espinal torácica ativam os músculos intercostais externos. Entretanto, os impulsos também alcançam a inervação dos músculos intercostais internos e outros músculos expiratórios.

Os neurônios motores para os músculos expiratórios são inibidos quando aqueles que suprem os músculos inspiratórios estão ativos e vice-versa. Embora reflexos medulares contribuam para essa **inervação recíproca**, esta se deve principalmente à atividade nas vias descendentes. Os impulsos nessas vias descendentes excitam agonistas e inibem antagonistas. A única exceção à inibição recíproca é uma pequena quantidade de atividade em axônios frênicos por um período curto após a inspiração. A função desse efluxo pós-inspiratório parece ser frear o recuo elástico do pulmão e tornar a respiração suave.

## SISTEMAS BULBARES

Os principais componentes do **gerador de padrão do controle respiratório** responsável pela respiração automática estão localizados no bulbo. A respiração rítmica é iniciada por um grupo pequeno de células marca-passo acopladas por sinapses no **complexo pré-Bötzinger** (pré-BÖTC) em cada lado do bulbo, entre o núcleo ambíguo e o núcleo reticular lateral (**Figura 36–1**). Esses neurônios descarregam ritmicamente, e produzem descargas rítmicas em neurônios motores frênicos que são suprimidos por secções entre o complexo pré-Bötzinger e esses neurônios motores. Eles também contatam os núcleos hipoglossos, e a língua está envolvida na regulação da resistência das vias aéreas.

Neurônios no complexo pré-Bötzinger descarregam ritmicamente em preparações de fatias de encéfalo *in vitro* e, se as fatias se tornam hipóxicas, a descarga muda para uma que seja associada a arquejos. A adição de cádmio às fatias causa padrões ocasionais de descarga semelhantes a suspiros. Há receptores NK1 e receptores μ-opioides sobre esses neurônios, e, *in vivo*, a substância P estimula e os opioides inibem a respiração. A depressão da respiração é um efeito colateral que limita o uso de opioides no tratamento da dor. Contudo, sabe-se agora que receptores $5HT_4$ estão presentes no complexo pré-Bötzinger, e o tratamento com agonistas $5HT_4$ bloqueia o efeito inibidor dos opioides sobre a respiração em animais experimentais, sem inibir seu efeito analgésico.

Além disso, grupos de neurônios respiratórios dorsais e ventrais estão presentes no bulbo (**Figura 36–2**). Entretanto, lesões desses neurônios não suprimem a atividade respiratória, e eles aparentemente projetam-se para os neurônios marca-passo pré-Bötzinger.

## INFLUÊNCIAS DA PONTE E DO VAGO

Embora a descarga rítmica de neurônios bulbares envolvidos com a respiração seja espontânea, ela é modificada por neurônios na ponte e por aferentes no vago a partir de receptores nas vias aéreas e nos pulmões. Uma área conhecida como **centro pneumotáxico**, nos núcleos mediais parabraquiais, e de Kölliker-Fuse, da ponte dorsolateral, contém neurônios ativos durante a inspiração e neurônios ativos durante a expiração. Quando essa área é lesionada, a respiração se torna mais lenta e o volume corrente maior, e quando os vagos também são cortados em animais anestesiados, há espasmos inspiratórios prolongados que se assemelham a prender a respiração (**apneuse**; B na Figura 36–2). A função normal do centro pneumotáxico é desconhecida, mas ele pode desempenhar um papel na troca entre inspiração e expiração.

A distensão dos pulmões durante a inspiração inicia impulsos nas fibras vagais pulmonares aferentes. Esses impulsos inibem a descarga inspiratória. É por isso que a profundidade da inspiração aumenta após vagotomia (Figura 36–2), e apneuse se desenvolve se os vagos são cortados depois de lesão do centro pneumotáxico. A atividade de retroalimentação vagal não altera a frequência do aumento da atividade neural nos neurônios motores respiratórios (**Figura 36–3**).

Quando a atividade dos neurônios inspiratórios é elevada em animais intactos, a frequência e a profundidade da respiração aumentam. A profundidade da respiração expande porque os pulmões são distendidos a um grau maior antes que a quantidade da atividade inibidora vagal e do centro pneumotáxico seja suficiente para suplantar a descarga mais intensa dos neurônios inspiratórios. A frequência respiratória é aumentada porque a pós-descarga nos aferentes vagais e, possivelmente, pneumotáxicos para o bulbo, é suplantada rapidamente.

## REGULAÇÃO DA ATIVIDADE RESPIRATÓRIA

Uma elevação da $P_{CO_2}$ ou da concentração de $H^+$ do sangue arterial, ou uma queda em sua $P_{O_2}$, aumenta o nível de atividade de neurônios respiratórios no bulbo, e mudanças na direção oposta têm um leve efeito inibidor. Os efeitos das variações da bioquímica do sangue sobre a ventilação são mediados via **quimiorreceptores** respiratórios — os corpos carotídeos e aórticos e os grupos de células no bulbo e em outros locais que são sensíveis a mudanças químicas do sangue. Eles iniciam impulsos

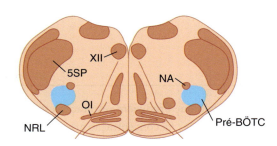

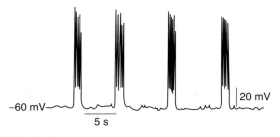

**FIGURA 36–1** Células marca-passo no complexo pré-Bötzinger (pré-BÖTC). **Acima**: Diagrama anatômico do pré-BÖTC de um rato recém-nascido. **Abaixo**: Amostra de traçado de descarga rítmica de neurônios no pré-BÖTC de uma fatia do encéfalo de um rato recém-nascido. OI, oliva inferior; NRL, núcleo reticulado lateral; NA, núcleo ambíguo; XII, núcleo do 12º nervo craniano; 5SP, núcleo espinal do nervo trigêmeo. (Modificada a partir de Feldman JC, Gray PA: Sighs and gasps in a dish. Nat Neurosci 2000;3:531.)

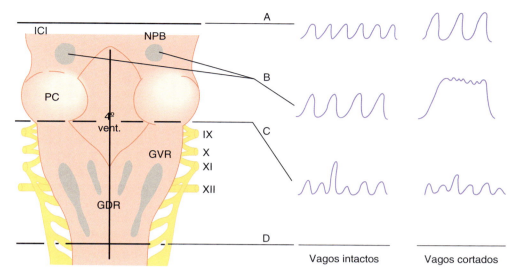

**FIGURA 36-2 Neurônios respiratórios no tronco encefálico.** Vista dorsal do tronco encefálico; cerebelo removido. Os efeitos de várias lesões e transecções do tronco encefálico são mostrados; os traçados de espirômetro à direita indicam a profundidade e a frequência da respiração. Se uma lesão é introduzida em D, a respiração cessa. Os efeitos de transecções mais altas, com e sem transecção dos nervos vagos, são mostrados (ver texto para detalhes). PC, pedúnculo cerebelar médio; GDR, grupo dorsal de neurônios respiratórios; CI, colículo inferior; NPB, núcleo parabraquial (centro pneumotáxico); GVR, grupo ventral de neurônios respiratórios; 4º vent., quarto ventrículo. Os algarismos romanos identificam nervos cranianos. (Modificada a partir de Mitchell RA, Berger A: State of the art: Review of neural regulation of respiration. Am Rev Respir Dis 1975;111:206.)

que estimulam o centro respiratório. Sobrepostos a esse **controle químico da respiração** básico, outros aferentes fornecem controles não químicos que afetam a respiração em situações particulares (Tabela 36-1).

## CONTROLE QUÍMICO DA RESPIRAÇÃO

Os mecanismos reguladores químicos ajustam a ventilação de tal maneira que a $P_{CO_2}$ alveolar normalmente é mantida constante, os efeitos do excesso de $H^+$ no sangue são combatidos, e a $P_{O_2}$ é elevada quando esta cai a um nível potencialmente perigoso. O volume-minuto respiratório é proporcional à taxa metabólica, mas a ligação entre metabolismo e ventilação é o $CO_2$ e não o $O_2$. Os receptores nos corpos carotídeos e aórticos são estimulados por uma elevação da $P_{CO_2}$ ou da concentração de $H^+$ no sangue arterial, ou um declínio em sua $P_{O_2}$. Após desnervação dos quimiorreceptores carotídeos, a resposta a uma queda na $P_{O_2}$ é eliminada; o efeito predominante da hipoxia após a desnervação dos corpos carotídeos é uma depressão direta do centro respiratório. A resposta a alterações na concentração de $H^+$ no sangue arterial na faixa de pH 7,3 a 7,5 também é eliminada, embora mudanças maiores exerçam algum efeito. A resposta a alterações na $P_{CO_2}$ arterial, por outro lado, só é afetada levemente; ela é reduzida a não mais que 30 a 35%.

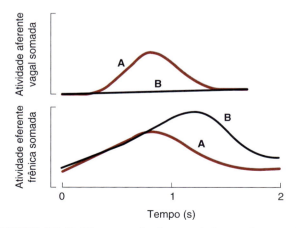

**FIGURA 36-3 Fibras vagais aferentes inibem a descarga inspiratória.** Registros sobrepostos de duas respirações: **A)** com e **B)** sem atividade aferente vagal de retroalimentação a partir de receptores de distensão nos pulmões. Observe que a frequência de elevação na atividade do nervo frênico para o diafragma não é afetada, mas a descarga é prolongada na ausência do influxo vagal.

### TABELA 36-1 Estímulos que afetam o centro respiratório

**Controle químico**

$CO_2$ (via concentração de $H^+$ no LCS e líquido intersticial)

$\left.\begin{array}{l}O_2\\H^+\end{array}\right\}$ (via corpos carotídeos e aórticos)

**Controle não químico**

Aferentes vagais de receptores nas vias aéreas e nos pulmões

Aferentes da ponte, do hipotálamo e do sistema límbico

Aferentes de proprioceptores

Aferentes de barorreceptores: arteriais, atriais, ventriculares, pulmonares

# CORPOS CAROTÍDEOS E AÓRTICOS

Há um corpo carotídeo perto da bifurcação da carótida em cada lado, e, geralmente, há dois ou mais corpos aórticos próximos ao arco da aorta (Figura 36-4). Cada corpo carotídeo e aórtico (**glomo**) contém ilhas compostas por dois tipos de células, células tipo I e tipo II, rodeadas por capilares sinusoidais fenestrados. As células tipo I, ou **células glômicas**, estão intimamente associadas às terminações em forma de taça dos nervos aferentes (Figura 36-5). As células glômicas são parecidas com as células cromafins da suprarrenal, e têm grânulos com núcleos densos contendo catecolaminas que são liberadas pela exposição à hipoxia e ao cianeto. As células são excitadas pela hipoxia e o transmissor principal parece ser a dopamina, que excita as terminações nervosas por meio de receptores $D_2$. As células tipo II são semelhantes à glia, e cada uma circunda de quatro a seis células tipo I. A função das células tipo II não está totalmente definida.

Fora da cápsula de cada corpo, as fibras nervosas adquirem uma bainha de mielina; contudo, elas têm apenas 2 a 5 µm de

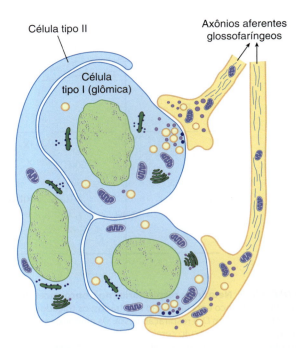

**FIGURA 36-5 Organização do corpo carotídeo.** As células tipo I (glômicas) contêm catecolaminas. Quando expostas a hipoxia, elas liberam suas catecolaminas, que estimulam as terminações em forma de taça das fibras nervosas do seio carotídeo no nervo glossofaríngeo. As células tipo II semelhantes à glia rodeiam as células tipo I e, provavelmente, têm uma função de sustentação.

diâmetro e conduzem a uma velocidade relativamente baixa de 7 a 12 m/s. Aferentes dos corpos carotídeos ascendem ao bulbo por meio dos nervos do seio carotídeo e glossofaríngeo, e fibras dos corpos aórticos ascendem pelos vagos. Estudos em que um corpo carotídeo foi isolado e perfundido enquanto registros estavam sendo tomados a partir de suas fibras nervosas aferentes, mostram que há um aumento graduado no tráfego de impulsos nessas fibras aferentes à medida que a $P_{O_2}$ do sangue de perfusão é reduzida (Figura 36-6), ou a $P_{CO_2}$ é aumentada.

As células glômicas tipo I têm canais de $K^+$ sensíveis a $O_2$, cuja condutância é reduzida em proporção ao grau de hipoxia

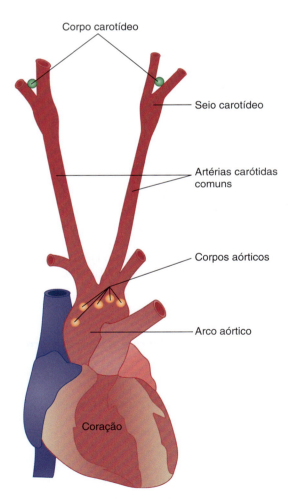

**FIGURA 36-4 Localização dos corpos carotídeos e aórticos.** Os corpos carotídeos estão posicionados perto de um barorreceptor arterial importante, o seio carotídeo. Os corpos aórticos são mostrados perto do arco aórtico.

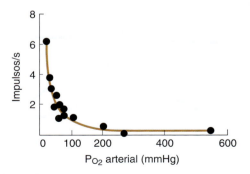

**FIGURA 36-6 Efeito da $P_{CO_2}$ sobre os disparos de nervo aferente.** A frequência de descarga de uma fibra aferente isolada do corpo carotídeo (círculos) é plotada em vários valores de $P_{O_2}$ e ajustada em uma linha. Um aumento agudo na frequência de disparos é observado quando a $P_{O_2}$ cai abaixo dos níveis normais em repouso (i.e., perto de 100 mmHg). (Cortesia de S. Sampson.)

ao qual são expostas. Isto reduz o efluxo de $K^+$, despolarizando a célula e causando influxo de $Ca^{2+}$, principalmente por meio de canais de $Ca^{2+}$ tipo L. O influxo de $Ca^{2+}$ desencadeia potenciais de ação e liberação de transmissores, com excitação consequente das terminações nervosas aferentes. O músculo liso das artérias pulmonares contém canais de $K^+$ sensíveis ao $O_2$ semelhantes, que mediam a vasoconstrição causada por hipoxia. Isso está em contraste com as artérias sistêmicas, que contêm canais de $K^+$ dependentes de trifosfato de adenosina (ATP), os quais permitem mais efluxo de $K^+$ com a hipoxia e, consequentemente, causam vasodilatação em vez de vasoconstrição.

O fluxo de sangue em cada 2 mg de corpo carotídeo é em torno de 0,04 mL/min, ou 2.000 mL por 100 g de tecido/min, em comparação com um fluxo sanguíneo de 54 mL, ou 420 mL por 100 g/min no encéfalo e nos rins, respectivamente. Como o fluxo de sangue por unidade de tecido é tão enorme, as necessidades de $O_2$ das células podem ser largamente satisfeitas pelo $O_2$ dissolvido isoladamente. Portanto, os receptores não são estimulados em condições como anemia ou envenenamento por monóxido de carbono, nas quais a quantidade de $O_2$ dissolvido no sangue que atinge os receptores geralmente é normal, muito embora o $O_2$ combinado no sangue esteja acentuadamente diminuído. Os receptores são estimulados quando a $P_{O_2}$ arterial está baixa, ou quando, devido à estase vascular, a quantidade de $O_2$ aportada aos receptores por unidade de tempo está diminuída. Estimulação potente também é produzida por cianeto, que impede a utilização de $O_2$ ao nível tecidual. Em doses suficientes, a nicotina e a lobelina ativam os quimiorreceptores. Tem sido relatado que a infusão de $K^+$ aumenta a frequência de descargas nos aferentes dos quimiorreceptores, e como o nível plasmático de $K^+$ está aumentado durante o exercício, o aumento pode contribuir para a hiperpneia induzida pelo exercício.

Devido à sua localização anatômica, os corpos aórticos não têm sido estudados tão detalhadamente quanto os corpos carotídeos. Suas respostas são provavelmente semelhantes, mas de magnitude menor. Em seres humanos nos quais ambos os corpos carotídeos foram removidos, mas os corpos aórticos deixados intactos, as respostas são essencialmente as mesmas que aquelas subsequentes à desnervação de corpos carotídeos e aórticos em animais: pouca modificação na ventilação em repouso, mas com perda da resposta ventilatória à hipoxia e resposta ventilatória ao $CO_2$ reduzida em 30%.

Corpos neuroepiteliais compostos por aglomerados inervados de células contendo aminas são encontrados nas vias aéreas. Tais células têm uma corrente de efluxo de $K^+$ que é reduzida pela hipoxia, e seria esperado que isso produzisse despolarização. Entretanto, a função dessas células sensíveis a hipoxia é incerta, porque, como assinalado antes, a remoção dos corpos carotídeos isoladamente suprime a resposta respiratória à hipoxia.

## QUIMIORRECEPTORES NO TRONCO ENCEFÁLICO

Os quimiorreceptores que mediam a hiperventilação produzida por aumentos na $P_{CO_2}$ arterial depois que os corpos

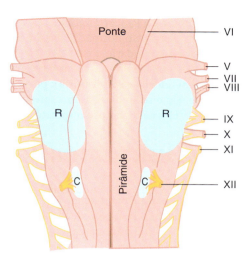

**FIGURA 36–7** Áreas quimiossensíveis rostrais (R) e caudais (C) na superfície ventral do bulbo. Nervos cranianos, pirâmide e ponte estão rotulados para referência.

carotídeos e aórticos são desnervados estão situados no bulbo e, consequentemente, são denominados **quimiorreceptores bulbares**. Eles estão separados dos neurônios respiratórios dorsais e ventrais, e estão localizados na superfície ventral do bulbo (Figura 36–7). Evidências recentes indicam que quimiorreceptores adicionais estão situados na vizinhança dos núcleos do trato solitário, do *locus ceruleus* e do hipotálamo.

Os quimiorreceptores monitoram a concentração de $H^+$ do líquido cerebrospinal (LCS), e do líquido intersticial cerebral. O $CO_2$ penetra as membranas rapidamente, inclusive a barreira hematoencefálica, enquanto $H^+$ e $HCO_3^-$ penetram lentamente. O $CO_2$ que entra no encéfalo e no LCS é prontamente hidratado. O $H_2CO_3$ se dissocia, de modo que a concentração local de $H^+$ sobe. A concentração de $H^+$ no líquido intersticial do encéfalo acompanha a $P_{CO_2}$ arterial. Alterações produzidas experimentalmente na $P_{CO_2}$ do LCS têm efeitos pequenos, variáveis, sobre a respiração, contanto que a concentração de $H^+$ seja mantida constante, mas qualquer aumento da concentração de $H^+$ no LCS estimula a respiração. A magnitude da estimulação é proporcional ao aumento da concentração de $H^+$. Assim, os efeitos do $CO_2$ sobre a respiração são consequência, principalmente, de seu movimento em direção ao LCS e ao líquido intersticial cerebral, onde ele aumenta a concentração de $H^+$ e estimula receptores sensíveis a $H^+$.

## RESPOSTAS VENTILATÓRIAS A MUDANÇAS NO EQUILÍBRIO ÁCIDO-BASE

Na acidose metabólica devida, por exemplo, ao acúmulo de corpos cetônicos na circulação no diabetes melito, há uma estimulação respiratória pronunciada (respiração de Kussmaul). A hiperventilação diminui a $P_{CO_2}$ alveolar ("sopra $CO_2$ para fora") e, assim, produz uma queda compensatória da concentração de $H^+$ no sangue. Inversamente, na alcalose metabólica devida, por exemplo, a vômito excessivo com perda de HCl do corpo, a ventilação é deprimida e a P$_{CO_2}$ arterial sobe, elevando a concentração de H$^+$ em direção ao normal. Se há um aumento na ventilação que não seja secundário a uma elevação da concentração arterial de H$^+$, a queda da P$_{CO_2}$ reduz a concentração de H$^+$ abaixo do normal (**alcalose respiratória**); por outro lado, a hipoventilação que não é secundária a uma queda na concentração plasmática de H$^+$ causa **acidose respiratória**.

## RESPOSTAS VENTILATÓRIAS AO CO$_2$

A P$_{CO_2}$ arterial normalmente é mantida em 40 mmHg. Quando a P$_{CO_2}$ arterial se eleva como resultado de metabolismo tecidual aumentado, a ventilação é estimulada e a taxa de excreção pulmonar de CO$_2$ cresce até que a P$_{CO_2}$ arterial caia ao normal, interrompendo o estímulo. A operação desse mecanismo de retroalimentação mantém a excreção e a produção de CO$_2$ em equilíbrio.

Quando uma mistura de gases contendo CO$_2$ é inalada, a P$_{CO_2}$ alveolar sobe, elevando a P$_{CO_2}$ arterial e estimulando a ventilação assim que o sangue que contém mais CO$_2$ alcança o bulbo. A eliminação de CO$_2$ é aumentada, e a P$_{CO_2}$ alveolar cai em direção ao normal. É por isso que incrementos relativamente grandes na P$_{CO_2}$ do ar inspirado (p. ex., 15 mmHg) produzem aumentos relativamente pequenos da P$_{CO_2}$ alveolar (p. ex., 3 mmHg). Entretanto, a P$_{CO_2}$ não cai ao normal, e um novo equilíbrio é alcançado, em que a P$_{CO_2}$ alveolar está discretamente elevada, e a hiperventilação persiste desde que o CO$_2$ seja inalado. A relação essencialmente linear entre volume-minuto respiratório e P$_{CO_2}$ alveolar é mostrada na **Figura 36-8**.

É claro que essa linearidade tem um limite superior. Quando a P$_{CO_2}$ do gás inspirado está perto da P$_{CO_2}$ alveolar, a eliminação de CO$_2$ torna-se difícil. Quando o conteúdo de CO$_2$ do gás inspirado é superior a 7%, a P$_{CO_2}$ alveolar e a arterial começam a subir abruptamente, apesar da hiperventilação. O acúmulo resultante de CO$_2$ no corpo (**hipercapnia**) deprime o sistema nervoso central, inclusive o centro respiratório, e produz cefaleia, confusão e, finalmente, coma (**narcose de CO$_2$**).

## RESPOSTA VENTILATÓRIA À DEFICIÊNCIA DE OXIGÊNIO

Quando o volume de O$_2$ do ar inspirado é diminuído, o volume-minuto respiratório é aumentado. A estimulação é discreta quando a P$_{O_2}$ do ar inspirado é superior a 60 mmHg, e estimulação marcante da respiração somente ocorre em valores de P$_{O_2}$ mais baixos (**Figura 36-9**). Contudo, qualquer declínio da P$_{O_2}$ arterial abaixo de 100 mmHg produz descarga aumentada nos nervos dos quimiorreceptores carotídeos e aórticos. Há duas razões porque esta elevação no tráfego de impulsos não aumenta a ventilação em alguma extensão em indivíduos normais até que a P$_{O_2}$ seja inferior a 60 mmHg. Primeiro, como Hb é um ácido mais fraco que HbO$_2$, há uma leve diminuição da concentração de H$^+$ do sangue arterial quando a P$_{O_2}$ arterial cai e a hemoglobina fica menos saturada com O$_2$. A queda na concentração de H$^+$ tende a inibir a respiração. Além disso, qualquer aumento da ventilação reduz a P$_{CO_2}$ alveolar, e isso

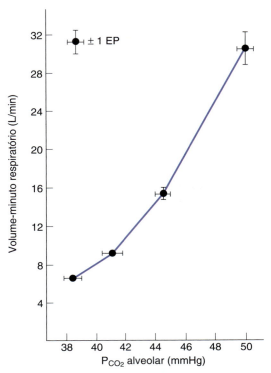

**FIGURA 36-8** Respostas de indivíduos normais à inalação de O$_2$ e CO$_2$ a aproximadamente 2, 4 e 6%. O aumento relativamente linear do volume-minuto respiratório em resposta ao CO$_2$ aumentado deve-se à elevação tanto da profundidade quanto da frequência da respiração. EP = erro padrão. (Reproduzida, com permissão, de Lambertsen CJ em: *Medical Physiology*, 13th ed. Mountcastle VB [editor]. Mosby, 1974.)

também tende a inibir a respiração. Portanto, os efeitos estimuladores da hipoxia sobre a ventilação não são claramente manifestos até que se tornem fortes o bastante para exceder os efeitos inibidores compensatórios de um declínio na concentração arterial de H$^+$ e P$_{CO_2}$.

Os efeitos sobre a ventilação da diminuição da P$_{O_2}$ alveolar enquanto mantém a P$_{CO_2}$ alveolar constante são mostrados na **Figura 36-10**. Quando a P$_{CO_2}$ alveolar está estabilizada em um nível de 2 a 3 mmHg acima do normal, há uma relação inversa entre ventilação e a P$_{O_2}$ alveolar, mesmo na faixa de 90 a 110 mmHg; mas quando a P$_{CO_2}$ alveolar está fixa em valores mais baixos que os normais, não há estimulação da ventilação pela hipoxia até que a P$_{O_2}$ caia abaixo de 60 mmHg.

## EFEITOS DA HIPOXIA SOBRE A CURVA DE RESPOSTA DO CO$_2$

Quando o experimento inverso é efetuado — i.e., quando a P$_{O_2}$ alveolar é mantida constante enquanto a resposta a quantidades variáveis de CO$_2$ inspirado é testada — é obtida uma resposta linear (**Figura 36-11**). Quando a resposta do CO$_2$ é testada em diferentes valores fixos de P$_{O_2}$, a inclinação da curva de resposta muda, com a inclinação aumentada quando P$_{O_2}$ alveolar é diminuída. Em outras palavras, a hipoxia torna o indivíduo mais sensível a aumentos da P$_{CO_2}$ arterial. Entretanto, o nível de P$_{CO_2}$ alveolar em que as curvas na Figura 36-11 se

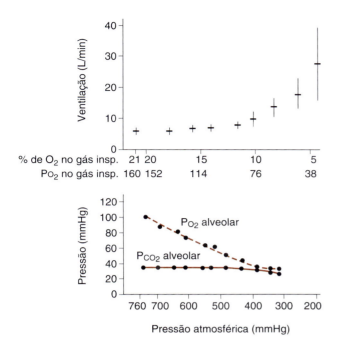

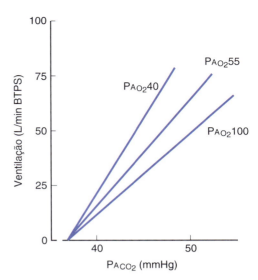

**FIGURA 36-11** Leque de linhas mostrando curvas de resposta do CO₂ a vários valores fixos de P_O₂ alveolar. A diminuição da P_AO₂ resulta em uma resposta mais sensível à P_ACO₂. BTPS, do inglês *body temperature pressure saturated*.

**FIGURA 36-9** Acima: Volume-minuto respiratório médio durante a primeira meia hora de exposição a gases contendo quantidades variadas de O₂. Alterações marcantes na ventilação ocorrem em valores de P_O₂ mais baixos que 60 mmHg. A linha horizontal em cada caso indica a média; a barra vertical indica um desvio-padrão. **Abaixo:** Valores de P_O₂ e P_CO₂ alveolar quando o ar é respirado em várias pressões atmosféricas. Os dois gráficos estão alinhados de modo que a P_O₂ das misturas gasosas inspiradas no gráfico superior correspondam à P_O₂ nas várias pressões atmosféricas do gráfico inferior. (Cortesia de RH Kellogg.)

cruzam não é afetado. No indivíduo normal, esse valor limiar está logo abaixo da P_CO₂ alveolar normal, indicando que normalmente há um "impulso de CO₂" da área respiratória, muito discreto, mas definido.

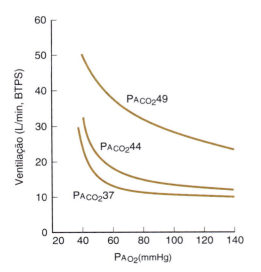

**FIGURA 36-10** Ventilação em vários valores de P_O₂ alveolar quando a P_CO₂ é mantida constante em 49, 44 ou 37 mmHg. Observe o efeito drástico sobre a resposta ventilatória a P_AO₂ quando a P_ACO₂ é aumentada acima do normal. BTPS, do inglês *body temperature pressure saturated*. (Dados de Loeschke HH e Gertz KH).

## EFEITO DO H⁺ SOBRE A RESPOSTA DO CO₂

Os efeitos estimuladores de H⁺ e CO₂ sobre a respiração parecem ser aditivos e não, complexamente inter-relacionados, como aqueles de CO₂ e O₂. Na acidose metabólica, as curvas de resposta do CO₂ são similares àquelas da Figura 36–11, exceto que são desviadas para a esquerda. Em outras palavras, a mesma quantidade de estimulação respiratória é produzida por níveis mais baixos de P_CO₂ arterial. Tem sido calculado que a curva de resposta do CO₂ desvia-se 0,8 mmHg para a esquerda para cada nanomol de elevação do H⁺ arterial. Cerca de 40% da resposta ventilatória ao CO₂ é removida se o aumento do H⁺ produzido por CO₂ é impedido. Como observado anteriormente, os restantes 60% provavelmente devem-se ao efeito do CO₂ sobre a concentração de H⁺ do líquido espinal ou do líquido intersticial cerebral.

## SUSPENSÃO DA RESPIRAÇÃO

A respiração pode ser inibida voluntariamente por algum tempo, mas finalmente o controle voluntário é suplantado. O ponto em que a respiração não pode mais ser inibida voluntariamente é chamado de **ponto de quebra**. A quebra é devida ao aumento da P_CO₂ arterial e à queda da P_O₂. Os indivíduos podem suspender sua respiração por mais tempo depois da remoção dos corpos carotídeos. Respirar oxigênio a 100% antes de suspender a respiração eleva a P_O₂ alveolar inicialmente, de modo que o ponto de quebra é retardado. O mesmo é verdadeiro para a hiperventilação com ar ambiente, porque CO₂ é expirado e a P_CO₂ arterial é mais baixa no início. Fatores reflexos ou mecânicos parecem influenciar o ponto de quebra, pois indivíduos que suspendem sua respiração tanto tempo quanto possível e depois respiram uma mistura gasosa pobre em O₂ e rica em CO₂, podem suspender sua respiração por um adicional de 20 s ou mais. Fatores psicológicos também desempenham um papel, e

**664    SEÇÃO VI   Fisiologia Respiratória**

indivíduos podem suspender sua respiração por mais tempo quando são informados que seu desempenho é muito bom, embora realmente não seja.

# INFLUÊNCIAS NÃO QUÍMICAS SOBRE A RESPIRAÇÃO

## RESPOSTAS MEDIADAS POR RECEPTORES NAS VIAS AÉREAS E NOS PULMÕES

Os receptores nas vias aéreas e nos pulmões são inervados por fibras vagais mielinizadas e não mielinizadas. As fibras não mielinizadas são fibras C. Os receptores inervados por fibras mielinizadas são comumente divididos em **receptores de adaptação lenta** e **receptores de adaptação rápida**, com base em se a estimulação leva à descarga prolongada ou transitória em suas fibras nervosas aferentes (Tabela 36–2). O outro grupo de receptores, presumivelmente, consiste nas terminações das fibras C, e é dividido em subgrupos pulmonares e brônquicos, com base em sua localização.

O encurtamento da inspiração produzido pela atividade aferente vagal (Figura 36–3) é mediado por receptores de adaptação lenta, como o são os **reflexos de Hering-Breuer**. O reflexo de insuflação de Hering-Breuer é um aumento na duração da expiração produzido por insuflação pulmonar constante, e o reflexo de deflação de Hering-Breuer é uma diminuição da duração da expiração produzida por deflação acentuada do pulmão. Como os receptores de adaptação rápida são estimulados por substâncias químicas como a histamina, eles têm sido chamados de **receptores irritantes**. A ativação de receptores de adaptação rápida na traqueia causa tosse, constrição brônquica

e secreção de muco, e a ativação de receptores de adaptação rápida no pulmão pode produzir hiperpneia.

Como as terminações das fibras C estão próximas dos vasos pulmonares, elas têm sido chamadas de receptores J (justacapilares). Eles são estimulados por hiperinsuflação do pulmão, mas respondem também à administração intravenosa ou intracardíaca de substâncias químicas como a capsaicina. A resposta reflexa produzida é apneia seguida por respiração rápida, bradicardia e hipotensão (**quimiorreflexo pulmonar**). Uma resposta semelhante é produzida por receptores no coração (**reflexo de Bezold-Jarisch** ou **quimiorreflexo coronariano**). O papel fisiológico deste reflexo é incerto, mas ele provavelmente ocorre em estados patológicos como congestão ou embolia pulmonar, em que ele é provocado por substâncias liberadas por via endógena.

## TOSSE E ESPIRRO

A tosse começa com uma inspiração profunda seguida por expiração forçada contra uma glote fechada. Isto aumenta a pressão intrapleural a 100 mmHg ou mais. A glote então é aberta subitamente, produzindo um efluxo explosivo de ar a 965 km por hora. O espirro é um esforço expiratório semelhante, com uma glote continuamente aberta. Tais reflexos ajudam a expelir substâncias irritantes e a limpar as vias aéreas. Outros aspectos de inervação são considerados em um caso especial (Quadro Clínico 36–1).

## AFERENTES DE PROPRIOCEPTORES

Experimentos cuidadosamente controlados têm demonstrado que movimentos ativos e passivos de articulações estimulam a

## TABELA 36–2   Receptores das vias aéreas e pulmonares

| Inervação vagal | Tipo | Localização no interstício | Estímulo | Resposta |
|---|---|---|---|---|
| Mielinizada | Adaptação lenta | Entre células musculares lisas das vias aéreas (?) | Insuflação pulmonar | Encurtamento do tempo inspiratório |
| | | | | Insuflação de Hering-Breuer e reflexos de deflação |
| | | | | Broncodilatação |
| | | | | Taquicardia |
| | | | | Hiperpneia |
| | Adaptação rápida | Entre células epiteliais das vias aéreas | Hiperinsuflação pulmonar | Tosse |
| | | | Substâncias exógenas e endógenas (p. ex., histamina, prostaglandinas) | Constrição brônquica |
| | | | | Secreção de muco |
| Fibras C não mielinizadas | Fibras C pulmonares | Perto de vasos sanguíneos | Hiperinsuflação pulmonar | Apneia seguida por respiração rápida |
| | Fibras C brônquicas | | Substâncias exógenas e endógenas (p. ex., capsaicina, bradicinina, serotonina) | Constrição brônquica |
| | | | | Bradicardia |
| | | | | Hipotensão |
| | | | | Secreção de muco |

Modificada e reproduzida, com permissão, de Berger AJ, Hombein TF: Control of respiration. In: *Textbook of Physiology, 21st ed, Vol 2.* Patton HD et al (editors). Saunders, 1989.

CAPÍTULO 36 Regulação da Respiração **665**

## QUADRO CLÍNICO 36–1

### Inervação pulmonar e pacientes com transplantes coração-pulmão

Atualmente, o transplante de coração e pulmões é um tratamento estabelecido para doença pulmonar grave e outras condições. Em indivíduos com transplantes, o átrio direito do receptor é suturado ao coração do doador e não é feita reinervação do coração do doador, de modo que a frequência cardíaca em repouso é elevada. A traqueia do doador é suturada à do receptor logo acima da carina, e as fibras aferentes do pulmão não voltam a crescer. Consequentemente, pacientes sadios com transplantes de coração-pulmão proporcionam uma oportunidade para se avaliar o papel da inervação pulmonar na fisiologia normal. Suas respostas de tosse à estimulação da traqueia são normais porque a traqueia permanece inervada, mas suas respostas de tosse à estimulação das vias aéreas menores estão ausentes. Seus brônquios tendem a ser dilatados em um grau maior que o normal. Além disso, eles têm o número normal de bocejos e suspiros, indicando que estes não dependem da inervação dos pulmões. Finalmente, eles não têm reflexos de Hering-Breuer, mas seu padrão de respiração em repouso é normal, o que indica que esses reflexos não desempenham um papel importante na regulação da respiração em repouso em seres humanos.

## QUADRO CLÍNICO 36–2

### Aferentes de "centros superiores"

Estímulos dolorosos e emocionais afetam a respiração, sugerindo que aferentes do sistema límbico e do hipotálamo sinalizam para os neurônios respiratórios no tronco encefálico. Além disso, embora a respiração geralmente não seja um evento consciente, tanto a inspiração quanto a expiração estão sob controle voluntário. As vias para controle voluntário passam do neocórtex para os neurônios motores que inervam os músculos respiratórios, desviando-se dos neurônios bulbares.

Como o controle voluntário e o automático da respiração são separados, o controle automático às vezes é interrompido sem perda do controle voluntário. A condição clínica que resulta tem sido denominada **maldição de Ondina**. Na lenda alemã, Ondina era uma ninfa aquática que tinha um amante mortal infiel. O rei das ninfas aquáticas puniu o amante lançando-lhe uma maldição que retirou todas as suas funções automáticas. Neste estado, ele só podia permanecer vivo ficando acordado e lembrando-se de respirar. Ele finalmente adormeceu por completa exaustão, e sua respiração parou. Pacientes com essa condição intrigante geralmente têm poliomielite bulbar ou processos mórbidos que comprimem o bulbo.

respiração, presumivelmente porque impulsos em vias aferentes de proprioceptores em músculos, tendões e articulações estimulam os neurônios inspiratórios. Este efeito provavelmente ajuda a aumentar a ventilação durante o exercício. Outros aferentes são considerados no Quadro Clínico 36–2.

# COMPONENTES RESPIRATÓRIOS DE REFLEXOS VISCERAIS

A inibição da respiração e o fechamento da glote durante o vômito, a deglutição e o espirro não apenas previnem a aspiração de alimento ou vômito para dentro da traqueia, mas, no caso do vômito, fixam o tórax de modo que a contração dos músculos abdominais aumenta a pressão intra-abdominal. Fechamento similar da glote e inibição da respiração ocorrem durante esforços voluntário e involuntário.

O **soluço** é uma contração espasmódica do diafragma e de outros músculos inspiratórios que produz uma inspiração durante a qual a glote se fecha subitamente. O fechamento da glote é responsável pela sensação e som característicos. Os soluços ocorrem no feto dentro do útero, bem como ao longo da vida extrauterina. Sua função é desconhecida. A maioria dos soluços geralmente é de curta duração, e eles frequentemente respondem à suspensão da respiração ou a outras medidas que aumentam a $P_{CO_2}$ arterial. Soluços intratáveis, que podem ser debilitantes, às vezes respondem a antagonistas da dopamina e, talvez, a alguns compostos analgésicos de ação central.

**Bocejar** é um ato respiratório "contagioso" peculiar, cuja base fisiológica e significado são incertos. Como o soluçar, ele

ocorre no útero e em peixes e cágados, bem como em mamíferos. O ponto de vista de que é necessário aumentar a entrada de $O_2$ tem sido desacreditado. Alvéolos hipoventilados têm uma tendência de colapsar, e tem sido sugerido que inspiração profunda e distensão previnem o desenvolvimento de atelectasia. Contudo, em experimentos reais, nenhum efeito preventivo de atelectasia do bocejar pôde ser demonstrado. O bocejar aumenta o retorno venoso ao coração, o que pode beneficiar a circulação. Tem sido sugerido que bocejar é um sinal não verbal usado para comunicação entre macacos em um grupo, e poderia ser argumentado que, em um nível diferente, o mesmo acontecimento fosse verdadeiro em seres humanos.

# EFEITOS RESPIRATÓRIOS DA ESTIMULAÇÃO DE BARORRECEPTORES

As fibras aferentes dos barorreceptores nos seios carotídeos, no arco aórtico, nos átrios e ventrículos fazem sinapses com os neurônios respiratórios, bem como com os neurônios vasomotores e cardioinibidores no bulbo. Esses impulsos inibem a respiração, mas o efeito inibidor é leve e de pouca importância fisiológica. A hiperventilação no choque deve-se à estimulação de quimiorreceptores causada por acidose e hipoxia secundária à estagnação local do fluxo sanguíneo, e não é mediada por barorreceptores. A atividade dos neurônios inspiratórios afeta a pressão arterial e a frequência cardíaca, e a atividade nas áreas vasomotoras e cardíacas no bulbo pode ter efeitos menores sobre a respiração.

## EFEITOS DO SONO

A respiração é controlada menos rigorosamente durante o sono que no estado de vigília, e períodos curtos de apneia ocorrem em adultos normais dormindo. As alterações na resposta ventilatória à hipoxia variam. Se a $P_{CO_2}$ cai durante o estado de vigília, vários estímulos de proprioceptores e do ambiente mantêm a respiração; porém, durante o sono, esses estímulos estão reduzidos e uma diminuição da $P_{CO_2}$ pode causar apneia. Durante o sono com movimento rápido dos olhos (REM, do inglês *rapid eye movement*), a respiração é irregular e a resposta ao $CO_2$ é altamente variável.

## ANORMALIDADES RESPIRATÓRIAS

### ASFIXIA

Na asfixia produzida por oclusão das vias aéreas, hipercapnia e hipoxia agudas desenvolvem-se juntas. A estimulação da respiração é acentuada, e ocorrem esforços respiratórios violentos. A pressão arterial e a frequência cardíaca se elevam agudamente, a secreção de catecolaminas é aumentada, e o pH do sangue cai. Finalmente, os esforços respiratórios cessam, a pressão arterial cai e o coração fica lento. Animais asfixiados podem ser ressuscitados neste ponto por respiração artificial, embora eles sejam propícios à fibrilação ventricular, provavelmente devido à combinação de lesão miocárdica hipóxica e níveis altos de catecolaminas circulantes. Se a respiração artificial não for iniciada, a parada cardíaca acontece em 4 a 5 min.

### AFOGAMENTO

O afogamento é asfixia causada por imersão, geralmente em água. Em cerca de 10% dos afogamentos, a primeira inspiração de água depois de se perder o esforço para não respirar desencadeia laringospasmo, e a morte resulta de asfixia sem água alguma nos pulmões. Nos casos restantes, os músculos glóticos finalmente relaxam e o líquido penetra nos pulmões. A água doce é absorvida rapidamente, diluindo o plasma e causando hemólise intravascular. A água do mar é acentuadamente hipertônica, e puxa líquido do sistema vascular para os pulmões, diminuindo o volume do plasma. A meta imediata no tratamento do afogamento é, obviamente, a ressuscitação, mas o tratamento de longo prazo também deve levar em consideração os efeitos circulatórios da água nos pulmões.

### RESPIRAÇÃO PERIÓDICA

Os efeitos agudos da hiperventilação voluntária demonstram a interação dos mecanismos químicos que regulam a respiração. Quando um indivíduo normal hiperventila por 2 a 3 min, depois para e permite que a respiração continue sem exercer algum controle voluntário sobre ela, um período de apneia ocorre. Isto é seguido por algumas respirações superficiais e depois por outro período de apneia, seguido novamente por umas poucas respirações (**respiração periódica**). Os ciclos podem durar algum

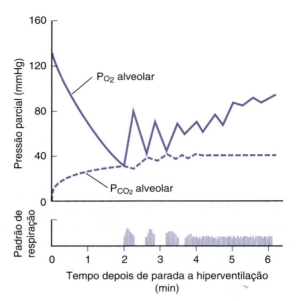

**FIGURA 36-12** Alterações na respiração e composição do ar alveolar após hiperventilação forçada por 2 min. As barras embaixo indicam a respiração, ao passo que os espaços em branco são indicativos de apneia.

tempo antes que a respiração normal recomece (Figura 36-12). A apneia, aparentemente, deve-se a uma falta de $CO_2$, porque ela não ocorre após hiperventilação com misturas gasosas contendo $CO_2$ a 5%. Durante a apneia, a $P_{O_2}$ alveolar cai e a $P_{CO_2}$ se eleva. A respiração recomeça devido à estimulação hipóxica dos quimiorreceptores carotídeos e aórticos antes que o nível de $CO_2$ tenha retornado ao normal. Poucas respirações eliminam o estímulo hipóxico, e a respiração para até que a $P_{O_2}$ alveolar caia novamente. Gradualmente, entretanto, a $P_{CO_2}$ volta ao normal, e a respiração normal recomeça. Mudanças no padrão da respiração podem ser sintomáticas de doença (Quadro Clínico 36-3).

## EFEITOS DO EXERCÍCIO

O exercício fornece um exemplo fisiológico para explorar muitos dos sistemas de controle já discutidos. É claro que muitos mecanismos cardiovasculares e respiratórios devem operar de modo integrado para que as necessidades de $O_2$ do tecido ativo sejam satisfeitas e o $CO_2$ extra e calor sejam removidos do corpo durante o exercício. As alterações circulatórias aumentam o fluxo sanguíneo muscular enquanto mantêm a circulação adequada no resto do corpo. Além disso, há um aumento na extração de $O_2$ do sangue nos músculos em exercício e na ventilação. Isto fornece $O_2$ extra, elimina parte do calor, e excreta $CO_2$ extra. Um enfoque sobre regulação da ventilação e $O_2$ tecidual é apresentado adiante, já que muitos outros aspectos da regulação foram apresentados em capítulos anteriores.

## ALTERAÇÕES NA VENTILAÇÃO

Durante o exercício, a quantidade de $O_2$ que entra no sangue a partir dos pulmões aumenta, porque a quantidade de $O_2$ adicionada a cada unidade de sangue e o fluxo sanguíneo pulmonar

## QUADRO CLÍNICO 36-3

### Respiração periódica na doença

#### Respiração de Cheyne-Stokes

A respiração periódica ocorre em vários estados mórbidos e, frequentemente, é chamada de respiração de Cheyne-Stokes. Ela é vista mais comumente em pacientes com insuficiência cardíaca congestiva e uremia, mas acontece também em pacientes com doença cerebral e durante o sono em alguns indivíduos normais. Alguns dos pacientes com respiração de Cheyne-Stokes têm sensibilidade aumentada ao $CO_2$. Aparentemente, a resposta aumentada deve-se à interrupção das vias neurais que normalmente inibem a respiração. Nesses indivíduos, o $CO_2$ causa hiperventilação relativa, abaixando a $P_{CO_2}$ arterial. Durante a apneia resultante, a $P_{CO_2}$ arterial sobe novamente para o normal, mas o mecanismo respiratório outra vez responde excessivamente ao $CO_2$. A respiração cessa, e o ciclo se repete.

Outra causa de respiração periódica em pacientes com doença cardíaca é o prolongamento do tempo de circulação do pulmão para o encéfalo, de modo que leva mais tempo para as alterações nas tensões de gases arteriais afetarem a área respiratória no bulbo. Quando indivíduos com circulação mais lenta hiperventilam, eles reduzem a $P_{CO_2}$ do sangue em seus pulmões, mas leva um tempo mais longo que o normal para o sangue com a $P_{CO_2}$ baixa atingir o encéfalo. Durante esse tempo, a $P_{CO_2}$ no sangue capilar pulmonar continua a ser reduzida, e quando este sangue alcança o encéfalo, a $P_{CO_2}$ baixa inibe a área respiratória, produzindo apneia. Em outras palavras, o sistema de controle respiratório oscila porque a alça de retroalimentação negativa dos pulmões para o encéfalo é anormalmente longa.

#### Apneia do sono

Episódios de apneia durante o sono podem ser de origem central (i.e., devido à falta de disparos dos nervos que produzem a respiração), ou podem ser devidos à obstrução das vias aéreas (apneia obstrutiva do sono). A apneia pode ocorrer em qualquer idade, e é produzida quando os músculos faringeanos relaxam durante o sono. Em alguns casos, a falta de contração dos músculos genioglossos durante a inspiração contribui para o bloqueio. Os músculos genioglossos puxam a língua para frente, e sem contração (ou com contração fraca) a língua pode obstruir a via aérea. Depois de vários esforços respiratórios crescentemente fortes, o paciente acorda, faz algumas respirações normais, e volta a dormir. Os episódios apneicos são mais comuns durante o sono REM, quando os músculos estão mais hipotônicos. Os sintomas são roncos altos, cefaleias matinais, fadiga e sonolência diurna. Quando grave e prolongada, a condição pode levar à hipertensão e suas complicações. Apneias frequentes podem causar numerosos despertares curtos durante o sono e sonolência durante as horas de vigília. Com isso em mente, não é surpreendente descobrir que a incidência de acidentes com veículo a motor é sete vezes maior em pacientes com apneia do sono do que na população geral de motoristas.

---

### DESTAQUES TERAPÊUTICOS

O tratamento da apneia do sono depende do paciente e da causa (se conhecida). Os tratamentos variam desde intervenções leves a moderadas até cirurgia. Entre as intervenções estão incluídos terapia postural, aparelhos dentários que rearranjam a arquitetura das vias aéreas, diminuição do uso de relaxantes musculares (p. ex., álcool) ou de fármacos que reduzem o impulso respiratório, ou pressão positiva contínua nas vias aéreas. Como a apneia do sono aumenta em indivíduos com sobrepeso ou obesos, a perda de peso também pode ser efetiva.

---

por minuto estão aumentados. A $P_{O_2}$ do sangue que flui para dentro dos capilares pulmonares cai de 40 para 25 mmHg ou menos, de modo que o gradiente de $P_{O_2}$ alveolocapilar é aumentado e mais $O_2$ entra no sangue. O fluxo de sangue por minuto sobe de 5,5 L/min até 20 a 35 L/min. Portanto, a quantidade total de $O_2$ entrando no sangue aumenta de 250 mL/min em repouso, para valores tão altos quanto 4.000 mL/min. A quantidade de $CO_2$ removida de cada unidade de sangue é aumentada, e a excreção de $CO_2$ se eleva de 200 mL/min até 8.000 mL/min. O aumento na captação de $O_2$ é proporcional à carga de trabalho, até um máximo. Acima deste máximo, o consumo de $O_2$ se nivela e o nível de lactato no sangue continua a subir (Figura 36–13). O lactato vem de músculos em que a renovação da síntese aeróbia dos estoques de energia não pode acompanhar o passo de sua utilização, e um **débito de oxigênio** está sendo contraído.

A ventilação aumenta abruptamente com o início do exercício, o que é seguido depois de uma pausa breve por um aumento adicional, mais gradual (Figura 36–14). Com o exercício moderado, o aumento deve-se em sua maior parte ao incremento na profundidade da respiração; isto é acompanhado por um aumento da frequência respiratória quando o exercício é mais extenuante. A ventilação diminui abruptamente quando o exercício cessa, o que é seguido, depois de uma pausa curta, por um declínio mais gradual aos valores pré-exercício. O aumento abrupto no início do exercício é devido, presumivelmente, a estímulos psíquicos e impulsos aferentes de proprioceptores em músculos, tendões e articulações. O aumento mais gradual presumivelmente é humoral, muito embora pH, $P_{CO_2}$ e $P_{O_2}$ arteriais permaneçam constantes durante o exercício moderado. O aumento na ventilação é proporcional ao aumento do consumo de $O_2$, mas os mecanismos responsáveis pela estimulação da respiração ainda são assunto de muito debate. O aumento da temperatura corporal pode desempenhar um papel. O exercício aumenta o nível de $K^+$ plasmático, e este aumento pode estimular os quimiorreceptores periféricos. Além disso, pode ser que a sensibilidade dos

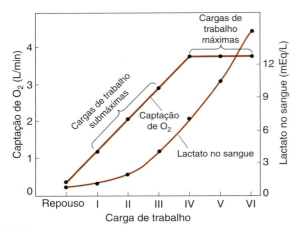

**FIGURA 36-13** Relação entre carga de trabalho, nível de lactato do sangue e captação de O₂. I a VI, cargas de trabalho crescentes produzidas pelo aumento da velocidade e grau de uma esteira em que os indivíduos trabalhavam. (Reproduzida, com permissão, de Mitchell JH, Blomqvist G: Maximal oxygen uptake. N Engl J Med 1971;284:1018.)

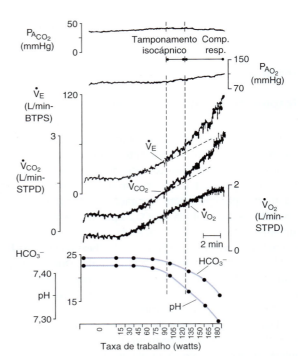

**FIGURA 36-15** Respostas fisiológicas à taxa de trabalho durante o exercício. Mudanças em P$_{CO_2}$ alveolar, P$_{O_2}$ alveolar, ventilação ($\dot{V}_E$), produção de consumo ($\dot{V}_{CO_2}$), consumo ($\dot{V}_{O_2}$) HCO$_3^-$ arterial e pH arterial com aumentos graduais de trabalho por um homem adulto em uma bicicleta ergométrica. Comp. resp., compensação respiratória. STPD, temperatura padrão (0°C) e pressão no ar seco (760 mmHg). As linhas tracejadas enfatizam o desvio da resposta linear. Ver texto para detalhes adicionais. BTPS, do inglês *body temperature pressure saturated*; STPD, do inglês *standard temperature pressure dry*. (Reproduzida, com permissão, de Wasserman K: Breathing during exercise. NEJM 1978 Apr 6;298(14):780–785.)

neurônios que controlam a resposta ao CO₂ esteja aumentada, ou que as flutuações respiratórias na P$_{CO_2}$ arterial aumentem, de modo que, muito embora a P$_{CO_2}$ arterial média não se eleve, o CO₂ seja o responsável pelo aumento na ventilação. O O₂ também parece desempenhar algum papel, apesar da falta de diminuição da P$_{O_2}$ arterial, pois durante a realização de uma dada quantidade de trabalho, o aumento da ventilação durante a respiração de O₂ a 100% é 10 a 20% menor que o aumento durante a respiração de ar. Assim, atualmente, parece que numerosos diferentes fatores se combinam para produzir o aumento na ventilação visto durante o exercício moderado.

Quando o exercício se torna mais vigoroso, o tamponamento das quantidades aumentadas de ácido láctico que são produzidas libera mais CO₂, e isto eleva mais ainda a ventilação. A resposta ao exercício gradual é mostrada na **Figura 36-15**. Com a produção elevada de ácido, os aumentos na ventilação e produção de CO₂ permanecem proporcionais, e, assim, o CO₂ alveolar e o arterial mudam relativamente pouco (**tamponamento isocápnico**). Devido à hiperventilação, a P$_{O_2}$ alveolar aumenta. Com o acúmulo adicional de ácido láctico, o aumento na ventilação supera a produção de CO₂ e a P$_{CO_2}$ alveolar cai, como também a P$_{CO_2}$ arterial. O declínio na P$_{CO_2}$ arterial fornece compensação respiratória para a acidose metabólica produzida pelo ácido láctico adicional. O aumento adicional na ventilação produzido pela acidose é dependente dos corpos carotídeos, e não ocorre se eles forem removidos.

A frequência respiratória depois do exercício não alcança níveis basais até que o débito de O₂ seja pago. Isto pode levar até 90 min. O estímulo para ventilação após o exercício não é a P$_{CO_2}$ arterial, que é normal ou baixa, e sim a concentração arterial elevada de H⁺ devido à acidemia láctica. A magnitude do débito de O₂ é a quantidade pela qual o consumo de O₂ excede o consumo basal, a partir do fim do exercício até que o consumo de O₂ tenha retornado aos níveis basais pré-exercício. Durante o pagamento do débito de O₂, a concentração de O₂ na mioglobina muscular se eleva levemente. ATP e creatina fosfato são ressintetizados, e o ácido láctico é removido. Oitenta por cento do ácido láctico é convertido em glicogênio, e 20% é metabolizado em CO₂ e H₂O.

## ALTERAÇÕES NOS TECIDOS

A captação máxima de O₂ durante o exercício é limitada pela velocidade máxima em que o O₂ é transportado às mitocôndrias no músculo em exercício. Contudo, essa limitação não se deve normalmente à captação deficiente de O₂ nos pulmões, e a hemoglobina no sangue arterial é saturada mesmo durante o exercício mais intenso.

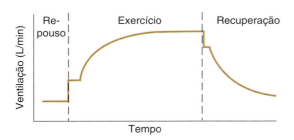

**FIGURA 36-14** Representação diagramática de alterações na ventilação durante o exercício. Ver o texto para detalhes.

Durante o exercício, os músculos em contração usam mais $O_2$, e a $P_{O_2}$ tecidual e a $P_{O_2}$ no sangue venoso do músculo em exercício caem quase a zero. Mais $O_2$ se difunde a partir do sangue, a $P_{O_2}$ sanguínea do sangue nos músculos cai, e mais $O_2$ é removido da hemoglobina. Como o leito capilar do músculo em contração está dilatado e muitos capilares previamente fechados estão abertos, a distância média do sangue para as células teciduais está grandemente diminuída, o que facilita o movimento de $O_2$ do sangue para as células. A curva de dissociação oxigênio-hemoglobina é íngreme na faixa de $P_{O_2}$ abaixo de 60 mmHg, e uma quantidade relativamente grande de $O_2$ é suprida para cada 1 mmHg de redução na $P_{O_2}$ (ver Figura 35–2). $O_2$ adicional é suprido porque, como resultado do acúmulo de $CO_2$ e da elevação da temperatura nos tecidos ativos — e talvez devido a uma elevação no 2,3-difosfoglicerato (2,3-DPG) das hemácias — a curva de dissociação se desvia para direita. O efeito líquido é um aumento de três vezes na extração de $O_2$ de cada unidade de sangue (ver Figura 35–3). Como este aumento é acompanhado por uma elevação do fluxo sanguíneo de 30 vezes ou mais, ele permite que a taxa metabólica do músculo suba até 100 vezes durante o exercício.

# TOLERÂNCIA AO EXERCÍCIO E FADIGA

O que determina a quantidade máxima de exercício que pode ser realizado por um indivíduo? Obviamente, a tolerância ao exercício tem uma dimensão de tempo assim como de intensidade. Por exemplo, um homem jovem em boa forma física pode produzir força em uma bicicleta na ordem de cerca de 700 W por 1 min, 300 W por 5 min, e 200 W por 40 min. Costumava ser discutido que os fatores limitantes do desempenho no exercício seriam a velocidade em que $O_2$ poderia ser transportado aos tecidos, ou a velocidade em que $O_2$ poderia entrar no corpo pelos pulmões. Esses fatores desempenham um papel, mas está claro que outros fatores também contribuem, e que o exercício cessa quando a sensação de **fadiga** progride para a sensação de exaustão. A fadiga é produzida em parte pelo bombardeio de impulsos neurais dos músculos para o encéfalo, e o declínio do pH sanguíneo produzido pela acidose láctica também causa cansaço, como o fazem a elevação da temperatura corporal, dispneia e, talvez, as sensações desconfortáveis produzidas pela ativação dos receptores J nos pulmões.

# RESUMO

- A respiração está tanto sob controle voluntário (localizado no córtex cerebral) quanto automático (dirigido por células marca-passo no bulbo). Há uma inervação recíproca para músculos expiratórios e inspiratórios, em que neurônios motores suprindo músculos expiratórios estão inativos quando neurônios motores suprindo músculos inspiratórios estão ativos e vice-versa.

- O complexo pré-Bötzinger de cada lado do bulbo contém células marca-passo acopladas por sinapses que permitem a geração rítmica da respiração. A atividade espontânea desses neurônios pode ser alterada por neurônios no centro pneumotáxico, embora a função reguladora completa desses neurônios sobre a respiração normal não seja compreendida.

- Os padrões respiratórios são sensíveis a substâncias químicas no sangue por meio da ativação de quimiorreceptores respiratórios. Há quimiorreceptores nos corpos carotídeos e aórticos e em grupos de células no bulbo. Esses quimiorreceptores respondem a alterações na $P_{O_2}$ e $P_{CO_2}$, bem como $H^+$, para regular a respiração.

- Os receptores nas vias aéreas são inervados adicionalmente por fibras vagais mielinizadas de adaptação lenta e adaptação rápida. Os receptores de adaptação lenta podem ser ativados pela insuflação pulmonar. Os receptores de ação rápida, ou receptores irritantes, podem ser ativados por substâncias químicas como a histamina, e resultar em tosse ou mesmo hiperpneia.

- Os receptores nas vias aéreas também são inervados por fibras vagais não mielinizadas (fibras C), que são encontradas geralmente perto de vasos pulmonares. Eles são estimulados por hiperinsuflação (ou por substâncias exógenas, inclusive a capsaicina) e levam ao quimiorreflexo pulmonar. O papel fisiológico desta resposta não é totalmente compreendido.

# QUESTÕES DE MÚLTIPLA ESCOLHA

*Para todas as questões, selecione a melhor opção, a não ser que direcionado diferentemente.*

1. Os principais neurônios de controle respiratório
   A. enviam descargas regulares de impulsos aos músculos expiratórios durante a respiração tranquila.
   B. não são afetados pela estimulação de receptores de dor.
   C. estão localizados na ponte.
   D. enviam descargas regulares de impulsos aos músculos inspiratórios durante a respiração tranquila.
   E. não são afetados por impulsos do córtex cerebral.

2. O ácido láctico intravenoso aumenta a ventilação. Os receptores responsáveis por esse efeito estão localizados
   A. no bulbo.
   B. nos corpos carotídeos.
   C. no parênquima pulmonar.
   D. nos barorreceptores aórticos.
   E. na traqueia e nos grandes brônquios.

3. A respiração espontânea cessa após
   A. secção do tronco encefálico acima da ponte.
   B. secção do tronco encefálico na extremidade caudal do bulbo.
   C. vagotomia bilateral.
   D. vagotomia bilateral combinada com secção do tronco encefálico na borda superior da ponte.
   E. secção da medula espinal ao nível do primeiro segmento torácico.

4. Os seguintes eventos fisiológicos que ocorrem *in vivo* estão listados em ordem randômica (**1**) pH diminuído no LCS; (**2**) $P_{CO_2}$ arterial aumentada; (**3**) $P_{CO_2}$ do LCS aumentada; (**4**) estimulação de quimiorreceptores bulbares; (**5**) $P_{CO_2}$ alveolar aumentada. Qual é a sequência correta em que eles ocorrem quando afetam a respiração?
   A. 1, 2, 3, 4, 5
   B. 4, 1, 3, 2, 5
   C. 3, 4, 5, 1, 2
   D. 5, 2, 3, 1, 4
   E. 5, 3, 2, 4, 1

# SEÇÃO VI  Fisiologia Respiratória

5. Os seguintes eventos que ocorrem nos corpos carotídeos quando são expostos a hipoxia estão listados em ordem randômica: (**1**) despolarização das células glômicas tipo I; (**2**) excitação de terminações nervosas aferentes; (**3**) condutância reduzida de canais de $K^+$ sensíveis a hipoxia em células glômicas tipo I; (**4**) entrada de $Ca^{2+}$ em células glômicas tipo I; (**5**) efluxo de $K^+$ diminuído. Qual é a sequência correta em que eles ocorrem na exposição à hipoxia?

A. 1, 3, 4, 5, 2
B. 1, 4, 2, 5, 3
C. 3, 4, 5, 1, 2
D. 3,1, 4, 5, 2
E. 3, 5, 1, 4, 2

6. Seria esperado que a injeção de um fármaco que estimula os corpos carotídeos causasse

A. uma diminuição no pH do sangue arterial.
B. uma diminuição na $P_{CO_2}$ do sangue arterial.
C. um aumento na concentração de $HCO_3^-$ do sangue arterial.
D. um aumento na excreção urinária de $Na^+$.
E. um aumento no $Cl^-$ plasmático.

7. Variações em qual dos seguintes componentes do sangue ou LCS *não* afetam a respiração?

A. Concentração de $HCO_3^-$ arterial
B. Concentração de $H^+$ arterial
C. Concentração de $Na^+$ arterial
D. Concentração de $CO_2$ no LCS
E. Concentração de $H^+$ no LCS

# REFERÊNCIAS

Barnes PJ: Chronic obstructive pulmonary disease. N Engl J Med 2000;343:269.

Crystal RG, West JB (editors): *The Lung: Scientific Foundations,* 2nd ed. Lippincott-Raven, 1997.

Fishman AP, Elias JA, Fishman JA, et al. (editors): *Fishman's Pulmonary Diseases and Disorders,* 4th ed. McGraw-Hill, 2008.

Jones NL, Killian KJ: Exercise limitation in health and disease. N Engl J Med 2000;343:632.

Laffey JG, Kavanagh BP: Hypocapnia. N Engl J Med 2002;347:43.

Putnam RW, Dean JB, Ballantyne D (editors): Central chemosensitivity. Respir Physiol 2001;129:1.

Rekling JC, Feldman JL: Pre-Bötzinger complex and pacemaker neurons: Hypothesized site and kernel for respiratory rhythm generation. Annu Rev Physiol 1998;60:385.

West, JB: *Respiratory Physiology: The Essentials,* 8th ed. Wolers Kluwer/Lippincott Williams & Wilkins, 2008.

# SEÇÃO VII

# Fisiologia Renal

Os rins, a bexiga e os ureteres compõem o sistema urinário. Dentro do rim, a unidade funcional é o néfron, e cada rim humano tem aproximadamente 1 milhão de néfrons. Os rins desempenham um papel essencial na regulação da homeostasia da água, composição eletrolítica (p. ex., $Na^+$, $Cl^-$, $K^+$, $HCO_3^-$), regulação do volume extracelular (e, assim, da pressão arterial), e homeostasia ácido-base (Capítulo 39). Os rins filtram o plasma do sangue e produzem urina, o que lhes permite excretar do corpo produtos residuais do metabolismo, como ureia, amônia e substâncias químicas estranhas, como metabólitos de fármacos. Os rins são responsáveis pela reabsorção de glicose e aminoácidos do filtrado plasmático, além da captação regulada de cálcio e fosfato (alta em crianças). Os rins exercem funções na gliconeogênese, e durante o jejum podem sintetizar e liberar glicose para o sangue, produzindo quase 20% da capacidade de glicose do fígado. Os rins também são órgãos endócrinos, produzido cininas (ver Capítulo 32), 1, 25-di-hidroxicolecalciferol (ver Capítulo 21), eritropoietina (ver Capítulo 37) e produzido e secretando a renina (ver Capítulo 38).

Especificamente, nos rins, um líquido semelhante ao plasma é filtrado pelos capilares glomerulares para os túbulos renais (**filtração glomerular**). Quando esse filtrado glomerular passa para os túbulos, seu volume é reduzido e sua composição alterada pelos processos de **reabsorção tubular** (remoção de água e solutos do líquido tubular) e **secreção tubular** (secreção de solutos para o líquido tubular) para formar a urina, que entra na pelve renal. Da pelve renal, a urina passa para a bexiga e é expelida para o exterior pelo processo de urinar, ou **micção**.

As doenças do rim são numerosas. Entre as condições clínicas que ocorrem comumente estão incluídas trauma renal agudo, doença renal crônica, doença renal diabética, síndromes nefrítica e nefrótica, doença renal policística, obstrução do trato urinário, infecção do trato urinário, câncer renal. Quando a função renal diminui tanto que os rins não funcionam mais para manter a saúde, os pacientes às vezes são submetidos à diálise e, finalmente, ao transplante renal.

A prevalência de doenças renais aumenta progressivamente em todo o mundo, assim como o custo para tratá-las; portanto, as nefropatias representam uma grande ameaça aos recursos para assistência à saúde mundialmente. As duas doenças que causam a maior prevalência de disfunção renal são o diabetes e a hipertensão. Quase um bilhão de pessoas em todo o mundo têm pressão arterial alta, e espera-se que esse número aumente para 1,56 bilhão até 2025. Há, atualmente, mais de 240 milhões de pessoas com diabetes em todo o mundo, e é previsto que esse número cresça para 380 milhões até 2025. Daqueles com diabetes, em torno de 40% desenvolverão doença renal crônica (DRC), portanto, seu risco de complicações cardiovasculares também aumentará. É previsto que o custo global cumulativo para diálises e transplantes ao longo da próxima década ultrapasse US$ 1 trilhão.

C A P Í T U L O

# 37

# Função Renal e Micção

### OBJETIVOS

*Após o estudo deste capítulo, você deve ser capaz de:*

- Descrever a morfologia de um néfron típico e seu suprimento sanguíneo.
- Definir autorregulação e listar as principais teorias propostas para explicar a autorregulação nos rins.
- Caracterizar taxa de filtração glomerular, descrever como ela pode ser mensurada e listar os principais fatores que a afetam.
- Delinear o manejo tubular de Na+ e água.
- Discutir reabsorção e secreção tubular de glicose e K+.
- Determinar como o mecanismo contracorrente no rim opera para produzir urina hipertônica ou hipotônica.
- Listar as principais classes de diuréticos; compreender como cada um deles opera para aumentar o fluxo de urina.
- Especificar o reflexo de micção e desenhar um cistometrograma.

## ANATOMIA FUNCIONAL

### O NÉFRON

Cada túbulo renal individual e seu glomérulo é uma unidade (**néfron**). O tamanho dos rins entre as espécies varia, assim como o número de néfrons que eles contêm. Cada rim humano tem aproximadamente 1 milhão de néfrons. As estruturas específicas do néfron são mostradas de modo diagramático na **Figura 37–1**.

O glomérulo, que tem cerca de 200 µm de diâmetro, é formado pela invaginação de um tufo de capilares para dentro da extremidade cega, dilatada, do néfron (**cápsula de Bowman**). Os capilares são supridos por uma **arteríola aferente** e drenados por uma **arteríola eferente** (Figura 37–2), e é a partir do glomérulo que o filtrado é formado. O diâmetro da arteríola aferente é maior que o da arteríola eferente. Duas camadas de células separam o sangue do filtrado glomerular na cápsula de Bowman: o endotélio capilar e o epitélio especializado da cápsula. O endotélio dos capilares glomerulares é fenestrado, com poros que têm de 70 a 90 nm de diâmetro. O endotélio dos capilares glomerulares é completamente rodeado pela membrana basal glomerular, juntamente às células especializadas denominadas podócitos. Os **podócitos** têm numerosos pseudópodes que se interdigitam (**Figura 37–2**) para formar **fendas de filtração** ao longo da parede do capilar. As fendas têm aproximadamente 25 nm de largura, e

cada uma é fechada por uma membrana delgada. A membrana basal glomerular, a lâmina basal, não contém lacunas nem poros visíveis. Células estreladas chamadas de **células mesangiais** estão localizadas entre a lâmina basal e o endotélio. Elas são semelhantes a células denominadas **pericitos**, que são encontradas nas paredes dos capilares em outras partes do corpo. As células mesangiais são especialmente comuns entre dois capilares vizinhos, e nestas localizações a membrana basal forma uma bainha compartilhada por ambos os capilares (Figura 37–2). As células mesangiais são contráteis, e são importantes na regulação da filtração glomerular. As células mesangiais secretam a matriz extracelular, captam complexos imunes e estão envolvidas na progressão de doenças glomerulares.

Funcionalmente, a membrana glomerular permite a passagem livre de substâncias neutras de até 4 nm de diâmetro, e exclui quase totalmente aquelas com diâmetros maiores que 8 nm. Entretanto, a carga das moléculas, bem como seus diâmetros afetam sua passagem para dentro da cápsula de Bowman. A área total do endotélio capilar glomerular através do qual ocorre a filtração em seres humanos é de cerca de 0,8 m².

Os aspectos gerais das células que compõem as paredes dos túbulos são mostrados na Figura 37–1; contudo, há subtipos celulares em todos os segmentos, e as diferenças anatômicas entre eles se correlacionam com diferenças de função.

O **túbulo convoluto proximal** humano tem em torno de 15 mm de comprimento e 55 µm de diâmetro. Sua parede é

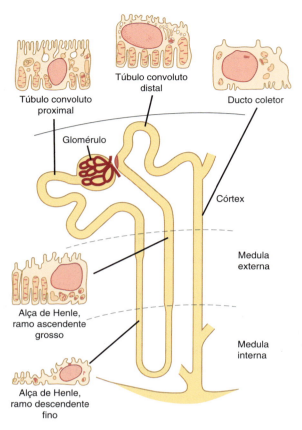

**FIGURA 37-1 Diagrama de um néfron.** Os principais aspectos histológicos das células que compõem cada porção do túbulo também são mostrados.

composta por uma camada única de células que interdigitam uma com a outra, sendo unidas por junções oclusivas apicais. Entre as células, estão extensões do espaço extracelular chamadas de **espaços intercelulares laterais**. As margens luminais das células têm uma **borda em escova** estriada devido à presença de muitas microvilosidades.

O túbulo convoluto proximal torna-se reto e a próxima porção de cada néfron é a **alça de Henle**. A porção descendente da alça e a porção proximal do ramo ascendente são compostas por células permeáveis, delgadas. Por outro lado, a porção grossa do ramo ascendente (Figura 37-1) é composta por células espessas contendo muitas mitocôndrias. Os néfrons com glomérulos nas porções externas do córtex renal têm alças de Henle curtas (**néfrons corticais**), ao passo que aqueles com glomérulos na região justamedular do córtex (**néfrons justamedulares**) têm alças longas que se estendem para as pirâmides medulares. Em seres humanos, apenas 15% dos néfrons têm alças longas.

A extremidade grossa do ramo ascendente da alça de Henle alcança o glomérulo do néfron do qual o túbulo se originou, e se acomoda entre suas arteríolas aferente e eferente. Células especializadas na extremidade formam a **mácula densa**, que está perto da arteríola eferente, e, particularmente, da aferente (Figura 37-2). As células da mácula densa, as **células lacis** vizinhas (também chamadas células mesangiais extraglomerulares) e as **células granulares** secretoras de renina na arteríola aferente formam o **aparelho justaglomerular** (ver Figura 38-8).

O **túbulo convoluto distal**, que começa na mácula densa, tem cerca de 5 mm de comprimento. Seu epitélio é mais achatado que o do túbulo proximal, e, embora poucas microvilosidades estejam presentes, não há borda em escova distinta. Os túbulos distais coalescem para formar **ductos coletores** que têm em torno de 20 mm de comprimento e passam pelo córtex e pela medula renal para se esvaziar nos ápices das pirâmides medulares. O epitélio dos ductos coletores é composto por **células principais (células P)** e **células intercaladas (células I)**. As células P, que são predominantes, são relativamente altas (cilíndricas) e possuem poucas organelas. Elas estão envolvidas na reabsorção de $Na^+$ e de água estimulada por vasopressina. As células I, que estão presentes em menor quantidade e são encontradas também nos túbulos distais, têm mais microvilosidades, vesículas citoplasmáticas e mitocôndrias. Elas estão envolvidas na secreção ácida e no transporte de $HCO_3^-$. O comprimento total dos néfrons, incluindo os ductos coletores, varia de 45 a 65 mm.

Células nos rins que parecem ter uma função secretora incluem não somente as células granulares no aparelho justaglomerular, mas também algumas das células no tecido intersticial da medula. Estas células são chamadas de **células intersticiais medulares renais (CIMR)**, e são células especializadas semelhantes a fibroblastos. Elas contêm gotículas de gordura e são um sítio importante de expressão da cicloxigenase 2 (COX-2) e da prostaglandina sintase (PGES). A $PGE_2$ é o principal prostanoide sintetizado no rim, e é um regulador parácrino importante da homeostasia de sal e água. A $PGE_2$ é secretada pelas CIMR, pela mácula densa e por células nos ductos coletores; a prostaciclina ($PGI_2$) e outras prostaglandinas são secretadas pelas arteríolas e pelos glomérulos.

## VASOS SANGUÍNEOS

A circulação renal está diagramada na Figura 37-3. As **arteríolas aferentes** são ramos curtos, retos, das artérias interlobulares. Cada uma se divide em ramos capilares múltiplos para formar o grupo de vasos no glomérulo. Os capilares coalescem para formar a **arteríola eferente**, que, por sua vez, se ramifica em capilares que suprem os túbulos (**capilares peritubulares**) antes de drenar para as veias interlobulares. Assim, os segmentos arteriais entre glomérulos e túbulos tecnicamente são um sistema portal, e os capilares glomerulares são os únicos capilares no corpo que drenam para arteríolas. Contudo, há relativamente pouca musculatura lisa nas arteríolas eferentes.

Os capilares que drenam os túbulos dos néfrons corticais formam uma rede peritubular, ao passo que as arteríolas eferentes dos glomérulos justamedulares drenam não apenas para a rede peritubular, mas também para vasos que formam as alças em grampo de cabelo (os **vasos retos**). Estas alças mergulham nas pirâmides medulares ao lado das alças de Henle (Figura 37-3). Os vasos retos descendentes têm um endotélio não fenestrado que contém um transportador que realiza difusão facilitada para ureia, e os ascendentes têm um endotélio fenestrado, compatível com sua função de conservar solutos.

A arteríola eferente de cada glomérulo se ramifica em capilares que suprem numerosos néfrons diferentes. Assim, o túbulo de cada néfron não recebe necessariamente sangue apenas da arteríola eferente do mesmo néfron. Em seres humanos, a

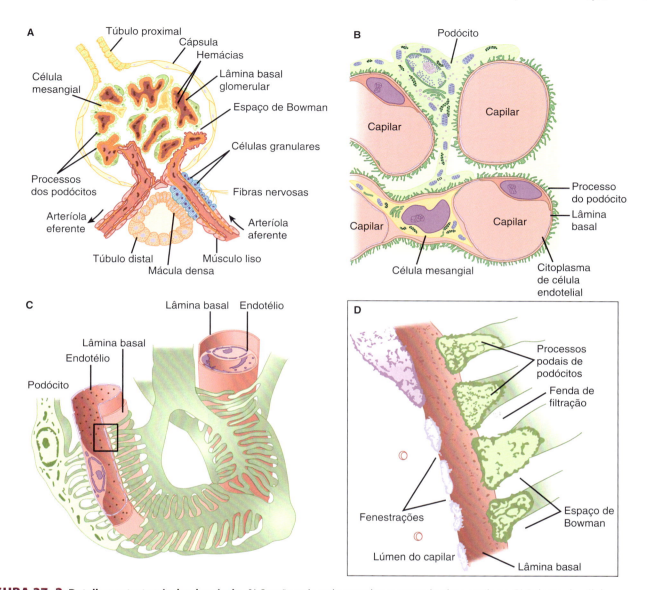

**FIGURA 37-2** Detalhes estruturais do glomérulo. **A**) Secção pelo polo vascular, mostrando alças capilares. **B**) Relação de células mesangiais e podócitos com capilares glomerulares. **C**) Detalhe da maneira como os podócitos formam fendas de filtração na lâmina basal, e a relação da lâmina com o endotélio capilar. **D**) Ampliação do retângulo em C para mostrar os processos dos podócitos. O material indistinto em suas superfícies é poliânion glomerular.

superfície total dos capilares renais é aproximadamente igual à área de superfície total dos túbulos, ambas sendo em torno de 12 m². O volume de sangue nos capilares renais em qualquer momento é de 30 a 40 mL.

## LINFÁTICOS

Os rins têm um suprimento linfático abundante que drena por meio do canal torácico para a circulação venosa no tórax.

## CÁPSULA

A cápsula renal é fina, mas rígida. Se o rim se torna edematoso, a cápsula limita a tumefação e a pressão tecidual (**pressão intersticial renal**) aumenta. Isto diminui a taxa de filtração glomerular (TFG), e alega-se que aumenta e prolonga a anúria na insuficiência renal aguda.

## INERVAÇÃO DOS VASOS RENAIS

Os nervos renais trafegam ao longo dos vasos sanguíneos renais quando eles entram no rim. Eles contêm muitas fibras eferentes pós-ganglionares simpáticas e poucas fibras aferentes. Parece haver também uma inervação colinérgica pelo nervo vago, mas sua função é incerta. A inervação pré-ganglionar simpática vem principalmente dos segmentos torácicos inferiores e lombares superiores da medula espinal, e os corpos celulares dos neurônios pós-ganglionares estão na cadeia ganglionar simpática, no gânglio mesentérico superior e ao longo da artéria renal. As fibras simpáticas são distribuídas principalmente às arteríolas aferentes e eferentes, aos túbulos proximais e distais e ao aparelho justaglomerular (ver Capítulo 38). Além disso, há uma densa inervação noradrenérgica do ramo ascendente grosso da alça de Henle.

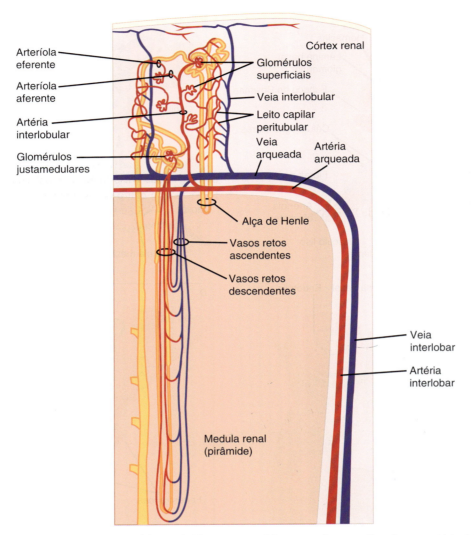

**FIGURA 37-3 Circulação renal.** As artérias interlobares dividem-se em artérias arqueadas, que dão origem a artérias interlobulares no córtex. As artérias interlobulares fornecem uma arteríola aferente para cada glomérulo. A arteríola eferente de cada glomérulo se ramifica em capilares que suprem o sangue para os túbulos renais. O sangue venoso entra nas veias interlobulares, que, por sua vez, fluem pelas veias arqueadas para as veias interlobares. (Modificada a partir de Boron WF, Boulpaep EL: *Medical Physiology*. Saunders, 2009.)

Aferentes nociceptivos que medeiam a dor na doença renal são paralelos aos eferentes simpáticos, e entram na medula espinal nas raízes dorsais torácicas e lombares superiores. Outros aferentes renais presumivelmente medeiam um **reflexo renorrenal**, pelo qual um aumento na pressão ureteral em um rim leva a uma diminuição da atividade nervosa eferente para o rim contralateral. Essa diminuição permite um aumento na excreção de $Na^+$ e água.

## CIRCULAÇÃO RENAL

### FLUXO SANGUÍNEO

Em um adulto em repouso, os rins recebem 1,2 a 1,3 L de sangue por minuto, ou pouco menos de 25% do débito cardíaco. O fluxo sanguíneo renal pode ser mensurado com medidores de fluxo eletromagnéticos ou de outros tipos, ou ainda pela aplicação do princípio de Fick (ver Capítulo 30) ao rim; isto é, medindo-se a quantidade de uma dada substância captada por unidade de tempo e dividindo-se esse valor pela diferença arteriovenosa para a substância à medida que esta passa pelo rim. Como o rim filtra o plasma, o **fluxo plasmático renal** (FPR) é igual à quantidade de uma substância excretada por unidade de tempo dividida pela diferença arteriovenosa renal, contanto que a quantidade nas hemácias seja inalterada durante a passagem pelo rim. Qualquer substância excretada pode ser usada se sua concentração no plasma arterial e venoso renal puder ser mensurada, e se ela não for metabolizada, armazenada, ou produzida pelo rim, e não afetar ela própria o fluxo sanguíneo.

O FPR pode ser mensurado pela infusão de ácido p-amino-hipúrico (PAH) e pela determinação de suas concentrações urinária e plasmática. O PAH é filtrado pelos glomérulos e secretado pelas células tubulares, de modo que sua **razão de extração** (concentração arterial menos concentração venosa dividida pela concentração arterial) é alta. Por exemplo, quando o PAH é infundido em doses baixas, 90% do PAH no sangue arterial é removido em uma só circulação pelo rim. Por isso, tornou-se comum calcular o "FPR" dividindo-se a quantidade de PAH na urina pelo nível plasmático de PAH, ignorando o nível no sangue venoso renal. O plasma venoso periférico pode ser usado, porque sua concentração de PAH é essencialmente idêntica à do plasma arterial que alcança o rim. O valor obtido deve ser chamado de **fluxo plasmático renal efetivo** (**FPRE**) para indicar que o nível no plasma venoso renal não foi mensurado. Em seres humanos, o FPRE é de, em média, 625 mL/min.

$$FPRE = \frac{U_{PAH}\dot{V}}{P_{PAH}} = \text{Depuração de PAH } (D_{PAH})$$

*Exemplo:*
Concentração de PAH na urina ($U_{PAH}$): 14 mg/mL
Fluxo urinário ($\dot{V}$): 0,9 mL/min
Concentração de PAH no plasma ($P_{PAH}$): 0,02 mg/mL

$$FPRE = \frac{14 \times 0,9}{0,02}$$
$$= 630 \text{ mL/min}$$

Deve ser observado que o FPRE determinado dessa maneira é a **depuração** de PAH. O conceito de depuração é discutido em detalhe adiante.

O FPRE pode ser convertido em fluxo plasmático renal (FPR):

Razão de extração média de PAH: 0,9

$$\frac{FPR}{\text{Razão de extração}} = \frac{630}{0,9} = FPR \text{ real } = 700 \text{ mL/min}$$

A partir do fluxo plasmático renal, o fluxo sanguíneo renal pode ser calculado dividindo-se por 1 menos o hematócrito:

Hematócrito (Hct): 45%

$$\text{Fluxo sanguíneo renal} = FPR \times \frac{1}{1 - Hct}$$
$$= 700 \times \frac{1}{0,55}$$
$$= 1.273 \text{ mL/min}$$

## PRESSÃO NOS VASOS RENAIS

A pressão nos capilares glomerulares tem sido medida diretamente em ratos, sendo consideravelmente mais baixa que o previsto com base em mensurações indiretas. Quando a pressão arterial sistêmica média é de 100 mmHg, a pressão capilar glomerular é em torno de 45 mmHg. A queda de pressão ao longo do glomérulo é de apenas 1 a 3 mmHg, mas uma queda adicional ocorre na arteríola eferente, de modo que a pressão nos capilares peritubulares é de cerca de 8 mmHg. A pressão na veia renal é em torno de 4 mmHg. Os gradientes de pressão

são semelhantes em macacos-esquilos e, presumivelmente, em seres humanos, com uma pressão capilar glomerular que é em torno de 40% da pressão arterial sistêmica.

## REGULAÇÃO DO FLUXO SANGUÍNEO RENAL

A noradrenalina constringe os vasos renais, com o maior efeito da noradrenalina injetada sendo exercido sobre as artérias interlobulares e as arteríolas aferentes. A dopamina é produzida no rim, e causa vasodilatação renal e natriurese. A angiotensina II exerce um efeito constritor tanto sobre as arteríolas aferentes quanto eferentes. As prostaglandinas aumentam o fluxo de sangue no córtex renal e o diminuem na medula. A acetilcolina também produz vasodilatação renal. Uma dieta rica em proteínas eleva a pressão capilar glomerular e aumenta o fluxo sanguíneo renal.

## FUNÇÕES DOS NERVOS RENAIS

A estimulação dos nervos renais aumenta a secreção de renina por uma ação direta da noradrenalina liberada sobre receptores $\beta_1$-adrenérgicos nas células justaglomerulares (ver Capítulo 38), e aumenta a reabsorção de $Na^+$, provavelmente por uma ação direta da noradrenalina sobre as células tubulares renais. Os túbulos proximais e distais e o ramo ascendente grosso da alça de Henle são ricamente inervados. Quando os nervos renais são estimulados em graus crescentes em animais experimentais, a primeira resposta é um aumento da sensibilidade das células granulares no aparelho justaglomerular (Tabela 37–1) seguido por secreção aumentada de renina, depois reabsorção aumentada de $Na^+$, e, finalmente, no limiar mais alto, vasoconstrição renal com diminuição da filtração glomerular e do fluxo sanguíneo

**TABELA 37–1** Respostas renais à estimulação nervosa graduada

| Estimulação nervosa renal Frequência (Hz) | TSR | $U_{Na}V$ | TFG | FSR |
|---|---|---|---|---|
| 0,25 | Nenhum efeito sobre valores basais; aumento da TSR mediado por estímulos neurais | 0 | 0 | 0 |
| 0,50 | Aumentada sem alterar $U_{Na}V$, TFG, ou FSR | 0 | 0 | 0 |
| 1,0 | Aumentada com $U_{Na}V$ diminuída, sem alterar TFG ou FSR | ↓ | 0 | 0 |
| 2,50 | Aumentada com diminuição de $U_{Na}V$, TFG e FSR | ↓ | ↓ | ↓ |

TSR, taxa de secreção de renina; $U_{Na}V$, excreção de sódio urinário; TFG, taxa de filtração glomerular; FSR, fluxo sanguíneo renal.

Reproduzida de DiBona GF: Neural control of renal function: Cardiovascular implications. Hypertension 1989;13:539. Com permissão da American Heart Association.

renal. Ainda não está estabelecido se o efeito sobre a reabsorção de Na+ é mediado por receptores α ou β-adrenérgicos, podendo ser mediado por ambos. O papel fisiológico dos nervos renais na homeostasia do Na+ também não está estabelecido, em parte porque a maioria das funções renais parece ser normal em pacientes com rins transplantados, e leva algum tempo para que rins transplantados adquiram uma inervação funcional.

A estimulação forte dos nervos noradrenérgicos simpáticos para os rins causa uma diminuição acentuada do fluxo sanguíneo renal. Este efeito é mediado por receptores $α_1$-adrenérgicos e, em grau menor, por receptores pós-sinápticos $α_2$-adrenérgicos. Alguma descarga tônica acontece nos nervos renais em repouso, em animais e seres humanos. Quando a pressão arterial sistêmica cai, a resposta vasoconstritora produzida pela diminuição da descarga nos nervos barorreceptores inclui vasoconstrição renal. O fluxo sanguíneo renal está diminuído durante o exercício e, em menor grau, ao se levantar da posição de decúbito dorsal.

## AUTORREGULAÇÃO DO FLUXO SANGUÍNEO RENAL

Quando o rim é perfundido em pressões moderadas (90 a 220 mmHg no cão), a resistência vascular renal varia com a pressão, de modo que o fluxo sanguíneo renal é relativamente constante (Figura 37-4). Autorregulação desse tipo ocorre em outros órgãos, e vários fatores contribuem para que ela aconteça (ver Capítulo 32). A autorregulação renal está presente em rins desnervados e em rins isolados, perfundidos, mas é impedida pela administração de fármacos que paralisam a musculatura lisa vascular. Provavelmente, ela é produzida em parte por uma resposta contrátil direta à distensão da musculatura lisa da arteríola aferente. O NO também pode estar envolvido. Em baixas pressões de perfusão, a angiotensina II também parece contribuir pela constrição das arteríolas eferentes, mantendo, assim, a TFG. Acredita-se que esta seja a explicação da insuficiência renal que algumas vezes se desenvolve em pacientes com má perfusão renal tratados com fármacos inibidores da enzima conversora da angiotensina.

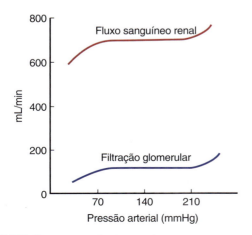

**FIGURA 37-4** Autorregulação nos rins.

## FLUXO SANGUÍNEO REGIONAL E CONSUMO DE OXIGÊNIO

A função principal do córtex renal é a filtração de grandes volumes de sangue nos glomérulos; assim, não é surpreendente que o fluxo de sangue cortical renal seja relativamente grande e que pouco oxigênio seja extraído do sangue. O fluxo sanguíneo cortical é em torno de 5 mL/g de tecido renal/min (em comparação com 0,5 mL/g/min no encéfalo), e a diferença arteriovenosa de oxigênio para todo o rim é de apenas 14 mL/L de sangue, em comparação com 62 mL/L para o encéfalo, e 114 mL/L para o coração (ver Tabela 33-1). A $P_{O_2}$ do córtex é cerca de 50 mmHg. Por outro lado, a manutenção do gradiente osmótico na medula requer um fluxo de sangue relativamente baixo. Não é surpreendente, portanto, que o fluxo sanguíneo seja em torno de 2,5 mL/g/min na parte externa da medula, e 0,6 mL/g/min na parte interna. Entretanto, trabalho metabólico está sendo feito, particularmente para reabsorver Na+ no ramo ascendente grosso da alça de Henle, de modo que quantidades relativamente grandes de $O_2$ são extraídas do sangue na medula. A $P_{O_2}$ da medula é cerca de 15 mmHg. Isto a torna vulnerável à hipoxia se o fluxo for mais reduzido. NO, prostaglandinas e muitos peptídeos cardiovasculares nessa região funcionam de maneira parácrina para manter o equilíbrio entre baixo fluxo sanguíneo e necessidades metabólicas.

## FILTRAÇÃO GLOMERULAR

## MENSURAÇÃO DA TFG

A **taxa de filtração glomerular** (**TFG**) é a quantidade de ultrafiltrado do plasma formada a cada minuto, e pode ser medida em animais experimentais intactos e em seres humanos pela mensuração do nível plasmático de uma substância e pela quantidade excretada dessa substância. Uma substância a ser usada para medir a TFG deve ser filtrada livremente pelos glomérulos, e não deve ser secretada nem reabsorvida pelos túbulos.

Além do requisito de ser livremente filtrada e não ser reabsorvida nem secretada nos túbulos, uma substância adequada para mensurar a TFG deve ser atóxica e não metabolizada pelo corpo. A inulina, um polímero da frutose com um peso molecular de 5.200, satisfaz esses critérios em seres humanos e na maioria dos animais, e pode ser usada para medir a TFG.

**A depuração plasmática renal é o <u>volume de plasma</u> do qual uma substância é completamente removida pelo rim em uma dada quantidade de tempo (geralmente minutos).** A quantidade de tal substância que aparece na urina por unidade de tempo é o resultado da filtração renal de certo número de mililitros de plasma que continham essa quantidade. A TFG e a depuração são mensuradas em mL/min.

Portanto, se a substância é designada pela letra X, a TFG é igual à concentração de X na urina ($U_X$) vezes o **fluxo de urina por unidade de tempo** ($\dot{V}$) dividida pelo **nível plasmático arterial** de X ($P_X$) ou $U_X\dot{V}/P_X$. **Este valor é chamado de depuração de X** ($D_X$).

Na prática, uma carga de inulina é administrada por via intravenosa, seguida por uma infusão de manutenção para manter constante o nível plasmático arterial. Após o equilíbrio da inulina com os líquidos corporais, uma amostra de urina cronometrada acuradamente é coletada, e uma amostra de plasma é obtida no meio da coleta. As concentrações plasmática e urinária de inulina são determinadas e a depuração é calculada:

$$U_{In} = 35 \text{ mg/mL}$$
$$\dot{V} = 0,9 \text{ mL/min}$$
$$P_{In} = 0,25 \text{ mg/mL}$$
$$D_{In} = \frac{U_{IN}\,\dot{V}}{IN} = \frac{35 \times 0,9}{0,25}$$
$$D_{In} = 126 \text{ mL/min}$$

A depuração de creatinina ($D_{Cr}$) também pode ser usada para determinar a TFG; contudo, alguma creatinina é secretada pelos túbulos, assim, a depuração de creatinina será levemente mais alta que a da inulina. Apesar disso, a depuração de creatinina endógena é uma estimativa razoável da TFG, pois os valores concordam completamente com os valores da TFG mensurados com inulina (ver Tabela 37–2). Mais comum, porém, é o uso de **valores de $P_{Cr}$ como um índice de função renal** (**normal = 1 mg/dL**).

## TFG NORMAL

A TFG em um adulto sadio de tamanho médio é de aproximadamente 125 mL/min. Sua magnitude se correlaciona razoavelmente bem com a área de superfície, mas os valores em mulheres são 10% mais baixos que em homens, mesmo após correção para a área de superfície. Uma taxa de 125 mL/min corresponde a 7,5 L/h, ou 180 L/dia, ao passo que o volume urinário normal é em torno de 1 L/dia. Assim, 99% ou mais do filtrado normalmente é reabsorvido. A uma taxa de 125 mL/min, em um dia os rins filtram uma quantidade de líquido igual a quatro vezes a água total do corpo, 15 vezes o volume do LEC e 60 vezes o volume plasmático.

**TABELA 37–2** **Valores normais de depuração de diferentes solutos**

| Substância | Depuração (mL/min) |
| --- | --- |
| Glicose | 0 |
| Sódio | 0,9 |
| Cloreto | 1,3 |
| Potássio | 12 |
| Fosfato | 25 |
| Ureia | 75 |
| Inulina | 125 |
| Creatinina | 140 |
| PAH | 560 |

## CONTROLE DA TFG

Os fatores que governam a filtração nos capilares glomerulares são os mesmos que governam a filtração em todos os outros capilares (ver Capítulo 31), isto é, o tamanho do leito capilar, a permeabilidade dos capilares e os gradientes de pressão hidrostática e osmótica pela parede capilar. Para cada néfron:

$$TFG = K_f[(P_{CG} - P_{CB}) - (\pi_{CG} - \pi_{CB})]$$

em que $K_f$, o coeficiente de ultrafiltração glomerular, é o produto da condutividade hidráulica da parede capilar glomerular (i.e., sua permeabilidade) pela área de superfície de filtração efetiva. $P_{CG}$ é a pressão hidrostática média nos capilares glomerulares, $P_{CB}$ é a pressão hidrostática média no interior da cápsula de Bowman, $\pi_{CG}$ é a pressão oncótica do plasma nos capilares glomerulares e $\pi_{CB}$ é a pressão oncótica do filtrado no túbulo interior da cápsula de Bowman.

## PERMEABILIDADE

A permeabilidade dos capilares glomerulares é cerca de 50 vezes a dos capilares no músculo esquelético. Substâncias neutras com diâmetros moleculares efetivos de menos de 4 nm são filtradas livremente, e a filtração de substâncias neutras com diâmetros de mais de 8 nm aproxima-se de zero. Entre esses valores, a filtração é inversamente proporcional ao diâmetro. Entretanto, sialoproteínas na parede capilar glomerular têm carga negativa, e estudos de dextranos com cargas negativas e positivas indicam que as cargas negativas repelem substâncias negativamente carregadas no sangue, com o resultado de que a filtração de substâncias aniônicas com 4 nm de diâmetro é menos da metade daquela de substâncias neutras do mesmo tamanho. Isto provavelmente explica porque a albumina, com um diâmetro molecular efetivo de aproximadamente 7 nm, normalmente tem uma concentração glomerular de apenas 0,2% de sua concentração plasmática, em vez da concentração mais alta que seria esperada com base somente no diâmetro; a albumina circulante tem carga negativa. Inversamente, a filtração de substâncias catiônicas é maior que a de substâncias neutras.

A quantidade de proteína na urina normalmente é menor que 100 mg/dia, e a maioria dela não é filtrada e vem de células tubulares descamadas. A presença de quantidades significantes de albumina na urina é chamada de **albuminúria**. Na nefrite, as cargas negativas na parede glomerular são dissipadas, e a albuminúria pode ocorrer por essa razão sem um aumento dos "poros" na membrana.

## TAMANHO DO LEITO CAPILAR

O $K_f$ pode ser alterado pelas células mesangiais, com a contração dessas células produzindo uma diminuição do $K_f$ que é devida, em grande parte, à redução da área disponível para filtração. A contração de pontos onde as alças capilares bifurcam provavelmente desvia o fluxo para fora de algumas das alças, e, em outras partes, células mesangiais contraídas distorcem e invadem o lúmen capilar. Agentes que afetam as células mesangiais estão

# SEÇÃO VII Fisiologia Renal

## TABELA 37–3 Agentes que causam contração ou relaxamento de células mesangiais

| Contração | Relaxamento |
|---|---|
| Endotelinas | PNA |
| Angiotensina II | Dopamina |
| Vasopressina | $PGE_2$ |
| Noradrenalina | AMPc |
| Fator de ativação plaquetária | |
| Fator de crescimento derivado das plaquetas | |
| Tromboxano $A_2$ | |
| $PGF_2$ | |
| Leucotrienos $C_4$ e $D_4$ | |
| Histamina | |

| | (mmHg) | |
|---|---|---|
| | Extremidade aferente | Extremidade eferente |
| $P_{CG}$ | 45 | 45 |
| $P_{CB}$ | 10 | 10 |
| $\pi_{CG}$ | 20 | 35 |
| $P_{UF}$ | 15 | 0 |

$$P_{UF} = P_{CG} - P_{CB} - \pi_{CG}$$

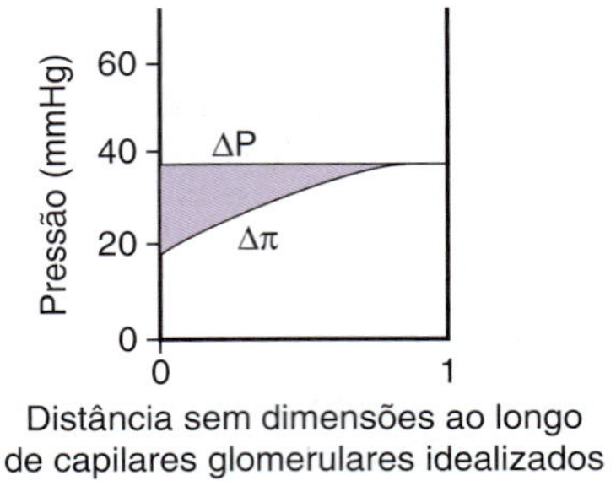

**FIGURA 37–5 Pressão hidrostática ($P_{CG}$) e pressão osmótica ($\pi_{CG}$) em um capilar glomerular no rato.** $P_{CB}$, pressão na cápsula de Bowman; $P_{UF}$, pressão líquida de filtração. $\pi_{CB}$ normalmente é irrisória, assim $\Delta\pi = \pi_{CG}$. $\Delta P = P_{CG} - P_{CB}$. (Reproduzida, com permissão, de Mercer PF, Maddox DA, Brenner BM: Current concepts of sodium chloride and water transport by the mammalian nephron. West J Med 1974;120:33.)

listados na Tabela 37–3. A angiotensina II é um regulador importante da contração mesangial, e há receptores de angiotensina II nos glomérulos. Além disso, algumas evidências sugerem que as células mesangiais produzem renina.

## PRESSÃO HIDROSTÁTICA E OSMÓTICA

A pressão nos capilares glomerulares é mais alta que aquela em outros leitos capilares, pois as arteríolas aferentes são ramos curtos, retos, das artérias interlobulares. Além disso, os vasos "a jusante" dos glomérulos, as arteríolas eferentes, têm uma resistência relativamente alta. A pressão hidrostática capilar sofre oposição da pressão hidrostática na cápsula de Bowman. Ela também tem como oponente o gradiente de pressão oncótica ao longo dos capilares glomerulares ($\pi_{CG} - \pi_{CB}$). $\pi_{CB}$ normalmente é irrisória, e o gradiente é essencialmente igual à pressão oncótica das proteínas plasmáticas.

As pressões reais em uma linhagem de ratos são mostradas na Figura 37–5. A pressão efetiva de filtração ($P_{UF}$) é de 15 mmHg na extremidade aferente dos capilares glomerulares, mas ela cai para zero — isto é, o equilíbrio da filtração é alcançado — no ponto proximal à extremidade eferente dos capilares glomerulares. Isto acontece porque líquido sai do plasma, e a pressão oncótica sobe quando o sangue passa pelos capilares glomerulares. A alteração calculada em $\Delta\pi$ ao longo de um capilar glomerular idealizado também é mostrada na Figura 37–5. É aparente que partes dos capilares glomerulares não contribui normalmente para a formação do ultrafiltrado glomerular; isto é, a troca nos capilares glomerulares é limitada pelo fluxo em vez de limitada pela difusão. É aparente, também, que uma diminuição na taxa de elevação da curva $\Delta$ produzida por um aumento de FPR elevaria a filtração, porque faria aumentar a distância ao longo do capilar no qual a filtração estava acontecendo.

Há variação considerável entre espécies quanto a se o equilíbrio de filtração é alcançado, e algumas incertezas são inerentes à mensuração do $K_f$. É incerto se o equilíbrio da filtração é alcançado em seres humanos.

## ALTERAÇÕES NA TFG

Variações nos fatores discutidos nos parágrafos precedentes e listados na Tabela 37–4 têm efeitos previsíveis sobre a TFG. Mudanças na resistência vascular renal como um resultado de autorregulação tendem a estabilizar a pressão de filtração, mas quando a pressão arterial sistêmica média cai abaixo da faixa

## TABELA 37–4 Fatores que afetam a TFG

Alterações do fluxo sanguíneo renal

Alterações da pressão hidrostática capilar glomerular

Alterações da pressão arterial sistêmica

Constrição arteriolar aferente ou eferente

Alterações da pressão hidrostática na cápsula de Bowman

Obstrução ureteral

Edema no interior da capa cápsula renal apertada

Alterações na concentração de proteínas plasmáticas: desidratação, hipoproteinemia, etc. (fatores menores)

Alterações no $K_f$

Alterações da permeabilidade capilar glomerular

Alterações na área de superfície efetiva de filtração

autorreguladora (Figura 37–4), a TFG cai agudamente. A TFG tende a ser mantida quando a constrição arteriolar eferente é maior que a constrição aferente, mas qualquer um dos tipos de constrição diminui o fluxo de sangue para os túbulos.

## FRAÇÃO DE FILTRAÇÃO

A razão da TFG para o FPR, a **fração de filtração**, é normalmente 0,16 a 0,20. A TFG varia menos que o FPR. Quando há uma queda na pressão arterial sistêmica, a TFG cai menos que o FPR devido à constrição arteriolar eferente, e, consequentemente, a fração de filtração se eleva.

## FUNÇÃO TUBULAR

### CONSIDERAÇÕES GERAIS

A quantidade de qualquer substância (X) filtrada é o produto da TFG e do nível plasmático da substância ($D_{ln}P_x$). As células tubulares podem adicionar mais da substância ao filtrado (secreção tubular), podem remover parte ou toda a substância do filtrado (reabsorção tubular), ou podem realizar ambas. A quantidade da substância excretada por unidade de tempo ($V_X \dot{V}$) é igual à quantidade filtrada mais a **quantidade líquida transferida** pelos túbulos. Esta última quantidade é indicada convenientemente pelo símbolo $T_X$ (Figura 37–6). A depuração da substância é igual à TFG se não houver secreção ou reabsorção tubular líquida, excede a TFG se houver secreção tubular líquida, e é menor que a TFG se houver reabsorção tubular líquida.

Muito de nosso conhecimento sobre filtração glomerular e função tubular tem sido obtido pelo uso de técnicas de micropunção. Micropipetas podem ser inseridas nos túbulos do rim vivo, e a composição do líquido tubular aspirado pode ser determinada pelo uso de micrométodos químicos. Além disso, duas pipetas podem ser inseridas em um túbulo e este perfundido *in vivo*. Alternativamente, segmentos de túbulos isolados perfundidos podem ser estudados *in vitro*, e células tubulares podem ser cultivadas e estudadas.

## MECANISMOS DE REABSORÇÃO E SECREÇÃO TUBULAR

Proteínas pequenas e alguns hormônios peptídicos são reabsorvidos nos túbulos proximais por endocitose. Outras substâncias são secretadas ou reabsorvidas nos túbulos por difusão passiva entre células, e pelas células por difusão facilitada seguindo gradientes químicos ou elétricos, ou transporte ativo contra tais gradientes. O movimento ocorre por meio de canais iônicos, trocadores, cotransportadores e bombas. Muitos desses já foram clonados e sua regulação está sendo estudada.

É importante observar que as bombas e outros transportadores na membrana do lúmen são diferentes daqueles na membrana basolateral. Como foi discutido para o epitélio gastrintestinal, é essa distribuição polarizada que torna possível o movimento líquido de solutos pelos epitélios.

Como os sistemas de transporte em outros locais, os sistemas de transporte ativo renal têm uma taxa máxima, ou **transporte máximo** (**Tm**), na qual eles podem transportar um soluto em particular. Assim, a quantidade de um soluto em particular transportado é proporcional à quantidade presente até o Tm para o soluto, mas em concentrações mais altas, o mecanismo de transporte está **saturado** e não há incremento considerável na quantidade transportada. Entretanto, o Tm para alguns sistemas é alto, e é difícil saturá-lo.

Deve ser observado que o epitélio tubular, como o do intestino delgado, é um **epitélio vazante**, em que as junções oclusivas entre as células permitem a passagem de alguma quantidade de água e eletrólitos. O grau em que o vazamento por esta **via paracelular** contribui para o fluxo líquido de líquido e solutos para dentro e para fora dos túbulos é controverso, pois é difícil de mensurar, mas as evidências atuais parecem sugerir que seja um fator significante no túbulo proximal. Uma indicação disso é que a paracelina-1, uma proteína localizada nas junções oclusivas, está relacionada com a reabsorção de $Mg^{2+}$, e uma mutação de perda de função de seu gene causa perda intensa de $Mg^{2+}$ e $Ca^{2+}$ na urina.

## REABSORÇÃO DE $Na^+$

A reabsorção de $Na^+$ e $Cl^-$ desempenha um importante papel na homeostasia hidreletrolítica do corpo. Além disso, o transporte de $Na^+$ está acoplado ao movimento de $H^+$, glicose, aminoácidos, ácidos orgânicos, fosfato e outros eletrólitos e substâncias pelas paredes dos túbulos. Os principais cotransportadores e trocadores nas várias partes do néfron estão listados na Tabela 37–5. Nos túbulos proximais, na porção grossa do ramo ascendente da alça de Henle, nos túbulos distais e nos ductos coletores, o $Na^+$ move-se por cotransporte ou troca do lúmen tubular para dentro das células epiteliais tubulares seguindo seus gradientes de concentração e elétrico, e então é bombeado ativamente dessas células para o espaço intersticial. O $Na^+$ é bombeado para o interstício pela $Na^+$-$K^+$-ATPase na

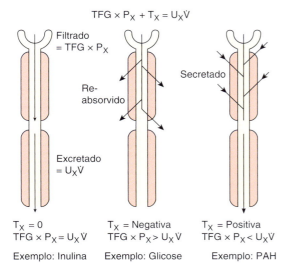

**FIGURA 37–6** **Função tubular.** Para explicação dos símbolos, ver texto.

**TABELA 37-5** Proteínas de transporte envolvidas no movimento de Na+ e Cl− pelas membranas apicais das células tubulares renais[a]

| Sítio | Transportador apical | Função |
|---|---|---|
| Túbulo proximal | CT Na+/glicose | Captação de Na+, captação de glicose |
|  | CT Na+/P_i | Captação de Na+, captação de P_i |
|  | CT Na+ aminoácido | Captação de Na+, captação de aminoácido |
|  | CT Na+/lactato | Captação de Na+, captação de lactato |
|  | Trocador Na+/H+ | Captação de Na+, extrusão de H+ |
|  | Trocador Cl−/base | Captação de Cl− |
| Ramo ascendente grosso | CT Na+-K+-2Cl− | Captação de Na+, captação de Cl−, captação de K+ |
|  | Trocador Na+/H+ | Captação de Na+, extrusão de H+ |
|  | Canais de K+ | Extrusão de K+ (reciclagem) |
| Túbulo convoluto distal | CT NaCl | Captação de Na+, captação de Cl− |
| Ducto coletor | Canal de Na+ (ENaC) | Captação de Na+ |

[a] Captação indica movimento do lúmen tubular para o interior da célula, extrusão é o movimento do interior da célula para o lúmen tubular. CT, cotransportador; P_i, fosfato inorgânico.

Dados de Schnermann JB, Sayegh EI: *KidneyPhysiology*. Lippincott-Raven, 1998.

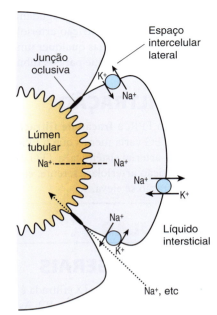

**FIGURA 37-7 Mecanismo de reabsorção de Na+ no túbulo proximal.** Na+ move-se para fora do lúmen tubular por cotransporte e mecanismo de troca através da membrana apical do túbulo (linha tracejada). O Na+ é então transportado ativamente para o líquido intersticial pela Na+-K+-ATPase na membrana basolateral (linhas sólidas). K+ entra no líquido intersticial via canais de K+. Uma pequena quantidade de Na+, outros solutos e H_2O reentram no lúmen tubular por transporte passivo por meio das junções oclusivas (linhas pontilhadas).

membrana basolateral. Assim, o Na+ é transportado ativamente para fora de todas as partes do túbulo renal, exceto das porções finas da alça de Henle. A operação da ubíqua bomba de Na+ é considerada em detalhe no Capítulo 2. Ela transporta para fora três Na+ em troca de dois K+ que são bombeados para dentro da célula.

As células tubulares ao longo do néfron são conectadas por junções oclusivas em suas bordas do lúmen, mas há espaço entre as células ao longo do restante de suas bordas laterais. Muito do Na+ é transportado ativamente para dentro desses **espaços intercelulares laterais** (Figura 37-7).

Normalmente, cerca de 60% do Na+ filtrado é reabsorvido no túbulo proximal, principalmente por troca Na+-H+. Em torno de 30% é absorvido por meio do cotransportador Na+-K+-2Cl− no ramo ascendente grosso da alça de Henle. Em ambos esses segmentos do néfron, o movimento paracelular passivo de Na+ também contribui para a reabsorção geral de Na+. No túbulo convoluto distal, 7% do Na+ filtrado é absorvido pelo cotransportador Na+-Cl−. O restante do Na+ filtrado, em torno de 3%, é absorvido via canais ENaC nos ductos coletores, e esta é a porção que é regulada por aldosterona para permitir ajustes homeostáticos no balanço do Na+.

## REABSORÇÃO DE GLICOSE

Glicose, aminoácidos e bicarbonato são reabsorvidos juntamente ao Na+ na porção inicial do túbulo proximal (Figura 37-8). A glicose é típica das substâncias removidas da urina por transporte ativo secundário. Ela é filtrada em uma velocidade de aproximadamente 100 mg/min (80 mg/dL de plasma × 125 mL/min). Essencialmente toda a glicose é reabsorvida, e não mais que poucos miligramas aparecem na urina ao longo de 24 h. A quantidade reabsorvida é proporcional à quantidade filtrada, e, portanto, ao nível de glicose plasmática ($P_G$) vezes a TFG até o transporte máximo ($Tm_G$). Quando o $Tm_G$ é excedido, a quantidade de glicose na urina aumenta (Figura 37-9). O $Tm_G$ é cerca de 375 mg/min, em homens, e 300 mg/min, em mulheres.

O **limiar renal** para glicose é o nível plasmático no qual a glicose primeiro aparece na urina em maiores quantidades diminutas normais. Poderia ser predito que o limiar renal seria em torno de 300 mg/dL, isto é, 375 mg/min ($Tm_G$) divididos por 125 mL/min (TFG). Contudo, o limiar renal real é cerca de 200 mg/dL de plasma arterial, o que corresponde a um nível venoso em torno de 180 mg/dL. A Figura 37-9 mostra porque o limiar renal real é menor que o limiar previsto. A curva "ideal" mostrada nesse diagrama seria obtida se o $Tm_G$ em todos os túbulos fosse idêntico, e se toda a glicose fosse removida de cada túbulo quando a quantidade filtrada fosse abaixo do $Tm_G$. Este não é o caso, e, em seres humanos, por exemplo, a curva real é arredondada e se desvia consideravelmente da curva "ideal", o que é chamado de **desvio da linearidade** (*splay*).

CAPÍTULO 37 Função Renal e Micção   683

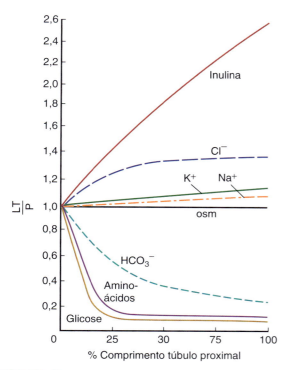

**FIGURA 37–8** Reabsorção de vários solutos no túbulo proximal. LT/P, razão da concentração líquido tubular:plasma. (Cortesia de FC Rector Jr)

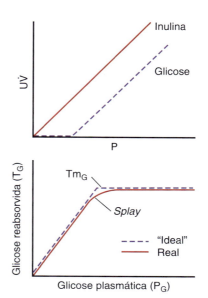

**FIGURA 37–9** Transporte renal de glicose. **Acima:** Relação entre o nível plasmático (P) e excreção (UV) de glicose e inulina. **Abaixo:** Relação entre o nível plasmático de glicose ($P_G$) e a quantidade de glicose reabsorvida ($T_G$).

A magnitude do *splay* é inversamente proporcional à avidez com que o mecanismo de transporte liga a substância que ele transporta.

## MECANISMO DE TRANSPORTE DA GLICOSE

A reabsorção de glicose nos rins é similar à reabsorção de glicose no intestino (ver Capítulo 26). A glicose e o $Na^+$ ligam-se ao transportador de glicose dependente de sódio (SGLT) 2 na membrana apical, e a glicose é carreada para dentro da célula quando o $Na^+$ se move conforme seu gradiente elétrico e químico. O $Na^+$ é então bombeado para fora da célula para o interstício, e a glicose sai por difusão facilitada por meio do transportador de glicose (GLUT) 2 para o líquido intersticial. Pelo menos no rato, há algum transporte por SGLT 1 e, por GLUT 1.

O SGLT 2 liga especificamente o isômero D da glicose, e a velocidade de transporte da D-glicose é muitas vezes maior que a da L-glicose. O transporte de glicose nos rins é inibido, como o é no intestino, pelo glicosídeo vegetal **florizina**, que compete com a D-glicose por ligação ao transportador.

## EXEMPLOS ADICIONAIS DE TRANSPORTE ATIVO SECUNDÁRIO

Como a reabsorção de glicose, a reabsorção de aminoácidos é mais acentuada na porção inicial do túbulo convoluto proximal. A absorção nessa localização assemelha-se à absorção no intestino (ver Capítulo 26). Os principais transportadores na membrana apical cotransportam $Na^+$, ao passo que os transportadores nas membranas basolaterais não são dependentes de $Na^+$. O $Na^+$ é bombeado para fora das células por $Na^+$-$K^+$-ATPase e os aminoácidos saem por difusão passiva ou facilitada para o líquido intersticial.

Alguma quantidade de $Cl^-$ é reabsorvida com $Na^+$ no ramo ascendente grosso da alça de Henle. Além disso, dois membros da família de **canais de $Cl^-$** já foram identificados no rim. Mutações no gene para um dos canais renais estão associadas com cálculos renais contendo $Ca^{2+}$ e hipercalciúria (**doença de Dent**), mas a forma pela qual ocorre a ligação entre o transporte tubular de $Ca^{2+}$ e $Cl^-$ ainda não foi estabelecida.

## TRANSPORTE DE PAH

A dinâmica do transporte de PAH ilustra a operação dos mecanismos de transporte ativo que secretam substâncias no líquido tubular (**ver Quadro Clínico 37–1**). A carga filtrada de PAH é uma função linear do nível plasmático, mas a secreção de PAH aumenta quando $P_{PAH}$ sobe, até que seja alcançada uma taxa de secreção máxima ($Tm_{PAH}$) (**Figura 37–10**). Quando a $P_{PAH}$ é baixa, a $D_{PAH}$ é alta; mas quando a $P_{PAH}$ se eleva acima de $Tm_{PAH}$, a $D_{PAH}$ cai progressivamente. Ela finalmente se aproxima da depuração de inulina ($D_{In}$) (**Figura 37–11**), porque a quantidade secretada de PAH torna-se uma fração cada vez menor da quantidade total excretada. Inversamente, a depuração de glicose é essencialmente zero em níveis de $P_G$ abaixo do limiar renal; mas acima do limiar, $D_G$ se eleva para se aproximar de $D_{In}$ quando $P_G$ sobe.

O uso de $C_{PAH}$ para mensurar o FPRE foi discutido anteriormente.

## QUADRO CLÍNICO 37-1

### Substâncias secretadas pelos túbulos

Derivados do ácido hipúrico além do PAH, o vermelho de fenol e outros corantes de sulfoftaleína, a penicilina e uma variedade de corantes iodados são secretados ativamente no líquido tubular. Substâncias que são produzidas normalmente no corpo e secretadas pelos túbulos incluem vários sulfatos etéricos, esteroides e outros glicuronatos, assim como o ácido 5-hidroxindolacético, o principal metabólito da serotonina.

### DESTAQUES TERAPÊUTICOS

O diurético de alça, furosemida, e os diuréticos tiazídicos são ânions orgânicos que ganham acesso a seus sítios tubulares de ação (ramo ascendente grosso e túbulo convoluto distal, respectivamente) quando são secretados na urina pelo túbulo proximal.

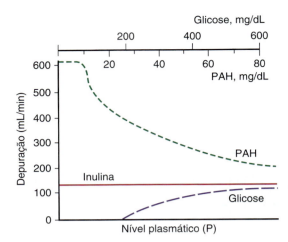

**FIGURA 37-11** Depuração de inulina, glicose e PAH em vários níveis plasmáticos de cada substância em seres humanos.

## RETROALIMENTAÇÃO TUBULOGLOMERULAR E EQUILÍBRIO GLOMERULOTUBULAR

Sinais do túbulo renal em cada néfron retroalimentam para afetar a filtração em seu glomérulo. À medida que a taxa de fluxo pelo ramo ascendente da alça de Henle e a primeira parte do túbulo distal aumentam, a filtração glomerular no mesmo néfron diminui, e, inversamente, uma diminuição do fluxo aumenta a TFG (Figura 37-12). Este processo, que é denominado **retroalimentação tubuloglomerular**, tende a manter a constância da carga aportada ao túbulo distal.

O sensor para essa resposta é a **mácula densa**. A quantidade de líquido que entra no túbulo distal na extremidade do ramo ascendente grosso da alça de Henle depende da quantidade de $Na^+$ e $Cl^-$ nele. O $Na^+$ e o $Cl^-$ entram nas células da mácula densa por meio do cotransportador $Na^+$-$K^+$-$2Cl^-$ em suas membranas apicais. O $Na^+$ aumentado causa aumento da atividade da $Na^+$-$K^+$-ATPase, e a hidrólise aumentada de ATP resultante causa mais formação de adenosina. Presumivelmente, a adenosina é secretada da membrana basal das células. Ela atua por meio de receptores $A_1$ de adenosina nas células da mácula densa para aumentar sua liberação de $Ca^{2+}$ à musculatura lisa vascular nas arteríolas aferentes. Isto causa vasoconstrição aferente e uma diminuição resultante da TFG. Presumivelmente, um mecanismo semelhante gera um sinal que diminui a secreção de renina pelas células justaglomerulares adjacentes na arteríola aferente (ver Capítulo 38), mas isso permanece não estabelecido.

Inversamente, um aumento da TFG causa uma elevação na reabsorção de solutos e por consequência, de água, sobretudo no túbulo proximal, de modo que, em geral, a porcentagem do

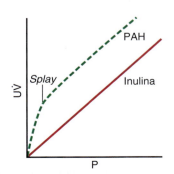

**FIGURA 37-10** Relação entre níveis plasmáticos (P) e excreção (UV) de PAH e inulina.

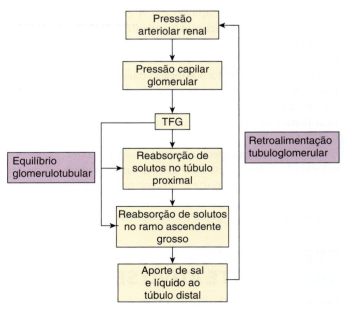

**FIGURA 37-12** Mecanismos de equilíbrio glomerulotubular e retroalimentação tubuloglomerular.

## TABELA 37–6 Alterações no metabolismo da água produzidas por vasopressina em humanos. Em cada caso, a carga osmótica excretada é 700 mOsm/dia

| | TFG (mL/min) | Porcentagem de água filtrada reabsorvida | Volume urinário (L/dia) | Concentração da urina (mOsm/kg $H_2O$) | Ganho ou perda de água em excesso de solutos (L/d) |
|---|---|---|---|---|---|
| Urina isotônica ao plasma | 125 | 98,7 | 2,4 | 290 | ... |
| Vasopressina (antidiurese máxima) | 125 | 99,7 | 0,5 | 1.400 | Ganho 1,9 |
| Sem vasopressina (diabetes insípido "completo") | 125 | 87,1 | 23,3 | 30 | Perda 20,9 |

soluto reabsorvida se mantém constante. Este processo é chamado de **equilíbrio glomerulotubular**, e é particularmente relevante para o $Na^+$. A mudança na reabsorção de $Na^+$ ocorre em segundos após alteração na filtração, de modo que parece improvável que um fator humoral extrarrenal esteja envolvido. Alternativamente, um fator mediador é a pressão oncótica nos capilares peritubulares. Quando a TFG está alta, há um aumento relativamente grande da pressão oncótica do plasma que deixa os glomérulos pelas arteríolas eferentes, e, portanto, em seus ramos capilares. Isto aumenta a reabsorção de $Na^+$ do túbulo. Entretanto, outros mecanismos intrarrenais ainda não identificados provavelmente também estão envolvidos.

## TRANSPORTE DE ÁGUA

Normalmente, 180 L de líquido são filtrados pelos glomérulos a cada dia, enquanto o volume urinário diário médio é cerca de 1 L. A mesma carga de solutos pode ser excretada por 24 h em um volume urinário de 500 mL com uma concentração de 1.400 mOsm/kg, ou em um volume de 23,3 L com uma concentração de 30 mOsm/kg (Tabela 37–6). Esses números demonstram dois fatos importantes: primeiro, pelo menos 87% da água filtrada é reabsorvida, mesmo quando o volume urinário é de 23 L; segundo, a reabsorção do restante da água filtrada pode ser variada sem afetar a excreção total de solutos. Portanto, quando a urina está concentrada, a água é retida em excesso de solutos; quando ela está diluída, a água se perde do corpo em excesso de solutos. Ambos os fatos têm grande importância na regulação da osmolalidade dos líquidos corporais. Um regulador essencial do débito hídrico é a vasopressina, ao atuar nos ductos coletores.

## AQUAPORINAS

A difusão rápida da água através de membranas celulares depende da presença de canais de água, proteínas de membrana integrais chamadas de **aquaporinas**. Até o presente, 13 aquaporinas já foram clonadas; contudo, somente quatro delas (aquaporina 1, 2, 3 e 4) desempenham um papel fundamental no rim. Os papéis exercidos por aquaporina 1 e aquaporina 2 no transporte de água renal são discutidos adiante.

## TÚBULO PROXIMAL

O transporte ativo de muitas substâncias ocorre a partir do líquido no túbulo proximal, mas estudos de micropunção têm mostrado que o líquido permanece isosmótico até o fim do túbulo proximal (Figura 37–8). A **aquaporina 1** está localizada tanto na membrana basolateral quanto na apical dos túbulos proximais, e sua presença permite que a água se mova rapidamente para fora do túbulo ao longo dos gradientes osmóticos estabelecidos por transporte ativo de solutos, sendo a isotonicidade mantida. Como a razão da concentração no líquido tubular para a concentração no plasma (LT/P) da substância não reabsorvível inulina é 2,5 para 3,3 no final do túbulo proximal, segue-se que 60 a 70% dos solutos filtrados e 60 a 70% da água filtrada tenham sido removidos quando o filtrado atinge esse ponto (Figura 37–13).

Quando a aquaporina 1 foi geneticamente inativada (*knocked-out*) em camundongos, a permeabilidade à água no túbulo proximal foi reduzida em 80%. Quando os camundongos foram submetidos à desidratação, a osmolalidade de sua urina não aumentou (< 700 mOsm/kg), embora outras aquaporinas renais estivessem presentes. Em seres humanos com mutações que eliminam a atividade da aquaporina 1, o defeito na homeostasia da água não é grave, embora sua resposta à desidratação seja defeituosa.

## ALÇA DE HENLE

Conforme observado anteriormente, as alças de Henle dos néfrons justamedulares mergulham profundamente nas pirâmides medulares antes de drenar para os túbulos convolutos distais no córtex, e todos os ductos coletores descem de volta através das pirâmides medulares para drenar nas pontas das pirâmides. Há um aumento gradual na osmolalidade do interstício das pirâmides em seres humanos: a osmolalidade nas extremidades das papilas pode alcançar em torno de 1.200 mOsm/kg de $H_2O$, aproximadamente quatro vezes a do plasma. O ramo descendente da alça de Henle é permeável à água devido à presença de **aquaporina 1** tanto nas membranas apicais quanto nas basolaterais, mas o ramo ascendente é impermeável à água. $Na^+$, $K^+$ e $Cl^-$ são cotransportados para fora do segmento grosso do ramo ascendente. Portanto, o líquido no ramo descendente da alça de

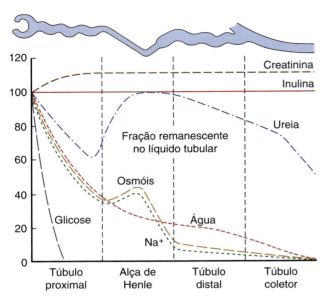

**FIGURA 37-13** Alterações na porcentagem da quantidade filtrada de substâncias remanescentes no líquido tubular ao longo do comprimento do néfron na presença de vasopressina. (Modificada a partir de Sullivan LP, Grantham JJ: *Physiology of the Kidney*, 2nd ed. Lea & Febiger, 1982.)

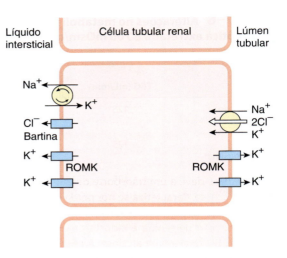

**FIGURA 37-14** Transporte de NaCl no ramo ascendente grosso da alça de Henle. O cotransportador $Na^+$-$K^+$-$2Cl^-$ move esses íons para dentro da célula tubular por transporte ativo secundário. $Na^+$ é transportado para fora da célula para o interstício por $Na^+$-$K^+$-ATPase na membrana basolateral da célula. $Cl^-$ sai nos canais de $Cl^-$ ClC-Kb basolaterais. A bartina, uma proteína na membrana da célula, é essencial para a função normal de ClC-Kb. $K^+$ move-se da célula para o interstício e lúmen tubular por ROMK e outros canais de $K^+$ **(ver Quadro Clínico 37-2).**

Henle torna-se **hipertônico** quando a água se move para fora do túbulo ao interstício hipertônico. No ramo ascendente, ele se torna mais diluído devido ao movimento de $Na^+$ e $Cl^-$ para fora do lúmen tubular, e quando o líquido atinge o alto ramo ascendente (chamado de **segmento diluidor**), ele se torna **hipotônico** em relação ao plasma. Ao passar pela alça de Henle descendente, 15% da água filtrada são removidos, de modo que aproximadamente 20% da água filtrada entram no túbulo distal, e a LT/P da inulina nesse ponto é em torno de 5.

No ramo ascendente grosso, um carreador cotransporta um $Na^+$, um $K^+$ e $2Cl^-$ do lúmen tubular para as células tubulares. Este é outro exemplo de transporte ativo secundário; o $Na^+$ é transportado ativamente das células para dentro do interstício por $Na^+$-$K^+$-ATPase nas membranas basolaterais das células, mantendo baixo o $Na^+$ intracelular. O cotransportador $Na^+$-$K^+$-$2Cl^-$ tem 12 domínios transmembrana com terminais amino e carboxila intracelulares. Ele é um membro de uma família de transportadores encontrados em muitas outras localizações, inclusive nas glândulas salivares, no trato gastrintestinal e nas vias aéreas.

O $K^+$ se difunde de volta para o lúmen tubular, assim como para o interstício via ROMK e outros canais de $K^+$. O $Cl^-$ move-se para dentro do interstício via canais ClC-Kb **(Figura 37-14).**

## TÚBULO DISTAL

O túbulo distal, particularmente sua parte inicial, é, com efeito, uma extensão do segmento grosso do ramo ascendente. Ele é relativamente impermeável à água, e a remoção contínua do soluto em excesso de solvente dilui ainda mais o líquido tubular.

## DUCTOS COLETORES

Os ductos coletores têm duas porções: uma porção cortical e uma porção medular. As alterações da osmolalidade e do volume nos ductos coletores dependem da quantidade de vasopressina agindo sobre eles. O hormônio antidiurético da neuro-hipófise aumenta a permeabilidade à água dos ductos coletores. A chave para a ação da vasopressina sobre os ductos coletores é a aquaporina 2. Diferentemente das outras aquaporinas, essa aquaporina é armazenada em vesículas no citoplasma das células principais. A vasopressina causa inserção rápida dessas vesículas na membrana apical das células. O efeito é mediado por meio do receptor $V_2$ da vasopressina, do 5-monofosfato de adenosina cíclico (AMPc) e da proteína cinase A. Elementos do citoesqueleto estão envolvidos, inclusive proteínas motoras dos microtúbulos (dineína e dinactina), bem como proteínas ligadoras de filamentos de actina, como miosina-1.

Na presença de quantidade suficiente de vasopressina para produzir antidiurese máxima, a água move-se para fora do líquido hipotônico, que entra nos ductos coletores corticais que chegam ao interstício do córtex, e o líquido tubular se torna isotônico. Desta maneira, até 10% da água filtrada são removidos. Então, o líquido isotônico entra nos ductos coletores medulares com uma LT/P de inulina em torno de 20. Um adicional de 4,7% ou mais do filtrado é reabsorvido para dentro do interstício hipertônico da medula, produzindo uma urina concentrada com uma LT/P de inulina de mais de 300. Em seres humanos, a osmolalidade da urina pode atingir 1.400 mOsm/kg de $H_2O$, quase cinco vezes a osmolalidade do plasma, com um total de 99,7% da água filtrada sendo reabsorvida (Tabela 37-6). Em outras espécies, a capacidade de concentrar a urina é ainda maior. A osmolalidade urinária

## QUADRO CLÍNICO 37-2

### Mutações genéticas nos transportadores renais

Mutações de genes individuais para muitos transportadores e canais renais de sódio causam síndromes específicas, como síndrome de Bartter, síndrome de Liddle e doença de Dent. Um grande número de mutações tem sido descrito.

A **síndrome de Bartter** é uma condição rara, mas interessante, que se deve a um transporte defeituoso no ramo ascendente grosso. Caracteriza-se por perda crônica de $Na^+$ na urina, com a hipovolemia resultante causando estimulação da secreção de renina e aldosterona sem hipertensão, além de hipercalemia e alcalose. A condição pode ser causada por mutações de perda de função no gene para alguma das quatro proteínas essenciais: o cotransportador $Na^+$-$K^+$-$2Cl^-$, o canal de $K^+$ ROMK, o canal de $Cl^-$ ClC-Kb, ou a **bartina**, uma proteína de membrana integral recentemente descrita, que é necessária para a função normal dos canais de $Cl^-$ ClC-Kb.

A estria vascular na orelha interna é responsável por manter a alta concentração de $K^+$ no ducto coclear que é essencial para a audição normal. Ela contém canais de $Cl^-$ tanto ClC-Kb quanto ClC-Ka. A síndrome de Bartter relacionada com canais de $Cl^-$ ClC-Kb mutantes não está associada à surdez, porque os canais ClC-Ka podem transportar a carga. Entretanto, ambos os tipos de canais de $Cl^-$ são dependentes de bartina, de modo que os pacientes com síndrome de Bartter devido à mutação de bartina também são surdos.

Outro exemplo interessante envolve as proteínas policistina-1 (PKD-1) e policistina-2 (PKD-2). A PKD-1 parece ser um receptor de $Ca^{2+}$ que ativa um canal iônico inespecífico associado com PKD-2. A função normal desse aparente canal iônico é desconhecida, mas ambas as proteínas são anormais na **doença renal policística autossômica dominante**, na qual o parênquima renal é substituído progressivamente por cistos cheios de líquido, até que haja insuficiência renal completa.

---

máxima é em torno de 2.500 mOsm/kg em cães, 3.200 mOsm/kg em ratos de laboratório, e de até 5.000 mOsm/kg em alguns roedores do deserto.

Quando a vasopressina está ausente, o epitélio do ducto coletor é relativamente impermeável à água. O líquido, por isso, permanece hipotônico, e grandes quantidades fluem para a pelve renal. Em seres humanos, a osmolalidade da urina pode ser tão baixa quanto 30 mOsm/kg de $H_2O$. A impermeabilidade das partes distais do néfron não é absoluta; juntamente ao sal que é bombeado para fora do líquido do ducto coletor, cerca de 2% da água filtrada são reabsorvidos na ausência de vasopressina. Contudo, até 13% da água filtrada podem ser excretados, e o fluxo de urina pode atingir 15 mL/min ou mais.

# O MECANISMO CONTRACORRENTE

O mecanismo de concentração depende da manutenção de um gradiente de **osmolalidade crescente** ao longo das pirâmides medulares. Esse gradiente é produzido pela operação das alças de Henle como **multiplicadores contracorrente** e mantido pela operação dos vasos retos como **trocadores contracorrente**. Em um sistema contracorrente, o influxo corre paralelo a, em sentido contrário a, e em proximidade com o efluxo por alguma distância. Isto ocorre tanto para as alças de Henle quanto para os vasos retos na medula renal (Figura 37-3).

A operação de cada alça de Henle como um multiplicador contracorrente depende da alta permeabilidade à água do ramo descendente fino (via aquaporina 1), do transporte ativo de $Na^+$ e $Cl^-$ para fora do ramo ascendente grosso e do influxo de líquido tubular a partir do túbulo proximal, com efluxo para o túbulo distal. O processo pode ser explicado usando-se passos hipotéticos que levem à condição de equilíbrio normal, embora tais passos não aconteçam *in vivo*. Também é importante lembrar que o equilíbrio é mantido, a menos que o gradiente osmótico seja extinto. Esses passos estão resumidos na **Figura 37-15** para um néfron cortical sem ramo ascendente fino. Pressupõe-se primeiro uma condição em que a osmolalidade seja de 300 mOsm/kg de $H_2O$ ao longo dos ramos ascendente e descendente e do interstício medular (Figura 37-15A). Além disso, presume-se que as bombas no ramo ascendente grosso possam bombear 100 mOsm/kg de $Na^+$ e $Cl^-$ do líquido tubular para o interstício, aumentando a osmolalidade intersticial para 400 mOsm/kg de $H_2O$. A água, então, move-se para fora do ramo descendente fino, e seu conteúdo equilibra-se com o interstício (Figura 37-15B). Entretanto, o líquido contendo 300 mOsm/kg de $H_2O$ está entrando continuamente neste ramo a partir do túbulo proximal (Figura 37-15C), de modo que o gradiente contra o qual o $Na^+$ e $Cl^-$ são bombeados é reduzido, e uma quantidade ainda maior entra no interstício (Figura 37-15D). Enquanto isso, líquido hipotônico flui para o do túbulo distal, e líquido isotônico, e, subsequentemente, hipertônico, flui para o ramo ascendente grosso. O processo se repete, e o resultado final é um gradiente de osmolalidade do alto para o fundo da alça.

Em néfrons justamedulares com alças mais longas e ramos ascendentes finos, o gradiente osmótico é espalhado por uma distância maior, e a osmolalidade na ponta da alça é maior. Isto ocorre porque o ramo ascendente fino é relativamente impermeável à água, mas permeável a $Na^+$ e $Cl^-$. Portanto, $Na^+$ e $Cl^-$ acompanham seus gradientes de concentração para o interstício, e há multiplicação contracorrente passiva adicional. Quanto maior o comprimento da alça de Henle, maior a osmolalidade que pode ser alcançada na extremidade da medula.

O gradiente osmótico nas pirâmides medulares não duraria muito tempo se o $Na^+$ e a ureia nos espaços intersticiais fossem removidos pela circulação. Esses solutos permanecem nas pirâmides essencialmente porque os vasos retos operam como trocadores contracorrente (**Figura 37-16**). Os solutos se difundem para fora dos vasos que conduzem sangue em direção ao

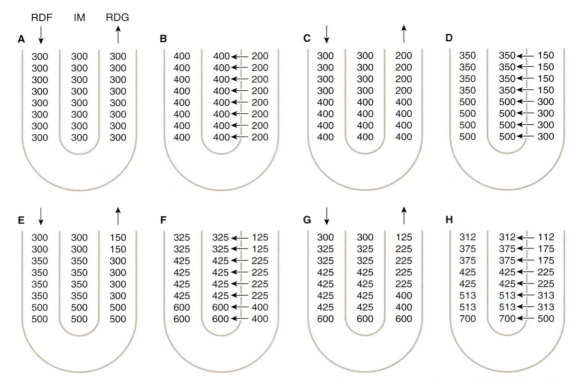

**FIGURA 37-15** Operação da alça de Henle como um multiplicador contracorrente produzindo um gradiente de hiperosmolaridade no **interstício medular (IM)**. RDF, ramo descendente fino; RDG, ramo descendente grosso. O processo de geração do gradiente é ilustrado como ocorrendo em passos hipotéticos, começando com A, onde a osmolalidade em ambos os ramos e no interstício é de 300 mOsm/kg de água. As bombas no ramo ascendente grosso movem Na⁺ e Cl⁻ para o interstício, aumentando sua osmolalidade para 400 mOsm/kg, e isto equilibra com o líquido no ramo descendente fino. Entretanto, líquido isotônico continua a fluir para dentro do ramo descendente fino, e líquido hipotônico para fora do ramo ascendente grosso. A operação continuada das bombas torna o líquido que sai do ramo ascendente grosso ainda mais hipotônico, enquanto hipertonicidade se acumula no ápice da alça. (Modificada e reproduzida, com permissão, de Johnson LR [editor]: *Essential Medical Physiology*. Raven Press, 1992.)

córtex e para o interior dos vasos que descem para a pirâmide. Contrariamente, a água se difunde para fora dos vasos descendentes e para o interior dos vasos ascendentes fenestrados. Portanto, os solutos tendem a recircular na medula e a água tende a desviar-se dela, de modo que a hipertonicidade é mantida. A água removida dos ductos coletores nas pirâmides também é removida pelos vasos retos e entra na circulação geral. A troca contracorrente é um processo passivo; ela depende do movimento da água e não poderia manter o gradiente osmótico ao longo das pirâmides se o processo de multiplicação contracorrente nas alças de Henle cessasse.

Vale a pena mencionar que há um gradiente osmótico muito grande na alça de Henle e, na presença de vasopressina, há também nos ductos coletores. É o sistema de contracorrente que torna esse gradiente possível ao espalhá-lo ao longo de um sistema de túbulos com 1 cm ou mais de comprimento, em vez de através de uma só camada de células que tem poucos micrômetros de espessura. Há outros exemplos da operação de trocadores contracorrente em animais. Um é a troca de calor entre as artérias e veias concomitantes dos membros. Em um grau menor em seres humanos, mas em grau maior em mamíferos que vivem em água fria, o calor é transferido do sangue arterial fluindo aos membros para as veias adjacentes que drenam sangue de volta ao corpo, tornando as extremidades dos membros frias enquanto é conservado o calor do corpo (ver Capítulo 33).

## PAPEL DA UREIA

A ureia contribui para o estabelecimento do gradiente osmótico nas pirâmides medulares e para a capacidade de formar uma urina concentrada nos ductos coletores. O transporte de ureia é mediado por transportadores de ureia, presumivelmente por difusão facilitada. Há pelo menos quatro isoformas da proteína de transporte UT-A nos rins (UT-A1 a UT-A4); UT-B é encontrada nas hemácias e nos ramos descendentes dos vasos retos. O transporte de ureia no ducto coletor é mediado por UT-A1 e UT-A3, e ambas são reguladas pela vasopressina. Durante a antidiurese, quando a vasopressina está alta, a quantidade de ureia depositada no interstício medular aumenta, elevando, assim, a capacidade de concentração do rim. Além disso, a quantidade de ureia no interstício medular e, consequentemente, na urina, varia com a quantidade de ureia filtrada, e isto, por sua vez, varia com a ingestão de proteína na dieta. Portanto, uma dieta rica em proteínas aumenta a capacidade dos rins de concentrar a urina, e uma dieta baixa em proteína reduz a capacidade dos rins de concentrar a urina.

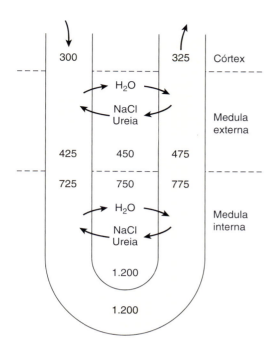

**FIGURA 37–16** **Operação dos vasos retos como trocadores contracorrente no rim.** NaCl e ureia se difundem para fora do ramo ascendente do vaso e para dentro do ramo descendente, enquanto água se difunde para fora do ramo descendente e para dentro do ascendente da alça vascular. (Modificada e reproduzida, com permissão, de Pitts RF: *Physiology of the Kidney and Body Fluid,* 3rd ed. Chicago: Yearbook Medical Publications, 1974.)

## DIURESE OSMÓTICA

A presença de grandes quantidades de solutos não reabsorvidos nos túbulos renais causa um aumento no volume urinário, denominado **diurese osmótica**. Solutos que não são reabsorvidos nos túbulos proximais exercem um efeito osmótico considerável e sua concentração sobe. Portanto, eles "seguram água nos túbulos". Além disso, o gradiente de concentração contra o qual o Na$^+$ pode ser bombeado para fora dos túbulos proximais é limitado. Normalmente, o movimento de água para fora do túbulo proximal impede que algum gradiente significativo se desenvolva, mas a concentração de Na$^+$ no líquido cai quando a reabsorção de água é diminuída devido à presença no líquido tubular de quantidades aumentadas de solutos não reabsorvíveis. O gradiente de concentração limitante é alcançado, e a reabsorção proximal de Na$^+$ adicional é prevenida; mais Na$^+$ permanece no túbulo, e a água permanece nele. O resultado é que a alça de Henle é presenteada com um volume muito aumentado de líquido isotônico. Este líquido tem uma concentração de Na$^+$ diminuída, mas a quantidade total de Na$^+$ alcançando a alça por unidade de tempo aumenta. Na alça, a reabsorção de água e Na$^+$ diminui, pois a hipertonicidade medular está diminuída. A diminuição deve-se essencialmente à reabsorção diminuída de Na$^+$, K$^+$ e Cl$^-$ no ramo ascendente da alça, porque o gradiente de concentração limitante para reabsorção de Na$^+$ é atingido. Mais líquido passa pelo túbulo distal e, como consequência da diminuição do gradiente osmótico ao longo das pirâmides medulares, menos água é reabsorvida nos ductos coletores. O resultado é um aumento acentuado do volume urinário e da excreção de Na$^+$ e outros eletrólitos.

A diurese osmótica é produzida pela administração de compostos como manitol e polissacarídeos correlatos, que são filtrados, mas não reabsorvidos. Ela também é produzida por substâncias de ocorrência natural, quando elas estão presentes em quantidades que excedem a capacidade dos túbulos de reabsorvê-las. Por exemplo, no **diabetes melito**, se a glicemia for alta, a glicose no filtrado glomerular estará elevada, e assim a carga filtrada excederá a Tm$_G$ e a glicose permanecerá nos túbulos, causando poliúria. A diurese osmótica também pode ser provocada pela infusão de grandes quantidades de cloreto de sódio ou ureia.

É importante reconhecer a diferença entre diurese osmótica e diurese hídrica. Na diurese hídrica, a quantidade de água reabsorvida nas partes proximais do néfron é normal, e o fluxo máximo de urina que pode ser produzido é em torno de 16 mL/min. Na diurese osmótica, o fluxo urinário aumentado deve-se à reabsorção diminuída de água nos túbulos proximais e nas alças, e fluxos de urina muito grandes podem ser produzidos. Quando a carga de solutos excretados aumenta, a concentração da urina aproxima-se daquela do plasma (Figura 37–17), apesar da secreção máxima de vasopressina, porque uma fração

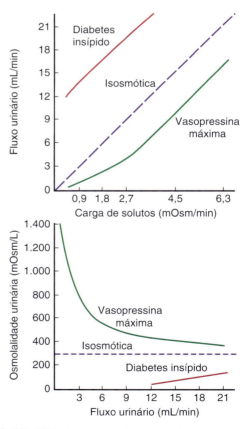

**FIGURA 37–17** **Relação aproximada entre a concentração da urina e o fluxo urinário na diurese osmótica em seres humanos.** A linha tracejada no diagrama inferior indica a concentração em que a urina é isosmótica com o plasma. (Reproduzida, com permissão, de Berliner RW, Giebisch G: In *Best and Taylor's Physiological Basis of Medical Practice,* 9th ed. Brobeck JR [editor]. Williams & Wilkins, 1979.)

# SEÇÃO VII  Fisiologia Renal

crescentemente grande da urina excretada provém do líquido isotônico tubular proximal. Se a diurese osmótica é produzida em um animal com diabetes insípido, a concentração da urina se eleva pela mesma razão.

## RELAÇÃO DA CONCENTRAÇÃO DA URINA COM A TFG

A magnitude do gradiente osmótico ao longo das pirâmides medulares aumenta quando a velocidade do fluxo de líquido nas alças de Henle diminui. Uma redução da TFG como aquela causada por desidratação produz uma diminuição no volume de líquido apresentado ao mecanismo de contracorrente, de modo que a velocidade do fluxo nas alças declina, e a urina se torna mais concentrada. Quando a TFG é baixa, a urina pode ficar bastante concentrada na ausência de vasopressina. Se uma artéria renal é constringida em um animal com diabetes insípido, a urina excretada no lado da constrição torna-se hipertônica devido à redução da TFG, ao passo que a excretada no lado oposto permanece hipotônica.

## "DEPURAÇÃO DE ÁGUA LIVRE"

A fim de quantificar o ganho ou a perda de água por excreção de uma urina concentrada ou diluída, às vezes é calculada a "depuração de água livre" ($D_{H_2O}$). Esta é a diferença entre o volume urinário e a depuração de osmóis ($D_{Osm}$):

$$D_{H_2O} = \dot{V} - \frac{U_{Osm}\dot{V}}{P_{Osm}}$$

em que $\dot{V}$ é a velocidade do fluxo de urina e $U_{Osm}$ e $P_{Osm}$ são a osmolalidade da urina e do plasma, respectivamente. $D_{Osm}$ é a quantidade de água necessária para excretar a carga osmótica de uma urina que é isotônica com o plasma. Portanto, $D_{H_2O}$ é negativa quando a urina é hipertônica, e positiva quando a urina é hipotônica. Por exemplo, usando-se os dados na Tabela 37–6, os valores para $D_{H_2O}$ são −1,3 mL/min (−1,9 L/dia) durante antidiurese máxima, e 14,5 mL/min (20,9 L/dia) na ausência de vasopressina.

## REGULAÇÃO DA EXCREÇÃO DE Na⁺

O $Na^+$ é filtrado em grandes quantidades, mas é transportado ativamente para fora de todas as porções do túbulo, exceto o ramo descendente fino da alça de Henle. Normalmente, cerca de 99% do $Na^+$ filtrado são reabsorvidos. Como o $Na^+$ é o cátion mais abundante no LEC, e como os sais de $Na^+$ representam mais de 90% dos solutos osmoticamente ativos no plasma e no líquido intersticial, a quantidade de $Na^+$ no corpo é um determinante primordial do volume do LEC. Portanto, não é surpreendente que múltiplos mecanismos reguladores tenham evoluído em animais terrestres para controlar a excreção desse íon. Por meio da operação desses mecanismos reguladores, a quantidade de $Na^+$ excretada é ajustada para igualar a quantidade

**TABELA 37–7  Alterações na excreção de Na⁺ que ocorreriam como resultado de mudanças na TFG se não houvessem alterações concomitantes na reabsorção de Na⁺**

| TFG (mL/min) | Na⁺ plasmático (µEq/mL) | Quantidade filtrada (µEq/min) | Quantidade reabsorvida (µEq/min) | Quantidade excretada (µEq/min) |
|---|---|---|---|---|
| 125 | 145 | 18.125 | 18.000 | 125 |
| 127 | 145 | 18.415 | 18.000 | 415 |
| 124,1 | 145 | 18.000 | 18.000 | 0 |

ingerida em uma variedade ampla de ingestões dietéticas, e o indivíduo fica em balanço de $Na^+$. Quando a ingestão de $Na^+$ é alta, ou a solução salina é infundida, ocorre natriurese, ao passo que quando o LEC é reduzido (p. ex., perda de líquido subsequente a vômitos ou diarreia), há uma diminuição da excreção de $Na^+$. Assim, o débito urinário de $Na^+$ varia de menos de 1 mEq/dia em uma dieta hipossódica a 400 mEq/dia ou mais quando a ingestão de $Na^+$ na dieta é alta.

## MECANISMOS

Variações na excreção de $Na^+$ são acarretadas por mudanças na TFG (Tabela 37–7) e na reabsorção tubular, principalmente em 3% do $Na^+$ filtrado que alcança os ductos coletores. Os fatores que afetam a TFG, inclusive a retroalimentação tubuloglomerular, já foram discutidos anteriormente. Os fatores que afetam a reabsorção de $Na^+$ incluem o nível circulante de aldosterona e outros hormônios adrenocorticais, o nível circulante de PNA e outros hormônios natriuréticos, e a taxa de secreção tubular de $H^+$ e $K^+$.

## EFEITOS DOS ESTEROIDES ADRENOCORTICAIS

Os mineralocorticoides suprarrenais, como a aldosterona, aumentam a reabsorção de $Na^+$ em associação com excreção de $K^+$ e $H^+$ e, também, reabsorção de $Na^+$ com $Cl^-$. Quando esses hormônios são injetados em animais adrenalectomizados, ocorre um período de 10 a 30 min antes que seus efeitos sobre a reabsorção de $Na^+$ se tornem manifestos, devido ao tempo requerido para que os esteroides alterem a síntese proteica por meio de sua ação sobre o DNA. Os mineralocorticoides também podem ter efeitos mais rápidos mediados por membrana, mas estes não são aparentes em termos de excreção de $Na^+$ no animal inteiro. Os mineralocorticoides agem essencialmente nos ductos coletores para aumentar o número de canais de sódio epiteliais ativos (ENaC) nessa parte do néfron. Os mecanismos moleculares que se acredita estarem envolvidos são discutidos no Capítulo 20 e resumidos na Figura 37–18.

Na síndrome de Liddle, mutações nos genes que codificam a subunidade β e, menos comumente, a subunidade γ dos

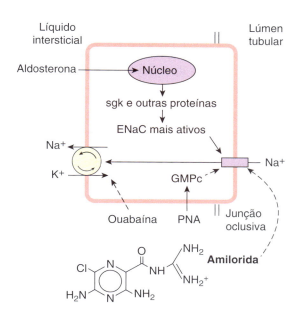

**FIGURA 37-18 Célula principal renal.** O Na$^+$ entra pelos ENaC na membrana apical e é bombeado para dentro do líquido intersticial por Na$^+$-K$^+$-ATPases na membrana basolateral. A aldosterona ativa o genoma a produzir cinase regulada por glicocorticoides e soro (sgk) e outras proteínas, e o número de ENaC ativos é aumentado.

ENaC tornam os canais constitutivamente ativos nos rins. Isto leva à retenção de Na$^+$ e hipertensão.

## OUTROS EFEITOS HUMORAIS

A redução da ingestão de sal na dieta aumenta a secreção de aldosterona (ver Figura 20-24), produzindo diminuições marcantes, mas de desenvolvimento lento, da excreção de Na$^+$. Vários outros fatores humorais afetam a reabsorção de Na$^+$. A PGE$_2$ causa natriurese, possivelmente por inibição da Na$^+$-K$^+$-ATPase e por aumento do Ca$^{2+}$ intracelular, o que, por sua vez, inibe o transporte de Na$^+$ via ENaC. A endotelina e a IL-1 causam natriurese, provavelmente por aumento da formação de PGE$_2$. PNA e moléculas correlatas aumentam o 3',5'-monofosfato de guanosina cíclico (GMPc) intracelular, e isto inibe o transporte via ENaC. A inibição da Na$^+$-K$^+$-ATPase por outro hormônio natriurético, que parece ser a ouabaína de produção endógena, também aumenta a excreção de Na$^+$. A angiotensina II aumenta a reabsorção de Na$^+$ e HCO$_3^-$ por uma ação sobre os túbulos proximais. Há uma quantidade considerável da enzima conversora da angiotensina nos rins, e estes convertem 20% da angiotensina I circulante em angiotensina II. Além disso, angiotensina I é gerada nos rins.

A exposição prolongada a níveis elevados de mineralocorticoides circulantes não causa edema em indivíduos afora isso normais, porque, finalmente, os rins escapam dos efeitos dos esteroides. Este **fenômeno de escape**, que pode ser devido ao aumento da secreção de PNA, é discutido no Capítulo 20. Ele parece estar reduzido ou ausente na nefrose, cirrose e insuficiência cardíaca, e pacientes com essas doenças continuam a reter Na$^+$ e se tornam edemaciados quando expostos a níveis altos de mineralocorticoides.

# REGULAÇÃO DA EXCREÇÃO DE ÁGUA

## DIURESE HÍDRICA

O mecanismo de retroalimentação que controla a secreção de vasopressina e a maneira pela qual a secreção de vasopressina é estimulada por um aumento e inibida por uma queda na pressão osmótica do plasma são discutidos no Capítulo 17. A **diurese hídrica** produzida pela ingestão de grandes quantidades de líquido hipotônico inicia-se em torno de 15 min após a ingestão de uma sobrecarga de água, e atinge seu máximo em cerca de 40 min. O ato de beber produz uma pequena diminuição na secreção de vasopressina antes que a água seja absorvida, mas a maior parte da inibição é produzida pela diminuição da osmolalidade do plasma depois que a água é absorvida.

## INTOXICAÇÃO HÍDRICA

Durante a excreção de uma carga osmótica média, o fluxo urinário máximo que pode ser produzido durante uma diurese hídrica é em torno de 16 mL/min. Se água for ingerida em uma velocidade mais alta que essa por qualquer período de tempo, a tumefação das células devida à captação de água a partir do LEC hipotônico torna-se grave, e, raramente, os sintomas de **intoxicação hídrica** podem se desenvolver. A tumefação das células cerebrais causa convulsões e coma e, finalmente, leva à morte. A intoxicação hídrica também pode ocorrer quando a ingestão de água não é reduzida após administração de vasopressina exógena, ou quando a secreção de vasopressina endógena acontece em resposta a estímulos não osmóticos, como o trauma cirúrgico. A administração de ocitocina após o parto (para contrair o útero) também pode levar à intoxicação hídrica se a ingestão de água não for monitorada cuidadosamente.

# REGULAÇÃO DA EXCREÇÃO DE K$^+$

Grande quantidade do K$^+$ filtrado é removida do líquido tubular por reabsorção ativa nos túbulos proximais, e o K$^+$ então é secretado no líquido pelas células tubulares distais. A velocidade da secreção de K$^+$ é proporcional à velocidade do fluxo do líquido tubular pelas partes distais do néfron, pois com o fluxo rápido há menos oportunidade para que a concentração tubular de K$^+$ se eleve a um valor que detenha secreção adicional. Na ausência de fatores complicadores, a quantidade secretada é aproximadamente igual à ingestão de K$^+$, e o balanço de K$^+$ é mantido. Nos ductos coletores, o Na$^+$ geralmente é reabsorvido e o K$^+$ é secretado. Não há uma troca rígida um por um, e muito do movimento de K$^+$ é passivo. Contudo, há acoplamento elétrico no sentido de que a migração intracelular de Na$^+$ a partir do lúmen tende a reduzir a diferença de potencial por meio da célula tubular, e isto favorece o movimento de K$^+$ para dentro do lúmen tubular. A excreção de K$^+$ é diminuída quando a quantidade de Na$^+$ que alcança o túbulo distal é pequena. Além disso, se a secreção de H$^+$ é aumentada, a excreção de K$^+$ diminuirá à medida que K$^+$ for reabsorvido nas células dos ductos coletores em troca de H$^+$, por meio da ação da H$^+$-K$^+$-ATPase.

## DIURÉTICOS

Embora uma discussão detalhada de agentes diuréticos esteja além do escopo deste livro, a consideração de seus mecanismos de ação constitui uma revisão informativa dos fatores que afetam o volume urinário e a excreção de eletrólitos. Esses mecanismos estão resumidos na Tabela 37–8. Água, álcool, diuréticos osmóticos, xantinas e sais acidificantes têm utilidade clínica limitada, e os antagonistas da vasopressina estão atualmente sendo submetidos a ensaios clínicos. Entretanto, muitos dos outros agentes na lista são usados extensamente na prática médica.

Os fármacos inibidores da anidrase carbônica são apenas moderadamente efetivos como agentes diuréticos, mas, como eles inibem a secreção ácida por diminuição do suprimento de ácido carbônico, eles têm efeitos de longo alcance. Não apenas a excreção de $Na^+$ é aumentada em consequência da diminuição da secreção de $H^+$, mas a reabsorção de $HCO_3^-$ também está deprimida; e como $H^+$ e $K^+$ competem entre si e com o $Na^+$, a diminuição da secreção de $H^+$ facilita a secreção e excreção de $K^+$.

**TABELA 37–8** Mecanismo de ação de vários diuréticos

| Agente | Mecanismo de ação |
|---|---|
| Água | Inibe a secreção de vasopressina |
| Etanol | Inibe a secreção de vasopressina |
| Antagonistas de receptores $V_2$ de vasopressina como o tolvaptan | Inibem a ação da vasopressina sobre o ducto coletor |
| Grandes quantidades de substâncias ativas osmoticamente como manitol e glicose | Produzem diurese osmótica |
| Xantinas como cafeína e teofilina | Diminuem a reabsorção tubular de $Na^+$ e aumentam a TFG |
| Sais acidificantes como $CaCl_2$ e $NH_4Cl$ | Fornecem carga ácida; $H^+$ é tamponado, mas um ânion é excretado com $Na^+$ quando a capacidade dos rins de repor $Na^+$ com $H^+$ é excedida |
| Inibidores da anidrase carbônica como a acetazolamida (Diamox) | Diminuem secreção de $H^+$, com aumento resultante de $Na^+$ e excreção de $K^+$ |
| Metolazona (Zaroxolin), tiazídicos como clorotiazida (Diuril) | Inibem o cotransportador $Na^+$-$Cl^-$ na porção inicial do túbulo distal |
| Diuréticos de alça como furosemida (Lasix), ácido etacrínico (Edecrin) e bumetanida | Inibem o cotransportador $Na^+$-$K^+$-$2Cl^-$ no ramo ascendente grosso medular da alça de Henle |
| Natriuréticos poupadores de $K^+$ como espironolactona (Aldactone), triantereno (Litocit) e amilorida (Midamor) | Inibem "troca" $Na^+$-$K^+$ nos ductos coletores por inibição da ação da aldosterona (espironolactona) ou por inibição dos ENaC (amilorida) |

A furosemida e os outros diuréticos de alça inibem o cotransportador $Na^+$-$K^+$-$2Cl^-$ no ramo ascendente grosso da alça de Henle. Eles causam natriurese e caliurese acentuadas. Os tiazídicos agem por inibição do cotransporte de $Na^+$-$Cl^-$ no túbulo distal. A diurese que eles causam é menos marcante, mas tanto diuréticos de alça quanto tiazídicos causam aumento do aporte de $Na^+$ (e líquido) aos ductos coletores, facilitando a excreção de $K^+$. Assim, com o tempo, depleção de $K^+$ e hipocalemia são complicações comuns naqueles que os usam, se não suplementarem sua ingestão de $K^+$. Por outro lado, os chamados diuréticos poupadores de $K^+$ atuam no ducto coletor por inibição da ação da aldosterona ou por bloqueio de ENaC.

## EFEITOS DA FUNÇÃO RENAL PERTURBADA

Numerosas anormalidades são comuns a muitos tipos diferentes de doença renal. A secreção de renina pelos rins e a relação dos rins com hipertensão são discutidos no Capítulo 38. Um achado frequente em várias formas de doença renal é a presença na urina de proteína, leucócitos, hemácias e **cilindros**, que são materiais proteináceos precipitados nos túbulos e lavados para a bexiga. Outras consequências importantes de doenças renais são a perda da capacidade de concentrar ou diluir a urina, uremia, acidose e retenção anormal de $Na^+$ (ver Quadro Clínico 37–3).

## PERDA DA CAPACIDADE DE CONCENTRAÇÃO E DILUIÇÃO

Na doença renal, a urina se torna menos concentrada e o volume urinário, frequentemente, aumenta, produzindo os sintomas de **poliúria** e **nictúria** (despertar à noite para urinar). A capacidade de formar uma urina diluída muitas vezes é retida, mas na doença renal avançada a osmolalidade da urina torna-se fixa em torno da do plasma, indicando que as funções de diluição e concentração do rim foram ambas perdidas. A perda deve-se, em parte, à desintegração do mecanismo de contracorrente, mas uma causa mais importante é a perda de néfrons funcionais. Quando um rim é removido cirurgicamente, o número de néfrons funcionais reduz para a metade. O número de osmóis a ser excretado não é reduzido a essa extensão, e, assim, os néfrons remanescentes devem cada um filtrar e excretar mais substâncias osmoticamente ativas, produzindo o que é, com efeito, uma diurese osmótica. Na diurese osmótica, a osmolalidade da urina se aproxima à do plasma. O mesmo efeito acontece quando o número de néfrons funcionais é reduzido por doença. A filtração aumentada nos néfrons remanescentes finalmente os danifica e, assim, mais néfrons são perdidos. O dano resultante da filtração aumentada pode ser devido à fibrose progressiva das células tubulares proximais, mas isto não está estabelecido. Contudo, o resultado final dessa retroalimentação positiva é a perda de tantos néfrons, que leva à insuficiência renal completa com **oligúria**, ou mesmo **anúria**.

## QUADRO CLÍNICO 37-3

### Proteinúria

Em muitas doenças renais e em uma condição benigna, a permeabilidade dos capilares glomerulares está aumentada, e proteína é encontrada na urina em quantidades maiores que os traços usuais (**proteinúria**). A maior parte dessa proteína é **albumina**, e o defeito é chamado comumente de albuminúria. A relação das cargas na membrana glomerular com albuminúria já foi discutida anteriormente. A quantidade de proteína na urina pode ser muito grande, e, especialmente na nefrose, a perda urinária de proteína pode exceder a velocidade com que o fígado pode sintetizar proteínas plasmáticas. A hipoproteinemia resultante reduz a pressão oncótica, e o volume do plasma declina algumas vezes a níveis perigosamente baixos, enquanto líquido de edema se acumula nos tecidos.

Uma condição benigna que causa proteinúria é uma alteração mal compreendida da hemodinâmica renal, que, em alguns indivíduos afora isso normais, causa o aparecimento de proteína na urina quando eles estão na posição ortostática (**albuminúria ortostática**). A urina formada quando esses indivíduos estão deitados é livre de proteína.

## UREMIA

Quando produtos de fragmentação do metabolismo das proteínas se acumulam no sangue, desenvolve-se a síndrome conhecida como **uremia**. Os sintomas de uremia incluem letargia, anorexia, náusea e vômitos, deterioração mental e confusão, tremores musculares, convulsões e coma. Os níveis de ureia e creatinina no sangue são altos, e os níveis sanguíneos dessas substâncias são usados como um indicador da gravidade da uremia. Provavelmente, não é o acúmulo de ureia e creatinina per se, mas antes o acúmulo de outras substâncias tóxicas — possivelmente ácidos orgânicos ou fenóis — que produz os sintomas de uremia.

As substâncias tóxicas que causam os sintomas de uremia podem ser removidas pela diálise do sangue de pacientes urêmicos contra um banho de composição adequada em um rim artificial (**hemodiálise**). Pacientes podem ser mantidos vivos e em saúde razoável por muitos meses em diálise, mesmo quando têm anúria completa ou tiveram ambos os rins removidos. Entretanto, o tratamento de escolha hoje é certamente o transplante de um rim de um doador adequado.

Outros aspectos da insuficiência renal crônica incluem anemia, que é causada principalmente pela falta de produção de eritropoietina, e hiperparatireoidismo secundário devido à deficiência de 1,25-di-hidroxicalciferol (ver Capítulo 21).

## ACIDOSE

A acidose é comum na nefropatia crônica, devido à excreção insuficiente dos produtos da digestão e metabolismo (ver Capítulo 39). Na síndrome rara de **acidose tubular renal**, há um prejuízo específico da capacidade de acidificar a urina, e as outras funções renais geralmente são normais. Entretanto, na maioria dos casos de doença renal crônica, a urina está acidificada ao máximo, e a acidose se desenvolve porque a quantidade total de $H^+$ que pode ser secretada é reduzida em consequência da produção tubular renal dificultada de $NH_4^+$.

## MANEJO ANORMAL DE Na⁺

Muitos pacientes com doença renal retêm quantidades excessivas de $Na^+$ e ficam edemaciados. A retenção de $Na^+$ na doença renal tem pelo menos três causas. Na glomerulonefrite aguda, uma doença que afeta essencialmente os glomérulos, a quantidade de $Na^+$ filtrado diminui acentuadamente. Na síndrome nefrótica, um aumento da secreção de aldosterona contribui para a retenção de sal. O nível de proteína plasmática é baixo nesta condição, e, assim, o líquido se move do plasma para os espaços intersticiais e o volume plasmático cai. O declínio do volume plasmático desencadeia um aumento da secreção de aldosterona por meio do sistema renina-angiotensina. Uma terceira causa de retenção de $Na^+$ e edema na doença renal é **insuficiência cardíaca**. A doença renal predispõe à insuficiência cardíaca devido à hipertensão que ela produz frequentemente.

## A BEXIGA

### ENCHIMENTO

As paredes dos ureteres contêm músculos lisos arranjados em feixes espirais, longitudinais e circulares, mas não são vistas camadas musculares distintas. Contrações peristálticas regulares que ocorrem de uma a cinco vezes por minuto movem a urina da pelve renal para a bexiga, onde ela entra em esguichos sincrônicos com cada onda peristáltica. Os ureteres passam obliquamente através da parede da bexiga, e, embora não haja esfíncteres ureterais como tal, a passagem oblíqua tende a manter os ureteres fechados, exceto durante as ondas peristálticas, prevenindo o refluxo de urina a partir da bexiga.

### ESVAZIAMENTO

A musculatura lisa da bexiga, como a dos ureteres, é arranjada em feixes espirais, longitudinais e circulares. A contração da musculatura circular, que é chamada de **músculo detrusor**, é principalmente responsável pelo esvaziamento da bexiga durante a micção (ato de urinar). Feixes musculares passam de cada lado da uretra, e essas fibras são chamadas de **esfíncter uretral interno**, embora não circulem a uretra. Mais adiante, ao longo da uretra, há um esfíncter de músculo esquelético, o esfíncter da uretra membranosa (**esfíncter uretral externo**). O epitélio vesical é composto por uma camada superficial de células planas e por uma camada profunda de células cuboides. A inervação da bexiga está resumida na **Figura 37-19**.

A fisiologia do esvaziamento da bexiga e a base fisiológica de seus distúrbios são assuntos sobre os quais há muita

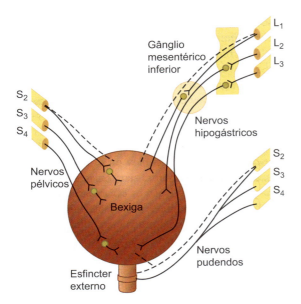

**FIGURA 37-19 Inervação da bexiga.** As linhas tracejadas indicam nervos sensoriais. A inervação parassimpática é mostrada à esquerda, a simpática à direita superior, e a somática à direita inferior.

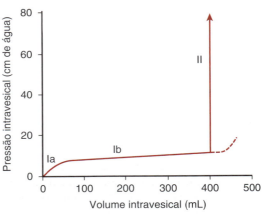

**FIGURA 37-20 Cistometrograma em um ser humano normal.** Os numerais identificam os três componentes da curva descritos no texto. A linha tracejada indica as relações pressão-volume que teriam sido encontradas se a micção não houvesse ocorrido e produzido o componente II. (Modificada e reproduzida, com permissão, de Tanagho EA, Mc Aninch JW: *Smith's General Urology*, 15th ed. McGraw-Hill, 2000.)

confusão. A micção é fundamentalmente um reflexo medular facilitado e inibido por centros cerebrais superiores e, como a defecação, sujeita à facilitação e à inibição voluntária. A urina entra na bexiga sem produzir muito aumento da pressão intravesical até que a víscera esteja bem cheia. Além disso, como outros tipos de músculo liso, a musculatura da bexiga tem a propriedade da plasticidade; quando ela é distendida, a tensão produzida inicialmente não é mantida. A relação entre pressão intravesical e volume pode ser estudada inserindo-se um cateter e esvaziando a bexiga, sendo então registrada a pressão enquanto a bexiga é cheia com incrementos de 50 mL de água ou ar (**cistometria**). Um gráfico da pressão intravesical contra o volume de líquido na bexiga é chamado de um **cistometrograma** (Figura 37-20). A curva mostra uma elevação discreta inicial na pressão quando os primeiros incrementos de volume são produzidos; um segmento longo, quase plano, quando são feitos incrementos adicionais; e um aumento súbito, agudo, da pressão quando o reflexo da micção é desencadeado. Esses três componentes às vezes são denominados segmentos Ia, Ib e II. A primeira vontade de urinar é sentida com um volume vesical em torno de 150 mL, e uma sensação marcante de plenitude com cerca de 400 mL. O aspecto plano do segmento Ib é uma manifestação da lei de Laplace. Esta lei declara que a pressão em uma víscera esférica é igual a duas vezes a tensão da parede dividida pelo raio. No caso da bexiga, a tensão aumenta quando o órgão se enche, mas o raio também. Por isto, o aumento de pressão é leve até que o órgão esteja relativamente cheio.

Durante a micção, os músculos do períneo e o esfincter uretral externo estão relaxados, o músculo detrusor se contrai, e a urina é expelida pela uretra. As tiras de músculo liso de cada lado da uretra aparentemente não desempenham papel algum na micção, e acredita-se que sua função principal no sexo masculino seja a prevenção do refluxo de sêmen para a bexiga durante a ejaculação.

O mecanismo pelo qual a micção voluntária é iniciada permanece não estabelecido. Um dos eventos iniciais é o relaxamento dos músculos do soalho pélvico, e isso pode causar um tracionamento no sentido inferior do músculo detrusor suficiente para iniciar sua contração. Os músculos do períneo e o esfincter externo podem ser contraídos voluntariamente, impedindo que a urina passe para a uretra, ou interrompendo o fluxo uma vez que a micção tenha começado. É por meio da habilidade aprendida de manter o esfincter externo em um estado contraído que os adultos são capazes de retardar a micção até que a oportunidade de urinar se apresente. Após a micção, a uretra feminina se esvazia pela opção da gravidade. A urina que permanece na uretra masculina é expelida por várias contrações do músculo bulbo esponjoso.

## CONTROLE REFLEXO

A musculatura lisa da bexiga tem alguma atividade contrátil inerente; entretanto, quando seu suprimento nervoso está intacto, receptores de distensão na parede da bexiga iniciam uma contração reflexa que tem um limiar mais baixo do que a resposta contrátil inerente do músculo. As fibras nos nervos pélvicos são o ramo aferente do reflexo de micção, e as fibras parassimpáticas para a bexiga, que constituem o ramo eferente, também trafegam nesses nervos. O reflexo é integrado na porção sacral da medula espinal. No adulto, o volume de urina na bexiga que normalmente inicia uma contração reflexa é em torno de 300 a 400 mL. Os nervos simpáticos para a bexiga não são fundamentais na micção, mas no sexo masculino eles realmente mediam a contração da musculatura vesical que impede o sêmen de entrar na bexiga durante a ejaculação.

Os receptores de distensão na parede da bexiga não têm sistema nervoso motor local. Contudo, o limiar para o reflexo de micção, como os reflexos de distensão, é ajustado pela atividade dos centros facilitadores e inibidores no tronco encefálico. Há uma área facilitadora na região da ponte e uma área inibidora no mesencéfalo. Após transecção do tronco encefálico logo acima da ponte, o limiar é diminuído, e menos enchimento da bexiga é necessário para desencadeá-lo, ao passo que depois da transecção no alto do mesencéfalo, o limiar para o reflexo é essencialmente normal. Há outra área facilitadora no hipotálamo posterior. Seres humanos com lesões no giro frontal superior têm um desejo de urinar reduzido, e apresentam dificuldade de parar a micção uma vez começada. Contudo, experimentos de estimulação em animais indicam que outras áreas corticais também afetam o processo. A bexiga pode ser contraída por facilitação voluntária do reflexo de micção medular quando contém somente poucos mililitros de urina. A contração voluntária dos músculos abdominais ajuda a expulsão de urina pelo aumento da pressão intra-abdominal, mas a micção pode ser iniciada sem esforço mesmo quando a bexiga está quase vazia.

## EFEITOS DESAFERENTAÇÃO

Quando as raízes dorsais sacrais são cortadas em animais experimentais, ou interrompidas por doenças das raízes dorsais, como a **tabes dorsal** em seres humanos, todas as contrações reflexas da bexiga são suprimidas. A bexiga torna-se distendida, hipotônica e com paredes finas, mas algumas contrações ocorrem devido à resposta intrínseca do músculo liso à distensão.

## EFEITOS DA DESNERVAÇÃO

Quando os nervos aferentes e eferentes são destruídos, como podem ser por tumores da cauda equina ou do filamento terminal, a bexiga é flácida e distendida por um tempo. Gradualmente, contudo, a musculatura da "bexiga descentralizada" torna-se ativa, com muitas ondas de contração que expelem pingos de urina para fora da uretra. A bexiga fica encolhida, e a parede vesical hipertrofiada. A razão para a diferença entre a bexiga pequena, hipertrófica, vista nessa condição, e a bexiga distendida, hipotônica, vista quando somente os nervos aferentes são interrompidos, não é conhecida. O estado hiperativo na primeira condição sugere o desenvolvimento de hipersensibilização por desnervação, muito embora os neurônios interrompidos sejam pré-ganglionares em vez de pós-ganglionares (ver Quadro Clínico 37–4).

## EFEITOS DA TRANSECÇÃO DA MEDULA ESPINAL

Durante o choque medular, a bexiga é flácida e não responde. Ela se torna cheia demais, e urina é perdida por meio dos esfíncteres (**incontinência por hiperfluxo**). Após o choque medular, o reflexo de micção retorna, embora não haja, é claro, controle

---

### QUADRO CLÍNICO 37–4

#### Anormalidades da micção

Três tipos principais de disfunção da bexiga são devidos a lesões neurais: (1) à interrupção dos nervos aferentes da bexiga, (2) à interrupção tanto de nervos aferentes quanto eferentes, e (3) à interrupção das vias facilitadoras e inibidoras provenientes do encéfalo. Em todos os três tipos a bexiga se contrai, mas as contrações geralmente não são suficientes para esvaziar a víscera completamente, e urina residual é deixada na bexiga.

---

voluntário, e nem inibição nem facilitação dos centros superiores quando a medula espinal é seccionada. Alguns pacientes paraplégicos treinam-se para iniciar a micção beliscando ou alisando suas coxas, provocando um reflexo de massa discreto (ver Capítulo 12). Em alguns exemplos, o reflexo de micção torna-se hiperativo, a capacidade da bexiga é reduzida e a parede fica hipertrofiada. Esse tipo de bexiga às vezes é chamado de **bexiga neurogênica espástica**. A hiperatividade reflexa piora, e pode ser causada por infecção na parede da bexiga.

## RESUMO

- O plasma entra nos rins e é filtrado no glomérulo. Quando o filtrado passa pelo néfron ao longo dos túbulos, seu volume é reduzido e água e solutos são removidos (reabsorção tubular), e produtos residuais são secretados (secreção tubular).

- Um néfron consiste em um túbulo renal individual e seu glomérulo. Cada túbulo tem vários segmentos, começando com o túbulo proximal, seguido pela alça de Henle (ramos descendente e ascendente), túbulo convoluto distal, túbulo conector e ducto coletor.

- Os rins recebem pouco menos de 25% do débito cardíaco e o fluxo plasmático renal pode ser mensurado por infusão de ácido p-amino-hipúrico (PAH) e determinação de concentrações na urina e no plasma.

- O fluxo sanguíneo renal entra no glomérulo pela arteríola aferente e sai via arteríola eferente (cujo diâmetro é menor). O fluxo de sangue renal é regulado por noradrenalina (constrição, redução de fluxo), dopamina (vasodilatação, aumenta o fluxo), angiotensina II (constringe), prostaglandinas (dilatação no córtex renal e constrição na medula renal), e acetilcolina (vasodilatação).

- A taxa de filtração glomerular pode ser medida por uma substância que seja filtrada livremente, nem reabsorvida nem secretada nos túbulos, seja atóxica, e não seja metabolizada pelo corpo. A inulina preenche estes critérios e é extensamente usada para mensurar a TFG.

- A urina é armazenada na bexiga antes da micção. A resposta de micção envolve vias reflexas, mas está sob controle voluntário.

# QUESTÕES DE MÚLTIPLA ESCOLHA

*Para todas as questões, selecione a melhor opção, a não ser que direcionado diferentemente.*

1. Na presença de vasopressina, a maior fração de água filtrada é absorvida
   A. no túbulo proximal.
   B. na alça de Henle.
   C. no túbulo distal.
   D. no ducto coletor cortical.
   E. no ducto coletor medular.

2. Na ausência de vasopressina, a maior fração de água filtrada é absorvida
   A. no túbulo proximal.
   B. na alça de Henle.
   C. no túbulo distal.
   D. no ducto coletor cortical.
   E. no ducto coletor medular.

3. Se a depuração de uma substância que é livremente filtrada for menor que a da inulina,
   A. há reabsorção líquida da substância nos túbulos.
   B. há secreção líquida da substância nos túbulos.
   C. a substância não é secretada nem reabsorvida nos túbulos.
   D. a substância torna-se ligada a proteína nos túbulos.
   E. a substância é secretada no túbulo proximal em grau maior que no túbulo distal.

4. A reabsorção de glicose ocorre
   A. no túbulo proximal.
   B. na alça de Henle.
   C. no túbulo distal.
   D. no ducto coletor cortical.
   E. no ducto coletor medular.

5. Sobre qual das seguintes opções a aldosterona exerce seu maior efeito?
   A. Glomérulo
   B. Túbulo proximal
   C. Porção fina da alça de Henle
   D. Porção grossa da alça de Henle
   E. Ducto coletor cortical

6. Qual é a depuração de uma substância quando sua concentração no plasma é 10 mg/dL, sua concentração na urina é 100 mg/dL, e o fluxo urinário é de 2 mL/min?
   A. 2 mL/min
   B. 10 mL/min
   C. 20 mL/min
   D. 200 mL/min
   E. A depuração não pode ser determinada a partir da informação dada.

7. Quando o fluxo urinário aumenta durante a diurese osmótica
   A. a osmolalidade da urina cai abaixo da do plasma.
   B. a osmolalidade da urina aumenta em consequência das quantidades aumentadas de solutos não reabsorvíveis na urina.
   C. a osmolalidade da urina aproxima-se da do plasma porque o plasma vaza para dentro dos túbulos.
   D. a osmolalidade da urina aproxima-se da do plasma porque uma fração grande crescente da urina excretada é líquido tubular proximal isotônico.
   E. a ação da vasopressina sobre os túbulos renais é inibida.

# REFERÊNCIAS

Anderson K-E: Pharmacology of lower urinary tract smooth muscles and penile erectile tissue. Pharmacol Rev 1993;45:253.

Brenner BM, Rector FC Jr (editors): *The Kidney*, 6th ed, 2 Vols, Saunders, 1999.

Brown D: The ins and outs of aquaporin-2 trafficking. Am J Physiol Renal Physiol 2003;284:F893.

Brown D, Stow JL: Protein trafficking and polarity in kidney epithelium: From cell biology to physiology. Physiol Rev 1996;76:245.

DiBona GF, Kopp UC: Neural control of renal function. Physiol Rev 1997; 77:75.

Garcia NH, Ramsey CR, Knox FG: Understanding the role of paracellular transport in the proximal tubule. News Physiol Sci 1998;13:38.

Nielsen S, et al: Aquaporins in the kidney: From molecules to medicine. Physiol Rev 2002;82:205.

Spring KR: Epithelial fluid transport: A century of investigation. News Physiol Sci 1999;14:92.

Valten V: Tubuloglomerular feedback and the control of glomerular filtration rate. News Physiol Sci 2003;18:169.

# Regulação da Composição e do Volume do Líquido Extracelular

C A P Í T U L O

# 38

## OBJETIVOS

*Após o estudo deste capítulo, você deve ser capaz de:*

- Descrever como a tonicidade (osmolalidade) do líquido extracelular é mantida por alterações na ingestão de água e na secreção de vasopressina.
- Discutir os efeitos da vasopressina, os receptores sobre os quais ela age, e como sua secreção é regulada.
- Relatar como o volume do líquido extracelular é mantido por alterações da secreção de renina e aldosterona.
- Delinear a cascata de reações que leva à formação de angiotensina II e seus metabólitos na circulação.
- Listar as funções da angiotensina II e os receptores sobre os quais ela atua para efetuar essas funções.
- Caracterizar a estrutura e as funções do PNA, PNC e PN tipo C e os receptores sobre os quais eles agem.
- Especificar o sítio e o mecanismo de ação da eritropoietina, e a regulação de sua secreção por retroalimentação.

## INTRODUÇÃO

Este capítulo é uma revisão dos principais mecanismos homeostáticos que operam, principalmente por meio dos rins e pulmões, para manter a **tonicidade**, o **volume** e a **composição iônica específica** do líquido extracelular (LEC). A porção intersticial deste líquido é o ambiente fluido das células, e a vida depende da constância desse "mar interno" (ver Capítulo 11).

## MANUTENÇÃO DA TONICIDADE

A manutenção da tonicidade do LEC é essencialmente a função dos mecanismos de secreção de vasopressina e da sede. A osmolalidade total corporal é diretamente proporcional ao sódio mais o potássio totais divididos pela água total do corpo, de modo que mudanças na osmolalidade dos líquidos corporais ocorrem quando existe uma combinação errada entre a quantidade desses eletrólitos e a quantidade de água ingerida ou perdida. Quando a pressão osmótica efetiva do plasma sobe, a secreção de vasopressina é aumentada e o mecanismo da sede é estimulado; a água é retida no corpo, diluindo o plasma hipertônico, e a ingestão de água aumenta **(Figura 38–1)**. Inversamente, quando o plasma se torna hipotônico, a secreção de vasopressina diminui e a "água livre de solutos" (água em excesso de solutos) é excretada. Desta maneira, a tonicidade dos líquidos corporais é mantida dentro de uma faixa normal estreita. No indivíduo sadio, a osmolalidade do plasma varia de 280 a 295 mOsm/kg de $H_2O$, com a secreção de vasopressina inibida maximamente em 285 mOsm/kg e estimulada em valores mais altos **(Figura 38–2)**.

## RECEPTORES DE VASOPRESSINA

Há pelo menos três tipos de receptores de vasopressina: $V_{1A}$, $V_{1B}$ e $V_2$. Todos são acoplados à proteína G. Os receptores $V_{1A}$ e $V_{1B}$ agem por meio da hidrólise de fosfatidilinositol para aumentar a concentração intracelular de $Ca^{2+}$. Os receptores $V_2$ agem por meio de $G_S$ para elevar os níveis de 3',5'-monofosfato de adenosina cíclico (AMPc).

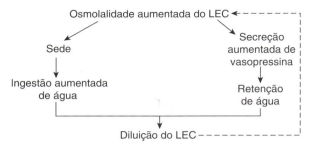

**FIGURA 38-1** Mecanismos de manutenção da tonicidade do LEC. A seta tracejada indica inibição. (Cortesia de J Fitzsimmons.)

# EFEITOS DA VASOPRESSINA

A vasopressina é também chamada de **hormônio antidiurético (ADH)**, porque um de seus principais efeitos fisiológicos é a retenção de água pelo rim. Ela aumenta a permeabilidade dos ductos coletores do rim, de modo que água entra no interstício hipertônico das pirâmides renais. A urina fica concentrada, e seu volume diminui. O efeito geral é, portanto, retenção de água em excesso de solutos; consequentemente, a pressão osmótica efetiva dos líquidos corporais é diminuída. Na ausência de vasopressina, a urina é hipotônica em relação ao plasma, o volume urinário aumenta e há uma perda líquida de água. Consequentemente, a osmolalidade dos líquidos corporais se eleva.

O mecanismo pelo qual a vasopressina exerce seu efeito antidiurético é ativado pelos **receptores $V_2$** e envolve a inserção de aquaporina 2 nas membranas apicais (do lúmen) das células principais dos ductos coletores. Sabe-se agora que o movimento da água através de membranas por difusão simples é aumentado por movimento nesses canais de água. Estes canais estão armazenados em endossomos dentro das células, e a vasopressina causa sua translocação rápida para as membranas luminais.

Os receptores $V_{1A}$ medeiam o efeito vasoconstritor da vasopressina, a qual é um estimulador potente do músculo liso vascular *in vitro*. Entretanto, quantidades relativamente grandes de vasopressina são necessárias para elevar a pressão arterial *in vivo*, pois a vasopressina também atua no encéfalo para estimular a diminuição do débito cardíaco. O sítio dessa ação é a **área postrema**, um dos órgãos circunventriculares (ver Capítulo 33). A ocorrência de hemorragia é um estímulo potente para secreção de vasopressina, e a queda da pressão arterial após hemorragia é mais marcante em animais que tenham sido tratados com peptídeos sintéticos que bloqueiam a ação vasopressora da vasopressina. Consequentemente, parece que a vasopressina realmente desempenha um papel na homeostasia da pressão arterial.

Receptores $V_{1A}$ também são encontrados no fígado e no encéfalo. A vasopressina causa glicogenólise no fígado, e, conforme observado anteriormente, ela é um neurotransmissor no encéfalo e na medula espinal.

Os receptores $V_{1B}$ (também chamados de receptores $V_3$) parecem ser característicos da adeno-hipófise, onde eles medeiam o aumento da secreção de hormônio adrenocorticotrófico (ACTH) a partir dos corticotrofos.

# METABOLISMO

A vasopressina circulante é inativada rapidamente, principalmente no fígado e nos rins. Ela tem uma **meia-vida biológica** de aproximadamente 18 min em seres humanos.

# CONTROLE DA SECREÇÃO DE VASOPRESSINA: ESTÍMULOS OSMÓTICOS

A vasopressina é armazenada na neuro-hipófise e liberada na corrente sanguínea em resposta a impulsos nas fibras nervosas que contêm o hormônio. Os fatores que afetam sua secreção estão resumidos na Tabela 38–1. Quando a pressão efetiva

**TABELA 38-1** Resumo de estímulos que afetam a secreção de vasopressina

| Secreção aumentada de vasopressina | Secreção diminuída de vasopressina |
|---|---|
| Aumento da pressão osmótica efetiva do plasma | Diminuição da pressão osmótica efetiva do plasma |
| Diminuição do volume do LEC | Aumento do volume do LEC |
| Dor, emoção, "estresse", exercício | Álcool |
| Náusea e vômitos | |
| Ortostase | |
| Clofibrato, carbamazepina | |
| Angiotensina II | |

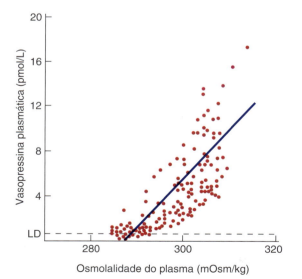

**FIGURA 38-2** Relação entre osmolalidade do plasma e vasopressina plasmática em seres humanos adultos sadios durante infusão de solução salina hipertônica. LD, limite de detecção. (Reproduzida, com permissão, de Thompson CJ, et al.: The osmotic thresholds for thirst and vasopressin are similar in healthy humans. Clin Sci [Colch] 1986;71:651.)

do plasma é aumentada acima de 285 mOsm/kg, a velocidade de descarga dos neurônios que contêm vasopressina aumenta, e ocorre a secreção deste hormônio (Figura 28-2). Em 285 mOsm/kg, a vasopressina plasmática está nos limites de detecção pelos ensaios disponíveis, ou perto deles, mas seus níveis provavelmente diminuem quando a osmolalidade do plasma está abaixo desse nível. A secreção de vasopressina é regulada por osmorreceptores localizados no hipotálamo anterior. Eles estão fora da barreira hematoencefálica e parecem estar localizados nos órgãos circunventriculares, principalmente no órgão vasculoso da lâmina terminal (OVLT) (ver Capítulo 33). O limiar osmótico para a sede (Figura 38-1) é o mesmo, ou levemente maior, que o limiar para o aumento da secreção de vasopressina (Figura 38-2), e ainda é incerto se os mesmos osmorreceptores medeiam ambos os efeitos.

Assim, a secreção de vasopressina é controlada por um mecanismo delicado de retroalimentação, que opera continuamente para manter a osmolalidade do plasma. Alterações significantes na secreção ocorrem quando a osmolalidade é alterada tão pouco quanto 1%. Dessa maneira, a osmolalidade do plasma em indivíduos normais é mantida muito perto de 285 mOsm/L.

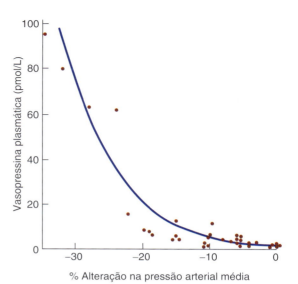

**FIGURA 38-3** Relação da pressão arterial média com a vasopressina plasmática em humanos adultos sadios nos quais um declínio progressivo da pressão arterial foi induzido por infusão de doses graduadas do fármaco bloqueador ganglionar trimetafano. A relação é exponencial em vez de linear. (Retirada de dados de Baylis PH: Osmoregulation and control of vasopressina secretion in healthy humans. Am J Physiol 1987;253:R671.)

## EFEITOS DO VOLUME SOBRE A SECREÇÃO DE VASOPRESSINA

O volume do LEC também afeta a secreção de vasopressina, pois esta aumenta quando o volume do LEC é baixo e diminui quando o volume de LEC é alto (Tabela 38-1). Há uma relação inversa entre a velocidade de secreção de vasopressina e a velocidade de descarga em aferentes dos receptores de distensão em regiões de baixa e alta pressão no sistema vascular. Os receptores de baixa pressão são aqueles nas grandes veias, nos átrios direito e esquerdo e nos vasos pulmonares; os receptores de alta pressão são aqueles nos seios carotídeos e no arco aórtico (ver Capítulo 32). Os aumentos exponenciais da vasopressina plasmática produzidos por diminuições da pressão arterial estão registrados na **Figura 38-3**. Contudo, os receptores de baixa pressão monitoram a plenitude do sistema vascular, e diminuições moderadas da volemia que reduzam a pressão venosa central sem reduzir a pressão arterial também podem aumentar a vasopressina no plasma.

Assim, os receptores de baixa pressão são os mediadores primários dos efeitos do volume sobre a secreção de vasopressina. Os impulsos são trasmitidos pelos nervos vagos ao núcleo do trato solitário (NTS). Uma via inibidora projeta-se do NTS para o bulbo ventrolateral caudal (BVLC), e há uma via excitatória direta do BVLC para o hipotálamo. A angiotensina II reforça a resposta à hipovolemia e hipotensão atuando sobre os órgãos circunventriculares para aumentar a secreção de vasopressina (ver Capítulo 33).

Hipovolemia e hipotensão produzidas por condições como hemorragia estimulam a liberação de grandes quantidades de vasopressina, e, na presença de hipovolemia, a curva de resposta osmótica é desviada para a esquerda **(Figura 38-4)**. Sua inclinação também aumenta. O resultado é retenção de água e osmolalidade plasmática reduzida.

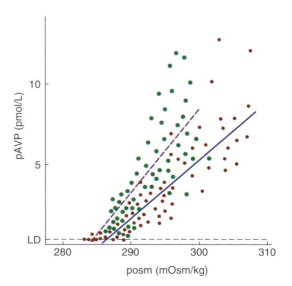

**FIGURA 38-4** Efeito de hipovolemia e hipervolemia sobre a relação entre vasopressina plasmática (pAVP) e osmolalidade do plasma (posm). Sete amostras de sangue foram colhidas, em muitos momentos, de 10 homens normais quando a hipovolemia foi induzida por privação de água (círculos verdes, linha tracejada) e novamente quando a hipervolemia foi induzida por infusão de solução salina hipertônica (círculos vermelhos, linha sólida). Análise de regressão linear definiu a relação pAVP = 0,52 (posm − 283,5) para privação de água e pAVP = 0,38 (posm − 285,6) para solução salina hipertônica. LD, limite de detecção. Observe a curva mais íngreme bem como o desvio da intercepção à esquerda durante a hipovolemia. (Cortesia de CJ Thompson.)

# SEÇÃO VII  Fisiologia Renal

Isso inclui hiponatremia, pois o $Na^+$ é o componente do plasma osmoticamente ativo mais abundante.

## OUTROS ESTÍMULOS QUE AFETAM A SECREÇÃO DE VASOPRESSINA

Uma variedade de estímulos além de alterações da pressão osmótica e anomalias no volume do LEC aumenta a secreção de vasopressina. Esses incluem dor, náusea, estresse cirúrgico e algumas emoções (Tabela 38–1). A náusea está associada a aumentos particularmente grandes da secreção de vasopressina. O álcool diminui tal secreção.

## IMPLICAÇÕES CLÍNICAS

Em várias condições clínicas, o volume e outros estímulos não osmóticos influenciam o controle osmótico da secreção de vasopressina. Por exemplo, pacientes que foram submetidos à cirurgia podem ter níveis elevados de vasopressina plasmática como consequência de dor e hipovolemia, e isto pode levar ao desenvolvimento de uma osmolalidade plasmática baixa e hiponatremia por diluição (ver Quadro Clínico 38–1).

**Diabetes insípido** é a síndrome que resulta quando há uma deficiência de vasopressina (**diabetes insípido central**) ou quando os rins deixam de responder a esse hormônio (**diabetes insípido nefrogênico**).

Entre as causas de deficiência de vasopressina estão incluídos processos mórbidos nos núcleos supraóptico e paraventricular, trato hipotálamo-hipofisário ou na neuro-hipófise. Foi estimado que 30% dos casos clínicos são devidos a lesões neoplásicas do hipotálamo, primárias ou metastáticas; 30% são pós-traumáticos; 30% são idiopáticos e os restantes são causados por lesões vasculares, infecções, doenças sistêmicas, como a sarcoidose, que afetam o hipotálamo, ou por mutações no gene para pré-pró-pressofisina. A doença que se desenvolve após a remoção cirúrgica do lobo posterior da hipófise pode ser temporária se apenas as extremidades distais das fibras supraópticas e paraventriculares forem danificadas, porque as fibras se recuperam, fazem novas conexões vasculares e começam a secretar vasopressina novamente.

Os sintomas de diabetes insípido são a eliminação de grandes quantidades de urina diluída (**poliúria**) e a ingestão de grandes quantidades de líquido (**polidipsia**), contanto que o mecanismo da sede esteja intacto. É a polidipsia que mantém esses pacientes sadios. Se seu senso de sede for deprimido por qualquer razão e sua ingestão de líquido diminuir, eles desenvolvem desidratação que pode ser fatal.

Outra causa de diabetes insípido é a incapacidade dos rins de responder à vasopressina (**diabetes insípido nefrogênico**). Duas formas desta doença têm sido descritas. Em uma forma, o gene para o receptor $V_2$ sofre mutação, tornando o receptor não responsivo. O gene para o receptor $V_2$ está no cromossomo X; assim, esta condição é ligada ao X e sua herança é recessiva ligada ao sexo. Na outra forma da condição, mutações ocorrem no gene autossômico para aquaporina 2 e produzem versões não funcionais desse canal de água, muitos dos quais não alcançam a membrana apical do ducto coletor, e permanecem no interior da célula.

---

## QUADRO CLÍNICO 38–1

### Síndrome da secreção inapropriada de ADH

A **síndrome de secreção "inapropriada" de hormônio antidiurético** (**SIADH**) ocorre quando a vasopressina está inapropriadamente alta em relação à osmolalidade do soro. A vasopressina é responsável não somente por **hiponatremia** por diluição (sódio sérico < 135 mmol/L), mas também por perda de sal na urina quando a retenção de água é suficiente para expandir o volume do LEC, reduzindo a secreção de aldosterona (ver Capítulo 20). Isto ocorre em pacientes com doença cerebral ("síndrome cerebral de perda de sal") e doença pulmonar ("síndrome pulmonar de perda de sal"). A hipersecreção de vasopressina em pacientes com doenças pulmonares, como câncer de pulmão, pode ser, em parte, devida à interrupção de impulsos inibidores em aferentes vagais provenientes dos receptores de distensão nos átrios e nas grandes veias.

Um número significativo de tumores do pulmão e alguns outros cânceres secretam vasopressina. Há um processo chamado de "**escape de vasopressina**", que contrabalança a ação retentora de água da vasopressina para limitar o grau de hiponatremia na SIADH. Estudos em ratos têm demonstrado que a exposição prolongada a níveis elevados de vasopressina pode levar finalmente à regulação para baixo da produção de aquaporina 2. Isto permite que o fluxo urinário aumente subitamente e que a osmolalidade do plasma caia, apesar da exposição dos ductos coletores a níveis elevados do hormônio; isto é, os escapes individuais dos efeitos renais da vasopressina.

### DESTAQUES TERAPÊUTICOS

Pacientes com secreção inapropriada de vasopressina têm sido tratados com sucesso com demeclociclina, um antibiótico que reduz a resposta renal à vasopressina.

---

## AGONISTAS E ANTAGONISTAS SINTÉTICOS

Peptídeos sintéticos que exercem ações seletivas e são mais ativos que a vasopressina de ocorrência natural têm sido produzidos por alteração de resíduos de aminoácidos. Por exemplo, a 1-deamino-8-D-arginina vasopressina (desmopressina; dDAVP) tem atividade antidiurética muito alta com pouca atividade pressora, tornando-a valiosa no tratamento da deficiência de vasopressina.

## MANUTENÇÃO DO VOLUME

O volume de LEC é determinado principalmente pela quantidade total de soluto osmoticamente ativo no LEC. A composição do LEC é discutida no Capítulo 1. Como Na⁺ e Cl⁻ são os solutos osmoticamente ativos mais abundantes no LEC, e como as alterações no Cl⁻ são, em grande extensão, secundárias a alterações no Na⁺, a quantidade de Na⁺ no LEC é o determinante mais importante de seu volume. Portanto, os mecanismos que controlam o balanço de Na⁺ são os principais reguladores da manutenção do volume do LEC. Entretanto, também há controle de volume por excreção de água; uma elevação no volume de LEC inibe a secreção de vasopressina, e um declínio no volume de LEC produz um aumento na secreção desse hormônio. Estímulos de volume suplantam a regulação osmótica da secreção de vasopressina. A angiotensina II estimula a secreção de aldosterona e vasopressina. Ela também causa sede e constringe vasos sanguíneos, o que ajuda a manter a pressão arterial. Assim, a angiotensina II desempenha um papel fundamental na resposta do corpo à hipovolemia (Figura 38-5). Além disso, a expansão do volume de LEC aumenta a secreção do peptídeo natriurético atrial (PNA) e do peptídeo natriurético cerebral (PNC) pelo coração, o que causa natriurese e diurese.

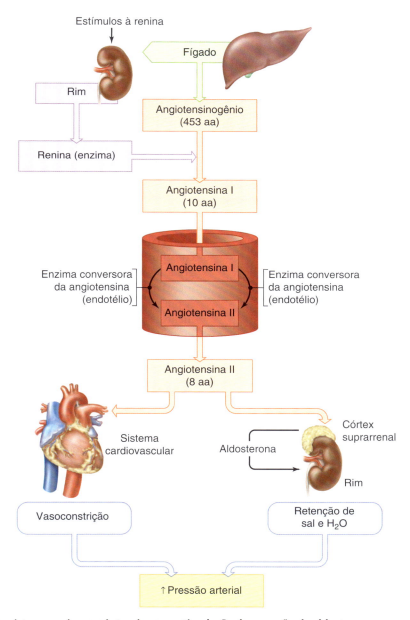

**FIGURA 38-5** Resumo do sistema renina-angiotensina e a estimulação de secreção da aldosterona por angiotensina II. A concentração plasmática de renina é o passo limitante de velocidade no sistema renina-angiotensina; portanto, é o principal determinante da concentração plasmática de angiotensina II.

Em estados mórbidos, a perda de água do corpo (**desidratação**) causa uma diminuição moderada no volume do LEC, porque se perde água tanto do compartimento intracelular quanto do extracelular; mas a perda excessiva de Na$^+$ nas fezes (diarreia), na urina (acidose grave, insuficiência suprarrenal), ou no suor (prostração pelo calor) diminui o volume do LEC acentuadamente e, finalmente, leva ao choque. As compensações imediatas no choque operam principalmente para manter o volume intravascular, mas também o balanço do Na$^+$. Na insuficiência suprarrenal, o declínio no volume de LEC não se deve apenas à perda de Na$^+$ na urina, mas também a seu movimento para o interior das células. Devido ao papel principal do Na$^+$ na homeostasia do volume, não é surpreendente que mais de um mecanismo tenha evoluído para controlar a excreção desse íon.

A filtração e reabsorção de Na$^+$ nos rins e os efeitos desses processos sobre a excreção de Na$^+$ são discutidos no Capítulo 37. Quando o volume do LEC está diminuído, a pressão arterial e a pressão capilar glomerular diminuem, e portanto, a taxa de filtração glomerular (TFG) cai, reduzindo a quantidade de Na$^+$ filtrado. A reabsorção tubular de Na$^+$ aumenta, em parte porque a secreção de aldosterona está elevada. A secreção de aldosterona é controlada parcialmente por um sistema de retroalimentação no qual a mudança que inicia o aumento da secreção é um declínio na pressão intravascular média. Outras alterações na excreção de Na$^+$ ocorrem com muita rapidez, não sendo apenas consequências de mudanças na secreção de aldosterona. Por exemplo, levantar-se da posição de decúbito dorsal para a ortostática aumenta a secreção de aldosterona. Contudo, a excreção de Na$^+$ é diminuída dentro de poucos minutos, e essa mudança rápida na excreção de Na$^+$ ocorre em indivíduos adrenalectomizados. Provavelmente, ela se deve a alterações hemodinâmicas e, possivelmente, à diminuição da secreção de PNA.

Os rins produzem três hormônios: 1,25-di-hidroxicalciferol (ver Capítulo 21), renina e eritropoietina. Peptídeos natriuréticos, substâncias secretadas pelo coração e por outros tecidos aumentam a excreção de sódio pelos rins, e um hormônio natriurético adicional (ouabaína endógena) inibe a Na$^+$-K$^+$-ATPase.

# O SISTEMA RENINA-ANGIOTENSINA

## RENINA

A elevação na pressão arterial produzida por injeção de extratos renais deve-se à **renina**, uma protease ácida secretada pelos rins na corrente sanguínea. Esta enzima age em combinação com a enzima conversora da angiotensina (ECA) para formar angiotensina II (Figura 38–6). Trata-se de uma glicoproteína com um peso molecular de 37.326 em humanos. A molécula é composta por dois lobos, ou domínios, entre os quais o sítio ativo da enzima está localizado em uma fenda profunda. Dois resíduos de ácido aspártico, um na posição 104 e outro na posição 292 (números dos resíduos da pré-pró-renina humana), estão justapostos na fenda e são essenciais para atividade. Assim, a renina é uma aspartil protease.

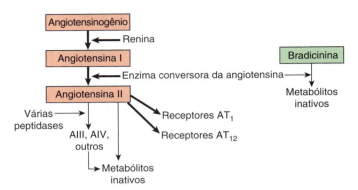

**FIGURA 38–6** Formação e metabolismo das angiotensinas circulantes.

Como outros hormônios, a renina é sintetizada como um grande pré-pró-hormônio. A **pré-pró-renina** humana contém 406 resíduos de aminoácidos. A **pró-renina** que permanece após remoção de uma sequência-líder de 23 resíduos de aminoácidos do aminoterminal contém 383 resíduos de aminoácidos, e depois da remoção da sequência pró do aminoterminal de pró-renina, a **renina** ativa contém 340 resíduos de aminoácidos. A pró-renina exerce pouca, se alguma, atividade biológica.

Uma porção de pró-renina é convertida em renina nos rins, e outra é secretada. A pró-renina também é secretada por outros órgãos, inclusive os ovários. Depois da nefrectomia, o nível de pró-renina na circulação, geralmente, só está moderadamente reduzido e pode até subir, mas o nível de renina ativa cai para essencialmente zero. Assim, pouca pró-renina é convertida em renina na circulação, e a renina ativa é um produto essencial, se não exclusivo, dos rins. A pró-renina é secretada constitutivamente, ao passo que a renina ativa é formada nos grânulos secretores das células granulares no aparelho justaglomerular, as mesmas células que produzem renina (ver adiante). A renina ativa tem uma meia-vida na circulação de 80 min ou menos. Sua única função conhecida é clivar o decapeptídeo **angiotensina I** do aminoterminal do **angiotensinogênio** (**substrato de renina**) (Figura 38–7).

## ANGIOTENSINOGÊNIO

O angiotensinogênio circulante é encontrado na fração α$_2$-globulina do plasma (Figura 38–6). Ele contém cerca de 13% de carboidratos e é composto por 453 resíduos de aminoácidos. Ele é sintetizado no fígado com uma sequência-sinal de 32 aminoácidos que é removida no retículo endoplasmático. Seu nível circulante é aumentado por glicocorticoides, hormônios tireoidianos, estrogênios, várias citocinas e angiotensina II.

## ENZIMA CONVERSORA DA ANGIOTENSINA E ANGIOTENSINA II

A **ECA** é uma dipeptidil carboxipeptidase que quebra a histidil-leucina da angiotensina I fisiologicamente inativa, formando o octapeptídeo **angiotensina II** (Figura 38–7). A mesma enzima

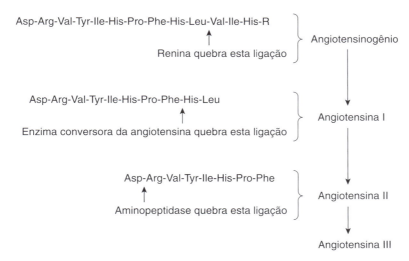

**FIGURA 38-7** Estrutura da extremidade do aminoterminal de angiotensinogênio e angiotensinas I, II e III em seres humanos. R, restante da proteína. Após remoção de uma sequência líder de 24 aminoácidos, o angiotensinogênio contém 453 resíduos de aminoácidos. A estrutura da angiotensina II em cães, ratos e muitos outros mamíferos é a mesma dos humanos. A angiotensina II bovina e ovina têm valina em vez de isoleucina na posição 5.

inativa a bradicinina (Figura 38-6). O aumento da bradicinina tecidual produzido quando a ECA é inibida age sobre receptores $B_2$, provocando a tosse, que é um efeito colateral incômodo em até 20% dos pacientes tratados com inibidores da ECA (ver Quadro Clínico 38-2). A maior parte da enzima conversora que forma angiotensina II na circulação está localizada em células endoteliais. Muito da conversão ocorre quando o sangue passa pelos pulmões, mas a conversão também ocorre em muitas outras partes do corpo.

A ECA é uma ectoenzima que existe em duas formas: uma forma **somática**, encontrada em todo o corpo, e uma forma **germinal**, encontrada somente em células espermatogênicas pós-meiose e nos espermatozoides (ver Capítulo 23). Ambas as ECAs têm um domínio transmembrana único e uma cauda citoplasmática curta. Entretanto, a ECA somática é uma proteína de 170 kDa com dois domínios extracelulares homólogos, cada qual contendo um sítio ativo (Figura 38-8). A ECA germinal é uma proteína de 90 kDa que possui apenas um domínio extracelular e um sítio ativo. Ambas as enzimas são formadas a partir de um só gene. Contudo, o gene tem dois promotores diferentes, produzindo dois mRNAs distintos. Em camundongos machos nos quais o gene ECA foi removido (*knocked-out*), a pressão arterial é mais baixa que o normal, mas nas fêmeas ela é normal. Além disso, a fertilidade é reduzida nos machos, mas não nas fêmeas.

## QUADRO CLÍNICO 38-2

### Manipulação farmacológica do sistema renina-angiotensina

Atualmente, é possível inibir a secreção ou os efeitos da renina de várias maneiras. Inibidores da síntese de prostaglandina, tais como a **indometacina**, e fármacos bloqueadores β-adrenérgicos, como o **propanolol**, reduzem a secreção de renina. O peptídeo **pepstatina**, e inibidores da renina recentemente desenvolvidos, como **enalquireno**, impedem a renina de gerar angiotensina I. Os inibidores da enzima conversora de angiotensina (inibidores da ECA), como **captopril** e **enalapril**, previnem a conversão de angiotensina I em angiotensina II. A **saralasina** e vários outros análogos da angiotensina II são inibidores competitivos da ação da angiotensina II tanto sobre receptores $AT_1$ quanto $AT_2$. A **losartana** (DuP-753) bloqueia seletivamente receptores $AT_1$, e PD-123177 e vários outros fármacos bloqueiam seletivamente receptores $AT_2$.

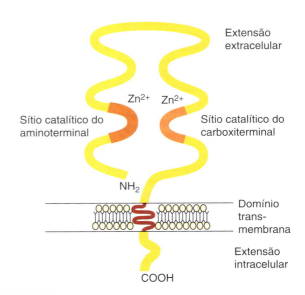

**FIGURA 38-8** Representação diagramática da estrutura da forma somática da enzima conversora da angiotensina. Observe a cauda citoplasmática curta da molécula e os dois sítios catalíticos extracelulares, cada um dos quais se liga a um íon zinco ($Zn^{2+}$). (Reproduzida, com permissão, de Johnston CI: Tissue angiotensin-converting enzyme in cardiac and vascular hypertrophy, repair, and remodeling. Hypertension 1994;23:258. Copyright © 1994 by The American Heart Association.)

## METABOLISMO DA ANGIOTENSINA II

A angiotensina II é metabolizada rapidamente; sua meia-vida na circulação em seres humanos é de 1 a 2 min. Ela é metabolizada por várias peptidases. Uma aminopeptidase remove o resíduo de ácido aspártico (Asp) do aminoterminal do peptídeo (Figura 38–7). O heptapeptídeo resultante tem atividade fisiológica e também é chamado de **angiotensina III**. A remoção de um segundo resíduo do aminoterminal da angiotensina III produz o hexapeptídeo chamado de angiotensina IV, o qual também exerce alguma atividade. A maioria, se não todos, dos outros fragmentos de peptídeo que são formados são inativos. Além disso, a aminopeptidase pode agir sobre a angiotensina I para produzir (des-Asp$^1$) angiotensina I, e este composto pode ser convertido diretamente em angiotensina III por ação da ECA. A atividade de metabolização da angiotensina é encontrada nas hemácias e em muitos tecidos. Além disso, a angiotensina II parece ser removida da circulação por algum tipo de mecanismo de aprisionamento nos leitos vasculares por outros tecidos além dos pulmões.

A renina geralmente é mensurada incubando-se a amostra a ser ensaiada e dosando por imunoensaio a quantidade de angiotensina I gerada. Isto mede a **atividade plasmática de renina** (**APR**) da amostra. A deficiência de angiotensinogênio, bem como a de renina, pode causar valores baixos de APR, e, para evitar esse problema, angiotensinogênio exógeno frequentemente é adicionado, de modo que é mensurada a **concentração plasmática de renina** (**CPR**) em vez da APR. A APR normal em indivíduos em decúbito dorsal, ingerindo uma quantidade normal de sódio, é de aproximadamente 1 ng de angiotensina I gerado por mililitro por hora. A concentração de angiotensina II plasmática em tais indivíduos é em torno de 25 pg/mL (aproximadamente 25 pmol/L).

## AÇÕES DAS ANGIOTENSINAS

A angiotensina I parece funcionar somente como a precursora da angiotensina II e não tem qualquer outra ação estabelecida.

A angiotensina II produz constrição arteriolar e uma elevação da pressão arterial sistólica e diastólica. É um dos mais potentes vasoconstritores conhecidos, sendo quatro a oito vezes mais ativa que a noradrenalina com base no peso em indivíduos normais. Entretanto, sua atividade pressora é diminuída em indivíduos com depleção de Na$^+$ e em pacientes com cirrose e algumas outras doenças. Nestas condições, a angiotensina II circulante está aumentada, o que regula para baixo os receptores de angiotensina no músculo liso vascular. Consequentemente, há menos resposta à angiotensina II injetada.

A angiotensina II também age diretamente sobre o córtex suprarrenal para aumentar a secreção de aldosterona, sendo o sistema renina-angiotensina um regulador importante dessa secreção. Ações adicionais da angiotensina II incluem facilitação da liberação de noradrenalina por uma ação direta sobre neurônios simpáticos pós-ganglionares, contração de células mesangiais com uma diminuição resultante da TFG (ver Capítulo 37) e um efeito direto sobre os túbulos renais para aumentar a reabsorção de Na$^+$.

A angiotensina II também atua sobre o encéfalo para diminuir a sensibilidade ao barorreflexo, e isto potencializa o efeito pressor da angiotensina II. Além disso, ela age sobre o encéfalo para aumentar a ingestão de água e a secreção de vasopressina e ACTH. Ela não penetra a barreira hematoencefálica, mas desencadeia essas respostas atuando sobre os órgãos circunventriculares, quatro estruturas pequenas no encéfalo que estão fora da barreira hematoencefálica (ver Capítulo 33). Uma dessas estruturas, a área postrema, é responsável principalmente pela potenciação pressora, ao passo que duas das outras, o órgão subfornical (SFO) e o OVLT, são responsáveis pelo aumento da ingestão de água (efeito dipsogênico). Não há certeza sobre quais dos órgãos circunventriculares são responsáveis pelos aumentos na secreção de vasopressina e ACTH.

A angiotensina III [(des-Asp$^1$) angiotensina II] tem cerca de 40% da atividade pressora da angiotensina II, mas 100% da atividade estimuladora de aldosterona. Foi sugerido que a angiotensina III é o peptídeo estimulador da aldosterona natural, enquanto a angiotensina II é o peptídeo regulador da pressão arterial. Entretanto, isso parece não ser exato, e, em vez disso, a angiotensina III é simplesmente um produto de fragmentação com alguma atividade biológica. O mesmo provavelmente é verdadeiro em relação à angiotensina IV, embora alguns pesquisadores tenham argumentado que ela exerça efeitos peculiares no encéfalo.

## SISTEMAS RENINA-ANGIOTENSINA TECIDUAIS

Além do sistema que gera angiotensina II circulante, muitos tecidos diferentes contêm sistemas renina-angiotensina independentes que geram angiotensina II, aparentemente para uso local. Componentes do sistema renina-angiotensina são encontrados nas paredes dos vasos sanguíneos e no útero, na placenta e em membranas fetais. O líquido amniótico tem uma alta concentração de pró-renina. Além disso, sistemas renina-angiotensina teciduais, ou pelo menos vários componentes do sistema renina-angiotensina estão presentes nos olhos, na parte exócrina do pâncreas, no coração, no tecido adiposo, no córtex suprarrenal, nos testículos, nos ovários, nos lobos anterior e intermediário da hipófise, na pineal e no encéfalo. A renina tecidual contribui muito pouco para o agregado circulante de renina, porque a APR cai a níveis indetectáveis depois que os rins são removidos. As funções desses sistemas renina-angiotensina individuais não estão estabelecidas, embora haja evidências de que a angiotensina II seja um fator de crescimento significativo no coração e nos vasos sanguíneos. Inibidores da ECA, ou bloqueadores de receptor AT$_1$, constituem atualmente o tratamento de escolha da insuficiência cardíaca congestiva, e parte de seu valor pode ser devido à inibição dos efeitos de crescimento da angiotensina II.

## RECEPTORES DE ANGIOTENSINA II

Há pelo menos duas classes de receptores de angiotensina II. Os receptores AT$_1$ são receptores em serpentina acoplados por uma proteína G (G$_q$) à fosfolipase C, e a angiotensina II aumenta o nível de Ca$^{2+}$ livre citosólico. Ela também ativa numerosas

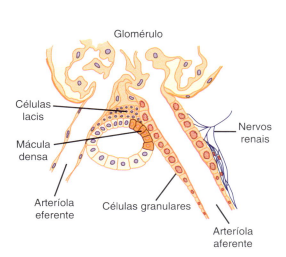 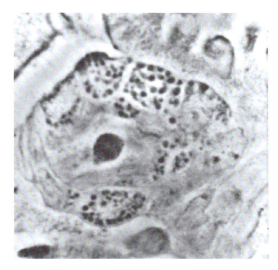

**FIGURA 38-9** **Esquerda:** Diagrama do glomérulo, mostrando o aparelho justaglomerular. **Direita:** Microfotografia em contraste de fase de arteríola aferente em uma preparação não corada, congelada a seco, do rim de um camundongo. Observe a hemácia no lúmen da arteríola e as células granulares na parede. (Cortesia de C Peil.)

tirosina cinases. No músculo liso vascular, receptores $AT_1$ estão associados a cavéolas (ver Capítulo 2), e AII aumenta a produção de caveolina-1, uma das três isoformas da proteína característica das cavéolas. Em roedores, dois subtipos de $AT_1$ diferentes, mas intimamente relacionados, $AT_{1A}$ e $AT_{1B}$, são codificados por dois genes separados. O subtipo $AT_{1A}$ é encontrado nas paredes dos vasos sanguíneos, no encéfalo e em muitos outros órgãos. Ele medeia a maioria dos efeitos conhecidos da angiotensina II. O subtipo $AT_{1B}$ é encontrado na adeno-hipófise e no córtex suprarrenal. Em seres humanos, um gene do receptor $AT_1$ está presente no cromossomo 3. Pode haver um segundo tipo $AT_1$, mas ainda não foi estabelecido se ocorrem subtipos distintos $AT_{1A}$ e $AT_{1B}$.

Há também receptores AT2, que são codificados em seres humanos por um gene no cromossomo X. Como os receptores $AT_1$, eles têm sete domínios transmembrana, mas suas ações são diferentes. Eles agem por meio de uma proteína G para ativar várias fosfatases, que, por sua vez, antagonizam efeitos de crescimento e abrem canais de $K^+$. Além disso, a ativação de receptores $AT_2$ aumenta a produção de NO e, portanto, aumenta o 3,5-monofosfato de guanosina cíclico (GMPc) intracelular. As consequências fisiológicas gerais desses efeitos de segundo mensageiro não estão estabelecidas. Receptores $AT_2$ são mais abundantes na vida fetal e neonatal, mas persistem no encéfalo e outros órgãos em adultos.

Os receptores $AT_1$ nas arteríolas e os receptores $AT_1$ no córtex suprarrenal são regulados de maneiras opostas: um excesso de angiotensina II regula para baixo os receptores vasculares, mas regula para cima os receptores adrenocorticais, tornando a glândula mais sensível ao efeito estimulador de aldosterona do peptídeo.

## O APARELHO JUSTAGLOMERULAR

A renina em extratos renais e na corrente sanguínea é produzida pelas **células justaglomerulares** (**células JG**). Essas células epitelioides estão localizadas na camada média das arteríolas aferentes quando elas entram nos glomérulos (Figura 38-9). Foi demonstrado que os grânulos secretores revestidos de membrana dentro delas contêm renina. A renina também é encontrada nas **células lacis** não granulares, que estão localizadas na junção entre as arteríolas aferentes e eferentes, mas seu significado nessa localização é desconhecido.

No ponto onde a arteríola aferente entra e a eferente sai do glomérulo, o túbulo do néfron entra em contato com as arteríolas do glomérulo do qual ele se originou. Nessa localização, que marca o início da convolução distal, há uma região modificada do epitélio tubular chamada de **mácula densa** (Figura 38-9). A mácula densa está em proximidade íntima das células JG. As células lacis, as células JG e a mácula densa constituem o **aparelho justaglomerular**.

## REGULAÇÃO DA SECREÇÃO DE RENINA

Vários fatores diferentes regulam a secreção de renina (Tabela 38-2), e a velocidade da secreção de renina em qualquer dado tempo é determinada pela atividade somada desses fatores. Um fator é um mecanismo barorreceptor intrarrenal, que causa diminuição da secreção de renina quando a pressão arteriolar ao nível das células JG aumenta, e que causa elevação quando a pressão arteriolar a esse nível cai. Outro sensor regulador de renina é a mácula densa. A secreção de renina é inversamente proporcional à quantidade de $Na^+$ e $Cl^-$ que entra nos túbulos renais distais a partir da alça de Henle. Presumivelmente, esses eletrólitos entram nas células da mácula densa por meio dos transportadores $Na^+$-$K^+$-$2Cl^-$ em suas membranas apicais, e o aumento de algum modo dispara um sinal que diminui a secreção de renina nas células justaglomerulares nas arteríolas aferentes adjacentes. Um possível mediador é o NO, mas a identidade do sinal permanece não confirmada. A secreção de renina também varia inversamente com o nível plasmático de

### TABELA 38-2 Fatores que afetam a secreção de renina

| Estimuladores |
|---|
| Atividade simpática aumentada via nervos renais |
| Aumento das catecolaminas circulantes |
| Prostaglandinas |
| **Inibidores** |
| Reabsorção aumentada de $Na^+$ e $Cl^-$ por meio da mácula densa |
| Pressão arteriolar aferente aumentada |
| Angiotensina II |
| Vasopressina |

$K^+$, mas o efeito do $K^+$ parece ser mediado pelas mudanças que ele produz no aporte de $Na^+$ e $Cl^-$ à mácula densa.

A angiotensina II retroalimenta para inibir a secreção de renina por uma ação direta sobre as células JG. A vasopressina também inibe a secreção de renina *in vitro* e *in vivo*, embora haja algum debate sobre se seu efeito *in vivo* é direto ou indireto.

Finalmente, a atividade elevada do sistema nervoso simpático aumenta a secreção de renina. O crescimento é mediado tanto pelas catecolaminas circulantes aumentadas quanto pela noradrenalina secretada por nervos simpáticos renais pós-ganglionares. As catecolaminas agem principalmente sobre receptores $β_1$-adrenérgicos nas células JG, e a liberação de renina é mediada por um aumento de AMPc intracelular.

As principais condições que aumentam a secreção de renina em humanos estão listadas na **Tabela 38-3**. A maioria das condições listadas diminui a pressão venosa central, o que desencadeia um aumento da atividade simpática, e algumas também diminuem a pressão arteriolar renal (**ver Quadro Clínico 38-3**). A constrição das artérias renais e da aorta proximal às artérias renais produz uma redução da pressão arteriolar renal. Estímulos psicológicos aumentam a atividade dos nervos renais.

### TABELA 38-3 Condições que aumentam a secreção de renina

| Depleção de $Na^+$ |
|---|
| Diuréticos |
| Hipotensão |
| Hemorragia |
| Postura ortostática |
| Desidratação |
| Insuficiência cardíaca |
| Cirrose |
| Constrição de artéria renal ou aorta |
| Vários estímulos psicológicos |

### QUADRO CLÍNICO 38-3

#### Papel da renina na hipertensão clínica

A constrição de uma artéria renal causa um rápido aumento da secreção de renina e o desenvolvimento de hipertensão mantida (**hipertensão renal** ou **de Goldblatt**). A remoção do rim isquêmico ou da constrição arterial cura a hipertensão, se ela não persistiu por tempo demasiado. Em geral, a hipertensão provocada pela constrição de uma artéria renal com o outro rim intacto (hipertensão de Goldblatt tipo 2 rins, 1 clipe) está associada ao aumento da renina circulante. A duplicata clínica dessa condição é a **hipertensão renal** devido a estreitamento ateromatoso de uma artéria renal, ou a outras anormalidades da função renal. Contudo, a atividade plasmática de renina geralmente é normal na hipertensão de Goldblatt tipo 1 rim, 1 clipe. A explicação da hipertensão nessa situação não está estabelecida. Entretanto, muitos pacientes com hipertensão respondem ao tratamento com inibidores da ECA ou losartana, mesmo quando sua circulação renal parece ser normal, ou mesmo com baixa atividade plasmática de renina.

## HORMÔNIOS DO CORAÇÃO E OUTROS FATORES NATRIURÉTICOS

### ESTRUTURA

A existência de vários hormônios natriuréticos tem sido postulada por algum tempo. Dois desses são secretados pelo coração. As células musculares nos átrios e uma extensão muito menor nos ventrículos contêm grânulos secretores (**Figura 38-10**). Os grânulos aumentam em número quando a ingestão de NaCl está elevada e o LEC expandido, e extratos de tecido atrial causam natriurese.

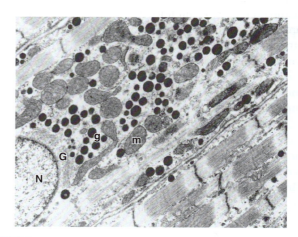

**FIGURA 38-10** Grânulos de PNA (g) entremeados às mitocôndrias (m) em célula muscular atrial de rato. G, aparelho de Golgi; N, núcleo. Os grânulos em células atriais humanas são semelhantes (× 17.640). (Cortesia de M Cantin.)

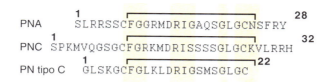
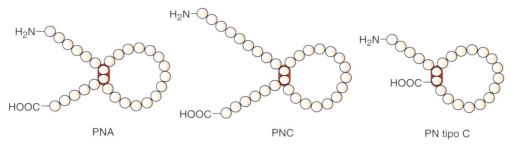

**FIGURA 38-11 PNA, PNC e PN tipio C humanos.** Acima: Códigos de letra única para resíduos de aminoácidos alinhados para mostrar sequências comuns (colorido). Abaixo: Forma das moléculas. Observe que uma cisteína é o resíduo de aminoácido no carboxiterminal no PN tipo C, de modo que não há extensão do carboxiterminal a partir do anel de 17 membros. (Modificada a partir de Imura H, Nakao K, Itoh H: The natriuretic peptide system in the brain: Implication in the central control of cardiovascular and endocrine functions. Front Neuroendocrinol 1992;13:217.)

O primeiro hormônio natriurético isolado do coração foi o **PNA**, um polipeptídeo com um anel característico de 17 aminoácidos, formado por uma ligação dissulfeto entre duas cisteínas. A forma circulante desse polipeptídeo tem 28 resíduos de aminoácidos (Figura 38-11). Ele é formado a partir de uma grande molécula precursora que contém 151 resíduos de aminoácidos, inclusive um peptídeo sinal com 24 aminoácidos. O PNA foi isolado subsequentemente em outros tecidos, inclusive o encéfalo, onde ele ocorre em duas formas que são menores que o PNA circulante. Um segundo polipeptídeo natriurético foi isolado do encéfalo suíno e denominado **peptídeo natriurético cerebral** (**PNC**; também conhecido como **peptídeo natriurético tipo B**). Ele também está presente no encéfalo em seres humanos, porém uma quantidade maior está presente no coração humano, inclusive nos ventrículos. A forma circulante desse hormônio contém 32 resíduos de aminoácidos. Ele tem o mesmo anel de 17 membros que o PNA, embora alguns dos resíduos de aminoácidos no anel sejam diferentes (Figura 38-11). Um terceiro membro dessa família tem sido denominado **peptídeo natriurético tipo C** (**PN tipo C**), pois ele foi o terceiro na sequência a ser isolado. Ele contém 22 resíduos de aminoácidos (Figura 38-11), e há, também, uma forma maior com 53 aminoácidos. O PN tipo C está presente no encéfalo, na hipófise, nos rins e nas células vasculares endoteliais. Contudo, muito pouco está presente no coração e na circulação, e parece ser essencialmente um mediador parácrino.

## AÇÕES

O PNA e o PNC na circulação atuam sobre os rins para aumentar a excreção de $Na^+$, e o PN tipo C injetado tem um efeito semelhante. Eles parecem produzir esse efeito dilatando arteríolas aferentes e relaxando células mesangiais. Ambas essas ações aumentam a filtração glomerular (ver Capítulo 37). Além disso, eles agem sobre os túbulos renais para inibir a reabsorção de $Na^+$ (ver Capítulo 37). Outras ações incluem um aumento da permeabilidade, levando a extravasamento de líquido e a um declínio na pressão arterial. Adicionalmente, eles relaxam a musculatura lisa vascular nas arteríolas e vênulas. O PN tipo C tem um efeito dilatador sobre as veias maior do que PNA e PNC. Esses peptídeos também inibem a secreção de renina e contrabalançam os efeitos pressores de catecolaminas e angiotensina II.

No encéfalo, o PNA está presente em neurônios, e uma via neural contendo PNA projeta-se da parte anteromedial do hipotálamo para as áreas do pedúnculo cerebral inferior que estão envolvidas na regulação neural do sistema cardiovascular. Em geral, os efeitos do PNA no encéfalo são opostos aos da angiotensina II, e circuitos neurais contendo PNA parecem estar envolvidos na redução da pressão arterial e na estimulação de natriurese. O PNC e o PN tipo C no encéfalo provavelmente têm funções similares às do PNA, mas informações detalhadas não estão disponíveis.

## RECEPTORES DOS PEPTÍDEOS NATRIURÉTICOS

Três receptores dos peptídeos natriuréticos diferentes (RPN) já foram isolados e caracterizados (Figura 38-12). Os receptores RPN-A e RPN-B ambos transpõem a membrana celular e têm domínios citoplasmáticos que são guanilato-ciclases. O PNA tem a maior afinidade pelo receptor RPN-A, e o PN tipo C tem a maior afinidade pelo receptor RPN-B. O terceiro receptor, RPN-C, liga-se a todos os três peptídeos natriuréticos, mas tem um domínio citoplasmático marcantemente truncado. Algumas evidências sugerem que ele atua por meio de proteínas G para ativar a fosfolipase C e inibir a adenilato-ciclase. Entretanto, também tem sido argumentado que esse receptor não desencadeia qualquer alteração intracelular e que é, em vez disso, um **receptor de depuração** que remove

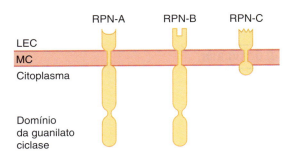

**FIGURA 38–12 Representação diagramática de receptores dos peptídeos natriuréticos.** As moléculas dos receptores RPN-A e RPN-B têm domínios de guanilato ciclase intracelulares, enquanto o receptor de depuração putativo, RPN-C, tem apenas um pequeno domínio citoplasmático. MC, membrana celular.

peptídeos natriuréticos da corrente sanguínea e então os libera posteriormente, ajudando a manter um nível sanguíneo constante dos hormônios.

## SECREÇÃO E METABOLISMO

A concentração de PNA no plasma é em torno de 5 fmol/mL em seres humanos normais ingerindo quantidades moderadas de NaCl. A secreção de PNA aumenta quando o volume de LEC cresce por infusão de soro fisiológico e quando os átrios são distendidos. A secreção de PNA também aumenta pela imersão em água até o pescoço (Figura 38–13), um procedimento que contrabalança o efeito da gravidade sobre a circulação e aumenta a pressão venosa central, e, consequentemente, a pressão atrial. Observe que a imersão também diminui a secreção de renina e aldosterona. Inversamente, uma diminuição pequena, mas mensurável, do PNA plasmático ocorre em associação a uma diminuição da pressão venosa central ao se erguer da posição de decúbito dorsal para a ortostática. Assim, parece claro que os átrios respondem diretamente à distensão *in vivo*, e que a taxa de secreção de PNA é proporcional ao grau em que os átrios são distendidos por aumentos na pressão venosa central. De modo semelhante, a secreção de PNC é proporcional ao grau em que os ventrículos são distendidos. Os níveis plasmáticos de ambos os hormônios estão elevados na insuficiência cardíaca congestiva, e sua dosagem está obtendo uso crescente no diagnóstico dessa condição.

O PNA tem uma meia-vida curta. Ele é metabolizado por uma endopeptidase neutra (EPN), a qual é inibida por tiorfano. Portanto, a administração de tiorfano aumenta o PNA circulante.

## FATOR INIBIDOR DE NA⁺-K⁺-ATPASE

Outro fator natriurético está presente no sangue. Este fator produz natriurese por inibição da Na⁺-K⁺-ATPase, e eleva, em vez de abaixar, a pressão arterial. Evidências atuais indicam que ele bem pode ser o esteroide semelhante ao digitálico, **ouabaína**, e que ele é proveniente das glândulas suprarrenais. Entretanto, seu significado fisiológico ainda não é conhecido.

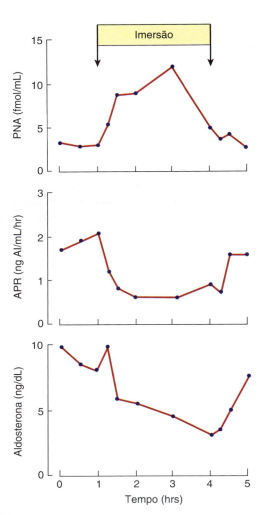

**FIGURA 38–13 Efeito da imersão em água até o pescoço por 3 h sobre concentrações plasmáticas de PNA, APR e aldosterona.** (Modificada e reproduzida com permissão de Epstein M, et al.: Increases in circulating atrial natriuretic fator during immersion-induced central hypervolaemia in normal humans. J Hypertension Suppl 1986 June;4(2):593–599.)

## MANUTENÇÃO DA COMPOSIÇÃO IÔNICA ESPECÍFICA

Mecanismos reguladores especiais mantêm os níveis de certos íons específicos no LEC, bem como os níveis de glicose e outras substâncias não ionizadas importantes no metabolismo (ver Capítulo 1). A retroalimentação de Ca²⁺ nas paratireoides e células secretoras de calcitonina para ajustar sua secreção mantém o nível de cálcio ionizado no LEC (ver Capítulo 21). A concentração de Mg²⁺ está sujeita à regulação estrita, mas os mecanismos que controlam a homeostasia do Mg⁺ são incompletamente compreendidos.

Os mecanismos que controlam o conteúdo de Na⁺ e K⁺ fazem parte daqueles que determinam o volume e tonicidade do LEC, e já foram discutidos anteriormente. Os níveis desses íons também são dependentes da concentração de H⁺, e o pH é um dos principais fatores que afetam a composição aniônica do LEC. Isto será discutido no Capítulo 39.

# ERITROPOIETINA

## ESTRUTURA E FUNÇÃO

Quando um indivíduo sangra ou fica hipóxico, a síntese de hemoglobina é ampliada, e a produção e liberação de hemácias da medula óssea (**eritropoiese**) aumentam (ver Capítulo 31). Inversamente, quando o volume de hemácias aumenta acima dos níveis normais por transfusão, a atividade eritropoiética da medula óssea diminui. Esses ajustes são provocados por alterações no nível circulante de **eritropoietina**, uma glicoproteína na circulação que contém 165 resíduos de aminoácidos e quatro cadeias de oligossacarídeos necessários para sua atividade *in vivo*. Seu nível no sangue está aumentado acentuadamente na anemia (Figura 38–14).

A eritropoietina aumenta o número de células-tronco comprometidas sensíveis à eritropoietina na medula óssea que são convertidas em precursores dos hemácias, e, subsequentemente, em hemácias maduras (ver Capítulo 31). O receptor para eritropoietina é uma proteína linear com um domínio transmembrana único, que é um membro da superfamília dos receptores de citocinas (ver Capítulo 3). O receptor tem atividade tirosina cinase, e ativa uma cascata de serina e treonina cinases, resultando em inibição da apoptose das hemácias e aumento de seu crescimento e desenvolvimento.

O sítio principal de inativação da eritropoietina é o fígado, e o hormônio tem uma meia-vida na circulação em torno de 5 h. Entretanto, o aumento de hemácias circulantes que ela desencadeia leva de dois a três dias para aparecer, pois a maturação das hemácias é um processo relativamente lento.

## FONTES

Em adultos, cerca de 85% da eritropoietina é proveniente dos rins, e 15% do fígado. Ambos esses órgãos contêm o mRNA para eritropoietina. A eritropoietina também pode ser extraída do baço e das glândulas salivares, mas esses tecidos não contêm seu mRNA e, consequentemente, não parecem produzir o hormônio. Quando a massa renal é reduzida em adultos por doença renal ou nefrectomia, o fígado não pode compensar e anemia se desenvolve.

A eritropoietina é produzida por células intersticiais no leito capilar peritubular dos rins e por hepatócitos perivenosos no fígado. Ela também é produzida no encéfalo, onde exerce um efeito protetor contra dano excitotóxico desencadeado por hipoxia; e no útero e tubas uterinas, onde é induzida por estrogênio e parece mediar a angiogênese dependente de estrogênios.

O gene para o hormônio já foi clonado, e a eritropoietina recombinante produzida em células animais está disponível para uso clínico como epoetina alfa. A eritropoietina recombinante tem valor no tratamento associado à insuficiência renal; 90% dos pacientes com insuficiência renal em fase terminal que estão em diálise são anêmicos como resultado de deficiência de eritropoietina. A eritropoietina também é usada para estimular a produção de hemácias em indivíduos que estão armazenando em banco um suprimento de seu próprio sangue para transfusões autólogas durante cirurgia eletiva (ver Capítulo 31).

## REGULAÇÃO DA SECREÇÃO

O estímulo frequente para secreção de eritropoietina é a hipoxia, mas a secreção do hormônio também pode ser estimulada por sais de cobalto e androgênios. Evidências recentes sugerem que o sensor de $O_2$ que regula a secreção de eritropoietina nos rins e no fígado é uma proteína heme que na forma "desoxi" estimula e na forma "oxi" inibe a transcrição do gene da eritropoietina para formar mRNA de eritropoietina. A secreção do hormônio também é facilitada pela alcalose que se desenvolve em altitudes elevadas. Como a secreção de renina, a secreção de eritropoietina é facilitada por catecolaminas por um mecanismo β-adrenérgico, embora o sistema renina-angiotensina seja totalmente separado do sistema da eritropoietina.

## RESUMO

- A osmolalidade total do corpo é diretamente proporcional ao sódio mais o potássio totais do corpo dividido pela água total do corpo. Mudanças na osmolalidade dos líquidos corporais ocorrem quando existe uma desproporção entre a quantidade desses eletrólitos e a quantidade de água ingerida ou perdida do corpo.

- O principal efeito fisiológico da vasopressina é a retenção de água pelo rim por aumento da permeabilidade à água dos ductos coletores renais. A água é absorvida da urina, esta se torna concentrada e seu volume diminui.

- A vasopressina é armazenada na neuro-hipófise e liberada na corrente sanguínea em resposta à estimulação de osmorreceptores ou barorreceptores. Aumentos na secreção ocorrem quando a osmolalidade muda tão pouco quanto 1%, mantendo, assim, a osmolalidade do plasma muito perto de 285 mOsm/L.

- A quantidade de $Na^+$ no LEC é o determinante mais importante do volume do LEC, e os mecanismos que controlam o balanço de $Na^+$ são os principais mecanismos de manutenção do LEC.

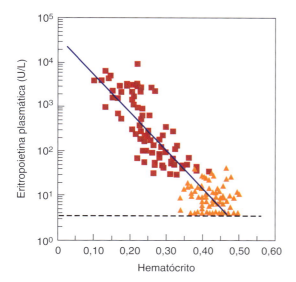

**FIGURA 38–14** Níveis de eritropoietina plasmática em doadores de sangue normais (triângulos) e pacientes com várias formas de anemia (quadrados). (Reproduzida, com permissão, de Erslev AJ: Erythropoietin. N Eng J Med 1991;324:1339.)

# SEÇÃO VII Fisiologia Renal

O principal mecanismo regulador do balanço do sódio é o sistema renina-angiotensina, um sistema hormonal que regula a pressão arterial.

■ Os rins secretam a enzima renina, e esta age em combinação com a enzima conversora da angiotensina para formar angiotensina II. A angiotensina II atua diretamente sobre o córtex suprarrenal para aumentar a secreção de aldosterona. A aldosterona aumenta a retenção de sódio da urina por meio de ação sobre o ducto coletor renal.

# QUESTÕES DE MÚLTIPLA ESCOLHA

*Para todas as questões, selecione a melhor opção, a não ser que direcionado diferentemente.*

1. A desidratação aumenta a concentração plasmática de todos os seguintes hormônios, *exceto*
   A. vasopressina.
   B. angiotensina II.
   C. aldosterona.
   D. noradrenalina.
   E. peptídeo natriurético atrial.

2. Em um paciente que se tornou desidratado, a água corporal deve ser reposta por infusão intravenosa de
   A. água destilada.
   B. solução de cloreto de sódio a 0,9%.
   C. solução de glicose a 5%.
   D. albumina hiperoncótica.
   E. solução de glicose a 10%.

3. A renina é secretada por
   A. células na mácula densa.
   B. células nos túbulos proximais.
   C. células nos túbulos distais.
   D. células granulares no aparelho justaglomerular.
   E. células no leito capilar peritubular.

4. A eritropoietina é secretada por
   A. células na mácula densa.
   B. células nos túbulos proximais.
   C. células nos túbulos distais.
   D. células granulares no aparelho justaglomerular.
   E. células no leito capilar peritubular.

5. Quando uma mulher que tinha estado em uma dieta hipossódica por oito dias recebe uma injeção intravenosa de captopril, um fármaco que inibe a enzima conversora da angiotensina, seria esperado que
   A. sua pressão arterial se elevasse porque seu débito cardíaco cairia.
   B. sua pressão arterial se elevasse porque sua resistência periférica cairia.
   C. sua pressão arterial caísse porque seu débito cardíaco cairia.
   D. sua pressão arterial caísse porque sua resistência periférica cairia.
   E. sua atividade plasmática de renina caísse porque seu nível circulante de angiotensina se elevaria.

6. De qual das seguintes opções *não* seria esperado que aumentasse a secreção de renina?
   A. Administração de um fármaco que bloqueia a enzima conversora da angiotensina.
   B. Administração de um fármaco que bloqueia receptores $AT_1$.
   C. Administração de um fármaco que bloqueia receptores β-adrenérgicos.
   D. Constrição da aorta entre a artéria celíaca e as artérias renais.
   E. Administração de um fármaco que reduz o LEC.

7. Qual das seguintes opções tem *menor* probabilidade de contribuir para os efeitos benéficos dos inibidores da enzima conversora da angiotensina no tratamento da insuficiência cardíaca congestiva?
   A. Vasodilatação
   B. Crescimento cardíaco diminuído
   C. Pós-carga cardíaca diminuída
   D. Atividade plasmática de renina aumentada
   E. Aldosterona plasmática diminuída

# REFERÊNCIAS

Adrogue HJ, Madias NE: Hypernatremia. N Engl J Med 2000; 342:1493.

Adrogue HJ, Madias NE: Hyponatremia. N Engl J Med 2000;342:101.

Luft FC. Mendelian forms of human hypertension and mechanisms of disease. Clin Med Res 2003;1:291–300.

Morel F: Sites of hormone action in the mammalian nephron. Am J Physiol 1981;240:F159.

McKinley MS, Johnson AK: The physiologic regulation of thirst and fluid intake. News Physiol Sci 2004;19:1.

Robinson AG, Verbalis JG: Diabetes insipidus. Curr Ther Endocrinol Metab 1997;6:1.

Verkman AS: Mammalian aquaporins: Diverse physiological roles and potential clinical significance. Expert Rev Mol Med 2008;10:13.

Zeidel ML: Hormonal regulation of inner medullary collecting duct sodium transport. Am J Physiol 1993;265:F159.

C A P Í T U L O

# 39

# Acidificação da Urina e Excreção de Bicarbonato

**OBJETIVOS**

*Após o estudo deste capítulo, você deve ser capaz de:*

- Delinear os processos envolvidos na secreção de $H^+$ para os túbulos e discutir o significado desses processos no equilíbrio ácido-base.
- Definir acidose e alcalose e fornecer (em mEq/L e pH) a média normal e a faixa de concentrações de $H^+$ no sangue que são compatíveis com a saúde.
- Listar os principais tampões no sangue, líquido intersticial e líquido intracelular, e, usando a equação de Henderson-Hasselbalch, descrever o que é único no sistema de tampão do bicarbonato.
- Descrever as alterações na química sanguínea que ocorrem durante o desenvolvimento de acidose metabólica e alcalose metabólica, e as compensações respiratórias e renais para essas condições.
- Descrever as alterações na química sanguínea que ocorrem durante o desenvolvimento de acidose respiratória e alcalose respiratória, e a compensação renal para essas condições.

## INTRODUÇÃO

Os rins desempenham um papel fundamental na manutenção do equilíbrio ácido-base, e, para isso, precisam excretar ácido na quantidade equivalente à produção de ácidos não voláteis no corpo. A produção de ácidos não voláteis varia com dieta, metabolismo e doença. Os rins também precisam filtrar o bicarbonato do plasma, e, assim, prevenir a perda de bicarbonato na urina. Ambos os processos estão ligados fisiologicamente, devido à capacidade do néfron de secretar íons $H^+$ no filtrado.

## SECREÇÃO RENAL DE $H^+$

As células dos túbulos proximais e distais, assim como as células das glândulas gástricas (ver Capítulo 25), secretam íons hidrogênio. A secreção de hidrogênio também ocorre nos ductos coletores. O transportador responsável pela secreção de $H^+$ nos túbulos proximais é o trocador $Na^+$-$H^+$ (principalmente NHE3) **(Figura 39–1)**. Isso é um exemplo de transporte ativo secundário; o $Na^+$ é movido de dentro da célula para o interstício pela $Na^+$-$K^+$-ATPase na membrana basolateral, que mantém o $Na^+$ intracelular baixo, assim estabelecendo o estímulo para que o $Na^+$ entre na célula, por meio do trocador $Na^+$-$H^+$, a partir do lúmen tubular. O trocador $Na^+$-$H^+$ secreta $H^+$ para dentro do lúmen em troca de $Na^+$.

O íon $H^+$ secretado combina-se com o $HCO_3^-$ filtrado para formar $H_2CO_3$, e a presença de **anidrase carbônica** na membrana apical do túbulo proximal catalisa a formação de $H_2O$ e $CO_2$ a partir do $H_2CO_3$. A membrana apical das células epiteliais que revestem o túbulo proximal é permeável a $CO_2$ e $H_2O$, e eles entram no túbulo rapidamente. Oitenta por cento da carga filtrada de $HCO_3^-$ é reabsorvida no túbulo proximal.

Dentro da célula, a anidrase carbônica também está presente e pode catalisar a formação de $H_2CO_3$ a partir de $CO_2$ e $H_2O$. $H_2CO_3$ dissocia-se em íons $H^+$ e $HCO_3^-$; o $H^+$ é secretado para o lúmen tubular, como mencionado anteriormente, e o $HCO_3^-$ que é formado difunde-se para o líquido intersticial. Assim, para cada íon $H^+$ secretado, um íon $Na^+$ e um íon $HCO_3^-$ entram no líquido intersticial. Como a anidrase

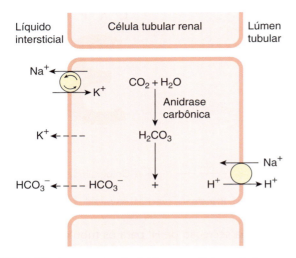

**FIGURA 39-1** Secreção de ácido por células tubulares proximais no rim. H$^+$ é transportado para dentro do túbulo renal por um transportador em troca por Na$^+$. O transporte ativo pela Na$^+$-K$^+$-ATPase é indicado por setas no círculo. As setas tracejadas indicam difusão.

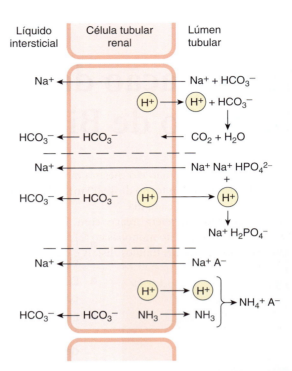

**FIGURA 39-2** Destino do H$^+$ secretado em um túbulo em troca por Na$^+$. **Acima:** Reabsorção do bicarbonato filtrado via CO$_2$. **Meio:** Formação de fosfato monobásico. **Abaixo:** Formação de amônio. Observe que em cada exemplo um íon Na$^+$ e um íon HCO$_3^-$ entram na corrente sanguínea para cada íon H$^+$ secretado. A$^-$, ânion.

carbônica catalisa a formação de H$_2$CO$_3$, os fármacos que inibem a anidrase carbônica deprimem tanto a secreção de ácido pelos túbulos proximais quanto as reações que dependem dessa ação.

Algumas evidências sugerem que H$^+$ é secretado nos túbulos proximais por outros tipos de transportadores, mas as evidências para esses transportadores adicionais são controversas, e, em qualquer caso, sua contribuição é pequena em relação à do mecanismo de troca Na$^+$-H$^+$.

Isso contrasta com o que acontece nos túbulos distais e ductos coletores, onde a secreção de H$^+$ é relativamente independente do Na$^+$ no lúmen tubular. Nesta parte do túbulo, a maior parte do H$^+$ é secretada pela bomba de prótons dirigida por ATP. A aldosterona age nessa bomba para aumentar a secreção distal de H$^+$. As células I nessa parte do túbulo renal secretam ácido, e, como as células parietais no estômago, contêm anidrase carbônica abundante e numerosas estruturas tubulovesiculares. Há evidências de que a ATPase translocadora de H$^+$ que produz secreção de H$^+$ está localizada nessas vesículas, bem como na membrana celular apical, e que, na acidose, o número de bombas H$^+$ é aumentado por inserção dessas tubulovesículas na membrana da célula apical. Algum H$^+$ é secretado adicionalmente por H$^+$-K$^+$-ATPase. As células I também contêm **trocador aniônico 1** (**AE1**, antes conhecido como **Banda 3**), uma proteína trocadora de ânions, em suas membranas celulares basolaterais. Essa proteína pode funcionar como um trocador Cl$^-$-HCO$_3^-$ para o transporte de HCO$_3^-$ ao líquido intersticial.

## DESTINO DO H$^+$ NA URINA

A quantidade de ácido secretada depende dos eventos subsequentes que modificam a composição da urina tubular. O gradiente máximo de H$^+$ contra o qual os mecanismos de transporte podem secretar em seres humanos corresponde a um pH urinário em torno de 4,5; isto é, uma concentração na urina que é 1.000 vezes a concentração no plasma. Assim, o pH 4,5 é o **pH limite**. Este valor é alcançado normalmente nos ductos coletores. Se não houvesse tampões que "prendem" o H$^+$ na urina, esse pH seria atingido rapidamente, e a secreção de H$^+$ cessaria. Entretanto, três reações importantes no líquido tubular removem o H$^+$ livre, permitindo que mais ácido seja secretado (Figura 39-2). Estas são as reações de H$^+$ com HCO$_3^-$ para formar CO$_2$ e H$_2$O (discutida antes), de HPO$_4^{2-}$ para formar H$_2$PO$_4^-$ (ácidos tituláveis), e de NH$_3$ para formar NH$_4^+$.

## REAÇÃO COM TAMPÕES

Os três tampões de importância no manejo renal do ácido e de sua secreção para dentro do lúmen são o bicarbonato, o fosfato dibásico e a amônia. Em uma dieta equilibrada, aproximadamente 40% de ácidos não voláteis (cerca de 30 mEq/dia), produzidos pelo corpo no curso de várias reações metabólicas, são excretados como **ácido titulável** (i.e., sistema fosfato), e 60% de ácidos não voláteis (em torno de 50 mEq/dia) são excretados como NH$_4^+$. O pK' do sistema bicarbonato é 6,1, o do sistema fosfato dibásico é 6,8 e o do sistema da amônia é 9,0. A concentração de HCO$_3^-$ no plasma, e consequentemente no filtrado glomerular, em geral é cerca de 24 mEq/L, ao passo que a de fosfato é apenas 1,5 mEq/L. Portanto, no túbulo proximal, a maior parte do H$^+$ secretado reage com $HCO_3^-$, conforme descrito anteriormente, para formar $H_2CO_3$ (Figura 39–2), e este entra na célula como $CO_2$ e $H_2O$ em seguida à ação da anidrase carbônica na borda em escova das células tubulares proximais. O $CO_2$ que entra nas células tubulares soma-se ao $CO_2$ agregado disponível para formar $H_2CO_3$. Como a maior parte do $H^+$ é removida do túbulo, o pH do líquido apresenta pouca variação. Este é o mecanismo pelo qual $HCO_3^-$ é reabsorvido; para cada mol de $HCO_3^-$ removido do líquido tubular, 1 mol de $HCO_3^-$ se difunde das células tubulares para o sangue, embora seja importante observar que ele não é o mesmo mol que desapareceu do líquido tubular. Em torno de 4.500 mEq de $HCO_3^-$ são filtrados e reabsorvidos a cada dia.

O $H^+$ secretado também reage com fosfato dibásico ($HPO_4^{2-}$) para formar fosfato monobásico ($H_2PO_4^-$). Isto acontece em maior extensão nos túbulos distais e ductos coletores, porque é nesses sítios que o fosfato que escapa da reabsorção proximal está muito concentrado pela reabsorção de água. Sabe-se também que os íons $H^+$ se combinam em grau menor com outros ânions tampão.

O sistema tampão da amônia permite que o $H^+$ secretado se combine com $NH_3$, e isto ocorre no túbulo proximal (onde $NH_3$ é produzida, ver adiante) e nos túbulos distais. O pK' do sistema da amônia é 9,0, e tal sistema é titulado somente a partir do pH da urina até o pH 7,4, de modo que contribui muito pouco para a acidez titulável. Cada íon $H^+$ que reage com os tampões contribui para a **acidez titulável** urinária, que é mensurada pela determinação da quantidade de substâncias alcalinas que devem ser acrescentadas à urina para retornar seu pH para 7,4, o pH do filtrado glomerular. Contudo, é óbvio que a acidez titulável mede apenas uma fração do ácido secretado, pois ela não leva em conta o $H_2CO_3$ que foi convertido em $H_2O$ e $CO_2$.

A reabsorção de $HCO_3^-$ é crucial para a manutenção do equilíbrio ácido-base, pois a perda de um só íon $HCO_3^-$ na urina seria equivalente a acrescentar um íon $H^+$ ao sangue. Entretanto, os rins têm a capacidade de repor novos íons bicarbonato no corpo. Isto ocorre quando íons $H^+$ são removidos do corpo como $NH_4^+$ ou ácido titulável, pois há formação de novo bicarbonato dentro das células, e este entra no sangue (i.e., esses íons bicarbonato não são aqueles filtrados originalmente, e ainda assim entram no sangue).

## SECREÇÃO DE AMÔNIA

Conforme já mencionado, reações nas células tubulares renais produzem $NH_4^+$ e $HCO_3^-$. $NH_4^+$ está em equilíbrio com $NH_3$ e $H^+$ nas células. Como o pK' dessa reação é 9,0, a razão de $NH_3$ para $NH_4^+$ no pH 7,0 é 1:100 (**Figura 39–3**). Entretanto, $NH_3$ é lipossolúvel e se difunde através das membranas celulares até seu gradiente de concentração em direção aos líquidos intersticial e tubular. Na urina, ela reage com $H^+$ para formar $NH_4^+$, e o $NH_4^+$ permanece "aprisionado" na urina.

A principal reação produzindo $NH_4^+$ nas células é a conversão de glutamina em glutamato. Esta reação é catalisada pela enzima **glutaminase**, que é abundante nas células tubulares renais (Figura 39–3). A **desidrogenase glutâmica** catalisa

$$NH_4^+ \rightleftharpoons NH_3 + H^+$$

$$pH = pK' + \log \frac{[NH_3]}{[NH_4^+]}$$

$$Glutamina \xrightarrow{\text{Glutaminase}} Glutamato + NH_4^+$$

$$Glutamato \xrightarrow[\text{glutâmica}]{\text{Desidrogenase}} \alpha\text{-Cetoglutarato} + NH_4^+$$

**FIGURA 39–3** Principais reações envolvidas na produção de amônia nos rins.

a conversão de glutamato em $\alpha$-cetoglutarato, com a produção de mais $NH_4^+$. O metabolismo subsequente de $\alpha$-cetoglutarato utiliza $2H^+$, liberando $2HCO_3^-$.

Na acidose crônica, a quantidade de $NH_4^+$ excretada em qualquer pH urinário também aumenta, porque mais $NH_3$ entra na urina tubular. O efeito dessa **adaptação** da secreção de $NH_3$, cuja causa não está estabelecida, é a remoção adicional de $H^+$ do líquido tubular e, consequentemente, um aumento adicional da secreção de $H^+$ pelos túbulos renais e pela excreção na urina. Como a quantidade de tampão fosfato filtrada no glomérulo não pode ser aumentada, a excreção urinária de ácido pelo sistema tampão fosfato é limitada. A produção de $NH_4^+$ pelos túbulos renais é a única maneira pela qual os rins podem remover até mesmo a quantidade normal, menos uma quantidade aumentada, de ácido não volátil produzido no corpo.

Nas células medulares internas do ducto coletor, o processo principal pelo qual $NH_3$ é secretada na urina e depois transformada em $NH_4^+$ é chamado de **difusão não iônica** (ver Capítulo 2), mantendo, dessa forma, o gradiente de concentração para difusão de $NH_3$. No túbulo proximal, a difusão não iônica de $NH_4^+$ é menos importante, pois o $NH_4^+$ pode ser secretado no lúmen, frequentemente pela substituição de $H^+$ pelo trocador de $Na^+$-$H^+$.

Os salicílicos e numerosos outros fármacos que são bases fracas ou ácidos fracos também são secretados por difusão não iônica. Eles se difundem no líquido tubular em uma velocidade que depende do pH da urina, de modo que a quantidade de cada fármaco excretado varia com o pH da urina.

## MUDANÇAS NO pH AO LONGO DO NÉFRON

Uma queda moderada no pH ocorre no líquido tubular proximal, porém, como observado anteriormente, a maior parte do $H^+$ secretado tem pouco efeito sobre o pH do lúmen devido à formação de $CO_2$ e $H_2O$ a partir de $H_2CO_3$. Em contrapartida, o túbulo distal tem menor capacidade de secretar $H^+$, mas a secreção nesse segmento tem um efeito maior sobre o pH urinário.

# FATORES QUE AFETAM A SECREÇÃO ÁCIDA

A secreção ácida renal é alterada por mudanças na $P_{CO_2}$ intracelular, concentração de $K^+$, nível de anidrase carbônica e concentração de hormônio adrenocortical. Quando a $P_{CO_2}$ está alta (**acidose respiratória**), mais $H_2CO_3$ intracelular está disponível para tamponar íons hidroxila e a secreção ácida é aumentada, ao passo que o inverso é verdadeiro quando a $P_{CO_2}$ cai. A depleção de $K^+$ aumenta a secreção ácida, aparentemente porque a perda de $K^+$ causa acidose intracelular, mesmo que o pH plasmático possa estar elevado. Inversamente, o excesso de $K^+$ nas células inibe a secreção ácida. Quando a anidrase carbônica é inibida, a secreção ácida também, pois a formação de $H_2CO_3$ diminui. A aldosterona e os outros esteroides adrenocorticais que elevam a reabsorção tubular de $Na^+$ também aumentam a secreção de $H^+$ e $K^+$.

# EXCREÇÃO DE BICARBONATO

Embora o processo de reabsorção de $HCO_3^-$ não envolva o transporte real desse íon para dentro das células tubulares, a reabsorção de $HCO_3^-$ é proporcional à quantidade filtrada ao longo de uma faixa relativamente larga. Não há Tm demonstrável, mas a reabsorção de $HCO_3^-$ é diminuída por um mecanismo desconhecido quando o volume de líquido extracelular (LEC) é expandido **(Figura 39-4)**. Quando a concentração plasmática de $HCO_3^-$ está baixa, todo o $HCO_3^-$ filtrado é reabsorvido; mas quando a concentração de $HCO_3^-$ no plasma está alta, isto é, acima de 26 a 28 mEq/L (o limiar renal para $HCO_3^-$), o $HCO_3^-$ aparece na urina, e esta se torna alcalina. Inversamente, quando o $HCO_3^-$ plasmático cai abaixo de cerca de 26 mEq/L, o valor pelo qual todo o $H^+$ secretado está sendo usado para reabsorver $HCO_3^-$, mais $H^+$ torna-se disponível para se combinar com outros ânions tampão. Portanto, quanto mais baixo cai a concentração de $HCO_3^-$ no plasma, mais ácida se torna a urina e maior seu conteúdo de $NH_4^+$ **(ver Quadro Clínico 39-1)**.

## QUADRO CLÍNICO 39-1

### Implicações de mudanças no pH urinário

A depender das velocidades dos processos inter-relacionados de secreção ácida, produção de $NH_4^+$ e excreção de $HCO_3^-$, o pH da urina em seres humanos varia de 4,5 a 8,0. A excreção de urina que tem um pH diferente daquele dos líquidos corporais tem implicações importantes para a economia hidroeletrolítica e de ácido-base do corpo. Ácidos são tamponados no plasma e nas células, a reação geral sendo $HA + NaHCO_3 \rightarrow NaA + H_2CO_3$. O $H_2CO_3$ forma $CO_2$ e $H_2O$ e o $CO_2$ é expirado, enquanto o $NaA$ aparece no filtrado glomerular. À medida que o $Na^+$ é substituído por $H^+$ na urina, $Na^+$ é conservado no corpo. Além disso, para cada íon $H^+$ excretado com fosfato ou como $NH_4^+$, há um ganho líquido de um íon $HCO_3^-$ no sangue, repondo o suprimento desse importante ânion tampão. Inversamente, quando base é adicionada aos líquidos do corpo, os íons $OH^-$ são tamponados, elevando o $HCO_3^-$ do plasma. Quando o nível plasmático excede 28 mEq/L, a urina torna-se alcalina e o $HCO_3^-$ é excretado na urina. Como a taxa de secreção máxima de $H^+$ pelos túbulos varia diretamente com a $P_{CO_2}$ arterial, a reabsorção de $HCO_3$ também é afetada pela $P_{CO_2}$. Esta relação foi previamente discutida com detalhes no texto.

#### DESTAQUE TERAPÊUTICO

As sulfonamidas inibem a anidrase carbônica, e derivados de sulfonamidas têm sido usados clinicamente como diuréticos, devido a seus efeitos inibidores sobre a anidrase carbônica no rim (ver Capítulo 37).

# MANUTENÇÃO DA CONCENTRAÇÃO DE $H^+$

A mística que envolve o assunto de equilíbrio ácido-base torna necessário assinalar que o núcleo do problema não é "base tampão", "cátion fixo" ou semelhantes, mas simplesmente a manutenção da concentração de $H^+$ do LEC. Os mecanismos que regulam a composição do LEC são particularmente importantes no que tange a esse íon específico, porque a maquinaria das células é muito sensível a alterações na concentração de $H^+$. A concentração de $H^+$ intracelular — que pode ser mensurada pelo uso de microeletrodos, corantes fluorescentes sensíveis a pH e ressonância magnética do fósforo — é distinta do pH extracelular e parece ser regulada por uma variedade de processos intracelulares. Contudo, ela é sensível a mudanças na concentração de $H^+$ do LEC.

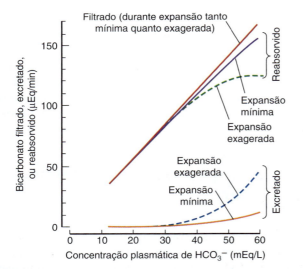

**FIGURA 39-4** Efeito do volume do LEC sobre filtração, reabsorção e excreção de $HCO_3^-$ em ratos. O padrão da excreção de $HCO_3^-$ é semelhante em humanos. A concentração plasmática de $HCO_3^-$ normalmente é em torno de 24 mEq/L. (Reproduzida, com permissão, de Valtin H: *Renal Function*, 2nd ed. Little, Brown, 1983.)

**TABELA 39-1** Concentração de H⁺ e pH de líquidos corporais

|  |  | Concentração de H⁺ |  |
|---|---|---|---|
|  | mEq/L | mol/L | pH |
| Suco gástrico | 150 | 0,15 | 0,8 |
| Acidez máxima da urina | 0,03 | $3 \times 10^{-5}$ | 4,5 |
| Plasma — Acidose extrema | 0,0001 | $1 \times 10^{-7}$ | 7,0 |
| Plasma — Normal | 0,00004 | $4 \times 10^{-8}$ | 7,4 |
| Plasma — Alcalose extrema | 0,00002 | $2 \times 10^{-8}$ | 7,7 |
| Suco pancreático | 0,00001 | $1 \times 10^{-8}$ | 8,0 |

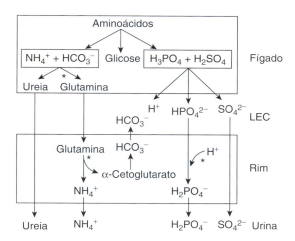

**FIGURA 39-5** Papel do fígado e dos rins no manejo das cargas ácidas produzidas metabolicamente. Os sítios onde ocorre a regulação estão indicados por asteriscos. (Modificada e reproduzida com permissão de Knepper MA et al.: Ammonium, urea, and systemic pH regulation. Am J Physiol 1987;253:F199.)

A notação pH é um meio útil de expressar concentrações de H⁺ no corpo, porque as concentrações de H⁺ são muito baixas em relação às de outros cátions. Assim, a concentração normal de Na⁺ no plasma arterial que foi equilibrada com hemácias está em torno de 140 mEq/L, enquanto a concentração de H⁺ é de 0,00004 mEq/L (Tabela 39-1). O pH, o logaritmo negativo de 0,00004 é, portanto, 7,4. Naturalmente, uma diminuição em pH de 1 unidade, por exemplo, de 7,0 para 6,0, representa um aumento de 10 vezes na concentração de H⁺. É importante lembrar que o pH do sangue é o pH do **plasma verdadeiro** — plasma que está em equilíbrio com hemácias — porque as células vermelhas contêm hemoglobina, a qual, quantitativamente, é um dos tampões mais importantes do sangue (ver Capítulo 36).

## BALANÇO DE H⁺

O pH do plasma arterial normalmente é de 7,40 e o do plasma venoso é ligeiramente mais baixo. Tecnicamente, **acidose** está presente quando o pH arterial está abaixo de 7,40, e **alcalose** está presente sempre que ele está acima de 7,40, embora variações de até 0,05 unidade de pH aconteçam sem efeitos adversos. As concentrações de H⁺ no LEC que são compatíveis com a vida cobrem uma variação de aproximadamente cinco vezes, de 0,00002 mEq/L (pH 7,70) a 0,0001 mEq/L (pH 7,00).

Aminoácidos são utilizados no fígado para gliconeogênese, deixando $NH_4^+$ e $HCO_3^-$ como produtos de seus grupos amino e carboxila (Figura 39-5). O $NH_4^+$ é incorporado na ureia (ver Capítulo 28) e os prótons que são formados são tamponados intracelularmente por $HCO_3^-$, de modo que pouco $NH_4^+$ e $HCO_3^-$ escapam para a circulação. Entretanto, o metabolismo de aminoácidos que contêm enxofre produz $H_2SO_4$, e o metabolismo de aminoácidos fosforilados, como a fosfosserina, produz $H_3PO_4$. Esses ácidos fortes entram na circulação, e representam uma importante carga de H⁺ para os tampões no LEC. A carga de H⁺ proveniente do metabolismo de aminoácidos normalmente é em torno de 50 mEq/dia. O $CO_2$ formado por metabolismo nos tecidos é em grande parte hidratado a $H_2CO_3$ (ver Capítulo 36), e a carga total de H⁺ a partir dessa fonte é acima de 12.500 mEq/dia. Entretanto, a maior parte do $CO_2$ é excretada nos pulmões, e somente quantidades pequenas do H⁺ permanecem para ser excretadas pelos rins. Fontes comuns de sobrecarga de ácido são o exercício extenuante (ácido láctico), a cetose diabética (ácido acetoacético e β-hidroxibutírico), e a ingestão de sais acidificantes como $NH_4Cl$ e $CaI_2$ que, na verdade, adicionam HCl ao corpo. Uma falha dos rins doentes na excreção das quantidades normais de ácido é, também, uma causa de acidose. As frutas são a principal fonte dietética de substâncias alcalinas. Elas contêm sais de Na⁺ e K⁺ de ácidos orgânicos fracos, e os ânions desses sais são metabolizados em $CO_2$, deixando $NaHCO_3$ e $KHCO_3$ no corpo. $NaHCO_3$ e outros sais alcalinizantes às vezes são ingeridos em grandes quantidades, mas uma causa mais comum de alcalose é a perda de ácido do corpo resultante de vômitos de suco gástrico rico em HCl. Isso, é claro, equivale a adicionar substância alcalina ao corpo.

## TAMPONAMENTO

O tamponamento é de importância fundamental para manter a homeostasia do H⁺. Ele é definido no Capítulo 1 e discutido no Capítulo 36 no contexto de transporte de gases, com ênfase nos papéis de proteínas, de hemoglobina e do sistema da anidrase carbônica no sangue. A anidrase carbônica também é encontrada em alta concentração em células secretoras de ácido gástrico (ver Capítulo 25) e em células tubulares renais (ver Capítulo 37). A anidrase carbônica é uma proteína com um peso molecular de 30.000 que contém um átomo de zinco em cada molécula. Ela é inibida por cianeto, azoteto e sulfeto. *In vivo*, é claro, o tamponamento não se limita ao sangue. Os principais tampões no sangue, no líquido intersticial e no líquido intracelular estão listados na Tabela 39-2. Os principais tampões no líquido cerebrospinal (LCS) e na urina são os sistemas bicarbonato e fosfato. Na acidose metabólica, somente 15 a 20% da sobrecarga ácida é tamponada pelo sistema $H_2CO_3^-$–$HCO_3^-$ no LEC, e a maior parte do remanescente é tamponada nas células. Na alcalose metabólica, em torno de 30 a 35% da sobrecarga de

**716** SEÇÃO VII Fisiologia Renal

### TABELA 39–2 Principais tampões nos líquidos corpóreos

| Sangue | $H_2CO_3 \rightleftarrows H^+ + HCO_3^-$ |
|--------|------------------------------------------|
|  | $HProt \rightleftarrows H^+ + Prot^-$ |
|  | $HHb \rightleftarrows H^+ + Hb^-$ |
| Líquido intersticial | $H_2CO_3 \rightleftarrows H^+ + HCO_3^-$ |
| Líquido intracelular | $HProt \rightleftarrows H^+ + Prot^-$ |
|  | $H_2PO_4^- \rightleftarrows H^+ + HPO_4^{2-}$ |

$OH^-$ é tamponada nas células, ao passo que na acidose e na alcalose respiratória, quase todo o tamponamento é intracelular.

Em células animais, os principais reguladores do pH intracelular são transportadores de $HCO_3^-$. Aqueles caracterizados até o presente incluem o trocador $Cl^-$-$HCO_3^-$ **AE1**, três cotransportadores para $Na^+$-$HCO_3^-$, e um cotransportador $K^+$–$HCO_3^-$.

## RESUMO

Quando um ácido forte é adicionado ao sangue, as principais reações tampão são dirigidas para a esquerda. Os níveis sanguíneos dos três "ânions tampão" $Hb^-$ (hemoglobina), $Prot^-$ (proteína) e $HCO_3^-$ consequentemente caem. Os ânions do ácido adicionado são filtrados para os túbulos renais. Eles são acompanhados ("cobertos") por cátions, particularmente $Na^+$, porque a neutralidade eletroquímica é mantida. Por processos que já foram discutidos anteriormente, os túbulos substituem o $Na^+$ por $H^+$ e, ao fazê-lo, reabsorvem quantidades equimolares de $Na^+$ e $HCO_3^+$, assim conservando os cátions, eliminando o ácido e restaurando o suprimento de ânions tampão ao normal. Quando $CO_2$ é adicionado ao sangue, ocorrem reações semelhantes, porém, como é $H_2CO_3$ que é formado, o $HCO_3^-$ plasmático se eleva em vez de cair.

## COMPENSAÇÃO RENAL DA ACIDOSE E ALCALOSE RESPIRATÓRIA

Como observado no Capítulo 36, uma elevação na $P_{CO_2}$ arterial devido à ventilação diminuída causa **acidose respiratória** e, inversamente, um declínio de $P_{CO_2}$ causa **alcalose respiratória**. As alterações iniciais mostradas na Figura 35–8 são aquelas que ocorrem independentemente de algum mecanismo compensador; isto é, elas são aquelas da acidose ou alcalose respiratória **não compensada**. Em qualquer situação, modificações são produzidas nos rins, que então tendem a **compensar** a acidose ou alcalose, ajustando o pH em direção ao normal.

A reabsorção de $HCO_3^-$ nos túbulos renais depende não só da carga filtrada de $HCO_3^-$, que é o produto da taxa de filtração glomerular (TFG) e do nível plasmático de $HCO_3^-$, mas também da taxa de secreção de $H^+$ pelas células tubulares renais, visto que o $HCO_3^-$ é reabsorvido em troca de $H^+$. A taxa de secreção de $H^+$ — e, por conseguinte, a taxa de reabsorção de

$HCO_3^-$ — é proporcional à $P_{CO_2}$ arterial, provavelmente porque quanto mais $CO_2$ está disponível para formar $H_2CO_3$ nas células dos túbulos, mais $H^+$ pode ser secretado. Além disso, quando a $P_{CO_2}$ é alta, o interior da maioria das células torna-se mais ácido. Na acidose respiratória, a secreção tubular renal de $H^+$ está, portanto, aumentada, removendo $H^+$ do corpo; e, muito embora o $HCO_3^-$ esteja elevado, a reabsorção de $HCO_3^-$ aumenta, elevando ainda mais o $HCO_3^-$ do plasma. Essa compensação renal para acidose respiratória é mostrada graficamente no desvio de acidose respiratória aguda para crônica na Figura 35–8. A excreção de $Cl^-$ aumenta e o $Cl^-$ plasmático cai quando o $HCO_3^-$ do plasma é aumentado. Contrariamente, na alcalose respiratória, a $P_{CO_2}$ baixa dificulta a secreção renal de $H^+$, a reabsorção de $HCO_3^-$ é deprimida e $HCO_3^-$ é excretado, reduzindo mais ainda o $HCO_3^-$ plasmático que já está baixo e diminuindo o pH em direção ao normal.

## ACIDOSE METABÓLICA

Quando ácidos mais fortes que Hb e os outros ácidos tampão são acrescentados ao sangue, **acidose metabólica** é produzida; quando o nível de $H^+$ livre cai como um resultado de adição de substâncias alcalinas ou remoção de ácido, **alcalose metabólica** resulta. Seguindo o exemplo do Capítulo 35, se $H_2SO_4$ é adicionado, o $H^+$ é tamponado e os níveis plasmáticos de $Hb^-$, $Prot^-$ e $HCO_3^-$ caem. O $H_2CO_3$ formado é convertido em $H_2O$ e $CO_2$, e o $CO_2$ é rapidamente excretado pelos pulmões. Esta é a situação na acidose metabólica **não compensada**. Na verdade, o aumento do $H^+$ plasmático estimula a respiração, de modo que a $P_{CO_2}$ em vez de subir ou permanecer constante, é reduzida. Essa **compensação respiratória** eleva o pH ainda mais. Os mecanismos compensadores **renais** então provocam a excreção do $H^+$ extra e os sistemas tampão regressam ao normal.

## COMPENSAÇÃO RENAL

Os ânions que substituem $HCO_3^-$ no plasma na acidose metabólica são filtrados, cada um com um cátion (principalmente $Na^+$), mantendo, assim, a neutralidade elétrica. As células tubulares renais secretam $H^+$ no líquido tubular em troca de $Na^+$; e para cada $H^+$ secretado, um $Na^+$ e um $HCO_3^-$ são adicionados ao sangue. O pH urinário limitante de 4,5 seria alcançado rapidamente e a quantidade total de $H^+$ secretada seria pequena, se nenhum tampão estivesse presente na urina para "prender" $H^+$. Entretanto, o $H^+$ secretado reage com $HCO_3^-$ para formar $CO_2$ e $H_2O$ (reabsorção de bicarbonato); com $HPO_4^{2-}$ para formar $H_2PO_4^-$; e com $NH_3$ para formar $NH_4^+$. Desta maneira, grandes quantidades de $H^+$ podem ser secretadas, permitindo que quantidades correspondentemente grandes de $HCO_3^-$ sejam retornadas (no caso da reabsorção de bicarbonato) ou adicionadas aos estoques corporais exauridos, e que grande número de cátions seja reabsorvido. É somente quando a sobrecarga ácida é muito grande que os cátions são perdidos com os ânions, produzindo diurese e depleção dos estoques corporais de cátions. Na acidose crônica, a síntese de glutamina no fígado aumenta, usando parte do $NH_4^+$ que geralmente é convertido em ureia (Figura 39–5), e a glutamina fornece aos rins uma fonte adicional de $NH_4^+$. A secreção de $NH_3$ aumenta ao longo de um

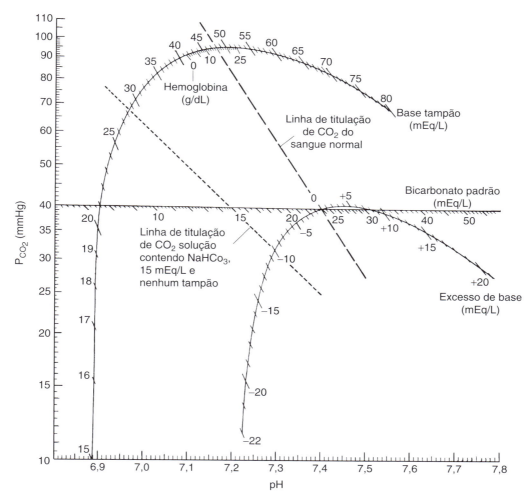

**FIGURA 39-6** Nomograma de Siggaard-Andersen. (Cortesia de O Siggaard-Andersen e Radiometer, Copenhague, Dinamarca.)

período de dias (adaptação da secreção de $NH_3$), melhorando ainda mais a compensação renal para acidose. Além disso, o metabolismo da glutamina nos rins produz α-cetoglutarato, e este, por sua vez, é descarboxilado, produzindo $HCO_3^-$, que entra na corrente sanguínea e ajuda a tamponar a sobrecarga ácida (Figura 39-5).

A reação geral no sangue quando um ácido forte, tal como $H_2SO_4$, é adicionado é:

$$2NaHCO_3 + H_2SO_4 \rightarrow Na_2SO_4 + 2H_2CO_3$$

Para cada mol de $H^+$ adicionado, 1 mol de $NaHCO_3$ é perdido. Com efeito, o rim reverte a reação:

$$Na_2SO_4 + 2H_2CO_3 \rightarrow 2NaHCO_3 + 2H^+ + SO_4^{2-}$$

e o $H^+$ e $SO_4^{2-}$ são excretados. Obviamente, o $H_2SO_4$ não é excretado como tal, e o $H^+$ aparece na urina como ácido titulado e $NH_4^+$. Na acidose metabólica, a compensação respiratória tende a inibir a resposta renal no sentido de que a queda induzida de $P_{CO_2}$ dificulta a secreção ácida, mas também diminui a carga filtrada de $HCO_3^-$, e assim seu efeito inibidor líquido não é grande.

## ALCALOSE METABÓLICA

Na alcalose metabólica, o nível plasmático de $HCO_3^-$ e o pH se elevam (Figura 39-6). A compensação respiratória é uma diminuição da ventilação provocada pelo declínio na concentração de $H^+$, e isto eleva a $P_{CO_2}$. Essa ação traz o pH de volta em direção ao normal, enquanto eleva ainda mais o nível plasmático de $HCO_3^-$. A magnitude dessa compensação é limitada pelos mecanismos quimiorreceptores carotídeos e aórticos, que dirigem o centro respiratório se ocorrer qualquer queda considerável na $P_{O_2}$ arterial. Na alcalose metabólica, mais secreção renal de $H^+$ é gasta na reabsorção da carga filtrada aumentada de $HCO_3^-$; e se o nível de $HCO_3^-$ no plasma exceder 26 a 28 mEq/L, $HCO_3^-$ aparece na urina. A elevação da $P_{CO_2}$ inibe a compensação renal ao facilitar a secreção ácida, mas seu efeito é relativamente discreto.

## O NOMOGRAMA DE SIGGAARD-ANDERSEN

O uso do nomograma de Siggaard-Andersen (Figura 39-6) para plotar as características acidobásicas do sangue arterial é útil em situações clínicas. Esse nomograma tem a $P_{CO_2}$ plotada em uma escala log no eixo vertical e em uma escala de pH no eixo horizontal. Assim, qualquer ponto à esquerda de uma linha vertical que passe pelo pH 7,40 indica acidose, e qualquer ponto à direita indica alcalose. A posição do ponto acima ou abaixo da linha horizontal por uma $P_{CO_2}$ de 40 mmHg define o grau efetivo de hipoventilação ou hiperventilação.

Se uma solução contendo $NaHCO_3$ e sem tampões fosse equilibrada com misturas gasosas contendo quantidades variáveis de $CO_2$, os valores de pH e $P_{CO_2}$ em equilíbrio cairiam ao longo da linha tracejada à esquerda na Figura 39-6, ou em uma linha paralela a essa linha. Se tampões estivessem presentes, a inclinação da linha seria maior; e quanto maior a capacidade de tamponamento da solução, mais íngreme a linha. Para o sangue normal contendo 15 g de hemoglobina/dL, a **linha de titulação** de $CO_2$ passa pela marca de 15 g/dL na escala da hemoglobina (no lado inferior da escala curva superior) e do ponto em que as linhas de $P_{CO_2}$ = 40 mmHg e pH = 7,40 se intersectam, como mostrado na Figura 39-6. Quando o conteúdo de hemoglobina no sangue é baixo, há perda significativa da capacidade de tamponamento, e a inclinação da linha de titulação de $CO_2$ diminui. Contudo, é claro que o sangue contém tampões em adição à hemoglobina, de modo que, mesmo a linha traçada do ponto zero na escala da hemoglobina passe pela intersecção normal $P_{CO_2}$–pH, ela é mais íngreme que a curva para uma solução contendo nenhum tampão.

Para uso clínico, sangue arterial ou capilar arterializado é colhido anaerobiamente e seu pH é medido. O pH do mesmo sangue após equilíbrio com cada uma de duas misturas gasosas contendo quantidades conhecidas diferentes de $CO_2$ também é determinado. Os valores de pH nos níveis de $P_{CO_2}$ conhecidos são plotados e ligados para fornecer a linha de titulação para a amostra de sangue. O pH da amostra de sangue antes do equilíbrio é plotado nessa linha, e a $P_{CO_2}$ da amostra é lida na escala vertical. O conteúdo de **bicarbonato-padrão** da amostra é indicado pelo ponto em que a linha de titulação de $CO_2$ intersecta a escala do bicarbonato na linha de $P_{CO_2}$ = 40 mmHg. O bicarbonato-padrão não é a concentração real da amostra, mas sim o que a concentração de bicarbonato seria depois da eliminação de qualquer componente respiratório. Trata-se de uma medida da reserva alcalina do sangue, exceto que ela é mensurada pela determinação do pH em vez do conteúdo total de $CO_2$ da amostra após o equilíbrio. Como a reserva alcalina, ela é um indicador do grau de acidose ou alcalose metabólica presente.

Graduações adicionais na escala curva superior do nomograma (Figura 39-6) são fornecidas pela mensuração do conteúdo de **base tampão**; o ponto onde a linha de calibração do $CO_2$ do sangue arterial intersecta essa escala mostra os mEq/L de base tampão na amostra. A base tampão é igual ao número total de ânions tampão (principalmente $Prot^-$, $HCO_3^-$ e $Hb^-$) que pode aceitar íons hidrogênio no sangue. O valor normal em um indivíduo com 15 g de hemoglobina por decilitro de sangue é 48 mEq/L.

O ponto em que a linha de calibração do $CO_2$ intersecta a escala curva inferior do nomograma indica o **excesso de base**. Esse valor, que é positivo na alcalose e negativo na acidose, é a quantidade de ácido ou base que restauraria 1 L de sangue à composição ácido-base normal em uma $P_{CO_2}$ de 40 mmHg. Deve ser notado que uma deficiência de base não pode ser corrigida de modo completo simplesmente pelo cálculo da diferença entre o bicarbonato-padrão normal (24 mEq/L) e o bicarbonato-padrão real e pela administração dessa quantidade de $NaHCO_3$ por litro de sangue; parte do $HCO_3^-$ adicionado é convertido em $CO_2$ e $H_2O$, e o $CO_2$ perde-se nos pulmões. A quantidade real que deve ser adicionada é, grosseiramente, 1,2 vezes o déficit de bicarbonato-padrão, mas a escala curva inferior do nomograma, que foi desenvolvida empiricamente pela análise de muitas amostras de sangue, é mais precisa.

No tratamento de distúrbios acidobásicos, deve-se, é claro, considerar não apenas o sangue, mas também todos os compartimentos líquidos do corpo. Os outros compartimentos líquidos têm concentrações de tampões acentuadamente diferentes. Foi determinado empiricamente que a administração de uma quantidade de ácido (na alcalose) ou base (na acidose) igual a 50% do peso corporal em quilogramas vezes o excesso de base do sangue por litro corrigirá o distúrbio ácido-base no corpo todo. Entretanto, pelo menos quando a anormalidade é grave, é insensato tentar uma correção tão grande de uma só vez; em vez disso, em torno de metade da quantidade indicada deve ser dada, e os valores ácido-base do sangue arterial devem determinados novamente. A quantidade necessária para a correção final pode então ser calculada e administrada. Também vale a pena observar que, pelo menos na acidose láctica, o $NaHCO_3$ diminui o débito cardíaco e abaixa a pressão arterial, de modo que deve ser usado com cautela.

# RESUMO

- As células dos túbulos proximais e distais secretam íons hidrogênio. Acidificação também ocorre nos ductos coletores. A reação que é responsável principalmente pela secreção de $H^+$ nos túbulos proximais é a troca $Na^+$-$H^+$. $Na^+$ é absorvido do lúmen do túbulo e $H^+$ é excretado.

- O gradiente máximo de $H^+$ contra o qual os mecanismos de transporte podem secretar em seres humanos corresponde a um pH urinário em torno de 4,5. Contudo, três reações importantes no líquido tubular removem $H^+$ livre, permitindo que mais ácido seja secretado. Estas são as reações de $HCO_3^-$ para formar $CO_2$ e $H_2O$, de $HPO_4^{2-}$ para formar $H_2PO_4^-$, e de $NH_3$ para formar $NH_4^+$.

- A anidrase carbônica catalisa a formação de $H_2CO_3$, e os fármacos que inibem a anidrase carbônica deprimem a secreção de ácido pelos túbulos proximais.

- A secreção ácida renal é alterada por mudanças intracelulares na $P_{CO_2}$, concentração de $K^+$, nível de anidrase carbônica e concentração de hormônio adrenocortical.

## QUESTÕES DE MÚLTIPLA ESCOLHA

*Para todas as questões, selecione a melhor opção, a não ser que direcionado diferentemente.*

1. Qual das seguintes opções é o principal tampão no líquido intersticial?

   A. Hemoglobina
   B. Outras proteínas
   C. Ácido carbônico
   D. $H_2PO_4$
   E. Compostos contendo histidina

2. A ventilação alveolar aumentada eleva o pH do sangue porque

   A. ativa mecanismos neurais que removem ácido do sangue.
   B. torna a hemoglobina um ácido mais forte.
   C. aumenta a $P_{O_2}$ do sangue.
   D. diminui a $P_{CO_2}$ nos alvéolos.
   E. o trabalho muscular aumentado da respiração aumentada gera mais $CO_2$.

3. Na alcalose metabólica não compensada

   A. o pH do plasma, a concentração plasmática de $HCO_3^-$ e a $P_{CO_2}$ arterial são todos baixos.
   B. o pH do plasma é alto e a concentração plasmática de $HCO_3^-$ e a $P_{CO_2}$ arterial são baixas.
   C. o pH do plasma e a concentração plasmática de $HCO_3^-$ são baixos e a $P_{CO_2}$ arterial é normal.
   D. o pH do plasma e a concentração plasmática de $HCO_3^-$ são altos e a $P_{CO_2}$ arterial é normal.
   E. o pH do plasma é baixo, a concentração plasmática de $HCO_3^-$ é alta e a $P_{CO_2}$ arterial é normal.

4. Em um paciente com um pH do plasma de 7,10, a razão $[HCO_3^-]/[H_2CO_3]$ no plasma é

   A. 20.
   B. 10.
   C. 2.
   D. 1.
   E. 0,1.

## REFERÊNCIAS

Adrogué HJ, Madius NE: Management of life-threatening acid–base disorders. N Engl J Med 1998;338:26.

Brenner BM, Rector FC Jr (editors): *The Kidney,* 6th ed, 2 Vols. Saunders, 1999.

Davenport HW: *The ABC of Acid–Base Chemistry,* 6th ed. University of Chicago Press, 1974.

Halperin ML: *Fluid, Electrolyte, and Acid–Base Physiology,* 3rd ed. Saunders, 1998.

Lemann J Jr., Bushinsky DA, Hamm LL: Bone buffering of acid and base in humans. Am J Physiol Renal Physiol 2003;285:F811 (Review).

Vize PD, Wolff AS, Bard JBL (editors): *The Kidney: From Normal Development to Congenital Disease.* Academic Press, 2003.

# Respostas às Questões de Múltipla Escolha

## Capítulo 1
1. B    2. C    3. B    4. C    5. C    6. D    7. E    8. E

## Capítulo 2
1. A    2. D    3. D    4. B    5. C    6. C    7. B    8. A

## Capítulo 3
1. B    2. C    3. E    4. B    5. B    6. C    7. D

## Capítulo 4
1. C    2. E    3. E    4. A    5. C    6. B    7. B    8. C

## Capítulo 5
1. B    2. D    3. B    4. C    5. C

## Capítulo 6
1. C    2. D    3. E    4. B    5. D    6. E

## Capítulo 7
1. D    2. A    3. C    4. C    5. B    6. E

## Capítulo 8
1. D    2. A    3. B    4. A    5. D    6. C    7. B    8. C
9. A    10. E    11. D

## Capítulo 9
1. D    2. D    3. C    4. B    5. E    6. C    7. D    8. B
9. D    10. D    11. B

## Capítulo 10
1. A    2. E    3. E    4. E    5. B    6. D    7. D    8. E
9. C    10. A

## Capítulo 11
1. D    2. C    3. D    4. D    5. D    6. C    7. D    8. E

## Capítulo 12
1. E    2. C    3. E    4. C    5. E    6. B    7. C    8. A
9. E    10. C    11. D    12. E

## Capítulo 13
1. A    2. D    3. C    4. D    5. C    6. E

## Capítulo 14
1. C    2. D    3. C    4. D    5. A    6. B

## Capítulo 15
1. C    2. E    3. C    4. D    5. B    6. D    7. D    8. B

## Capítulo 16
Não há questões de múltipla escolha.

## Capítulo 17
1. B    2. E    3. B    4. A    5. A    6. B    7. D    8. D

## Capítulo 18
1. E    2. E    3. A    4. C    5. B

## Capítulo 19
1. C    2. B    3. E    4. C    5. C    6. A    7. D    8. A
9. D    10. C

## Capítulo 20
1. D    2. B    3. E    4. D    5. C    6. D    7. D    8. A    9. A

## Capítulo 21
1. C    2. E    3. D    4. A    5. C    6. D    7. E

## Capítulo 22
1. C    2. D    3. C    4. A

## Capítulo 23
1. E    2. A    3. C    4. B

# Respostas às Questões de Múltipla Escolha

## Capítulo 24
1. E    2. D    3. D    4. C    5. E    6. D    7. C

## Capítulo 25
1. C    2. E    3. D    4. C    5. D

## Capítulo 26
1. E    2. D    3. E    4. A    5. C

## Capítulo 27
1. C    2. D    3. E    4. A    5. B

## Capítulo 28
1. E    2. E    3. C    4. E    5. E    6. B

## Capítulo 29
1. C    2. A    3. A    4. D    5. D

## Capítulo 30
1. A    2. C    3. C    4. C    5. E    6. D

## Capítulo 31
1. C    2. B    3. D    4. B    5. E    6. A    7. A    8. E

## Capítulo 32
1. B    2. A    3. D    4. D    5. D

## Capítulo 33
1. D    2. A    3. E    4. E    5. E    6. D

## Capítulo 34
1. D    2. C    3. A    4. E    5. D    6. A

## Capítulo 35
1. E    2. B    3. D    4. D

## Capítulo 36
1. D    2. B    3. B    4. D    5. E    6. B    7. C

## Capítulo 37
1. A    2. A    3. A    4. A    5. E    6. C    7. D

## Capítulo 38
1. E    2. C    3. D    4. E    5. D    6. C    7. D

## Capítulo 39
1. C    2. D    3. D    4. B

# Índice

## A

ABO, sistema
  aglutinação de hemácias, 561, 563
  aglutinação, reações de, 561
  aglutininas, 561
  antígeno H, 560 a 561
  antígenos A e B, 560 a 561
ABP. *Ver* Androgênios, proteína ligadora de
Absorção, 479 a 483
  de cálcio, 485
  de ferro, 485 a 486
  de vitaminas, 485
Acalasia, 501
Ação, potenciais de
  alterações na excitabilidade durante, 90 a 91
  condução de, 87, 91
  do músculo cardíaco, 110 a 111
  e fasciculação, 108
  em fibras nervosas auditivas, 207
  fluxos iônicos durante, 88 a 89
  geração no neurônio pós-sináptico, 124 a 125
  registrados nos dendritos, 125
  "tudo ou nada", 89 a 90
Ação dinâmica específica, 489
Ação trófica, 469
Aceleração linear, respostas à, 211 a 212
Acelerada, condução AV, 533, 534
Acetato de, glatirâmer para tratamento
    de EM, 86
Acetilcolina, 144, 460, 461
  efeito sobre musculatura lisa intestinal, 115
  efeito sobre musculatura lisa unitária, 116
  funções da, 143
  remoção da sinapse, 144
  síntese de, 143
  transmissão em junções autonômicas, 259
  transporte e liberação, 144
Acetilcolina, receptores de, 144 a 145
  propriedades farmacológicas, 144
Acetilcolinesterase, 144
Acetilcolinesterase, inibidores da
  tratamento da doença de Alzheimer
    por, 289
  tratamento da miastenia grave por, 129
ACh. *Ver* Acetilcolina
Aciclovir, 47
Acidez gástrica, 459
Ácido aracdônico, 31
Ácido carbônico, 7
Ácido carbônico, sistema, bicarbonato, 646
Ácido clorídrico, secreção de, 477
Ácido desoxicólico, 465

Ácido desoxirribonucleico
  constituintes do, 14
  estrutura em dupla-hélice do, 14
  unidade fundamental do, 14
Ácido gástrico
  regulação do, 460
  secreção do, 469
Ácido lisérgico, dietilamida do, 149
Ácido p-amino-hipúrico, 676
Ácido quenodesoxicólico, 465
Ácido titulável, 712
Ácido úrico
  excreção em dieta livre de purina, 13
  síntese e quebra de, 13
Ácido-base, distúrbios, 6
Ácido-base, equilíbrio, 645
  respostas ventilatórias a alterações no,
     661 a 662
  valores de $HCO_3^-$, 647
  valores de $P_{CO_2}$, 647
  valores de pH plasmático, 647
Ácido-base, nomograma, 647
Ácidos, biliares 465
Ácidos graxos
  estrutura dos, 26
  oxidação dos, 26 a 27
    doenças associadas a desequilíbrio de, 28
  saturados/insaturados, 26
  síntese dos, 27
Ácidos fracos, capacidade de tamponamento de, 7
Ácidos graxos de cadeia curta, 485
Ácidos graxos essenciais, 30
Ácidos graxos livres, 439
  metabolismo dos, 29, 30
Ácidos nucleicos, 483
  estrutura básica dos, 15
Ácidos ribonucleicos
  e DNA, diferença entre, 14
  papel na síntese proteica, 16
  produção de DNA, 16
  tipos de, 16
Acidose láctica, 440, 548
Acidose metabólica, 647 a 648
  vias ácido-base, 648
Acidose metabólica descompensada, 648
Acidose respiratória, 647, 662, 714, 716
Acidose, 6, 647 a 649, 715
  não compensada, 716
Acinesia, 245
Aclimatação, processo de, 650 a 651
Acomodação e envelhecimento, 188
Acondroplasia, 334
Acromatopsia, 193

Acromegalia, 305
  e gigantismo, 328
Acrossômica, reação, 413
Acrossomo, 420
ACTH. *Ver* Hormônio adrenocorticotrófico
Actina no músculo esquelético, 100
Actinina no músculo esquelético, 100
Açúcares, transporte intestinal de, 481
Acuidade visual, 181
Adaptação no sistema olfatório, 221
Addison, doença de, 375
Addisoniana, crise, 375
Adenilato-ciclase
  produção de AMPc por, 61 a 62
  propriedades reguladoras, 61
Adeno-hipófise
  células secretoras de hormônio da, 324 a 325
  hormônios secretados pela, 323
    funções dos, 323
    prolactina, 323
Adenosina, derivados da, 11
ADH. *Ver* Hormônio antidiurético
Adição e motivação, 172
Adipocinas, 450
Adrenalectomia, 371
Adrenalina, 145, 447
  catabolismo da, 146
  como adrenoceptor, 146 a 147
  e níveis de noradrenalina no sangue venoso
    humano, 356
  efeito sobre a musculatura lisa
    intestinal, 115
  efeitos metabólicos da, 357 a 358
  níveis plasmáticos, 355
  secreção de, 145
α-adrenérgicos, receptores, 146 a 147
β-adrenérgicos, receptores, 146 a 147
Adrenérgicos, receptores
  ativação, 147
  adrenalina e noradrenalina, 146 a 147
  em junções dentro do SNA, 260
  subtipos de, 146
Adrenocortical, hiper e hipofunção, 374 a 376
Adrenocortical, secreção, 353 a 354
Adrenogenital, síndrome, 362, 374
Adrenomedulina, 357
AE1. *Ver* Trocador aniônico, 1
Aeróbio, glicólise e exercício, 107
Aerofagia, 502
Afasias, 293
Afasia anômica, 293
Afasia de condução, 293
Afasia fluente, 293

**724** Índice

Aferente, disparo nervoso, efeito na $P_{CO_2}$, 660
Aferentes, 319
Aferentes, fibras vagais, inibição da descarga
    inspiratória por, 659
Aferentes, fibras, conexões centrais de, 230
Aferentes e eferentes, neurônios na medula
    espinal, conexões polissinápticas
    entre, 234
Afogamento, 666
2-AG, 151
Aganglionar, megacolo, 505
AGEs. *Ver* Produtos finais da glicosilação
    avançada
Ageusia, 225
Agnosia, 291
Agnosia tátil, 162
Agranulocitose, 147
Água
    momento dipolo, 4
    pontes de hidrogênio, 4
Água, ingestão
    efeito de fatores psicológicos e sociais
      na, 311
    fatores que influenciam, 310
    osmolaridade plasmática, e mudanças no
      volume de LEC, 310
Água, metabolismo da,
    ações dos glicocorticoides sobre, 365 a 366
    e insuficiência hipofisária, 335 a 336
Água corporal, componente intracelular da, 4
AINE. *Ver* Anti-inflamatórios não esteroides
Albinos, 325
Albuminúria, 679
Alça de Henle, 674, 685 a 686
    operação, 688
Alça de retroalimentação positiva, 88
Alça gama, 242
Alcalose, 6, 647 a 649, 715
Alcalose metabólica, 647 a 648
Alcalose respiratória, 647, 662
Alcalose respiratória descompensada, 647
Alças talamocorticais, 273
Aldosterona, 364
    deficiência de, 375
    efeito sobre atividade da bomba
      $Na^+$-$K^+$-ATPase, 57
    mecanismo de secreção da, 374
    na regulação do balanço de sal, 374
    regulação da secreção
      efeito da angiotensina II sobre, 372 a 373
      efeito da renina sobre, 372 a 373
      efeito do ACTH sobre, 372
      efeito dos eletrólitos sobre, 373 a 374
      estímulos para, 371 a 372
      segundos mensageiros, 375
Alergia, ações dos glicocorticoides na, 367
Alfa, ritmo, 273
    variações no, 273
Alimentos, ingestão de
    controle, mecanismos de controle da, 487
    controle da, 486 a 487
Alodinia e hiperalgesia, 164 a 165
Alta energia, compostos fosfato de, 11 a 12
Alterações na excitabilidade durante, 90 a 91
    e resposta local, 90 a 91
    mudança no potencial hiperpolarizante, 90
Altitude elevada, edema cerebral da, 651
Altitude elevada, edema pulmonar da, 651

Alucinógenos, agentes, 149
Alveolar, equação dos gases, 634
Alveolar, ventilação, 633
    variações, efeito sobre a frequência
      respiratória, 633
Alveolar, via aérea, 621, 624 a 625
    parênquima pulmonar, 621
    tecido acinar, 621
Alvéolos
    células epiteliais tipo I, 624
    células epiteliais tipo II. *Ver* Pneumócitos
      granulares
    células principais, 625
    pressão nos, 628
    vias aéreas condutoras, transição celular
      das, 623
Alzheimer, doença de
    anormalidades associadas com, 290
    fatores de risco e processos patogênicos na, 290
    marcos citopatológicos da, 290
    prevalência da, 289
    tratamento da, 289
Amantadina, 140
Amargo, gosto, 224
Amatoxinas, 263
Ambliopia, 187
AMD. *Ver* Degeneração macular relacionada
    com idade
Amenorreia, 413
α-amilase salivar, 478
Amiloide, proteína precursora, 290
Amilopectina, estrutura da, 478
Amilose, estrutura da, 478
Aminoácidos, 16
    absorção de, 482
    ativação no citoplasma, 19
    catabolismo de, 21
    condicionalmente essenciais, 17
    encontrados nas proteínas, 19
    essenciais na nutrição, 17
    funções metabólicas dos, 22
    não essenciais, 17
    no corpo, 19
Aminoácidos, *pool* de, 17
    e *pool* metabólico comum, interconversões
      entre, 21
β-aminoácidos, 13
Aminopiridinas, tratamento da síndrome de
    Lambert-Eaton por, 130
Amiodarona, 181
Amnésia anterógrada, 285
Amnésia retrógrada, 286
Amniocentese, 397
Amônia
    processamento em ureia, 21 a 22
    sistema tampão da, 713
AMPA, receptores, 139 a 140
    na glia e nos neurônios, 141
AMPc, intracelular, 464
AMPc. *Ver* Monofosfato cíclico de adenosina
Ampola, respostas à rotação, 211
Anabolismo, 488
Analgesia induzida por estresse, 173
Anandamina, 151
Anatômica, reserva, 491
Androgênios
    resistência a, 397
    tumores dependente de, 428

Androgênios, 364 a 365, 391, 419
Androgênios, proteína ligadora de, 421
Andropausa, 401
Anemia, efeitos da, 653
Anêmica, hipoxia, 649, 652
Anestésicos locais, e fibras nervosas, 93
Aneuploidia, 14
Anfetamina, 147
Anfipático, 465
Angiogênese
    fator de crescimento endotelial vascular, 573
    vasculogênese, 573
Angiotensina, 599
Angiotensina II
    ação sobre o órgão subfornical, 310
    ações sobre o córtex suprarrenal, 55
    efeito sobre a secreção de aldosterona, 372 a 373
    mecanismo de ação da, 361
Angiotensina III, 704
Angiotensinogênio. *Ver* Renina, substrato de
Anidrase carbônica, 647
Anidrase carbônica, tratamento do glaucoma
    usando inibidores da, 179
Ânion *gap*, 648
Ânions orgânicos, polipeptídeo transportador
    de, 513
Anorexina, 487
Anorretal, área, 506
Anosmia, 221
Anosmia congênita, 221
Anovulatórios, ciclos, 412
Anoxia, 649
Anterógrado, transporte, 87
Antibióticos, tratamento da anosmia com, 221
Anticoagulantes, 568 a 569
    agentes quelantes, 569
    derivados da cumarina, 569
    heparina, 568 a 569
Anticoagulantes, mecanismos, 567 a 568
    antitrombina III, 567
    efeito antiagregador, 567
    fatores de coagulação, 567
    heparina, 567
    plasmina, 567 a 568
    plasminogênio, receptores de, 568
    sistema fibrinolítico, 567 a 568
    trombomodulina, 567
Anticonvulsivantes, fármacos, 277
Anticorpos contra receptores, 64
Antidepressivos tricíclicos, 147
Antidepressivos, tratamento da doença de
    Alzheimer usando, 289
Antidrômica e ortodrômica, condução, 91 a 92
Antígeno de histocompatibilidade, HLA-A2,
    estrutura do, 76
Antígeno
    apresentação de, 75
    reconhecimento de, 75
Antígeno prostático específico, 423
Anti-histamínicos, 160
Antimuscarínica, síndrome, 263
Antipsicóticos, fármacos
    para esquizofrenia, 147
    para tratamento do envenenamento
      muscarínico, 263
    tioridazina, 181
Antivirais, fármacos, 47
Antral, sístole, 502

Antro
formação, 401
inibição por secreção de gastrina, 469
AP-1, 49
APCs. *Ver* Células apresentadoras de antígenos
Apneia obstrutiva do sono, 276, 667
Apneuse, 658
Apoptose
definição de, 47
via que provoca, 47
APP, 290
Aprendizado
associativo, 284, 285
definição de, 283
e cerebelo, 251, 252
e plasticidade sináptica, 286
não associativo, 285
Aquaporina 1, 685
Aquaporinas, 685
Ar alveolar, 634 a 635
amostragem do, 634 a 635
composição do, 635, 650
Ar
condução, 206
valores de $P_{O_2}$ e $P_{CO_2}$ 642
2-Araquidonil glicerol, 151
Arco reflexo
atividade no, 228
componentes do, 228
reflexos monossinápticos, 229
reflexos polissinápticos, 229
Área de associação sensorial, 169
Área motora suplementar, 238
Área postrema, 503
Áreas de projeção visual no cérebro humano, 193
Arginina vasopressina, 311
Argyl Robertson, pupila de, 189
Aromatase, 417
inibidores da, 302
Arritmia sinusal, 529
em homem jovem/velho, 529
Arritmias atriais, 531
Arteríola aferente, 673, 674
Arteríola eferente, 673
Ascite, 511
Asfixia, 666
Aspiração, pneumonia por, 626
Astigmatismo, 188
Astrócitos, 83 a 84
protoplasmáticos, 84
Astrócitos protoplasmáticos, 84
Ataxia, 252
Atelectasia, 632
Aterosclerose e colesterol, 31
Atetose, 245
Atividade mental, 349
Atividade motora somática, 227
Atividade semelhante à insulina, 443
Ativina, receptores de, 427
ATP. *Ver* Trifosfato de adenosina
Atrésicos, folículos, 401
Atrial, fibrilação, 531, 532
Atrial, músculo, 539
Atrial, sístole, 521
Atrial, taquicardia, 531
Atrioventricular, nodo, 521
bloqueio nodal, 530
retardo nodal, 524

Atrioventriculares, valvas, 539
Atrofia sistêmica múltipla, 256
Atropina, 187, 262, 469
Audição
som, transmissão do, 206
sonoras, ondas, 203 a 206
Audição, via central da, 207 a 209
Auditiva, acuidade, 209
Auditiva, perda, 210
Auditivas, fibras nervosas, potenciais de ação em, 207
Auditivas, vias, 207 a 209
Auditivos, ossículos, 199
representação esquemática dos, 206
Auerbach, plexo de, 473
Auras, 276
Auscultatório, método
pressão do manguito, 579
sons de Korotkoff, 579
Ausência, convulsões de, 277
Autócrina, comunicação, 54
Autonômica, atividade nervosa, resposta dos órgãos efetores, 260
Autonômica, neurotransmissão, fármacos que afetam processos envolvidos na, 261
Autonômica, transmissão química
acetilcolina, 259
neurotransmissão colinérgica, 259
neurotransmissão noradrenérgica, 260, 261, 264
noradrenalina, 259
transmissores não adrenérgicos não colinérgicos, 264
Autonômicas, respostas
desencadeadas no hipotálamo, 309 a 310
vias que controlam, 265
Autonômicos, impulsos nervosos, resposta dos órgãos efetores a, 264 a 265
Autonômicos, neurônios pré-ganglionares, 256
influxos descendentes aos, 265 a 266
Autorreceptor, 136
AV, nodo. *Ver* Atrioventricular, nodo
AV, valvas. *Ver* Atrioventriculares, valvas
AVP, 311
Axonema, 42
Axonêmica, dineína, 42
Axônica, regeneração, 94
Axônica, velocidade de condução, 92
Axônico, coto, degeneração de, 131
Axônios mielinizados
condução em, 91
despolarização em, 91
Axônios motores, ramificação de, 128
Axossomáticas, sinapses, 121
Azatioprina, tratamento da miastenia grave usando, 129
Azotemia, 548

## B

Bachmann, feixe de, 521
Baclofeno
para tratamento de ELA, 240
para tratamento de PC, 236
Bacterianas, infecções, ações dos glicocorticoides em, 367
Bacterianas, toxinas, efeito sobre AMPc, 62

Bactérias não patogênicas, 473
Bainha de mielina, 85
defeitos da, consequências neurológicas adversas de, 86
nodos de Ranvier e, 85
Balismo, 245
Balsas e cavéolas, 49
Barbitúricos, 143
Barorreceptores
arco aórtico, 589, 592
atividade nervosa de
atividade nervosa simpática, 591
débito cardíaco, 591
pressão arterial sistólica, 590
bulbo ventrolateral caudal, 590
efeitos respiratórios da estimulação, 665
nervo depressor aórtico, 589
nervo do seio carotídeo, 589
núcleo do trato solitário, 590
receptores cardiorrespiratórios, 589
seio carotídeo, 589, 592
Barr, corpúsculo de, 393
Barreira hematoencefálica, 514
desenvolvimento da, 606
função da, 606
órgãos circunventriculares
angiotensina II, 605
órgão subcomissural, 605 a 606
órgãos neuro-hemais, 605, 606
zonas quimiorreceptoras, 605
penetração de substâncias
localização de vários transportadores GLUT, 605
significado fisiológico, 605
transportadores específicos, 605
trifosfato de adenosina, 605
penetração de ureia, 604, 605
Barreira hematotesticular, 419
Bartter, síndrome de, 687
Basal, ritmo elétrico, 498
da musculatura lisa gastrintestinal, 499
potenciais de ponta, 498
Bases, 6
Bases fracas, capacidade de tamponamento de, 7
Basilares, artérias, 403
Basófilos, 68
Bastonete
densidade ao longo do meridiano horizontal, 182
diagrama esquemático dos, 182
pigmento fotossensível nos, 183
sequência de eventos envolvidos na fototransdução nos, 184
Bastonete, fotorreceptor
componentes, 180
Bastonete, potencial de receptor de, 182 a 183
Batimento prematuro do coração, 531
Batimentos ventriculares prematuros, 532
BCR-ABL, gene de fusão, 57
BCVL. *Ver* Bulbo caudal ventrolateral
BDNF, 94
Becker, distrofia muscular de, 100
Benzodiazepínicos, 143, 262
Beta, ritmo, 273
Bexiga neurogênica espástica, 695
Bezold-Jarisch, reflexo de, 664
Bifascicular/trifascicular, bloqueio, 530

# 726 Índice

Bile
 ducto biliar hepático humano, 512
 ducto hepático humano, comparação com, 516
 produção de, 516
 solubilidade do colesterol, 515
Biliar, secreção
 bile, 464 a 466
 controle neuro-humoral da, 516
Biliar, sistema
 colecistectomia, efeitos da, 516
 formação da bile, 514 a 516
 regulação da secreção biliar, 516
 vesícula biliar, funções da, 516
 vesícula biliar, visualização, 516 a 517
Biliares, canalículos, 510
Biliares, pigmentos, glicuronatos dos, 465, 513
Bilirrubina, 465, 513
 heme, conversão do, 513
 manejo da, 513
 moléculas de ácido uridino-difosfato glicurônico, 513
Biliverdina, 465
Blastocisto, 414
Blocos de construção moleculares
 ácidos ribonucleicos, 14 a 16
 desoxirribonucleico, ácido, 14
 mitose e meiose, 14
 nucleosídeos, nucleotídeos e ácidos nucleicos, 12 a 13
Bloqueio de ramo, 530
Bloqueio infranodal, 530
Boceio, 665
Bohr, efeito, 643
Bohr, equação de, 634
Bombesina, 473. Ver também Peptídeo liberador de gastrina
Borda em escova, hidrolases da, 456
Botão sináptico, eletromicrografia de, 120
Botulínica, toxina, 123
 para tratamento de clônus, 233
 para tratamento de ELA, 240
Botulínica e tetânica, toxinas, 123
Bowman, cápsula de, 673
Bradicardia, 529
Bradicardia sinusal, 529
Bradicardia-taquicardia, 529
Bradicinesia, 245
Brônquica, circulação, 627
Brown-Séquard, síndrome de, 170
Bulbar, controle
Bulbares, quimiorreceptores, 661
Bulbares, tratos reticulospinais, e postura, 240
Bulbos olfatórios, circuitos neurais em, 218

## C

Ca²⁺
 como segundo mensageiro, 56 a 58
 e contração do músculo liso, 114 a 115
 e fototransdução, 184
 funções do, 56
 gradiente de concentração, 56, 57
 ligação ao complexo troponina-tropomiosina, 103
 manejo em células de mamíferos, 57
 transporte de, e na contração muscular, 102 a 104

Ca²⁺, canais de, 51
 nos miócitos cardíacos, 111
Ca²⁺, processo de exocitose dependente de, 48
Caderinas, 42
Cainato, receptores de, 141
Calbindina-D, 380
Calcineurina, 58
Cálcio corporal total, 388
Cálcio, bloqueadores de canais de, tratamento da doença de Raynaud usando, 264
Cálcio, metabolismo do, 377 a 378
 agentes humorais no, 385
 distribuição do, 378
 no ser humano adulto, 378
Cálcio, proteínas ligantes de, 57 a 58
Calcitonina, 377
 ações, 384 a 385
 cálcio, mecanismos homeostáticos do, 385
 origem, 384
 secreção e metabolismo, 384
Cálculos aritméticos, regiões cerebrais envolvidas em, 294
Cálculos biliares, 517
Calmodulina, 57
 estrutura secundária da, 58
Calmodulina, cinases dependentes de, 58
Calor de repouso, 108
Calor, perda de, 317 a 318
Calor, produção de
 causas de, 316
 durante o exercício, 317
 e perda de calor, 317, 318
 equilíbrio entre, 316
 influência endócrinas sobre, 317
 por excitação emocional, 317
Calor, produção de, no músculo, 108
Calor, receptores de, 161
Caloria, 489
Camada funcional, 403
CaMKs, 58
Campos de visão monocular e binocular, 195
Campos visuais, 195
CAMs. Ver Moléculas de adesão celular
Canabinoides endógenos, 151 a 152
 analgesia induzida por estresse por, 173
Canais de Ca²⁺ operados pelos estoques, 57
Canais de Ca²⁺ regulados por voltagem
 em miócitos cardíacos, 110, 111
 influxo de Ca²⁺ por, 103
Canais de Cl⁻, 51
Canais de K⁺ regulados por voltagem, 51
 abertura e fechamento de, 88
 controle de retroalimentação em, 90
 controle de retroalimentação sequencial em, potencial de ação, 88 a 89
Canais de membrana, alterações nos, 285
Canais de Na⁺ regulados por voltagem
 controle de retroalimentação em, 90
 controle de retroalimentação sequencial em, potencial de ação, 88 a 89
 distribuição espacial de, 91
 resposta a estímulo despolarizante, 88
Canais de potássio ativados por cálcio, 240
Canais de sódio epiteliais, 51, 223, 466
Canais do tipo L, 523
Canais iônicos
 ativação por mensageiros químicos, 55
 distribuição espacial de, 91

estrutura multiunitária de, 51
 formação de poros em, 51
 regulação de portões em, 50
 subunidades de formação de poros, 52
Canais T, 523
Canais TRP, 159
Canalículos intracelulares, 460
Canalopatias, 51, 53
Canalopatias musculares, 105
Câncer, aspectos genéticos do, 47
Capacidade inspiratória, 629
Capacidade pulmonar total, 629
Capacidade vital forçada, 629
Capacidade vital, 629
Capacitação, 422
Capilar, parede
 estrutura da, 54
 transporte através da, 54
Capilares
 cortes transversais de capilares, 572
 esfíncteres pré-capilares, 570 a 571
 exocitose, 571
 fenestrações, 571
 glicocálice endotelial, 571
 metarteríolas, 570 a 571
 microcirculação, 571
Capilares, pressões, 580
 coeficiente de filtração capilar, 582
 forças de Starling, 581
 gradiente de pressão hidrostática, 581
 gradiente de pressão osmótica, 581 a 582
 gradientes de pressão, 582
 líquido intersticial, 581 a 582
 troca limitada por fluxo e limitada por difusão, 582
Capsaicina, tratamento da dor crônica usando adesivos transdérmicos, 164
Características sexuais secundárias, 425
Carbamínicos, compostos de, 644
Carbidopa
 para tratamento da doença de Parkinson, 247
 para tratamento de MSA, 256
Carboidratos, 491
 da dieta, 22
 estruturas dos, 22
 frações de, 484
 fragmentação durante exercício, 106 a 107
 funções estruturais e funcionais, 22
Carboidratos, metabolismo dos
 catecolaminas, 447
 glicocorticoides suprarrenais, 447 a 448
 hormônio do crescimento, 448
 hormônios tireoidianos, 447
 hormônios/exercício, efeitos dos, 447
Carboxiemoglobina, 653
Carboxiterminal tetrapeptídico, 471
Cardíaca, excitação, origem/propagação da, 524
 considerações anatômicas, 521 a 522
 músculo cardíaco, propriedades do, 522 a 523
 potenciais de marca-passo, 523 a 524
Cardíaca, função, com exercício, 550
Cardíacas, arritmias, aplicações clínicas
 arritmias atriais, 531
 arritmias atriais, consequências das, 532
 arritmias ventriculares, 532 a 533
 arritmias, tratamento das, 534
 condução AV acelerada, 533 a 534
 excitação, focos ectópicos de, 530 a 531

Índice **727**

frequência cardíaca normal, 529
marca-passos anormais, 529 a 530
reentrada, 531
síndrome do QT longo, 533
Cardíacas, respostas
ao exercício moderado em decúbito
dorsal, 552
Cardíaco, ciclo
divisões do, 541
eventos do, 543
Cardíaco, ciclo, eventos mecânicos
alterações da pressão atrial, 544
bulhas cardíacas, 544
contratilidade miocárdica, 547 a 550
coração, consumo de oxigênio, 550 a 552
débito cardíaco
controle integrado, 550
em várias condições, 546
fatores que controlam o, 546 a 547
métodos de mensuração, 545 a 546
diástole
duração da, 542
fim da, 539
início, 540 a 541
ecocardiografia, 545
músculo cardíaco
relação comprimento-tensão, 547
pulso arterial, 542 a 544
sincronização, 541 a 542
sístole atrial, 539 a 540
duração da, 542
sístole ventricular, 540
sopros, 544 a 545
volume diastólico final, fatores que
afetam, 547
Cardíaco, marca-passo, 521
Cardíaco, músculo
eletromicrografia do, 111
estriações no, 110
isoformas, 112
metabolismo, 113 a 114
morfologia, 110
potencial de ação do, 110 a 111
potencial de membrana em repouso, 110
relação comprimento-tensão no,
112, 113
relação comprimento-tensão, 547
resposta contrátil do, 111 a 112
respostas elétricas do, 522
terminações nervosas no, 130
Cardíaco, remodelamento, 540
Cardíaco, sistema de condução, 521
Cardíaco, tecido
despolarização do, 531
velocidades de condução no, 524
Cardíaco, vetor, 528
Cardíacos, sopros, 545
Cardiopatia congênita cianótica, 651
Cardiovascular, controle
controle por retroalimentação da pressão
arterial, 588 a 589
receptores sensoriais, 588 a 589
venoconstrição, 589
Cardiovascular, mecanismo regulador
atividade nervosa barorreceptora
atividade nervosa simpática, 591
débito cardíaco, 592
pressão arterial sistêmica, 590

autorregulação, 587, 588, 595
barorreceptores
arco aórtico, 589, 592
bulbo ventrolateral caudal, 590
nervo depressor aórtico, 589
nervo do seio carotídeo, 589
núcleo do trato solitário, 590
receptores cardiorrespiratórios, 589
seio carotídeo, 589, 592
barorreceptores, papel dos
hipertensão neurogênica, 592
infusão de fenilefrina, 592, 593
pressão arterial, 592
volemia, 592
células endoteliais, 596
cininas
calicreínas, 598
enzima conversora de angiotensina, 598
fator ativo, 598 a 599
formação de, 598
lisilbradicinina, 598
receptores de bradicinina, 599
controle bulbar
bulbo ventrolateral rostral, 589
coluna cinzenta intermediolateral, 589
da frequência cardíaca pelos nervos vagos,
589, 591
fatores que afetam a frequência cardíaca,
589, 592
fatores que afetam atividade do BRVL,
589, 591
reflexo somatossimpático, 589
vias básicas, 590
controle cardiovascular
controle por retroalimentação da pressão
arterial, 588 a 589
receptores sensoriais, 588 a 589
venoconstrição, 589
distensão atrial e receptores
cardiorrespiratórios, 593
endotelina-1
anormalidades craniofaciais, 598
astrócitos e neurônios, 598
funções cardiovasculares, 597
megacolo, 598
regulação da secreção, 597, 598
endotelinas, 597
hormônios natriuréticos, 599
inervação do coração
inervação dos vasos sanguíneos
fibras noradrenérgicas simpáticas,
587 a 588
nervos simpáticos, 587 a 588
veias esplâncnicas, 588
venoconstrição, 588
manobra de Valsalva
bradicardia, 593
frequência cardíaca, 595
hiperaldosteronismo, 595
pressão intratorácica, 593
resposta ao esforço, 593, 594
taquicardia, 593
metabólitos vasodilatadores, 595 a 596
monóxido de carbono, 597
óxido nítrico
adenosina, 596 a 597
agregação plaquetária, 597
arginina, 596

fator relaxante derivado do
endotélio, 596
funções, 597
papel fisiológico, 597
síntese de, 596
prostaciclina, 596
quimiorreceptores centrais, 595
receptores adrenérgicos e colinérgicos, 588
contração ventricular, 588
descarga vagal, 588
frequência cardíaca, 588
nervos simpáticos pós-ganglionares, 588
nodo sinoatrial, 588
tecido condutor cardíaco, 588
reflexo quimiorreceptor periférico
hemorragia, 595
ondas de Mayer, 595
ondas de Traube-Hering, 595
vasoconstrição, 595
reprogramação de barorreceptores, 592
tromboxano $A_2$, 596
vasoconstrição localizada, 597
angiotensina, 599
líquido extracelular, 599
noradrenalina, 599
urotensina-II, 599
Cardioversor-desfibrilador, 533
Cariótipo, 392
Carnitina, 26
deficiência de, 28
Carotídeo, corpo, 660
localização do, 660
organização do, 660
CART. *Ver* Transcrito regulado por cocaína
e anfetamina
Caspases, ativação de, 47
Catabolismo, 488
Catecolaminas, 145 a 146, 302, 355, 442
biossíntese e liberação, 145, 146
catabolismo das, 146
efeitos metabólicos das, 357 a 358
meia-vida das, 356
regulação da secreção, 358
Catecol-O-metiltransferase (COMT),
inibidores da, tratamento da doença
de Parkinson usando, 247
CatSper, 422
Caudado, núcleo, 243 a 244
Caudal, bulbo ventrolateral, 699
Causalgia, 164
Cavéolas e balsas, 49
Cavidade pleural, 626
espaço pleural, 627
pressão no, 628
fibras conectivas, 627
pleura parietal, 626
pleura visceral, 626, 627
CBG. *Ver* Globulina ligadora de corticosteroides
CCK, peptídeo liberador de, 471
CCK, receptores de, 151
CCK. *Ver* Colecistocinina
CD8 e CD4, proteínas
nas células T, 76
relação com as proteínas MHC-I e
MHC-II, 76
Cegueira para cores, 193
Celíaca, doença, 491
Célula em candelabro, 271

**728** Índice

Célula muscular cardíaca, histologia da, 522
Célula parietal, agonistas da gastrina, 460
Célula parietal, diagrama composto por, 460
Célula T, receptores de
    complexos proteína-peptídeo e MHC, 76
    heterodímeros, 76
Celular, via de sinalização
    fosforilação, 55 a 56
Células apresentadoras de antígenos
    complexos proteína-peptídeo MHC em, 75, 76
    e interação entre linfócitos T αβ, 76
    tipos de, 75
Células B de memória, 70
Células B, 69
    ativação na imunidade adquirida, 71, 75
    exaustão de, 443
    maturação, sítios de bloqueio congênito
        de, 80
    papel de citocinas nas, 77
    respostas, alterações de longo prazo, 443
    subtipo TH2, 77
Células ciliadas externas, funções das, 207
Células ciliadas internas, 207
Células da cóclea ciliadas, 202
    arranjo das, 200
    estrutura das, 204
Células de Purkinje, 249
    efluxo das, 250
Células de Schwann, 83 a 84
Células de Sertoli, 419
Células em cesto, 249, 270, 271
Células estreladas espinhosas, 271
Células foliculoestreladas, 324
Células ganglionares retinianas
    projeções para o corpo geniculado lateral
        direito, 190
    resposta dos campos receptores à luz, 185
    tipos de, 190
Células intersticiais, de Cajal, 498
Células lúteas, 401
Células M, 483
Células mioepiteliais, contração de, 313
Células nervosas
    excitabilidade durante PIPS, 123
    excitação e condução
        condução antidrômica, 91 a 92
        condução ortodrômica, 91 a 92
        fluxos iônicos, 88 a 89
        nível de descarga, 90
        potenciais eletrotônicos, 90
        potencial de membrana em repouso, 87 a 88
        resposta local, 90
Células parafoliculares, 384
Células parietais gástricas, 459
Células principais, 674
Células T auxiliares, 69
Células T de memória, 69 a 70
Células T
    ativação na imunidade adquirida, 71, 74
    maturação, sítios de bloqueio congênito de, 80
    polipeptídeos circulantes de, 76
    proteínas CD8 e CD4 nas, 76
    tipos de, 69
Células T, citotóxicas, 69
Células-tronco, fatores que estimulam a
    produção de, 70
Centríolos, 42
Centro pneumotáxico, 658

Centro respiratório, estímulos que
    afetam o, 659
Centrossomos, 42
Cerebelar, doença, 251, 252
Cerebelar, córtex
    circuitos fundamentais do, 250
    influxos ao, 250
    localização e estrutura de tipos neuronais
        no, 249
Cerebelares, células granulares, 249
Cerebelares, pedúnculos, 249
Cerebelo
    conexão ao tronco encefálico, 248
    córtex cerebelar. *Ver* Cerebelar, córtex
    divisão anatômica do, 248
    divisão funcional do, 250 a 251
    e aprendizado, 251, 252
    fibras aferentes para o, 249
    lesão do, 251
    organização do, 249 a 250
    principais sistemas aferentes do, 250
    seção sagital-mediana do, 248
Cerebral e cerebelar, córtices
    botões, sinápticos no, 120
    sinapses no, 120
Cerebral, circulação
    barreira hematoencefálica
        desenvolvimento da, 606
        função da, 606
        órgãos circunventriculares, 605 a 606
        penetração de substâncias, 604 a 605
    fluxo sanguíneo cerebral, regulação
        autorregulação, 607
        fluxo sanguíneo no cérebro, 608
        método de Kety, 606 a 607
        papel da pressão intracraniana, 607
        papel vasomotor, 607 a 608
    inervação
        gânglios esfenopalatinos, 603
        gânglios trigêmeos, 603
        neurônios simpáticos
            pós-ganglionares, 603
        peptídeo intestinal vasoativo, 603
    líquido cerebrospinal
        formação e absorção, 603 a 604
        função protetora, 604
        traumatismos cranianos, 604
    metabolismo do cerebral
        captação, liberação de substâncias,
            608 a 609
        consumo de oxigênio, 609
        fontes de energia, 609
        glutamato, remoção da amônia, 609
    vasos, 601 a 602
Cerebral, córtex, estrutura do, 270
Cerebral, dominância, 291 a 292
Cerebral, fluxo sanguíneo, regulação
    autorregulação, 607
    fluxo sanguíneo cerebral
        atividade do encéfalo humano, 608
        hemisférios, 608
        imagem de ressonância magnética, 608
        substância cinzenta, 608
        tomografia por emissão de pósitrons, 608
    método de Kety
        fatores que afetam o fluxo sanguíneo
            cerebral, 607
        princípio de Fick, 606 a 607

papel da pressão intracraniana, 607
    papel vasomotor, 607 a 608
Cerebral, metabolismo
    captação, liberação de substâncias, 608 a 609
    consumo de oxigênio, 609
    fontes de energia, 609
    glutamato, remoção de amônia, 609
Cerebral, paralisia, 236
Cerebral, peptídeo natriurético, 707
Cerebrocerebelo, 251
Cerebrosídeos, 26
Cerebrospinal, líquido, 650, 715
    formação e absorção
        composição do, 603
        efeito da pressão, 603, 604
        endotélio capilar coroide, 603
        fluxo em massa, 603
        líquido extracelular, 603
        placa cribiforme, 603
        vilosidades aracnóideas, 603
    função protetora
        deficiência de líquido espinal, 604
        membranas do encéfalo, 604
        trabéculas aracnóideas, 604
        traumatismos cranianos, 604
Cetoacidose, 28
Cetoesteroides, 364
17-Cetosteroides, 364
Cetose, 439
CFTR. *Ver* Regulador de condutância
    transmembrana da fibrose cística
CGRP. *Ver* Peptídeo relacionado ao gene da
    calcitonina
Chaperonas, 20
Cheyne-Stokes, padrão respiratório de, 243
Cheyne-Stokes, respiração de, 667
Chiari-Frommel, síndrome de, 417
Choque, 548
    hipovolêmico, 548
    obstrutivo, 548
    por baixa resistência, 548
    tratamento do, 548
Choque espinal, 235
Chvostek, sinal de, 382
Cianometemoglobina, 653
Cianose, 644
Cicatrização de ferimentos, 81
Ciclo celular
    definição, 14
    sequência de eventos durante, 17
Ciclo do ácido cítrico, 23
    na transaminação e gliconeogênese, 21
Ciclo menstrual, ovulação, 405
Ciclosporina, tratamento da miastenia grave
    usando, 129
Cicloxigenase 1 (COX1) e cicloxigenase 2
    (COX2), 30
Ciliares, distúrbios, 42
Cílios, 42
Cinesina, 41
Cininas
    calicreínas, 598
    enzima conversora de angiotensina, 598
    fator ativo, 598 a 599
    formação de, 598
    lisilbradicinina, 598
    receptores de bradicinina, 599
Cinocílio, 202

Circadiana, secreção, 401
Circulação fetal, 614 a 616
Circulação venosa, 582
Circulação, aspectos quantitativos da, 466
Circulantes, angiotensinas
    formação e metabolismo das, 702
    metabolismo das, 702
Circulantes, vasoconstritores
    angiotensina, 599
    líquido extracelular, 599
    noradrenalina, 599
    urotensina-II, 599
Circulatórias, alterações
    com o exercício, 551
Circulatório, sistema
    capilares, 555
    circulação sistêmica, 555, 556
    medula óssea
        células do sangue, 556
        células-tronco hematopoiéticas, 556
        tipo, 556
    vasos sanguíneos, 555
Circunventriculares, órgãos
    angiotensina II, 605
    órgão subcomissural, 605 a 606
    órgãos neuro-hemais, 605, 606
    zonas quimiorreceptoras, 605
Cirúrgica, abordagem
    para acromegalia e gigantismo, 328
    para tratamento da doença de Parkinson, 247
Cistinúria, 482
Cistometria, 694
Cistometrograma, 694
Citocinas
    efeitos parácrinos sistêmicos e locais, 72, 73
    quimiocinas, 72
    receptores para, 72
    respostas sistêmicas produzidas por, 80 a 81
Citocinas, superfamílias de receptores de, 74
Citoesqueleto
    filamentos intermediários, 41
    microfilamentos, 40, 41
    microtúbulos, 40
Citotrofoblasto, 414
Clatrina, endocitose mediada por, 48 a 49
Clônus, 233
Cloreto, íons
    forças atuando sobre os, 9 a 10
    nos neurônios motores medulares em
        mamíferos, 10
    potencial de equilíbrio dos, 9 a 10
Cloreto, transporte de, potencial pós-sináptico
    inibitório e, 123
Cloreto/bicarbonato, trocador, 466
Clostrídeos, 123
Clozapina, 246
    para esquizofrenia, 147
CNTF, 95
CO, envenenamento. *Ver* Monóxido de carbono,
    envenenamento por
CoA. *Ver* Coenzima A
Coagulação, mecanismo da, 566 a 567
    fator ativo, 567
    formação de fibrina, 566 a 567
    inibidor da via do fator tecional, 567
    sistema extrínseco, 567
    sistema intrínseco, 566 a 567
    tromboplastina tecional, 567

Cócegas, 159, 160
Cóclea
    câmaras da, 200
    estrutura da, 200
Cocleares, implantes, 210
Codificação sensorial
    definição, 161
    exame neurológico, 163
    intensidade de sensação, 162, 163
    localização, 162
    modalidade, 161 a 162
Coenzima A, 11
    e seus derivados, 12
Coenzimas como aceptores de hidrogênio, 11
Cogumelos, envenenamento por, 263
Colangiopancreatografia
    endoscópica retrógrada, 516, 517
Colecintilografia nuclear, 516
Colecistectomizados, pacientes, 516
Colecistocinina, 384, 443, 461, 502, 510
    secreção de, 471
Colelitíase, 517
Cólera, 467
Cólera, efeito da toxina sobre o AMPc, 62
Colesterol, 360
    biossíntese, 30
    e doença vascular, relação entre, 31
    interação com cavéolas e balsas, 49
Colesterol desmolase, 360
Colesterol esterase, 483
Colesterol, fármacos redutores do, 30
Colesterol, solubilidade na bile, 515
Coletores, ductos, 674
Colículos superiores, 196
Colinérgica, neurotransmissão, em gânglios
    autonômicos, 259
Colinérgicas, células nervosas, 473
Colinérgico, receptor, 145
Colinérgicos, agonistas, tratamento do glaucoma
    usando, 179
Colinérgicos, interneurônios, 248
Colinérgicos, neurônios, 497
Colinérgicos, receptores
    eventos bioquímicos em, 143
    nas junções com o SNA, 261
Colinesterase, inibidores da, 262
Colipase, 483
Colo, 504
    absorção eletrogênica de sódio no, 467
    defecação, 506 a 507
    humano, 504
    motilidade do, 504 a 505
    secreção de cloreto no, 467
    tempo de trânsito, 505 a 506
Coloide, 340
Colostro e leite, composição, 417
Coluna dorsal, via da, 167 a 169
Coma hiperosmolar, 440
Comedões, 408
Compensação respiratória, 648 a 649, 716
Complacência, processo de, 629
Complemento, sistema, 72 a 73
Complexo de revestimento e transporte
    vesicular, 49
Complexo motor migratório, 498, 499
Complexo principal de histocompatibilidade
    (MHC), genes do, 75
Composição iônica específica, 708 a 709

Comprimento-tensão, relação
    mecanismo dos filamentos deslizantes da
        contração muscular e, 105
    músculo tríceps humano, 107
    no músculo cardíaco, 112, 113
Computador, terapias assistidas por, 291
Comunicação intercelular,
    por mediadores químicos, 54 a 55
    tipos de, 54
Comunicação neural, 54
Comunicação parácrina, 54
Concentração de $H^+$ intracelular, manutenção
    da, 714 a 718
Concentração micelar crítica, 465
Concentrações hormonais plasmáticas,
    alterações das, 399
Condicionado, estímulo, 287
Condicionado, reflexo
    definição de, 287
    retroalimentação, 288
Condução ossicular, 206
Condução saltatória, 91
Condução, 318
Cone fotorreceptor, componentes do, 180
Cone, pigmentos do, 184
Cone, potencial receptor do, 182 a 183
Conectivo, tecido, 627
Cones
    densidade ao longo do meridiano
        horizontal, 182
    diagrama esquemático dos, 182
    sequência de eventos envolvidos na
        fototransdução nos, 184
Conexina, 43 a 44
    mutações, 45
    na doença, 45
Conexões intercelulares, 43
    na mucosa do intestino delgado, 43
Conexões polissinápticas entre neurônios
    aferentes e eferentes na medula
    espinal, 234
Conéxons, 43
Confabulação, 288
Conjuntiva, 177
Consciência, neurônios do tronco encefálico e
    hipotalâmicos, influência sobre, 279 a 280
Constipação, 505
Contração de músculo liso
    atividade da cinase de cadeia longa de miosina
        dependente de calmodulina, 115
    efeito dos mediadores químicos sobre, 115
    papel do $Ca^{2+}$ na, 114 a 115
    sequência de eventos na, 115
Contração muscular
    base molecular da, 102 a 103
    comprimento do músculo, tensão e velocidade
        da, 105
    fasciculação muscular, 102
    fluxo de informações levando à, 104
    fonte de energia para
        fosfocreatina, 106
        fragmentação de carboidratos e lipídeos,
            106, 107
        mecanismo do débito de oxigênio, 107 a 108
    produção de calor e, 108
    somação da, 104, 105
    tipos de fibras envolvidas na, 106
    tipos de, 103 a 104

**730** Índice

Contração ventricular isovolumétrica, 540
Contracepção masculina, 423
Contraceptivos, métodos, 412
Contrações de segmentação, 504
Contrações isotônicas, 104
    preparação de músculo para registro, 106
Contrações musculares isotônicas, 488
Contrações tônicas, 504
Contracorrente, multiplicadores, 687
Contracorrente, trocadores, 687
Contrátil, mecanismo, do músculo esquelético, 97
Contratura, 103
Controle de qualidade, 46 a 47
Controle neural, da secreção da medula
    suprarrenal, 358
Convulsões,
    atividade do EEG durante, 277, 278
    mutações genéticas e, 277
    parciais/generalizadas, 276, 277
    tipos de, 276 a 277
    tratamento das, 277, 278
Convulsão tônico-clônica, 277
Coração
    elétrica, atividade, do, 539
    lei de Starling do, 547
    propagação normal da atividade elétrica, 525
    sistema de condução do, 522
Coração, inervação do
    contração ventricular, 588
    descarga vagal, 588
    frequência cardíaca, 588
    nervos simpáticos pós-ganglionares, 588
    nodo sinoatrial, 588
    receptores adrenérgicos e colinérgicos, 588
    tecido condutor cardíaco, 588
Coreia, 245
Cores primárias, 193
Córtex motor primário, 236 a 238
    homúnculo motor e, 237
    localização do, 236 a 237
    organização celular no, 237
    técnicas de imagem para mapeamento
      do, 237 a 238
Cores, 193
Córnea, 177
Coroide, 177
Coronariana, circulação
    considerações anatômicas
      artérias e ramos coronários, 610
      raiz da aorta, 610
      vasos arteriais sinusoidais, 610
      vasos arterioluminais, 610
      veias tebesianas, 610
    diagrama da, 610
    fatores neurais, 612
    fatores químicos, 612
    gradientes de pressão
      angiografia coronariana, 611
      fluxo coronariano ventricular, 611
      fluxo sanguíneo nas artérias coronárias
        esquerda e direita, 611
      miocárdio ventricular, 611
      radionuclídeos, 611
      sístole e diástole, 611
    variações no fluxo coronariano, 611 a 612
Corpo *albicans*, 401
Corpo hemorrágico, 401
Corpo lúteo, 401

Corpo lúteo, estrutura do, 410
Corpos aórticos, 660
    localização dos, 660
Corpos cetônicos
    formação e metabolismo de, 27
    problemas de saúde devido aos, 28
Corpos lamelares, 624
Corpúsculos de Pacini, 158, 161
Corrigan, pulso de, 544
Córtex motor, 228
    e movimento voluntário
      área motora suplementar, 238
      córtex motor primário, 236 a 238
      córtex parietal posterior, 238
      córtex pré-motor, 238
      plasticidade, 238
      organização somatotópica para, 238
Córtex parietal posterior, 238
Córtex pré-motor, 238
Córtex suprarrenal fetal, 354, 415
Córtex visual primário, 191 a 192
    camadas no, 191
    células nervosas no, 191
    colunas de dominância ocular no,
      191 a 192
    conexões a áreas sensoriais, 192
    distribuição no cérebro humano, 192
    orientação de colunas no, 191
    projeções visuais do, 192
    respostas de neurônios no, 191
Córtex, eventos elétricos no, 271
Cortical, neurônio, respostas elétricas
    de axônio e dendritos do, 272
Cortical, organização, 270 a 271
Cortical, plasticidade, 169 a 170
Corticobulbar, trato, 239
    origens do, 239
    papel no movimento, 239
Corticoestriatal, via, 244
Corticospinais, tratos
    estrutura dos, 239
    lateral e ventral, 238
    origens dos, 239
    papel no movimento, 239
Corticosteroides
    para tratamento da síndrome de
      Brown-Séquard, 170
    para tratamento de anosmia, 221
    para tratamento de EM, 86
    vs. cortisol, potências relativas de, 361
Corticotrofos, 324
Cortisol
    e sua proteína ligadora, equilíbrio
      entre, 362
    inter-relações de, livre e ligado, 363
    meia-vida do, 362
    metabolismo hepático do, 363 a 364
Cortisol, metabolismo hepático do, 363 a 364
Coto distal, 94
Cotransportador, 480
Couro cabeludo, contorno do, em crianças e
    adultos, 425
Cowper, glândulas de, 422
CPAP, 276
Creatina, fosfocreatina e creatinina,
    ciclagem de, no músculo, 107
Crescimento neuronal, fatores que afetam
    o, 94 a 95

Crescimento, fisiologia do, 331 a 332
    crescimento, estirão de, 332
    efeitos hormonais, 332
    em meninos e meninas, 331
    normal e anormal, 333
    papel da nutrição no, 331
Crescimento, períodos de, 331, 332
Cretinos, 346
CRH, neurônios secretores de, 315
CRH, receptores de, 316
CRH. *Ver* Hormônio liberador de corticotrofina
Criptas, estrutura das, 457
Criptorquidia, 428
Crista ampular, 201
Crohn, doença de, 75
Cromatina, 44
Cromossômicas, anormalidades, 396, 397
Cromossômico, sexo
    cromatina sexual, 392 a 393
    cromossomos humanos, 392
    cromossomos sexuais, 392
Cromossomo X, 392
Cromossomos
    cariótipo de, 393
    composição dos, 44
    estrutura dos, 44
Cromossomos sexuais, defeitos nos, 398
Cromossomos sexuais, não disjunção de, 396
Cromossomos somáticos, 392
Cronotrópica, ação, 547
Curva de audibilidade humana, 205
Cushing, síndrome de, 366 a 367
Cutânea, circulação
    hiperemia reativa, 613
    reação branca, 613
    respostas generalizadas, 613 a 614
    resposta tripla
      dilatação arteriolar, 613
      edema local, 613
      efeito fisiológico, 613
      reação vermelha, 613
      reflexo axônico, 613
Cutâneos, mecanorreceptores
    geração de impulsos em, 161
    nervos sensoriais de, 158
    tipos de, 158
CV. *Ver* Volume de fechamento
CVF. *Ver* Capacidade vital forçada


**D**

Da, 4
DAG como segundo mensageiro, 60 a 61
Dalton, 4
Dantroleno
    para tratamento de PC, 236
DBS. *Ver* Estimulação cerebral profunda
Débito cardíaco, 546
    condições, efeito do, 546
    controle integrado, 550
    determinação do, 546
    em várias condições, 546
    fatores que controlam o, 546 a 547
    interações entre, 546
    métodos de mensuração, 545
Decomposição de movimento, 252
Decorticação, 243

Defeitos de formação de imagem, mecanismo de, 186 a 188
  ambliopia, 187
  astigmatismo, 188
  estrabismo, 187
  hiperopia, 186, 187
  miopia, 187, 188
Defensinas, 68
Deficiência congênita de 5α-redutase, 426
Degeneração macular relacionada com idade, 180, 181
Deglutição, 500
Deiodação, flutuações na, 344 a 345
Demência senil, 289
Dendritos, funções dos, 125 a 126
Densidade pós-sináptica, 120, 141
Dent, doença de, 683
Depressão, 149
Depressão atípica, 149
Depressão de longa duração, 286
Depressão intrínseca, 550
Depressão típica, 149
Derivação padrão dos membros, 524, 526
Derivações aumentadas dos membros, 526
Derivações eletrocardiográficas unipolares, 526
Desaminação oxidativa de aminoácidos, 21
Descarga fásica, 312, 313
Descarga respiratória, 68
Descerebração, mediocolicular, 241, 242
Descida testicular, 428
Desenvolvimento fetal
  linfócitos durante o, 69
Desenvolvimento sexual precoce
  classificação do, 399
Desequilíbrio ventilação-perfusão, 651
Desequilíbrio, 252
Desidratação, 702
Desidroepiandrosterona, 398, 424
Desidroepiandrosterona, sulfato de, 415
Desidrogenase glutâmica, 713
Desintoxicação, reações de, 512
Desipramina, tratamento da cataplexia usando, 276
Desmielinizantes, doenças, 86
Desmina, miopatias relacionadas com, 100
Desmina, no músculo esquelético, 100
Desmossomos, características de, 43
Desnervação, hipersensibilidade por, 130 a 131
Desoxicorticosterona, 359
Desoxiemoglobina, curvas de titulação comparativas para, 646
Despolarização
  de células ciliadas, 202
  em axônios mielinizados, 91
Despolarização, processo de, 539
Dessensibilização, 55, 137
Dessincronização, 273
Desvio de cloreto, transporte de dióxido de carbono, 644 a 645
Desvios venoarteriais, 651
Detrusor, músculo, 694
DHEA, secreção de, 362
DHEA. *Ver* Desidroepiandrosterona
DHEAS. *Ver* Desidroepiandrosterona, sulfato de
DHPR, 103
DHT. *Ver* Di-hidrotestosterona
Diabetes insípido, 700
Diabetes insípido central, 700

Diabetes insípido nefrogênico, 700
Diabetes juvenil, 449
Diabetes melito, 431, 437, 449
  juvenil, 449
  metabolismo dos lipídeos, 439
  tipo 2, 449 a 450
  tipos de, 449
Diabetes melito insulino-dependente, 449
Diabetes melito não dependente de insulina, 437
Diabetes melito tipo 1, 305
Diabetes melito tipo 2, 305
Diabetes meta-hipofisário, 443
Diabetes metatireoidiano, 443
Diabética, retinopatia, 449
Diacilglicerol como segundo mensageiro, 60 a 61
Diafragma, 626
Diapedese, 68
Diasquise, 284
Diástole
  duração da, 542
  fim da, 539
Diastólica, disfunção, 547
  efeito da, 549
Diastólica, insuficiência, 540
Diastólica, pressão, 539
Diastólico final, volume ventricular, 540
Diazepam, tratamento da PC usando, 236
Dicromas, 193, 194
Diferenciação sexual anormal
  anormalidades cromossômicas, 396
  anormalidades hormonais, 396 a 398
Diferenciação sexual, distúrbios da, 397
Difusão
  através da membrana alveolocapilar, 635
  de ânions difusíveis, 9
  definição, 7
  não iônica, 8
Difusão facilitada, 50
Difusão não iônica, 8, 713
Digestão, 478 a 479
  digestão de proteínas, 481 a 482
Digitálicos, uso de, 524
Di-hidropiridina, receptores de, 103
Di-hidrotestosterona, 425
  diagrama esquemático da, 426
1,25-Di-hidroxicolecalciferol, 377, 380
Dineínas citoplasmáticas, 41
Dineínas, 41
Dióxido de carbono, transporte, 644 a 647
  curvas de dissociação, 645
  curvas de resposta, 663
  destino molecular no sangue, 644
  desvio do cloreto, 644 a 645
  distribuição espacial de sangue, 645
  equilíbrio ácido-base, 645
  tamponamento no sangue, 645 a 647
  transporte de gases, 645
Discinesia ciliar primária, 42
Discinesia tardia, 246
Discinética, PC, 236
Discos intercalares, 110
Disdiadococinesia, 252
Disfunção sistólica, 547
  efeito da, 549
Disgenesia tubular seminífera, 397
Disgeusia, 225
Dislexia, 292
Dismenorreia, 413

Dismetria, 252
Disosmia, 221
Displasia broncopulmonar, 6 54
Dispneia, 649
Distimia, 149
Distribuição e fluxos iônicos, 102
Distrofia muscular, 100
Distrofia muscular tibial, 100
Distrofia simpática reflexa, 164
Distrofina-glicoproteína, complexo, 101
Distúrbio periódico de movimento dos membros, 276
Distúrbios crônicos do sono, 279
Distúrbios transitórios do sono, 279
DIU. *Ver* Dispositivos intrauterinos
Diurese osmótica, 689 a 690
Diuréticos, mecanismo de ação, 692
Divisão celular somática, 14
DMT, 149
DMT1. *Ver* Transportador 1 de metal bivalente
DNA. *Ver* Ácido desoxirribonucleico
Doce, receptores responsivos a, 224
Doce, sabor, 223 a 224
Doença da membrana hialina, 632
Doença renal policística autossômica dominante, 687
Doenças de repetição de trinucleotídeo, 47, 245
Dois pontos, teste do limiar de, 162
Donnan, efeito, 8, 9
  sobre distribuição de íons, 9
Dopamina, 147, 148
  função fisiológica da, 358
  metabolismo da, 147
  recaptação, 147
Dopamina, receptores da, categorias de, 148
Dopaminérgicos, neurônios, 147
Dor
  classificação da, 164
  crônica, 164
  definição, 163
  hiperalgesia e alodínia, 164 a 165
  irradiada, 166
  profunda e visceral, 165 a 166
  sensações dolorosas, 163
Dor referida, 166
Dor, transmissão, modulação da
  analgesia induzida por estresse, 173
  papel da substância cinzenta e do tronco encefálico na, 172, 173
  processamento de informações no corno dorsal, 170 a 172
Dor crônica, 164
Dor inflamatória, 164
Dor neuropática, 164
Dor no membro, fantasma 169
Dor profunda e visceral, 165 a 166
Dor protopática, 159
Dor visceral e profunda, 165 a 166
Down, síndrome de, 397
2,3-DPG, 643
  efeitos sobre sangue fetal e armazenado, 644
DPOC, estratégias de tratamento da, 619
Duchenne, distrofia muscular de, 100
Ducto biliar hepático, 512
Ducto deferente, 419
Ductos biliares extra-hepáticos, 510
Ductos ejaculatórios, 419
*Dumping*, síndrome de, 503

**732** Índice

**E**

Ebner, glândulas de, secreção de lipase lingual, 483

ECA, inibidores da. *Ver* Inibidores da enzima conversora de angiotensina

ECAg. *Ver* Germinal, enzima conversora de angiotensina

ECG. *Ver* Eletrocardiograma

ECL, células. *Ver* Enterocromafins, células semelhantes a,

Ecocardiografia não invasiva, técnica de, 545

ECoG, 271

Ectópico, foco, 531

Edema
causas de, 3 a 4
tratamento para, 4

Edêntulos, pacientes, 500

EDRF, 116

EEG. *Ver* Eletrencefalograma

EEI. *Ver* Esfincter esofágico inferior

Efeito em queda d'água, 636

Efeitos permissivos, dos glicocorticoides, 365

Eicosanoides
leucotrienos e lipoxinas, 31, 32
prostaglandinas, 30 a 31

Einthoven, triângulo de, 524

Ejeção ventricular, 540

Ejeção, fração de, 540

ELA, 240

Elementos sinápticos, funções dos, 120 a 121

Eletrencefalograma
registrado no couro cabeludo, 272
ritmos alfa e beta, 273
usos clínicos do, 275

Eletroacupuntura, 172

Eletrocardiograma
infarto do miocárdio, 534 a 537
sangue, composição iônica do, 537

Eletrocardiograma, 539
bipolar, dos membros, 528
com bloqueio cardíaco, 530
coração
atividade elétrica, propagação da, 525
derivações bipolares, 526
derivações unipolares (V), 526
ECG normal, 526 a 528
eletrodo, ativo/explorador, 524
eletrograma do feixe de His, 528 a 529
intervalos, 526
líquidos corporais, 524
monitoramento, 529
normal, 526 a 528
ondas do, 526
vetor cardíaco, 528

Eletrocorticograma, 271

Eletrogênica, bomba, 10

Eletrólitos
definição de, 4
efeito sobre a secreção de aldosterona, 373 a 374
em pacientes com doenças adrenocorticais, 371
em seres humanos normais, 371
organização de, 5

Eletromiografia, extensor longo e flexor longo do polegar, 109

Eletroneutra, absorção de NaCl, 466

Eletrotônicos, potenciais

Embden-Meyerhof, via de, 22

Eminência mediana, 309

Encéfalo e memória, ligação entre, 285

Encefalopatia hepática, 512

Endocárdicas, lesões, 537

Endocitose, 48 a 49
fagocitose, 48
mediada por clatrina, 48 a 49
pinocitose, 48
tipos de, 48

Endocondral, formação óssea, 385

Endócrina, comunicação, 54

Endócrina, regulação, 468

Endócrinas, células, 469

Endócrinas, glândulas, alterações em, 335

Endócrino, sistema, 303

Endócrinos, distúrbios, 304

Endócrinos, tumores, 305

Endométrio, artéria espiral do, 403

Endopeptidases, 481

Endotelina-1
anormalidades craniofaciais, 598
astrócitos e neurônios, 598
funções cardiovasculares, 597
megacolo, 598
regulação de secreção, 597, 598

Energia, balanço de, 490

Energia, metabolismo, 487 a 490
balanço energético, 490
caloria, 489
quociente respiratório, 489
taxa metabólica, 488
fatores que afetam, 489 a 490

Energia, produção de
na via de Embden-Meyerhof, 23 a 24
oxidações biológicas, 11 a 12
transferência de energia, 10 a 11

Energia, reações de produção, valvas de fluxo direcional em, 24

Energia, transferência de, 10 a 11

Enoftalmia, 263

Enroscar-se, resposta ao frio, 319

Enterocinase, 481

Enterocromafins, células semelhantes às, 459

Enteroendócrinas, células, 468

Êntero-hepática, circulação, 465, 513

Envenenamento agudo por pesticidas, 262

Enzimas
em lisossomos, 39
na membrana celular, 38

Enzima conversora da angiotensina, 420, 703

Enzima conversora de angiotensina
representação diagramática da, 703
inibidores, 540

Enzimas digestivas principais, 462

Enzimas digestivas, 477

Enzimas, hidrólises de, 483

Enzimática, atividade e estrutura proteica, sensibilidade ao pH, 6

Epicrítica, dor, 159

Epidídimo, 419

Epidural, anestesia, 169

Epifisária, placa, 385, 387

Epífises, 385

Epilepsia, 276
mutações genéticas na, 277

Epitélios
transporte através de, 53 a 54

Epitélio vazante, 681

Equivalência elétrica, 4

Equivalentes, 4

Ereção, 422

Eritropoiese, 709
células do sangue, 556
células-tronco hematopoiéticas, 556

Eritropoietina, 709
estrutura/função, 709
fontes, 709
regulação da secreção, 709

Erosão óssea, 384

Escala timpânica, 200

Escala vestibular, 200

Escape, fenômeno de, 372, 691

Esclera, 177

Esclerose lateral amiotrófica, 240

Esclerose múltipla, 86

Escuro, adaptação ao, 194

Esfincter de Oddi, 510

Esfincter esofágico inferior, 500

Esfincter extrínseco, 501

Esfincter uretral externo, 693

Esfincter uretral interno, 694

Esfincteres, 455

Esôfago, 501
distúrbios motores do, 501

Esofagogástrica, junção, 501

Espaço morto, 633 a 634

Espaços intercelulares laterais, 674, 682

Espermatogênese, 419, 422

Espermatogônia, 420

Espermatozoide, 421

Espermatozoides, ejaculação de, 422

Espículas pontogeniculo-occipitais (PGO), 275

Espinocerebelo, 250

Espirros, 664

Esplâncnica, circulação. *Ver também* Gastrintestinal, circulação
esquema da, 474

Esqueléticos, músculos
arranjo de actina e miosina nos, 99
características elétricas, 101, 102
contração de. *Ver* Contração muscular
desnervação de, 108
distribuição iônica e fluxos em, 102
eficiência mecânica dos, 108
estriações transversais em, 98 a 100
fibras musculares nos, 97
força dos, 110
mamíferos, 98
mecanismo contrátil em, 97
movimentos corporais e, 110
na orelha média, 200
proteínas nos, 97, 100
relação comprimento-tensão em, 105
relaxamento dos, 264 a 265
unidade motora, 108, 109
via ligando SNC aos, 256

Esquizofrenia, 147

Estenose, 544

Estereocílios, 202

Estereognosia, 162, 291

Esteroides nomenclatura, 359

Esteroides sexuais, nas mulheres, 407

Esteroides, biossíntese de, 360 a 361

efeito de deficiências enzimáticas sobre,
361 a 362
precursor da, 360
via intracelular da, 356
Esteroides, células secretoras de, estruturas de, 356
Esteroides, hormônios da tireoide e diferença
entre, 300
Esteroides, proteínas ligadoras de, 302
Esteroidogênica, proteína reguladora aguda
funções da, 300
nas suprarrenais e gônadas, 362
regulação da biossíntese de esteroides
por, 301
Esteróis, 26
Estimulação cerebral profunda
para tratamento da doença de Parkinson, 247
para tratamento de ataxia, 252
Estimulação da medula espinal, 169
Estimulação nervosa renal graduada, respostas
renais a, 677
Estímulo incondicionado, 287
Estirão de crescimento, 332
Estômago, 502 a 504
anatomia do, 459
células secretoras de ácido do, 469
intestino delgado
motilidade intestinal, 504
motilidade gastrintestinal, 502
regulação da, 502
secreções glandulares do, 458
vômitos, 502 a 504
Estrabismo, 187
Estral, ciclo, 406
Estranheza e familiaridade, 289
Estreladas, células, 249
Estresse, efeitos de glicocorticoides sobre, 366
Estriações no músculo cardíaco, 110
Estriações no músculo esquelético
filamentos finos, 99 a 100
filamentos grossos, 99
identificação por letras, 98 a 99
Estro, 406
Estrogênio, dependente de, 417
Estrogênio, receptores de, 302
Estrogênios, 365, 385, 391
biossíntese e metabolismo dos, 406
Estrutura primária das proteínas, 18
Estrutura quaternária, 19
Estrutura secundária de proteínas
disposição espacial, 18
β, folhas, 18 a 19
Estrutura terciária, de proteína, 19
Etiocolanolona, 364
Etossuximida, 277
Eunucoidismo, 428
Excesso de mineralocorticoides, 371
Excitação sexual, 404
Excitação-contração, acoplamento, 103
Excitação-contração, acoplamento, no músculo
liso, 114
Excitatórios e inibitórios, aminoácidos
acetilcolina, 144
receptores de, 144 a 145
colinérgico, receptor, 145
GABA, 142 a 143
glicina, 143
glutamato, 138 a 142
Excitotoxinas, 140

Exercício, efeitos do, 666 a 669
representação diagramática, 668
tecidos, alterações nos, 668 a 669
tolerância e fadiga, 669
ventilação, alterações na, 666 a 668
Exocitose, 48
Exopeptidases, carboxipeptidases do pâncreas, 482
Expiração, 627 a 628
Exterorreceptores, 212

## F

FADH$_2$, geração de, no ciclo do ácido
cítrico, 23
Fadiga, 669
Fagocitária, função, distúrbios da, 71
Fagocitose, 48
Familiaridade e estranheza, 289
Faringe, movimento do alimento, 500
Fármacos anti-inflamatórios não esteroides,
para dor crônica, 164
prevenção da regeneração axônica por, 94
Fator de crescimento endotelial vascular, 401
Fator de crescimento transformante alfa, 54
Fator de regressão mülleriano, 394
Fator neurotrófico ciliar, 94
Fator neurotrófico derivado do cérebro, 94
Fator nuclear κB e resposta inflamatória, 80
Fator relaxante derivado do endotélio, 116
Fator transformador de crescimento alfa, 54
Fatores de crescimento
alteração da expressão gênica, 63
receptores para, 63
tipos de, 62 a 63
Fatores estimuladores de colônias, 70
Febre
efeito benéfico da, 320
em animais homeotérmicos, 319
patogênese da, 319 a 320
produzida por citocinas, 320
Feixe de Kent, 533
Fenilcetonúria, 146
Fenilefrina, 263
Fenitoína, 277
Fenobarbital, 143
Fenômenos respiratórios, 628 a 629
volumes e capacidades pulmonares, 629
Feocromocitomas, 358
Ferro
absorção do, 486
absorção intestinal do, 486
Ferro, captação de, distúrbios da, 486
Ferroportina, 485, 486
Fertilização, 413
em mamíferos, 413
*in vitro*, 414
FGFR3, 334
Fibras de Purkinje, 522, 524
Fibras musculares, 97
classificação das, 106, 107
comprimento e tensão, ligação entre, 105
despolarização das, 103
na unidade motora, 109
resposta elétrica à estimulação repetida, 104
sistema sarcotubular das. *Ver* Sarcotubular,
sistema
tensão isométrica das, 106

Fibras nervosas
efeito dos anestésicos locais sobre, 93
suscetibilidade ao bloqueio de condução, 93
tipo e funções das, 92 a 93
Fibras nervosas sensoriais, classificação
numérica das, 92
Fibras paralelas, 249
Fibrilação ventricular, 532
Fibroplasia retrolental, 654
Fibrose cística, 624
Fibrose cística, canal regulador de condutância
transmembrana da, 467, 624
Fibrose pulmonar, 631
Fick, lei da difusão de, 7
Fick, princípio de, 545
Fígado
ácino, conceito de, 511
anatomia esquemática de, 510
anatomia funcional, 509 a 510
bile, síntese da, no, 509
biliar, sistema
colecistectomia, efeitos da, 516
formação da bile, 514 a 516
secreção biliar, regulação da, 516
vesícula biliar, funções da, 516
vesícula biliar, visualização, 516 a 517
cargas ácidas produzidas metabolicamente, 715
excreção
metabolismo da amônia, 514
substâncias, 514
funções do, 511
bile, 512 a 513
bilirrubina, metabolismo/excreção da, 513
glicuronil transferase, sistema da, 514
icterícia, 514
metabolismo e desintoxicação, 511
proteínas plasmáticas, síntese das, 512
glicose, função de tampão da, 512
hepática, circulação, 510 a 511
papéis em, 512
principais funções de, 511
sangue, destoxificação, 512
transporte/metabólicas, funções de, 509
Filamento pró-glucagon, 443
Filamentos intermediários, 41
Filtração, 54
Filtração, fração de, 681
Fisostigmina, tratamento do envenenamento
muscarínico com, 263
Flato, 502
Flavoproteína-citocromo, sistema, 11
Flexoras, respostas, 234
Florizina, 683
Flurbiprofeno R, tratamento da doença de
Alzheimer com, 289
Fluoxetina para tratamento de MSA, 256
Fluxo de corrente local, no axônio, 91
Fluxo plasmático renal efetivo, 677
Foco, fontes de luz, 186
Folhas β, 18 a 19
Folículo esférico, 340
Folículos primordiais, 400
Força refratora, 186
Forças atuando sobre íons, 9 a 10
Fosfatidilcolina, 463, 514
Fosfatidilinositol
metabolismo nas membranas celulares, 61
Fosfato, metabolismo, 379

**734** Índice

Fosfocreatina, 106
Fosfodiesterase, 116
Fosfolipídeos, 26
Fosfolipídeos, bicamada de, organização da, 37
Fosforilação celular, enzimas envolvidas na, 55
Fosforilação oxidativa, 12
   complexos enzimáticos responsáveis por, 38
   componentes das mitocôndrias envolvidos
     na, 38
Fotorreceptor, mecanismo, 182
Fotorreceptores, 157
   bastonete e cone, 180, 181
   potenciais do receptor, 182
   sequência de eventos nos, 184
Fotorreceptores, potenciais dos, base iônica
     dos, 183
Fototerapia, 279
Fototransdução nos bastonetes e cones,
     sequência de eventos envolvidos na, 184
FP. *Ver* Ferroportina
Fracionamento e oclusão, 234
Frank-Starling, lei de, 547
   efeito sobre a contratilidade miocárdica, 549
Frequência cardíaca, 544
Frequência de fusão crítica, 194 a 195
Frequências sonoras, audíveis aos humanos, 205
Friedreich, ataxia de, 252
Frio, receptores de, 161
Frutose 6-fosfato, 26
Frutose
   estrutura da, 22
   metabolismo da, 25, 26
FSH, receptor de, mutações no, 332 a 333
FSH, secreção de. *Ver* Hormônio folículo-
     -estimulante, secreção de
FSH. *Ver* Hormônio folículo-estimulante
Função tubular, 681
Fundo do olho, 180
   no primata normal, 181
Fundoplicatura, 501
Fuso muscular
   aferentes, respostas dinâmicas e estáticas de, 231
   carga, 230 a 231
   descarga, efeito de condições sobre, 231
   elementos essenciais do, 229
   função do, 230 a 231
   mamífero, 230
   motor, suprimento nervoso, 229, 230
   terminações sensoriais no, 229

**G**

GABA, 142 a 143
   diagrama do, 142
   formação de, 142
GABA, receptores de
   estimulação de baixo nível no SNC, 142
   propriedades farmacológicas dos, 142 a 143
   subtipos de, 142
Gabapentina, 277
   para dor crônica, 164
Galactorreia, 417
Galactose
   estrutura da, 22
   má absorção de, 480
   metabolismo da, 25
   transporte de, 480

Galactosemia, 26
Gama glutamiltranspeptidase, 514
Gama hidroxibutirato, tratamento da cataplexia
     usando, 276
Gametogênese, 391, 419
   antígeno prostático específico, 423
   barreira hematotesticular, 419 a 420
   ejaculação, 423
   ereção, 422 a 423
   espermatogônia, 420 a 421
   espermatozoides, desenvolvimento dos, 421
     a 422
   sêmen, 422
   temperatura, efeito da, 422
Ganciclovir, 47
Gases, propriedades dos, 634
Gases, transporte de, 645
Gases, troca de, no pulmão, 634 a 635
Gastresofágico, doença do refluxo, 501
Gástrica, derivação, cirurgia de, consequências
     da, 503
Gástricas, secreções, 457, 459, 460
   estímulos primários das, 458
   fase cefálica das, 459
   origem e regulação das, 457 a 461
Gastrina, 469, 472
   estímulos da secreção, 471
   liberação da, 460
   precursor da, 468
   receptores de, 471
Gastrintestinais, secreções
   considerações anatômicas, 457, 463
   líquido intestinal/transporte de eletrólitos,
     466 a 468
   secreção biliar, 464
     bile, 464 a 466
   secreção gástrica, 457
     origem e regulação da, 457 a 461
   secreção pancreática, 461 a 462
   secreção salivar, 456 a 457
   suco pancreático
     composição do, 463
     regulação do, 464
Gastrintestinal, circulação, 474
Gastrintestinal, motilidade, 497
   colo, 504
     defecação, 506 a 507
     motilidade do, 504 a 505
     tempo de trânsito, 505 a 506
   complexo motor migratório, 498 a 500
   estômago, 502 a 504
   intestino delgado
     motilidade intestinal, 504
     tempo de trânsito, 505 a 506
   padrões de, 498
   peristaltismo, 497 a 498
   ritmo elétrico basal, 498
   segmentação/mistura, 498
     aerofagia/gás intestinal, 502
     boca/esôfago, 500
     deglutição, 500
     esfincter esofágico inferior, 500 a 501
     mastigação, 500
Gastrintestinal, músculo liso, BER do, 499
Gastrintestinal, regulação, 468
Gastrintestinal, sistema imune, 473 a 474
GDNF, 94 a 95
Gene eucariótico, estrutura básica de, 14, 16

Gene
   definição, 14
   mutações, 14
   proteína codificada por, 14
Genes supressores de tumor, (gene p53), 47
Genética, determinação do sexo, 392
Genéticas, anormalidades, doenças causadas
     por, 47
Genético, masculino, 392
Genitais, ductos, 394
Genitália externa feminina, vs. masculina, 395
Geração de potencial de ação em, 124 a 125
   potencial de ação em. *Ver* Potenciais pós-
     sinápticos
   PSD nas membranas de, 141
   terminações sinápticas, 120
Gerador de padrão respiratório, 658
GGT. *Ver* Gama glutamiltranspeptidase
GHB para tratamento de cataplexia, 276
GHRH, 314
Gibbs-Donnan, equação de, 9
Gigantismo, 305
   e acromegalia, 328
Ginecomastia, 417
GIP. *Ver* Peptídeo inibidor gástrico
Glândula gástrica, estrutura da, 459
Glândula neuro-hipófise, hormônios de
   biossíntese dos, 311
   secreção de, 311 a 312
   transporte intraneuronal de, 311
   vasopressina e ocitocina, 311
Glândula suprarrenal, medula e zonas de córtex
     na, 355
Glândulas salivares, 456
Glasgow, escala de coma de, 284
Glaucoma, 179, 180
Glaucoma de ângulo aberto, 179
Glaucoma de ângulo fechado, 179
Glia, células da
   papel na comunicação dentro do SNC, 83 a 84
   tipos de, 83
Glia, fator neurotrófico derivado da linhagem de
     células da, 94 a 95
Glicina, 143
   efeitos excitadores e inibidores no SNC, 143
Glicocorticoides, 385
   efeitos anti-inflamatórios e antialérgicos dos,
     367 a 368
   efeitos farmacológicos e patológicos, 366 a 367
   efeitos fisiológicos, 365 a 366
   ligação de, 362 a 363
   metabolismo e excreção dos, 363 a 364
   para tratamento de LME, 235
   regulação da secreção de, 683 a 370
Glicocorticoides, aldosteronismo remediável
     por, 372
Glicocorticoides, retroalimentação, 369 a 370
Glicogênese, 22
Glicogenina, 24
Glicogênio sintase, 24
Glicogênio, 490
   durante o jejum, 25
   síntese e quebra do, 24, 25
Glicogênio, armazenamento de, 512
Glicogenólise, 22
Glicólise, 22
Glicólise anaeróbia e exercício, 107
Gliconeogênese, ciclo do ácido cítrico na, 21

Glicose, 480
catabolismo, 22
estrutura da, 22
fosforilação celular da, 22
infusões de, e níveis plasmáticos de hormônio do crescimento, 331
nível em jejum de, 22
quebra durante o exercício, 107
transporte da, 480
transportador de glicose, 50
Glicose, captação da, 437
Glicose, curvas de tolerância, 448
Glicose, transportadores de, 434, 480
em mamíferos, 435
Glicose, transporte de, 480
Glicosídicos, fármacos e contrações cardíacas, 113
Glicosilfosfatidilinositol (GPI), âncoras de, 37
Glicuronil transferase (UDP-glicuronil transferase), 513
Glicuronil transferase, deficiência de, 514
Glicuronil transferase, sistema da, 514
Globo pálido, 244
Globulina ligadora de corticosteroides, 362
elevação dos níveis de, 363
Globulina ligadora de esteroides, 424
Globulina ligadora de hormônios sexuais, 302
Globulina ligadora da tiroxina, concentração de, e hormônios tireoidianos, 344
Glomerular, taxa de filtração, 671, 675, 678, 702
controle da, 679
fatores que afetam a, 680
normal, 679
Glomérulo
detalhes estruturais, 675
diagrama do, 705
Glomerulotubular, mecanismos de equilíbrio, 684, 685
Glômicas, células, 660
Glomo, 660
Glote, 626
GLP-1/2. *Ver* Polipeptídeos semelhantes ao glucagon 1 e 2
Glucagon, 431, 444, 473
ação, 444
estrutura química, 443 a 444
mecanismos, 444
metabolismo, 444
razões molares insulina-glucagon, 445 a 446
regulação de secreção, 444 a 445
Glucagon, fatores que afetam a secreção de, 445
GLUT 1, deficiência de, 446
GLUT 4, transportadores de, ciclagem dos, 435
Glutamato, 138 a 142
ação sobre receptores ionotrópicos e metabotrópicos, 139, 140
captação para neurônios e glia, 137, 138
dano excitotóxico devido ao, 140
ligação a receptores AMPA/cainato, 140
níveis excessivos de, 140
vias de síntese, 138, 139
Glutamato, receptores de,
eventos bioquímicos nos, 141
farmacologia dos, 142
Glutaminase, 713
Glutationa, 514
GLUTs. *Ver* Transportadores de glicose

GMP/GMPc, 62
GnRH, neurônios secretores de, 315
GnRH. *Ver* Hormônio liberador de gonadotrofina
Goldblatt, hipertensão de, 706
Golgi, aparelho de, 46, 484
Golgi, células de, 249
Golgi, órgão tendinoso, reflexo miotático inverso do, 232, 233
Gonadais, esteroides
classificação dos, 359
estrutura básica dos, 358
tipos de, 358
Gonadais, esteroides, distribuição de, 424
Gonadais, globulina ligadora de esteroides, 407, 424
Gonadal, disgenesia, 334, 397
Gonadotrofina coriônica humana, 414
Gonadotrofinas, como glicoproteínas, 332
Gonadotrofos, 324
Gordura branca, depósitos de, 27
Gordura neutra, 27
Gota, 13
GPCRs. *Ver* Receptores acoplados a proteína G
Graaf, folículo de, 401
Gradiente de concentração, 7
Gradiente químico, 7
Gradiente térmico, 318
Granulócitos
basófilos, 68
eosinófilos, 68
grânulos citoplasmáticos, 67
neutrófilos, 67 a 68
produção de, 70
Grânulos de zimogênio, 463
Granulosa, células, interações, 407
Granulosas, células, 674
Gravidez
alterações endócrinas, 414
enxerto fetal, 414
fertilização e implantação, 413 a 414
gonadotrofina coriônica humana, 414
hormônios placentários, 415
infertilidade, 414
parto, 415 a 416
somatomamotrofina coriônica humana, 415
unidade fetoplacentária, 415
Grelina, 472, 487
GRP. *Ver* Peptídeo liberador de gastrina
GRPP. *Ver* Peptídeo relacionado à glicentina
GTP, geração de, no ciclo do ácido cítrico, 23
Guanilato-ciclases, 62
representação diagramática das, 63
Guanilina, 473
Gustaducina, 223

## H

$H^+$, concentração de, 714
acidose metabólica, 716
alcalose metabólica, 717
compensação renal, 716
$H^+$, balanço de, 715
Nomograma de Siggaard-Andersen, 717
tamponamento, 715 a 716
Hábito, 285

Haldane, efeito, 644
Hartnup, doença de, 482
Haversianos, sistemas, 385
hCG. *Ver* Gonadotrofina coriônica humana
HDL, 29
Hefaestina, 485
Helicotrema, 200
Hemácias
características, 557, 559
fibrilas de fibrina, 557, 559
formação e destruição, 557, 559
Hematopoiéticas, células-tronco, proliferação e autorrenovação de, 70
Hematopoiéticos, fatores de crescimento, 71
Heme, 486, 641
Hemianopia, 190
Hemibloqueio/bloqueio fascicular, 530
Hemidesmossomo e adesões focais, 43
Hemisfério cerebral direito, 191
Hemisfério cerebral, áreas relacionadas com reconhecimento de faces, 294
Hemisférios categóricos e representativos, lesões dos, 291
Hemisférios cerebrais
diferenças anatômicas entre os, 292
especialização complementar dos, 291 a 292
Hemisférios representacionais e categóricos, lesões dos, 291
Hemoglobina, 646
afinidade por oxigênio da, fatores que afetam, 643 a 644
carboxiemoglobina, 559
catabolismo da, 559 a 560
anemia ferropriva, 560
biliverdina, 559 a 560
fototerapia, 560
curvas de dissociação, comparação das, 644
heme, 557
ligação *in vivo*, 644
mete-hemoglobina, 558 a 559
no feto, 559
oxiemoglobina, 557 a 559
oxigenada/desoxigenada, curvas de titulação comparativas para, 646
reação da, 641 a 643
representação diagramática de subunidades, 557, 560
síntese da, 559
velocidade de síntese, 559, 561
Hemoglobina oxigenada, curvas de titulação comparativas para, 646
Hemorragia, 698
Hemossiderina, 486
Hemossiderose, 486
Hemostasia
anticoagulantes, 568 a 569
agentes quelantes, 569
cumarina, derivados da, 569
heparina, 568 a 569
coagulação, mecanismo da, 566 a 567
fator ativo, 567
formação de fibrina, 566 a 567
inibidor da via do fator tecidual, 567
sistema extrínseco, 567
sistema intrínseco, 566 a 567
tecidual, tromboplastina, 567

# 736     Índice

mecanismos de anticoagulação, 567 a 568
  antitrombina III, 567
  efeito antiagregador, 567
  fatores de coagulação, 567
  heparina, 567
  plasmina, 567 a 568
  receptores de plasminogênio, 568
  sistema fibrinolítico, 567 a 568
  trombomodulina, 567
 resposta a lesão, 565
 resumo de reações, 565, 567
Henderson-Hasselbach, equação de, 7
Hepática, artéria, 474
Hepática, congestão venosa, 511
Hepáticos, sinusoides, 510
Hepatocelular, degeneração, 246
Hepatócito, 510
Hering-Breuer, reflexos de, 664
Hermafroditismo verdadeiro, 396
Herniação central, 243
Herniação, 243
Herring, corpos de, 312
Heterorreceptor, 136
Hexose monofosfato, desvio da, 22
Hexoses, 479
Hibernação miocárdica, 550
Hibridização *in situ*, 136
Hidrogênio, íon, concentração de. *Ver* $H^+$,
  concentração de
Hidrolases ácidas
 em lisossomos, 39
Hidroxiapatitas, 385
Hidroxicolecalciferóis, 379 a 381
 estrutura química, 379 a 380
 mecanismo de ação, 380
 regulação da síntese, 380 a 381
25-Hidroxicolicalciferol, 379
5-Hidroxitriptamina. *Ver* Serotonina
Hiperaldosteronismo, 374
Hiperaldosteronismo primário, 374
Hiperaldosteronismo secundário, 374
Hiperalgesia e alodinia, 164 a 165
Hipercalcemia, 384
Hipercalcemia de neoplasias malignas, 384
Hipercalcemia osteolítica, 384
Hipercapnia, 653 a 654, 662
Hipercinéticos, movimentos coreiformes, 246
Hiperemia, 473
Hiperfunção, 428
Hiperglicemia, 438
Hipermetropia, 186, 187
Hipernatremia, 310
Hiperopia, 186, 187
Hiperosmia, 221
Hiperosmolaridade, 9
Hiperplasia suprarrenal congênita lipoide, 362
Hiperplasia suprarrenal congênita, 361 a 362
Hiperpneia, 649
Hiperprolactinemia, 400
Hipertensão pulmonar, 637
Hipertermia maior, 105, 320
Hipertermia, 320
Hipertireoidismo
 causas de, 347
 sintomas de, 347
Hipertônicas, soluções, 8
Hipervitaminose A, 492
Hipervitaminose D, 492

Hipervitaminose K, 492
Hipestesia, 221
Hipocalemia, 435
Hipocampo e lobo temporal medial, 288
Hipocapnia, 654 a 655
Hipocretina, 276
Hipofisária, insuficiência
 causas de, 336
 efeitos da, 335 a 336
Hipófise, glândula
 anatomia da, 324
 anterior. *Ver* Adeno-hipófise
 esboço diagramático da formação da, 324
 funções da, 324
 hipotálamo, relação com, 308, 309
 histologia da, 324
 lobos anterior e intermediário, 308
Hipogeusia, 225
Hipoglicemia, 440, 441, 448 a 449
Hipoglicemia hipocetonêmica, 28
Hipogonadismo hipogonadotrófico, 316, 428
Hipomenorreia, 413
Hiponatremia, 700
Hipoparatireoidismo, 64
Hiposmia, 221
Hipospádia, 362
Hipotalâmica, doença, 316
Hipotalâmicos, mecanismos reguladores, 309
Hipotálamo
 conexões aferentes e eferentes do, 307 a 308
 estimulação do, 309
 funções do, 309
 inter-relações postuladas, 427
 intra-hipotalâmico, sistema, 308
 localização do, 307
 relação com a função autonômica, 309 a 310
 relação com a glândula hipófise, 308, 309
 representação diagramática do, 308
Hipotermia, 320
Hipótese do sinal, 20
Hipotireoidismo congênito, 346
Hipotireoidismo, 346
 estratégia para avaliação laboratorial de, 305
Hipotônicas, soluções, 8
Hipovolemia, efeito da, 699
Hipoxemia, 649 a 652
 aclimatação, 650 a 651
 definição, 649
 inalando oxigênio, 649 a 650
 pressão atmosférica diminuída, efeitos da, 649
 sintomas hipóxicos, 649 a 650
 desequilíbrio da ventilação-perfusão, 651 a 652
 desvios venoarteriais, 651
Hipoxia, 649
 oxigenoterapia da, 653
Hipoxia histotóxica, 649, 653
Hipoxia isquêmica, 653
Hipoxia isquêmica/estagnante, 649
Hirschsprung, doença de, 505
His, feixe de, 521
His, feixe de, eletrograma do, 528
Histamina 1, receptor de (receptor H1),
  antagonistas do, 60
Histamina 2, receptor de (receptor H2),
  antagonistas do, 60
Histamina, 149 a 150
Histamina, receptores de, como alvos de
  fármacos GPCR, 60

Histerese, 631
Holter, monitor, 529
Homeostasia da amônia corporal total, 515
Homeostasia da glicose, 438
Homeostasia eletrolítica, e hormônio do
  crescimento, 327
Homeostasia, contribuintes hormonais à, 303
Homeotérmicos, animais, 316
 temperatura corporal de, 317
Homométrica, regulação, 547
Homúnculo motor, 237
Homúnculo sensorial, 168
Hormônio, 471
 biossíntese no córtex suprarrenal, 359
Hormônio adrenocorticotrófico
 concentração plasmática do, 369
 deficiência de, 336
 e capacidade de resposta suprarrenal, 368
 e resposta ao estresse, 369
 e ritmo circadiano, 368 a 369
 efeito sobre a secreção de aldosterona do, 372
 efeito sobre a suprarrenal do, 368
 estimulação do, 362
 funções do, 368
 mecanismo de ação do, 361
 no feto, 416
 química e metabolismo do, 368
 secreção de
 secreção de aldosterona produzida por, 372
  e estresse, 366
  efeitos dos glicocorticoides sobre, 365
Hormônio antidiurético, 313, 698
Hormônio do crescimento
 ação sobre o metabolismo de lipídeos, 327
 ação sobre o metabolismo dos
  carboidratos, 327
 ações diretas e indiretas do, 329
 biossíntese e estrutura química do, 326
 e somatomedinas, interações entre,
  327 a 329
 efeitos sobre as proteínas, 327
 efeitos sobre o crescimento, 326
 especificidade por espécie, 326
 fisiologia do crescimento, 331 a 332
 homeostasia de eletrólitos, 327
 insensibilidade ao, 334
 ligação do, 326
 metabolismo do, 326
 níveis plasmáticos, 326
 secreção
  controle hipotalâmico e periférico da, 330
   a 331
  controle por retroalimentação da, 330
  estímulos que afetam, 330 a 331
  variações diurnas na, 330
Hormônio do crescimento, nível basal do 326
Hormônio do crescimento, receptor do, 326
Hormônio estimulador de α-melanócitos, 415
Hormônio folículo-estimulante,
 ações do, 333
 constituintes do, 332
 meia-vida do, 332
 receptores para o, 333
 secreção do, 421
Hormônio liberador de corticotrofina, 314, 487
 funções do, 315
Hormônio liberador de tireotrofina, 314
 funções do, 315

Hormônio liberador de gonadotrofina 314, 398
Hormônio liberador do hormônio do
	crescimento, 314
Hormônio livre e complexo hormônio-SBP, 302
Hormônio luteinizante, 304
	ações do, 333
	constituintes do, 332
	episódica, secreção de, 411
	hormônio liberador do, 314
	meia-vida do, 332
	receptores para, 333
Hormônio estimulante da tireoide
	deficiência de, 336
	efeito sobre a tireoide, 345
	química e metabolismo do, 345
	secreção no frio, 319
Hormônio, células secretoras de, da
	adeno-hipófise, 324 a 325
Hormônio, excesso de, doenças associadas a,
	305 a 306
Hormônio, resistência a, 305
Hormônio, síntese de, na zona glomerulosa, 360
Hormônios, 385
	mecanismo de ação de, 302, 303
	peptídeos, 299
	radioimunoensaio para, 304
	receptores para, 303
	secreção de, 300
	significado dos, 299
	síntese e processamento, 300
	transporte no sangue, 301 a 302
Hormônios adrenocorticais
	classificação dos, 359
	diferenças entre espécies, 359 a 360
	em humanos adultos, 360
	esteroides secretados, 359
	esteroides. *Ver* Esteroides
	estrutura básica dos, 358
	tipos de, 358
Hormônios da adeno-hipófise, 313
	ações dos, 314
	hipotálamo e, 314
	controle hipotalâmico da secreção dos, 314
Hormônios do lobo posterior, síntese dos, 311
Hormônios gastrintestinais, 151, 468
	ação integrada dos, 472
	células enteroendócrinas, 468
	colecistocinina, 469 a 471
	gastrina, 468 a 469
	GIP, 471 a 472
	motilina, 472
	peptídeos gastrintestinais, 472 a 473
	produção de, 469
	secretina, 471
	somatostatina, 472
	VIP, 472
Hormônios hipofisiotróficos
	como neurotransmissores, 315
	efeito sobre a secreção hormonal da
		adeno-hipófise, 314-315
	estrutura dos, 315
	hormônio liberador de prolactina, 314
	implicações clínicas dos, 316
	localizações dos corpos celulares de neurônios
		que secretam, 315
	receptores para, 316
	significado dos, 316
	tipos de, 314

Hormônios hipotalâmicos, secreção dos, 308
Hormônios natriuréticos, 706 a 708
	ações, 707
	estrutura, 706 a 707
	Na$^+$-K$^+$-ATPase, fator inibidor de, 708
	natriuréticos, receptores de peptídeos, 707 a 708
	secreção e metabolismo, 708
Hormônios neurais, 311
Hormônios ovarianos
	ações, 409
	características sexuais secundárias
		femininas, 408
	estrogênios sintéticos e ambientais,
		408 a 409
	estrutura química, biossíntese, 406 a 407
	genitália feminina, efeitos sobre, 407
	mamas, efeitos sobre as, 408
	mecanismos de ação, 408, 410
	órgãos endócrinos, efeitos sobre, 407 a 408
	progesterona, 409
	relaxina, 410
	secreção, 407, 409
	sistema nervoso central, efeitos sobre o, 408
Hormônios sexuais, 391, 419
Hormônios tireoidianos, 385
	ação calorígera dos, 348 a 349
	atividade biológica dos, 340
	efeito sobre atividade da bomba
		Na$^+$-K$^+$-ATPase, 53
	efeitos fisiológicos sobre, 348
		catecolaminas, 350
		cérebro, 349
		crescimento normal, 350
		músculo esquelético, 350
		sistema cardiovascular, 349
		sistema nervoso, 349 a 350
	esteroides e, diferença entre, 300
	homeostasia do iodo e, 340 a 341
	mecanismo de ação dos, 347 a 348
	metabolismo dos, 344 a 345
	oscilações na deiodação, 344 a 345
	secreção, regulação da, 345 a 347
	síntese e secreção, 341 a 343
	transporte de, 343 a 344
Hormônios tróficos, 323
Horner, síndrome de, 261, 263
Horripilação, 318
Hp. *Ver* Hefaestina
5-HT. *Ver* Serotonina
Huntington, doença de, 245
	lesão inicial detectável na, 246


## I

Icterícia,
	bilirrubina, 514
	obstrutiva, 517
IDL, 29
Ilhotas pancreáticas, estrutura, 432
	eletromicrografia de, 432
	no rato, 432
	tipos celulares, 432
Ilhotas, hormônios das células das
	efeitos dos, 446
	pancreáticos, organização dos, 446 a 447
	polipeptídeo pancreático, 446
	somatostatina, 446

Imagem, formação da, 185
	defeitos comum de, 186 a 188
		ambliopia, 187
		astigmatismo, 188
		estrabismo, 187
		hiperopia, 186, 187
		miopia, 187, 188
		princípios de óptica, 186
IMC. *Ver* Índice de massa corporal
Imipramina para tratamento de
	cataplexia, 276
Implantação, 414
Impulsos nervosos. *Ver* Ação, potenciais de
Imunes células efetoras,
	células B e T de memória, 70
	fatores estimulantes de colônias, 70
	granulócito, 70
	granulócitos, 67 a 68
	linfócitos, 69
	macrófago, 70
	mastócitos, 68
	monócitos, 69
Imunidade
	adquirida, 74 a 75
	apresentação de antígeno, 75
	base genética da, 78
	células B, 77
	células T, receptores de, e, 76 a 77
	citocinas, 72
	defesas ativadas, 70 a 72
	imunoglobulinas, 77 a 78
	inata, 74
	na apoptose, 47
	reconhecimento de antígeno, 75
	sistema do complemento, 72, 73
Imunidade adquirida, 71
	ativação de linfócitos T e B na, 71, 74 a 75
	representação diagramática da, 77
Imunidade celular, 75
Imunidade humoral, 75
Imunidade inata
	células mediando, 74
	defesas ativadas, 70
	e imunidade adquirida, 71
	na *Drosophila*, 74
	primeira linha de defesa contra infecção, 72
Imunidade secretória, 78, 483
Imunoglobulina intravenosa, tratamento da
	síndrome de Lambert-Eaton, 130
Imunoglobulinas
	antígenos bacterianos e virais, 78
	classes de, 77
	componente básico das, 77
	imunoglobulina G, 77
	polipeptídeos componentes, 77 a 78
Imunoglobulinas, 78
Imunoistoquímica, 136
Imunossimpatectomia, 94
Imunossupressão, 449
Imunossupressores, fármacos, tratamento da
	miastenia grave usando, 129
Imunossupressores, tratamento do clônus
	usando, 233
Imunoterapia, tratamento da síndrome de
	Lambert-Eaton usando, 130
Inalantes, fármacos, efeitos sobre músculo
	liso, 116
Incisura dicrótica, 542

**738** Índice

Incontinência por hiperfluxo, 695
Índice de massa corporal, 488
Inervação de vasos sanguíneos
  fibras simpáticas noradrenérgicas, 587 a 588
  nervos simpáticos, 587 a 588
  veias esplâncnicas, 588
  venoconstrição, 588
Inervação extrínseca, 468
Inervação recíproca, 232, 657
Infarto do miocárdio, 534
Inflamação
  da pele, 81
  sequência de reações na, 80
Inflamatória, resposta, 68
  fator nuclear κB na, 80
Ingestão de iodo diária, e função da tireoide,
  340 a 341
Inibição por *feedforward*, 250
Inibição por retroalimentação negativa do
  neurônio motor medular, 127
Inibição pós-sináptica, 126
Inibição pré-sináptica
  comparação de neurônios produzindo, 126
  e facilitação, 126
  efeitos sobre potencial de ação e corrente de
  $Ca^{2+}$, 127
Inibidores da MAO, 149
Inositol trifosfato
  como segundo mensageiro, 59 a 60
Insônia, 279
Inspiração, 627 a 628
Inspiratórios, músculos, 626
Insuficiência cardíaca congestiva, tratamento
  da, 540
Insuficiência cardíaca, 540
Insuficiência de alto débito, 540
Insuficiência sistólica, 540
Insuficiência suprarrenal primária, 375
Insuficiência suprarrenal secundária, 375
Insuficiência suprarrenal terciária, 375
Insuficiência suprarrenal, 365, 375
Insulina, 431, 436, 481
  ações principais da, 434
  atividade semelhante à insulina no sangue, 433
  biossíntese e secreção da, 433
  deficiência de
    acidose, 439
    coma, 439 a 440
    efeitos da hiperglicemia, 438
    intracelular, glicose, efeitos da, 438
    metabolismo do colesterol, 440
    metabolismo lipídico no diabetes, 439
    metabolismo proteico, alterações do,
    438 a 439
    tolerância à glicose, 437 a 438
  deficiência, efeitos da, 440
  e fatores de crescimento semelhantes à
    insulina
    comparação da, 329
    estrutura da, 328
  efeito anabólico da, 436
  efeito sobre atividade da bomba $Na^+$-$K^+$-
    ATPase, 53
  efeitos da, 433, 434
    hipoglicêmico, 436
    preparados, 434 a 435
    relação com o potássio, 435 a 436
    transportadores de glicose, 434

estrutura/especificidade por espécie,
  432 a 433
mecanismo de ação
  receptores, 436 a 437
  metabolismo, 433
  respostas intracelulares, 436
  sensibilidade, 335
Insulina, excesso de
  mecanismos compensatórios, 440 a 441
  sintomas, 440
Insulina, receptores de, 436
Insulina, secreção de, 442
  fatores que afetam, 441
  regulação da, 441
    agentes hipoglicêmicos, 442
    cíclico, AMP, 442
    hormônios intestinais, 443
    nervos autonômicos, efeitos dos,
    442 a 443
    nível de glicose plasmática, efeitos do,
    441 a 442
    proteína/lipídeos, derivados, 442
    respostas de células B, mudanças de longo
    prazo, 443
Insulina, sensibilizadores de, 305
Insulina, tecidos sensíveis à, endossomos
  nos, 435
Insulina-glucagon, razões molares, 445
Insulinoma, 448
Integrinas, 42
Intensidade-duração, curva de, 89
Intercaladas, células, 674
Interleucinas como multi-CSF, 70
Internalização, 55
Interneurônios de circuito local, 171
Interneurônios inibitórios, 270, 271
Intestinais, células epiteliais, disposição
  das, 482
Intestinal, fluido e transporte de eletrólitos,
  466 a 468
Intestinal, lúmen, 477
Intestinal, mucosa
  digestão de lipídeos e passagem na, 484
Intestino
  camadas funcionais, 456
  epitélio do, 456
  substâncias, transporte normal de, 459
Intestino curto, síndrome do, 491
Intestino delgado, 53
  motilidade intestinal, 504
  secreção de cloreto no, 467
  tempo de trânsito, 505 a 506
Intracraniano, hematoma, 284
Intrafusais, fibras musculares, 229
Intra-hipotalâmico, sistema, 308
Intramembranosa, formação óssea, 385
Intrauterinos, dispositivos, 412
Invertebrados, temperatura corporal
  dos, 316
Iodeto, transporte de, nos dos tireócitos, 341
Iodo, homeostasia do, e hormônios
  tireoidianos, 340 a 341
Íons hidratados, tamanhos de, 50
Irritantes, receptores, 664
Ishihara, mapas de, 193
Isocápnico, tamponamento, 668
Iso-hídrico, princípio, 6
Isomaltase, 478

**J**

JAK2-STAT, vias, 326
JAK-STAT, vias, transdução de sinal, 63, 64
Janus, tirosina cinases, 63
Jejum, dor do, causas de, 159
JG, células. *Ver* Justaglomerulares, células
Juncionais, potenciais, 130
Junções comunicantes
  conectando citoplasma de células, 44
  propagação de atividade elétrica a
  partir de, 43
Junções oclusivas, 43
Justácrina, comunicação, 54
Justaglomerular, aparelho, 674
Justaglomerulares, células, 705
Justamedulares, néfrons, 674

**K**

$K^+$, canais de, 51
$K^+$, depleção de, 441
Kallmann, síndrome de, 316
Kaspar Hauser, síndrome de, 334
Kayser-Fleischer, anéis de, 246
Klinefelter, síndrome de, 397
Kölliker-Fuse, núcleos de, 658
Krebs, ciclo. *Ver* Ciclo do ácido cítrico
Kupffer, células de, 510, 512
Kussmaul, respiração de, 439, 661

**L**

Labirinto membranoso, 200
Labirinto ósseo, 200
Labirinto vestibular, 212
Labirinto. *Ver* Orelha interna
Lacis, células, 705
Lactação, 416 a 417
  ciclos menstruais, efeito, 417
  ginecomastia, 417
  iniciação da, 416 a 417
  leite, secreção/ejeção de, 416
  mamas, desenvolvimento das, 416
Lactase, 478
Lactose, 478
  digestão na borda em escova, 480
Lactose, intolerância, tratamento da, 479
Lactotrofos, 324
Lambert-Eaton, Síndrome de, 130
Lâmina basal, 38. *Ver também* Membrana
  celular
LCS. *Ver* Líquido cerebrospinal
LDL, 29
L-Dopa, 334
LEC. *Ver* Líquido extracelular
Leptina, 399
Lesão axonal difusa, 284
Lesão cerebral traumática, 284
Lesão da medula espinal, 235
Lesão do neurônio motor superior, 233
Lesão local, 80
Lesões corticais localizadas, 294
Lesões dos hemisférios categóricos e
  representacional, 291
Leucemia mieloide crônica, 57

Leucemia, fator inibidor da, 95
Leucócitos
    células crescem, 556 a 558
    elementos celulares, 556, 557
    produção de, 70
Levodopa, 140
    para tratamento da AMS, 256
    para tratamento da doença de
        Parkinson, 247
Lewy, corpos de, 248
Leydig, células de, 394, 426
    células intersticiais de, 419
LH. *Ver* Hormônio luteinizante
LHRH. *Ver* Hormônio luteinizante,
        hormônio liberador do
Lidocaína para dor crônica, 164
LIF, 95
Ligações peptídicas, formação de, 19
Ligamento apical, 202
    representação esquemática de, 204
α-limite, dextrinas, 478
Linfática, circulação
    funções da, 584
    linfáticos drenando, 584
    linfáticos, vasos, 584
Linfático, gânglio, anatomia do, 69
Linfáticos, órgãos, efeitos dos glicocorticoides
        sobre, 366
Linfócitos, 473
    durante o desenvolvimento fetal, 69
    na corrente sanguínea, 69
Linguagem
    áreas no hemisfério categórico envolvido
        com a, 293
    fisiologia da, 292 a 293
Linguagem, atividade baseada na
    áreas ativas do cérebro durante, 284
Linguagem, distúrbios da
    afasias, 293
    gagueira, 294
Lipídeos, 483 a 485
    absorção de gorduras, 484 a 485
    ácidos graxos de cadeia curta, 485
    ácidos graxos. *Ver* Ácidos graxos
    biologicamente importantes, 26
    digestão de, 483 a 484
    esteatorreia, 484
    nas células, 27, 28
    plasmáticos, 29
    transporte de, 29
Lipídeos celulares, tipos de, 27
    citoesqueleto, 40
    especialização celular, 35
    secreção celular, 48
Lipídeos da dieta, processamento dos, por
        lipases pancreáticas, 29
Lipídeos estruturais, 27
Lipídeos plasmáticos, 29
Lipídeos, digestão
    manejo intracelular da, 484
    mucosa intestinal, 484
Lipídeos, quebra de, durante o exercício, 106 a
        107
Lipodistrofia congênita, 450
Lipoproteínas, 29
Lipoproteína de densidade muito baixa, 29
Lipoproteínas de alta densidade 29
Lipoproteínas de baixa densidade, 29

Lipoproteínas de densidade intermediária, 29
Lipoproteínas de densidade muito baixa, 29, 492
Líquido extracelular, 5, 599
    características do, 3
    classificação do, 3
    composição iônica do, 697
    efeito do, 714
    manutenção de volume, 700 a 702
    tonicidade, defesa da, 697
        mecanismos para, 698
Líquido intersticial, 3, 5
Líquido intersticial, volume
    constrição pré-capilar, 584
    edema, 584
    elefantíase, 585
    fatores promotores, 584, 585
    linfedema, 585
Líquido intracelular, 3, 5
Líquidos corporais
    capacidade de tamponamento dos, 6
    compartimentalização inadequada, 3 a 4
    organização dos, 5
Líquidos transcelulares, 5
Líquidos, ingestão de. *Ver* Água, ingestão de
Lisina vasopressina, 311
Liso-PC, danos às membranas celulares, 463
Lisossomos
    definição de, 39
    enzimas encontradas nos, 39
LMC. *Ver* Leucemia mieloide crônica
LME, 235
Lobo frontal, lesões do, 294
Lobo temporal medial, e hipocampo, 288
Lobo temporal, memória, 285
Lou Gehrig, doença de, 240
Lovastatina, 30
Lown-Ganong-Levine, síndrome de, 534
LTP. *Ver* Potenciação de longa duração
Luteólise, 411
Luz, adaptação à, 194

## M

M, células
Má absorção, 491
Má absorção, síndrome da, 491
Machado-Joseph, doença de, 252
Macrófagos alveolares, 625
Macrófagos, 69
Macróglia, 83 a 84
Macrossomia, 446
Mácula densa, 674, 684, 705
Mácula, 180
Macular, preservação, 191
Maculopatia, 181
Maldição de ondina, 665
Maltase, 478
Maltose, 478
Maltotriose, 478
Mama, câncer de, 302
Mamíferos, fibras nervosas dos, 92
Mamíferos, neurônios motores
        medulares, concentração de
        íons, 10
Mamilos, estimulação dos, 312
Mamotrofos, 324
Mancha cega, 180

Manobra de valsalva
    bradicardia, 593
    diagrama de resposta ao esforço para defecar,
        593, 594
    frequência cardíaca, 595
    hiperaldosteronismo, 595
    pressão intratorácica, 593
    taquicardia, 593
Manúbrio, 199
Marca-passo, células
    pré-Bötzinger, complexo, 658
Marca-passo, potencial, 523
Martelo d'água, pulso em, 544
Mascaramento, 205
Masculinização, 374
Mastigação, 500
Mastócitos, 68
McCune-Albright, síndrome de, 413
Mecânica corporal, 110
Mecanismos de controle neural, 311
Mecanismos neurais, da visão de
        cores, 194
Mecanorreceptores, 157
    células ciliadas como, 202
Mediadores químicos
    ação sobre receptores, 136
    como neurotransmissores e
        neuromoduladores, 136
    em resposta à lesão tecidual, 165
Medicina molecular, 47
Medida da pressão venosa, 583 a 584
Medula óssea
Medulares, hormônios, estrutura e função
        dos, 355 a 356
Meiose, 14
Meissner, corpúsculos de, 158
Meissner, plexo de, 473
Melanóforo, 325
Melanopsina, 185
Melanotropinas
    biossíntese, 325
    funções fisiológicas, 325
Melatonina
    e estado sono-vigília, 280
    secreção de, 278
    síntese, ritmo diurno de compostos na, 280
Memantina, 140
    para o tratamento da doença de
        Alzheimer, 289
Membrana alveolocapilar, difusão através
        da, 635
Membrana celular
    balsas e cavéolas, 49
    composição da, 36
    conteúdo enzimático da, 38
    em procariotos e eucariotos, 36
    permeabilidade, 50
    potencial de membrana através da, 88
    propriedades de solubilidade da, 36
    proteínas na, 36, 37
    retalho de, 49
Membrana plasmática
Membrana pós-sináptica, receptores
        concentrados em cachos na, 136
Membrana timpânica, 199
    movimentos da, 206
Membrana, polarização de, anormalidades
        da, 534

740 Índice

Membrana, proteínas de transporte de
aquaporinas, 50
transportadores, 50
uniportes, 51
Memória
base neural da, 285 a 286
de curto prazo, 285
de longo prazo, 285
de procedimentos, 284
de trabalho, 288
e cérebro, ligação entre, 285
episódica, 284
explícita ou declarativa, 283, 284
formas de, 285
implícita, 284
intercortical, transferência de, 286 a 287
semântica, 284
Memória de curto prazo, 285
Memória de longo prazo, 285
armazenamento no neocórtex, 288
evocação, 289
Memória de trabalho, 285, 288
Memória declarativa, 285
Memória episódica, 284
Memória semântica, 284
Memórias explícitas, áreas envolvidas com
codificação, 288
Menarca, 398
Menopausa masculina. *Ver* Andropausa
Menopausa, 400
Menorragia, 413
Mensageiros primários, 56
Mensageiros químicos
comunicação intercelular via, 54
mecanismo de ação dos, 55 a 56
receptores para, 55
reconhecimento por células, 55
tipos de, 54
Menstruação, 401
Menstrual, ciclo
alterações durante o intercurso, 404 a 405
alterações ovarianas vs. uterinas, 403
anovulatórios, ciclos, 404
basal, temperatura corporal, e concentrações
hormonais plasmáticas, 405
cérvice uterino, mudanças cíclicas, 404
ciclo ovariano, 401 a 402
ciclo uterino, 402 a 404
ciclo vaginal, 404
estral, ciclo, 406
indicadores da ovulação, 405 a 406
mamas, alterações cíclicas, 404
menstruação normal, 404
Merkel, células de, 158
Mesangiais, células, 673
relaxamento de, 680
Mesocortical, sistema, 147
Metabolismo intermediário, ações dos
glicocorticoides sobre, 365
Metemoglobina, 653
3, 4-Metilenedioximetanfetamina, 149
Método de diluição do indicador, 545
Método de Fick direto, 545
Mexiletina, 164
mGluR. *Ver* Receptores metabotrópicos de
glutamato
MHC. *Ver* Complexo principal de
histocompatibilidade

Miastenia congênita, 105
Miastenia grave, 129
Miastenia, 105
Micção, 671
Micelas, 465, 483
Micetismo, 263
Microfilamentos, 40
composição dos, 41
estrutura dos, 41
Micróglia, 83
microRNAs, 16
Microscopia, técnicas de, constituintes celulares,
exame por, 35
Microssomos, 36
Microtúbulos
composição dos, 40
estruturas dos, 40
fármacos que afetam, 40, 41
Microtúbulos, centros organizadores de, 42
Microvilosidades, 460
Mielina tubular, 624
Mieloperoxidase, 68
Mifepristona (RU 486), 410
Mineralocorticoides, 353
aldosterona. *Ver* Aldosterona
efeitos secundários do excesso de, 372
mecanismo de ação da, 370 a 371
relação com receptores de glicocorticoides,
371
Miocárdicas, fibras, 522
Mioglobina, 643
curvas de dissociação, comparação de, 644
Miopatias metabólicas, 100
Miopia, 187, 188
Miópticos, 187
Miosina, 41, 42
movimento de potência no músculo
esquelético, 102 a 103
no músculo esquelético, 99
Miotônica, distrofia, 105
MIS. *Ver* Substância inibidora mülleriana
Mitocondriais, doenças, 39
Mitocondrial, DNA, 38
doenças causadas por anormalidades no, 47
Mitocondrial, genoma
e genoma nuclear, interação entre, 38
Mitocondrial, membrana
transporte de prótons pelas lamelas internas e
externas da, interna, 12
Mitocôndrias
componentes envolvidos na fosforilação
oxidante em, 38
funções das, 38
genoma, 38
Mitose, 14
Mixedema. *Ver* Hipotireoidismo
Modalidades sensoriais, 157, 158
Modificação pós-transcripcional
da cadeia de polipeptídeos, 20
de pré-mRNA, 16
reações na, 20
Moduladores seletivos do receptor de
estrogênio, 409
Molaridades, 4
Moléculas de adesão celular, 36
classificação das, 42
função das, 42
nomenclatura, 42

Mongolismo. *Ver* Síndrome de Down
Monoaminas
adrenalina, 145
adrenoceptores, 146 a 147
ATP, 150
catecolaminas, 145 a 146
dopamina, 147, 148
histamina, 149 a 150
noradrenalina, 145
noradrenérgicas, sinapses, 147
secretadas em junções sinápticas, 140
serotonérgicas, sinapses, 149
serotonérgicos, receptores, 148, 149
serotonina, 148
Monoamina oxidase, inibidores da, 149
Monócitos ativados por citocinas, 69
3'-5' Monofosfato de adenosina cíclico,
460, 473, 523, 705
Monofosfato de adenosina cíclico, 379
ativação do, 62
como mensageiro secundário, 60 a 61
efeito de toxinas bacterianas sobre, 62
formação e metabolismo do, 62
Monofosfato de guanosina cíclico, 62
Monóxido de carbono, envenenamento,
652 a 653
Morte celular programada. *Ver* Apoptose
Mosaicismo, 396
Motilidade progressiva, 422
Motilina, 472
Motivação e adicção, 172
Motores moleculares
cinesina, 41
dineínas, 41
miosina, 41, 42
Movimento circular, 531
Movimento de massa, 505
Movimento de potência, da miosina no músculo
esquelético, 102 a 103
Movimento voluntário
controle do, 237
corticospinal e corticobulbar, papel do
sistema no, 239
vias do tronco cerebral envolvidas no
lateral, 240 a 241
medial, 239 a 240
Movimento, papel do sistema corticospinal e
corticobulbar no, 239
Movimentos rápidos dos olhos, sono, 273, 666
movimentos rápidos dos olhos, 274-275
ondas do EEG durante, 274
PET, tomografia por emissão de pósitrons, 275
potenciais de fase, 275
MRF. *Ver* Fator de regressão Mülleriano
mRNA, transcrição, 16, 18
MRP-2. *Ver* Proteína 2 de resistência a
múltiplos fármacos
MSH. *Ver* Hormônio estimulador de
α-melanócitos
Muco cervical, 404
Mucosa, irritação da, 502
Mucosa, sistema imune da, 473
Mucosas, células, 484
Muscarínico, envenenamento, 263
Muscarínicos, receptores colinérgicos,
144, 145
Muscarínicos, receptores, 259
Muscular, fasciculação, 102

**Índice** **741**

Muscular, fraqueza
  miastenia grave, 129
  por ataque autoimune, 130
Muscular, rigor, 108
Muscular, tônus, 233
Musculatura distal, controle dos, 240
  movimento e, 239
  trato corticobulbar, 239
  tratos corticospinais, 238
Musculatura lisa intestinal
  efeitos de agentes sobre o potencial de
    membrana da, 115
Músculo esquelético, 98
  respostas elétricas e mecânicas do, 102
Músculo gastrocnêmio, eletromiografia
    do, 99
Músculo liso multiunitário, efeito de
    mediadores químicos sobre, 115
Músculo liso vascular
  contração e relaxamento, 569, 570
  mecanismo das pontes cruzadas, 569
Músculo liso
  atividade elétrica da, 114
  atividade mecânica da 114
  contração do
    atividade da cinase da cadeia leve da
      miosina dependente de calmodulina, 115
    mediadores químicos, efeito sobre a, 115
    papel do $Ca^{2+}$ na, 114 a 115
    sequência de eventos na, 115
  do útero, efeito da ocitocina sobre, 313
  efeitos de agentes sobre o potencial de
    membrana da, 115
  estriações no, 114
  excitação excessiva nas vias aéreas, 116
  fármacos atuando na, 116
  geração de força da, 116
  músculo esquelético e cardíaco, comparação
    com, 114
  neurônios autonômicos pós-ganglionares
    na, 131
  plasticidade da, 116
  relaxamento da
    mecanismos celulares ligados ao, 116
  suprimento nervoso para, 116
  terminações nervosas na, 130
  tipos de, 114
Músculo ventricular, comparação do, 523
Músculo, elemento contrátil do, 547
Músculos axiais e distais, controle de
  movimento e, 239
  trato corticobulbar, 239
  tratos corticospinais, 238
Músculos expiratórios, 626
Músculos intercostais externos, 626
Músculos respiratórios, 626, 632
Músculos, controle
  corticobulbar, 239
  corticospina L, 238
  movimento e, 239
Mutações pontuais, 14

**N**

N, N-dimetiltriptamina, 149
$Na^+$, canais de, 51
  estado inativado, 88
$Na^+$, excreção de, esteroides que afetam a, 371
$Na^+/I^-$, simporte, 341
$Na^+$-$K^+$-ATPase
  volume celular e dependência de pressão
    sobre, 9
NaCl, pressão osmótica, 8
$NAD^+$. *Ver* Nicotinamida adenina
    dinucleotídeo
NADH, geração de, no ciclo do ácido cítrico, 23
$NADP^+$, 11 a 12
NADPH oxidase, ativação de, 68
Nanismo, 334
Nanismo de Laron, 334
Nanismo psicossocial, 334
Narcolepsia, 276
Natalizumabe para tratamento de EM, 86
Néfron, 673 a 674
  diagrama, 674
Néfrons corticais, 674
Neocórtex
  células piramidais, 270 a 271
  interneurônios, 270, 271
Neoplasias malignas, hipercalcemia humoral
    de, 384
Neostigmina, tratamento da miastenia grave
    com, 129
Nervos periféricos
  composição dos, 92
  sensibilidade à hipoxia e a anestésicos, 93
Nervo periférico, lesão de, 94
Nervos eretores, 422
Neurofisina, 311
Neurogênese, 287
Neuroglicopênicos, sintomas, 440
Neurolépticos, fármacos, 246
Neurológico, exame, 162, 163
Neuromoduladores, 143
Neuromoduladores centrais, sistemas de
    projeção difusa, 138
Neuromuscular, junção, 119
  doenças da, 129 a 130
  estrutura da, 128
Neuromuscular, transmissão
  eventos na, 128
  eventos ocorrendo durante a, 127 a 129
  junção neuromuscular, 127
Neurônio motor espinal, 109
  inibição por retroalimentação negativa, 127
Neurônio motor, com axônio mielinizado, 84
Neurônios
  classificação dos, 85
  componentes dos, 84, 85
  desmielinizados, 86
  fator ampliador do crescimento dos,
    94 a 95
  limiar, para alterações de estimulação,
    90 a 91
  mielinizados, 85
  tipos de, 85
  transporte axônico, 86 a 87
  zonas importantes dos, 85
Neurônios autonômicos pós-ganglionares, 131
Neurônios magnocelulares, atividade elétrica
    dos, 312
Neurônios motores inferiores, 239
  lesão dos, 240
Neurônios motores superiores, 239, 240
  lesão de, 240
Neurônios motores γ, 229, 230
  controle da descarga, 232
  efeitos da descarga, 232
  estimulação dos, 232
  nível tônico de atividade, 229, 230
Neurônios motores, influxos convergindo
    para, 227
Neurônios piramidais, 270 a 271
Neurônios pós-ganglionares, 256
Neurônios pós-sinápticos
Neurônios pré-ganglionares, 256
Neuropeptídeo Y, 151, 264
Neuropeptídeo YY, 446
Neuropeptídeos, 136
  hormônios gastrintestinais, 151
  neuropeptídeo Y, 151
  ocitocina, 151
  peptídeo relacionado ao gene da calcitonina 151
  peptídeos opioides, 150
  receptores de CCK, 151
  somatostatina, 150, 151
  substância P, 150
  vasopressina, 151
Neurossecreção, 311
Neurotransmissão química
  em sinapses, 259
  PEPS e, 259
Neurotransmissores pequenos,
  biossíntese de, 137
  com neuropeptídeos, 136
  excitatórios e inibitórios, aminoácidos
    acetilcolina, 144
    acetilcolina, receptores de, 144 a 145
    GABA, 142 a 143
    glicina, 143
    glutamato, 138 a 142
    receptor colinérgico, 145
  monoaminas
    adrenalina, 145
    adrenoceptores de, 146 a 147
    ATP, 149 a 150
    catecolaminas, 145 a 146
    dopamina, 147, 148
    histamina, 149a150
    noradrenalina, 145
    receptores serotonérgicos, 148, 149
    serotonina, 148
    sinapses noradrenérgicas, 147
    sinapses serotonérgicas, 149
Neurotransmissores, recaptação de, 137
Neurotrofinas
  função das, 94
  para tratamento de LME, 235
  receptores para, 93, 94
Neutrófilos, meia-vida média dos, 67
NHE. *Ver* Trocador sódio/hidrogênio
Nicotinamida adenina dinucleotídeo, 12
Nicotinamida fosfato de adenina dinucleotídeo,
    11 a 12
Nicotínico, canal iônico com portão de
    acetilcolina, modelo tridimensional
    de, 144
Nicotínicos, receptores colinérgicos, 144
  ações da acetilcolina sobre, 259
Nicotínicos, receptores, 130
Nictalopia, 183
Nictúria, 692
Nigroestriatal, projeção, 244

**742** Índice

Nigroestriatal, sistema, 147
NIS. *Ver* Na⁺/I⁻, simporte
Nistagmo adquirido, 212
Nistagmo congênito, 212
Nistagmo, 212, 252
Níveis de eritropoietina, 709
Nível de disparo (limiar), 90
Nível de glicose no plasma, 440, 441
Nível plasmático de K⁺, correlação do, 536
NMDA, antagonistas de receptores, 140
  para dor crônica, 164
NMDA, receptores
  alterações e LTP, 286
  em neurônios, 141
  propriedades de, 140
  representação diagramática de, 141
N-metil-D-aspartato, receptores. *Ver* NMDA,
  receptores
NO. *Ver* Óxido nítrico
Nociceptivas, vias, transmissão em, 170
Nociceptivos, estímulos, 160
Nociceptores polimodais, 158
Nociceptores térmicos, 158
Nociceptores
  impulsos transmitidos de, 159
  tipos de, 158
Nodo SA. *Ver* Nodo sinoatrial
Nodo sinoatrial, 521
  potencial de membrana do, 523
Noradrenalina, 145, 599
  ação sobre heterorreceptor, 136
  biossíntese, 355
  catabolismo de, 146
  como neuromodulador, 145
  e níveis de adrenalina no sangue venoso
    humano, 356
  efeito sobre a musculatura lisa
    intestinal, 115
  efeito sobre o músculo liso unitário, 116
  efeitos metabólicos da, 357 a 358
  níveis plasmáticos de, 355
  recaptação de, 137
  secreção de, 145
  transmissão química nas junções
    autonômicas, 259
Noradrenalina, neurônios secretores de, 145
Noradrenalina, transportador de, 137
Noradrenérgica, neurotransmissão, 260,
  261, 264
Noradrenérgicas e colinérgicas,
  fibras nervosas pós-ganglionares,
  efeitos da estimulação de, 264
Noradrenérgicas, fibras, 522
Noradrenérgicas, sinapses, 147
  farmacologia das, 147
Noradrenérgicos, neurônios, 145
NOS. *Ver* Óxido nítrico, sintase
NPY. *Ver* Neuropeptídeo Y
Nuclear, complexos de poro, 45
Nuclear, membrana, 45
Núcleo do trato solitário, 699
Núcleo
  composição do, 44
  cromossomos no, 44
  interior do, 45
  nucléolo, 45
  nucleossomos em, 44
Nucléolos, 45

Núcleos da base
  doença de Parkinson, 245, 247 a 248
  doenças dos, 245, 246
  funções dos, 245
  organização dos, 243 a 244
  principais conexões dos, 244
  vias bioquímicas, 245
Núcleos supraquiasmáticos, (NSQ), atividade
    circadiana de, 278
Nucleotídeos, 12
  estrutura básica dos, 15
Nucleosídeos, contendo base nitrogenada, 12
Nutrição
  componentes essenciais da dieta, 490
  ingestão calórica/distribuição, 490 a 492
  necessidades minerais, 492
  vitaminas, 492 a 494
Nutrição e fisiologia do crescimento, 331
Nutricionais, princípios, 487 a 490
Nutrientes, ingestão de, 486 a 487

## O

Obesidade, 449 a 450, 488
Ocitocina, 151, 311
  ação sobre a musculatura uterina, 313
  efeitos fisiológicos, 313
Ocitocina, neurônios contendo, descarga
    de, 313
Ocitocina, neurônios secretores de,
    estimulação de, 312
Ocitocina, receptores de, 416
Oclusão e fracionamento, 234
Ocular, colunas de dominância, 191 a 192
Oculocardíaco, reflexo, 532
Odor, detecção, anormalidades na, 221
Odor, limiar de detecção, 220
Odor, moléculas de, 220
Odorante, proteínas ligadoras de, 221
Odorante, receptor de, transdução de sinal em,
    219 a 220
Odorante, receptores de, 219 a 220
Odorantes, 220
Olfação. *Ver* Olfato
Olfato
  adaptação e, 221
  classificação do, 217
  epitélio olfatório. *Ver* Olfatório, epitélio,
    transdução de sinal e, 219 a 220
  função olfatória do córtex no. *Ver* Olfatório,
    córtex
  limiar de detecção, 220
  proteínas ligadoras de odorante e, 221
  receptores de odorante e, 219 a 220
Olfatória, discriminação, 220
Olfatória, via, 219
Olfatório, córtex
  cinco regiões do, 218, 219
  diagrama do, 219
Olfatório, epitélio
  bulbos olfatórios e, 218
  cavidade nasal, 219
  estrutura do, 218
  neurônios sensoriais olfatórios no, 217
    axônios do, 218
    dendrito do, 217
    localização do, 217

Olfatório, sistema, adaptação no, 221
Olho
  anatomia do, 178
  câmara posterior, 178
  conjuntiva, 177
  córnea, 177
  coroide, 177
  cristalino, lente, 178
  esclera, 177
  estruturas principais do, 177
  fotorreceptor, 180, 181
  fundo do, 180
  humor aquoso, 178
  reflexos pupilares à luz, 188
  retina
    alterações de potencial iniciando
      potenciais de ação na, 182
    camada receptora da, 180
    camadas, 178
    componentes neurais da porção
      extrafoveal da, 179
    epitélio pigmentar, 180
    melanopsina, 185
    processamento de informação visual
      no, 185
    vasos sanguíneos, 180
Olho, ações dos músculos do, 195
Olho, movimentos, 195 a 196
Oligodendrócitos, 83 a 84
Olivococlear, feixe, 207
Oncogenes, 47
Onda C, 544
Ondas sonoras
  amplitude das, 205
  características das, 205
  condução das, 206
  definição de, 203
Ondas sonoras
  movimento na cóclea, 206
  representação esquemática de, 206
Opioides, transmissão nociceptiva e, 171
Opsina, 183, 184
Óptico, microscópio, célula hipotética vista
    com, 36
Ópticos, princípios, formação de imagem, 186
Optométrica, terapia de visão, 187
Orelha
  limiar da, 205
  média
    receptores sensoriais na, 202
    respostas elétricas, 202 a 203
Orelha externa,
  estruturas da, 200
  funções da, 199
Orelha interna,
  canais semicirculares, 200
  cóclea, 200
  esquemática da, 202
  estruturas da, 200
  labirinto membranoso, 200
  labirinto ósseo, 200
  órgão de Corti, 200
  órgãos otolíticos, 200
Orelha média
  estruturas da, 200
  funções da, 199
  visão medial da, 201
Orelha, poeira, 201

Orexina, 487
Organofosforados, 262
Órgão subfornical, 704
Ortodrômica e antidrômica, condução, 91 a 92
Ortostática, hipotensão, 256
Oscilações gama, 273
Osmol, 8
Osmolar, concentração, de substância em líquido, 8
Osmolar, concentração, do plasma, 8
Osmolaridade, 8
Osmolaridade plasmática e doença, 9
Osmolaridade plasmática
  e alterações do volume de LEC na sede, 310
  e sede, ligação entre, 310
  vasopressina do plasma, relação entre, 698
Osmorreceptores, 310
Osmose
  definição, 7
  representação diagramática de, 7
Óssea, condução, 206
Óssea, fisiologia, 385
  crescimento ósseo, 385 a 386
  doença óssea, 388
  estrutura, 385
  formação e reabsorção óssea, 386 a 388
Osso cortical, 385
Osso trabecular, 388
Osso trabecular, estrutura do, 386
Osteoblastos, 386
Osteoclasto reabsorvendo osso, 387
Osteomalacia, 380
Ósteons, 385
Osteopetrose, 388
Osteoporose, 367, 389
  involutiva, 388
Osteoprotegerina, 387
Otólitos, 201
Ovariana, agenesia, 397
Ovariana, função, anormalidades menstruais da, 412 a 413
Ovariana, função, controle da, 410 a 412
  componentes hipotalâmicos, 410 a 411
  contracepção, 412
  controle do ciclo, 411 a 412
  efeitos de retroalimentação, 411
  ovulação reflexa, 412
Ovariana, síndrome de hiperestimulação, 333
Ovulação reflexa, 412
Ovulação, 401
Oxidação, 11
Oxidações, biológicas, formas comuns de, 11
Óxido nítrico
  produzido em células endoteliais, 116
  síntese de, 151
Óxido nítrico, sintase, 422
Oxifílicas, células, 381
Oxigenação, reação de, 642
Oxigênio
  administração de, 654
  toxicidade potencial, 654
Oxigênio, aporte aos tecidos, 641
Oxigênio, débito de, 107 a 108, 667
Oxigênio, transporte de, 641 a 644
Oxigênio-hemoglobina, curva de dissociação, 642
  temperatura e pH, efeitos da, 643
Oxímetro de pulso, 629

## P

p53, mutação do gene, 47
$p^{75NTR}$, receptores, 93, 94
Paclitaxel, 41
Padrões eletrocardiográficos seriados, ilustração diagramática de, 535
Paladar
  classificação do, 217
  reações e fenômenos de contraste, 224
  sentido, órgão de, para. *Ver* Papilas gustativas
Paladar, detecção, anormalidades na, 225
Paladar, limiar
  de substâncias, 224
  definição de, 224
  e discriminação de intensidade, 224
Paladar, modalidades
  receptores para, 223 a 224
  tipos de, 222 a 223
Paladar, receptores do
  tipos de, 223
  transdução de sinal no, 223 a 224
Paladar, vias do, 222, 223
Palestesia, 162
Pâncreas, estrutura do, 463
Pancreática, secreção, 461 a 462
Pancreática, α-amilase, hidrólise, 478
Pancreáticas, células β, 305
Pancreáticas, endopeptidases, 482
Pancreáticas, enzimas digestivas, 463
Pancreáticas, proteases, 481
Pancreático, polipeptídeo, 431
Pancreático, suco
  alcalino, 463
  composição do, 463
  contém enzimas, 461
  regulação do, 464
Pancreáticos, células dos ductos, vias de transporte de íons nas, 464
Pancreatite aguda, 463
Papilas fungiformes, 222
Papilas gustativas
  células basais, 221, 222
  inervação, 221
  nas papilas da língua humana, 222
  papilas fungiformes, 222
  tipos de, 221
Parácrino, modo, 468
Parácrinos, 468
Paragânglios, 354
Parageusia, 225
Parassimpática, ativação, 265
Parassimpática, descarga noradrenérgica colinérgica, 265
Parassimpáticas, inervações, 265
Parassimpático, sistema nervoso, 257
  corpos celulares no, 259
  fluxo sacral parassimpático, 259
  núcleos de nervos cranianos, 259
  organização do, 258
  secreção salivar, regulação da, 458
Parassônias, 276
Paratireoide, doenças de excesso, 383
Paratireoide, secção de, 381
Paratireoidectomia, efeitos da, 382
Paratireoideo, hormônio, 377, 382
  vias de transdução de sinal, 378

Paratireoideo, proteína relacionada ao hormônio, 384
  efeitos da, 381
Paratireoides, glândulas
  ações, 382
  anatomia, 381
  mecanismo de ação, 382 a 383
  neoplasias malignas, hipercalcemia das, 384
  paratireoideo, proteína relacionada ao hormônio, 384
  PTH, síntese/metabolismo do, 381 a 382
  regulação da secreção, 383
Paraventriculares, neurônios, 308
Paravertebrais, gânglios, 257
Parkinson, doença de
  basais, gânglios, circuitos talamocorticais nos, 248
  casos de familiares, 248
  hipocinéticos, aspectos de, 245
  na forma idiopática esporádica, 247
  patogênese dos transtornos do movimento na, 248
  prevalência da, 247
  rigidez de cano de chumbo na, 248
  sintomas, 247
  tratamento da, 247
Partícula de reconhecimento de sinal, 20
Parto, 416
Parvocelular, via, 190
*Patch clamp*, 49
Pausa compensatória, 532
PC espástica, 326
PC hipotônica, 236
Pedúnculo cerebelar inferior, 248
Pedúnculo cerebelar médio, 248
Pedúnculo cerebelar superior, 248
Pegaptanibe sódico, 181
Pele, coloração, controle da, 325 a 326
Pele, distúrbio, mutações de conexina e, 45
Pendred, síndrome de, 210
Penicilina G e silibinina
  para tratamento de envenenamento muscarínico, 263
PEPS. *Ver* potencial excitatório pós-sináptico
Pepsinas, 481
Peptídeo inibidor gástrico, 443
Peptídeo insulinotrófico dependente de glicose, 468, 472
Peptídeo liberador de gastrina, 459, 460
Peptídeo natriurético atrial, 702, 707
Peptídeo natriurético cerebral, 707
Peptídeo natriurético tipo C, 707
Peptídeo natriurético, 707
Peptídeo relacionado ao gene da calcitonina, 151, 264
Peptídeo sinal, 20
Peptídeo YY, estrutura, 472
Peptídeo, transportador 1 de, 482
Peptídeos, 18
Peptídeos opioides, 150
Peptídeos, hormônios, 299
  precursores de, 300
Perda auditiva sensorineural, 209
Perda de função, mutações de, do receptor, 64
Pericitos, 673
Perilinfa, composição iônica da, 205
Perinucleares, cisternas, 45

**744**  Índice

Período pré-ejeção, 542
Período refratário, 91
Período vulnerável, 533
Periósteo, 386
Peristaltismo, 504
Peritubulares, capilares, 674
Permeabilidade, 679
Peroxissomo γ, receptor ativado por proliferador de, 442
Peroxissomo, receptores ativados por proliferador de, 40
Peroxissomos, 40
Peso corporal, 310
Peso molecular, de substância, 4
PGES, expressão. *Ver* Prostaglandina sintase
PGH₂. *Ver* Prostaglandina H₂
pH, 643
  concentração de prótons e, 6
  definição, 6
  efeitos sobre a curva de dissociação oxigênio-hemoglobina, 643
Piebaldismo, 325 a 326
Pigmentares, anormalidades, 325 a 326
Pinocitose, 48
Piridostigmina, 262
  para tratamento da miastenia grave, 129
Pirimidinas
  catabolismo das, 13
  compostos contendo, 13
  estruturas em anéis de, 12
Pirogêneos endógenos, 319
PISP. *Ver* Potencial inibitório pós-sináptico
Placenta
  circulação da, 614
  córtex suprarrenal fetal, interações, 415
Plano temporal, 292
Plaquetas
  ADP, receptores em humanos, 79
  agregação de, 80
  citoplasma das, 78
  fatores da coagulação e PDGF nas, 78, 79
  papel na cicatrização de ferimentos, 79
  produção, regulação das, 80
  resposta à lesão tecidual, 78
Plaquetas, fator ativador de, 80
Plasma
  carreadores para hormônios, 301
  concentração osmolar do, 8
  homeostasia da glicose, 25
  não eletrólitos do, 8
  níveis de dopamina, 356
  nível de glicose, 22
    fatores que determinam, 24 a 25
Plasticidade do córtex motor, 238
Plasticidade sináptica, e aprendizado, 286
Plexo mioentérico, 473
Plexo primário, 309
Plexo submucoso, 473
PNA, grânulos, 706
PNA. *Ver* Peptídeo natriurético atrial
PNC. *Ver* Peptídeo natriurético cerebral
Pneumócitos granuloares, 624
Podócitos, 673
Poiquilotérmicos, animais, 316
Poli(A), cauda, 16
Polidipsia, 700
Polipeptídeo intestinal vasoativo, 264, 497, 516
Polipeptídeo liberador de gastrina, 469

Polipeptídeo relacionado à glicentina, 444
Polipeptídeo YY, 446
Polipeptídeos, 18
Polipeptídeos semelhantes ao glucagon 1 e 2, 443
Poliúria, 692, 700
POMC. *Ver* Pró-opiomelanocortina
Ponto de quebra, 663
Porta, vasos hipofisários, 309
Portão, regulação em canais iônicos, 50
Postura, manutenção da
  vias envolvidas no tronco cerebral
    lateral, 240 a 241
    medial, 239 a 240
Postura, sistemas reguladores da
  decorticação, 243
  descerebração, 241 a 243
Potássio, íons
  diferença de concentração e íons sódio, 88
  e potencial de membrana, 10
  mudanças na condutância de membrana de, 88
  nos neurônios motores medulares de mamíferos, 10
  potencial de equilíbrio para, 10
  transporte ativo de, 53, 54
Potássio/cloreto, cotransportador de, 466
Potenciação de longa duração
  e receptor NMDA, 286
  em colaterais de Schaffer no hipocampo, 287
Potenciação pós-extrassistólica, 548
Potenciação pós-tetânica, 286
Potenciais corticais evocados, 271
Potenciais excitatórios de junção, 130
Potenciais geradores, 161
Potenciais pós-sinápticos
  excitatórios e inibitórios, 121 a 123
  PEPS e PISP lentos, 123
  somação temporal e espacial de, 125
Potencial de equilíbrio
  para íons cloreto, 9 a 10
  para íons potássio, 10
Potencial de membrana
  a partir da separação de cargas positivas e negativas, 88
  concentração extracelular de Ca²⁺ e, 89
  controle de retroalimentação sequencial em, 88 a 89
  do músculo liso, 114
  efeito de estímulos subliminares sobre, 90
  em repouso, 88
  geração de, 10
  limiar, 88
Potencial excitatório pós-sináptico, 122, 123, 161, 259
  e potenciais inibitórios pós-sinápticos, esquemática de, 262
Potencial evocado primário, 271
Potencial inibitório pós-sináptico, 123
  devido a influxo aumentado de Cl⁻
  e potencial excitatório pós-sináptico, esquemática de, 262
Potencial repouso da membrana, 87 a 88
  das células ciliadas, 203
  do músculo cardíaco, 110
PPARs, 40
Pralidoxima, 262
Pré-Bötzinger, complexo, 658
  células marca-passo em, 658

Precoce/tardia, puberdade
  menopausa, 400 a 401
  precocidade sexual, 399 a 400
  tardia/ausente, puberdade, 400
Prednisona
  para tratamento da Síndrome de Lambert-Eaton, 130
  para tratamento de EM, 86
  para tratamento de miastenia grave, 129
Pregnenolona, 360
Pré-menopausa, mulheres, 485
Pré-menstrual, síndrome, 413
Pré-mRNA, modificação pós-transcricional de, 16
Pré-proencefalina, 357
Pré-pró-oxifisina, 311, 312
Pré-pró-pressofisina bovina, 312
Pré-pró-pressofisina, 311
Pré-pró-PTH, 381
Pressão aérea positiva contínua, 276
Pressão arterial
  curva de, 578
  pressão diastólica, 578
  pressão sistólica, 578
Pressão barométrica, 634
  efeitos da, 649
Pressão e fluxo venosos, 582
  bomba muscular, 583
  bomba torácica, 583
  efeitos do batimento cardíaco, 583
  embolia gasosa, 583
Pressão hidrostática, 680
Pressão intraocular aumentada, 179
Pressão oncótica, 54
Pressão osmótica, 680
  composto não ionizante, 8
  fatores que influenciam a, 7
Pressão sistólica, 539
Pressões parciais, 634
Prestina, 207
PRH, 314
Pró-arrítmico, 534
Produtos finais de glicosilação avançada, 449
Pró-enzimas, 481
Progesterona, biossíntese de, 409
Prolactina
  ações da, 333, 334
  componentes da, 333
  funções da, 323
  meia-vida da, 333
  secreção, regulação da, 334 a 335
Prolactina, hormônio inibidor da, 314
Prolactina, hormônio liberador da, 314
Proliferativa, fase, 403
Proliferação e autorrenovação de células-tronco, 70
Pró-opiomelanocortina, 487
  biossíntese, 325
Proprioceptores, 157
Pró-renina, 702
Prosopagnosia, 294
Prostaciclina, 596
Prostaglandina H₂, 30
Prostaglandina sintase, expressão da, 674
Prostaglandinas, 422
  farmacologia das, 31
  síntese das, 30

Próstata, 419

Proteína 2 de resistência a múltiplos fármacos, 513

Proteína cinase ativada (MAP) por mitógeno, cascata de, 56

Proteína G, receptor de ocitocina acoplado à, 313

Proteína G, receptores acoplados à, 136, 183, 223, 333
  alvos de fármacos, 60
  anormalidades causadas por mutações de perda ou ganho de função, 64, 65
  estruturas da, 60
  ligantes para, 59
  subtipos de, 261

Proteína G, transducina, 184

Proteína, alimentos ricos em, 502

Proteína, tradução e retículo endoplasmático rugoso, 45

Proteínas, 491, 645
  aminoácidos encontrados em, 19
  composição das, 18
  embutidas na membrana celular, 36, 37
  estrutura das, 18 a 19
  no músculo esquelético, 97
  ubiquitinação de, 20

Proteínas cinases, 56
  na sinalização das células de mamíferos, 56
  no câncer, 57

Proteínas de fase aguda, 81, 512

Proteínas de transporte iônico, das células parietais, 461

Proteínas G
  anormalidades causadas por mutações de perda ou ganho de função, 64, 65
  classificação das, 58
  heterotriméricas, 58 a 59
  perda de função/ganho de função, mutações de, 64
  regulação das, 58

Proteínas G heterotriméricas
  composição das, 58
  na sinalização celular, 59

Proteínas G pequenas, 58

Proteínas periféricas, 37
  na membrana celular, 36, 37

Proteínas plasmáticas
  afibrinogenemia, 565
  funções fisiológicas, 565, 566
  hipoproteinemia, 565
  origem das, 565

Proteínas precursoras, 427

Proteínas transmembrana,
  em junções oclusivas, 43
  na membrana celular, 36, 37
  peptídeo sinal, 20

Proteínas, degradação de
  e produção, balanço entre, 20 a 21
  e ubiquitinação, 20 a 21

Proteínas, digestão de, 481 a 482

Proteínas, dobramento de, 20

Proteínas, ligações a membranas lipídicas, 37

Proteínas, processamento de, estruturas celulares envolvidas no, 46

Proteínas, síntese de
  ativação da, 56
  definição de, 19
  iniciação da, 20

mecanismo da, 19 a 20
  no retículo endoplasmático, 20
  papel do RNA na, 16, 19 a 20

Protodiástole, 540

Prótons, transporte de, 12

Proto-oncogenes, 47

Prurido, 159, 160

PSA. *Ver* Antígeno prostático específico

PSD. *Ver* Densidade pós-sináptica

Pseudocolinesterase, 144

Pseudo-hermafroditismo feminino, 396

Pseudo-hermafroditismo masculino, 397, 398

Pseudo-hipoparatireoidismo, 64, 383

Pseudopuberdade precoce, 399

Psilocina, 149

PTH. *Ver* Paratireoideo, hormônio

Puberdade, 398
  controle do início, 398 a 399

Pulmão
  anatomia do, 621 a 627
  ar alveolar, 634 a 635
  brônquios, 623
  capacidade difusora do, 635
  capacidades do, 629
  complacência do, 629 a 632
  complexidade, 619
  endócrinas, funções, do, 638
  fluxo sanguíneo no, 632 a 633
  funções metabólicas, 638
  membrana alveolocapilar, difusão através da, 635
  músculos respiratórios, 626
  parênquima do
  perfusão, 636
  pleura, 626 a 627
  $P_{O_2}$ e $P_{CO_2}$, valores de, no, 642
  pressão-volume, curvas de, no, 630, 631
  pressões parciais, 634
  receptores, 664
  respostas mediadas por receptores no, 664
  sangue e linfa no, 627
  sistema respiratório, 635
  substâncias biologicamente ativas, metabolismo de, 638
  transporte de gases, no, 641 a 655
  trato respiratório, regiões do, 621
  troca gasosa, no, 634 a 635
  ventilação, 632 a 633, 636
  vias aéreas alveolares, 624 a 625
  vias aéreas de condução, 621 a 622, 624

Pulmonar, circulação, 627, 628, 636 a 638
  fluxo, 636
  gravidade, 636
  pressão, 636
  razões ventilação/perfusão, 636 a 637
  regulação do fluxo sanguíneo pulmonar, 637 a 638
  vasos sanguíneos pulmonares, 636
  volume, 636

Pulmonar, volume, 629

Pulmonares, artérias/veias, 637

Pulso, 542

Purina, trifosfato de adenosina, 473

Purinas
  compostos contendo, 13
  estruturas em anéis de, 12

Púrpura trombocitopênica, 80

## Q

QR. *Ver* Quociente respiratório

Quelantes, agentes, 246

Quilomícrons, 29

Quilomícrons, remanescentes de, 29

Químicos, mecanismos reguladores, 659

Quimiocinas, 72

Quimiocinas, receptores de, 72

Quimiorreceptores, 157, 217, 659
  zona de gatilho, 503

Quimiorreflexo coronariano, 664

Quimiorreflexo pulmonar, 664

Quimo, 498

Quociente respiratório, 489

## R

Radiação, 318

Ralfinamida, 164

Raloxifeno, 409

Ramelteon, 279

Ramos comunicantes brancos 257

Ramos comunicantes, cinzentos, 257

Ranibizumabe, 181

Raquitismo, 380

Rasagilina para tratamento de MSA, 256

Rayleigh, comparação de, 194

Raynaud, doença de, 264

Raynaud, fenômeno de, 264

Razão de extração, 676

Razão de troca respiratória, 489

Reabsorção tubular, 671

Reatividade vascular, 365

REB. *Ver* Basal, ritmo elétrico

Rebote, fenômeno do, 252

Recaptação
  de catecolaminas, 146
  de noradrenalina, 137
  definição de, 137

Receptor 2 ativado por protease (PAR-2)
  ativação, 160

Receptor 3 do fator de crescimento, 334

Receptor ativador do fator nuclear kappa β, 387

Receptor de potencial transitórios, 159

Receptor de prolactina, 333

Receptor do hormônio do crescimento (GHR) dimerizado, vias de sinalização ativadas por, 327

Receptor pré-sináptico, 136

Receptor retinoide X, 348

Receptores.
  acoplados à proteína G, 136
  dessensibilização, 137
  e doenças da proteína G, 64
  e transmissores, 136 , 137
  em terminações nervosas desmielinizadas nociceptivas, 160
  ionotrópicos, 136
  metabotrópicos, 136
  na membrana pós-sináptica, 137
  para neurotransmissores e neuromoduladores, 136, 139
  pré-sinápticos, 137

Receptores de adaptação lenta, 664

Receptores de adaptação rápida, 664

**746** Índice

Receptores de célula parietal e representação esquemática de, 461
Receptores de reconhecimento de padrões, 74
Receptores do peptídeo natriurético, 707
representação diagramática de, 708
Receptores em serpentina. *Ver* Receptores acoplados à Proteína G
Receptores extranucleares, 303
Receptores ionotrópicos de glutamato
propriedades dos, 140
subtipos de, 139 a 140
Receptores ionotrópicos, 136
Receptores ionotrópicos, gostos salgados e azedos desencadeados por, 223
Receptores metabotrópicos, 136
Receptores metabotrópicos, de glutamato
ativação de, 141
subtipos de, 141
Receptores quimiossensíveis, 158
Receptores sensoriais
como transdutores, 157
na orelha, 202
Receptores serotonérgicos, 149
classes de, 148
farmacologia dos, 149
funções dos, 148, 149
Receptores *toll-like*, 74
Receptor-ligante, interação, 55
Reciclagem de proteínas endógenas, velocidade de, 17
Reconhecimento da face, áreas de hemisfério cerebral relacionadas com, 294
Recrutamento de unidades motoras, 234
Recuperação, calor, 108
Redução, 11
5α-Redutase, deficiência de, 397
Reflexo de ejeção de leite, 313
Reflexo de estiramento, sequência do reflexo miotático inverso, 233
Reflexo de retirada, importância do, 234
Reflexo gastrocólico, 507
Reflexo gastroileal, 505
Reflexo medular, 228
Reflexo miotático
Reflexo miotático inverso
definição de, 232
no órgão do tendão de Golgi, 232, 233
tônus muscular e, 233
vias responsáveis por, 231
Reflexo patelar, 229
Reflexo polissináptico, 234
Reflexo quimiorreceptor periférico
hemorragia, 595
ondas de Mayer, 595
ondas de Traube-Hering, 595
vasoconstrição, 595
Reflexo renorrenal, 676
Reflexo tendinoso profundo, 229
Reflexos
e respostas termorreguladoras semirreflexas, 318 a 319
estímulo para, 228
integração medular de, 234 a 236
propriedades gerais, 228
Reflexos de estiramento, 229
inervação recíproca e, 232
vias responsáveis por, 231
Reflexos monossinápticos, 229

Reflexos polissinápticos, 229
Reflexos pupilares, à luz, 188
Reflexos viscerais, componentes respiratórios de, 665
Refração, 186
Registro unipolar, 524
Reguladores, elementos, 14
Relaxada (R), configuração, 642
Relaxamento receptivo, 502
Relaxamento ventricular isovolumétrico, 541
Relaxina, 328
Renais, células intersticiais medulares, 674
Renal, acidose tubular, 693
Renal, célula principal, 691
Renal, circulação, 676
Renal, depuração plasmática, 678
Renal, fisiologia, 671
Renal, fluxo plasmático, 676
Renal, função, 673 a 693
acidose, 693
alça de Henle, 685 a 686
anatomia funcional, 673 a 676
aquaporinas, 685
autorregulação 678
balanço glomerulotubular, 684 a 685
bexiga, 693 a 695
bexiga, enchimento da, 693
bexiga, esvaziamento da, 693 a 694
capacidade de diluição, 692 a 693
cápsula, 675
circulação renal, 676 a 678
consumo de oxigênio, 678
controle da taxa de filtração (TFG) glomerular, 679
controle reflexo, 694 a 695
depuração de água livre, 690
diurese hídrica, 691
diurese osmótica, 689 a 690
diuréticos, 692
ductos coletores, 686 a 687
efeitos da desaferentação, 695
efeitos da função renal perturbada, 692 a 693
efeitos da transecção da medula espinal, 695
efeitos de esteroides adrenocorticais, 690 a 691
efeitos desnervação, 695
efeitos humorais, 691
excreção de K+, regulação da, 691 a 692
excreção de Na+, regulação da, 690 a 691
excreção hídrica, regulação da, 691
filtração glomerular, 678 a 681
fluxo sanguíneo regional, 678
fluxo sanguíneo, 676 a 677
fração de filtração, 681
função tubular, 681 a 690
funções dos nervos renais, 677 a 678
inervação dos vasos renais, 675 a 676
intoxicação hídrica, 691
linfáticos, 675
manejo anormal de Na+, 693
mecanismo de contracorrente, 687 a 688
mecanismo de transporte da glicose, 683
mecanismos de reabsorção e secreção tubular, 681
mudanças na taxa de filtração (TFG) glomerular, 680 a 681
néfron, 673 a 674

papel da ureia, 688 a 689
perda de concentração, 692 a 693
permeabilidade, 67
pressão dos vasos renais, 677
pressão hidrostática, 680
pressão osmótica, 680
reabsorção de glicose, 682 a 683
reabsorção de Na+, 681 a 682
regulação do fluxo sanguíneo renal, 677
relação da concentração urina, 690
retroalimentação tubuloglomerular, 684 a 685
tamanho do leito capilar, 679 a 680
taxa de filtração glomerular, (TFG), 678 a 679
transporte ativo secundário, exemplos adicionais, 683
transporte de PAH, 683 a 684
transporte hídrico, 685
túbulo distal, 686
túbulo proximal, 685
uremia, 693
vasos sanguíneos, 674 a 675
Renal, hipertensão, 706
Renal, insuficiência, aguda, 548
Renal, limiar, 682
Renal, pressão intersticial, 675
Renal, secreção de H+, 711 a 714
destino da, 712
destino de H+ na urina, 712
excreção de bicarbonato, 714
fatores que afetam a secreção ácida, 714
líquidos corporais, 716
tampões principais, 716
pH de líquidos corporais, 715
pH, alterações de, 713
reação com tampões, 712 a 713
secreção de amônia, 713
trocador de Na+-H+, 711
Renal, transporte de glicose, 683
Renina concentração plasmática de, 704
Renina e aldosterona, secreção de, 372 a 373
renina, atividade plasmática de, 704
Renina, secreção
condições, 706
fatores, 706
regulação da, 705 a 706
Renina, substrato de, 702
extremidade de amina terminal, 703
Renina-angiotensina, sistema, 702 a 706
angiotensinas, ações das, 704
angiotensinogênio, 702
enzima conversora da angiotensina e angiotensina II, 702 a 706
metabolismo da, 704
receptores, 704 a 705
manipulação farmacológica de, 703
renina, 702
resumo, 701
secreção de renina, regulação da, 705 a 706
sistemas teciduais renina-angiotensina, 704
Replicação, 14
RE-positivos, tumores, 302
Reprodutivas, anormalidades, 413
Reserpina, 147
Respiração, 619
anormalidades respiratórias, 666
capacidades pulmonares, 629

complacência dos pulmões, parede torácica, 629 a 632
controle e resultado, 619
controle neural da respiração, 657 a 658
controle químico da respiração, 659 a 663
controle químico, 659
corpos carotídeos e aórticos, 660 a 661
curva de resposta do $CO_2$, efeitos da hipoxia sobre a, 662 a 663
curvas de pressão-volume, 631
deficiência de oxigênio, resposta ventilatória à, 662
efeitos do exercício, 666 a 669
equilíbrio ácido-base, respostas ventilatórias a mudanças no, 661 a 662
espaço morto, 633 a 634
estimulação dos barorreceptores, efeitos respiratórios da, 665
expiração, 627 a 628
fenômenos quantificadores, 628 a 629
fluxo sanguíneo, 632 a 633
influências não químicas na, 664 a 666
influências pontinas e vagais, 658
inspiração, 627 a 628
movimento na, 626
músculos da, 626
músculos respiratórios, 626
parede torácica, 629 a 632
prender o fôlego, 663
proprioceptores, aferentes de, 664 a 665
reflexos viscerais, componentes respiratórios dos, 665
regulação da atividade respiratória, 658 a 659
regulação da, 657 a 669
resistência das vias aéreas, 631
resposta $CO_2$, efeito do $H^+$, 663
respostas mediadas por receptores nos pulmões, 664
respostas ventilatórias ao CO, 662
sistemas bulbares, 658
sistemas de controle, 657 a 658
sono, efeitos do, 666
tensão superficial alveolar, papel do surfactante, 631 a 632
tosse e espirros, 664
trabalho respiratório, 632
tronco encefálico, quimiorreceptores no, 661
ventilação irregular, 633 a 634
ventilação, 632 a 633
volumes pulmonares, 629
Respiração ao nascimento, 615 a 616
Respiração fetal, 615, 616
Respiração periódica, 666
em doenças, 667
Respirando oxigênio, 649 a 650
Respiratória, via enzimática, 108
Respiratório, volume minuto, 629
Resposta consensual à luz, 188
Resposta de alerta, 273
Resposta local, da membrana, 90
Resposta secundária difusa, 271
Resposta sistêmica ao trauma, 80 a 81
Respostas aprendidas de longo prazo, 285
Respostas elétricas, células ciliadas da cóclea, 202 a 203
Ressonância magnética do fósforo, 714
Retardo sináptico, 122
Retículo endoplasmático, síntese proteica no, 20

Retina
camada receptora da, 180
camadas, 178
componentes neurais da porção extrafoveal da, 178, 179
epitélio pigmentar, 180
melanopsina, 185
mudanças de potencial iniciando potenciais de ação na, 182
processamento da informação visual na, 185
vasos sanguíneos, 180
Retiniana, 183
Retino-hipotalâmicas, fibras, 278
Retinopatia da prematuridade, 654
Reto
distensão do, 506
respostas à distensão do, 506
Retroalimentação, 288
Retroalimentação, controle por
princípios da, 303 a 304. *Ver também* Hormônios
retroalimentação, inibição de eixos endócrinos por, 303
Retroalimentação tubuloglomerular, 684
Rianodina, receptor de, 103
Ribossomos, 46
Rigidez de descerebração, 241
*Rigor mortis*, 108
Riluzol, 140
para tratamento de ELA, 240
Rins
autorregulação, 678
cargas ácidas produzidas metabolicamente, 715
células tubulares proximais secreção de ácido, 712
equilíbrio, ácido-base, manutenção do, 711
produção de amônia, 713
trocadores contracorrente, nos, 689
túbulo distal dos, 466
Ritmo sinusal normal, 529
Ritmo, circadiano, 278
e níveis de ACTH, 368 a 369
transtornos do sono associados à interrupção do, 279
Rituximabe
para tratamento de EM, 86
Rizotomia dorsal seletiva, tratamento de PC por, 236
RNA, *Ver* Ácidos ribonucleicos
Rodopsina, 183
estrutura da, 184
Rotacional, aceleração, respostas à, 211
Rubrospinal, trato, 240
Ruffini, corpúsculos de, 158
Rugoso, retículo endoplasmático, e translação de proteína, 45
Ruído, perda auditiva induzida por, 210

## S

Sacarose, 478
Saciedade, fator de, 487
Sal, paladar sensível ao, 223
Salinos, laxantes, 468
Saliva, 456

Sangue
anastomoses arteriovenosas, 572
angiogênese
fator de crescimento endotelial vascular, 573
vasculogênese, 573
artérias e arteríolas, 570
capilares ativos e inativos, 582
capilares, 570 a 572
circulação capilar, 579
circulação linfática
drenagem linfática, 584
funções da, 584
vasos linfáticos, 584
circulação venosa, 582
conteúdo de gás do, 642
destino do $CO_2$ em, 645
destino molecular no, 644
distribuição espacial, 645
efeito da gravidade, 578
endotélio, 569
estresse de cisalhamento, 574
fluxo laminar
efeito da constrição, 574
número de Reynolds, 574
probabilidade de turbulência, 574
velocidade, 574
fluxo sanguíneo
ciclo cardíaco no cão, 577
pressão e velocidade, 577
fluxo, 632 a 633, 676 a 677
fluxômetros Doppler, 573
fórmula de Poiseuille-Hagen, 575
genes no, humano, 574, 575
hemácias
características, 557, 559
carboxiemoglobina, 559
catabolismo, 559 a 560
fibrina, 557, 559
formação e destruição, 557, 559
metemoglobina, 558 a 559
no feto, 559
oxiemoglobina, 557 a 559
síntese, 559
hemoglobina
hemostasia
anticoagulantes, 568 a 569
mecanismo da coagulação, 566 a 567
mecanismos anticoagulantes, 567 a 568
resposta a lesão, 565
lei de Laplace
coração dilatado, 577
curvatura da víscera, 576
pressão transmural, 576
tensão superficial, 577
lei de Ohm, 573
leucócitos
crescimento, 556 a 558
elementos celulares, 556, 557
linfa, 569
linfáticos, 572
medida da pressão arterial
e fisiopatologia, 579
energia cinética, 578 a 579
princípio de Bernoulli, 578 a 579
medida do fluxo sanguíneo, 573
medula óssea
células do sangue, 556
células-tronco hematopoiéticas, 556

**748** Índice

método auscultatório
pressão do manguito, 579
sons de Korotkoff, 579
musculatura lisa vascular
ciclo das pontes cruzadas, 569
contração e relaxamento, 569, 570
plaquetas, 557, 558
plasma, 564 a 565
$P_{O_2}$ e $P_{CO_2}$, valores em, 642
pressão arterial
curva de pressão arterial, 578
pressão diastólica, 578
pressão sistólica, 578
pressão arterial, 579, 581
pressão crítica de fechamento, 576
pressão de perfusão efetiva, 573
pressão venosa e fluxo, 582
bomba muscular, 583
bomba torácica, 583
efeitos do batimento cardíaco, 583
embolia gasosa, 583
medida da pressão venosa, 583 a 584
pressões capilares, 580
coeficiente de filtração capilar, 582
forças de Starling, 581
gradiente de pressão hidrostática, 581
gradiente de pressão osmótica, 581 a 582
gradientes de pressão, 582
líquido intersticial, 581 a 582
troca limitada por fluxo e limitada por
difusão, 582
princípios físicos, 573 a 574
proteínas plasmáticas,
afibrinogenemia, 565
funções fisiológicas, 565, 566
hipoproteinemia, 565
origem do, 565
resistência periférica, 573
tamponamento, 645 a 647
tempo de circulação, 575
tipo sanguíneo
aglutinogênios, 564
antígenos, herança, 562 a 564
doença hemolítica do recém-nascido, 564
grupo Rh, 564
reações transfusionais, 561 a 562
sistema ABO, 560 a 561
vasos de capacitância, 577
vasos de resistência, 577
velocidade média, 574 a 575
vênulas e veias, 572
viscosidade e resistência
efeito de alterações, 576
hematócrito, 575 a 576
volume de líquido intersticial
constrição pré-capilar, 584
edema, 584
elefantíase, 585
fatores promotores, 584, 585
linfedema, 585
Sangue, células do, efeitos dos glicocorticoides
sobre, 366
Sangue, osmolalidade em seres humanos, 303
Sangue, tipo de
aglutinogênios, 564
antígenos, herança de, 562 a 564
grupo Rh, 564
reações transfusionais, 561 a 562

recém-nascido, doença hemolítica do
hemorragia feto-materna, 564
hidropsia fetal, 564
*kernicterus*, 564
sistema ABO
aglutinação de hemácias, 561, 563
aglutininas, 561
antígeno H, 560 a 561
antígenos A e B, 560 a 561
reações de aglutinação, 561
SAR. *Ver* Sistema ativador reticular
Sarcômero, 99
SBP. *Ver* Esteroides, proteínas ligadoras de
SEAM. *Ver* Excesso de mineralocorticoides
Secreção salivar, 456 a 457
regulação da, 458
Secreção tubular, 671
Sede, 310
Segmento diluidor, 686
Segundos mensageiros
alterações de curto prazo na função celular
por, 55
AMP cíclico, 60 a 61
$Ca^{2+}$ intracelular como, 56 a 58
diacilglicerol como, 61
efeito sobre a regulação da bomba $Na^+$-$K^+$-
ATPase, 53
efeito sobre a secreção de aldosterona, 375
fosforilação e, 55 a 56
inositol trifosfato, 59 a 60
na regulação da secreção de aldosterona, 375
Selectinas, 42, 68
Sêmen, 422
Sêmen, composição do, 422
Seminífero, epitélio, 421
Sensação visceral, 169
Sensibilidade vibratória, 162
Sensibilização e habituação, 286
Serotonina, 148, 504
Serotonina, inibidores da recaptação de, 149
Sexo, determinação do, resumo diagramático
da, 396
SHBG, 302
Shy-Drager, síndrome de, 256
Siggaard-Andersen, nomograma curvo de, 717
Simpática, ativação, 265
Simpática, descarga noradrenérgica, 265
Simpáticas, fibras pré-ganglionares e pós-
ganglionares
projeção de, 257
Simpáticas, inervações, 265
Simpático, gânglio paravertebral, 257
Simpático, sistema nervoso
como divisão toracolombar do SNC, 256
projeção de fibras simpáticas pré-ganglionares
e pós-ganglionares no, 257
Simpatomiméticos, 147
Simpatomiméticos, fármacos, tratamento da
síndrome de Horner com, 263
Simporte, 480
Sinapses
comunicação via célula-célula, 119
estrutura anatômica das, 120
facilitação nas, 126
inibição das
no cerebelo, 127
pós-sináptica e pré-sináptica, 126
sistemas inibidores para, 126 a 127

no córtex cerebral e cerebelar, 120
no neurônio motor, 120
transmissão de potencial de ação, 119
Sinapses axoaxônicas, 121
Sinapses axodendríticas, 121
Sinapses elétricas, via comunicação célula a
célula, 119
Sinapses químicas
comunicação via célula-célula, 119
fenda sináptica, 119
Sinapses serotonérgicas, 149
Sinapses, transmissão elétrica nas, 123
Sináptica, fisiologia, 138
Sinaptobrevina, clivagem por toxina
botulínica, 123
Sinaptossomo, proteína associada a (SNAP-25)
clivagem por toxina botulínica, 123
Sinciciotrofoblasto, 414
Síndrome de secreção inadequada de hormônio
antidiurético, 700
Síndrome do desconforto respiratório
agudo, 653
síndrome do desconforto respiratório do
recém nascido, 632
Síndrome do QT longo, 113
Síndrome do seio doente, 529
Síndrome metabólica, 449 a 450
Síndrome talâmica da dor, 170
Sinemet para tratamento da doença de
Parkinson, 247
Sintrofinas, 101
Sistema ativador reticular, 271
Sistema de ativação reticular ascendente, no
tronco encefálico, 272
Sistema de Purkinje, 521
Sistema gastrintestinal, 477
Sistema mediando imunidade adquirida, 69, 70
Sistema motor, divisão do, 239
Sistema nervoso autônomo, 473
aspectos do, 256
disfunção do, 266
divisão parassimpática do, 257 a 259
divisão simpática do, 256 a 257
divisões do, 255
e sistema nervoso motor somático, 264
funções do, 255, 264
organização periférica e transmissores
liberados pelo, 257
partes motoras periféricas do, 256
Sistema nervoso central, 436, 473, 514
efeitos excitadores e inibidores da glicina
no, 143
via ligando músculos esqueléticos ao, 256
Sistema nervoso somático, 257
Sistema nervoso, ações dos glicocorticoides
sobre, 365
Sistema nervoso, entérico 266, 468, 473
inervação extrínseca, 473
Sistema nervoso, motor somático
e SNA, diferença entre, 264
Sistema reprodutivo feminino, 391
ciclo menstrual
cérvice uterina, mudanças cíclicas, 404
ciclo estral, 406
ciclo uterino, 402 a 404
ciclo vaginal, 404
ciclos anovulatórios, 404
indicadores de ovulação, 405 a 406

## Índice 749

mamas, alterações cíclicas, 404
menstruação normal, 404
mudanças durante a relação sexual, 404 a 405
ovariano, ciclo, 401 a 402
diferenciação embrionária do, 394
diferenciação sexual anormal
anormalidades cromossômicas, 396
anormalidades hormonais, 396 a 398
função ovariana, anormalidades da
anormalidades menstruais, 412 a 413
gametogênese, 391
gravidez
alterações endócrinas, 414
fertilização e implantação, 413 a 414
fetal, enxerto, 414
hormônios placentários, 415
humana, gonadotrofina coriônica, 414
humana, somatomamotrofina coriônica, 415
infertilidade, 414
parto, 415 a 416
unidade fetoplacentária, 415
hormônios e câncer, 417
hormônios ovarianos
ações, 409
características sexuais secundárias, 408
estrogênios sintéticos e ambientais, 408 a 409
estrutura química, biossíntese, 406 a 407
genitália feminina, efeitos sobre, 407
mamas, efeitos sobre as, 408
órgãos endócrinos, efeitos sobre, 407 a 408
progesterona, 409
relaxina, 410
secreção, 407, 409
sistema nervoso central, efeitos sobre o, 408
hormônios sexuais, 391
lactação, 416 a 417
ciclos menstruais, efeitos dos, 417
desenvolvimento das mamas, 416
ginecomastia, 417
iniciação da, 416 a 417
leite, secreção/ejeção de, 416
ovariana, função, controle da, 410 a 412
contracepção, 412
controle de ciclo, 411 a 412
efeitos de retroalimentação, 411
hipotalâmicos, componentes, 410 a 411
ovulação reflexa, 412
puberdade precoce/tardia
menopausa, 400 a 401
precocidade sexual, 399 a 400
puberdade tardia/ausente, 400
puberdade, 398
controle do início da, 398 a 399
sexo cromossômico
cromatina sexual, 392 a 393
cromossomos humanos, 392
cromossomos sexuais, 392
sistema reprodutivo humano, embriologia do
desenvolvimento das gônadas, 393
desenvolvimento do encéfalo, 395 a 396
embriologia da genitália, 393 a 395
Sistema reprodutivo, embriologia do
desenvolvimento do encéfalo, 395 a 396
embriologia da genitália, 393-395
gônadas, desenvolvimento das, 393

Sistema reprodutor masculino, 419
aspectos anatômicos do, 420
diferenciação embrionária do, 394
estrutura, 419
função testicular, anormalidades da
criptorquidia, 428
hipogonadismo masculino, 428
hormônios e câncer, 428
tumores secretores de andrógenos, 428
gametogênese ou ejaculação
antígeno prostático específico (PSA), 423
barreira hematotesticular, 419 a 420
ejaculação, 423
ereção, 422 a 423
espermatogônia, 420 a 421
espermatozoides, desenvolvimento dos, 421 a 422
sêmen, 422
temperatura, efeito da, 422
testículos, função endócrina dos
ações, 424 a 425
características sexuais secundárias, 425
efeitos anabólicos, 425
esteroides, retroalimentação, 427
estrogênios, produção testicular de, 426 a 427
inibinas, 427
mecanismo de ação, 425 a 426
secreção, 424
testosterona, estrutura química/biossíntese de, 423 a 424
transporte/metabolismo, 424
Sistema respiratório, 635
curva de pressão-volume, 630, 631
pressões parciais dos gases, 635
Sistema reticuloendotelial, 69
Sistema sarcotubular
componentes do, 100, 101
sistema T e, 101
Sistema vestibular
aparelho vestibular, 209
divisão do, 209
núcleos vestibulares, 209
orientação espacial, 212
respostas à aceleração linear, 211 a 212
respostas à aceleração rotacional, 211
respostas ampulares à rotação, 211
Sistemas inibidores, 126 a 127
Sístole ventricular, 521, 539
início da, 540
SNA. *Ver* Sistema nervoso autônomo
SNC, lesões do, e vias somatossensoriais, 170
SNC. *Ver* Sistema nervoso central
SOCCs, 57
Sódio, íons
alterações na condutância de membrana de, 88
diferença de concentração e íons potássio, 88
nos neurônios motores medulares de mamíferos, 10
transporte ativo de, 53, 54
Sódio-potássio, ATPase ($Na^+$-$K^+$-ATPase)
bomba eletrogênica, 51
heterodímero, 51, 52
hidrólise por ATP, 51
regulação de, 53
sítios de ligação iônica, 53
subunidades $\alpha$ e $\beta$ de, 51 a 53

Soluço, 665
Soluções isotônicas, 8
Solutos, valores de depuração normal de, 679
Som
altura e timbre do, 203
definição de, 203
localização, 209
transmissão do, 206
Somação espacial, 125
Somação temporal, 125
Somatomedinas
isoformas de relaxina, 328
polipeptídeos, fatores de crescimento, 327
principais circulantes, 327, 328
Somatostatina, 150, 151, 431, 472
para acromegalia, 328
Somatotópica, organização, 167 a 169
Somatotrofos, 324
Sonambulismo, 276
Sono
efeitos do, 666
importância do, 275
Sono, estágios do
distribuição dos, 275
sono não REM, 273 a 274
sono REM, 273
movimentos rápidos dos olhos, 275
ondas do EEG durante, 274
PET *scans* do, 275
potenciais de fase de, 275
Sono, transtornos do, 276
Sono-vigília, ciclo, 272
EEG e atividade muscular durante, 274
estágios do sono, 273
ritmo alfa, 273
ritmo beta, 273
Sono-vigília, estado de
mecanismos neuroquímicos que promovem, 278
formação reticular do mesencéfalo, 279
GABA, 280
histamina, 280
melatonina, 280
neurônios SAR, atividade recíproca, 279 a 280
melatonina e, 280
transições entre, 278
Sopros, 544
*Spinnbarkeit*, 404
SRP, 20
Stokes-Adams, síndrome de, 530
Subcorticais, estruturas, e navegação em humanos, 294
Substância cinzenta periaquedutal, 172
Substância inibidora mülleriana, 392
Substância negra, 244
Substância P, 150, 473
Substâncias osmoticamente ativas, 8
Suco gástrico, 459
Suco pancreático humano, composição do, 463
Sulfato de desidroepiandrosterona (DHEAS), alterações do, 364
Suprarrenais, enzimas esteroidogênicas, nomenclatura para, 362
Suprarrenal, capacidade de resposta e ACTH, 368

**750** Índice

Suprarrenal, córtex
biossíntese de hormônios na, 359
componentes da, 354
funções da, 353
Suprarrenal, hormônios da medula, 353
Suprarrenal, medula
durante a vida fetal, 354
gânglio simpático, 353
morfologia da, 354 a 355
secreções da, interna, 353
Suprarrenal, secreção medular, regulação, 358
Suprimento nervoso, para musculatura lisa, 116
Surdez de condução, 209
Surdez monogênica, 210
Surdez neurossensorial e de condução, testes
para comparação, 211
Surdez sindrômica, 210
Surfactante, 624, 632
Surfactante, proteína, 623, 632

**T**

$T_3$. *Ver* Tri-iodotironina
$T_4$. *Ver* Tiroxina
*Tabes dorsalis*, 695
Tálamo
divisão do, 269
funções do, 269
núcleos de relé sensorial, 270
núcleos ventral anterior e ventral lateral, 270
Talamocorticais, alças, 273
Talamoestrial, via, 244
Tamoxifeno, 302, 409, 417
Tampão, 6
Taquicardia atrial paroxística, com bloqueio, 531
Taquicardia ventricular paroxística, 532
Taquicardias, 529
Taquipneia, 649
Taxa metabólica basal, 490
Taxa metabólica máxima, 490
Taxa metabólica, 488
e peso corporal, 490
fatores que afetam a, 489
Taxol, 40
Teca interna, 401
Teca interna, células da, interações, 407
Tecido adiposo marrom, 27
Tecidos, valores de $P_{O_2}$ e $P_{CO_2}$ nos, 642
Teciduais, sistema de macrófagos, 69
Tecidual, condutância, 318
Temperatura, 643
efeitos sobre a curva de dissociação
oxigênio-hemoglobina, 643
Temperatura central, flutuação circadiana da, 317
Temperatura corporal
e febre, 319 a 320
mecanismos reguladores, 318 a 319
temperaturas centrais limiares para, 319
normal, 317
produção e perda de calor, 317 a 318
Temperatura oral, 317
Temperatura, regulação da, 316 a 320
mecanismos para, 318 a 319
Tempo de ejeção ventricular esquerdo, 542
"Temporizador fosfato", 56
Tenotomia, tratamento da PC por, 236
Tensa (T), configuração, 642

Tensão superficial alveolar, papel do
surfactante, 631 a 632
Tensão superficial, 624
Teoria da convergência-projeção para dor
irradiada, 166
Teoria da visão de cores de Young-Helmholtz, 193
Teoria das comportas, modulação do mecanismo
da dor, 170
Teoria do processamento auditivo, 292
Terminações nervosas pré-sinápticas, ciclo da
vesícula sináptica pequenas nas, 122
Termodiluição, 545
Termogênese por atividade sem exercício, 488
Termorreceptores, 157
limiar para ativação de, 161
Termorreguladoras, respostas, em humanos,
318 a 319
Teste oral de tolerância à glicose, 437, 438
Testicular, função, anormalidades da
androgênios, tumores secretores de, 428
criptorquidia, 428
hipogonadismo masculino, 428
hormônios e câncer, 428
Testicular, síndrome feminilizante, 397
Testículos, 420
Testículos, função endócrina dos
ações, 424 a 425
anabólicos, efeitos, 425
características sexuais secundárias, 425
estrogênios, produção testicular de, 426 a 427
inibinas, 427
mecanismo de ação, 425 a 426
retroalimentação de esteroide, 427
secreção, 424
testosterona, química/biossíntese da, 423 a 424
transporte/metabolismo, 424
Testosterona plasmática, no sexo masculino, 398
Testosterona, 419, 425
biossíntese da, 424
diagrama esquemático da, 426
metabólitos 17-cetosteroides dos, 425
Testosterona, receptor de, 426
Testosterona, taxa de secreção de, 424
Testotoxicose, 64
Tetania hipocalcêmica, 378
Tetânica, contração, 104 a 105
Tétano, 106
Tetrabenazina, 246
TFG. *Ver* Taxa de filtração glomerular
TGFα. *Ver* Fator de crescimento transformante
alfa
Tiazolidinedionas, 442
Timectomia, tratamento da miastenia grave
por, 129
Timidina-adenina-timidina-adenina (TATA),
sequência, 14
Tioridazina, 181
Tioureilenos, hipertireoidismo, tratamento do,
com, 347
Tireócitos
membranas basolaterais de, 341
transporte de iodeto pelos, 341
Tireoglosso, ducto, 339
Tireoide, células, 340
Tireoide, crescimento da, fatores que
afetam, 345
Tireoide, glândula
anatomia da, 339 a 340

folículo esférico, 340
histologia da, 340
lobos da, 339
Tireoide, imunoglobulinas estimulantes da, 306
Tirosina cinase, atividade de, 436
Tirosina cinase, receptores associados (Trk),
93 a 94
Tirosina cinases, representação
diagramática de, 63
Tirosina fosfatase, representação
diagramática de, 63
Tiroxina, 340
efeito calorígero da, 348
ligação a proteínas, 343
mecanismo de ação da, 347 a 348
metabolismo da, 344
nível plasmático em adultos, 343
Titina no músculo esquelético, 100
Tizanidina, tratamento da ELA com, 240
TLR. *Ver* Receptores *toll-like*
TMB. *Ver* Taxa metabólica basal
Tonicidade, 8
Tonicidade, manutenção da, 697
agonistas/antagonistas sintéticos, 700
implicações clínicas, 700
metabolismo, 698
vasopressina, efeitos da, 698
vasopressina, receptores de, 697 a 698
vasopressina, secreção
controle da, 698 a 699
efeitos do volume sobre, 699 a 700
variedade de estímulos, 700
Topiramato, 277
para dor crônica, 164
*Torsade de pointes*, 532
Tosse, 664
Toxina *pertussis*, efeito sobre o AMPc, 62
Toxinas tetânica e botulínica, 123
Toxoide tetânico, vacina, 123
TR, genes, 348
Tráfego vesicular, 46
proteínas G pequenas da família Rab e, 49
Transaminação, reações de, ciclo do ácido
cítrico em, 21
Transcitose, 54
Transcrição
ativação da, 56
definição, 16
esboço diagramático, 18
no pré-mRNA, 16
Transcrito regulado por cocaína e
anfetamina, 487
Transdução de sinal
em receptor odorante, 219 a 220
em receptores de paladar, 223 a 224
por meio da via JAK-STAT, 63, 64
Transducina, 184
Transecção da medula espinal, 235
Transepitelial, transporte, 53
Transferrina, 485
Transmissão elétrica, em junções
sinápticas, 123
Transmissão química nas sinapses autonômicas
acetilcolina, 259
neurotransmissão colinérgica, 259
noradrenalina, 259
transmissores não adrenérgicos, não
colinérgicos, 264

Índice **751**

Transmissão sináptica, 119
Transmissor
canabinoides endógenos, 151 a 152
hipersensibilidade da estrutura pós-sináptica a, 131
liberação quântica de, 129
óxido nítrico, 151
química do, 136 a 137
receptores e, 136, 137
Transmissores não adrenérgicos, não colinérgicos, 264
transmissão química nas junções autonômicas, 264
Transportador 1 de metal bivalente, 485
Transportador dependente de sódio, 480
Transportador vesicular de monoaminas, 137
Transporte ativo secundário, 53 a 54
Transporte ativo, 51
Transporte axonal, 86
ao longo de microtúbulos, 87
Transporte retrógrado, 87
Transtorno de humor, 149
Transtorno depressivo maior, 149
Trato espinotalâmico ventrolateral, 169
Trato gastrintestinal, 466, 472, 506
considerações estruturais, 455 a 456
função do, 455
organização da parede intestinal, 456
partes do, 455
reciclagem da água, 466
segmentos do, 498
Trato gastrintestinal, secreção de polipeptídeos ativos de forma hormonal, 470
Trato reprodutivo feminino, anatomia funcional do, 402
Trato respiratório
regiões do, 621
via aérea alveolar, 621
via aérea condutora, 621
vias aéreas superiores, 621
Tratos reticulomedulares pontinos e postura, 240
Tratos reticulomedulares, 240
Tratos vestibulospinais, medial e lateral, 240
Traumatismo cranioencefálico, 284
Tremor de intenção, 252
Tremor fisiológico, 231
TRH, neurônios secretores de, 315
TRH. *Ver* Hormônio liberador de tireotrofina
Triacilgliceróis, 26
Tricromatas, 193, 194
Trifosfato de adenosina, 11 a 12, 149 a 150, 377
como neurotransmissor, 150
geração na glicólise, 23 a 24
geração no ciclo do ácido cítrico, 23
papel na célula, 12
processo de formação, 12
renovação nas células musculares, 107
Triglicerídeo, 26, 484
Tri-iodotironina, 340
efeito calorígeno da, 348
ligação a proteínas, 343 a 344
mecanismo de ação da, 347 a 348
metabolismo da, 344
nível plasmático em adultos, 343
Triptofano hidroxilase no SNC, 148
tRNA para aminoácidos, 19
tRNA-aminoácido-adenilato, complexo, 19

Trocador sódio/hidrogênio, 466
Troglitazona (Rezulin), 442
Trombopoietina, 80
Tromboxano $A_2$, 596
Tronco encefálico
neurônios respiratórios no, 659
quimiorreceptores no, 661
sistema ativador reticular ascendente no, 272
Tronco encefálico, vias do, no movimento voluntário
lateral, 240 a 241
medial, 239 a 240
Tropomiosina no músculo esquelético, 100
Troponina, 57
Trousseau, sinal de, 382
TSH, receptor, 345
TSH. *Ver* Hormônio estimulante da tireoide
TSIs, 306
Túbulo convoluto distal, 674
Túbulo convoluto proximal, 673
Túbulo proximal
mecanismo de reabsorção de $Na^+$, 682
reabsorção de solutos, 683
Túbulos T, 104
Túbulos seminíferos, 419

## U

Ubiquitinação
de proteínas, 20
definição, 20
e degradação proteica, 20 a 21
Úlcera péptica, doença, 458
Ultrassonografia, 516
Umami, gosto, 224
Uncal, herniação, 243
Única respiração, curva de $N_2$ em, 633
Unidade motora, 108, 109
Unidades para medir concentração de solutos, 4
Uniporte, 51
Ureia, 688 a 689
Ureia, ciclo da, 515
Ureia, formação de
enzimas envolvidas na, 21
no fígado, 21
precursor de, 21
Uremia, 548
Urina, 715
Urinário, mudanças do pH, implicações de, 714
Urotensina-II, 599
Uterina, circulação, 614
Uterina, musculatura, sensibilidade à ocitocina, 313

## V

Vagal, efluxo, 459
Valproato, 277
Vascular, ligação, entre hipotálamo e adeno-hipófise, 308, 309
Vasectomia, 423
Vasoespasmo, 403
Vasopressina, 151, 304, 685, 698
efeitos da, 698
efeitos fisiológicos, 313
escape, 700

neurônios secretores de
em núcleos supraquiasmáticos, 313
estimulação de, 312
receptores de, 313, 697 a 698
relação entre, 698
pressão sanguínea arterial média, 699
secreção
controle da, 698 a 699
estímulos que afetam, resumo dos, 698
estímulos, variedade de, 700
pressão osmótica da, 697
volume, efeitos sobre o, 699 a 700
Vasos
artérias vertebrais, 601
capilares cerebrais, 602
círculo de Willis, 601
isquemia cerebral, 601
líquido cerebrospinal, 602
relação com astrócito fibroso, 602
transporte pelos capilares cerebrais, 602
veias paravertebrais, 601
Vasos retos, 674
Vasos sanguíneos, inervação dos
fibras noradrenérgicas simpáticas, 587 a 588
nervos simpáticos, 587 a 588
veias esplâncnicas, 588
venoconstrição, 588
Veia porta intra-hepática, radículas da, 511
Ventilação, 632 a 633
alveolar, efeitos da variação na frequência respiratória, 633
efeito das pressões intrapleurais, 633
irregular, 633 a 634
Ventilação voluntária máxima, 629
Ventilação-fluxo sanguíneo, comparação, 652
Ventilação-perfusão, desequilíbrio, 651 a 652
Ventilação-perfusão, razão, 636, 637
Ventrículo esquerdo, alça de pressão volume normal do, 542
Vênulas e veias, 572
Vertebrados, temperatura corporal dos, 316
Vesícula biliar, 510
canais da, 463
Vesícula biliar, contração, controle neuro-humoral da, 516
Vesicular, transporte e complexo de revestimento, 49
Vesículas sinápticas
tipos de, 120
transporte ao longo do axônio, 120 a 121
Vesículas sinápticas, ancoragem e fusão nas terminações nervosas, 122
Vestibulocerebelar, efluxo, 250 a 251
Vestibulocerebelo, 250
Vetor QRS, 528
Via constitutiva, 48
Via final comum, 228
Via não constitutiva, 48
Via oxidativa direta, 22
Via paracelular, 681
Via sensorial ascendente, 167
Vias aéreas
de condução, 621 a 624
obstrução, 630
receptores, 664
resistência das, 631
respostas mediadas por receptores nas, 664
Vias atriais internodais, 521

**752** Índice

Vias básicas, 589, 590
    bulbo ventrolateral, rostral, 589
    coluna cinzenta, intermediolateral, 589
    fatores que afetam a frequência cardíaca,
        589, 592
    fatores que afetam atividade de BRVL,
        589, 591
    frequência cardíaca, controle pelos
        nervos vagos, 589, 591
    reflexo, somatossimpático, 589
Vias descendentes, no controle da dor, 166
Vias laterais do tronco encefálico, 240 a 241
Vias mediais do tronco encefálico, 239, 241
    tratos mediais envolvidos, 240
Vias motoras, princípios gerais de organização
        central das, 236
Vias neurais, 189 a 190, 503
Vias somatossensoriais, 166
    efeitos de lesões do SNC, 170
    plasticidade cortical, 169, 170
    trato espinotalâmico ventrolateral, 169
    via da coluna dorsal, 167 a 169
Vias visuais, 207 a 209
Vias visuais e córtex, respostas em áreas
        corticais ligadas à visão, 192 a 193
    córtex visual primário, 191 a 192
    efeito de lesões, 190 a 191
    vias neurais, 189 a 190
Vias visuais, efeito de lesões nas, 190 a 191
Vilosidades coriônicas, amostra de, 397
Vilosidades intestinais, 457
VIP, tumores secretores de, 472
Virilização, 362

Visão de cores
    mecanismos neurais da, 194
    mecanismos retinianos da, 193 a 194
Visão para perto, 187, 188
Visão, binocular 195
Visual, função
    adaptação ao escuro, 194
    campos visuais, 195
    colículos superiores, 196
    frequência de fusão crítica, 194 a 195
    movimentos oculares, 195 a 196
    visão binocular, 195
Visual, processamento de informação, 185
Vitamina A, deficiência de, 183
Vitamina D
    formação e hidroxilação de, 379
    metabólito da, 379 a 381
Vitamina D, proteína ligadora de (DBP), 379
Vitaminas lipossolúveis, 485
Vitaminas, 492
    nutrição humana, 493 a 494
Vitaminas, absorção das, 485
Vitiligo, 326
Volemia, 3
Volume corrente, 629
Volume de ejeção, 546
Volume de fechamento, 634
Volume de relaxamento, 630
Volume de reserva expiratório, 629
Volume de reserva inspiratório, 629
Volume residual, 629
Volume, condutor de, 524
Vomeronasal, órgão, 219

Vômitos, 502
    vias neurais, 503
von Willebrand, fator, 79
VRE. *Ver* Volume de reserva expiratório

## W

Wenckebach, fenômeno de, 530
Wernicke, área de, 208
Wilson, doença de, 246
Wolff-Chaikoff, efeito de, 346
Wolff-Parkinson-White, síndrome de, 533, 534

## X

Xeroftalmia, 183
Xerostomia, 457

## Z

Ziconotida, dor crônica por, 164
Zinco, deficiência de, 492
Zollinger-Ellison, síndrome de, 384
Zolpidem, 279
Zona de selagem, 387
Zona fasciculada, 354
Zona glomerulosa, 354
Zona pelúcida, 413
Zona reticular, 354
*Zonula adherens*, 43
*Zonula occludens*, 43

IMPRESSÃO:

**Pallotti**
GRÁFICA EDITORA
IMAGEM DE QUALIDADE

Santa Maria - RS - Fone/Fax: (55) 3220.4500
**www.pallotti.com.br**